Enfermería de Urgencias
y Emergencias

Sociedad Española de Medicina de Urgencias y Emergencias (SEMES)

Enfermería de Urgencias y Emergencias

Francisco Javier Morillo Rodríguez

Enfermero, SAMUR-Protección Civil, Madrid.
Profesor Titular, Facultad de Ciencias de la Salud, Universidad Rey Juan
Carlos, Alcorcón, Madrid.

Carmen Casal Angulo

Enfermera, Servicio de Emergencias Sanitarias Comunidad Valenciana
(SESCV), Valencia.
Profesora Permanente Laboral, Facultad de Enfermería y Podología,
Universidad de Valencia.

Concepción Abellás Álvarez

Directora de Enfermería del Área Sanitaria de Pontevedra e O Salnés,
Servicio Galego de Saúde, Galicia.

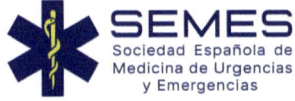

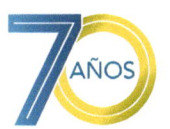 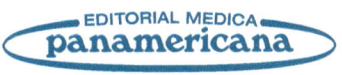

Desde 1953 formando Profesionales de la Salud

Buenos Aires - Bogotá - Madrid - México
www.medicapanamericana.com

Los editores han hecho todos los esfuerzos para localizar a los poseedores del copyright del material fuente utilizado. Si inadvertidamente hubieran omitido alguno, con gusto harán los arreglos necesarios en la primera oportunidad que se les presente para tal fin.

Gracias por comprar el original. Este libro es producto del esfuerzo de profesionales que, con su dedicación en el arte y la ciencia de curar o enseñar, han encontrado tiempo para escribir esta obra.

Respetar la propiedad intelectual es evitar reproducir, descargar, distribuir o compartir estos contenidos a través de cualquier medio sin el permiso del autor y del editor.

Las ciencias de la salud están en permanente cambio. A medida que las nuevas investigaciones y la experiencia clínica amplían nuestro conocimiento, se requieren modificaciones en las modalidades terapéuticas y en los tratamientos farmacológicos. Los autores de esta obra han verificado toda la información con fuentes confiables para asegurarse de que esta sea completa y acorde con los estándares aceptados en el momento de la publicación. Sin embargo, en vista de la posibilidad de un error humano o de cambios en las ciencias de la salud, ni los autores, ni la editorial o cualquier otra persona implicada en la preparación o la publicación de este trabajo, garantizan que la totalidad de la información aquí contenida sea exacta o completa y no se responsabilizan por errores u omisiones o por los resultados obtenidos del uso de esta información. Se aconseja a los lectores confirmarla con otras fuentes. Por ejemplo, y en particular, se recomienda a los lectores revisar el prospecto de cada fármaco que planean administrar para cerciorarse de que la información contenida en este libro sea correcta y que no se hayan producido cambios en las dosis sugeridas o en las contraindicaciones para su administración. Esta recomendación cobra especial importancia con relación a fármacos nuevos o de uso infrecuente.

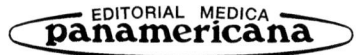

Visite nuestra página web:
http://www.medicapanamericana.com

ARGENTINA
Maipú 1300, piso 3 (C1006ACT)
Ciudad Autónoma de Buenos Aires, Argentina
Tel.: (54-11) 5031-6919
e-mail: cinfo@medicapanamericana.com

COLOMBIA
Carrera 7a A. N.º 69-19 - Bogotá DC - Colombia
Tel.: (57-1) 235-4068
e-mail: infomp@medicapanamericana.com.co

ESPAÑA
Sauceda, 10 - 5ª planta - 28050 Madrid, España
Tel.: (34-91) 131-78-00
e-mail: info@medicapanamericana.es

MÉXICO
Av. Miguel de Cervantes Saavedra, n.º 233, piso 8, oficina 801
Col. Granada, Alcaldía Miguel Hidalgo
CP 11520 Ciudad de México, México
Tel.: (52-55) 5250-0664
e-mail: infomp@medicapanamericana.com.mx

ISBN: 978-84-1106-152-0 (Versión impresa + Versión digital)
ISBN: 978-84-1106-153-7 (Versión digital)

© 2025, EDITORIAL MÉDICA PANAMERICANA, S.A.U.
Sauceda, 10 - 5ª planta - 28050 Madrid - España
Depósito legal: M-12699-2024
Impreso en España

Autores

Abellás Álvarez, Concepción
Directora de Enfermería del Área Sanitaria de Pontevedra e O Salnés, Servicio Galego de Saúde, Galicia.

Álvarez Murias, Miriam
Enfermera, Servicio de Urgencias, Hospital Universitario de A Coruña, Galicia.

Amigó Tadín, Montserrat
Enfermera, Servicio de Urgencias, Hospital Clínic Barcelona.

Antequera Vinagre, José María
Profesor, Escuela Nacional de Sanidad, Madrid.

Ariza Salamanca, Mª Carmen
Matrona, Servicio de Paritorio, Hospital Universitario Virgen de las Nieves, Granada.

Bracero Jiménez, Antonio
Enfermero, Unidad de Cuidados Intensivos, Hospital Universitario Reina Sofía, Córdoba.
Colaborador Honorario, Facultad de Enfermería, Universidad de Málaga.

Brieba del Río, Pascual
Enfermero, SUE-061, Instituto Nacional de Gestión Sanitaria (INGESA), Ceuta.

Casal Angulo, Carmen
Enfermera, Servicio de Emergencias Sanitarias Comunidad Valenciana (SESCV), Valencia.
Profesora Permanente Laboral, Facultad de Enfermería y Podología, Universidad de Valencia.

Castillo Ruiz de Apodaca, María del Carmen
Enfermera, Departamento de Operaciones, SAMUR-Protección Civil, Madrid.

Chozas Serrano, Alberto
Enfermero, Servicio Urgencias y Emergencias, SAMUR-Protección Civil, Madrid.

Dacal Pérez, Pedro
Médico Asistencial, Servicio de Emergencias Médicas, Fundación Pública Urxencias Sanitarias de Galicia – 061, Barbadás, Galicia.

Del Valle Cuadrado, Óscar
Jefe del Servicio de Urgencias, Hospital El Bierzo, Ponferrada, León.
Profesor Asociado, Facultad de Ciencias de la Salud, Universidad de León.

Delgado Sánchez, Ricardo
Enfermero, Gerencia de Urgencias Emergencias y Transporte Sanitario, Servicio de Salud de Castilla La Mancha (SESCAM), Talavera de La Reina, Toledo.

Díaz Chaves, Miguel Ángel
Enfermero, Servicio de Salud de Castilla La Mancha (SESCAM), Hospital General Universitario Nuestra Señora del Prado, Talavera de la Reina, Toledo.

Díaz Fuente, Concepción
Enfermera, Servicio de Urgencias, Hospital El Bierzo, Ponferrada, León.

Durán Rivas, Alberto
Jefe del Servicio de Psiquiatría, Hospital Naval, Ferrol, Galicia.

Estraviz Paz, Óscar
Subdirector de Procesos Asistenciales del Área de Enfermería, Fundación Publica Urxencias Sanitarias de Galicia-061, Centro Integrado de Atención Ás Emerxencias, A Estrada, Pontevedra.

Estudillo González, Francisco
Enfermero, Servicio de Urología, Hospital Universitario de Puerto Real, Cádiz.

Fajardo Hervás, Beatriz Efigenia
Matrona, Servicio de Paritorio, Hospital Universitario San Cecilio, Granada.

García Estévez, Mirian
Enfermera, Servicio de Urgencias y Emergencias, 061 Cantabria, Servicio Cántabro de Salud, Santander, Cantabria.

García Retamar, Sonia
Enfermera, Servicio de Urgencias, Hospital Tierra de Barros, Almendralejo, Badajoz.

García Rivera, María Gema
Supervisora del Servicio de Urgencias, Complejo Hospitalario Universitario de Ferrol, Galicia.

García Trigo, Beatriz del Carmen
Enfermera, Servicio de Pediatría, Centro de Saude de Laracha, Área Sanitaria A Coruña-CEE, Galicia.
Profesora Asociada, Facultad de Ciencias de la Salud, Universidad de A Coruña, Galicia.

Garvi García, Miguel
Enfermero, Servicio de Urgencias, Hospital Tierra de Barros, Almendralejo, Badajoz.

Gil Mosquera, Marina
Enfermera, Servicio de Urgencias, Hospital Clínico San Carlos, Madrid.

Giménez Mediavilla, Juan José
Enfermero, Jefe de División de Procedimientos Especiales en Línea, SAMUR-Protección Civil, Madrid.

Gómez Correas, Jesús
Enfermero, Gerencia de Urgencias Emergencias y Transporte Sanitario, Servicio de Salud de Castilla La Mancha (SESCAM), Talavera de La Reina, Toledo.

González Alonso, Valentín
Profesor Titular, Departamento de Simulación, Escuela Militar de Sanidad, Academia Central de la Defensa, Ministerio de Defensa, Madrid.

González Rodríguez, Daniel
Enfermero, Departamento de Operaciones, SAMUR-Protección Civil, Madrid.

Gorchs Molist, Montserrat
Enfermera, Servicio Asistencial, Sistema d'Emergències Mèdiques (SEM), L'Hospitalet de Llobregat, Barcelona.

Herrero Valea, Ángela
Supervisora de Enfermería, Servicio de Hemodinámica, Hospital Universitario Central de Asturias, Oviedo.
Profesora Asociada, Facultad de Medicina y Ciencias de la Salud, Universidad de Oviedo.

Hossain López, Sheima
Profesora Honorífica, Facultad de Medicina y Ciencias de la Salud, Universidad de Alcalá, Alcalá de Henares.

Huertas López, Pilar
Enfermera, Servicio de Emergencias, Servicio de Urgencia Médica (SUMMA) 112, Madrid.

Iturrioz Núñez, Isabel
Enfermera, Servicio de Calidad, Clínica Universidad de Navarra, Pamplona.

Jáñez Álvarez, Maria Antonia
Supervisora de Enfermería, Servicio de Urgencias, Hospital El Bierzo, Ponferrada, León.

Jorge Martín, Mª Asunción
Supervisora, Servicio de Urgencias, Hospital Virgen de la Concha, Zamora.

Llorens Cebrián, Silvia
Enfermera, Servicio de Emergencias Sanitarias Comunidad Valenciana (SESCV), Valencia.

López Ciércoles, Joaquín
Enfermero, Unidad de Soporte Vital Avanzado (USVA) Monreal del Campo, Teruel, Gerencia de Urgencias y Emergencias, 061 Aragón, Zaragoza.

López Pereira, Fernando
Enfermero, SAMUR-Protección Civil, Madrid.

Marín Martín, Yonatan
Enfermero, Servicio de Urgencia Hospitalaria (SUH), Hospital Nuestra Señora del Prado, Talavera de la Reina.
Colaborador Docente, Facultad de Ciencias de la Salud, Universidad de Castilla La Mancha, Talavera de la Reina.

Martín Ibáñez, Luis
Capitán, Servicio de Sanidad, Brigada "Rey Alfonso XIII" II de la Legión, Viator, Almería.

Martínez García, Iria
Enfermera, Servicio de Urxencias, Hospital de A Coruña, Galicia.

Martínez Millán, Daniel
Enfermero, Unidad SVAe, Sistema d'Emergències Mèdiques, L'Hospitalet Llobregat, Barcelona.
Profesor Asociado, Facultad de Medicina, Universidad Autónoma de Barcelona.

Molina Azorín, Carmela Mª
Enfermera, Servicio de Urgencias de Adultos, Hospital Clínico Universitario de Valladolid.
Profesora Asociada, Facultad de Enfermería, Universidad de Valladolid.

Montero París, Pedro
Enfermero, SAMU 061 Balears, Gerencia Atención Urgencias, Palma de Mallorca.

Morillo Rodríguez, Francisco Javier
Enfermero, SAMUR-Protección Civil, Madrid.
Profesor Titular, Facultad de Ciencias de la Salud, Universidad Rey Juan Carlos, Alcorcón, Madrid.

Núñez Arias, Daniel
Facultativo Especialista de Área, Servicio de Psiquiatría, Complejo Hospitalario Universitario de Ferrol, Galicia.

Olivé Cavero, Marta
Enfermera, Unidad Soporte Vital Avanzado, Sistema d'Emergències Mèdiques (SEM), L'Hospitalet de Llobregat, Barcelona.

Pérez Alonso, Antonio
Jefe de Sección de Emergencias, SAMUR-Protección Civil, Ayuntamiento de Madrid.
Profesor, Facultad de Ciencias de la Salud, Universidad Rey Juan Carlos, Alcorcón, Madrid.

Pérez Losa, Rosa
Jefatura de Guardia, Servicio Central Coordinación, Sistema d'Emergències Mèdiques (SEM), L'Hospitalet de Llobregat, Barcelona.

Pérez Núñez, Benito
Enfermero, Sistema d'Emergències Mèdiques (SEM), L'Hospitalet de Llobregat, Barcelona.

Pérez Regueiro, Irene
Enfermera, Unidad Móvil de Emergencias, SAMU-Asturias, Servicio de Salud del Principado de Asturias (SESPA).

Pérez Vergara, Inmaculada
Matrona, Servicio de Maternidad, Hospital Infanta Margarita, Cabra, Córdoba.

Pol Balado, Carlos
Subdirector de Enfermería, Hospital do Salnés, Vilagarcía de Arousa, Galicia.

Ramos Miranda, Nuria
Enfermera, Servicio de Urgencias/Gestión, Hospital General Universitario Nuestra Señora del Prado, Servicio de Salud de Castilla La Mancha (SESCAM), Talavera de la Reina, Toledo.

Redondo Hernández, Óscar
Enfermero, Unidad de Hospitalización Breve, Hospital de Mérida.

Rodríguez Blanque, Raquel
Matrona, Servicio de Obstetricia, Hospital Universitario San Cecilio, Granada.
Profesora Contratada Doctora Indefinida, Facultad de Ciencias de la Salud, Universidad de Granada.

Rollán Vallejos, Javier
Jefe de Sección, UE3, Hospital de Santa Marina, Bilbao.

Ruiz Olivares, María
Facultativa Especialista de Área, Servicio de Ginecología y Obstetricia, Clínica Sanabria, Granada.

Sánchez Bermejo, Raúl
Enfermero, Servicio de Urgencias, Hospital General Universitario Nuestra Señora del Prado, Talavera de la Reina.
Profesor Asociado Clínico, Facultad de Ciencias de la Salud, Universidad de Castilla La Mancha, Talavera de la Reina.

Sánchez García, Juan Carlos
Enfermero, Servicio de Sanidad, Jefatura del MADOC, Granada.
Profesor Asociado, Facultad de Ciencias de la Salud, Universidad de Granada.

Sánchez Valero, Pere
Subjefe, Sistema d'Emergències Mèdiques (SEM), L'Hospitalet de Llobregat, Barcelona.

Sanromán Aguirre, Ana
Enfermera, Servicio 112, Unidad Medicalizada de Emergencias y Helicóptero Sanitario, Cáceres.

Santiago Cid, Fernando
Centro de Salud Río Tajo, Servicio de Salud de Castilla La Mancha (SESCAM), Talavera de la Reina, Toledo.

Sarmiento Torres, Jose Antonio
Enfermero, Unidad de Cuidados Intensivos, Hospital Universitario Fuenlabrada, Madrid.

Trujillo Rosales, Raúl
Enfermero, Unidad de Cuidados Intensivos, Hospital Universitario Puerta de Hierro, Majadahonda, Madrid.
Profesor, Facultad de Ciencias de la Salud, Universidad Rey Juan Carlos, Alcorcón, Madrid.

Usero Pérez, María del Carmen
Profesora Titular, Departamento de Enfermería, Escuela Militar de Sanidad, Academia Central de La Defensa, Ministerio de Defensa, Madrid.

Prefacio

La asistencia de urgencias es una actividad en aumento tanto en nuestro país como en el resto de países de la Unión Europea. Solamente en España, se realizan al año más de 8 millones de actuaciones en los servicios de emergencias médicas (SEM) y de 26 millones en los servicios de urgencias hospitalarias (SUH). Según el último barómetro sanitario, un tercio de los entrevistados había acudido a un servicio de urgencias en los últimos 12 meses; casi el 60 % de ellos lo hizo a un SUH, valorando los ciudadanos muy positivamente la atención recibida. El aumento del número de urgencias se acompaña de un incremento en su complejidad, tanto por el envejecimiento de la población atendida como por la pluripatología de los pacientes.

Al tiempo que se han desarrollado en nuestro entorno nuevos escenarios asistenciales, ha cambiado el perfil epidemiológico de los pacientes urgentes, pasando de ser eminentemente procesos accidentales a procesos médicos derivados de las llamadas «enfermedades de la civilización» (cardiovasculares, respiratorias, etcétera).

La actividad de urgencias tiene típicamente un ámbito de actuación transversal. La asistencia de procesos urgentes adquiere una importancia fundamental, al ser muchos de ellos dependientes del tiempo, en el sentido de que las demoras en la identificación y en la aplicación del diagnóstico definitivo suponen una importante repercusión negativa sobre su evolución. De igual manera, la detección precoz de los pacientes que deben ser atendidos de manera prioritaria (triaje) toma un valor relevante, siendo una piedra angular en la estructuración de los propios SEM y SUH.

Los servicios de urgencias actúan en el ámbito sanitario como «puerta de acceso al sistema» y como «colchón de seguridad», modulando los incrementos de la demanda sanitaria, y desempeñando un papel fundamental en situaciones de desastres o múltiples víctimas. Este aspecto requiere de la adquisición de competencias para poder dar respuesta a estas demandas sin riesgo para los pacientes.

Los objetivos asistenciales de las urgencias deben centrarse más en la exclusión de procesos graves que en la identificación del diagnóstico definitivo y, por lo tanto, su actividad gira en torno a la aplicación de procedimientos de cribado rápidos y eficaces para cumplir con dichos objetivos.

Todas estas características del proceso asistencial urgente lo dotan de una serie de peculiaridades que lo diferencian de la asistencia ordinaria y, por lo tanto, requiere de unos programas de formación específicos. Dos elementos marcan, a su vez, la asistencia urgente. El primero de ellos es que la atención de urgencias se realiza habitualmente con un equipo de profesionales donde la integración entre todos sus miembros va a ser una pieza fundamental para el resultado final, y en mayor medida cuanta mayor sea la gravedad; por esta razón, la formación en esta materia debe realizarse de forma conjunta para lograr la mayor integración posible entre sus miembros. En segundo lugar, la asistencia urgente tiene un ámbito asistencial sin perfil geográfico, lo que exige una logística para acceder en el menor tiempo posible a los pacientes con el recurso adecuado a sus necesidades.

La necesidad de formación específica y especializada de las enfermeras para cuidar a los pacientes en estado crítico está ampliamente reconocida por las personas que asumen responsabilidades asistenciales, docentes y de gestión. Es difícil que un profesional que solamente disponga de la formación generalista que se obtiene con el grado pueda estar en condiciones de aportar el cuidado que requieren las personas en situación de riesgo vital. Las contrataciones de personal deberían contar con listas diferenciadas para los servicios de urgencias y emergencias, priorizando a los profesionales con formación y experiencia en este ámbito asistencial, formación que han adquirido a través de títulos propios de universidades y otros cursos de formación continuada. Las sociedades científicas —y, particularmente, la Sociedad Española de Medicina de Urgencias y Emergencias (SEMES)— han mantenido una intensa actividad formativa y de impulso en el reconocimiento de las competencias específicas que requieren los profesionales de enfermería para trabajar en estas áreas.

Sin embargo, en el Real Decreto 450/2005, de 22 de abril, sobre especialidades de Enfermería, publicado en el *Boletín Oficial del Estado* el 6 de mayo de 2005, no se consideró la posibilidad de una especialidad de enfermería de urgencias. Diferentes consensos de ámbito internacional y nacional muestran lo erróneo de dicha decisión. Así, en el informe del estudio conjunto de los defensores del pueblo (*Las urgencias hospitalarias en el Sistema Nacional de Salud: derechos y garantías de los pacientes*), se establece claramente que: «Atendiendo a la importancia de los SUH en la actividad hospitalaria y, por lo tanto, en la atención sanitaria en general, resulta conveniente la definición de una especialidad médica y de enfermería de urgencias y emergencias que forme específicamente a estos profesionales y delimite el alcance de sus competencias clínicas». En la misma línea, en la 72ª Asamblea de la Organización Mundial de la Salud de 2019 y en su informe *Sistemas de atención de urgencia para la cobertura sanitaria universal: asegurar una atención rápida a los enfermos agudos y las personas con traumatismos*, se recomienda a todos los estados miembros: «crear programas de formación especializada, formando a los proveedores de servicios sanitarios de primera línea en atención de urgencia e integrando la formación específica en atención de urgencia en los programas de estudios universitarios de enfermería y medicina».

En el año 2019, se crea, asimismo, en España la especialidad de enfermería de urgencias en el ámbito de las Fuerzas Armadas.

No cabe la menor duda de que tarde o temprano esta más que justificada reivindicación será atendida. Probablemente, el mero «mecanismo de arrastre» que generará la creación de la especialidad médica obligue a replantear la formación de especialidades de enfermería, dando cabida a la especialidad de enfermería de urgencias y emergencias. El gran beneficiado de esta decisión será, sin duda, el paciente.

Mientras tanto, la SEMES sigue apostando por la formación para la adquisición de esas tan necesarias competencias. Este manual, cuyos contenidos sirven también de base al Máster de Formación Permanente en Enfermería de Urgencias y Emergencias de la SEMES, pretende aportar un soporte adicional para el conocimiento y divulgación de esta especialidad desde la perspectiva de profesionales de reconocido prestigio en el ámbito de la enfermería de urgencias y emergencias, a quienes no podemos más que agradecerles su confianza.

La estructura de la obra intenta dar la respuesta a todas las inquietudes que el lector pueda tener respecto a la asistencia del paciente urgente.

Para ello, se basa en las guías de actuación más actualizadas, detalla los procedimientos asistenciales necesarios en el tratamiento de pacientes urgentes-emergentes, y recoge las técnicas diagnósticas más habituales, y los tratamientos farmacológicos y sus interacciones y efectos secundarios. Asimismo, se abordan temas como la gestión de los servicios de urgencias tanto extrahospitalarios como hospitalarios y, por supuesto, la asistencia a los incidentes de múltiples víctimas y la problemática que conllevan a nivel asistencial y logístico.

Se desarrollan ampliamente las patologías dependientes del tiempo más habituales (infarto agudo de miocardio, ictus, traumatismo grave, etc.), sin dejar de proporcionar pautas de actuación en el resto de patologías relevantes y no tan frecuentes que se atienden en los servicios de urgencias.

En resumen, este manual ofrece una información indispensable para el profesional de enfermería que quiere especializar su actividad en el área de urgencias y emergencias.

Pero este libro es más que un compendio de conocimientos; es un tributo a la valentía, la compasión y la dedicación que caracterizan a cada enfermero y enfermera que trabaja en el ámbito de urgencias y emergencias. A través de estas páginas, esperamos contribuir a la especialización de nuestra profesión y a mejorar la calidad de la atención que brindamos a quienes más lo necesitan.

Es un honor dedicar este libro de enfermería de urgencias a todos aquellos profesionales comprometidos con la atención de pacientes en situaciones urgentes y críticas. Del mismo modo, a todos los pacientes a los cuales nos debemos y por los que realizamos todo nuestro trabajo asistencial, docente e investigador; sin ellos, la enfermería de urgencias no tendría sentido.

Quisiéramos extender nuestra gratitud de manera especial a Tato Vázquez, presidente de la SEMES, quien ha sido el incansable promotor de este proyecto. Su dedicación y pasión por la enfermería de urgencias ha sido la fuerza que ha impulsado la creación de este libro.

**Francisco Javier Morillo, Carmen Casal
y Concepción Abellás**

Índice de capítulos

Atención de enfermería en soporte vital

I

Soporte vital básico del adulto

1

J. A. Sarmiento Torres y F. J. Morillo Rodríguez

OBJETIVOS

- Determinar las recomendaciones internacionales respecto al soporte vital básico en el adulto, dictadas por el European Resuscitation Council (Consejo Europeo de Resucitación [ERC]).
- Identificar los signos de parada cardiorrespiratoria y actuar en consecuencia.
- Reconocer la importancia de la parada cardiorrespiratoria y de la reanimación cardiopulmonar.
- Explicar los principios básicos que rigen la toma de decisiones en la reanimación cardiopulmonar.
- Identificar las situaciones en las que no se debe iniciar la RCP o cuándo se ha de suspender.
- Realizar la evaluación de una víctima que ha sufrido un colapso.
- Aplicar las diferentes maniobras de soporte vital básico.
- Utilizar de manera correcta y segura un desfibrilador semiautomático.
- Conocer las maniobras de desobstrucción de la vía aérea en el adulto.

INTRODUCCIÓN

El *European Resuscitation Council* (Consejo Europeo de Resucitación, ERC) se constituyó en 1988 como una estructura de ámbito continental con el objetivo de salvar vidas; elabora protocolos asistenciales y programas docentes en el campo de la reanimación cardiopulmonar (RCP). Hasta el nacimiento de este consejo, en los diferentes países europeos se habían utilizado, en el campo de la reanimación, guías derivadas de las recomendaciones y estándares de la *American Heart Association* (Asociación Americana del Corazón).

En 1992, el ERC elaboró las primeras recomendaciones de ámbito europeo de RCP. En este mismo año se creó el *International Liaison Committee on Resuscitation* (Comité de Unificación Internacional en Resucitación, ILCOR) como foro global donde se pudieran desarrollar unas recomendaciones universales de RCP «idénticas en lo esencial», sin perder la posibilidad de que las diversas instituciones nacionales e internacionales pudieran adaptarlas a las diversas «realidades, usos y costumbres» de los distintos países y continentes.

El ILCOR está integrado por representantes de diferentes asociaciones y comités: además del ERC, Asociación Americana del Corazón, Fundación de Corazón e Ictus de Canadá, Comité de Resucitación de Australia y Nueva Zelanda, Consejo de Resucitación de Sudáfrica, Fundación Interamericana del Corazón y el Consejo de Resucitación de Asia.

Desde el año 2000, los investigadores de los consejos miembros del ILCOR han evaluado lo sabido sobre reanimación en períodos de 5 años. Las últimas conclusiones y recomendaciones publicadas de este proceso, y que constituyen la base de las guías de reanimación, son de marzo de 2021.

Las guías no definen la única manera en que puede hacerse la reanimación; solo representan una visión ampliamente aceptada de cómo debería llevarse a cabo de forma segura y eficaz, basándose en la mejor evidencia científica disponible.

Estas recomendaciones se realizan de forma quinquenal siempre basadas en la evidencia científica que cada cinco años se puede observar, y se publican en el mes de octubre del año correspondiente.

IMPORTANCIA DE LA REANIMACIÓN CARDIOPULMONAR

La cardiopatía isquémica es la principal causa de muerte en el mundo. En Europa, las enfermedades cardiovasculares suponen alrededor del 40 % del total de las muertes en menores de 75 años. La parada cardíaca súbita es responsable de más del 60 % de las muertes de adultos por enfermedad coronaria.

La incidencia anual de paro por fibrilación ventricular tratada por los servicios de emergencias sanitarios es de 17 por cada 100.000.

La incidencia anual de paro cardíaco extrahospitalario (PCEH) en Europa se sitúa entre 67 y 170/100.000 habitantes. De estas, el personal de los servicios de emergencias médicas (SEM) inicia o continúa la reanimación en el 50-60 % de los casos, aproximadamente (entre 19 y 97/100.000 habitantes). Sin embargo, las tasas de supervivencia al alta hospitalaria son significativamente bajas, sobre el 8 %. En el ámbito nacional, los datos son similares. Según el estudio OHSCAR, este índice aumenta hasta el 10,9 % y se mantiene un buen pronóstico neurológico.

La mayoría de las paradas cardíacas que ocurren en el adulto son la consecuencia directa de un problema isquémico cardíaco, por lo que la gran mayoría de ellas debutan con un ritmo desfibrilable (fibrilación ventricular (FV) o taquicardia ventricular sin pulso (TVSP)), cuyo mantenimiento en el tiempo es escaso, teniendo ambos como único tratamiento la desfibrilación cardíaca (DF).

El uso de desfibriladores externos semiautomáticos (DEA) sigue siendo bajo en Europa, con un promedio de un uso de solo el 28 %.

> **!** Cuando el ritmo se registra poco después de la parada cardíaca, en particular mediante un desfibrilador semiautomático *in situ*, la proporción de pacientes en fibrilación ventricular puede ser hasta del 76 %.

La incidencia publicada de parada cardíaca intrahospitalaria es más variable, pero está en el rango de 1,5-2,8 por cada 1.000 ingresos. Según datos del Registro Nacional de RCP de la Asociación Americana del Corazón, la supervivencia al alta hospitalaria tras una parada cardíaca intrahospitalaria es del 17,6 % (todos los ritmos). El ritmo inicial es de fibrilación ventricular o taquicardia ventricular, sin pulso en el 25 % de los casos. De estos, el 37 % sobrevive al alta del hospital; tras actividad eléctrica sin pulso (AESP) o asistolia, el 11,5 % sobrevive al alta hospitalaria.

La mayoría de las paradas cardiorrespiratorias (PCR) ocurren en el ámbito extrahospitalario, por lo que se produce cierta demora en la asistencia del personal sanitario, que es vital a la hora de obtener resultados favorables con las medidas aplicadas. La probabilidad de sobrevivir sin secuelas tras una PCR súbita es inversamente proporcional al tiempo transcurrido hasta el inicio de su tratamiento. Aproximadamente, por cada minuto de retraso en el tratamiento tras una PCR, las probabilidades de supervivencia disminuyen un 10 %. La precocidad en la solicitud de ayuda, la aplicación de soporte vital básico, la desfibrilación precoz y el soporte vital avanzado son considerados, por tanto, imprescindibles, al depender el resultado del tiempo en que se tarden en aplicar.

> Un factor que determina un claro aumento de la supervivencia en este tipo de situaciones es la activación precoz de los sistemas de emergencias extrahospitalarios y la aplicación rápida de las maniobras de soporte vital básico por las personas que socorren a las víctimas.

Otro factor determinante del aumento de la supervivencia es la calidad de las maniobras de reanimación aplicadas:

se obtienen mejores resultados siempre que se apliquen de acuerdo con las recomendaciones ya establecidas.

Por último, la causa de la PCR también actúa como factor determinante de la supervivencia. Como se ha comentado, los ritmos desfibrilables tienen mejor pronóstico si se mantienen a la llegada de los equipos de emergencias.

CONCEPTOS ESENCIALES EN REANIMACIÓN CARDIOPULMONAR

Parada cardiorrespiratoria

La PCR es la situación clínica que se define como el cese brusco, inesperado y potencialmente reversible de la circulación y de la respiración espontáneas. Sus signos clínicos son pérdida de conciencia, apnea y ausencia de pulso central.

Es importante el concepto de reversibilidad, es decir, de una persona que no se encuentra en situación del cese de su circulación y respiración espontánea, lo que diferencia la PCR de la muerte esperada consecuente a una situación o enfermedad terminal y, por tanto, prevista.

Reanimación cardiopulmonar

La RCP es el conjunto de maniobras encaminadas a sustituir en un primer momento y posteriormente revertir el estado de PCR.

Existen dos niveles de RCP: básica y avanzada. La RCP básica es la que puede realizar cualquier persona sin necesidad de tener una formación sanitaria ni material específico. La RCP avanzada debe realizarla personal sanitario titulado, entrenado y con equipamiento adecuado.

Reanimación cardiopulmonar básica

La RCP básica es el conjunto sencillo de conocimientos y habilidades que, de forma secuencial, se realizan para identificar a las víctimas con posible paro cardíaco, alertar a los sistemas de emergencia, y sustituir las funciones circulatoria y respiratoria. La RCP básica se realiza sin equipo, o con un dispositivo de barrera para efectuar el boca a boca, y se debe complementar con el uso de DEA si están disponibles.

Soporte vital básico

El soporte vital básico es un concepto más amplio que el de la RCP básica, ya que incluye otros aspectos esenciales como la prevención de situaciones críticas, la identificación de la situación próxima o que puede llevar a un colapso circulatorio, el plan de actuación en ese caso, etcétera.

Reanimación cardiopulmonar avanzada

La RCP avanzada agrupa el conjunto de conocimientos, técnicas y maniobras dirigidos a proporcionar el tratamiento definitivo a las situaciones de PCR, optimizando la sustitución de las funciones respiratoria y circulatoria hasta el momento en el que estas se recuperen.

Soporte vital avanzado

El concepto de soporte vital avanzado abarca la RCP avanzada y, al mismo tiempo, incluye los cuidados intensivos iniciales en las situaciones de emergencia y los realizados tras la reanimación de los pacientes. El objetivo del soporte vital avanzado no solo consiste en tratar la PCR, sino también en prevenirla y disminuir sus consecuencias.

Reanimación cardiopulmonar instrumental o intermedia

Aunque es un concepto en desuso, la reanimación cardiopulmonar instrumental o intermedia sería una RCP a medio camino entre la básica y la avanzada, en la que se usan dispositivos sencillos para lograr mejorar la ventilación y la oxigenación (cánula orofaríngea, bolsa autoinflable, oxígeno suplementario, aspirador de secreciones, etcétera).

Soporte vital inmediato

El soporte vital intermedio es un concepto que complementa la reanimación cardiopulmonar intermedia, con las técnicas para detectar a los pacientes con un elevado riesgo de paro cardíaco, a corto plazo y con las estrategias fundamentales para prevenir estos paros.

CUESTIONES ÉTICAS EN REANIMACIÓN CARDIOPULMONAR

La reflexión ética en RCP debe basarse en los mismos principios sobre los que se sustenta toda relación médico-paciente:

- Principio de autonomía.
- Principio de no maleficencia.
- Principio de justicia.
- Principio de beneficencia.

Indicaciones para iniciar la reanimación cardiopulmonar

La RCP se debe realizar siempre que se diagnostique una PCR, excepto en los siguientes casos:

- En un paciente terminal.
- Si hay justificación escrita del paciente (testamento vital) o de su médico de no aplicar RCP.
- Ante signos indiscutibles de muerte biológica: rigidez, lívideces, decapitación, etc. La midriasis pupilar no debe ser un criterio que contraindique la RCP.
- Tras una PCR de más de 10 minutos de evolución sin inicio de RCP, excepto en pacientes potencialmente donantes de órganos, en caso de ahogamiento, hipotermia accidental o ingesta de barbitúricos.

- Si hay riesgos no solucionables para el reanimador.
- Si se puede perjudicar a otros afectados con más posibilidades de supervivencia (accidente de múltiples víctimas).
- Ante la duda de la aparición de algunos de los supuestos anteriores, se debe comenzar la reanimación.

Indicaciones para suspender la reanimación cardiopulmonar

Se deben definir criterios para el mantenimiento y la finalización de la RCP, y asegurar que estos criterios se validan localmente. Se pueden considerar los siguientes:

- Criterios inequívocos:
  - Cuando no se pueda garantizar adecuadamente la seguridad del proveedor.
  - Cuando hay lesiones mortales obvias o muerte irreversible.
  - Cuando esté disponible una directiva válida y relevante que recomiende no administrar RCP.
- Otros criterios para ayudar en la toma de decisiones:
  - Ausencia de actividad eléctrica cardíaca a pesar de 20-25 minutos de soporte vital avanzado (SVA) en ausencia de una causa reversible.
  - Paro cardíaco no presenciado con un ritmo inicial no desfibrilable en el que el riesgo de daño al paciente por la RCP en curso probablemente supere cualquier beneficio, por ejemplo, ausencia de retorno de la circulación espontánea (RCE), comorbilidad crónica grave o muy mala calidad de vida antes del paro cardíaco.
  - Ausencia de reanimación tras 10 minutos desde el inicio de la parada.
  - Otra evidencia sólida de que prolongar la RCP no estaría acorde con los valores y preferencias del paciente, o con sus mejores intereses.
- Criterios que no son válidos de manera aislada para toma de decisiones:
  - Tamaño de la pupila.
  - Duración de la RCP.
  - Valor de dióxido de carbono al final de la espiración ($EtCO_2$).
  - Comorbilidades.
  - Valor inicial de lactato.
  - Intento de suicidio.

Se deberán documentar claramente los motivos para el mantenimiento y la finalización de la RCP, y los sistemas deberían auditar esta documentación.

Presencia de la familia durante la reanimación

La idea de que la familia estuviera presente durante la reanimación se introdujo en 1980 y se ha convertido en una práctica aceptada en muchos países. En el entorno pediátrico se ha comprobado un deseo mayoritario de los padres de estar presentes durante la RCP. Esta presencia, generalmente, ayuda a comprender la gravedad de la situación y la intensidad de los esfuerzos que está realizando el equipo asistencial. Además, la evidencia determina un duelo más corto y menos patológico por parte de los familiares. Con esta práctica se ha constatado que las probabilidades de conflicto son escasas, siempre y cuando se efectúe con una sistemática adecuada. Si se opta por la posibilidad de la presencia de los familiares, se les debe informar previamente de las posibilidades reales de supervivencia, del tipo de maniobras cruentas que es preciso aplicar, y de la posibilidad de que el director o responsable de la RCP se vea obligado, en alguna ocasión, a invitarles a salir durante unos breves momentos. Es necesario que la reanimación sea percibida como realizada de forma eficaz por un equipo cualificado y adecuadamente dirigido.

RIESGOS DE LA REANIMACIÓN CARDIOPULMONAR

La aplicación de la RCP no está exenta de peligro. Los efectos adversos más frecuentes están relacionados con las compresiones torácicas (**Tabla 1-1**).

Los reanimadores también pueden padecer efectos adversos, pero su incidencia es excepcional. Estos efectos pueden relacionarse con el sitio donde se realiza la reanimación o estar sustentados sobre patologías previas del reanimador.

La realización del boca a boca ha sido motivo de descripción, muy esporádica, de casos aislados de contagio y de un caso de envenenamiento por un tóxico ingerido por la víctima. No se han comunicado casos de hepatitis B o C relacionados con la RCP, y se estima que el riesgo de contagio por el VIH es de uno por millón de RCP aplicadas en víctimas de actividades de riesgo, y menos de uno por cada 1.000 millones de RCP cuando se realiza a la población en general. El personal sanitario y de rescate debe utilizar todas las medidas de protección a su alcance en la atención del paciente crítico. Hay que ser especialmente estrictos en el manejo de agujas y objetos cortantes, para evitar accidentes biológicos propios o derivados de su actuación.

 Las recomendaciones para disminuir el riesgo de contagio se basan en la utilización de barreras protectoras, como el uso de mascarillas con válvulas unidireccionales o de los protectores faciales para la realización del boca a boca.

CADENA DE SUPERVIVENCIA

Las acciones que vinculan a la víctima de un paro cardíaco súbito con la supervivencia se denominan «cadena de supervivencia».

Tabla 1-1. Efectos adversos durante la reanimación cardiopulmonar

Compresiones torácicas	Ventilaciones boca-boca
• Fracturas y desinserciones costales • Fracturas esternales • Neumotórax, hemotórax • Contusiones cardíacas y pulmonares • Laceraciones en vísceras abdominales (hígado, bazo) • Fracturas en cuerpos vertebrales torácicos	• Regurgitación del contenido gástrico • Broncoaspiración

 La cadena de supervivencia refleja gráficamente la respuesta que debe darse a la problemática asistencial del paro cardíaco.

La cadena de supervivencia se presenta como una secuencia ordenada de actuaciones, todas ellas de igual importancia, dirigidas a aumentar la probabilidad de supervivencia sin secuelas, o con las mínimas secuelas, ante una situación de riesgo vital (**Fig. 1-1**).

La cadena de supervivencia se compone de cuatro eslabones:

1. Alerta inmediata ante un posible paro cardíaco. Activación inmediata del sistema de emergencias. Indica la importancia de reconocer a las personas en riesgo de parada cardíaca y de llamar para pedir ayuda, haciendo una llamada de ayuda eficaz. La existencia de servicios de emergencias sanitarias permitirá respuestas eficaces e inmediatas.
2. RCP básica precoz. La RCP inmediata puede mejorar de forma ostensible la supervivencia de la parada cardíaca extrahospitalaria por fibrilación ventricular. Realizar RCP solo con compresiones torácicas es mejor que no realizar RCP. Cuando una persona que llama al servicio de emergencias sanitario no se ha formado en RCP, el operador telefónico de emergencias médicas deberá instruirla para dar RCP solo con compresiones torácicas mientras espera la llegada de ayuda profesional. Estas compresiones deben ser de calidad.

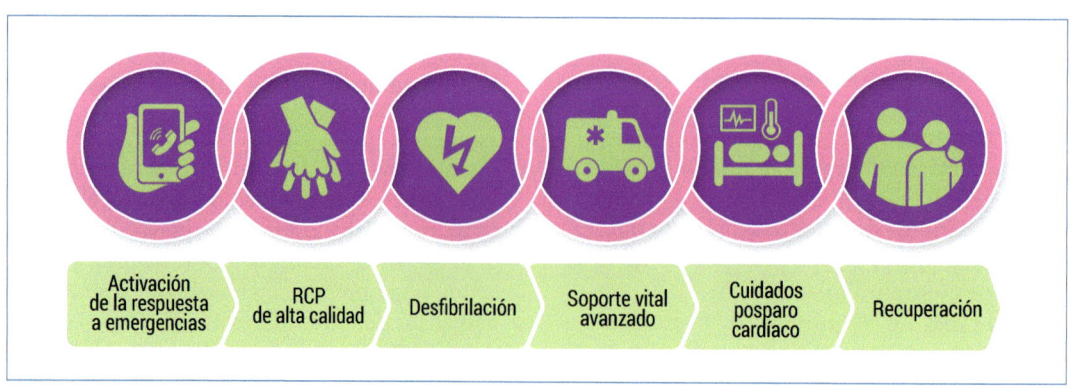

Figura 1-1. Cadena de supervivencia del adulto 2020. RCP: reanimación cardiopulmonar.

3. Desfibrilación eléctrica precoz. Tras una PCR extrahospitalaria por fibrilación ventricular, la reanimación cardiopulmonar con desfibrilación en los 3-5 minutos tras el paro pueden conseguir unos porcentajes de supervivencia de entre el 50 % y el 70 %. Cada minuto de retraso en la desfibrilación reduce la probabilidad de supervivencia en el 10-12 %, de lo que se deriva la importancia de las políticas y programas de desfibrilación pública.
4. Soporte vital avanzado precoz y cuidados posreanimación. El soporte vital avanzado con manejo de la vía aérea, fármacos y corrección de las posibles causas puede ser necesario si los primeros intentos de reanimación no tienen éxito. A lo largo de los últimos años, se ha reconocido cada vez más la importancia de la fase posparada cardíaca del tratamiento, representada en el cuarto eslabón de la cadena de supervivencia. Por ello, es importante la instauración rápida de todos los eslabones de la cadena, y es importante saber que cuanto antes se active, antes llegará la posibilidad de estos cuidados posreanimación.

SOPORTE VITAL BÁSICO

Secuencia de actuación

La RCP básica tiene como finalidad el mantenimiento de una mínima oxigenación de los órganos vitales mediante la ventilación con aire espirado y la compresión cardíaca externa.

Comprende la siguiente secuencia de actuaciones (Fig. 1-2):

- Asegurarse de que el rescatador, la víctima y cualquier testigo están seguros.
- Comprobar la respuesta de la víctima: sacudirle suavemente los hombros y preguntar en voz alta: «¿Se encuentra bien?» (Fig. 1-3).
  - Si responde:
    - Hay que dejarle en la posición en la que se encontró, siempre que no haya mayor peligro.
    - Tratar de averiguar qué problema tiene y conseguir ayuda, si se necesita
    - Reevaluar con regularidad.
  - Si no responde:
    - Colocar a la víctima boca arriba y luego abrir la vía aérea usando la maniobra frente-mentón. Para ello, hay que poner la mano sobre la frente e inclinar suavemente la cabeza hacia atrás, con la yema de los dedos bajo el mentón de la víctima, y elevar el mentón para abrir la vía aérea.
  - Manteniendo abierta la vía aérea. De esta forma, acercar la cara a la del paciente mirando hacia los pies de la víctima para ver, oír y sentir la respiración:
    - Ver el movimiento del pecho.
    - Oír en la boca de la víctima los ruidos respiratorios. Sentir el aire en la mejilla.
    - Decidir si la respiración es normal, anormal o no hay.

En los primeros minutos de una parada cardíaca, una víctima puede parecer que está respirando o presentar boqueadas infrecuentes, lentas y ruidosas (gasping). No confundir esto con la respiración normal (Fig.1-4). Ante la duda actuar como si no respirase.

Se debe mirar, escuchar y sentir hasta un total de 10 segundos, no más, para determinar si la víctima está respirando con normalidad. Si se tiene alguna duda acerca de si la respiración es normal, hay que actuar como si no estuviera respirando normalmente y prepararse para empezar RCP.

- Si no responde, pero respira normalmente:
  - Colocarle en la posición de recuperación (v. más delante).
  - Enviar o ir a por ayuda, llamar al 112 o al número local de emergencias y solicitar una ambulancia.
  - Continuar valorando que la respiración se mantiene normal y estar preparado para reiniciar la RCP inmediatamente si el paciente se deteriora.

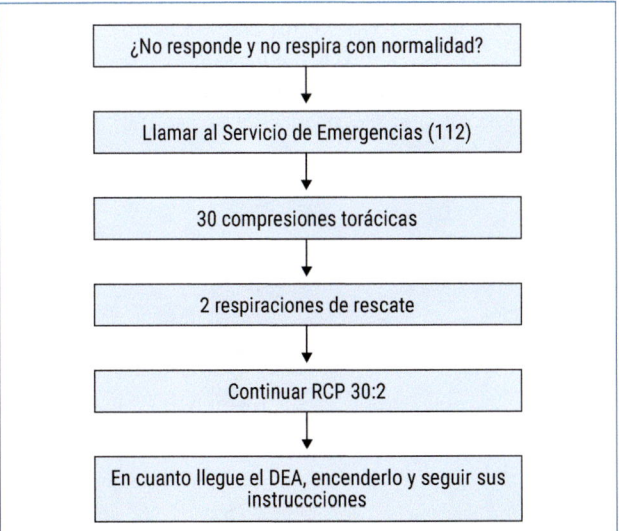

Figura 1-2. Algoritmo de soporte vital básico y desfibrilación semiautomática. ERC 2021. DEA: desfibriladores externos semiautomáticos; RCP: Reanimación cardiopulmonar.

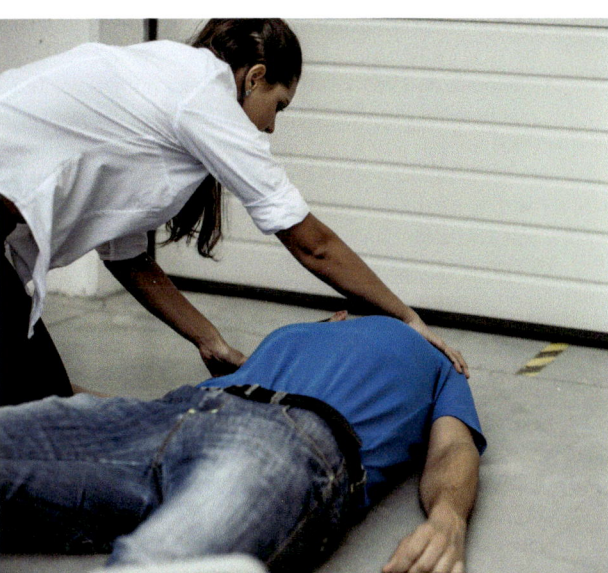

Figura 1-3. Comprobación de la consciencia.

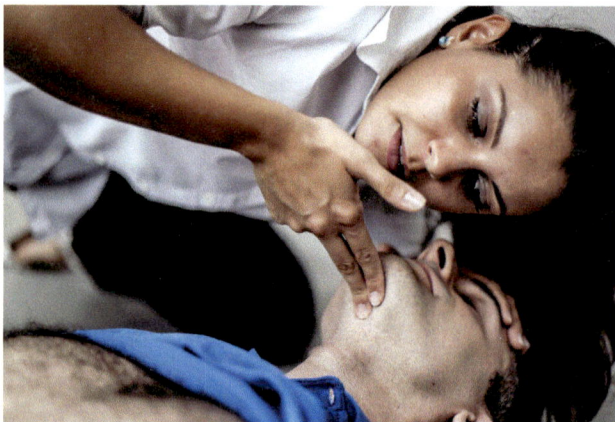

Figura 1-4. Comprobación de la respiración.

- Si la víctima no responde y la respiración no es normal o está ausente:
  - Activar la función de manos libres en el teléfono para comunicarse mejor con el operador telefónico de emergencias.
  - Enviar a alguien a por el DEA. Si se está solo, no hay que abandonar a la víctima y se ha de comenzar la RCP, salvo que el DEA se encuentre muy próximo y se conozca la vía de acceso.
  - Iniciar las compresiones torácicas como sigue:
    - Arrodillarse al lado de la víctima.
    - Colocar el talón de una mano en el centro del pecho de la víctima (en la mitad del esternón, que es el hueso central del pecho).
    - Colocar el talón de la otra mano encima de la primera.
    - Entrelazar los dedos y asegurarse de que la presión no se aplica sobre las costillas de la víctima. Traccionar con los dedos de la mano superior de los de la inferior. Mantener los brazos rectos. No hacer presión sobre la parte alta del abdomen ni en la parte final del esternón.
    - Colocarse verticalmente sobre el pecho de la víctima y comprimir el esternón aproximadamente 5 cm (pero no más de 6 cm).
    - Después de cada compresión, dejar que el tórax se reexpanda completamente; no permanecer apoyado en él; repetir a una frecuencia de 100-120 por minuto (**Fig. 1-5**).
- Si se está formado y se puede, combinar las compresiones torácicas con respiraciones de rescate:
  - Después de 30 compresiones, abrir la vía aérea de nuevo usando la maniobra frente-mentón.
  - Utilizar el dedo índice y el pulgar de la mano que queda sobre la frente para pinzar la parte blanda de la nariz y cerrarla completamente.
  - Permitir que la boca se abra, pero mantener el mentón elevado.
  - Inspirar normalmente y colocar los labios alrededor de la boca de la víctima; asegurarse de que se hace un buen sellado, sobrepasando con sus labios los de la víctima.
  - Soplar de modo sostenido en el interior de la boca mientras se observa que el pecho se eleva durante alre-

dedor de un segundo, como en una respiración normal; esto es una respiración de rescate efectiva.
  - Manteniendo la maniobra frente-mentón, retirar la boca de la víctima y observar que el pecho desciende conforme el aire sale.
  - Tomar aire normalmente otra vez y soplar en la boca de la víctima una vez más para conseguir un total de dos respiraciones de rescate efectivas. No interrumpir las compresiones más de 10 segundos para dar las dos respiraciones. Luego volver a poner las manos sobre el esternón y comprimir 30 veces más.
  - Continuar con las compresiones torácicas y las respiraciones de rescate en una relación de 30 compresiones y 2 ventilaciones.
- Si la respiración de rescate inicial no hace que el pecho se eleve como en una respiración normal, entonces, antes del siguiente intento:
  - Mirar dentro de la boca de la víctima y eliminar cualquier obstrucción.
  - Comprobar que la maniobra frente-mentón es adecuada.
  - No intentar más de dos respiraciones cada vez antes de volver a las compresiones torácicas.

> **!** Si hay presente más de un reanimador, otro reanimador debería reemplazar la ejecución de la RCP cada 2 minutos (5 ciclos de 30:2) para evitar la fatiga. Hay que asegurarse de que la interrupción de las compresiones torácicas es mínima durante el relevo de los reanimadores.

- Si no se está formado o no se es capaz de dar respiraciones de recate, continuar la RCP solo con compresiones.
  - Hacer RCP solo con compresiones (compresiones continuas, a una frecuencia de 100-120 por minuto).
- No interrumpir la reanimación hasta que:
  - Llegue ayuda profesional y le diga que se pare.
  - La víctima comience a despertar: se mueva, abra los ojos y respire normalmente.
  - El rescatador se agote.

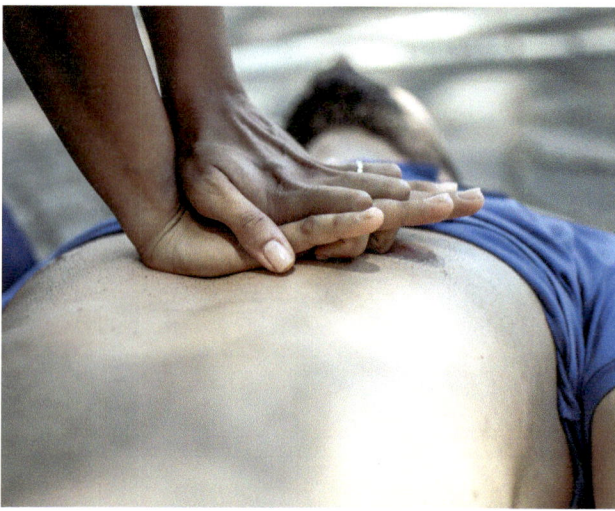

Figura 1-5. Colocación de las manos para compresiones.

Reconocimiento de la parada cardiorrespiratoria

La valoración del pulso carotídeo (o cualquier otro pulso) es un método impreciso de confirmar la presencia o ausencia de circulación, tanto para reanimadores legos como para profesionales. Los profesionales sanitarios, al igual que los reanimadores legos, tienen dificultad para determinar la presencia o ausencia de respiración adecuada o normal en víctimas que no responden. Esto puede ser en situaciones de hipotensión grave o bradicardias extremas. Se debe enseñar a las personas legas a comenzar la RCP si la víctima está inconsciente (no responde) y no respira normalmente.

El profesional sanitario puede comprobar el pulso carotídeo durante no más de 10 segundos tras comprobar que la víctima no respira.

 Debiera hacerse hincapié durante el entrenamiento en que la presencia de boqueadas agónicas o *gasping* no son indicativas de respiración, y es indicación para empezar la RCP inmediatamente.

Respiraciones de rescate iniciales

En los adultos que necesitan RCP, la parada cardíaca es probable que tenga una causa cardíaca primaria; la RCP debería comenzar con compresión torácica en lugar de con respiraciones iniciales. No se debería perder tiempo evaluando la boca en busca de cuerpos extraños, salvo que el intento de respiración de rescate no consiga elevar el pecho.

Ventilación

Durante la RCP, el volumen corriente, la frecuencia respiratoria y la concentración de oxígeno inspirado (FiO_2) óptimos para conseguir una oxigenación y eliminación de CO_2 adecuadas se desconocen. Durante la RCP, el flujo sanguíneo a los pulmones está sustancialmente reducido, por lo que puede mantenerse una adecuada relación ventilación/perfusión con un volumen corriente y una frecuencia respiratoria menores de lo normal. La hiperventilación es dañina porque aumenta la presión torácica, lo que disminuye el retorno venoso al corazón y reduce el bombeo cardíaco. Las interrupciones en la compresión torácica reducen la supervivencia.

El ERC recomienda que durante la RCP en adultos se administren de 500 a 600 mL de volumen corriente (6-7 mL/kg). En la práctica, este es el volumen necesario para hacer que el tórax se eleve de forma visible.

 Los que realicen la RCP deberían intentar una duración de la insuflación de alrededor de un segundo, con un volumen suficiente para hacer que el tórax de la víctima se eleve, pero evitando ventilaciones rápidas o forzadas.

 La interrupción máxima de las compresiones torácicas para dar dos ventilaciones no debería exceder de 10 segundos.

Compresiones torácicas

Las compresiones torácicas generan un pequeño, pero crítico, flujo de sangre al cerebro y al miocardio, y aumentan la probabilidad de que la desfibrilación tenga éxito (**Tabla 1-2**). Es la técnica más importante y prioritaria de la parada cardíaca.

Reanimación cardiopulmonar solo con las manos

En los últimos años, la estrategia de RCP solo con compresiones ha surgido como alternativa a las maniobras de RCP estándar, que incluyen compresiones y ventilaciones de rescate, en la asistencia a los pacientes con parada cardíaca extrahospitalaria. Desde el año 2010, las guías de práctica clínica en materia de RCP recomiendan la estrategia de «solo compresiones» tanto para los reanimadores no entrenados como para aquellos entrenados reacios a administrar ventilaciones de rescate.

 La compresión torácica sola puede ser suficiente únicamente en los primeros minutos tras el colapso. La RCP solo con compresiones torácicas no es tan efectiva como la RCP convencional en las paradas cardíacas de origen no cardíaco (p. ej., ahogamiento o sofocación) en adultos y niños.

El ERC, en sus guías clínicas de 2021, suscribe las recomendaciones del ILCOR y da prioridad a la reanimación con compresiones y ventilaciones, en una proporción de 30:2, tanto para rescatador lego como profesional sanitario. A partir de un estudio observacional se evidencia la mayor cantidad de reanimadores potenciales gracias a la implementación de la técnica de compresiones solo con las manos. No hay diferencias significativas en el pronóstico neurológico y en la supervivencia entre ambas técnicas.

OBSTRUCCIÓN DE LA VÍA AÉREA POR CUERPO EXTRAÑO

La obstrucción de la vía aérea por cuerpo extraño es una causa poco común, pero potencialmente tratable, de muerte accidental. Los signos y síntomas que permiten la diferencia-

Tabla 1-2. Optimización de las compresiones torácicas
Reanimación cardiopulmonar de calidad
Hacer las compresiones en el centro del tórax
Comprimir a una profundidad de aproximadamente 5 cm, pero no más de 6 cm para el adulto promedio
Comprimir el tórax a una frecuencia de 100 a 120 por minuto con el menor número de interrupciones posible
Permitir que el tórax se reexpanda por completo después de cada compresión; no permanecer apoyado en el tórax

Tabla 1-3. Signos y síntomas de la obstrucción de la vía aérea por cuerpo extraño		
	Obstrucción leve	**Obstrucción grave**
¿Se ha atragantado?	«Sí»	Incapaz de hablar, puede asentir
Otros signos	Puede hablar, toser, respirar	No puede respirar, respiración sibilante, imposibilidad de toser, tos no efectiva, está inconsciente

ción entre obstrucción leve y grave de la vía aérea se resumen en la **tabla 1-3** (**Figs. 1-6** y **1-7**).

- Si la víctima muestra signos leves de obstrucción de la vía aérea (tose y/o emite ruidos):
  - Animar a la víctima a continuar tosiendo y no hacer nada más.
- Si la víctima muestra signos graves de obstrucción de la vía aérea (no tose ni emite ruidos) y está consciente:
  - Aplicar cinco golpes en la espalda como sigue:
    - Colocarse al lado y ligeramente detrás de la víctima.
    - Aguantar el pecho con una mano e inclinar a la víctima bien hacia delante de modo que cuando el objeto causante de la obstrucción sea desplazado progrese hacia la boca en vez de ir más abajo en la vía aérea.
    - Dar hasta cinco golpes secos entre las escápulas con el talón de la otra mano (**Fig. 1-8**).
  - Si los cinco golpes en la espalda no consiguen aliviar la obstrucción de la vía aérea, aplicar hasta cinco compesiones abdominales como sigue:
    - Situarse detrás de la víctima y rodearla con ambos brazos por la parte superior del abdomen.
    - Inclinar hacia delante a la víctima.
    - Cerrar el puño y colocarlo entre el ombligo y la caja torácica de la víctima (justo donde finaliza el esternón).
    - Agarrar este puño con la otra mano y empujar fuerte y rápido hacia dentro y hacia arriba.
    - Repetir hasta cinco veces (**Figs. 1-9** y **1-10**).
    - En embarazadas y personas con obesidad hay que sustituir las compresiones abdominales por compresiones torácicas.

- Si la obstrucción no se libera, continuar alternativamente con cinco golpes en la espalda seguidos de cinco compresiones abdominales.
- Si la víctima en cualquier momento queda inconsciente:
  - Llevar a la víctima con cuidado hasta el suelo.
  - Activar inmediatamente el servicio de emergencia médica.
  - Comenzar RCP con compresiones torácicas (aunque la víctima tenga pulso).

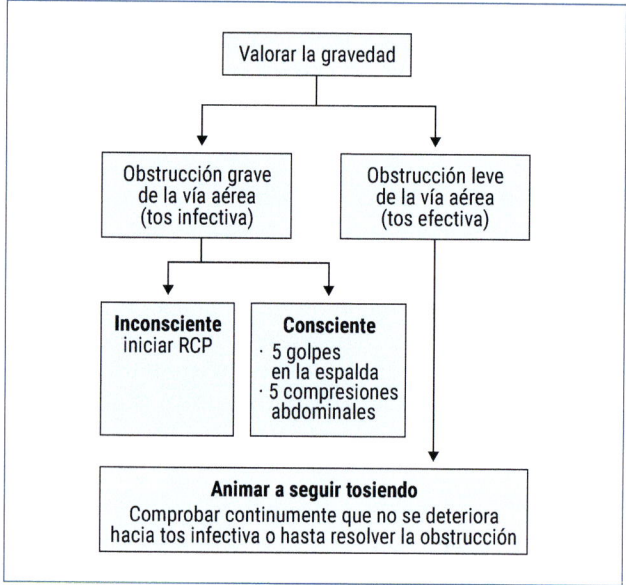

Figura 1-7. Algoritmo de obstrucción de la vía aérea por cuerpo extraño. ERC 2015. RCP: reanimación cardiopulmonar.

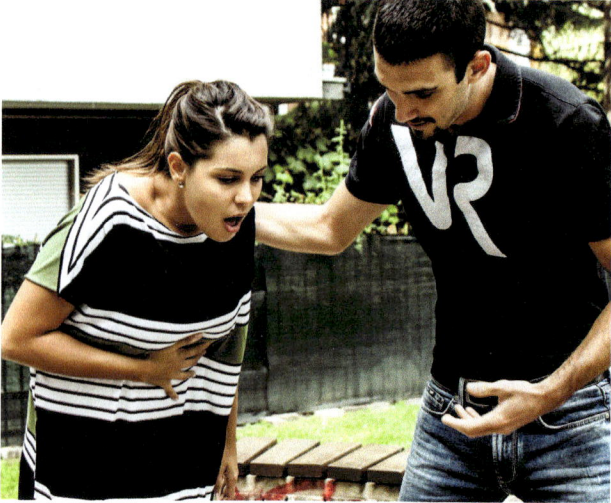

Figura 1-6. Atragantamiento.

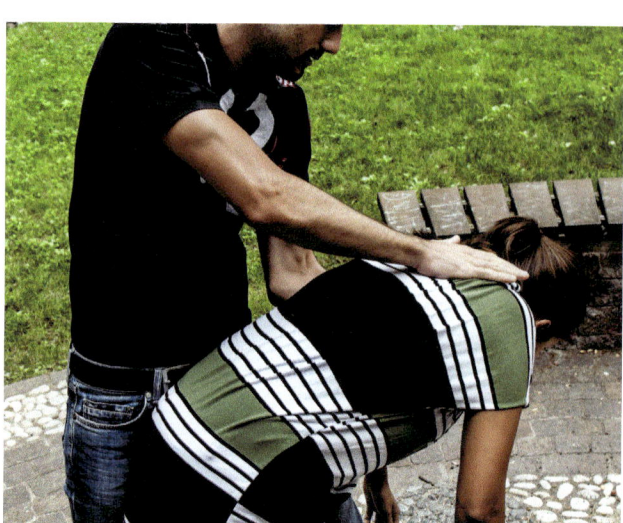

Figura 1-8. Palmadas en la espalda.

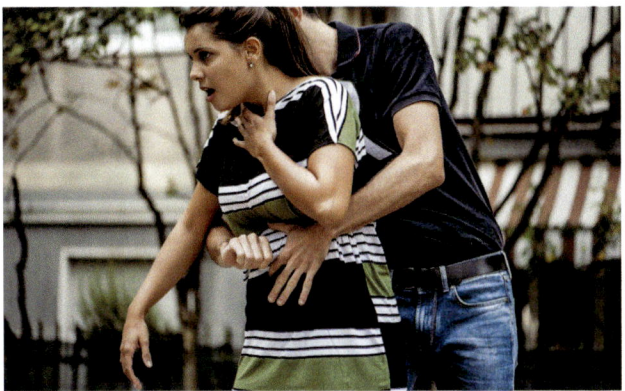

Figura 1-9. Compresiones abdominales.

Obstrucción leve por cuerpo extraño

La tos genera presiones elevadas en la vía aérea de forma sostenida, lo que la convierte en la maniobra más eficaz en caso de obstrucción leve.

Las víctimas con obstrucción leve de la vía aérea deberían permanecer bajo observación continua hasta que mejoren, puesto que se puede desarrollar una obstrucción grave de la vía aérea.

Obstrucción grave por cuerpo extraño

Para adultos conscientes y niños mayores de un año con obstrucción completa de la vía aérea por cuerpo extraño, algunas comunicaciones de casos aislados han mostrado la efectividad de las palmadas en la espalda, de las compresiones abdominales y de las compresiones torácicas.

 Aproximadamente el 50 % de los episodios de obstrucción de la vía aérea no son liberados con una única técnica. La probabilidad de éxito aumenta cuando se combinan palmadas en la espalda con compresiones abdominales y torácicas.

A los reanimadores debería enseñárseles a comenzar la RCP si una víctima con obstrucción conocida o sospechada de la vía aérea por cuerpo extraño queda inconsciente. Durante la RCP, cada vez que la vía aérea es abierta debe comprobarse la boca de la víctima rápidamente buscando cualquier cuerpo extraño que pueda haber sido expulsado de forma parcial.

 La incidencia de atragantamiento no sospechado como causa de inconsciencia o parada cardíaca es baja. Por tanto, durante la RCP no es necesaria la comprobación de la boca buscando cuerpos extraños de forma rutinaria.

El barrido digital

Se debe intentar el barrido digital solo en aquellos casos en los que la obstrucción se vea claramente en el interior de la boca. El barrido a ciegas se asocia a un mayor grado de obstrucción y lesiones en tejidos blandos.

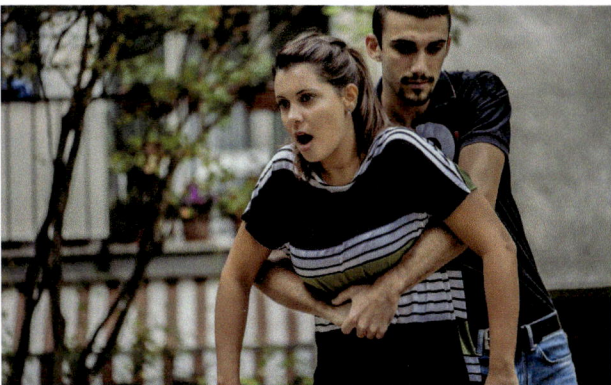

Figura 1-10. Compresiones abdominales.

En los últimos años, los dispositivos de succión de la vía aérea se han empezado a comercializar. Tanto el ERC como el ILCOR indican que, ante la ausencia de datos sólidos acerca de efectividad, seguridad y entrenamiento, no se puede realizar una recomendación en cuanto a su empleo.

Cuidados posteriores

Tras haber tratado de forma efectiva una obstrucción de la vía aérea por cuerpo extraño, parte del material extraño podría permanecer en el aparato respiratorio superior o inferior y causar complicaciones más tarde. Los pacientes con tos persistente, dificultad para tragar o sensación de un cuerpo extraño todavía en la garganta, deberían ser trasladados para una valoración médica.

 Las compresiones abdominales y torácicas pueden causar lesiones internas graves, por lo que todas las víctimas tratadas con éxito con estas medidas deberían ser examinadas posteriormente para descartarlas.

POSICIÓN LATERAL DE SEGURIDAD

La posición lateral de seguridad se utiliza en primeros auxilios básicos en personas inconscientes, no traumáticas, que mantienen una respiración espontánea eficaz, para evitar la aspiración de vómitos por las vías respiratorias y la obstrucción de la vía aérea por la lengua (**Tabla 1-4**).

Tabla 1-4. Condiciones de una posición de seguridad
Condiciones de una posición lateral de seguridad
Ser una posición estable, de tal manera que permita «abandonar» a la víctima para ir a buscar ayuda sin el riesgo de que se gire y vuelva a quedarse boca arriba
Mantener abierta la vía aérea para permitir que entre y salga aire
Evitar la aspiración de vómito en la vía aérea si la víctima vomita
No presionar el tórax para que no dificulte la respiración

Secuencia:
- Quitar las gafas a la víctima y los objetos de los bolsillos.
- Arrodillarse al lado de la víctima.
- Colocar el antebrazo más cercano hacia fuera, perpendicularmente a su cuerpo, y doblar el codo en ángulo recto con la palma de la mano hacia arriba.
- Traer el brazo más alejado por encima del tórax y poner la mano contra el hombro más cercano.
- Flexionar la pierna más alejada justo bajo la rodilla y tire de ella hacia arriba, poniendo el pie en el suelo.
- Girar a la víctima cogiéndola por debajo de la rodilla y del hombro más alejado para girarlo hacia el rescatador.
- Colocar la pierna superior de modo que cadera y rodilla queden en ángulo recto.

- Cerciorarse de que la vía aérea está abierta.
- Reevaluar regularmente para comprobar que respira.

Algunas advertencias:
- Retirar objetos que puedan producir lesiones debido a la compresión, como gafas, llaves en los bolsillos, relojes, etc.
- La posición lateral de seguridad no está recomendada en el paciente traumático, puesto que la manipulación para girarle puede agravar sus posibles lesiones.
- Si la víctima tuviera que estar mucho tiempo en esta postura, es conveniente cambiarle de lado cada 30 minutos.

PUNTOS CLAVE

- La reanimación cardiopulmonar básica y la desfibrilación son las maniobras más importantes a la hora de tratar una parada cardiorrespiratoria.
- La realización de maniobras de RCP por parte de testigos son uno de los factores que más influye en la supervivencia de la parada cardiorrespiratoria.

- Es necesario que toda la población sepa reconocer la situación de PCR y conozca las maniobras de soporte vital básico.
- Las maniobras de desobstrucción de la vía aérea forman parte del soporte vital básico y deberían ser conocidas por toda la población.

BIBLIOGRAFÍA

Manual procedimientos SAMUR-PC, 2022.

Mentzelopoulos SD, Couper K, Van de Voorde P, Druwe P, Blom M, Perkins GD, et al. European Resuscitation Council Guidelines 2021: ethics of resuscitation and end of life decisions. Resuscitation. 2021;161:408-32.

Monsieurs KG, Nolan JP, Bossaert LL, Greif R, Maconochie IK, Nikolaou NI et al. Recomendaciones para la resucitación 2015. Consejo Europeo de Resucitación, 2015.

Nolan JP, Soarb J, Zidemanc DA, Biarentd D, Bossaerte LL, Deakinf C, et al. Guías para la resucitación 2010.

Consejo Europeo de Resucitación, 2010.

Oczkowski SJ, Mazzetti I, Cupido C, Fox-Robichaud AE; Canadian Critical Care Society. Family presence during resuscitation: A Canadian Critical Care Society position paper. Can Respir J. 2015 Jul-Aug;22(4):201-5.

Olasveengen TM, Semerano F, Ristagno G, Castren M, Handley A, Kuzovlev A, et al. European resuscitation council guidelines 2021: basic life support. Resuscitation, 2021;161:98-114.

Ortiz FR, Roig FE, Pascual JM, Vázquez JAI, Sucunza AE, Torres JAC, et al. Out-of-Hospital Spanish Cardiac Arrest Registry (OHSCAR). Results of the first year. Resuscitation. 2015;96-100.

Perales Rodríguez de Viguri N, López Mesa J, Ruano Marco M. Manual de soporte vital avanzado. Plan Nacional de Resucitación Cardiopulmonar. Sociedad Española de Medicina Intensiva, Crítica y Unidades Coronarias. Elsevier Masson, 2007.

Perkins GD, Gräsner JT, Semeraro F, Olasveengen T, Soar J, Lott C, et al. European resuscitation council guidelines 2021: executive summary. Resuscitation. 2021;161:1-60.

Riva G, Ringh M, Jonsson M, Svensson L, Herlitz J, Claesson A, et al. Survival in out-of-hospital cardiac arrest after standard cardiopulmonary resuscitation or chest compressions only before arrival of emergency medical services: nationwide study during three guideline periods. Circulation. 2019;139(23):2600-09.

Rosell Ortiz F, López Messa JB, Mellado Vergel FJ. Registro español de parada cardiaca extrahospitalaria. Rev Electrónica Med Intensiva [Internet]. 2013;1-6.

Soporte vital avanzado en el adulto. Reanimación cardiopulmonar en situaciones especiales. Cuidados posreanimación

2

F. J. Morillo Rodríguez y J. Rollán Vallejos

OBJETIVOS

- Describir la actividad del soporte vital avanzado, la necesidad de determinar el ritmo de la parada cardiorrespiratoria (PCR) y la actividad que según el análisis del electrocardiograma (ECG) se debe realizar.
- Reconocer a los pacientes en riesgo de sufrir una PCR y, en caso de que esta aparezca, determinar su causa e introducirla en el tratamiento de la parada.

INTRODUCCIÓN

La asistencia a la parada cardiorrespiratoria (PCR) puede abordarse desde distintos escalones asistenciales, según la disponibilidad de profesionales y de material del momento.

En todos los casos, el respeto a la cadena de supervivencia (**Fig. 2-1**) y la escrupulosa atención a sus eslabones formalizan la posibilidad de un resultado positivo para el paciente. Esta cadena de supervivencia es transferible a cada uno de los tipos de soporte vital usado, siempre respetando las posibilidades que desde cada uno de ellos se pueden lograr.

El soporte vital avanzado (SVA) consiste en la asistencia al paciente con deterioro grave, la prevención de la parada cardíaca y la asistencia a esta si se produce.

A diferencia del soporte vital básico, en el SVA se utiliza un material específico para la reanimación, fármacos para el tratamiento del paciente y el mayor punto de inflexión es la asistencia por parte de personal sanitario (médicos, enfermeras y auxiliares de enfermería) específicamente entrenado en el uso de este material y en la asistencia a pacientes críticos y/o en PCR.

Otro de los puntos importantes que diferencian el SVA de los otros tipos de soportes consiste en el tratamiento de la causa generadora de la PCR. Si no se anula esta situación, la PCR nunca evolucionará hacia la mejoría. El símil más claro puede ser una rueda pinchada: no basta con introducir aire, se debe reparar el pinchazo para que vuelva a la situación inicial. Lo mismo ocurre en estos pacientes, ya que, si no se es capaz de eliminar la causa que degeneró en parada, no se puede solventar.

El momento de inicio del SVA es el más temprano posible, sin menospreciar el uso del SVB. Si en una situación se puede elegir entre SVA y SVB, por supuesto la elección será el avanzado. Si no estuviera disponible y hasta su incorporación, se usará el SVB de la máxima calidad.

CADENA DE SUPERVIVENCIA EN SVA

Como se ha comentado, la actividad del SVA viene determinada por la cadena de supervivencia. Al igual que en otros tipos de soporte, indica la forma de actuación correcta para actuar sobre la víctima.

PRIMER ESLABÓN, RECONOCIMIENTO DEL PACIENTE GRAVE

El primer paso de la cadena es el reconocimiento del paciente en riesgo. Cuando se aplica al SVA, hay que ser capaces de reconocer situaciones de riesgo vital que pueden conducir al desarrollo de una PCR. Entre estos casos se estará ante la evaluación del paciente con síndrome coronario agudo (SCA), arritmias graves, traumatismo grave, insuficiencias respiratorias graves, intoxicaciones y estados graves de otros procesos.

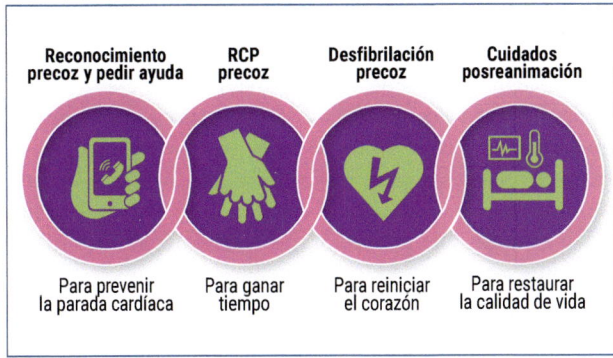

Figura 2-1. Cadena de supervivencia.

El personal que actúa aplicando el procedimiento de SVA debe conocer la asistencia inicial al SCA, con la realización de ECG, valoración de enzimas cardíacas, procedimiento de recanalización coronaria a través de angioplastia primaria (ACTP) o mediante la trombólisis, según la situación del paciente, el tiempo transcurrido y la disponibilidad de los laboratorios de hemodinámica. Igualmente, el algoritmo de tratamiento de las arritmias rápidas y lentas debe conocerse para actuar en consecuencia. El tratamiento y la reanimación del traumatismo grave, el paciente respiratorio, intoxicado y las alteraciones metabólicas requieren especial atención como se verá más adelante.

Por tanto, es necesario realizar una correcta evaluación de los pacientes a fin de determinar su nivel de gravedad valorando las constantes vitales, la capnometría, pulsioximetría e, incluso, la realización de pruebas complementarias como analítica y pruebas de imagen, incluida la ecografía, cada vez más disponible en el área de la urgencia.

Para poder realizar esta valoración de forma correcta, se podría utilizar la regla de ABCD y, de esta forma, el profesional podrá ir evaluando cada uno de los aspectos del paciente, determinando si existe alteración y, al mismo tiempo, el nivel de lesividad reflejado.

A: vía aérea

La permeabilidad de la vía aérea supone el inicio del proceso ventilatorio. Es relativamente sencillo determinar si hay una obstrucción en la vía aérea y valorar si esta es completa o incompleta (v.SVB). En el caso del SVA, la importancia radica en conocer la causa que provoca la obstrucción de la vía aérea y la fórmula para su solución. Como causas obstructivas, se investigará sobre la existencia de un cuerpo extraño (si el paciente estaba comiendo o tenía algo en la boca), inflamaciones o edemas de la vía aérea alta (epiglotitis, edema faríngeo, respuestas alérgicas, etc.), la aparición de secreciones abundantes, vómitos, sangrados y demás y, por supuesto, la depresión del sistema nervioso central (SNC) como causa fundamental de la obstrucción por descenso de la lengua, típico de los inconscientes en posición supina.

La evaluación supone observar la aparición de movimientos ventilatorios normales o anormales, reconocer el flujo de entrada y salida del aire, así como los ruidos inspiratorios y espiratorios normales.

Como solución a este tipo de problemas, dentro del SVA se determina el establecimiento de una vía aérea lo más estable posible que garantice el paso de aire. El método ideal es la intubación orotraqueal (IOT) mediante catéter intratraqueal. También es posible el uso de dispositivos supraglóticos tipo mascarilla laríngea, tubo laríngeo o la mascarilla tipo Fastrach. A estos dispositivos se debe añadir el uso de otras técnicas de permeabilización como el aspirado de secreciones o líquidos y la extracción de cuerpos extraños visibles mediante laringoscopia o fibroscopia.

Durante la espera o preparación de estas técnicas se pueden utilizar otras propias del SVB como colocación en decúbito lateral, hiperextensión cervical o tracción mandibular, así como el uso de cánulas orofaríngeas o nasofaríngeas.

B: ventilación

La alteración de la respiración es uno de los procesos que, junto con el malfuncionamiento del corazón como bomba, provoca con mayor asiduidad la aparición de la PCR. La detección de problemas en este nivel y su pronta solución pueden evitar situaciones más graves. Se debe identificar la existencia de algunos de los problemas que puedan derivar en insuficiencia respiratoria grave. Entre ellos destaca la reagudización de procesos crónicos, la enfermedad asmática, infección en pacientes con algún grado de insuficiencia respiratoria previa, embolia pulmonar, intoxicaciones por opiáceos, insuficiencia cardíaca y su riesgo de edema agudo de pulmón (EAP), traumatismo torácico, neumotórax a tensión, enfermedades neurológicas y alteraciones del SNC que provoquen disminución del grado de consciencia.

En estos pacientes hay que estar atentos a la aparición de movimientos torácicos anómalos durante la ventilación como la elevación de ambos hemitórax de manera no simultánea, la asincronía toracoabdominal y la frecuencia respiratoria, y se deben valorar como alteraciones importantes tanto las taquipneas como las bradipneas, el grado de consciencia del paciente (un nivel bajo de oxígeno agitará al enfermo, mientras que la elevación del carbónico provocará su aletargamiento). La medición de oxígeno periférico capilar puede dar idea de cómo están los tejidos periféricos en cuanto a oxigenación. La capnografía también es una técnica no invasiva que ofrece información importante sobre el equilibrio de gases en el enfermo. Y, por supuesto, si se dispone de un analizador de gases, la gasometría arterial puede dar una información muy importante en cuanto a los gases y situación del medio interno del paciente.

La actitud ante estos casos supone mejorar la situación mediante la administración de oxigenoterapia a alto flujo y/o alta concentración si es necesario y, por supuesto, el tratamiento de la causa subyacente si se ha identificado, teniendo en cuenta que saturaciones periféricas de oxígeno por encima del 94 % actualmente no se consideran hipoxemia.

En algunos casos puede ser necesario el apoyo ventilatorio a los pacientes cuando la situación es crítica,;entre las formas más habituales se encuentran la ventilación mecánica invasiva tras IOT, como último recurso u otras fórmulas menos invasivas como ventilación mecánica no invasiva mediante mascarilla, que es ideal para algunos procesos.

C: circulación

Los problemas circulatorios suponen la base de las situaciones de PCR. La mayoría de las paradas cardíacas extrahospitalarias son consecuencia de una alteración cardíaca, complicaciones de los SCA, o arritmias malignas y fallos de bomba promovidos por insuficiencias previas. Además, este órgano también se ve afectado como consecuencia de otros problemas externos al mismo. La insuficiencia respiratoria ya comentada, alteraciones electrolíticas, situaciones de *shock*, anemias y otros problemas pueden afectar al sistema circulatorio de manera nefasta.

En la evaluación del paciente en deterioro por problemas cardíacos, conviene descartar, en primer lugar, la enfermedad isquémica cardíaca. Evaluar el dolor torácico y sus características, así como la rápida realización de un electrocardiograma de 12 derivaciones son los pilares primordiales de los 10 primeros minutos de la valoración. La determinación de enzimas cardíacas (troponina, creatina-fosfocinasa [CPK]) también es determinante en períodos de tiempo superiores. Como ya se ha comentado, en el caso del diagnóstico de SCA, es necesario el tratamiento de reperfusión adecuado a la situación del paciente (fibrinólisis o angioplastia coronaria); no se debe olvidar que esta es la causa de la mayoría de las muertes súbitas. Además de los problemas isquémicos, hay otras formas de afectación del sistema cardiovascular, por lo que se deberá completar la evaluación mediante la toma del pulso (frecuencia, localización, potencia de onda), presión arterial, la aparición de ritmos alterados (arritmias ventriculares o auriculares con respuesta ventricular alterada) o problemas de perfusión periférica que pueden ser consecuencia de anomalías vasculares o de situaciones de *shock*. Por tanto, la aparición de relleno capilar aumentado (> 2 s) sería otro aspecto a tener en cuenta. La coloración y la temperatura de las zonas distales también dará información sobre la perfusión acra. Otras informaciones que deben poner sobre aviso de un malfuncionamiento cardíaco son signos como la aparición de síncopes sin pródromos, o tras el ejercicio, en pacientes con historia familiar de muerte súbita o inexplicables, al igual que los pacientes con cardiopatías previas como la miocardiopatía hipertrófica, síndrome de QT largo, síndrome de Brugada y otras cardiopatías congénitas o hereditarias.

El tratamiento de estos pacientes, principalmente, se centra en el tratamiento del SCA; en situaciones de *shock* es valorable la utilización de volumen e incluso de fármacos vasoactivos.

D: discapacidad

La actividad neurológica y del SNC puede ser determinante en la gravedad del paciente, desde la pérdida de consciencia en la depresión respiratoria o la obstrucción de la vía aérea, pasando por las lesiones medulares que pueden alterar la actividad de músculos respiratorios, o intoxicaciones que generan arritmias de origen central. Por ello y por su importancia se debe mantener la evaluación del sistema nervioso como otra de las prioridades en el examen del paciente potencialmente grave para reconocer signos de posibles problemas secundarios a estas alteraciones.

Se debe valorar el grado de consciencia mediante la escala AVDN (alerta, respuesta verbal, respuesta al dolor o no respuesta), la orientación del paciente y realizar examen pupilar. En los casos de pacientes con niveles bajos de consciencia, , se debe estimar la posibilidad de hipoglucemia o intoxicaciones mediante la realización de glucemia capilar, de la historia recogida a los testigos y de la historia clínica, y tratándolo en consecuencia.

E: exposición

La posibilidad de lesiones ocultas por la ropa debe ser eliminada. Hay que exponer al paciente, siempre con aislamiento térmico para evitar pérdida de calor y, por supuesto, preservando su intimidad, debe reconocerse toda la superficie

corporal evaluando de cabeza a pies y de anterior a posterior para reconocer signos, heridas o lesiones que puedan aportar más información sobre el deterioro del enfermo.

 La evaluación correcta del paciente potencialmente grave puede determinar la diferencia entre asistir una PCR o no.

SEGUNDO Y TERCER ESLABÓN, REANIMACIÓN CARDIOPULMONAR DE CALIDAD, DESFIBRILACIÓN RÁPIDA

Si, pese al reconocimiento del paciente en deterioro, apareciera la PCR, se debe instaurar de forma rápida el algoritmo de trabajo en el SVA (**Fig. 2-2**). En ese momento es imprescindible que las técnicas y la actuación sean impecables.

Como en cualquier tipo de soporte, en el SVA el primer momento de la RCP se centra en sustituir, para posteriormente recuperar, la circulación y ventilación espontánea.

 Esto supone que existen algunas técnicas iniciales, iguales o muy parejas al SVB, como el masaje cardíaco. Al igual que en otro SV, la estructura de trabajo en la RCP se basa en el CAB (compresiones, vía aérea y ventilación).

El masaje cardíaco externo realizado a los pacientes en PCR debe guardar las mejores normas de calidad, entre las que se encuentran: posición adecuada, ritmo y frecuencia (100-120 compresiones por minuto [cpm]), realización de la compresión y descompresión completa, y minimizar el tiempo sin su realización. Respecto a la vía aérea, en el caso del SVA hay diferentes técnicas avanzadas, pero destaca como *gold standard* el uso de la IOT, que asegura la permeabilidad de la tráquea, a través de la introducción de un catéter en ella. De esta forma, se asegura su aislamiento mediante un neumotaponamiento. Otras técnicas que suponen una mejora en la permeabilidad, pero sin aislamiento completo, son el uso de dispositivos supraglóticos como el tubo laríngeo y los distintos tipos de mascarilla laríngea como la Fastrach, también la vía aérea quirúrgica subglótica por cricotiroidotomía es específica del soporte avanzado y de personal entrenado.

La ventilación también tendrá un grado más de mejora. La administración de oxígeno se une al uso del balón reservorio y de la ventilación mecánica en el caso de recuperación de pulso. Hay distintos estudios dirigidos al uso de la ventilación pasiva ayudada por compresiones, pero actualmente sin resultados definitivos.

Realmente, el momento inicial diferenciador del SVA frente a otros soportes se inicia en el diagnóstico eléctrico de la parada, tras el inicio o el mantenimiento de las compresiones. En el soporte avanzado, es indispensable el conocimiento del ritmo de parada para determinar si es desfibrilable (taquicardia ventricular sin pulso [TVSP] o fibrilación ventricular [FV]), o no desfibrilable (actividad eléctrica sin pulso [AESP] o asistolia), ya que de esta situación depende la cascada de actividades ulteriores (**Tabla 2-1**). En ese momento,

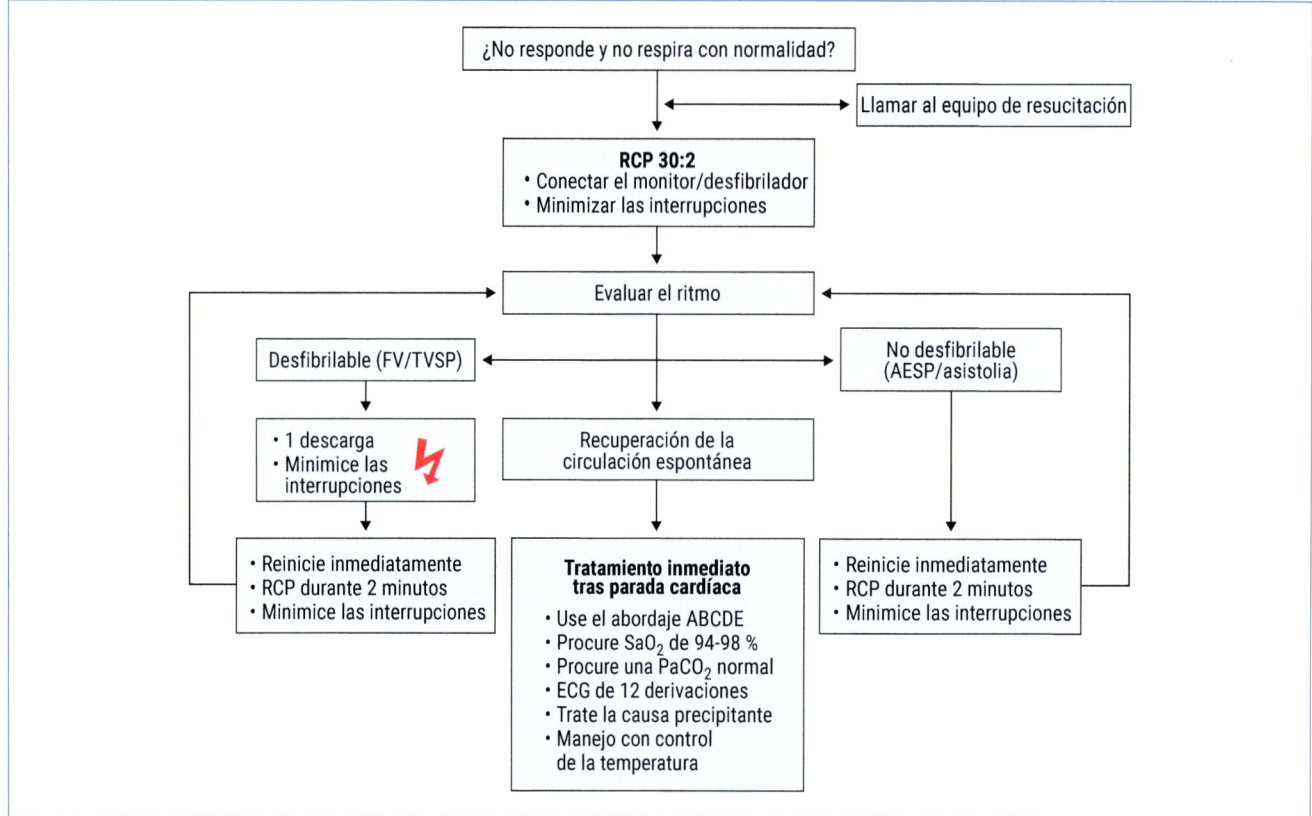

Figura 2-2. Algoritmo de soporte vital avanzado en el adulto ERC 2015.

se monitorizará al paciente, y, posteriormente, se hará una de las pequeñas interrupciones de las compresiones con un máximo de 10 segundos, para evaluar el ritmo existente mediante monitor-desfibrilador manual.

Así, tras la optimización del masaje como premisa indiscutible, se plantea el diagnóstico de ritmo.

RITMOS DESFIBRILABLES

En el caso de observar un ritmo desfibrilable, es prioritario el tratamiento mediante desfibrilación (DF). Para ello, se debe determinar la carga de desfibrilación (360 julios en aparato monofásico y 150-200 julios en bifásico), mantener las compresiones durante la carga del desfibrilador y, cuando esta se complete, avisar del choque, asegurándose de que nadie toca al enfermo y de que los parches y/o palas se encuentran correctamente colocados. Acto seguido se da la descarga para, inmediatamente, recuperar las compresiones

Tabla 2-1. Optimización de las compresiones torácicas

Reanimación cardiopulmonar de calidad

Hacer las compresiones en el centro del tórax

Comprimir a una profundidad de aproximadamente 5 cm, pero no más de 6 cm para el adulto promedio

Comprimir el tórax a una frecuencia de 100 a 120/min con el menor número de interrupciones posible

Permitir que el tórax se reexpanda por completo después de cada compresión; no permanecer apoyado en el tórax

torácicas de máxima calidad. No se debe parar para evaluar el ritmo o el pulso. Es necesario reiniciar las compresiones de forma inmediata durante, al menos, 2 minutos, con una cadencia de 30 compresiones y 2 ventilaciones. Pasados los 2 minutos, se realiza una nueva evaluación del ritmo y del pulso (se puede aprovechar para cambiar de reanimador) y, si el ritmo sigue siendo desfibrilable, se reinician las compresiones, se carga de nuevo el desfibrilador (de 200 a 360 julios en bifásico y 360 julios en monofásico), se realiza una nueva descarga, y se vuelve al ciclo de compresiones y ventilaciones de 2 minutos, de la misma forma que en la anterior ocasión. Tras los nuevos 2 minutos, se debe reevaluar el ritmo y, en caso de mantenerse en ritmo desfibrilable, se realizará una nueva descarga en las mismas condiciones que la anterior y se reiniciarán las compresiones. En este momento, y tras haber obtenido una vía i.v. o i.o. durante los minutos anteriores, se administraría el primer fármaco de la RCP, adrenalina, en dosis de 1 mg cada 3-5 minutos, seguido de 300 mg de amiodarona en dosis única, repetible a los 10 minutos si el ritmo sigue siendo desfibrilable, con dosis de 150 mg. Si en alguna de las evaluaciones el paciente se encontrara en un ritmo no desfibrilable, se actuará como en el tratamiento de ese tipo de ritmos de parada.

Tras la administración de un fármaco en bolo dentro de la PCR, es conveniente la «distalización» del mismo aprovechando la gravedad y el flujo de perfusión. Así, por ejemplo, tras la administración de la adrenalina, conviene pasar unos 20 mL de suero salino fisiológico (SSF) en bolo y, al mismo tiempo, elevar la extremidad en la que se encuentre la vía para facilitar su llegada a zonas centrales del organismo. No se debe olvidar que durante la PCR la circulación de retorno es inexistente y se debe «forzar» su actividad.

Los ciclos de compresiones/ventilaciones durante 2 minutos, la evaluación de ritmo desfibrilable (DF) y nuevamente compresiones/ventilaciones se deben mantener con el mínimo de pausas, exclusivamente para la evaluación de ritmo y cambio de reanimador (haciéndolo coincidir en el mismo momento). La adrenalina mantendrá su ritmo de 1 mg/3-5 minutos de forma inalterable. Si en alguna de las evaluaciones se observa un ritmo organizado, es cuando se deberá valorar la existencia de pulsos centrales. Si estuvieran presentes, se pasará al siguiente eslabón de tratamiento. Otra forma que puede hacer valorar la posibilidad de la recuperación de la circulación espontánea (RCE) es la capnometría. Las elevaciones bruscas de carbónico al final de la espiración ($EtCO_2$) se relacionan con la RCE según varios estudios recientes.

Si la PCR acontece en el seno de un paciente previamente monitorizado y es presenciado en el entorno de una unidad de cuidados críticos o en una sala de hemodinámica, se permite (dada la inmediatez de la situación) la realización de 3 desfibrilaciones seguidas, en tanda y sin compresiones entre ellas, con las energías descritas anteriormente. Si la tercera no obtuviera un ritmo con pulso, se comenzarían en ese momento a realizar los ciclos de compresiones/ventilaciones.

RITMOS NO DESFIBRILABLES

Se entiende por ritmos no desfibrilables aquellos que son distintos de la FV y la TSVP y que tampoco son capaces de obtener respuesta mecánica suficiente (pulso). Los que habitualmente definen esta situación son la asistolia, en la que no hay actividad eléctrica, y la AESP, o conjunto de diferentes ritmos en los que hay actividad eléctrica organizada, pero sin una consecuencia mecánica que promueva gasto cardíaco. Pueden ser múltiples ritmos, pasando por la taquicardia sinusal y otros que en condiciones normales podrían generar pulso sin problemas.

En esta situación también se inician las compresiones tras evaluar el ritmo, comprobando, en el caso de la asistolia, la correcta colocación de los electrodos y de los cables al monitor. Al mismo tiempo que se realizan las compresiones, el equipo de reanimación debe tener como objetivos, además, la obtención de una vía aérea estable, y a ser posible aislada, y también la necesidad de una vía venosa o intraósea para la administración de medicación.

 En el momento en que se tenga aislada la vía aérea, la cadencia de compresiones deja de ser de 30 compresiones y 2 ventilaciones y pasa a ser un ritmo continuo de 100-120 compresiones por minuto, sin necesidad de ser coordinado con las ventilaciones, que, a su vez, tendrán un ritmo de unas 10-12 por minuto.

Tan pronto como se tenga una vía intravenosa o intraósea, debe administrarse adrenalina, en dosis de 1 mg cada 3-5 minutos en bolo. La administración se realiza en bolo; en una vía lavada con SSF, se introduce el bolo de medicación y

se «empuja» con otros 20 mL de SSF al mismo tiempo que se eleva el miembro donde se encuentre la vía para poder «distalizar» al máximo la medicación. Cada 2 minutos se puede observar el ritmo, y si este ha cambiado o es organizado, se ha de valorar la presencia de pulso central. Si no se detecta o si hay dudas sobre su existencia, se debe reanudar la RCP hasta tener la seguridad de su existencia.

En el caso de obtener un ritmo desfibrilable en una de las evaluaciones, se pasará a realizar el tratamiento descrito para los ritmos desfibrilables, manteniendo la dosificación de adrenalina a 1 mg cada 3-5 minutos. Si se observara una FV antes de los 2 minutos del ciclo, no se debe parar para realizar la desfibrilación; se ha de continuar la RCP hasta completar el ciclo y, en ese momento, se realizará el choque eléctrico. En el caso de detectar como ritmo una fibrilación ventricular de grano fino, se debe tratar como una asistolia. No hay evidencia de que la desfibrilación de un ritmo con tan poca actividad eléctrica produzca mejoría en la recuperación de pulso.

CAUSAS POTENCIALMENTE REVERSIBLES

Como ya se ha apuntado, el SVA no solo debe realizar RCP, sino que, además, debe definir y tratar la causa que ha llevado al paciente a esa situación. En el caso de las paradas extrahospitalarias, la recolección de información es imprescindible (cuánto tiempo hace que se ha iniciado la parada, se ha realizado SVB, qué ha ocurrido antes, etc.), ya que estas preguntas pueden identificar una de las posibles causas de parada, de tal forma que el equipo que actúe, además de la reanimación, debe trabajar en anular la actividad lesiva del motivo de la PCR. Para facilitar la detección de este posible origen, se han realizado dos agrupaciones que para su fácil recuerdo se agrupan en las 4 H y 4 T. Las 4 H son hipoxia, hipotermia/hipertermia, hipopotasemia/hiperpotasemia e hipovolemia, y las 4 T son trombosis coronaria/pulmonar, neumotórax a tensión, taponamiento cardíaco y tóxicos. Cada una de estas posibilidades tendrá un tratamiento específico que se trata a continuación (**Tabla 2-2**).

Tabla 2-2. Causas reversibles de parada cardiorrespiratoria y su tratamiento	
Causa	**Tratamiento**
Hipoxia	Ventilación eficaz temprana Oxigenación
Hipotermia/hipertermia	Recalentamiento/enfriamiento No parar la reanimación cardiopulmonar hasta alcanzar la temperatura correcta
Alteraciones electrolíticas	Tratamiento según la alteración
Hipovolemia	Control de sangrado Administración de volumen/sangre
Neumotórax a tensión	Descompresión
Taponamiento cardíaco	Pericardiocentesis
Tromboembolia cardíaca/pulmonar	Fibrinólisis Intervención coronaria percutánea
Tóxicos	Uso de antídotos

- Hipoxia: dado que la causa habitual de esta situación es la asfixia, el daño neurológico consecuente de este tipo de paradas suele ser muy grande. Si se determina esta como causa de la PCR, además de una RCP de calidad, es muy importante la estabilización y el aislamiento de la vía aérea de forma temprana y el tratamiento con oxígeno.
- Hipotermia: la disminución de la temperatura corporal supone un deterioro del metabolismo celular con menor consumo de oxígeno. Por este motivo, los pacientes en PCR consecuente a una hipotermia accidental deben ser reanimados, aunque el tiempo de parada sea superior a los 10 minutos sin reanimación, ya que su daño neurológico, en principio, se supone inferior a otro tipo de paradas. La reanimación tiene las mismas actividades, pero se le suma el recalentamiento, en principio por métodos internos activos (oxígeno caliente, lavados peritoneales con sueros calientes, etcétera).

No se ha observado la mejoría de la supervivencia con la administración de adrenalina o amiodarona por debajo de los 30 grados de temperatura corporal central (TCC). Con TCC por encima de 30 grados se podrían utilizar estos medicamentos, siempre que estén indicados, duplicando el tiempo entre dosis hasta tener TCC cercanas a los 35 grados. Por debajo de los 30 grados tampoco parece efectivo realizar más de 3 descargas, ya que, en muchas ocasiones, las arritmias son consecuencia directa de la temperatura y se solucionan con el recalentamiento. Si el paciente mantiene ritmos desfibrilables por encima de los 32-33 grados (TCC) es cuando el algoritmo podría aplicarse de forma habitual.

- Hipertermia: al igual que en la hipotermia, el objetivo que se asocia a la reanimación es la disminución de la temperatura hasta valores próximos a los 39 grados TCC. Por ello, durante la RCP se aplicarán los dispositivos y medidas posibles para disminuir la temperatura de la víctima, habitualmente medidas físicas externas.
- Hiperpotasemia/hipopotasemia, otras alteraciones electrolíticas y medio interno: es imprescindible la determinación de los valores de electrólitos, pH, lactato, exceso de base (EB) y otras determinaciones que pueden definir la forma de trabajo durante la reanimación. En cada caso se deberá activar el procedimiento necesario para corregir la situación.
- Hipovolemia: el tratamiento de la hipovolemia durante la reanimación implica la reposición de la pérdida (sangre, plasma, etc.) y la corrección de la causa mediante reparación quirúrgica si es posible. En entornos en los que los hemoderivados no están disponibles, el uso de cristaloides, suero salino hipertónico y, en ocasiones, coloides estarían indicados durante el proceso de RCP.
- Neumotórax a tensión: se debe sospechar en los pacientes en PCR tras un traumatismo torácico. Es importante su detección y tratamiento mediante toracocentesis de emergencia o a través de la inserción de un tubo por toracostomía, técnicas que se pueden consultar en el tratamiento del paciente con traumatismo grave.
- Taponamiento cardíaco: la realización de la pericardiocentesis, preferiblemente guiada por ecografía, es la única capacidad de tratamiento que puede revertir la PCR por esta causa. En caso de no ser efectiva, la otra técnica que podría utilizarse es la toracotomía de emergencia.

- Tóxicos: si es posible conocer el tóxico actuante y se dispone del antídoto específico, su uso está indicado. En otros casos el uso de las medidas de descontaminación y el intento de aumento de la eliminación de los tóxicos son las siguientes posibilidades.
- Trombosis pulmonar: si es posible su diagnóstico (por historia clínica, capnografía, ecocardiograma), el uso de fibrinolíticos estaría indicado durante la reanimación, pero hay que tener en cuenta que, si se administran, la RCP se debe prolongar al menos 60-90 minutos para poder dar tiempo a que el fibrinolítico pueda actuar.
- Trombosis coronaria: en casos constatados de causa isquémica cardíaca, en pacientes con ritmos desfibrilables o que recuperan pulso de forma intermitente, se puede valorar el traslado con RCP hasta un laboratorio de hemodinámica para realizar intervención coronaria percutánea primaria, siempre y cuando haya una infraestructura adecuada de coordinación entre los ámbitos extrahospitalarios y hospitalarios (código puente).

> **!** La identificación de la causa precipitante de la parada y su tratamiento mejoran la posibilidad de recuperación de pulso en el paciente.

CUARTO ESLABÓN
CUIDADOS POSREANIMACIÓN

El objetivo principal de los cuidados posreanimación es evitar la repetición de la PCR. Por este motivo, es imprescindible el tratamiento y la corrección de la causa de la parada para evitar su reaparición, además de la estabilización de las constantes del paciente y de anular la aparición del síndrome posparada.

El siguiente punto de importancia reside en la disminución del efecto de la reperfusión orgánica tras la reanimación, pues la lesividad del síndrome posparada es directamente proporcional al tiempo de reanimación.

Este síndrome está causado por el período isquémico y la reperfusión posterior de los tejidos, la aparición de citocinas, otras sustancias dependientes del metabolismo anaerobio, la alteración de permeabilidad capilar, cambios en la microcirculación y la anoxia de determinadas células. Da como resultado diferentes grados de lesión cerebral, de disfunción miocárdica y fallo multisistémico que compromete la supervivencia de los pacientes en los días siguientes a la reanimación.

Los cuidados posreanimación, por tanto, se encaminan a disminuir el tiempo de la PCR y, por supuesto, a establecer un correcto diagnóstico causal de la parada, así como a la optimización del A, B, C y protección de la C del paciente:

A: la vía aérea del paciente reanimado debe aislarse y estar asegurada, siempre que este tenga un bajo nivel de consciencia tras la RCE. La fórmula ideal para este tipo de enfermos será el aislamiento mediante IOT, pero se puede asegurar mediante dispositivos supraglóticos.

B: la ventilación debe ser evaluada de forma correcta. Para ello, la monitorización de la capnografía y el uso de la oximetría de pulso se encuentran entre las actividades imprescindibles para el control respiratorio del paciente. La posibilidad de la gasometría arterial eleva la calidad del control respiratorio, aunque en el ámbito extrahospitalario puede no estar disponible. En este nivel, se debe evitar el desequilibrio de gases. La elevación de la concentración de oxígeno arterial se ha demostrado como inconveniente, ya que se ha observado que la hiperoxia puede derivar en un mayor daño miocárdico sobre corazones isquémicos, aunque tampoco es oportuno provocar la hipoxia tisular en los pacientes. La fórmula del control de intercambio de gases se encuentra en la normocapnia y una situación de oxígeno capilar entre el 94 % y el 98 %. Por ello, la monitorización es imprescindible tanto con capnografía como con pulsioximetría y gasometría arterial. Estos valores deben considerarse tanto para los pacientes intubados como para aquellos que se encuentren en respiración espontánea.

C: la situación cardíaca condiciona seriamente la evolución de la parada recuperada. No hay que olvidar que la mayoría de las paradas extrahospitalarias tienen como causa inicial un problema isquémico cardíaco. La monitorización del ritmo y la realización de un ECG tras la RCE son 2 puntos imprescindibles para valorar la situación de un corazón que acaba de volver a latir.

Si se detecta isquemia o lesión miocárdica con elevación de ST, el traslado a un laboratorio de hemodinámica estaría indicado para proceder a la reperfusión coronaria.

El uso de marcapasos y desfibriladores implantables se realizará según la evaluación cardiológica final y la necesidad detectada, si se estuviera ante un corazón arritmogénico y la estabilidad de ritmos se viese comprometida.

A nivel hemodinámico, es necesario asegurar la perfusión tisular. No se debe olvidar que tras la RCE existe cierto grado de disfunción miocárdica que, en ocasiones, debe ser mejorada mediante la administración de catecolaminas que aseguren una presión arterial mínima con una efectividad que permita una diuresis correcta. Los niveles de disfunción podrían ser evaluados mediante ecocardiografía. La prevención de la sepsis relacionada con el síndrome posparada y el control del medio interno evitando la disminución del pH plasmático y controlando los niveles de lactato sérico también son puntos a tener en cuenta.

D: el nivel neurológico es la piedra angular de la efectividad de la reanimación. Un paciente con una correcta recuperación no tendrá secuelas, mientras que aquellas RCP prolongadas o mal tratadas cuya RCE se alarga en el tiempo suelen tener nefastos resultados a nivel neurológico. La obtención de una correcta circulación cerebral se encuentra íntimamente ligada a la estabilidad hemodinámica. El mantenimiento de presiones arteriales medias correctas se asocia a niveles de perfusión cerebral correctos. Por supuesto, la posibilidad de daño neuronal se asocia a mayores tiempos de reanimación y se limitan en RCE de rápida evolución.

La monitorización a través del electroencefalograma (EEG) en los pacientes comatosos o con sedación profunda permite la evaluación de la actividad cerebral y la detección de convulsiones, que, en el caso de aparecer, deberán ser tratadas para evitar el aumento de la tasa metabólica cerebral que aumentará el daño isquémico.

El mantenimiento de un correcto medio interno, acidez, lactato, gases, glucemia, proteínas, iones, así como niveles de hematócrito correctos facilita la recuperación neurológica y evita la aparición de nuevos problemas.

La glucemia debe controlarse por debajo de los 180 mg/dL, evitando la aparición de hipoglucemia, ya que ambas situaciones se asocian a mayor lesión neurológica.

En el control de la temperatura, aunque hace algunos años se planteaba como una terapia totalmente indicada la realización de hipotermia controlada, actualmente no se considera una terapia obligatoria. El grupo de trabajo de SVA del International Liaison Committee on Resuscitation (ILCOR) se plantea mantener una temperatura constante entre 32 y 36 grados en los pacientes en los que se utilice control de la temperatura durante 12-24 horas.

Distintos estudios reconocen la aparición de una elevación de la temperatura en las siguientes 48 horas tras la PCR. Además, esta situación se asocia a un mal pronóstico, por lo que el tratamiento de disminución de la temperatura corporal central podría estar indicado de forma controlada y lo antes posible desde la recuperación de la circulación espontánea. Se indica, pues, el uso de antipiréticos en las posibles elevaciones de temperatura en las horas siguientes a la recuperación del pulso.

TÉCNICAS ESPECÍFICAS EN SOPORTE VITAL AVANZADO

Desfibrilación eléctrica

La técnica de desfibrilación eléctrica o la aplicación de choque a los ritmos desfibrilables es una de las técnicas que mayor importancia tienen dentro del SVA. Tras el reconocimiento de la PCR y si el ritmo de esta es desfibrilable, ya sea taquicardia ventricular sin pulso o fibrilación ventricular, el tratamiento de elección es la realización de la despolarización miocárdica a través de la descarga eléctrica controlada, más conocida como desfibrilación eléctrica.

Para ello, se debe contar con un monitor desfibrilador en el que en un primer momento se identifique el ritmo y, posteriormente, se pueda determinar la carga necesaria que aplicar.

Tras la identificación de la arritmia desfibrilable y sin detener las compresiones cardíacas, se deben colocar los parches de desfibrilación; habitualmente su colocación suele ser anterolateral, ya que el paciente estará en supino recibiendo la reanimación. Así, uno de los parches se colocará bajo la clavícula derecha entre la línea medio clavicular y la paraesternal, y el otro parche se situará en la línea axilar media a la altura del 5º espacio intercostal. Para facilitar su colocación, los parches suelen venir nombrados como esternón, el subclavicular, y ápex el medio axilar. En caso de usar palas en lugar de parches, la colocación será la misma, pero teniendo en cuenta la aplicación de gel conductor previamente al contacto con la piel, y se sujetarán firmemente sobre el pecho del paciente haciendo una leve presión que emule un peso de unos 5 a 10 kg.

En la colocación de parches o palas, se debe tener en cuenta que el contacto con la piel debe ser excelente, lo que significa que en caso de existir vello corporal debería ser rasurado previamente. Si el paciente se encuentra sudoroso o mojado, la zona de aplicación tiene que estar seca, y no debe existir la posibilidad de contacto eléctrico entre ambos parches por ningún elemento conductor como collares, cadenas y líquidos. Los parches deben situarse alejados también de posibles desfibriladores automáticos implantables (DAI) o marcapasos, al menos 10 cm, y serán retirados todos los parches de medicación transcutánea si hubiera.

En este momento se seleccionará la energía adecuada para la situación según la edad del paciente y el tipo de desfibrilador (monofásico o bifásico), se presionará el botón de carga y una vez observada la señal de carga completa (pitido o alarma), se reidentifica el ritmo comprobando que sigue siendo desfibrilable. Es entonces cuando se solicita la parada de compresiones, se evalúa en un segundo al paciente de cabeza a pies viendo que nadie lo está tocando, y se realiza la descarga a través del botón de descarga o sobre los botones de las palas. Inmediatamente, se retiran las palas si se hubieran utilizado para la descarga y se reiniciarán las compresiones torácicas durante un período de 2 minutos.

Conviene que la descarga se realice con el paciente en espiración. Si coincidiera la administración de una ventilación con la carga del desfibrilador, se pueden dar 5 o 6 compresiones previas a la descarga para eliminar aire intraalveolar que puede disminuir la efectividad del choque por aumento de la impedancia transtorácica.

Compresiones y uso de cardiocompresores cardíacos

Como se ha apuntado, la técnica de compresiones cardíacas debe ser exquisita, entre sus puntos esenciales para disponer de una calidad correcta se encuentran las siguientes:

- Posición: la colocación del talón de la mano debe coincidir con el esternón en su mitad inferior. El reanimador se colocará en un lateral del paciente, dejando caer su peso flexionándose por las caderas para disminuir el cansancio, con los codos en extensión y entrecruzando los dedos para con los de la mano superior elevar los de la inferior y evitar, de esta forma, apoyos sobre alguno de los hemitórax que podrían provocar complicaciones.
- Ritmo: las compresiones deben tener un ritmo de entre 100 y 120 compresiones por minuto.
- Realizar compresión y descompresión. Tras cada compresión, el pecho de la víctima debe recuperar la posición inicial previa a esta.
- Minimizar las interrupciones: tan solo se debe suspender la realización de compresiones en la evaluación del paciente (tras 2 minutos de RCP), o en el preciso instante de la descarga durante la desfibrilación.
- Asegurar compresiones de calidad: si es posible, el cambio del reanimador cada 2 minutos promueve que las condiciones de calidad de las compresiones se mantengan. Es importante, por tanto, evitar el agotamiento del reanimador.

El uso de cardiocompresores es, en los últimos años, un referente para el SVA. La aparición de situaciones en las que la reanimación se debe prolongar (código puente, hipotermia accidental, intoxicaciones por ADT, etc.) y la posibilidad de

lograr compresiones de gran calidad de forma permanente sin utilización de un reanimador que se puede incorporar a otras actividades dentro del SVA, hace que estos aparatos hayan tenido cierta notoriedad en los distintos servicios de emergencias extrahospitalarias.

El cardiocompresor o compresor torácico es un dispositivo mecánico alimentado por corriente eléctrica mediante baterías o por aire comprimido que, a través de un pistón colocado en el punto de masaje o mediante un cinturón torácico, provoca la misma respuesta que las compresiones torácicas realizadas por un reanimador, con la diferencia de que no hay cansancio y se mantiene la profundidad marcada en el aparato en todas las compresiones, así como la descompresión. Como punto negativo, en los dispositivos que funcionan mediante brazo hidráulico, se debe controlar la posición y evitar el desplazamiento que podría provocar traumatismos costales de importancia.

Pese a lo comentado, no hay una evidencia definitiva para recomendar los cardiocompresores como el método de elección de compresiones torácicas en todas las PCR, sino en aquellas en las que la calidad de las mismas estuviera comprometida por el tiempo, el número de reanimadores o su preparación.

Dispositivos de umbral de impedancia (DUI)

El uso de dispositivos que regulen la presión intratorácica durante la RCP para bajar la misma en la descompresión y mejorar la precarga tampoco tiene una evidencia científica que justifique su uso, aunque al ser dispositivos no invasivos no se manifiesta expresamente su negativa al uso durante la RCP.

MONITORIZACIÓN EN SOPORTE VITAL AVANZADO

La monitorización del SVA supone el control de diferentes aspectos del paciente en PCR.

El primer punto de control del paciente se realiza mediante la observación. En este aspecto es necesario valorar la aparición de movimientos respiratorios en el enfermo que darían la información suficiente sobre la recuperación de pulso, pero no se deben confundir con movimientos tipo *gasping*. Al igual que estos, la aparición de movimientos palpebrales, tos o de otro tipo podrían poner sobre aviso de la consecución de pulso.

La comprobación de pulso central requiere el cese de las compresiones cardíacas. Por este motivo, debe reservarse a los cambios de reanimador o a los momentos en los que se observe un ritmo subsidiario de generar pulso.

La monitorización electrocardiográfica se considera el punto de inicio de las técnicas de SVA, ya que de ello depende el uso de algoritmo de ritmo desfibrilable o no. Esta monitorización se puede realizar en un primer momento mediante las palas del monitor, si se dispone de ellas, como método más rápido. El uso de los parches de desfibrilación o de los electrodos de las derivaciones estándar debe ser el método definitivo de evaluación del ritmo durante la RCP. Las pausas de evaluación de ritmo mediante el monitor han de ser lo más breves posibles y solo cuando se encuentren indicadas: tras aparición de un ritmo organizado o en el cambio de reanimador, ya que requieren detener las compresiones torácicas.

La capnografía es un elemento que en el seno de la reanimación determina la capacidad de detección de la efectividad de varias actividades y técnicas. La primera técnica valorable es la colocación del tubo endotraqueal. Se ha demostrado que la lectura de $EtCO_2$ tras la IOT define la colocación del tubo en el interior de la vía aérea. Las compresiones torácicas efectivas son capaces de determinar una mínima circulación pulmonar que genera un leve intercambio de gases y, por tanto, provocan una lectura de carbónico al final de la espiración. Aunque de escasa cantidad, es una referencia para valorar cuándo las compresiones disminuyen su efectividad y, por tanto, puede indicar el cambio de reanimador. Incluso hay estudios en los que se identifica la correcta posición de las compresiones relacionándolas con el nivel de carbónico espirado. La elevación brusca de las lecturas de $EtCO_2$ se asocian a la RCE, de manera que estos cambios pueden suponer el final de la RCP y el inicio de la detección de pulso y de los cuidados posreanimación. También la disminución progresiva de la lectura de carbónico (por debajo de 10 mm Hg), pese a la realización de compresiones de calidad más allá de los 20 minutos de RCP, supone la deriva hacia el pronóstico negativo de la reanimación.

La ecografía como método de monitorización es una forma de detección de algunas de las causas potencialmente reversibles de PCR, como el taponamiento cardíaco y el TEP, pero tiene como complicación la necesidad de la pausa de las compresiones y la formación específica en la técnica. En la finalización de la reanimación, junto con el ritmo de asistolia, la ausencia de movilidad cardíaca también puede usarse como determinante.

El uso de los datos de laboratorio puede definir en algunos casos causas reversibles de PCR. Por ello, la utilización de analizadores portátiles en el caso de las paradas extrahospitalarias o en las reanimaciones intrahospitalarias se debe tener en cuenta. La detección de niveles de pH, EB, lactato y electrólitos puede definir acciones que realizar durante la reanimación.

Otros tipos de monitorización más invasiva como la PA detecta niveles bajos de presión que avisan de RCE, pero requiere una técnica y material específicos, por lo que prácticamente queda reservado a las paradas que se producen en las unidades de cuidados críticos hospitalarios.

 PUNTOS CLAVE

- El reconocimiento del paciente grave es el primer punto de aviso para el tratamiento de la RCP.
- La evaluación del ritmo de parada determina el tipo de actividad posterior.
- Los ritmos desfibrilables deben ser desfibrilados.

- El tratamiento de la causa de la parada es imprescindible para su superación.
- Los cuidados posparada se encaminan a «normalizar» la situación del paciente y evitar una nueva PCR.

BIBLIOGRAFÍA

Guías para la resucitación 2021. Consejo Europeo de Resucitación (ERC); 2021. Manual de soporte vital inmediato. Consejo Europeo de Resucitación (ERC); 2021.

Perales Rodríguez de Viguri N, López Mesa J, Ruano Marco M. Manual de soporte vital avanzado, SEMICYUC. Elsevier. Barcelona, 2007.

Shock. Valoración y manejo del *shock* en emergencias. Anafilaxia. Código anafilaxia

3

L. Martín Ibáñez y A. Pérez Alonso

OBJETIVOS

- Definir, identificar y clasificar los diferentes tipos de *shock*.
- Conocer los conceptos sobre demanda y aporte de O_2.
- Conocer el manejo de los diferentes tipos de *shock*.
- Definir los objetivos de la terapia hídrica.
- Conocer los efectos fisiológicos de vasopresores e inótropos.

CONCEPTO

Se define el *shock* como un síndrome de etiología multifactorial desencadenado por una inadecuada perfusión sistémica, y caracterizado por el desequilibrio entre la demanda y la oferta de O_2 a los tejidos, ya sea por un inadecuado aporte o por una mala utilización del mismo en las células.

Se produce por una alteración de alguno o algunos de los componentes del sistema cardiovascular:

- Corazón: bomba impulsora.
- Volumen circulante: contenido.
- Lecho vascular: continente.

Es esencial el pronto reconocimiento de la hipotensión y/o hipoperfusión (inadecuado flujo tisular a los órganos) para iniciar tratamiento y conseguir una adecuada evolución.

Su evidencia incluye: alteración del estado mental, oliguria, acidosis láctica, etc. Puede llevar a fallo multiorgánico y muerte.

ETIOLOGÍA

Se distinguen cuatro tipos de *shock,* cada uno con su patrón hemodinámico predominante:

- *Shock* hipovolémico: por disminución del volumen circulante («contenido»).
- *Shock* cardiogénico: por disfunción cardíaca («bomba»).
- *Shock* distributivo: por disfunción del lecho vascular («continente»).
- *Shock* obstructivo: por obstrucción del flujo sanguíneo por el lecho vascular («obstrucción del contenido en el continente»).

FASES CLÍNICAS DEL *SHOCK*

Es importante el reconocimiento precoz del *shock,* ya que su reversibilidad y, por tanto, su morbimortalidad, dependen del estadio evolutivo en que se encuentre en el momento del diagnóstico. Se distinguen los siguientes estadios:

- Estadio I o de *shock* compensado:
  - Sintomatología escasa por los mecanismos compensadores (vasoconstricción periférica y taquicardia).
  - Palidez cutánea (excepto en el distributivo), taquicardia y leve taquipnea.
  - Duración variable, de minutos a horas.
  - Elevado índice de sospecha.
  - El tratamiento es eficaz.
- Estadio II o de *shock* descompensado:
  - Mecanismos compensadores sobrepasados.
  - Manifestaciones secundarias a la hipoperfusión periférica:
    - Hipotensión arterial:
      - Presión arterial sistólica (PAS) < 90 mm Hg, presión arterial media (PAM) < 60 mm Hg o descenso > 40 mm Hg sobre los valores basales.
      - Casi constante, aunque no sinónima de *shock.*
    - Signos de mala perfusión periférica: palidez y frialdad cutáneas, sudoración, lívideces, etcétera.
    - Alteración del nivel de consciencia: agitación, confusión, delirio y coma.
    - Oliguria: diuresis < 0,5 mL/kg/h, o < 20 mL en 2 h.
    - Acidosis metabólica (acidosis láctica).
    - Dificultad respiratoria y taquipnea.
    - Isquemia miocárdica.
    - El tratamiento enérgico aún es eficaz.

- Estadio III o de *shock* irreversible:
  - Fallo multiorgánico.
  - Finalmente, muerte.
  - Medidas terapéuticas ineficaces.

MANIFESTACIONES CLÍNICAS Y APROXIMACIÓN DIAGNÓSTICA

El tipo y la causa del *shock* pueden ser evidentes a partir de la historia clínica, la exploración física y las pruebas complementarias. Aunque la presentación clínica varía dependiendo del tipo de *shock* y de su causa, hay 5 características comunes y esenciales que requieren valoración inmediata:

- Hipotensión arterial: es un dato casi constante en el *shock,* aunque no necesario para su diagnóstico; de hecho, algunos tipos de *shock,* especialmente el cardiogénico, pueden cursar incluso con hipertensión arterial por aumento de la resistencia vascular sistémica.
- Livideces, frialdad y sudoración cutánea (salvo en la fase inicial del distributivo y en las fases terminales con fracaso de los mecanismos compensatorios).
- Oliguria (diuresis < 0,5 mL/kg/h).
- Alteración del nivel de consciencia (agitación, confusión, coma).
- Acidosis metabólica por hiperproducción de lactato debido a metabolismo anaerobio. Aumenta a medida que progresa el *shock,* produciendo disminución de aclaramiento de lactato por el hígado, los riñones y a nivel musculoesquelético.

La historia clínica debe encaminarse a confirmar o descartar la presencia de alguna o varias de las entidades siguientes: cardiopatía isquémica, valvular o patología aórtica aguda, sepsis, tromboembolia pulmonar, ingesta de fármacos, anafilaxia, hemorragia y deshidratación.

La exploración física debe valorar la presión arterial, el pulso (simetría), el relleno capilar, las frecuencias cardíaca y respiratoria, la temperatura (fiebre, hipotermia, escalofríos), la ingurgitación yugular, el pulso paradójico, la auscultación cardíaca (soplos, ritmo de galope) y pulmonar (crepitantes, consolidación, hipofonesis unilateral), las extremidades (edemas), el abdomen (peritonismo/peristaltismo), la piel (frialdad, humedad, etc.) y el sistema genitourinario (úlceras, lesiones).

> ❗ Hasta el 44 % de los adultos no aumentan su frecuencia cardíaca ante una inicial pérdida de volumen. Además, el reflejo de Bezold-Jarisch, activado por una pérdida masiva y brusca de masa sanguínea, produce una bradicardia refleja inicial sin fase de taquicardia compensadora.

Las pruebas complementarias deben incluir: hemograma (incluyendo pruebas cruzadas para eventuales transfusiones y/o intervenciones quirúrgicas urgentes), bioquímica completa con perfil hepático, renal y cardíaco, ácido láctico y amilasa, si procede, coagulación (con productos de degradación del fibrinógeno y dímero-D), orina con iones, gasometría arterial, hemocultivos y urocultivo, electrocardiograma y radiografía de tórax.

Según el tipo de *shock* que se sospeche, se debe completar el estudio con análisis microbiológicos (toma de muestras sospechosas, incluida la punción lumbar), técnicas de imagen (ecografía, tomografía computarizada) o estudios toxicológicos.

El diagnóstico de *shock* se basa en las manifestaciones clínicas que presenta el paciente y en la existencia de un proceso causal compatible. A veces, el cuadro es evidente; otras, requiere alto índice de sospecha. Si hay un proceso compatible, hay que preguntarse siempre si es posible que este paciente esté en situación de *shock.*

TIPOS DE *SHOCK*

Ante una alteración entre la demanda y aporte de oxígeno, los mecanismos compensadores comienzan a funcionar para conseguir mantener este equilibrio necesario. En función de la etiología del *shock* se encontrará un perfil hemodinámico u otro en el que gasto cardíaco (GC), resistencias vasculares sistémicas (RVS), presiones en cavidades derechas o presión venosa central (PVC) y presiones en cavidades derechas o presión en arteria pulmonar (PAP) se comportarán de una manera u otra. En las siguientes tablas se puede encontrar el perfil hemodinámico según la clasificación general del *shock* y, específicamente, según su etiología o subtipos de *shock* (**Tablas 3-1** y **3-2**).

Shock hipovolémico

El *shock* hipovolémico es el resultado de un descenso de la precarga, secundario a una disminución del volumen circulante efectivo, que, cuando es prolongada e intensa (> 40 % del volumen intravascular), suele tener pronóstico mortal a pesar de los esfuerzos de reanimación. Las consecuencias clínicas de la hipovolemia dependen de la rapidez de la pérdida de volumen y de la respuesta individual a esta pérdida.

La exploración física puede detectar sequedad de piel y mucosas, no se evidencia ingurgitación yugular y la presión venosa central está disminuida.

Puede tratarse de un *shock* hipovolémico de características hemorrágicas (*shock* hemorrágico) o de características no hemorrágicas (*shock* hipovolémico no hemorrágico).

Causas

Entre las causas más habituales destacan:

- Hemorrágico: hemorragia digestiva, postraumática, etcétera.

Tabla 3-1. Perfiles hemodinámicos según el tipo de *shock*

Tipo de *shock*	GC	RVS	PVC	PCP
Hipovolémico	↓	↑	↓	↓
Cardiogénico	↓	↑	N ↑	↑ N
Distributivo	↓ ↑	↓	N ↓	N ↓
Obstructivo	↓	↑ N	↑	N ↓

GC: gasto cardíaco; PCP: presión capilar pulmonar; PVC: presión venosa central; RVS: resistencia vascular sistémica.

Tabla 3-2. Perfiles hemodinámicos específicos según la etiología del *shock*

Tipo de patrón	PA	SvO$_2$	PVC	PCP	GC	FC	RVS	RVP
Cardiogénico	↓	↓	↑	↑	↓	↑	↑	N
Insuficiencia del VD	↓	↓	↑↑	N	↓	N↓	↑	N↑↓
Insuficiencia del VI	↓	↓	N	↑↑	↓	↑	↑	N↑
Hipovolémico	↓	↓	↓	↓	↓	↑	↑	↓
Distributivo vasodilatación	↓	↓↑	↓	↓ o N	N↑↓	↑	↓	N↑↓
Séptico hiperdinámico	↓	↓	↓	↓ o N	↓	↑	↓	↑
Séptico hipodinámico	↓	↓	↑	↑	↓	↑	↑	↑
Taponamiento	↓	↓	↑	↓↑N	↓	↑	↑	↓
TE pulmonar (HTP)	N↓	N↓	↑	N	N↓	N	N	↑

FC: frecuencia cardíaca; GC: gasto cardíaco; HTP: hipertensión pulmonar; PA: presión arterial ; PCP: presión capilar pulmonar; PVC: presión venosa central; RVP: resistencias vasculares periféricas; RVS: resistencia vascular sistémica; SVO$_2$: saturación venosa de oxígeno; VD: ventrículo derecho; VI: ventrículo izquierdo.

• No hemorrágico por depleción de volumen:
  – Pérdidas externas: vómitos, diarrea, quemaduras, poliuria, etcétera.
  – Pérdida interna: por «secuestro» en tercer espacio: pancreatitis, ascitis, edema generalizado por quemaduras, etcétera.

Mecanismos compensadores

Los mecanismos compensadores son:

• Aumento de la frecuencia cardíaca.
• Vasoconstricción periférica.
• Disminución de la excreción de sodio y agua.

Patrón hemodinámico

En el patrón hemodinámico destacan:

• Gasto cardíaco bajo.
• Presión venosa central baja.
• Resistencias vasculares sistémicas altas.

Fases del shock *hipovolémico de características hemorrágicas*

Por todos es conocida la clasificación Advanced Trauma Life Support (ATLS) del *shock* hipovolémico, que permite clasificar el *shock* en cuatro grados y estimar, *a priori,* la pérdida aproximada de volumen gracias a la presencia o ausencia, y a la calidad de los síntomas y signos clínicos ya comentados. Un estudio multicéntrico alemán de 2013 con más de 35.000 pacientes demostró que, en realidad, el 90 % de los pacientes presentaban síntomas y signos de varias columnas, lo que convertía esta tabla en ineficaz en la mayoría de los casos para estimar el volumen perdido.

La mortalidad del *shock* hemorrágico está relacionada directamente con la magnitud y la duración de la agresión isquémica, por lo que el control del foco de sangrado y la reposición del déficit de volumen es fundamental. El lactato sérico y el exceso de bases son muy útiles para evaluar la extensión del sangrado, y su normalización precoz se asocia a mayor supervivencia.

Shock cardiogénico

El *shock* cardiogénico es una consecuencia de la disminución del gasto cardíaco, con aumento, como compensación fisiológica, de las resistencias vasculares sistémicas para mantener la perfusión de los órganos vitales. Se ha definido como hipotensión < 90 mm Hg con adecuada precarga y con signos de hipoperfusión (oliguria, alteración del grado de consciencia y mala perfusión periférica). De forma típica (95 %) el paciente se presenta con congestión venosa (por aumento de las presiones de llenado en territorios izquierdo o derecho, según la causa) y, menos frecuentemente (5 %), sin ella.

El paciente puede referir disnea, dolor torácico y palpitaciones. En la auscultación cardíaca pueden hallarse soplos o tonos arrítmicos. Suele haber ingurgitación yugular y la presión venosa central está aumentada.

Para el diagnóstico etiológico son fundamentales el electrocardiograma, que descarta complicaciones eléctricas o de conducción, y la ecografía transtorácica, indicada de forma urgente para evaluar la función global y segmentaria del ventrículo izquierdo y para descartar las complicaciones mecánicas. La coronariografía debe hacerse de forma precoz (en las primeras 2 horas) en todo paciente con síndrome coronario agudo y candidato a revascularización percutánea o quirúrgica.

Causas

Las causas más frecuentes de fallo cardíaco agudo pueden identificarse mediante el acrónimo CHAMP:

• Síndrome **c**oronario agudo (es la causa más frecuente).
• Emergencia **h**ipertensiva.
• **A**rritmias o bradicardia grave/alteración de la conducción.
• Complicación **m**ecánica aguda (rotura de pared libre, rotura de tabique, insuficiencia mitral aguda por rotura de músculo papilar).
• Embolismo **p**ulmonar.

Mecanismos compensadores

Los mecanismos compensadores pueden provocar una mayor sobrecarga de volumen, con mayor daño de la contractilidad:

- Aumento del tono simpático.
- Incremento de la secreción de hormona antidiurética.
- Activación del eje renina-angiotensina-aldosterona.

Patrón hemodinámico

El patrón hemodinámico se caracteriza por:

- Gasto cardíaco bajo.
- Presión venosa central normal o alta (si hay fallo del ventrículo derecho).
- Resistencia vascular sistémica alta.

Shock distributivo

El *shock* distributivo es una consecuencia de la disminución grave de las resistencias vasculares sistémicas. El perfil hemodinámico clásico del *shock* distributivo tiene un gasto cardíaco elevado (en pacientes sin cardiopatía de base) que compensa la hipotensión sistémica por disminución de la resistencia vascular sistémica. Estos patrones hiperdinámicos aparecen en el *shock* séptico y en otras condiciones, como anafilaxia, tóxicos, *shock* neurogénico (lesión medular) y alteraciones endocrinas (insuficiencia suprarrenal, coma mixedematoso).

Dependiendo de su causa, puede haber disnea, tos, urticaria o angioedema (anafilaxia), disuria, hematuria, escalofríos, mialgias, fiebre o leucocitosis (sepsis).

Subtipos de shock distributivo

Los subtipos del *shock* distributivo son:

- *Shock* séptico: foco infeccioso.
- *Shock* anafiláctico: reacción de hipersensibilidad.
- *Shock* neurogénico: lesión medular alta, dolor agudo, bloqueos ganglionares.
- *Shock* tóxico:
  - Farmacológico: barbitúricos, fenotiacinas, cetoaldehído, etcétera.
  - Bacteriano: estafilocócico, estreptocócico.
- *Shock* endocrinológico:
  - Insuficiencia suprarrenal.
  - Coma mixedematoso.

Shock séptico

En el *shock* séptico se define la sepsis como la disfunción orgánica potencialmente mortal causada por una respuesta anómala del huésped a la infección. Se define el *shock* séptico como una sepsis con anomalías circulatorias y celulares/metabólicas lo suficientemente profundas para incrementar sustancialmente la mortalidad (> 40 %). Este se identifica clínicamente por la necesidad de vasopresores para mantener una PAM ≥ 65 mm Hg y lactato sérico ≥ 2 mmol/L (18 mg/dL) a pesar de la correcta reanimación con fluidos.

Aparece disfunción orgánica cuando se cumplen dos o más puntos en la escala *Sepsis-related Organ Failure Assessment* (SOFA).

La escala Quick SOFA (qSOFA) se ha utilizado en la activación precoz de código sepsis desde el triaje de urgencias como marcador para realizar una valoración rápida del paciente más detallada. Aunque hace años se consideraba una escala óptima y aparecía recomendada en el Tercer Consenso Internacional (Sepsis-3) de febrero 2016, han ido aparecido estudios que ponen en duda su nivel de sensibilidad y han ido dejando paso a otras escalas como la NEWS y NEWS 2, que parecen más útiles en la identificación de pacientes que pudieran precisar de un nivel de vigilancia más estrecho y un estudio más específico en busca de la posibilidad de presentar disfunción orgánica.

Shock anafiláctico

El *shock* anafiláctico es aquel síndrome clínico debido a una reacción de hipersensibilidad aguda y caracterizado por colapso cardiovascular y afectación respiratoria.

El *shock* anafiláctico sería la expresión más grave de la anafilaxia, y se encuadra dentro del *shock* de tipo distributivo por liberación de grandes cantidades de histamina que producen afectación cardiovascular con vasodilatación e hipotensión por hipovolemia relativa. A esto se debe añadir la posibilidad de afectación inflamatoria aguda de las vías respiratorias superior e inferior.

Típicamente, comienzan en los primeros minutos tras la exposición del alérgeno:

- Primero hay afectación respiratoria y cardiovascular.
- Segundo, se produce afectación cutánea (urticaria, angioedema) y digestiva, y puede ocasionar afectación multisistémica.

Shock neurogénico

Una lesión medular alta (por encima de la vértebra dorsal 6) o un dolor muy grave, causan una pérdida de la regulación autonómica vasomotora, con intensa vasodilatación periférica e hipotensión aguda. Cursa con disminución marcada de las resistencias vasculares y disminución del gasto cardíaco con bradicardia refleja.

Shock obstructivo

El *shock* obstructivo es consecuencia de una obstrucción mecánica en una situación previa de gasto cardíaco normal y produce una hipoperfusión sistémica. El taponamiento cardíaco es el ejemplo más claro de *shock* obstructivo. Otras causas son: tromboembolia pulmonar, neumotórax a tensión y embolia gaseosa, tumoral, grasa o de líquido amniótico.

En el taponamiento cardíaco se ve afectado, sobre todo, el ventrículo derecho por el menor grosor de su pared y, secundariamente, se produce un descenso del gasto cardíaco. En la tromboembolia pulmonar masiva, el aumento de presión en la arteria pulmonar produce un descenso del llenado de cavidades izquierdas y del gasto cardíaco.

MANEJO

El abordaje inicial va encaminado a restablecer la perfusión tisular mediante optimización hemodinámica y tratamiento de la causa del *shock*. Hay que tener presente que las actitudes diagnósticas y terapéuticas deben ser paralelas, dada la gravedad de la situación, y hay que descartar, en primer lugar, las condiciones que amenazan la vida de forma inminente (patología aórtica aguda, taponamiento cardíaco, neumotórax y arritmias, entre otras).

Anamnesis

Para una correcta anamnesis, hay que reunir información sobre:

- Antecedentes personales: cardiopatía, enfermedades crónicas, traumatismos previos, etcétera.
- Medicación habitual del paciente.
- Descripción del proceso actual: forma de inicio, factores desencadenantes (traumatismo, fármacos, picadura de insecto, proceso infeccioso, etc.), síntomas acompañantes (dolor torácico, disnea, síncope, etc.).

Exploración física

En la exploración física se han de controlar los siguientes parámetros:

- Constantes vitales: frecuencia cardíaca, frecuencia respiratoria, presión arterial, saturación de oxígeno periférico (SpO_2), temperatura, CO_2 al final de la espiración ($EtCO_2$) (lactato $\geq$ 4 mmol si $EtCO_2$ < 21 mm Hg).
- Realizar electrocardiograma.
- Glucemia (mantener en 140-180 g/dL).
- Buscar signos de hipoperfusión periférica: coloración de piel, nivel de conciencia, etcétera.
- Auscultación cardiopulmonar, en busca de ritmos de galope, soplos y crepitantes, entre otros.

Tratamiento

En el tratamiento se deben tener en cuenta los siguientes aspectos:

- Asegurar la permeabilidad de la vía aérea.
- Asegurar una correcta ventilación y oxigenación.
  - A todos los pacientes en *shock* se les debe suministrar O_2 suplementario con monitorización por pulsioximetría. Se debe intentar mantener una SO_2 > 90 %.
  - Tratar de forma inmediata las posibles causas de la insuficiencia respiratoria: neumotórax a tensión, edema agudo de pulmón, etcétera.
  - Si hay compromiso ventilatorio, además debe plantearse la ventilación mecánica.

- Monitorización de constantes vitales: frecuencia cardíaca, frecuencia respiratoria, presión arterial, SpO_2, electrocardiograma, $EtCO_2$, diuresis.
- Canalizar una vía venosa periférica (mejor corta y gruesa).
- Iniciar infusión de líquidos si fueran precisos. Se ha de valorar si el paciente se encuentra en fase respondedora a volumen (fase precarga dependiente) o no. Realización de *fluid challenge test* (carga de 250 mL de volumen) o *passive leg raising test* (elevación de miembros inferiores 45 grados o posición de Trendelenburg). Se entenderá por respuesta positiva a los test y, por tanto, que el paciente ha de ser tratado inicialmente con volumen, cuando, tras un minuto, se produce mejoría del 10 % de la PAS o PAM y el aumento del 5 % del valor del $EtCO_2$ (directamente relacionado con el gasto cardíaco). Se ha de reevaluar en todo momento la tolerancia del paciente al tratamiento con volumen.
- Empleo de fármacos vasoactivos, si son necesarios.
- Corrección de alteraciones metabólicas: acidosis metabólica.
- Correcciones de déficit de calcio.
- Traslado del paciente con especial atención a la fisiopatología del transporte sanitario si fuese necesario.

FLUIDOTERAPIA EN EL *SHOCK*

La fluidoterapia constituye la base del tratamiento inicial en el *shock* de cualquier etiología, siempre y cuando el paciente se encuentre en fase respondedora a volumen como se ha indicado en el apartado sobre el tratamiento. Su objetivo es aumentar la volemia y, secundariamente, la presión arterial.

Los tipos de fluidos que se deben emplear en el *shock* son:

- Cristaloides (NaCl 0,9 %, lactato de Ringer): producen expansión rápida, pero poco duradera, por eso se requieren volúmenes elevados, con riesgo de edemas y de acidosis hiperclorémica en el caso del salino normal.
- Soluciones equilibradas (Plasmalyte®). Parecen esperanzadores los estudios presentados con respecto al uso de estas soluciones.
- Suero salino hipertónico (7,5 %): 4-6 mL/kg. Provoca el paso del agua del espacio intracelular al extracelular. Reduce la presión intracraneal (PIC) y aumenta el flujo coronario, renal y esplénico.

No deberían usarse soluciones hipotónicas. La cantidad de fluidos debe guiarse por el estado clínico y los parámetros hemodinámicos, para lograr una diuresis > 30 mL/h y una PAM > 60 mm Hg y dependiendo del tipo de *shock*.

FÁRMACOS VASOACTIVOS E INOTRÓPICOS

Tras la administración inicial de fluidos debemos plantearnos de manera precoz la instauración de drogas vasoactivas o inotrópicas que mejor el funcionamiento de la bomba o las resistencias vasculares sistémicas. Para realizar unca correcta elección del fármaco o fármacos a administrar se debe conocer los efectos que estos producen y los tipos de receptores sobre los que actúan.

Efectos de los fármacos vasoactivos e inotrópicos

Los principales efectos de este tipo de fármacos según el receptor adrenérgico activado son:

- Efecto α (9 tipos): vasoconstricción arterial y venosa, aumento de la presión arterial, disminución de la motilidad del músculo liso en diferentes órganos y sistemas, midriasis, inhibición de la liberación de insulina, lo que provocará hiperglucemia.
- Efecto β (3 tipos): vasodilatación (especialmente del músculo esquelético), relajación de la musculatura lisa en diferentes órganos y sistemas, aumento de la fuerza y ritmo cardíaco (incremento de la fracción de eyección y del gasto cardíaco), mayor consumo de oxígeno y de la glicólisis (hiperglucemia), efecto antihistamínico.
- Efecto dopaminérgico (5 tipos): vasodilatador cerebral y renal (vasoconstricción en dosis altas), alteración de la frecuencia cardíaca y de la presión arterial; hipoglucemia.

Noradrenalina (NA)

La noradrenalina es el principal fármaco vasoactivo y tiene un efecto alfa-1 en dosis plenas, pero, en dosis bajas (0,05-0,5 μg/kg por minuto), tiene también un desconocido efecto beta-1 que, si el paciente ya ha superado su fase precarga dependiente, permite aumentar el tono vasomotor, que consigue llevar ese volumen al corazón derecho y mejorar la presión arterial. El territorio venoso, lugar donde se administra la carga de volumen, es un territorio de baja contractilidad y eso explica por qué, en ocasiones, solo con líquidos no se consigue que mejore la PAM del paciente. Si se administra antes de alcanzar el techo de la fase de relleno vascular (mientras el paciente aún es respondedor), la vasoconstricción que produce es deletérea, por lo que aumenta el consumo de oxígeno de los tejidos (que ya están mal oxigenados por la situación de *shock*). Si con esa dosis beta-1 no se consigue alcanzar la PAM deseada, es un marcador indirecto, en el *shock* hemorrágico, de que el foco sangrante sigue activo y de que los especialistas pertinentes han de actuar sobre él. La solución en estos casos no pasa ni por aumentar el volumen ni por aumentar la dosis de noradrenalina, que solo contribuirá a aumentar la hipoxia tisular. Hay que mantener una actitud de hipotensión permisiva. La dosis es de 0,05-0,5 μg/kg por minuto.

Dobutamina (DB)

La dobutamina es una catecolamina sintética que actúa sobre el receptor beta. Su principal característica es que puede producir hipotensión si no hay un volumen circulante efectivo y que es taquicardizante, situación que puede no ser recomendable en determinados contextos clínicos. Actualmente, es el fármaco de elección, solo o en asociación habitual con la noradrenalina, de primera elección casi siempre, para el *shock* cardiogénico y el séptico.

    Tiene efectos beta exclusivamente (no alfa): aumenta la contractilidad, sin que lo haga la frecuencia cardíaca. La dosis es de 2-20 μg/kg por minuto.

Adrenalina

La adrenalina es la alternativa rápida (administrada en microbolo o *push-dose*) a la noradrenalina, cuya administración recomendada en las guías es en perfusión continua. Sus efectos y acciones sobre los receptores son similares, salvo que es más taquicardizante, aumenta la demanda miocárdica de oxígeno, es hiperglucemiante y eleva los niveles de lactato (efectos mediados porque también es activadora del receptor beta-2, que no es activado por la noradrenalina). La forma más práctica para su preparación es diluir una ampolla de adrenalina (1 mL = 1 mg) con 9 mL de suero fisiológico en una jeringa de 10 mL, de manera que se obtienen 0,1 mg/mL. Se vuelve a diluir 1 mL de esa dilución en 9 mL de suero fisiológico (1 mL = 0,01 mg). En pacientes adultos, se pueden administrar 1-3 mL de esta dilución cada 4-5 minutos para mantener ese efecto beta explicado para la noradrenalina, mientras esta no llega a hacer efecto (en algunos países como Francia se usa sin doble dilución).

    Es interesante tener en cuenta este uso de la adrenalina, ya no solo mientras la noradrenalina hace su función, sino como premedicación de una inducción de secuencia rápida anestésica en urgencias ante un paciente ya hipotenso o con presión arterial compensada, para evitar el accidente hipotensor crítico que puede aparecer en estos pacientes al bloquear su sistema nervioso simpático por la anestesia. Estas microdosis de adrenalina no suelen producir aumento del consumo de oxígeno ni mucha taquicardia, por lo que es una alternativa incluso cuando hay causa cardiogénica.

    En el *shock* anafiláctico, en el que se administra en dosis plenas vía intramuscular en el muslo (0,5 mg en adulto), la adrenalina puede producir el llamado efecto paradójico, que es una bradicardia relativa (incluso vómito), lo cual indica que ha conseguido frenar la cascada histaminérgica, broncodilatar y recuperar el flujo esplácnico. Si aparece la típica taquicardia esperada, es que aún no se ha controlado la reacción anafiláctica.

    Respecto a sus efectos:

- Dosis bajas (0,005-0,02 μg/kg por minuto): efectos beta: inotrópico + y broncodilatador.
- Dosis altas (> 0,03 μg/kg por minuto): efectos alfa: inotrópico + cronotrópico + y vasoconstrictor.

    Respecto a las dosis:

- Vía intramuscular: 0,3-0,5 mg cada 15 minutos hasta 3 dosis (recomendado ante *shock* anafiláctico).
- Vía intravenosa: una ampolla en 500 mL en suero glucosado al 5 %, a 1 mL/min (ejemplo de perfusión).
- Vía intravenosa en modo de microbolos o *push-dose*: administrar 0,01-0,03 mg cada 5 minutos.

Dopamina

La dopamina se trata de una catecolamina con efecto dosis dependiente. En rango bajo de 0,05 hasta 2 μg/kg/min su efecto es sobre receptores dopaminérgicos, aumentando la excreción renal. En dosis medias, es decir de 2-10 μg/kg/min su efecto es sobre receptores beta, aumentando la frecuencia cardíaca. Por último, a dosis superiores a 10 µg//kg/min su efecto sería vasopresor, subiendo la presión arterial al actuar sobre receptores alfa.

 Teniendo en cuenta que se trata de un precursor de la noradrenalina en rango vasopresor, puede ser que su efecto no se consiga de manera adecuada en algunos tipos de pacientes, sobre todo en aquellos con posible supresión suprarrenal. Por este motivo taquicardiza al paciente sin conseguirse el efecto deseado.

La mayoría de los estudios indican que aumenta la morbimortalidad del paciente crítico por sus efectos erráticos dependientes de la dosis, aumento del consumo miocárdico y la elevada tasa de aparición de taquiarritmias, por lo que, actualmente, su uso está en descenso.

Indicaciones según los principales tipos de *shock*

En relación directa con los fármacos vasoactivos, el *shock* séptico es una entidad clínica caracterizada hemodinámicamente por una situación de hipovolemia, mediada por una pérdida de tono del territorio arterial y venoso, sobre todo, pero también por una auténtica destrucción del territorio capilar. Ambos factores son los responsables de la disoxia tisular que acompaña a estos pacientes y que causa el fallo multiorgánico y la elevada mortalidad. Para esta situación de fallo de corazón derecho, el fármaco de elección, con la fase de precarga dependiente superada (paciente no respondedor), es la noradrenalina en dosis plenas. Hay que tener en cuenta que el 20 % de los pacientes en *shock* séptico tienen asociado un *shock* cardiogénico por la propia hemodinamia de la sepsis, dependiente, sobre todo, de un fallo del corazón izquierdo. En esta situación, asociar dobutamina a la noradrenalina es lo recomendado.

La vasoplejía, clásicamente asociada al *shock* séptico, está presente en cualquier tipo de *shock*, motivo por el que la noradrenalina actualmente, sola o asociada, es el principal fármaco vasoactivo e incluso inotrópico recomendado para casi cualquier *shock*, incluso de causa cardiogénica.

En lo referente al manejo del fallo de corazón derecho que aparece en el contexto de una hipertensión pulmonar aguda por tromboembolia pulmonar masiva, tanto la American Heart Association (AHA) como las guías mexicana, europea, escandinava y canadiense de 2017 y 2018 resaltaban que la caída del gasto cardíaco que aparece en este tipo de contexto clínico se produce por la interdependencia ventricular que se establece entre ambos ventrículos. La dilatación importante de las cavidades derechas por la detención del flujo de la arteria pulmonar comprime las cavidades izquierdas y genera un conflicto de espacio que es el causante de la caída del gasto cardíaco. Si se administra volumen con la intención de mover ese coágulo pulmonar, actitud clásica poco efectiva, se aumenta la dilatación del ventrículo derecho y, consecuentemente, la compresión sobre el izquierdo y la mortalidad. El paciente no está hipovolémico; tiene un obstáculo en el aparato de salida del ventrículo derecho, por lo que será necesario valorar el uso de noradrenalina y dobutamina.

En el manejo del *shock* espinal traumático agudo, además de que se ha de tener un objetivo de PAM superior al habitual, en la última revisión de 2018, referida al manejo vasopresor e inotrópico de estos pacientes, se recomienda el uso prioritario de noradrenalina (y adrenalina en fases iniciales hasta que haga efecto) o de la fenilefrina como alternativa. Fisiopatológicamente, es un bloqueo del sistema nervioso simpático con predominio del parasimpático y no una situación de hipovolemia.

RESUMEN

A modo de resumen, destacan los siguientes puntos:

- *Shock* hipovolémico: noradrenalina en dosis beta tras carga de volumen (adrenalina en microdosis).
- *Shock* séptico: noradrenalina en dosis plenas y valorar apoyo de dobutamina en dosis bajas; obstructivo: noradrenalina en dosis beta con apoyo de dobutamina.
- *Shock* cardiogénico: noradrenalina y/o dobutamina.
- *Shock* neurogénico: noradrenalina y adrenalina (en microdosis).
- *Shock* anafiláctico: adrenalina.

Por su importancia en el manejo y la necesidad de detección y tratamiento precoz de la *anafilaxia*, debido a una alta tasa de mortalidad si no se detecta y trata rápido, merece la pena que se realice un apartado específico del tratamiento de este tipo de situación clínica que ha generado la creación de incluso un *código anafilaxia* en algunos sistemas de salud. Este permite la detección y el tratamiento precoz del cuadro, así como la prescripción del autoinyector de adrenalina y la valoración precoz del paciente por parte del servicio de alergología.

Medidas generales de manejo del *shock* anafiláctico

Las medidas generales en el manejo del *shock* anafiláctico incluyen:
- Suspender el contacto con el alérgeno.
- Apertura y mantenimiento de la vía aérea: si precisa, intubación orotraqueal (IOT) inmediata; si presenta angioedema o laringoespasmo agudo, *cricotiroidotomía*.
- Administrar O_2 a alto flujo.

Reponer volumen: cristaloides (lactato de Ringer o suero salino fisiológico [SSF]) en dosis necesarias para mantener la presión venosa central sin pasar los 12 cm H_2O (≈ 500-1.000 mL).

Tratamiento específico del *shock* anafiláctico

El tratamiento específico del *shock* anafiláctico se basa en:

- **Adrenalina.** La medida más importante que destacar en el tratamiento es la administración precoz de adrenalina por vía intramuscular. La dosis recomendada en el paciente adulto es de 0,5 mg por dosis. Si la administración es con autoinyector, se debe realizar en dosis de 0,3 mg, y se puede repetir a los 10 minutos si no hay mejoría clínica.

La vía intravenosa se recomienda única y exclusivamente a personal que esté acostumbrado al manejo de este fármaco y tenga la posibilidad de monitorizar adecuadamente al paciente desde el punto de vista cardiovascular por el alto riesgo de arritmias ventriculares y cuadros hipertensivos.
- **Antihistamínicos H₁**: dexclorfeniramina 5-10 mg/8 h i.m. o i.v. asociados con **antihistamínicos H₂** (ranitidina) i.v. (con menor evidencia).
- Control del broncoespasmo:
  - **Betaadrenérgico nebulizado**: salbutamol (Ventolín®) 5 mg diluido en 4 mL de SSF a un flujo de 6-8 L/min.
  - **Anticolinérgico nebulizado**: bromuro ipratropio (Atrovent®) 500 μg.

- **Metilprednisolona**:(Urbason®) 1-2 mg/kg i.v./hidrocortisona (actocortina) 200 mg i.v.
- Si no mejora el broncoespasmo: sulfato de magnesio i.v. (1,5-2 g i.v.).

Soporte vasoactivo en *shock* anafiláctico

En casos refractarios al tratamiento con líquidos intravenosos y adrenalina puede ser necesaria la administración de fármacos vasoactivos e inotrópics. Los más frecuentemente utilizados son la perfusión de adrenalina o noradrenalina. Hoy se desaconseja el uso de dopamina, tan ampliamente utilizada en el pasado.

PUNTOS CLAVE

- El *shock* se caracteriza por una alteración de la oxigenación tisular e hipoperfusión.
- Los tipos de *shock* son hipovolémico, distributivo, cardiogénico y obstructivo.
- El diagnóstico de *shock* se basa en las manifestaciones clínicas que presenta el paciente y en la existencia de un proceso causal compatible. A veces, el cuadro es evidente; otras, requiere elevado índice de sospecha.

- Los objetivos de la intervención son una presión y un gasto cardíaco adecuados, un contenido óptimo de oxígeno y una menor demanda de oxígeno.
- El tratamiento inicial para la mayoría de los tipos de *shock* es la reposición del volumen.
- Los agentes vasoactivos se deben elegir según el efecto hemodinámico deseado y el perfil farmacológico.
- Es necesario descartar las causas reversibles de oliguria y optimizar el volumen intravascular.

BIBLIOGRAFÍA

Cecconi M, De Backer D, Antonelli M, Beale R, Bakker J, Hofer C, et al. Consensus on circulatory shock and hemodynamic monitoring. Task force of the European Society of Intensive Care Medicine. Intensive Care Med. 2014 Dec;40(12):1795-815.

Gamper G, Havel C, Arrich J, Losert H, Pace NL, Müllner M, Herkner H. Vasopressors for hypotensive shock. Cochrane Database Syst Rev. 2016 Feb 15;2(2):CD003709.

Griffiths CL, Vestal ML, Hertel KA. Vasoactive agents in shock. Nurs Crit Care. 2018;13(2):6-13.

Guerin L, Teboul J-L, Persichini R, Dres M, Richard C, Monnet X. Effects of passive leg raising and volume expansion on mean systemic pressure and venous return in shock in human. Crit Care. 2015;19:411.

Holden D, Ramich J, Timm E, Pauze D, Lesar T. Safety Considerations and Guideline-Based Safe Use Recommendations for "Bolus-Dose" Vasopressors in the Emergency Department. Ann Emerg Med. 2018 Jan;71(1):83-92.

Hunter CL, Silvestri S, Ralls G, Bright S, Papa L. The sixth vital sign: prehospital end-tidal carbon dioxide predicts in-hospital mortality and metabolic disturbances. Am J Emerg Med. 2014 Feb;32(2):160-5.

Lax P, Dagal A. Recent advances in the use of vasopressors and inotropes in neurotrauma. Curr Anesthesiol Rep. 2018;8:86-93.

Levy B, Fritz C, Tahon E, Jacquot A, Auchet T, Kimmoun A. Vasoplegia treatments: the past, the present, and the future. Crit Care. 2018;22:52.

Møller MH, Granholm A, Junttila E, Haney M, Oscarsson-Tibblin A, Haavind A, et al. Scandinavian SSAI clinical practice guideline on choice of inotropic agent for patients with acute circulatory failure. Acta Anaesthesiol Scand. 2018 Apr;62(4):420-450.

Mutschler M, Nienaber U, Brockamp T, Wafaisade A, Wyen H, Peiniger S, et al. A critical reappraisal of the ATLS classification of hypovolaemic shock: does it really reflect clinical reality? Resuscitation. 2013 Mar;84(3):309-13.

Ochagavía A, Baigorri F, Mesquida J, Ayuela JM, Ferrándiz A, García X, et al. Documento de consenso: monitorización hemodinámica en el paciente crítico. Recomendaciones del grupo de trabajo de cuidados intensivos cardiológicos y RCP de la Sociedad Española de Medicina Intensiva, Crítica y Unidades Coronarias. Med Intensiva. 2014;38(3):154- 69.

Sabatier C, Monge I, Maynar J, Ochagavia A. Valoración de la precarga y la respuesta cardiovascular al aporte de volumen. Med Intensiva. 2012;36(1):45-55.

Schuuring MJ, Lagrand WK. Right ventricular failure in the intensive care unit: mechanisms and medical therapy. Neth J Crit Care. 2018;26(3):98-103.

Simó S, Gorjón E. Hemodinamia del shock [Internet]. Blog Signos Vitales 2.0. 2018. Disponible en: http://signosvitales20. com/hemodinamia-en-el-Shock/

Simó S, Gorjón E. Manejo vasoactivo e inotrópico del shock en urgencias (I) [Internet]. Blog Signos Vitales 2.0. 2018. Disponible en: http://signosvitales20.com/manejo-vasoactivo-e-inotropico-del-Shock -en- urgencias-i/

Stratton L, Berlin DA, Arbo JE. Vasopressors and inotropes in sepsis. Emerg Med Clin N. 2017;35:75-91. Tewelde SZ, Liu SS, Winters ME. Cardiogenic shock. Cardiol Clin. 2018;36:53-61.

Tobin MJ. Physiologic bases of mechanical ventilation. Ann Am Thorac Soc. 2017;15(Supp. 1):S49-S52.

Wiryana M, Ketut Sinardja I, GedeBudiarta I, Widnyana IMG, Aryablantara W, Paramasari AW. Correlation of end tidal CO2 (EtCO2) level with hyperlactatemia in patient with hemodynamic disturbance. J Anesth Clin Res. 2017;8:7.

Técnicas y procedimientos en urgencias y emergencias

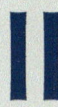

Monitorización básica y avanzada del paciente

4

C. Casal Angulo

OBJETIVOS

- Conocer y utilizar los equipos electromédicos y de apoyo diagnóstico para monitorizar el estado del paciente.
- Seleccionar e interpretar los datos obtenidos de la monitorización para realizar la evaluación del paciente.

INTRODUCCIÓN

Se define la monitorización como «la capacidad de disponer de los medios adecuados para obtener información específica y continua de parámetros implicados en un determinado proceso de interés». Así mismo, también puntualiza que el concepto de monitorización lleva implícito los conceptos de vigilancia y observación.

La monitorización consiste en la medición y el registro de todos los parámetros que permiten valorar la situación hemodinámica del paciente. Hoy en día hay monitores muy precisos, de sofisticada tecnología y, al mismo tiempo, fáciles de usar. Su utilización permite controlar las funciones vitales de los pacientes, complementando la función de la enfermería. Se define la monitorización no invasiva como la medida de las constantes vitales sin invasión de los tejidos y tiene cuatro propósitos básicos:

- Diagnosticar de manera continua y observar los cambios del paciente.
- Alertar de cualquier deterioro en las funciones medidas.
- Pronosticar la evolución del paciente gracias a la observación de las tendencias.
- Servir de guía para evaluar y corregir las medidas terapéuticas establecidas.

NIVELES DE MONITORIZACIÓN

Los niveles de monitorización van en función de las patologías atendidas en cada centro hospitalario. Hay tres niveles: básica, avanzada y específica. La diferencia estriba en la cantidad, la calidad, la forma y, sobre todo, en la frecuencia con que son necesarios la toma y el registro de los parámetros.

No obstante, se aconseja el control y el funcionamiento de los siguientes aparatos y sistemas: respiratorio, cardiovascular, transporte de oxígeno, renal, hematológico, medio interno, metabolismo, digestivo y sistema nervioso.

MONITORIZACIÓN RESPIRATORIA

La monitorización respiratoria debe comenzar por la observación clínica directa del patrón respiratorio y la frecuencia (**Tabla 4-1**). Se ha de prestar atención a los signos de una posible obstrucción parcial o completa de la vía aérea e hipoventilación. Así mismo, hay que observar cuidadosamente el movimiento de aire a nivel de nariz, la boca y la condensación de vapor espirado en la pared interna de la mascarilla. La presencia de cianosis en la lengua suele indicar saturaciones de oxígeno < 80 %.

Los dispositivos de vigilancia y monitorización del aparato respiratorio son el estetoscopio, la pulsioximetría y la capnografía.

Pulsioximetría

La pulsioximetría representa una técnica de monitorización continua de la saturación de oxígeno ($SatO_2$) de la sangre arterial, y es el método de monitorización respiratoria más utilizado hoy en día. Proporciona una información rápida y fiable de la $SatO_2$ en sangre arterial de modo continuo e incruento.

Tabla 4-1. Valores normales de frecuencia respiratoria	
Edad	**Respiraciones por minuto**
Recién nacido	30-80
Lactante menor	20-40
Lactante mayor	20-30
Niños de 2 a 4 años	20-30
Niños de 6 a 8 años	20-25
Adulto	15-20

La oximetría se basa en la capacidad de las distintas formas de la hemoglobina (Hb), fundamentalmente la Hb oxigenada (oxihemoglobina) y la reducida (desoxihemoglobina), de captar luz de diferentes longitudes de onda (roja e infrarroja, ya que la oxihemoglobina absorbe más la luz infrarroja y la desoxihemoglobina, la luz roja), de tal forma que al hacer pasar un rayo de luz que emite a esas longitudes de onda, la transmisión de estas será directamente proporcional a las concentraciones de hemoglobina oxigenada y reducida. Requiere de un sensor que se adapte a un lecho vascular pulsátil y es útil, principalmente, para la detección precoz de la hipoxemia y para realizar ajustes en la fracción inspirada de oxígeno (FiO_2) y en la presión positiva al final de la espiración (PEEP) de los pacientes sometidos a ventilación mecánica (VM).

Limitaciones de la pulsioximetría:

- Derivadas de las características de la curva de disociación de la Hb (una presión parcial de oxígeno (pO_2) > 60 mm Hg supone una $SatO_2$ > 90 %, pero cambios mínimos en la saturación con valores menores de 90 % pueden implicar descensos importantes de la pO_2).
- Situaciones de baja perfusión periférica dan lugar a valores de $SatO_2$ más bajos que los que corresponden a la $SatO_2$ real.
- Dishemoglobinemias (carboxihemoglobina o metahemoglobina), que ocasionan lecturas inadecuadas, ya que el pulsioxímetro detecta la carboxihemoglobina como oxihemoglobina, y da lecturas falsamente elevadas. En pacientes fumadores y en intoxicaciones por monóxido de carbono (CO), la pulsioximetría sobrestima el valor de la $SatO_2$ en proporción directa a las concentraciones de carboxihemoglobina.
- Determinados tipos de lacas de uñas (sobre todo las más oscuras) y las personas negras pueden presentar valores en torno al 4 % más elevados; también el azul de metileno (que constituye el tratamiento de la metahemoglobinemia) disminuye la $SatO_2$. El efecto de la hiperbilirrubinemia es escaso.

Capnografía

La capnografía constituye un sistema de monitorización no invasiva que muestra la concentración de CO_2 durante la respiración. Se aplica en pacientes intubados y conectados a VM, pero también en aquellos que mantienen respiración espontánea y, junto con la pulsioximetría, permite un control sencillo y eficaz de la ventilación.

El capnógrafo muestra datos digitales y un registro gráfico en forma de onda, continuo, de la concentración de CO_2 en la vía aérea, que es el capnograma.

La mayoría de los capnógrafos usan la espectrofotometría de infrarrojos para medir el CO_2; así, constan de un dispositivo que se coloca en el tubo espiratorio del paciente y que contiene un diodo emisor de luz que genera un haz constante de rayos infrarrojos que cruzan la corriente de gas espirado y que llegan al extremo opuesto, donde hay un fotodetector que mide la intensidad de la luz transmitida, que será, por tanto, inversamente proporcional a la concentración de CO_2 en el gas circulante.

Sobre el capnograma, ya se ha comentado que se trata del registro gráfico del cambio en la concentración de CO_2 durante la espiración. Consta de varias fases (**Fig. 4-1**):

- Fase I: corresponde al primer gas espirado y procede del espacio muerto anatómico (segmento de la vía aérea que no participa en el intercambio gaseoso) y del circuito (tubo intratraqueal [TIT] y tubuladuras), y carece de CO_2. Su aumento indica que hay un aumento del espacio muerto o una reinhalación de CO_2.
- Fase II: de trazo ascendente y rápido por elevación de la concentración de CO_2, que proviene de la mezcla de gas del espacio muerto y alveolar (que ya contiene CO_2). Su prolongación sugiere obstrucción al flujo aéreo (asma, obstrucción del TIT o broncoespasmo, entre otros).
- Fase III (de meseta, *plateau*): corresponde a gas alveolar con un elevado contenido en CO_2 y ocupa la mayor parte del trazado del capnograma. Es de pendiente positiva y su punto máximo es el llamado CO_2 teleinspiratorio ($PETCO_2$), que refleja la concentración de CO_2 en el aire alveolar (P_ACO_2) e, indirectamente, la concentración arterial de CO_2 ($PaCO_2$). Sus modificaciones se relacionan con alteraciones de la relación V/Q, del gasto cardíaco y de la producción de CO_2.
- Fase IV: línea descendente hacia la basal que marca el inicio de la inspiración y representa, por tanto, la concentración de CO_2 en el aire inspirado (**Figs. 4-2, 4-3** y **4-4**).

Gasometría arterial

Se usa de forma universal para la exploración de la función respiratoria. Al tener una variabilidad individual y natural, se valoran más las tendencias que los propios valores aislados.

La gasometría es una técnica de monitorización «mínimamente» invasiva que permite conocer los parámetros básicos que componen la función respiratoria: la oxigenación, la ventilación y el equilibrio ácido-básico, lo que hace de esta técnica una de las exploraciones más usadas en la evaluación y seguimiento de pacientes con problemas respiratorios. Se puede obtener de sangre venosa o arterial.

Los datos básicos que aporta son:

- pH: indicador directo del equilibrio ácido-básico (EAB) del organismo y cuyo valor depende de la relación (constante): bicarbonato (HCO_3/pCO_2 (ecuación de Henderson-Hasselbach). Su valor normal es de 7,35-7,45. Hay acidosis cuando el pH es < 7,35 y alcalosis si el pH es > 7,45. Los trastornos del equilibrio ácido-básico pueden ser respiratorios, cuando la alteración del pH es por variación en el CO_2, o metabólicos (que no constituyen el objetivo de este capítulo) si es por alteración del HCO_3. Cuando haya un trastorno metabólico (por alteración del HCO_3) se compensará respiratoriamente, y cuando el trastorno sea respiratorio (por alteración de la pCO_2), se compensará con un mecanismo metabólico (variando el HCO_3). Cuando, pese al mecanismo compensador, no se normaliza el valor del pH, cabe pensar en la existencia de otro trastorno primario asociado.

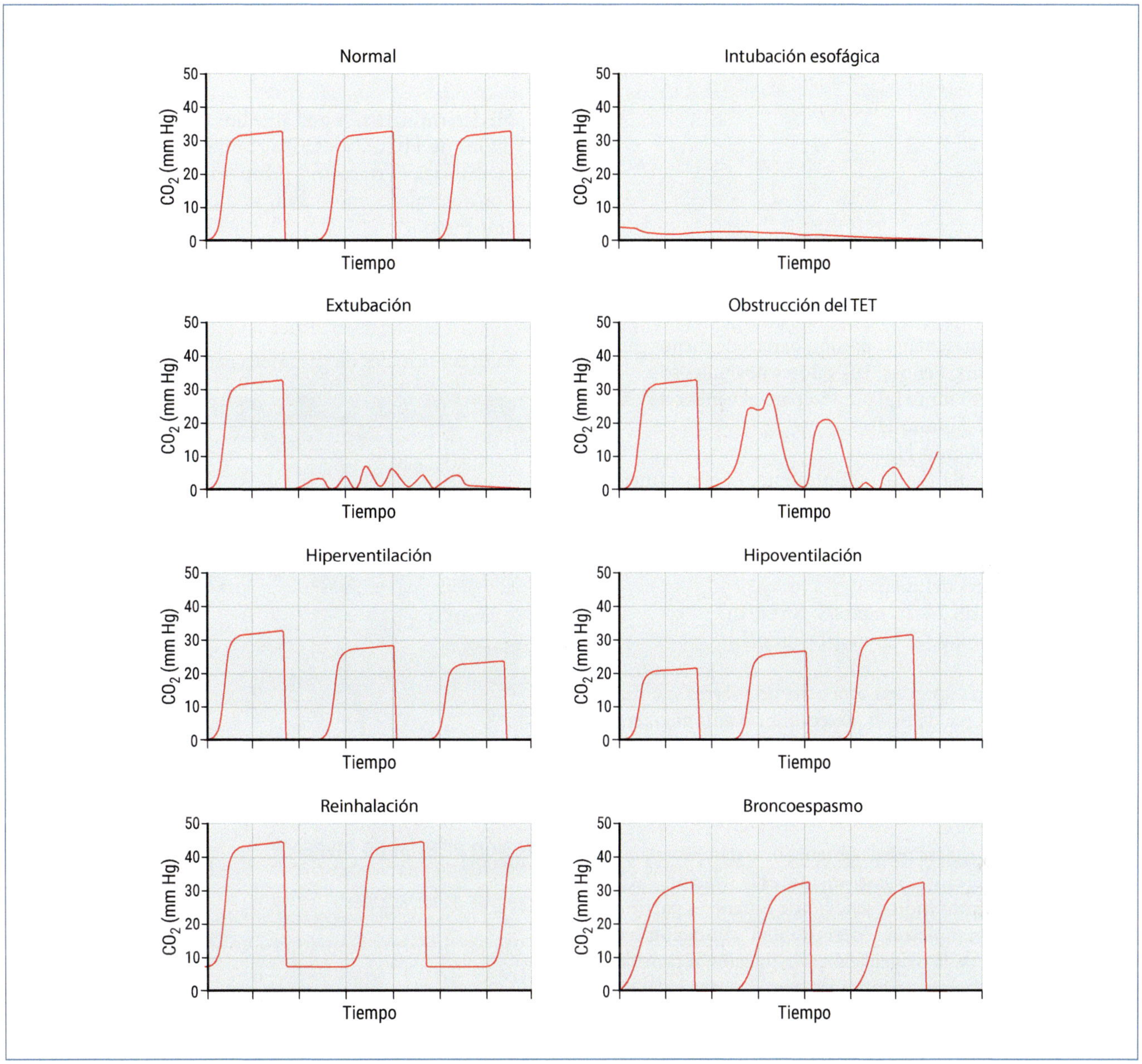

Normal

Intubación esofágica

Extubación

Obstrucción del TET

Hiperventilación

Hipoventilación

Reinhalación

Broncoespasmo

Figura 4-1. Ondas capnográficas.

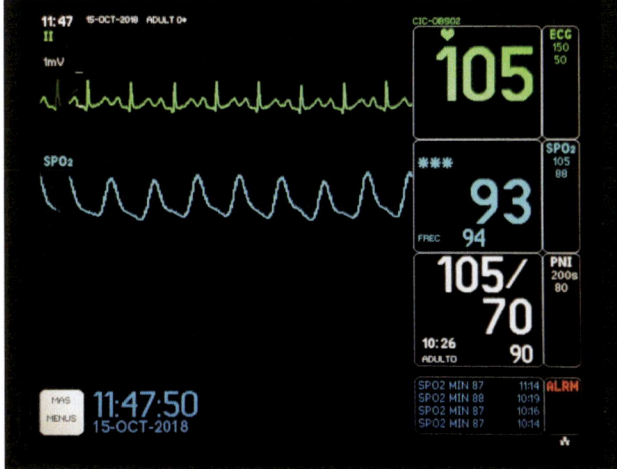

Figura 4-2. Onda pletismográfica.

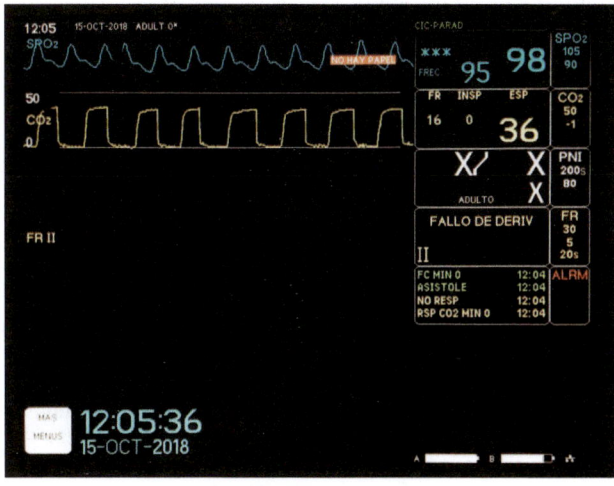

Figura 4-3. Onda capnográfica.

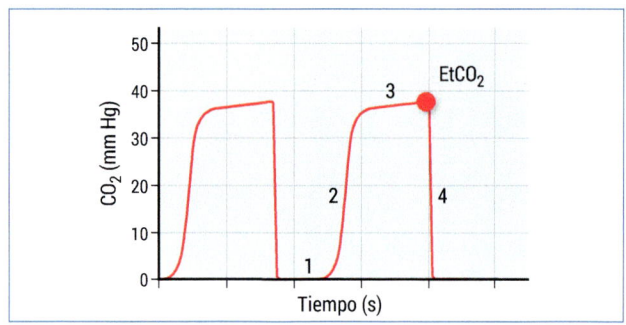

Figura 4-4. *End tidal* CO_2.

- pCO_2 y pO_2: representan la presión parcial de dichos gases en sangre arterial o venosa. Sus valores normales son:
  - $PaCO_2$: 35-45 mm Hg, presión parcial venosa de CO_2 (P_VCO_2): 42-50 mm Hg.
  - PaO_2: 80-100 mm Hg.
- HCO_3: como se ha visto anteriormente, es el parámetro que define las alteraciones del pH de origen metabólico (como reflejo de la alteración del metabolismo celular) y, además, constituye el principal mecanismo compensador de las alteraciones del EAB:
  - HCO_3 arterial: 24-26 mmol/L (mEq/L).
  - HCO_3 venoso: 23-27 mmol/L (mEq/L).

En la gasometría aparecen otra serie de valores (de diferentes iones, el exceso de bases, desequilibrio aniónico, etc.) cuyo estudio se escapa del objeto de este capítulo. Además, es conveniente saber que los únicos valores medidos son el pH y la $PaCO_2$, y el resto de valores que aparecen en la gasometría son valores calculados.

De forma indirecta, se puede obtener otro dato útil para la valoración del intercambio gaseoso, que es la relación PaO_2/FiO_2. Representa otro índice sencillo de obtener a partir de los valores de la gasometría y permite una valoración bastante aproximada de la oxigenación y la fracción o cantidad de «efecto *shunt*» (zonas perfundidas pero no ventiladas); es útil, sobre todo, cuando la alteración de la relación ventilación/perfusión es el principal mecanismo de la hipoxemia. Se considera, así, el índice más fiable para la valoración del intercambio de gases en pacientes graves. Su valor normal es > 300 (en tanto por uno).

Con los datos obtenidos en la gasometría, la relación PaO_2/FiO_2 y su variación con la administración de oxígeno, se puede realizar una aproximación bastante exacta de las alteraciones del intercambio gaseoso.

> **!** Hay que tener presentes una serie de precauciones cuando se realiza una gasometría:
> - Comprobar siempre la presencia de pulso radial y cubital arterial (test de Allen, en condiciones normales, tiempo de relleno < 15 s).
> - Hay que prestar atención a si hay alteraciones de la coagulación.
> - Sin retrasos: no más de 10 minutos desde la extracción, tampoco hay que exponerse a fuentes de calor.
> - Sin burbujas de aire, sin cantidad excesiva de heparina (puede simular una acidosis metabólica y ocultar una insuficiencia respiratoria).

El objetivo al enfrentarse a una gasometría es diagnosticar si hay algún trastorno del equilibrio ácido-básico o de la oxigenación/ventilación. Para ello, se debe mirar:

- pH: determinará si se está ante una acidosis o una alcalosis.
- Valores de HCO_3 y pCO_2: el que se encuentre alterado determinará el trastorno primario. Si el pH es normal y estos dos valores no lo son, se dice que el trastorno está compensado.
- pO_2: si la muestra de sangre es arterial, permitirá, además, conocer si hay un trastorno de la oxigenación o de la difusión a nivel pulmonar.

Valores normales de gasometría en adultos a 37 °C:

	Arteriales	**Venosos**
pH	7,35-7,45	7,32-7,42
PCO_2 (mm Hg)	35-45	41-51
PO_2 (mm Hg)	80-100	20-40
CO_3H (mmol/L)	22-26	24-28
SBC (mmol/L)	22-26	
TCO_2 (mmol/L)	23-27	25-22
BB (mmol/L)	46-54	44-52
Beb (mm Hg)	2 + - 2	
SO_2 (%)	96-97	40-70

MONITORIZACIÓN CARDÍACA

Presión arterial no invasiva

Objetivos e indicaciones

- Valorar de forma esporádica o continua la presión arterial (PA).
- Detectar alteraciones hemodinámicas.
- Comprobar el efecto sobre la presión arterial del paciente de determinados fármacos que se le administran.

Procedimiento de la presión arterial no invasiva

- Se elige la zona donde se va a aplicar el manguito de presión, preferentemente miembros superiores.
- Hay que tener en cuenta y tener cuidado con las vías venosas, edemas, fracturas, etcétera.
- Comprobar el buen estado del manguito y su adecuación al volumen del brazo o de la pierna.
- Lavarse las manos.
- Informar al paciente del procedimiento que se va a realizar.
- Colocar al paciente en una posición cómoda.
- Dejar al descubierto el brazo y enrollarle alrededor el manguito de presión.
- Pulsar iniciar en el módulo o monitor, y comprobar si aparece una lectura adecuada y correcta. En caso de duda, comprobar con el manguito y el estetoscopio.
- Programar cada cuánto tiempo se desea que el monitor tome la presión del paciente.

- Programar las alarmas, tanto de sistólica como de diastólica, según aparecen en la gráfica adecuándolas al estado del paciente. Por defecto, debería sonar la alarma al rebasar los siguientes límites:
  - > 160 y < 90 de sistólica.
  - > 95 y < 50 de diastólica.
- En caso de desear o precisar la PA media, esta se puede obtener con cualquiera de las fórmulas siguientes (**Fig. 4-5**):

Pmedia = (Psistólica + Pdiastólica + Pdiastólica) / 3
Pmedia = Pdiastólica + 1 / 3 (Psistólica − Pdiastólica)

Frecuencia cardíaca

La frecuencia cardíaca (FC) es el registro electrocardiográfico continuo que permite medir el ritmo y la FC (**Tabla 4-2**). El monitor la obtiene contando el número de ondas R por minuto, que son las de mayor altura o amplitud. Por ello, es importante ajustar la sensibilidad para que el monitor detecte una sola onda por latido. Si la sensibilidad es excesiva, podría captar, por ejemplo, las ondas R y las ondas T y duplicaría la FC real.

El objetivo de la monitorización de la FC es la valoración del electrocardiograma (ECG), incluidos el análisis de la frecuencia, el ritmo y la morfología de los complejos QRS. Para la medición, se colocan tres electrodos sobre el tórax del paciente, dispuestos de la siguiente manera:

- Electrodo rojo: hombro derecho.
- Electrodo amarillo: hombro izquierdo.
- Electrodo verde: debajo de la mamila izquierda o en el miembro inferior izquierdo.

Previamente, se habrá limpiado bien la zona para asegurar la buena adherencia de los electrodos.

Se fijarán en el monitor los límites de alarma según el estado del paciente. En caso de sonar una alarma, se observará al paciente buscando la causa: coloración, respiraciones, desplazamiento de algún electrodo o artefacto, y solo entonces se podrá apagar la alarma.

Tabla 4-2. Valores normales de frecuencia cardíaca

Edad	Pulsaciones por minuto
Recién nacido	120 – 170
Lactante menor	120 – 160
Lactante mayor	110 – 130
Niños de 2 a 4 años	100 – 120
Niños de 6 a 8 años	100 – 115
Adulto	60 – 80

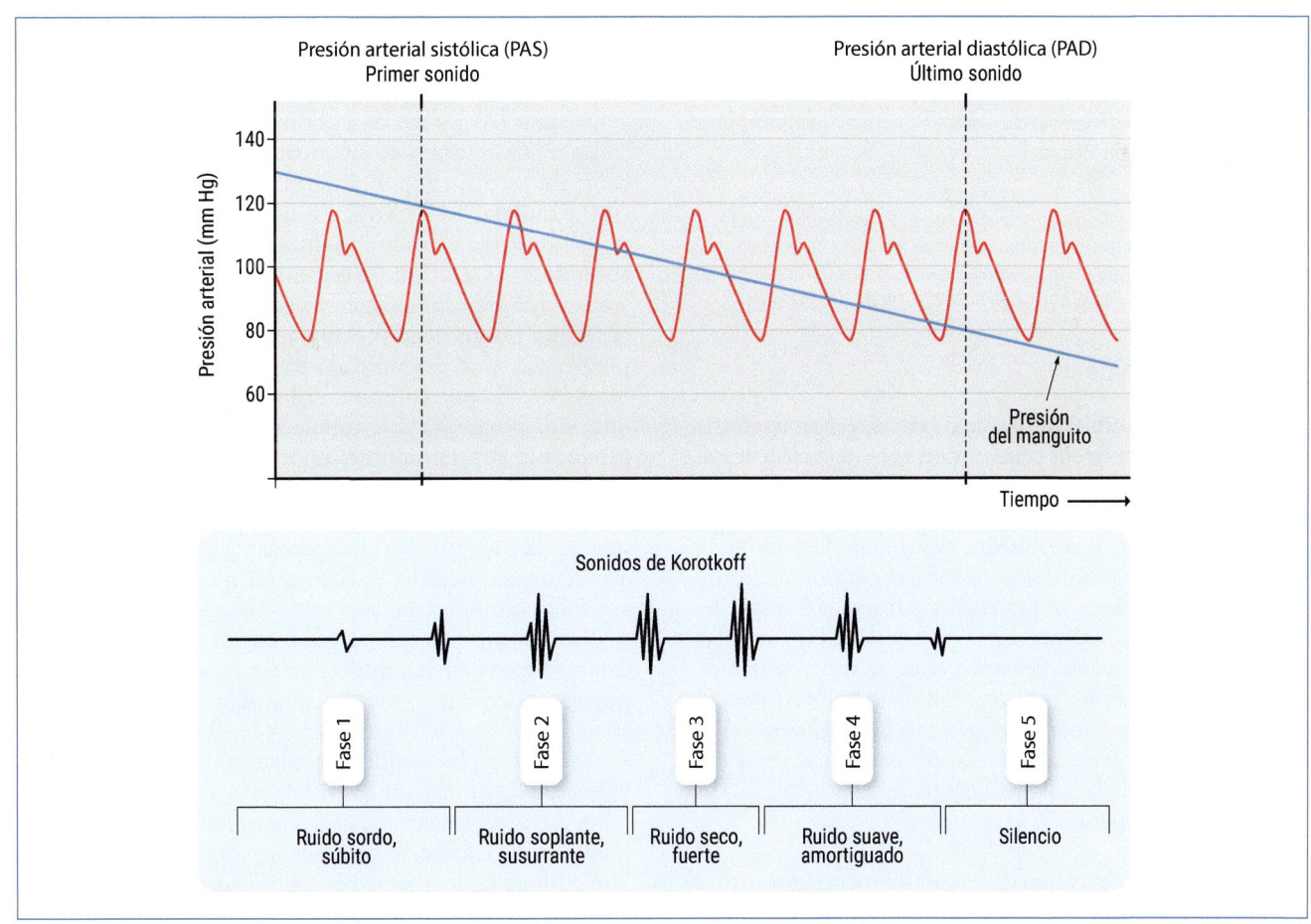

Figura 4-5. Sonidos de Korotkoff.

Entre las alteraciones clínicas que se pueden detectar destacan:

- Bradicardia: FC con los límites por debajo de los considerados normales para la edad.
- Taquicardia: FC con los límites por encima de los considerados normales para la edad.
- Arritmia: trastorno en la conducción de los impulsos eléctricos del corazón que provoca una alteración en la secuencia regular del ritmo cardíaco.
- Asistolia: ausencia de pulso cardíaco.
- Cambios en la morfología de la curva: trastornos de la conducción.

Algunos factores que alteran o modifican la FC son la edad, la alteración del proceso vigilia-sueño y los efectos secundarios de alguna medicación.

La taquicardia puede ser un signo sutil y precoz de hipoxemia, hipoperfusión, hipotensión arterial, anemia, hipertensión intracraneal, acidosis o sepsis. Otras causas son la fiebre, el dolor y el estrés. La presencia de una taquicardia debe ser evaluada y tratada inmediatamente. Esto es muy importante para la evolución posterior, ya que se pueden prevenir complicaciones muy graves.

La bradicardia, por el contrario, suele ser un signo tardío que aparece en situaciones de hipoxia, hipoperfusión o hipertensión craneal que han evolucionado durante horas sin que haya causado alarma. Precede en cuestión de minutos a la parada cardíaca, lo que agrava el pronóstico.

En cuanto al ritmo cardíaco y a la morfología del QRS, es necesario vigilar la regularidad y distinguir las interferencias y los artefactos y la existencia de ondas P seguidas de complejo QRS de morfología normal.

> ! El objetivo de la monitorización de la FC es la valoración del ECG, incluidos el análisis de la frecuencia, el ritmo y la morfología de los complejos QRS. Para la medición se colocan tres electrodos sobre el tórax del paciente.

Electrocardiograma

La actividad mecánica del corazón se corresponde con la actividad eléctrica de sus células. Esta actividad eléctrica se puede registrar mediante galvanómetros muy sensibles: los electrocardiógrafos. Un ECG es un procedimiento sencillo que registra la actividad eléctrica del corazón, no limitada a la zona de conducción, sino en todo el corazón de forma global. Se utiliza para medir el ritmo y la regularidad de los latidos, así como el tamaño y la posición de las aurículas y los ventrículos, cualquier daño al corazón y los efectos que sobre él tienen los fármacos. Se suele emplear para el diagnóstico de cardiopatías congénitas. El ECG se inscribe sobre una tira de papel cuadriculado y constituye un registro permanente de la actividad cardíaca.

El material empleado es el siguiente:

- Electrocardiógrafo: consta de un galvanómetro, un sistema de registro en papel milimetrado y un sistema de amplificación.

- Electrodos: son los conductores que ponen en comunicación los polos de un electrólito con el circuito.
- Papel de registro: milimetrado; dos líneas gruesas equivalen a un tiempo de 0,20 segundos.

A través de los electrodos situados en brazos y piernas se puede obtener, después de amplificarlos, un registro de estas descargas eléctricas que se transmiten, a través de los tejidos corporales, desde el corazón hasta la piel. La aguja del galvanómetro solo se desplaza hacia arriba y hacia abajo. Cuando la corriente eléctrica que está registrando un electrodo va en la misma dirección, lo que se registra en el ECG es una onda positiva; si lo que está registrando es una corriente eléctrica que se aleja de él, lo que se obtendrá en el registro es una onda negativa, por el trazado que origina la aguja del galvanómetro al desplazarse hacia abajo. Lo normal es que la calibración del aparato se haga a 10 mm = 1 mv y la velocidad del papel sea de 25 mm/s. Cada cuadrícula pequeña corresponde a 0,04 segundos.

Para obtener un trazado electrocardiográfico adecuado, es necesario registrar, al menos, 5 segundos por derivación y una tira larga de 30 a 60 segundos en D2, ya que es donde mejor se aprecian la onda P y el complejo QRS.

Electrofisiología cardíaca

El corazón está formado por células de actividad automática (eléctricas) y células de actividad contráctil (de trabajo). Las células de actividad automática tienen mayor facilidad para la despolarización y, por eso, se localizan en los centros de marcapasos habituales (nódulo sinusal, nódulo auriculoventricular [AV] y red de Purkinje).

La célula miocárdica en situación de reposo es eléctricamente positiva (en el ámbito extracelular) y negativa (intracelular). El interior de una célula miocárdica se vuelve positivo cuando la célula recibe un estímulo para contraerse. Esta estimulación se denomina despolarización y hace que las células se contraigan. Este proceso se inicia en un punto de la membrana de la célula y, de forma progresiva, se va extendiendo por toda ella hasta que esté despolarizada por completo. El corazón es recorrido por una onda progresiva de estimulación (despolarización) que produce la contracción del miocardio. Las ondas de despolarización (el interior de las células se vuelve positivo) y de repolarización (las células recuperan su carga negativa) se registran en el ECG. La repolarización es un estímulo estrictamente eléctrico y el corazón no presenta ninguna actividad durante esta fase.

Todo el proceso que se pone en marcha se debe a los cambios que continuamente se están produciendo en la membrana celular y constan de las siguientes fases:

- Al comienzo, la membrana celular se encuentra en estado de reposo. El interior de la célula se encuentra ocupado por iones K^+, mientras que en el exterior hay iones Na^+. El impulso de excitación generado a partir del nódulo sinusal se difunde rápidamente por todo el corazón, produce una caída de la resistencia de la membrana y provoca cambios súbitos en la permeabilidad iónica, de forma que el Na^+

entra en la célula y el K+ inicia su salida. Esta fase se conoce con el nombre de despolarización.

- Fase de sístole eléctrica. Hay una salida masiva de K+ al exterior, y aumenta también la permeabilidad de la membrana para el Na+. Esta fase tiene su representación en el ECG a través del complejo QRS.
- En la siguiente fase persiste el intercambio iónico, pero desde un punto de vista eléctrico la capa externa celular empieza a cargarse positivamente mientras que la interna se rodea de cargas negativas. En esta fase, un estímulo más potente podría provocar alteraciones. Esta vulnerabilidad del miocardio depende directamente de las concentraciones de K+, de forma que cuanto menor sea la concentración (hipopotasemia), mayor será la vulnerabilidad. Esta fase se representa en el ECG con el segmento ST y la onda T.
- Finalmente, se reestablece el equilibrio inicial, con la salida del Na+ y la entrada del K+ a la célula. Se conoce como fase de diástole eléctrica.

Todas las fases que componen la estimulación cardíaca están marcadas por unas características morfológicas que serán decisivas en el análisis electrocardiográfico. Para mantener íntegro el sistema de automatismo y conducción, los vasos coronarios aportan una rica irrigación. Las arterias coronarias izquierda y derecha son las responsables de la irrigación del nódulo sinusal, del nódulo AV y del fascículo de His, así como de toda la rama derecha e izquierda de conducción. La isquemia miocárdica es la principal responsable de la mayoría de los trastornos electrocardiográficos que afectan al sistema automático y de conducción del corazón.

Sistema de conducción cardíaca

El estímulo eléctrico se origina en el nódulo sinusal, cerca de la desembocadura de la vena cava superior; desde ahí progresa por la aurícula derecha y después por la aurícula izquierda, hasta que llega al nódulo AV, donde sufre el retraso fisiológico de la conducción que permite que primero se contraigan ambas aurículas y, posteriormente, llegue a ambos ventrículos. La despolarización continúa por el haz o fascículo de His y las fibras de Purkinje y termina en los ventrículos:

- La despolarización de la aurícula da lugar a la onda P en el ECG.
- El intervalo PR se extiende desde el inicio de la onda P hasta el inicio del complejo QRS (inicio de la despolarización de los ventrículos). Este intervalo no debe exceder los 0,20 segundos. Un PR corto indica que el impulso se origina en otra área distinta del nódulo sinusal y un PR largo indica que el impulso se retarda mientras pasa por el nódulo AV.
- La onda Q es la primera deflexión negativa (invertida).
- La onda R es la primera deflexión positiva (hacia arriba).
- La onda S es la siguiente deflexión negativa.
- El complejo QRS representa la actividad eléctrica de la estimulación de los ventrículos. A menudo, falta la onda Q.
- El segmento ST es una línea isoeléctrica sin voltaje.
- La onda T se corresponde con la repolarización de los ventrículos.

- La onda U tiene un significado aún poco conocido.

Un ciclo cardíaco completo comprende la onda P (contracción auricular), el complejo QRS (contracción ventricular) y la onda T (repolarización ventricular). La repolarización auricular está comprendida dentro del complejo QRS.

Derivaciones electrocardiográficas

El ECG ordinario consta de 12 derivaciones. Cada derivación es como una ventana desde la que se obtiene una vista parcial de un objeto. Cada vista aporta algo diferente que no aportan las demás, pero, a su vez, teniendo en cuenta todas las vistas, se obtendrá una idea completa del objeto.

Derivaciones del plano frontal

- Derivaciones bipolares de miembros. Registran la diferencia de potencial eléctrico entre dos puntos. Para obtener estas derivaciones, se ponen electrodos en los brazos derecho e izquierdo y en la pierna izquierda formando un triángulo (triángulo de Einthoven). Cada lado del triángulo formado por los tres electrodos representa una derivación:

  - Derivación I: entre el brazo izquierdo (+) y el brazo derecho (-).
  - Derivación II: entre la pierna izquierda (+) y el brazo derecho (-).
  - Derivación III: entre la pierna izquierda (+) y el brazo izquierdo (-) (**Figs. 4-6** y **4-7**).
- Derivaciones monopolares de miembros. Registran el potencial total en un punto del cuerpo:
  - AVR: el brazo derecho es positivo y los demás electrodos forman una tierra común.
  - AVL: el brazo izquierdo es positivo.
  - AVF: la pierna izquierda es positiva.

Las derivaciones AVR, AVL y AVF tienen una orientación diferente y permiten construir otras tres líneas de referencias. Las seis derivaciones (I, II, III, AVR, AVL, AVF) se unen para formar seis líneas de referencia que se cruzan en el mismo

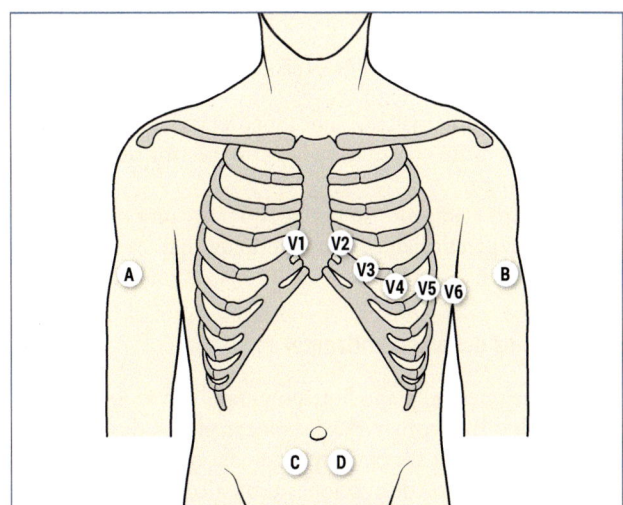

Figura 4-6. Cadena de supervivencia.

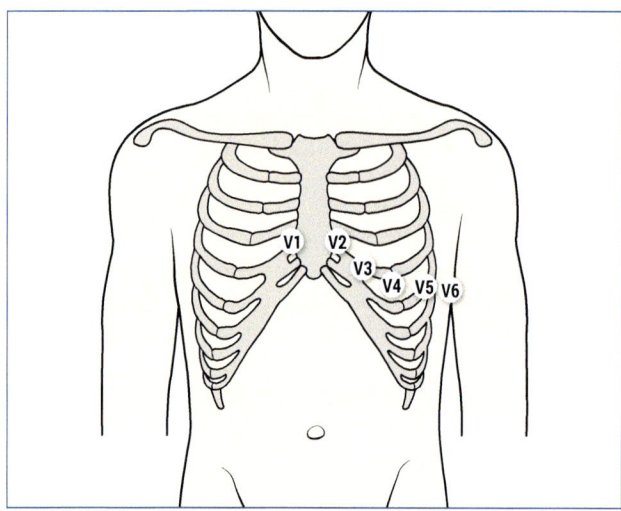

Figura 4-7. Posición de las precordiales.

punto y se encuentran en un mismo plano en el tórax del paciente. Al igual que si se tomara una fotografía de un objeto desde seis ángulos, cada derivación toma un registro desde un ángulo distinto y, por tanto, es un aspecto diferente de la misma actividad cardíaca.

La correcta distribución de los cables y su conexión a los electrodos es primordial para obtener una monitorización fiable, y se dispondrán de la siguiente forma:

- Sistema de tres cables:
  - Electrodo rojo: en la fosa infraclavicular derecha.
  - Electrodo amarillo: en la fosa infraclavicular izquierda.
  - Electrodo verde: parte inferior izquierda del abdomen.
  Es fundamental que los electrodos estén correctamente adheridos a la piel del paciente para no crear mediciones erróneas. Se vigilará que el adhesivo no cause reacciones alérgicas cutáneas y se evitará el contacto del cable con objetos metálicos y eléctricos que puedan crear artefactos e interferencias en la medición.
- Sistema de cinco cables:
  - Brazo derecho (RA): en la fosa infraclavicular derecha.
  - Brazo izquierdo (LA): en la fosa infraclavicular izquierda.
  - Pierna derecha (RL): línea medioclavicular derecha bajo la última costilla, en la parte inferior derecha del abdomen.
  - Pierna izquierda (LL): línea medioclavicular izquierda, bajo la última costilla, en la parte inferior izquierda del abdomen.
  - Quinto electrodo: se podrá situar en una de las posiciones precordiales dependiendo de cuál sea la indicada a valorar.

Derivaciones del plano horizontal

Las derivaciones del plano horizontal también se denominan precordiales. Para registrarlas se colocan electrodos positivos en seis puntos del tórax. Hay, además, otras derivaciones de uso restringido (derivaciones esofágicas, intracavitarias o intracardíacas).

Convencionalmente, se ha determinado que los colores de los electrodos se correspondan con un miembro específico: amarillo, brazo izquierdo; rojo, brazo derecho; verde, pierna izquierda; negro, pierna derecha. Para las derivaciones precordiales los colores de V1 a V6 son: rojo, amarillo, verde, marrón, negro y morado.

Procedimiento

Además del material mencionado anteriormente, es preciso tener gasas y material conductor (pasta conductora, agua, etc.):

- El paciente deberá permanecer lo más relajado posible. Si la edad lo permite, se le explicará la técnica. La temperatura de la habitación habrá de ser agradable, ya que el temblor muscular puede interferir en la señal eléctrica.
- Se retiran los objetos metálicos y, con el paciente acostado, se le descubre el tórax.
- Se limpia el interior de las muñecas y tobillos con una gasa impregnada de alcohol o agua. Se colocan los electrodos en las cuatro extremidades; deben elegirse superficies carnosas, evitando prominencias óseas y zonas articulares. Se conecta cada electrodo a su cable correspondiente (guiados por el color).
- Se limpia el tórax para colocar los electrodos. Hay que intentar que la superficie de contacto sea lo más amplia posible. Es necesario rasurar la zona si hay exceso de vello. Los electrodos suelen ser adhesivos y se ubican como sigue:
  - V_1. Cuarto espacio intercostal derecho, junto al esternón.
  - V_2. Cuarto espacio intercostal izquierdo, junto al esternón.
  - V_3. En un lugar equidistante entre V_2 y V_4.
  - V_4. Quinto espacio intercostal izquierdo, en la línea media clavicular.
  - V_5. Quinto espacio intercostal izquierdo, en la línea axilar anterior.
  - V_6. Quinto espacio intercostal izquierdo, en la línea media axilar.
- Se verifica la velocidad del papel (25 mm/s) y se seleccionan tanto la modalidad (automático o manual) como las derivaciones que se van a registrar (como mínimo 5 segundos por derivación) y se observa la calidad del trazado. Si no es óptima, se deberá repetir.
- Finalizado el procedimiento, se retiran y recogen los cables y se limpian los electrodos. El aparato ha de quedar enchufado a la red.

Como conclusión se recuerda qué exploran las derivaciones precordiales (útil para conocer el lugar donde se puede infartar o necrosar):

- V1 y V2 exploran la zona septal.
- V3 y V4 exploran la zona anterior.
- V5 y V6 exploran la zona lateral, junto con I y aVL.
- II, III y aVF exploran la zona inferior.

Para valorar otras zonas del corazón, las derivaciones precordiales se pueden colocar de otras maneras en otras situaciones y en patologías más específicas (dextrocardia, patologías específicas del ventrículo derecho, sospecha de lesión en la parte posterior del corazón, etc.), por ejemplo, derivaciones derechas y derivaciones posteriores.

Las derivaciones derechas se utilizan para el registro del hemitórax derecho, en cuyo caso las derivaciones se colocan en la situación equivalente, pero en el hemitórax derecho y se denominan V_1R, V_2R, V_3R, etc. La V_1R es la V_2 del electrocardiograma convencional y la V_2R sería la V_1.

Las derivaciones posteriores son:

- V_7: a la altura de V_4 en la línea axilar posterior.
- V_8: a la altura de V_4 en la línea del ángulo escapular inferior.
- V_9: a la altura de V_4 en la línea paravertebral izquierda (**Figs. 4-8** y **4-9**).

Lectura e interpretación del ECG

El ECG debe interpretarse teniendo en cuenta el análisis del ritmo, el cálculo de la FC, el cálculo del eje eléctrico del QRS, el segmento PR y el intervalo QT, y el análisis de la morfología de las ondas.

Análisis del ritmo

El ritmo normal del corazón es sinusal. Para ser considerado como tal tendrá que:

- Tener siempre ondas P, positivas en todas las derivaciones menos en AVR.
- Cada onda P debe seguirse de un complejo QRS y el tiempo entre ambos no puede ser mayor de 0,20 segundos. Los bloqueos cardíacos son ritmos ocasionados por una alteración de la conducción en el nódulo AV. Conforme la conducción en el nódulo AV se hace más lenta, el intervalo entre la onda P y el complejo QRS se hace más amplio. Si la lentitud en el nódulo AV se vuelve pronunciada, algunas ondas P se bloquearán en él. En el peor de los casos, ninguna onda P pasa a través del nódulo para estimular los ventrículos.

- El intervalo PR debe ser de valor constante igual o mayor a 0,12 segundos.

El ritmo no sinusal está caracterizado por la ausencia de ondas P (bloqueo sinoauricular, ritmo idioventricular, fibrilación auricular), pero también se observa en ritmos con ondas P múltiples (aleteo auricular, taquicardia auricular, fibrilación auricular) y cambios en la forma de la onda P.

También hay que valorar si el ritmo es regular o irregular, es decir, si la distancia RR permanece constante (regular) o hay variaciones significativas (arritmia).

Cálculo de la frecuencia cardíaca

Para calcular la FC, se busca en el ECG una onda R que coincida con una línea gruesa de la cuadrícula y se cuentan los cuadros que hay entre R y R, contando por cada cuadro las siguientes cifras: 300, 150, 100, 75, 60, 50, de tal manera que si entre R y R hay un solo cuadro, la FC es de 300, si hay dos cuadros, es de 150, si hay tres, es de 100 y así sucesivamente.

Si el paciente está bradicárdico o arrítmico, la mejor forma de calcular la FC se basa en el siguiente método: teniendo en cuenta que cada cuadrado de 5 mm son 0,2 segundos, 30 cuadrados serán 6 segundos. Por ello, si se cuenta el número de complejos que hay en 30 cuadrados de 5 mm (6 segundos) y se multiplica por 10, se obtienen los latidos en 60 segundos.

La FC varía con la edad. Se hablará de taquicardia cuando la FC supere los límites considerados estándares para una determinada edad, y las causas pueden ser: taquicardia sinusal, taquicardia supraventricular, taquicardia ventricular, fibrilación auricular y aleteo auricular. La bradicardia es un estado en el que la FC está por debajo de los límites considerados estándares para la edad: bradicardia sinusal, bloqueo y ritmo nodal.

Cálculo del eje eléctrico del QRS

El eje eléctrico indica en qué dirección se despolariza el corazón con mayor amplitud y, en concreto, la onda R. Si la

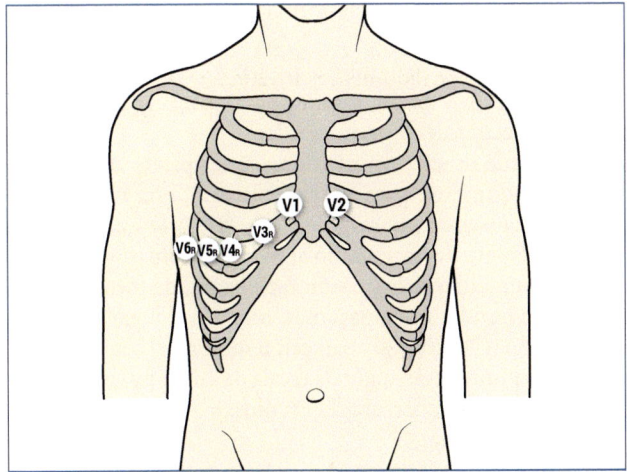

Figura 4-8. Posición de las precordiales derechas.

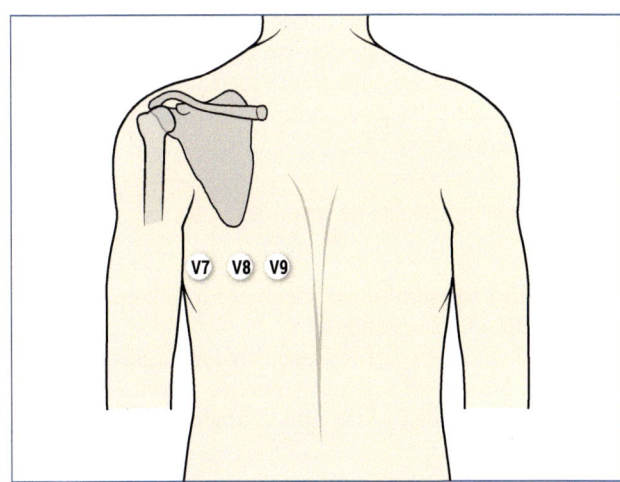

Figura 4-9. Posición de las precordiales posteriores.

corriente de activación eléctrica miocárdica se dirige hacia una derivación unipolar o hacia el polo positivo de una bipolar, se obtiene un registro positivo, mientras que si se aleja, será negativo. Para calcular el eje eléctrico:

- Se mide el QRS en DI (ver si es positivo o negativo).
- Se mide el QRS en aVF (ver si es positivo o negativo).
- Se lleva al diagrama y se efectúa la lectura:
  - QRS + en DI y + en aVF corresponde a un eje normal.
  - QRS + en DI y – en aVF corresponde a una desviación izquierda.
  - QRS – en DI y + en aVF corresponde a una desviación derecha.
  - QRS – y aVF – se da muy raramente, tan solo en el canal AV.

El corazón queda dividido como si fuera un círculo con segmentos y separados cada uno 30 grados. El polo positivo de DI está en 0 grados y, en sentido horario, cada división se ubica con incrementos de 30 grados en una categoría positiva. En dirección contraria a las agujas del reloj cada división se sitúa en incrementos de 30 grados en una categoría negativa.

El cálculo del eje eléctrico tiene importancia clínica en el seguimiento de las patologías que cursan con hipertrofia de los dos ventrículos. Hoy en día la ecografía se utiliza con más frecuencia, pero si no se dispone de esta, el cálculo del eje eléctrico orienta sobre el diagnóstico.

En cuanto a los valores, entre 0 grados y 90 grados se considera normal; entre 90 grados y 180 grados, desviación a la derecha (dextrocardia, Fallot, todas las patologías que cursan con hipertrofia o dilatación del ventrículo derecho), y entre 0 grados y -90 grados, desviación a la izquierda (estenosis aórtica, dilatación de las cavidades izquierdas).

Segmento PR e intervalo QT

Desde la onda P al comienzo del QRS no deben pasar más de 0,20 segundos. Si se miden menos de 0,12 segundos, hay una conducción auriculoventricular acelerada. Cuando el intervalo es mayor de 0,20 segundos, está enlentecida y hay un bloqueo de primer grado.

En cuanto al intervalo QT, este varía en función de la FC, de modo que a mayor FC, menor valor de QT y viceversa. Algunas enfermedades, fármacos y trastornos electrolíticos (en especial la hipocalcemia) modifican sustancialmente los valores del QT y predisponen al corazón a arritmias ventriculares ocasionalmente graves.

Análisis de la morfología de las ondas

Onda P:
- Es positiva en todas las derivaciones excepto en aVR.
- Duración < 0,11 segundos.
- Si el nódulo sinusal deja de actuar como marcapasos cardíaco normal, otros focos auriculares pueden asumir su función, por lo que la onda P tendrá una configuración diferente.

Intervalo PR:
- Valores normales entre 0,12 y 0,20 segundos.

- Debe ser isoeléctrico.
- Cuando la conducción a través de las aurículas, el nódulo AV y el haz de Hiss se enlentece, el intervalo PR se alarga.

Complejo QRS:
- El voltaje del QRS es muy variable.
- Si se produce un retraso o una interrupción de la conducción de las ramas del haz de Hiss, el QRS se ensanchará de la manera característica del bloqueo de rama izquierda o derecha.

Segmento ST:
- Suele ser isoeléctrico.

Onda T:
- Es positiva excepto en aVR y, a veces, en V1.

MONITORIZACIÓN NEUROLÓGICA

Objetivos e indicaciones:
- Detectar alteraciones en el sistema nervioso.
- Valorar el grado de conciencia, reacción, tamaño e igualdad de dilatación de las pupilas, así como el movimiento y la coordinación de las extremidades.

Valoración y precauciones:
- Se ha de valorar la edad del paciente, ya que la respuesta motora puede estar disminuida por tener una avanzada edad.
- Observar patologías que puedan influir en su respuesta, como lesiones motoras, parálisis de alguna parte del cuerpo, así como patologías oculares: cataratas, glaucoma, etcétera.
- Observar medicación que pueda disminuir su respuesta, como sedantes, relajantes, hipnóticos y neurolépticos, entre otros.

Recursos materiales:
- Escala de coma de Glasgow.
- Linterna.

Procedimiento de ejecución:
- Lavarse las manos.
- Informar al paciente de la técnica para intentar su colaboración.
- Posicionar al paciente en decúbito supino.
- Bajar la luz ambiental de forma que se pueda ver bien la reacción pupilar.
- Proceder a hacer preguntas al paciente sobre situación temporoespacial, y darle órdenes para observar la respuesta verbal y el grado de orientación.
- Pedirle que mueva los miembros, que apriete la mano del examinador, etc., para observar la respuesta motora. En caso de ausencia de respuesta, estimularle en nivel creciente. Se puede hacer daño al paciente comatoso para ver reacción mediante la presión o pellizcos, de forma que no se dejen heridas ni hematomas, rotando el lugar de la estimulación. Observar si aparecen temblores o convulsiones.
- Asignar puntuación según la escala de Glasgow (**Fig. 4-10**):
  - Observar la apertura de los ojos:
    - Espontánea: 4.
    - A órdenes verbales: 3.
    - Al dolor: 2.

▪ No hay respuesta: 1.
– Observar la respuesta verbal:
  ▪ Orientado: 5.
  ▪ Confuso: 4.
  ▪ Inadecuada: 3.
  ▪ Incomprensible: 2.
  ▪ No hay respuesta: 1.
– Observar la respuesta motora:
  ▪ Obedece órdenes: 6.
  ▪ Localiza el dolor: 5.
  ▪ Flexiona los miembros al dolor: 4.
  ▪ Flexión anormal al dolor: 3.
  ▪ Extiende miembros al dolor: 2.
  ▪ No responde al dolor: 1.

Se ha de observar el tamaño y la reacción pupilares a la estimulación con luz (iluminando con la linterna, desplazándola de un lado a otro) en ambos ojos, así como si la respuesta es bilateral a la estimulación de cualquier ojo y si el tamaño es igual en los dos. Comparar resultados con la gráfica teniendo en cuenta que cada punto de 1 a 8 corresponde a 1 mm.

Evaluación:
• Registrar en la gráfica (parte posterior) los valores obtenidos de la escala de coma de Glasgow y de la reacción pupilar y la hora de la valoración.
• Anotar en la parte delantera una cruz indicando que se ha hecho la valoración neurológica a la hora indicada en órdenes médicas, o a criterio de la enfermera.

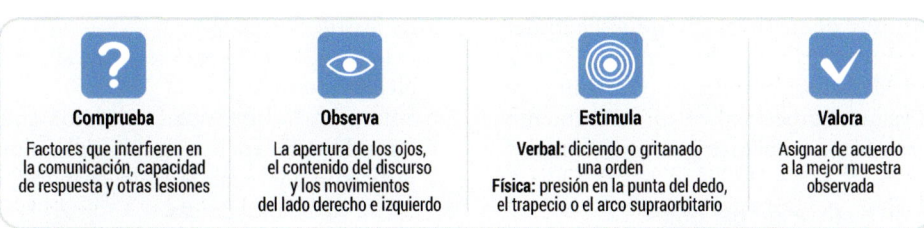

Comprueba	Observa	Estimula	Valora
Factores que interfieren en la comunicación, capacidad de respuesta y otras lesiones	La apertura de los ojos, el contenido del discurso y los movimientos del lado derecho e izquierdo	**Verbal:** diciendo o gritando una orden **Física:** presión en la punta del dedo, el trapecio o el arco supraorbitario	Asignar de acuerdo a la mejor muestra observada

Apertura de ojos

Criterio	Observado	Clasificación	Puntuación
Abre antes del estímulo	✓	Espontánea	4
Tras decir o gritar la orden	✓	Al sonido	3
Tras estímulo en la punta del dedo	✓	A la presión	2
No abre los ojos, no hay factor que interfiera	✓	Ninguna	1
Cerrados por un factor a nivel local	✓	No valorable	NV

Respuesta verbal

Criterio	Observado	Clasificación	Puntuación
Da correctamente el nombre, lugar y fecha	✓	Oientado	5
No está orientado, pero se comunica coherentemente	✓	Confuso	4
Palabras sueltas inteligibles	✓	Palabras	3
Solo gemidos, quejidos	✓	Sonidos	2
No se oye respuesta, no hay factor que interfiera	✓	Ninguna	1
Existe factor que interfiere en la comunicación	✓	No valorable	NV

Mejor respuesta motora

Criterio	Observado	Clasificación	Puntuación
Obedece la orden con ambos lados	✓	Obedece comandos	6
Lleva la mano por encima de la clavícula al estimular el cuello	✓	Localiza	5
Dobla brazo sobre codo rápidamente, pero las características no son anormales	✓	Flexión normal	4
Dobla brazo sobre codo, características predominantemente anormales	✓	Flexión anormal	3
Extiende el brazo	✓	Extensión	2
No hay movimiento en brazos ni piernas. No hay factor que interfiera	✓	Ninguna	1
No se oye respuesta, no hay factor que interfiera	✓	No valorable	NV

Lugares para estimulación física

Presión en la punta del dedo   Pellizco en trapecio   Arco supraorbital

Características de las respuestas flexoras

Modificado con el permiso de Van Der Naalt 2004 Ned Tijdshcr Geneeskd

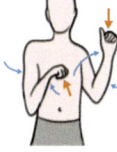

Flexión anormal
• Estereotipo lento
• Brazo sobre el pecho
• Antebrazo rotado
• Pulgar apretado
• Pierna extendida

Flexión normal
• Rápida
• Variable
• Brazo lejos del cuerpo

Figura 4-10. Escala de coma de Glasgow.

- Escribir en el relevo de enfermería observaciones sobre la valoración neurológica realizada.
- Dejar al paciente en la posición adecuada.
- Guardar la linterna en su sitio.
- Lavarse las manos.

MONITORIZACIÓN DE LA ANALGESIA Y SEDACIÓN

Por la propia naturaleza subjetiva y compleja del síntoma, la medición del dolor resulta dificultosa. Se requiere evaluar aspectos sensoriales, afectivos y evolutivos del paciente y se necesitan métodos subjetivos que posean buenas características psicométricas.

Se debe obtener información subjetiva del paciente, observar su conducta y utilizar instrumentos que permitan registrar la respuesta autónoma.

Dos son las premisas que deberá cumplir cualquier método cuyo objetivo sea medir el dolor: fiabilidad (error de medida que puede cometerse al utilizar un instrumento determinado) y de validez (capacidad de un instrumento de evaluación para conseguir el objetivo que se pretende).

Métodos verbales de evaluación del dolor

Entre los métodos verbales de la entrevista clínica se debe incluir una historia clínica dirigida tanto a su enfermedad dolorosa como a otros antecedentes patológicos, pues sigue siendo el parámetro básico de evaluación y fundamento del resto de exploraciones.

a. Las escalas cuantitativas o de intensidad: proporcionan una valoración global del dolor, son fáciles de aplicar y su fiabilidad es aceptable, pero no tienen en cuenta la naturaleza multidisciplinaria del dolor. Se dispone de verbales, numéricas analógico-visuales:
   1. Verbales: el sujeto selecciona el adjetivo o adverbio que más se ajusta a las características de su dolor. Su desventaja radica en las diferencias de interpretación que pudieran existir entre grupos de población. Destacan las realizadas por Keele, Morrison y Dundee, Anderson y Melzack.
   2. Escalas numéricas: el sujeto escoge un número que corresponde a su estimación del dolor (rangos habituales entre 0 y 10, y entre 0 y 100). Destaca la escala de Downie.
   3. Escalas visuales analógicas (EVA): el sujeto debe marcar un punto que corresponde a la intensidad de su dolor en un segmento de 10 cm cuyos extremos están calificados con la mínima y máxima intensidad del dolor. Destacan la escala de Scott Huskinson y la escala de grises de Luesher.

Las puntuaciones de estas escalas pueden utilizarse directamente para las comparaciones estadísticas; así mismo, los resultados pueden referirse a cambios absolutos o relativos respecto al valor del dolor inicial.

La escala visual analógica es una regleta en la cual está representada una línea de 10 cm en el anverso y una graduación de 0 a 100 mm en el reverso. Se presenta el anverso al paciente que, con la ayuda de un cursor, indica la intensidad del dolor que siente. El reverso permite al observador cuantificar el dato. Destacan los siguientes aspectos:

- Es una escala validada, fácil y rápida. No requiere un entrenamiento especial del observador.
- Es sensible a los tratamientos farmacológicos y no farmacológicos.
- Se correlaciona muy bien con las escalas verbales y numéricas de dolor.
- Se han visto resultados similares al realizar la escala los pacientes y el personal.
- Se puede repetir todas las veces que sea preciso y comparar los datos.
  Sin embargo, presenta diversas limitaciones:
- Algunos pacientes, sobre todo ancianos, no comprenden las instrucciones.
- Presenta dificultad para ser utilizada en pacientes con problemas motores.
- Solo mide la intensidad del dolor, considerando que se trata de una experiencia unidimensional, que se puede medir con una escala sencilla, cuando el dolor, en realidad, tiene cualidades únicas.
- Las mediciones individuales presentan imprecisiones de ± 20 mm.

Se complementa con la escala numérica de dolor de Downie (que consiste en una escala de 11 puntos en la cual se solicita al paciente que elija una cifra de 0 a 10, donde 0 representaría la ausencia de dolor y 10 el peor dolor imaginable), que está validada y es fácil de realizar.

b. Test estandarizados de la medición del dolor: escalas desarrolladas específicamente para la evaluación de los distintos elementos relacionados con el dolor. Evalúan tres componentes: sensorial, afectivo y evaluativo, y proporcionan un índice para cada una de las dimensiones. Dan una puntuación global, así como un índice de intensidad. Entre estos test destacan el McGill Pain Questionary, el de Lattinen y el de Nottingham.

Evaluación del dolor en el paciente intubado con sedación no profunda

No se debe presuponer que un paciente intubado y, por tanto, con la pérdida de su comunicación verbal no pueda comunicarse. Igual que con un paciente no intubado, hay que preguntar con claridad acerca de su dolor y darle el tiempo suficiente para responder. El paciente puede comunicarse con movimientos y usar, por tanto, las escalas EVA.

El uso de diagramas del cuerpo facilita al paciente la descripción de sus puntos dolorosos y de su irradiación. En ocasiones, solo es posible obtener respuestas con movimientos de la cabeza o de los ojos. Sin embargo, estas respuestas a preguntas claras y concisas pueden orientar sobre la intensidad de dolor que padece el paciente.

Los indicadores fisiológicos son la presencia de dolor puede ir asociada a hipertensión arterial, taquicardia, sudoración, midriasis o lagrimeo, y son la taquicardia y la hipertensión arterial los más precisos en los pacientes críticos con incapacidad para comunicarse.

Aunque estos signos no son específicos, y menos en un paciente crítico, su control con analgésicos puede ser clave como indicador de presencia del dolor. También hay que tener en cuenta que, en ocasiones, paradójicamente, un paciente con dolor puede evocar una respuesta vagal.

Monitorización de la sedación

Un inadecuado control de la sedación puede asociarse con agitación, desadaptación de la ventilación mecánica y un riesgo potencial de autorretirada del tubo endotraqueal, de sondas, catéteres, etcétera.

En el extremo contrario está la sobresedación, que se acompaña de retrasos en el despertar y prolongación del tiempo de estancia en una unidad de cuidados intensivos.

Tabla 4-3. Escala de Ramsay

Puntos	Escala de Ramsay
1	Ansioso, agitado, incontrolable
2	Ojos abiertos, colaborador, orientado, tranquilo
3	Ojos cerrados, responde a órdenes y a estímulos mínimos
4	Dormido, responde rápidamente a estímulos lumínicos o auditivos
5	Dormido, responde perezosamente a estímulos lumínicos o auditivos y a estímulos intensos
6	No responde a ningún estímulo

Escalas de sedación

Hay multitud de escalas y todas ellas incluyen la valoración del grado de conciencia ante estímulos externos.

Las escalas de Ramsay y de Richmond Agitation-Sedation Scale (RASS) son las más difundidas y utilizadas en los estudios de sedoanalgesia en pacientes críticos (**Tablas 4-3** y **4-4**).

Tabla 4-4. Escala RASS de sedación-agitación (de Richmond)

[+4] Combativo. Ansioso, violento
[+3] Muy agitado. Intenta retirarse los catéteres, el tubo orotraqueal, etc.
[+2] Agitado. Movimientos frecuentes, lucha con el respirador
[+1] Ansioso. Inquieto, pero sin conducta violenta ni movimientos excesivos
[0] Alerta y tranquilo
[–1] Adormilado. Despierta a la voz, mantiene los ojos abiertos más de 10 s
[-2] Sedación ligera. Despierta a la voz, no mantiene los ojos abiertos más de 10 s
[-3] Sedación moderada. Se mueve y abre los ojos a la llamada, no dirige la mirada
[-4] Sedación profunda. No responde a la voz, abre los ojos a la estimulación física
[-5] Sedación muy profunda. Sin respuesta a la estimulación física

PUNTOS CLAVE

- La monitorización hemodinámica, respiratoria y neurológica del paciente crítico permite determinar el estado de perfusión y oxigenación de los tejidos, así como su estado neurológico.

- La vigilancia estrecha de los pacientes críticos por parte del personal de enfermería resulta de vital importancia para disminuir su morbimortalidad y aumentar la calidad del cuidado.

BIBLIOGRAFÍA

Adoni A, McNett M. The pupillary response in traumatic brain injury: A guide for trauma nurses. J Trauma Nursing. 2007;14(4):191-6.

Arcos Von Haartman C, Frías Moreno MT. Arritmias y monitorización cardíaca. En: Morales Gil IM, García Piñero JM. Cuidados intensivos pediátricos. Serie Cuidados Avanzados. Madrid: Difusión Avances de Enfermería (DAE), 2010; p. 227-41.

Barrado Muñoz L, Barroso Matilla S, Patón Morales G, Sánchez Carro J. Capnografía, la evolución en la monitorización del paciente crítico. Zona TES. 2013;2(1):16-23.

Cosano Santiago JM, Montero Pérez FJ. Monitorización cardíaca y hemodinámica del paciente de urgencias. En: Carrasco Jiménez MS, Ayuso Baptista Fundamentos básicos en anestesia y reanimación en medicina de urgencias, emergencias y catástrofes. Vol. 1. Madrid: Arán, 2005; p. 311-27.

Morales Carbonell MA. Uso de la capnografía en Urgencias. Monitorización en el paciente crítico [Internet]. 2015 [consulta el 28 de mayo de 2023]. Disponible en: http://dspace.unia.es/bitstream/handle/10334/3425/0610_Morales.pdf?sequence=3

Ochagavía A, Baigorri F, Mesquida J, Ayuela JM, Ferrándiz A, García X, et al. Monitorización hemodinámica en el paciente crítico. Recomendaciones del grupo de trabajo de cuidados intensivos cardiológicos y RCP de la Sociedad Española de medicina intensiva, crítica y unidades coronarias. Medicina Intensiva. 2014;38(3):154-69.

Peña, P. A. H. Sedación segura por médicos no anestesiólogos. Anestesiología: Apuntes para el médico general. Editorial Pontificia Universidad Javeriana; 2020.

Peña MA. Manual de crisis en urgencias y emergencias. Elsevier Health Sciences, 2022.

Rodríguez Prada C, Peñaloza Rey NF, Parra Córdoba JF, Moreno Carrillo A. Sedación para procedimientos en el servicio de urgencias. Universitas Medica. 2021;62(1):33-45.

Samur Protección Civil. Mejorar la habilidad y precisión en la técnica de realización del ECG [Internet]. 2011 [consulta el 28 de mayo de 2023]. Disponible en: https://www.madrid.es/UnidadesDescentralizadas/Emergencias/Samur-PCivil/Samur/Apartados-secciones/5-%20Proteccion%20Civil/Ficheros/ECG%2012%20derivaciones.pdf

Sánchez García JA. Electrocardiografía. En: Sánchez García JA. Actualización electrocardiográfica para enfermería. Madrid: Difusión Avances de Enfermería (DAE), 2009; p. 36-45.

Veneros Hernández S. Valoración hemodinámica al paciente pediátrico. Monitorización y electrocardiografía en el paciente cardiaco. En: Usanos Álvarez H, Sánchez Rodríguez D. Cuidados al paciente pediátrico con patología crítica grave. Serie Manuales de Formación Continuada. Madrid: Difusión Avances de Enfermería (DAE), 2021; p. 153-67.

Manejo de la vía aérea, oxigenación y ventilación en urgencias y emergencias

5

I. Pérez Regueiro y D. Martínez Millán

OBJETIVOS

- Recordar los diferentes sistemas de oxigenoterapia hospitalaria y la técnica de aplicación de cada dispositivo en situaciones agudas.
- Conocer el procedimiento de monitorización y vigilancia de los pacientes con oxigenoterapia.
- Comprender los cuidados de enfermería en la aplicación de oxigenoterapia según el sistema utilizado.
- Saber las indicaciones y ventajas de los dispositivos supraglóticos, así como algunos de los tipos más utilizados.
- Recordar las indicaciones, material y técnica de la intubación endotraqueal.
- Reconocer las recomendaciones respecto al manejo de la vía aérea difícil.
- Conocer las indicaciones, ventajas y complicaciones de los dispositivos para el manejo de la vía aérea difícil. Conocer las características de algunos de los dispositivos de vía aérea difícil más utilizados.
- Entender los efectos de la ventilación mecánica sobre el organismo.
- Saber las principales indicaciones y efectos de la ventilación invasiva y no invasiva.
- Conocer los principales modos ventilatorios de la ventilación mecánica no invasiva y de la invasiva.
- Aplicar correctamente las ventilaciones mecánicas no invasiva e invasiva.
- Programar correctamente un ventilador.

OXIGENOTERAPIA

Concepto

La oxigenoterapia es el aporte artificial de oxígeno en concentraciones superiores a las existentes en el aire atmosférico (21 %), lo que produce un aumento de la fracción inspirada de oxígeno (FiO_2), con el objetivo de mejorar la oxigenación tisular.

La oxigenación de la sangre se puede evaluar a través de los valores de presión parcial de oxígeno (PaO_2) y de la saturación de sangre arterial ($SatO_2$). El tratamiento con oxígeno medicinal está indicado en estado de hipoxemia, cuando la PaO_2 es inferior a 55-60 mm Hg (equivalente a una $SatO_2$ del 85-90 %), o cuando, aun con valores superiores a 60 mm Hg, existe un deterioro tisular. En la **tabla 5-1** se detalla la relación entre los diferentes valores de $SatO_2$ y PaO_2.

Ante un déficit de oxígeno tisular, los mecanismos de compensación natural del organismo producen una serie de efectos: aumento del trabajo respiratorio, taquicardia, vasodilatación hipóxica, además de alteraciones neurológicas, renales y miocárdicas, que se revierten al corregir los niveles de PaO_2. Por otro lado, un aumento excesivo de la PaO_2 tiene un efecto perjudicial sobre la ventilación alveolar debido a la depresión de los centros que la controlan. Los pacientes con enfermedades respiratorias pueden requerir la protección tanto de la hipoxemia como de la hiperoxemia, por lo que, durante el tratamiento con oxigenoterapia, se deberán vigilar los parámetros ventilatorios y evitar un aumento excesivo de PaO_2, especialmente en patologías crónicas.

Valores de PaO_2 inferiores a 80 mm Hg se consideran hipoxemia, mientras que una oxigenación normal corresponde a una PaO_2 por encima de 80 a 90 mm Hg ($SatO_2$ 90-94 %).
Hipercapnia: aumento de los valores de presión de CO_2 arterial por encima de 45 mm Hg.

En la práctica clínica se recomiendan cifras de $SatO_2$ entre 94 y 98 % en los pacientes críticos sin fallo respiratorio hipercápnico. En pacientes con insuficiencia respiratoria hipercápnica o riesgo de hipercapnia se administrará progresivamente una FiO_2 mínima necesaria para mantener niveles de $SatO_2$ entre 88 y 92 %, además de controlar los niveles de CO_2.

Tabla 5-1. Relación aproximada entre la saturación de oxígeno de la hemoglobina arterial y la presión parcial de oxígeno en mm Hg a pH normal

pO_2, mm Hg	50,4	55,4	60,4	65,4	70,4	75,4	80,4	85,4	90,4	95,4	100,4	105,4	110,4
$SatO_2$, %	85,1	88,3	90,7	92,4	93,8	94,9	95,7	96,6	97,0	97,5	97,9	98,2	98,4

pO_2: presión parcial de oxígeno; $SatO_2$: saturación de oxígeno.
Adaptada de Luna Paredes MC, Asensio de la Cruz O, Cortell Aznar I et al. Fundamentos de la oxigenoterapia en situaciones agudas y crónicas: indicaciones, métodos, controles y seguimiento. An Pediatr. Barcelona. 2009;71(2):161-74.

Indicaciones

Las indicaciones de la oxigenoterapia pueden ser para situaciones agudas o crónicas. Dentro de las **situaciones agudas** se destacan:

- *Hipoxemia arterial*, por diferentes mecanismos fisiopatológicos: asma, exacerbación de enfermedad pulmonar obstructiva crónica (EPOC), neumonía, atelectasias, enfermedades neuromusculares, depresión respiratoria por fármacos, tromboembolia pulmonar, fístulas arteriovenosas, etcétera.
- *Hipoxia tisular sin hipoxemia*, en la que existe deterioro de aporte a los tejidos, aun existiendo pO_2 superior a 60 mm Hg: *shock* hipovolémico, insuficiencia cardíaca, intoxicación por monóxido de carbono, anemia grave, etcétera.

Por otra parte, dentro de las **indicaciones de oxigenoterapia crónica** se incluyen:

- Enfermedades pulmonares: EPOC, fibrosis quística, fibrosis idiopática, bronquiectasias, etcétera.
- Enfermedades pulmonares restrictivas: neuromusculares, enfermedades de la pared torácica.
- Obstrucción de la vía aérea superior.
- Enfermedades cardíacas con hipertensión pulmonar.
- Cuidados paliativos.

Equipo o material de oxigenoterapia

Fuente de oxígeno

- *Central de oxígeno*. Constituido por tanques fuera del centro sanitario que suministran el oxígeno al edificio mediante tuberías.
- *Balas o botellas de oxígeno* (**Fig. 5-1**). Disponibles en centros sanitarios y ambulancias. Contienen oxígeno medicinal comprimido a una presión de 200 bares y capacidad variable según el tamaño del cilindro. Las botellas tienen conectados un manómetro y un manorreductor. El manómetro mide la presión del gas dentro del cilindro, mientras el manorreductor regula la presión con la que sale el oxígeno. Este sistema no es necesario en circuitos centrales, pues el gas llega a la toma con la presión reducida.

Caudalímetro o medidor de flujo

Permite regular la cantidad de oxígeno administrado (flujo), medido en litros por minuto (L/min). Este dispositivo puede ser de columna graduada con una bolita o aguja en su interior que se mueve al salir el gas (**Fig. 5-2**), o bien de tipo reloj, con menos posibilidades de selección de flujo que el anterior (**Fig. 5-3**).

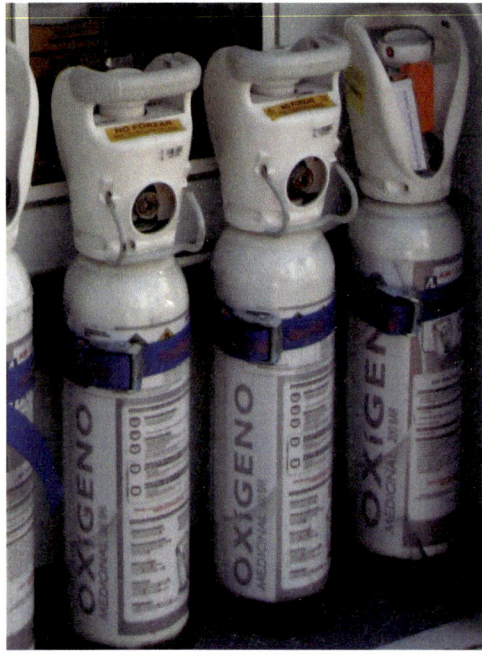

Figura 5-1. Bala o botella de oxígeno.

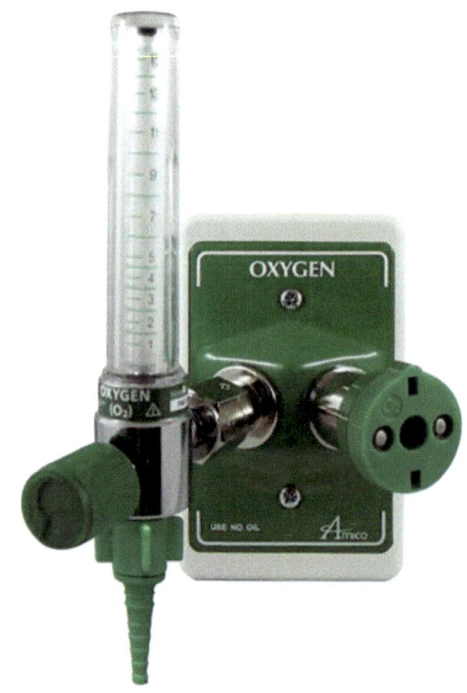

Figura 5-2. Caudalímetro de columna.

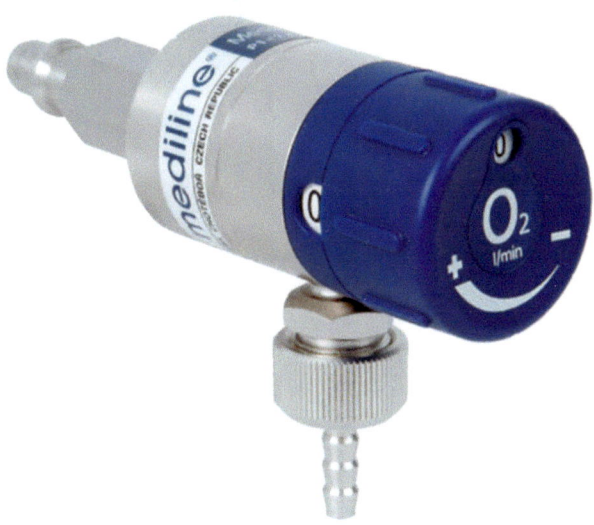

Figura 5-3. Caudalímetro de esfera tipo reloj.

Humidificador

Elemento indicado para humidificar el gas comprimido y evitar que se resequen las vías aéreas. Se recomienda con flujos superiores a 4 L/min y durante un tiempo prolongado. Puede ser de dos tipos:

• *Humidificador de burbujas*. El gas pasa a través del agua, generando burbujas y, así produce la humidificación. El recipiente utilizado debe contener agua destilada estéril. Se recomiendan los recipientes desechables de un solo uso en el ámbito hospitalario, dado el riesgo de colonización de bacterias (**Fig. 5-4**), si bien se puede utilizar un vaso humidificador reutilizable (**Fig. 5-5**) aplicando las medidas adecuadas de limpieza, desinfección de alto nivel y esterilización. No es recomendable su uso en transporte sanitario primario debido a los tiempos de asistencia y a la necesidad de desinfección adecuada entre pacientes.

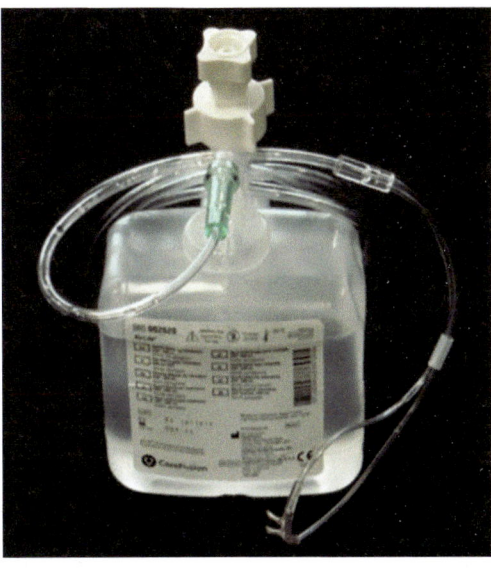

Figura 5-4. Humidificador burbujas estéril de un solo uso.

• *Humidificador térmico de cascada*. Sistema utilizado con frecuencia en unidades de críticos de adultos y pediatría. Permite administrar oxígeno a temperatura corporal (37 °C) y humedad relativa del 100 % (**Fig. 5-6**).
• *Narices artificiales*. Se conoce también como intercambiador de calor y humedad o filtro higroscópico. Tiene función de filtro antibacteriano además de humidificador. Es utilizado en ventilación mecánica invasiva (VMI) y no invasiva (VMNI), ventilación manual con balón resucitador o bolsa-mascarilla. Existen tamaños diferentes relacionados con el volumen tidal para control del espacio muerto y para uso en adultos o en pacientes pediátricos desde neonatos (**Fig. 5-7**), además de modelos específicos para cánula de traqueostomía (**Fig. 5-8**).

Dispositivos de oxigenoterapia o interfaces

El dispositivo más adecuado para suministrar el oxígeno al paciente será elegido en función de la edad, necesidades clí-

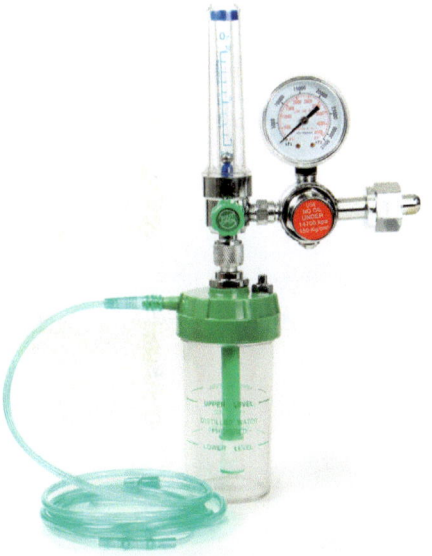

Figura 5-5. Humidificador reutilizable con manómetro y flujómetro.

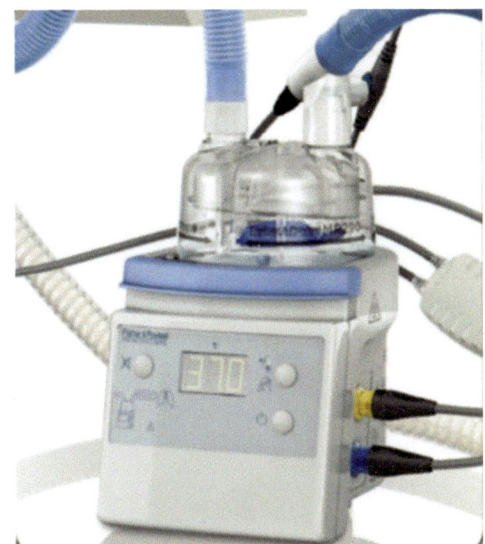

Figura 5-6. Humidificador térmico (cascada).

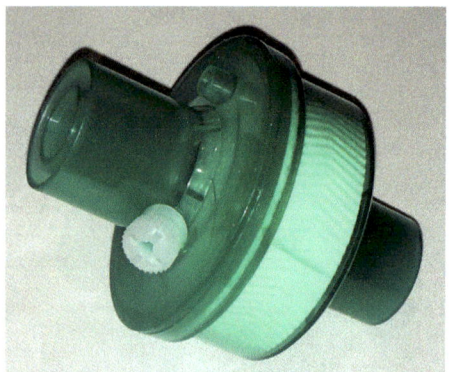

Figura 5-7. Nariz artificial o filtro higroscópico adulto.

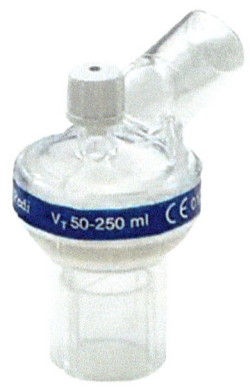

Figura 5-8. Nariz artificial o filtro higroscópico para traqueostomía.

nicas y tolerancia. Se clasifican en dos grandes grupos: sistemas de bajo flujo y sistemas de alto flujo. Cada dispositivo suministra una FiO_2 teórica en función del flujo administrado, pues la concentración real administrada dependerá de factores del paciente y de la propia interfaz. En la **tabla 5-2** se detallan los valores teóricos de FiO_2 según el flujo y el dispositivo.

• *Sistemas de bajo flujo*. Administran oxígeno puro, que se mezcla con el aire inspirado. Se obtiene una concentración de oxígeno baja o alta dependiendo del flujo suministrado por el dispositivo, la frecuencia respiratoria y el volumen corriente. Está indicado en pacientes con frecuencia respiratoria inferior a 25 rpm y patrón respiratorio estable. Los dispositivos de bajo flujo son:
  – Cánulas o gafas nasales (**Fig. 5-9**). Indicadas para el suministro de oxígeno a bajas concentraciones con flujo máximo de 4 L/min, aunque no es posible determinar la FiO_2 exacta por lo explicado anteriormente. Es de uso frecuente en patologías crónicas, insuficiencia respiratoria leve, sedación, etcétera.
  – Mascarilla simple (**Fig. 5-10**). Permite el suministro de concentraciones hasta el 60 %, con flujo máximo de 8 L/min, si bien no se recomiendan flujos inferiores a 5 L/min por riesgo de reinhalación. Flujos por encima de 8 L/min no aumentan la concentración. No permite determinar la FiO_2 exacta y puede ser mal tolerada. Tiene unos orificios laterales que permiten la salida de aire espirado. Está indicada en transporte de pacientes con insuficiencia respiratoria leve a moderada.

  – Mascarilla reservorio de no reinhalación (**Fig. 5-11**). Indicado para la administración de oxígeno a altas concentraciones, superiores al 80 % con flujos superiores a 10 L/min. El sistema tiene una bolsa reservorio que debe estar inflada, por lo que no se recomiendan flujos más bajos. Las tres válvulas que tiene impiden la reinhalación, además de la mezcla con aire ambiente, que disminuiría la FiO_2. Indicada en casos de insuficiencia respiratoria grave e intoxicaciones por monóxido de carbono, pero contraindicada para pacientes con riesgo de hipercapnia.

! La oxigenoterapia conlleva una evaluación de los parámetros clínicos y gasométricos, que determinarán la aplicación de sistemas de oxígeno de alto o bajo flujo, así como su mantenimiento y retirada. El seguimiento será más estrecho en casos de hipercapnia.

• *Sistemas de alto flujo*. Permiten la administración de oxígeno a concentraciones constantes, independientemente del patrón ventilatorio del paciente.
  – Mascarilla o sistema Venturi (**Fig. 5-12**). El oxígeno administrado se mezcla con el aire ambiente según la apertura de la válvula. Cada dispositivo tiene regulación de flujo para las concentraciones seleccionadas según el fabricante, con un máximo del 50 %. Está indicada para lograr un incremento de PaO_2, conservando la respuesta ventilatoria a la hipoxemia, y está recomendada para pacientes con riesgo de hipercapnia. Existe un modelo de mascarilla específica para pacien-

Tabla 5-2. Fracción inspirada de oxígeno generada por los dispositivos de oxigenoterapia

Dispositivo de oxigenoterapia	Flujo (L/min)	(%)	FiO_2
Gafas nasales (flujos inferiores a 6 L/min)	1	24	0,24
	2	28	0,28
	3	32	0,32
	4	36	0,36
	5	40	0,40
Mascarilla simple (flujos superiores a 5 L/min)	6-8	40-60	0,4-0,6
Mascarilla Venturi (ajustar flujo según indicaciones del fabricante)	3-15	24-50	0,24-0,5
Mascarilla reservorio (no reinhalación)	10-15	80-100	0,8-1

FiO_2: fracción inspirada de oxígeno expresada en porcentaje y tanto por uno; L/min: litros por minuto.

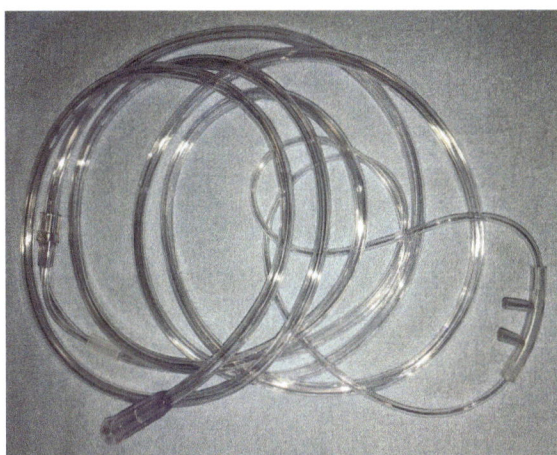

Figura 5-9. Gafas nasales.

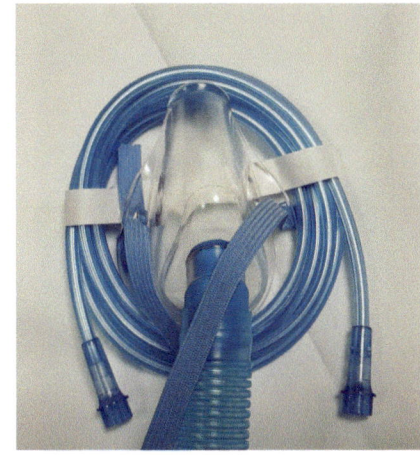

Figura 5-10. Mascarilla simple.

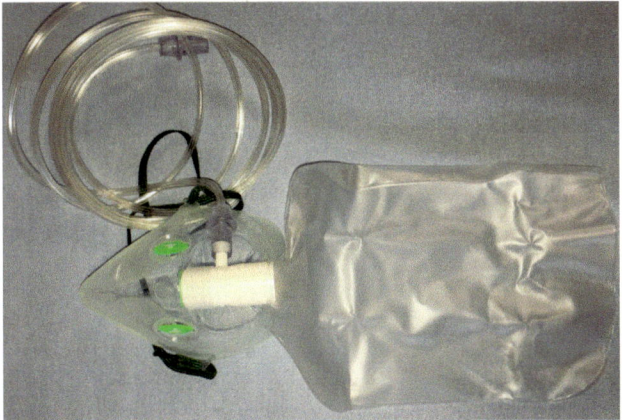

Figura 5-11. Mascarilla reservorio de no reinhalación.

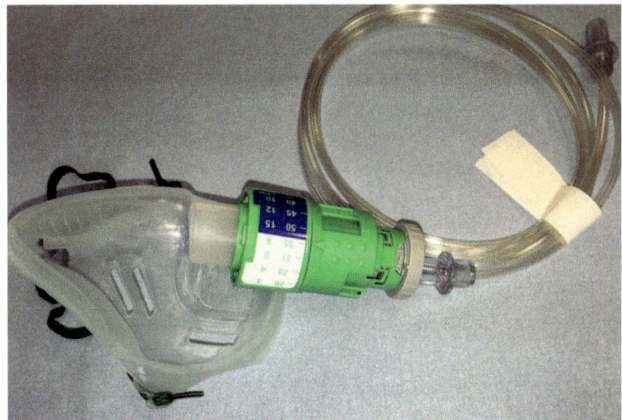

Figura 5-12. Mascarilla Venturi.

tes traqueostomizados (**Fig. 5-13**) a la que se puede acoplar un sistema Venturi (**Fig. 5-14**) o una tubuladura de alto flujo.

— Gafas de alto flujo (**Fig. 5-15**) Indicadas para estados de insuficiencia respiratoria aguda moderada y grave. Es un dispositivo bien tolerado, que consta de unas gafas de oxígeno conectadas a una tubuladura y de un humidificador térmico. Permite la administración de flujo de gas entre 20 y 60 L/min con una humedad del 100 % y una temperatura de 37 °C. Puede utilizarse oxígeno, aire o heliox (mezcla de helio y oxígeno en diferentes proporciones [He/O_2]: 80/20, 70/30 y 60/40). Una de las ventajas respecto a los dispositivos convencionales es que permite suministrar flujos superiores a 15 L/min, por lo que es una alternativa a la VMNI por el efecto presión positiva continua en la vía aérea (CPAP) que produce, características importantes en casos de insuficiencia respiratoria grave. Por otra parte, facilita el lavado de CO_2 e incrementa la ventilación alveolar al rellenar con gas el espacio muerto anatómico, lo cual puede ser beneficioso en pacientes con exacerbación de EPOC. Este sistema se emplea también para el destete de la ventilación mecánica y durante procedimientos invasivos.

— Tubo T (**Fig. 5-16**). Dispositivo utilizado tanto para pacientes intubados como traqueostomizados al que se

puede conectar una válvula Venturi o una tubuladura de alto flujo con humidificador. Se debe colocar una extensión en chimenea para evitar la recirculación de gas.

— Cámara hiperbárica. Dispositivo mediante el que se suministra oxígeno al 100 % a una presión 2 o 3 veces superior a la atmosférica a nivel del mar. Algunas de sus indicaciones son: tratamiento de intoxicaciones por monóxido de carbono, aeroembolia, síndrome de descompresión, embolia gaseosa, lesión por aplastamiento y síndrome compartimental, quemaduras térmicas, osteomielitis refractaria, entre otras.

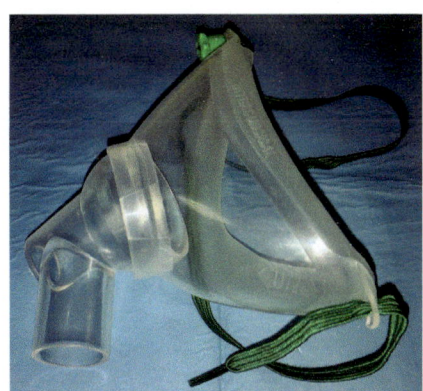

Figura 5-13. Mascarilla para traqueotomía.

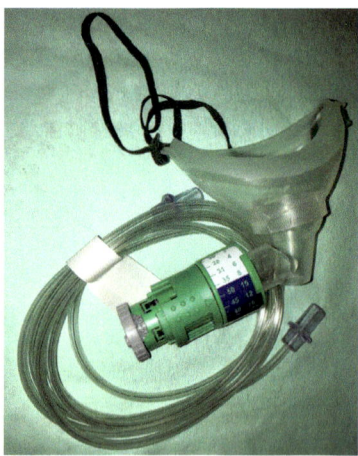

Figura 5-14. Sistema Venturi para traqueostomía.

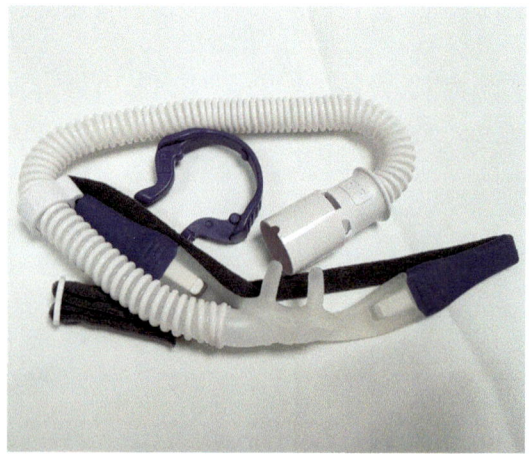

Figura 5-15. Sistema de gafas de alto flujo.

- *Sistemas de aerosolterapia.* Para administrar medicamentos en aerosol existen tres tipos de sistemas: ultrasónicos, tipo *jet* (también conocidos como neumáticos o de chorro) y de malla, que se conectan a la interfaz más adecuada según las características y estado del paciente: mascarilla oronasal, mascarilla traqueal, tubo T, pieza bucal o una horquilla nasal (mayores de 6 años).
  - Nebulizadores ultrasónicos. Producen el aerosol por las vibraciones de un cristal piezoeléctrico, con flujos entre 2 y 20 mL. Están indicados para nebulizar suero salino y broncodilatadores, pero no son adecuados para corticoides ni antibióticos debido a que el calor generado por las ondas de alta frecuencia afecta a su estabilidad.
  - Nebulizador *jet* con débito constante. Es el más utilizado en los centros sanitarios y servicios de emergencias. Está constituido por un depósito o cámara (Hudson) donde se introduce la medicación, que se conecta a un caudalímetro de gas medicinal (oxígeno, aire o heliox) a un flujo de 6 a 9 L/min para generar el aerosol. Se puede utilizar con interfaz mascarilla convencional (**Fig. 5-17**), de traqueostomía (**Fig. 5-18**) o un tubo T. El flujo de gas determina el tamaño de las partículas del líquido, de tal manera que a mayor flujo estas serán más pequeñas. Las partículas más pequeñas (<1 µm) se depositan en los alvéolos, mientras que las de mayor tamaño (1-5 µm) lo hacen en las vías aéreas superiores. El patrón

respiratorio del paciente también influye en la absorción del medicamento, de tal manera que el aumento de la frecuencia respiratoria provoca impactación de partículas en la tráquea y bronquios, mientras que las apneas causan el depósito en zonas periféricas del pulmón. El volumen adecuado para introducir dentro de la cámara, con volumen residual de 0,5-1,5 mL, será de 3-4 mL con el medicamento diluido en 2-4 mL de suero salino 0,9%. Mediante este sistema, a 8 L/min de oxígeno se administra una concentración en torno al 60%. Por ello, en pacientes con riesgo de hipercapnia se recomienda el uso de aire medicinal y oxígeno complementario por gafas, o bien acortar el tiempo de nebulización a menos de 5 minutos. Existen dispositivos para mantener oxigenoterapia pautada continua a la vez que se suministra el aerosol por cámara de Hudson, comúnmente utilizados con heliox en pediatría (**Fig. 5-19**). Estos nebulizadores *jet* también pueden utilizar un compresor mecánico como fuente de energía (terapia domiciliaria).
  - Nebulizadores *jet* con efecto Venturi. Constan de una cámara y una pieza bucal. En la inspiración el aire ambiente penetra en el sistema y se une al generado por un compresor. Algunos dispositivos cuentan con válvulas que impiden la pérdida de aerosol durante la espiración (Ventstream® de Respironics® y Pari LC plus® o Pari LCstar®).

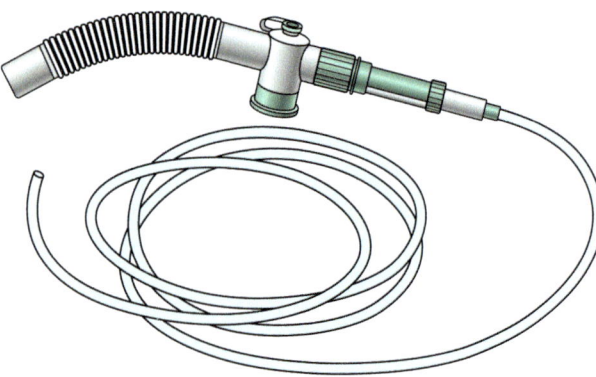

Figura 5-16. Tubo T con sistema Venturi.

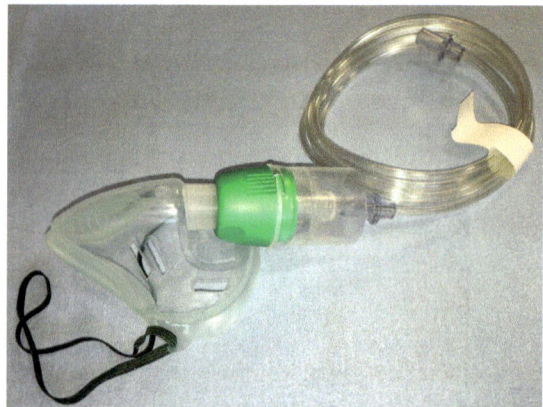

Figura 5-17. Nebulizador *jet* de débito constante. Cámara de Hudson.

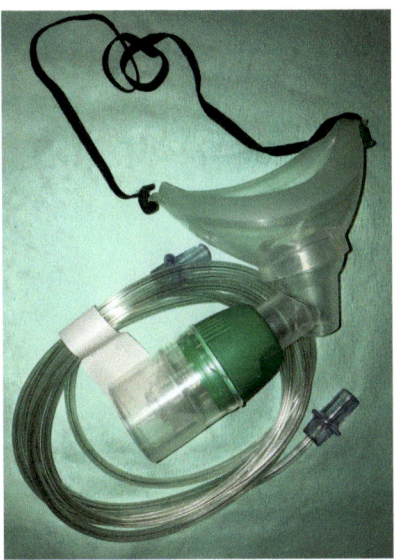

Figura 5-18. Nebulizador *jet* de débito constante. Cámara de Hudson para traqueotomía.

- Nebulizadores *jet* dosimétricos o de liberación adaptada. Suministran el aerosol durante la inspiración y según el flujo del paciente, por lo que se consideran los más efectivos (Opti-neb Pro® y Akita jet®).
- Nebulizadores de malla. Se usan en unidades de críticos y urgencias. El líquido pasa a través de una malla (estática o vibratoria) y genera partículas más pequeñas que las producidas con los nebulizadores *jet*, lo que permite mayor depósito pulmonar y menor pérdida del fármaco nebulizado. Estos dispositivos son los recomendados en el Consenso respecto al soporte respiratorio no invasivo en el paciente adulto con insuficiencia respiratoria aguda secundaria a infección por SARS-CoV-2. Hay modelos para nebulización y oxigenoterapia convencional añadida mediante interfaz de mascarilla y pipeta (**Figs. 5-20** y **5-21**). Otros dispositivos se adaptan a interfaces de ventilación mecánica no invasiva (**Figs. 5-22A** y **5-22B**) y sistemas de ventilación mecánica invasiva (**Figs. 5-23A** y **5-23B**).

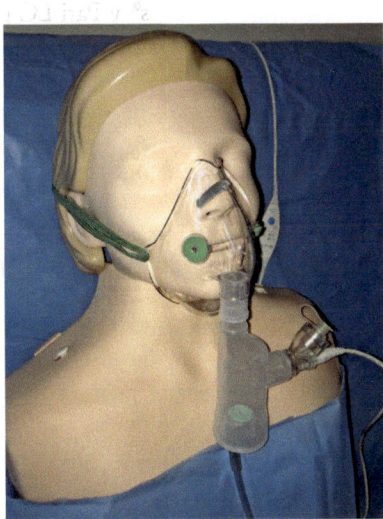

Figura 5-20. Nebulizador de malla vibratoria con mascarilla.

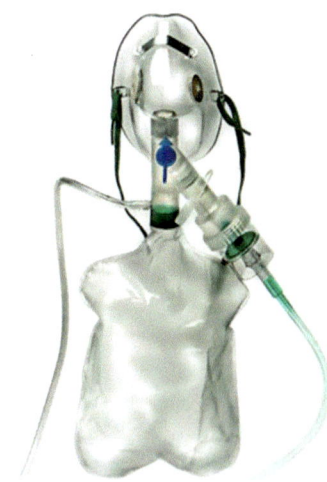

Figura 5-19. Nebulizador Hudson y mascarilla-reservorio.

Monitorización

Para evaluar la eficacia de la oxigenoterapia será necesaria la monitorización de la frecuencia respiratoria, el trabajo respiratorio, la frecuencia cardíaca, los parámetros gasométricos y el estado mental del paciente.

La gasometría arterial será el principal método de control, sobre todo en los pacientes crónicos o con sospecha de hipoventilación. La disminución de la PaO_2 generalmente se compensa incrementando la FiO_2. Sin embargo, en aquellas patologías que reducen el volumen alveolar pero sin afectar a la perfusión, el aumento de la concentración de oxígeno inspirado no repercute en los valores de la PaO_2. Por este motivo, para medir el intercambio gaseoso y la gravedad de la insuficiencia respiratoria se utiliza el índice de oxigenación PaO_2/FiO_2, cuyo valor normal es superior a 300.

La medición de pulsioximetría (SpO_2), continua o intermitente, será otro valor importante a tener en cuenta. Si bien no determina con exactitud los niveles de saturación en sangre arterial, se considera un elemento fiable en la valoración del estado de oxigenación. Actualmente, además del índice PaO_2/FiO_2, se utilizan también los valores de la relación $SatO_2/FiO_2$ (punto de corte 200) como indicador de gravedad, sobre todo en pediatría, por ser una prueba no invasiva de fácil determinación y de fiabilidad contrastada en diversos estudios.

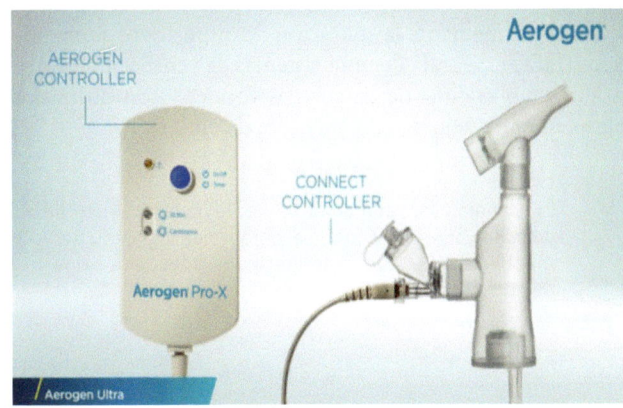

Figura 5-21. Nebulizador de malla vibratoria con pipeta.

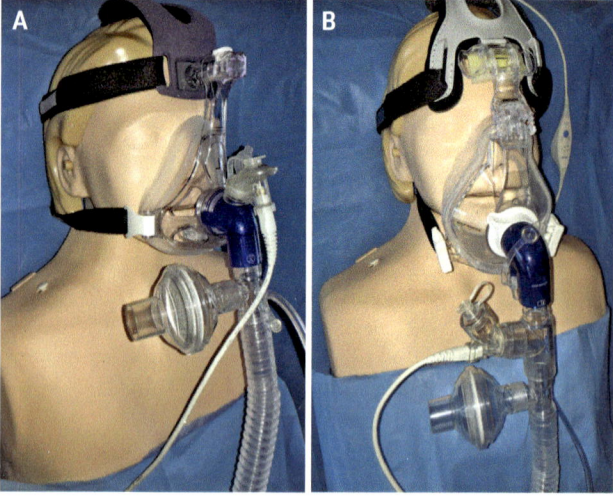

Figura 5-22. A) Nebulizador de malla para ventilación mecánica no invasiva (dispositivo de 3.5 mL máx.). **B)** Nebulizador de malla para ventilación mecánica no invasiva (dispositivo de 6 mL máx. con adaptador en T).

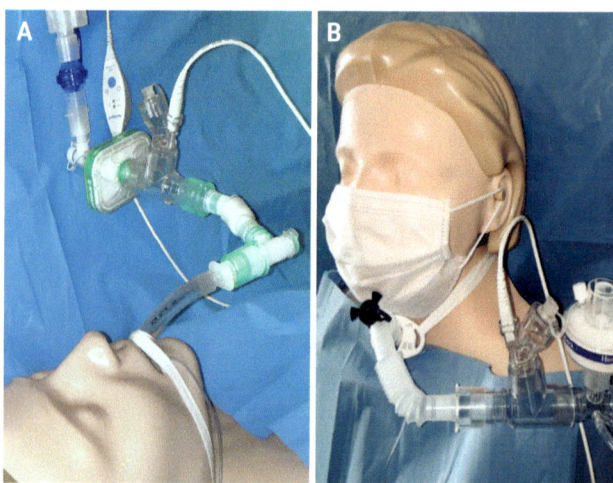

Figura 5-23. A) Nebulizador de malla para ventilación mecánica invasiva (dispositivo con adaptador en T en paciente intubado). **B)** Nebulizador de malla para ventilación mecánica invasiva (dispositivo con adaptador en T en paciente traqueostomizado).

La capnografía o monitorización continua no invasiva de la presión parcial de CO_2 exhalado en tiempo real será otro método de vigilancia muy útil en urgencias hospitalarias y extrahospitalarias. Existen capnógrafos portátiles muy ligeros y fiables para la determinación de CO_2 en aire exhalado (*end tidal* CO_2, $EtCO_2$), el registro de onda a lo largo del tiempo y la frecuencia respiratoria, tanto en pacientes intubados como en no intubados.

La comprobación ulterior del trabajo respiratorio del paciente y los parámetros monitorizados permitirán identificar la eficacia del sistema de oxigenoterapia aplicado y determinar la necesidad de modificar el dispositivo o el flujo administrado.

MANEJO AVANZADO DE LA VÍA AÉREA

Dispositivos supraglóticos

El manejo de la vía aérea consiste en aplicar una serie de maniobras con el objetivo de lograr su permeabilidad o aislamiento, y mantener así una adecuada oxigenación y ventilación. Las diversas técnicas dependerán de la situación clínica del paciente, del entorno y del material disponible.

La permeabilidad en el manejo avanzado de la vía aérea se consigue mediante la aplicación de dispositivos supraglóticos (DSG). Se trata de unos sistemas de ventilación que se colocan por encima de las cuerdas vocales y son utilizados tanto en el manejo de una vía normal como difícil.

 El manejo avanzado de la vía aérea incluye el uso de dispositivos y técnicas con el objetivo de lograr su permeabilidad o aislamiento, para una adecuada oxigenación y ventilación.

Indicaciones

• Alternativa a la mascarilla facial y al tubo endotraqueal.

• Alternativa en maniobras de soporte vital avanzado en ausencia de personal formado y experimentado en intubación (*Recomendaciones ILCOR 2015*).
• Situaciones de imposibilidad de intubación y dificultad de ventilación.
• Cirugía.

Ventajas

• Mejora la oxigenación. Más efectivo que la mascarilla facial.
• Mínimamente invasivo.
• Fácil y rápida colocación, incluso en pacientes traumatizados con inmovilización cervical.
• No requiere relajantes musculares.
• Mejora el despertar del paciente.
• No causa alteración hemodinámica significativa.
• Proporciona más seguridad que la máscara facial, es bien tolerado. Uso efectivo demostrado en maniobras de soporte cardiovascular avanzado por profesionales de enfermería entrenados. Permite ventilación con presión positiva.
• Rentabilidad favorable.

Complicaciones

• Aspiración del contenido gástrico.
• Lesiones en tejidos blandos (abrasiones, hemorragia, necrosis).
• Dolor de garganta.
• Lesiones de nervios craneales: lesiones del trigémino (ronquera, disfonía y disfagia); del hipogloso (anestesia de lengua, disgeusia y pérdida de sensibilidad de los labios); del recurrente laríngeo (desviación de la lengua al lado afectado, disartria y disfagia) y del glosofaríngeo (pérdida de gusto y sensibilidad de lengua, pérdida del reflejo faríngeo, disfagia y desviación de la úvula al lado contrario a la lesión).

Existen una serie de factores relacionados con el paciente que influyen en la aparición de las lesiones de nervios craneales como son: diabetes *mellitus*, patología del colágeno vascular y patología vascular periférica. La posición lateral o prono, y la duración prolongada o el uso de óxido nitroso también contribuyen a estas lesiones. Sin embargo, otros factores relacionados con la técnica y evitables para tener en cuenta son: selección de tamaño inadecuado, mala posición, manipulación del dispositivo, inserción traumática, deficiencias en la técnica de inserción y sobrehinchado del balón de neumotaponamiento o *cuff* (> 60 cm H$_2$O).

 La presión del sellado varía según el paciente. Cada dispositivo tiene un indicativo de mililitros máximos a introducir, siendo idónea la suficiente cantidad para evitar fugas y suficientemente baja para permitir una perfusión adecuada de la mucosa traqueal (nunca superior a 60 cm H$_2$O).

Clasificación de los dispositivos supraglóticos

El primer DSG fue la mascarilla laríngea, diseñada en 1981 por el anestesista británico Archie Brain e introducida en Inglaterra 7 años después. Se extendió rápidamente su uso en la década de 1990 y en el año 2003 se incluyó en el algoritmo de vía aérea difícil de la Sociedad Americana de Anestesiología (ASA). Durante las décadas posteriores hasta la actualidad, se fueron desarrollando diferentes DSG con otras características que mejoraban el diseño clásico original como: canal accesorio para inserción de tubo gástrico, forma anatómica, material desechable, posibilidad de inserción de tubos a su través, e incluso sellado sin necesidad de *cuff*.

Existen diversas clasificaciones de los DSG, entre las que está la establecida por Timmermann en 2011:

- **Primera generación**: mascarilla laríngea clásica y todas las mascarillas laríngeas estándares (CobraPLA™).
- **Segunda generación**: incorporan características de diseño específico para mejorar la seguridad y proteger contra la regurgitación y aspiración, con un tubo gástrico y un mejor sellado. Algunas son: mascarillas laríngeas Proseal®, Supreme®, i-Gel®, SLIPA®.
- **Para intubación**: permiten la intubación a su través (mascarillas laríngeas Fastrach®, Air-Q®).
- **Bloqueadores esofágicos**: diseñados inicialmente para manejo de la vía urgente y extrahospitalaria, para personal no experto en intubación (Combitube®, Easy Tube®, Tubo Laríngeo®).
- **Tercera generación**: no presentan manguito para hinchar la cazoleta, mantienen la presión por sí mismas (autopresurizables) y consiguen un sellado eficiente a baja presión (mascarilla laríngea Air-Q SP® y Baska Mask®).

 Los DSG son unos elementos utilizados para mantener una vía aérea permeable y conseguir una mejor oxigenación en comparación con la mascarilla facial que pueden ser utilizados por personal entrenado no facultativo en situaciones de emergencia.

 La Sociedad de Vía Aérea Difícil del Reino Unido (DAS), publicó en 2015 una actualización de sus Guías donde se indican una serie de medidas, como limitar el número de intentos de intervención sobre la vía aérea, colocando un Dispositivo Supraglótico (DSG) cuando aún es posible la ventilación con mascarilla facial. Otra recomendación es que todo el personal implicado en el manejo de la vía aérea esté familiarizado con los equipos y técnicas que se describen en ellas, lo que puede requerir la adquisición de nuevas habilidades y la práctica regular, incluso para los anestesistas experimentados.

Intubación orotraqueal

La intubación endotraqueal se considera el método de referencia para el manejo de la vía aérea en pacientes que no pueden proteger la vía aérea o que precisan asistencia para la ventilación. La intubación orotraqueal mediante laringoscopia directa es el método principal para la inserción del tubo endotraqueal, si bien existen pacientes y situaciones específicas que requerirán de otros métodos alternativos. Esta técnica asegura el aislamiento definitivo de la vía aérea y la protege de la aspiración de contenido gástrico.

La intubación orotraqueal mediante laringoscopia directa convencional es el método de referencia en el manejo avanzado de la vía aérea. La capnografía es el método de referencia de comprobación de colocación de tubo orotraqueal y ventilación.

El profesional de enfermería colabora en todo el proceso de preparación inicial del paciente, en la preparación de material, en la administración de medicación si la técnica requiere fármacos y en el procedimiento de la técnica (facilita el material, aspiración, inflado de balón, fijación de tubo, colaboración en la ventilación asistida, etc.). Además, será esencial la labor enfermera en los cuidados al paciente intubado, tanto en urgencias como emergencias. Entre otras labores, será fundamental:

- Vigilar la adaptación del paciente a la ventilación asistida.
- Administración de medicación en infusión continua o en bolos intravenosos.
- Control de parámetros según precise, especialmente la capnografía (*gold standard* para la confirmación de colocación del tubo endotraqueal).
- Control de riesgo de extubación, especialmente en transporte sanitario y movilizaciones durante transferencias. Vigilancia de la fijación externa y control de presión del balón de neumotaponamiento o *cuff*. No se recomienda usar cánula de Guedel como dispositivo antimordedura por el riesgo de lesión en la orofaringe.
- Colocación de sondas: gástrica, vesical (en ámbito hospitalario, generalmente) y control de drenado.
- Aspiración de secreciones, si precisa (técnica estéril).
- Protocolo de prevención de neumonía asociada a la ventilación mecánica y prevención de úlceras por presión (en las unidades de críticos).

El material básico de intubación orotraqueal incluye:

- **Equipo de protección personal**: guantes, mascarilla y protección ocular (gafas o mascarilla con pantalla).
- **Fonendoscopio**.
- **Sistema de aspiración** con sonda rígida Yankauer y sondas flexibles de varios calibres.
- **Laringoscopio** estándar de adulto o pediátrico con palas Macintosh (curvas) o Miller (rectas). Como alternativa: videolaringoscopios o laringoscopios ópticos.
- **Tubo endotraqueal** de varios tamaños (el elegido para el paciente, además de uno de calibre mayor y otro menor).
- **Fiador** semirrígido para tubo.
- **Lubricante**, preferentemente gel hidrosoluble. Si se aplica en formato espray se debe evitar pulverizar el suelo por riesgo de accidentes.
- **Pinza de Magill**.
- **Manómetro** de inflado/control de presión del tubo (preferentemente) o jeringuilla de 10 mL.
- **Cinta de retorta o fijador** de tubo (como por ejemplo, inmovilizador de Thomas®, utilizado en el medio prehospitalario).
- **Dispositivo bolsa-mascarilla con filtro intercambiador de calor y humedad** para ventilación manual con reservorio y cánula orofaríngea. Fuente de oxígeno.
- **Monitor** multiparámetrico y detector de EtCO$_2$, si está disponible.
- **Ventilador** con tubuladura y filtro intercambiador de calor y humedad.

Tras la intubación orotraqueal será necesario insertar una sonda gástrica, por lo que suele prepararse el equipo correspondiente: sonda gástrica, jeringuilla de 50 mL, lubricante y bolsa de drenaje.

La presión de inflado del balón de neumotaponamiento del tubo endotraqueal estará entre 20 y 30 cm H$_2$O, según las características de cada paciente. Se recomienda no superar los 30 cm H$_2$O en adultos y los 20 cm H$_2$O en pediatría por el riesgo de lesión en la mucosa traqueal, siendo la presión adecuada aquella que previene la aspiración, no permite fugas con presión positiva en la ventilación y no produce isquemia.

La sobrepresión de inflado del *cuff* (manguito) puede dificultar o impedir la inserción del catéter gástrico, incidencia común a tener en cuenta durante la técnica de sondaje.

Vía aérea difícil

En 1993 la Sociedad Americana de Anestesiología (ASA) publicó: *Practice guidelines for management of the difficult airway*, con actualizaciones en 2003 y 2013. La *Difficult Airway Society* (DAS) del Reino Unido publicó sus recomendaciones sobre el manejo de vía aérea difícil en 2003, actualizadas en 2015. En 2017 se establecieron unas nuevas directrices (publicadas en 2018), más centradas en el manejo de la intubación traqueal. Diferentes sociedades de anestesiología de todo el mundo han ido desarrollando sus propias guías basadas en la evidencia científica, experiencia y consenso de expertos, si bien las actualizaciones de ASA y DAS son las más adoptadas. Todas esas recomendaciones no tratan de establecer unas normas, sino de facilitar la toma de decisiones en el manejo de la vía aérea con el objetivo de reducir la aparición de resultados adversos. En la **figura 5-24** se presenta un resumen de las guías DAS 2015 para el manejo de la intubación difícil imprevista en adultos.

Conceptos básicos de vía aérea difícil

En el manejo de la vía aérea difícil es esencial tener en cuenta una serie de **conceptos básicos**. La ASA propone las siguientes definiciones:

- **Vía aérea difícil**: situación clínica en la cual un anestesista experimentado en el manejo de vía aérea encuentra una dificultad para la ventilación con máscara facial, dificultad en intubación endotraqueal o ambas.
- **Ventilación difícil con mascarilla facial o dispositivo supraglótico**: no se puede proporcionar una adecuada ventilación por: inadecuado sellado, fuga de gas excesivo, y resistencia a la entrada y salida de aire. Los signos de una ventilación inadecuada incluyen el movimiento ausente o inadecuado de la caja torácica, ruidos respiratorios ausentes o patológicos, signos de obstrucción de la vía aérea a la auscultación pulmonar, cianosis, insuflación gástrica, descenso o inadecuada SpO$_2$, ausencia de CO$_2$ espirado y gas espirado medible, cambios hemodinámicos asociados hipoxemia o hipercapnia (hipertensión arterial, taquicardia, arritmias).
- **Dificultad para colocación de DSG**: cuando su colocación precisa múltiples intentos en presencia o ausencia de patología traqueal.
- **Laringoscopia difícil**: resulta imposible visualizar alguna parte de las cuerdas vocales tras múltiples intentos de una laringoscopia convencional.
- **Intubación traqueal difícil**: la intubación traqueal precisa de múltiples intentos en presencia o ausencia de patología traqueal.
- **Intubación fallida**: imposibilidad para la colocación del tubo endotraqueal tras múltiples intentos.

Las definiciones descritas presentan algunas limitaciones, como la no inclusión de la escala de *Cormack-Lehane* basada en una apreciación cualitativa de la exposición glótica, y no especifican el número límite de intentos, algo determinante para evitar la situación de «no intubable, no oxigenable». Las guías DAS están enfocadas en la intubación difícil no anticipada y no en la vía aérea, como tradicionalmente. Proporcionan planes de actuación ante una intubación fallida, para priorizar la oxigenación y reducir la posibilidad de traumatismo por intentos repetidos (máximo tres, hasta un cuarto si es otro experto quien lo efectúa).

Las diferentes guías han ido incorporando en sus algoritmos los diferentes dispositivos alternativos y técnicas en el manejo de la vía aérea. Dentro de las recomendaciones DAS 2015, respecto a los dispositivos para el manejo de vía aérea, destacan:

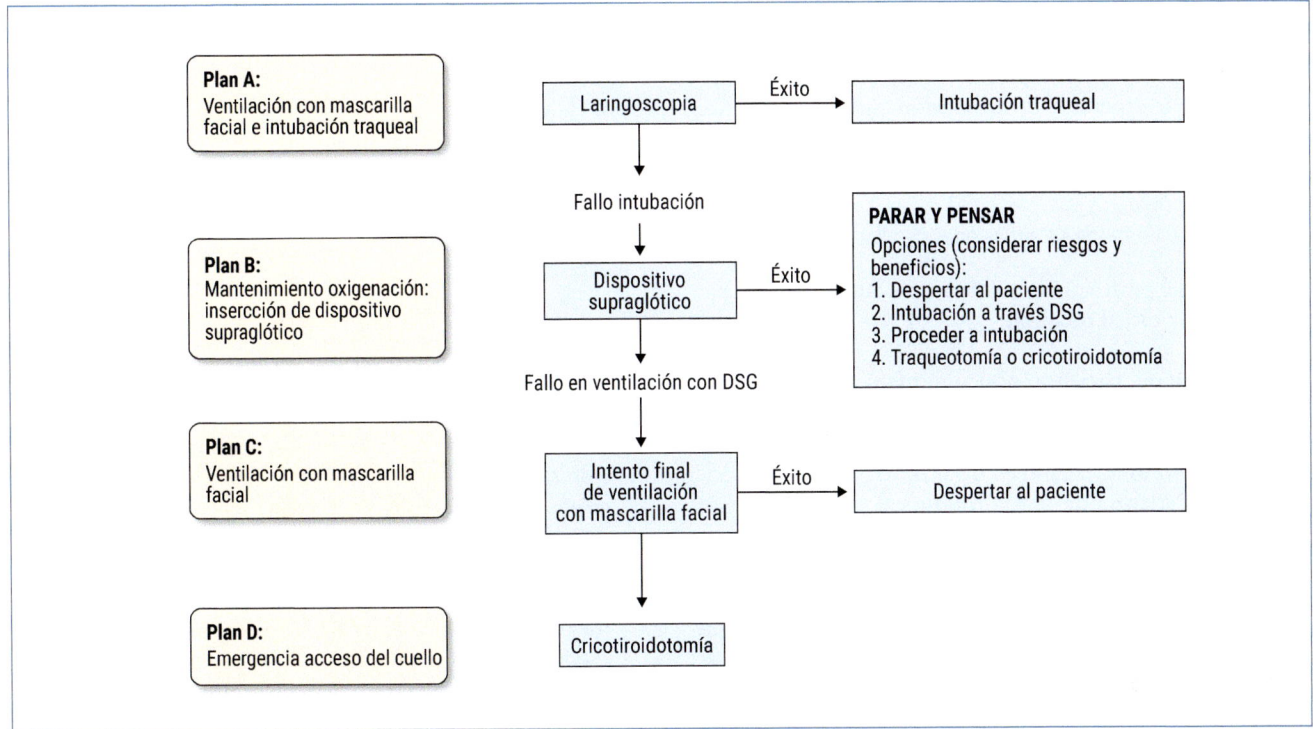

Figura 5-24. Resumen de las guías DAS 2015 para el manejo de la intubación difícil imprevista en los adultos. DSG: Dispositivo supraglótico.

- Uso de DSG de segunda generación por ofrecer mejor protección, estableciendo un máximo de tres intentos de inserción del DSG (dos con el elegido, y otro intento con una alternativa que incluye cambio de tamaño).
- Los videolaringoscopios como dispositivos de rescate en caso de vía aérea difícil imprevista y fallo de intubación, aunque la laringoscopia directa convencional sigue siendo el *gold standard* en el manejo de la vía aérea normal, y el fibrobroncoscopio de la vía aérea difícil. Ofrecen mejor visión, y son actualmente la primera opción para algunos anestesistas. Los anestesistas deben estar entrenados en su utilización y debe estar disponible para su uso.

Por otra parte, los algoritmos ASA 2013 destacan las siguientes novedades respecto a los dispositivos:

- Dentro de las situaciones que componen una vía aérea difícil, incluyen por primera vez la dificultad que se puede presentar al colocar un DSG y la dificultad en la laringoscopia.
- Consideran la mascarilla Fastrach® como una alternativa más ante una dificultad en la ventilación, además de como método de intubación. La Fastrach® nos puede facilitar la ventilación y, por tanto, convertir una situación de emergencia en una situación controlada.
- Los videolaringoscopios se incluyen como dispositivos utilizables de entrada ante la sospecha de vía aérea difícil, aunque no especifica ni valora cuál se debe usar, al no existir ningún trabajo controlado que lo refleje.

En noviembre de 2017 se establecieron las directrices para el manejo en la intubación traqueal de adultos críticos, elaboradas por un grupo de trabajo constituido por representantes de las sociedades y organismos siguientes: DAS, Intensive Care Society, Faculty of Intensive Care Medicine y Royal College of Anaesthetists.

En estas guías se establecen una serie de indicaciones estándares para la práctica clínica y se describen las estrategias para optimizar la oxigenación, el manejo de la vía aérea y la intubación traqueal en pacientes críticos en hospitales. Se destacan y enumeran a continuación los puntos desarrollados en ellas:

- Para mejorar la toma de decisiones en el manejo de la vía aérea de emergencia y evitar errores, será fundamental atender a factores humanos. Estos incluyen los relacionados con la preparación del paciente, del medio y del equipo (comunicación, entrenamiento, etcétera).
- Evaluación de la vía aérea, que incluye la identificación riesgo de intubación difícil, dificultad para técnicas alternativas de rescate y de aspiración.
- Plan A: preparación del paciente, oxigenación, inducción de anestesia, recomendaciones para laringoscopia y uso de videolaringoscopio opcional. Se recomienda uso de *bougie* o estilete en caso de escasa apertura laríngea. Se deben evitar las intubaciones a ciegas. Se establecen tres intentos como máximo, o cuatro si este lo ejecuta otro experto. Se confirmará la correcta inserción de tubo mediante onda capnográfica.
- Plan B/C: oxigenación de rescate usando DSG de segunda generación o máscara facial en caso de intubación fallida. No se recomienda la intubación a ciegas, pero podría utilizarse un fibroscopio para insertar tubo a través de un DSG.
- Plan D: en caso de imposibilidad para la ventilación mediante DSG o máscara facial, se recomienda cricotirotomía.

- Recoge recomendaciones sobre manejo hemodinámico periintubación, cuidados del paciente intubado en la unidad de cuidados intensivos, traqueostomía, extubación.
- Manejo en la dificultad de intubación anticipada o conocida de pacientes críticos en situaciones especiales: obesidad, lesión cervical y quemados.

Funciones de enfermería en situaciones de vía aérea difícil

La función del profesional de enfermería durante el manejo de la vía aérea difícil incluirá:

- Preparación del paciente (posición, monitorización).
- Preparación de material. Será el mismo que el necesario para intubación, salvo que se elige el dispositivo alternativo de vía aérea adecuado en lugar del laringoscopio convencional, además de tubo orotraqueal y sonda gástrica correspondientes, según el dispositivo.
- Colaboración con el profesional que realiza la técnica en el procedimiento.
- Cuidados del paciente con dispositivo de vía aérea difícil y ventilación asistida.
- Cuidado del material reutilizable. Cada vez se usan más los modelos desechables, aunque existen dispositivos muy empleados en su modelo reutilizable, como la Fastrach®. Se aplicará el procedimiento establecido en el centro para su limpieza y esterilización según las recomendaciones del fabricante. Las mascarillas laríngeas soportan generalmente un máximo de 40 esterilizaciones, si bien es necesario extraer el aire con un sistema especial de vacío para evitar el deterioro del material en el proceso.
- Inserción en emergencias por personal sanitario entrenado. Tal y como se recoge en las guías DAS, el personal que colabora en el procedimiento debe estar familiarizado con el material y la técnica. En las guías ILCOR se establece la posibilidad de que personal no entrenado en intubación pueda insertar los DSG para el manejo avanzado de la vía aérea.

Las guías de las diferentes sociedades internacionales de anestesiología establecen unas directrices que facilitan la toma de decisiones en el manejo de la vía aérea con el objetivo de minimizar efectos adversos. Los diferentes dispositivos alternativos para el manejo de la vía aérea se incluyen en sus algoritmos.

VENTILACIÓN MECÁNICA

Efectos de la ventilación mecánica

Por definición, la ventilación mecánica es una medida transitoria de soporte vital, no un tratamiento específico de una patología. La diferencia fundamental entre la ventilación espontánea y la mecánica radica en la inversión de las presiones intratorácicas durante la fase inspiratoria. Como ya se ha explicado, la inspiración espontánea genera una presión negativa intraalveolar al contraer el diafragma. En cambio, en la inspiración mecánica se genera una presión positiva intraalveolar al introducir el aire a presión por las vías aéreas. En las dos situaciones, lo que se consigue es el incremento de la presión transpulmonar que origina el intercambio gaseoso alveolar, objetivo de la ventilación. Este diferente mecanismo por el que se consigue el mismo objetivo, y debido a las interacciones homeostáticas de los pulmones con el resto de los órganos, puede afectar a cualquier sistema corporal y generar una serie de efectos:

Efectos respiratorios

Causados por la variación en la relación ventilación/perfusión (V/Q).

- *Shunt*: puede reducirlo y mejorar la oxigenación por dos mecanismos: por un lado, la aplicación de presión positiva inspiratoria produce la abertura y expansión de los alvéolos colapsados (reclutamiento alveolar) y, por otra, la utilización de presión positiva al final de la espiración (PEEP) previene el colapso de los alvéolos previamente abiertos por la presión inspiratoria, incrementa la capacidad residual funcional y mejora el equilibrio entre ventilación y perfusión.
- *Espacio muerto*: la presión positiva produce distensión de las vías aéreas de conducción, con lo que el espacio muerto anatómico aumenta y, por otro lado, la sobredistensión de los alvéolos normales puede causar compresión de los capilares alveolares, reduciendo la perfusión y aumentando el espacio muerto alveolar.
- *Redistribución de la ventilación y del flujo sanguíneo pulmonar*: la ventilación pulmonar se distribuye preferentemente hacia zonas donde hay un mayor descenso del diafragma, es decir, a las áreas inferior anterior o posterior durante la ventilación espontánea, y a las superior anterior o posterior en la ventilación mecánica. En cambio, por efecto de la gravedad, la perfusión pulmonar siempre es dominante en las áreas posteriores/inferiores del pulmón. Por este motivo, la ventilación mecánica provocará una alteración en la relación V/Q. La presión positiva sigue la vía de menor resistencia y mayor distensibilidad, y puede sobredistender las unidades alveolares más sanas, comprimir capilares y producir la redistribución del flujo sanguíneo hacia zonas menos ventiladas, lo que aumenta, paradójicamente, el *shunt* y la hipoxemia.

Efectos cardiovasculares

- Reducción del retorno venoso: durante la ventilación mecánica el aumento de la presión en la vía aérea se transmite a todas las estructuras intratorácicas, induciendo un efecto de compresión de los grandes vasos que provoca la reducción del retorno venoso y, por tanto, un descenso en la precarga derecha que se traduce en la disminución del gasto cardíaco y de la presión arterial. Del mismo modo, al desconectar a un paciente del ventilador, la pérdida súbita de presión intratorácica puede provocar un edema pulmonar.
- Aumento de la resistencia vascular pulmonar: el aumento de presión intrapulmonar puede provocar la compresión de los capilares y aumentar la resistencia al flujo sanguíneo y la poscarga derecha, lo que se traduce en una disminución del gasto cardíaco. Este efecto es más evidente en situación de hipovolemia o en disfunciones del ventrículo izquierdo.

En la práctica, se verá con el descenso de la presión arterial sistólica en relación con el ciclo respiratorio.

• Compresión del miocardio: el pulmón distendido se expande y puede comprimir los ventrículos, lo que disminuye el gasto cardíaco y provoca un efecto de taponamiento cardíaco en situaciones de hiperinsuflación.

• Isquemia miocárdica: puede producirse por la disminución del gasto cardíaco, la hipotensión o el aumento de la precarga que se ha comentado anteriormente, o por la compresión de los vasos coronarios secundaria al aumento de presiones.

• Mecanismos compensadores: en personas sanas es infrecuente que se desarrolle esta caída del gasto cardíaco, ya que para compensar se aumenta el tono simpático (que provoca taquicardia y aumento de la resistencia vascular sistémica), a no ser que se anule esta capacidad del organismo con la administración de fármacos.

• Efectos beneficiosos: la reducción del retorno venoso disminuye la precarga y poscarga ventricular, como se ha explicado y, por tanto, puede mejorar la función sistólica en caso de sobrecarga de volumen. Por eso, la ventilación mecánica es beneficiosa en pacientes con insuficiencia ventricular izquierda.

Efectos renales

• El flujo urinario y la excreción renal de sodio pueden disminuir como efecto de la ventilación mecánica. Es frecuente observar un balance positivo y edemas en pacientes conectados a ventilación mecánica. Esto se debe a diversos factores: la propia reducción del gasto cardíaco provoca la reducción del flujo sanguíneo renal, y también se producen alteraciones en los sistemas de regulación hormonal.

Efectos neurológicos

• El aumento de presión en la caja torácica provoca un aumento en la presión venosa yugular que comporta la reducción del retorno venoso cerebral. La hipotensión arterial provocada por la ventilación mecánica provoca una disminución de la presión de perfusión cerebral.

Efectos sobre el aparato digestivo

• Incrementa la resistencia esplénica y disminuye su flujo sanguíneo, puede contribuir al desarrollo de isquemia de la mucosa gástrica. Este es uno de los factores implicados en la mayor incidencia de úlceras gástricas y de hemorragia digestiva en pacientes graves ventilados mecánicamente.

Ventilación mecánica no invasiva

Se trata de una modalidad ventilatoria que apoya a la ventilación espontánea del paciente, y que, por tanto, no requiere de técnicas invasivas de aislamiento de la vía aérea, sino que lo hace a través de una mascarilla externa, controlando con la máquina solo las presiones. Cada vez es más utilizada y recomendada en diferentes guías de práctica clínica internacionales, principalmente en el tratamiento de la insuficiencia

cardíaca y en la agudización del paciente con EPOC. Se ha demostrado que mejora la hipoxemia al reclutar y reexpandir los alvéolos, que permite disminuir la concentración de oxígeno administrada y mejora los desequilibrios V/Q. También disminuye el trabajo de la musculatura respiratoria al permitir que repose, lo que favorece la recuperación.

Indicaciones en el paciente agudo

La elección del paciente que requiere VMNI y que se puede beneficiar de ella es fundamental: es una técnica no exenta de complicaciones. Sobre todo, hay que tener en cuenta que la aplicación en pacientes que no mejorarán y que requieren VMI, al retrasar la intubación, empeora el pronóstico y aumenta la mortalidad.

Hay multitud de listados de patologías candidatas a VMNI con niveles de evidencia científica muy variada, así que se mostrarán las dos con más recomendaciones y que más se beneficiarán: la insuficiencia respiratoria aguda *hipoxémica* secundaria a insuficiencia cardíaca aguda con edema agudo de pulmón, y la IRA *hipercápnica* secundaria a la agudización de la EPOC. Otras patologías que se pueden beneficiar, pero requieren un alto nivel de experiencia en su manejo, son las neumonías, la agudización grave del asma, los ahogamientos y la limitación terapéutica.

La VMNI será eficaz si, además de estar indicada, se consigue la colaboración del paciente, imprescindible para que la terapia funcione, y es aplicada por personal suficiente, con el interés y el conocimiento adecuado de la técnica.

Contraindicaciones de la ventilación mecánica no invasiva

Quedan excluidos de la VMNI los pacientes que responden bien al tratamiento con oxígeno y aquellas situaciones en las que no se pueda asegurar una correcta monitorización o en las que haya falta de experiencia del profesional (**Tabla 5-3**).

Complicaciones de la ventilación mecánica no invasiva

Generalmente es una técnica bien tolerada y con pocos efectos adversos. Los más habituales son la incomodidad, eritema cutáneo, congestión o sequedad buconasal y la irritación ocular. Los más graves, pero poco habituales, son la neumonía por aspiración, la hipotensión y el neumotórax.

Interfaces

Es el mecanismo que permite administrar la presión del ventilador a la vía aérea del paciente. Es muy importante seleccionar la más adecuada para cada paciente. Existen de tres tipos:

• Oral (pieza bucal): se coloca entre los labios o sujeta por los dientes. Está indicada para el tratamiento crónico, ya que precisa una gran colaboración del paciente. Hay un gran nivel de fugas y deglución de aire, con el consecuente riesgo de vómitos.

• Nasal (mascarilla nasal o *pillow* nasal): cubre únicamente la nariz y se adapta a las fosas nasales. Se utiliza principal-

Tabla 5-3. Contraindicaciones de la ventilación mecánica no invasiva	
Absolutas	**Relativas**
• Necesidad de intubación urgente • Parada cardíaca o respiratoria	• Paciente no colaborador o agitado a pesar de ansiolíticos • Cirugía maxilofacial o de la vía aérea reciente (<15 días) • Vómitos no controlados, HDA activa o hemoptisis masiva • Imposibilidad de controlar secreciones • Inestabilidad hemodinámica grave (*shock* no controlado con inotrópicos) • Arrítmias malignas • Disminución del nivel de consciencia (Glasgow < 10) • Obstrucción de la vía aérea superior o portador de traqueotomía • Desconocimiento de la técnica

HDA: hemorragia digestiva alta.

mente en pacientes crónicos con insuficiencia respiratoria crónica hipercápnica en tratamiento domiciliario. Destaca el fácil manejo, el mínimo espacio muerto que genera y la posibilidad de expectorar, vomitar o hacer inhalaciones. Como inconvenientes destacan la sequedad de mucosas, congestión nasal, irritación ocular, aerofagia y el riesgo de fugas orales.
• Oronasal (mascarilla facial, total o *helmet*): ocupa la boca y la nariz. Es de elección en pacientes agudos, ya que disminuye el riesgo de fugas. Los principales inconvenientes son la incomodidad, el aumento de espacio muerto y el manejo complicado en caso de vómito.

Idealmente, se debería seleccionar la interfaz más pequeña y hermética posible, con el objetivo de disminuir el espacio muerto y el riesgo de fugas al máximo, pero al estar fabricadas con plásticos duros se debe seleccionar muy bien el tamaño y ajustar los arneses de manera muy

precisa, ya que, como se ha visto, el riesgo de lesiones e incomodidad es elevado.

Otra precaución a tener siempre presente es el riesgo de reinhalación de CO_2 (*rebreathing*): habrá que conocer el material con el que se esté trabajando e identificar la válvula exhalatoria, que puede estar en la tubuladura o en la propia mascarilla.

Modalidades de ventilación mecánica no invasiva

Existen diversas nomenclaturas y modalidades en función de la máquina que se utilice, cosa que a veces genera confusión, pero en VMNI existen principalmente dos modos:
• Modo presión continua en vía aérea (CPAP: *Continuous Positive Airway Pressure*), el mismo concepto equivale a la EPAP y la PEEP.
• Modo doble nivel de presión, conocido como BiPAP, o CPAP/VMNI con presión soporte (**Fig. 5-25**).

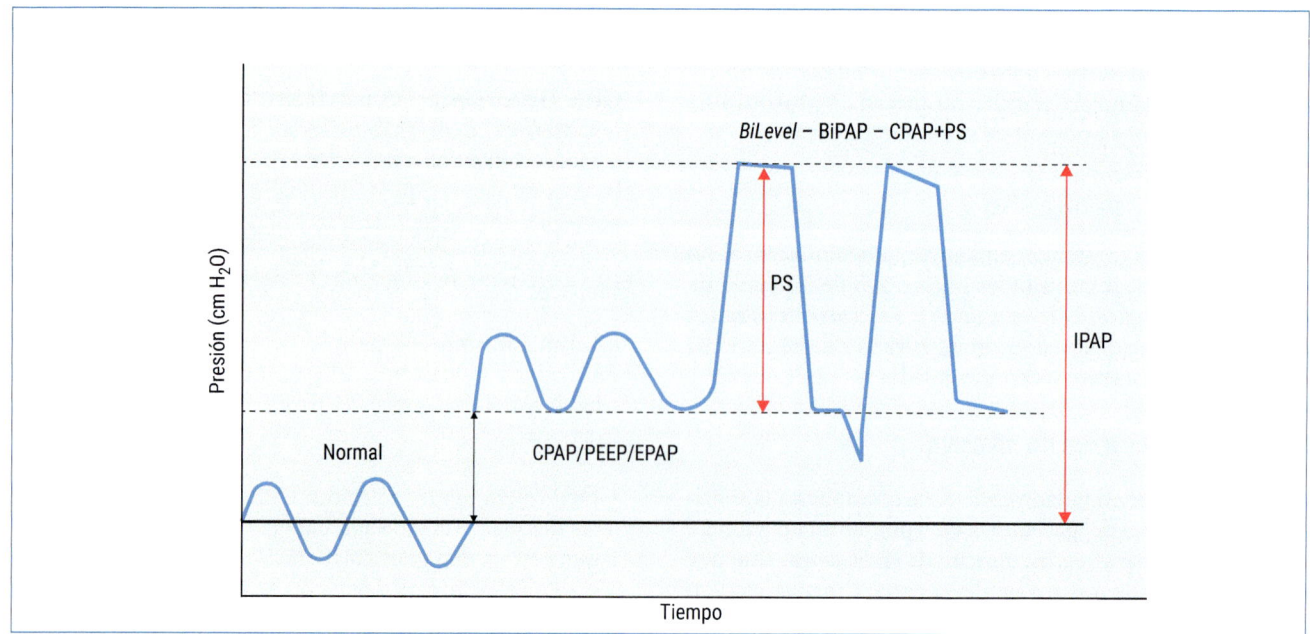

Figura 5-25. Modo BiPAP de ventilación mecánica no invasiva. BiPAP: modo doble nivel de presión; CPAP: presión positiva continua en la vía aérea; EPAP: presión positiva en la espiración; IPAP: presión positiva en la inspiración; PEEP: presión positiva al final de la espiración; PS: presión soporte.

Modo presión positiva continua en la vía aérea

Siendo estrictos, no es un modo ventilatorio, ya que únicamente se mantiene un nivel continuo de presión positiva, que hace su efecto en todo el ciclo, pero sobre todo en la espiración, al evitar el cierre de la vía aérea, y es el paciente quien hace todo el trabajo respiratorio. Es un método de oxigenación simple de utilizar, de bajo coste y con pocas complicaciones. Es el modo más utilizado y recomendado en la insuficiencia respiratoria aguda hipoxémica por insuficiencia cardíaca aguda con edema agudo de pulmón, así como en el tratamiento del síndrome de apnea obstructiva del sueño.

Los efectos, resumidos, que se consiguen al utilizar este modo son:

• Efectos pulmonares: aumentar la presión alveolar y evitar el colapso de los alvéolos que aún no lo estén (reclutando algunos alvéolos), así que se aumenta el volumen corriente y, en consecuencia, también la capacidad residual funcional. Mejora la oxigenación al disminuir el *shunt* intrapulmonar.

• Efectos hemodinámicos: aumentar la presión intratorácica y pleural afecta a la dinámica cardíaca disminuyendo el retorno venoso (precarga) y aumentando la poscarga derecha. Por tanto, disminuye el gasto cardíaco. Este efecto es justamente el que se busca en los pacientes con insuficiencia cardíaca aguda, ya que mejora la función sistólica izquierda.

Modo doble presión: PS + PEEP, PS+CPAP, BiLevel, BiPAP

> **Nota**: las diferentes marcas comerciales han registrado y utilizan diferentes nombres para referirse a lo mismo. Los acrónimos IPAP (*inspiratory positive airway pressure*, presión positiva en la inspiración) y EPAP (*expiratory positive airway pressure*, presión positiva en la espiración) corresponden a los nombres registrados por un fabricante para referirse a las dos presiones en sus máquinas. Otras marcas utilizan el acrónimo CPAP o PEEP para referirse a la presión espiratoria y el acrónimo ASB (*assisted spontaneous breathing*) para la presión soporte. Esta diversificación de nombres y marcas registradas puede llevar a más de una confusión.

Este modo es conocido habitualmente como BiPAP y la principal diferencia con la CPAP es que tenemos dos niveles de presión: la espiratoria, igual que en el modo CPAP, y otra que genera el ventilador durante la inspiración. La diferencia de presiones es lo que se conoce como presión soporte y es la que ayuda a movilizar el diafragma para ventilar los pulmones.

Cuando el paciente inicia la inspiración, el ventilador detecta su esfuerzo e insufla un volumen de aire a la presión programada que favorece la entrada de aire. Esto provoca que el paciente haga «menos fuerza», disminuye el trabajo respiratorio y la fatiga muscular y, secundariamente, las necesidades de oxígeno, a la vez que aumenta el volumen corriente.

Está indicado inicialmente en el tratamiento de la insuficiencia respiratoria aguda hipercápnica y, por tanto, la patología estrella será la reagudización del EPOC, aunque también se utiliza en el edema agudo de pulmón cuando se objetiva hipercapnia o acidosis respiratoria.

> Resumiendo conceptos:
> • CPAP = EPAP = PEEP: presión en espiración.
> • PS = presión de soporte ventilatorio.
> • IPAP = (EPAP+PS) = presión en inspiración.

Efectos de la PEEP extrínseca sobre la hiperinsuflación dinámica:

En patologías restrictivas y obstructivas (EPOC, asma, etc.) se sabe que se produce un atrapamiento de aire fisiológico que es el causante del fallo ventilatorio en las agudizaciones, debido a la fatiga muscular del paciente al intentar expulsar ese aire. Este aire atrapado genera efectos como los comentados por la PEEP, y por eso se le llama auto-PEEP o PEEP intrínseca. Aunque parezca paradójico, la aplicación de una PEEP externa en estos pacientes es necesaria, ya que contrarresta los efectos de la interna y, por tanto, disminuye el trabajo respiratorio.

Un paciente con una auto-PEEP de 8 cm H_2O necesita hacer un esfuerzo que supere este valor para iniciar la inspiración. Si se aplica una PEEP externa de 5 cm H_2O, el esfuerzo que tiene que hacer es solo de 3 cm H_2O (8-5 cm H_2O). Para que la PEEP externa sea efectiva tiene que ser menor que la intrínseca, y esto es difícil de averiguar, por lo que habrá que calibrarla muy minuciosamente. Si se pone un valor externo superior al interno, empeorará rápidamente el cuadro y precipitará el fallo respiratorio (**Tabla 5-4**).

Aplicación práctica de la ventilación mecánica no invasiva

Lo primero de todo será la selección adecuada del paciente:

• Indicación por orientación diagnóstica: edema agudo de pulmón o EPOC principalmente; el resto, según protocolos.
• Indicación por parámetros clínicos, al menos tres de los siguientes:
  – Escala de disnea de Borg > 4.

Tabla 5-4. Efectos de la ventilación mecánica no invasiva

CPAP	Aumenta la presión alveolar
	Aumenta el volumen corriente
	Aumenta la capacidad residual pulmonar
	Aumenta la superficie para el intercambio gaseoso
	Mejora la oxigenación
Presión soporte	Aumenta la presión de aire en inspiración
	Disminuye el trabajo respiratorio
	Disminuye la fatiga muscular
	Disminuye las necesidades de oxígeno

CPAP: presión positiva continua en vía aérea.

– Taquipnea > 24 en hipercapnia o > 30 en hipoxemia.
– $SatO_2$ < 90 % con FiO_2 > 0,5 (< 88 % EPOC).
– Escala de Patrick > 3.
• Ausencia de contraindicaciones.

Una vez decidido que se aplicará VMNI, sin olvidar ni demorar el tratamiento farmacológico de la patología, y lo antes posible (en la cabecera de la cama en el caso de los servicios extrahospitalarios), se preparará todo el material necesario, se comprobará que funciona correctamente y se programará la máquina según los siguientes parámetros:
– Insuficiencia respiratoria aguda hipoxémica (edema agudo de pulmón): modo CPAP
CPAP/PEEP: 5 cm H_2O (aumentar hasta 10-12, máximo 15 cm H_2O)
FiO_2: 1 inicial.
– Insuficiencia respiratoria aguda hipercápnica (EPOC): modo doble presión
Trigger: 3 lpm (adaptarlo en caso necesario)
CPAP/PEEP: 5 cm H_2O (aumentar de uno en uno cada 5 minutos, máximo 8 cm H_2O)
Presión soporte: 7 cm H_2O (aumentar de dos en dos cada 5 minutos, no superar IPAP de 22 cm H_2O)
FiO_2: la mínima para conseguir saturaciones de oxígeno de 88-90 %.

Una de las cosas más importantes para el éxito de esta técnica es la colaboración del paciente, por lo que es muy importante explicarle bien lo que se va a hacer, cómo se va a sentir y la necesidad de su colaboración, así como establecer un método de comunicación alternativo al habla. Hay que seleccionar correctamente el tamaño de la interfaz; durante los primeros ciclos ventilatorios solo se acercará a la cara del paciente para que vaya acostumbrándose. Después ya se irá ajustando el arnés hasta que quede bien presurizado y sin fugas. Se irán ajustando los parámetros del ventilador hasta conseguir un volumen corriente de unos 7 mL/kg, una frecuencia respiratoria inferior a 25 y el máximo bienestar del paciente posible. Se recomienda no despresurizar antes de las cuatro horas de tratamiento, por lo que hay que vigilar cada movimiento para evitar desconexiones accidentales.

Ventilación mecánica invasiva

Requiere un dispositivo intratraqueal (tubo nasofaríngeo u orofaríngeo, supraglótico o traqueotomía) para aislar la vía aérea. Como ya se ha definido al principio del capítulo, es una medida de soporte vital que sustituye o ayuda temporalmente a la función respiratoria; es una «prótesis» externa y temporal que da tiempo para que la lesión estructural o la alteración funcional se repare o recupere, por lo que no es un tratamiento específico.

No se entrará en listados de indicaciones o patologías, ya que no es objetivo de este capítulo, pero se puede resumir en cualquier situación en la que se necesite reducir o sustituir el trabajo respiratorio, mejorar la hipoxemia/hipercapnia y mantener o normalizar el intercambio gaseoso.

En cuanto a los efectos secundarios o complicaciones, a las comentadas anteriormente habrá que añadir las propias del aislamiento de la vía aérea (infecciones, lesiones traqueales, etc.) y las lesiones pulmonares inducidas por la ventilación mecánica:

• Barotrauma: lesión del parénquima pulmonar por presiones altas en forma de neumotórax, neumomediastino o enfisema.
• Volutrauma: producido por la sobreinsuflación del pulmón, aunque no haya presiones altas.
• Atelectrauma: lesión alveolar por cizallamiento, producida por la apertura y el colapso repetido de los alvéolos al final de la espiración.
• Biotrauma: respuesta inflamatoria pulmonar y sistémica causada por sustancias proinflamatorias que se liberan como respuesta a la distensión, rotura o necrosis celular pulmonar. Pasa de ser un fenómeno local a afectar a todo el organismo.

Variables del ciclo ventilatorio

• **Variable de control**: es aquella variable que el ventilador manipula para conseguir la inspiración, y que se mantiene constante a pesar de los cambios en la mecánica ventilatoria. Existen principalmente dos tipos: presión y volumen.
– **Ventilación volumétrica**: se controla el volumen que se desea administrar, y la presión dependerá de la resistencia de la vía aérea y de la distensibilidad toracopulmonar.
– **Ventilación barométrica**: se mantendrá una presión constante y el volumen dependerá: variará con los cambios en la impedancia y la dinámica pulmonar.
La ventilación volumétrica asegura el volumen circulante y, por tanto, la ventilación alveolar, pero no se adaptará a las demandas del paciente ni a los cambios en la distensibilidad pulmonar, por lo que aumenta el riesgo de barotraumatismo y de asincronía o desadaptación. En cambio, en la ventilación controlada por presión se reducen estos riesgos, a costa de no asegurarse el volumen administrado ni, por tanto, el intercambio gaseoso, ya que se modificará con las variaciones en la mecánica respiratoria (**Tabla 5-5**).
• **Variables de fase**: son la señal física (presión, volumen, flujo o tiempo) que el ventilador mide y utiliza para iniciar alguna parte del ciclo ventilatorio: iniciar (disparar o *trigger*), mantener (límite) y finalizar (ciclar) cada una de las cuatro fases de las que consta un ciclo ventilatorio: a) cambio de espiración a inspiración-inicio de la inspiración, b) inspiración, c) cambio de inspiración a espiración-final de la inspiración y d) espiración.
– ***Trigger* o disparo**: mecanismo para finalizar la espiración e iniciar la inspiración. Puede ser el ventilador (lo hace midiendo el tiempo según la frecuencia respiratoria programada) o el paciente. En función de la máquina que se utilice, se programará un valor de presión o de flujo, que será el esfuerzo que hará el paciente, y la máquina lo detectará para iniciar la inspiración.
– **Variable de límite**: es el valor máximo de una variable que se programa para restringirla. Se puede limitar el flujo/volumen o la presión, y será el valor máximo que

Tabla 5-5. Parámetros y modos ventilatorios

Parámetro	Ventilación controlada por volumen	Ventilación controlada por presión
Volumen	Constante	Variable
Presión (pico y media)	Variable	Constante
Cambio en la resistencia de la vía aérea		
Aumento	Aumento de presión VA	Disminución volumen
Disminución	Disminución presión VA	Aumento volumen
Variación de la distensibilidad		
Aumento	Disminución presión VA	Aumento volumen
Disminución	Aumento presión VA	Disminución volumen
Esfuerzo inspiratorio del paciente		
Presencia de esfuerzo	Disminución presión VA	Aumento volumen
Ausencia de esfuerzo	Aumento presión VA	Disminución volumen

VA: vía aérea.

podrá alcanzar durante toda la inspiración, pero que no finaliza la fase inspiratoria.
- **Variable de ciclado**: es la utilizada por la máquina para terminar la inspiración. Puede ser presión, flujo, volumen o tiempo.
- **Variable basal**: es el parámetro controlado durante la espiración, mayoritariamente es la presión y puede ser cero o un valor positivo si se ha programado una PEEP.
- **Variables condicionales**: son aquellas que analiza la máquina y que desencadenan una acción si se cumple un requisito determinado. Por ejemplo, la sincronización de las respiraciones mecánicas y espontáneas, o el suministro de suspiros.

Modos ventilatorios

Es la manera en la que el ventilador interacciona con el paciente, y se define por la combinación de diferentes factores: el tipo de ventilación, controlada o espontánea, la variable primaria de control de la máquina, volumen o presión, las variables de fase (*trigger*, límite y ciclado), y la secuencia respiratoria, sustitución total o parcial de la ventilación.

Se habla de *ventilación controlada* (o mandatoria) si es la máquina la que determina el inicio y final de la inspiración, y de *ventilación espontánea* en aquella que es iniciada y ciclada por el paciente. Existe la posibilidad de que el paciente inicie la ventilación y modifique la frecuencia, y que sea la máquina la que suministra el volumen; este modo se llama *ventilación asistida*.

La sustitución total de la ventilación implica que el ventilador aporta toda la energía necesaria para mantener la ventilación alveolar efectiva, sin que haya interacción entre el paciente y la máquina. En este caso se utiliza el modo de ventilación controlada y está indicado en pacientes con fallo respiratorio grave, inestabilidad hemodinámica, o que han recibido relajantes musculares: es el modo de elección en emergencias.

Cualquier tipo de ventilación mecánica en el que el paciente participe de manera activa y en el que asuma parte del trabajo respiratorio se la denomina sustitución parcial de la ventilación. Estos, evidentemente, requieren de menos sedación y relajación, no tienen tanta repercusión hemodinámica y facilitan la retirada de la ventilación mecánica.

Actualmente, en el mercado existen multitud de modos ventilatorios, algunos de ellos exclusivos de una marca en concreto, con sus peculiaridades, y es imposible describirlos todos, así que destacarán los principales:

- Ventilación controlada (CMV-IPPV) o asistida-controlada (A/C).
- Ventilación mandatoria intermitente sincronizada (SIMV).
- Ventilación espontánea: CPAP, ventilación con presión soporte (PSV).

Ventilación controlada (CMV-IPPV) o asistida-controlada (A/C)

Modo de sustitución total en el que todas las ventilaciones son de tipo mecánico. Es el modo más utilizado y recomendado al inicio de la ventilación mecánica en emergencias. Puede ser controlada por volumen (VCV) o por presión (PCV) en función de la máquina y, si se le prefija un *trigger*, puede funcionar como ventilación asistida. El paciente puede disparar el ventilador a demanda y recibir respiraciones adicionales (modificando la frecuencia respiratoria fijada): la máquina suministra en cada ventilación el volumen (o la presión) prefijados.

Ventilación mandatoria intermitente sincronizada (SIMV)

Modo de sustitución parcial que combina la asistida/controlada con la ventilación espontánea. La máquina proporciona ciclos asistidos (mandatorios), controlados por volumen o presión, a una frecuencia prefijada, pero permite que se intercalen ciclos espontáneos sincronizando el esfuerzo del paciente con las ventilaciones mandatorias. Se puede programar una presión soporte para asistir las ventilaciones espontáneas (SIMV-PSV). Este modo se ha utilizado durante años para el destete de la ventilación mecánica, pero está en desuso actualmente.

Ventilación espontánea

Requiere que el paciente mantenga su centro respiratorio intacto y un patrón ventilatorio fiable, ya que será él quien inicie y cicle la ventilación. Con la máquina se puede mantener una presión continua que actuará en espiración (modo CPAP, igual que en VMNI), y también se puede programar una presión soporte para asistir al paciente cuando haga el esfuerzo inspiratorio (modo PSV). Son modos que suelen utilizarse previamente a la retirada de la ventilación mecánica.

Programación inicial del ventilador

Es muy importante ajustar todos los parámetros de manera adecuada para nuestro paciente. El ajuste dependerá del grado de interacción con la máquina, de la fisiopatología de la enfermedad subyacente y de las características de la mecánica pulmonar. Dos pacientes de la misma edad y tamaño, uno con sobredosis farmacológica y otro en estado asmático, no se deberían ventilar con los mismos parámetros. Se adjunta el «decálogo inicial de la ventilación mecánica» (**Tabla 5-6**).

A continuación se describen los parámetros principales para programar:

Modalidad ventilatoria

En el ámbito de la emergencia, el consenso general es que inicialmente se utilice sustitución total de la ventilación, con modalidad controlada o asistida-controlada, lo que requerirá sedación y relajación muscular. En cuanto a ventilación controlada por volumen o presión, dependerá de la máquina que se tenga disponible, lo importante será controlar que la presión alveolar no supere los 30 cm H_2O.

Sensibilidad-*trigger*

Si se programa una ventilación asistida, es importante ajustar bien la sensibilidad de este parámetro, ya que un parámetro muy bajo lo hará demasiado sensible a cualquier movimiento de la tubuladura y uno muy alto requerirá demasiado esfuerzo del paciente, dos situaciones que provocarán la des-

Tabla 5-6. Decálogo inicial de la ventilación mecánica

1. Verificar el funcionamiento del ventilador
2. Constatar la FiO_2
3. Fijar los parámetros del ventilador
4. Efectuar el control y programación de las alarmas
5. Tener disponible material de reintubación
6. Verificar el aspirador de secreciones
7. Disponer de un balón autoinflable con fuente de oxígeno para ventilación manual
8. Asegurar la humidificación del sistema
9. Controlar la monitorización del paciente
10. Conectar al paciente al ventilador, auscultar los dos campos pulmonares y comprobar el correcto ciclado de la máquina, los valores de presiones y el volumen espirado

adaptación y una ventilación incorrecta. En caso de que el paciente no haga ningún esfuerzo, el *trigger* será el tiempo (que calculará la máquina en función de la frecuencia respiratoria programada).

Volumen corriente o tidal (Vt)

Las recomendaciones actuales en urgencias/emergencias son de 6-8 mL/kg (aunque aún hay manuales y protocolos que utilizan 10 mL/kg) como medida de protección pulmonar.

 Al referirse al peso del paciente no se hace al real sino al peso ideal, ya que la capacidad pulmonar está relacionada con la estatura de la persona y no con el peso. Para calcularlo habrá que seguir las siguientes fórmulas:

Hombres: 50 + 0,91 [estatura (en cm) - 152,4].
Mujeres: 45,5 + 0,91 [estatura (en cm) - 152,4].

Ajustar el Vt dependerá del paciente y de su dinámica pulmonar, por ejemplo, en caso de EPOC o de asma, se le ventilará con volúmenes mucho más bajos que en caso de una intoxicación por drogas. También se debe conocer el material y calcular el espacio muerto que se ha añadido para sumarlo (filtros, capnógrafo, nebulizador, etc.).

Frecuencia respiratoria

La programación inicial varía entre 8 y 25 respiraciones por minuto, dependerá del volumen prefijado, de la mecánica pulmonar y del objetivo de $PaCO_2$. En pacientes con mecánica pulmonar normal son aceptables frecuencias de 8 a 12, ya que las superiores reducirán el tiempo de exhalación y provocarán atrapamiento aéreo. Los pacientes con patrón restrictivo requieren frecuencias más altas (entre 15 y 25) para satisfacer la elevada demanda ventilatoria y compensar el bajo volumen circulante.

Volumen minuto (Vm)

Es el producto del volumen circulante (tidal, Vt) y la frecuencia respiratoria total (Vm = Vt × FR). Prácticamente todos los ventiladores disponen de controles separados para programar el Vt y la frecuencia respiratoria, por lo que no se deberá programar este parámetro.

Relación I:E

El tiempo del ciclo total (Ttot) es la suma del tiempo inspiratorio (Ti) y el tiempo espiratorio (Te), y para calcular el Ttot se divide 60 segundos entre la frecuencia respiratoria (Ttot = 60/FR). En la ventilación controlada por presión se programa directamente el Ti (el Te dependerá de la frecuencia respiratoria), pero en la controlada por volumen se hace al programar volumen y frecuencia respiratoria. La relación entre la duración de la inspiración y la espiración (I:E) está determinada por el tiempo inspiratorio y la frecuencia respiratoria: se obtiene dividiendo el Ti entre el Te (I:E = Ti/Te).

Habitualmente esta relación se expresa considerando que Ti es igual a 1. Por ejemplo, si Ti = 2 s y Te = 4 s, entonces Ti:Te = 2:4 y se representa como I:E = 1:2, que es lo más fisiológico y la recomendación inicial, y equivale a la duración de la inspiración del 33 % del tiempo total. En enfermedades con limitación del flujo espiratorio, hay que alargar el tiempo espiratorio, cambiándolo a 1:2,5 o 1:3, cosa que hará aumentar la presión pico (la máquina administrará el mismo volumen en menos tiempo). Invertir la relación I:E alargando el tiempo inspiratorio (relaciones I:E = 1:0,5, o 2:1) mejora la oxigenación al aumentar la presión media, pero puede ocasionar un descenso del gasto cardíaco y atrapamiento aéreo; además, aumenta la yatrogenia.

Pausa inspiratoria

Consiste en aplicar un retraso en la apertura de la válvula espiratoria después de administrar el flujo inspiratorio, de manera que el gas se queda dentro de los pulmones para mejorar la distribución del volumen por los alvéolos de apertura retardada y dar más tiempo para el intercambio gaseoso. Al aplicar esta pausa se obtendrá el valor de la presión meseta (*plateau*), que refleja la presión media de todos los alvéolos. Se programa un máximo del 30 % del tiempo inspiratorio.

Pausa espiratoria

Algunos ventiladores permiten programarla. Se aplica una pausa de 0,5 a 2 segundos al final de la espiración (retardando la apertura de la válvula inspiratoria mientras la espiratoria está cerrada). Esta operación es útil para medir el atrapamiento aéreo o auto-PEEP.

Fracción inspirada de oxígeno (FiO$_2$)

Se expresa en tanto por uno y puede oscilar entre 0,21 y 1. Se recomienda empezar con FiO$_2$ de 1 y posteriormente ajustarla según pulsioximetría o gasometría hasta conseguir SatO$_2$ > 90 % (PaO$_2$ > 60 mm Hg) con FiO$_2$ < 0,6. No se recomienda administrar FiO$_2$ superiores a 0,6 durante más de 48 horas por la toxicidad del oxígeno.

Presión positiva al final de la espiración (PEEP)

Ya se ha hablado de sus efectos anteriormente. El resultado final es el incremento de la PaO$_2$ que permite reducir la FiO$_2$ a valores no tóxicos. El valor inicial debe ser entre 5 y 8 cm H$_2$O, con incrementos de 3 a 5 según necesidades hasta conseguir la oxigenación adecuada (PaO$_2$ > 60 con FiO$_2$ < 0,6), y con un valor máximo de PEEP de 15 cm H$_2$O (riesgo de barotrauma). Al igual que en la VMNI, en pacientes con auto-PEEP, se aplicará un valor que no sobrepase el 80 % del valor de la intrínseca para contrarrestarla.

Presión inspiratoria (ventilación controlada por presión)

Cuando utilizamos este tipo de ventilación es importante conocer la máquina y si la presión se programa respecto al nivel de PEEP o como presión absoluta respecto a la presión atmosférica. El volumen circulante depende de la diferencia de presión entre la inspiratoria programada y la presión de los alvéolos, de manera que si se aumenta la presión inspiratoria manteniendo constante la PEEP se obtiene un mayor volumen circulante. En cambio, si se aumenta la PEEP sin variar la presión de insuflación, el volumen suministrado será menor. Hay diferentes maneras de programar este valor: aplicar entre

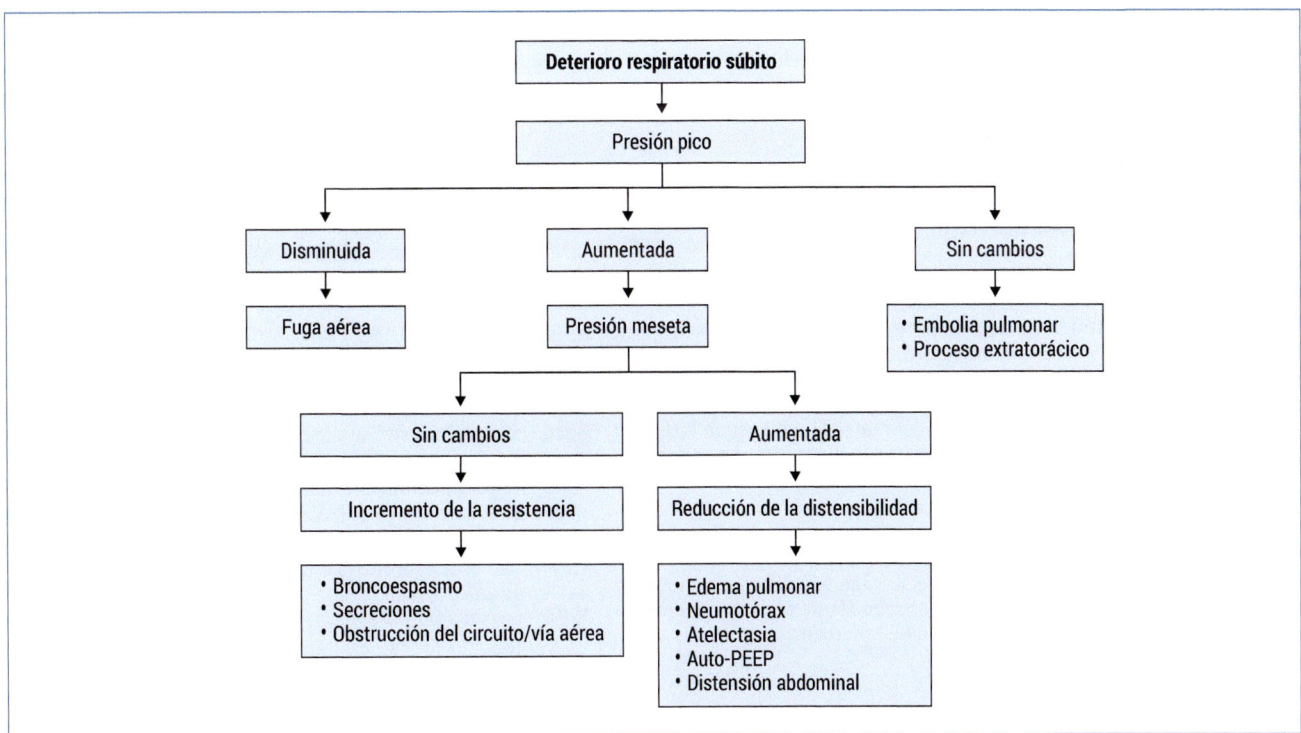

Figura 5-26. Modo BiPAP de ventilación mecánica no invasiva.

10 y 15 cm H_2O sobre el nivel de PEEP, igualar la presión de insuflación a la presión meseta (habráque conocerla o bien restar 5 cm H_2O a la presión pico). En cualquier caso, posteriormente habrá que ajustar este parámetro hasta conseguir el volumen deseado, siempre con el límite de 30 cm H_2O.

Una vez que el paciente esté conectado a la máquina, se volverá a comprobar que los valores de volumen y presión sean correctos, así como el estado hemodinámico. Se recomienda, si es posible, una gasometría arterial a los 15 minutos de conectar al ventilador para ajustar los parámetros de manera definitiva. Ante un deterioro respiratorio súbito o ante la activación de alarmas por presiones (la más habitual), se seguirá el algoritmo de la **figura 5-26**.

Glosario

Se resumen aquí algunas definiciones a modo de glosario (**Tabla 5-7**).

Tabla 5-7. Glosario de términos	
Shunt (cortocircuito)	Es la causa más importante de hipoxemia y se produce por la mezcla de sangre oxigenada con sangre no oxigenada. Es causado por alteraciones de la relación ventilación/perfusión (V/Q): alvéolos no ventilados o zonas no perfundidas
Espacio muerto	Se denomina así a las estructuras que participan de la ventilación pero no del intercambio gaseoso. Tiene un componente *anatómico*, definido por las vías aéreas de conducción y la vía aérea artificial, y un componente *alveolar*, representado por los alvéolos que están ventilados pero no perfundidos
Trigger (gatillo)	Se trata de la variable que detecta el ventilador para iniciar una de las fases de la ventilación. Puede ser una medida de tiempo, flujo o presión
Ciclado	Es la variable que utiliza la máquina para finalizar la fase inspiratoria y pasar a la espiración. Puede medirse en flujo, presión o tiempo
IPAP (*inspiratory positive airway pressure*)	Es el nivel de presión positiva programada que se consigue durante la fase inspiratoria
EPAP (*espiratory positive airway pressure*)	Es el nivel de presión positiva programada que se consigue durante la fase espiratoria
PEEP (*positive end espiratory pressure*)	Es el nivel de presión positiva programada al final de la espiración. En la ventilación mecánica no invasiva este concepto es el mismo que la EPAP
Presión soporte (PS)	Es la presión administrada durante la inspiración, la diferencia entre la IPAP y la EPAP
Relación I/E (inspiración/espiración)	Hace referencia al porcentaje de tiempo que dura la inspiración en relación con todo el ciclo respiratorio
Pendiente, rampa o *rise time*	Es la pendiente de la curva de presión. Se podría definir como la velocidad con la que se consigue la IPAP programada
Presión pico (Pmax)	Presión máxima de la vía aérea durante la inspiración
Presión media (*plateau*)	Presión media alveolar durante la inspiración

 PUNTOS CLAVE

- La administración de oxígeno con fines terapéuticos tiene como objetivo fundamental el aumento de la presión arterial de oxígeno para prevenir o tratar la oxigenación tisular. Como cualquier medicamento, el oxígeno tiene unas indicaciones concretas, debe ser administrado en una dosis, con un sistema y en un tiempo adecuados. La monitorización y reevaluación del estado clínico determinan las necesidades de oxígeno. Los cuidados enfermeros serán esenciales en la preparación del paciente y del material, en la monitorización de los cambios clínicos y en la identificación de los efectos adversos.

- Los dispositivos supraglóticos suponen una gran ventaja para mantener una adecuada oxigenación respecto a la mascarilla facial. Su facilidad de uso, diversidad de modelos y disponibilidad han favorecido su rápida expansión en las últimas décadas: están recomendados tanto para el manejo de la vía aérea normal como difícil en todos los ámbitos y para todas las edades.

- Será fundamental disponer de dispositivos alternativos al laringoscopio convencional ante la posibilidad de encontrar una dificultad no prevista para la intubación orotraqueal. Las guías de las diferentes sociedades de anestesiología ofrecen unas directrices que ayudan en la toma de decisiones ante una intubación difícil.

- La ventilación mecánica es una medida de soporte vital para sustituir parcial o totalmente la función ventilatoria de un paciente mientras se trata la patología subyacente.

- Someter a un paciente a ventilación mecánica tiene un elevado riesgo de complicaciones y efectos secundarios que habrá que prevenir y controlar, principalmente debidos a invertir las presiones intratorácicas.

- La ventilación mecánica no invasiva tiene cada vez más indicaciones y dos modos principales: CPAP para oxigenar y BiPAP para disminuir el trabajo respiratorio.

- La ventilación mecánica tiene muchas variables que se deben controlar y programar correctamente para evitar las lesiones causadas por la presión.

BIBLIOGRAFÍA

American Association for Respiratory Care. AARC Clinical Practice Guideline: oxygen therapy in the home or alternate site health care facility: 2007 revision and update. Respir Care. 2007;52(1):1063-68.

Apfelbaum JL, Hagberg CA, Caplan RA et al. Practice guidelines for management of the difficult airway: An updated report by the American Society of Anesthesiologists Task Force on Management of the Difficult Airway. Anesthesiology. 2013;118(2):251-70.

Ayuso Baptista F, Jiménez Moral G, Fonseca del Poco FJ. Manejo de la insuficiencia respiratoria aguda con ventilación mecánica no invasiva en urgencias y emergencias. Emergencias. 2009;21:189-202.

Belenguer Muncharaz A, Bisbal Andrés E, Reig Valero R, Mas Font S, Carregui Tusón R, Abizanda Campos R. Relación entre pulsioximetría y determinación de la saturación arterial de oxígeno. Influencia de los fármacos vasoactivos presores sobre la correlación SattCO2-SatO2. Med Intensiva. 2001;25(9):333-9.

Bugarín González R, Martínez Rodríguez JB. La oxigenoterapia en situaciones graves. Medicina Integral. 2015;36(5):159-65.

Campbell JE, Alson RL, editors. International trauma life support for emergency care providers. 8 th ed. Illinois: Pearson; 2015.

Canadian Critical Care Trials Group/Canadian Critical Care Society Noninvasive Ventilation Guidelines Group. Practice guidelines for the use of noninvasive positive-pressure ventilation and noninvasive continuous positive airway pressure in the acute care setting. CMAJ February 22, 2011 183 (3) E195-E214

Ceniceros I, Simó S. Ventilación Mecánica en Urgencias. Arán Ediciones; 2018.

Chiner Vives E, Giner Donaire J. Manual SEPAR de procedimientos. Sistemas de oxigenoterapia. 1ª ed. Novartis, editor. Barcelona: Respira; 2014.

Cinesi Gómez C, Peñuelas Rodríguez Ó, Luján Torné ML, Egea Santaolalla C, Masa Jiménez JF, García Fernández J, et al. Recomendaciones de consenso respecto al soporte respiratorio no invasivo en el paciente adulto con insuficiencia respiratoria aguda secundaria a infección por SARS-CoV-2. Rev Esp Anestesiol Reanim. 2020 May;67(5):261-70.

Combes X, Jabre P. Ventilación mecánica no invasiva con presión positiva: cuanto antes mejor. Emergencias. 2009;21:164-5.

Dysart K, Miller TL, Wolfson MR, Shaffer TH. Research in high flow therapy: mechanisms of action. Respir Med. 2009;103(10):1400-5.

Fernández Ayuso D, Aparicio Santis J, Pérez Olmo JL, Serrano Moraza A. Manual de enfermería en emergencia prehospitalaria y rescate. Madrid: Arán Ediciones, SL; 2002.

Frerk C, Mitchell VS, McNarry AF et al. Difficult Airway Society. 2015 guidelines for management of unanticipated difficult intubation in adults. Br J Anaesth. 2015;115(6):827-48.

Gea J, Orozco-Levi M, Gallart L. Fracciones inspiratorias elevadas de O2 con el uso del dispositivo convencional de nebulización de fármacos. Arch Bronconeumol. 2010;46(5):230-37.

Gómez S, Horrillo C, Gómez-Morán M. Manual de Ventilación en Urgencias y Emergencias Extrahospitalarias [Internet]. SUMMA 112; 2022. Madrid. org. [consulta el 27 de septiembre de 2022]. Disponible en: https://gestiona3.madrid.org/bvirtual/BVCM050596.pdf

Gómez-Ríos MA, Gaitini L, Matter I, Somri M. Guías y algoritmos para el manejo de la vía aérea difícil. Rev Esp Anestesiol Reanim. 2018;65(1):41-8.

Gordon J, Cooper RM, Parotto M. Supraglottic airway devices: indications, contraindications and management. Minerva Anestesiol. 2018;84:389-97.

Guia pràctica en farmacologia d'urgències i emergencies prehospitàlaries, 1ª ed. SEM; 2021.

Higgs A, McGrath BA, Goddard C et al. Guidelines for the management of tracheal intubation in critically ill adults. Br J Anaesth. 2018;120(2):323-52.

Jiménez Moral G, Ayuso Baptista F, Fonseca del Pozo JF, Bertomeu Cornejo M, Artacho Ruiz R, García Criado EI. Manejo de una vía aérea difícil en el medio prehospitalario. SEMERGEN. 2008;34(6):272-83.

Luna Paredes MC, Asensio de la Cruz O, Cortell Aznar I et al. Fundamentos de la oxigenoterapia en situaciones agudas y crónicas: indicaciones, métodos, controles y seguimiento. An Pediatr. 2009;71(2):161-74.

Máiz Carro L, Wagner Struwing C. Beneficios de la terapia nebulizada: conceptos básicos. Arch Bronconeumol. 2011;47(6):2-7.

Manual de protocolos y actuación en urgencias. 4ª edición. Toledo: Sociedad Española de Medicina de Urgencias y Emergencias; 2014.

Manual de ventilación mecánica no invasiva. Grupo de trabajo VMNI del Hospital General Universitario de Ciudad Real. Ciudad Real: HGUCR; 2002.

Manual SEPAR de procedimientos: Sistemas de oxigenoterapia. Barcelona: Sociedad Española de Neumología y Cirugía Torácica; 2014.

Manual SEPAR de procedimientos: Ventilación mecánica no invasiva. Barcelona: Sociedad Española de Neumología y Cirugía Torácica; 2008.

Manual y procedimientos de Enfermería SUMMA 112. Madrid: Comunidad de Madrid; 2013.

Martín González F. Ventilación mecánica no invasiva en una Unidad de Cuidados Intensivos. [Tesis doctoral]. Salamanca: Universidad de Salamanca; 2012.

Masclans JR, Pérez-Terán P, Roca O. Papel de la oxigenoterapia de alto flujo en la insuficiencia respiratoria aguda. Med Intensiva. 2015;39(8):505-15.

Monsalve-Naharro J, Canales-Lara P, Catalá-Ripoll J, Moreno-Flores B. Guía de manejo de la vía aérea en el paciente crítico adulto [Internet]. Anestesiar; 2019. Disponible en: https://anestesiar.org/2019/guia-de-manejo-de-la-via-aerea-en-el-paciente-critico-adulto/

O'Driscoll BR, Howard LS, Earis J et al. BTS Emergency Oxygen Guideline Development Group. British Thoracic Society Guideline for oxygen use in adults in healthcare and emergency settings. BMJ Open Respir Res. 2017;4:e000170.

Pilar Orive FJ, López Fernández YM. Oxigenoterapia de alto flujo. An Pediatr Contin. 2014;12(1):25-9.

Ramos Gómez L, Benito Vales S. Fundamentos de la ventilación mecánica. Barcelona: Marge Medica Books; 2012.

Sistema d'Emergències Mèdiques Guia d'Urgències i Emergències Mèdiques. Barcelona: Generalitat de Catalunya, Departament de Salut; 2007.

Spiegel JE. Endotracheal tube cuffs: Design and function. Anesthesiol News. 2010;36 (8):51-8.

Stoller JK, Barnes PJ, Hollingsworth H. Management of exacerbations of chronic obstructive pulmonary disease. UpToDate. Última actualización: 6 de abril de 2018.

Thiruvenkatarajan V, van Wijk RM, Rajbhoj A. Cranial nerve injuries with supraglottic airway devices: a systematic review of plublished case reports and series. Anaesthesia. 2015;70(3):344-59.

Timmermann A. Supraglottic airways in difficult airway management: successes, failures, use and misuse. Anaesthesia. 2011;66(suppl 2):45-56.

Administración de fármacos en urgencias y emergencias

6

M. Á. Díaz Chaves

OBJETIVOS

- Capacitar en conceptos básicos de farmacología en urgencias y emergencias.
- Definir las pautas de seguridad en el manejo de fármacos.
- Describir las principales vías de administración de fármacos.
- Formular y calcular dosis.
- Desarrollar el manejo en fluidoterapia y hemoterapia.

INTRODUCCIÓN

La administración de fármacos en urgencias y emergencias tiene unas características particulares que la diferencian de otros ámbitos asistenciales. En muchos casos, la premura de tiempo, por un lado, y las condiciones en las que los profesionales sanitarios desarrollan la asistencia, que no serán las más adecuadas, por otro, exigirán una preparación especial y cierta capacidad de improvisación.

El conocimiento de las distintas técnicas, de las vías de administración y de los fármacos empleados permitirá al profesional actuar de forma adecuada ante cualquier tipo de situación.

Conceptos básicos

Desde el punto de vista etimológico, farmacología deriva del griego, *phármakon,* que significa remedio o droga, y *lógos*, razón, tratado, por lo que define la farmacología como la *ciencia o estudio razonado de los fármacos.*

La farmacología es la ciencia que estudia las acciones y propiedades de los fármacos en el organismo.

> **!** Se denomina **fármaco** a *cualquier sustancia químicamente definida que, aplicada sobre una estructura u organismo vivo, produce una respuesta objetivable*, es decir, cuantificable y reproducible. Si esta respuesta es *aprovechable en terapéutica*, el fármaco convenientemente elaborado se denomina **medicamento**. Para ello, es preciso que se administre a dosis terapéuticas en unos vehículos o formas farmacéuticas que faciliten su administración y su absorción.

La farmacodinamia estudia el mecanismo de acción de los fármacos. La mayor parte de ellos producen sus efectos una vez que se fijan a su lugar de acción, llamado receptor.

La farmacocinética estudia el proceso de tránsito de un fármaco por el organismo, permite determinar la dosis, la vía y el intervalo de administración, adecuar la dosis al paciente, establecer indicaciones, etc. Comprende los procesos de absorción, distribución, metabolismo y excreción.

- Absorción es el proceso que trascurre desde que el fármaco es administrado hasta que se encuentra en disposición de ser distribuido a los tejidos.
- Distribución es el proceso que sufre el fármaco que llega a la circulación sistémica, desde donde es transportado a los distintos tejidos en forma libre o unido a hematíes o proteínas plasmáticas. Algunos tejidos y órganos presentan barreras que impiden el acceso libre de los fármacos, como son la próstata, el sistema nervioso central, la circulación fetal, la leche y los humores del ojo.
- Metabolismo es el proceso por el cual el fármaco que penetra en el organismo es transformado parcial o totalmente en otra sustancia con el fin de ser eliminado. Las reacciones químicas que se producen dependen de enzimas transformantes que se encuentran, fundamentalmente, en el hígado.
- Excreción es el proceso que consiste en el paso de fármacos y sus metabolitos desde el interior del organismo al exterior. Las principales vías de eliminación son la orina y la bilis.
- La toxicidad estudia los efectos perjudiciales de un fármaco.

Es preciso tener en cuenta los siguientes aspectos de los medicamentos:

- Origen. Los medicamentos pueden ser: de origen *natural* (si se obtienen a partir de fuentes naturales; por ejemplo, la morfina), *semisintéticos*, si tienen una base natural y son modificados en el laboratorio, o *sintéticos*, si son obtenidos íntegramente en el laboratorio, por rastreo farmacológico.
- Propiedades físico-químicas. Entre las propiedades físicas, interesa principalmente la solubilidad. Los medicamentos liposolubles son, por lo general, más fácilmente absorbibles que los hidrosolubles. Pequeñas modificaciones de la fórmula química pueden provocar grandes cambios en el efecto farmacológico.
- Mecanismo de acción. Es el conjunto de *procesos bioquímicos y fisiológicos que explican cómo se produce la respuesta.*
- Efecto farmacológico. Es la *respuesta observable del medicamento* (p.ej., el efecto relajante muscular). Se define por la naturaleza, la intensidad y la duración de la respuesta. El efecto farmacológico no solo comprende el efecto terapéutico, sino también incluye los efectos adversos, que suelen acompañar a los efectos terapéuticos.
- Indicaciones terapéuticas. Son las aplicaciones clínicas del fármaco, consecuencia del efecto farmacológico. Por ejemplo, los fármacos relajantes musculares pueden ser útiles en enfermedades que cursan con contracciones musculares intensas. Algunos medicamentos presentan varias indicaciones terapéuticas, debido a la multiplicidad de sus efectos farmacológicos.
- Efectos adversos. El medicamento provoca con frecuencia efectos no deseados. Estos *efectos indeseables* son también consecuencia de los efectos farmacológicos.

> ! La palabra **tóxico** suele reservarse para fármacos que producen efectos graves, que limitan su uso como medicamento. Todos los medicamentos tienen efectos adversos. Por tanto, en todo tratamiento, es necesario valorar la relación beneficio-riesgo para el paciente.

- Farmacocinética. Corresponde a los procesos que sufre el medicamento desde que se pone en contacto con el organismo hasta que se elimina.
- Contraindicaciones. Las contraindicaciones son las situaciones especiales, enfermedades o trastornos que tiene el paciente que le impiden tomar la medicación. Por ejemplo, en los pacientes diabéticos están contraindicados los corticoides, debido a que estos producen hiperglucemia, situación que puede complicar su diabetes. En consecuencia, la causa de esta contraindicación es la aparición de efectos indeseables que pueden agravar esas enfermedades.
- Interacciones farmacológicas. Son las modificaciones en el efecto de un fármaco como consecuencia de la presencia de otros fármacos, alimentos, agentes ambientales o técnicas de fisioterapia. La mayoría de las asociaciones entre dos medicamentos pueden provocar interferencias, pero no suelen tener repercusión clínica.

Aspectos fundamentales de los medicamentos
1. Origen.
2. Propiedades físicas y químicas.
3. Mecanismo de acción.
4. Efectos farmacológicos.
5. Indicaciones terapéuticas.
6. Efectos adversos.
7. Farmacocinética.
8. Contraindicaciones.
9. Interacciones farmacológicas.

Características de los medicamentos

No existe el medicamento ideal, pero se pueden enunciar algunas características que lo aproximan a ser considerado como el más idóneo:

1. Eficacia. Un medicamento es eficaz cuando el efecto que produce es el deseado. Esta característica se cumple en muchos casos.
2. Seguridad. El medicamento no debe producir efecto perjudicial utilizado durante períodos prolongados.
3. Selectividad. El medicamento ideal solo debe producir el efecto deseado. Para ello, debe actuar solo sobre un sistema, sin afectar a los demás.
4. Reversibilidad del efecto. Una vez que ha actuado el fármaco, el efecto debe desaparecer.
5. Coste bajo. El precio elevado limita su uso.
6. Sin interacciones medicamentosas. El medicamento ideal no debe modificar su efecto farmacológico por la administración previa o simultánea de otro medicamento.
7. Ausencia de tolerancia y dependencia. Por último, un medicamento ideal no debe producir ni tolerancia (necesidad de aumentar progresivamente la dosis para mantener el efecto inicial), ni dependencia (compulsión a tomar un fármaco de forma repetida para evitar los efectos desagradables de la abstinencia).

SEGURIDAD EN LA ADMINISTRACIÓN DEL FÁRMACO

Los enfermeros tienen un papel primordial en la terapéutica farmacológica: son los encargados y los responsables de la administración de los fármacos, de ejercer labores de control de eficacia y seguridad, así como de evaluar el cumplimiento del tratamiento prescrito.

Como responsable directo de la administración de los fármacos es importante que tome todas las medidas para minimizar los riesgos que el uso de cualquier medicamento implica.

- Cerciorarse de la exactitud de la prescripción: no deben quedar dudas sobre fecha, fármaco, dosis, frecuencia y vía de administración.
- Conocer el fármaco que administra: sus acciones, efectos secundarios, etcétera.

- Respetar los cinco correctos: paciente correcto, medicación correcta, vía correcta, dosis correcta, hora correcta.
- Registrar tanto lo realizado como la respuesta del paciente.
- No administrar fármacos caducados, que hayan cambiado de color, que estén turbios o sedimentados.
- No administrar ningún fármaco cuya etiqueta provoque dudas.
- Los medicamentos deben guardarse en condiciones óptimas de conservación.
- Los frascos y envases donde estén los medicamentos deben estar cerrados. Hay que desechar aquellos que estén abiertos.

 5 CORRECTOS DE LA ADMINISTRACIÓN DE FÁRMACOS

- Paciente correcto.
- Medicamento correcto.
- Dosis correcta.
- Vía correcta.
- Hora correcta.

VÍAS DE ADMINISTRACIÓN DE FÁRMACOS

Hay muchas vías de administración de fármacos (oral, sublingual, bucal, tópica, transdérmica, inhalatoria, instilación ocular, rectal, vaginal, parenteral) y cada medicamento está preparado para ser administrado por una vía determinada y para que ejerza su acción de la manera más conveniente. Así mismo, para cada vía de administración hay formas farmacéuticas diferentes (comprimidos, jarabes, supositorios, ampollas, etc.).

Se pueden definir las vías de administración de fármacos como los caminos de entrada del medicamento al organismo. En función de ellas, el fármaco presentará una latencia, intensidad y duración del efecto diferentes y características. Por esta razón es importante conocer el porqué y el cuándo de cada una de las vías, así como sus ventajas e inconvenientes en su utilización.

La elección de la vía dependerá de las necesidades clínicas y de las circunstancias, será evaluada en función de la velocidad y eficiencia de actuación del fármaco, de los efectos adversos debidos al propio fármaco y del medio de administración, que pueden verse afectados por la vía elegida.

Vía parenteral

La vía parenteral constituye una de las formas de administración de fármacos más utilizadas por los profesionales de enfermería. Para aplicar un fármaco por vía parenteral será necesario atravesar la piel, de forma que la medicación pase al torrente sanguíneo directamente o a través de los diferentes tejidos en los que se administra. Se puede decir, por tanto, que se incluye dentro de las vías de administración llamadas inmediatas o directas, ya que el fármaco no tiene que atravesar membranas biológicas de tipo epitelial o endotelial para llegar al plasma, sino que es introducido directamente en el medio interno mediante inyección. Esto implica el uso de dispositivos y agujas de distintas longitudes y calibres, en función de la zona de administración y de las características del fármaco.

Esta vía de administración de medicamentos se caracteriza por ofrecer una absorción muy regular, lo que evita pérdidas presistémicas del fármaco.

A su vez, engloba numerosas vías y puede dividirse en función de su forma de absorción en:
- Vías parenterales indirectas: son aquellas que precisan absorción. En este caso, como la administración no se realiza directamente en la sangre, el fármaco necesitará un tiempo para alcanzar la circulación sistémica, que dependerá sobre todo de la irrigación de la zona de inyección. En este grupo se incluyen las vías intradérmica, subcutánea, intramuscular, interlingual e intraarticular.
- Vías parenterales directas: la administración se realiza en el torrente sanguíneo, por lo que no precisan absorción. Incluyen la vía intravenosa e intraarterial.

A continuación se definen las vías parenterales de uso más frecuente en urgencias y emergencias.

Vía intradérmica

Consiste en la introducción de una cantidad pequeña de solución medicamentosa en la dermis. El uso está particularmente indicado para pruebas cutáneas.

Vía subcutánea

El medicamento se introduce a través de una aguja de punta fina en el tejido que se encuentra bajo la piel, donde se va liberando lentamente al torrente sanguíneo. La insulina y las heparinas son un ejemplo de los fármacos que se utilizan por esta vía. Es una vía relativamente cómoda y poco molesta, porque en esta zona no hay mucha terminación nerviosa. Como vía parenteral tiene una absorción lenta, que disminuye aún más en el caso de hipotensión o vasoconstricción.

Entre las ventajas que ofrece esta vía están la fácil manipulación, que favorece el autocuidado y la práctica por los familiares y cuidadores, además de presentar una absorción lenta y constante de los fármacos. Permite, además, la administración de diferentes medicamentos y favorece el control de síntomas, especialmente del dolor, por lo que es menos molesta que otras vías. En cuanto a los inconvenientes, son pocos y se suelen dar por situaciones accidentales que derivan del uso de esta vía y que se solventan fácilmente con el cambio de zona de punción. Es importante no olvidar que existen determinados fármacos que no se pueden administrar por esta vía y que no admite grandes cantidades de medicamento (**Tabla 6-1**).

Vía intramuscular

Consiste en la introducción de sustancias medicamentosas en el tejido muscular, se usa principalmente en aquellos casos en que se quiere una mayor rapidez, pero no puede usarse la vía venosa, como, por ejemplo en el caso de las sustancias liposolubles. La velocidad de absorción del medicamento dependerá de factores como la masa muscular del sitio de

Tabla 6-1. Zonas de punción más habituales en la vía subcutánea

	Descripción	Indicaciones	Precauciones
Cara dorsal del brazo	Con panículo adiposo amplio y depresible Zona poco dolorosa	Insulinas, vacunas, fármacos para el control de síntomas	Tener en cuenta el lado sobre el que descansa el enfermo
Abdomen	Zona amplia y poco dolorosa. Poco implicada en actividad muscular, lo que disminuye el riesgo de hemorragia capilar	Hipodermoclisis, heparina de bajo peso molecular, automedicación	
Zona superior de la espalda (escapular)	Poco útil por su peor accesibilidad	En enfermos agitados con tendencia a quitarse la vía	
Tórax (infraclavicular)	Zona dolorosa. En el varón hay menos cantidad de panículo adiposo	Para palomilla (tanto bolos como infusión continua)	En la mujer, precaución de no pinchar tejido mamario
Muslos	Panículo adiposo abundante Zona dolorosa por su gran actividad muscular	Automedicación Para hidratación, siempre que el enfermo no deambule	

inyección y la irrigación sanguínea. Es una vía de absorción más rápida que la subcutánea y permite suministrar mayor volumen de líquido que en otras vías, a la vez que se produce un inicio de la acción farmacológica más rápida, ya que la sustancia administrada llega antes al torrente circulatorio (**Tabla 6-2**).

Es una vía que permite administrar tanto preparados acuosos como oleosos y que alcanza una absorción mayor cuanto más acuosa es la sustancia. Por la comodidad, facilidad y, sobre todo, por la velocidad de absorción (10-30 minutos), es la vía de primera elección para la administración de numerosos fármacos y vacunas. Se usa frecuentemente para fármacos que se absorben mal por vía oral. También para mejorar la adherencia terapéutica o cuando se necesita un efecto prolongado.

Entre las desventajas hay que mencionar que es dolorosa, su uso está limitado en determinados pacientes (baja masa muscular o pérdida de masa muscular) y puede dar lugar a infecciones localizadas o lesiones en nervios periféricos. La administración constante en una misma zona puede ocasionar fibrosis local, lo que produce una reducción progresiva de la absorción. Como complicaciones pueden aparecer hematomas, nódulos o endurecimientos, abscesos sépticos y parálisis del nervio ciático.

Vía intraarticular

El objetivo de utilizar esta vía de administración es el depósito de un fármaco en el interior de una articulación, aunque su uso principal son los lavados intraarticulares y la extracción del líquido intraarticular con fines diagnósticos.

Entre las ventajas de esta vía se encuentra su efecto rápido, absorción rápida y que evita efectos de primer paso hepático. Como desventajas se mencionará que es dolorosa y que requiere asepsia y personal capacitado y entrenado.

Vía intravenosa

Se administra el fármaco directamente al torrente sanguíneo, lo que facilita la obtención de concentraciones plasmáticas altas y precisas. Es la vía parenteral de elección en situaciones de urgencias y emergencias. No depende de los procesos de absorción, por lo que es más rápida, permite infundir grandes volúmenes y administrar los fármacos con mayor precisión.

En general, se utiliza en aquellas situaciones en las que se necesita obtener un efecto terapéutico inmediato o mantener una respuesta terapéutica de forma sostenida. Resulta útil cuando no se puede usar la vía oral, en pacientes inconscientes, con vómitos y en pacientes quirúrgicos. Puede ser de acceso periférico y central.

Entre las ventajas se encuentran:

- Rápida absorción de fármacos.
- Variedad de volúmenes de administración.
- Las dosis son más exactas.
- Los resultados son más fáciles de evaluar que con otras formas de administración.

Tabla 6-2. Características de los distintos tipos de inyección intramuscular

Lugar de punción	Volumen admitido	Posición del paciente	Indicaciones
Dorsoglútea	Hasta 7 mL	Decúbito lateral Decúbito prono Bipedestación	Evitar en menores de tres años
Deltoidea	Hasta 2 mL	Todas	A partir de los 36 meses, aunque podría aplicarse a partir de los 18 meses si el desarrollo muscular lo permite
Ventroglútea	Hasta 5 mL	Decúbito lateral Decúbito supino	Recomendada en niños mayores de tres años
Vasto lateral externo	Hasta 5 mL	Decúbito supino Sedestación	De elección en menores de tres años

- No se necesita la colaboración del paciente.
  Por otro lado, entre sus inconvenientes destacan:
- Se requiere una formación específica para la administración por esta vía.
- Es necesario utilizar material específico.
- Mayor riesgo de infección.
- Dolor.
- Menos capacidad de reacción si existe una reacción adversa o si hay una equivocación con el fármaco, pues es imposible recuperar el fármaco ya administrado.
- Solo pueden administrarse fármacos solubles.

Vía intraarterial

Aunque su uso es menos frecuente, resulta imprescindible en la administración de ciertos tratamientos médicos y quirúrgicos muy específicos, así como en algunas técnicas de enfermería aplicadas en servicios con gran especialización (cuidados intensivos, área quirúrgica, oncología, unidades de cardiología o coronarias y neonatología). Se usa para conseguir altas concentraciones locales de algún fármaco o para infundir una solución de contraste necesaria en pruebas diagnósticas, como las arteriografías.

Vía intraósea

La vía intraósea constituye una vía de acceso rápida, fácil y eficaz al sistema vascular. Su utilidad está indicada en situaciones de emergencias como segunda elección en el caso de no poder canalizar vía venosa periférica Permite la administración de líquidos, electrólitos y fármacos de forma comparable a la vía venosa. Las complicaciones son escasas; la más grave de ellas es el síndrome compartimental.

Su utilización se basa en el hecho de que la cavidad medular de los huesos largos está ocupada por una rica red de capilares sinusoides que drenan a un gran seno venoso central y que no se colapsa ni siquiera en situación de parada cardiorrespiratoria, por lo que los fármacos y líquidos pasan a la circulación general con una rapidez similar a como lo harían por cualquier otra vena periférica, por lo que se considera una vía segura y rápida que conlleva un alto porcentaje de éxitos. Al tratarse de una vía de urgencias, no es recomendable que esté colocada más de 24 horas; se aconseja retirarla en cuanto se canalice otro acceso venoso periférico o central.

Por vía intraósea se puede administrar cualquier fármaco, suero o producto sanguíneo.

Vía enteral

Los fármacos administrados por vía enteral discurren por el aparato gastrointestinal hasta alcanzar el torrente sanguíneo o eliminarse. Engloba las vías oral, bucolingual (sublingual y bucal) y rectal. A efectos didácticos, se considera la vía enteral como la correspondiente a la administración por sonda nasogástrica.

La vía enteral tiene numerosas ventajas: es cómoda, sencilla, económica, segura y permite la autoadministración. Sin embargo, tienen la desventaja de que algunos fármacos provocan irritación y afectan el pH gástrico. Su absorción es irregular. Algunos fármacos requieren la ingesta previa de alimentos y otros destruyen enzimas y bacterias naturales del organismo.

Es una de las vías de administración menos usada en emergencias, ya que no todos los pacientes son candidatos, como por ejemplo, los neonatos o pacientes con bajo nivel de consciencia.

Vía oral

El medicamento se toma por la boca para ser ingerido y pasa a la sangre después de su absorción través de la mucosa gástrica o intestinal. Es una vía de administración fácil, cómoda, segura, práctica y de actuación rápida en caso de sobredosificación.

Como inconvenientes, algunos fármacos pueden producir irritación gástrica, no se pueden utilizar en pacientes con disfagia o con estado de consciencia alterado, ni es adecuado su uso en pacientes con náuseas o vómitos. Además, la absorción por esta vía se ve modificada o alterada por numerosos factores como la motilidad, la inactivación por jugos gástricos, el pH, presencia de alimento, etcétera.

Otro de los factores a tener en cuenta es el paso directo a la circulación portal y, a través del hígado, a la circulación sistémica. Este paso puede conllevar la metabolización e inactivación del fármaco en el hígado antes de pasar a la circulación sistémica, lo que puede dar lugar a la necesidad de administrar dosis mayores o repetidas.

Vía sublingual

Los fármacos que se administran debajo de la lengua permiten una absorción rápida. Tienen la ventaja de que evitan el primer paso hepático y los ácidos del estómago por lo que tienen mayor absorción a través de la mucosa, llegan directamente a la circulación cardiovascular y de allí, a la sistémica. Sin embargo, tienen el inconveniente de que el área de absorción es pequeña, que no todos los medicamentos se pueden administrar por esta vía y que los posibles efectos secundarios son de aparición más rápida debido a su paso directo al torrente sanguíneo.

Vía rectal

Vía de administración del fármaco en el interior del recto, a través del ano. Su absorción es lenta, variable y, en ocasiones, incompleta. Los fármacos aplicados por vía rectal, aunque pueden provocar irritación e incomodidad, tienen la ventaja de que son útiles en pacientes que no pueden deglutir, que presentan vómitos intensos, que rechazan la vía oral o que están inconscientes.

La administración debe ser en posición de Sims o en decúbito lateral.

Vía respiratoria

Los fármacos administrados por la vía respiratoria son absorbidos en la mucosa nasal, senos, mucosa faríngea y alveolar, según la finalidad del medicamento empleado. Esta vía engloba la inhalación, instilación y la vía endotraqueal.

Vía inhalatoria

La administración de fármacos por vía inhalatoria consiste en el uso de dispositivos que permiten pasar el medicamento a las vías aéreas con ayuda de la respiración. Es frecuente su uso para fármacos destinados al tratamiento de patologías respiratorias como la enfermedad pulmonar obstructiva crónica. Es una vía eficaz, de absorción rápida, en la que se evita el primer paso intestinal o hepático, es no invasiva y permite conseguir un efecto más localizado del medicamento, minimizando así posibles efectos adversos.

Puede utilizarse para conseguir tanto efectos locales como sistémicos y puede emplearse para la administración de anestésicos generales.

Su principal ventaja es el acceso rápido a la circulación y su elevada biodisponibilidad, puesto que no hay degradación hepática. Por esta vía los fármacos de uso local (inhaladores, aerosoles, nebulizadores) tienen una acción muy rápida y a bajas dosis.

Vía intranasal

Es una alternativa válida para la administración de medicamentos en los servicios de urgencias. La administración de medicamentos por vía intranasal se basa en la rica capilaridad sanguínea de la mucosa nasal, que permite el paso del fármaco de forma fácil y rápida a la circulación sistémica.

La absorción del medicamento se puede ver afectada por presencia de moco que actúe de barrera o en situaciones en las que varíe la perfusión de la mucosa nasal, como rinoplastias, neoplasias, malformaciones o patologías intranasales en las que el uso de esta vía podría estar contraindicado.

En urgencias, su uso debe estar limitado a situaciones especiales (falta de vía intravenosa, emergencia, agitación, etc.) y se debe administrar preferentemente mediante un atomizador intranasal, ya que este proporciona menor pérdida de medicamento en la orofaringe y presenta mejor tolerancia a su administración.

Vía endotraqueal

La administración de medicación a través del tubo endotraqueal en situaciones de urgencia se ha recomendado durante muchos años. Su uso está limitado debido a que esta vía solo es válida para administrar determinados fármacos (adrenalina, atropina, lidocaína, vasopresina y naloxona).

La absorción del fármaco en el aparato respiratorio es errática, se consiguen niveles plasmáticos menores que por vía intravenosa y no se pueden reponer líquidos.

 En la actualidad está desaconsejado su uso en emergencias, aunque podría valorarse la vía endotraqueal en aquellas situaciones en las que no haya sido posible obtener un acceso venoso periférico o intraóseo, y siempre teniendo en cuenta sus limitaciones y especificaciones.

Vía tópica

La administración de medicamentos por vía tópica es el procedimiento mediante el cual se proporciona el fármaco al organismo a través de la piel o las mucosas de determinados órganos con el objetivo de conseguir un efecto local, únicamente en el lugar donde se aplica. Los fármacos de aplicación tópica son absorbidos por los vasos sanguíneos de la piel o las mucosas, pudiendo verse afectada la absorción por la naturaleza de la piel o el estado de las mucosas y el producto que se va a administrar.

La vía tópica incluye la administración del medicamento a través de la piel (vía cutánea o transdérmica), del ojo (vía oftálmica), la nariz (vía intranasal) o a través del oído (vía ótica). Estas vías se utilizan cuando se pretende disminuir el picor de la piel o la inflamación en un lugar concreto, conseguir vasodilatación o vasoconstricción, tratar o evitar infecciones locales o conseguir un efecto mantenido del medicamento.

Vía cutánea

Se utiliza cuando se aplican medicamentos para que sean absorbidos a través de la piel sin necesidad de que sean inyectados. La piel hace de barrera e impide que el medicamento alcance la sangre. Para conseguir su efecto, el medicamento debe acceder a la dermis. El fármaco se administra en forma de cremas, lociones, pomadas o ungüentos. La correcta hidratación cutánea facilita la penetración de muchos fármacos a través de la piel; sin embargo, hay que tener precaución en situaciones en las que la piel esté dañada, como en el caso de los quemados, ya que el medicamento puede penetrar fácilmente y alcanzar la sangre.

Vía transdérmica

En esta vía, la administración del fármaco es a través de la piel, pero en este caso sí se producirá absorción a nivel sistémico al atravesar la piel; se realiza a una velocidad programada o durante un tiempo predeterminado, de manera que se puede conseguir una concentración constante en sangre y mantenida en un período de tiempo.

Algunos fármacos que se administran por vía transdérmica son la nicotina o el fentanilo en forma de parches.

Vía oftálmica

Los medicamentos se aplican directamente sobre la conjuntiva del ojo. Esta vía se utiliza para tratamiento de patologías oculares sin necesidad de recurrir a la vía sistémica, ya que el fármaco actúa solo en los ojos. Se administra en forma de colirio o pomada oftálmica.

Vía ótica

Consiste en la aplicación de medicamentos en el conducto auditivo para que ejerzan su acción en el oído. Esta vía se utiliza para el tratamiento local de infecciones o inflamación en los oídos (otitis) y el alivio del dolor.

Factores condicionantes en la administración de fármacos en urgencias y emergencias

Son varios los factores que condicionarán la elección de una vía de administración de fármacos en situaciones de urgencia y emergencia. Además, estos factores también influirán en otros aspectos, como la técnica que se utilice, los fármacos empleados y el modo de administración.

Se pueden señalar varios factores condicionantes:

- Estado del paciente. Es un factor muy importante a la hora de trabajar, ya que los pacientes en situación crítica requieren lo más rápido posible un acceso venoso para instaurar de forma precoz un tratamiento farmacológico. Esto condicionará la elección del acceso, del material y de la técnica empleada.
- Situación y factores ambientales. Trabajar sobre un terreno que no se conoce, en espacios pequeños e inadecuados, con baja iluminación o bajo condiciones meteorológicas adversas, como sucede frecuentemente en situaciones de emergencia, dificulta la realización de ciertas técnicas.
- Estrés y condiciones laborales. Tanto el estrés como el desconocimiento del servicio o la disponibilidad de recursos pueden condicionar el desempeño de la labor asistencial.
- Tipo de fármaco. En urgencias y emergencias se trabaja con fármacos de los calificados como «de alto riesgo», lo que hace que, de producirse un suceso adverso en su administración, este pueda tener una repercusión importante. Esto implica que el personal que trabaje en estos servicios ha de tener un conocimiento profundo sobre los fármacos que administra; las dosis, las vías y el intervalo de administración irán en función de las características farmacocinéticas y farmacodinamias del fármaco.
- Condiciones de asepsia. Existen situaciones en las que prima disponer de un acceso rápido a la administración de la medicación frente a otros factores. No debería descuidarse una asepsia adecuada de la zona antes de aplicar las distintas técnicas, aunque en ocasiones resulta difícil conjugar ambos factores.

TÉCNICAS DE ADMINISTRACIÓN DE FÁRMACOS POR VÍA PARENTERAL

En la vía parenteral la forma de administrar el fármaco es mediante punción, atravesando una o más capas de la piel o de las membranas mucosas mediante una inyección. En función de la profundidad que alcanza la punción en los tejidos (piel, mucosas, músculo, torrente sanguíneo, etc.) existen diferentes técnicas: intradérmica, subcutánea, intramuscular, intravenosa. Esto implica que para el acceso a la vía parenteral es necesario el uso de agujas de diferentes tamaños y con diferentes funciones (aguja, catéter intravenoso, etc.), según el tipo de vía de acceso que se vaya a usar o el volumen y el tiempo de administración del medicamento (perfusión continua, dosis única, etc.).

A la hora de administrar un fármaco se debe actuar sistemáticamente, cumpliendo una serie de pasos:

- Preparar el material necesario.

- Preparar el medicamento.
- Elegir el lugar de inyección.
- Administrar el medicamento.

La preparación del material y la del medicamento es común a los cuatro tipos de vías parenterales, mientras que la elección del lugar de inyección y la administración del medicamento son específicas de cada vía parenteral.

Preparación del material necesario:

El material necesario es el siguiente: antiséptico, jeringuillas, agujas, gasas o algodón, guantes y, si la vía es la intravenosa, se añadirán el equipo de perfusión, el torniquete y los sistemas de fijación. Todo el material debe ser desechable y aquel que precise estar estéril debe venir envasado adecuadamente.

El antiséptico recomendado es la solución de clorhexidina 2 % alcohólica, indicado en la desinfección de la piel sana debido a su gran capacidad limpiadora y a su facilidad de uso. Es una solución ideal para la desinfección previa a inyecciones. En caso de no disponer de clorhexidina, se puede emplear la povidona yodada, aunque siempre es mejor utilizar un antiséptico incoloro, ya que ello nos permitirá observar con mayor facilidad cualquier posible complicación (eritemas, sangrado, etc.).

Existen jeringas de diferentes capacidades: 1, 2, 5, 10, 20 y 50 mL; en función de la cantidad de fármaco que se vaya a administrar se precisará una u otra. Una vez extraída la jeringuilla de su envase, hay que conservar la esterilidad del cono y del émbolo (de este, solo se debe tocar la lengüeta a la hora de manipularlo).

A la hora de preparar el material, se debe tener en cuenta que se va a precisar dos agujas: una para cargar el medicamento en la jeringuilla y otra para administrarlo. No se aconseja administrar el fármaco con la misma aguja con la que se carga la medicación ya que:

- Al haber más manipulación es más probable que se pierda la esterilidad.
- Al realizar el procedimiento de carga, la aguja se puede despuntar con lo que, si también se emplea para administrar el medicamento, la técnica va a ser más dolorosa.

 Si por alguna razón no se dispone de agujas de carga, se usará la de mayor calibre de las que se tenga.

Una vez extraídas del envase, las agujas se deben seguir conservando estériles: tanto la parte metálica como la parte del cono de la aguja que conecta con el cono de la jeringuilla.

Respecto a las partes de la aguja, es interesante resaltar los siguientes aspectos:

Parte metálica va a variar según la vía, de tal modo que para cada caso se debe utilizar un calibre, una longitud y un bisel adecuados:

- El *calibre* se refiere al diámetro de la aguja, el cual viene medido en «números G»: a mayor calibre, menor «número G».

- La *longitud* variará según el número de capas de tejido que hay que atravesar: a mayor número de capas, mayor longitud de la aguja. La elección también estará condicionada por el tipo de paciente: adultos, lactantes, escolares, adultos con poca masa muscular, etcétera.
- El *bisel* habla del ángulo de la punta de la aguja, que es el que va a determinar el tipo de corte que se producirá en el momento en el que se atraviese la piel o la mucosa. El bisel puede ser largo (la aguja es más puntiaguda), medio o corto (la aguja es menos puntiaguda, con un ángulo de 45 grados) (**Tabla 6-3**).

Preparación del medicamento que se administra:

Antes de cualquier procedimiento hay que lavarse las manos y enfundarse unos guantes que, salvo en el caso de los accesos centrales, no es necesario que sean estériles. Por otro lado, a la hora de cargar cualquier medicamento en una jeringuilla hay que tener en cuenta varios aspectos.

Los medicamentos inyectables pueden encontrarse dentro de dos tipos de recipientes de cristal, las ampollas o los viales:

- Las ampollas se caracterizan por tener un cuello largo que presenta una constricción en su base, mientras que los viales tienen un cuello corto coronado por un tapón de plástico duro que está forrado externamente por un metal.
- Las ampollas constituyen un sistema cerrado que, una vez roto el cuello, pasan a ser un sistema abierto. Esto es: se puede aspirar el líquido fácilmente a través de la abertura que se ha creado.
- Los viales constituyen un sistema cerrado por lo que, para extraer sin dificultad su contenido, se debe inyectar previamente en su interior un volumen de aire igual al volumen de la sustancia que albergan y que se quiere extraer.

La medicación puede venir presentada para administrarla directamente o para mezclarla con un disolvente. Así se encontrará en forma líquida o como polvo, ya sea suelto o prensado. Cuando haya que mezclar el fármaco con un disolvente se trabajará con dos recipientes: uno que contiene el fármaco y otro que contiene el disolvente. Los pasos para conseguir la mezcla son, por este orden:

- Cargar el disolvente en la jeringuilla.
- Introducir la cantidad indicada de disolvente en el recipiente que contiene el fármaco.
- Homogeneizar la solución si es necesario (en muchos casos se homogeniza espontáneamente al mezclar ambos productos). Para conseguir una solución homogénea nunca se agiitará la mezcla pues, además de formarse espuma, se pueden producir cambios que modifiquen su farmacodinamia. Lo que se debe hacer es rotar el recipiente (normalmente es un vial) entre las palmas de las manos hasta homogeneizarla.
- Cargar la solución nuevamente en la jeringuilla.

Administración por vía intradérmica

Técnica en la que la aguja penetra de forma más superficial en el organismo, atravesando solamente la dermis, con un ángulo de penetración de la aguja de unos 15 grados. Para la administración por esta vía se utilizarán una aguja fina, de pequeño tamaño y de bisel corto.

Está indicada para pruebas diagnósticas (alérgenos, pruebas de sensibilidad, etc.) y para la aplicación de anestésicos locales. Los lugares de aplicación son zonas con poco vello y poca pigmentación, tales como la cara anterior del antebrazo y que permiten administrar pequeñas cantidades de medicamentos (entre 0,5 y 2 mL). Es una técnica ligeramente dolorosa que no permite administrar sustancias irritantes.

La técnica sería la siguiente (los puntos 1, 2, 3 y 6 son comunes para todas las técnicas):

1. Explicarle al paciente el procedimiento y mantener la higiene básica para llevarlo a cabo (lavado de manos, guantes, etc.).
2. Comprobar que todo está correcto, es decir, comprobar paciente, dosis, medicamento, etcétera.
3. Colocar al paciente en una posición cómoda que permita acceder adecuadamente a la zona de punción. Limpiar la zona que se va a pinchar.
4. Una vez se tiene todo preparado, se tensa la piel de la zona en la que se va a pinchar y se pincha con el bisel hacia arriba en un ángulo de 15 grados. Hay que introducir solo el bisel y no toda la aguja, de forma paralela al tejido cutáneo. A continuación se hace una pequeña aspiración para comprobar que no se ha tocado ningún capilar ni vaso sanguíneo, y se inyecta el medicamento, teniendo en cuenta que la inyección debe hacerse de forma lenta.
5. Una vez administrada la medicación en la piel se formará un habón. En ningún momento debe presionarse o frotarse la zona del habón.
6. Por último, se retirará la aguja, se desecharán de forma correcta los materiales utilizados y se hará el registro del procedimiento.

Administración por vía subcutánea

El medicamento se introduce a través de una aguja de punta fina en el tejido que está bajo la piel. La vía subcutánea se puede usar para canalizar una vía para la administración continua o intermitente de fármacos, como en el caso de los cuidados paliativos.

Las zonas preferentes de administración son: tercio medio de la cara externa del muslo, tercio medio de la cara externa del brazo, cara anterior y flanco del abdomen. No

Tabla 6-3. Tamaño/calibre de los diferentes tipos de agujas

Vía	Longitud	Calibre	Bisel
Intradérmica	9,5-16 mm	25-26 G (0,5 mm)	Corto
Subcutánea	16-22 mm	24-27 G (0,6 mm)	Medio
Intramuscular	25-75 mm	19-23 G (0,8 mm)	Medio
Intravenosa	25-75 mm	16-21 G (0,9 mm)	Largo
Aguja de carga	40-75 mm	14-16 G (1 mm)	Medio

se debería elegir nunca regiones previamente radiadas, por ser zonas dañadas que no aseguran la absorción correcta de los fármacos. Tampoco los lugares próximos a articulaciones o prominencias óseas, por ser zonas que presentan un menor espesor en el tejido subcutáneo y tienen, por tanto, una menor capacidad de absorción. Tampoco se elegirán las zonas con edema, inflamación, infección, cicatrización, lunares o cualquier otro tipo de lesión porque no garantizan la absorción.

Para realizar el procedimiento (tras los pasos comunes ya mencionados: preparación del fármaco, higiene, protección, información del paciente, etc.):

- Coger un pellizco de piel con los dedos índice, corazón y pulgar de la mano no dominante para evitar la inyección en el músculo. El pellizco se deberá soltar después de sacar la aguja, ya que si se suelta antes, se corre el riesgo de realizar una punción intramuscular.
- Con la mano dominante sujeta la jeringuilla con la aguja incorporada y con el bisel hacia arriba y se introduce la aguja con un ángulo de 45 grados. Antes de inyectar la medicación hay que aspirar para comprobar que no se ha tocado ningún vaso (en cuyo caso se debería volver a pinchar en otra zona). Es recomendable usar un ángulo de 45 grados para la punción, pero si hay mucha grasa o la aguja es corta se inyectará verticalmente (90 grados).
- Una vez administrado el fármaco, hay que cumplir el tiempo de espera (unos segundos), que es el tiempo extra que la aguja debe permanecer dentro de la piel para evitar el reflujo del fármaco.

Por vía subcutánea se administran las heparinas de bajo peso molecular. En este caso la zona de elección será en el abdomen, por los laterales y por debajo del ombligo, rotando de forma alterna cada día que se realice una nueva administración. En el caso de las heparinas, la aguja se introduce en un ángulo de 90 grados y no es necesaria la aspiración previa.

No se debe retirar el aire que incorporan algunas presentaciones precargadas para uso subcutáneo, ya que forman el llamado «sello de aire», que sirve para empujar todo el líquido, incluido el de la aguja. Cuando no existe ese sello (burbuja de aire), hay una parte de líquido que queda dentro de la aguja y, por tanto, que no se administra.

La canalización de una vía subcutánea suele realizarse con palomillas, pero también se pueden usar catéteres de calibre muy fino (mayor riesgo de obstrucción).

Administración por vía intramuscular

La zona de administración puede ser dorsoglútea (cuadrante superior derecho del glúteo), en el deltoides y en la cara externa del muslo en niños menores de tres años.

Una vez seleccionada la zona de punción, se introducirá la aguja con un ángulo de 90 grados, con un movimiento firme, seguro y de una sola vez. Antes de inyectar la medicación hay que aspirar para asegurarse de que no se está en un vaso sanguíneo (en cuyo caso se debe proceder a pinchar de nuevo).

El medicamento debe inyectarse lentamente, comprobando la reacción del paciente. Una vez administrada la medicación, se retira la aguja tras esperar unos segundos. Para retirarla, se presiona con una torunda o un algodón la zona puncionada y, a continuación, se extrae la aguja con suavidad y rapidez. Por último, se presiona la zona y se frota ligeramente para favorecer la absorción.

Administración por vía intravenosa

Se administra el fármaco directamente al torrente sanguíneo mediante la canalización de un acceso venoso periférico, a través de un catéter (*abbocath*) que varía en calibre, o de un acceso venoso central con dispositivos específicos para ello. Rara vez se utiliza la vía intravenosa directa con jeringa y aguja para la administración de fármacos.

La administración por vía intravenosa puede ser continua, discontinua o intermitente y en bolo:

- Infusión continua: administración del medicamento en un tiempo establecido y manteniendo una concentración plasmática en sangre continua a través de un equipo de perfusión.
- Infusión discontinua o intermitente: infusión durante un breve período de tiempo y con pequeños volúmenes de solución (50 a 250 cc) a través de un equipo de perfusión. Se puede interrumpir la perfusión principal o administrar ambas de forma simultánea si son compatibles. Esta forma está recomendada cuando la estabilidad del fármaco reconstituido es breve, si se desea pequeño aporte de líquidos o cuando se necesita disolver en una cantidad determinada de solución.
- En bolo: administración de una dosis concentrada del fármaco directamente en el torrente sanguíneo mediante una jeringa. Precisa precauciones especiales, ya que no da mucho tiempo para corregir errores, por lo que se recomienda en casos de actuación inmediata, cuando la medicación no requiera dilución o cuando se necesite obtener niveles pico en sangre que no se consigan de otra manera.

Vía venosa periférica

Se habla de vía venosa periférica cuando se canaliza una vena superficial por medio de un catéter o aguja de corta longitud, cuya punta está situada fuera del tórax (extratorácica). Se utiliza cuando la administración farmacológica no supera los seis días de tratamiento, cuando las sustancias que se infunden no son vesicantes ni hiperosmolares (sueros, medicamentos, compuestos hemáticos o nutrición parenteral) o para la extracción de muestras analíticas.

Establecer un acceso intravenoso requiere estar familiarizado con la anatomía del sistema circulatorio. Es necesario tener en cuenta algunos factores antes de decidir en qué parte del cuerpo se va realizar la canalización. Si bien algunas canalizaciones son preferibles a otras, siempre hay que valorar el caso concreto de cada paciente. A veces, la necesidad de intervenir ante una urgencia tiene prioridad sobre la elección de una localización óptima para establecer el acceso intravenoso. En estos casos, la mejor zona es siempre la más accesible.

Como norma general, las zonas idóneas de punción por orden de preferencia son:

1. Venas distales del miembro superior: porción inferior del antebrazo y de la mano.
2. Antebrazo.
3. Cara interior del codo, fosa antecubital.
4. Cuello.
5. En pacientes adultos se usan las venas del miembro inferior como último recurso.
6. En los niños muy pequeños se usan las venas del cuero cabelludo. También es frecuente el uso de las venas de la mano y del pie en pediatría.

Se procurará evitar las venas de las flexuras por ser las zonas donde más fácilmente se producen esclerosis y trombosis del vaso cuando se utilizan sustancias vesicantes, así como regiones afectadas por quemaduras, celulitis, flebitis, trombosis, fístulas arteriovenosas, etc. En pacientes sometidos a mastectomía radical no se canalizará en el brazo del lado intervenido.

Para la canalización venosa se pueden usar diferentes dispositivos: palomillas, catéter sobre aguja, catéter *midline*. Los más utilizados en urgencias y emergencias son los catéteres sobre aguja.

A la hora de seleccionar el catéter, hay que tener en cuenta que este tendrá un calibre y una longitud adecuados en función del tipo de fluido, volumen de líquido que se va a administrar, velocidad de perfusión necesaria, grosor de las venas del paciente y duración del tratamiento. Siguiendo estos criterios, se utilizará el catéter venoso periférico en tratamientos cortos y poco intensivos y con el menor calibre necesario para alcanzar el objetivo deseado. En caso de necesitar una infusión rápida de líquidos en una situación de urgencia (p. ej.: *shock* hipovolémico), se intentará canalizar un catéter del máximo calibre posible.

 Aquellos catéteres canalizados en situaciones de urgencia, sin la debida asepsia, deberían ser retirados en las primeras 24 horas.

Vía venosa central

Las vías centrales son accesos venosos a través de venas de mediano o gran calibre que proporcionan acceso directo a las venas cavas. Estas grandes venas generalmente ni se ven ni se palpan, pero son localizables por medio de referencias anatómicas. Son fundamentalmente tres: subclavia, yugular y femoral.

En ocasiones, la inserción se hace desde una vena periférica utilizando catéteres largos cuya punta alcanza la circulación central (vía venosa central de acceso periférico).

Los accesos venosos centrales posibles son:

• Las venas yugular interna, yugular externa, subclavia, cefálica y basílica, que permiten acceder a la cava superior.
• Las venas femoral y safena, a través de las cuales es posible alcanzar la vena cava inferior.

La vía venosa central está indicada con fines diagnósticos (inyección de medios de contraste, control de parámetros hemodinámicos, extracción de muestras sanguíneas repetidas, etc.) y terapéuticos (acceso venoso periférico imposible, administración de sustancias hiperosmolares, administración de grandes volúmenes, hemodiálisis, etc.). No se recomienda su canalización como vía de elección en urgencias y emergencias.

A la hora de seleccionar el lugar de abordaje de la vía central conviene recordar que:
• La vena subclavia es la que tiene las referencias anatómicas más constantes, debido a su sujeción por elementos fibrosos a la clavícula, y además no se colapsa ni en situaciones de disminución grave de volumen.
• La canalización de la vena yugular interna requiere la movilización del cuello, por lo que no está indicada en caso de sospecha de lesión cervical.
• No canalizar la vena femoral si hay sospecha de fracturas pélvicas.
• En caso de parada cardiorrespiratoria, la vía central que menos interfiere con las maniobras de reanimación cardiopulmonar es la vía femoral, pero no es una vía de primera elección.

 La vía venosa central de acceso periférico a través de la vena basílica mediante catéter PICC (*peripherally inserted central catheters*) está indicada en pacientes que van a requerir terapia intravenosa durante semanas (hasta 6 meses: quimioterapia, nutrición parenteral, o transfusiones múltiples). La técnica de inserción es aplicada por personal de enfermería entrenado, generalmente guiado con ecografía. Su gran longitud impide la infusión rápida de grandes volúmenes.

Abordaje yugular interno

El paciente debe colocarse en decúbito supino, con la cabeza ligeramente girada al lado contrario al elegido para la punción (15-30 grados). El giro de la cabeza hasta su posición extrema, o más allá de 40 grados, puede solapar la vena yugular interna sobre la arteria carótida, incrementando el riesgo de punción carotídea.

Colocar al paciente en ligero Trendelenburg de 15 grados. Esta maniobra, junto con un estado de hidratación adecuado, optimiza el relleno de la vena y reduce el riesgo de embolia aérea.

El diámetro de la vena se incrementa si el paciente realiza una maniobra de Valsalva justo antes de insertar la aguja, o al aumentando la presión positiva al final de la espiración (PEEP). Si no colabora, puede sincronizarse con la respiración, sabiendo que será más ventajosa la punción al final de la espiración o al final de la inspiración en el caso de que el paciente esté intubado y conectado a un ventilador.

Los puntos de abordaje de la vena yugular interna son:

- Vía anterior: las referencias anatómicas para encontrar el lugar de punción están en íntima relación con el músculo esternocleidomastoideo (ECM).
  El punto de inserción se encuentra en el margen anterior del ECM, en el punto medio de su vientre esternal, dista unos 5 cm del ángulo mandibular y 2-3 traveses de dedo por encima de la clavícula, a la altura del cartílago tiroides. El latido carotídeo se hace palpable 1 cm medial a esta localización, donde fijaremos su trayecto con dos dedos. Esta maniobra permite ejercer una retracción suave de la arteria carótida en el momento de insertar la aguja, que se introduce desde el punto descrito siguiendo el margen anterior del ECM y lateralmente a la arteria carótida hacia el pezón del mismo lado en un ángulo de 45 grados. La yugular debería encontrarse a 2-4 cm de profundidad.
- Vía media o central: el lugar de punción se encuentra 1 cm bajo el vértice del triángulo que forman los dos haces del ECM y la clavícula (*triángulo de Sedillot*). Es útil palpar el latido carotídeo dentro del triángulo descrito, sabiendo que la vena yugular interna discurre anterior y lateral al latido.
  La aguja se inserta mientras se aspira caudalmente en ángulo de 30-45 grados en dirección al pezón del mismo lado. La aguja debe ir paralela y lateral al latido carotídeo, que puede ser referenciado colocando suavemente tres dedos a lo largo del curso de la arteria. La profundidad a la que encontraremos la luz venosa es de 3 a 5 cm.
- Vía posterior: el punto de inserción se localiza inmediatamente dorsal al punto en que la vena yugular externa cruza el margen posterior del ECM. Este punto se encuentra a medio camino entre la mastoides y la inserción clavicular del ECM. Desde aquí la aguja se dirige medialmente hacia el hueco esternal en un ángulo de 45 grados justo por debajo del músculo, pudiéndose alcanzar la yugular interna a 5-7 cm de profundidad. El abordaje posterior de la yugular interna por su altura sobre el cuello tiene menos riesgos de neumotórax, hemotórax y punción carotídea que los anteriores.

Abordaje subclavio

Colocar al paciente en decúbito supino y ligero Trendelenburg de 15 grados puede aumentar el diámetro de la vena (algunos autores afirman que no se modifica por sus anclajes anatómicos), pero, sobre todo, disminuye el riesgo de embolia aérea.

Se han descrito muchas maniobras para facilitar el acceso subclavio, relativas a la posición del brazo, del hombro o de la cabeza. Cada vez más autores coinciden en que todas esas maniobras de posicionamiento consumen tiempo y recursos y, en la mayoría de las ocasiones, son innecesarias. La separación del brazo ipsilateral a la punción puede ayudar a aplanar la prominencia deltoidea en individuos musculosos, pero normalmente tampoco es necesario. La cabeza debe colocarse en posición neutra. El giro de la cabeza al lado contrario tampoco es necesario y la posición extrema al lado contrario puede hacer que el catéter quede mal posicionado en la vena yugular interna.

Los puntos de abordaje subclavio son:

- Vía infraclavicular: es el más utilizado. Puede ser una buena opción en lesiones cervicales, ya que no interfiere con sistemas de inmovilización cervical. El punto de inserción se localiza 1 cm por debajo de la unión del tercio interno con los 2/3 externos de la clavícula; la aguja pasa rozando la clavícula por debajo, en dirección hacia el hueco esternal con un ángulo pequeño (10-20 grados), y alcanza la luz de la vena subclavia en 3-4 cm. El dedo pulgar de la mano izquierda se posiciona en el punto de inserción y el índice señala el hueco esternal: así se fijan unas referencias que facilitan el guiado de la aguja. El bisel de la aguja debe hacerse coincidir con las marcas del cuerpo de la jeringa antes de la punción.
  Se inicia la punción con el bisel hacia arriba y, al alcanzar la luz del vaso, debe girarse inferomedialmente para optimizar la progresión correcta del catéter hacia el tronco braquiocefálico. Algunos autores recomiendan puntos algo más laterales, tomando como referencia el surco deltopectoral o referidos a la unión de la clavícula y la primera costilla. Todos coinciden, sin embargo, en que más importante que el punto de entrada es la dirección de la aguja en su progresión hacia la luz.
- Vía supraclavicular: el punto de inserción descrito por Yoffa se sitúa en la bisectriz del ángulo formado por la clavícula y el margen externo del ECM, separándonos lateralmente 1 cm de este margen y 1 cm por detrás de la clavícula. La identificación del punto de inserción se facilita al ordenar al paciente la elevación activa de la cabeza o girando la cabeza al lado contrario de la punción. Desde aquí se introduce la aguja en ángulo de 45 grados sobre el plano sagital y 10 grados por encima del plano horizontal, intentando alcanzar la unión subclavioyugular. La punta de la aguja se dirige mentalmente hacia un punto inmediatamente caudal al pezón contralateral, orientando el bisel de forma medial. La luz del vaso aparece a 2-3 cm.

Abordaje femoral

El paciente debe estar en decúbito supino, con la pierna correspondiente al lado elegido para la punción extendida, en abducción de 20-30 grados y en ligera rotación externa.

La posición de Trendelenburg inversa no lleva consigo un aumento sustancial del diámetro de la vena y puede estar contraindicada en casos de inestabilidad hemodinámica por hipovolemia.

El punto de abordaje femoral:

- Ambos lados pueden ser utilizados, aunque posiblemente sea más cómodo acceder a la femoral derecha cuando el operador es diestro. El punto de abordaje se encuentra en el triángulo femoral, bajo el ligamento inguinal.
- La arteria discurre normalmente bajo la unión del tercio interno con los 2/3 externos del ligamento inguinal y puede ser localizada palpando su pulso sobre la piel. Es útil

fijar suavemente 1 o 2 dedos de la mano izquierda sobre el pulso femoral, que marcará el trayecto de la arteria, sabiendo que la punción será medial a la posición fijada con los dedos.

- La aguja se introduce en un punto situado 1 cm medial al latido y 1-2 cm bajo el ligamento inguinal, con una angulación de 45 grados, siguiendo la dirección del eje longitudinal de la extremidad hacia el ombligo. La luz venosa se encuentra a 3-4 cm de profundidad.

FLUIDOTERAPIA EN URGENCIAS Y EMERGENCIAS

Generalidades

La fluidoterapia intravenosa constituye una de las medidas terapéuticas más utilizadas. Su objetivo consiste en la corrección del equilibrio hidroelectrolítico alterado. El manejo de este tipo de tratamiento requiere unos conocimientos precisos sobre la distribución de líquidos corporales y la fisiopatología de los desequilibrios hidroelectrolíticos y ácido-básicos.

El cuerpo humano está compuesto por una proporción muy grande de agua, variable en función de varios factores como la edad y la cantidad de grasa corporal. Esta agua se divide en varios compartimentos: intracelular (66 %) y extracelular (34 %), este último subdividido en intravascular (7 %) e intersticial (27 %). Dentro del líquido extracelular también se encuentra la linfa y el líquido trascelular (cefalorraquídeo, articular, etcétera).

Un electrólito es una sustancia que, en disolución, se disocia en partículas (iones) con carga eléctrica capaces de conducir la electricidad. Los iones pueden ser aniones (carga negativa) o cationes (carga positiva).

Estos electrólitos, o solutos, y el agua no son estáticos, sino que se hallan sometidos a fuerzas que los desplazan entre los espacios anteriormente citados debido a que los tejidos biológicos se comportan como membranas semipermeables, que dejarán pasar el agua y electrólitos en función del tamaño de los poros de la membrana y del tamaño de las moléculas que se han de mover. El movimiento tiende al equilibrio entre espacios y se puede realizar de tres formas:

1. Filtración o convención: es el movimiento de agua y solutos desde una zona de mayor presión a una de menor presión. A esta presión se la denomina presión hidrostática.
2. Difusión: es el paso de solutos desde una zona de mayor concentración de solutos a otra de menor concentración de solutos.
3. Ósmosis: es el paso del agua a través de una membrana semipermeable desde una zona con menor concentración de solutos a una de mayor concentración de solutos. Por tanto, es como si las soluciones con mayor concentración de solutos tuvieran una fuerza de atracción para el agua. A esa fuerza de atracción se la llama presión osmótica.

Objetivos en fluidoterapia

Dentro de los objetivos de la fluidoterapia se encuentran:

- Administrar líquidos intravenosos a fin de conseguir un efecto terapéutico sobre los compartimentos intracelular y extracelular.
- Reponer las pérdidas de líquidos y electrólitos que tenga el paciente.
- Aportar las necesidades mínimas diarias de agua y electrólitos.
  - 30-35 mL/kg/día de agua.
  - 1-2 mEq/kg/día de sodio.
  - 0,5 mEq/kg/día de potasio.
- Restituir nutrición, calorías, etcétera.
- Mantener un estado adecuado de hidratación y perfusión hística con equilibrio electrolítico.
- Restituir el equilibrio ácido-base.
- Transfundir productos sanguíneos.
- Aportar alimentación parenteral.

 La fluidoterapia intravenosa constituye una de las medidas terapéuticas más utilizadas. Su objetivo consiste en la corrección del equilibrio hidroelectrolítico alterado.

Indicaciones de fluidoterapia

- *Shock* hipovolémico, distributivo y obstructivo.
- Depleción de líquido extracelular: vómitos, diarreas, fístulas, ascitis.
- Depleción hidrosalina de moderada a grave:
  - Depleción acuosa: reducción de la ingesta o aumento de las pérdidas.
  - Depleción salina: diuréticos, nefropatía, pérdida digestiva, etcétera.
- Trastornos electrolíticos y del equilibrio ácido-base: hipernatremia/acidosis o alcalosis metabólica.
- Cetoacidosis diabética.
- Administración de fármacos urgentes por vía venosa.
- Dieta absoluta.

Tipos de sueroterapia

Se distinguen dos grupos de soluciones: cristaloides y coloides. Los primeros son más económicos, pero presentan más probabilidad de sobrecarga de volumen, ya que precisan perfundir mayor cantidad, mientras que los coloides expanden volumen durante más tiempo con menor cantidad infundida, pero presentan más edema periférico y más efectos secundarios (alteración de la función renal, de la coagulación y la posibilidad de reacción anafiláctica), por lo que en la actualidad están poco recomendados.

Soluciones cristaloides

Las soluciones cristaloides son sueros que contienen agua, electrólitos o azúcares que permiten mantener el equilibrio hidroelectrolítico, expandir volumen intravascular y aportar energía. Su capacidad de expandir volumen está relacionada de forma directa con las concentraciones de sodio –que pueden ser isotónicas, hipotónicas o hipertónicas– y es este sodio el que provoca un gradiente osmótico entre los compartimentos extravascular e intravascular. Estos electrólitos se difunden desde la sangre a las células, por lo que su permanencia en el suero es baja. Así, las soluciones cristaloides isotónicas respecto al plasma se van a distribuir por el fluido extracelular con un alto índice de eliminación, por lo que se puede estimar que a los 60 minutos de la administración permanece solo el 20 % del volumen infundido en el espacio intravascular (**Tabla 6-4**).

Soluciones correctoras de pH

Su función principal es modificar el equilibrio ácido-base del organismo; pueden ser alcalinizantes o acidificantes.

Solución bicarbonato 1M

- Indicada en acidosis metabólica, tanto de origen cetónico (pH menor de 7), como láctico (pH menor de 7,2).

Tabla 6-4. Tipos de cristaloides y sus indicaciones

Osmolaridad	Tipo de suero	Composición	Indicaciones	Observaciones
Hipotónicas	Suero salino 0,45 %	Aporta la mitad del contenido de ClNa que la solución fisiológica (4,5 g/L), ideal para el aporte de agua libre exenta de glucosa	Indicada en el tratamiento de inicial de hipernatremias graves y en el coma hiperosmolar diabético que curse con hipernatremia o hipertensión arterial	Contraindicada en la normonatremia y en la hiponatremia. No superar los 1.000 mL/h. La dosis máxima diaria no superará los 2.000 mL
Isotónicas	Suero fisiológico 0,9 %	Se distribuye por el fluido extracelular con una concentración de 8,5 g/L de ClNa	Indicada para reponer líquidos y electrólitos, especialmente en situaciones de pérdidas importante de cloro	Su administración en exceso puede dar lugar a edemas y acidosis hiperclorémica, por lo que no están indicadas en cardiópatas ni en hipertensos. Después de la infusión de 1 L solo un 20-30 % permanecerá en el espacio vascular a las 2 h. Se necesita administrar entre 3 y 4 veces el volumen perdido para lograr una adecuada reposición. La velocidad de administración puede ser de hasta 150-300 mL/h
	Solución de Ringer	Parte del sodio del salino es sustituido por calcio y potasio: 8,5 g/L de ClNa, 0,3 g/L de potasio y 0,3 g/L de calcio	Indicada en la reposición de pérdidas hidroelectrolíticas con depleción del espacio extravascular	
	Solución de Ringer lactato	Misma composición que Ringer más 27 mmEq/L de lactato para tamponar la acidosis (por la trasformación de lactato en bicarbonato)	Indicada en la deshidratación extracelular acompañada de acidosis metabólica	El efecto de volumen que se consigue es similar al del fisiológico normal
	Solución glucosada 5 %	Contiene 50 g de glucosa por litro, por lo que cada litro aporta 200 calorías	Indicada en el tratamiento de la deshidratación, si hay que proporcionar energía en poco tiempo y para mantener la vía venosa	El aporte calórico reduce el catabolismo proteico y actúa como protector hepático y como combustible del sistema nervioso central y del miocardio. Está contraindicada en enfermedad de Addison. La dosis máxima de glucosa recomendada es 0,5 g/kg/h, 700 mL/h
	Glucosalino 1/3	Glucosa 3,3 % + NaCl 0,3 %	Indicado en la terapia de mantenimiento y para el aporte de líquido en el coma hiperosmolar diabético cuando la glucemia baja de 300 mg/dL	
	Glucosalino 1/5	Glucosa 5 % + NaCl 0,2 %	Indicado en niños con deshidratación hipertónica	

(continúa)

Tabla 6-4. Tipos de cristaloides y sus indicaciones *(cont.)*

Osmolaridad	Tipo de suero	Composición	Indicaciones	Observaciones
Hipertónicas	Suero salino 3 %	Solución hipertónica que contiene 30 g/L de NaCl	Su indicación fundamental es la hiponatremia verdadera Produce aumento de la presión arterial, del índice cardíaco y del flujo esplénico	El riesgo de sobrecarga circulatoria puede causar edema agudo de pulmón Precaución en pacientes con insuficiencia renal El ritmo de perfusión no debe superar los 100 mL/h
	Suero glucosado 10 %	Contiene 100 g de glucosa por litro, por lo que cada litro aporta 400 calorías	Indicado en el tratamiento por deshidratación, para compensar las pérdidas de líquidos por evaporación y para mantener la vía venosa	Dosis máxima 0,5 g/kg/h
	Suero glucosado 20 %	Contiene 200 g de glucosa por litro, por lo que cada litro aporta 800 calorías	Indicado en situaciones que requieren máximo aporte calórico con la mínima sobrecarga hídrica, como la insuficiencia renal oligúrica	Dosis máxima 175 mL/h
	Suero glucosado 40 %	Contiene 400 g de glucosa por litro, por lo que cada litro aporta 1.600 calorías	Indicado en situaciones que requieren máximo aporte calórico con la mínima sobrecarga hídrica, como la insuficiencia renal oligúrica. En hiperpotasemia para facilitar el paso de potasio al interior celular Añadir 1 U de insulina por cada 5-10 g de glucosa en pacientes no diabéticos y 1 U por cada 4 g de glucosa en diabéticos	Dosis máxima 90 mL/h

- Contraindicada en la hipertensión arterial grave, cardiopatías y en estados edematosos.
- La dosis media diaria oscila entre 0,5 y 3 mmEq/kg.
- 1mL equivale a 1 mmEq en esta solución.

Solución bicarbonato 1/6M

- Mismas indicaciones y contraindicaciones que el bicarbonato 1M.
- La dosis media diaria oscila entre 0,5 y 3 mmEq/kg.
- 6 mL equivalen a 1 mmEq en esta solución.

Soluciones coloides

Existen dos tipos de coloides, los naturales y los artificiales:
- Naturales: derivados de componentes sanguíneos. La albúmina aumenta en un 80 % la presión oncótica del plasma. Se utiliza a corto plazo para mantener el volumen intravascular, en situaciones de hipoproteinemia, quemaduras graves, reposición de líquidos en plasmaféresis y como tratamiento complementario en paracentesis evacuadoras. No se emplearán en insuficiencia cardíaca, anemia grave ni en alergia.
- Artificiales: se componen de dextranos, gelatinas y almidones. Son expansores plasmáticos similares entre sí y de mayor eficacia que la albúmina. Su desventaja principal es que pueden generar reacciones anafilácticas.

 El hidroxietil-almidón (HEA) es un expansor plasmático coloidal, autorizado para el tratamiento de la hipovolemia causada por hemorragia aguda cuando el tratamiento solo con cristaloides no se considere suficiente. En el año 2013 se llevó a cabo una revisión del balance beneficio-riesgo de los medicamentos que contienen HEA, motivada por los resultados de diversos estudios que indicaban un mayor riesgo de insuficiencia renal y mortalidad en pacientes con sepsis o en estado crítico tratados con HEA. Con objeto de minimizar estos riesgos, se restringieron sus indicaciones, posología y la duración del tratamiento, y se contraindicó su uso en pacientes con sepsis, en estado crítico o quemados. En el año 2018 se ha recomendado suspender la comercialización de los medicamentos con HEA en la UE, considerando que se dispone de otras alternativas terapéuticas.

Recomendaciones en fluidoterapia

- Ajustar pautas de fluidos individualmente, en función del déficit calculado.
- Ajustar en situaciones de insuficiencia cardíaca, renal o hepática.
- Valorar el estado de hidratación del paciente y monitorizar hemodinámicamente en enfermos crónicos sometidos a fluidoterapia intensiva: presión arterial, diuresis/hora, frecuencia cardíaca.

- Evitar las soluciones hipotónicas en situaciones de hipovolemia y los sueros glucosados en procesos cerebrales agudos (traumatismo craneoencefálico, accidente cerebrovascular agudo), inicialmente, en pacientes críticos y restringirlos en pacientes respiratorios retenedores de carbónico.
- No olvidar la glucosa en la insuficiencia hepática en dieta absoluta y en diabéticos en tratamiento con insulina.
- Grandes reposiciones con suero salino fisiológico (0,9 %) aumentan la cifra de cloro y ocasionan acidosis metabólica hiperclorémica.
- Evitar el lactato de Ringer en situaciones de insuficiencia hepática o isquemia hepática por el riesgo de aumento de acidosis láctica.
- No aportar potasio en los sueros hasta confirmar diuresis o descartar proceso que provoque anuria, sobre todo en medicados con inhibidores de la enzima conversora de la angiotensina, diuréticos o ahorradores de potasio. Adecuar su aporte a las pérdidas.
- La albúmina no tiene indicación en la reposición urgente de volumen, ni como soporte nutricional.
- Valorar, en función de las últimas alertas publicadas, el uso de coloides en pacientes críticos.

HEMODERIVADOS

La sangre y derivados se utilizan para restaurar el volumen sanguíneo, mejorar la hemoglobina o corregir niveles séricos de proteínas. La transfusión de componentes sanguíneos tiene como objeto el tratamiento de procesos específicos en pacientes que requieren esta terapia y en los que esta no puede ser sustituida por otras alternativas. La terapia transfusional actual se basa en la reposición del componente sanguíneo deficitario (concentrado de hematíes, plaquetas, plasma fresco congelado), de tal modo que la transfusión de sangre total se restringe a situaciones excepcionales.

Una correcta indicación se fundamentará en la elección del componente sanguíneo idóneo, una pauta de administración acorde a las necesidades del paciente, una cantidad específica que administrar y en considerar las condiciones clínicas del paciente para reducir los efectos adversos derivados de la terapia.

Componentes sanguíneos

Concentrado de hematíes

Es el componente sanguíneo de elección para corregir los síntomas y signos derivados de la hipoxia tisular debidos a las anemias de diferente etiología. Será la clínica del paciente y los valores de hemoglobina y hematócrito los que nos indiquen la necesidad de transfusión.
Características:

- Hematíes concentrados desleucocitados obtenidos de donación de sangre total tras separarlos por centrifugación y filtración.
- Conservación: de 1 a 6 °C hasta 42 días en solución aditiva (SAG-manitol).
- Hematócrito 55-65 %; hemoglobina mínima 43 g/U.

- Un concentrado de hematíes eleva la hemoglobina 1 g/dL.

Dosis y administración:

- Dosis de adulto: 1-2 concentrados de hematíes.
- Dosis niño: 10-20 mL/kg.
- Volumen: 250-300 mL/U.
- Ritmo de infusión: 60-120 min (no puede ser superior a 4 horas).

Indicaciones:

- Anemia aguda: origen hemorrágico.
  - Hemoglobina < 7 g/dL en paciente previamente sano.
  - Hemoglobina < 8 g/dL en paciente con hemorragia incontrolada.
  - Hemoglobina < 9 g/dL en paciente con antecedentes de insuficiencia cardíaca o coronaria.
- Anemia crónica: causa médica, investigada y corregible con tratamiento sustitutivo. La situación clínica indicará la necesidad transfusional con la dosis mínima necesaria.
- Anemia hemolítica autoinmunitaria: constituye una situación especial. Se evitará la transfusión (tratamiento de elección: los corticoides), salvo si existe riesgo vital (en ese caso: mínima cantidad para la oxigenación tisular).

Concentrado de plaquetas

Características:

- Se obtienen tras el fraccionamiento de una mezcla de 4-5 donaciones de sangre total (*pool* de plaquetas) o aféresis donante única (plaquetoaféresis).
- Conservación: a 22 °C en agitación continua durante 5-7 días.
- Un *pool* de plaquetas aumenta el recuento plaquetario en 25 a 40 × 10^9/L.

Dosis:

- Dosis de adulto: 1 concentrado de plaquetas.
- Dosis de niño: 10 mL/kg.
- Volumen: 250-300 mL/U.
- Ritmo de infusión: 125-225 gotas/min.
- Duración: 20-30 min.

Indicaciones:

- Se administra para prevenir o tratar hemorragias en pacientes con defectos cualitativos/alteración de la función (trombopatías) o cuantitativos (trombopenia). No precisa pruebas de compatibilidad.
- Algunas enfermedades con trombopenia, pero en las que no se recomiendan las plaquetas o en las que pueden considerarse relativamente contraindicadas debido al riesgo potencial de contribuir a la aparición de fenómenos trombóticos son:
  - Púrpura trombótica trombocitopénica.

- Síndrome hemolítico-urémico.
- Trombopenia inducida por heparina.
- Púrpura postransfusional.

En la púrpura trombopénica idiopática o autoinmunitaria solo está indicada la transfusión en el caso de hemorragias graves con riesgo vital o funcional (intracraneales, retinianas o digestivas), siempre que se acompañen de tratamiento inmunosupresor (corticoides o inmunoglobulinas).

Plasma fresco congelado

Características:

- Obtenido tras el fraccionamiento de una donación de sangre total o aféresis.
- Conservación: a –25 °C de 24 a 36 meses.
- Antes de la infusión: descongelar a 37 °C.
- Fuente de proteínas y de factores de coagulación.

Dosis:

- Dosis: 10-20 mL/kg.
- Volumen: 250-300 mL/U en sangre total y 300-600 mL/U en aféresis.
- Ritmo de infusión: 125-175 gotas/min.
- Duración: 20-30 min (vol. 250 mL), 40-60 min (vol. 600 mL). No más de dos horas.

Indicaciones:

- Indicaciones absolutas con eficacia demostrada:
  - Púrpura trombótica trombocitopénica.
  - Púrpura fulminante del recién nacido secundaria a deficiencia congénita de proteína C o S siempre que no se disponga de concentrado del factor.
  - Exanguinotransfusión en neonatos cuando no se disponga de sangre total para reconstituir el concentrado de hematíes.
- Hemorragia grave y alteración de la coagulación (INR [*International Normalized Ratio*] o tiempo de tromboplastina parcial activado [TTPA] 1,5):
  - Transfusión masiva (volumen transfundido > 1 volemia en < 24 h).
  - Reposición de factores de coagulación en las deficiencias congénitas cuando no haya concentrados de factor específicos.
  - Déficit de vitamina K y no se puede esperar a la respuesta al tratamiento con vitamina K intravenosa.
  - Neutralización inmediata del efecto de los anticoagulantes.
  - Hemorragia secundaria a tratamiento con fibrinolíticos.
  - Coagulación intravascular diseminada aguda.
  - Insuficiencia hepatocelular grave y hemorragia microvascular difusa o localizada con riesgo vital.
- Sin hemorragia y con alteración de las pruebas de coagulación:
  - En profilaxis de hemorragia en hepatopatías agudas y crónicas con coagulopatía, incluyendo pacientes con anticoagulación oral que serán sometidos a intervenciones quirúrgicas o a procedimientos invasivos.

No precisa pruebas de compatibilidad, pero debe ser AB0 compatible con el receptor.

Compatibilidad sanguínea

La sangre está formada por distintos componentes: el plasma (55 %) y las células sanguíneas que se forman en la médula ósea: los glóbulos rojos o hematíes (43 %), los glóbulos blancos o leucocitos y las plaquetas (2 %).

Existen unas sustancias llamadas antígenos de superficie que se localizan en la membrana de los glóbulos rojos y que no son iguales en todas las personas. El plasma, además, contiene unos anticuerpos que atacan a los antígenos que no pertenecen al organismo. Por ello, si se realiza una transfusión entre dos personas cuya sangre no tiene antígenos equivalentes o compatibles, se produce una respuesta inmunológica indeseada, que puede llegar a causar la muerte del receptor. Para evitarlo, es necesario conocer el grupo sanguíneo de donante y receptor, y comprobar que sean iguales o compatibles.

Para la clasificación de los grupos sanguíneos se utiliza el sistema de grupo sanguíneo AB0, basado en los antígenos. Fue descubierto por Karl Landsteiner hace más de un siglo y supuso una gran revelación científica, ya que logró hacer seguras las transfusiones de sangre. Este sistema, que es el que se utiliza para determinar la compatibilidad entre donante y receptor en las transfusiones de sangre, distingue cuatro tipos de grupos sanguíneos de acuerdo a las características que presenta la superficie de los glóbulos rojos y el suero de la sangre de una persona:

- Tipo A: tiene antígenos A y anticuerpos anti-B.
- Tipo B: con antígenos B y anticuerpos anti-A.
- Tipo 0: ausencia de antígenos o cero (0), con anticuerpos anti-A y anti-B.
- Tipo AB: tiene antígenos A y B. No tiene anticuerpos anti-A ni anti-B.

El factor Rh se basa en la presencia o ausencia de un tipo de antígeno, el factor D, en los glóbulos rojos, que también se debe tener en cuenta para determinar la compatibilidad de donante y receptor:

- Rh+: significa que una persona tiene el factor D en su sangre, algo que le sucede al 85 % de la población.
- Rh–: significa que el individuo carece del antígeno factor D, lo que ocurre en el 15 % de los casos restantes.

En el siguiente cuadro vemos la clasificación de los grupos sanguíneos que se tiene en cuenta antes de realizar una transfusión de sangre, y qué compatibilidades existen entre los distintos grupos. Destacamos el donante universal, que puede donar su sangre a cualquier persona con independencia del grupo sanguíneo del receptor, es el 0–, mientras que el receptor universal, que puede recibir sangre de cualquier tipo, es el AB+ (**Tabla 6-5**).

Tabla 6-5. Compatibilidad de los grupos sanguíneos

Tipo de sangre	Puede donar a:	Puede recibir de:
A+	A+ AB+	0+ 0– A+ A–
A–	A+ A– AB+ AB–	0– A–
B+	B+ AB+	0+ 0– B+ B–
B–	B+ B– AB+ AB–	0– B–
AB+	AB+	Todos
AB–	AB+ AB–	AB– 0– A– B–
0+	A+ B+ AB+ 0+	0+ 0–
0–	Todos	0–

Grado de urgencia en la transfusión

Existe una relación inversa entre el grado de urgencia de la transfusión y su nivel de seguridad. Antes de la transfusión se debe realizar el estudio pretransfusional mediante pruebas cruzadas en el caso de los concentrados de hematíes, que consiste en enfrentar los hematíes del donante con el plasma del receptor, para garantizar la compatibilidad. No es necesario en el caso de plaquetas y plasma fresco. En caso de extrema urgencia, se transfunde inicialmente O– sin cruzar, hasta que se disponga de muestra, lo cual hace que se consuma un recurso escaso y difícil de sustituir, como son los concentrados de hematíes del grupo O–. Por todo ello, el grado de urgencia de la solicitud de transfusión deberá ser el menor que permita la situación clínica del paciente.

Dentro de la urgencia se diferencian los siguientes grados:

- Urgente sin pruebas cruzadas (extrema urgencia). Tiempo de respuesta estimado: 5 minutos. Se reserva para situaciones en las que el paciente puede fallecer o sufrir lesiones irreversibles si no es transfundido de forma inmediata. El grado de seguridad es inferior al estándar. Se avisará por teléfono al servicio de banco de sangre para confirmar la situación de «extrema urgencia» y adelantar la preparación de unidades 0–. La extracción de sangre para las pruebas de compatibilidad se hará de forma prioritaria y se remitirá lo antes posible al banco de sangre. Tan pronto como se disponga del resultado del grupo AB0/Rh se continuará la transfusión con unidades isogrupo, recuperándose los concentrados de hematíes 0/Rh– que no se hayan transfundido. La transfusión de «extrema urgencia» se realiza sin ninguno de los controles de compatibilidad habituales, por lo que conlleva un riesgo de incompatibilidad.
- Urgente con pruebas cruzadas. Tiempo de respuesta estimado: 40-60 minutos. Se reserva para los casos urgentes en los que la transfusión puede demorarse hasta que se hayan completado las pruebas de compatibilidad.

Reacción transfusional

La transfusión puede conllevar efectos adversos o reacciones transfusionales, en su mayoría leves, cuyos tipos más frecuentes son alérgicas y febriles. Estas se clasifican por cronología de aparición en agudas (<24 h) y retardadas o diferidas (días,

semanas, meses, años después); por etiología, en inmunes (originadas por una reacción antígeno-anticuerpo) o no inmunes (no originadas por ese tipo de reacción).

 Toda reacción transfusional se debe comunicar a los sistemas de hemovigilancia.

Dentro de las reacciones transfusionales que podrían aparecer en una urgencia puede encontrarse una gran variedad de síntomas (fiebre, exantema, hipotensión, disnea, etc.) que, a su vez, pueden darse en varios tipos de reacción transfusional diferentes: «Un mismo síntoma puede aparecer en una reacción transfusional casi inocua (alérgica o febril) o ser el signo de una con riesgo vital». Por ello, ante la sospecha de reacción transfusional se debe:

- Interrumpir la transfusión inmediatamente.
- Mantener una vía canalizada con suero fisiológico (0,9 %).
- Verificar registros: identidad del paciente, etiqueta del concentrado sanguíneo que se transfunde con los datos de la solicitud.
- Realizar examen físico al paciente: signos vitales (presión arterial, frecuencia respiratoria, frecuencia cardíaca, temperatura, SO_2 %) y diuresis.
- Informar al servicio de transfusión.

Precauciones en la administración de hemoderivados

En el momento de realizar la transfusión, hay que tener en cuenta:

- La correcta indicación, basada en una valoración del beneficio-riesgo.
- La selección del componente idóneo.
- Solicitar consentimiento informado una vez explicados los riesgos y beneficios.
- Vigilar la transfusión ante posibles efectos adversos.
- Durante la transfusión no se pueden añadir medicamentos ni otros fluidos por la misma vía. El suero salino fisiológico al 0,9 % es la única solución adecuada para su uso junto con la sangre.
- Si la transfusión no se inicia en los 30 minutos siguientes al envío del concentrado sanguíneo, se devolverá al servicio de banco de sangre para su adecuada conservación en las condiciones de temperatura adecuadas de cada producto.
- Es innecesario el calentamiento rutinario de la sangre, salvo casos en los que hay que transfundir grandes volúmenes en poco tiempo: el agua caliente puede producir hemólisis.
- Pacientes con reacciones febriles y alérgicas previas pueden precisar tratamiento con antitérmicos, antihistamínicos o corticoides 30 minutos antes.
- Confirmar la transfusión una vez finalizada.

FÓRMULAS Y CÁLCULO DE DOSIS. MANEJO DE PERFUSIONES

En la práctica clínica se necesita hacer cálculos relacionados con la administración de fármacos, como son el número de dosis que debemos administrar a un paciente, el tiempo de administración, la cantidad total de fármaco, la elaboración de diluciones intravenosas, las nutriciones parenterales, etc. Realizar un correcto cálculo de la dosis es muy importante para la seguridad del paciente.

Conceptos básicos

- Dosis: cantidad de medicamento que hay que administrar para producir el efecto deseado. Es la cantidad de medicamento que se administra en una sola vez.
- Cantidad total de medicamento: cantidad de medicamento que hay que administrar durante un período de tiempo o durante un tratamiento completo.
- Disolución: mezcla homogénea en la que una o más sustancias se disuelven en otra, de forma que no es posible diferenciar las partículas de cada sustancia. Se compone de uno o varios solutos y de un disolvente.
- Soluto: sustancia que se disuelve.
- Disolvente: sustancia en la que se diluye un soluto.
- Concentración: cantidad de soluto que hay en una disolución o cantidad de soluto que hay en una determinada cantidad de disolvente. Esta relación se puede expresar de las dos formas siguientes:
  - masa/volumen: mg/mL.
  - porcentaje: % de soluto/100 mL de disolución.

Unidades de medida

La administración de la dosis correcta a un paciente, en ocasiones, precisa de cambios en la escala de medida, por lo que se deben conocer sus equivalentes (**Tabla 6-6**).

Estas unidades de equivalencia son válidas siempre que en el prospecto o cartonaje del medicamento no se especifique una equivalencia diferente, especialmente en las gotas.

Las cucharas domésticas no se recomiendan para la administración de medicamentos: solo las cucharas que vienen en los envases y que están milimetradas.

Cálculo de dosis

La prescripción médica de un fármaco suele estar expresada en unidades de masa, generalmente en miligramos. Cuando el fármaco se presenta en forma de disolución, es necesario calcular el volumen que se debe tomar para administrar la cantidad pautada.

Cuando la concentración de la disolución viene expresada en mg/mL o en g/L, dicho cálculo no suele entrañar mayor dificultad. Sin embargo, cuando la concentración se expresa en porcentaje o en molaridad, es necesario tener algunos conceptos claros para hacer los cálculos.

! Cuando se calcula una dosis de medicamento, el error más frecuente es un punto (o coma) decimal mal colocado, lo que significa que el paciente puede recibir 10 veces más medicamento, o solo la décima parte.

Existen varias opciones de prescripción de la dosis:
- Especificar la cantidad a administrar en peso de fármaco: 1 g de paracetamol.
- Prescribir en unidades basadas en la composición farmacéutica: 1 comprimido o vial.
- Dosis basada en el peso del paciente: 5 mg/kg de peso.
- Dosis basadas en la velocidad de administración: 8 mL/h; 15 mg/min, etcétera.

Sistemática de cálculo de dosis
La falta de coincidencia entre la dosis prescrita de fármaco a administrar y la cantidad prescrita obliga a realizar cálculos previos a la administración:

Tabla 6-6. Unidades de medida				
	Unidad	**Abreviatura**	**Unidad**	**Abreviatura**
Peso	1 kilogramo	1 kg	= 1.000 gramos	1.000 g
	1 gramo	1 g	= 1.000 miligramos	1.000 mg
	1 miligramo	1 mg	= 1.000 microgramos	1.000 µg/mcg
Volumen	1 litro	1 L	= 1.000 mililitros	1.000 ml
	1 litro	1 L	= 1.000 centímetros cúbicos	100 cc/cm³
	1 mililitro	1 mL	= 1 centímetro cúbico	1cc/ cm³
Doméstico	1 cuchara de café		= 2,5 mililitros	2,5 mL
	1 cuchara de postre		= 5 mililitros	5 mL
	1 cucharada sopera		= 10-15 mililitros	10-15 mL
	1 gota		= 0,05 mililitros	0,05 mL
	1 gota		= 3 microgotas	3 µgotas
	20 gotas		= 1 mililitro	1 mL
	60 microgotas	60 µgotas	= 1 mililitro	1 mL

- Formas farmacéuticas sólidas: dividir la dosis prescrita entre la dosis dispensada. Por ejemplo, si la prescripción del fármaco es 500 mg y la presentación de los comprimidos es de 250 mg, la división dará como resultado 2, que será el número de fármacos de 250 mg que administrar. Por el contrario, si la prescripción es de 250 mg y la presentación de 500 mg, será medio comprimido lo que hay que administrar.
- Formas farmacéuticas líquidas: en estas el fármaco está disuelto en un volumen con una concentración; relación que puede venir expresada:
Concentración del fármaco: p. ej., 5 mg/mL.
Cantidad total del fármaco en un volumen: p. ej., 50 mg/5 mL.
Concentración en forma de porcentaje: p. ej., 10 % (10 g en 100 mL).

 Para el cálculo de las dosis a partir de comprimidos, viales, ampollas, etc. se pueden usar las reglas de proporcionalidad, es decir, las «reglas de tres».

Fórmulas útiles en farmacología

Cálculo de porcentajes

El porcentaje de una forma líquida (suero, jarabe, etc.) indica los gramos de soluto (fármaco) por cada 100 mL de solución y se expresa con el signo %.

Ejemplo: Suero glucosado al 50 % = 50 g de glucosa por cada 100 mL de solución.

Si se desea saber los mg/mL de una concentración expresada en %, solo hay que multiplicar × 10.

Proporción

Otra manera de expresar la concentración es mediante la proporción. Expresa la cantidad de fármaco en gramos respecto al volumen en mL.

Ejemplo: adrenalina al 1:1.000. Hay 1 g de fármaco por cada 1.000 mL de solución.

Dilución de soluciones

Se realizan fundamentalmente en pacientes pediátricos. La fórmula para realizar las diluciones es simple:

$$\frac{\text{Solución deseada}}{\text{Solución disponible}} \times \frac{\text{Volumen final deseado}}{} = \frac{\text{Cantidad de la solución disponible necesaria para conseguir la solución final}}{}$$

Ejemplo: suponiendo que se desea preparar 70 cc de albúmina al 5 % cuando la solución comercial disponible es al 20 %, se tendría que:

- Solución deseada = 5 %.
- Solución disponible = 20 %.
- Volumen final deseado = 70 cc.

$$\frac{5}{20} \times 70 = 0,25 \times 70 = 1,75 \text{ cc de albúmina al 20 \%}$$

Para obtener la cantidad y la concentración deseadas se extraen 1,75 cc del frasco de albúmina al 20 % y se añade el disolvente prescrito (suero glucosado, solución de Ringer, etc.) hasta completar el volumen total deseado.

Ritmos de infusión

La sueroterapia se suele expresar en mL para pasar en 24 horas, por lo que será necesario hacer una serie de cálculos para saber el flujo en mL/h o gotas/min.

La dosis de algunos medicamentos se establecen en función del peso siguiendo una pauta µg/kg/min, mg/kg/h, etcétera.

Cálculo de ritmo en gotas por minuto

Los sistemas de goteo estándar proporcionan un volumen de 1 cc por cada 20 gotas (esta cantidad puede variar según los fabricantes de equipos de goteo, por lo que hay que comprobar la equivalencia de cada uno antes de usarlo), mientras que los sistemas de microgoteo tienen una equivalencia de 1 cc por cada 60 microgotas.

1 cc = 20 gotas = 60 microgotas; 1 gota = 3 microgotas

Una fórmula sencilla para recordar es que, después de efectuadas las operaciones pertinentes, 500 cc a 7 gotas/min tardan en pasar 24 horas. Para calcular el ritmo de goteo, solo hay que multiplicar por 7 el número de sueros de 500 cc prescritos para 24 horas.

Nº de sueros de 500 cc × 7 = Nº gotas/min

Ejemplo: supóngase que hay que administrar 500 cc en 4 horas. En primer lugar, hay que establecer que serían 6 los sueros de 500 cc que podrían pasar en 24 horas a un ritmo de 4 horas cada uno. Si se multiplica 6 × 7 = 42 gotas/min.

 En general, se aconseja la utilización de sistemas de microgoteo siempre que el ritmo deseado sea inferior a 20 gotas/min, ya que por debajo de ese ritmo los sistemas de goteo resultan difíciles de ajustar manualmente.

Cálculo de ritmo en mililitros por hora

Imagínese que hay que administrar 2.000 mL de suero glucosado al 5 % en 24 horas.

Para convertir esta pauta en mL/h, se divide el volumen total entre el tiempo de administración:

2.000 mL/24 h = 83,3 mL/h

En la bomba de perfusión se programará un ritmo de 83,3 mL/h (**Tabla 6-7**).

 Esta regla el muy útil para la administración de fármacos en dosis mL/h en aquellos casos en los que no se disponga de bomba de perfusión, realizando la perfusión en sistema de microgoteo.

Tabla 6-7. Velocidad de perfusión de fluidos por bomba

Horas	Cantidad de líquido para perfundir en mL			
	1.000	500	250	100
	Ritmo de perfusión (mL/h)			
24	42	21	10	4
12	83	42	21	8
8	125	63	31	13
6	167	83	42	17
4	250	125	63	25
3	333	167	83	33
2	500	250	125	50
1	999	500	250	100

Cálculo de ritmo con dosis expresadas en unidades de masa

En otras ocasiones la pauta viene expresada en unidades de masa ($\mu g/mg$) por unidades de peso (kg): esta dosis de medicación administrada en un tiempo determinado determina el flujo de la perfusión.

Imaginar que se decide administrar dopamina a dosis de 5 $\mu g/kg/min$ a un paciente con insuficiencia cardíaca descompensada. Hay que calcular la velocidad de infusión para alcanzar la dosis mencionada, teniendo en cuenta que la mezcla se prepara con una ampolla de dopamina (200 mg/5 mL) y 250 mL de suero glucosado al 5 % y que se cuenta con bomba de infusión. El paciente pesa 70 kg.

$$\text{Se calcula la concentración} = 250 \text{ mL}/200 \text{ mg} = 1,25$$
$$5 \mu g/kg/min = 0,005 \text{ mg} \times 70 \text{ kg} \times 60 \text{ min} \times 1,25 = 26,25 \text{ mL/h}$$
$$\text{Si pidieran aumentar el ritmo a 8 } \mu g/kg/min,$$
$$\text{usando la fórmula anterior:}$$
$$0,008 \text{ mg} \times 70 \text{ kg} \times 60 \text{ min} \times 1,25 = 42 \text{ mL/h}$$

Otro ejemplo: en otro paciente con una dilución de noradrenalina 40 mg/250 mL y peso de 70 kg se desea mantener un ritmo de infusión de 5 $\mu g/min$, se pide pasar a mL/h.

En este caso la dosis de la noradrenalina no está en función del peso del paciente, aunque usar la fórmula anterior sin incluir el peso.

$$\text{Concentración} = 250 \text{ mL}/40 \text{ mg} = 6,25$$
$$0,005 \text{ mg} \times 60 \text{ min} \times 6,25 = 1,9 \text{ mL/h}$$

INTERACCIONES MEDICAMENTOSAS. INTOXICACIONES MEDICAMENTOSAS

Interacciones medicamentosas

Interacción es toda modificación en la acción farmacológica de un fármaco como consecuencia de la acción conjunta de otras sustancias.

Son varios los factores que incrementan la posibilidad de interacciones:

- Pautas terapéuticas: la administración simultánea de fármacos, las dosis altas o la cronicidad en los tratamientos incrementan el riesgo de interacciones.
- Margen terapéutico estrecho: si la dosis terapéutica y la tóxica están cercanas.
- Cinética saturable: fármacos que pueden sobrepasar la tasa de metabolismo fisiológico y, por tanto, su toxicidad aumenta a partir de cierta dosis.
- Los mecanismos de producción de las interacciones pueden ser de diferentes tipos:
- Farmacéutica o físico-químicas: se producen por incompatibilidad al mezclar sustancias antes de entrar en el organismo.
- Farmacocinéticas: procesos que regulan el tránsito del fármaco por el organismo.
- Farmacodinámicas: referidas al mecanismo de acción del fármaco.

Intoxicaciones medicamentosas

La intoxicación es la entrada de un tóxico en el organismo en dosis lo suficientemente fuerte como para provocar un daño. En el caso de intoxicación medicamentosa lo usual es que se produzca por sobredosis. El grado de intoxicación depende de las características de la sustancia ingerida, de la vía de administración y de condiciones personales del intoxicado, si bien una rápida actuación puede salvar la vida de la persona.

Se diferencian dos tipos de intoxicaciones:

- Intoxicaciones agudas: se producen en las primeras 24 horas siguientes al consumo del tóxico.
- Intoxicaciones crónicas: exposición de la sustancia a bajas dosis de manera periódica; la intoxicación se produce poco a poco y produce un efecto tardío.

Las recomendaciones ante una intoxicación medicamentosa son:

- Asegurar ABC: vía aérea permeable, respiración y estabilización cardiovascular.
- Valoración inicial del paciente.
- Identificación del tóxico.
- Antídoto. Siempre que sea posible, se debe administrar el antídoto específico.
- Descontaminación. Eliminación, en la medida de lo posible, del agente causal.

PUNTOS CLAVE

- La continua y eficaz investigación en el campo de la medicina junto con los avances tecnológicos nos permite contar con mejores medios diagnósticos y técnicos, los cuales hacen que la esperanza y calidad de vida mejoren considerablemente: el desarrollo en el campo de la farmacología y de la terapéutica constituyen un pilar fundamental en dicha mejora. Cada vez se dispone de fármacos más específicos y potentes para tratar enfermedades.
- No se puede obviar que el tratamiento farmacológico tiene unos riesgos que no siempre pueden evitarse, por lo que los profesionales deben realizar la técnica apoyándose en un profundo conocimiento de los fármacos que administramos, evaluando la correcta indicación del mismo y teniendo capacidad de resolución de los posibles efectos adversos que se puedan producir.
- Por todo ello, resulta importantísimo un conocimiento completo de la actuación de los medicamentos en nuestro organismo, de los procesos cinéticos a los que se ven sometidos y de aquellas circunstancias que puedan potenciar su toxicidad.

BIBLIOGRAFÍA

Amboage Mato C. Guía de administración intravenosa de medicamentos de urgencias. Editorial Aran; 2003.

Azanza Perea, JR. Farmacología clínica para profesionales de la salud. Navarra: Editorial Eunate; 2000.

Botella Dorta C. Administración parenteral de medicamentos: la vía intravenosa (internet) Fisterra.com. Atención Primaria en la Red. La Coruña; 2011.

Callado Moro FJ, Richard Espiga F. Fármacos de uso frecuente en situaciones urgentes. Librería Berceo, 2ª ed. Burgos; 2012.

Carrero Caballero MC. Accesos vasculares. Implantación y cuidados enfermeros. Madrid: Editorial DAE; 2002.

Castells S., Hernández M et al. Farmacología en Enfermería. 2ª ed. Madrid: Elsevier; 2007.

Guía de administración de medicamentos por vía parenteral en urgencias. 2ª ed. Burgos, 2016: GEUB (grupo de trabajo de enfermería de urgencias de Burgos), Hospital Universitario de Burgos.

Guía para la administración de fármacos en urgencias. Logroño: Servicio de Urgencias del Hospital San Millán, Servicio Riojano de Salud; 2003

Jiménez Murillo L, Montero Pérez J. Medicina de urgencias y emergencias. 5ª ed. Elsevier, ES, 2015.

Julián Jiménez A. Manual de protocolo y actuaciones en urgencias. 4ª ed. SANED, Toledo, 2016.

Ley 29/2006, de 26 de julio, de garantías y uso racional de los medicamentos y productos sanitarios. BOE nº 178, de 27 de julio de 2007.

Merino de la Hoz F. Sueroterapia intravenosa (internet). Enfermería clínica I. Universidad de Cantabria. Disponi-ble en: https://ocw.unican.es/pluginfile.php/837/course/section/901/Tema %25201.2.3 %2520Sueroterapia %2520intravenosa.pdf

Mosquera JM, Galdós P. Farmacología para enfermería. 2ª ed. Madrid: Editorial McGraw-Hill; 1997.

Pacheco Cerro, E. Farmacología y práctica de Enfermería. 2ª ed. Barcelona: Editorial Masson; 2000.

Somoza Hernández B, Cano González MV, Guerra López P. Farmacología en Enfermería. Casos clínicos. Madrid: Editorial Panamericana; 2012.

Vademécum internacional. Actualización del 18/02/2013. Disponible en: www.vademecum.es

Zabalegui A, Lombraña M. Administración de medicamentos y cálculo de dosis. 2ª ed. Barcelona: Elsevier-Masson; 2014.

Procedimientos invasivos en urgencias y emergencias

7

R. Sánchez Bermejo

OBJETIVOS

- Reconocer cuáles son las indicaciones de algunos de los procedimientos invasivos empleados en urgencias y emergencias: sondajes (vesical, nasogástrico) y otras técnicas invasivas (pericardiocentesis, toracocentesis, paracentesis, artrocentesis, punción lumbar).
- Conocer el material y la técnica para realizar estos procedimientos.
- Evaluar las posibles complicaciones en la ejecución del procedimiento.
- Establecer los cuidados necesarios para cada procedimiento.

SONDAJE VESICAL

El sondaje vesical es un procedimiento invasivo aséptico en el que se inserta un catéter uretral desde el meato hasta la vejiga con el fin de establecer una vía de drenaje temporal, permanente o intermitente, con fines diagnósticos o terapéuticos. Sus indicaciones principales en los servicios de urgencias se pueden resumir en:

- Retenciones urinarias por obstrucciones de la uretra.
- Control de la diuresis.
- Recogida de muestras estériles.
- Manejo de la hematuria asociada a coágulos.

Es una técnica tan común que en ocasiones se pueden obviar los riesgos del proceso y la importancia de los cuidados basados en la evidencia.

El sondaje vesical debe restringirse a aquellos individuos en los que realmente no exista otra posibilidad de drenaje vesical, ya que en la actualidad un 50 % de los sondajes pueden ser considerados innecesarios. Los resultados publicados en la *American Journal of Infection Control* indican que urge centrarse en la prevención de infecciones asociadas al sondaje vesical.

El 50 % de los sondajes vesicales pueden ser considerados innecesarios.

Algunas de las contraindicaciones que se pueden destacar son:

- Uso como primera opción en la incontinencia urinaria.
- Uso como primera opción en la recogida de muestras de orina. Solo debe emplearse en caso de que no pueda ser realizada de forma aséptica.

- Traumatismos uretrales.
- Prostatitis.
- Hematoma perineal.

El sondaje puede ser clasificado según la duración en:

- Transitorio: se utiliza en casos agudos para la evacuación de orina o recogida de muestras.
- Intermitente: se lleva a cabo cada 4-6 horas, se coloca para evacuación y se retira una vez concluida.
- Permanente: se puede dividir en corta duración (menos de 30 días) o larga duración (superior a 30 días).

Clasificación de las sondas vesicales

Existen numerosos tipos de sondas, que se pueden clasificar según los siguientes criterios:

- Número de luces (**Fig. 7-1**):
  - Una luz: indicada en evacuación de orina.
  - Dos luces: indicada en evacuación de orina, pero dispone de un globo de seguridad.
  - Tres luces: indicada para realizar lavados en caso de hematuria en presencia de coágulos.
- Tipo de punta:
  - Couvelaire: punta biselada o punta de pico-flauta. Indicada para hematuria, obstrucción por coágulos o irrigación continua (**Fig. 7-2**).
  - Dufour: punta curva o acodada y perforada a la altura del codo. Indicada en presencia de coágulo o para irrigación continua. Dos o tres luces (**Fig. 7-3**).
  - Foley: punta recta. Dos o tres luces (**Fig. 7-4**).

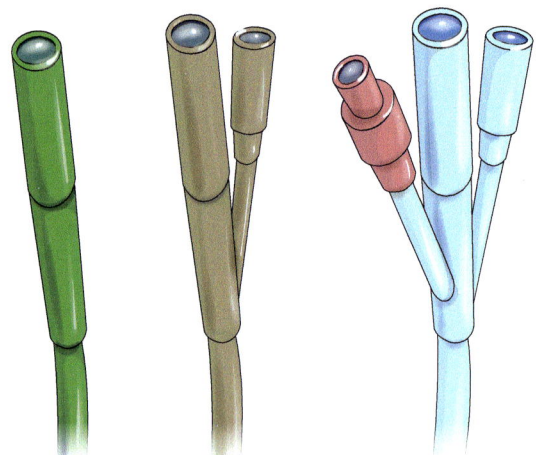

Figura 7-1. Sondas vesicales y número de luces.

- Mercier: punta acodada y olivada con orificios anchos. Indicada en pacientes prostáticos y en estenosis uretrales.
- Tiemann: punta curva y olivada, «pico de pato». Indicada en pacientes prostáticos y en estenosis uretrales (**Fig. 7-5**).
- Material:
  - Silicona: duración hasta 90 días. Alta biocompatibilidad.
  - Látex: duración hasta 45 días (recomendado no más de 28 días). Alta irritabilidad. Menor coste económico.

- PVC: mayor rigidez que los anteriores. No recomendable para largos períodos. Superficie hidrófila. Mayor biocompatibilidad. Escasa adherencia bacteriana. Duración máxima 90 días.
- Calibre: las sondas se miden según la escala francesa (Fr) o Charrière (Ch), cuya numeración, en el caso de las sondas vesicales, aumenta de dos en dos. Los calibres más habituales son: 6-10 Ch en niños, 14-16 Ch en mujeres y 16-22 Ch en hombres.

Es importante seleccionar el calibre adecuado: siempre se debe escoger el calibre más pequeño que garantice el drenaje de la orina.

Material

- Sonda vesical según indicación.
- Bolsa colectora. Se recomienda con sistema cerrado, ya que permite el vaciado de la bolsa sin necesidad de desconectarla de la sonda y del puerto de toma de muestras. Con ello se disminuye el riesgo de infección.
- Empapador.
- Material de higiene.
- Batea.
- Guantes estériles y no estériles.
- Paños estériles fenestrados.
- Gasas estériles.
- Antiséptico. Se recomienda la clorhexidina acuosa.
- Lubricante con anestésico.

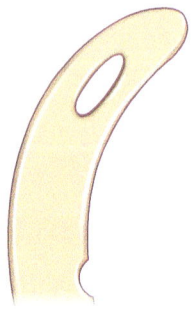

Figura 7-2. Sonda Couvelaire.

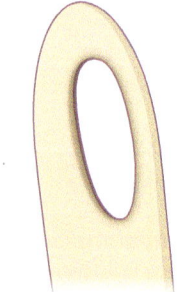

Figura 7-4. Sonda Foley.

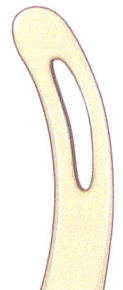

Figura 7-3. Sonda Dufour.

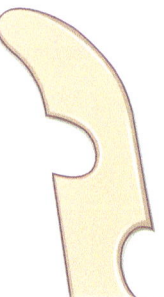

Figura 7-5. Sonda Tiemann.

- Agua bidestilada o suero fisiológico (no hay diferencias en lo que respecta a obstrucciones). En sondas de silicona, se recomienda el uso de solución acuosa de glicerina al 10 %, ya que la glicerina se difunde menos por la pared del globo y asegura el nivel de llenado durante más tiempo.
- Jeringa de 10-20 mL.

 Se recomienda el uso de:
- Clorhexidina acuosa como antiséptico.
- Lubricante con anestésico.

Técnica

El sondaje vesical suele realizarlo un profesional enfermero que, si fuese posible, contará con la ayuda del técnico auxiliar de enfermería (TCAE) o el técnico de emergencias. En las ocasiones en las que el sondaje pueda ser considerado complicado, este es realizado por un facultativo especialista en urología.

Se puede dividir la técnica en dos fases: una fase no estéril y una fase estéril.

Pasos de la fase no estéril:
- Informar de la técnica y solicitar consentimiento informado.
- Preservar la intimidad.
- Preparar todo el material necesario.
- Higiene de manos y colocación de guantes no estériles.
- Colocación del paciente en decúbito supino, si es posible.
- Realizar una higiene adecuada de la zona genital.
- Aplicar antiséptico sobre el meato urinario.

Pasos de la fase estéril:
- Realizar nuevamente la higiene de manos.
- Colocar guantes estériles.
- Crear un campo estéril.

Hombres: aplicar lubricante urológico en el meato urinario; dejarlo actuar si tiene anestésico y lubricar la sonda en su longitud.

Con la mano no dominante, sujetar el pene con una gasa en posición perpendicular al cuerpo, realizando una ligera tracción. Introducir la sonda, sin forzar y, en el caso de encontrar resistencia, intentar introducirla cambiando de ángulo el pene. Una vez sondado, recolocar el prepucio sobre el glande si estaba retraído, para evitar una parafimosis.

Mujer: aplicar lubricante urológico en la longitud de la sonda. Con la mano no dominante y con ayuda de gasas estériles, separar los labios mayores y menores para dejar visible el meato urinario. Con la mano dominante, comenzar a introducir de manera suave la sonda por el meato urinario mientras indicamos a la paciente que inspire. Introducir la sonda hasta que fluya orina y luego introducir unos 5 cm más.

 En caso de introducir la sonda en la vagina, no retirar e iniciar el proceso con una nueva sonda.

- Con la sonda introducida en la vejiga, rellenar el globo con agua bidestilada o solución de glicerina, en la cantidad indicada en la sonda. Retraer cuidadosamente la sonda hasta notar resistencia.
- Colocar la bolsa de la sonda en un soporte, siempre debajo del nivel de la vejiga.
- Lavarse las manos.
- Registrar en la historia del paciente: tipo y número de sonda, hora de colocación, cantidad y aspecto de la diuresis inicial.

 Rellenar el globo de la sonda con la cantidad de líquido adecuado, según indicación del fabricante.

Cuidados de enfermería

- Higiene minuciosa de los genitales. Lavado de manos antes y después de la manipulación.
- Correcta fijación para evitar tensión en la cara interna del muslo.
- Utilización de sistema cerrado.
- Retirada de la sonda lo antes posible.
- Evitar que la bolsa se encuentre por encima de la vejiga.
- Evitar que la bolsa de diuresis roce el suelo.
- Evitar desconexiones innecesarias.
- Recomendar abundante ingesta de líquido si la situación del paciente lo permite.
- Vaciar la bolsa cuando tenga un volumen de 2/3 partes de su capacidad.
- Se desaconseja el uso de tapones.
- Cambiar la sonda según material e indicaciones del fabricante.

Complicaciones

- Infección urinaria nosocomial. Es una de las complicaciones más frecuentes. Se recomienda la reducción de sondajes innecesarios y seguir estrictamente las recomendaciones para su prevención (**Tabla 7-1**).
- Daños estructurales («falsa vía»). Se manifiesta con dolor importante, hemorragia e imposibilidad para el sondaje. Nunca se debe forzar la introducción de la sonda.
- Hemorragia *ex vacuo*. Por descompresión brusca de la vejiga.
- Retención aguda de orina. Por acumulación de sedimentos.
- Rotura del balón de la sonda. Por llenado inadecuado del balón.
- Alergia al material empleado. Comprobar alergias previas.

SONDAJE NASOGÁSTRICO

El sondaje nasogástrico es una técnica aséptica que consiste en la introducción de un tubo más o menos flexible por uno de los orificios nasales hasta el estómago, aunque también se puede colocar por vía oral. Es un procedimiento complejo que requiere de gran competencia y experiencia, ya que los errores en su colocación pueden conllevar consecuencias graves.

Tabla 7-1. Recomendaciones para prevenir la infección de orina en sondaje vesical

	Nivel evidencia	Nivel de recomendación	
Uso apropiado de la sonda	III	A	Se recomienda utilizar sonda uretral solo cuando esté indicado, con sistema de circuito cerrado y puerto para toma de muestras
	II	A	Se recomienda la retirada de la sonda cuando no sea necesaria, valorando diariamente su indicación
Inserción adecuada de la sonda	III	A	Se recomienda realizar higiene de manos inmediatamente antes y después de la inserción o de cualquier manipulación de la sonda uretral
	III	B	Se recomienda utilizar una técnica estéril de inserción
Mantenimiento adecuado de la sonda	III	B	Mantener siempre cerrado el sistema colector (sonda uretral, tubo de drenaje y bolsa colectora)
	II	B	Mantener el flujo de orina libre sin obstáculos en el circuito, y la bolsa colectora por debajo del nivel de la vejiga
Garantizar la calidad de los cuidados	III	A	Los profesionales sanitarios deben recibir formación específica sobre la inserción y mantenimiento de la sonda uretral
	III	A	Los protocolos de inserción y mantenimiento de la sonda uretral deben revisarse y actualizarse
	II	–	La necesidad de mantener *feed-back* con los profesionales sanitarios
No hacer	I	B	Utilizar antisépticos y antibióticos en la higiene diaria
	III	A	Usar antimicrobianos profilácticos en la inserción, mantenimiento o retirada de la sonda uretral
	II	–	Cambiar de forma rutinaria y periódica la sonda uretral
	I	A	Realizar lavados vesicales de forma sistemática
	–	–	Tomar cultivos si no se sospecha infección, excepto para estudios de colonización
	–	–	Utilizar de modo sistemático sondas impregnadas de antimicrobianos
	–	–	Pautar tratamiento antimicrobiano en la bacteriuria asintomática

Las indicaciones principales en los servicios de urgencias y emergencias pueden resumirse en:

- Aspiración o vaciado del contenido gástrico, con el objetivo de prevenir la distensión gástrica, las náuseas o vómitos, y reducir, a su vez, el riesgo de aspiración.
- Impresión diagnóstica, en el caso de hemorragia digestiva alta.
- Lavado gástrico, en el caso de hemorragia digestiva, intoxicación o sobredosis de fármacos u otras ingestas tóxicas.
- Administración de medicamentos o alimentación, en pacientes que no pueden deglutir o ingerir por boca.
- Obtener contenido gástrico para su análisis en laboratorio.
- Tratamiento de la hipotermia.
- Algunas de las contraindicaciones que se pueden resaltar:
  - Traumatismo maxilofacial grave o craneoencefálico en el que no se haya descartado fractura de la base del cráneo.
  - Fractura de huesos faciales, obstrucción nasofaríngea o esofágica.
  - Sospecha de rotura esofágica.
  - Ingestión de ácidos, álcalis, sustancias cáusticas o derivados del petróleo.
  - Coagulopatías graves no controladas.
  - La disminución del nivel de consciencia es una contraindicación relativa debida al incremento del riesgo de aspiración.

- La existencia de varices esofágicas no es una contraindicación, pero exige extremar las precauciones.

Clasificación de las sondas nasogástricas

Teniendo en cuenta el material se pueden clasificar en sondas de polivinilo, silicona o poliuretano. Las de polivinilo son gruesas y rígidas, por lo que son muy útiles para la succión, y las de silicona y las de poliuretano son más finas y elásticas, preferibles para sondajes de larga duración.

Según su calibre, se miden en la escala francesa de Charrière o French (Fr). Hay que considerar que a mayor número, mayor calibre.

Las sondas que más se suelen usar son las que tienen una sola luz y varias perforaciones cerca de su extremo distal. Este tubo tiene una luz hueca que permite tanto la extracción de secreciones gástricas como la introducción de soluciones en el estómago.

Algunas de las sondas que se pueden encontrar en el mercado son:

- Sonda Levin: la más empleada, es flexible y de una sola luz interior. Cuenta con un orificio proximal, con una conexión de diferentes colores según calibre, un orificio distal y varios orificios terminales en el tercio distal. Recomendada para lavados gástricos y el drenaje o recogida de muestras (**Fig. 7-6**).

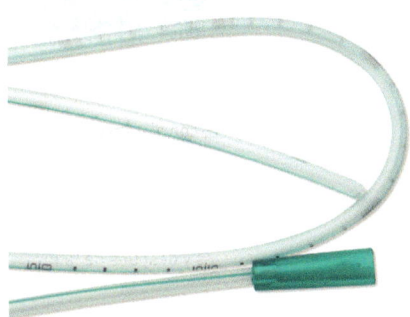

Figura 7-6. Sonda Levin.

- Sonda Nélaton: su uso habitual es para urología, pero debido a su corta longitud (42 cm) puede ser utilizada en el sondaje nasogástrico de niños. Cuenta con orificio lateral y su punta es cerrada (**Fig. 7-7**).
- Sonda Salem: presenta dos luces y varios orificios distales; la luz de menor calibre se utiliza para introducir aire, mientras que la luz principal, de mayor calibre, se emplea para los lavados gástricos.
- Sonda Ewald (o Edlich): se introduce por la cavidad oral y tiene un calibre grueso (25-30 Fr). Puede presentar una o dos luces. Está indicada para la evacuación de cápsulas o píldoras sin digerir, por lo que para su inserción ha de tenerse en cuenta el tiempo desde la ingesta.

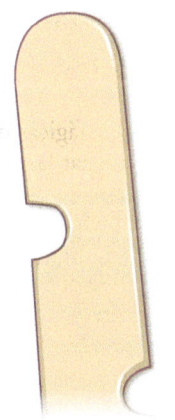

Figura 7-7. Sonda Nélaton.

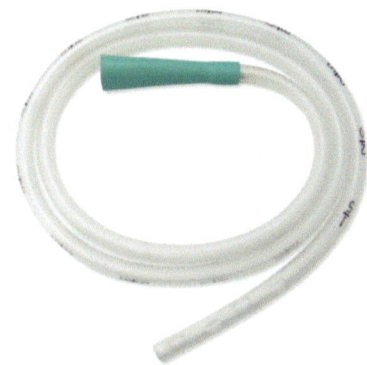

Figura 7-8. Sonda Faucher.

- Sonda Faucher (o Fouchard): se introduce por la cavidad oral, tiene un calibre grueso (27-36 Fr) y una longitud de 150 cm. Es de PVC termosensible, que permite una fácil introducción y mayor adaptabilidad, lo que evita molestias. Presenta una punta abierta y cuatro orificios laterales atraumáticos que permiten el aspirado y el lavado gástrico (**Fig. 7-8**).
- Sonda Sengstaken-Blakemore: es de material flexible y consta de dos balones (esofágico y gástrico). Dispone de tres luces: para llenado de balón esofágico, para llenado de balón gástrico y para acceso a cavidad gástrica. Los balones deben llenarse con aire, aunque el gástrico puede llenarse con agua. Se utiliza para pacientes con sangrado activo por varices esofágicas o gástricas (**Fig. 7-9**).

Material

Véase el material para sondaje nasogástrico en la **figura 7-10**.

- Sonda, seleccionada según su finalidad.
- Guantes no estériles.
- Gasas.
- Esparadrapo o sistema de fijación.
- Jeringa de 50 mL de cono ancho.
- Lubricante hidrosoluble.

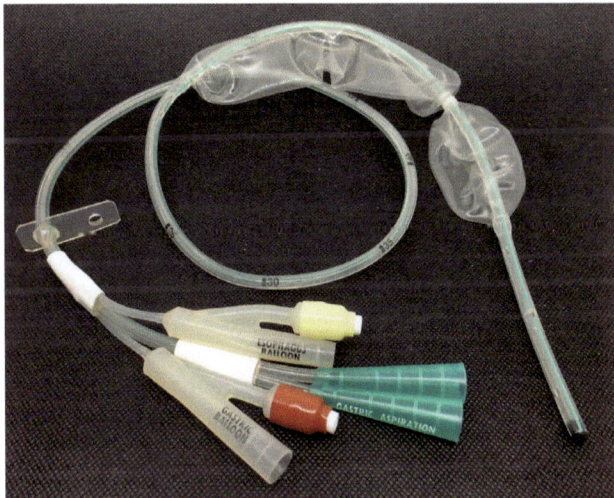

Figura 7-9. Sonda Sengstaken-Blakemore.

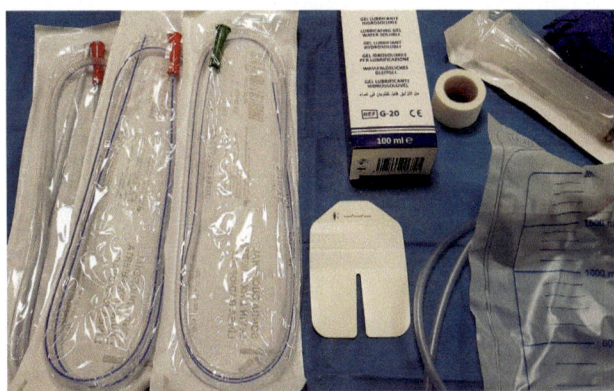

Figura 7-10. Material para sondaje nasogástrico.

> ❗ El lubricante siempre debe ser hidrosoluble, ya que puede ser reabsorbido por el organismo en caso de que llegue al árbol bronquial. Se han de evitar, por tanto, los lubricantes con base oleosa como la vaselina.

- Una batea.
- Una bolsa de plástico o palangana por si hay vómitos.
- Empapadores y protector de cama.
- Un tapón para la sonda o una bolsa colectora adaptable a la sonda.
- Fonendoscopio.

Técnica

- El sondaje nasogástrico es realizado de forma habitual por un profesional enfermero quien, si fuera posible, contará con ayuda del técnico auxiliar de enfermería (TCAE) o del técnico de emergencias.
- Informar de la técnica y solicitar consentimiento informado.
- Preservar la intimidad.
- Preparar todo el material necesario.
  Colocar al paciente en decúbito supino, elevando el cabecero hasta 45 grados (posición *Fowler* o *semifowler*), si no hay contraindicación.
- Realizar higiene de manos y colocarse guantes.
- Medir, con la propia sonda, la longitud que se debe introducir (punta de la nariz-lóbulo de la oreja-apéndice xifoides) y marcarla en la propia sonda.
- Aplicar en la sonda lubricante hidrosoluble.
- Inclinar la cabeza del paciente ligeramente hacia atrás e introducir la sonda por la fosa nasal en dirección a la zona posterior de la garganta. Es conveniente adoptar una dirección ligeramente oblicua, orientando el extremo hacia la hemicara contraria a la ventana de la nariz que se esté abordando. También es conveniente, sobre todo en sondas de gran calibre, moldear su extremo con la mano antes de colocarla y darle una forma curvada que se adapte mejor a la anatomía de la fosa nasal. Indicar al paciente que puede colaborar respirando por la boca.
- Una vez que la sonda se encuentre en la zona de la faringe, se flexiona ligeramente la cabeza y se indica al paciente que puede realizar movimientos de deglución.
- Comprobar la correcta localización de la sonda (**Tabla 7-2**).
- Seguir introduciendo la sonda hasta llegar a la marca seleccionada, sin forzar el paso.
- Colocar una bolsa o un tapón, según indicación.
- Fijar la sonda según la técnica elegida.

> 💡 Hay que recordar que para deglutir no se pega la barbilla al pecho, sino que la cabeza se sitúa en una posición neutra o con una flexión muy ligera.

Cuidados de enfermería

- Movilizar la sonda a diario mediante un movimiento de rotación, retirarla e introducirla de nuevo un centímetro.

- Lavar la sonda tras la administración de alimentación o fármacos.
- Realizar higiene bucal y de fosas nasales.
- Comprobar su correcta colocación antes de cualquier administración.
- Si se utiliza para administración enteral, vigilar el ritmo de infusión.
- Vigilar el volumen y el aspecto del líquido drenado.
- Evitar la fricción y aparición de ulceraciones en narinas, rotando el lugar de fijación a diario.

Complicaciones

- Lesiones en mucosa o epistaxis.
- Inserción intracraneal.
- Daño faríngeo.
- Perforación esofágica.
- Inserción bronquial o broncoaspirado.
- Hemorragias por varices.

PERICARDIOCENTESIS

La pericardiocentesis consiste en la aspiración de fluidos del espacio que rodea el corazón gracias a una punción transcutánea con aguja. Desde el punto de vista de la emergencia, su indicación principal es el derrame pericárdico, que origina un taponamiento cardíaco, impide el llenado ventricular y, consecuentemente, disminuye el gasto cardíaco, lo que puede originar un paro cardíaco con actividad eléctrica sin pulso. También está indicada para la extracción de líquido del espacio pericárdico con fines diagnósticos (filiación del derrame pericárdico). Siempre que sea posible debe hacerse guiada por ecocardiografía.

Tabla 7-2. Recomendaciones para comprobar la correcta colocación de la sonda nasogástrica	
Nivel de recomendación	
Grado A	Se recomienda el uso de capnografía o capnometría colorimétrica para identificar la colocación de la sonda de alimentación en pacientes adultos con ventilación mecánica
Grado B	Puede utilizarse un manómetro de presión de muelle para diferenciar la vía respiratoria de la gastrointestinal en la colocación de sondas de alimentación en pacientes que no están mecánicamente ventilados
Grado B	Sistemas de seguimiento magnético para determinar la ubicación de la sonda gastrointestinal
Grado B	Ecografía para comprobar la colocación de sondas nasogástricas con lastre en punta
Grado B	La inspección visual de aspirado y auscultación no son indicadores fiables de la colocación correcta y no debe confiarse en ellas

Fuente: Joanna Briggs Institute for Evidence Based Nursing, 1997, v. 27 cm. Evidence based information sheets for health professionals.

La presencia de derrame pericárdico significativo tiene importancia clínica, pero el drenaje pericárdico de urgencia solo está indicado en casos de compromiso hemodinámico.

Como contraindicaciones destacables, se encuentran la trombopenia o una alteración grave en la coagulación.

Cuando la pericardiocentesis constituye una acción vital, no existe ninguna contraindicación absoluta.

Material

- Guantes estériles, paño estéril fenestrado, gasas estériles, bata y mascarilla.
- Solución antiséptica.
- Anestésico local.
- Agujas subcutáneas e intramusculares.
- Bisturí.
- Aguja/angiocatéter de calibre 14-18 G y longitud de 100-140 mm.
- Jeringas de 10 y 50 mL.
- Llave de tres pasos.
- Monitor electrocardiográfico.
- Ecocardiógrafo (si hay disponible).
- Kit de pericardiocentesis (si hay disponible) (**Fig. 7-11**).
- Set de vía central (para la técnica de Seldinger).
- Tubos para cultivo, hematocrito o citología (si procede).

Técnica

Es una técnica realizada habitualmente por un médico, en la que el profesional enfermero tendrá un papel colaborativo y de control de la estabilidad hemodinámica del paciente, así como de los cuidados propios.

- Si el paciente se encuentra consciente, hay que explicarle la técnica para disminuir su miedo e indicarle que la zona se anestesiará para que no sienta dolor.

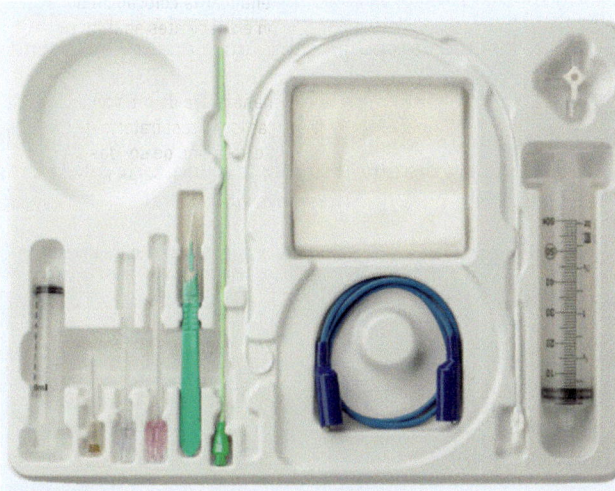

Figura 7-11. Kit de pericardiocentesis.

- Colocar al paciente semiincorporado, en unos 30-45 grados, si su situación clínica lo permite.
- Identificar la zona de punción; la vía de entrada más utilizada es la subxifoidea. Para ello se localiza el punto de inserción de la aguja mediante palpación, entre el apéndice xifoides y el borde costal izquierdo (**Fig. 7-12**).
- Otra ruta que puede ser utilizada es a través del 4º o 5º espacio intercostal izquierdo, insertando la aguja en perpendicular inmediatamente adyacente al borde esternal. Se deben evitar punciones más laterales para no lacerar los vasos mamarios internos.
- Proceder a la antisepsia local y preparar un campo estéril.
- Infiltrar con anestésico local en ángulo costoxifoideo izquierdo, procurando anestesiar hasta planos profundos.
- Proceder a la punción del pericardio. Para ello, el ángulo de punción inicial debe ser perpendicular al paciente y, una vez sobrepasadas las estructuras osteomusculares, hay que deprimir el abdomen con una mano y continuar introduciendo la aguja con un ángulo de 45 grados en dirección cefálica, dirigiendo la aguja hacia la punta de la escápula izquierda. Se utiliza una aguja larga, del 18G o mayor, a la que se une una jeringa vacía de 50 mL por medio de una llave de tres vías.
- Empujar la aguja a la vez que se va aspirando mediante presión negativa, con el émbolo de la jeringa, hasta extraer líquido/sangre del pericardio.
- Extraer líquido hasta obtener la respuesta clínica deseada.

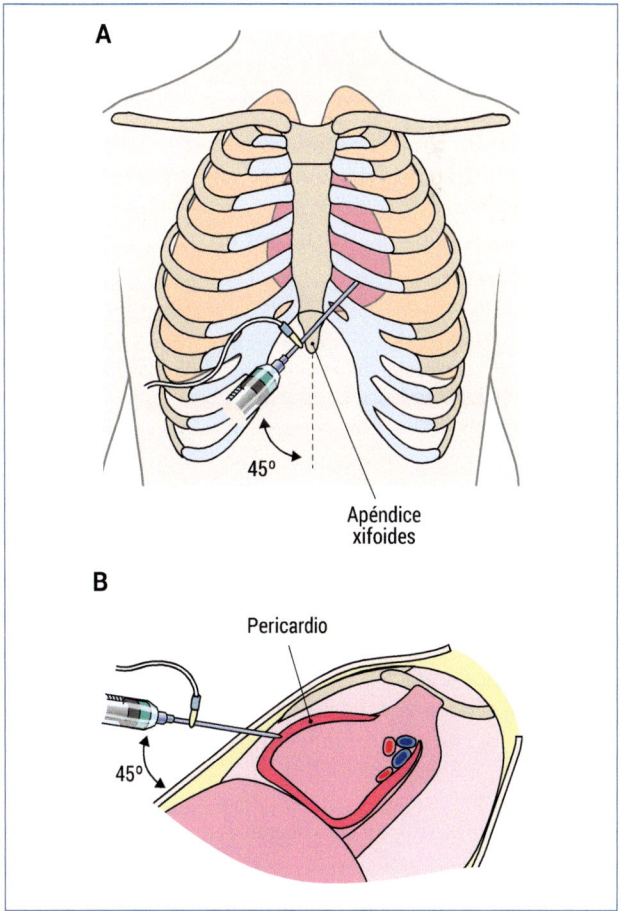

Figura 7-12. Pericardiocentesis.

> ! En el caso de una pericardiocentesis urgente, se puede extraer directamente el líquido a través de la misma aguja para solucionar el taponamiento, aunque es habitual utilizar un introductor o catéter, que facilitará el posterior drenaje pericárdico, siguiendo la técnica de Seldinger.

- La conexión de la aguja metálica, a través de pinzas, a un monitor de electrocardiograma permite registrar las señales eléctricas detectadas por la aguja. Cuando la aguja se introduce más allá de la cavidad pericárdica, por ejemplo, dentro del músculo ventricular, aparece en el monitor una imagen conocida como «corriente de lesión», cambios importantes de la onda ST-T, o ensanchamiento y crecimiento del complejo QRS. Este patrón indica que la aguja de la pericardiocentesis debe ser retirada hasta que vuelva a aparecer el trazo basal del electrocardiograma. También pueden darse extrasístoles ventriculares secundarias a la irritación del miocardio ventricular.
- Durante la aspiración, el epicardio se acerca a la superficie del pericardio, así como la punta de la aguja; por tanto, puede volver a aparecer una corriente de lesión en el electrocardiograma. Esto indica que la aguja de la pericardiocentesis debe ser retirada cuidadosamente y, si persiste esta corriente de lesión, deberá retirarse la aguja por completo.

Cuidados de enfermería

- Control de constantes vitales.
- Vigilancia del contenido drenado: cantidad y características del líquido.
- Vigilancia de posibles arritmias.
- Vigilancia del punto de punción.
- Cura del punto de punción.
- Mantener la bolsa de drenaje por debajo del corazón del paciente.

> El paciente debe continuar monitorizado y vigilar los signos de inestabilidad hemodinámica y los hallazgos en el examen físico que puedan indicar la recidiva del derrame pericárdico.

Complicaciones

- Síncope vagal.
- Arritmias cardíacas.
- Hemorragia por punción o desgarro de una arteria coronaria o del miocardio.
- Perforación/laceración cardíaca.
- Aspiración de sangre del ventrículo en lugar de sangre del pericardio, con empeoramiento de la situación hemodinámica.
- Neumotórax.
- Perforación/laceración de vísceras abdominales.
- Infección.
- Mediastinitis por perforación esofágica.
- Lesión diafragmática.

TORACOCENTESIS

Es un procedimiento que consiste en la introducción de un catéter o aguja percutánea en la cavidad torácica hasta el espacio pleural, con la indicación de extraer líquido con fines diagnósticos (derrame pleural no filiado, neumonía con derrame) o terapéuticos (derrame pleural que ocasione compromiso del paciente o neumotórax a tensión).

Como contraindicaciones se pueden enumerar:

- La falta de colaboración del paciente.
- Alteraciones importantes en la coagulación.
- Infección local en el punto de punción.
- Pequeño volumen de derrame o pequeño neumotórax espontáneo.
- Ventilación mecánica a presiones elevadas.
- Sospecha de rotura del diafragma.

Material

El material va a depender de los fines de la toracocentesis.

- Guantes estériles, gasas estériles, jeringas de diferentes volúmenes.
- Llave de tres pasos con alargadera.
- Suero salino.
- Paño fenestrado estéril.
- Apósitos estériles y apósito oclusivo.
- Solución antiséptica.
- Anestésico local.
- Agujas subcutáneas e intramusculares.
- Jeringas.
- Aguja/angiocatéter de calibre 14-18 G, sistema comercial tipo Pleurocarth® o set para neumotórax.
- Válvula de Heimlich (**Fig. 7-13**).
- Tubos estériles para estudio del material extraído. Frascos para cultivos.

Técnica

Es una técnica realizada habitualmente por un médico, en la que el profesional enfermero tendrá un papel colaborativo y de control de la estabilidad hemodinámica del paciente, así como de los cuidados propios. En situaciones de emergencia puede ser realizada por el profesional enfermero.

- Si el paciente se encuentra consciente, hay que explicarle la técnica para disminuir su miedo, e indicarle que la zona se anestesiará para que no sienta dolor.

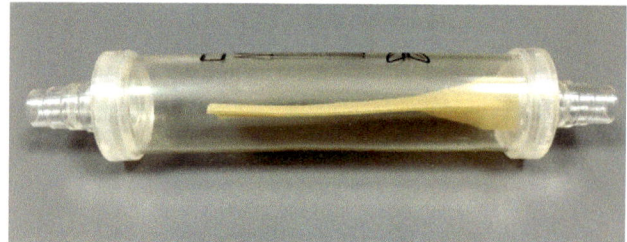

Figura 7-13. Válvula de Heimlich.

> **!** Es muy importante la monitorización del paciente: control de la Spo2, frecuencia respiratoria, frecuencia cardíaca y tpresión arterial.
>
> Habrá que observar si el paciente presenta signos de disnea, taquipnea, taquicardia o hipotensión.

- En función de si el abordaje es para extraer aire o líquido, se colocará al paciente de diferente manera:
  - Abordaje anterior: para la extracción terapéutica de aire en casos de neumotórax a tensión. El paciente se situará en decúbito supino, con la cama elevada de 30 a 45 grados o según su situación clínica. La vía de acceso de elección ha venido siendo el 2º espacio intercostal en la línea medioclavicular del hemitórax afectado. Sin embargo, las últimas recomendaciones (ATLS, Guías NICE) recomiendan en primer lugar el acceso lateral, en el 4º o 5º espacio intercostal, ligeramente anterior a la línea medioaxilar.
  - Abordaje posterior: para la extracción diagnóstica o terapéutica de líquido. La posición conveniente es la de sentado en un taburete o en el borde de la cama, con los brazos descansando en una almohada colocada en una mesa auxiliar elevada. La elevación de los hombros permite elevar y lateralizar la punta de la escápula. La espalda del paciente debe permanecer vertical y no inclinada hacia delante, para evitar el desplazamiento del líquido desde la zona posterior hacia la anterior. La localización del punto más adecuado para la punción se basará en los estudios radiológicos y en la exploración física, que revelarán una disminución del murmullo vesicular, pérdida del frémito táctil y matidez a la percusión en el área donde está situado el derrame. La

toracocentesis debe hacerse pinchando un interespacio por debajo del límite superior del derrame, teniendo en cuenta los límites establecidos: por la parte inferior, el 8º espacio intercostal (más abajo existe riesgo de lesionar vísceras intraabdominales); por el lateral, la línea axilar posterior, y nunca por debajo del borde inferior de la costilla, por riesgo de lesionar el paquete vasculonervioso intercostal (**Fig. 7-14**).

> **💡** En la parte posterior, el paquete vasculonervioso (vena, arteria y nervio) se sitúa en la mitad del espacio intercostal. Por este motivo, el riesgo de lesionarlo se reduce de forma sustancial si se introduce la aguja justo por encima del borde de la costilla inferior.

- Desinfectar la zona.
- Administrar anestésico local, infiltrando la piel y tejidos blandos hasta llegar a la pleura. Aspirar a la vez que se infiltra para confirmar el paso al espacio pleural y la presencia de aire o de líquido.
- Retirar la aguja y, por el mismo punto, introducir el angiocatéter o cualquiera de los dispositivos disponibles en el mercado, montado sobre una jeringa de 10 mL con 5 de suero salino. Mantenerse apoyado siempre sobre el borde superior de la costilla más inferior del espacio intercostal elegido y avanzar perpendicularmente a la piel, al tiempo que se aspira hasta que salga aire o líquido.
- En el caso de neumotórax, una vez que sale aire por el angiocatéter, se extrae la guía metálica (para evitar lesionar el pulmón o la pleura visceral), se fija a la piel el resto y se conecta a una llave de tres pasos y a un sistema de vacío o válvula de Heimlich.

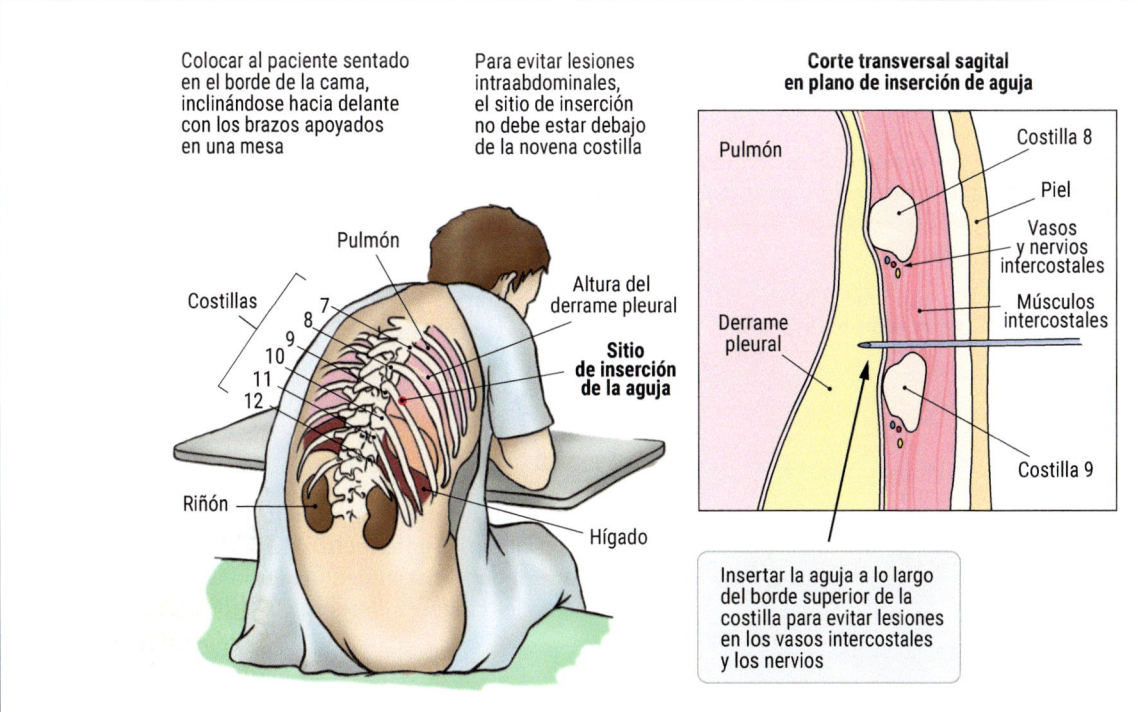

Figura 7-14. Toracocentesis.

- En el caso de derrame pleural, el líquido debe extraerse de forma gradual: al principio, extraer de 50 a 100 mL parar para valorar el estado clínico del paciente antes de continuar. Mediante aspiración se recogerán muestras de bioquímica, microbiología y anatomía patológica.

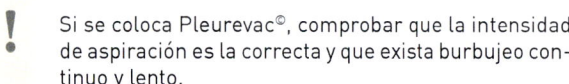 Extremar la precaución en pacientes con ventilación asistida (manual o con respirador): si el diagnóstico presuntivo de neumotórax a tensión es incorrecto, la inserción del catéter puede crear un neumotórax que evolucione a tensión con la ventilación a presión positiva.

Como cuidados postoracocentesis, se coloca al paciente sobre el lado no afectado, unos 30-60 min para favorecer la expansión del pulmón y facilitar su respiración.

Habitualmente se colocan dos sistemas de drenaje:

- La válvula de Heimlich: sistema unidireccional, utilizada solo en el caso de neumotórax.
- Sistema con sello de agua, el más utilizado es el Pleurevac©, que consta de tres cámaras, una primera cámara de recolección, una segunda de sello de agua y una tercera de control de aspiración.

Cuidados de enfermería

- Vigilancia de constantes vitales.
- Mantener la adecuada posición del paciente.
- Comprobar que todas las conexiones estén de forma correcta.
- Si existe sistema de drenaje, comprobar que este se encuentra por debajo del pecho.
- Vigilar posibles fugas de aire.
- Comprobar la permeabilidad del drenaje.
- Observar la cantidad y características del material drenado.
- Curar la zona de punción.
- Evitar tracciones: poner especial cuidado en las movilizaciones-transferencias del paciente.
- Observar la aparición de signos o síntomas de alarma: disnea, taquipnea, taquicardia, hipotensión, sangrado, etcétera.

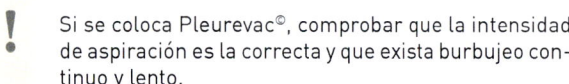 Si se coloca Pleurevac©, comprobar que la intensidad de aspiración es la correcta y que exista burbujeo continuo y lento.

Complicaciones

- Neumotórax.
- Hematoma parietal.
- Pleuritis.
- Laceración pulmonar.
- Edema agudo de pulmón.
- Síncope vasovagal.
- Punción de hígado o bazo.
- Embolia grasa.
- Infección local del lugar de punción.
- Hemotórax.

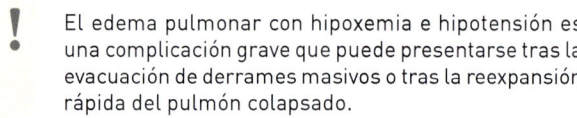 El edema pulmonar con hipoxemia e hipotensión es una complicación grave que puede presentarse tras la evacuación de derrames masivos o tras la reexpansión rápida del pulmón colapsado.

PARACENTESIS

Es la técnica que permite, mediante punción percutánea, la obtención de líquido ascítico de la cavidad peritoneal. Está indicada con fines diagnósticos o terapéuticos:

- Primer episodio de ascitis.
- Sospecha de peritonitis bacteriana.
- Evacuación en ascitis a tensión.
- Ascitis por hipertensión portal refractaria a tratamiento médico.
- Hemorragia digestiva en enfermos con ascitis.

En caso de aspiración de líquido de ascitis a tensión, el procedimiento es de gran utilidad para aliviar la dificultad respiratoria del paciente.

Como contraindicaciones destacables, encontramos:

- Alteraciones en la coagulación: coagulopatía intravascular diseminada, fibrinólisis reciente, trombocitopenia grave.
- Infección en el punto de punción o en la pared abdominal.
- Gran hipertensión portal.
- Embarazo.
- Abdomen agudo.
- Obstrucción intestinal.

Material

- Guantes y paños fenestrados estériles.
- Apósito oclusivo.
- Anestésico local.
- Solución antiséptica.
- Jeringa de 10-20 mL.
- Aguja intramuscular.
- Llave de tres pasos con alargadera.
- Tubos estériles para recogida de muestras, frascos de hemocultivos, contenedor para citología.
- Angiocatéter de 14-16 G.
- Sistema de venoclisis de 3 pasos.
- Frasco o bolsa de recolección y sistema de conexión.
- Kit comercial de paracentesis.

Técnica

Es una técnica realizada habitualmente por un médico, en la que el profesional enfermero tendrá un papel colaborativo y de control de la estabilidad hemodinámica del paciente así como de los cuidados propios.

- Se debe explicar al paciente el procedimiento de forma sencilla.
- Verificar que el paciente tiene la vejiga vacía; proceder al sondaje vesical, si fuese necesario.

- Colocar al paciente en decúbito supino, ligeramente lateralizado hacia la izquierda y con el cabecero elevado a 30-45 grados (es la posición más óptima para que el líquido se acumule en la zona de punción). El lugar de punción más utilizado es la fosa ilíaca izquierda, en la unión del tercio externo con los dos tercios internos de la línea imaginaria que une la espina ilíaca anterosuperior con el ombligo (**Fig. 7-15**). Si es posible, el punto ha de ser marcado bajo control ecográfico.

 Siempre se evitarán zonas de cicatrices previas por el mayor riesgo de perforar un asa intestinal adherida a la pared. Si existiera cicatriz, se deberá pinchar, al menos, a 2 cm de distancia.

- Desinfectar la piel con solución antiséptica y después delimitar el campo estéril colocando paños fenestrados.
- Infiltrar con anestésico local.
- Introducir el angiocatéter o aguja de forma perpendicular a la pared abdominal, utilizando la técnica del trayecto en Z: traccionar la piel por encima o por debajo del lugar de punción durante la entrada de la aguja en el peritoneo; de esta forma, al retirar la tensión de la piel, esta vuelve a su posición inicial, sella el camino de la aguja y evita fuga de líquido ascítico. Realizar aspiraciones a medida que se avanza, notando una disminución de la resistencia al entrar en la cavidad peritoneal y viendo fluir a través de la jeringa líquido ascítico. En este momento se debe detener el avance de la aguja.
  - Paracentesis diagnóstica: la técnica se puede practicar con aguja intramuscular. No suelen ser necesarios más de 50-60 mL para las determinaciones necesarias del líquido ascítico.
  - Paracentesis terapéutica: se realiza introduciendo un angiocatéter o kit de paracentesis conectado al sistema de drenaje. La finalidad es extraer la máxima cantidad de líquido en cada sesión, por lo que no se puede establecer una cantidad exacta (normalmente no se hará una evacuación superior a 4.000-5.000 mL) y, por tanto, hay que vigilar la salida y cantidad del líquido evacuado.
- Cuando se comprueba que ya no sale más líquido, se extrae la cánula, se desinfecta de nuevo el punto de punción, se retira el campo y se coloca un apósito estéril.
- En pacientes con cirrosis hepática sometidos a paracentesis terapéutica, es necesaria una expansión de volumen para minimizar la alteración hemodinámica. La infusión puede ser simultánea o posterior a la evacuación. La extracción de más de un litro de líquido ascítico puede dar como resultado hipotensión.

 Expandir la volemia con infusión de albúmina endovenosa lentamente, a razón de 6-8 g por cada litro de líquido extraído. Como alternativa se podrán infundir expansores sintéticos: poligenina al 3,5 % o hidroxietilalmidón al 6 %, a razón de 150 mL por cada litro de líquido extraído (este último no podrá ser administrado si existe sospecha de sepsis y, en breve, no se comercializará).

Cuidados de enfermería

- Control de constantes vitales.
- Enviar líquido ascítico a análisis clínico, microbiología y anatomía patológica, según proceda.
- Vigilar punto de punción, acodadura del sistema de drenaje, conexiones y apósito.
- Reposición de líquidos según indicación médica.
- Observar posibles hemorragias.
- Se recomienda la retirada del catéter de paracentesis tras 4-6 horas desde la inserción.
- Colocar al paciente en decúbito lateral derecho o supino durante unas dos horas si no existe contraindicación.
- Vigilar diuresis del paciente.
- Vigilar posibles complicaciones.
- Iniciar deambulación de forma progresiva.

Complicaciones

- Neumoperitoneo.
- Hemoperitoneo.
- Íleo paralítico (perforación intestinal).
- Perforación vesical o uterina.
- Peritonitis.
- Absceso, infección o hematoma de pared abdominal.
- Hipotensión arterial/*shock* hipovolémico.
- Drenaje continuo de líquido por el punto de punción tras finalizar.
- Dolor abdominal pospunción.

ARTROCENTESIS

La artrocentesis es una técnica invasiva que consiste en la punción estéril de la cavidad articular, ya sea con el objetivo de extraer líquido sinovial para su estudio o evacuación, ya

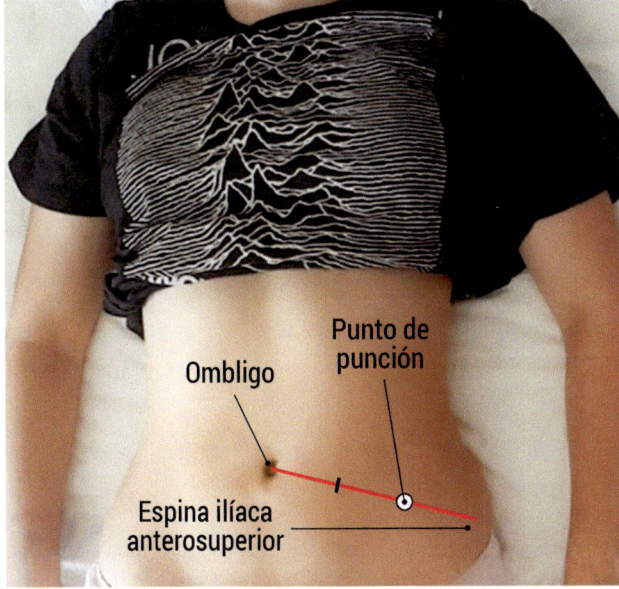

Figura 7-15. Punto de punción en paracentesis.

sea para la administración de fármacos. Es un procedimiento seguro y relativamente sencillo.

- Indicaciones terapéuticas:
  - Dolor en derrames a tensión.
  - Drenaje de una articulación séptica.
  - Infiltración de analgésicos o antiinflamatorios.
  - Drenaje de hemartros.
- Indicaciones diagnósticas:
  - Monoartritis aguda, sobre todo, si hay sospecha de artritis séptica, o para el diagnóstico de confirmación de artritis por depósito de cristales.
  - Evaluación inicial de derrame articular no traumático.
  - Confirmación de hemartros o lipohemartros en artritis traumática.
  - Diagnóstico diferencial de derrame articular: hemático, séptico, inflamatorio o reactivo por microcristales.
- Algunas de las contraindicaciones relativas reseñables son:
  - Alteraciones en la coagulación.
  - Infección o lesión local.
  - Fracturas próximas al punto de punción.
  - Prótesis articular.

Material

- Guantes, gasas, paños fenestrados estériles.
- Solución antiséptica.
- Anestésico local.
- Jeringa de 5-10 mL.
- Aguja intramuscular.
- Angiocatéter de 16-18 G.
- Apósito.
- Tubos estériles y frascos de hemocultivos.

Técnica

Es una técnica realizada habitualmente por un médico, en la que el profesional enfermero tendrá un papel colaborativo y se encargará de los cuidados propios.

- Explicar al paciente el procedimiento, sus riesgos y beneficios.
- Elegir la vía de acceso más cómoda y segura, marcando, si es preciso, el punto de entrada.
- Colocar al paciente en la posición correcta, que va a depender de la articulación que se puncione:
  - Rodilla: decúbito supino con la rodilla extendida y relajada.
  - Tobillo: decúbito supino con el pie en ligera flexión plantar.
  - Muñeca: mano y muñeca relajadas, en ligera flexión palmar.
  - Codo: sentado, con el codo flexionado unos 90 grados y el antebrazo apoyado.
  - Hombro: con la mano colgante y los músculos del hombro relajados, preferiblemente sentado.
- Del mismo modo, el punto de punción se localizará:
  - Rodilla: existen distintas vías de abordaje (infrarrotuliana, medial y lateral), aunque en todas ellas se introducirá la aguja por debajo del borde de la rótula.

- Tobillo: se localizará la interlínea articular (la que une los maléolos), el astrágalo, el tendón flexor largo del primer dedo y el tibial anterior. La entrada será entre el tibial anterior y el flexor largo del primer dedo. La aguja se inserta con un ángulo de 45 grados y se dirige en sentido posterior (hacia el talón).
  - Muñeca: se inserta la aguja de forma perpendicular en la superficie dorsal, en un punto distal al reborde del radio e inmediatamente cubital al tendón del extensor largo del pulgar.
  - Codo: en el punto medio del surco epicóndilo-olecraneano, con una inclinación de 5 grados respecto al plano horizontal y paralelo al eje largo del antebrazo.
  - Hombro: el abordaje puede ser *anterior*, en la articulación glenohumeral, entre la apófisis coracoides y la cabeza humeral; y *posterior*, por debajo del extremo externo del acromion, dirigiendo la aguja de forma perpendicular al plano cutáneo, en sentido anterior hacia la apófisis coracoides o lateral, por debajo del extremo lateral del acromion, en el surco acromiohumeral.
- Se desinfecta la zona y se colocan los paños estériles. Tras anestesiar la zona, se realiza la punción y se avanza con la aguja perpendicular a la piel, ejerciendo una suave aspiración hasta obtener líquido sinovial.
- Antes de inyectar el fármaco, en el caso de que sea una artrocentesis terapéutica, hay que cerciorarse mediante aspiración de que no se está en la vía vascular.
- No vencer resistencias inesperadas a la introducción de la aguja.
- Tomar muestras para microbiología, hematología, bioquímica y anatomía patológica.
- Recomendar reposo de la articulación tratada durante 24-48 horas.

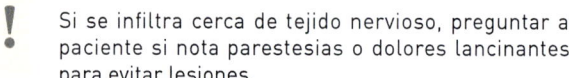
Si se infiltra cerca de tejido nervioso, preguntar al paciente si nota parestesias o dolores lancinantes, para evitar lesiones.

Cuidados de enfermería

- Aplicar vendaje compresivo en la zona.
- Se puede colocar frío local.
- Vigilar signos de infección: fiebre, tumefacción, enrojecimiento o calor en la zona.

Complicaciones

- Artritis infecciosa yatrogénica.
- Hemartrosis.
- Dolor local.
- Hematoma local.

PUNCIÓN LUMBAR

Procedimiento utilizado para llegar al espacio subaracnoideo a través del espacio entre L3-L4 o L4-L5 y obtener líquido cefalorraquídeo, administrar fármacos por vía intratecal o incluso medir la presión de dicho líquido, con un fin diagnóstico o terapéutico.

Está indicada en:

- Sospecha de infección del sistema nervioso central: meningitis o encefalitis.
- Sospecha de hemorragia subaracnoidea (sin focalidad y con tomografía axial computarizada normal).
- Otras: síndrome de Guillain-Barré, hipertensión intracraneal benigna, carcinomatosis meníngea, confirmación de enfermedades desmielinizantes.

En casos de alteración del nivel de consciencia, cuadros clínicos infecciosos agudos del sistema nervioso central, agitación, signos neurológicos focales, convulsiones o sospecha de hemorragia subaracnoidea, será preciso realizar previamente una tomografía axial computarizada.

Como contraindicaciones destacan:

- Infección en la zona de punción.
- Aumento de la presión intracraneal.
- Alteraciones en la coagulación.
- Sospecha de compresión medular.
- Pacientes hemodinámicamente inestables.

Material

- Gorro, mascarilla y bata.
- Paños fenestrados, guantes y apósitos estériles.
- Apósito oclusivo.
- Anestésico local.
- Solución antiséptica.
- Jeringa de 10 mL y aguja intramuscular.
- Trocar de punción lumbar de 90 mm de largo y del 18-22 G. Existen otros de mayor longitud y calibre, que pueden ser utilizados según las características del paciente.
- Manómetro de presión intrarraquídea.
- Tubos estériles de muestras.
- Batea.

Técnica

Es una técnica realizada habitualmente por un médico, en la que el profesional enfermero tendrá un papel colaborativo y de control de la estabilidad hemodinámica del paciente, así como de los cuidados propios.

- Informar al paciente de forma clara y comprensible sobre el procedimiento, incluso sobre lo que puede sentir: quemazón o escozor al aplicar anestésico, presión en la introducción del trocar, y dolor o molestias breves. De esta manera disminuirá el temor.
- Explicar la postura que debe adoptar, incidiendo en la necesidad de que permanezca sin moverse. Solicitar su colaboración.
  - Decúbito lateral: el paciente debe estar situado en el mismo borde de la cama, con la columna y las extremidades inferiores flexionadas, intentando que estas contacten con el pecho, flexionando la cabeza y cue-

llo hacia delante (posición fetal). Los hombros y las caderas deben estar alineados verticalmente, sin inclinación hacia delante ni hacia atrás. Con esta postura se incrementa el espacio entre las apófisis espinosas de las vértebras y se facilita el acceso del trocar al espacio subaracnoideo (**Figs. 7-16** y **7-17**).
  - Sentado en el borde de la cama: con las piernas colgando en el borde de la cama y los brazos apoyados en una almohada o dejando que cuelguen hacia delante, se pide al paciente que flexione la columna lumbar y eche la cabeza hacia delante (**Fig. 7-18**).

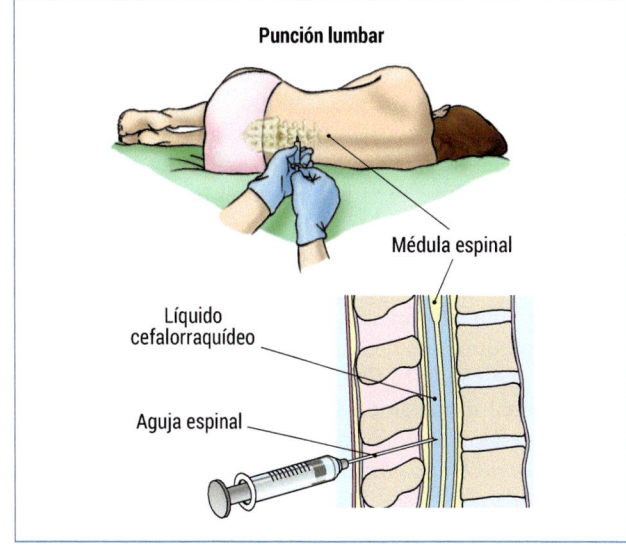

Figura 7-16. Punción lumbar.

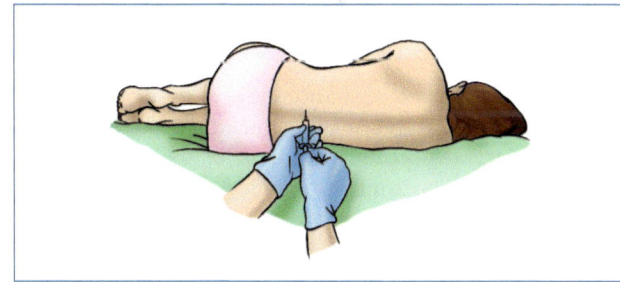

Figura 7-17. Punción lumbar en decúbito lateral.

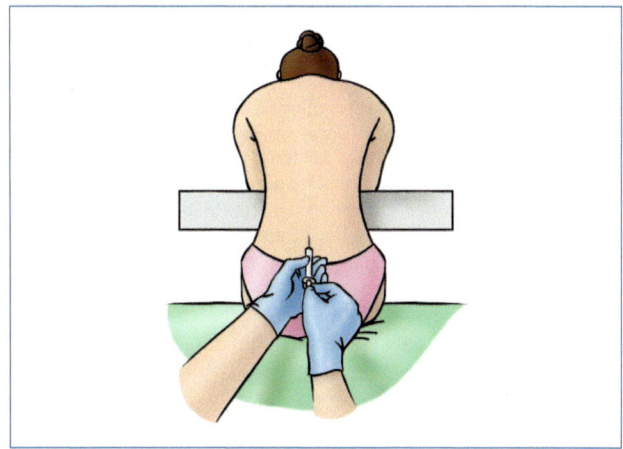

Figura 7-18. Punción lumbar sentado.

- Palpar la apófisis espinosa de la vértebra superior (L3) y deslizar el dedo hasta palpar la apófisis espinosa inferior (L4) e identificar los espacios interespinosos. En la línea imaginaria que cruza el espacio L3-L4 uniendo ambas apófisis es donde debe realizarse la punción. También se puede pinchar el espacio inmediatamente superior o inferior (L2-L3 o L4-L5).
- Desinfectar la piel con solución antiséptica, aplicándola en espiral desde el punto de punción hacia fuera. Preparar el campo con paños estériles.
- Infiltrar el anestésico local por planos.
- Introducir el trocar entre ambas apófisis, con el bisel en dirección cefálica, paralelo al eje de la cama en dirección «hacia el ombligo» con un ángulo de 15-30 grados. Avanzar de forma lenta y continua y, al notar una «resistencia» (tras atravesar el ligamento amarillo), retirar el fiador.
- Si no fluyese líquido, reintroducir la guía y progresar un poco más con el trocar. Se repetirá la operación una o dos veces. En caso negativo, retirar el trocar hasta casi la superficie y reintroducirlo de nuevo. Se puede aumentar la presión de salida pidiendo al enfermo que tosa.
- Una vez alcanzado el espacio subaracnoideo, se conectará el trocar a un manómetro y se medirá la presión de apertura (procedimiento no siempre necesario); el valor normal entre es 7 y 15 cm H_2O.
- Después de tomar la presión, se extraerán muestras del líquido cefalorraquídeo en tubos estériles para realizar los exámenes necesarios mediante goteo.

 Nunca hay que aspirar para extraer la muestra de líquido cefalorraquídeo: ha de salir gota a gota, de manera espontánea. En general, se pueden obtener con seguridad de 20 a 30 mL en adultos.

- Se identificarán los tubos indicando el orden de extracción. Lo habitual es usar 3-4 tubos, en función de lo establecido en los diferentes protocolos (hematología, bioquímica, microbiología y anatomía patológica).
- Si la punción ha sido traumática, es posible que la muestra salga sanguinolenta al principio, lo que altera el resultado, y que después se vaya aclarando progresivamente. Se valo-

rará el aspecto del líquido cefalorraquídeo (agua de roca, hemorrágico, claro, xantocrómico, turbio).

 Si no fuese posible mandar los tubos a laboratorio en ese momento, se han de guardar en la nevera.

- Para finalizar, se retirará el trocar con el fiador puesto, para evitar la posibilidad de atrapamiento de una raíz nerviosa en la duramadre a medida que se retira la aguja.
- Mantener al paciente en reposo al menos durante dos horas tras la punción. Los primeros 30 minutos en decúbito supino han demostrado disminuir la cefalea pospunción. Realizar una hidratación adecuada, así como vigilancia de las posibles complicaciones. Si aparece cefalea deberá permanecer acostado.

! El atrapamiento podría producir una pérdida de líquido cefalorraquídeo de la duramadre, lo que ocasiona cefaleas.

Cuidados de enfermería

- Vigilar las constantes vitales.
- Vigilancia de apósito: sangre, líquido cefalorraquídeo, humedad.
- La tolerancia oral se iniciará tras la punción, aumentando la ingesta de líquidos para minimizar la aparición de cefalea.
- Valorar la alteración de signos neurológicos.

Complicaciones

- Cefalea y meningismos pospunción, que pueden durar desde horas hasta semanas.
- Infección del lugar o trayecto de la punción.
- Meningitis, causada por no mantener la asepsia durante el procedimiento.
- Hematomas y hemorragias locales.
- Lumbalgia, dolor radicular o parestesias en extremidades inferiores.
- Herniación cerebral o enclavamiento amigdalar.

 PUNTOS CLAVE

- Los sondajes, tanto vesicales como nasogástricos, son técnicas eminentemente enfermeras, realizadas de forma muy habitual en los servicios de urgencias y que con mucha frecuencia no se ejecutan siguiendo las recomendaciones con evidencia científica, sino más bien bajo el lema «lo hemos hecho así siempre».

- Respecto al resto de las técnicas invasivas, habitualmente son realizadas por el profesional médico, pero el profesional enfermero desempeña un papel imprescindible de colaboración, de ahí que sea básico que sea conocedor de forma minuciosa de cuáles son los pasos que se llevan a cabo, así como de los cuidados y complicaciones que puedan derivar de su realización.

BIBLIOGRAFÍA

Aguinagalde B, Aranda JL, Busca P, Martínez I, Royo I, Zabaleta J. Guía de práctica clínica de la SECT sobre el manejo de pacientes con neumotórax espontáneo. Cir Esp. 2018;96(1):3-11.

Álvarez Redondo E. Manual de protocolos y procedimientos de actuación de enfermería en urgencias. Granada: Servicio de Urgencias del Hospital General, Hospital Universitario Virgen de las Nieves; 2014.

Carnabal Berlanga R. Guía asistencial. Urgencias y emergencias extrahospitalarias [Internet], 2ª edición. GUETS-SESCAM; 2014. Disponible en: http://sescam.castillalamancha.es/sites/sescam.castillalamancha.es/files/documentos/pdf/20141029/guia_asistencial_2014.pdf

Gallarrate Aperte S, Martín García C. ENFERPEDIA. Técnicas y procedimientos en enfermería. Ed. Panamericana; 2018.

González LM, Sánchez GM. Cuidados del catéter urinario basados en la evidencia científica en Atención Primaria. RqR. Enferm Comunit. 2016;4(1):28-45.

Julián Jiménez A. Manual de protocolos y actuación en Urgencias. Complejo Hospitalario de Toledo. 4ª edición. Reimpresión 2016. Toledo: SANED; 2016. [Internet]. Disponible en: http://www.cht.es/cht/cm/cht/tkContent?idContent=2401

Manual 26. Dispositivos de drenaje pleural: procedimientos y cuidados de enfermería [Internet]. Issuu. Disponible en: https://issuu.com/separ/docs/manual26/1

Manual de urgencias, 2a edición. SEMES Extremadura [Internet]. Grupo SANED. Disponible en: http://semesextremadura.com/manual-de-urgencias-astrazeneca-2a-edicion/

Manual SAMUR. Protección Civil. 2018. [Internet]. Disponible en: https://www.madrid.es/ficheros/SAMUR/index.html

Menchaca Anduaga MA. Manual y procedimientos de enfermería SUMMA 112 [Internet]. Disponible en: http://www.madrid.org/bvirtual/BVCM017720.pdf

Mosquera-Klinger G, Mayo-Patiño M, Suárez Y. Paracentesis: datos sobre la correcta utilización. Universitas Médica. 2018;59(1):2.

Procedimientos de Enfermería. Enfermería Creativa [Internet]. Disponible en: https://enfermeriacreativa.com/category/procedimientos-de-enfermeria/

Proyecto ITU-ZERO. https://www.seguridaddelpaciente.es/es/proyectos/financiacion-estudios/proyecto-itu-zero/

Suárez Martín R, Reyes Pineda Y, Mantecón L et al. Artrocentesis e inyecciones intra y periarticulares con corticoesteroides. Rev Cub Reumatol. 2016;18(1):45-61.

Vázquez Lima MJ, Casal Codesino JR. Guía de actuación en urgencias, 4ª edición. Ofelmaga; 2012.

Recogida de muestras analíticas. Interpretación de resultados

8

M. A. Jáñez Álvarez

 OBJETIVOS

- Conocer las principales tomas de muestras analíticas en un servicio de urgencias.
- Manejar los conceptos derivados de las muestras analíticas.
- Identificar los factores que pueden influir en los resultados analíticos.
- Aplicar los conocimientos a la práctica diaria en un servicio de urgencias.

INTRODUCCIÓN

La información que nos dan los resultados de la recogida de muestras analíticas puede utilizarse para establecer un diagnóstico, evaluar la evolución o el pronóstico de una enfermedad, valorar la efectividad de un tratamiento, realizar un cribado en una población, etcétera.

Por ello, a partir de muestras biológicas, se realizan pruebas que dan datos sobre distintas magnitudes biológicas, hematológicas, inmunológicas, toxicológicas, parasitarias, etcétera.

Para que el resultado de una prueba de laboratorio sea correcto, no es suficiente con que la determinación analítica se realice perfectamente, según procedimientos validados y bajo la supervisión de profesionales experimentados. La calidad de la prueba queda determinada por el cumplimiento en cadena de una buena práctica, que comienza en el mismo momento de formular la petición. Esta cadena continúa con la adecuada preparación del paciente para la extracción u obtención de la muestra, y concluye cuando el resultado esté listo y llegue al profesional que lo solicitó. Por esto, una prueba analítica no es un simple análisis de sangre, sino un complejo proceso en el que intervienen muchos profesionales: los que solicitan la prueba, los que preparan al paciente, los que obtienen la muestra, los que la identifican o codifican, los que la transportan al laboratorio, los que la procesan y analizan, y los que la validan y hacen que llegue el resultado a tiempo y en las condiciones adecuadas. Todos estos profesionales, que intervienen en la fase preanalítica, analítica y postanalítica, son igualmente responsables de este proceso.

FACTORES QUE INFLUYEN EN LAS MUESTRAS

Algunos de los factores que están relacionados con el paciente no se pueden modificar, como el sexo, la edad, la raza, el embarazo, etc.; sin embargo, su correcta notificación puede evitar interpretaciones erróneas.

Asimismo, hay factores preanalíticos sobre los que se puede actuar para minimizar los efectos sobre el resultado final.

- Dieta y ayuno:
  - La dieta y la ingesta de líquidos pueden influir sobre determinados parámetros bioquímicos y hematológicos.
  - La desnutrición y el ayuno prolongado también pueden alterar algunos parámetros como el ácido úrico, la urea, la creatinina.

> **!** Se recomienda la toma de muestras después de un período de ayuno de 8 a 12 horas.
>
> En situaciones de urgencia esto no es posible, pero si la situación clínica del paciente lo permite, hay que reflejarlo de alguna manera para evitar interpretaciones erróneas del profesional encargado de los resultados.

- Ejercicio físico:
  - El ejercicio físico también puede alterar algunos parámetros como la urea, el ácido úrico, la glucosa, la bilirrubina y el recuento de leucocitos.
  - Un ejercicio físico enérgico puede causar eliminación en orina de leucocitos o hematíes. Esto es frecuente que ocurra en pacientes que acuden al servicio de urgencias.

> **!** Cuando la situación clínica del paciente que acude al servicio de urgencias lo permita, hay que preguntarle por su actividad física, ya que es importante para valorar los resultados analíticos.

- Medicación:
  - Es importante conocer qué medicación toma el paciente, ya que puede influir en los resultados de las analíticas.
- Otros factores:
  - El consumo de alcohol (puntual o de forma crónica), el consumo de tabaco y de drogas también pueden provocar interferencias en los resultados de las muestras.
  - Esto debe ser notificado para evitar interpretaciones erróneas.
- Soluciones de infusión intravenosa:
  - Es frecuente la alteración de los resultados analíticos debido a la extracción de la muestra de una zona próxima al lugar de la infusión de soluciones intravenosas. Lo mismo ocurre si se extrae la muestra del catéter por el que se está infundiendo la solución intravenosa.
  - Se recomienda la extracción en el brazo opuesto al que se le administra la solución y, si es posible, hacerlo una hora después de terminada la infusión de sueros salinos o glucosados y ocho horas después de la nutrición parenteral.
  - Si la muestra se extrae de catéter, hay que lavarlo con solución isotónica en cantidad aproximada al volumen del catéter, y siempre desechar los primeros 5 mL. Esto es especialmente importante para las muestras de coagulación, por la contaminación posible con soluciones de heparina o similares.

 No extraer la muestra analítica de zonas próximas al lugar del brazo por el que se infunden soluciones intravenosas.

Si las muestras se extraen del catéter por el que se infunden soluciones, lavarlo siempre con una cantidad aproximada al volumen del catéter y desechar los primeros 5 mL.

- Transfusiones de sangre y hemoderivados:
  - La transfusión de sangre y hemoderivados también va a influir en los resultados analíticos.

 Evitar la transfusión de sangre y hemoderivados tanto durante la extracción como en las horas previas.

- Intervenciones diagnósticas y terapéuticas:
  - Procedimientos comunes como la cirugía, las punciones, las biopsias, las inyecciones intramusculares, las endoscopias, la utilización de contrastes radiológicos y otros procedimientos como la diálisis, la radioterapia y la quimioterapia alteran los resultados analíticos.
- Postura:
  - La postura corporal influye en la concentración de los componentes de la sangre. Un cambio de la posición horizontal a la vertical lleva consigo un movimiento de agua desde el compartimento intravascular hacia el intersticial, que tiene como consecuencia la reducción del volumen plasmático de hasta un 12 % en indivi-

duos normales. Esto puede suponer un aumento en la concentración sanguínea de componentes celulares y macromoleculares.
  - Es decir, cuando se extrae sangre a un paciente encamado, se aumenta entre un 5 y un 15 %, la concentración de los componentes celulares del hemograma y de las moléculas de gran tamaño del plasma, de las proteínas, de las enzimas, colesterol, triglicéridos, etcétera.
  - Si el paciente está en posición horizontal, el brazo del que se va a extraer la muestra debe formar una línea recta desde el hombro hasta la muñeca. El paciente siempre tiene que estar cómodo, descansando sobre la espalda.
  - Si el paciente está sentado, debe tener el antebrazo confortablemente apoyado y el brazo extendido, no doblado por el codo, formando una línea recta desde el hombro hasta la muñeca.

TOMA DE MUESTRAS. CONSIDERACIONES GENERALES

En primer lugar, y antes de extraer la muestra, hay que asegurarse de que la solicitud esté perfectamente cumplimentada.

Hay que identificar al paciente, con el nombre y dos apellidos y con su número de historia clínica y, además, hay que identificar al médico que solicita la prueba. La petición debe ir firmada con su nombre y número de colegiado. Es necesario comprobar que el paciente al que se le va a realizar la extracción o toma de muestras es el mismo cuyo nombre o cuya etiqueta identificativa figura en el volante de petición.

Se deben usar las etiquetas identificativas para cada paciente, que se colocarán en el volante de petición y en cada una de las muestras extraídas. La colocación de dichas etiquetas será la que se haya establecido en cada centro, para así no interferir en el posterior proceso de codificación que realiza el laboratorio.

Si se solicitan varias muestras, como sangre, orina u otros líquidos biológicos, hay que esperar a tenerlos todos para enviarlo al laboratorio, o bien hacer varias peticiones. Cada petición deberá estar acompañada de todas las muestras solicitadas perfectamente identificadas.

 Toda muestra que se toma de un paciente debe estar perfectamente identificada.

Un error en el nombre o una confusión en las peticiones puede tener consecuencias muy graves en un diagnóstico y en un tratamiento.

EXTRACCIÓN DE SANGRE VENOSA

La sangre venosa es la muestra hematológica por excelencia y la más usada para los estudios analíticos por la riqueza de datos que puede aportar y porque es relativamente fácil de obtener.

El análisis o examen de sangre es un método diagnóstico que permite estudiar:

- La sangre total para determinar los elementos formes de la sangre (hematíes, leucocitos y plaquetas).

- El plasma, que es la muestra por excelencia para los estudios de coagulación.
- El suero, que es la muestra básica para el laboratorio de bioquímica, serología o inmunología.

En situaciones de urgencia, la sangre venosa también determina la presencia de fármacos que permiten diagnosticar una intoxicación, como el ácido valproico, digoxina, carbamacepina, fenitoína, fenobarbital, litio o paracetamol (**Tabla 8-1**).

Hay que recordar que siempre, antes de extraer la muestra, se debe comprobar, tanto la solicitud, para constatar que ha sido correctamente cumplimentada, como que el paciente es el correcto. En la solicitud deben constar, como mínimo, el nombre y dos apellidos del paciente, su edad o fecha de nacimiento, su número de historia, el código del médico peticionario y su firma, la fecha de extracción o recogida de la muestra, el diagnóstico o sospecha diagnóstica y las pruebas de laboratorio que se solicitan.

Es importante tener en cuenta todos los aspectos tratados anteriormente: factores que influyen en las muestras, condiciones de la extracción, etcétera.

Las muestras venosas son comúnmente obtenidas por punción directa en el área antecubital. También se pueden obtener de un acceso venoso central instaurado en el paciente.

> **!** Hay que anotar la hora de la extracción, ya que es importante para la interpretación de los resultados. Una extracción mal hecha o tomada en el momento equivocado puede tener consecuencias relevantes sobre el diagnóstico y el tratamiento del paciente.

Material:
- Tubos de extracción:
  1. Tubo para suero (color rojo): utilizado para la obtención de suero (pruebas de bioquímica, serología, metabolismo del hierro, etc.). Este tubo no lleva anticoagulante; sí contiene activadores de la coagulación, que facilitan la retracción del coágulo, y puede incorporar gel separador, que facilita la separación de suero y coágulo tras la centrifugación (**Fig. 8-1**).
  2. Tubo EDTA (color malva): contiene el anticoagulante EDTA K3 (sal tripotásica del ácido etilén-diamino-te-

Tabla 8-1. Determinación de fármacos en sangre

Fármaco	Rangos normales
Ácido valproico	50-100 µg/mL
Carbamazepina	4-10 µg/mL
Digoxina	Hombres: 0,6-1,2 µg/mL Mujeres: 0,5-0,9 µg/mL
Fenitoína	10-20 µg/mL
Fenobarbital	15-40 µg/mL
Litio	0,6-1,2 mmol/L
Paracetamol	10-30 µg/mL

traacético). Es el tubo utilizado para la hematimetría (hemogramas), banco de sangre y otras pruebas. Con este se obtiene sangre total anticoagulada (**Fig. 8-2**).
  3. Tubo heparina de litio (color verde): contiene como anticoagulante heparina de litio. Se utiliza para realizar determinaciones bioquímicas y algunas técnicas especiales. Con este tubo se obtiene sangre total anticoagulada. Usado para la bioquímica urgente (**Fig. 8-3**).
  4. Coagulante citrato trisódico. El citrato viene en una cantidad prefijada para mezclarse con un volumen fijo de sangre. La exacta proporción de sangre y anticoagulante es crucial en la realización de las pruebas de coagulación, ya que, si no es la adecuada, los resultados se alteran. Con esta mezcla se obtiene el plasma, tras centrifugación de la sangre anticoagulada (**Fig. 8-4**).
- Compresor.
- Material de punción.
- Contenedor de objetos punzantes.
- Gasas o algodón.
- Apósito.
- Guantes limpios no estériles.
- Clorhexidina en solución alcohólica de concentración mayor del 0,5 %. En caso de hipersensibilidad: tintura de yodo o alcohol al 70 %.

> **!** En la determinación de pruebas de alcoholemia, debe evitarse todo desinfectante con alcohol.

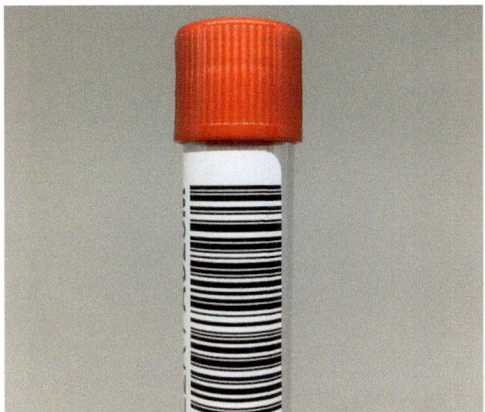

Figura 8-1. Tubo para suero.

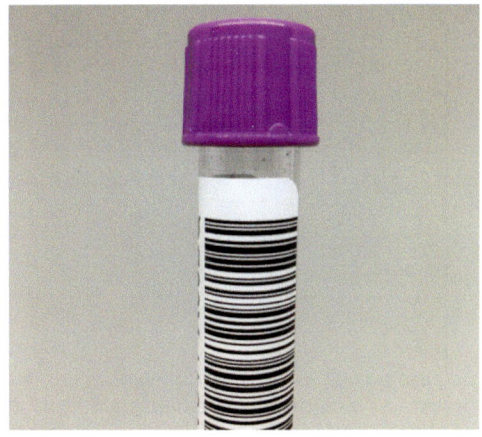

Figura 8-2. Tubo EDTA.

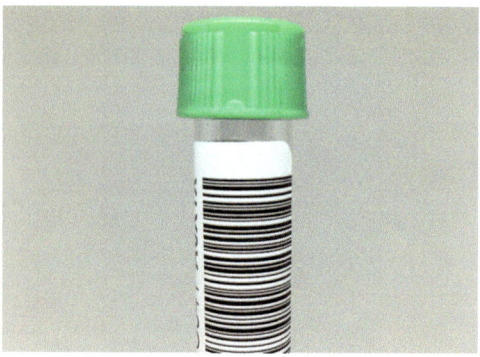

Figura 8-3. Tubo de heparina de litio.

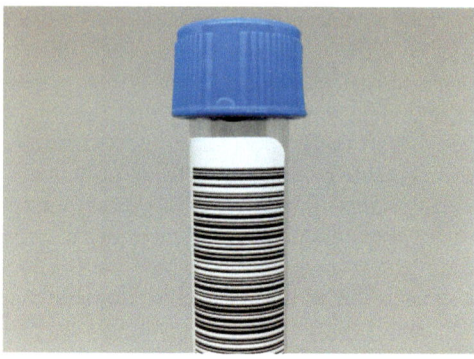

Figura 8-4. Tubo de citrato.

- Impreso de petición de analítica.
- Etiquetas de identificación.
- Gradilla.
   Extracción de la muestra:
- Presentarse, confirmar la identidad del paciente, explicar el procedimiento y solicitar su colaboración.
- Seleccionar la vena teniendo en cuenta sus características, la cantidad de sangre necesaria y la edad del paciente.
- Las zonas de elección por orden decreciente son:
   1. Venas centrales del antebrazo (cefálica y mediana cubital).
   2. Vena basílica.
   3. Venas de la parte posterior del brazo.
   4. Venas de la muñeca y de la mano.
   5. Venas de los pies.
   6. Yugular externa.

Método con jeringa

- Realizar la higiene de las manos y colocarse los guantes no estériles.
- Colocar el compresor 8-10 cm por encima del lugar elegido. Se debe utilizar una presión suficiente, pero sin causar dolor, malestar o molestias, ni dificultar o detener la circulación arterial.
- Colocar la aguja en la jeringa.

 Hay que respetar los tiempos de acción de los antisépticos.
En caso de una extracción para determinar la alcoholemia en sangre, está totalmente prohibido el uso de alcohol.

- Desinfectar la zona, con el antiséptico que se utilice en el centro.
- Fijar la vena con la mano no dominante e introducir la aguja en la vena con el bisel hacia arriba, en el mismo sentido que el flujo sanguíneo venoso, con un ángulo de 20-30 grados.
- Observar si aparece sangre en la conexión de la aguja con la jeringa y aspirar suavemente, para evitar hemólisis y colapso de la vena, hasta obtener la cantidad de muestra sanguínea necesaria.

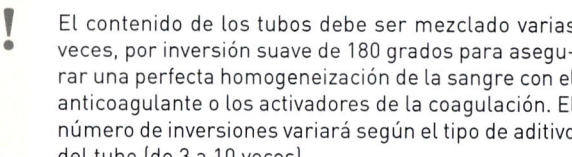 El contenido de los tubos debe ser mezclado varias veces, por inversión suave de 180 grados para asegurar una perfecta homogeneización de la sangre con el anticoagulante o los activadores de la coagulación. El número de inversiones variará según el tipo de aditivo del tubo (de 3 a 10 veces).

- Llenar los tubos respetando el orden establecido y retirar la aguja, que se desechará en el contenedor apropiado.
- Presionar durante dos minutos el punto de punción para evitar hemorragia y la formación de hematomas. Este gesto puede hacerlo el paciente si se le informa adecuadamente.
- Presionar (generalmente con un algodón o similar) y luego poner apósito.
- Etiquetar los tubos y enviar la muestra.

Método con sistema de vacío

Véase **figura 8-5**.

- Realizar la higiene de las manos y colocarse los guantes.
- Colocar el compresor 8-10 cm por encima del lugar elegido.

 Al poner el compresor, se debe utilizar una presión suficiente pero sin causar dolor, malestar o molestias, ni dificultar o detener la circulación arterial.

- Colocar la aguja o palomilla en el soporte del adaptador.
- Desinfectar la zona.
- Fijar la vena con la mano no dominante e introducir la aguja en la vena con el bisel hacia arriba, en el mismo sentido que el flujo sanguíneo venoso, con un ángulo de 20-30 grados.

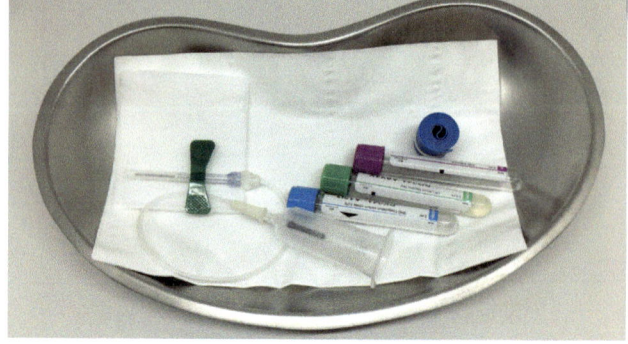

Figura 8-5. Material para la extracción con sistema de vacío.

- Estabilizar la aguja y el adaptador con una mano y presionar con el pulgar y el índice de la otra para perforar el tubo y comprobar que fluye la sangre por el tubo.
- Proceder al llenado de tubos según el orden establecido; después, retirar la aguja y desecharla en el contenedor apropiado. Hacer lo mismo con el adaptador.
- Mezclar el contenido de los tubos.
- Presionar durante dos minutos el punto de punción para evitar hemorragia y la formación de hematomas. Este gesto puede hacerlo el paciente si se le informa adecuadamente.
- Colocar un pequeño apósito sobre el punto de punción, que será retirado pasados unos minutos.
- Etiquetar los tubos y enviar la muestra.

Método con catéter vascular periférico

Véase **figura 8-6**.

Los primeros pasos son iguales que en la extracción de sangre con otros dispositivos, pero además:

- Seleccionar el tamaño y tipo de catéter adecuado en función del tiempo y objetivo del tratamiento, de las posibles complicaciones y de la experiencia en la inserción y cuidado. Se seleccionará el catéter de calibre más pequeño y de longitud más corta necesarios para garantizar el tratamiento.

> **!** El catéter tiene que ocupar como máximo un tercio del diámetro de la vena que se va a canalizar, ya que se debe asegurar un buen flujo sanguíneo alrededor del catéter, lo que ayuda a reducir la incidencia de complicaciones (flebitis), al provocar el menor daño a la capa íntima de la vena. Así se preservará el capital venoso de los pacientes.

- Pinchar con el bisel hacia arriba hasta comprobar que refluye sangre.
- Una vez insertado el catéter, se le conecta la campana y se llenan los tubos según el orden establecido.
- Colocar un bioconector o tapón con sistema antirreflujo; evitar las llaves de tres vías sin alargadera. Después, se fija el catéter con un apósito transparente que permita visualizar el punto de punción.
- Finalmente, se etiquetan los tubos y se envía la muestra.

> **!** Un compresor demasiado apretado puede alterar determinadas magnitudes hematológicas y bioquímicas. El compresor no debe estar colocado en el brazo del paciente más de un minuto, y una vez que fluya la sangre se debe retirar.

Método con catéter central

- Preparar el material necesario:
  1. Guantes estériles.
  2. Paño estéril.
  3. Jeringas de 10 mL o superior, nunca utilizar jeringas de capacidad inferior para evitar daños al catéter, por aumento de la presión positiva.
  4. Solución salina al 0,9 %.
  5. Clorhexidina acuosa al 2 % o alcohol al 70 %.
  6. Soluciones para mantenimiento de la permeabilidad del catéter según protocolos del centro (sustituyendo a solución de heparina), bien sea heparina, Fibrilín, Taurolock, o salinizacion.
- Realizar la higiene de las manos.
- Preparar un campo estéril con todo el material.
- Se procederá a garantizar la permeabilidad del catéter, según protocolos del centro, bien salinizando, bien con soluciones que garanticen dicha permeabilidad.
- Detener cualquier infusión de fluidos a través del catéter.
- Colocarse los guantes estériles.
- Seleccionar la luz proximal en los catéteres multilumen (**Fig. 8-7**).
- Realizar desinfección de la conexión de la luz del catéter.
- Colocar una jeringa de 10 mL en la conexión y aspirar la cantidad de sangre que se recomiende desechar en el protocolo de la unidad (se desechará como término medio entre 5 y 7 mL de sangre), también se pueden utilizar adaptadores preparados para extracciones.

> **!** Se desecha una cantidad determinada de sangre para no contaminar la muestra con posibles soluciones utilizadas para el mantenimiento del catéter (heparina) o soluciones que se estén infundiendo a su través. Si la muestra es para hemocultivo, la sangre se debe extraer directamente, sin desechar ninguna cantidad previa.

- Desconectar la jeringa y desechar.

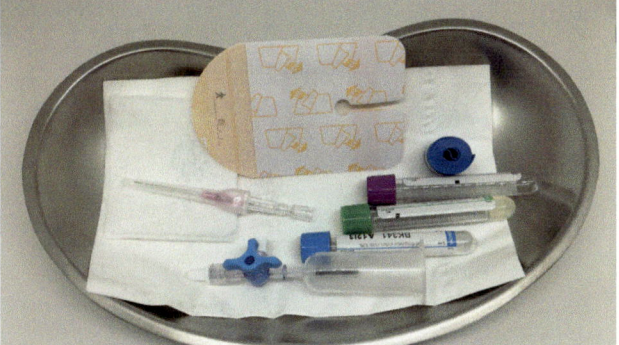

Figura 8-6. Material para la extracción con catéter vascular periférico.

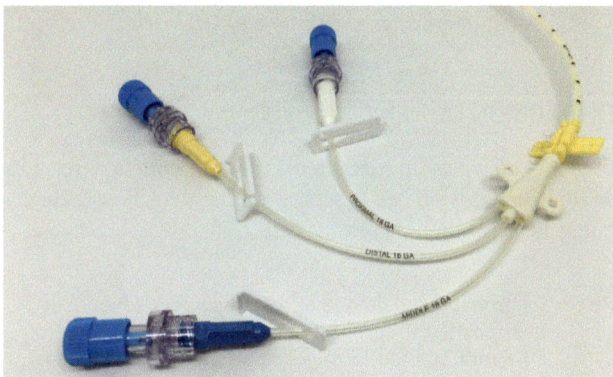

Figura 8-7. Catéter venoso central multilumen.

- Conectar una nueva jeringa de 10 mL y realizar la recogida de la muestra.
- Llenar y etiquetar los tubos.
- Conectar la jeringa precargada con suero fisiológico y administrar 10 mL de solución salina a través del catéter, conectar el sistema de sueroterapia y reiniciar la infusión, en el caso de que se estuviera perfundiendo con anterioridad.
- Si no se fuese a perfundir a través del catéter, heparinizar el catéter con 5 mL de la solución de heparina al 1 % mediante técnica de presión positiva, mientras se inyectan los últimos 0,5 mL de dicha solución.
- Retirar los residuos y realizar cura si es necesario.
- Enviar la muestra.

 No hay que olvidar:
   - Explicar el proceso al paciente, para que esté informado y colabore en la técnica, siempre que sea posible.
   - Desechar todo el material punzante en los contenedores habilitados, una vez concluido el proceso, para evitar accidentes biológicos.

Orden de extracción en los tubos

Es muy importante seguir un orden de llenado de los tubos para prevenir posibles errores en los resultados de las pruebas debidos a la contaminación cruzada de los aditivos de los tubos.

El orden de extracción será, por tanto:
1. Frascos de hemocultivo.
2. Tubos de suero con o sin activador del coágulo, con o sin gel.
3. Tubos de coagulación con citrato.
4. Tubo con heparina de sodio/litio, con o sin gel separador del plasma.
5. Tubos con EDTA.

! Hay que extraer siempre el tubo de citrato destinado a pruebas de coagulación antes que los que llevan otros anticoagulantes, para que así no se contamine, ya que se podrían alterar los resultados de la coagulación.

Siempre que el primer tubo sea el de coagulación, habrá que desechar 5 mL de sangre para evitar la posible contaminación de la muestra con la tromboplastina tisular liberada en el sitio de punción.

EXTRACCIÓN DE HEMOCULTIVOS

El hemocultivo es un método diagnóstico para la detección de microorganismos en la sangre y para identificar y determinar la sensibilidad a antibióticos.

 La probabilidad de que el resultado de los hemocultivos positivos represente una bacteriemia verdadera aumenta cuando la muestra se obtiene adecuadamente.

Según los indicadores de calidad de los servicios de urgencias hospitalarios desarrollados por la Sociedad Española de Medicina de Urgencias y Emergencias (SEMES) el número de hemocultivos contaminados debe ser inferior o igual al 3 % con una técnica aséptica correcta.

Material:

- Frascos de hemocultivos: de 2 a 3 frascos de anaerobios y de aerobios. Tradicionalmente, se han extraído 3 muestras, aunque los últimos protocolos, señalan la necesidad de tomar solo 2 muestras consecutivas. No tendría ninguna validez una sola muestra de anaerobios y otra de aerobios (**Figs. 8-8** y **8-9**).
- Jeringas de 10 y 20 mL con agujas endovenosas. Palomillas y campanas de extracción, según la técnica de la punción (**Fig. 8-10**).
- Compresor.
- Gasas estériles.
- Clorhexidina alcohólica al 2 % y alcohol de 70 grados.
- Guantes estériles y no estériles.
- Paño estéril.
- Apósitos para cubrir los puntos de punción.

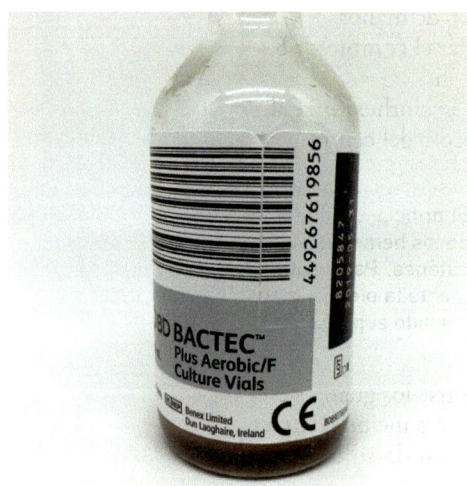

Figura 8-8. Bote de hemocultivo aeróbico.

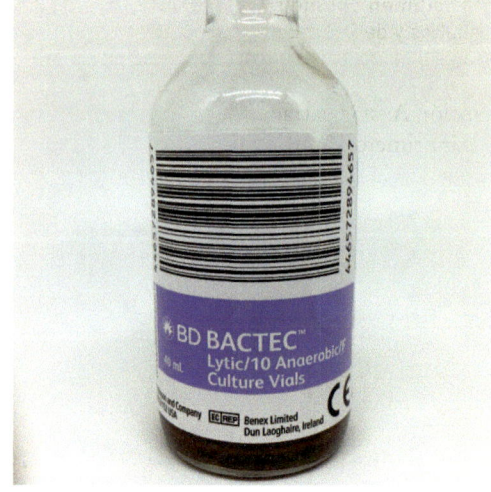

Figura 8-9. Bote de hemocultivo anaeróbico.

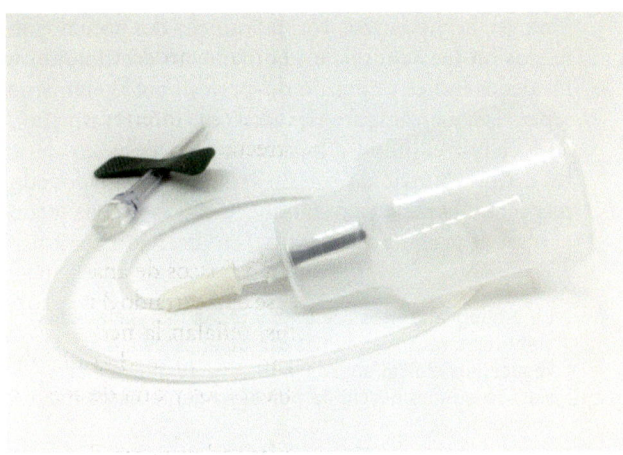

Figura 8-10. Campana para hemocultivos.

Extracción de la muestra:

- Obtener las muestras antes de iniciar la terapia antibacteriana siempre que sea posible.
- Seleccionar el lugar de venopunción para las dos muestras: venas de calibre grueso, preferiblemente la cefálica o la basílica.
- Lavado de manos.
- Colocar el compresor 8 a 10 cm por encima del lugar de punción.
- Utilizar clorhexidina al 2% o alcohol al 70%, según el protocolo del centro.

> ! El principal problema para la interpretación correcta de los hemocultivos es su contaminación con la flora cutánea. Para evitarla debe prepararse meticulosamente la piel de la zona de extracción, siguiendo con cuidado el protocolo establecido.

- Colocarse los guantes estériles.
- Realizar punción. Extraer la cantidad de sangre necesaria y distribuirla en los frascos de hemocultivos (previa desinfección del tapón con alcohol).

> ! El volumen óptimo recomendado es de 8-10 mL en adultos y de 1-3 mL en casos pediátricos.

- Opción A: si la extracción se realiza con jeringa, introducir primero 10 mL en el frasco de anaerobios y a continuación los 10 mL restantes en el frasco de aerobios.
- Opción B: si la extracción se realiza con palomilla, primero se llena el frasco aerobio y, a continuación, el anaerobio (**Fig. 8-11**).
- Mezclar suavemente los frascos utilizando la técnica de inversión.
- Etiquetar correctamente los frascos y seriarlos.
- Cambiar de guantes manteniendo la asepsia y repetir el procedimiento para las siguientes venopunciones. Las muestras se deben extraer de diferentes zonas de venopunción, aunque no es necesario esperar entre toma y toma (pueden realizarse consecutivamente).

> ! No se recomiendan extracciones separadas por períodos de tiempo concretos. Al contrario, estudios recientes han demostrado similares resultados cuando se extraen hemocultivos simultáneamente (de distintos lugares) y cuando se extraen separados en el tiempo.

- Enviar las muestras al laboratorio lo antes posible.
  Si el paciente es portador de un catéter central:
- La toma de muestras sanguíneas para hemocultivo a través de un catéter venoso central únicamente está permitida en los siguientes casos:
  - Pacientes con imposibilidad absoluta de acceso venoso o arterial periférico.
  - Paciente con trastornos muy graves de la coagulación que contraindiquen una punción venosa o arterial periférica.
  - Sospecha de bacteriemia asociada a catéter.
- Para la extracción, se usará la luz proximal en el catéter.
- Suspender las infusiones en el momento de obtener las muestras.
- Aspirar lentamente para evitar la hemólisis de la muestra o el colapso del catéter o del vaso.

EXTRACCIÓN DE SANGRE ARTERIAL

La gasometría o extracción de sangre arterial consiste en la extracción de una muestra de sangre arterial mediante punción de una arteria para valorar el estado ventilatorio, de oxigenación y el equilibrio ácido-base de un paciente o cuantificar la respuesta a un tratamiento (p. ej., la ventilación mecánica no invasiva o la oxigenoterapia). La gasometría ofrece datos relacionados con el pH y los gases en sangre, incluyendo la hemoglobina y sus fracciones, además de otras magnitudes como electrólitos, glucosa y lactato.

El procesado de la muestra tiene que ser lo más rápido posible para que los resultados sean más fiables.

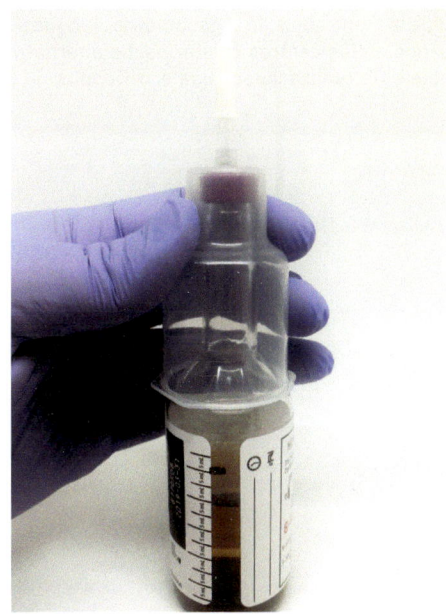

Figura 8-11. Extracción de hemocultivo con campana y palomilla.

Material:
- Guantes limpios no estériles.
- Antiséptico.
- Gasas estériles.
- Jeringa y aguja específicas de gasometrías (con autollenado para muestras arteriales con heparina sólida) (**Figs. 8-12** y **8-13**).
- Apósito para ocluir el punto de punción.
- Etiqueta para la identificación del paciente.
- Contenedor de residuos.

Extracción de la muestra:
- Identificar al paciente e informarle del procedimiento que se va a realizar y preguntarle si recibe tratamiento anticoagulante.
- Lavado de manos y uso de guantes limpios no estériles.
- Localizar la zona de punción y desinfectar con antiséptico. La elección debe hacerse en este orden:
6. Arteria radial de la mano no dominante, en el túnel carpiano.

   Realizar la prueba o test de Allen para comprobar la circulación colateral: con los dedos índice y medio, ejercer compresión simultánea sobre las arterias radial y cubital durante unos segundos mientras el paciente mantiene el puño cerrado. Sin reducir la presión, pedir al paciente que abra la mano; se observará la palma de la mano blanca. Descomprimir o liberar la presión de la arteria cubital y en menos de 10-15 segundos deberá restablecerse la circulación y el color de la mano: en ese caso la prueba de Allen es negativa. Si la arteria cubital no suministra sangre a toda la mano de forma adecuada (prueba de Allen positiva), no debe utilizarse la arteria radial como lugar de punción.

> ❗ En una revisión bibliográfica publicada en el año 2017 en la revista EMERGENCIAS de SEMES sobre la validez y fiabilidad del test de Allen, se concluyó que esta técnica presenta una limitada fiabilidad y no es adecuada para el diagnóstico del déficit de la circulación colateral de la mano antes de la gasometría, aunque se sigue usando en los centros sanitarios. La alternativa más fiable es la realización de una eco-Doppler.

Una vez hecho el test, con la muñeca del paciente en extensión (se aconseja en la mano no dominante) y los dedos índice y corazón del profesional ligeramente separados, marcar la arteria radial (en el túnel carpiano). Al localizar el pulso, aflojar la presión pero sin alejar los dedos y puncionar con un ángulo de 45 grados con respecto a la piel, atravesándola entre los dedos y con el bisel de la aguja hacia arriba, en dirección craneal.

> ❗ La bibliografía más reciente y todas las sociedades científicas recomiendan el uso de anestesia local sin vasoconstrictor al aplicar la técnica de punción arterial, ya que es percibida por el paciente como muy dolorosa.

7. Arteria humeral, en la fosa antecubital.
   Colocar el brazo en extensión. Puncionar con un ángulo aproximadamente de 90 grados.
8. Arteria femoral, en la zonal inguinal.
   La punción se realizará en línea perpendicular a la arteria (90 grados). Esta zona, debido al riesgo al que se expone al paciente, se reserva para casos de necesidad extrema.
- Comprimir en el lugar de la punción durante 2-3 minutos en el caso de la arteria radial, 7-8 minutos si es la humeral y 10 minutos si se punciona la femoral. Si el paciente está recibiendo un tratamiento anticoagulante o si tiene un tiempo de coagulación prolongado, debe mantenerse la presión durante más tiempo aún.
- Proceder al sellado de la muestra, eliminando previamente las burbujas de aire que puedan haber quedado en la jeringa (**Fig. 8-14**).
- Etiquetar correctamente la muestra y enviar de inmediato la muestra al laboratorio, en condiciones de estricta anaerobiosis y a baja temperatura (4 °C).
- Valorar signos de sangrado, hematoma, aspecto y temperatura del miembro.

RECOGIDA DE ORINA

A través del estudio de una muestra de orina se va a obtener gran información acerca de múltiples alteraciones orgánicas y de muy diversa etiología, tanto del riñón y de la vía urinaria como de otros órganos y procesos metabólicos. Para ello, se

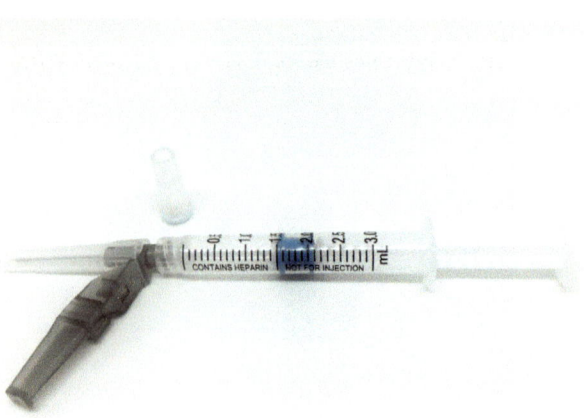

Figura 8-12. Jeringa de gasometría con autollenado.

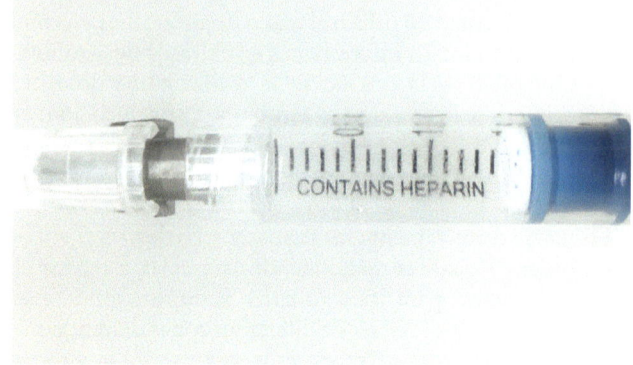

Figura 8-13. Detalle de la heparina sólida.

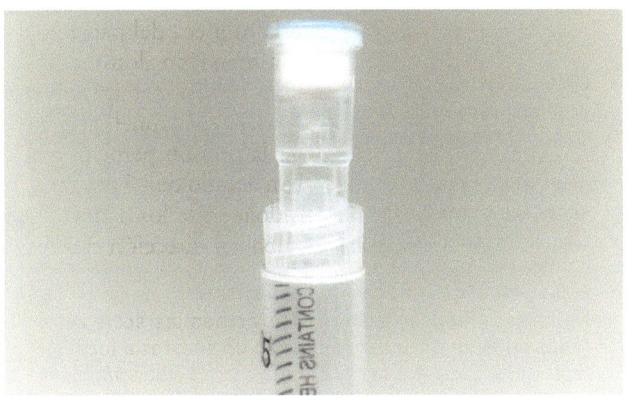

Figura 8-14. Tapón de sellado de jeringa de gasometría.

puede recoger una muestra de orina espontánea o extraerla a través de sondaje vesical, si fuera necesario.

El examen de orina común proporciona algunos indicios de infección urinaria como la presencia de bacterias, piocitos, leucocitos, sangre, nitritos positivos o cambios en el color, el olor y la consistencia. También puede determinar la presencia de sustancias tóxicas, como anfetaminas, metanfetamina, barbitúricos, cocaína, metadona, opiáceos, benzodiacepinas, antidepresivos tricíclicos, cannabis o éxtasis. En las mujeres, se puede conocer también si están embarazadas o no. El urocultivo de orina sirve para diagnosticar la infección urinaria, detectar cuál es la bacteria involucrada y el número de colonias existentes.

Sería ideal realizar la prueba con la primera orina de la mañana, pero en determinaciones urgentes se recoge la primera orina disponible del paciente.

Es suficiente con un volumen de orina de 10 mL. Excepcionalmente se pueden admitir y procesar volúmenes de orina menores en el caso de muestras pediátricas o de pacientes en oligoanuria.

Material:

Para el examen de orina solo se necesita un bote de recogida estéril.

Si la muestra se extraerá a través de sonda vesical, se necesitará además:

- Gasas estériles.
- Antiséptico.

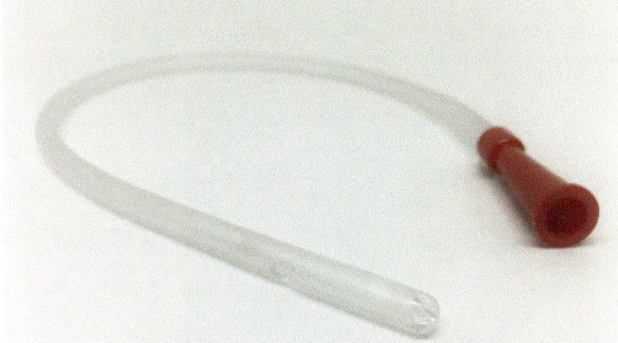

Figura 8-15. Sonda vesical para sondaje intermitente.

- Guantes limpios no estériles y guantes estériles.
- Lubricante urológico.
- Sonda vesical (**Fig. 8-15**).
- Bote estéril de recogida de orina.

> **!** Si el paciente es portador de sonda de orina permanente, NUNCA se recogerá la muestra de la bolsa. El empleo de bolsas colectoras que incorporan un puerto para muestras evita la necesidad de romper el sistema cerrado (Fig. 8-16).
>
> En caso de sonda vesical no conectada a bolsa de orina, se retirará el tapón de la sonda y se procederá a tomar la muestra dejando caer la orina desde la sonda al contenedor de muestras sin que la sonda roce el interior del contenedor.

Extracción de la muestra:

Cuando es el paciente el que recoge la muestra, se le informará de los siguientes pasos:

- Lavarse las manos con agua y jabón.
- Los hombres deberán retraer completamente el prepucio, manteniéndolo así hasta recoger por completo la muestra.
- Las mujeres deben evitar que el recipiente de recogida de orina entre en contacto con la vulva, las piernas o la ropa.

Para recoger una muestra estéril (urocultivo) es necesaria una preparación, que incluye:

- Lavar la zona íntima con agua y jabón antes de recolectar la muestra. Tras la limpieza, es muy importante proceder a un abundante aclarado posterior con agua, ya que si la orina se contamina con jabón pueden verse afectados determinados parámetros como el pH; incluso el crecimiento bacteriano puede verse inhibido.
- Alejar los labios de la vagina, en la mujer, y retraer el prepucio, en el hombre.
- Se debe descartar el primer chorro de orina.
- Recoger el resto de la orina en el recipiente.
- Etiquetar y enviar la muestra al laboratorio.

> **!** La orina debe llegar en un plazo de una hora desde su recogida al laboratorio.
> Si esto no fuese posible, hay que refrigerar la muestra a 4 °C hasta su envío.

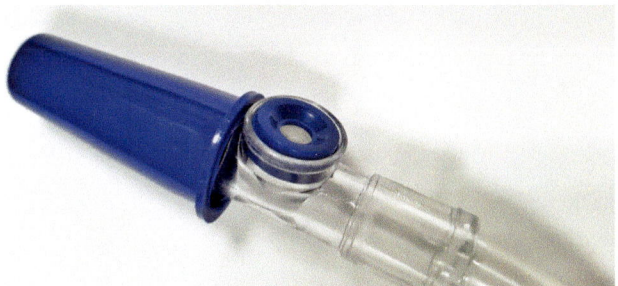

Figura 8-16. Puerto para toma de muestras de bolsa recolectora de orina.

PUNTOS CLAVE

- Toda muestra que se toma de una paciente debe estar perfectamente identificada.
- Se recomienda la toma de muestras sanguíneas después de un período de ayuno de 8 a 12 horas.
- No extraer la muestra analítica de zonas próximas al lugar del brazo por el que se infunden soluciones intravenosas.
- Un compresor demasiado apretado puede alterar determinadas magnitudes hematológicas y bioquímicas.

- Hay que extraer siempre el tubo de citrato destinado a pruebas de coagulación, antes de los que llevan otros anticoagulantes. Si las muestras se extraen del catéter por el que se infunden soluciones, siempre lavar el mismo con una cantidad aproximada al volumen del catéter y desechar los primeros 5 mL.
- Una extracción mal realizada o realizada en el momento equivocado, puede tener consecuencias importantes sobre el diagnóstico y tratamiento del paciente.
- No se recomiendan extracciones de hemocultivos separadas en el tiempo.

BIBLIOGRAFÍA

Aznar DJ, Núñez Roldán A, De Haro Muñoz T, León Justel A, Aldana Espinal J, González Pérez M, et al. Manual de obtención y manejo de muestras para el laboratorio clínico. Plan de Laboratorios Clínicos y Bancos Biológicos [Internet]. Juntadeandalucia.es. 2009 [consulta el 27 de septiembre de 2022]. Disponible en: https://www.sspa.juntadeandalucia.es/servicioandaluzdesalud/sites/default/files/sincfiles/wsas-media-pdf_publicacion/2021/MANUALOBTYMANMUESTRAS.pdf

Doctor PA, Pedrozo AG, Veloza M. El rol de enfermería en la identificación correcta del paciente en la toma de laboratorios [Internet]. Documentos de Trabajo Areandina. Bogotá: Fundación Universitaria del Área Andina; 2018. Disponible en: https://revia.areandina.edu.co/index.php/DT/article/view/1903

Fuster C, Raya M, López R. Manual de toma de muestras para Microbiología Hospital El Bierzo. Sección de Microbiología – Hospital El Bierzo; 2008.

Grupo de trabajo de la Guía de Práctica Clínica Enfermera sobre Hemocultivos. Guía de Práctica Clínica Enfermera sobre Hemocultivos Guiasalud.es [consulta el 27 de septiembre de 2022]. Disponible en: https://portal.guiasalud.es/wp-content/uploads/2021/01/gpc_601_hemocultivos_compl.pdf

Julián Jiménez A. Manual de Protocolos y actuación en urgencias, 4ª ed. SANED; 2014.

Otero MTG, Martínez AP, Sánchez SS, Rodríguez JCM, Suárez PF, González LB, et al. Recomendaciones en la técnica enfermera de extracción de hemocultivos. En: Intervención e investigación en contextos clínicos y de la salud. Volumen III. Asociación Universitaria de Educación y Psicología (ASUNIVEP), 2019; p. 497-502.

Pagana K, Pagana T. Laboratorio Clínico. Indicaciones e interpretación de resultados, 1ª ed. Editorial El Manual Moderno; 2015.

Prieto Valtueña JM, Yuste Ara JR. La clínica y el Laboratorio. 22ª ed. MASSON Elsevier España, SLU; 2015.

Vázquez Lima JM, Casal Codesido JR. Guía de actuación en urgencias, 5ª ed. Editorial Médica Panamericana; 2017.

Bases de electrocardiografía. Reconocimiento de las arritmias más comunes

9

C. Casal Angulo y F. J. Morillo Rodríguez

⊚ OBJETIVOS

- Recordar la fisiología cardíaca y el trazado electrocardiográfico.
- Describir los distintos tipos de arritmias y sus características en el electrocardiograma.

RECUERDO ANATOMOFISIOLÓGICO DE LA CONDUCCIÓN CARDÍACA

Recuerdo anatómico

El corazón es uno de los órganos de mayor importancia dentro de la anatomía humana, y sus alteraciones pueden limitar la vida. Como todo órgano, tiene un sistema de vascularización propia (las arterias coronarias), un sistema de conducción de impulsos nerviosos que coordina los movimientos cardíacos necesarios para la realización de sus funciones y una masa muscular que le permite el desarrollo de las mismas. Cualquier alteración en cualesquiera de estas 3 estructuras provocará alteraciones diferentes y de gravedad diversa.

 El corazón tiene la capacidad específica de generar por sí mismo impulsos eléctricos. A esto se le denomina **automatismo**. También puede conducirlos a través del tejido cardíaco, gracias a su **conductibilidad**.

El automatismo y la conductibilidad se pueden llevar a cabo gracias a las estructuras anatómicas del corazón que forman parte del denominado tejido específico cardíaco. **Este tejido configura un sistema formado por las siguientes estructuras anatómicas:**

- Nódulo sinusal, localizado en la aurícula derecha y próximo a la desembocadura de la vena cava superior.
- Nódulo auriculoventricular, situado en la región inferior de la aurícula derecha.
- Haz de Hiss, que nace en el nódulo auriculoventricular y se divide en 2 ramas, derecha e izquierda, que descienden por ambos lados del tabique interventricular.
- Red subendorcádica de Purkinje, que son las ramificaciones más distales de las ramas del haz de Hiss.

El corazón tiene determinados mecanismos de defensa que actúan como marcapasos alternativos al sinusal, en caso de que este no funcione correctamente, asumiendo sus funciones. Cuando el nódulo sinusal disminuye su frecuencia por debajo de determinada cifra (60-40 lat/min), será el nódulo auriculo ventricular el que con su frecuencia asuma el mando del ritmo cardíaco. En caso de que este también fallara, marcapasos ventriculares asumirían el mando con frecuencias cardíacas inferiores a 40 lat/min.

En función del mecanismo de producción de las arritmias antes comentadas estas podrían resumirse en 3 grupos:

- Arritmias de frecuencia lenta (bradiarritmias o bradicardias).
- Arritmias de frecuencia rápida (taquiarritmias o taquicardias).
- Arritmias o ritmos de parada; estas serían las arritmias que, a pesar de mantener cierto grado de actividad eléctrica, esta no corresponde con contracción ventricular efectiva o pulso periférico (ritmos de parada), que se explican en los capítulos referentes a parada cardiorrespiratoria.

Introducción al electrocardiograma

Las arritmias pueden ser visualizadas a través de la monitorización del paciente (monitor de ritmo cardíaco) o del electrocardiograma (ECG) de 12 derivaciones. Por tanto, se hace necesario repasar de forma breve conocimientos básicos de electrocardiografía.

El electrocardiograma ofrece información principalmente sobre:

- La frecuencia cardíaca, así como sobre trastornos de la frecuencia.
- La amplitud de los complejos QRS.
- El ritmo entre los complejos (distancia constante entre las ondas R).

- La posición del corazón.
- La formación de la excitación y la transmisión de la misma.
- La localización y la extensión de infartos cardíacos, que consisten en zonas del miocardio isquémicas y por las que no se extiende la excitación.

Desde el punto de vista de la urgencia, los datos que fundamentalmente se precisan a la hora de valorar una arritmia son los 3 primeros, y estos datos también pueden ser conseguidos a través de la monitorización continua del paciente, que, además aporta información puntual y permanente de la situación cardíaca.

> ❗ El electrocardiograma aporta información adicional tridimensional del corazón, lo que permite el análisis de partes concretas y específicas del corazón. Esto es fundamental en el síndrome coronario agudo (SCA), ya que aporta información específica de la extensión y la localización de las lesiones.

Para realizar un ECG estándar se utilizan 12 derivaciones electrocardiográficas ubicadas en distintos lugares y planos del cuerpo y cada una de ellas mira diferentes regiones cardíacas, lo que permite obtener información de la actividad cardíaca en cualquier zona del corazón, como anteriormente se ha comentado.

Las derivaciones pueden ser monopolares o bipolares:

- Las derivaciones monopolares constan de un solo electrodo y miden la actividad cardíaca desde el lugar donde se ubican. De este tipo son las que se ubican en el plano horizontal, en distintos puntos de la pared anterior del tórax. Se obtienen 6 derivaciones, denominadas V1-V6, que exploran la superficie anterior y lateral cardíaca, así como el tabique interventricular. También son las obtenidas con los electrodos ubicados en las extremidades superiores aVR, aVL y aVF, que informan de la superficie inferior y lateral del corazón.
- Las derivaciones bipolares miden la diferencia de potencial entre 2 electrodos de diferente polaridad que se colocan en diversas combinaciones en el brazo derecho, brazo izquierdo y pie izquierdo que dan lugar a las 3 derivaciones: I, II y III. La línea que unen 2 electrodos se denomina derivación y la unión de las 3 líneas forma el conocido como triángulo de Einthoven.

El ECG se registra sobre papel milimetrado y cuadriculado que se desplaza a una velocidad de 25 mm/s. Los lados que forman los cuadrados son de trazo grueso y miden 5 mm y cada cuadrado grande tiene 5 pequeños de 1 × 1 mm. Cada milímetro de papel en sentido vertical equivale a 0,1 mV. Cada milímetro de papel equivale a 0,04 s, por lo que un cuadrado grande equivale a 0,20 s.

> ❗ Hay diversas maneras de calcular la frecuencia cardíaca. Un método fácil es calcular la cantidad de intervalos RR que han sucedido en un determinado tiempo (p. ej., si en 6 segundos han ocurrido 7 intervalos RR, la frecuencia cardíaca es igual a 7 × 10 = 70 lpm).

Ondas electrocardiográficas

Las ondas electrocardiográficas son las siguientes:

- P: la onda P representa los eventos eléctricos que ocurren durante la contracción de la aurícula (despolarización). En sujetos sanos, la amplitud de la onda P no debe exceder los 3 mm y la duración no debe exceder los 0,10 segundos. La morfología variará según el eje de esta onda y las derivaciones usadas. Varias anomalías cardíacas, así como hipertrofia auricular derecha y/o izquierda pueden reflejarse en la morfología de esta onda.
- QRS: el complejo QRS se asocia a la contracción del ventrículo (despolarización). La duración normal oscila entre 0,08 y 0,12. Si esta duración sobrepasa los 0,12 segundos, se considera que hay un bloqueo de rama. Este puede tomar la morfología típica de bloqueo de rama derecha o izquierda, o bien mostrarse como un trastorno específico de la conducción intraventricular. La morfología del QRS depende de su eje y de las derivaciones usadas.
- Se denomina onda Q a la primera deflexión negativa desde la línea de base. La onda R es siempre la primera deflexión positiva. La onda S es la segunda deflexión negativa. Si hay una segunda deflexión positiva, se denomina R′. Una tercera deflexión negativa (en caso de ocurrir) se denomina S′.
- El tamaño relativo de las deflexiones que componen el QRS se indica usando letras mayúsculas o minúsculas (ejemplo: qR indica una onda Q pequeña y una onda R grande).
- T: la onda T refleja la actividad que ocurre durante la repolarización ventricular. La onda T y el segmento ST, habitualmente, se consideran parte del intervalo ST. La morfología de esta onda varía según su eje y las derivaciones usadas. Habitualmente, la onda T suele tener el mismo eje que el complejo QRS.
- U: en sujetos normales, puede observarse, en ocasiones, una onda U que sigue a la onda T y, generalmente, con el mismo eje que esta. El origen preciso de la onda U no está bien determinado. Esta onda puede encontrarse amplificada en casos de hipertrofia ventricular izquierda y en trastornos electrolíticos (hipopotasemia). Algunos fármacos y algunos trastornos metabólicos pueden influir, así mismo, en la presencia o no de esta onda.
- P-R: el intervalo PR está formado por la onda P y el tiempo transcurrido desde su comienzo hasta el comienzo del QRS. Este intervalo se calcula desde el inicio de la onda P hasta el inicio de la onda Q y representa el tiempo de despolarización auricular hasta que el impulso ha cruzado el nódulo auriculoventricular (nódulo AV).
- En sujetos sanos (adultos), el intervalo PR oscila entre 0,12 y 0,20 segundos (0,18 en niños). La morfología varía según el eje de la onda P y de las derivaciones usadas.
- S-T: el intervalo ST incluye el período de tiempo desde la finalización del complejo QRS hasta el final de la onda T. Se asocia a la repolarización ventricular.
- Q-T: el intervalo QT se asocia a la despolarización y repolarización del ventrículo. Para evaluar este intervalo, debe considerarse la frecuencia cardíaca. El intervalo QTc o

QT corregido se deriva de una fórmula, la cual considera la frecuencia cardíaca. El QTc es un parámetro de mayor valor pronóstico que el QT.
- El QT puede estar prolongado o acortado por numerosas circunstancias anormales (principalmente trastornos electrolíticos y del equilibrio ácido-básico).

> ! El ECG normal se compone de una serie de ondas separadas por intervalos. De acuerdo con el orden en el que aparecen en el ECG, estas ondas se denominan sucesivamente P, Q, R, S y T. La onda P se corresponde con la despolarización de la aurícula y el complejo QRS con la despolarización ventricular. La onda T se corresponde con la repolarización ventricular.

El registro, el análisis y la interpretación de los electrocardiogramas constituyen la llamada electrocardiografía clínica. Es recomendable utilizar un método sistematizado para su interpretación como se nombra en la lista siguiente.

- Cálculo de la frecuencia y del ritmo.
- Determinación de los vectores en el plano frontal (onda P, QRS y onda T).
- Determinación del intervalo PR y QT, así como de la duración del QRS.
- Análisis de la morfología de la onda P, el complejo QRS, el intervalo ST y la onda T.
- Consideración de la edad, sexo, constitución física y condición clínica del paciente.
- Decisión sobre si los datos obtenidos pueden clasificarse en el rango de la normalidad (como modificados por los factores considerados en el punto anterior).
- Si hay anormalidades del registro, se ha de decidir el posible significado clínico de estas.

ALGORITMOS DE ACTUACIÓN FRENTE A LOS DIFERENTES TIPOS DE ARRITMIAS

El objetivo fundamental es el tratamiento de las arritmias desde el punto de vista de la urgencia o de la emergencia, es decir, las situaciones en las que se puede estar obligados a realizar actuaciones que, de no realizarse, perjudicarían gravemente el estado del paciente.

Fundamentos

Desde este punto de vista hay que intentar tener en cuenta los siguientes aspectos antes de tratar:

- Identificación de la arritmia partiendo de algoritmos de decisión básicos.
- Tomar constantes en el paciente que permitan valorar la situación de estabilidad o inestabilidad hemodinámica.
- Decidir el tipo de terapia a realizar (eléctrica o química) en función de la situación del paciente.
- Tomar las medidas de actuaciones básicas y sistemáticas ante cualquier arritmia dando al paciente aquello que necesita en función de su sintomatología sin demorar la espera que acarrean diagnósticos de certeza.

- Elegir los tratamientos con precaución conociendo todas las complicaciones que estos puedan producir y estar preparados para solucionarlas.

Principios del tratamiento

En todos los casos, se da oxígeno y se canaliza una vía venosa mientras se valora la arritmia. Cuando sea posible, registrar un ECG de 12 derivaciones; esto ayudará a determinar el ritmo preciso, tanto antes del tratamiento como retrospectivamente.

La valoración y el tratamiento de las arritmias tienen dos componentes: el estado del paciente (estable o inestable) y la naturaleza de la arritmia.

Signos adversos

La presencia o ausencia de signos y síntomas adversos dicta el tratamiento apropiado de la mayoría de las arritmias. Los siguientes factores adversos señalan a un paciente que está inestable debido a una arritmia:

- **Evidencia clínica de bajo gasto.** Se ve en la palidez, la sudoración, las extremidades frías y húmedas (aumento de la actividad simpática), el deterioro de consciencia (flujo sanguíneo cerebral reducido) y en la hipotensión (p. ej., presión sanguínea sistólica < 90 mm Hg).
- **Taquicardia excesiva.** El flujo sanguíneo coronario se da, predominantemente, durante la diástole. Frecuencias cardíacas muy altas (p. ej., > 150 lpm) reducen críticamente la diástole y disminuyen el flujo sanguíneo coronario y producen isquemia miocárdica. Las taquicardias de complejo ancho son peor toleradas por el corazón que las taquicardias de complejo estrecho.
- **Bradicardia excesiva.** Se define como una frecuencia cardíaca < 40 lpm, pero frecuencias de < 60 lpm pueden no ser toleradas por pacientes con escasa reserva cardíaca. Incluso una frecuencia cardíaca mayor puede ser inapropiadamente lenta para un paciente con un volumen/latido bajo.
- **Fallo cardíaco.** Al reducir el flujo sanguíneo coronario, las arritmias comprometen la función miocárdica. En situaciones agudas esto se manifiesta como edema pulmonar (fallo del ventrículo izquierdo) o elevación de la presión venosa yugular y congestión hepática (fallo del ventrículo derecho).
- **Dolor torácico.** La presencia de dolor torácico implica que la arritmia (en particular una taquiarritmia) está causando isquemia miocárdica. Esto es especialmente importante si hay una enfermedad de arteria coronaria subyacente o enfermedad estructural cardíaca en las que la isquemia miocárdica es más probable que conduzca a ulteriores complicaciones con riesgo vital incluyendo la parada cardíaca.

Clasificación de las arritmias desde la urgencia

La toma de decisiones rápidas que deben adoptarse desde la emergencia obliga al conocimiento de algoritmos simples y efectivos que todo profesional de la urgencia debe tener muy en cuenta.

Bradicardia

La bradicardia (**Fig. 9-1**) se define estrictamente como una frecuencia cardíaca de < 60 lpm. Sin embargo, es más útil clasificar la bradicardia como absoluta (< 40 lpm) o relativa cuando la frecuencia cardíaca es inapropiadamente lenta para el buen estado hemodinámico del paciente.

El primer paso en la valoración de la bradicardia es determinar si el paciente se encuentra inestable.

Principios básicos de tratamiento

Los principios básicos del tratamiento son la colocación de oxígeno, la canalización de una vena y registrar un ECG de 12 derivaciones.

Si están presentes signos adversos, se administrará atropina, 500 µg intravenosa, y, si es necesario, se repetirá cada 3-5 minutos hasta un total de 3 mg. Dosis de atropina de menos de 500 µg, paradójicamente, pueden causar enlentecimiento de la frecuencia cardíaca.

Si se consigue una respuesta satisfactoria con atropina o el paciente está estable, lo siguiente es determinar el riesgo de asistolia, que estará indicado por:

- Asistolia reciente.
- Bloqueo AV de segundo grado Möbitz II.
- Bloqueo cardíaco completo (3er grado) (en especial con QRS ancho o frecuencia cardíaca inicial <40 lat/min).
- Pausa ventricular de más de 3 segundos.

Los bloqueos auriculoventriculares se dividen en de primer, segundo y tercer grados y pueden estar asociados a múltiples medicaciones o trastornos electrolíticos, así como a problemas estructurales causados por infarto agudo de miocardio y miocarditis. Un bloqueo AV de primer grado se define como un intervalo PR prolongado (> 0,20 s) y habitualmente es benigno. Los bloqueos AV de segundo grado se dividen en los tipos Möbitz I y II. En el Möbitz tipo I, el bloqueo es en el nódulo AV, frecuentemente es transitorio y puede ser asintomático. En el Möbitz tipo II, el bloqueo es más frecuentemente debajo del nódulo AV en el fascículo de His o en las ramas (de Purkinje) y habitualmente es sintomático con posibilidad de progresar a bloqueo AV completo. El bloqueo cardíaco de tercer grado se define como una disociación AV que puede ser transitorio o permanente dependiendo de la causa subyacente (**Figs. 9-2**, **9-3**, **9-4** y **9-5**).

El marcapasos posiblemente sea necesario si hay riesgo de asistolia o el paciente está inestable y ha fracasado en responder satisfactoriamente a la atropina. Bajo estas circunstancias, el tratamiento definitivo es el marcapasos transvenoso. Una o más de las siguientes intervenciones puede usarse con el personal y las instalaciones apropiadas para mejorar el estado del paciente mientras espera:

- Marcapasos transcutáneo.
- Infusión de adrenalina entre 2-10 µg/min ajustado según la respuesta.

Otros fármacos que pueden darse en la bradicardia sintomática incluyen dopamina, isoprenalina y teofilina. Se puede considerar dar glucagón intravenoso si la causa posible de la bradicardia son los betabloqueantes o los bloqueantes de canales del calcio. No se debe dar atropina a los pacientes con trasplantes cardíacos: paradójicamente, esto puede producir un bloqueo AV de alto grado e, incluso, una parada sinusal.

El bloqueo cardíaco completo con un QRS estrecho no es una indicación absoluta de marcapasos, dado que los ectópicos de la unión AV (con un QRS estrecho) pueden dar una frecuencia cardíaca razonable y estable.

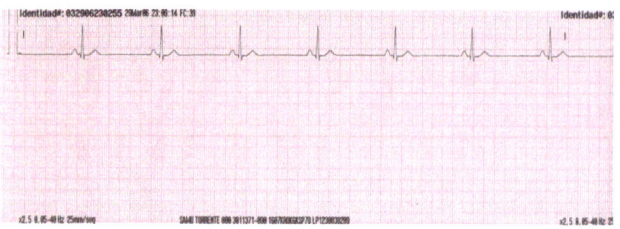

Figura 9-1. Bradicardia sinusal.

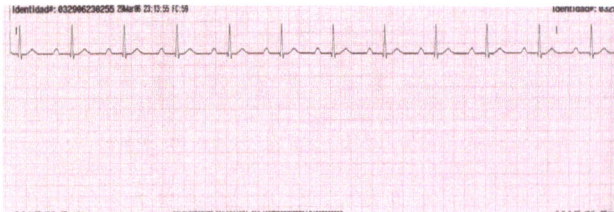

Figura 9-2. Bloqueo AV de primer grado.

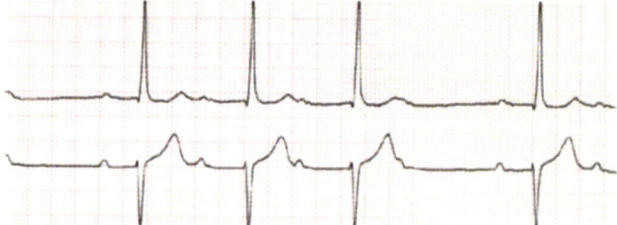

Figura 9-3. Bloqueo AV de segundo grado tipo I.

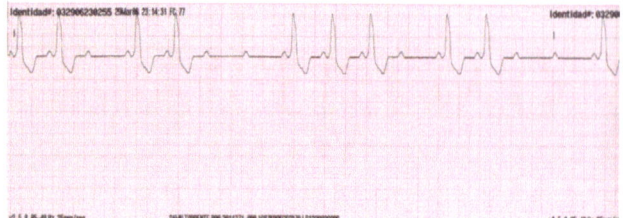

Figura 9-4. Bloqueo AV de segundo grado tipo II.

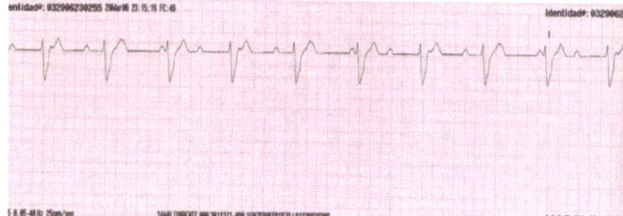

Figura 9-5. Bloqueo AV de tercer grado.

CAPÍTULO 9 • Bases de electrocardiografía. Reconocimiento de las arritmias más comunes **121**

Taquicardias

La taquicardia sinusal es una respuesta fisiológica común a estímulos como el ejercicio y la ansiedad. En un paciente puede verse en respuesta a muchos estímulos como dolor, fiebre, anemia, pérdida de sangre y fallo cardíaco (**Fig. 9-6**).

Si el paciente está inestable y deteriorándose, con signos y síntomas debidos a la taquicardia (p. ej., disminución del nivel de consciencia, dolor torácico, fallo cardíaco, hipotensión u otros signos de *shock)* intentar la cardioversión sincronizada inmediatamente. En pacientes con corazones por lo demás normales, los signos y síntomas serios son raros si la frecuencia ventricular es < 150 lat/min. Los pacientes con función cardíaca comprometida o comorbilidad significativa pueden ser sintomáticos o estar inestables a menores frecuencias cardíacas.

Si la cardioversión fracasa en restaurar el ritmo sinusal y el paciente permanece inestable, se puede dar amiodarona 300 mg intravenosa durante 10-20 minutos y reintentar la cardioversión eléctrica. La dosis de carga de amiodarona puede seguirse de una infusión de 900 mg durante 24 horas.

Cardioversión eléctrica sincronizada

Si se usa cardioversión eléctrica para convertir las taquiarritmias auriculares o ventriculares, el choque debe estar sincronizado con la onda R del ECG mejor que con la onda T. Evitando el período refractario relativo de esta manera, se minimiza el riesgo de inducir una fibrilación ventricular. Los pacientes conscientes deben ser anestesiados o sedados antes de intentar la cardioversión sincronizada.

Para una taquicardia de complejo ancho y la fibrilación auricular (FA), se empieza con 200 J monofásicos o 120-150 J bifásicos y, si falla, aumentar la dosis escalonadamente. El *flutter* auricular y la taquicardia supraventricular (TSV) paroxística frecuentemente se convierten con menores energías: empiezan con 100 J monofásicos o 70-120 J bifásicos.

Taquicardia de complejo ancho

En las taquicardias de complejo ancho, los complejos QRS son > 0,12 segundos y suelen ser de origen ventricular. Aunque las taquicardias de complejo ancho pueden estar causadas por ritmos supraventriculares con conducción aberrante, en el paciente inestable en el contexto periparada se asume que son de origen ventricular.

En el paciente estable con taquicardia de complejo ancho, el siguiente paso es determinar si el ritmo es regular o irregular.

Una taquicardia regular de complejo ancho es, probablemente, una taquicardia ventricular o una TSV con bloqueo de rama. La taquicardia ventricular estable puede ser tratada con amiodarona 300 mg intravenosos durante 20-60 minutos seguidos de una infusión de 900 mg durante 24 horas.

Taquicardia ventricular

La taquicardia irregular de complejo ancho (**Fig. 9-7**) es más probable que sea una FA con bloqueo de rama, pero el cuidadoso examen de un ECG de 12 derivaciones puede permitir la identificación correcta del ritmo. Otra posible causa es la FA con preexcitación ventricular (en pacientes con síndrome de Wolff-Parkinson-White [WPW]).

Torsade de pointes

En la *torsade de pointes* se deben corregir las anormalidades electrolíticas, especialmente la hipopotasemia (provocan alargamiento del QT y puede dar *torsade de pointes)*. El tratamiento farmacológico es sulfato de magnesio 2 g intravenosos durante 10 minutos.

Taquicardia regular de complejo estrecho

Las taquicardias regulares de complejo estrecho son:

- Taquicardia sinusal.
- Taquicardia por reentrada del nódulo AV (TRNAV, el tipo más común de TSV).
- Taquicardia por reentrada AV (TRAV, secundaria al síndrome de WPW).
- *Flutter* auricular con conducción AV regular (habitualmente 2:1).

La taquicardia irregular de complejo estrecho es más comúnmente una FA o, a veces, un *flutter* auricular con conducción AV variable (bloqueo variable).

Taquicardia sinusal

La taquicardia sinusal es una respuesta fisiológica común a estímulos como el ejercicio y la ansiedad. En un paciente puede verse en respuesta a muchos estímulos como dolor, fiebre, anemia, pérdida de sangre y fallo cardíaco. El tratamiento está dirigido siempre a la causa subyacente. Tratar de enlentecer la taquicardia sinusal que ha aparecido en respuesta a muchas de estas situaciones haría la situación peor.

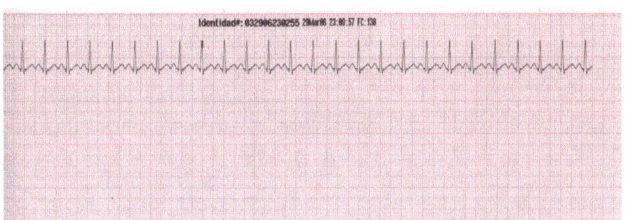
Figura 9-6. Taquicardia sinusal.

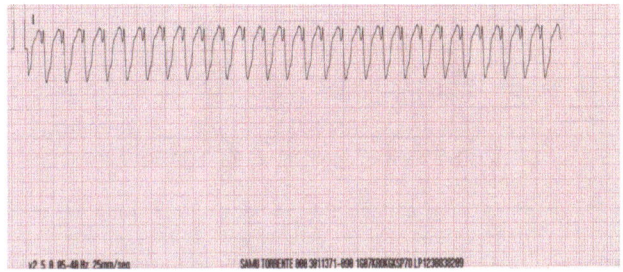
Figura 9-7. Taquicardia ventricular.

TRNAV y TRAV (TSV paroxística)

La TRNAV es el tipo más común de TSV paroxística, frecuentemente encontrada en gente sin ninguna otra patología cardíaca y relativamente poco frecuente en la situación periparada. Causa una taquicardia regular de complejo estrecho, a menudo sin actividad auricular claramente visible en el ECG, con frecuencias cardíacas habitualmente bastante por encima del típico rango de las sinusales en reposo (60-120 lat/min). Suele ser benigna, salvo que haya daño estructural cardíaco coincidente o enfermedad coronaria, pero puede causar síntomas que el paciente considera alarmantes.

Flutter auricular con conducción AV regular (frecuentemente bloqueo 2:1)

El *flutter* auricular con conducción AV regular (frecuentemente con bloqueo 2:1) produce una taquicardia regular de complejo estrecho en la cual puede ser difícil ver actividad auricular e identificar las ondas de *flutter* con certeza, por lo que puede ser indistinguible inicialmente de la TRNAV y la TRAV. Cuando el *flutter* auricular con bloqueo de conducción 2:1 o incluso 1:1 se acompaña de bloqueo de rama, produce una taquicardia regular de complejo ancho que normalmente será muy difícil de distinguir de una TV; el tratamiento de este ritmo como si fuera una TV será habitualmente efectivo, o enlentecerá la respuesta ventricular permitiendo la identificación del ritmo.

El *flutter* auricular más típico tiene una frecuencia auricular de 300 lat/min, por lo que un *flutter* auricular con bloqueo 2:1 tenderá a producir una taquicardia de cerca de 150 lat/min. Frecuencias mucho más rápidas (170 lat/min o más) es poco probable que se deban a *flutter* auricular con bloqueo 2:1.

Flutter auricular (**Fig. 9-8**).

Tratamiento de las taquicardias regulares de complejo estrecho

Si el paciente está inestable con signos adversos causados por la arritmia, se ha de intentar una cardioversión eléctrica sincronizada. Es razonable administrar adenosina a un paciente inestable con una taquicardia regular de complejo estrecho mientras se le prepara para la cardioversión sincronizada; sin embargo, no se debe retrasar la cardioversión eléctrica si la adenosina falla en restaurar el ritmo sinusal. En ausencia de signos adversos, se debe comenzar con maniobras vagales y, si persiste, se administrará adenosina.

La supresión con éxito de una taquiarritmia con maniobras vagales o adenosina indica que, ciertamente, era una TRNAV o una TRAV. Se ha de monitorizar al paciente para ver posteriores anormalidades del ritmo y tratar las recurrencias, ya sea con más adenosina o con un fármaco de larga acción que bloquee el nódulo AV (como diltiazem o betabloqueante).

Si la adenosina está contraindicada o fracasa en acabar con una taquicardia regular de complejo estrecho sin demostrar que es un *flutter* auricular, se debe dar un bloqueante de los canales del calcio (p. ej., verapamilo 2,5-5 mg intravenoso durante 2 minutos).

Taquicardia irregular de complejo estrecho

Una taquicardia irregular de complejo estrecho es más probable que sea una FA con una respuesta ventricular incontrolada o, menos frecuentemente, un *flutter* auricular con un bloqueo AV variable. Se ha de registrar un ECG de 12 derivaciones para identificar el ritmo. Si el paciente está inestable con signos adversos causados por la arritmia, se ha de intentar la cardioversión eléctrica sincronizada.

Fibrilación auricular (**Fig. 9-9**).

Si no hay signos adversos, las opciones de tratamiento incluyen:

- Control de la frecuencia con tratamiento medicamentoso.
- Control del ritmo usando fármacos para forzar la cardioversión química.
- Control del ritmo con cardioversión eléctrica.
- Tratamiento para prevenir complicaciones (p. ej., anticoagulación).

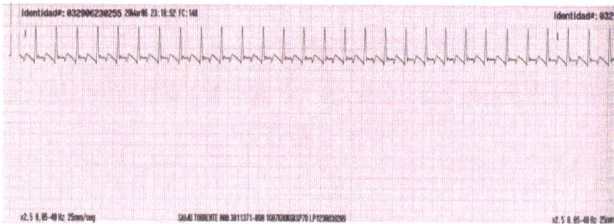

Figura 9-8. *Flutter.*

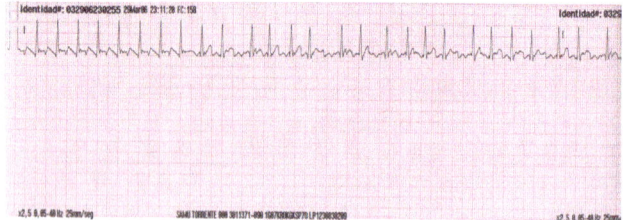

Figura 9-9. Fibrilación auricular.

PUNTOS CLAVE

- Es importante recordar la colocación correcta de los electrodos para poder realizar un electrocardiograma y/o una monitorización.
- Para tratar al paciente que tiene una arritmia, primero se debe categorizar en estable o inestable. Si se encuentra estable, el tratamiento podría ser farmacológico, mientras que, si se encuentra inestable, el tratamiento podría ser eléctrico (cardioversión, marcapasos o desfibrilación).
- Los eventos que ayudan a determinar si un paciente está inestable son: evidencia clínica de bajo gasto, taquicardia excesiva, bradicardia excesiva, fallo cardíaco y/o dolor torácico.

BIBLIOGRAFÍA

Rodríguez Morales MM, Alsina Restoy X. Manual de enfermería en estimulación cardiaca y dispositivos implantables. Barcelona: Asociación Española de Enfermería en Cardiología; 2010.

Romero Gómez Y. Fármacos antiarrítmicos. En: Pradillo García P. Farmacología, 3ª ed. Colección Enfermería S21. Madrid: Difusión Avances de Enfermería (DAE), 2015; p. 305-16.

Sánchez García JA. Actualización electrocardiográfica para enfermería. Serie Manuales de Formación Continuada. Madrid: Difusión Avances de Enfermería (DAE); 2015.

Analgesia y sedación

10

C. Casal Angulo

OBJETIVOS

- Entender la diferenciación entre dolor agudo, subagudo y crónico, así como las diferencias entre los distintos tipos de dolor.
- Conocer las pautas básicas en la sedación.
- Aprender a monitorizar y cuantificar el dolor en pacientes adultos y pediátricos a través de escalas.
- Diferenciar la secuencia rápida de intubación.
- Conocer los distintos tipos de fármacos que se utilizan en la analgesia y sedación en urgencias.

INTRODUCCIÓN

Hay diferentes clasificaciones del dolor, pero ninguna logra cubrir todos los objetivos.

Se clasifica según diferentes parámetros, como pueden según su temporalidad y su topografía.

Dolor según su temporalidad

Dolor agudo

El dolor agudo es dolor que aparece tras una lesión tisular causada por un estímulo nociceptivo con significado funcional de alarma para el organismo y que avisa de la agresión contra el mismo.

Es temporal y está ligado al tiempo. Desaparece o disminuye al cesar la causa que lo originó.

Suele acompañarse de síntomas autonómicos como: palidez, sudación, ansiedad, taquicardia, polipnea, midriasis y otras.

Las excepciones a esta definición son:

- Quemaduras grandes y arracamientos de miembros pueden no causar dolor.
- El dolor postoperatorio, definido comúnmente como dolor agudo, se escapa de esta esfera, ya que no tiene misión de alarma orgánica y no admite espera de diagnóstico, sino que debe ser tratado desde su inicio o incluso antes de que aparezca.

Dolor subagudo

El dolor subagudo se diferencia del agudo en que en este no hay misión de alarma. El ejemplo más claro sería el dolor postoperatorio.

Dolor crónico

Se define como todo cuadro álgico de más de 3 meses de duración, persiste después de la lesión que lo originó y se califica de inútil.

Sus características son:

- Indica un fracaso del organismo y carece de misión protectora.
- En este tipo de dolor prevalecen más las alteraciones psíquicas que las orgánicas.
- La causa del dolor es él en sí mismo y el síndrome a tratar es el propio síndrome álgico.
- Las causas del mismo suelen ser poco claras y presentan ciertos factores favorecedores fisiopatológicos como la plasticidad del sistema nervioso, psicológicos, conductuales, etcétera.

Dolor incidental

El dolor incidental se define como aquel, al margen del dolor basal, que aparece de forma inusitada, con elevada intensidad y en el que hay gran dificultad en su control.

Puede generarse tanto en el dolor oncológico como en otros tipos de dolor crónico. Hay 2 formas:

- Dolor predecible: se conoce el origen y el momento de presentación (un ejemplo es el paciente con fracturas costales al toser, o paciente con metástasis óseas al moverse).
- Dolor impredecible: no siempre se conoce su origen ni el momento de aparición (como una angina de pecho en pacientes con infarto agudo de miocardio [IAM]).

Dolor según su topografía

Dolor nociceptivo

El dolor nociceptivo se produce por exceso de nocicepción. Es el mecanismo más frecuente en las algias agudas y se genera por la estimulación de nociceptores periféricos o profundos (situados a nivel visceral) que se trasmite por las vías nerviosas específicas del dolor hasta alcanzar el tálamo y la corteza cerebral.

El dolor nociceptivo se considera normal por la relación tan directa que presenta con el exceso de nocicepción. Su etiología es múltiple.

Este tipo de dolor comprende dos variedades bien diferenciadas:

- Dolor somático: es el dolor transmitido por el sistema nervioso periférico y en el que se lesionan tejidos como la piel, el conjunto musculoligamentoso y los huesos. El dolor somático, esquemáticamente, se describe como el que aparece con el comienzo de un estímulo definido, está vinculado al tiempo y se encuentra circunscrito a la zona dañada.
- Dolor visceral: es una variedad de dolor profundo, mal localizado y cuya transmisión se realiza por fibras vegetativas, preferentemente del sistema simpático. La estimulación nociceptiva visceral no siempre implica un cuadro álgico. Oscila de a simple molestia o pesadez al dolor intenso y surge, principalmente, por las serosas pleurales y peritoneales compuestas por dos cubiertas, la parietal y la visceral; es más sensible la parietal.

> ❗ El dolor visceral, a menudo, no se genera mediante estímulos débiles como sucede tras el crecimiento lento de las vísceras (tumor) o en la destrucción parcial de las mismas (cirrosis). Precisa potentes o rápidos estímulos para que sean percibidos como dolor. Este tipo de dolor, según esté ligado a vísceras macizas (hígado, bazo, páncreas) o huecas (vesícula, intestino) tendrán un matiz continuo o bien de tipo cólico que hará variar el tratamiento del mismo.

Dolor neuropático

El dolor neuropático es una entidad totalmente distinta del dolor nociceptivo, se define como dolor patológico y sin una clara explicación neurofisiológica y representa la causa de mayor relevancia en el dolor crónico.

Aparece como resultado de una lesión o disfunción del sistema nervioso central o periférico en la que se alteran los mecanismos de control o modulación de las vías de transmisión nociceptiva, como es el táctil, en el que solo un roce puede general dolor.

Su etiología es múltiple (traumas, infecciones, enfermedades metabólicas, tumores, etc.). Se considera uno de los cuadros álgicos más rebeldes a tratamiento y de mayor complejidad terapéutica.

Los fármacos que preferentemente se utilizan son los antiepilépticos, que se manejan solos o asociados a derivados opiáceos, y/o a los antidepresivos (inhibidores de la recaptación de serotonina).

SEDACIÓN

Sedación mínima

La sedación mínima o ansiólisis es un estado inducido por fármacos en el que el paciente responde normalmente a órdenes verbales, aunque el estado cognitivo y la coordinación motora pueden estar alteradas, pero se mantienen las funciones respiratoria y cardíaca (American Society of Anesthesiology; American Academy of Pediatrics).

Sedoanalgesia

La sedoanalgesia es un procedimiento que combina sedación y ausencia de dolor. La asociación de fármacos más utilizados es la de benzodiacepinas (BZD) y opiodes o propofol en perfusión y opioides. Hay que tener en cuenta que esta asociación potencia la acción analgésica de los mórficos, así como que los mórficos potencian la acción sedante de las BZD.

En dosis equilibradas la asociación de ambos tiene efectos beneficiosos. Esta práctica requiere monitorización de constantes respiratorias (frecuencia respiratoria, saturación de oxígeno [$SatO_2$]) y hemodinámicas (frecuencia cardíaca, presión arterial).

Sedación profunda

La sedación profunda describe el estado que permite al paciente tolerar procedimientos desagradables mientras mantiene una adecuada función cardiorrespiratoria y la capacidad para responder ante estímulos verbales o táctiles (American Society of Anesthesiology).

MONITORIZACIÓN, ANALGESIA Y SEDACIÓN

Por la propia naturaleza subjetiva y compleja del síntoma, la medición del dolor resulta dificultosa. Se requiere evaluar aspectos sensoriales, afectivos y evolutivos del paciente y se necesitan métodos subjetivos que posean buenas características psicométricas.

Se debe obtener información subjetiva del paciente, observar su conducta y utilizar instrumentos que permitan registrar la respuesta autónoma.

Dos son las premisas que deberá cumplir cualquier método cuyo objetivo sea medir el dolor: fiabilidad (error de medida que puede cometerse al utilizar un instrumento determinado) y de validez (capacidad de un instrumento de evaluación para conseguir el objetivo que pretende).

 Fiabilidad y validez son las premisas que deben cumplir cualquier escala para valorar el dolor.

Métodos verbales de evaluación del dolor

Entre los métodos verbales para medir el dolor, la entrevista clínica que incluya una historia clínica dirigida tanto a su enfermedad dolorosa como a otros antecedentes patológicos sigue siendo el parámetro básico de evaluación y fundamento del resto de exploraciones.

Los autoinformes permiten evaluar las impresiones subjetivas de los individuos y tienen como denominador común una elevada objetividad en la cuantificación basándose en una gran estructuración. Entre ellos destacan:

- Las escalas cuantitativas o de intensidad: proporcionan una valoración global del dolor, son fáciles de aplicar y su fiabilidad es aceptable, pero no incluyen la naturaleza multidisciplinaria del dolor. Se dispone de verbales, numéricas y visuales analógicas.
  - Verbales: el sujeto selecciona el adjetivo o adverbio que más se ajusta a las características de su dolor. Su desventaja radica en las diferencias de interpretación que pudieran existir entre grupos de población. Destacan las realizadas por Keele, Morrison y Dundee, Anderson y Melzack.
  - Escalas numéricas: el sujeto escoge un número que corresponde a su estimación del dolor (rangos habituales entre 0 y 10, y 0 y 100). Destaca la escala de Downie.
  - Escalas visuales analógicas (EVA): el sujeto debe marcar un punto que corresponde a la intensidad de su dolor en un segmento de 10 centímetros cuyos extremos están calificados con la mínima y máxima intensidad del dolor. Destacan las de Scott Huskinson y la escala de grises de Luesher.

Las puntuaciones de estas escalas pueden utilizarse directamente para las comparaciones estadísticas; así mismo, los resultados pueden referirse a cambios absolutos o relativos respecto al valor del dolor inicial.

La escala visual analógica (EVA) es una regleta en la cual está representada una línea de 10 centímetros en el anverso y una graduación de 0 a 100 milímetros en el reverso. Se presenta el anverso al paciente, quien, con la ayuda de un cursor, indica la intensidad del dolor que siente. El reverso permite al observador cuantificar el dato.

Es una escala validada, fácil y rápida. No requiere un entrenamiento especial del observador. Es sensible a los tratamientos farmacológicos y no farmacológicos. Se correlaciona muy bien con las escalas verbales y numéricas de dolor. Se han visto resultados similares al realizar la escala los pacientes y el personal. Se puede repetir todas las veces que sea preciso y comparar los datos. Presenta diversas limitaciones:

- Algunos pacientes, sobre todo ancianos, no comprenden las instrucciones.
- Hay dificultad para utilizarla en pacientes con problemas motores.
- Solo mide la intensidad del dolor. Se trata de una experiencia unidimensional, que se puede medir con una escala sencilla, cuando el dolor, en realidad, tiene cualidades únicas.
- Las mediciones individuales presentan imprecisiones de ± 20 milímetros.

Se complementa con la escala numérica de dolor de Downie (que consiste en una escala de 11 puntos en la cual se solicita al paciente que elija una cifra de 0 a 10, donde 0 representaría la ausencia de dolor y 10 el peor dolor imaginable), que está validada y es fácil de realizar.

No precisa la colaboración motora del paciente, se puede repetir siempre que sea necesario y permite evaluar la eficacia del tratamiento administrativo. Algún estudio ha demostrado que tiene una sensibilidad similar a la EVA y es más fácil de utilizar en el paciente posquirúrgico.

- Test estandarizados de la medición del dolor: escalas desarrolladas específicamente para la evaluación de los distintos elementos relacionados con el dolor. Evalúan 3 componentes: sensorial, afectivo y evaluativo y proporcionan un índice para cada una de las dimensiones. Proporcionan una puntuación global, así como un índice de intensidad. Entre estos test destacan el *McGill Pain Questionary*, el de Lattinen y el de Nottingham.

En los autorregistros se solicita al paciente que registre la aparición de ciertas conductas que son definidas previamente. Constan de autoobservación y registro. Se obtiene así información precisa sobre cuándo y en qué circunstancias se producen ciertas conductas. El diario del dolor y el patrón de actividad funcional están basados en el autorregistro. Presentan un grado elevado de objetividad en la cuantificación.

Otros métodos de evaluación del dolor permiten completar la información obtenida con los métodos previamente citados, como la evaluación conductual a través de métodos de observación, así como la evaluación fisiológica del mismo: potenciales evocados, electromiografía, determinación de péptidos endógenos, etcétera.

Cada aspecto que se valora encaja en 4 subescalas: de 1 a 10, subescala sensitiva; de 11 a 15, subescala afectiva; 16, subescala evaluativa, y de 17 a 20, subescala de aspectos diversos. Es una escala validada en su versión inglesa. Con personal entrenado se puede realizar en minutos. Es sensible a los tratamientos para reducir el dolor del paciente y permite diferenciar entre diferentes síndromes dolorosos, es decir, discrimina el tipo de dolor del paciente. Sin embargo, presenta diversas limitaciones y no se ha podido demostrar la validez de su versión española. La subescala afectiva y la sensorial sí parecen sólidas en la versión española, pero la evaluativa falla. Esto puede estar, en parte, relacionado con la traducción.

Los altos niveles de ansiedad disminuyen su capacidad discriminativa. Es una escala subjetiva y que requiere entrenamiento del personal que la aplica. Está influida por el nivel cultural y el vocabulario del paciente y en pocos casos se puede utilizar en el postoperatorio inmediato.

Evaluación del dolor en el paciente intubado con sedación no profunda

No se debe presuponer que un paciente intubado y, por tanto, con la pérdida de su comunicación verbal, no pueda comunicarse. Igual que con un paciente no intubado, hay que preguntar con claridad acerca de su dolor y darle el tiempo suficiente para responder. El paciente puede comunicarse con movimientos y usar, por tanto, las escalas EVA.

El uso de diagramas del cuerpo facilita al paciente la descripción de sus puntos dolorosos y de su irradiación. En ocasiones solo es posible obtener respuestas con movimientos de la cabeza o de los ojos. Sin embargo, estas respuestas a preguntas claras y concisas pueden orientar sobre la intensidad de dolor que padece el paciente.

Evaluación del dolor en niños

En la población infantil los métodos utilizados para la valoración del dolor en los adultos resultan difíciles de aplicar. En la fase preverbal los métodos conductuales son los más apropiados. A partir de los 3-7 años pueden utilizarse ciertas escalas coloreadas. Destaca la escala de dolor del Hospital infantil de Ontario (CHEOPS) que valora el dolor postoperatorio mediante el registro de parámetros como gritos, expresión facial, expresión verbal, posición de las piernas y la posición de la zona intervenida.

Indicadores fisiológicos

La presencia de dolor puede ir asociada a hipertensión arterial, taquicardia, sudoración, midriasis y lagrimeo y la taquicardia y la hipertensión arterial son los más precisos en los pacientes críticos con incapacidad para comunicarse.

Aunque estos signos no son específicos, y menos en un paciente crítico, su control con analgésicos puede ser clave como indicador de presencia del dolor. También hay que tener en cuenta que, en ocasiones, paradójicamente, un paciente con dolor puede evocar una respuesta vagal.

Indicadores conductuales

Entre estos indicadores figuran la expresión facial, la presencia de movimientos o posturas antiálgicas y el tono muscular. Se han descrito diferentes escalas conductuales diseñadas expresamente para la evaluación del dolor en el paciente crítico. La *Behavioural Pain Scale* (BPS), descrita por Payen *et al.*, valora del 1 al 4 la expresión facial, la movilidad y la conducta de las extremidades superiores y la presencia o no de lucha contra el ventilador. La principal limitación de esta escala es que solo evalúa si el estímulo producido es doloroso, y tiene poca utilidad para cuantificar la intensidad del dolor.

También está la escala de Campbell, diseñada no solo para evaluar la presencia de dolor, sino también para cuantificar su intensidad. Su graduación del dolor del 1 al 10 la hace más equiparable a las escalas usadas en los pacientes conscientes. Sin embargo, su uso está poco extendido y necesita ser validada.

Monitorización de la sedación

Un inadecuado control de la sedación puede asociarse a agitación, desadaptación de la ventilación mecánica y un riesgo potencial de autorretirada del tubo endotraqueal, de sondas, catéteres, etcétera.

En el extremo contrario está la sobresedación, que se acompaña de retrasos en el despertar y prolongación del tiempo de estancia en una unidad de cuidados intensivos.

Escalas de sedación

Hay multitud de escalas y todas ellas incluyen la valoración del grado de conciencia ante estímulos externos. La escala de Ramsay y la *Richmond Agitation Sedation Scale* (RASS) son las más difundidas y utilizadas en los estudios de sedoanalgesia en pacientes críticos.

Monitorización mediante instrumentación

En la actualidad no hay ningún monitor diseñado para la evaluación y cuantificación del dolor en el paciente crítico. Sin embargo, sí que hay para la sedación profunda.

Se dispone de varios dispositivos de monitorización de la sedación profunda basados en sistemas de interpretación electroencefalográfica: BIS® (monitores/módulos [Aspect Medical Systems]) [www.BISeducation.com], Entropía (módulos [GE Healthcare]) [www.gehealthcare.com/eues/patient_monitoring], Narcotrend (Narcotrend® Monitor [Schiller]) [www.narcotrend.de], PSA (Patient State Analyzer [Hospira]) [www.hospira.com], SNAP Index (SNAP® II Monitor [Stryker]) [www.stryker.com], Cerebral State Index (Cerebral State Monitor® [Danmeter]) [www.danmeter.dk], Potenciales evocados auditivos (AEP Monitor® [Danmeter]) [www.danmeter.dk].

El índice que muestra la pantalla del BIS® se obtiene a partir de un análisis del electroencefalograma (EEG), que muestra un resultado que se expresa mediante un número entero adimensional que va de 0 a 100:

- 100 representa un estado de vigilia alerta (despierto).
- 0 representa el grado máximo de depresión del sistema nervioso central (SNC); en términos de EEG corresponde a la línea isoeléctrica (ausencia de actividad cerebral).

El valor del BIS es una cuantificación del grado hipnótico que se correlaciona con los cambios clínicos en el nivel de conciencia independientemente del agente hipnótico empleado, con lo que refleja de forma directa el estado y el grado de actividad cerebral en un momento dado y no la concentración plasmática de un fármaco.

Durante el sueño fisiológico, en pacientes sanos, el BIS presenta descensos en su valor que se relacionan con la profundidad de las fases no REM.

El sensor es un elemento que garantiza la recepción de la señal del EEG. No hay que utilizar el sensor si este está seco. Por tanto, hay que abrir el paquete donde se encuentre cuando se vaya a utilizar. El sensor es de un solo uso; puede haber riesgo de infección si se reutiliza, ya que está en contacto con la piel. La duración de la utilización del sensor se debe limitar a 24 horas, aproximadamente.

La localización es la frente del paciente, en la región frontotemporal. Es muy importante limpiar la piel antes de colocar los electrodos con una solución con alcohol, ya que, de esta manera, se disminuye la impedancia de la piel y se mejora la calidad del registro. Hay que presionar ligeramente, durante 5 segundos, los bordes del sensor para asegurar la adhesión y el contacto de la piel con el gel conductor, con el fin de obtener una buena calidad de señal.

Si hay discrepancia entre el valor del BIS y los métodos de valoración clínica, deben prevalecer estos últimos, especialmente con niveles superficiales de sedación.

La actividad electromiográfica de los músculos craneales puede incrementar falsamente el valor del BIS. Por ello, es importante observar en el monitor la presencia o ausencia de actividad electromiográfica.

Otras fuentes de error mucho menos frecuentes que incrementan el valor del BIS proceden de aparatos eléctricos como los calentadores de superficie corporal, los calentadores de líquidos y también los marcapasos cardíacos.

Por el contrario, en raras ocasiones, el valor del BIS puede estar falsamente disminuido; los movimientos de los ojos, de la cabeza y las pulsaciones de la arteria temporal pueden generar ondas que pueden ser interpretadas como ondas delta del EEG.

ESCALA TERAPÉUTICA DE LA ORGANIZACIÓN MUNDIAL DE LA SALUD

La escalera analgésica de la Organización Mundial de la Salud (OMS) es la estrategia terapéutica universalmente aceptada para el tratamiento farmacológico del dolor oncológico. Es el método de selección de fármacos más utilizado. Indica cómo emplear los analgésicos de manera secuencial, de forma que, si el dolor no se controla con los fármacos del primer escalón, se subiría al siguiente.

En el diseño inicial consta de 3 peldaños, aunque actualmente, con la aparición de nuevos fármacos y la adquisición de nuevos conocimientos sobre vías de administración y técnicas quirúrgicas, está sufriendo algunas modificaciones.

 Los 5 aspectos correctos en la administración de los fármacos son los siguientes:
- Administrar el medicamento correcto.
- Administrar el medicamento al paciente indicado.
- Administrar la dosis correcta.
- Administrar el medicamento por la vía correcta.
- Administrar el medicamento a la hora correcta.

El tratamiento farmacológico se considera un continuo que pasa por distintas fases. Al inicio, se administran de forma indirecta o sistémica por cualquiera de las vías (oral, rectal, sublingual, intranasal, transdérmica, subcutánea o intramuscular). Si esto no es suficiente, se utilizan vías directas como las neuroaxiales (epidural o subaracnoidea) o la neuroablación (bloqueos de nervios).

NORMAS PARA EL TRATAMIENTO ADECUADO DEL DOLOR

Las normas para tratar adecuadamente el dolor son las siguientes:

- Diagnosticar correctamente el dolor.
- Evaluar el estado psicológico del paciente.
- Emplear fármacos de demostrada eficacia.
- Individualizar el tratamiento.
- Usar el fármaco adecuado, en dosis e intervalos correctos.
- Combinar adecuadamente los fármacos (no se recomienda la combinación de más de un antiinflamatorio no esteroideo [AINE] o de uno de estos con glucocorticoides, ya que aumenta el riesgo tóxico sin que se incremente la eficacia).
- Los analgésicos se deben tomar a horas fijas, nunca a demanda. La dosis del medicamento debe administrarse antes de que haya desaparecido el efecto de la anterior; así se evita la aparición del dolor. Nunca se ha pautar, solo si hay dolor.
- La vía oral es la de elección, seguida de la transdérmica y la subcutánea e intravenosa, siempre que este orden no restrinja la actividad del enfermo ni interfiera en su autonomía. La administración rectal se debe considerar solo de manera temporal. La inyección intramuscular no se recomienda porque proporciona niveles fluctuantes de analgesia y mucha molestia.
- Pautar siempre analgesia de rescate.
- El tratamiento debe ser escalonado respetando la secuencia de fármacos en cada peldaño. Si el dolor no se controla, debe emplearse el siguiente.
- La administración de un fármaco requiere una evaluación a las pocas horas y a las 24-48 horas.

Primer escalón

En el primer escalón están los analgésicos no opioides: paracetamol, metamizol (para el dolor visceral), los AINE (y el ácido acetilsalicílico [AAS]), que son de elección en dolor óseo/metastásico. Se pueden añadir fármacos coadyuvantes.

Segundo escalón: opioides débiles

Entre los opioides leves están:

- Codeína (+/- paracetamol) y la dihidrocodeína.
- Tramadol (de elección): ajustar dosis con comprimidos de absorción normal, luego pasar a formulación retard +/- gotas de rescate.
- Se pueden añadir fármacos del primer escalón y coadyuvantes.

Tercer escalón: opioides potentes

En el tercer escalón están los opioides potentes:

- Morfina: si no tomaba opioides, hay que empezar con dosis bajas: 30-60 mg/día. Si ya tomaba, hay que convertir la dosis e ir subiéndola (30-50 %/24-48 horas) hasta controlar el dolor. Es mejor ajustar la dosis con comprimidos de liberación rápida y pasar después a liberación prolongada.
- Fentanilo: la vía transdérmica es la preferible en el dolor crónico estable, en tumores de cabeza y cuello y en caso de intolerancia de la vía oral.

La formulación transmucosa se puede utilizar como rescate en agudizaciones del dolor. Se pueden añadir fármacos del primer escalón y adyuvantes, pero no se recomienda mezclar con opioides.

ANALGÉSICOS Y ANTIINFLAMATORIOS

Analgésicos y antiinflamatorios no esteroideos (AINE)

Los analgésicos antitérmicos como el paracetamol y el metamizol tienen escasa o nula acción antiinflamatoria, mientras que el grupo de los AINE tiene graduación en cuanto a su actividad antiinflamatoria.

Los AINE y los analgésicos antitérmicos son usados como terapia inicial en el dolor leve, porque son efectivos, usualmente son de venta libre y pueden ser usados en combinación con opioides y analgésicos adyuvantes si la intensidad del dolor aumenta.

Paracetamol

El paracetamol está incluido en este grupo. A pesar de que su efecto antiinflamatorio es escaso, tiene una potencia analgésica y características farmacológicas similares a los AINE. Una ventaja importante en comparación con los otros AINE es que no afecta a la función plaquetaria y puede ser de elección en pacientes trombocitopénicos. Además, es relativamente económico. La dosis aconsejada es 1 g/6-8 horas por vía oral o i.v.

Entre sus efectos adversos destaca que en dosis terapéuticas hay un ligero aumento de las enzimas hepáticas. La sobredosis (10-15 g y, en enólicos, > 4 g) puede producir necrosis hepática potencialmente irreversible y su toxicidad hepática depende de la dosis. Su uso crónico condiciona daño renal (retención hidrosalina, hipertensión arterial [HTA] y nefritis intersticial crónica).

Metamizol

La dosis habitual de metamizol es de 1- 2 g/6 horas/i.m., oral o i.v. lenta. Presenta acción analgésica y también espasmolítica.

Entre sus efectos adversos destaca agranulocitosis (riesgo relativo a tener en cuenta: 1,1 casos por millón); en dosis altas (2 g) llega a producir lesiones gástricas; en dosis más altas, puede producir decaimiento, hipotensión y aturdimiento. Por vía intravenosa, hay riesgo de hipotensión y de colapso cardiovascular.

AINE

Los AINE disminuyen los niveles de mediadores inflamatorios que se generan en el lugar de la lesión tisular al inhibir la ciclooxigenasa, la cual cataliza la conversión de ácido araquidónico a prostaglandinas y leucotrienos. Estos mediadores sensibilizan los nervios a los estímulos dolorosos. Aunque los AINE pueden también ejercer acciones en el sistema nervioso central, no activan los receptores opioides y, por tanto, producen analgesia por un mecanismo diferente. En consecuencia, la adición de AINE o paracetamol a los analgésicos opioides puede lograr un «efecto ahorrador» de forma que una dosis menor de opioides puede aliviar el dolor con menos efectos secundarios. Entre estos fármacos se encuentran metamizol, ketorolaco, dexketoprofeno y diclofenaco.

Opiáceos

Los opioides son la clase más importante de analgésicos en el manejo del dolor moderado a intenso debido a su efectividad, fácil dosificación y relación riesgo/beneficio favorable.

Los opioides producen analgesia al unirse a receptores específicos dentro y fuera del SNC. Se clasifican en *agonistas puros*, *agonistas parciales* y *agonistas-antagonistas*, dependiendo del receptor específico al cual se unen y de la actividad intrínseca sobre el receptor.

Los agonistas puros comúnmente usados incluyen morfina, tapentadol, hidromorfona, codeína, tramadol, oxicodona, hidrocodona, metadona, levorfanol y fentanilo. Estos opioides se clasifican como agonistas puros porque no tienen tope en su eficacia analgésica y no revierten o antagonizan los efectos de los otros opioides dentro de su clase cuando se administran simultáneamente. Los efectos secundarios incluyen estreñimiento, náuseas, retención urinaria, confusión, sedación y depresión respiratoria. La incidencia y la gravedad de los efectos secundarios son diferentes para cada producto.

La buprenorfina es un agonista parcial. Tiene una eficacia intrínseca relativamente baja en el receptor opioide en comparación con los agonistas puros y un efecto tope para la analgesia.

Los agonistas-antagonistas en uso clínico incluyen pentazocina, butorfanol, dezocina y nalbufina. Estos fármacos tienen techo para la analgesia. En contraste con los agonistas puros, bloquean la analgesia opioide en un tipo de receptor (mu) o son neutrales en este receptor, mientras que simultáneamente activan un receptor opioide diferente (kappa).

Su administración para proporcionar una analgesia rápida es a través de la vía venosa y/o intraósea, y hay que tener cuidado con las posibles náuseas y vómitos que pueden provocar. Para ello se debe administrar previamente un antiemético.

SECUENCIA RÁPIDA DE INTUBACIÓN

En muchas ocasiones, la gravedad del paciente obliga a la realización de una intubación de urgencias o emergencias caracterizada por la presencia de contenido gástrico. Es necesaria una secuencia que dé al paciente máxima seguridad en el menor tiempo posible.

> ❗ La «secuencia rápida de intubación» (SRI) es el procedimiento de elección para lograr el acceso y el control inmediato de la vía aérea en la mayoría de las situaciones de emergencia.

En esencia, implica la administración, después de un período suficiente de preoxigenación, de un analgésico, de un hipnótico de acción rápida y breve, seguida de inmediato de un bloqueante neuromuscular de acción rápida y breve y de la aplicación de presión cricoidea, para proceder lo antes posible y en las mejores condiciones a la laringoscopia y la intubación orotraqueal sin tener que recurrir, o haciéndolo el menor tiempo posible, a la ventilación manual con bolsa y mascarilla para minimizar el riesgo de distensión gástrica, regurgitación, vómito y aspiración. Con esta técnica:

- El tiempo que se tarda hasta el paso del tubo es mínimo.
- El tiempo de hipoventilación y apnea y, por tanto, el riesgo de acidosis respiratoria e hipoxemia se acortan al máximo.
- La hipnosis inducida reduce las consecuencias adversas de la laringoscopia sobre el sistema cardiovascular, la reactividad de la vía aérea y la presión intracraneal.

- La parálisis inducida facilita las condiciones locales para la laringoscopia y el paso del tubo.
- La parálisis elimina la posibilidad del vómito.
- La evitación de la ventilación manual y la presión cricoidea (maniobra de Sellick) reducen la insuflación gástrica y el riesgo de regurgitación de contenido gástrico a la laringe y faringe, que dificultan la intubación y predisponen a la aspiración.

La técnica de la SRI considera los siguientes objetivos intermedios:

- Mantener la oxigenación arterial y la ventilación alveolar, con la preoxigenación y el mínimo tiempo posible de apnea.
- Anular las respuestas voluntarias y reflejas producidas al estimular la vía aérea durante la laringoscopia y la introducción del tubo mediante la administración de premedicación y fármacos inductores.
- Evitar el vómito y la regurgitación de contenido gástrico, mediante la maniobra de Sellick y la evitación de la ventilación manual.
- Los fármacos más utilizados en la secuencia rápida de intubación son los siguientes:

Acción	Fármaco
Opioides	Fentanilo/cloruro mórfico
Hipnóticos	Propofol/midazolam/ketamina/etomidato
Bloqueador neuromuscular	Succinilcolina/rocuronio

 PUNTOS CLAVE

- La escala analgésica según la OMS es un método secuencial farmacológico que utiliza un pequeño número de medicamentos con eficacia ampliamente demostrada y seguridad probada.

- El objetivo de la SRI es conseguir el aislamiento de la vía aérea y el acceso a la vía aérea inferior con la mayor celeridad posible y con el mínimo riesgo de complicaciones (hipoxia, acidosis, aspiración, hipotensión, hipertensión, aumento en la presión intracraneal, arritmias, etcétera).

BIBLIOGRAFÍA

Celis-Rodríguez E, Besso J, Birchenall C, De la Cal, MÁ, Carrillo R, Castorena G, et al. Guía de práctica clínica basada en la evidencia para el manejo de la sedo-analgesia en el paciente adulto críticamente enfermo. Med Intens. 2007;31:428-71.

De la Quintana Gordón FB, Chamorro C, Planes A, López E. Monitorización en anestesia, cuidados críticos y medicina de urgencia. Barcelona: Elsevier; 2004.

Escudero D, Otero J, Muñiz G, Parra D, Cofiño L, Tabeada F. Detección de muerte encefálica mediante monitorización BIS (índice biespectral). Med Intens. 2005;29:272-8.

Fernández Y, Luaces C. Analgesia y sedación en Urgencias Pediátricas. Madrid: Ergón; 2008.

Fraser GL, Prato S, Berthiaume D. Evaluation of agitation in ICU patients: incidence, severity and treatment in the young versus the elderly. Pharmacother. 2000;20:75-82.

Hernández-Gancedo C, Pestaña D, Criado A. Monitorización del índice biespectral en el transporte intrahospitalario. Rev Esp Anestesiol Reanim. 2007;54:169-72.

Nieuwenhuijs D, Coleman EL, Douglas NJ, Drummond GB, Dahan A. Bispectral index values and spectral edge frequency at different stages of physiologic sleep. Anesth Analg. 2002 Jan;94(1):125-9.

Poca MA, Sahuquillo J, Mena MP, Vilalta A, Riveiro M. Actualizaciones en los métodos de monitorización cerebral regional en los pacientes neurocríticos: presión tisular de oxígeno, microdiálisis cerebral y técnicas de espectroscopia por infrarrojos. Neurocirugía. 2005;16:385-410.

Atención de enfermería a las urgencias respiratorias

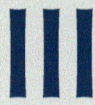

Valoración del paciente respiratorio

11

B. Pérez Núñez

OBJETIVOS

- Adquirir los conocimientos imprescindibles para la correcta valoración del paciente respiratorio.
- Reconocer las alteraciones físicas a partir de la valoración de la vía aérea y la ventilación.
- Tener los conocimientos para realizar las técnicas exploratorias correspondientes a la valoración de la vía aérea y la ventilación.
- Conocer los signos del fallo respiratorio.

INTRODUCCIÓN

En general, la exploración física del paciente está compuesta por el conjunto de signos vitales, para los que se establecen unos valores de referencia y así, con la exploración, se pueden detectar alteraciones y problemas de salud.

La exploración física es un examen sistemático del paciente para encontrar evidencias físicas de normalidad o de incapacidad funcional. Un examen completo servirá para estructurar el plan de cuidados del paciente y detectar anomalías que puedan poner en riesgo su vida.

El examen ha de realizarse de la cabeza a los pies, por aparatos, sistemas o por la región en la que el paciente refiere el problema. Para realizar el examen físico se cuenta con la información que se puede obtener a través del propio paciente y de los sentidos de quien realiza la exploración: la vista, el tacto y el olfato. Durante su realización, hay que tener en cuenta la intimidad del paciente y se deben seguir unas normas estrictas de higiene y asepsia.

VALORACIÓN DE LA VÍA AÉREA

La valoración de la vía aérea y de la ventilación es, posiblemente, la más importante en la exploración física del enfermo atendido por los profesionales de urgencias y emergencias. La aproximación al paciente crítico siguiendo la metodología ABCDE *(airway, breathing, circulation, disability, exposure)* muestra la importancia de la valoración de la vía aérea y de la ventilación, y son el primer y el segundo punto en el orden de prioridades.

Las técnicas utilizadas en la exploración de la vía aérea y ventilación son: inspección, palpación, percusión y auscultación.

Vía aérea

Se debe comprobar la vía aérea (VA) y asegurarse de que no se encuentre obstruida (Tabla 11-1):

Tabla 11-1. Causas de obstrucción de la vía aérea	
Parada cardiorrespiratoria Coma Traumatismo	Desplazamiento de la lengua
Anafilaxia Cuerpo extraño irritante (hollín)	Edema de lengua Obstrucción orofaríngea Espasmo laríngeo
Cuerpo extraño	Obstrucción laríngea, traqueal o bronquial
Traumatismo	Daño laríngeo
Infección Anafilaxia	Edema laríngeo
Asma Cuerpo extraño irritante	Broncoespasmo
Agentes irritantes Anafilaxia Infección Ahogamiento *Shock* neurogénico	Edema pulmonar

- Inspección de:
  - Nariz, boca y dientes.

 ¡La vía aérea se puede encontrar obstruida desde la boca-nariz hasta la tráquea!

- Obstrucción total:
  - Movimiento paradójico toracoabdominal.
  - No se oye ni se nota flujo de aire.
- Obstrucción parcial:
  - Estridor inspiratorio: obstrucción laríngea o superior.
  - Sibilancias espiratorias: obstrucción de las vías aéreas inferiores.
  - Ronquidos: obstrucción parcial a nivel de la faringe por el paladar blando o la epiglotis.
  - Borboteo: líquido o material semisólido en las principales vías aéreas.
  - Estridor: característico del laringoespasmo.

 El paciente que tiene el discurso conservado tiene la vía aérea libre.

En ocasiones, tras la valoración inicial de la vía aérea, será el momento de valorar el aislamiento de esta mediante intubación endotraqueal. Son indicaciones de la intubación endotraqueal:

- Inestabilidad hemodinámica-parada cardiorrespiratoria.
- Obstrucción de la vía aérea.
- Imposibilidad de proteger la vía aérea.
- Insuficiencia respiratoria aguda.

Se habla de «imposibilidad de proteger la vía aérea» en las siguientes situaciones:

- Disminución del nivel de consciencia por causas farmacológicas u orgánicas.
- Alteraciones de la deglución.
- Lesiones faciales por traumatismo o quemadura.

- Traumatismo craneoencefálico con escala de coma de Glasgow < 9:
  - Previene la broncoaspiración y la obstrucción de la vía aérea.
  - Previene la lesión cerebral secundaria por hipoxia, hipercapnia e hipocapnia.

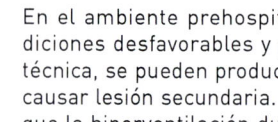 En el ambiente prehospitalario, debido a sus condiciones desfavorables y personal no experto en la técnica, se pueden producir más eventos adversos y causar lesión secundaria. Además, está demostrado que la hiperventilación durante el traslado que produce isquemia cerebral aumenta la lesión cerebral secundaria y la mortalidad. Se deben extremar las precauciones.

Cuello

Para la valoración del cuello, hay que tener en cuenta:

- La ingurgitación de las venas yugulares.
- La aparición de signo de Kussmaul (aumento paradójico de la presión venosa yugular en la inspiración) puede alertar sobre la presencia de:
  - Taponamiento pericárdico.
  - Tromboembolismo pulmonar.
  - Neumotórax.
  - Infarto agudo de miocardio del ventrículo derecho.
- La desviación de la tráquea (posible neumotórax a tensión).
- La utilización de la musculatura accesoria durante la respiración.

 El estridor indica obstrucción de la vía aérea superior.

Tórax

Inspección

En la inspección del tórax, hay que valorar la forma, la simetría y la elevación de ambos hemicampos. La postura del paciente es la de la **figura 11-1**.

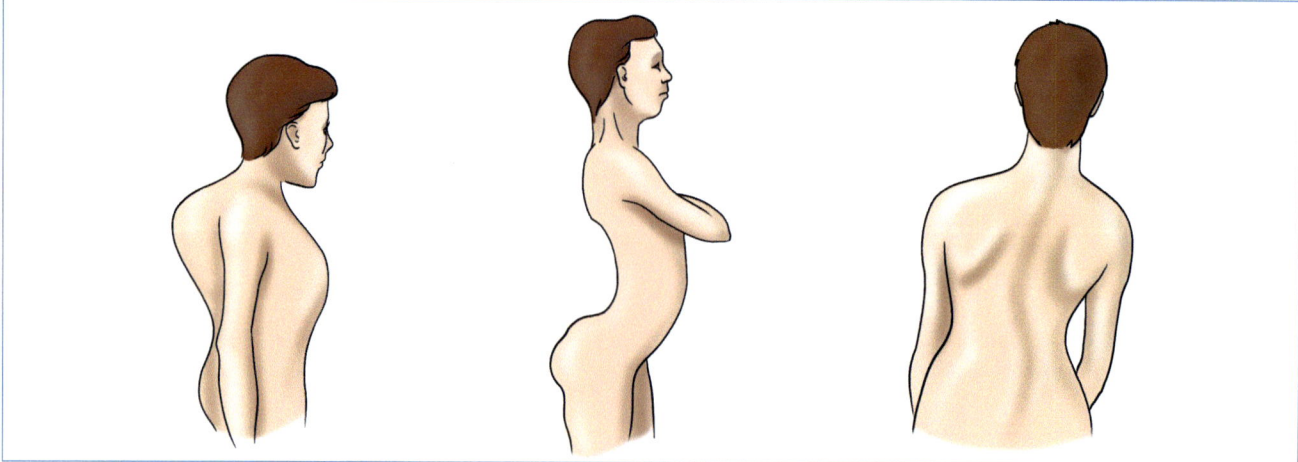

Figura 11-1. Valoración del paciente respiratorio.

Palpación

Para la palpación, se ha de utilizar el tacto para valorar posibles anomalías y precisar datos obtenidos en la inspección.

En la palpación del tórax, se ha de detectar el ritmo y la frecuencia respiratorios. Además, se ha de visualizar la amplitud (hiperinsuflación) y la simetría de la respiración.

A la hora de valorar la frecuencia respiratoria se deben tener en cuenta los factores que influyen en ella:

- Ejercicio.
- Dolor agudo.
- Ansiedad.
- Tabaco.
- Medicamentos.
- Posición del cuerpo.

 No se debe avisar al paciente cuando se procede a valorar el tipo de respiración y la frecuencia, ya que podría modificarse el ritmo, la frecuencia y el patrón. Se ha de medir durante 60 segundos (Figs. 11-2 y 11-3).

- La pulsioximetría se ha revelado como una herramienta valiosa en la evaluación de la disnea. Es una medición fácil, rápida y exacta.
- La pulsioximetría es más sensible para detectar hipoxia que la impresión del profesional de urgencias. Son valores normales de saturación de oxígeno (SPO_2) > 95 %. En caso de fumadores, ancianos y personas obesas, es del 92-95 %.

La pulsioximetría es más sensible para detectar hipoxia que la impresión del profesional de urgencias. Son valores normales de saturación de oxígeno (SPO_2) > 95 %. En caso de fumadores, ancianos y personas obesas, es del 92-95 %.

Percusión

Para detectar posibles anomalías a través del oído, se dan pequeños golpes en la superficie del cuerpo para producir diferentes sonidos (Figs. 11-4 y 11-5).

Se deben utilizar los dedos índice y mediano de la mano no dominante y el dedo índice de la dominante y se ha de percutir sobre los pulmones. Según la respuesta, hay diferentes opciones:

- Sonoro (o resonante): suena a hueco. Significa que el órgano está lleno de aire (pulmón normal).
- Hipersonoro (o hiperresonante): es como el sonoro, pero de tono más alto (p. ej., al percutir pulmones enfisematosos o cuando hay un neumotórax).

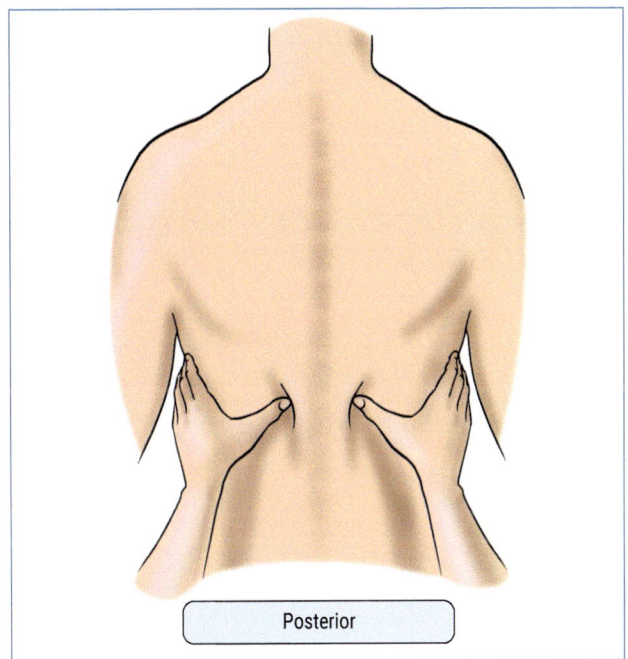

Figura 11-3. Palpación del tórax.

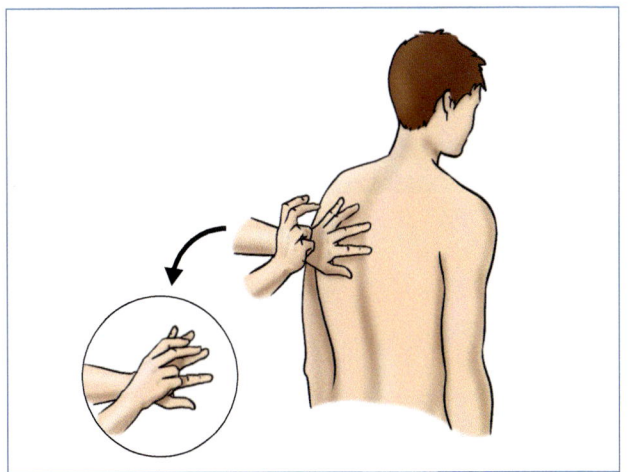

Figura 11-4. Percusión.

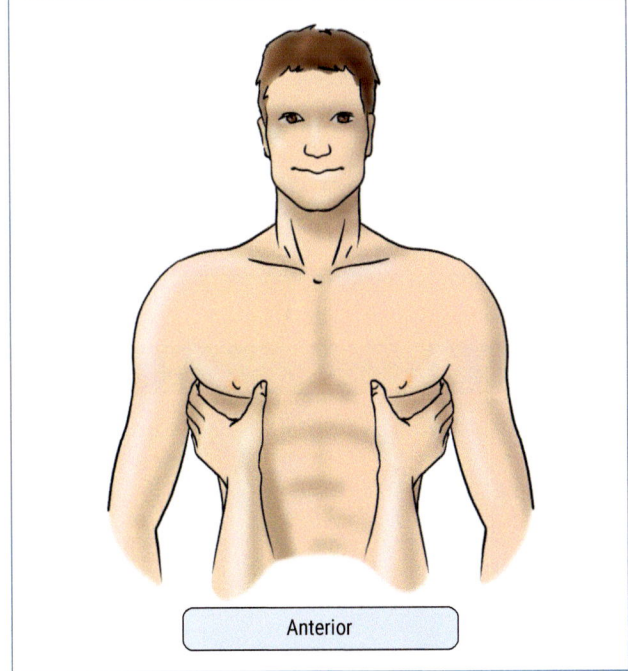

Figura 11-2. Palpación del tórax.

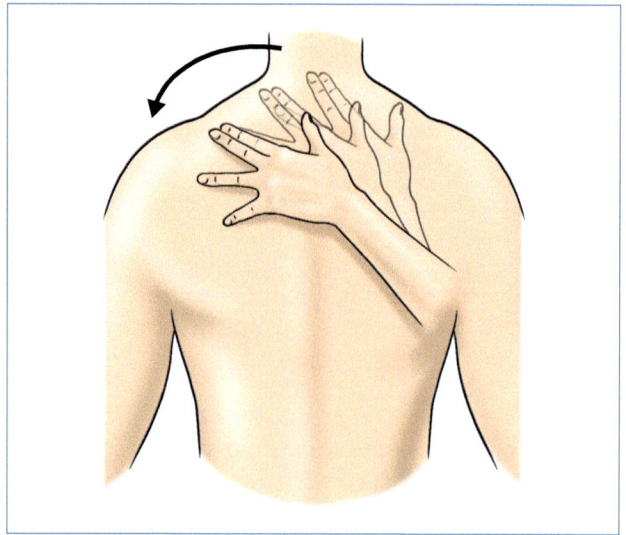

Figura 11-5. Percusión.

- Timpánico: también parecido al sonoro, pero de una frecuencia más elevada (p. ej., al percutir un neumotórax a tensión).
- Mate: ruido opaco generado al percutir órganos macizos (como al percutir la base de un pulmón con una neumonía).
- Matidez hídrica: como el ruido mate, pero más duro (como ocurre en el derrame pleural extenso).

Auscultación

Se puede utilizar el oído para detectar en el tórax diferentes sonidos mediante un estetoscopio. En la **figura 11-6** y en la **tabla 11-2** se explica cómo realizarlo.

No todo lo que sibila es asma.

- Los crepitantes pueden aparecer por multitud de causas de disnea.
- La manera más sensible para diagnosticar una neumonía es la existencia en la auscultación de crepitantes de forma unilateral.

VALORACIÓN DE LA VENTILACIÓN

La ventilación puede ser abdominal, torácica y mixta.
Respecto a la frecuencia, destacan las siguientes definiciones:

- Apnea: ausencia de respiración.
- *Gasping:* respiración anormal consistente en jadeos o bocanadas, con frecuencia lenta y que van seguidos de apnea.
- Taquipnea: aumento de la frecuencia respiratoria normal, respiración rápida, superficial y corta que puede o no acompañarse de disnea.

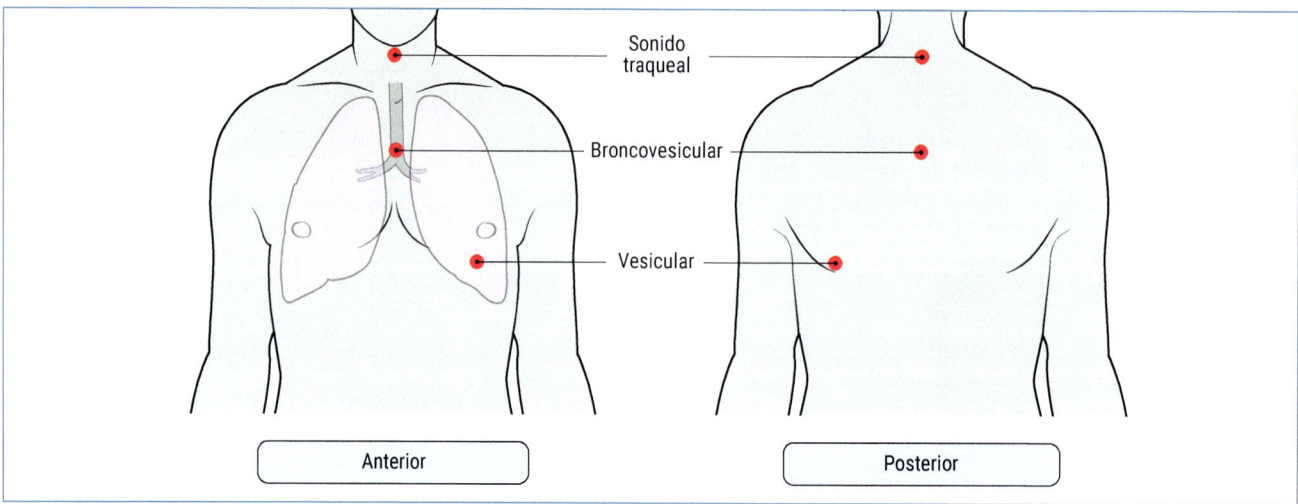

Figura 11-6. Auscultación.

Tabla 11-2. Ruidos anormales		
Vía aérea superior	Estridor	Estenosis traqueal postintubación, enfermedades cuerdas vocales
Vías aéreas bajas	Roncus	Bronquitis aguda y crónica, neumonía, enfisema, asma, bronquiectasias, neoplasia
	Sibilancias	Asma, enfisema, neumonía
Parénquima pulmonar	Crepitantes secos	
	Crepitantes húmedos	Neumonía, hemorragia pulmonar, edema cardiogénico, dificultad respiratoria
	Soplo tubárico	Neumonía, atelectasia
Pleura	Roce pleural	Pleuritis
	Soplo pleural	Derrame pleural

- Bradipnea: disminución de la frecuencia respiratoria por debajo de los valores normales.
- Eupnea: frecuencia respiratoria dentro de los valores normales.
- Polipnea: inspiración profunda y prolongada, aumento de frecuencia respiratoria.
- Ortopnea: disnea que se produce en decúbito supino.
- Trepopnea: disnea que se produce en decúbito lateral.
- Platipnea: disnea que se produce en posición erecta y que disminuye con el decúbito.
- Disnea paroxística nocturna: acceso intenso de disnea que despierta al paciente por la noche y que le obliga a permanecer sentado durante un tiempo hasta que desaparece.
- Los patrones respiratorios se detallan en las **figuras 11-7, 11-8** y **11-9**.

DISNEA

La disnea se define como una sensación subjetiva de dificultad para respirar con normalidad o de forma confortable, o la percepción de la propia respiración de forma desagradable (**Tabla 11-3**). Puede ser aguda o crónica. Aunque se considera subjetiva, las bases son fisiopatológicas, y aunque puede ser la manifestación de múltiples enfermedades, en dos terceras partes de los casos el origen es pulmonar o cardíaco.

 La disnea no es sinónimo de insuficiencia respiratoria.

Tratamiento

El tratamiento se basa en los siguientes aspectos:

- Estabilización de la situación clínica:
  - Reposo con elevación de la cabecera.
  - Mantener permeabilidad de la vía aérea (nivel de conciencia).
  - Oxigenoterapia.
  - Monitorización de constantes.
  - Vía venosa.
- Tratamiento de la causa desencadenante: soporte clínico y farmacológico de los síntomas desarrollados.
- Tratamiento de la enfermedad de base que la haya provocado.

 Signos que predicen un fracaso ventilatorio inminente:

- Incapacidad en el discurso, de pronunciar frases o palabras.
- Fracaso muscular respiratorio.
- Disminución del nivel de conciencia.
- Taquipnea progresiva. Frecuencia cardíaca > 30 indica gravedad. Frecuencia cardíaca > 40 de forma mantenida difícilmente será sostenida por el paciente.
- Disminución de la amplitud de la respiración.
- Incoordinación toracoabdominal.
- Depresión abdominal durante la inspiración.
- Estridor.

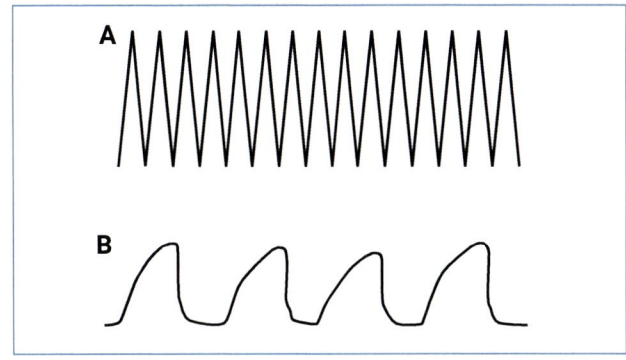

Figura 11-7. Signo de Kussmaul.

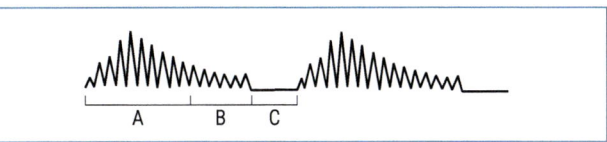

Figura 11-8. Cheyne-Stockes.

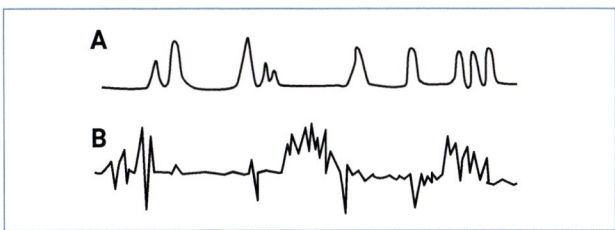

Figura 11-9. Biot y atáxica.

Tabla 11-3. Causas de disnea

Vía aérea superior	Causas neuromusculares
Cuerpo extraño	Síndrome de Guillain-Barré
Reacción alérgica	Miopatía
Estenosis	Miastenia grave
Masas	Neuropatía
Traqueomalacia	
Vía aérea inferior	**Causa psicogénica**
Asma	Crisis de angustia o de pánico
EPOC	Hiperventilación
Neumotórax	
Masa	
TEP	
Enfermedad pulmonar intersticial	
Hipertensión pulmonar	
Neumonía	
SDRA	
Derrame pleural	
Causas cardíacas	**Causas metabólicas**
Isquemia miocárdica	Tirotoxicosis
Insuficiencia cardíaca	Carboxihemoglobina, metahemoglobina
Derrame pericárdico	Anemia
Arritmia	Alteraciones de K, Ca o P
Valvulopatía	Sepsis-fiebre
	Acidosis
	Otras
	Ascitis masiva
	Síndrome de abstinencia

EPOC: enfermedad pulmonar obstructiva crónica; SDRA: síndrome de dificultad respiratoria aguda; TEP: tromboembolismo pulmonar.

Cómo afrontar un problema de ventilación

Para afrontar un problema de ventilación se aconseja:

- Aplicar tratamientos farmacológicos o medidas físicas/químicas para la solución parcial o total de la dificultad en la ventilación (**Figs. 11-10, 11-11** y **11-12**).
- Ayuda mecánica a la ventilación espontánea.
- Asumir la ventilación.

OXIGENOTERAPIA

Respecto a la oxigenoterapia, hay que tener en cuenta los siguientes puntos:

- El oxígeno es un fármaco.
- Se administra de forma óptima y ajustada a las necesidades de cada paciente.
- Se ha de evitar su uso innecesario, ya que puede resultar perjudicial.
- Se realiza una evaluación de la respuesta a la dosis.
- Se administra oxígeno para aumentar la presión parcial alveolar de oxígeno (PAO_2) y, por tanto, la presión parcial de oxígeno arterial (PaO_2). La respuesta dependerá del mecanismo de hipoxemia.
- El objetivo es conseguir una $PaO2 > 60$ mm Hg o $SPO_2 > 90\ \%$.

Cuándo poner oxígeno en situaciones agudas

Se debe administrar oxígeno en situaciones agudas en los siguientes escenarios:

- En general, a cualquier paciente con $SpO_2 < 90\ \%$ en situación basal.
- A cualquier enfermo respiratorio agudo o crónico con $PaO_2 < 50$ mm Hg.
- A paciente previamente sano con $PaO_2 < 60$ mm Hg.
- En caso de hipoxia sin hipoxemia (*shock,* anemia, intoxicación por monóxido de carbono, etc.).
- En enfermedades agudas en las que, a pesar de tener una $PaO_2 > 60$ mm Hg, pueden producirse cambios bruscos (como asma, tromboembolismo pulmonar y hemorragias, entre otros).

Formas de administración de oxígeno

Las formas de administración de oxígeno son de:

- Bajo flujo (gafas nasales). Proporcionan una FiO_2 variable en función del patrón respiratorio del paciente, lo que las hace desaconsejables en situaciones agudas graves.
- Bajo flujo (mascarilla con reservorio). Proporcionan una fracción inspiratoria de oxígeno en el aire inspirado (FiO_2) variable, pero alta. Se utiliza para la insuficiencia respiratoria grave. Alcanzan una FiO_2 aproximada del 80 %.
- Alto flujo (mascarilla tipo Venturi). Proporcionan una FiO_2 constante independientemente del patrón ventilatorio del enfermo. Alcanzan una FiO_2 desde 24% hasta 60 %.

MANEJO DE LA VÍA AÉREA Y COVID-19

El manejo de la vía aérea en el paciente con COVID-19 es un procedimiento con alto riesgo de dispersión de gotas y aerosoles, por lo que requiere una planificación cuidadosa. Todos los miembros del equipo deben estar adecuadamente protegidos y se sugiere que la persona con más experiencia sea la encargada del manejo de la vía aérea. Se debe ventilar con la técnica 2 manos, 2 operadores.

Soporte ventilatorio invasivo. Manejo de la vía aérea e indicaciones de intubación

Las indicaciones generales de soporte ventilatorio invasivo en caso de fracaso respiratorio hipoxémico en COVID-19 son:

- Frecuencia respiratoria (FR) mayor de 35 rpm con trabajo respiratorio.

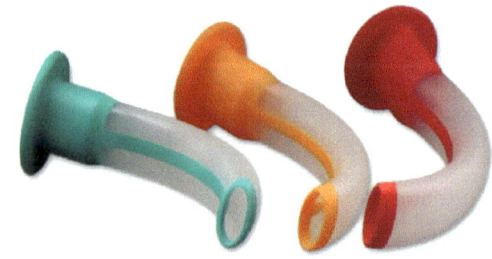

Figura 11-11. Tubos de Guedel.

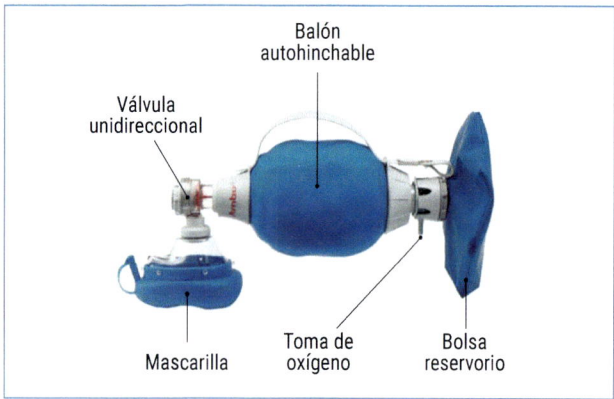

Figura 11-10. Balón resucitador autohinchable.

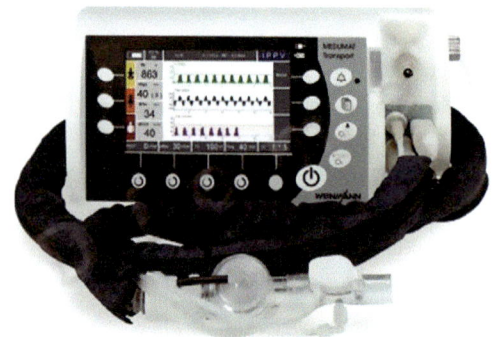

Figura 11-12. Respirador automático.

- SaO$_2$ < 90 % aun con mascarilla de alta concentración (Monaghan®) 15 litros.
- Fracaso de las medidas no invasivas y pronación si se han probado o si no estaban indicadas.
- Una vez tratadas las causas rápidamente reversibles (broncoespasmo, insuficiencia cardíaca, fiebre, dolor, etc.).

La modalidad de soporte preferible es la ventilación mecánica invasiva. No obstante, se pueden plantear métodos no invasivos en caso de paciente no tributario a intubación o si esta no fuese posible. La técnica la debe realizar el personal más experto y con secuencia de intubación rápida. Hay que evitar ventilación con balón resucitador previamente y se aconseja una buena preoxigenación con mascarilla reservorio de alta concentración. No utilizar ventilación mecánica no invasiva (VMNI) para preoxigenar, a no ser que ya estuviera instaurada antes de la intubación orotraqueal (IOT).

Se han de establecer medidas de protección con gafas antisalpicaduras, mascarilla FFP3, doble guante, gorro protector de cabello y bata impermeable (nivel III).

Manejo respiratorio del paciente con COVID-19

El objetivo del manejo respiratorio en pacientes con COVID-19 es mantener una SatO$_2$ > 90-92 % y del 88-92 % en pacientes respiratorios crónicos.

Se debe suministrar oxígeno a todos los pacientes que reúnan las siguientes características:

- Tener una SatO$_2$ < 92 %.

- Taquipnea > 30 rpm.
- Relación entre la presión arterial de oxígeno y la fracción inspirada de oxígeno (PaFi) < 300 mm Hg.

No obstante, se puede hacer una prueba de soporte no invasivo en pacientes seleccionados mediante un control estrecho y sin retardar la intubación si hay signos de fracaso o de no mejoría. Para esta prueba, hay unos criterios de inclusión que se deberían cumplir todos ellos para iniciarla:

- Estar estable hemodinámicamente (presión arterial media [PAM] > 65 mm Hg, diuresis > 0,5 mL/kg/h sin vasopresores).
- Estar alerta y colaborar.
- Tener capacidad de proteger vía aérea.
- No haber criterios de IOT urgente.

El soporte no invasivo de elección sería la terapia de alto flujo mediante cánulas nasales (ONAF). Es la modalidad que ha demostrado evitar intubación de forma significativa. Este efecto es máximo en pacientes con dificultad leve (PaFi 200-300) y moderada (PaFi 100-200); en la dificultad grave (PaFi menor de 100) no se indica la VMI. Se ha de iniciar ONAF a 50 L/min y aumentar a 60 L/min la FiO$_2$ para SatO$_2$ 90-92 %.

La VMNI (presión positiva con 2 niveles de presión [BiPAP] o presión positiva continua en la vía respiratoria [CPAP]) ha mostrado un alto índice de fracaso en el paciente hipoxémico puro.

PUNTOS CLAVE

- Posiblemente, la valoración respiratoria es la más importante en la exploración física del enfermo atendido por los profesionales de urgencias y emergencias.
- Consta de inspección, palpación, percusión y auscultación.
- Se ha de realizar evaluación craneocaudal.
- Es importante la detección precoz de la obstrucción de la vía aérea, ya sea parcial o completa.
- No hay que olvidar la evaluación de cuello.
- Se ha de evaluar el tórax, tanto visualmente como al tacto y a la auscultación.

- Es importante registrar la frecuencia respiratoria y la pulsioximetría (si se dispone de ella) siempre.
- Se ha de valorar el tipo de ventilación que presenta el paciente y la potencialmente mortal.
- La disnea es el síntoma principal en la patología respiratoria. Es fundamental valorar y tratar.
- Es vital reconocer los síntomas de fracaso respiratorio.
- Es importante conocer cuándo administrar oxígeno y mediante qué dispositivo hacerlo en una situación aguda de disnea.

BIBLIOGRAFÍA

Cook TM, El-Boghdadly K, McGuire B, McNarry AF, Patel A, Higgs A. Consensus guidelines for managing the airway in patients with COVID-19: Guidelines from the Difficult Airway Society, the Association of Anaesthetists the Intensive Care Society, the Faculty of Intensive Care Medicine and the Royal College of Anaesthetists. Anaesthesia. 2020 Jun;75(6):785-799.

De Castro S, Arellano JL. Manual de Patología General. Patología General. Barcelona: Elsevier-Masson; 2008.

González JAN, Romero PD, Remartínez SG, Lucena MJ. Protocolo diagnóstico y terapéutico de la disnea-insuficiencia respiratoria. Medicine. 2015;11(88):5274-9.

Julián Jiménez A. Manual de Protocolos y Actuación en URGENCIAS, 4ª ed. Complejo Hospitalario de Toledo. Sanidad y Ediciones SL (SANED); 2014.

Nicolás J, Ruiz J, Jiménez X, Net A. Enfermo crítico y emergencias. Barcelona: Elsevier; 2011.

Rama Merchán JC, Cruz González I, Martín Moreiras J, Pabón Osuna P, Martín Luengo C. Protocolo diagnóstico de la disnea aguda. Medicine. 2013;11(35):2157-61.

Insuficiencia respiratoria aguda

12

B. Pérez Núñez

OBJETIVOS

- Aprender los criterios gasométricos de la insuficiencia respiratoria aguda (IRA).
- Conocer los criterios de derivación en la IRA.
- Identificar la etiología, así como conocer signos, síntomas, diagnóstico y tratamiento de la IRA.
- Adquirir los conocimientos necesarios para clasificar los diferentes tipos de IRA.

INTRODUCCIÓN

La función principal del aparato respiratorio es garantizar el aporte de oxígeno necesario para el metabolismo celular y eliminar dióxido de carbono producido por este proceso. Este intercambio de gases se realiza correctamente cuando sus presiones parciales en sangre arterial son adecuadas:

- Presión arterial de oxígeno (PaO_2): 80-100 mm Hg.
- Presión parcial de dióxido de carbono ($PaCO_2$): 35-45 mm Hg.

El proceso de la respiración puede dividirse en 4 etapas:

- Ventilación alveolar: entrada y salida de aire entre la atmósfera y los alvéolos pulmonares.
- Difusión: de oxígeno y dióxido de carbono entre los alvéolos y la sangre.
- Transporte: de oxígeno y dióxido de carbono en la sangre y líquidos corporales y viceversa.
- Regulación: de la ventilación y otros procesos de la respiración.

La respiración se realiza casi por completo por el movimiento inspiratorio del diafragma, que, durante la inspiración, tira las superficies pulmonares inferiores hacia abajo. En la espiración, el diafragma se relaja y el retroceso elástico de los pulmones, la pared torácica y las estructuras abdominales comprimen los pulmones.

- Son músculos elevadores de la caja costal: esternocleidomastoideo y serratos externos.
- Son músculos espiratorios: rectos abdominales e intercostales internos.

DEFINICIONES

La insuficiencia respiratoria aguda es el fracaso del aparato respiratorio en su función de intercambio gaseoso necesario para la actividad metabólica del organismo.

Así, se asume que una persona en reposo, vigil y que respira aire ambiente a nivel del mar tiene IRA si se obtiene los siguientes valores en la gasometría arterial:

- PaO_2 < 60 mm Hg.
- PCO_2 > 49 mm Hg.

 La IRA no es un diagnóstico clínico, es un criterio gasométrico.

La hipoxemia es la disminución de la PaO_2 por debajo de su nivel normal. Variará con la edad y la posición del sujeto, pero se admite como normal si es mayor de 80 mm Hg. Se puede calcular mediante la siguiente fórmula:

PaO_2 = 109 - (0,43 × edad).

La hipoxia se produce cuando la llegada de oxígeno a los tejidos es insuficiente.

CLASIFICACIÓN Y CAUSAS

La insuficiencia respiratoria se clasifica (**Tabla 12-1**):

- Según gases arteriales:
    - Parcial o tipo 1: hipoxemia con una $PaCO_2$ disminuida.
    - Global o tipo 2: hipoxemia con normocapnia o hipercapnia.
- Según la velocidad de instauración:
    - Aguda en pulmón sano.

– Aguda sobre una insuficiencia crónica.
• Crónica: pulmón con déficit anatómico y funcional.

MECANISMOS DE HIPOXEMIA

Los mecanismos de la hipoxemia pueden ser intrapulmonares y extrapulmonares.

Mecanismos intrapulmonares

Así mismo, los mecanismos intrapulmonares distinguen entre:

• *Shunt* intrapulmonar o cortocircuito: parte de la sangre llega al circuito arterial sin haber pasado por regiones ventiladas del pulmón. Las unidades alveolares no están ventiladas, por lo que el aporte de oxígeno corregirá poco la situación de hipoxemia.
  – Relleno alveolar por edema o exudados.
  – Colapso alveolar.

 El intrapulmonar es el mecanismo más importante de hipoxemia en el síndrome de dificultad respiratoria aguda (SDRA), atelectasias y neumonía.

• Desequilibrio V_A/Q (ventilación/perfusión): es el mecanismo de hipoxemia más frecuente en la práctica clínica. El cociente V_A/Q expresa la relación entre áreas ventiladas y perfundidas del pulmón:
  – Aumento de la dispersión de la distribución de la ventilación y la perfusión.
  – Unidades alveolares con cociente V_A/Q bajos (Q < 1).

 El desequilibrio VA /Q es el principal mecanismo de hipoxemia en la EPOC y el asma durante las reagudizaciones.

Alteraciones de la difusión: situación en la que las unidades alveolares están correctamente ventiladas, pero falla la perfusión.

 Ejemplo de ello puede ser un tromboembolismo pulmonar (TEP), por trastorno de la coagulación o un edema agudo de pulmón (EAP), por estar el intersticio ocupado por líquido. Aquí el cociente VA /Q será alto (Q > 1).

Mecanismos extrapulmonares

Entre los mecanismos extrapulmonares destacan:

• Hipoventilación alveolar: puede presentarse en el pulmón sano. Un descenso de la PaO_2 es equivalente a un aumento de la $PaCO_2$. Son ejemplos:
  – Intoxicación por fármacos neurodepresores.
  – Patologías del sistema nervioso central.
  – Fatiga muscular respiratoria.
• Disminución de la fracción inspirada de oxígeno (FiO_2) ambiental.
• Disminución del gasto cardíaco.
• Disminución de la concentración de hemoglobina.

MANIFESTACIONES CLÍNICAS DE LA INSUFICIENCIA RESPIRATORIA

Las manifestaciones clínicas de la insuficiencia respiratoria son:

• Respiratorias:
  – Disnea:
    ▪ Es un síntoma subjetivo.
    ▪ No se relaciona directamente con el grado de insuficiencia respiratoria.
    ▪ No se mide con una gasometría ni una pulsioximetría.
  – Taquipnea. Incremento precoz de la frecuencia respiratoria.
  – Aumento del volumen minuto.
  – Aleteo nasal.
  – Tiraje intercostal y uso de musculatura accesoria.
  – Incoordinación toracoabdominal.
  – Auscultación pulmonar patológica.

Tabla 12-1. Clasificación y causas de insuficiencia respiratoria aguda

Insuficiencia respiratoria			
Hipercápnica		**No hipercápnica**	
Pulmón sano	**Pulmón patológico**	**Enfermedades crónicas**	**Enfermedades agudas**
			Localizadas / Difusas
• Intoxicación por sedantes	• EPOC	• EPOC	• Neumonías (Localizadas) • SDRA (Difusas)
• Enfermedades neuromusculares	• AGA	• Asma	• Atelectasias (Localizadas) • EAP cardiogénico (Difusas)
• Enfermedad de la caja torácica		• Bronquiectasias	• TEP (Localizadas)
• SAHS		• Enfermedades intersticiales	
• Obstrucción de la VA			

AGA: agudización del asma grave; EPOC: enfermedad pulmonar obstructiva crónica; SAHS: síndrome de apnea e hipopnea del sueño; SDRA: síndrome de dificultad respiratoria aguda; TEP: tromboembolismo pulmonar; VA: vía aérea.

La cianosis no es un signo precoz de hipoxia, ya que no aparece hasta que la saturación de oxígeno arterial es < 85 %. Puede estar ausente debido a anemia o incrementar su presencia en la poliglobulia.

- Hemodinámicas:
  - Taquicardia o bradicardia.
  - Hipertensión o hipotensión arterial.

- Oliguria.
- Arritmias.
- Sobrecarga del ventrículo derecho.
- Neurológicas:
  - Inquietud, ansiedad, irritabilidad.
  - Somnolencia, confusión, agitación.
  - Encefalopatía hipercápnica.
  - Convulsiones.
  - Coma.

 PUNTOS CLAVE

- Hay que recordar que la IRA es un concepto exclusivamente gasométrico.
- Es importante entender los diferentes mecanismos de hipoxemia que pueden provocar la IRA.

- Es fundamental conocer los diferentes signos y síntomas de la IRA para instaurar el tratamiento adecuado lo más pronto posible.

BIBLIOGRAFÍA

Arnedillo Muñoz A, García Polo C, García Jiménez J. Valoración del paciente con insuficiencia respiratoria aguda y crónica. Barcelona: Sangre. 2009;16:20-8.

Insuficiencia respiratoria. En: Rozman C, editor. Medicina interna. Barcelona: Harcourt, 2000; p. 827-840.

Nicolás JM, Ruiz J, Jiménez X, Net À. Enfermo crítico y emergencias. Barcelona: Elsevier; 2020.

Enfermedad pulmonar obstructiva crónica

13

B. Pérez Núñez

OBJETIVOS

- Identificar los fenotipos existentes en la enfermedad pulmonar obstructiva crónica (EPOC).
- Reconocer los signos y síntomas de la reagudización de la EPOC.
- Conocer los diferentes tratamientos para la enfermedad.
- Identificar los signos de alarma y gravedad en la reagudización de la enfermedad.
- Adquirir los conocimientos necesarios para derivar al paciente al centro adecuado.

INTRODUCCIÓN

La enfermedad pulmonar obstructiva crónica (EPOC) es una enfermedad tratable y prevenible que se caracteriza por la presencia de síntomas respiratorios persistentes y limitación del flujo aéreo debido a alteraciones alveolares y/o de las vías aéreas, generalmente causados por exposición significativa a gases o partículas nocivas. Se trata de una enfermedad infradiagnosticada y con una elevada morbimortalidad, y supone un problema de salud pública de gran magnitud. Representa un elevado coste sanitario y constituye la cuarta causa de muerte en los países desarrollados.

Los síntomas principales son la disnea, la tos y la expectoración.

Su presentación clínica es muy heterogénea, y dentro de lo que hoy se denomina EPOC se pueden definir diversas formas clínicas o fenotipos con repercusión clínica, pronóstica y terapéutica.

 Aunque la EPOC no es una enfermedad curable, la deshabituación tabáquica es la medida más eficaz para prevenirla y frenar su progresión.

A partir de una iniciativa de la Sociedad Española de Neumología y Cirugía Torácica, juntamente con sociedades científicas implicadas en la atención del paciente con EPOC y el Foro Español de Pacientes, se creó en 2012 la primera Guía Española del EPOC (GesEPOC). En 2021 se realizó la última revisión. GesEPOC propone una evaluación en 4 pasos:

- Diagnóstico de EPOC y medidas generales.
- Estratificación del riesgo.
- Selección del tratamiento inhalado según los síntomas y el fenotipo clínico.
- Identificación y abordaje de los rasgos tratables.

DIAGNÓSTICO

Hay sospecha diagnóstica en paciente fumador o exfumador de > 10 paquetes-año o en paciente con una exposición crónica a tóxicos inhalados que presenta síntomas respiratorios. Es necesario cumplir 3 criterios: exposición previa a factores de riesgo, síntomas respiratorios y obstrucción en la espirometría posbroncodilatación.

ESTRATIFICACIÓN DEL RIESGO

La estratificación del riesgo según GesEPOC se reduce a 2 niveles: bajo y alto. Los factores considerados para la evaluación del riesgo son el grado de obstrucción medio por el volumen espiratorio forzado (FEV) (%) posbroncodilatdor, el grado de disnea medido por la escala modificada de la Medical Research Council (mMRC) y la historia de agudizaciones durante el año previo (**Fig. 13-1**).

La gravedad basal en la EPOC se basa en la clasificación del estadio de la enfermedad según la *Global Initiative for Chronic Obstructive Lung Disease* (GOLD) (2022):

- GOLD 1: $FEV_1 \geq 80\%$ teórico.
- GOLD 2: $50\% \leq FEV_1 < 80\%$ teórico.
- GOLD 3: $30\% \leq FEV_1 < 50\%$ teórico.
- GOLD 4: $FEV_1 < 30\%$.

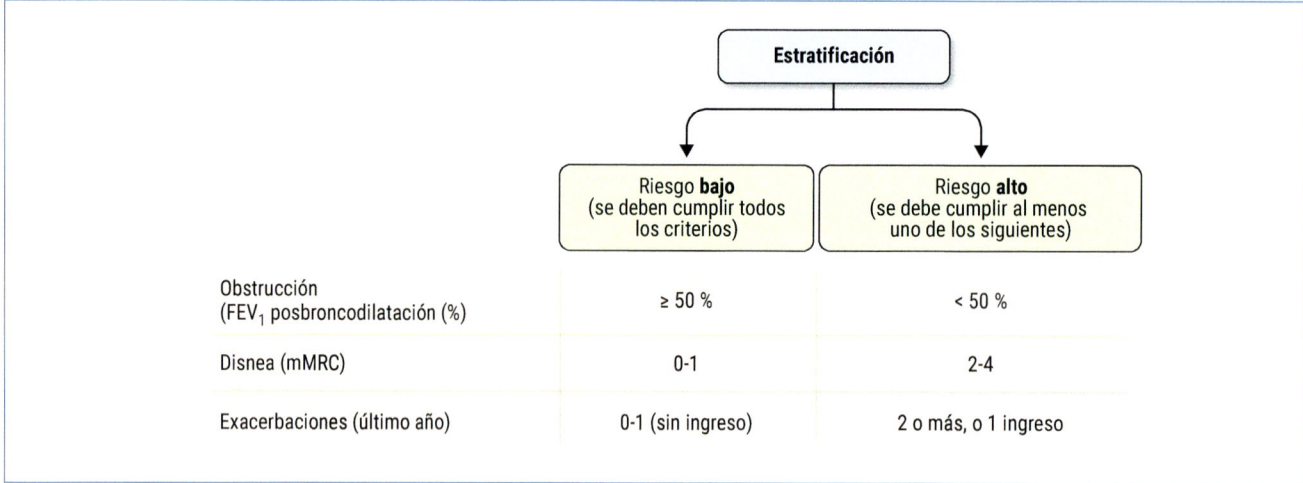

Figura 13-1. Estratificación del riesgo de pacientes con EPOC. Adapatada de: Miravitlles M, Calle M, Molina J, Almagro P, Gómez J-T, Trigueros JA, et al. Actualización 2021 de la Guía Española de la EPOC (GesEPOC). Tratamiento farmacológico de la EPOC estable. Arch Bronconeumol. 2022;58(1):69-81. FEV_1: volumen espirado forzado en el primer segundo; mMRC: escala modificada del British Medical Research Council.

A estos estadios se asocian parámetros de disnea basal mediante Cuestionario British Medical Reseach Council modificado (mMRC) o agudizaciones, que quedan como se explica en la **tabla 13-1**.

ELECCIÓN DEL TRATAMIENTO INHALADO

Los objetivos generales son: reducir los síntomas, disminuir las reagudizaciones y su gravedad y mejorar la calidad de vida y la supervivencia.

Tratamiento inhalado en el paciente de bajo riesgo

El tratamiento inhalado en el paciente de bajo riesgo consiste en broncodilatadores de larga duración (BDLD), ya sean beta-2 adrenérgicos (LABA) o anticolinérgicos (LAMA), como el salmeterol y el glicopirronio.

En ocasiones, con síntomas leves o intermitentes, se puede administrar broncodilatadores de corta duración (BDCD), ya sean anticolinérgicos (SAMA) o beta-2 agonistas de acción corta (SABA), como el bromuro de ipratropio y el salbutamol.

Puede ser necesario combinar varios y doble terapia broncodilatadora.

Tratamiento inhalado en el paciente de alto riesgo

La guía GesEPOC 2021 reconoce 3 fenotipos en el esquema del tratamiento:

- Fenotipo no agudizador. Presenta como máximo una agudización el año previo sin requerir atención en el hospital. Su tratamiento inicial es la doble broncodilatación (combinación LAMA/LABA).
- Fenotipo agudizador eosinofílico. Más de 300 eosinófilos/mm^3 en sangre. Presenta en el año previo 2 o más agudizaciones ambulatorias o 1 o más agudizaciones graves que deriven en el hospital. El tratamiento es con triple terapia (corticoesteroides inhalados [CI] LABA/LAMA).
- Fenotipo agudizador no eosinofílico. Cumple los criterios del fenotipo agudizador, pero su nivel es menor de 300 eosinófilos/mm^3. El tratamiento varía dependiendo si el número se acerca a 100 o a 300 eosinófilos/mm^3. Si el paciente sufre agudizaciones a pesar del tratamiento, se debe investigar la presencia de rasgos tratables (disnea, déficit de alfa-1-antitripsina, enfisema grave e hiperinsuflación, hipertensión pulmonar, hipercapnia crónica, bronquitis crónica, bronquiectasias o infección bronquial crónica).

Tabla 13-1. Escala de valoración de la disnea del MRC modificada

Escala de valoración de la disnea del MRC modificada	
Marcar el recuadro que proceda en su caso (solo un recuadro) (grados 0-4)	
Grado 0 de mMRC. Tan solo me falta el aire al realizar ejercicio intenso	•
Grado 1 de mMRC. Me falta el aire al andar deprisa en llano, o al andar subiendo una pendiente poco pronunciada	•
Grado 2 de mMRC. No puedo mantener el paso de otras personas de mi misma edad en llano o tengo que detenerme para respirar al andar en llano a mi propio paso	•
Grado 3 de mMRC. Me detengo para respirar después de andar unos 100 metros o después de andar pocos minutos de llano	•
Grado 4 de m MRC. Tengo demasiada dificultad respiratoria para salir de casa o me cuesta respirar al vestirme o desvestirme	•

mMRC: escala modificada del Medical Research Council.
*Fletcher CM. Standardized Questionaries on Respiratory Symptoms. Br Med J. 1960 Dec 3;2(5213):1665. PMCID: PMC2098438.

EPOC Y COVID

La infección por el virus SARS-CoV-2 puede poner a un paciente con EPOC en mayor riesgo de complicaciones, incluidas exacerbaciones y hospitalización. Una revisión sistemática y un metaanálisis analizaron la prevalencia, la gravedad y la mortalidad asociadas a la EPOC en pacientes con COVID-19. Aunque solo el 2 % de los pacientes también tenían EPOC, concluyeron que los pacientes con esta enfermedad (sin diferenciación de la gravedad de esta) tienen mayor riesgo de gravedad y mortalidad si se infectan de COVID-19 en comparación con los pacientes sin EPOC. En cuanto al tratamiento, no hay evidencia de que ninguno sea un factor de riesgo o protector frente a la infección, por lo que tanto los tratamientos orales o inhalados se deben mantener igual que antes de la pandemia (**Tabla 13-2**).

> **!** Las teofilinas han quedado relegadas a tratamiento de tercera línea, dada la limitada eficacia clínica y su estrecho margen terapéutico. Se usan en pacientes de alto riesgo si persisten con disnea después del tratamiento con doble terapia broncodilatadora. La toxicidad de estas depende de la dosis. Hay que controlar regularmente la concentración plasmática y tienen bastantes interacciones.

COMORBILIDADES

Los pacientes con EPOC presentan, con frecuencia, efectos extrapulmonares, como pérdida no intencionada de peso, miopatía y un aumento de los parámetros de inflamación sistémica. También presentan un aumento de enfermedades crónicas asociadas, conocidas como comorbilidades, entendidas como la presencia de una o varias enfermedades reconocidas que coexisten con la patología de interés, en este caso, la EPOC.

Las exacerbaciones de la EPOC se deben diferenciar clínicamente de otros episodios como el síndrome coronario agudo, la insuficiencia cardíaca descompensada, la neumonía y la embolia pulmonar (**Tabla 13-3**).

AGUDIZACIÓN DE LA EPOC

La agudización de la EPOC consiste en un episodio agudo de inestabilidad clínica que acontece en el curso natural de la enfermedad y se caracteriza por un empeoramiento mantenido de los síntomas respiratorios que va más allá de sus variaciones diarias y que lleva al empleo de medicación adicional.

Las exacerbaciones de la EPOC son episodios importantes en el manejo de la enfermedad, ya que influyen negativamente en el estado de salud, las tasas de hospitalización y de reingreso y la progresión de la enfermedad. Las exacerbaciones son episodios complejos que suelen asociarse a un aumento de la inflamación de las vías aéreas, un aumento de la producción de moco y un notable atrapamiento aéreo. Estos cambios contribuyen a aumentar la disnea, que es el síntoma clave en una exacerbación. Otros síntomas son el aumento de purulencia y volumen del esputo e incremento de tos y sibilancias. Las exacerbaciones que incrementan su medicación habitual, se pueden dividir en:

- Leves, tratadas con BD de acción corta.
- Moderadas, tratadas con BD de acción corta, antibióticos y/o corticoesteroides orales.
- Graves. Los pacientes requieren ir a urgencias y suelen asociarse a insuficiencia respiratoria aguda (IRA).

Etiología de la agudización

Aproximadamente, en un tercio de los casos, la etiología no se llega a conocer. En el 50-70 % de las ocasiones, la causa de la exacerbación es la infección del árbol traqueobronquial. Se ha descrito que hasta en el 25 % existe coinfección por bacterias y virus en pacientes hospitalizados, lo que sugiere susceptibilidad a la infección bacteriana tras el proceso viral. La contaminación ambiental puede ser la causante del 5-10 % de las exacerbaciones.

- Virus (30 % de las causas infecciosas) (rinovirus, *influenzae, parainfluenzae,* coronavirus, adenovirus, VRS).
- Bacterias (*Streptococcus pneumoniae, Haemophilus influenzae, Moraxella catarrhalis, Pseudomonas aeruginosa*).

Tabla 13-2. Nivel de intervención asistencial según el nivel de riesgo

Nivel de riesgo	
Bajo riesgo	**Alto riesgo**
Deshabituación tabáquica Educación terapéutica Actividad física regular Vacunación antigripal y antineumocócica Broncodilatadores Tratamiento de la comorbilidad	Añadir a lo anterior: • Tratamiento farmacológico según fenotipo • Rehabilitación respiratoria • Oxígeno domiciliario • VMNI

VMNI: ventilación mecánica no invasiva.

Tabla 13-3. Comorbilidades habituales en la EPOC

Comorbilidades asociadas a la EPOC
Cardiopatía isquémica
Insuficiencia cardíaca
Arritmias
Hipertensión pulmonar
Cáncer de pulmón
Osteoporosis
Miopatía
Caquexia
Glaucoma/cataratas
Trastornos psicológicos (ansiedad y depresión)
Deterioro cognitivo
Hipertensión arterial
Diabetes *mellitus*
Enfermedad tromboembólica

EPOC: enfermedad pulmonar obstructiva crónica.

Tabla 13-4. Derivación hospitalaria

Indicaciones para derivación hospitalaria

Aparición súbita de disnea en reposo, taquipnea, disminución de SpO$_2$, confusión, somnolencia

Insuficiencia respiratoria aguda

Aparición de cianosis y/o edemas

Tratamiento médico inicial ineficaz ante una exacerbación

Presencia de comorbilidades graves

Apoyo familiar o social insuficiente

Descartar otras enfermedades (NEH, TEP, ICC, neumotórax, etc.)

ICC: insuficiencia cardíaca congestiva; NEH: neumonía extrahospitalaria; TEP: tromboembolismo pulmonar.

- Microorganismo atípicos *(Chlamydia pneumoniae, Mycoplasma pneumoniae).*
- Otros: betabloqueantes, depresores del sistema nervioso central (SNC) y oxígeno en altas concentraciones.

 El diagnóstico diferencial de una exacerbación de EPOC se hace con neumonía, neumotórax, derrame pleural, embolia pulmonar, edema pulmonar de etiología cardíaca, arritmias cardíacas-fibrilación auricular (FA)/aleteo auricular.

Derivación

Según la GOLD en su revisión de 2022 y teniendo en cuenta que la presentación clínica de la exacerbación de la EPOC es heterogénea, la clasificación de los pacientes que son derivados al hospital debería ser la siguiente (**Tabla 13-4**):

- Ausencia de insuficiencia respiratoria:
  - Frecuencia respiratoria (FR) 20-30 rpm.
  - No se utiliza la musculatura respiratoria accesoria.
  - No hay cambios en el estado mental.
  - La hipoxemia mejora con oxigenoterapia administrada mediante máscara tipo Venturi con fracción inspiratoria de oxígeno en el aire inspirado (FiO$_2$) del 28-35 %.
  - No hay hipercapnia.
- Insuficiencia respiratoria aguda sin peligro para la vida:
  - FR > 30 rpm.
  - Uso de musculatura respiratoria accesoria.
  - No hay cambios en el estado mental.
  - La FiO$_2$ mejora con oxigenoterapia administrada mediante máscara tipo Venturi con FiO$_2$ del 25-30 %.
  - Aparición de hipercapnia en comparación con el valor basal o elevación a 50-60 mm Hg.
- Insuficiencia respiratoria aguda con peligro para la vida:
  - FR > 30 rpm.
  - Uso de músculos respiratorios accesorios.
  - Cambios agudos del estado mental.
  - La hipoxemia no mejora con una FiO$_2$ > 40 %.
  - Hipercapnia respecto al valor basal o elevación por encima de 60 mm o acidosis (pH ≤ 7,25).

Tratamiento

Los objetivos del tratamiento son reducir al mínimo la repercusión negativa de la exacerbación actual y prevenir la aparición de nuevos episodios. Más del 80 % de las exacerbaciones se tratan de forma ambulatoria con empleo de broncodilatadores, corticoesteroides y antibióticos.

El manejo en urgencias de la EPOC reagudizada incluye analítica, gasometría arterial y radiografía de tórax. Si hay signos de infección, será necesario cultivar esputo y obtener hemocultivos en sangre.

Las tres clases de medicación más utilizadas en las exacerbaciones de la EPOC (además de oxígeno) son los broncodilatadores, los antibióticos y los corticoesteroides:

- **Oxigenoterapia:** una idea preconcebida acerca del tratamiento es que la administración de oxígeno suplementario disminuye el estímulo respiratorio por la corrección de la hipoxemia. Estos enfermos crónicos empeoran su hipoxemia durante la exacerbación, de modo que evitar un suministro adecuado de oxígeno puede ser un error fatal. La hipercapnia producida es consecuencia de un empeoramiento de la ventilación/perfusión.

 Se debe lograr una SpO$_2$ del 88-92 %, equivalente a ± PaO$_2$ 60 mm Hg.

- **Broncodilatadores:** en la agudización de la EPOC, de cualquier intensidad, la principal intervención consiste en la optimización de la broncodilatación, aumentando la dosis y/o la frecuencia de los broncodilatadores (evidencia alta, recomendación fuerte a favor).
  - Fármacos de acción corta y rápida como los agonistas beta-2 adrenérgicos (salbutamol y terbutalina).
  - Se deben añadir al tratamiento, si fuera necesario, los anticolinérgicos de acción corta (ipratropio) (evidencia baja, recomendación fuerte a favor).
  - Las dosis recomendadas en caso de la nebulización serán: salbutamol 2,5-10 mg y/o bromuro de ipratropio 500 µg-1 g (en pauta cada 6-8 horas). En caso de falta de respuesta, se podrá repetir dosis a los 20-30 minutos.
  - Se pueden utilizar cámaras de inhalación o nebulizadores al aire cuando sea necesario.

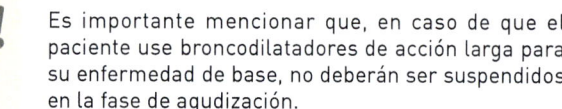 Es importante mencionar que, en caso de que el paciente use broncodilatadores de acción larga para su enfermedad de base, no deberán ser suspendidos en la fase de agudización.

- **Corticoides sistémicos:** como parte del tratamiento inicial en agudizaciones moderadas, graves o muy graves. Hidrocortisona 100-300 mg i.v. o metilprednisolona en dosis inicial 0,5-1 mg/kg en bolo intravenoso; repetir si persiste en 30 minutos y, posteriormente, en pauta cada 6-8 horas 0,4-0,6 mg/kg.
- **Antibioticoterapia:** no se recomienda su uso de manera indiscriminada en todas las agudizaciones. Se reserva su

recomendación en caso de pacientes ingresados en unidad de cuidados intensivos, con ventilación mecánica invasiva (VMI) o no invasiva (VMNI). Para pacientes con manejo ambulatorio o en hospitalizados, se considera en aquellos que presenten cambios en el color del esputo sugerentes de purulencia, como expresión de infección (es el criterio de mayor significado, entre los criterios de Anthonisen).

- **Teofilinas:** actualmente las guías de práctica clínica no las recomiendan en las exacerbaciones agudas (tienen más efectos adversos que beneficios).

Por otro lado, se debe optimizar el tratamiento de la comorbilidad. En la EPOC es frecuente la coexistencia de distintas comorbilidades como hipertensión arterial, cardiopatía isquémica, arritmias, insuficiencia cardíaca y diabetes. Y, además, es importante supervisar el equilibrio de líquidos y considerar el uso de heparina de bajo peso molecular para la profilaxis tromboembólica.

Soporte ventilatorio

Algunos pacientes precisan de apoyo ventilatorio durante la exacerbación de su EPOC, ya sea de forma invasiva (mediante intubación orotraqueal [IOT]) o no invasiva (VMNI). En la actualidad, se prefiere el uso de VMNI como forma de soporte ventilatorio para tratar la insuficiencia respiratoria en la exacerbación aguda de la EPOC.

Terapia nasal de alto flujo

Respecto a la terapia nasal de alto flujo (HFNT), administra mezclas de aire y oxígeno calentadas y humidificadas a través de dispositivos especiales a velocidades de hasta 60 L/min en adultos. La HFNT se ha asociado a disminución de la frecuencia y a esfuerzo respiratorio, mejor intercambio de gases y mejor volumen pulmonar. Estos beneficios fisiológicos mejoran la oxigenación y los resultados clínicos en pacientes con insuficiencia respiratoria hipoxémica aguda. Aunque parece que también mejoran los resultados clínicos en pacientes con hipercapnia aguda durante una exacerbación aguda, hacen falta ensayos multicéntricos bien diseñados, prospectivos, aleatorizados y controlados para estudiar los efectos en los pacientes EPOC con insuficiencia respiratoria hipercápnica aguda o crónica.

Ventilación mecánica no invasiva

Actualmente, la VMNI es pilar fundamental del tratamiento de una exacerbación aguda de la EPOC que cumpla, al menos, una de las siguientes características:

- Acidosis.
- Disnea grave que sugiere fatiga de los músculos respiratorios, un aumento del trabajo respiratorio o ambos.
- Hipoxemia persistente a pesar de la oxigenoterapia.

Se deben utilizar ventiladores que permitan una adecuada sincronía enfermo-ventilador e interfases tipo máscaras nasal-oral o máscara facial completa. Se recomienda el uso de presión positiva con dos niveles de presión (BiPAP) sobre la presión positiva continua en la vía respiratoria (CPAP), ya que se logra disminuir de una forma más significativa el esfuerzo inspiratorio y mejorar la sincronía. Los valores habituales de inicio son presión positiva inspiratoria de vía aérea (IPAP) de 10-16 mm Hg y una presión positiva espiratoria en vía aérea (EPAP) de 4 mm Hg, *trigger* con máxima sensibilidad y rampas rápidas.

Ventilación mecánica invasiva

Cuando el enfermo se ve abocado a un fracaso respiratorio (esté siendo tratado con VMNI o no), se deberá proceder a la ventilación invasiva. Al igual que en el paciente asmático, se deben tener en cuenta 2 complicaciones potenciales:

- Hipotensión: por la propia sedación y la hiperinsuflación dinámica (PEEPi). Esta hiperinsuflación disminuye el retorno venoso, el gasto cardíaco y la presión arterial (hay que asegurar una buena volemia pre-IOT y titular muy bien los agentes anestésicos).
- Alcalosis intensa (respiratoria y metabólica). Puede ser consecuencia de hiperventilación durante la ventilación manual y durante los primeros minutos, de la retención de bicarbonato compensatorio previo de estos enfermos y la disminución del CO_2 corporal derivada de la sedación (hay que aplicar un volumen corriente similar al previo del enfermo). Para evitar esta hiperinsuflación dinámica de los pulmones se ventila en volumen control, con volúmenes corrientes de 4-6 mL/kg, frecuencias respiratorias de 10-14 resp/min y tiempo espiratorio alargado (para permitir espirar el máximo de unidades alveolares).

PUNTOS CLAVE

- Es importante identificar el riesgo vital en las reagudizaciones de los diferentes fenotipos de la enfermedad.
- Debido a las diferentes comorbilidades, el paciente con EPOC, a menudo, se comporta de forma compleja en el tratamiento de la reagudización.

- Los broncodilatadores son el pilar del tratamiento de la enfermedad de la EPOC.
- La VMNI es clave en la reagudización grave de la enfermedad, ya que disminuye la necesidad de VMI y acorta los días de ingreso.

BIBLIOGRAFÍA

GOLD. Global Initiative for Chronic Obstructive. Glob Obstr Lung Disease [Internet]. 2022 https://goldcopd.org/wp-content/uploads/2022/01/GuiasGOLD2022_XXXXXv2_ES-Pocket.pdf

Miravitlles M, Calle M, Molina J, Almagro P, Gómez J-T, Trigueros JA, et al. Actualización 2021 de la Guía Española de la EPOC (GesEPOC). Tratamiento farmacológico de la EPOC estable. Archivos de Bronconeumología. 2022;58(1):69-81.

Soler-Cataluña JJ, Piñera P, Trigueros JA, Calle M, Casanova C, Cosío BG, et al. Spanish COPD Guidelines (GesEPOC) 2021 Update Diagnosis and Treatment of COPD Exacerbation Syndrome. Arch Bronconeumol. 2022 Feb;58(2):159-70.

Asma

14

B. Pérez Núñez

OBJETIVOS

- Adquirir los conocimientos necesarios para realizar una buena anamnesis del paciente.
- Aprender los factores de riesgo de padecer una crisis de asma.
- Identificar los signos y síntomas de la crisis de asma en sus diferentes grados.
- Reconocer los tratamientos actuales en la crisis de asma.

INTRODUCCIÓN

Se podría definir el asma (a partir de las definiciones facilitadas *Global Initiative for Asthma* [GINA] y la *Guía Española para el Manejo del Asma* [GEMA]) como una enfermedad inflamatoria crónica de las vías respiratorias que cursa con hiperrespuesta bronquial y una obstrucción variable del flujo aéreo total o parcialmente reversible, sea por la acción del tratamiento o de forma espontánea. En la actualidad, el asma incluye diversos fenotipos clínico-infamatorios, por lo que se considera más un síndrome que una enfermedad.

EXACERBACIONES

A partir del documento de consenso para el manejo del paciente asmático en urgencias de Piñera Salmerón P, *et al.* (Emergencias. 2018;30:268-277), se pueden definir diferentes tipos de exacerbaciones:

- Leve. Ligero aumento de los síntomas asmáticos o episodio que precisa administración de medicación de alivio. La frecuencia respiratoria está aumentada.
- Moderada. Incremento de los síntomas asmáticos que requiere un aumento temporal del tratamiento, pero sin necesidad de administrar glucocorticoides parenterales (GCP). La frecuencia respiratoria es > 20-30 rpm.
- Grave. Cualquier incremento importante de los síntomas asmáticos que precise GCP u hospitalización.
- Con riesgo vital. Episodio muy grave de la enfermedad que precisa intubación orotraqueal (IOT) con ventilación mecánica, o bien cursa con hipercapnia (> 50 mm Hg) o acidosis (pH < 7,3).

DIAGNÓSTICO

El diagnóstico de asma se debe considerar ante síntomas y signos clínicos característicos como disnea, tos, sibilancias y opresión torácica. Estos son habitualmente variables, de predominio nocturno o de madrugada, y están provocados por diferentes desencadenantes (infecciones víricas, alérgenos, humo del tabaco, ejercicio, etc.). Las variaciones estacionales y los antecedentes familiares y personales de atopia son aspectos importantes que hay que considerar. Ninguno de estos síntomas y signos es específico de asma, de ahí la necesidad de incorporar alguna prueba objetiva diagnóstica, habitualmente pruebas funcionales respiratorias, de entre las cuales la espirometría es la prueba diagnóstica de primera elección (**Tabla 14-1**).

ANAMNESIS

Es importante, ante una exacerbación, realizar una breve historia clínica y un examen físico, todo ello sin retrasar el tratamiento del paciente (**Tabla 14-2**). Consistiría en conocer:

- La causa del inicio de los síntomas.
- La gravedad.
- La presencia de anafilaxia.
- Los factores de riesgo de mortalidad.
- La medicación que ha tomado.

PRUEBAS COMPLEMENTARIAS

Entre las pruebas complementarias destacan.

- Medición de oxígeno mediante pulsioximetría. En niños, una saturación de oxígeno (SpO_2) < 92 % puede indicar necesidad de hospitalización.
- Radiografía de tórax si hay que descartar proceso infeccioso o neumotórax.
- Electrocardiograma si hay sospecha de arritmia.
- Analítica.
- Gasometría si la SpO_2 persiste < 90 % a pesar del aporte de oxígeno.

TRATAMIENTO

El tratamiento con una dosis única de 2 gramos de sulfato de magnesio ($MgSO_4$) en perfusión está recomendado en los pacientes con obstrucción muy grave, puesto que reduce el riesgo de hospitalización.

La ventilación mecánica no invasiva puede emplearse en caso de insuficiencia respiratoria resistente al tratamiento y ante signos de exacerbación grave, pese a la administración

Tabla 14-1. Diagnóstico diferencial entre asma y EPOC

	Asma	EPOC
Edad de inicio	A cualquier edad	Después de los 40 años
Tabaquismo	Indiferente	Siempre
Presencia de atopia	Frecuente	Infrecuente
Antecedentes familiares	Frecuentes	No valorable
Variabilidad de los síntomas	Sí	No
Reversibilidad de la obstrucción	Significativa	Suele ser menos significativa
Respuesta a glucocorticoides	Muy buena, casi siempre	Indeterminada o variable
	Otras patologías posibles	**Síntomas característicos**
Edad entre 15 y 40 años	• Disfunción de las cuerdas vocales • Hiperventilación • Cuerpo extraño inhalado • Fibrosis quística • Bronquiectasias • Enfermedad cardíaca congénita • Tromboembolismo pulmonar	• Disnea, estridor espiratorio • Desvanecimiento, parestesias • Síntomas de aparición brusca • Tos y moco excesivos • Infecciones recurrentes • Soplos cardíacos • Disnea de instauración brusca, dolor torácico
Edad mayor de 40 años	• Disfunción de las cuerdas vocales • Hiperventilación • Bronquiectasias • Enfermedad del parénquima pulmonar • Insuficiencia cardíaca • Tromboembolismo pulmonar	• Disnea, estridor espiratorio • Desvanecimiento, parestesias • Infecciones recurrentes • Disnea de esfuerzo, tos no productiva • Disnea de esfuerzo, síntomas nocturnos • Disnea de instauración brusca, dolor torácico

EPOC: enfermedad pulmonar obstructiva crónica. Adaptada de Plaza Moral V. GEMA (4.0). Guidelines for Asthma Management. Arch Bronconeumol. 2015;51 2015;51(Supl1):2-54.

Tabla 14-2. Factores de riesgo de padecer crisis vital de asma

Relacionados con las crisis de asma:

- Crisis actual de instauración rápida
- Crisis pasadas que motivaron consultas o ingresos
  - Múltiples consultas a los servicios de urgencias en el año previo
  - Hospitalizaciones frecuentes en el año previo
  - Episodios previos de ingreso en UCI, de intubación o de ventilación mecánica

Relacionados con la enfermedad asmática crónica y su adecuado control

- Ausencia de control periódico
- Abuso de agonista β2 adrenérgico de acción corta

Comorbilidad cardiovascular

Condiciones psicológicas, psiquiátricas y sociales que dificulten la adhesión al tratamiento: alexitimia, actitudes de negación, ansiedad, depresión, psicosis

Adaptada de Guía española para el manejo del asma [Internet]. Semg.es [consulta el 14 de noviembre de 2022]. Disponible en: https://www.semg.es/images/documentos/GEMA_5.0.pdf

de tratamiento, ya que hay evidencia de que mejora la obstrucción, la frecuencia respiratoria y la disnea.

ESTADO ASMÁTICO

El estado asmático (EA), también llamado asma aguda grave intratable, se define en función de la respuesta de la crisis al tratamiento: un paciente que no mejora significativamente, o que continúa empeorando, a pesar de estar recibiendo dosis óptimas del tratamiento anteriormente descrito. A nivel práctico, todos los pacientes que deben ser hospitalizados por crisis asmáticas graves presentan EA. (**Fig. 14-1**).

 El EA es una condición muy inestable y potencialmente mortal en unos pocos minutos. Las principales causas inmediatas de muerte son el neumotórax y el *shock* cardiogénico por taponamiento.

El tratamiento es el habitual de la exacerbación grave más, probablemente, ventilación mecánica invasiva.

Es habitual recurrir a la IOT. Con una expansión previa de la volemia para contrarrestar la hipotensión, una premedicación con midazolam, ketamina (efecto broncodilatador), atropina (para evitar laringoespasmo) y relajante muscular no despolarizante. La ventilación será con la frecuencia más baja posible para evitar la hiperinsuflación y dar tiempo a una espiración completa (patrón hipercápnico permisivo). Los parámetros ventilatorios se ajustan para reducir la hiperinsuflación dinámica de los pulmones, con frecuencias respiratorias y un volumen corriente bajos y alargamiento del tiempo espiratorio.

 Los enfermos asmáticos suelen responder rápidamente al tratamiento broncodilatador y antiinflamatorio, y en 24-48 horas el enfermo puede ser nuevamente evaluado con el fin de precisar la necesidad de continuar o no la ventilación mecánica invasiva (VMI).

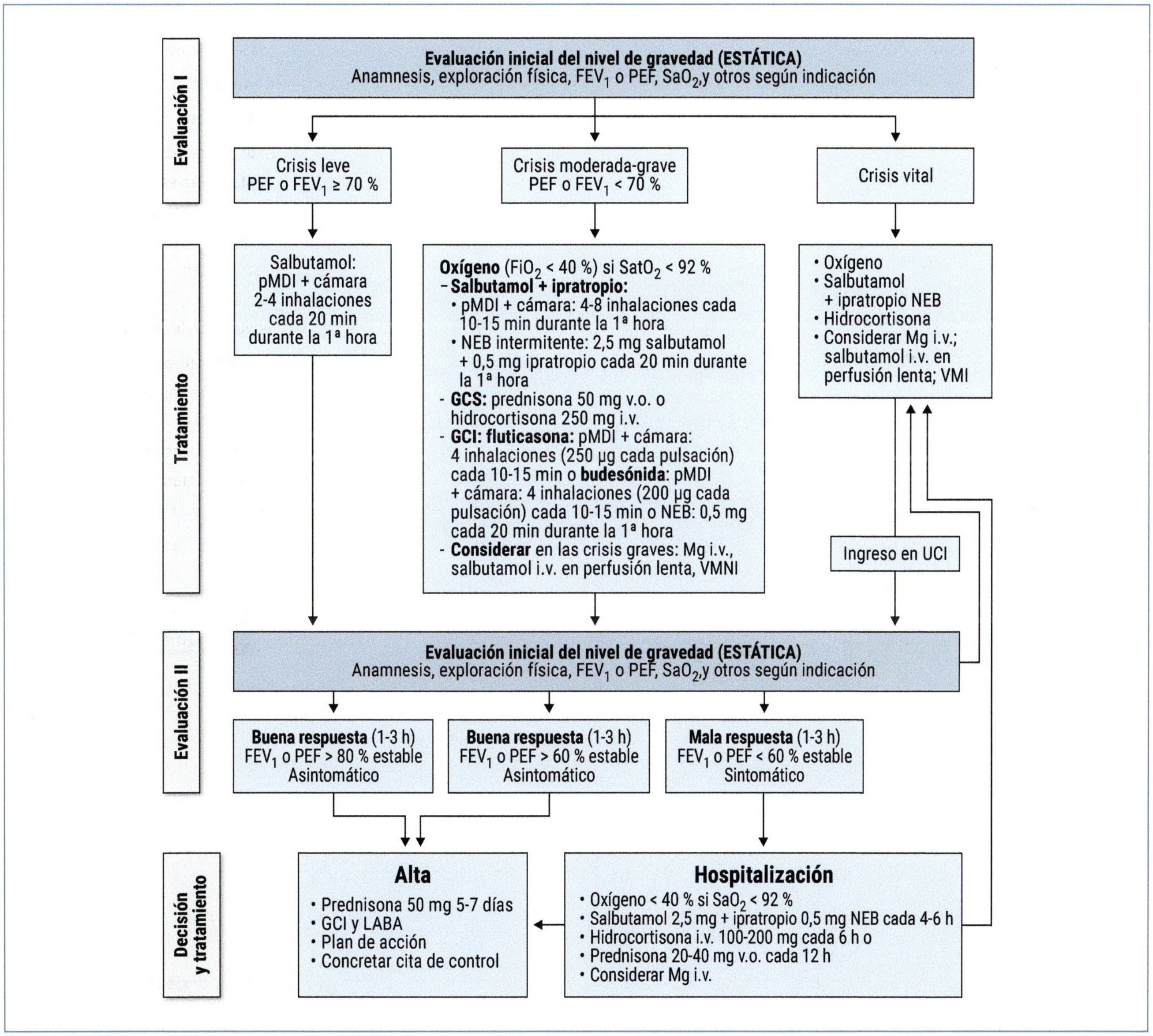

Evaluación I

Evaluación inicial del nivel de gravedad (ESTÁTICA)
Anamnesis, exploración física, FEV_1 o PEF, SaO_2, y otros según indicación

- **Crisis leve**
PEF o $FEV_1 \geq 70\%$

- **Crisis moderada-grave**
PEF o $FEV_1 < 70\%$

- **Crisis vital**

Tratamiento

Salbutamol:
pMDI + cámara
2-4 inhalaciones
cada 20 min
durante la 1ª hora

Oxígeno ($FiO_2 < 40\%$) si $SatO_2 < 92\%$
- **Salbutamol + ipratropio:**
  • pMDI + cámara: 4-8 inhalaciones cada 10-15 min durante la 1ª hora
  • NEB intermitente: 2,5 mg salbutamol + 0,5 mg ipratropio cada 20 min durante la 1ª hora
- **GCS:** prednisona 50 mg v.o. o hidrocortisona 250 mg i.v.
- **GCI: fluticasona:** pMDI + cámara: 4 inhalaciones (250 µg cada pulsación) cada 10-15 min o **budesónida**: pMDI + cámara: 4 inhalaciones (200 µg cada pulsación) cada 10-15 min o NEB: 0,5 mg cada 20 min durante la 1ª hora
- **Considerar** en las crisis graves: Mg i.v., salbutamol i.v. en perfusión lenta, VMNI

- • Oxígeno
  • Salbutamol + ipratropio NEB
  • Hidrocortisona
  • Considerar Mg i.v.; salbutamol i.v. en perfusión lenta; VMI

Ingreso en UCI

Evaluación II

Evaluación inicial del nivel de gravedad (ESTÁTICA)
Anamnesis, exploración física, FEV_1 o PEF, SaO_2, y otros según indicación

- **Buena respuesta** (1-3 h)
FEV_1 o PEF > 80% estable
Asintomático

- **Buena respuesta** (1-3 h)
FEV_1 o PEF > 60% estable
Asintomático

- **Mala respuesta** (1-3 h)
FEV_1 o PEF < 60% estable
Sintomático

Decisión y tratamiento

Alta
• Prednisona 50 mg 5-7 días
• GCI y LABA
• Plan de acción
• Concretar cita de control

Hospitalización
• Oxígeno < 40% si $SaO_2 < 92\%$
• Salbutamol 2,5 mg + ipratropio 0,5 mg NEB cada 4-6 h
• Hidrocortisona i.v. 100-200 mg cada 6 h o
• Prednisona 20-40 mg v.o. cada 12 h
• Considerar Mg i.v.

Figura 14-1. Exacerbación asmática.

PUNTOS CLAVE

- Es necesario tratar de forma agresiva las crisis asmáticas graves.
- El silencio auscultatorio es un signo de extrema gravedad.

- La VMI suele ser dificultosa en su instauración en la agudización grave debido al gran atrapamiento aéreo que realizan estos pacientes. Ventilar con poco volumen y adaptar los parámetros del ventilador para permitir la extracción de aire son clave en el manejo de la VMI.

BIBLIOGRAFÍA

Guía española para el manejo del asma [Internet]. Semg.es [consulta el 14 de noviembre de 2022]. Disponible en: https://www.semg.es/images/documentos/GEMA_5.0.pdf

Nicolás J, Ruiz J, Jiménez X, Net A. Enfermo crítico y emergencias. Barcelona: Elsevier; 2011.

Otoniel Pérez-Sención J, Sánchez Matas I, Sánchez Castaño A. Crisis de asma. En: Julián Jiménez A coordinador. Manual de Protocolos y Actuación en Urgencias, 4ª ed. Toledo. Sanidad y Ediciones, S.L. (SANED), 2014; p. 401-408.

Plaza V, Blanco M, García G, Korta J, Molina J, Quirce S. (2021). Novedades y otros aspectos destacados de la Guía Española para el Manejo del Asma (GEMA), versión 5.0. Arch Bronconeumol. 2021;57(1):11-12.

Tromboembolismo pulmonar

15

B. Pérez Núñez

OBJETIVOS

- Identificar las diferentes causas del tromboembolismo pulmonar (TEP).
- Conocer las pruebas necesarias para diagnosticar un TEP.
- Reconocer los signos del TEP grave y aprender su tratamiento.

INTRODUCCIÓN

El tromboembolismo pulmonar (TEP) se engloba junto con la trombosis venosa profunda (TVP) en la enfermedad tromboembólica venosa (ETV). El 70-90 % de pacientes con TEP mueren en las primeras horas, por lo que su sospecha clínica inicial es de vital importancia (**Tabla 15-1**).

! El TEP y la TVP coexisten en más del 50 % de casos en algún estudio.

ETIOLOGÍA

Factores de riesgo de trombosis recogidos por la tríada de Virchow son:

- Estasis venosa.
- Cambios en la pared vascular.
- Estado de hipercoagulabilidad.

Además, es imprescindible tener en cuenta otros factores de riesgo:

- Dependientes del enfermo: edad, obesidad, TVP/TEP previas, defectos congénitos o adquiridos de coagulación.
- Derivados de situaciones clínicas de riesgo (intervención quirúrgica, inmovilización, traumatismo, neoplasia, insuficiencia cardíaca).

DIAGNÓSTICO

Dado que los síntomas clínicos no suelen permitir un diagnóstico certero, se debe realizar una serie de acciones que permitan aproximarnos a él:

- Criterios de Wells (**Tabla 15-2**).
- Determinación de dímero D y/o prueba de imagen (tomografía computarizada [TC] helicoidal, gammagrafía de ventilación-perfusión, angiografía pulmonar, angiografía mediante resonancia magnética, ecocardiografía).

El dímero D indica la existencia de formación y lisis de fibrina y, por tanto, está directamente relacionado con una ETV activa. Esta determinación sanguínea aporta un valor predictivo negativo, lo que permite excluir el diagnóstico de TEP.

Tabla 15-1. Características clínicas de posible TEP en urgencias

Característica	EP confirmada	EP no confirmada
Disnea	50 %	51 %
Dolor torácico pleural	39 %	28 %
Tos	23 %	23 %
Dolor torácico retroesternal	15 %	17 %
Fiebre	10 %	10 %
Hemoptisis	8 %	4 %
Síncope	6 %	6 %
Dolor de piernas unilateral	6 %	5 %
Signos de TVP	24 %	18 %

EP: embolia pulmonar; TEP: tromboembolismo pulmonar; TVP: trombosis venosa profunda. Adaptada de Pollack CV et al. Clinical characteristics, management, and outcomes of patients diagnosed with acute pulmonary embolism in the emergency department: initial report of EMPEROR (Multicenter Emergency Medicine Pulmonary Embolism in the Real World Registry). J Am Coll Cardiol. 2011;57:700-6.

Las troponinas, elevadas en el 30-50 % de los casos, son útiles en el diagnóstico de TEP como factor predictivo de pronóstico adverso.

Las exploraciones complementarias básicas son:

- Gasometría arterial. La hipoxemia arterial es una alteración frecuente en el TEP. Suele asociarse, además, con hipocapnia, alcalosis respiratoria y un aumento de la diferencia alveoloarterial de oxígeno. Sin embargo, una presión parcial de oxígeno (PO_2) normal no descarta el diagnóstico.
- Electrocardiograma (ECG). Las alteraciones del ECG son frecuentes en los pacientes con TEP. La mayoría de ellas revelan: alteraciones inespecíficas del segmento ST o la onda T (inversión de la onda T en las derivaciones DIII, aVF y de V1 a V4), arritmias supraventriculares, onda P *pulmonale*, hipertrofia del ventrículo derecho, desviación del eje cardíaco hacia la derecha o bloqueo completo o incompleto de rama derecha. La mayoría de ellos revelan sobrecarga ventricular derecha. El patrón característico de onda S en DI, con onda Q y negatividad de la onda T en DIII (S1Q3T3, signo de McGinn-White) aparece solo en 15-26 % de los casos. Con una sospecha clínica apropiada, las alteraciones del ECG sustentan firmemente el diagnóstico de TEP. La reversibilidad temprana de estas anomalías se asocia a una respuesta satisfactoria al tratamiento y un pronóstico favorable.
- Radiografía de tórax. Hay que insistir en que una radiografía de tórax normal no descarta el diagnóstico de TEP. Aun cuando el diagnóstico se sospecha por las manifestaciones clínicas y se confirma mediante angiografía, la radiografía de tórax no presenta ninguna particularidad en, aproximadamente, el 10-15 % de los casos.

TRATAMIENTO

El tratamiento se basa en las siguientes intervenciones:

- Anticoagulación inicial con heparina de bajo peso molecular (HBPM) o heparina no fraccionada. En la gran mayoría de casos de TEP y de TVP el principal tratamiento es la heparina, seguida de anticoagulantes orales. Actualmente, la HBPM en las TVP y en los TEP hemodinámicamente estables se considera el tratamiento de elección con respecto a la heparina no fraccionada (HNF).

Tabla 15-2. Criterios diagnósticos de probabilidad clínica de embolia pulmonar (criterios de Wells)

Características clínicas	Puntuación
• La embolia de pulmón es el diagnóstico más probable (no existe otro diagnóstico tanto o más probable que TEP)	3
• Signos y síntomas clínicos compatibles con TVP	3
• Taquicardia > 100 lpm	1,5
• Reposo absoluto reciente de 3 o más días, o cirugía mayor < 1 mes	1,5
• Historia previa de TEP o TVP	1,5
• Hemoptisis	1
• Cáncer en tratamiento antineoplásico en <6 meses o tratamiento paliativo	1

Probable	Si la suma es de 4,5 o más
Improbable	Si la suma de las puntuaciones es de 4 o menos

TEP: tromboembolismo pulmonar; TVP: trombosis venosa profunda.
Adaptada de Wells PS, Anderson DR, Rodger M, Ginsberg JS, Kearon C, Gent M, et al. Thromb Haemost. 200;83:416; Rodger MA, Maser E, Stiell I, Howley HE, Wells PS. Thrombosis Research. 2005;116:101.

- Anticoagulación a largo plazo para evitar recurrencias, mediante anticoagulantes orales o HPBM.
- Fibrinólisis. Indicada en caso de TEP masivos en enfermos críticamente inestables. Presenta un mayor riesgo de hemorragia.
- Filtros de vena cava inferior. Solo cuando no se puede anticoagular o esta no es efectiva.
- Tromboendarterectomía. Procedimiento quirúrgico para extraer los trombos establecidos en las arterias pulmonares.

 En el enfermo crítico con TEP e hipotensión, el tratamiento inicial consiste en aporte de líquidos para aumentar la precarga. Dado que una sobrecarga excesiva puede producir sobrecarga del ventrículo derecho y empeoramiento de la interdependencia diastólica y producir disminución del gasto cardíaco, es imprescindible individualizar y monitorizar la función del corazón derecho. La combinación de noradrenalina y dobutamina puede ser útil para tratar la hipotensión ortostática. La ventilación mecánica invasiva (VMI) en el paciente crítico con TEP implica la etiqueta de mal pronóstico.

PUNTOS CLAVE

- Debido a la inespecificidad de los síntomas del TEP, es importante tenerlo presente como diagnóstico diferencial en la anamnesis.
- Un dímero D negativo excluye la posibilidad de TEP.
- La ecocardiografía se demuestra imprescindible en el diagnóstico del TEP grave.

BIBLIOGRAFÍA

Candelera RO, Vergara DG. Enfermedad tromboembólica venosa. Diagnóstico y tratamiento. En: Manual de diagnóstico y terapéutica en neumología, 3ª edición [Internet], 2006, p. 471-86. Disponible en: https://www.neumosur.net/files/publicaciones/ebook/43-VENOSA-Neumologia-3_ed.pdf

Konstantinides S, Torbicki A, Agnelli G, Danchin N, Fitzmaurice D, Galiè N, et al. Guía de práctica clínica de la ESC 2014 sobre el diagnóstico y el tratamiento de la embolia pulmonar aguda. Rev Esp Cardiol. 2015;68(1):64.e1-e45.

Nicolás J, Ruiz J, Jiménez X, Net A. Enfermo crítico y emergencias. Barcelona: Elsevier; 2011.

Otras alteraciones respiratorias: neumonía y COVID 16

B. Pérez Núñez

OBJETIVOS

- Adquirir los conocimientos para el tratamiento agudo de la neumonía extrahospitalaria (NEH).
- Reconocer los signos y síntomas de la NEH grave.
- Conocer el tratamiento farmacológico y de soporte en la NEH.
- Identificar los signos y síntomas del paciente con COVID-19.
- Conocer los tratamientos y fármacos que han cambiado la evolución grave de la COVID-19.
- Identificar los riesgos biológicos y de contagio en la atención de paciente con COVID-19.

NEUMONÍA ADQUIRIDA EN LA COMUNIDAD

Introducción

La neumonía adquirida en la comunidad (NAC) es la primera causa de muerte por infección y continúa siendo un problema de salud muy relevante, con una incidencia anual de 2-5 adultos por cada 1.000 habitantes. Además, es superior en: los menores de 5 años, en mayores de 65 años (incluso 25-35/1.000 habitantes/año), enfermos crónicos o con enfermedades debilitantes, fumadores y alcohólicos. Por ello, según las características de la población atendida en cada servicio de urgencias hospitalarias (SUH) y la época del año, puede haber variaciones significativas en su incidencia.

Una realidad llamativa es que el 75-80 % de todas las NAC son atendidas en los SUH, como demuestran estudios locales e internacionales. De estas, requerirán ingreso hospitalario, incluyendo las áreas de observación, el 30-40 % (con rangos muy variables, el 22-61 %, según centros, época del año y características de los pacientes) y, de ellos, el 9 % será en unidades de cuidados intensivos (UCI) (8-26 %). Por tanto, se puede decir que el 50-80 % de las NAC serán tratadas ambulatoriamente tras ser valoradas en los SUH. Estos datos confirman la trascendencia del manejo de la NAC en los SUH y su papel esencial al elegir las pautas de tratamiento empírico o dirigido.

De forma genérica, cuando se habla de neumonía se hace de un proceso inflamatorio agudo del parénquima pulmonar, causado por agentes infecciosos, aunque también puede ser originado por agentes físicos o químicos, inhalados o por aspiración del contenido gástrico cuando el nivel de consciencia es bajo o hay algún trastorno de la deglución. Atendiendo a su origen infeccioso se habla de:

- NAC: lesión inflamatoria del parénquima pulmonar que aparece como respuesta a la llegada de microorganismos a la vía aérea distal que se produce en aquellas personas inmunocompetentes y que no han estado ingresadas en ninguna institución. En la práctica clínica se asume cuando hay «una presentación clínica infecciosa aguda compatible y su demostración radiológica».
- Neumonía nosocomial (NN): es un proceso inflamatorio pulmonar de origen infeccioso, ausente en el momento del ingreso hospitalario y que se desarrolla tras más de 48 horas de haber ingresado en el hospital. Se denomina neumonía asociada al ventilador (NAV) al subgrupo de NN que inciden en pacientes con vía aérea artificial; representan más del 80 % de las neumonías adquiridas en UCI.

Entre el 8 % y el 26 % de los enfermos ingresados en el hospital con NAC requieren atención en una UCI. Las causas más frecuentes de ingreso en esta unidad son la disfunción respiratoria, la sepsis y la necesidad de monitorización hemodinámica. Entre el 68 % y el 90 % de los enfermos se admiten durante las primeras 24 horas del ingreso hospitalario y alrededor del 66 % necesitan ventilación mecánica invasiva (VMI). La mayoría (> 80 %) de los que requieren ingreso en la UCI presenta alguna comorbilidad, fundamentalmente enfermedad pulmonar obstructiva crónica (EPOC), alcoholismo, cardiopatía isquémica y/o insuficiencia cardíaca, diabetes *mellitus,* cirrosis hepática o insuficiencia renal, aunque en algunas instituciones su frecuencia no difiere de la de los enfermos hospitalizados fuera de la UCI.

Anamnesis y exploración física

Cuando un paciente refiere un ingreso reciente y síntomas pulmonares o fiebre, hay que plantearse la posibilidad de NN y realizar una historia clínica completa y una exploración detallada. Debe hacer sospechar una NN la presencia de fiebre, tos, expectoración mucopurulenta y disnea o dolor torácico, aunque las manifestaciones típicas de neumonía son menos fiables que en la NAC.

La anamnesis se dirige para obtener datos que permitan sospechar el agente más probable y la exploración física será completa.

Pruebas complementarias

Las pruebas complementarias van dirigidas a confirmar el diagnóstico y valorar su gravedad:

- Hemograma, bioquímica con procalcitonina (PCT) y proteína C reactiva (PCR), coagulación y gasometría arterial (GSA).
- Radiografía de tórax posteroanterior (PA) y lateral.
- Tomografía computarizada (TC) torácica: es de utilidad en algunas ocasiones para aclarar las características del infiltrado y guiar una toracocentesis si hay derrame pleural asociado.

También van dirigidas a identificar el germen responsable:

- Hemocultivo.
- Cultivo de esputos.
- Antígenos en orina de *Streptococcus pneumoniae* y *Legionella pneumophila*.
- Tinción de Gram y cultivo de esputo.
- Las técnicas invasivas (broncoscopia con lavado broncoalveolar, aspirado traqueal, etc.) están fuera de la evaluación inicial de los servicios de urgencias (SU).

Criterios de gravedad y admisión en UCI

Los criterios de ingreso de un enfermo con neumonía en una UCI o una unidad de cuidados intermedios no tienen por qué diferir de los que indicarían esa admisión en el contexto de cualquier otra patología. Por tanto, deberían ingresar en una UCI los enfermos que en la evaluación inicial ya presenten anomalías fisiológicas tributarias de las técnicas de monitorización y soporte vital que solo pueden proporcionarse en su entorno característico, así como los que tengan riesgo elevado de desarrollarlas (p. ej., disfunción respiratoria, *shock* séptico) antes de que se produzca la eventual mejoría del proceso infeccioso (las primeras 72 horas desde el inicio de un tratamiento antibiótico

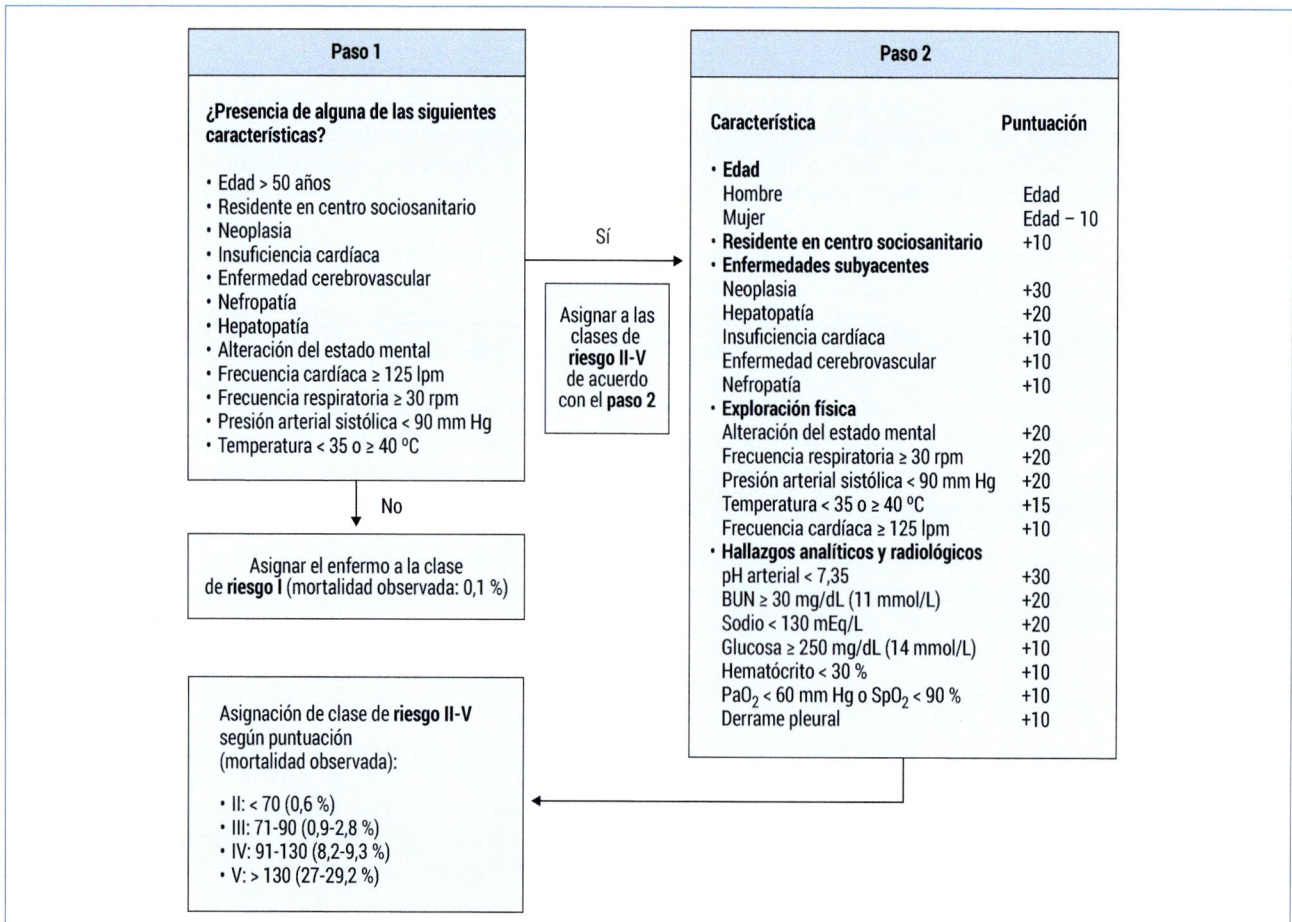

Figura 16-1. Asignación de la clase de riesgo basada en el *Pneumonia Severity Index* (PSI). Adaptada de Nicolás JM. Enfermo crítico y emergencias. Barcelona: Elsevier; 2020. BUN: nitrógeno ureico en sangre; PaO₂: presión arterial de oxígeno; SpO₂: saturación de oxígeno.

apropiado). Para identificar a los enfermos de alto riesgo, se han desarrollado varias reglas pronósticas que permiten clasificar a los enfermos durante la evaluación inicial de acuerdo con el riesgo de morir en los 30 días siguientes. Las reglas mejor estudiadas y validadas son el *Pneumonia Severity Index* (PSI) y las puntuaciones CURB y CURB-65 *(confusion, uremia, respiration, blood pressure, age 65)*. Los enfermos con un PSI > 90, un CURB ≥ 1 o un CURB-65 ≥ 2 presentan un riesgo de muerte lo suficientemente elevado (> 8 %) como para justificar el tratamiento hospitalario. Sin embargo, estas reglas han demostrado ser relativamente insensibles e inespecíficas a la hora de determinar el requerimiento de ingreso en una UCI. Así, estudios publicados muestran que entre el 16 % y el 52 % de los enfermos que ingresan en una UCI pertenecen a grupos de «bajo riesgo» y entre el 17 % y el 55 % de los que no ingresan pertenecen a grupos de «alto riesgo» (v. **Fig. 16-1** y **16-2**).

En tanto no haya estudios de intervención que documenten la bondad relativa de los distintos instrumentos propuestos, el juicio clínico del sanitario experto sigue siendo determinante a la hora de decidir el ingreso en una UCI de un enfermo con neumonía.

Tratamiento ambulatorio

El tratamiento ambulatorio es antimicrobiano: combinación de betalactámico + macrólido o quinolona en monoterapia en la pauta de tratamiento empírico ambulatorio. Amoxicilina con ácido clavulánico sería el betalactámico de elección en pacientes con patología respiratoria crónica de base.

Tratamiento antibiótico de NAC hospitalizada

El paciente, como en todo proceso neumónico, requerirá tratamiento de soporte y antimicrobiano.

El tratamiento de soporte consiste en:

- Administración de oxígeno.
- Broncodilatadores.
- Analgésicos y antipiréticos: no se deben de usar de manera sistemática; solo si el paciente está muy molesto o se compromete la función cardíaca o la neurológica.
- Reposición de líquidos y uso de aminas vasopresoras si fueran necesarias para mantener la situación hemodinámica.

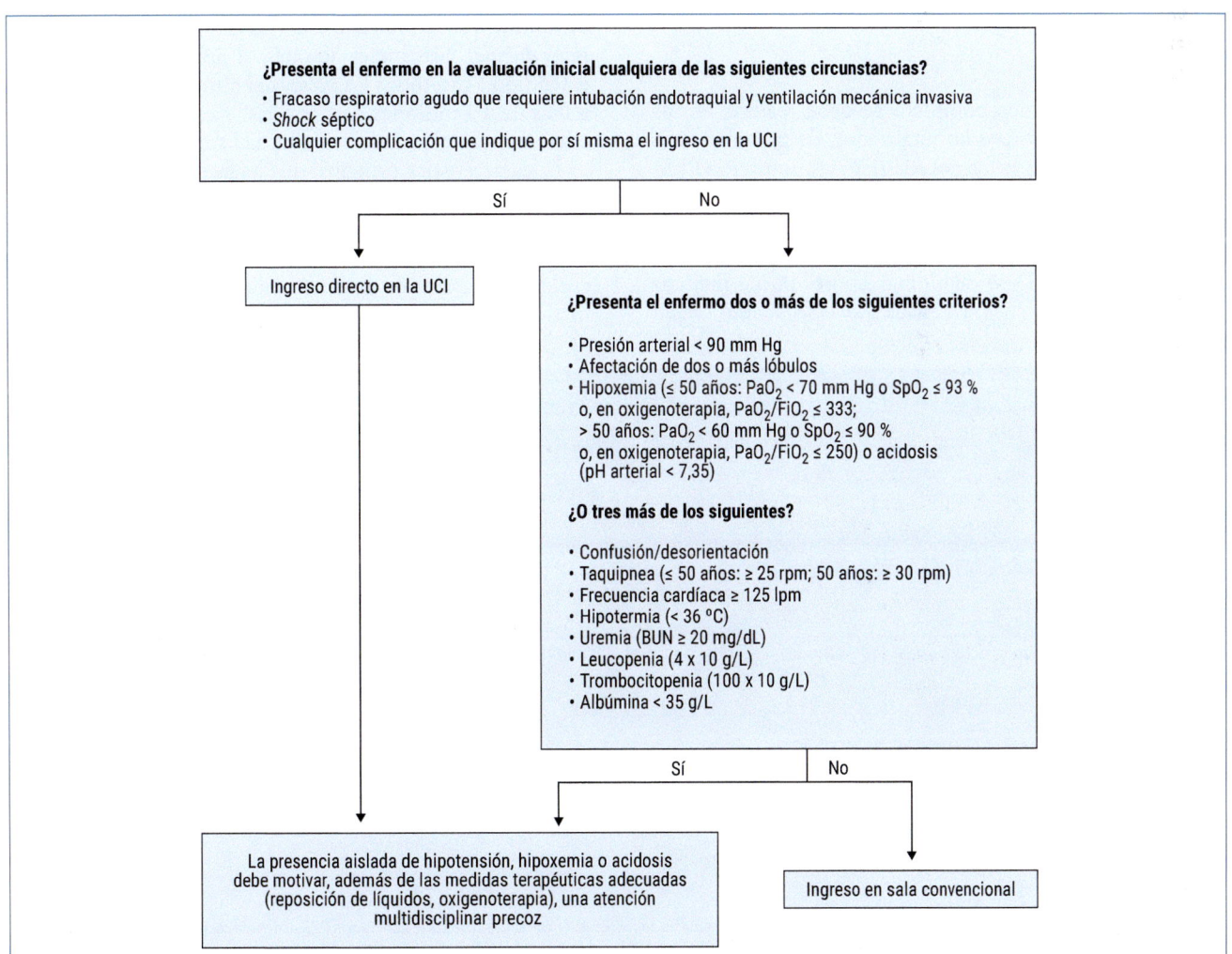

Figura 16-2. Algoritmo para decidir el ingreso en UCI de un enfermo con NEH. Adaptada de Nicolás JM. Enfermo crítico y emergencias. Barcelona: Elsevier; 2020. BUN: nitrógeno ureico en sangre; FiO_2: fracción inspirada de oxígeno; PaO_2: presión arterial de oxígeno; SpO_2: saturación de oxígeno; UCI: unidad de cuidados intensivos.

El tratamiento antimicrobiano consiste en la combinación de betalactámico y un macrólido o una quinolona en monoterapia. Se ha de valorar el riesgo de resistencia antimicrobiana: aplicar escala PES. Si *Pseudomonas aeruginosa, extended-spectrum* β-*lactamase Enterobacteriaceae, and methicillin-resistant Staphylococcus aureus* (PES) ≥ 5, se han de recoger muestras respiratorias para cultivo y técnicas de diagnóstico molecular e iniciar cobertura antibiótica empírica. La combinación con macrólidos (claritromicina o azitromicina) es de preferencia en la NAC que ingresa en UCI. En pacientes con EPOC grave o bronquiectasias, se ha de valorar administrar antibiótico antipseudomonas que cubra también *S. pneumoniae* y *Haemophilus influenzae* (**Tabla 16-1**).

Duración del tratamiento antibiótico

La duración del tratamiento antibiótico debe individualizarse y basarse en criterios de estabilidad clínica, con un mínimo de 5 días y puede suspenderse tras 48 horas de ausencia de fiebre y de signos de inestabilidad clínica. Se puede prolongar el tratamiento en neumonías necrotizantes, en caso de absceso pulmonar, derrame pleural complicado, infecciones extrapulmonares y/o sospecha de gérmenes no comunes.

Conclusiones

- El estudio etiológico completo se debe realizar en los pacientes con episodios hospitalizados, de gravedad, con sospecha de microorganismos resistentes (puntuación PES) o con falta de respuesta al tratamiento.
- Las escalas pronósticas como PSI, CURB-65 y CRB-65 son útiles como apoyo al clínico en la decisión inicial de hospitalización. El uso de biomarcadores puede mejorar su capacidad predictiva. La escala *quick Sequential Organ Failure Assessment* (q-SOFA) puede tener un uso justificado si no hay certeza de diagnóstico de NAC.
- El tratamiento antibiótico empírico requiere cubrir los patógenos más frecuentes, lo que incluye y en casos graves, calcular la posibilidad de microorganismos resistentes (puntuación PES). En este grupo, la realización de estudios con los nuevos test multiplex rápidos puede ayudar en la indicación de tratamiento específico y su ajuste posterior.
- La duración de la pauta antibiótica con un mínimo de 5 días debe basarse en criterios de estabilidad clínica.
- La vacuna VCN13v ha demostrado su eficacia en sujetos inmunocompetentes con factores de riesgo y comorbilidad, tanto frente a la NAC no bacteriémica como en la enfermedad neumocócica invasiva (ENI).

COVID

Introducción

En diciembre de 2019 aparecieron los primeros casos de una neumonía que parecía vírica en Wuhan, China. Posteriormente, se identificó el agente causal, el coronavirus SARS-CoV-2 (de *Severe Acute Respiratory Syndrome),* por lo que se denominó a la enfermedad COVID-19 (de *coronavirus infectious disease).* Seis meses después, el SARS-CoV-2 se había extendido a casi todos los países del mundo, había infectado a más de 10 millones de personas, y estaba causando una crisis sanitaria y económica mundial sin precedentes.

La característica principal que ha facilitado que el SARS-CoV-2 haya provocado una pandemia de rápida expansión y difícil control es, entre otros factores, su rápida diseminación, sobre todo por gotas y contacto, causada, en parte, por el elevado porcentaje de pacientes asintomáticos y presintomáticos con una elevada capacidad de transmitir la infección,

Tabla 16-1. Tratamiento empírico de la NAC en función del nivel de atención sanitaria

Tratamiento SEPAR 2010	Tratamiento ambulatorio	Tratamiento hospitalario
Ambulatorio: moxifloxacino o levofloxacino amoxicilina o amoxiclavulánico o cefditoren + azitromicina Claritromicina hospitalario cefotaxima o ceftriaxona o amoxicilina-clavulánico + macrólido Levofloxacino	Amoxicilina[a] oral 1 g/8 h o amoxicilina/clavulánico[a] oral 875/125 mg/ 8 h (si EPOC o asma) + macrólido (azitromicina oral 500 mg/24 h durante 3 días o claritromicina[a] oral 500 mg/12 h) o levofloxacino[a] oral 500 mg/12 h (1-2 días) y continuar 500 mg/24 h o moxifloxacino[a] oral 400 mg/24 h	Planta de hospitalización ceftriaxona[a] 1-2 g/24 h o cefotaxima[a] (2 g/8 h) o ceftarolina[d] 600 mg/12 h + macrólido (azitromicina 500 mg/24 h oral o i.v. durante 3 días o claritromicina[a] 500 mg/12 h oral o i.v.)o levofloxacino[a] 500 mg/12 h i.v. (1-2 días) y continuar con 500 mg/24 homoxifloxacino[a] 400 mg/24 h i.v.
UCI Cefalosporina no pseudomónica altas dosis + macrólido i.v. Levofloxacino alternativa a macrólido, si absceso y/o empiema Amoxicilina-clavulánico o moxifloxacino o ertapenem o clindamicina Sospecha Pseudomonas aeruginosa[c] Piperacilina-tazobactam o cefepime o carbapenem + ciprofloxacino o levofloxacino o bien + aminoglucósido en lugar de quinolona	Alternativa: cefditoreno[a] oral 400 mg/12 h + macrólido oral (azitromicina 500 mg/24 h durante 3 días o claritromicina[a]: 500 mg/12 h)	Unidad de cuidados intensivos: ceftriaxona 1-2 g/24 h o cefotaxima 2 g/8 h o ceftarolina 600 mg/12 h + macrólido (azitromicina 500 mg/24 h o claritromicina 500 mg/12 h) o quinolona (levofloxacino 500 mg/12 h o moxifloxacino 400 mg/24 h). Si puntuación PES 5 o colonización previa por microorganismo multirresistente[b] meropenem 1 g/8 h + levofloxacino 500 mg/12 h + ceftarolina 600 mg/12 h o linezolid 600 mg/12 h

EPOC: enfermedad pulmonar obstructiva crónica; i.v.: intravenosa; NAC: neumonía adquirida en la comunidad; calcular puntuación PES: índice de resistencia antibiótica (*Pseudomonas aeruginosa, Enterobacteriacea* productora de betalactamasa de espectro extendido y *Staphylococcus aureus* resistente a la meticilina.
[a] La duración del tratamiento se individualiza según criterios de estabilidad clínica con un mínimo de 5 días.
[b] Toma de muestras respiratorias para realizar cultivo, diagnóstico molecular y desescalar tratamiento empírico si se descartan patógenos PES.
[c] Sospecha de *Pseudomonas* si EPOC GOLD avanzado, bronquiectasias, infección previa por *Pseudomonas* u hospitalización en los 90 días previos.
[d] Si sospecha de *Staphylococcus aureus* (especialmente neumonía posgripal).

que limitan la eficacia de las estrategias estándar de control, basadas principalmente en la identificación y el aislamiento de casos sintomáticos y sus contactos.

El período de incubación mediano de COVID-19 es de 5,1 días (intervalo de confianza [IC] del 95 %: 4,5-5,8). A los 11,7 días (IC del 95 %: 9,7-14,2) el 95 % de los casos sintomáticos han desarrollado ya sus síntomas.

Duración de la enfermedad

El tiempo medio desde el inicio de los síntomas hasta la recuperación es de 2 semanas cuando la enfermedad ha sido leve y de 3-6 semanas cuando ha sido grave o crítica. El tiempo entre el inicio de síntomas hasta la instauración de síntomas graves como la hipoxemia es de 1 semana, y de 2-8 semanas hasta que se produce el fallecimiento. Si bien esta descripción corresponde a la norma, aproximadamente, el 10 % de las personas infectadas refieren síntomas prolongados y recurrentes, durante semanas o meses.

Tasa de ataque secundario

La tasa de ataque secundario (TAS) expresa el número de casos de una enfermedad que aparecen dentro del período de incubación entre los contactos susceptibles. Varía según las condiciones en las cuales se produzca la transmisión: el tipo y la duración de la exposición, el ambiente cerrado o abierto, las relaciones entre las personas índice y contacto más o menos cercanas, la cantidad de virus viable en condiciones de ser transmitido mediante secreciones respiratorias, la ausencia de medidas de prevención, etc. En los estudios pareados de casos y contactos cercanos la TAS para COVID-19 ha sido muy variable, pues se ha situado entre el 0,7 % y el 75 %. Se ha observado en algunos casos que eventos de corta duración (reuniones de trabajo, comidas, eventos deportivos) pueden dar lugar a elevadas TAS. Estas observaciones confirman que, al igual que en otras infecciones, en esta hay eventos que se pueden denominar «superdiseminadores», con una gran capacidad de transmisión del virus a otras personas.

La vulnerabilidad de los contactos, junto con un entorno cerrado y con contacto estrecho entre las personas, genera las condiciones ideales para la transmisión del SARS-CoV-2. Del mismo modo, la cantidad de virus viable detectada en la orofaringe del caso índice se ha relacionado con una mayor TAS.

Se puede concluir que, de acuerdo con la evidencia existente, la transmisión de la infección ocurriría, fundamentalmente, en los casos leves en la primera semana de la presentación de los síntomas, desde 2-3 días antes hasta 7-8 días después. En los casos más graves esta transmisión sería más intensa y más duradera.

Influencia de la vacunación sobre los parámetros epidemiológicos

Las vacunas disponibles actualmente frente a COVID-19 han demostrado eficacia en la reducción del riesgo de infección con síntomas, la infección asintomática y de la carga viral en el caso de producirse una infección asintomática.

Algunos estudios han demostrado una reducción de infección del 67,6 % con la vacuna de AstraZeneca, el 92 % con la vacuna BNT162b2 (de Pfizer BioNTech) y del 86 % en un estudio en trabajadores sanitarios. En un estudio realizado en España se estimó una reducción entre el 85 % y el 96 % de infección en trabajadores sanitarios. En sanitarios de un hospital madrileño que habían recibido una dosis de vacuna, las nuevas infecciones por SARS-CoV-2 decayeron en un 62 % a las 2-4 semanas tras la primera dosis y desaparecieron, virtualmente, tras la segunda dosis, y todo ello en el contexto de una cobertura mínima de vacunación en la comunidad. En Estados Unidos, un estudio observó una reducción de infección asintomática del 90 %. Dado que muchos de los estudios de eficacia de la vacuna se desarrollaron antes de la emergencia de las nuevas variantes de importancia para la salud pública, la evidencia disponible sobre eficacia vacunal en relación a estas es limitada.

Según la evidencia disponible, por tanto, se puede afirmar que la eficacia de las vacunas aprobadas en la actualidad es elevada y, por tanto, el riesgo de infección tras la exposición al virus es muy bajo.

Sintomatología

En el informe de la misión de la Organización Mundial de la Salud (OMS) en China se describieron los síntomas y signos más frecuentes de 55.924 casos confirmados por laboratorio, que incluían: fiebre (87,9 %), tos seca (67,7 %), astenia (38,1 %), expectoración (33,4 %), disnea (18,6 %), dolor de garganta (13,9 %), cefalea (13,6 %), mialgia o artralgia (14,8 %), escalofríos (11,4 %), náuseas o vómitos (5 %), congestión nasal (4,8 %), diarrea (3,7 %), hemoptisis (0,9 %) y congestión conjuntival (0,8 %).

En Europa, con 14.011 casos confirmados notificados al Sistema Europeo de Vigilancia por 13 países (el 97 % de ellos en Alemania), los síntomas más frecuentes fueron: fiebre (47 %), tos seca o productiva (25 %), dolor de garganta (16 %), astenia (6 %) y dolor (5 %). En España, con 18.609 casos notificados, los síntomas más frecuentes fueron: fiebre (68,7 %), tos (68,1 %), dolor de garganta (24,1 %), disnea (31 %), escalofríos (27 %), vómitos (6 %), diarrea (14 %) y otros síntomas respiratorios (4,5 %).

Además de los ya descritos, se conocen otra gran cantidad de síntomas que pueden ser agrupados por órganos y sistemas:

- Neurológicos: en un estudio con 214 pacientes ingresados en un hospital de Wuhan, el 36 % tenían síntomas neurológicos: mareo (17 %), alteración del nivel de conciencia (7 %), accidente cerebrovascular (2,8 %), ataxia (0,5 %), epilepsia (0,5 %) y neuralgia (2,3 %). También se han descrito casos de síndrome de Guillain-Barré.
- Cardiológicos: la enfermedad puede presentarse con síntomas relacionados con el fallo cardíaco y el daño miocárdico agudo, incluso en ausencia de fiebre y síntomas respiratorios.
- Oftalmológicos: en una serie de 534 pacientes confirmados en Wuhan se detectaron en el 20,9 % de ellos ojo seco; en el 12,7 %, visión borrosa; en el 11,8 %, sensación de cuerpo extraño, y en el 4,7 %, congestión conjuntival (el 0,5 % la presentaron como primer síntoma).

- Otorrinolaringológicos: los síntomas más frecuentes son dolor facial, obstrucción nasal y disfunción olfatoria y del gusto. La frecuencia con la que presentan la hiposmia-anosmia y la hipogeusia-disgeusia están descritas entre el 5 % y el 65 % de los casos según las series, y en muchos casos es el primer síntoma. La pérdida de gusto y olfato fueron los síntomas que mejor predijeron la enfermedad, entre los referidos por los casos con sospecha de COVID-19 que utilizaron una aplicación de móvil de uso masivo en Reino Unido y Estados Unidos. En los resultados preliminares de la encuesta de seroprevalencia en España, con una prevalencia general del 5 % (IC del 95 %: 4,7-5,4), la prevalencia de las personas que habían tenido anosmia fue del 43,3 % (IC del 95 %: 39,9-46,8).
- Dermatológicos: se han observado manifestaciones muy variadas, desde erupciones tipo *rash* (principalmente en el tronco) y erupciones urticarianas vesiculosas similares a varicela o púrpura. En los dedos de manos y pies se han descrito lesiones acrocianóticas parcheadas, de pequeño tamaño, a veces confluentes y, en ocasiones, con ampollas. Estas lesiones son similares a la perniosis (sabañones) y aparecen con más frecuencia en niños y adolescentes sin otros síntomas.
- Hematológicos: se describe mayor incidencia de fenómenos trombóticos asociados a los casos de COVID-19 que se manifiestan como infarto cerebral, isquemia cardíaca, muerte súbita, embolismos y trombosis venosa profunda. También se observa una mayor incidencia de sangrados.

Complicaciones clínicas

Las complicaciones descritas asociadas a COVID-19 son las siguientes (Tabla 16-2):

- Síndrome de dificultad respiratoria aguda (SDRA): es la complicación más grave que comienza tras el inicio de la disnea. En los casos graves y críticos, el tiempo entre el inicio de la enfermedad y hasta que se presenta disnea es de 5 días, para precisar hospitalización, 7 días, y entre el inicio de la enfermedad y hasta presentar SDRA, 8 días.
- Cardíacas: arritmias, lesión cardíaca aguda, *shock*, miocardiopatía.
- Tromboembólicas: tromboembolismo pulmonar, accidente cerebrovascular (incluso en < 50 años sin factores de riesgo).

- Respuesta inflamatoria excesiva: similar al síndrome de liberación de citocinas con fiebre persistente, elevación de marcadores inflamatorios (dímero D, ferritina) y citocinas proinflamatorias. Se asocia a los casos en estado crítico y a fallecimiento.
- Otras complicaciones inflamatorias: síndrome de Guillain-Barré a los 5-10 días del inicio de los síntomas. En niños se ha descrito un síndrome inflamatorio multisistémico similar a la enfermedad de Kawasaki y un síndrome de *shock* tóxico.
- Infecciones secundarias: no parecen complicaciones comunes, pero se han descrito en algunas series. En pacientes inmunodeprimidos con SDRA se han descrito casos de aspergilosis invasiva sin que se conozca la frecuencia de esta complicación.

Relación entre EPOC y COVID-19

Al igual que se observó en el brote de SARS-CoV-1, la representación de personas con EPOC-asma con COVID-19 en relación con la prevalencia poblacional es llamativamente baja. Sin embargo, en las series de casos la EPOC está asociada a un peor curso clínico y una mayor mortalidad por COVID-19. En una revisión sistemática para analizar los síntomas y comorbilidades predictoras de una peor evolución clínica, se encontró una prevalencia muy baja de EPOC en casos graves y críticos (el 4,5 % y el 9,7 %, respectivamente). Sin embargo, fue la condición que se asoció de forma más significativa con la enfermedad grave *(odds ratio* [OR] 6,42, IC del 95 %: 2,44-16,9) y el ingreso en UCI (OR 17,8, IC del 95 %: 6,56-48,2). En otra revisión sistemática, los resultados fueron similares, y se observó peor evolución en los casos con EPOC (OR 5,3; IC del 95 %: 2,6-10,8). En otra serie de 1.590 casos confirmados en China, el efecto de la EPOC en la peor evolución se mantuvo tras ajustar por edad y tabaco.

Evaluación del riesgo de transmisión de SARS-CoV-2 mediante aerosoles

Los factores que influyen en el mayor o menor riesgo de la generación de aerosoles con virus viable de SARS-CoV-2 y su transmisión son:

Tabla 16-2. Prevalencia de los factores de riesgo en la población general y casos de COVID-19 totales, hospitalizados, que requirieron ingreso en UCI y fallecidos, notificados en España a la Red Nacional de Vigilancia Epidemiológica (SiViEs)

Enfermedad cardiovascular	11,06	28,5	40	61
EPOC	11,17	11,6	14	22
Diabetes *mellitus*	9,72	17,7	28	35
HTA	27,9	12,9	9,4	22
IRC	9,60	2,62	1,61	4,07
Cáncer	3,29	3,29	2,33	4,12
Enfermedad neurológica	1,71	1,94	1,05	4,03
Enfermedad hepática	0,7	0,89	0,85	0,85
Inmunodepresión	ND	0,22'	ND	ND

EPOC: enfermedad pulmonar obstructiva crónica; HTA: hipertensión arterial; IRC: insuficiencia respiratoria crónica; ND: no disponible; UCI: unidad de cuidados intensivos.

- Por parte de la persona infectada en su período de transmisibilidad (emisor):
  - Carga viral de la persona infectada.
  - Concentración y tamaño de los aerosoles emitidos.
  - Tiempo de emisión.
- Por parte de la persona susceptible (receptor):
  - Volumen de aire inhalado.
  - Tiempo de exposición.
  - Concentración viral en los aerosoles inhalados.
  - Posición y distancia del emisor.
  - Vulnerabilidad personal.
- Condiciones dependientes del escenario:
  - Nivel de transmisión comunitaria y porcentaje de susceptibles.
  - Tiempo, espacio.
  - Exteriores e interiores.
  - Ventilación adecuada.
  - Comportamiento aerodinámico de las partículas emitidas.

Manejo en urgencias. Recomendaciones

La infección por SARS-CoV-2 está teniendo un gran impacto en los servicios de urgencias por el incremento de la frecuentación, la necesidad de establecer un doble circuito para la atención de los pacientes y el reto en la toma de decisiones sobre las altas y los ingresos hospitalarios. En la actualidad, la elevada tasa de vacunación ha supuesto un cambio en la historia natural de la infección, puesto que el estar vacunado supone una disminución del riesgo de progresión de la enfermedad y de la mortalidad asociada. El impacto de la vacunación es claro. La estratificación del riesgo de malos resultados es una de las labores más importantes de cara a la toma de decisiones. En este escenario, la Sociedad Española de Medicina de Urgencias y Emergencias (SEMES) ha decidido realizar un posicionamiento para ayudar a seleccionar a los pacientes susceptibles de recibir tratamiento específico frente al COVID-19 mediante la elaboración de las presentes recomendaciones.

Procedimiento de evaluación

El procedimiento de evaluación se resume a continuación:

- En todos los pacientes en que sea preciso el ingreso hospitalario, debe solicitarse una prueba diagnóstica de infección activa (PDIA) para COVID-19, y deben permanecer en aislamiento aéreo hasta conocer su resultado. Si se realiza un test antigénico y este resulta positivo, no es necesaria la realización de reacción en cadena de la polimerasa (RT-PCR) y se considerará positivo al paciente.
- Anotar comorbilidades, especialmente aquellas relacionadas con un estado de inmunosupresión, y el tratamiento habitual del paciente.
- El perfil analítico COVID en urgencias deberá incluir al menos, hemograma, coagulación, urea, creatinina, sodio, potasio, glucosa, proteína C reactiva, transaminasas, bilirrubina, LDH, procalcitonina y dímero D.
- Valorar la realización de gasometría arterial basal en función de la saturación de oxígeno y la situación clínica del paciente.

- Preguntar y dejar registrado día de inicio de síntomas y la historia de vacunación.
- Anotar frecuencia respiratoria y saturación de oxígeno basal y con oxígeno.

Diagnóstico microbiológico

Para el diagnóstico microbiológico se han de usar los antígenos en pacientes con 0 a 5 días de clínica (**Fig. 16-3**).

Estratificación del riesgo

Para estratificar el riesgo de eventos adversos graves (entre otros muerte a los 30 días), se ha de utilizar alguna de las siguientes escalas:

- Pacientes **no vacunados:**
  - Escala PrediCOVID-ED: https://predicovid.shinyapps.io/RISK_MODEL_COVID/
  - COVID-19 SEIMC score2: https://covid19.seimc.org/index.php/seimc-score-mortalidad/ https://predicovid.shinyapps.io/RISK_MODEL_COVID/ https://predicovid.shinyapps.io/RISK_MODEL_COVID/
- Pacientes **vacunados:**
  - QCovid risk -NHS-3: https://bmjsept2021.qcovid.org
  - Centers for Desease Controland Prevention4: https://www.cdc.gov/mmwr/volumes/71/wr/mm7101a4.htm https://bmjsept2021.qcovid.org

Criterios de ingreso

Se recomienda valorar el ingreso hospitalario de los pacientes que cumplan uno de los siguientes criterios:

- Insuficiencia respiratoria gasométrica o clínica (valorar si la frecuencia respiratoria [FR] > 24 rpm, saturación < 90 % o < 92 % en < 55 años).
- Criterios de gravedad de la neumonía: PSI 4-5.
- Inestabilidad hemodinámica.
- Fallo orgánico: incremento de 2 o más puntos en la escala SOFA respecto a la basal.
- Neoplasia en tratamiento activo o inmunodepresión por otra causa sin posibilidad de seguimiento estrecho domiciliario.
- Elevación de biomarcadores de respuesta inflamatoria: PCR > 75 mg/L.
  Al margen de lo anterior, puede haber pacientes que, a pesar de que no cumplan estrictamente ningún criterio, requieran ingreso hospitalario por la situación clínica que presenten. De la misma manera, hay pacientes que, tras un período de observación realizado en urgencias y tras comprobarse una buena evolución clínica, podrían ser dados de alta con seguridad.

Manejo terapéutico general

En el manejo terapéutico general se deben tener en cuenta los siguientes aspectos:

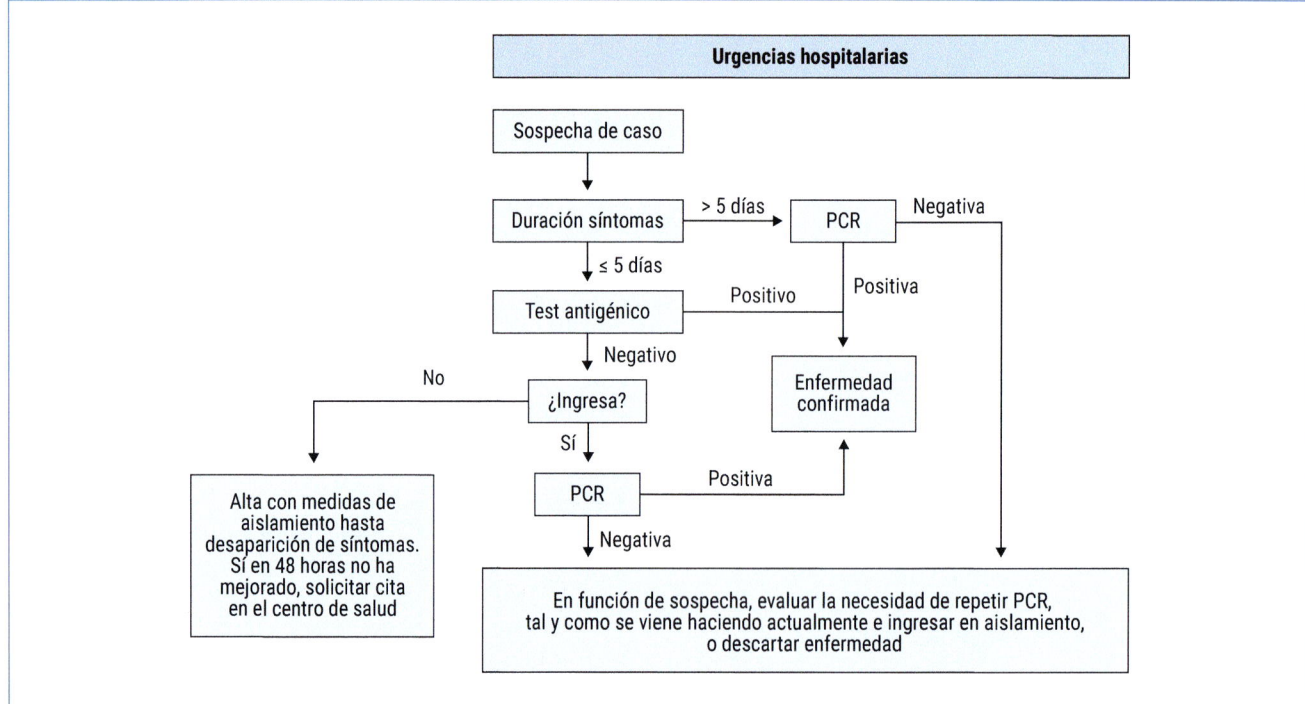

Figura 16-3. Diagnóstico en pacientes de 0 a 5 días de clínica. Adaptada de Candel FJ, Barreiro P, San Román J, Abanades JC, Barba R, Barberán J, et al. Recommendations for use of antigenic tests in the diagnosis of acute SARS-COV-2 infection in the second pandemic wave:attitude in different clinical settings. Rev Esp Quimioter. 2020;33:466-84. PCR: reacción en cadena de la polimerasa.

- No retirar aislamiento respiratorio en pacientes con alta sospecha clínica de enfermedad por COVID-19, aunque el resultado de la PCR o el test de detección antigénica sea negativo.
- Evitar realizar aerosoles en circuito abierto en urgencias. Se recomienda en su caso utilizar sistemas de malla vibrante. Valorar administrar, si es posible o preferente, broncodilatadores en cartucho presurizado en cámara, evitando su administración en forma de nebulizaciones. En caso de precisar ventilación, se ha de hacer en condiciones de aislamiento adecuadas para proteger al resto de pacientes.
- Tratamiento sintomático.
- Manejo conservador de la fluidoterapia si no hay *shock*, evitando soluciones hipotónicas y gelatinas.

Manejo terapéutico del paciente que requiere ingreso hospitalario

En el manejo terapéutico del paciente que requiere ingreso hospitalario se han de tener en cuenta los siguientes grupos de fármacos:

- **Antiinflamatorios:**
  - Dexametasona 6 mg/24 horas i.v. Está recomendada si se necesita oxígeno de bajo flujo para mantener la saturación de oxígeno ($SatO_2$) > 94%.
- **Antivirales:**
  - Remdesivir. Recomendado si se necesita O_2 de bajo flujo para mantener la $SatO_2$ > 94 % en pacientes con hasta 10 días de síntomas. Se recomienda la administración precoz. En pacientes con enfermedad leve o moderada por SARS-CoV-2 (pacientes con síntomas

respiratorios y sistémicos, pero sin hipoxia, taquipnea ni otras complicaciones que requieran hospitalización), con factores de riesgo a progresión grave que requieren ingreso hospitalario por una circunstancia distinta, podría administrarse tratamiento con remdesivir durante 3 días.

- **General:**
  - Inicialmente, no se recomienda el uso de antibioticoterapia. Si se sospecha sobreinfección bacteriana, algo muy infrecuente, el antibiótico de elección es ceftriaxona (la alternativa es levofloxacino).
  - En los enfermos anticoagulados, se ha de pasar a heparinas de bajo peso molecular (HBPM).
  - En pacientes estables, con válvulas cardíacas mecánicas se sugiere mantener tratamiento con acenocumarol.
  - En pacientes no anticoagulados, prescribir tromboprofilaxis con heparinas sódicas de bajo peso molecular, salvo contraindicación absoluta (sangrado activo, plaquetas < 30.000), en cuyo caso se recomienda utilizar compresión neumática intermitente.

Tratamiento en el paciente sin criterios de ingreso que va a ser dado de alta

En el tratamiento en el paciente sin criterios de ingreso que va a ser dado de alta hay que tener en cuenta los siguientes aspectos:

- **General:** la sobreinfección bacteriana es muy poco frecuente en los pacientes con COVID, sobre todo en los casos leves de manejo ambulatorio. La antibioticoterapia (si está indicada clínicamente) consiste en: cefditoreno 400 mg cada 12 horas ± azitromicina 500 mg cada 24 horas durante 3 días o amoxicilina 1 g cada 8 horas durante 7 días ± azitromicina 500 mg cada 24 horas durante 3 días o levofloxacino 500 mg cada 12-24 horas durante 7 días. Debido a las alertas de las agencias reguladoras sobre las fluoroquinolonas, se recomienda levofloxacino como alternativa y no como de elección.

- **Profilaxis de enfermedad tromboembólica venosa:** en general, no se recomienda. En pacientes con varios factores de riesgo (cáncer activo, antecedentes de trombosis venosa profunda [TVP], tromboembolismo pulmonar [TEP], inmovilización) se sugiere tromboprofilaxis al alta.
- **Antiinflamatorios:** no se recomienda la dexametasona.
- **Antivirales:** en pacientes sin criterios de ingreso hospitalario, pero con factores de riesgo a progresión grave, debe considerarse la administración de antivirales. Son factores de riesgo de progresión a enfermedad grave: edad avanzada, enfermedad renal crónica, enfermedad hepática crónica, enfermedad neurológica crónica, enfermedad cardíaca crónica, EPOC, diabetes, obesidad (índice de masa corporal [IMC] > 35) e inmunosupresión.

 PUNTOS CLAVE

- La NEH sigue siendo una enfermedad con gran mortalidad. Es necesario identificar los signos de gravedad para instaurar el tratamiento de forma precoz.
- Aunque las escalas de gravedad de las NEH ayudan, cada paciente se debe tratar de forma individualizada.
- La vacunación en la COVID-19 ha significado un antes y un después en la evolución de la enfermedad.
- La COVID ha llegado para quedarse. La utilización de los EPI no debería olvidarse y relegar al pasado. Su uso junto con la vacunación y las medidas de higiene son las únicas acciones que protegen a los sanitarios en la atención del enfermo infeccioso.

BIBLIOGRAFÍA

Del Castillo JG, Piñera P, Jiménez S, Losa JE, Berenguer J, Moreno S, et al. Manejo de la infección por SARS-CoV-2 en urgencias. Rev Esp Urg Emerg. 2022;1(1):23-27.

Nicolás JM, Ruiz J, Jiménez X, Net À. Enfermo crítico y emergencias. Barcelona: Elsevier; 2020.

Ministerio de Sanidad. Documentos técnicos para profesionales [Internet]. Gob.es. [consulta el 15 de noviembre de 2022]. Disponible en: https://www.sanidad.gob.es/profesionales/saludPublica/ccayes/alertasActual/nCov/documentos.htm

Menéndez R, Cilloniz C, España PP, Almirall J, Uranga A, Méndez R, et al. Neumonía adquirida en la comunidad. Normativa de la Sociedad Española de Neumología y Cirugía Torácica (SEPAR). Actualización 2020. Arch Bronconeumol [Internet] [consulta el 15 de noviembre de 2022];56 Suppl 1:1-10. Disponible en: https://archbronconeumol.org/en-neumonia-adquirida-comunidad-normativa-sociedad-articulo-S0300289620300405

Atención de enfermería a las urgencias cardiovasculares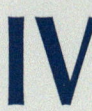

IV

Valoración del estado cardiocirculatorio

17

J. López Ciércoles

OBJETIVOS

- Conocer los datos necesarios para llevar a cabo una valoración del estado cardiocirculatorio.
- Reconocer los síntomas más frecuentes de patología cardiovascular grave.
- Identificar las causas de dolor torácico más frecuentes y los patrones típicos según su perfil etiológico.
- Conocer las pruebas complementarias más usadas en el diagnóstico del paciente cardiovascular.
- Relacionar los distintos datos recogidos en la valoración para elaborar un juicio acerca del estado del paciente.

INTRODUCCIÓN

La primera aproximación en urgencias al paciente con patología cardiocirculatoria debe centrarse, como en todo paciente crítico, en reconocer problemas potencialmente mortales o que supongan un grave riesgo y que requieran la adopción de medidas inmediatas de soporte vital. Hay que asegurar la estabilidad hemodinámica y, para ello, se debe seguir el esquema ABCDE, común a la valoración inicial del paciente crítico (**Tabla 17-1**).

Tras realizar la valoración inicial y solucionar o estabilizar aquellas situaciones vitales que en ella se hayan detectado, se procede a realizar una valoración más detallada, consistente en una exploración, que incluya la toma completa de constantes vitales junto con una recogida de datos, tanto del episodio actual, con la sintomatología que presenta el paciente, como de los antecedentes personales y familiares.

Para hacer esta valoración se debe seguir un orden preestablecido y sistemático que no dé lugar a olvidos. No obstante, los diversos componentes de la valoración pueden realizarse de forma simultánea (p. ej., monitorización de constantes vitales mientras se pregunta por la sintomatología) para evitar pérdidas de tiempo innecesarias en el paciente urgente.

HISTORIA DEL EPISODIO ACTUAL Y SÍNTOMAS

Generalmente se inicia con una descripción del episodio hecha por el paciente, con una recogida de los síntomas que refiere y sus características (hora de comienzo, duración, localización, factores que lo provocan o lo alivian). Para la exploración de los síntomas es útil seguir la regla nemotécnica PQRST (**Tabla 17-2**). En el caso de patología cardiovascular, los más frecuentes son el dolor torácico, la disnea, las palpitaciones, el síncope o el presíncope, y los edemas periféricos.

Dolor torácico

Es un síntoma clave en la valoración cardiocirculatoria. Se requiere determinar muy bien sus características para que oriente hacia su etiología: cuándo comenzó, cuál fue su duración, dónde se localizó, qué tipo de dolor o molestia presentó, su irradiación, factores que lo provocan o agravan.

 Algunos pacientes pueden describir este síntoma más como un malestar o molestia que como un dolor, por lo que pueden responder negativamente a la pregunta «¿tiene dolor en el pecho?». Es conveniente preguntar no solo por dolor, sino por molestias o malestar en el pecho.

Clásicamente el dolor torácico de origen isquémico se presenta como un dolor en el centro del pecho, irradiado a uno o ambos brazos, generalmente el izquierdo, mandíbula

Tabla 17-1. Prioridades en la valoración de urgencia: ABCDE

A	*Airway* – Vía aérea
B	*Breathing* - Respiración
C	*Circulation* - Circulación
D	*Disability* – Discapacidad, examen neurológico
E	*Exposure* - Exposición

	Tabla 17-2. Regla nemotécnica para la exploración de los síntomas	
P	*Provoking or palliative* (Provocativo o paliativo)	Qué provoca y qué alivia el síntoma
Q	*Quality or quantity* (Calidad y cantidad)	Cómo describe el síntoma, a qué se parece
R	*Region and radiation* (Región e irradiación	Dónde se produce y a dónde se irradia
S	*Severity* (Severidad [gravedad])	Cuál es su intensidad, si esta ha variado y cuál es el efecto sobre la actividad habitual
T	*Timing* (Hora [tiempo])	Cuándo y cómo comenzó (de forma súbita o gradual), cuál es su frecuencia, cuánto duró

o espalda, de tipo opresivo, que el paciente describe como si tuviese un peso sobre el centro del tórax, aunque puede tener una presentación atípica. Su inicio puede ser desencadenado por un esfuerzo o ejercicio (frecuente en el ángor) o comenzar en reposo. Suele estar acompañado de cortejo vegetativo (sudoración, náuseas, vómitos).

Puede tener una presentación atípica (dolor epigástrico, dolor de características pleuríticas, dolor torácico transfixiante) en jóvenes (<40 años), personas mayores (>75 años), mujeres, diabéticos, en pacientes con insuficiencia renal crónica o con demencia.

 El dolor torácico en el síndrome coronario agudo puede estar ausente o tener una presentación atípica en pacientes ancianos, mujeres y diabéticos.

El dolor de origen pericárdico se describe como agudo o «áspero», opresivo punzante, puede irradiar a cuello, se agrava con los movimientos, la inspiración y la tos, y se alivia inclinándose hacia delante.

En la disección aórtica se presenta un dolor de tipo «desgarrante», transfixiante (que atraviesa de lado a lado), muy intenso, de comienzo brusco, localizado en la región interescapular, que puede irradiarse en el trayecto aórtico y no varía con los movimientos.

En la **tabla 17-3**, se pueden ver las características más frecuentes del dolor torácico según su perfil etiológico. En la **tabla 17-4** se presentan las causas de dolor torácico que son potencialmente graves o letales.

Disnea

Es la sensación subjetiva de falta de aire o dificultad respiratoria. Es normal durante el ejercicio forzado, pero si es desproporcionada al nivel de actividad, se convierte en un hallazgo anormal. Su etiología puede ser respiratoria, psicógena, por afectación de la pared torácica o cardíaca.

La disnea de origen cardíaco empeora con el esfuerzo o en decúbito, mejora con el reposo y en posición ortostática y se acompaña de otros signos y síntomas cardíacos (dolor torácico, edemas, aumento de la presión venosa yugular). Es un síntoma importante en la insuficiencia cardíaca y en la cardiopatía isquémica.

Ortopnea es la disnea que se produce en decúbito supino, debida al aumento de retorno venoso y a la redistribución del edema intersticial en los pulmones.

La disnea paroxística nocturna se produce mientras el paciente duerme: lo despierta y lo obliga a sentarse.

Existen diferentes escalas para la valoración de la disnea, pero la más utilizada en pacientes con insuficiencia cardíaca es la clasificación funcional de la New York Heart Association (NYHA) (**Tabla 17-5**).

Palpitaciones

Es la sensación de percibir el latido cardíaco propio. En la mayoría de los casos las palpitaciones se deben a arritmias, que pueden ser desde benignas hasta potencialmente mortales.

En ocasiones pueden ser causadas por situaciones fisiológicas como el ejercicio o el estrés, o debidas a una taquicardia sinusal. La presencia de latidos ectópicos, como las extrasístoles auriculares o ventriculares, también puede ser una causa benigna, provocada por el consumo de algunos excitantes como té o café, algunas drogas, fármacos o alcohol. Aunque las extrasístoles también pueden ser síntoma de trastornos electrolíticos o hipoxia.

Otras arritmias frecuentes que pueden ocasionar palpitaciones son la fibrilación auricular, el flúter, la taquicardia paroxística supraventricular o la taquicardia ventricular.

 La clave para un diagnóstico concreto consiste en hacer un electrocardiograma durante su manifestación para capturar la arritmia causante.

Durante la exploración hay que preguntar al paciente si las palpitaciones percibidas eran regulares o irregulares y si eran rápidas o lentas, lo cual orientará hacia la posible arritmia que las causa.

Presíncope y síncope

El síncope es una pérdida brusca y transitoria de consciencia, con ausencia de tono postural, debida a la disminución del flujo sanguíneo cerebral o a un aporte insuficiente de sustratos al cerebro (oxígeno y glucosa).

El presíncope es la percepción de mareo y desmayo inminente sin que llegue a existir pérdida de consciencia. Pueden experimentarse, además del mareo, síntomas como visión borrosa, sudoración o náuseas.

 El término mareo que describen muchos pacientes es un término vago e inespecífico que puede hacer referencia a presíncope, a vértigo o a inestabilidad. Para descartar causas no cardiovasculares hay que preguntar sobre síntomas que lo acompañan: alteraciones del oído interno, debilidad muscular, sensación de giro de las cosas, etcétera.

Destacan tres etiologías diferentes: un mecanismo reflejo o neuromediado, un origen cardiogénico (por una arritmia o algún tipo de cardiopatía estructural) y la hipotensión ortostática (debida a una disfunción autonómica primaria, secundaria a una patología de base o desencadenada por fármacos hipotensores o hipovolemia). En ocasiones, hay más de un mecanismo que contribuye al episodio sincopal.

Una clasificación del síncope por la causa que lo provoca se muestra en la **tabla 17-6**.

 En el síncope existe una pérdida transitoria de consciencia, mientras que en el presíncope no hay pérdida de consciencia.

Edemas periféricos

Acumulación de líquido en el espacio intersticial en zonas declives (extremidades inferiores en pacientes ambulatorios).

Tabla 17-3. Características más habituales del dolor torácico según su etiología

	Localización	Irradiación	Calidad	Otras características
Isquémico	Retroesternal, como «mano en garra»	A pectorales, mandíbula, brazos (principalmente izquierdo), codo, muñeca, epigastrio, interescapular	Opresivo, constrictivo, de aplastamiento, con sensación de muerte inminente	• Se acompaña de cortejo vegetativo Mejora con reposo y nitritos y no se modifica a la palpación
Pericárdico	Retroesternal, precordial, ápex o parte superior del abdomen	Hombro izquierdo y cuello	Punzante u opresivo; en ocasiones, sincrónico con los latidos	• Aumenta con la inspiración profunda, la tos, la deglución y la rotación del tórax • Disminuye con la flexión del tronco hacia delante
Pleural	Unilateral o bilateral, costal, en «punta de costado»	Resto de tórax y cuello	Punzante, como una «cuchillada»	• Aumenta con la respiración profunda, la tos y los estornudos • Mejora con la inmovilización
Disección aórtica	Interescapular, espalda, zona anterior del tórax y abdomen	Migración a cuello, espalda y flancos . Puede irradiar en el trayecto aórtico (abdomen y extremidades inferiores)	Lacerante, desgarrante	• Se acompaña de cortejo vegetativo Se alivia con el control de la presión arterial
Tromboembolia pulmonar	Región torácica lateral	Resto del tórax, cuello y hombros	Variable: como isquémico, pleurítico o mecánico	• Se puede acompañar de disnea, tos, hemoptisis, hipotensión, síncope y *shock* • Puede ir precedido de inmovilización y signos de trombosis venosa profunda
Esofágico	Retroesternal	Parte superior del tórax, cuello y brazos	Urente, opresivo, como «quemazón»	• Se alivia con antiácidos, nitroglicerina y calcioantagonistas • Empeora con la ingesta de alimentos muy fríos o calientes, ácidos y picantes o alcohol • Se acompaña de pirosis
Osteomuscular	Variable		Punzante, intermitente	• Aumenta con movimientos y a la palpación • Mejora en reposo
Psicógeno	Inframamario, hemitórax izquierdo o intercostal	Puede irradiarse a brazo izquierdo	Mal definido, punzante, intermitente	• Aumenta con el estrés

Tabla 17-4. Procesos vitales que cursan con dolor torácico

Causas potencialmente mortales de dolor torácico

- Síndrome coronario agudo (SCA)
- Taponamiento cardíaco
- Tromboembolia pulmonar (TEP)
- Aneurisma de aorta
- Neumotórax a tensión
- Volet costal
- Rotura esofágica

Tabla 17-5. Clasificación de la insuficiencia cardíaca/ disnea de la New York Heart Association

Grado I	No hay limitación de la actividad física La actividad habitual no provoca síntomas
Grado II	Limitación leve de la actividad física La actividad habitual u ordinaria provoca síntomas Asintomático en reposo
Grado III	Limitación importante de la actividad física La actividad inferior a la habitual provoca síntomas Asintomático en reposo
Grado IV	Disnea de reposo

Tabla 17-6. Tipos de síncope y sus causas		
Cardíaco	**Secundario a arritmias**: bradiarritmias (disfunción del nódulo sinusal, bloqueos AV , etc.) o taquiarritmias (supraventriculares o ventriculares), bien por cardiopatías orgánicas de base (cardiopatía isquémica, insuficiencia cardíaca, miocardiopatías), bien por trastornos eléctricos (síndrome de Brugada, síndrome de QT largo)	
	Cardiopatía estructural: por obstrucción mecánica al flujo sanguíneo (valvulopatías, miocardiopatías, taponamiento, tromboembolia pulmonar, etc.)	
Reflejo o neuromediado	**Vasovagal**: por disminución del tono simpático (ambiente caluroso, ortostatismo prolongado, dolor, estímulos emocionales, etc.)	
	Hipersensibilidad del seno carotídeo: por estimulación del seno carotídeo	
	Situacional: por un mecanismo mixto: reflejo, hipotensión ortostática y una disminución del retorno venoso por maniobra de Valsalva. Son los síncopes tusígeno, miccional, defecacional, por deglución, posprandial u otros (reír, tocar instrumentos de viento, etc.)	
	Formas atípicas: sin desencadenantes aparentes	
Por hipotensión ortostática	Por depleción de volumen (hipovolemia) o fallo de los mecanismos reflejos que controlan la presión arterial (disfunción autonómica) o inducida por fármacos (principalmente diuréticos y vasodilatadores)	
Otros	**Neurológico** (algunas clasificaciones lo incluyen en la hipotensión ortostática por disfunción autonómica de causa neurológica)	
	Síncope de esfuerzo: puede darse en pacientes con patología previa durante un esfuerzo (p. ej. estenosis aórtica). En muchas clasificaciones se incluye dentro de la categoría que sugiera su causa (p. ej., síncope cardíaco por cardiopatía estructural si la causa es la estenosis aórtica)	

Es un síntoma percibido por el paciente y, a la vez, es un signo que se puede objetivar en el examen físico.

El edema de origen cardiovascular es un edema con fóvea, que suele empeorar a la tarde y mejorar a la mañana.

Las causas cardiovasculares más frecuentes son la insuficiencia cardíaca, la pericarditis constrictiva y los trastornos vasculares venosos (trombosis venosa profunda, insuficiencia venosa crónica, obstrucción de la vena cava inferior, etc.).

 El edema con fóvea se valora mediante el signo de Godet, que consiste en valorar la profundidad y el tiempo que se mantiene la impronta (hoyuelo) tras haber presionado la zona con un dedo durante unos segundos.

Tos y expectoración

Aunque suele tratarse de síntomas respiratorios, la presencia de tos con expectoración rosada o hemoptoica puede indicar la existencia de edema agudo de pulmón.

HISTORIA PREVIA, ANTECEDENTES PERSONALES Y FAMILIARES

Además de recabar información sobre el episodio actual, hay que obtener datos de la patología previa del paciente y de los antecedentes familiares, los factores de riesgo cardiovascular que presenta, los tratamientos farmacológicos que sigue y las alergias o reacciones adversas que haya presentado.

Para ello se obtienen datos en la entrevista al paciente o familiares. Es deseable obtener una copia del informe médico más reciente relacionado con episodios similares si no se dispone de acceso a la historia electrónica.

Antecedentes personales y familiares

Se interrogará sobre enfermedades previas, con especial atención a las cardiovasculares, y sobre episodios anteriores con sintomatología similar a la actual y el diagnóstico que se

obtuvo. Se preguntará por intervenciones quirúrgicas, intervención coronaria percutánea (cateterismo) e implante de dispositivos (marcapasos, desfibrilador automático implantable, válvulas mecánicas).

En caso de que el paciente sea susceptible de recibir fibrinólisis, es necesario conocer si existen traumatismos o intervenciones quirúrgicas recientes, episodios de sangrado, accidente cardiovascular, neoplasias o malformaciones arteriovenosas que pudieran suponer una contraindicación.

Se obtendrá también información sobre antecedentes familiares de patología cardíaca: infartos o fallecimientos atribuibles a patología cardíaca, arritmias, hipertensión arterial, etcétera.

Factores de riesgo

Dentro de los antecedentes, conviene destacar la presencia de factores de riesgo cardiovascular. Estos factores se pueden dividir en dos grupos: factores modificables y no modificables.

Los **factores no modificables** son los antecedentes familiares, la edad y el género.

Los **factores modificables** son hipertensión, diabetes *mellitus*, dislipidemia, tabaquismo, obesidad y sedentarismo.

 El tabaquismo es un factor de riesgo importante en el desarrollo de enfermedad cardiovascular por el que hay que preguntar.

Tratamiento farmacológico y alergias

Se debe preguntar por el tratamiento que sigue el paciente, así como por su cumplimiento.

 El tratamiento farmacológico que sigue el paciente puede dar información sobre enfermedades previas que este haya olvidado mencionar en la entrevista, especialmente cuando no se dispone de informes o acceso a la historia clínica.

Se recabará información sobre alergias o intolerancia a fármacos o contrastes utilizados en pruebas diagnósticas y se reflejarán de forma destacada en el registro o informe de enfermería.

 Las alergias deben ser reflejadas de manera destacada en el informe o registro de enfermería y deben comunicarse durante las transferencias a los profesionales que se hagan cargo del paciente, para evitar errores.

Hábitos y toma de sustancias

Además de los hábitos relacionados con los factores de riesgo cardiovascular, hay que interrogar al paciente sobre el consumo o la exposición (recreativa o accidental) a otras sustancias, especialmente excitantes como la cafeína (puede ser causa de palpitaciones y taquicardia) o drogas recreativas (cocaína, drogas de diseño), en las horas o días previos al episodio por el que acude a urgencias.

La cocaína incrementa la frecuencia cardíaca, la presión arterial y la contractilidad, lo que incrementa la demanda miocárdica. Se ha asociado su consumo a un aumento en el riesgo de formación de trombos, e incluso pequeñas dosis intranasales se asocian a vasoconstricción de las arterias coronarias.

 El consumo de cocaína puede ser causa de infarto agudo de miocardio, especialmente en pacientes jóvenes sin otros factores de riesgo, o asociado al tabaquismo.

EXAMEN FÍSICO

Signos vitales

Pulso

Se valoran los pulsos arteriales, su frecuencia, su ritmo y las asimetrías entre extremidades. Se toma principalmente en las arterias carótidas, radiales y femorales. Otras arterias utilizadas para la valoración del pulso son la braquial (usada habitualmente en lactantes y niños pequeños), la poplítea, la tibial posterior o la dorsal del pie (**Fig. 17-1**).

La frecuencia se debe medir, para un cálculo correcto, al menos durante 30 segundos. Se define la bradicardia como la frecuencia <60 lpm y la taquicardia como la frecuencia >100 lpm. Se debe determinar si el ritmo es regular (p. ej., ritmo sinusal, taquicardia paroxística supraventricular, taquicardia ventricular, etc.) o irregular. Y dentro de este último, si es regularmente irregular, en el que existe un cambio de ritmo predecible (p. ej., bloqueo auriculoventricular de 2º grado tipo I) o irregularmente irregular, en el que la ocurrencia de cada latido es impredecible (p. ej., fibrilación auricular).

Se valoran las características y volumen del pulso. Un pulso con gran volumen indica un gasto cardíaco incrementado (p. ej., anemia, embarazo) o una insuficiencia aórtica, mientras que un pulso con un pequeño volumen indica un reducido gasto cardíaco (estenosis aórtica, insuficiencia ventricular izquierda) o una disminución del volumen circulante (hipovolemia).

Se recogen algunos tipos de pulso y sus características en la **tabla 17-7**.

Presión arterial

Se compone de la presión arterial sistólica (PAS), que se corresponde con los primeros sonidos repetitivos que se escuchan con el fonendoscopio (fase 1 de Korotkoff) al ir reduciendo la presión del manguito del esfigmomanómetro y de la presión arterial diastólica (PAD), que se corresponde con la desaparición de los sonidos (fase 5 de Korotkoff).

La presión arterial media se calcula de forma aproximada como PAD + 1/3 (PAS-PAD) y es un mejor indicador que la PAS de la perfusión. La mayoría de los monitores proporcionan este dato junto a la PAS y PAD. Se precisa una presión arterial media de unos 60 mm Hg para asegurar una adecuada perfusión a cerebro y arterias coronarias.

La presión del pulso es la diferencia entre PAS y PAD.

Una primera y rápida estimación de la presión arterial se puede obtener con la toma de pulsos. La presencia de pulso detectable en las arterias radial, femoral o carótida proporciona una aproximación a la PAS mínima presente, tal y como muestra la **tabla 17-8**, aunque hay muchas controversias sobre la fiabilidad de este método.

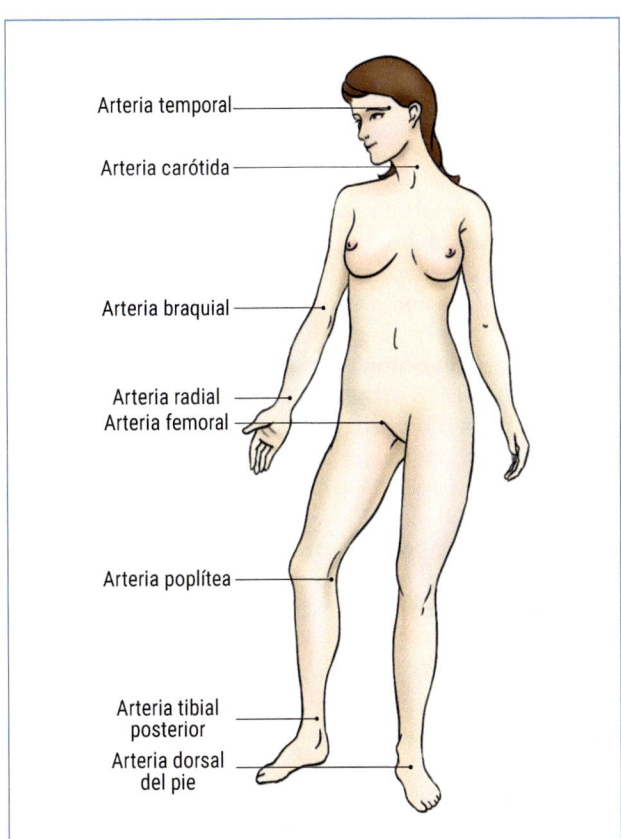

Figura 17-1. Localización de pulsos.

Tabla 17-7. Algunos tipos de pulso y sus características

Tipo	Características
Paradójico	Disminución del volumen del pulso con la inspiración (en el taponamiento cardíaco, en la disminución de retorno venoso, en la obstrucción de vía aérea)
Hipercinético (*celer et magnus*)	Latido fuerte y breve, aumento del volumen/latido, disminución de resistencias periféricas (en insuficiencia aórtica, fiebre, etc.)
Hipocinético	Latido disminuido (en hipovolemia, en insuficiencia del ventrículo izquierdo por síndrome coronario agudo, estenosis mitral, etc.)
Parvo y tardo (*parvus et tardus*)	Onda débil y prolongada, disminución del volumen/latido (en la estenosis aórtica)
Bifásico	Se dan dos picos sistólicos (en la insuficiencia aórtica, en la cardiopatía hipertrófica)
Bigémino	Se dan dos picos por la aparición de un latido ectópico (en EV)
Alternante	Ritmo regular con alternancia de latidos potentes y débiles (en la disfunción ventricular)

EV: extrasístoles ventriculares.

Tabla 17-8. Pulso y presión arterial sistólica

Pulso detectado	PAS mínima
Radial	70-80 mm Hg
Femoral	60-70 mm Hg
Carótida	50-60 mm Hg

PAS: presión arterial sistólica

Se debe valorar la simetría de la presión arterial entre ambos brazos, así como la diferencia entre la presión arterial de las extremidades superiores y la de las inferiores (una diferencia de 10 mm Hg en la PAS se considera normal).

 Se precisa una presión arterial media de 60 mm Hg para asegurar la perfusión de órganos vitales.

Frecuencia respiratoria y saturación de oxígeno

Se considera normal una frecuencia respiratoria entre 12 rpm y 20 rpm en un adulto. Frecuencias inferiores se consideran bradipnea y frecuencias más elevadas, taquipnea. En la valoración también habrá que tener en cuenta la presencia de patrones respiratorios anormales (respiración de Kussmaul, de Biot, de Cheyne-Stokes, etc.).

La pulsioximetría permite valorar la oxigenación tisular y determinar el porcentaje de saturación de oxígeno ($SatO_2$) de la hemoglobina. Sus valores normales, en ausencia de patología, son del 95 % al 100 %. Una $SatO_2$ del 90 % corresponde a una PaO_2 de 60 mm Hg.

La determinación de la frecuencia respiratoria y de la $SatO_2$ es de especial interés en el paciente crítico, en la valoración de insuficiencia cardíaca y en los casos de *shock* de origen cardíaco.

La pulsioximetría puede no ser fiable en caso de una baja perfusión periférica, como ocurre en los pacientes con un gran deterioro hemodinámico.

 Una $SatO_2$ del 90 % equivale a una PaO_2 de 60 mm Hg. En un paciente sin patología previa la $SatO_2$ se sitúa entre el 95 % y el 100 %.

Electrocardiograma

El electrocardiograma (ECG) no es propiamente un signo vital, sino una prueba complementaria, pero debido a la importancia que cobra en el diagnóstico de estos pacientes y a la necesidad de su rápida realización, se incluye aquí dentro del apartado de toma de constantes vitales.

 Las Guías ESC 2017 recomiendan comenzar tan pronto como sea posible la monitorización electrocardiográfica para detectar arritmias potencialmente mortales y proceder con la desfibrilación si fuera necesario, así como la realización de un ECG de 12 derivaciones con un retraso máximo de 10 minutos en todo paciente con sospecha de síndrome coronario agudo.

En la valoración del paciente cardíaco se realiza un ECG de 12 derivaciones. Seis derivaciones corresponden a los miembros, (tres unipolares: aVR, aVL y aVF y tres bipolares: I, II y III) y las otras seis son precordiales (V_1, V_2, V_3, V_4, V_5 y V_6) (**Fig. 17-2**).

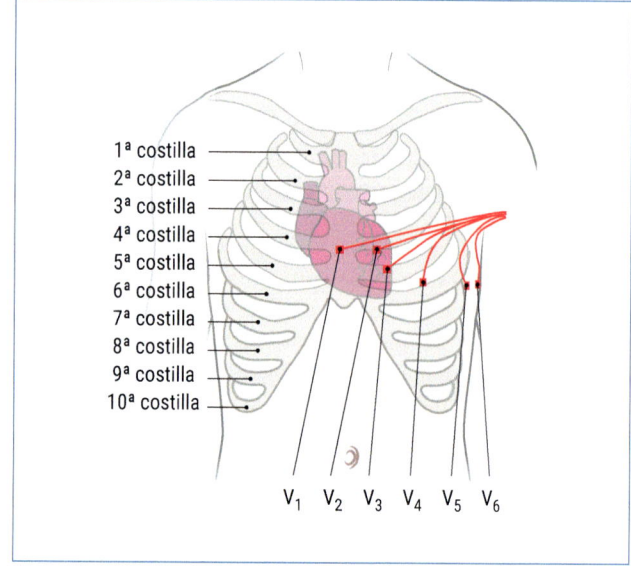

Figura 17-2. Localización de derivaciones precordiales. Adaptada de https://commons.wikimedia.org/

Tabla 17-9. Valoración del electrocardiograma

Frecuencia	¿Su frecuencia es normal, alta (>100 lpm) o baja (<60 lpm)?	Indica si se trata de una bradicardia o bradiarritmia (<60 lpm) o una taquicardia o taquiarritmia (>100 lpm)
Ritmo	¿El ritmo es regular o irregular?	Orienta hacia el tipo de arritmia (p. ej., la F.A. es irregular)
Análisis de P, QRS, PR y QT	¿Hay onda P?	El ritmo sinusal debe contar con ondas P (criterio necesario pero no único)
	¿El QRS sigue a la onda P? ¿A todas las P les sigue un QRS? ¿Duración del PR?	Puede indicar la existencia de un bloqueo auriculoventricular
	¿El QRS es estrecho o ancho (> 0,12)?	La existencia de un QRS ancho hace sospechar un ritmo ventricular (no siempre)
Eje cardíaco	¿El QRS es positivo en I y aVF?	I(+), aVF(+): Normal I(+), aVF(−): Eje desviado a la izq. I(−), aVF(+): Eje desviado a la dch. I(−), aVF(−): Desviación extrema
Análisis ST, T y Q	¿El ST es isoeléctrico? ¿Existe supradesnivelación o infradesnivelación?	Las alteraciones del ST y la onda T indican la posible existencia de isquemia
	¿Cuál es la morfología de la onda T? ¿Es positiva o negativa?	
	¿Existe onda Q? ¿Es su voltaje >1/3 del QRS?	La Q patológica es signo de necrosis

La **tabla 17-9** presenta una secuencia de pasos para una primera valoración del ECG.

En el ECG de 12 derivaciones habrá que valorar el ritmo, la frecuencia, la existencia de ondas P, que el intervalo PR sea normal (< 0,20 s), que a toda P le siga un QRS estrecho (< 0,12 s), el intervalo QT (varía con la frecuencia, se calcula el QT corregido: QTc < 0,44 s), el segmento ST (debe ser isoeléctrico, su supradesnivelación o infradesnivelación hacen pensar en un síndrome coronario agudo) y la morfología de la onda T (su morfología normal es asimétrica, con ascenso más lento que el descenso, negativa en aVR y positiva, al menos, en I, II, aVF y de V2 a V6; sus alteraciones pueden indicar isquemia). Además, se revisará la existencia de ondas adicionales como J o U (**Fig. 17-3**).

> ! La valoración del segmento ST debe realizarse siempre sobre un ECG de 12 derivaciones, ya que el algoritmo de procesado de señales de la mayoría de los monitores no proporciona una representación adecuada en la tira de ritmo o en pantalla, lo que puede dar lugar a falsas desnivelaciones del ST.

Exploración física

En la valoración inicial ya se debe haber observado el aspecto general del paciente para detectar signos de gravedad. Hay que inspeccionar en busca de palidez, cianosis, diaforesis o dificultad respiratoria.

En la exploración física hay que seguir un orden, comenzando por la cabeza y bajando hasta los pies, de forma sistemática. Se examina el cuello palpando los pulsos carotídeos, se valoran las venas yugulares y su ingurgitación, se inspecciona, palpa y ausculta tórax y abdomen, se deben buscar soplos (sonidos causados por flujo sanguíneo turbulento) en la auscultación cardíaca y frémitos (su equivalente en forma de sensación vibratoria en la palpación de las áreas apical, aórtica y pulmonar del precordio). En la auscultación

pulmonar se buscarán crepitantes en la sospecha de edema agudo de pulmón y disminución del murmullo vesicular en el derrame pleural por insuficiencia cardíaca. En las extremidades, hay que valorar los distintos pulsos y su simetría, los signos de baja perfusión como la cianosis distal o un relleno capilar retardado, la presencia de edemas y los signos de trombosis venosa profunda (puede ser causa de tromboembolia pulmonar).

La presión venosa yugular informa acerca de la presión en la aurícula derecha de una forma aproximada. Se toma en la vena yugular interna derecha, con el paciente en decúbito con el tórax elevado 45° y los músculos del cuello relajados. Debido a que no hay válvulas entre la aurícula derecha y la yugular interna, esta actúa como una columna efectiva de sangre que funciona como manómetro, cuya altura refleja la presión en la aurícula derecha. Se mide la altura vertical máxima a la que se aprecia latido yugular con respecto

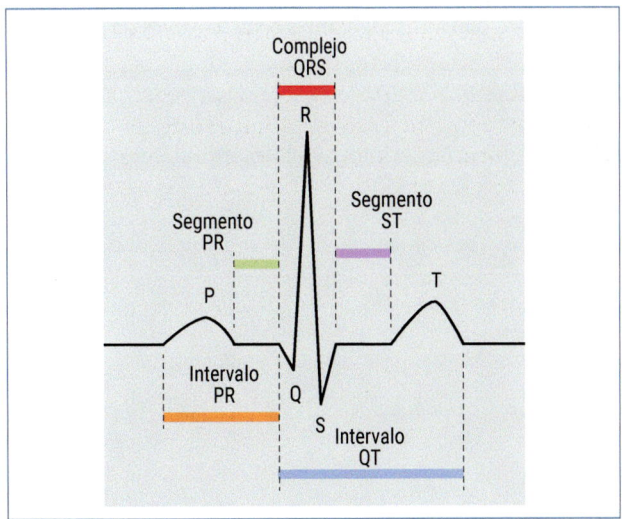

Figura 17-3. Ondas del electrocardiograma. Adaptada de https://commons.wikimedia.org/

al ángulo del esternón (ángulo de Louis). Lo normal es que no se eleve por encima de 3-4 cm. Como ese punto del esternón se encuentra a unos 5 cm por encima de la aurícula, la presión en la aurícula derecha no se elevaría por encima de los 8-9 cm H_2O (3-4 cm + 5 cm). Una presión venosa yugular elevada (y, por tanto, una presión en la aurícula derecha elevada) puede indicar la presencia de insuficiencia cardíaca, pericarditis constrictiva, taponamiento cardíaco, tromboembolia pulmonar o sobrecarga de líquidos (**Fig. 17-4**).

PRUEBAS COMPLEMENTARIAS

Radiografía de tórax

La radiografía simple de tórax sigue siendo una prueba fundamental en la valoración de las urgencias cardíacas.

Se debe valorar el tamaño y forma cardíacos. Una relación entre el diámetro transverso del corazón y el de la caja torácica (índice cardiotorácico) >50 % indica cardiomegalia (p. ej., miocardiopatía dilatada o derrame pericárdico) (**Fig. 17-5**).

Aunque no es una prueba demasiado sensible, en la proyección se puede apreciar la existencia de calcificaciones en la pared del cayado aórtico y de la aorta descendente –que indican ateroma aórtico o masas asociadas–, ensanchamiento del mediastino, aumento del tamaño del botón aórtico o desviación de la tráquea indicativas de aneurisma aórtico (**Fig. 17-6**).

Se valoran los campos pulmonares: en la insuficiencia cardíaca con edema agudo de pulmón se observa redistribución vascular en campos superiores, infiltrados alveolares, aumento de la densidad perihiliar con imagen en «alas de mariposa», borramiento de los bordes vasculares, líneas B de Kerley, derrames pleurales, etc. (**Fig. 17-7**).

Pruebas de laboratorio

Se precisará **hemograma completo** (para valorar anemia, infección, etc.), **estudio de coagulación** (en pacientes en tratamiento con anticoagulantes o susceptibles de recibir esa

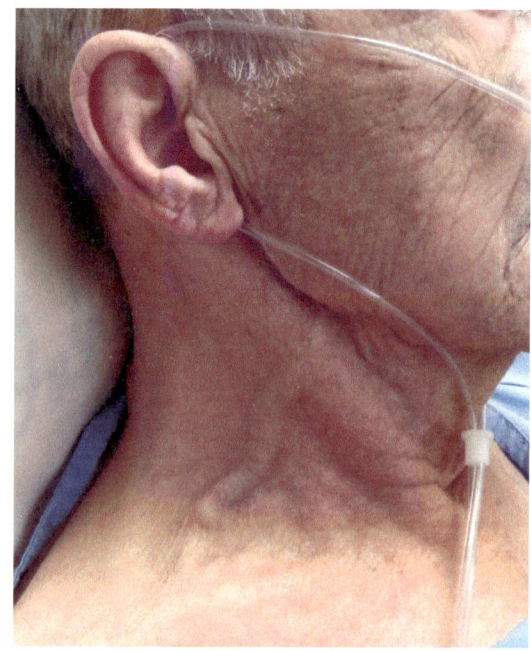

Figura 17-4. Presión venosa yugular elevada. Adaptada de James Heilman, de Wikimedia Commons.

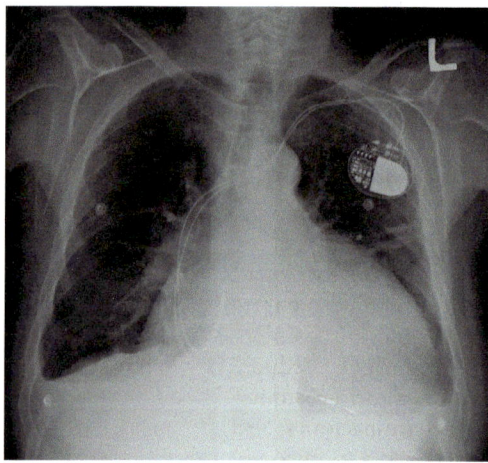

Figura 17-5. Radiografía de tórax: cardiomegalia y marcapasos. Adaptada de https://commons.wikimedia.org/

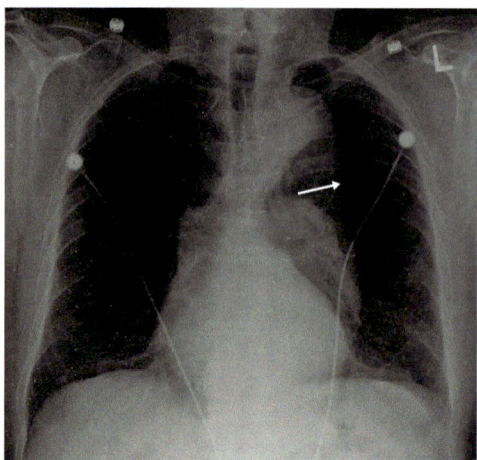

Figura 17-6. Radiografía de tórax: aneurisma de aorta. Adaptada de https://commons.wikimedia.org/

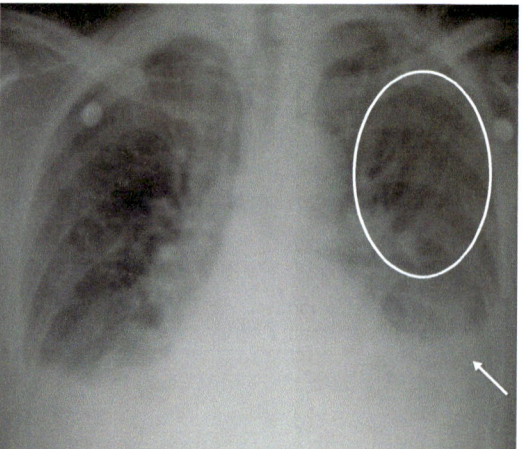

Figura 17-7. Radiografía de tórax: edema pulmonar. Adaptada de https://commons.wikimedia.org/

terapia, con posibilidad de intervención quirúrgica, etc.), **bioquímica** (perfil básico) y, especialmente, aquellos marcadores específicos que orientan hacia patología cardíaca:

- **Péptidos natriuréticos (BNP, NT pro-BNP)**: son hormonas que se liberan a la sangre a consecuencia de la activación neurohormonal que provoca la insuficiencia cardíaca. Tienen un valor tanto diagnóstico como pronóstico de la insuficiencia cardíaca, en la que se encuentran elevados. También predicen el aumento de la mortalidad en pacientes con síndrome coronario agudo.
- **Creatina-cinasa (CK) y fracción MB de la creatina-cinasa (CK-MB)**: la CK es una enzima que se encuentra en el músculo estriado (esquelético y cardíaco) y la CK-MB es la isoenzima miocárdica de la CK. La CK plasmática se eleva con el daño muscular, pero carece de especificidad. La CK-MB es más específica de la lesión del músculo cardíaco, aunque se considera normal la presencia de CK-MB <6 % en lesiones del músculo esquelético. La CK-MB aumenta a las 4-6 h posteriores al inicio de los síntomas y permanece elevada de 2 a 4 días.
- **Troponinas**: formado por troponina C, troponina T y troponina I. Solo la T y la I tienen utilidad clínica. Su presencia en sangre se considera patológica y se piden ante la sospecha de daño miocárdico en el síndrome coronario agudo. Se liberan a la sangre y son detectables 4 a 6 h posteriores al comienzo de los síntomas, con un máximo entre las 12 y las 24 h para la troponina T y de 24 h para la troponina I. Se normalizan en 5-14 días.
- **Troponina de alta sensibilidad**: preferiblemente, se realiza la determinación de la troponina de alta sensibilidad (hs-cTn), que aumenta la precisión diagnóstica frente a la determinación convencional. Esto permite confirmar más rápidamente el infarto en pacientes que se presentan poco tiempo después del comienzo de los síntomas. De esta forma, se consiguen reducir los tiempos de diagnóstico empleando algoritmos que acortan el tiempo necesario entre 2 determinaciones. Se miden concentraciones absolutas, así como la variación o aumento entre 2 determinaciones, utilizando un algoritmo 0 horas/1 hora (intervalo de 1 hora entre la primera extracción y la segunda) o 0

horas/2 horas que pueden emplearse como sustitutos de los cambios absolutos a las 3 horas y 6 horas, como se venían utilizando anteriormente. Se considera que tanto la determinación de hs-cTn T como la de hs-cTn I proporcionan una precisión diagnóstica similar para el infarto agudo de miocardio (IAM). Respecto al valor umbral de referencia para el diagnóstico, se seguirán los valores proporcionados por el laboratorio, ya que puede haber diferencias en función del método utilizado para su determinación.
- **Mioglobina**: es una proteína citoplasmática que alcanza rápidamente la sangre tras alteraciones de la permeabilidad celular, lo que permite detectarla en algunos casos a partir de 1 o 2 h de evolución, con un máximo entre 6 y 12 h, y desaparece en las 12-24 h posteriores. Es muy poco específica de la necrosis miocárdica (está elevada en muchas otras situaciones), por lo que su valor diagnóstico es bajo, aunque sí tiene valor predictivo negativo (para descartar necrosis).
- **Dímero D**: es un péptido producido por la degradación de la proteína de fibrina por la acción de la plasmina durante la fibrinólisis. Se eleva una hora tras la formación de un trombo y puede persistir alrededor de siete días. Se usa en la sospecha de tromboembolia pulmonar y trombosis venosa profunda.

Otras pruebas

- **Ecocardiograma**: en sospecha de enfermedad cardíaca. Útil en valvulopatías, miocardiopatías, aneurisma aórtico y derrame pericárdico, entre otros.
- **Cateterismo y angiografía coronaria**: se introduce un catéter por vía arterial (radial o femoral) que permite visualizar, mediante la inyección de contraste, las arterias coronarias y su permeabilidad. También es posible, mediante el cateterismo, la medición de presiones o la toma de biopsias. Permite, a su vez, realizar procedimientos terapéuticos como la angioplastia coronaria, en la que se dilata mediante balón la arteria estenosada para restablecer el flujo, y la colocación de *stent*.
- **Tomografía computarizada**: ante la sospecha de disección aórtica.

 PUNTOS CLAVE

- La valoración debe comenzar con el ABCDE, asegurando la estabilidad hemodinámica.
- Ante la sospecha de patología cardíaca se debe realizar una monitorización y un ECG de 12 derivaciones lo antes posible.
- El dolor torácico, la disnea, las palpitaciones, el síncope y los edemas son síntomas frecuentes en la patología cardiocirculatoria grave.
- El dolor de perfil isquémico típico es retroesternal, opresivo, que puede irradiar a brazos, mandíbula o región int

rescapular, acompañado por cortejo vegetativo y que no se modifica con la palpación o los movimientos.
- Las enfermedades previas, tratamientos, alergias, factores de riesgo y consumo o exposición a sustancias son datos que hay que recoger en la entrevista de valoración.
- El enfermero de urgencias debe ser capaz de realizar una auscultación pulmonar y cardíaca básicas para detectar anormalidades que puedan hacerle sospechar la existencia de patología.

BIBLIOGRAFÍA

Brignole M, Moya A, de Lange FJ, et al. Guía ESC 2018 sobre el diagnóstico y el tratamiento del síncope. Rev Esp Cardiol. 2018;71(10).

Chaulin AM. Troponinas cardíacas: información actual sobre las principales características analíticas de los métodos para la determinación y nuevas posibilidades diagnósticas. Medwave. 2021;21(11):e002132.

Collet P, Thiele H, Barbato E, Barthélémy O, Bauersachs J, Bhatt D, et al. Guía ESC 2020 sobre el diagnóstico y tratamiento del síndrome coronario agudo sin elevación del segmento ST. Rev Esp Cardiol. 2021;74(6):544.e1-e73.

Higginson LA. Síntomas de las enfermedades cardiovasculares. [monografía en Internet].

Houghton AR, Gray D, editores. Chamberlain. Síntomas y signos en la medicina clínica. 13ª ed. México: McGrawHill Interamericana; 2011.

Ibáñez B, James S, Agewall S, et al. Guía ESC 2017 sobre el tratamiento del infarto agudo de miocardio en pacientes con elevación del segmento ST. Rev Esp Cardiol. 2017;70(12).

Ignatavicius DD, Bayne MV. Enfermería médico-quirúrgica: planteamiento para mejorar el proceso de enfermería. Madrid: McGrawHill Interamericana; 1996.

Jiménez Murillo L, Montero Pérez FJ. Medicina de urgencias y emergencias: guía diagnóstica y protocolos de actuación. 4ª ed. Madrid: Elsevier España S.L.; 2009.

Kenilworth, NJ: Manual MSD. Versión para profesionales [consultado 7 de septiembre de 2018]. Disponible en: https://www.msdmanuals.com/es-es/professional/trastornos-cardiovasculares/síntomas-de-las-enferme-dades-cardiovasculares

Martínez Burgui JA, Martínez Oviedo A, Alonso Formento JE, Rodilla Calvelo F. Manual de urgencias cardiopulmonares. Teruel: Servicio de Urgencias del Hospital Obispo Polanco; 2009.

McCord J, Jneid H, Hollander JE et al. Management of cocaine-associated chest pain and myocardial infarction: a scientific statement from the American Heart Association Acute Cardiac Care Committee of the Council on Clinical Cardiology. Circulation. 2008;117:1897-907.

Menchaca MA, Huerta A, Cerdeira JC, Martínez P, coordinadores. Manual y procedimientos de enfermería SUMMA 112. Madrid [Internet]; 2012 [consultado 30 de agosto de 2018]. Disponible en: http://www.comunidad.madrid/publicacion/ref/17720

Moya I Mitjans Á, Rivas Gándara N, Sarrias Mercè A, Pérez Rodón J, Roca Luque I. Síncope. Rev Esp Cardiol. 2012;65(8):755-65.

Sagristá Sauleda J. Abordaje diagnóstico y terapéutico del síncope en urgencias. Emergencias. 2007;19:273-282.

Santaló Bel M, Guindo Soldevila J, Ordóñez Llanos J. Marcadores biológicos de necrosis miocárdica. Rev Esp Cardiol. 2003;56(7):703-20.

Scott C, MacInnes JD. Cardiac patient assessment: putting the patient first. Br J Nurs. 2006;11-24;15(9):502-8.

Writing Committee Members, Gulati M, Levy PD, Mukherjee D, Amsterdam E, Bhatt DL, et al. 2021 AHA/ACC/ASE/CHEST/SAEM/SCCT/SCMR Guideline for the Evaluation and Diagnosis of Chest Pain. J Am Coll Cardiol. 2021 Nov;78(22):e187-e285.

Síndrome coronario agudo

18

C. Casal Angulo

 OBJETIVOS

- Conocer las nuevas definiciones de síndrome coronario agudo con y sin elevación del ST.
- Identificar los patrones electrocardiográficos clásicos básicos y avanzados del síndrome coronario agudo con y sin elevación del segmento ST.
- Aprender a reconocer los patrones electrocardiográficos atípicos del síndrome coronario agudo.
- Identificar las indicaciones de tratamiento antiagregante y anticoagulante.
- Afianzar la necesidad del control permisivo de la glucemia como factor de riesgo independiente en el síndrome coronario agudo.

INTRODUCCIÓN

El síndrome coronario agudo (SCA) es uno de los motivos de consulta más frecuente en urgencias y emergencias hospitalarias y extrahospitalarias. La American Heart Association (AHA), el European Resuscitation Council (ERC), la European Society of Cardiology (ESC) y la Sociedad Española de Cardiología (SECAR), entre otras sociedades, han ido actualizando cada vez con más frecuencia sus guías clínicas y documentos de consenso, las últimas con fecha de 2017-2018.

En la última década, además, en diferentes países europeos y americanos se han ido desarrollando y aplicando los llamados «códigos infarto», con el objetivo de disminuir al máximo el tiempo desde el reconocimiento del cuadro clínico hasta la realización del cateterismo coronario, dentro de los conceptos más amplios en emergencias de patologías tiempo-dependientes (el tiempo es tejido) y de traslado al hospital útil.

Aprender a reconocer con el menor margen de duda posible las situaciones clínicas susceptibles de ser consideradas SCA requiere un constante esfuerzo personal de estudio y permite optimizar e individualizar las decisiones y el tratamiento para cada paciente. La clásica división en SCA con elevación del segmento ST (SCAEST) y sin dicha elevación (SCASEST) sigue siendo válida, pero sus fronteras han sido recientemente redefinidas, sobre todo en lo que a SCASEST se refiere.

DEFINICIONES Y CONCEPTOS BÁSICOS

El SCA es toda situación clínica derivada de la obstrucción aguda de alguna de las arterias del árbol coronario.

La obstrucción puede ser por la formación de un trombo sobre una lesión local ya existente, conocida o no, o por la llegada de un émbolo periférico de cualquier etiología (hemática, gaseosa, grasa, amniótica, etc.). Menos frecuente es la obstrucción aguda por espasmo coronario. Esta obstrucción puede ser total (SCAEST) o parcial (SCASEST), transitoria (angina de pecho) o persistente (infarto agudo de miocardio), y su reconocimiento precoz determina la actuación inicial.

El SCAEST es todo SCA que eleva el segmento ST en el electrocardiograma (ECG). Se corresponde con una oclusión completa del árbol coronario que, si es trombogénica, se traduce por la formación de un trombo mixto de plaquetas y fibrina. Aparece en el 30 % de los pacientes con SCA, normalmente sin mucha isquemia previa y con una circulación colateral pobre.

El SCASEST es todo SCA que no eleva el segmento ST en el ECG y este puede, por tanto, ser un ECG normal, o en el que desciende el ST o se altera la onda T. Se corresponde con una oclusión incompleta que, si es trombogénica, se traduce por la formación de un trombo solo plaquetario. Aparece en el 70 % de los pacientes con SCA, normalmente con isquemia previa y con una circulación colateral más desarrollada. Su tasa de mortalidad acumulada a los seis meses es mayor que en el SCAEST, motivo por el que las sociedades científicas insisten en su sospecha y tratamiento precoz.

El infarto recidivante es el que aparece a partir de los 28 días del anterior suceso coronario agudo. El reinfarto es aquel que se produce antes de 28 días. La diferencia es importante en cuanto a que hace referencia a que, respectivamente, la cicatriz del anterior SCA está más o menos estructurada y, por tanto, asociada a menor o mayor riesgo de rotura espontánea de pared ventricular.

 El infarto recidivante aparece >28 días después del anterior SCA y el reinfarto <28 días después.

EPIDEMIOLOGÍA DEL SÍNDROME CORONARIO AGUDO

Más de siete millones de personas en el mundo tienen un SCA cada año, con una tasa de mortalidad global superior al 12 %.

El porcentaje diagnóstico de SCA en el global de los pacientes con dolor torácico representa, según las series, entre un 20 y un 30 % del total. Más allá de estas cifras, que pueden ser muy variables y sesgadas, lo importante es saber que el 50 % de estos pacientes pueden morir en las dos primeras horas desde el inicio del cuadro como consecuencia de la aparición de alguna complicación asociada y que alrededor del 25 % desarrollarán una insuficiencia cardíaca derivada de este suceso coronario agudo en los siguientes años. El 66 %, en global, no recupera una vida normal.

El género también tiene relevancia: se diagnostican más pacientes varones que mujeres, ligado a la diferente presentación clínica en unos (más clásica) u otras (más atípica). La mortalidad en el primer año en los varones es del 24 % y en las mujeres, del 42 %.

 El SCA en mujeres tiene formas de presentación atípicas que hacen su diagnóstico precoz más difícil.

FACTORES DE RIESGO CARDIOVASCULAR ASOCIADOS AL SÍNDROME CORONARIO AGUDO

Los factores de riesgo cardiovascular principales, directamente relacionados con el potencial desarrollo de un SCA son: la hipertensión arterial, la diabetes *mellitus*, las dislipidemias en <80 años, la hipertrigliceridemia en >80 años, el tabaquismo, la vida sedentaria, el estrés, la obesidad, la edad (varones >45 años y mujeres >55 años o posmenopáusicas sin terapia sustitutiva), el consumo de determinados tóxicos o fármacos vasoconstrictores (cocaína, por ejemplo) o procoagulantes (anticonceptivos orales, por ejemplo), y los antecedentes familiares.

Como se verá después, el análisis de la toma previa de ácido acetilsalicílico (AAS) en los siete días previos al SCA es otro factor que tener en cuenta en el paciente tomador crónico de AAS o no tomador, basado en que el efecto antiagregante de este fármaco tiene una duración de siete días y, si durante esa semana ha tenido un suceso coronario agudo, el pronóstico es peor.

Es necesario hacer referencia a la glucemia como factor de riesgo cardiovascular independiente por todas las publicaciones que ha motivado en los últimos años y cuya determinación (clase I) y control (clase IIa) están especificados en las guías actuales. Desde 2009 se estableció que la hiperglucemia inicial y mantenida, en el paciente con diabetes *mellitus*, conocida o no, es un marcador de peor evolución clínica

y mayor mortalidad, asociada a una enfermedad coronaria más grave y a un daño miocárdico más extenso. En un paciente que no tenga diabetes *mellitus* conocida puede ser reflejo de enfermedad subyacente no diagnosticada, pero, en todo caso, forma parte de la reacción inflamatoria de fase aguda que, por sí sola, indica una enfermedad más grave, no solo en el SCA. La hiperglucemia en sí misma reduce, además, la contractilidad miocárdica y aumenta la hiperreactividad plaquetaria. Las guías actuales recomiendan la terapia intensiva de insulina y un control permisivo de las cifras de glucemia para mantenerlas entre 120 y 140 o 150 mg/dL, según el documento que se consulte. Ser intensivos en el control de la hiperglucemia e intentar mantenerla en valores normales de 80 a 120 mg/dL producía algunos episodios de hipoglucemia que también demostraron ser deletéreos. En esta misma línea, la hipoglucemia también hay que corregirla porque activa el eje simpático suprarrenal y puede empeorar el SCA.

 La determinación y control de la glucemia es clase I en el SCA. Hay que mantener valores de glucemia entre 120 y 140 mg/dL y tratar todas las situaciones de hipoglucemia.

EXPLORACIÓN FÍSICA Y COMPLEMENTARIA DEL SÍNDROME CORONARIO AGUDO

El síntoma principal, cuando aparece, es el dolor torácico. El dolor típico es el descrito como opresivo, centrotorácico o en hemitórax izquierdo, irradiado a extremidad superior izquierda, mandíbula o espalda, con sensación de muerte inminente y acompañado de sudoración fría o vegetatismo. Las presentaciones atípicas del SCA son muy variables y engloban signos y síntomas tales como sudoración o vegetatismo sin dolor torácico, dolor epigástrico, dolor no opresivo de múltiples localizaciones toracoabdominales, mareo o síncope, sensación disneica o, simplemente, silencio clínico. Es necesario medir de manera subjetiva u objetiva por medio de escalas validadas (EVA o Campbell, por ejemplo) el valor seriado del dolor torácico.

 Los hallazgos de la exploración física en el paciente con SCA son muy variables y van desde una exploración totalmente normal hasta la presencia de signos y síntomas inespecíficos y comunes a muchos otros cuadros clínicos.

Asociados a este dolor torácico se pueden encontrar signos y síntomas en la auscultación cardiopulmonar más o menos inespecíficos: auscultación de soplos o ruidos cardíacos anormales (sobre todo la presencia de un cuarto ruido), hipofonesis generalizada, o crepitantes o sibilantes.

Hay que recordar que el miocardio se perfunde en diástole, menos el ventrículo derecho, que se perfunde también en sístole, y que, por tanto, presiones arteriales medias <60 mm Hg producen hipoperfusión tisular cardíaca aun con valores sistólicos y diastólicos considerados correctos para ese paciente. Las presiones arteriales diastólicas >80 mm

Hg también están relacionadas directamente con un mayor número de complicaciones a corto y medio plazo.

 El valor de la presión arterial media y el de la presión arterial diastólica tienen un interés particular en las urgencias cardiovasculares porque están relacionados con la especial perfusión del músculo cardíaco.

El diagnóstico diferencial ha de hacerse con todas aquellas entidades clínicas, no solo cardiovasculares, que comparten signos y síntomas. Las más graves son: aneurisma de aorta torácica o abdominal alta, pericarditis y miocarditis. Para el diagnóstico diferencial de las alteraciones del ECG en el SCA, véase apartado criterios diagnósticos del síndrome coronario agudo con elevación del ST.

La exploración complementaria está basada en la toma de constantes, el ECG, la analítica general con coagulación y enzimas cardíacas, y en la realización de una radiografía toracoabdominal o ecografía clínica multiórgano dirigida. El perfil horario de las diferentes enzimas musculares, en general, y cardíacas, en particular, es conocido y permite establecer el cronograma y pronóstico de cada paciente.

Ante un paciente en el que se sospecha un SCA, el ECG ha de estar hecho, si está disponible, en menos de 10 minutos. Este permite incluir al paciente en uno de los dos grupos: SCAEST o SCASEST, con el objetivo clásico de que si es SCAEST, se active el «código infarto» si existe, y el paciente sea llevado en el menor tiempo posible a hacer un cateterismo, sin obviar su tratamiento concomitante; y si es SCASEST, hay que estratificar su riesgo de complicaciones y mortalidad, para decidir si hay que hacer angioplastia urgente, preferente o programada (**Fig. 18-1**).

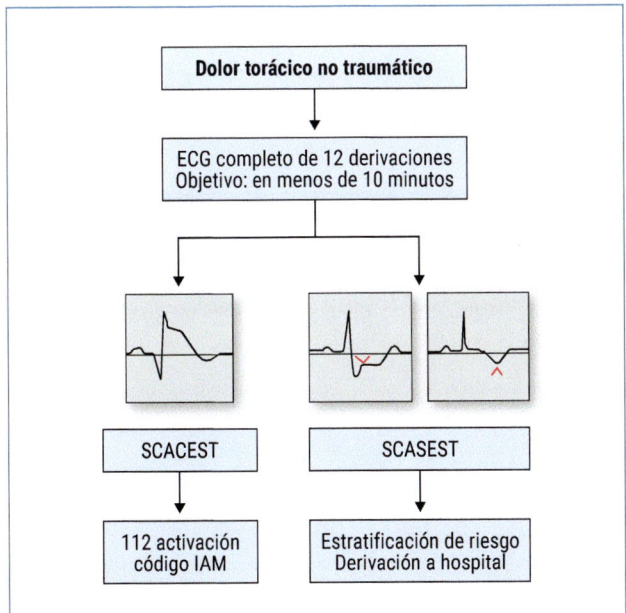

Figura 18-1. Algoritmo general del síndrome coronario agudo. IAM: infarto agudo de miocardio; SCACEST: síndrome coronario agudo con elevación del segmento ST; SCASEST: síndrome coronario agudo sin elevación del segmento ST.

 Hacer el ECG <10 minutos permite clasificar el SCA en SCAEST o SCASEST y ayuda en la rápida estratificación del riesgo de aparición de sucesos adversos.

El grado asociado o no de insuficiencia cardíaca siguiendo la clasificación de Killip permite clasificar todo SCA en Killip I (no insuficiencia cardíaca), II (crepitantes bibasales), III (edema agudo de pulmón) o IV (*shock* cardiogénico) (**Tabla 18-1**).

ESTRATIFICACIÓN DEL RIESGO

Clasificaciones de estratificación del riesgo de los SCA en alto, moderado o bajo hay varias, pero aquí se presentan las escalas TIMI (exclusiva del SCASEST) y GRACE (común al SCAEST y SCASEST).

De manera general, el SCASEST de alto riesgo es aquel que se acompaña de inestabilidad hemodinámica, angina de reposo con cambios del segmento ST > 1 mV durante las crisis, alteración marcada o persistente del segmento ST, angina postinfarto agudo de miocardio (primeros 30 días), arritmias ventriculares graves mantenidas o recurrentes de cualquier foco a pesar del tratamiento adecuado, fracción de eyección conocida <35 % o troponina marcadamente elevada.

El SCASEST de riesgo moderado es aquel que no cumple ninguno de los criterios de alto riesgo y presenta una angina de reposo o angina prolongada con cambios en el ECG en las 24-48 horas previas, angina de reposo con descenso del segmento ST <1 mV, onda T negativa profunda en varias derivaciones, antecedentes de infarto agudo de miocardio o de revascularización coronaria, afectación vascular en otros territorios, diabetes *mellitus*, edad >70 años o troponina moderadamente elevada.

El SCASEST de bajo riesgo es aquel que no cumple ninguno de los criterios de los dos grupos anteriores.

La escala TIMI analiza siete variables en los pacientes SCASEST: edad ≥65 años, ≥3 factores de riesgo cardiovascular tradicionales (historia familiar de coronariopatía, hipertensión arterial, dislipidemias, diabetes *mellitus*, fumador actual), uso de AAS en los siete días previos, antecedente de estenosis coronaria conocida ≥50 %, descenso del segmento ST en el ECG inicial que cumpla criterios coronarios, dos o más episodios de angina de pecho en las 24 horas previas a la consulta actual y elevación de los biomarcadores. Se puntúa de modo binómico como 0 (ausencia) o 1 (presencia) y se clasifica como riesgo alto valores de TIMI de 5 a 7 puntos

Tabla 18-1. Clasificación de Killip

Grado	Características	Mortalidad
Killip I	Sin insuficiencia cardíaca (IC)	5 %
Killip II	Insuficiencia cardíaca moderada: congestión pulmonar basal; disnea; oliguria; galope	10 %
Killip III	Insuficiencia cardíaca grave: edema pulmonar agudo	40 %
Killip IV	Insuficiencia cardíaca y *shock* cardiogénico	90 %

(riesgo de suceso adverso de 26,2 a 40,9 %); como riesgo moderado TIMI de 3 a 4 (riesgo de suceso adverso de 13,2 a 19,9 %) y como riesgo bajo TIMI de 0 a 2 (riesgo de suceso adverso de 4,7 a 8,3 %).

Hay otra escala TIMI que se calcula una vez hecha la angioplastia. Se cita aquí para evitar confusiones, pero no se desarrolla porque no trata en sí del SCA en el entorno de las urgencias y emergencias (Tabla 18-2).

La escala *Global Registry of Acute Coronary Events* (GRACE) analiza 8 variables en los pacientes SCAEST y SCASEST: edad, presión arterial sistólica, frecuencia cardíaca, creatinina, elevación de los biomarcadores, cambios del segmento ST, paro cardíaco presenciado y clasificación de Killip. Según los valores concretos de estas variables, y aplicando un normograma que precisa de calculadora *on-line*, se clasifican como de alto riesgo los sucesos adversos agudos en los pacientes con GRACE >140, moderado con GRACE de 109 a 140 y bajo los de GRACE ≤ 108 (Tabla 18-3).

 La escala TIMI (SCASEST) y la escala GRACE (SCAEST y SCASEST) permiten estratificar el riesgo de aparición de sucesos adversos en el SCA.

Heldeweg *et al.* en 2016 validaron para su serie una escala predictiva basada solo en las alteraciones secuenciales de la frecuencia cardíaca y de los cambios en el ECG que se correlacionó de manera significativa con los resultados de la escala TIMI y que, por su simplicidad y por no requerir de resultados de laboratorio, puede tener interés para la atención extrahospitalaria.

CRITERIOS DIAGNÓSTICOS DEL SÍNDROME CORONARIO AGUDO CON ELEVACIÓN DEL ST

- Un ECG normal hecho cuando el paciente ya no tiene dolor torácico no descarta el SCA.
- Un ECG normal hecho cuando el paciente tiene dolor torácico no descarta el SCA.

Tabla 18-2. Escala de riesgo TIMI para síndrome coronario agudo sin elevación del segmento ST

1. Edad mayor o igual a 65 años
2. Tres o más factores de riesgo cardiovascular tradicionales
3. Uso de ASA en los siete días previos
4. Antecedente de estenosis coronaria mayor o igual a 50 %
5. Desviación del segmento ST en el electrocardiograma inicial
6. Dos o más episodios de angina en las 24 horas previas al ingreso
7. Elevación de biomarcadores

ASA: ácido acetilsalicílico

Se parte de la base de que no se diagnostican ECG sino pacientes y de que, en el SCA, las alteraciones del ECG del segmento ST indican lesión, las que afectan a la onda T indican isquemia y que si hay aparición de ondas Q, ya hay necrosis muscular establecida. Asimismo, es necesario insistir en la necesidad de una correcta calibración y una correcta colocación de los electrodos, sobre todo de las derivaciones precordiales, ya que se pueden encontrar falsos bloqueos completos de rama derecha del haz de His (BCRDHH) o elevaciones del segmento ST descritas por mala colocación, sobre todo en V1 y V2.

Ceñidos al ECG, el SCAEST se define como aquel SCA que:

- Eleva el segmento ST al menos 1 mm en ≥2 derivaciones contiguas que no sean V2 y V3 o también:
  - El ascenso ≥2 mm en V2 o V3 en varones >40 años.
  - Ascenso ≥2,5 mm en varones <40 años.
  - Ascenso ≥1,5 mm en mujeres, independientemente de la edad.
- Ascenso ≥ 1 mm aislado en aVR con descenso difuso en otras derivaciones.
- Presencia de un bloqueo completo de rama izquierda del haz de His (BCRIHH) de nueva aparición.
- Presencia de un BCRDHH de nueva aparición con eje desviado a la izquierda.

Tabla 18-3. Escala de riesgo GRACE para síndrome coronario agudo

Edad (años)		Frecuencia cardíaca		PA sistólica (mm Hg)		Creatinina (mg/dL)		Clase de Killip	
Rango	Puntos	Rango	Puntos	Rango	Puntos	Rango	Puntos	Rango	Puntos
40-49	18	<70	0	<80	63	<0,39	2	Clase I	0
50-59	36	70-89	7	80-99	58	0,4-0,79	5	Clase II	21
60-69	55	90-109	13	110-119	47	0,8-1,199	8	Clase III	43
70-79	73	110-119	23	120-139	37	1,2-1,59	11	Clase IV	64
> 80	91	150-199	36	140-159	26	1,6-1,99	14		
		≥200	46	160-199	11	2-3,99	23		
				≥200	0	≥4	31		

Paro respiratorio al ingreso: 43

Elevación de las enzimas cardíacas: 15

Desviación del segmento ST: 30

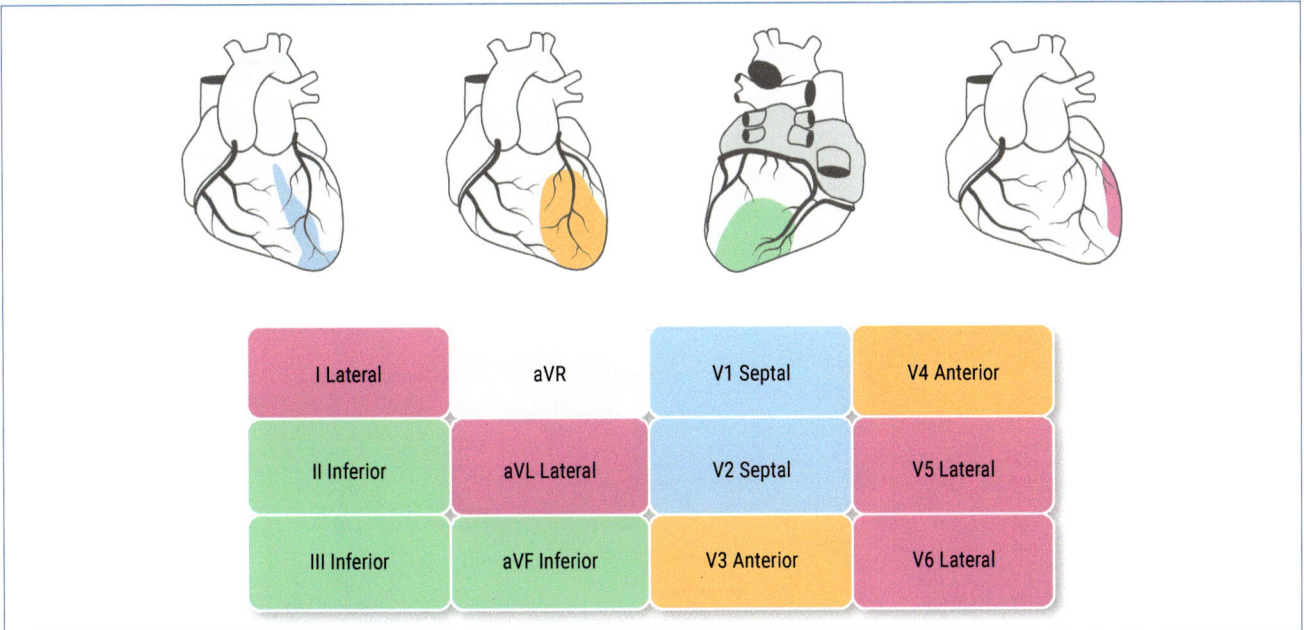

Figura 18-2. Localización anatómica del síndrome coronario agudo con elevación del segmento ST.

- Parada cardiorrespiratoria presenciada por fibrilación ventricular/taquicardia ventricular sin pulso.
- La morfología convexa del ST y las ondas T picudas simétricas positivas también ayudan para definir la presencia del SCAEST.

La elevación del ST permite conocer la localización del infarto y presumir qué arteria coronaria está obstruida (**Figs. 18-2** y **18-3**).

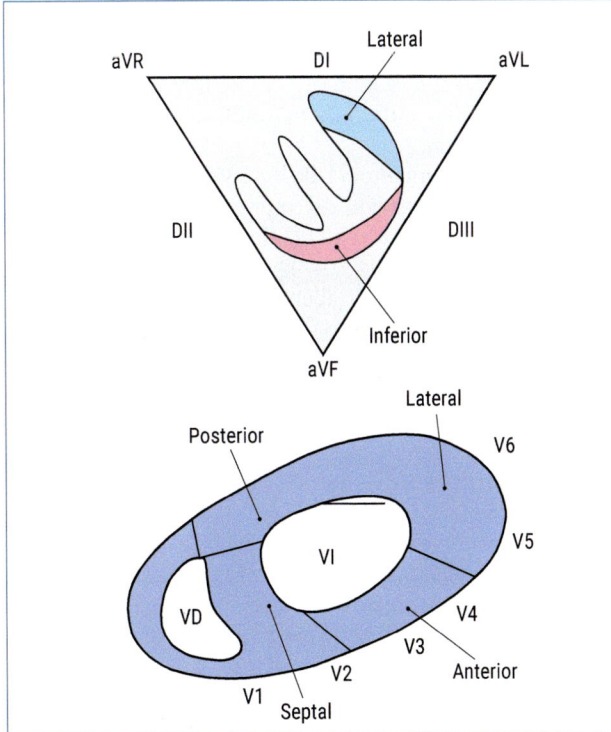

Figura 18-3. Dibujo de la localización anatómica del síndrome coronario agudo con elevación del segmento ST en derivaciones estándar.

Los SCAEST más frecuentes son, por orden, los inferiores, seguidos de los anteriores y los laterales. Las arterias más frecuentemente obstruidas son, por prevalencia, la coronaria derecha, la circunfleja y la descendente anterior.

La evolución temporal de un SCAEST es la aparición de una onda T picuda simétrica positiva (dos minutos desde el inicio de la isquemia), elevación del segmento ST (una hora), aparición de onda Q y menor ascenso del segmento ST (algunas horas), onda Q establecida con segmento ST isoeléctrico y onda T negativa (cambios tardíos), y onda Q establecida con segmento ST y onda T normales (meses después del SCA) (**Fig. 18-4**).

El diagnóstico diferencial de la elevación del segmento ST no isquémico se hace con variantes de la normalidad (repolarización precoz benigna), pericarditis o miocarditis aguda, hipertrofia ventricular izquierda, tromboembolia pulmonar, síndrome de Brugada, traumatismo miocárdico, hiperpotasemia (más frecuente) o hipercalcemia (menos), hipotermia grave (onda J de Osborn) o estupor miocárdico transitorio posdesfibrilación o cardioversión sincronizada.

> 💡 Conocer los criterios electrocardiográficos que definen un SCAEST y su diagnóstico diferencial es esencial.

Diagnóstico electrocardiográfico avanzado del síndrome coronario agudo inferior

De acuerdo con lo que se ha visto de las caras afectadas en el SCAEST y de las arterias responsables obstruidas, el SCAEST inferior se caracteriza por una elevación del segmento ST en DII, DIII y aVF. La arteria ocluida puede ser la coronaria derecha o la circunfleja y para diferenciarlas basta con aplicar un sencillo algoritmo basado en la valoración concomitante y secuencial del segmento ST de DI y de V1 de manera que:

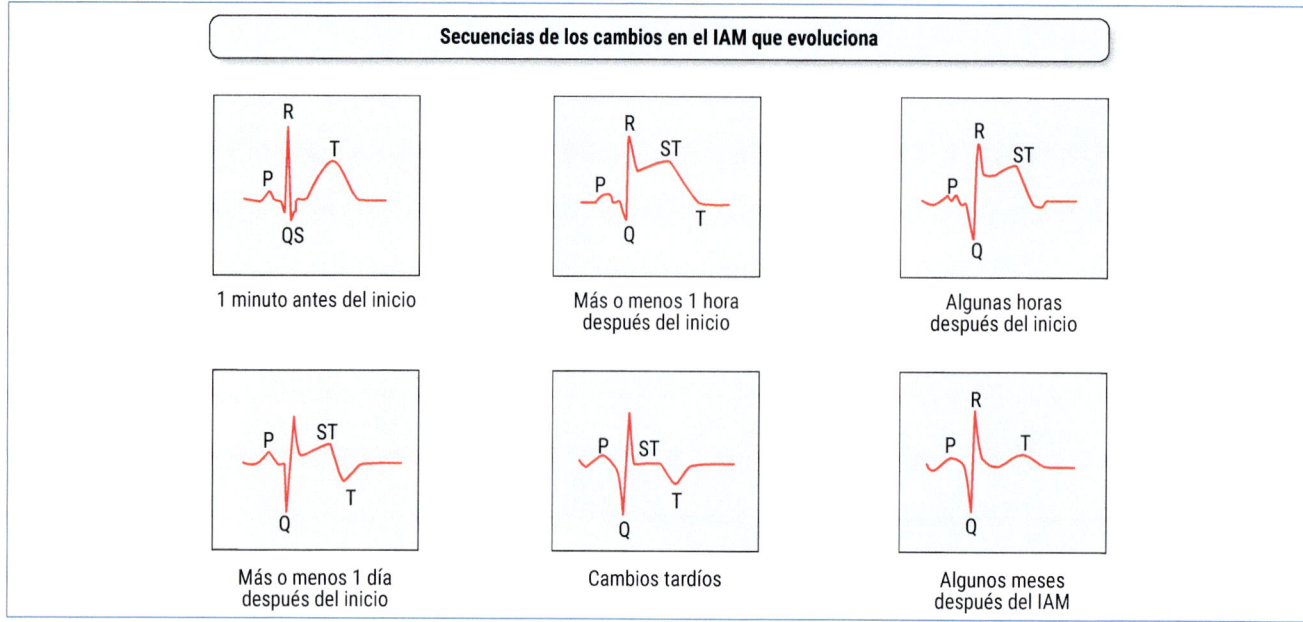

Figura 18-4. Evolución del síndrome coronario agudo con elevación del segmento ST. IAM: infarto agudo de miocardio.

- Si el segmento ST de DI está elevado, la obstrucción está en la arteria circunfleja y el SCAEST inferior es, *a priori*, de menor magnitud.
- Si el segmento ST de DI está descendido, la obstrucción está en la coronaria derecha y el SCAEST inferior es más grave. La oclusión de esta coronaria derecha puede ser proximal (segmento ST de V1 isoeléctrico o elevado) o distal (segmento ST de V1 descendido), lo que condiciona la posible irrigación o no del ventrículo derecho y de la arteria que nutre el nódulo auriculoventricular, y, por tanto, de una hipotensión o bradiarritmia grave asociadas.

Queda la situación de SCAEST inferior con segmento ST de DI isoeléctrico y sin cambios. Para determinar si el obstáculo está en la coronaria derecha o en la circunfleja bajo esta circunstancia hay que hacer dos cálculos añadidos:

- Sumar los milímetros de ascenso del segmento ST de DII y de DIII: si el ST de DII > ST de DIII, la obstrucción está en la circunfleja; si el ST de DIII > ST de DII, se aborda el siguiente cálculo.
- Sumar los milímetros totales de ascenso del segmento ST de las tres derivaciones de la cara inferior y sumar, si existen, los milímetros totales de descenso del segmento ST de V1, V2 y V3: si el descenso del ST de V1 a V3 > ascenso del ST de cara inferior, la oclusión es de la circunfleja; si el descenso del ST de V1 a V3 < ascenso del ST de cara inferior, la oclusión es de la coronaria derecha. Una vez sabido que es la coronaria derecha la tapada, se mira el segmento ST de V1, como ya se ha descrito antes, para saber si la oclusión es distal o proximal (**Figs. 18-5, 18-6, 18-7, 18-8 y 18-9**).

 La valoración concomitante del segmento ST de DI y de V1 permite sospechar si la oclusión es de la arteria circunfleja o de la coronaria derecha, y si esta es proximal o distal.

Diagnóstico electrocardiográfico avanzado del síndrome coronario agudo con elevación del segmento ST anterior

De acuerdo con lo visto de las caras afectadas en el SCAEST y de las arterias responsables obstruidas, el SCAEST anterior se caracteriza por una elevación del segmento ST en V3 y V4; el antero-septal en V1 a V4 y el anterior extenso de V1 a V6. La arteria ocluida es la descendente anterior principal o alguna de sus ramas.

Para diferenciar si la obstrucción de la descendente anterior es proximal o distal hay dos métodos:

- Si el segmento ST de las derivaciones inferiores (DII, DIII y aVF) está descendido, la oclusión es proximal. Si está normal, es distal.
- Elevación del segmento ST de V1 a V6 y DI/aVL, obstrucción proximal; elevación del segmento ST de V1 a V4 sin elevación en cara lateral alta (DI y aVL), oclusión distal.

Es importante intentar saber si el obstáculo en la descendente anterior es proximal o distal porque el proximal condiciona un mayor porcentaje de masa muscular del ventrículo izquierdo afectada, mayor riesgo de presentar arritmias malignas tipo fibrilación ventricular o taquicardia ventricular sin pulso, más riesgo de que la fracción de eyección del ventrículo izquierdo esté disminuida y un mayor riesgo de *shock* cardiogénico.

Queda el caso del SCAEST anterior en el que el segmento ST de la cara inferior (DII, DIII y aVF) esté también elevado. Se trata de una variante de la circulación coronaria que puede estar presente en el 15 % de los pacientes, que tienen una coronaria derecha larga y dominante, que también irriga una buena parte del ventrículo izquierdo, con una descendente anterior excepcionalmente corta; o la circunstancia contraria, una descendente anterior larga y dominante, que irriga también la cara inferior cardíaca, con una coronaria

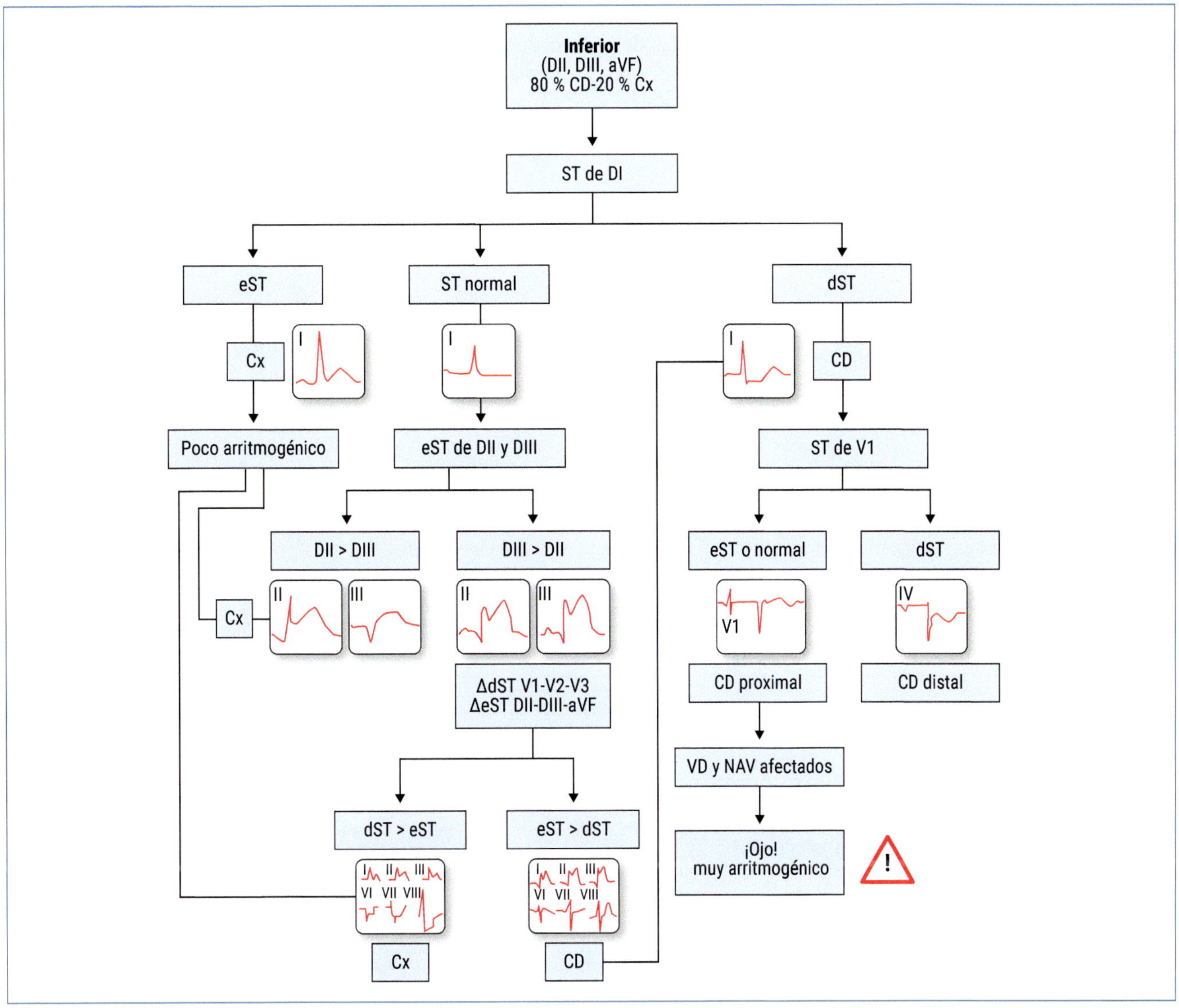

Inferior
(DII, DIII, aVF)
80 % CD-20 % Cx

ST de DI

eST | ST normal | dST

Cx

Poco arritmogénico

eST de DII y DIII

DII > DIII | DIII > DII

Cx

ΔdST V1-V2-V3
ΔeST DII-DIII-aVF

dST > eST | eST > dST

Cx | CD

CD

ST de V1

eST o normal | dST

V1

CD proximal | CD distal

VD y NAV afectados

¡Ojo!
muy arritmogénico

Figura 18-5. Algoritmo del síndrome coronario agudo con elevación del segmento ST inferior. CD: coronaria derecha; Cx: circunfleja; NAV: nódulo AV (auriculo ventricular).

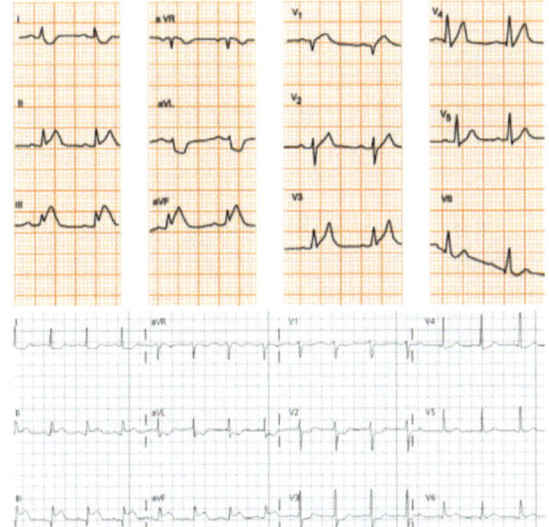

Figura 18-6. Síndrome coronario agudo con elevación del segmento ST inferior, oclusión de la coronaria derecha proximal.

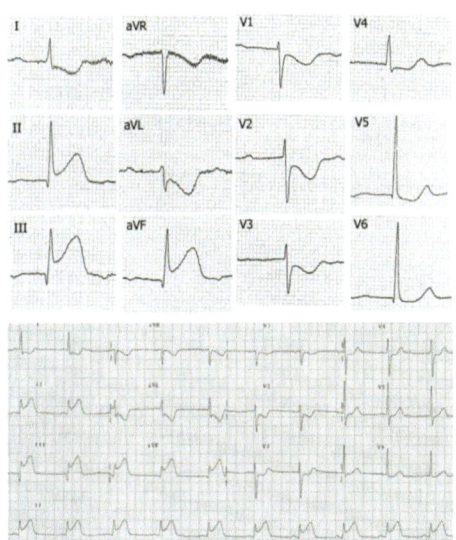

Figura 18-7. Síndrome coronario agudo con elevación del segmento ST inferior, oclusión de la coronaria derecha distal.

derecha excepcionalmente corta. Para diferenciar qué arteria es la dominante basta sumar los milímetros totales de elevación del segmento ST de las derivaciones inferiores y los totales de elevación del segmento ST de las derivaciones anteriores. Si la elevación inferior es mayor que la anterior, la dominante es la coronaria derecha; si la elevación anterior es mayor que la inferior, la descendente anterior es la dominante (**Figs. 18-10, 18-11, 18-12** y **18-13**).

 La valoración concomitante del segmento ST de la cara inferior permite sospechar si la oclusión de la descendente anterior es proximal o distal.

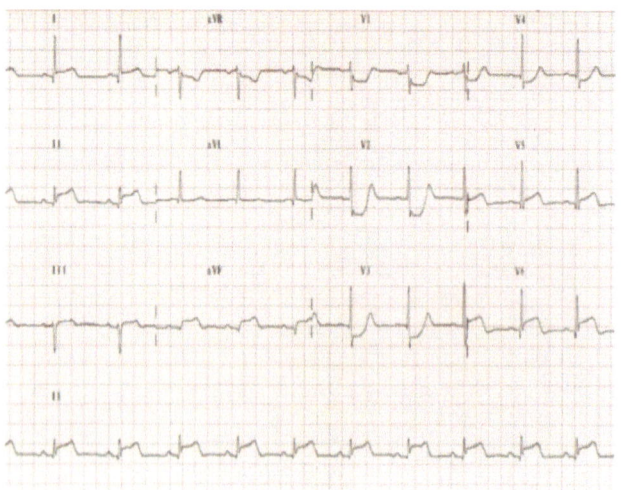

Figura 18-8. Síndrome coronario agudo con elevación del segmento ST inferior oclusión de la circunfleja.

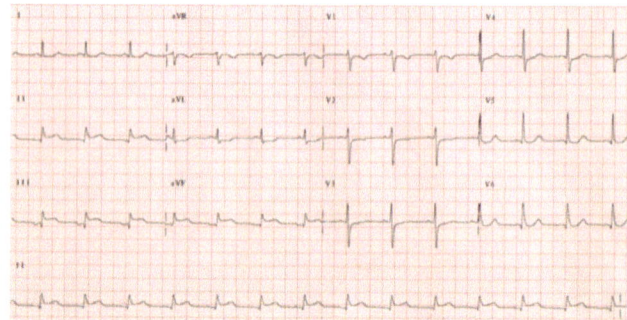

Figura 18-9. Síndrome coronario agudo con elevación del segmento ST inferior con segmento ST en DI isoeléctrico. Oclusión de la coronaria derecha (distal).

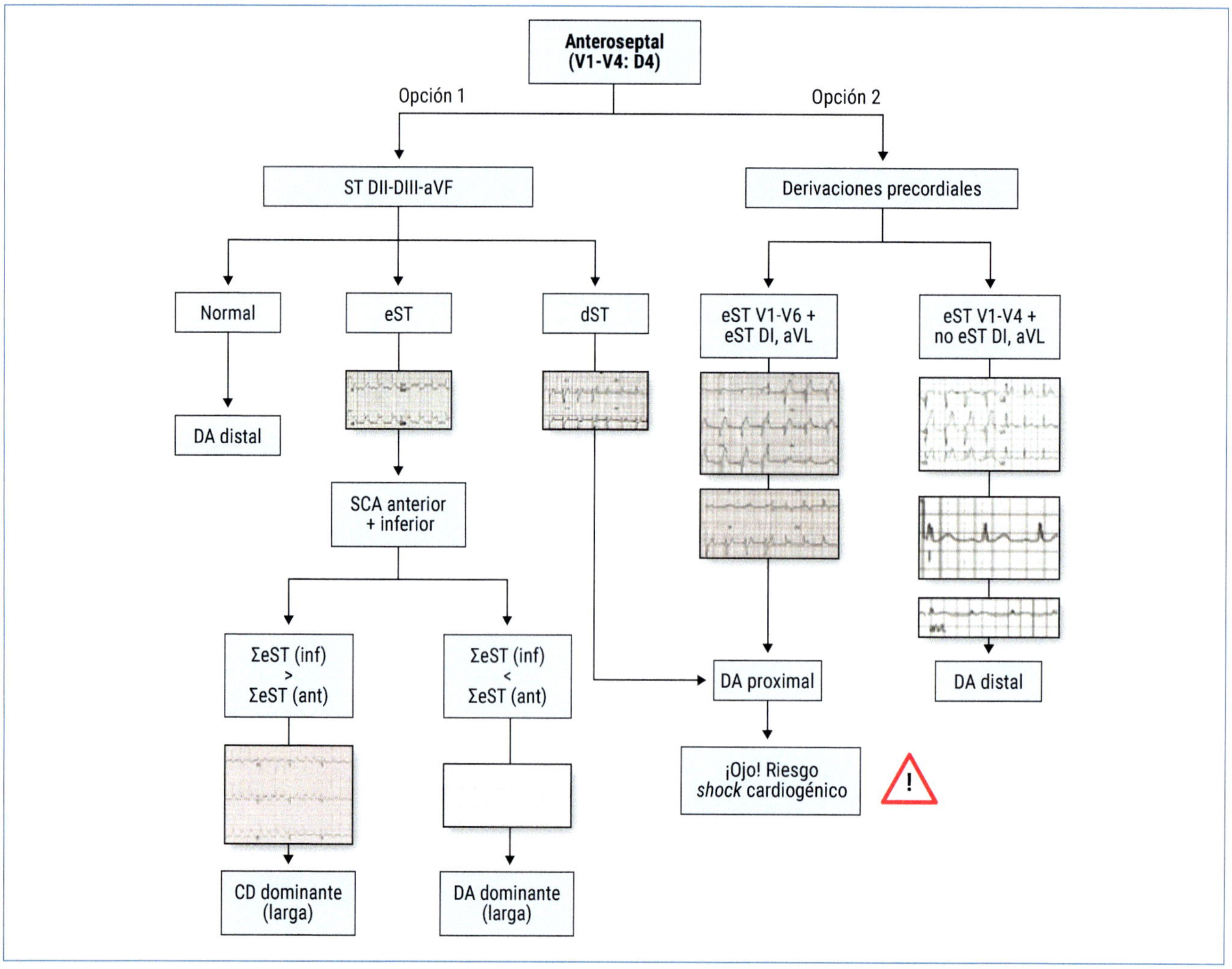

Figura 18-10. Algoritmo del síndrome coronario agudo con elevación del segmento ST anterior.

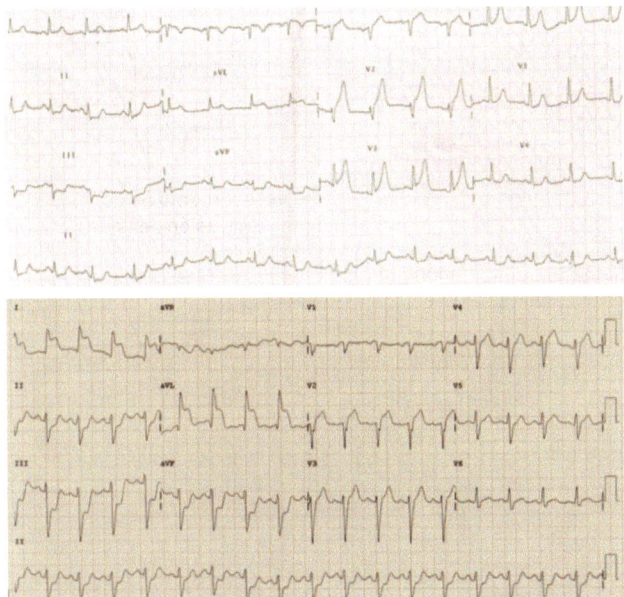

Figura 18-11. Síndrome coronario agudo con elevación del segmento ST anterior, oclusión de la descendente anterior proximal.

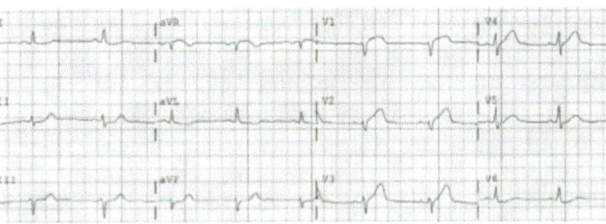

Figura 18-12. Síndrome coronario agudo con elevación del segmento ST anterior, oclusión de la descendente anterior distal.

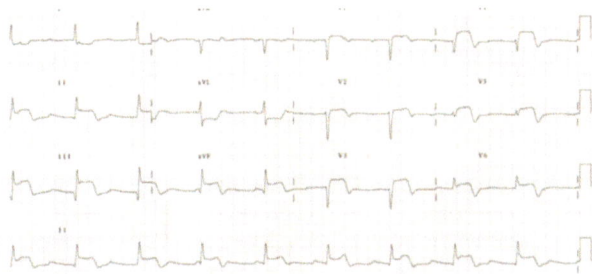

Figura 18-13. Síndrome coronario agudo con elevación del segmento ST anterior e inferior con una descendente anterior dominante.

CRITERIOS DIAGNÓSTICOS DEL SÍNDROME CORONARIO AGUDO SIN ELEVACIÓN DEL ST

Siguiendo las guías de práctica clínica publicadas en 2020 por la Sociedad Europea de Cardiología, se puede decir que, en el SCA sin elevación del segmento ST (SCASEST), el ECG puede indicar una elevación transitoria del segmento ST, una depresión persistente o transitoria del segmento ST, una inversión de la onda T, ondas T planas o una seudonormalización de las ondas T, pero en > 30 % de los pacientes, el ECG arroja resultados normales.

Se recomienda realizar un ECG de 12 derivaciones en los 10 minutos siguientes al primer contacto médico y que un médico experimentado lo analice inmediatamente. En caso de que los síntomas recurran o haya dudas en cuanto al diagnóstico, se recomienda realizar un ECG de 12 derivaciones adicional.

Por tanto, el SCASEST se define como todo SCA con ECG normal o con descenso persistente/transitorio del segmento ST que cumple las siguientes características:

- Descenso en ≥2 derivaciones contiguas y en ≤6 derivaciones en total, con onda R dominante.
- Descenso de 1 mm si la onda R < 10 mm (sensible pero poco específico).
- Descenso de 1 mm si la onda R > 20 mm (sensible y específico).
- Descenso ≥ 2 mm independientemente del tamaño de la onda R .
- Respecto a la morfología del ST, es más específico si es ascendente lento, de pendiente descendente u horizontal (**Fig. 18-14**).

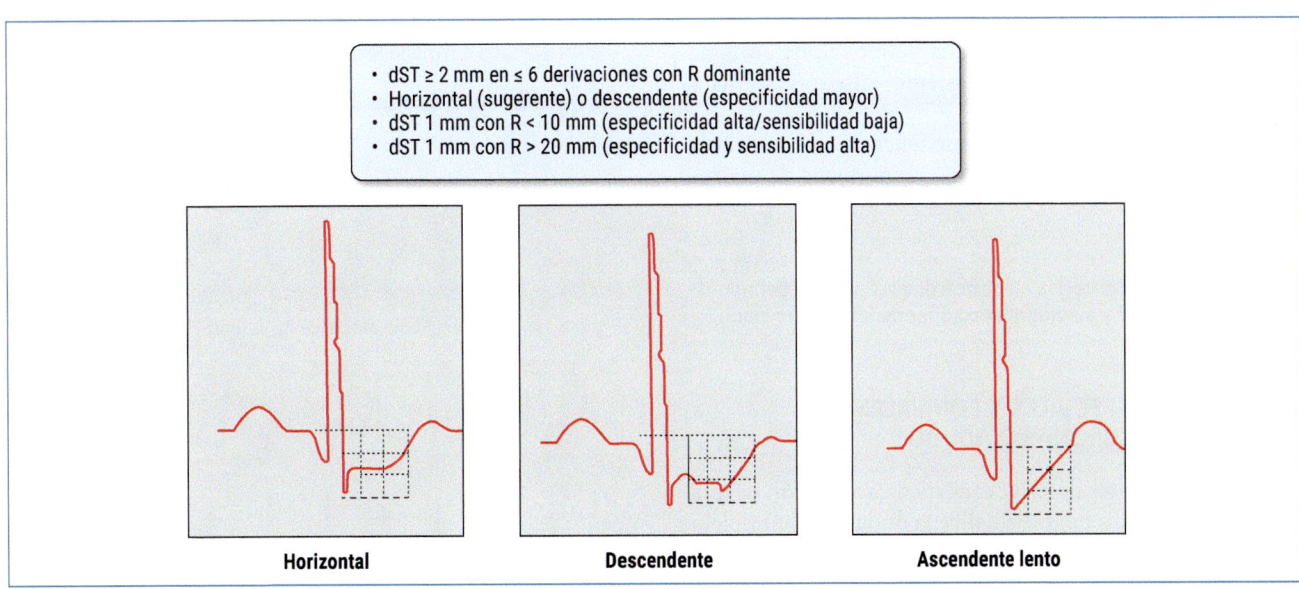

- dST ≥ 2 mm en ≤ 6 derivaciones con R dominante
- Horizontal (sugerente) o descendente (especificidad mayor)
- dST 1 mm con R < 10 mm (especificidad alta/sensibilidad baja)
- dST 1 mm con R > 20 mm (especificidad y sensibilidad alta)

| Horizontal | Descendente | Ascendente lento |

Figura 18-14. Segmento ST sugestivo de síndrome coronario agudo sin elevación del segmento ST.

El mismo valor diagnóstico tiene si aparecen ondas T picudas simétricas, positivas o negativas, que sobrepasan la altura de la onda R o la profundidad de la onda S, o una inversión de la onda T ≥ 1 mV con ondas R dominantes (discordancia eléctrica). La detección de una onda Q en derivaciones contiguas, ≥ 1 mm de ancho, con una profundidad ≥ 25 % de la altura total de la onda R y con empastamientos o muescas indica un infarto antiguo, conocido o no por el paciente. Cualquier onda Q presente en V1, V2 o V3 es siempre patológica. Por contra, la onda Q no es valorable en aVR ni si está presente de manera aislada en DIII (Fig. 18-15).

La evolución temporal de un SCASEST es de mayor a menor descenso conforme se solucionan o mejoran el cuadro clínico y el paciente.

> ! El descenso del ST no permite conocer, salvo en situaciones concretas que luego se desarrollarán, la localización del infarto ni presumir qué arteria coronaria está obstruida.

El diagnóstico diferencial del descenso del ST no isquémico se hace con variante de la normalidad, impregnación digitálica, hipopotasemia, prolapso mitral, postaquicardia o por repolarización precoz, en caso de bloqueo de rama o crecimiento ventricular.

El diagnóstico diferencial de las ondas T picudas positivas no isquémicas se hace con variante de la normalidad, pericarditis aguda, enolismo, hiperpotasemia, crecimiento ventricular izquierdo y accidente vascular cerebral.

El diagnóstico diferencial de las ondas T picudas negativas no isquémicas es con variantes de la normalidad, pericarditis o miocarditis aguda, crecimiento o BCRIHH, *cor pulmonale*, prolapso mitral, enolismo, accidente vascular cerebral, mixedema, secundario a fármacos (amiodarona, por ejemplo), hipopotasemia y postaquicardia.

Los falsos positivos que hay que considerar en cuanto a la onda Q son variantes de la normalidad, repolarización precoz benigna, BCRIHH, síndromes de preexcitación, síndrome de Brugada, pericarditis o miocarditis, cardiopatías hipertróficas o dilatadas, tromboembolia pulmonar, hemorragia subaracnoidea, neumotórax izquierdo, hiperpotasemia y colecistitis.

Los falsos negativos que hay que tener en cuenta para la onda Q son, principalmente, ritmo de portador de marcapasos y BCRIHH.

> 💡 Conocer los criterios electrocardiográficos que definen el SCASEST y su diagnóstico diferencial es esencial.

SITUACIONES ESPECIALES Y EQUIVALENTES DE SÍNDROME CORONARIO AGUDO

Se consideran ritmos de mal pronóstico: la aparición de una nueva onda R antes de que finalice la onda T del complejo anterior (fenómeno R sobre T); la alternancia eléctrica, definida como la aparición repentina en el monitor de diferentes morfologías de ondas P o segmentos ST y la aparición

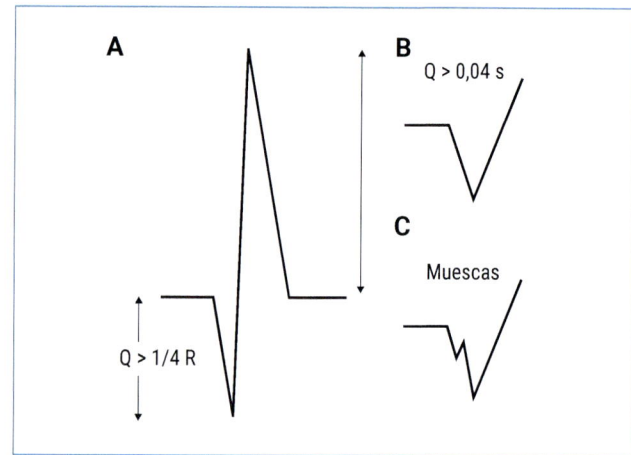

Figura 18-15. Onda Q de necrosis. **A.** Profundidad de la onda Q ≥ 25 % altura onda R. **B.** Anchura de la onda Q ≥ 1 mm. **C.** Onda Q empastada.

de fibrilación ventricular/taquicardia ventricular sin pulso (Figs. 18-16, 18-17, 18-18, 18-19 y 18-20).

Morfologías equivalentes de la onda Q patológica descrita anteriormente son una mala progresión de la onda R en precordiales, en la que, en condiciones normales, va creciendo de V1 a V6 (especialmente la presencia de una onda R < 3 mm en V3); una inversión de progresión de la onda R en las mismas derivaciones precordiales y ondas R altas en V1 y V2,

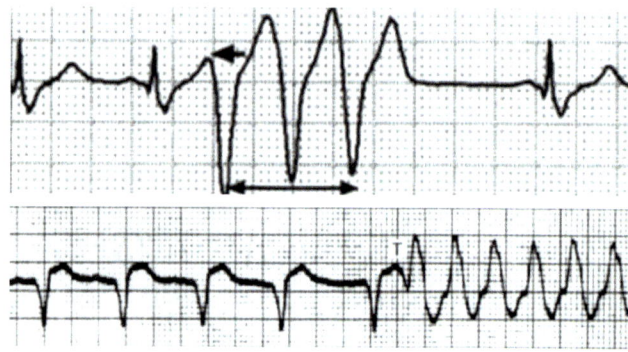

Figura 18-16. Fenómeno R sobre T.

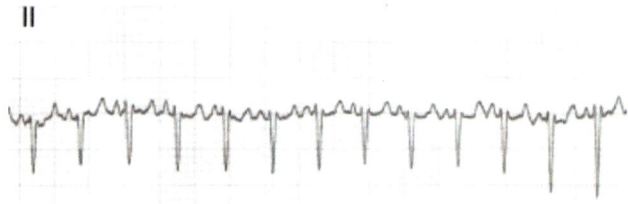

Figura 18-17. Alternancia eléctrica de la onda P.

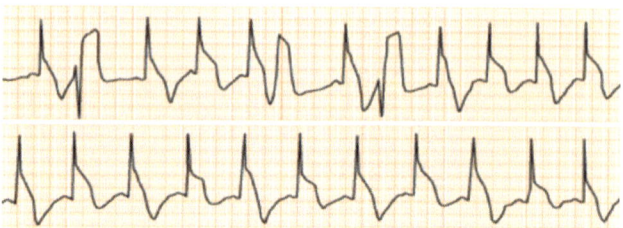

Figura 18-18. Alternancia eléctrica del segmento ST.

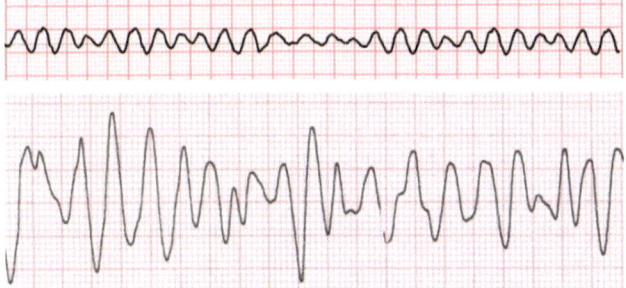

Figura 18-19. Fibrilación ventricular.

que pueden corresponder, como se ha visto, a un SCAEST posterior como imagen en espejo (**Fig. 18-21**).

Registros de síndrome coronario agudo con elevación del segmento ST para angioplastia primaria

Desde 2016 las diferentes sociedades cardiológicas definieron diez registros electrocardiográficos que no elevan el segmento ST que se consideran equivalentes al SCAEST en cuanto a la decisión para una angioplastia primaria urgente.

- Aparición de BCRDHH con desviación del eje a la izquierda. Hay que recordar que, de acuerdo con la electrofisiología cardíaca, el eje tiene que estar desviado hacia la rama del haz de His bloqueada. Si no es así, hay que plantearse el diagnóstico de bloqueo bifascicular de rama, situación eléctricamente más compleja, con peor pronóstico y mayor número de complicaciones asociadas (**Fig. 18-22**).
- BCRIHH de nueva aparición con o sin signos y síntomas de inestabilidad hemodinámica. También el paciente con BCRIHH crónico ya conocido que cumpla los criterios de Sgarbossa, Chapman y Cabrera o con QRS isodifásico y onda T picuda simétrica positiva en V2 o presencia de onda Q, elevación del segmento ST y onda T picuda simétrica negativa en V6 (**Fig. 18-23**).
- Sgarbossa y Smith definieron (década de los años 70 del siglo XX) tres criterios electrocardiográficos sensibles pero no específicos de SCA en los pacientes con BCRIHH crónico: elevación del segmento ST ≥ 1 mm en derivaciones en las que el eje del QRS es positivo (fenómeno de concordancia); elevación del segmento ST ≥25 % de la onda R en derivaciones en las que el eje del QRS es negativo (fenómeno de discordancia) y descenso del segmento ST

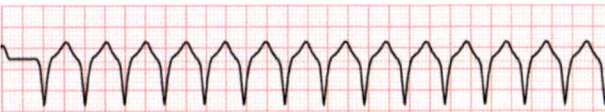

Figura 18-20. Taquicardia ventricular sin pulso.

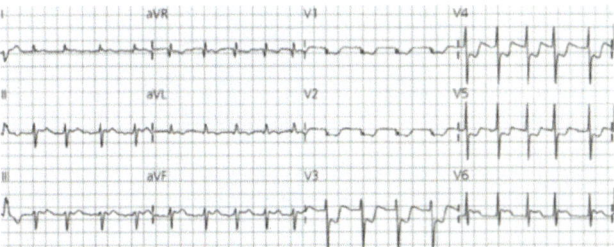

Figura 18-21. Síndrome coronario agudo con elevación del segmento ST posterior.

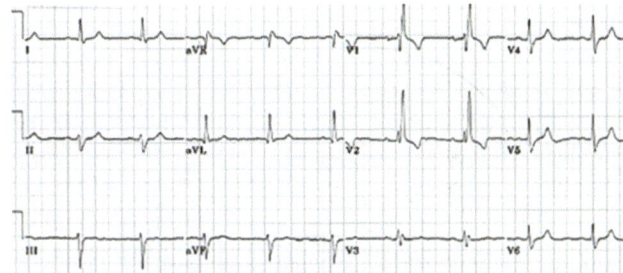

Figura 18-22. Bloqueo completo de rama derecha del haz de His (BCRDHH) con eje izquierdo.

≥1 mm en V1, V2 o V3. Si se cumplen los tres criterios, el 100 % de los pacientes tienen un SCA; si no se cumple ninguno, el 15 % pueden tenerlo. Posteriormente Reuben *et al.* adjudicaron 5 puntos al primer criterio, 2 al segundo y 3 al tercero de manera que, si suman ≥3, se considera al paciente tributario de una estrategia de reperfusión. No permite conocer la cara infartada (**Figs. 18-24** y **18-25**).

- Siguiendo las mismas derivaciones afectadas en los SCAEST anteriores y laterales sin BCRIHH, Cabrera determinó que la presencia de una muesca en la rama ascendente del QRS de las derivaciones anteriores (V3 y V4) estaba asociada a SCA anterior en los pacientes con BCRIHH. Chapman validó la presencia de la misma melladura en las derivaciones de la cara lateral para asociar un SCA lateral alto (DI y aVL) o bajo (V5 y V6) en los pacientes con BCRIHH (**Figs. 18-26, 18-27, 18-28** y **18-29**). Para las derivaciones de la

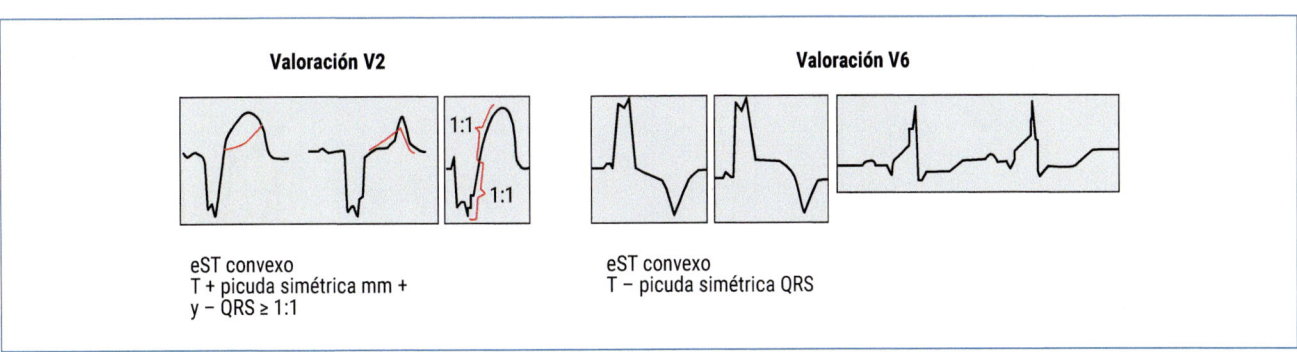

Figura 18-23. Características de V2 y V6 en el paciente con probable síndrome coronario agudo con bloqueo completo de rama izquierda del haz de His (BCRIHH) conocido.

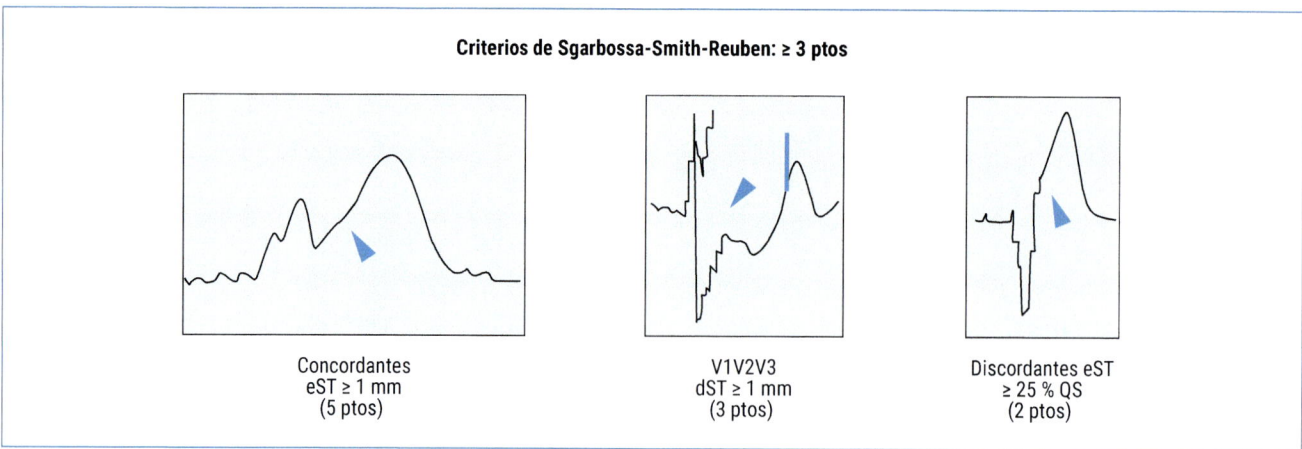

Criterios de Sgarbossa-Smith-Reuben: ≥ 3 ptos

Concordantes
eST ≥ 1 mm
(5 ptos)

V1V2V3
dST ≥ 1 mm
(3 ptos)

Discordantes eST
≥ 25 % QS
(2 ptos)

Figura 18-24. Criterios de Sgarbossa-Smith-Reuben para sospecha de síndrome coronario agudo en paciente con bloqueo completo de rama izquierda del haz de His (BCRIHH) conocido o portador de marcapasos ventricular.

cara inferior no está validada la presencia de esta muesca en los pacientes con BCRIHH. Si el empastamiento aparece en la rama descendente o en la cima del QRS, no es válida.

• La aplicación de estos criterios descritos también es útil para la interpretación del ECG de un paciente con clínica compatible con SCA y portador de marcapasos ventricular

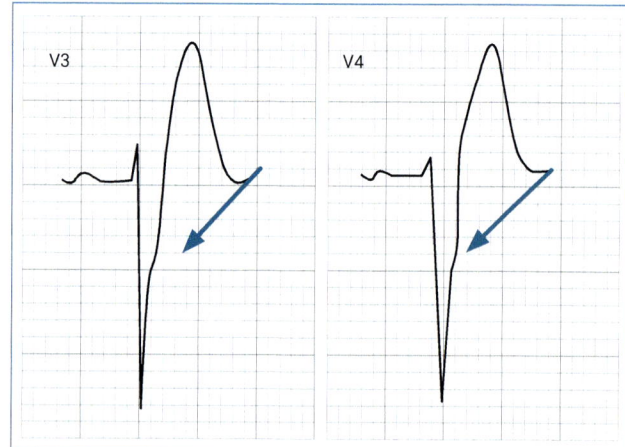

Figura 18-26. Signo de Cabrera para sospecha de síndrome coronario agudo anterior en paciente con bloqueo completo de rama izquierda del haz de His (BCRIHH) conocido.

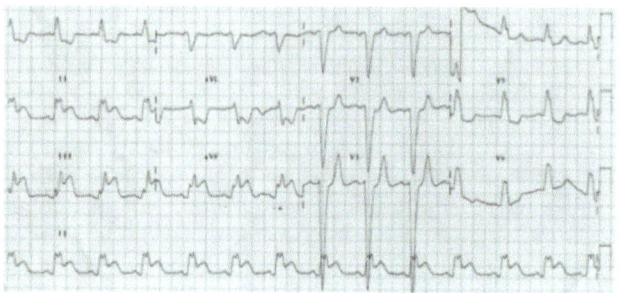

Figura 18-25. Criterios de Sgarbossa-Smith-Reuben.

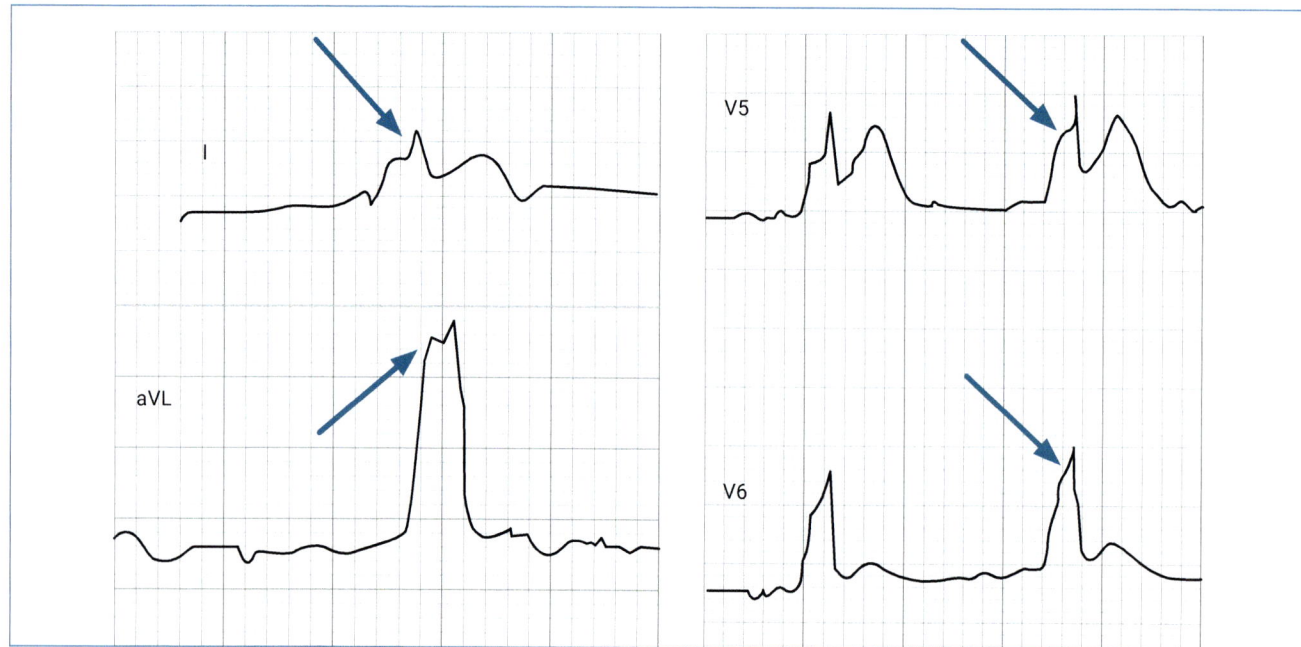

Figura 18-27. Signo de Chapman para sospecha de síndrome coronario agudo lateral en paciente con bloqueo completo de rama izquierda del haz de His (BCRIHH) conocido.

definitivo y en el que no se pueden ver complejos de su ritmo propio.

 Los criterios de Sgarbossa-Smith-Reuben, los criterios de Cabrera y Chapman y el estudio de V2 y V6 permiten sospechar de manera significativa la presencia o no de SCA en los pacientes con BCRIHH crónico o portadores de marcapasos ventricular.

- SCA de cara posterior aislado, caracterizado por el descenso del ST en V1 y V2 si no se realizan derivaciones posteriores (**Fig. 18-30**).
- Elevación del segmento ST < 1 mm en cara inferior (DII, DIII y aVF) con descenso del segmento ST ≥ 1 mm en derivaciones laterales altas (Di y aVL). La presencia, en general, de una imagen en espejo está asociada a SCA de mayor gravedad y peor pronóstico por lo que, aunque la elevación del segmento ST inferior no sea ≥1 mm, esa imagen especular lateral lo valida como SCAEST inferior.
- Ondas T picudas simétricas positivas o negativas en derivaciones contiguas.
- SCA de ventrículo derecho con infarto posterior asociado, que no permite que eléctricamente se eleve el segmento ST en V1 y V2, y que no se ve si no se hacen derivaciones complementarias derechas (V3R y V4R).
- Ondas T de Winter, ondas T picudas simétricas positivas, que nacen de un segmento ST descendido, que suelen sobrepasar la altura de la onda R en las derivaciones anteroseptales

(V1 a V4 o hasta V6 en SCA anteriores extensos) junto a una elevación del segmento ST < 1 mm en aVR. Es un signo precoz de oclusión proximal de la descendente anterior y pueden coexistir con una elevación del segmento ST en alguna de estas mismas derivaciones (**Figs. 18-31** y **18-32**).
- Patrón de Wellens, ondas T isodifásicas (tipo A: 25 % de los casos) o picudas simétricas negativas (tipo B: 75 % de los casos) en las derivaciones anteroseptales (V1 a V4 o hasta V6 en SCA anteriores extensos) que aparecen en el paciente libre de dolor torácico. Pueden indicar oclusión subtotal ≥80 % proximal de la descendente anterior (**Figs. 18-33** y **18-34**).
- SCASEST con dolor persistente a pesar del tratamiento pleno.
- Elevación del segmento ST en aVR con descenso difuso en varias derivaciones. La derivación aVR, con un eje a –150° en las derivaciones estándar, representa eléctricamente la despolarización lateral del ventrículo izquierdo y del aparato de salida del ventrículo derecho/parte superior del septo interventricular. La valoración clásicamente olvidada de la derivación aVR y, en concreto, de la alteración de su segmento ST en el paciente con clínica compatible con SCA se corresponde con la presencia de tres posibles situa-

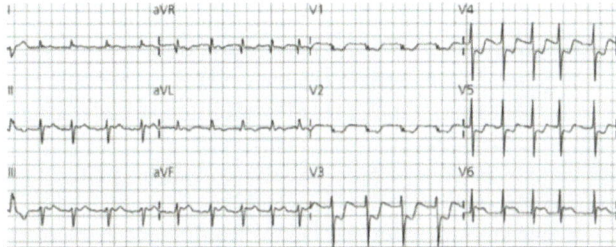

Figura 18-30. Síndrome coronario agudo con elevación del segmento ST posterior.

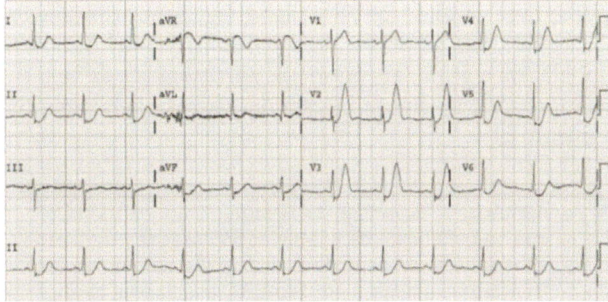

Figura 18-31. Onda T de Winter sin elevación del segmento ST.

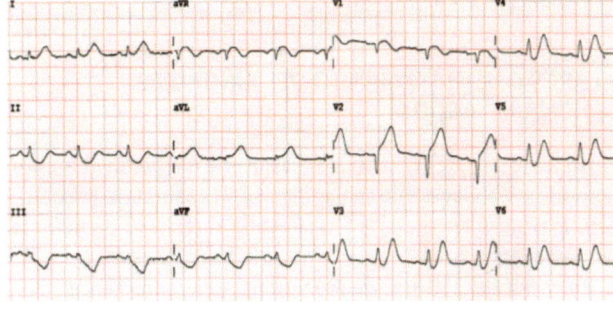

Figura 18-32. Onda T de Winter con elevación del segmento ST anterior concomitante (V2).

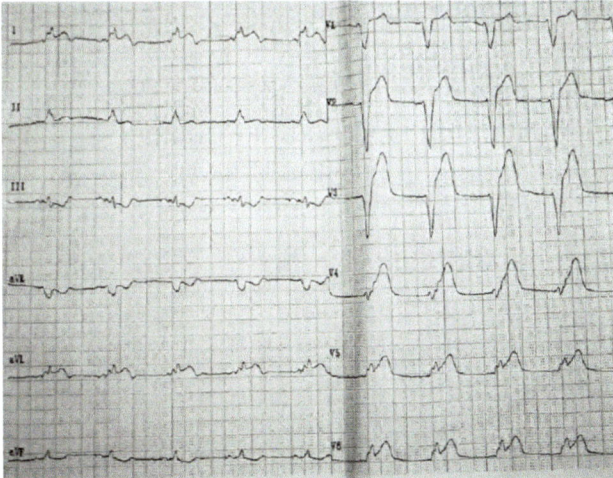

Figura 18-28. Signos de Cabrera (anterior) y Chapman (lateral alto y bajo).

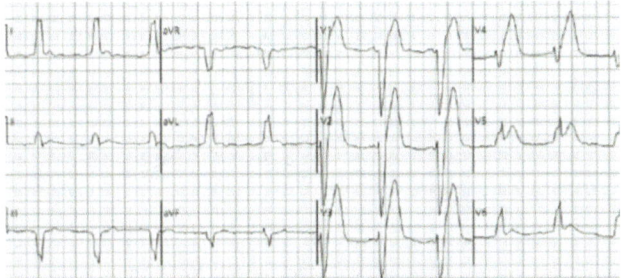

Figura 18-29. Signo de Chapman lateral alto y bajo.

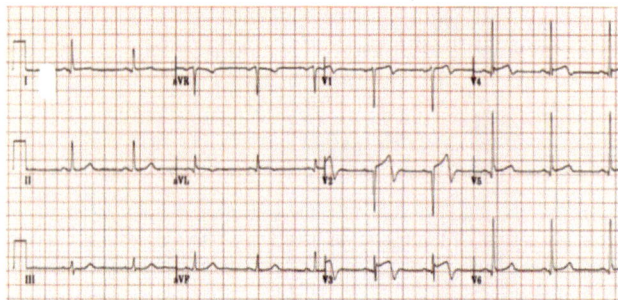

Figura 18-33. Síndrome de Wellens tipo A.

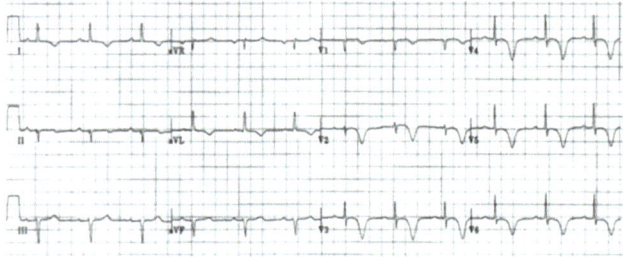

Figura 18-34. Síndrome de Wellens tipo B.

ciones: obstrucción del tronco común coronario izquierdo (ST de aVR > ST V1 y descenso difuso); oclusión muy proximal de la descendente anterior (ST aVR ≈ ST V1 y descenso difuso); o enfermedad coronaria de tres vasos (ST de aVR elevado, ST de V1 elevado y ST de V2 elevado). Salvo el último escenario, los otros dos son escenarios muy complejos y de extrema gravedad que se han de beneficiar de una angioplastia urgente (**Figs. 18-35, 18-36** y **18-37**).

Además, la elevación por sí sola del segmento ST en aVR, en el curso de cualquier SCAEST concreto, indica mayor valor TIMI, mayor clase Killip, una enfermedad coronaria más grave, mayor mortalidad y mayor frecuencia de insuficiencia cardíaca y *shock* cardiogénico asociado.

En general, la presencia de una onda R, la elevación o descenso del segmento ST o la inversión de la onda T respecto al eje del QRS en aVR tienen que hacer pensar en una posible causa coronaria en el paciente con signos y síntomas clínicos compatibles.

Sin entrar en detalles, el diagnóstico diferencial de estas alteraciones de aVR es con pericarditis aguda (signo del delfín), BCRDHH con eje izquierdo, hemibloqueo anterosuperior de rama izquierda del haz de His, insuficiencia cardíaca aguda, taquicardias de QRS ancho regulares, tromboembolia pulmonar, síndrome de Brugada (signo del nudillo), hipoglucemia grave, aneurisma de aorta torácica de tipo A, neumotórax a tensión e ingesta de tóxicos que alargan el segmento QT.

 Aprender a reconocer las 10 situaciones de SCASEST que se benefician de una detección precoz y traslado a un servicio de hemodinámica cardíaca difumina las fronteras clásicas entre SCAEST, asociado a cateterismo urgente, y SCASEST, dependiente de un perfil enzimático, antes de decidir si se beneficia de una angioplastia urgente.

PILARES DEL TRATAMIENTO DEL SÍNDROME CORONARIO AGUDO

El paciente con SCA, salvo alergias, ha de recibir en el menor tiempo posible la doble antiagregación plaquetaria (clase I). Esto es preciso sea SCAEST o SCASEST, tome ya de manera crónica AAS o no.

La toma de 250 mg de AAS oral, preferentemente masticada o disuelta con un poco de agua en una cuchara, es una necesidad en la primera hora. La alternativa endove-

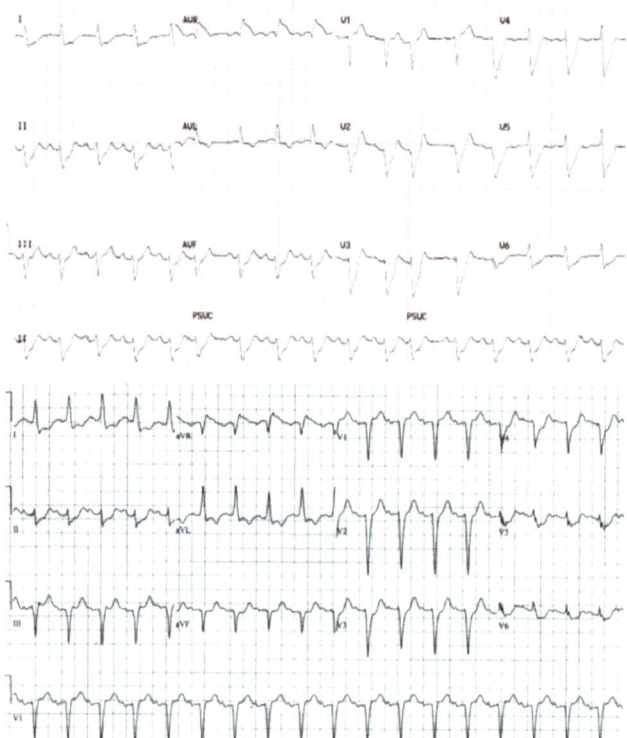

Figura 18-35. Elevación del segmento ST en aVR: oclusión del tronco común coronario izquierdo.

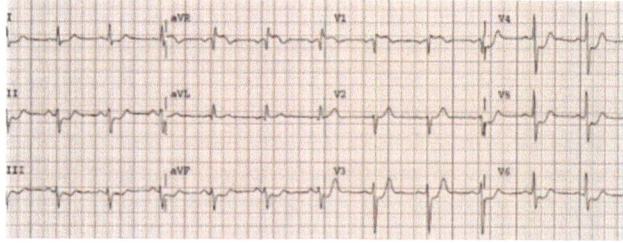

Figura 18-36. Elevación del segmento ST en aVR: oclusión de la descendente anterior muy proximal.

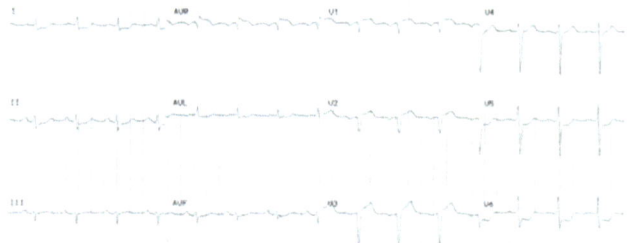

Figura 18-37. Elevación del segmento ST en aVR: enfermedad de 3 vasos.

nosa existe comercializada en dos formatos: AAS en sí de 500 mg y acetilsalicilato de lisina de 900 mg (equivalentes a 500 mg AAS). Los últimos estudios parecen recomendar la administración endovenosa en vez de la oral por mayor rapidez de acción. No son efectivas las fórmulas de AAS que llevan una cubierta gastroentérica de protección, que son las que el paciente tiene pautadas en casa en la mayoría de las ocasiones, por su retraso en la absorción inmediata.

Para la doble antiagregación hay disponibles tres fármacos principales:

- Clopidogrel: derivado de la tienopiridina de efecto irreversible. Dosis de 300 a 600 mg por vía oral, según sea SCAEST o SCASEST. Algunos pacientes >75 años que ya toman de manera continuada este fármaco ven restringida su dosis de ataque a añadir solo 75 mg. Su absorción es rápida pero, al estar en forma de profármaco, se inactiva hasta el 85 % del producto al metabolizarse y, al final, su efecto es lento (de 2 a 4 horas) y errático, motivo por el que ha sido sustituido por los de nueva generación en determinados perfiles clínicos.
- Ticagrelor: derivado de la triazolopirimidina de efecto reversible. Dosis de 180 mg por vía oral en forma de fármaco activo. Indicado en pacientes con SCA <75 años, no diabéticos. De acción rápida, es actualmente el de elección en la mayoría de los SCA <75 años. Su efecto aparece a los 30 minutos.
- Prasugrel: derivado de la tienopiridina de efecto irreversible. Dosis de 90 mg por vía oral en forma de profármaco. Indicado en pacientes con SCA <75 años con diabetes *mellitus*. También de acción más rápida que clopidrogel, es el de elección si el paciente tiene diabetes *mellitus* Su efecto aparece a los 30 minutos.

 Los nuevos antiagregantes son de acción más rápida, asociados al AAS, y han desplazado al clopidrogel en determinados perfiles de pacientes con SCA.

Si el paciente no pudiera tragar comprimidos, no existen presentaciones comerciales intravenosas de estos tres fármacos, por lo que la recomendación es administrarlos triturados por sonda nasogástrica.

Ninguno está exento de contraindicaciones y efectos secundarios; el más temido es el aumento del riesgo de sangrado y tienen diferentes correlaciones con mejor supervivencia o no según las series que se estudien.

Hay que intentar respetar la doble antiagregación que el paciente esté tomando, si es el caso, administrando la dosis indicada para este suceso agudo sobre su enfermedad ya conocida.

Como anticoagulantes (clase I) está disponible la heparina de bajo peso molecular y la heparina sódica. Si el paciente se va a beneficiar de una angioplastia primaria urgente, la recomendación actual, aunque con alguna variación, es administrar 5.000 UI de heparina sódica en bolo intravenoso, entre 30 min y una hora antes de la subida del balón intracoronario. La heparina de bajo peso molecular queda como indicación para los SCA que no vayan al cateterismo urgente sino preferente o programado, además de como tratamiento

coadyuvante del tratamiento fibrinolítico, como se comenta más adelante. Si el paciente está con heparina de bajo peso molecular y en un segundo tiempo se traslada para angioplastia primaria por una mala evolución de su SCASEST, no hay que administrarle la heparina sódica. Precaución especial en la administración de la heparina sódica si ha habido que hacer maniobras de reanimación cardiopulmonar, situación en la que algunos autores recomiendan administrar solo 3.000 UI.

Como vasodilatador coronario principal se dispone de la nitroglicerina en diferentes presentaciones. Empezar con una dosis sublingual, en forma de espray o de comprimido de rápida absorción suele ser lo habitual, siempre con el paciente en decúbito supino y después de tener canalizada una vía venosa porque están descritas frecuentes hipotensiones transitorias después de su uso. Hay que tener cuidado si se utilizan comprimidos de rescate que el paciente tenga pautados porque, aunque no estén caducados según la fecha que figure en el envase, si los lleva encima o están en algún lugar determinado del domicilio las variaciones de temperatura corporales o ambientales pueden inactivarlos y puede parecer que no hacen efecto. La recomendación es que estos comprimidos se sustituyan cada tres meses o utilizar la presentación es espray, que es estable durante un año fuera de un ambiente isotérmico.

 El uso de nitroglicerina sublingual como prueba ante un diagnóstico de dolor torácico no filiado para ver si este disminuye está fuera de guías actualmente.

La presentación intravenosa más habitual es en viales de 5 mg/mL. La utilización de un bolo intravenoso inicial de 2-5 mg lento antes de la preparación de la bomba de infusión continua está indicada mientras el paciente esté estable hemodinámicamente y bajo un estricto control postural y de la presión arterial. La bomba de infusión continua se prepara disolviendo 50 mg de nitroglicerina en 250 mL de suero glucosado al 5 % y se administra según las tablas calculadas para los diferentes µg/kg/min y pesos corporales. Hay que retirar los parches transdérmicos de este fármaco que el paciente pueda llevar.

En referencia a los dos efectos secundarios más frecuentes de la nitroglicerina: la hipotensión derivada de su uso es transitoria (4-5 min) y se debe manejar con posición de Trendelenburg, no con una carga de volumen, que puede resultar perjudicial según de qué SCA se esté hablando; la cefalea mejora con la administración de 15 mg/kg de paracetamol.

Es preciso hacer hincapié en la necesidad de una valoración ajustada de las cifras de presión arterial que presenta el paciente antes de la administración de la nitroglicerina en cualquiera de sus formas de presentación. Si está hipotenso, no se debe utilizar, pero si está aparentemente normotenso, primero hay que asegurarse de que esa presión arterial no sea secundaria al mecanismo compensador del sistema nervioso simpático que, en la mayoría de los casos, está activo, entre otras causas, por el dolor que produce el SCA (prueba de levantar las piernas y capnografía). Según la extensión y localización del SCA y, por tanto, según la pérdida de masa muscular miocárdica que se estime que puede estar afectada, su utilización puede ser perjudicial por los efectos hemodinámicos. En el SCA del ventrículo derecho no está recomendado su uso. Así, hay que individualizar la decisión para cada paciente.

 La valoración personalizada es esencial antes de administrar nitroglicerina, tanto la valoración hemodinámica aparentemente normal, como la posible extensión del SCA y la afectación del ventrículo derecho.

Respecto a la analgesia de estos pacientes, clásicamente el indicado es el cloruro mórfico que, además, mejora la precarga. Como no está exento de efectos secundarios indeseables que pueden complicarnos el manejo global hemodinámico del paciente, desde 2016 una buena alternativa es el fentanilo a dosis estándar, que es más estable hemodinámicamente. Conviene tener precaución con las náuseas y vómitos que ambos pueden producir.

Desde la última revisión de las guías clínicas del manejo del SCA, sobre todo si es SCAEST, no se administra oxígeno (O_2) hasta que la SpO_2 ≤ 90 %. Diferentes estudios han demostrado un aumento del área infartada secundaria a la administración sistemática de O_2 sin situación de hipoxia.

 Solo se administra O_2 si la SpO_2 ≤90 %.

La administración profiláctica de pantoprazol a dosis de 40 mg, por vía oral o intravenosa según el estado del paciente, es necesaria. Desde que se instauró el código infarto, se insistió mucho en el uso de pantoprazol y no de omeprazol porque, según parece, el primero no pasa por la vía metabólica del citocromo P450 y, por tanto, no compite con el clopidrogel, lo que disminuye aún más su efecto. Estudios posteriores están poniendo en duda esta afirmación sobre este efecto colateral del omeprazol respecto a ese antiagregante y vuelven a recomendar su uso.

 Con el paciente en reposo, monitorizado de ritmo cardíaco, presión arterial, pulsioximetría (SpO_2) y capnografía ($EtCO_2$), si está disponible, y con una o dos vías venosas canalizadas, el tratamiento farmacológico general del SCA se basa en dos pilares esenciales: la antiagregación plaquetaria y anticoagulación, que han demostrado que disminuyen de manera significativa la mortalidad, y el tratamiento vasodilatador y analgésico. Las indicaciones actuales y el desarrollo de nuevos fármacos han permitido ir acotando mejor el uso de cada uno, disminuir sus riesgos y optimizar sus beneficios.

El único tratamiento definitivo para el SCA es la angioplastia coronaria. La descripción de la técnica queda fuera de los objetivos de esta obra, pero sí que es importante conocer los tres tipos de angioplastias en terminología que se manejan: primaria o urgente (120 minutos desde el reconocimiento del SCA), preferente (≤3 días) o programada. Si se ha hecho fibrinólisis, las guías actuales recomiendan, sea efectiva o no, un cateterismo antes de tres horas de la lisis

(cateterismo de rescate). Dentro del vaso coronario pueden implantar un *stent* farmacoactivo (libera durante unos meses fármaco anticoagulante) o no, definitivo o reabsorbible.

 Desde la revisión de las guías de 2017, se recomienda actuar, en la medida en que el estado del árbol coronario y del paciente lo permitan, tanto sobre la lesión fresca y aguda intracoronaria, causante del episodio de SCA, como sobre cualquier otro hallazgo crónico significativo que se encuentre.

Las indicaciones actuales de la fibrinólisis en el SCA han quedado muy restringidas. Se puede administrar tecneplasa, a las dosis por kilogramo de peso indicadas por el fabricante en el kit junto a los 30 mg de heparina de bajo peso molecular intravenosa y los mg/kg subcutáneos posteriores, si la realización de la angioplastia no es posible antes de 120 minutos desde el reconocimiento del cuadro agudo, siempre que no haga más de 45 minutos del inicio del cuadro y el paciente no sea >75 años. Dejan a criterio profesional su administración entre 45 minutos y una hora. Después de una hora o en mayores de 75 años, los riesgos hemorrágicos respecto a los beneficios contraindican su utilización. Usarlo significa saber manejar los efectos clínicos derivados de una posible lisis y reperfusión coronaria, sobre todo, las arritmias ventriculares aceleradas. Significa también conocer las contraindicaciones, así como saber explicar y manejar, si es posible, los potenciales efectos secundarios hemorrágicos que pueden aparecer.

La administración de fibrinolítico junto a clopidrogel está ampliamente documentada. Muchas menos publicaciones hay que evalúen la seguridad de la combinación de tecneplasa con prasugrel o ticagrelor.

El uso añadido de estatinas a dosis altas en las primeras 24 horas, sobre todo en los SCASEST, reduce la incidencia de nuevos sucesos coronarios en las primeras 16 semanas, sea dislipémico o no el paciente.

La utilización en las primeras 24 horas de betabloqueantes cardioselectivos o calcioantagonistas (cuando no se pueden administrar betabloqueantes o en la angina vasoespástica) e inhibidores de la enzima conversora de la angiotensina (SCA anterior, SCASEST con insuficiencia cardíaca y fracción de eyección deprimida, hipertensión arterial o diabetes *mellitus*), sigue vigente (clase I) mientras no existan contraindicaciones. La frecuencia cardíaca ha de estar entre 50 y 60 lpm y la presión arterial en 140/75 mm Hg (con presión arterial media entre 60 y 70 mm Hg).

 El tratamiento coadyuvante consiste en la administración de estatinas y de betabloqueantes o calcioantagonistas o inhibidores de la enzima conversora de la angiotensina.

COMPLICACIONES PRINCIPALES DEL SÍNDROME CORONARIO AGUDO

En general, es importante recordar que cualquier signo y síntoma clínico que indiquen una posible complicación pueden ser a la vez causa o consecuencia del SCA.

La complicación más frecuente del SCA es la aparición de una arritmia cardíaca. Esta puede ser benigna, en forma de ritmos lentos o rápidos variados, regulares o irregulares; en forma de extrasístoles ventriculares o supraventriculares, monofocales o multifocales, con fenómeno R sobre T o no; o maligna en forma de taquicardia ventricular, con o sin pulso, o fibrilación ventricular.

La insuficiencia cardíaca aguda asociada al SCA puede aparecer hasta en el 20 % de los pacientes y tiene diferentes formas de presentación hasta llegar al *shock* cardiogénico. Para que aparezca *shock* cardiogénico es necesaria la destrucción de al menos el 40 % de la masa muscular miocárdica. Su forma de presentación clínica puede ser secundaria a la afectación del ventrículo derecho o izquierdo, y afectar a la sístole o a la diástole, con manejos totalmente diferentes.

Las dos complicaciones con mayor mortalidad inmediata son, ambas derivadas de la lesión y necrosis del músculo cardíaco, la rotura espontánea de la pared libre ventricular, que

causa un taponamiento cardíaco brusco y, generalmente, es incompatible con la vida y la rotura de un pilar de la válvula mitral, que ocasiona un edema agudo de pulmón brusco masivo, muy difícil de manejar. La rotura cardíaca también puede aparecer en forma de comunicación interventricular o interauricular brusca, así como la rotura valvular aguda asociada a otra válvula diferente a la mitral.

 Las dos complicaciones con mayor mortalidad en el SCA son la rotura de la pared libre muscular ventricular y la rotura espontánea de la válvula mitral.

Como consecuencia del SCA, puede desarrollarse también una pericarditis aguda posterior al SCA (síndrome de Dressler) o un aneurisma apical en el ventrículo izquierdo, que altera la mecánica cardíaca y puede facilitar la formación de coágulos intracavitarios.

 PUNTOS CLAVE

El SCA es uno de los motivos más habituales de consulta en urgencias y emergencias. El conocimiento de todos los aspectos actuales relacionados exige ir más allá de los conocimientos clásicos que parecía que no iban a cambiar, en cuanto a:

- Las definiciones actuales.
- La estratificación del riesgo de aparición de sucesos adversos.
- La importancia de la glucemia como factores de riesgo cardiovascular individual.
- La evaluación dinámica personalizada en urgencias del estado hemodinámico del paciente apoyado por técnicas no invasivas.

- Los criterios diagnósticos electrocardiográficos tanto de SCAEST como de SCASEST, de la localización anatómica de la lesión y de la sospecha de la arteria responsable.
- Las situaciones electrocardiográficas de SCASEST que se benefician de una sospecha diagnóstica y de una angioplastia precoz sin tener que esperar a la alteración de los biomarcadores cardíacos.
- Los nuevos fármacos disponibles y las novedades en cuanto a las indicaciones de los fármacos más habituales, incluido el oxígeno.

BIBLIOGRAFÍA

Abdi A, Basgut B. An evidence-based review of pain management in acute myocardial infarction. J Cardiol Clin Res. 2016;4(4):1067.

Agewall S, Beltrame JF, Reynolds HR, et al. ESC working group position paper on myocardial infarction with non-obstructive coronary arteries. Eur Heart J. 2017;38:143-53.

Al-Zaiti SS, Kozik TM, Pelter MM, Carey MG. The value of lead aVR: a frequently neglected lead. AJCC. 2018;27(3):249-50.

Brenes Salazar JA. ST-segment elevation in lead aVR. A visual reminder of potential catastrophe. JAMA Intern Med. 2018;178(6):847-8.

Collet JP, Thiele H, Barbato E, et al. ESC Scientific Document Group. 2020 ESC Guidelines for the management of acute coronary syndromes in patients presenting without persistent ST-segment elevation. Eur Heart J. 2021 Apr 7;42(14):1289-1367.

De Winter RJ, Verouden NJW, Wellens HJJ, Wilde AAM. A new ECG sign of proximal LAD occlusion. N Engl J Med. 2008;359(19):2071-3.

Farag M, Spinthakis N, Srinivasan M, Sullivan K, Wellsted D, Gorog DA. Morphine analgesia pre-PPCI is associated with prothrombotic state, reduced spontaneous reperfusion and greater infarct size. Thromb Haemost. 2018;118(3):601-12.

Grupo de Trabajo de la SEC para la guía ESC 2017 sobre el tratamiento del infarto agudo de miocardio en pacientes con elevación del segmento ST, revisores expertos para la guía ESC 2017 sobre el tratamiento del infarto agudo de miocardio en pacientes con elevación del segmento ST y Comité de Guías de la SEC. Comentarios a la guía ESC 2017 sobre el tratamiento del infarto agudo de miocardio en pacientes con elevación del segmento ST. Rev Esp Cardiol. 2017;70(12):1039-45.

Grupo de Trabajo de la Sociedad Europea de Cardiología (ESC) para el tratamiento del infarto agudo de miocardio en pacientes con elevación del

segmento ST. Guía ESC 2017 sobre el tratamiento del infarto agudo de miocardio en pacientes con elevación del segmento ST. Rev Esp Cardiol. 2017;70(12):1082.e1-e61.

Hennings JR, Fesmire FM. A new electrocardiographic criteria for emergent reperfusion therapy. Am J Emerg Med. 2012;30:994-1000.

Hofmann R, Witt N, Lagerqvist B et al. Oxygen therapy in ST-elevation myocardial infarction. Euro Heart J. 2018;39(29):2730-9.

Hunter CL, Silvestri S, Rills G, Bright S, Papa L. The sixth vital sign: prehospital end-tidal carbon dioxide predicts in- hospital mortality and metabolic disturbances. Am J Em Med, 2014;32:160-5.

Kobayashi A, Misumida N, Kanei Y. Positive T-wave amplitude in lead AVR as a predictor for a higher rate of in-hospital coronary artery bypass graft in patients with non-ST elevation myocardial infarction. JACC. 2014;64(11Suppl B):B2.

Korniyenko A, Cordova JP, Sevilla Berrios R, Nadkarni G, Alviar C, Herzog E. Utility of ST segment changes in lead aVR to identify the culprit lesion in acute myocardial infarction: an updated meta-analysis on sensitivity and specificity. JACC. 2010;56(13Supp B):B105.

Kosuge M, Ebina T, Hibi K et al. An early and simple predictor of severe left main and/or three-vessel disease in patients with non–ST-segment elevation acute coronary syndrome. Am J Cardiol. 2011;107(4):495-500.

Kühl JT, Berg RMG. Utility of lead aVR for identifying the culprit lesion in acute myocardial infarction. Ann Noninvasive Electrocardiol. 2009;14(3):219-25.

McEvoy JW, Ibrahim K, Kickler TS et al. Effect of intravenous fentanyl on ticagrelor absorption and platelet inhibition among patients undergoing percutaneous coronary intervention: The PACIFY randomized clinical trial. Circulation. 2018;137(3):307-9.

Medina Palomino F, Barreto Guevara A, Rosales Rojas A, Rojas Lavado G, Román Carpio R. Supradesnivel del segmento ST en derivación aVR en el síndrome coronario agudo con elevación persistente del segmento ST. Revisión de la literatura a propósito de un caso. Rev Med Hered. 2016;27:106-10.

Mesquida J, Gruartmoner G, Ferrer R. Passive leg raising for assessment of volume responsiveness: a review. Curr Op Crit Care. 2017;23(3):237-43.

Miranda DF, Lobo A, Walsh B, Sandoval Y. New insights into the use of the 12-lead electrocardiogram for diagnosing acute myocardial infarction in the emergency department. Can J Cardiol. 2017. DOI: 10.1016/j.cjca.2017.11.011.

Referowska M, Lesniak W. Postepowanie w ostrych zespolach wiencowych bez uniesienia odcinka ST. Podsumowanie wytycznych European Society of Cardiology 2020. Med Prakt. 2020;12:8-34.

Sera Blanco RA, Hernández Núñez R, Fernández Rojas Y, Jacomino Fernández D. Changes in ST segments of avr in relation to the acute coronary syndrome. Medimay [revista en Internet], 2018. [consultada el 10 de junio de 2018]. Disponible en: http://revcmhabana.sld.cu/index.php/rcmh/article/view/1191

Smith SW. Updates on the electrocardiogram in acute coronary syndromes. Curr Emerg Hosp Med Rep. 2013;1:43-52.

Tardif JC, L'Allier PL, Fitchett DH. Management of acute coronary syndromes diabetes: Canada Clinical Practice Guidelines Expert Committee. Can J Diabetes. 2018;42:S190-5.

Tewelde SZ, Mattu A, Brady Jr WJ. Pitfalls in electrocardiographic diagnosis of acute coronary syndrome in low-risk chest pain. West J Emerg Med. 2017;18(4):601-6.

Thygesen K, Alpert JS, Jaffe AS et al. Fourth universal definition of myocardial infarction. Eur Heart J. 2018 Aug 25. doi: 10.1093/eurheartj/ehy462. [Epub ahead of print].

Ting K, Mulukutla V, Franklin W, Lam W. Anomalous left coronary artery presenting with syncope and avr st-segment elevation. JACC. 2018;71(11):2511.

Toupin F, Clairoux A, Deschamps A et al. Assessment of fluid responsiveness with end-tidal carbon dioxide using a simplified passive leg raising maneuver: a prospective observational study. Can J Anesth. 2016;63:1033-41.

Wall J, White LD, Lee A. Novel ECG changes in acute coronary syndromes. Would improvement in the recognition of STEMI-equivalents affect time until reperfusion? Intern Emerg Med, 2018;13(2):243-49.

Walsh B. Misplacing V1 and V2 can have clinical consequences. Am J Emerg Med. 2018;36(5):865-70.

Wang Ch, Sun T, Ling X, Yu W. The prognosis of different types of reciprocal ST-segment depression (R-ST-D) on electrocardiograms in acute myocardial infarction [consultado 10 de junio de 2018]. Disponible en: https://doi.org/10.1016/j.ijge.2018.03.006

Wilson SS, Kwiatkowski GM, Millis SR, Purakal JD, Mahajanb AP, Levy PD. Use of nitroglycerin by bolo prevents intensive care unit admission in patients with acute hypertensive heart failure. Am J Emerg Med. 2017;35:1 26-31.

Wong C-K, Gao W, Stewart RA-H, French JK, Aylward PhE-G, White HD. The prognostic meaning of the full spectrum of aVR ST-segment changes in acute myocardial infarction. Eur Heart J. 2012;33:384-92.

Yang HJ, Chuan Qu XL, Shi S-B, Yang B. Usefulness of upright T wave in lead aVR for predicting short-term prognosis of patients with ischemic stroke [consultado 10 de junio de 2018]. Disponible en: https://doi.org/10.1016/j.cdtm.2018.01.004

Trastornos de la contractilidad cardíaca

19

B. Pérez Núñez

OBJETIVOS

- Identificar la etiología y conocer signos, síntomas, diagnóstico y tratamiento de la insuficiencia cardíaca.
- Reconocer el edema agudo de pulmón en el contexto de insuficiencia cardíaca aguda.
- Identificar los diferentes perfiles de pacientes en función de la congestión pulmonar y de la perfusión.
- Conocer la secuencia de actuación y tratamiento adecuados según la etiología del edema agudo de pulmón.
- Describir clínica, tipos y diagnóstico del taponamiento cardíaco.

INSUFICIENCIA CARDÍACA

Definición

La insuficiencia cardíaca es un síndrome clínico caracterizado por síntomas típicos (como disnea, inflamación de tobillos y fatiga) y que puede ir acompañado de signos (como presión venosa yugular elevada, crepitantes pulmonares y edema periférico) causados por una anomalía cardíaca estructural o funcional que producen una reducción del gasto cardíaco o una elevación de las presiones intracardíacas en reposo o en estrés. Esta definición se limita a las fases de la enfermedad en las que los síntomas son evidentes, si bien la identificación de la causa cardíaca subyacente es fundamental para el diagnóstico de la insuficiencia cardíaca. Son causas de insuficiencia cardíaca: miocardiopatía, valvulopatías y anomalías en el pericardio, endocardio, ritmo y conducción cardíaca.

Clasificación

En función de la fracción de eyección del ventrículo izquierdo (FEVI)

- Insuficiencia cardíaca con FEVI conservada ≥ 50 % (IC-FEc).
- Insuficiencia cardíaca con FEVI reducida < 40 % ≤ 40 % (IC-FEr).
- Insuficiencia cardíaca con FEVI ligeramente reducida 41-49 % (IC-FElr).

La IC-FEc requiere, además, cardiopatía estructural o funcional que indique disfunción diastólica o aumento de presiones (ecocardiografía o péptidos natriuréticos) (**Tabla 19-1**).

Según el grado de limitación funcional

La clasificación más empleada para determinar el grado de limitación funcional es la de la New York Heart Association (NYHA) (**Tabla 19-2**).

Solo en el 40-50 % de los casos con sospecha de IC se obtiene una confirmación diagnóstica, por lo que su correcto diagnóstico se convierte ocasionalmente en un reto.

Etiología

Miocardio enfermo

- Cardiopatía isquémica.
- Daño miocárdico por tóxicos.
  - Tóxicos de uso recreativo: alcohol, cocaína, anfetaminas y esteroides anabolizantes.
  - Metales pesados: cobre, hierro, plomo y cobalto.
  - Medicación: antiinflamatorios no esteroideos, citostáticos, antidepresivos y antiarrítmicos.
  - Radiación.
- Daño inmunomediado e inflamatorio. Puede estar:
  - Relacionado con infección: bacteriana, fúngica, parasitaria (enfermedad de Chagas), raquitismo y virus de la inmunodeficiencia humana.
  - No relacionado con infección: miocarditis linfocítica y eosinofílica y enfermedades autoinmunitarias (lupus eritematoso sistémico, enfermedad de Graves).
- Alteraciones metabólicas. Pueden ser:
  - Hormonales: enfermedad de Addison, diabetes, síndrome metabólico, feocromocitoma, enfermedades relacionadas con la gestación y el parto, etcétera.

Tabla 19-1. Clasificación de la insuficiencia cardíaca (IC) según la fracción de eyección del ventrículo izquierdo (FEVI)

Tipo de IC	FEVIr	FEVImr	FEVIc
Criterio 1	Signos ± síntomas[a]	Signos ± síntomas[a]	Signos ± síntomas[a]
Criterio 2	FEVI ≤ 40 %	FEVI 41-49 %[b]	FEVI ≥ 50 %
Criterio 3	—	—	Evidencia objetiva de insuficiencia cardíaca estructural y/o funcional. Presencia de disfunción diastólica/aumento de las presiones de llenado del VI, incluido aumento de los péptidos natriuréticos[c]

a. Los signos pueden no estar presentes en las primeras etapas de la insuficiencia cardíaca (especialmente en la insuficiencia cardíaca congestiva) y en pacientes tratados de forma óptima.
b. Para el diagnóstico de FEVImr, la presencia de otra evidencia de enfermedad cardíaca estructural (p. ej., aumento del tamaño de la aurícula izquierda, hipertrofia del VI o medidas ecocardiográficas de alteración del llenado del VI) hace que el diagnóstico sea más probable.
c. Para el diagnóstico de FEVIc, cuanto mayor sea el número de anomalías presentes, mayor será la probabilidad de FEVIc.
Adaptada de https://doi.org/10.1093/eurheartj/ehab368

Tabla 19-2. Clasificación según NYHA

Clase I	Clase II	Clase III	Clase IV
Sin limitación. La actividad física habitual no causa disnea, fatiga ni palpitaciones	Leve limitación de la actividad física. La actividad ordinaria ocasiona síntomas	Limitación marcada de la actividad física. Aparecen síntomas con actividad menor a la habitual	Incapacidad de llevar a cabo cualquier actividad física sin sentir molestias. Puede haber síntomas en reposo

- Nutricionales: deficiencias en tiaminas, selenio, fosfatos, calcio, desnutrición compleja, obesidad, etcétera.
- Infiltración:
  - Relacionada con enfermedad maligna: infiltraciones y metástasis directa.
  - No relacionada con enfermedad maligna: amiloidosis, sarcoidosis, hemocromatosis, enfermedad de Pompe y enfermedad de Fabry.
- Alteraciones genéticas. Tiene diversas formas: miocardiopatía hipertrófica, miocardiopatía dilatada, ventrículo izquierdo no compactado, miocardiopatía arritmógena del ventrículo derecho, miocardiopatía restrictiva, distrofias musculares y laminopatías.

Condiciones de carga anormales

- Hipertensión.
- Defectos estructurales de válvula o miocardio:
  - Adquiridos (valvulopatía mitral, aórtica, tricuspídea, pulmonar).
  - Congénitos (comunicación interauricular o interventricular).
- Enfermedades pericárdicas y endomiocárdicas:
  - Pericárdicas: pericarditis constrictiva y derrame pericárdico.
  - Endomiocárdicas.
- Estados de gasto cardíaco elevado: anemia grave, tirotoxicosis, sepsis, embarazo, enfermedad de Paget y fístula arteriovenosa.
- Sobrecarga de volumen:
  - Insuficiencia renal.
  - Sobrecarga de fluidos yatrogénica.
  - Respecto a las arritmias:
- Taquiarritmia: auricular y ventricular.
- Bradiarritmia: disfunción del nódulo sinusal y alteración de conducción.

 Son causas de insuficiencia cardíaca: miocardiopatías, valvulopatías, anomalías en pericardio, endocardio y ritmo y conducción cardíacos.

Para la evaluación de la insuficiencia cardíaca, véase la **tabla 19-3**.

Diagnóstico

En la **figura 19-1** se presenta un algoritmo diagnóstico para la insuficiencia cardíaca.

Tratamiento

Tratamiento recomendado para todos los pacientes sintomáticos con insuficiencia cardíaca y fracción de eyección reducida

La farmacoterapia es la piedra angular del tratamiento de la IC-FEr y, junto con intervenciones no farmacológicas, debe implementarse antes de considerar la terapia con dispositivos.

Hay tres objetivos principales del tratamiento de los pacientes con IC-FEr:

- Reducción de la mortalidad.
- Prevención de hospitalizaciones recurrentes debido al empeoramiento de la IC.
- Mejora del estado clínico, la capacidad funcional y la calidad de vida.

Cinco son los grupos farmacológicos para los pacientes sintomáticos con insuficiencia cardíaca y fracción de eyección reducida:

- Inhibidores de la enzima de conversión de la angiotensina (IECA): fueron la primera clase de fármacos que demostraron reducir la mortalidad y la morbilidad en pacientes

Tabla 19-3. Evaluación de la insuficiencia cardíaca

1. Historia clínica
   Historia de enfermedad arterial coronaria
   Historia de hipertensión arterial
   Exposición a fármacos cardiotóxicos/radiación
   Uso de diuréticos
   Ortopnea/disnea paroxística nocturna

2. Exploración física
   Estertores
   Edema bilateral de tobillo
   Soplo cardíaco
   Ingurgitación venosa yugular

3. Electrocardiograma

4. Analítica de péptidos natriuréticos

5. Ecocardiografía

con IC-FEr. También se ha demostrado que mejoran los síntomas. Se recomiendan en todos los pacientes a menos que estén contraindicados o no se toleren. Destacan captopril, enalapril, lisinopril, ramipril y trandolapril.

• Betabloqueantes: deben iniciarse en pacientes clínicamente estables, euvolémicos, a una dosis baja y aumentar gradualmente hasta la dosis máxima tolerada. En pacientes ingresados con insuficiencia cardíaca aguda, los bloqueadores beta deben iniciarse con precaución en el hospital, una vez que el paciente esté hemodinámicamente estabilizado. Los principales son bisoprolol, carvedilol, succinato de metoprolol y nebivolol.

• Antagonistas de los receptores de mineralocorticoides/aldosterona (ARM): se recomiendan ARM (espironolactona o eplerenona), además de un IECA y un bloqueador beta, en todos los pacientes con IC-FEr para reducir la mortalidad y el riesgo de hospitalización por IC. Los más habituales son espironolactona, eplerenona.

• Inhibidor del receptor de angiotensina-neprilisina (ARNI): se recomienda reemplazar un ACE-I o ARB por sacubitril/valsartán en pacientes ambulatorios con IC-FEr que continúan sintomáticos a pesar del tratamiento óptimo descrito anteriormente. Los más habituales son sacubitril y valsartán.

• Inhibidores del cotransportador de sodio-glucosa 2 (iSGLT2): la terapia con dapagliflozina dio como resultado una reducción del 26 % de empeoramiento de la insuficiencia cardíaca (hospitalización o visita de urgencia que resultó en terapia intravenosa para la insuficiencia cardíaca) o muerte. Destacan dapagliflozina y empagliflozina.

Otros tratamientos recomendados para pacientes sintomáticos con insuficiencia cardíaca y fracción de eyección reducida

También se recomiendan diuréticos del asa, bloqueadores del receptor de angiotensina II (candesartán), inhibidor del canal I_f (ivabradina), combinación de hidralazina y dinitrato de

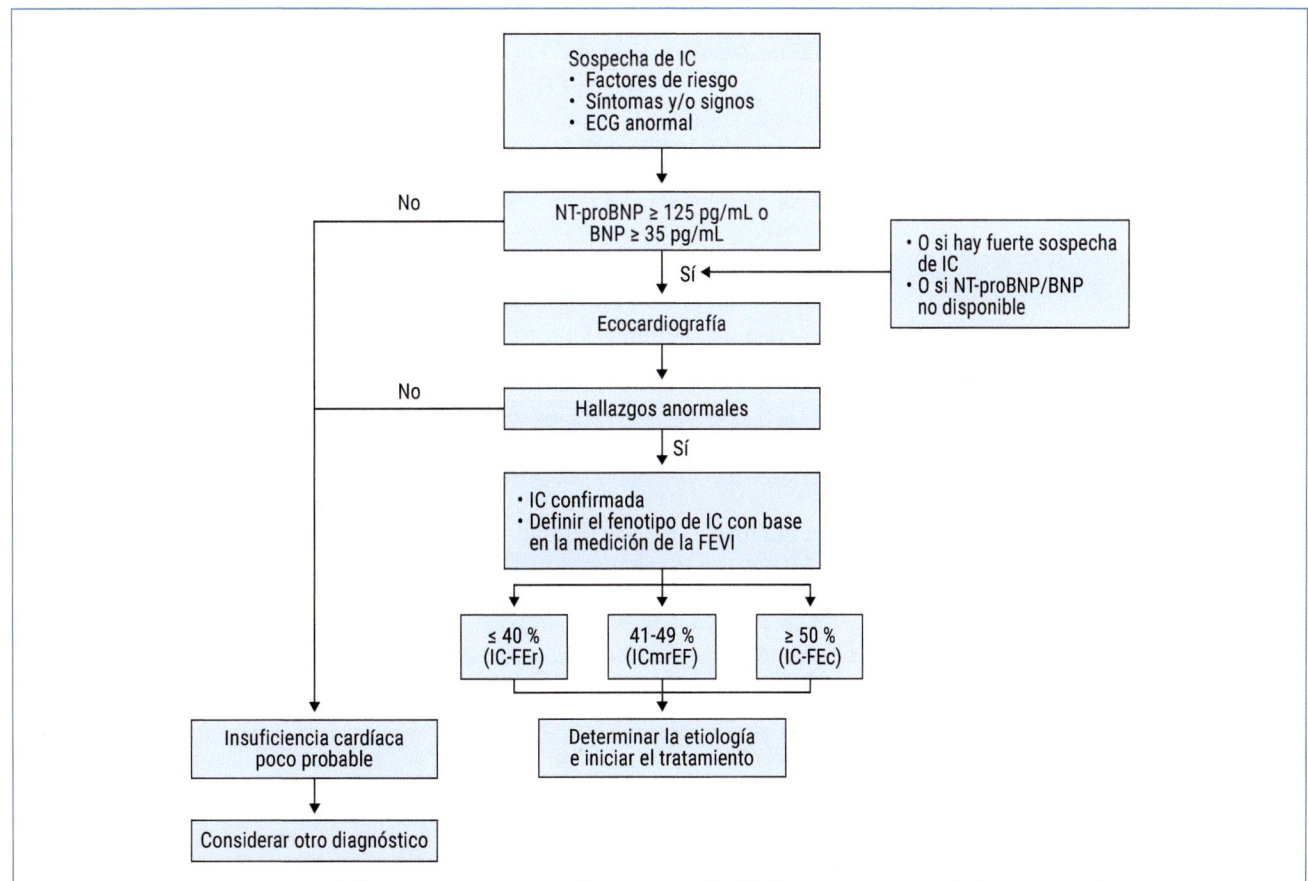

Figura 19-1. Algoritmo diagnóstico para la insuficiencia cardíaca.

isosorbida y digoxina (**Fig. 19-2**) para pacientes sintomáticos con insuficiencia cardíaca y fracción de eyección reducida.

Tratamientos no recomendados por perjudiciales en pacientes sintomáticos con insuficiencia cardíaca y FEVI reducida

Los siguientes tratamientos se desaconsejan en pacientes sintomáticos con insuficiencia cardíaca y FEVI reducida:

- Tiazolidinedionas (glitazonas).
- Diltiazem y verapamilo.
- AINE o inhibidores de la COX-2.

Tratamiento de la insuficiencia cardíaca con fracción de eyección ligeramente reducida

No se ha realizado ningún estudio específico para definir el tratamiento de esta categoría. No obstante, hay una serie de recomendaciones:

- Diuréticos: recomendación I, nivel de evidencia C.
- IECA: recomendación IIb, nivel de evidencia C.
- ARNI: recomendación IIb nivel de evidencia C.
- Betabloqueantes: recomendación IIb; nivel de evidencia C.
- ARM: recomendación IIb; nivel de evidencia C.

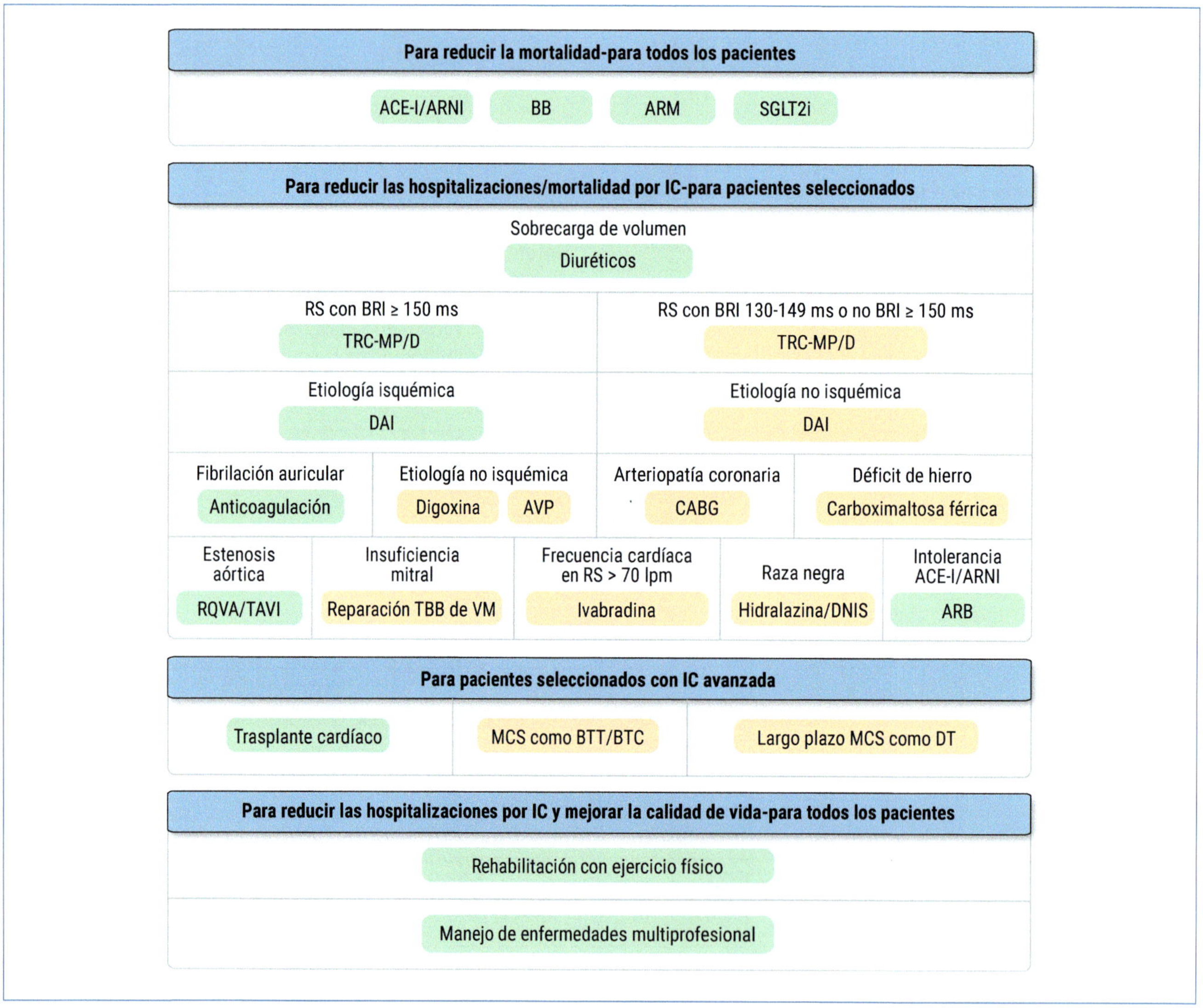

Figura 19-2. Tratamiento de la insuficiencia cardíaca y fracción de eyección reducida. Resumen fenotípico estratégico del manejo de la insuficiencia cardíaca con fracción de eyección reducida. IECA: inhibidor de la enzima convertidora de angiotensina; ARB: bloqueador del receptor de angiotensina; ARNI: receptor de angiotensina-inhibidor de neprilisina; BB: betabloqueador; b.p.m.: latidos por minuto; BTC: puente a la candidatura; BTT: puente al trasplante; CABG: injerto de derivación de arteria coronaria; CRT-D: terapia de resincronización cardíaca con desfibrilador; TRC-P: marcapasos para terapia de resincronización cardiaca; DT: terapia de destino; IC: insuficiencia cardíaca; HFrEF: insuficiencia cardíaca con fracción de eyección reducida; DAI: desfibrilador automático implantable; ISDN: dinitrato de isosorbida; BRI: bloqueo de rama izquierda; MCS: soporte circulatorio mecánico; MRA: antagonista del receptor de mineralocorticoides; MV: válvula mitral; PVI: aislamiento de vena pulmonar; QOL: calidad de vida; SAVR: reemplazo de válvula aórtica quirúrgica; SGLT2i: inhibidor del cotransportador de sodio-glucosa 2; RS: ritmo sinusal; TAVI: reemplazo transcatéter de válvula aórtica; ETE: transcatéter de borde a borde. Código de colores para clases de recomendación: verde para clase de recomendación I; amarillo para clase de recomendación IIa (consultar la **tabla 19-1** para obtener más detalles sobre las clases de recomendación). La figura muestra opciones de manejo con recomendaciones de clase I y IIa.

Tratamiento de la insuficiencia cardíaca con fracción de eyección conservada

Hasta la fecha no se ha demostrado que ningún tratamiento reduzca la morbimortalidad de los pacientes con insuficiencia cardíaca y FE.

En ausencia de recomendaciones sobre terapias modificadoras de la enfermedad, el tratamiento debe estar dirigido a reducir los síntomas de congestión con diuréticos. Reducir el peso corporal en pacientes obesos y aumentar el ejercicio puede mejorar aún más los síntomas y la capacidad de ejercicio y, por tanto, debe considerarse en pacientes apropiados.

Es importante identificar y tratar los factores de riesgo subyacentes, la etiología y las comorbilidades coexistentes.

 Con el tratamiento de la insuficiencia cardíaca se pretende mejorar los síntomas y la calidad de vida de los pacientes, así como reducir los continuos ingresos hospitalarios. Hay que recordar que los pacientes más sintomáticos son los que tienen una FEVI reducida. Es importante tener presente que algunos tratamientos no aportan ningún beneficio y que otros son directamente perjudiciales, por lo que se debería evitar su administración.

Comorbilidades

Es habitual la presencia de otras enfermedades en el paciente con insuficiencia cardíaca, sobre todo en ancianos, que dificultan el diagnóstico o tratamiento y que causan descompensaciones que requieren, la mayoría de las veces, ingreso hospitalario (**Tabla 19-4**).

Cuidados paliativos

Cuando se alcanza la fase terminal de la enfermedad, se deberían instaurar los cuidados paliativos, que incluyen el tratamiento de los síntomas, pero también el apoyo emocional y la comunicación entre el paciente y la familia. Esta comunicación sobre cómo deberían ser estos cuidados ha de establecerse en fases tempranas de la enfermedad e intensificarlas conforme progrese. Este proceso ha de ser multidisciplinar

Tabla 19-4. Comorbilidades y pacientes con insuficiencia cardíaca

- Interfieren en el diagnóstico (p. ej., enfermedad pulmonar obstructiva crónica)
- Empeoran los síntomas de insuficiencia cardíaca y la calidad de vida
- Aumentan las hospitalizaciones y la mortalidad
- Pueden afectar al uso de tratamientos de la insuficiencia cardíaca (inhibidores del sistema renina-angiotensina en insuficiencia renal grave o betabloqueantes en asmáticos)
- Como muchos, son criterio de exclusión en estudios y tienen menos evidencia para los tratamientos de la insuficiencia cardíaca
- Algunos fármacos para tratar comorbilidades pueden empeorar la insuficiencia cardíaca (p. ej., antiinflamatorios no esteroideos)

Fuente: Ponikowski P, Voors AA, Anker SD, Bueno H, Cleland JGF, Coats AJS, et al. Guía ESC 2016 sobre el diagnóstico y tratamiento de la insuficiencia cardiaca aguda y crónica. Rev Esp Cardiol. 2016;69(12):1167.e1-e85.

e incluir, además de al cardiólogo, al médico y enfermera de familia y salud comunitaria y a los servicios sociales.

El tratamiento es sintomático, basado en morfina, oxígeno y diuréticos, con desactivación de los dispositivos implantados, si es posible, y de acuerdo con el paciente y la familia.

 Los síntomas y la calidad de vida cambian con el paso del tiempo, lo que implica una reevaluación periódica de las necesidades del paciente.

INSUFICIENCIA CARDÍACA AGUDA

Definición

La insuficiencia cardíaca aguda (ICA) se define como la aparición rápida o el empeoramiento de los síntomas o signos de insuficiencia cardíaca.

💡 Es una situación potencialmente mortal que requiriere evaluación y tratamiento urgentes.

- Analítica completa, con enzimas miocárdicas, INR (en paciente descoagulado), dímero D solo si sospecha de tromboembolismo pulmonar (TEP), proteína C reactiva (PCR) (sospecha de infección), lactato, transferrina, ferritina, hormona tiroestimulante (TSH) y procalcitonina.
- Electrocardiograma (ECG).
- Gasometría arterial si procede por hipoxia.
- Péptidos natriuréticos (BNP, NT-proBNP). Son útiles en el diagnóstico, el valor predictivo negativo y el seguimiento de la IC crónica.
- Ecocardiograma. Es una prueba más útil en los pacientes con sospecha de IC.
- Ecografía pulmonar.
- Evaluación de función sistólica ventricular izquierda, diastólica ventricular izquierda, ventricular derecha, presión arterial pulmonar.
- Radiografía de tórax.

La monitorización necesaria para el control clínico consiste en:

- Presión arterial (según situación clínica).
- Ritmo cardíaco (continuo si hay sospecha o presencia de arritmias).
- Frecuencia respiratoria (continua en casos graves).
- Temperatura (cada 6 horas).
- SpO_2 mediante pulsioxímetro (continuo en casos graves).
- Diuresis (horaria en pacientes inestables).

Escenarios clínicos

Dentro de la insuficiencia cardíaca aguda (ICA) se pueden distinguir tres fenotipos diferentes:

- **ICA descompensada:** síntomas de congestión sistémica y pulmonar en un paciente con insuficiencia cardíaca crónica establecida y tratada. A diferencia del fenotipo de edema agudo de pulmón, tiene un inicio más gradual y la principal alteración es la retención progresiva de líquidos, responsable de la congestión sistémica. A veces, la congestión se asocia con hipoperfusión.

- **Edema agudo de pulmón (EAP):** los pacientes se presentan con disnea más o menos súbita, intenso trabajo respiratorio, taquipnea, ortopnea y crepitantes en campos pulmonares. La saturación de oxígeno basal suele ser inferior al 90 %.
- **Insuficiencia cardíaca derecha aislada:** se caracteriza por datos de bajo gasto cardíaco en ausencia de congestión pulmonar, con aumento de la presión venosa central (ingurgitación yugular) y bajas presiones de llenado del ventrículo izquierdo. Predominan los síntomas de congestión sistémica: edemas periféricos, ascitis y hepatomegalia.

Shock cardiogénico

El *shock* cardiogénico es un síndrome debido a una disfunción cardíaca primaria que se traduce en un gasto cardíaco inadecuado, que comprende un estado de hipoperfusión tisular que pone en riesgo la vida, lo que puede resultar en fallo multiorgánico y muerte. El diagnóstico de *shock* cardiogénico exige la presencia de signos clínicos de hipoperfusión, como extremidades sudorosas frías, oliguria, confusión mental, mareos y presión de pulso estrecha. El manejo del *shock* cardiogénico debe comenzar lo antes posible. La identificación temprana y el tratamiento de la causa subyacente, junto con la estabilización hemodinámica y el manejo de la disfunción orgánica, son componentes clave de su manejo.

Etiología

En la **tabla 19-5** se recogen los factores desencadenantes de la ICA.

Edema agudo de pulmón

Definición

El edema agudo de pulmón (EAP) cardiogénico se define como la disfunción ventricular aguda acompañada de edema intersticial y alveolar. Puede asociar disfunción del ventrículo derecho.

 Se trata, por tanto, de una manifestación aguda y grave de la insuficiencia cardíaca crónica. Es una emergencia clínica que requiere un diagnóstico y un tratamiento inmediatos, ya que responde, habitualmente, de forma favorable.

Fisiopatología

El cuadro se origina por un fallo agudo del ventrículo izquierdo que trae como consecuencia el aumento brusco de la presión en la microcirculación pulmonar y la acumulación de líquido (trasudado) en el intersticio pulmonar y los alvéolos. El primer fenómeno que se produce tras el fallo agudo del ventrículo izquierdo es un aumento de la presión en la aurícula izquierda y, de forma retrógrada, un incremento de la presión capilar pulmonar, con presiones de 12-18 mm Hg, lo que produce una redistribución del flujo de sangre desde los lóbulos inferiores hacia los superiores. Posteriormente, la congestión pulmonar origina un edema intersticial que se limita a los tabiques intraalveolares, pequeños vasos y bronquios, responsable de tos seca y sibilantes. En esta fase, la presión oscila entre 19 y 24 mm Hg y se llama fase intersticial. Cuando las presiones superan los 25 mm Hg en el árbol vascular, se produce la salida de trasudado hacia los alvéolos pulmonares (fase pulmonar).

Clínica

Se caracteriza por cuadro de inicio brusco, de aparición normalmente nocturna y en el que el enfermo da una impresión de gravedad importante. Es un paciente angustiado, en posición sentada con intolerancia al decúbito, con trabajo respiratorio grave, taquipnea, ortopnea y con estertores pulmonares. Suele presentarse con saturación de oxígeno disminuida, tos o esputo rosado.

Diagnóstico

El diagnóstico del EAP se basa fundamentalmente en la exploración física dirigida y la clínica acompañante. En este caso, las pruebas complementarias son secundarias y se utilizan únicamente para orientarnos en cuanto a la causa. La realización de la anamnesis a un paciente con EAP suele ser difícil y, a veces, imposible debido a su estado de gravedad: lo habitual es recabar la información necesaria de los familiares y de la historia clínica previa.

Tabla 19-5. Factores desencadenantes de insuficiencia cardíaca aguda

- Síndrome coronario agudo
- Taquiarritmia (p. ej., fibrilación auricular, taquicardia ventricular)
- Bradiarritmia
- Aumento excesivo de presión arterial
- Infección
- Falta de adherencia a dieta/tratamiento
- Alcohol y drogas
- Fármacos (p. ej., antiinflamatorios no esteroideos, corticoides)
- Exacerbación de enfermedad pulmonar obstructiva crónica
- Embolia pulmonar
- Cirugía y complicaciones perioperatorias
- Aumento del impulso simpático, miocardiopatía relacionada con estrés
- Alteraciones hormonales/metabólicas
- Daño cerebrovascular
- Causa mecánica aguda

Fuente: Ponikowski P, Voors AA, Anker SD et al. Guía ESC 2016 sobre el diagnóstico y tratamiento de la insuficiencia cardiaca aguda y crónica. Rev Esp Cardiol. 2016;69(12):1167.e1-e85. Disponible en: http://doi.org/10.1016/j.recesp.2016.10.014.

En la auscultación pulmonar se debería esperar la presencia de crepitantes, aunque en la fase inicial puede que solo se ausculten sibilantes (asma cardíaco). Hay que tener en cuenta que los crepitantes pueden aparecer en multitud de causas de disnea y que en la insuficiencia cardíaca crónica no son sensibles ni específicos para detectar la disfunción del ventrículo izquierdo.

Evaluación inicial:

- Posición de Fowler o semi-Fowler.
- Monitorización de signos vitales.
- Canalizar vía venosa (preferiblemente dos). Analítica completa (hemoglobina, bioquímica, coagulación, troponina I/troponina T, BNP y NT-proBNP) y gasometría arterial.
- Sondaje vesical y control de la diuresis estricto.
- ECG (ecocardiografía con Doppler si es posible).
- Radiografía de tórax.

Identificación de factores/causas desencadenantes que llevan a la descompensación y requieren tratamiento urgente:

- Síndrome coronario agudo: síndrome coronario agudo sin elevación del segmento ST e infarto agudo de miocardio con elevación del ST (IAMCEST). El tratamiento se realiza según las guías.
- Emergencia hipertensiva. Reducir de forma prioritaria, aproximadamente el 25 % las primeras horas, combinando vasodilatadores intravenosos con diuréticos del asa.
- Arritmias rápidas o bradicardia/alteraciones de la conducción graves. Corregir de forma urgente con tratamiento farmacológico, cardioversión eléctrica o marcapasos.
- Causa mecánica aguda subyacente a la ICA. Diagnóstico mediante ecocardiografía y solución mediante intervención quirúrgica o percutánea.
- Embolia pulmonar. Valorar reperfusión con trombólisis, intervención percutánea o embolectomía quirúrgica.

Tratamiento

- **Oxigenoterapia.** Debe iniciarse lo antes posible en pacientes con hipoxemia para alcanzar una saturación de oxígeno del 95 %. En pacientes con enfermedad pulmonar obstructiva crónica, saturación del 88-92 % para evitar hipercapnia.
- **Ventilación mecánica no invasiva.** Hay que considerar prioritario el uso de esta ventilación con presión al final de la espiración (PEEP) en todos los enfermos con edema pulmonar cardiogénico agudo o con ICA hipertensiva (mejora los parámetros clínicos, incluido el trabajo respiratorio, y la función ventricular izquierda al reducir la poscarga). La presión positiva continua en la vía aérea es una técnica factible en atención prehospitalaria, ya que es más sencilla de utilizar que la presión soporte y PEEP (empezar con PEEP 5-7 cmH$_2$O). No obstante, si el paciente presenta enfermedad pulmonar obstructiva crónica (EPOC) y se encuentra hipercápnico (valorar mediante EtCO$_2$) o presenta claros

signos de fatiga, se utilizará la ventilación mecánica no invasiva con dos niveles (presión soporte [PS] + PEEP).

 En la ICA no se debe utilizar oxígeno en pacientes no hipoxémicos, ya que causa vasoconstricción y reducción del gasto cardíaco.

- **Diuréticos.** Principalmente la furosemida. Si el paciente toma diuréticos pueden ser necesarias dosis elevadas. Si no es así y, además, se utilizan tratamientos alternativos como los vasodilatadores, una dosis de 20-40 mg puede ser suficiente. Los siguientes bolos o perfusión se valorarán en función de la respuesta diurética.

 En pacientes con ICA y signos de hipoperfusión, se ha de evitar la administración de diuréticos hasta que se logre una perfusión adecuada.

- **Vasodilatadores.** Son muy útiles en la ICA hipertensiva. Deben emplearse desde el inicio asociados al tratamiento diurético, pues alivian la disnea y la congestión pulmonar al disminuir la presión capilar pulmonar. Son un tratamiento esencial en el EAP. No deben emplearse en pacientes con hipotensión sintomática, presión arterial sistólica (PAS) < 90 mm Hg, valvulopatía obstructiva importante o hipertrofia grave del ventrículo izquierdo que condicione obstrucción dinámica (**Tabla 19-6**).
  - **Nitroglicerina.** Comenzar con dosis de 10-20 µg/kg/min y aumentar hasta 200 µg/kg/min.
  - **Nitroprusiato.** Se emplea fundamentalmente para aliviar la congestión pulmonar en el EAP secundario a emergencia hipertensiva. Comenzar con dosis de 0,3 µg/kg/min y aumentar hasta 5 µg/kg/min. Proteger de la luz y cambiar perfusión a las 4 horas. Se debe llevar control estricto de la presión arterial (frecuentes episodios de hipotensión).
  - **Nesiritida.** Vasodilatador venoso y arterial con un discreto efecto diurético (no disponible en muchos países europeos). Bolo de 2 µg/kg/min + infusión de 0,01 µg/kg/min.

Una reducción excesiva de la presión arterial se asocia a peores resultados.

Tabla 19-6. Vasodilatadores e inotrópicos más utilizados en la insuficiencia cardíaca aguda

Dobutamina	2-20 µg/kg/min (beta+)
Dopamina	3-5 µg/kg/min; inotrópico (beta+) > 5 µg/kg/min: inotrópico (beta+), vasopresor (alfa+)
Milrinona	0,375-0,75 µg/kg/min
Enoximona	5-20 µg/kg/min
Levosimendán	0,1 µg/kg/min (0,05-0,2 µg/kg/min)
Noradrenalina	0,2-1,0 µg/kg/min
Adrenalina	0,05-0,5 µg/kg/min

- **Morfina.** Se ha de individualizar su uso en este tipo de enfermos. Los efectos secundarios dependientes de la dosis incluyen náuseas, hipotensión, bradicardia y depresión respiratoria.
- **Inotrópicos.** Los agentes inotrópicos producen un aumento de la contractilidad cardíaca, por lo que están indicados en situaciones de bajo gasto cardíaco con hipoperfusión periférica y en pacientes en los que predomina la congestión, pero esta es refractaria al tratamiento con vasodilatadores y diuréticos. Su uso puede favorecer y acelerar mecanismos fisiopatológicos que causan un mayor daño miocárdico y un aumento de la mortalidad a corto y a largo plazo. Producen taquicardia sinusal e inducen isquemia miocárdica y arritmias auriculares y ventriculares.
- **Vasopresores**. La noradrenalina y la adrenalina solo están indicadas en enfermos con *shock* cardiogénico en los que, tras la optimización de la volemia y el tratamiento con fármacos inotrópicos, persistan la PAS < 90 mm Hg y la hipoperfusión organotisular.
- **Profilaxis de las tromboembolias**. Está recomendada la profilaxis de las tromboembolias con heparina u otro anticoagulante, salvo que esté contraindicado o sea innecesario por estar ya anticoagulado.
- **Digoxina**. Está indicada, fundamentalmente, para pacientes con fibrilación auricular y frecuencia ventricular rápida (>110 lpm).
- **Terapia de reemplazo renal**. Se reserva para pacientes que no responden al tratamiento con diuréticos.
- **Dispositivos de asistencia mecánica**. Balón de contrapulsación intraaórtico y dispositivos de asistencia ventricular.

TAPONAMIENTO CARDÍACO

Definición

El taponamiento cardíaco es una situación de deterioro clínico y hemodinámico con compromiso en el llenado del corazón causada por un derrame pericárdico. Este se define como la acumulación de líquido (seroso, sanguinolento, quiloso) por encima de los volúmenes normales (25-50 mL) albergados entre la capa visceral y la parietal del pericardio. Los hallazgos durante el examen físico se incluyen en la tríada de Beck y pulso paradójico. Su gravedad varía desde mínimas manifestaciones clínicas hasta una situación de *shock* y muerte en disociación electromecánica. Esta situación depende tanto de la cantidad de derrame como de la rapidez de su instauración.

 Tríada de Beck: ruidos cardíacos apagados, presión venosa yugular elevada y presión arterial baja.

Así, se habla de taponamientos «médicos», en derrames de instauración lenta secundarios, habitualmente, a pericarditis neoplásicas, tuberculosas o purulentas (aunque las idiopáticas, por ser las más frecuentes, son la primera causa de taponamiento, sobre todo en pacientes en tratamiento anticoagulante), en los que mecanismos de compensación como la distensión del pericardio y la expansión de volumen permiten que el cuadro evolucione más o menos progresivamente.

En cambio, los taponamientos «quirúrgicos» por hemopericardios secundarios a heridas traumáticas o quirúrgicas, introducción de catéteres venosos, rotura cardíaca en el infarto agudo de miocardio, disección aórtica, etc. se instauran de forma rápida o súbita, por lo que es preciso que el diagnóstico y el tratamiento sean inmediatos.

Clínica y diagnóstico

El taponamiento cardíaco agudo o rápido es una forma de *shock* cardiogénico y ocurre en cuestión de minutos. Los síntomas son un inicio repentino de colapso cardiovascular y pueden estar asociados a dolor de pecho, taquipnea y disnea.

Los criterios clínicos de taponamiento son hipotensión arterial, aumento de presión venosa yugular que puede manifestarse como distensión venosa en el cuello y la presencia de pulso paradójico (caída de la PAS mayor de 10 mm Hg en la inspiración) en presencia de derrame pericárdico moderado o grave. Estos datos a menudo son poco evidentes para un explorador poco experimentado, por lo que ayudan a sospechar un taponamiento otros, como la disnea/ortopnea en ausencia de datos de congestión pulmonar, plétora abdominal, astenia y signos de bajo gasto (frialdad en partes acras, diaforesis, oliguria), taquicardia, tonos apagados, ausencia de latido apical, etc. El diagnóstico oportuno es la clave para reducir el riesgo de mortalidad para los pacientes con taponamiento cardíaco.

 Aunque ya se ha comentado que el taponamiento cardíaco es un diagnóstico clínico, la ecocardiografía proporciona información útil y es la piedra angular durante la evaluación (disponibilidad, cabecera y tratamiento).

Sin embargo, el taponamiento cardíaco se asocia a una variedad de anomalías que conducen a cambios en el ECG, radiografía de tórax y en la ecocardiografía. Las anormalidades del taponamiento en el ECG suelen ser de bajo voltaje y alternancias eléctricas, anormalidades, por otro lado, presentes en muchas otras causas.

La sospecha clínica de taponamiento debe confirmarse en todo caso mediante un ecocardiograma urgente, que demostrará el derrame y signos de compromiso hemodinámico (fundamentalmente, el colapso diastólico).

En caso de paro cardíaco debido al taponamiento, la compresión cardíaca externa tiene un valor limitado o nulo porque hay poco espacio para el llenado adicional.

Tratamiento

Una vez que se diagnostica el taponamiento, el tratamiento debe orientarse hacia una pericardiocentesis urgente. La preparación de la pericardiocentesis, la hidratación intravenosa y los inotrópicos positivos pueden usarse temporalmente, pero no se debe permitir que sustituyan o retrasen la pericardiocentesis. El riesgo y los beneficios de la punción con aguja deben considerarse en pacientes con terapia de anticoagulación o si hay coagulopatía.

En casos de extrema gravedad (*shock* cardiogénico o disociación electromecánica), se optará por la pericardiocentesis a ciegas, que puede guiarse conectando un electrodo al extremo de la aguja de punción para registrar la actividad eléctrica (corrientes de lesión) en caso de daño miocárdico. Colocado el enfermo en posición de 45 grados, se localiza el xifoides y el borde inferior costal izquierdo. Se inserta una aguja de 16-18 G en la región subxifoidea (habitualmente 2-3 cm), que está conectada al electrocardiógrafo, con un ángulo de entrada de 15 grados, y se aspira en dirección al hombro izquierdo.

Hay que retirar la aguja si se observa una elevación del ST (punción epicárdica), aparición de onda Q (punción ventricular) y elevación del intervalo PR (punción auricular). La salida de pequeñas cantidades de líquido pericárdico (50 mL) puede ser suficiente para producir una mejora importante del estado hemodinámico y de los síntomas.

A veces, en drenajes prolongados, es necesario insertar un catéter. También se utilizará este catéter para instilar urocinasa en caso de derrame con coágulos o citostáticos, en caso de neoplasia.

 La ventilación mecánica debe evitarse debido a una mayor disminución del gasto cardíaco.

 PUNTOS CLAVE

- Para diagnosticar IC se ha de evaluar la probabilidad basándose en 3 ítems: historia clínica, exploración física y ECG. Si no hay nada que destacar en estos, la IC es improbable. Sin embargo, si hay alguna alteración en esta evaluación, habrá que realizar una analítica con péptidos natriuréticos (si el centro dispone de esta posibilidad). Si salen negativos, la IC sigue siendo improbable, pero si no es así, estará indicado hacer una ecocardiografía (opción directa si no se dispone de péptidos natriuréticos).

- En el paciente con ICA (EAP), el 95 % presentará congestión pulmonar (perfil húmedo). Si, además, está bien perfundido (húmedo y caliente), el tratamiento se basará en diuréticos y vasodilatadores. Si, en cambio, no está bien perfundido (húmedo y frío), el tratamiento irá encaminado a vasodilatadores y diuréticos (si mantiene presión arterial), y en soporte inotrópico, vasopresor, diuréticos (cuando corrija perfusión) y asistencia mecánica circulatoria.

- En una disnea grave y tras el primer contacto sanitario, si se sospecha que se debe a una ICA, es necesario identificar 2 situaciones potencialmente mortales. Primero, si el paciente se encuentra en *shock* cardiogénico. Esta situación es prioritaria, y los pasos y decisiones que se vayan a tomar han de ser rápidos y eficaces para evitar un desenlace mortal, cosa, por otro lado, factible en un tanto por ciento muy elevado. La segunda situación, más habitual en la ICA, es la insuficiencia respiratoria. Aquí es importante en un primer momento el soporte ventilatorio, ya sea con oxígeno o ventilación invasiva/no invasiva. En un segundo momento, habrá que tratar de identificar la etiología de este episodio agudo, para lo cual es útil la regla mnemotécnica CHAMP, para así iniciar el tratamiento adecuado de forma inmediata.

- El taponamiento cardíaco se define como la acumulación de líquido (seroso, sanguinolento, quiloso) por encima de los volúmenes normales (25-50 mL) albergados entre la capa visceral y la parietal del pericardio. Se dividen en médicos o traumáticos dependiendo la etiología. En el diagnóstico es fundamental la sospecha clínica y la utilización de la ecocardiografía cardíaca. Su tratamiento se basa en la evacuación del líquido que forma el derrame pericárdico.

BIBLIOGRAFÍA

Carlavilla Martínez B, Castelbón Fernández FJ, García Sánchez JI, Gracia Lorenzo V, Ibero Esparza C, Lalueza Blanco A, et al. Manual de Diagnóstico y Terapéutica Médica, 6ª edición [Internet]. Hospital 12 de Octubre. 2007. Disponible en: http://www.univadis.es/external/manual-12octubre.

García Gil D, Benítez Macías JG, Domínguez Fuentes MB, Mensa Pueyo J. Terapéutica Médica en Urgencias, 3ª edición. Panamericana, 2013; p. 17-21.

Jiménez L, Montero FJ. Medicina de urgencias y emergencias. Guía diagnóstica y protocolos de actuación. Madrid: Elsevier; 2011.

Julián Jiménez A. Manual de Protocolos y Actuación en Urgencias, 4ª edición. Complejo Hospitalario Toledo. Sanidad y Ediciones, S.L. (SANED); 2014.

McDonagh TA, Metra M, Adamo M, Gardner RS, Baumbach A, Böhm M, et al. 2021 ESC Guidelines for the Diagnosis and Treatment of Acute and Chronic Heart Failure. Eur Heart J. 2021 Sep 21;42(36):3599-3726.

Miró Ò, Gil V, Martín-Sánchez FJ, Herrero-Puente P, Jacob J, Mebazaa A, et al. Morphine Use in the ED and Outcomes of Patients with Acute Heart Failure: A Propensity Score-Matching Analysis Based on the EAHFE Registry. Chest. 2017 Oct;152(4):821-832.

Nicolás JM, Ruiz J, Jiménez X, Net A. Enfermo crítico y emergencias. Barcelona: Elsevier; 2011.

Nicolás JM, Ruiz J, Jiménez X, Net À. Enfermo crítico y emergencias. Barcelona: Elsevier; 2020.

Ponikowski P, Voors AA, Anker SD, Bueno H, Cleland JGF, Coats AJS, et al. 2016 ESC Guidelines for the diagnosis and treatment of acute and chronic heart failure: The Task Force for the diagnosis and treatment of acute and chronic heart failure of the European Society of Cardiology (ESC)Developed with the special contribution of the Heart Failure Association (HFA) of the ESC. Eur Heart J. 2016 Jul 14;37(27):2129-2200.

Crisis hipertensiva

20

I. Iturrioz Núñez

OBJETIVOS

- Comprender las diferencias entre urgencia hipertensiva y emergencia hipertensiva para una detección precoz de cada situación.
- Conocer los medicamentos de uso habitual, dosis y efectos secundarios.
- Conocer y aplicar un plan de cuidados de enfermería adecuado a cada paciente.
- Comprender el uso de herramientas como la entrevista motivacional en un servicio de urgencias hospitalario para vencer resistencias al cambio y mejorar la adherencia al tratamiento y a las indicaciones de seguimiento en atención primaria.

INTRODUCCIÓN

A nivel mundial, las enfermedades cardiovasculares son responsables de un tercio de las muertes, según datos de la Organización Mundial de la Salud. Además del coste personal, hay que tener en cuenta el coste sociosanitario de esta patología. La hipertensión arterial (HTA) es un factor de riesgo con alta prevalencia en pacientes con enfermedades cardiovasculares, infarto y patología renal. Se ha documentado que un diagnóstico y un tratamiento precoz y un adecuado control de las cifras de presión arterial pueden reducir hasta un 40 % el riesgo de accidente cerebrovascular y un 15 % el de infarto agudo de miocardio (**Fig. 20-1**).

La prevalencia en España de HTA es de 16,5 millones de personas, un 42,6 % de la población, y entre un 1 % y un 7 % de estos pacientes desarrolla una crisis hipertensiva a lo largo de su vida. La HTA continúa siendo una patología infradiagnosticada (casi un 40 % de los casos), no tratada y poco o mal controlada (más de un 26 %) a pesar de tratamiento, lo que incrementa la morbimortalidad de estos pacientes. La bibliografía refleja que tan solo un 23 % de los pacientes diagnosticados de HTA toma su medicación y mantiene un buen control de la tensión.

La mayor parte de las crisis hipertensivas se dan en pacientes ya diagnosticados de HTA, aunque también pueden asociarse a causas agudas como el abuso de sustancias, fármacos inmunosupresores e infección por el virus de la inmunodeficiencia humana.

La consecuencia de una crisis hipertensiva es el daño irreversible generado en los órganos diana. Este daño no es proporcional a la cifra de presión arterial, sino a la brusquedad con la que esta se ha elevado y a la cronicidad o no de cifras elevadas de presión arterial.

 Las personas que conviven con cifras de presión arterial elevadas desarrollan mecanismos adaptativos que disminuyen el riesgo de lesión de los órganos diana. Estos mecanismos no se desarrollan en personas normotensas, por lo que el riesgo de lesión de órganos diana es más elevado, incluso con valores más bajos de presión arterial.

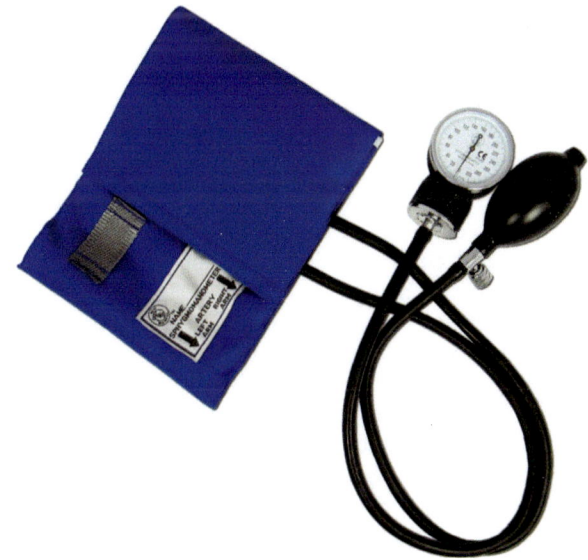

Figura 20-1. Toma de presión arterial.

Los servicios de urgencias hospitalarios (SUH) continúan siendo el primer contacto con el servicio sanitario para muchos ciudadanos. En España se atendieron un total de 27,6 millones de urgencias hospitalarias, según datos de 2015. Según datos del estudio SUHCRIHTA del año 2001, la prevalencia de crisis hipertensiva en los SUH es de un 1,45 %, de los cuales son definidos como emergencia hipertensiva el 27 % de los casos. De estos, un 15 % acude por cefalea, un 15 % por dolor torácico y un 12 % por elevación de presión arterial, pero en la inmensa mayoría de los casos el hallazgo es casual, ya que la mayoría de los pacientes con HTA están asintomáticos. Así, los SUH se convierten en servicios para el tratamiento de los casos graves con afectación de órganos diana, pero también de detección de nuevos casos, por lo que se implican en la promoción y educación para la salud de estos pacientes, y su seguimiento en Atención Primaria. Un rápido reconocimiento, educación y seguimiento de estos nuevos casos contribuiría a un diagnóstico y tratamiento precoz de la HTA y, en consecuencia, a un menor riesgo de daño de los órganos diana.

El papel del profesional de enfermería en la detección y educación de estos pacientes en el SUH es fundamental, aun asumiendo que el tiempo, la falta de interés del paciente y la falta de confianza del profesional en esta labor son barreras reales a esta práctica. Una posible solución que plantea la bibliografía a estas barreras es contar con profesionales, como enfermeros especialistas o enfermeros de práctica avanzada, que puedan gestionar estos casos, como ya se hace en EE.UU., Canadá, Australia o Reino Unido, con muy buenos resultados.

DEFINICIÓN

La presión arterial es el producto de la cantidad de sangre bombeada por el corazón por minuto y el grado de dilatación o constricción de las arteriolas. Por tanto, variaciones del gasto cardíaco, la resistencia vascular o el volumen de sangre, además de fallo de los sistemas compensadores, van a producir variaciones en su valor. Se mide en mm Hg.

Normalmente se define la crisis hipertensiva como la elevación aguda de la presión arterial sistólica (PAS)/diastólica (PAD) > 180/>120 mm Hg.

Es fundamental una correcta toma de la presión arterial. Para ello debemos seleccionar un tamaño adecuado de manguito, es decir, debe rodear el 80-100 % de la circunferencia braquial: el manguito estándar alcanza hasta 32 cm de circunferencia braquial. El uso de un manguito pequeño sobreestima el valor de la presión arterial: por cada 5 cm de incremento de la circunferencia del brazo la PAS aumenta entre 2 y 5 mm Hg y la PAD entre 1 y 3 mm Hg. Hay que tener en cuenta, además, que el ejercicio intenso, la toma de estimulantes como café o drogas o el dolor, así como una postura inadecuada, pueden dar valores de presión arterial elevados (Tabla 20-1).

CLASIFICACIÓN

Como ya se ha comentado, la elevación de la presión arterial amenaza la integridad del sistema cardiovascular y puede generar graves e irreversibles lesiones en órganos diana, por lo que requiere tratamiento. Para aplicar un correcto tratamiento y conocer el pronóstico es fundamental clasificar correctamente el tipo de crisis hipertensiva.

Lo primero es detectar las llamadas «falsas urgencias hipertensivas», en las que la elevada presión arterial se asocia a estados de ansiedad, dolor intenso, hipoxia, sobrecarga de volumen, retención urinaria o insomnio. También se asocia a errores en la medición. No conllevan daño en órgano diana y, por lo general, no precisan tratamiento de las cifras de presión arterial, sino de las causas desencadenantes.

Una vez descartada la falsa urgencia, se distinguen dos tipos de crisis hipertensiva:

- **Urgencia hipertensiva:** elevación brusca de presión arterial sin lesión en órganos diana (cerebro, corazón o riñón), por lo que el paciente está asintomático o con síntomas leves e inespecíficos (cefalea moderada, mareo, inestabilidad, acúfenos, ansiedad o epistaxis leve). No hay compromiso vital inminente.
  Precisa tratamiento oral hasta cifras de presión arterial de 160/110 mm Hg (descender un 20% la PA) en un plazo que puede alcanzar las 24-48 horas. Su control es ambulatorio con tratamiento oral, generalmente captopril. Nunca hay que disminuir bruscamente las cifras de presión arterial para no causar hipoperfusión de órganos diana.
- **Emergencia hipertensiva**: elevación grave y aguda de la presión arterial asociada a lesión aguda o progresiva de órganos diana. Puede ser irreversible y de mal pronóstico vital (cambios neurológicos graves, encefalopatía hipertensiva, infarto cerebral, hemorragia intracraneal, insuficiencia aguda de ventrículo izquierdo, edema pulmonar agudo, disección aórtica, insuficiencia renal o eclampsia). La sospecha de daño de estos órganos es lo que determina la emergencia de la situación. El profesional de enfermería que realiza el triaje debe ser capaz de reconocer esta situación y priorizar correctamente la atención del paciente.
  Normalmente cursa con cefalea grave, náuseas, vómitos, déficit neurológico o síntomas de hipertensión intracraneal, disnea o dolor torácico. Los síntomas y signos orientan a reconocer la posible causa de la emergencia hipertensiva.
  Requiere descenso inmediato –menos de 1 hora ± de la presión arterial con tratamiento parenteral e ingreso hospitalario (Fig. 20-2 y Tabla 20.-2).

Tabla 20-1. Recomendaciones para la correcta toma de la presión arterial

Correcta toma de presión arterial:

- Sentado con espalda y pies apoyados
- Brazo a la altura del corazón
- Adecuado tamaño de manguito
- Posición adecuada del manguito
- No hablar durante la toma
- En los 30 minutos previos no haber fumado, ingerido café, drogas ni haber hecho ejercicio intenso

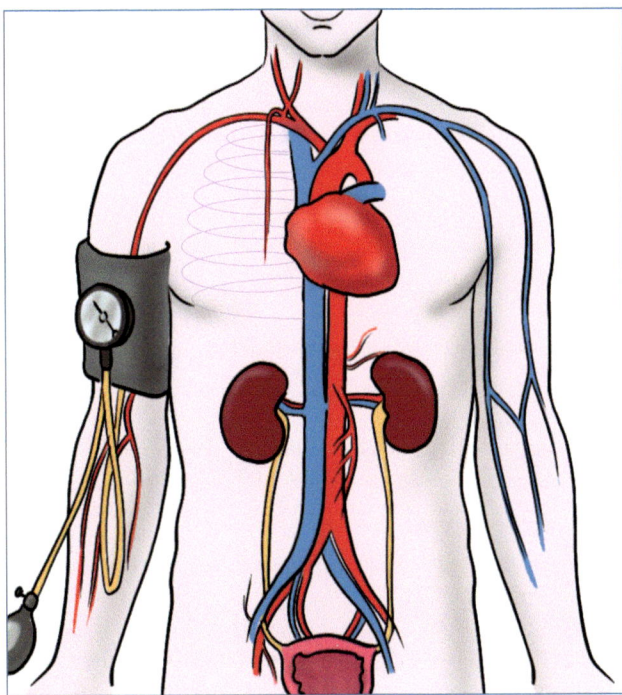

Figura 20-2. Órganos diana.

 La presencia de lesión de órgano diana, y no el valor absoluto de la presión arterial, es el elemento diferenciador entre la urgencia y la emergencia hipertensiva.

CAUSAS

Como ya se ha comentado, la mayoría de las crisis hipertensivas se dan en pacientes ya diagnosticados de HTA y su causa principal suele estar relacionada con el tratamiento (suspensión brusca, toma irregular, mal apego), con pacientes con daño renal grave (atención especial a ancianos) y, ocasionalmente, con la ingesta de determinadas drogas. Hay una mayor prevalencia de hipertensión renovascular o feocromocitoma entre los pacientes con emergencia hipertensiva, por lo que es necesario un estudio de HTA secundaria tras el control clínico inicial (**Tabla 20-3**).

 Las causas principales de las crisis hipertensivas son cerebrovasculares, cardiovasculares, por exceso de catecolaminas, postoperatorias o por glomerulonefritis, entre otras.

TRIAJE

El triaje es el proceso de valoración rápida y ordenada de todos los pacientes que acuden al SUH, sin buscar un diagnóstico sino la correcta asignación de una prioridad y área de atención. Normalmente se realiza con una herramienta validada y no debe demorarse más de cinco minutos (**Fig. 20-3**).

En la crisis hipertensiva, el objetivo prioritario es normalizar de la forma más adecuada las cifras de presión arterial para evitar o minimizar el daño en los órganos diana. El estudio de la causa suele ser un objetivo posterior. Bajo esta premisa y sabiendo que la emergencia tiene afectación de órgano diana y que la normalización de la presión arterial no es demorable, el profesional de triaje ante una cifra de PAS/PAD >180/>120 mm Hg, debe buscar signos y síntomas de daño de alguno de estos órganos y orientar la entrevista a detectar causas que puedan relacionar las cifras de presión arterial con los signos y síntomas, para asignar una prioridad asistencial. Todo ello, en menos de cinco minutos.

Si ante una elevación de la presión arterial se constata lesión en órgano diana, el paciente debe obtener una prioridad de atención alta y ser atendido por el equipo asistencial de forma inmediata, ya que estamos ante una emergencia hipertensiva. Si no existe lesión en órgano diana, la atención será más o menos demorable en función del cuadro de síntomas que presente cada paciente. Algunas guías no recomiendan tratar a este paciente en el servicio de urgencias, sino derivarlo a su médico de atención primaria para que sea visto en menos de una semana. En estos casos lo más importante es asegurar que el paciente acudirá a esta cita, por lo que enfermería tiene una importante labor de educación en la necesidad de tener un buen seguimiento para el control de las cifras de presión arterial y prevenir efectos secundarios a largo plazo.

Tabla 20-2. Diferencias urgencia hipertensiva y emergencia hipertensiva		
	Urgencia hipertensiva	**Emergencia hipertensiva**
Definición	Elevación de presión arterial SIN lesión en órgano diana	Elevación de presión arterial CON lesión en órgano diana
Síntomas	Ausencia o leves	Graves y en órganos diana
Riesgo	No existe compromiso vital	Compromiso vital
Objetivo	Reducción de la presión arterial en horas o días hasta PAS/PAD 160/110	Reducción de la presión arterial en un 25 % en minutos No bajar de PAS/PAD 160/110
Tratamiento	Fármaco oral	Fármaco por vía parenteral (antihipertensivo de acción corta) Expansión lenta con solución salina para compensar la natriuresis
Lugar	Servicio de Urgencias y Atención Primaria	Ingreso en cuidados intensivos con monitorización cardiovascular, hemodinámica y neurológica
Seguimiento	En 24-72 horas	En una semana

Tabla 20-3. Causas principales de las crisis hipertensivas

	Urgencia hipertensiva	Emergencia hipertensiva
Cerebrovascular	• Hipertensión arterial maligna	• Encefalopatía hipertensiva • Accidente cerebrovascular isquémico o hemorrágico • Traumatismo craneoencefálico o medular
Cardiovascular	• Antecedentes de enfermedad cardiovascular • Supresión brusca del tratamiento antihipertensivo	• Insuficiencia cardíaca Izquierda (edema agudo de pulmón) • Síndrome coronario agudo • Aneurisma disecante de aorta • Poscirugía de revascularización coronaria
Por exceso de catecolaminas		• Ingesta de alimentos con alto contenido en tiramina • Crisis de feocromocitoma • Interaciones de inhibidores de la monoaminoxidasa con fármacos o alimentos
Otros	• Postoperatorio • Glomerulonefritis • Crisis de pánico • Trasplantado renal • Quemaduras extensas	• Preeclampsia grave • Eclampsia • Insuficiencia renal aguda • Epistaxis graves • Ingesta de drogas simpaticomiméticas – cocaína, anfetaminas–

En la **tabla 20-4** se detalla la búsqueda de signos y síntomas de daño de los órganos diana.

APROXIMACIÓN DIAGNÓSTICA DEL PACIENTE CON PRESIÓN ARTERIAL ELEVADA

La evaluación inicial del paciente con crisis hipertensiva está encaminada a confirmar la elevación de la presión arterial y a distinguir entre una emergencia hipertensiva y una urgencia hipertensiva para iniciar el tratamiento adecuado a cada caso. Luego, una vez asignado el paciente al equipo asistencial en función de la prioridad de atención, este equipo deberá realizar una buena anamnesis y exploración física, además de una verificación de la presión arterial y, tras esto, pedirá las pruebas complementarias necesarias acordes con la sospecha diagnóstica.

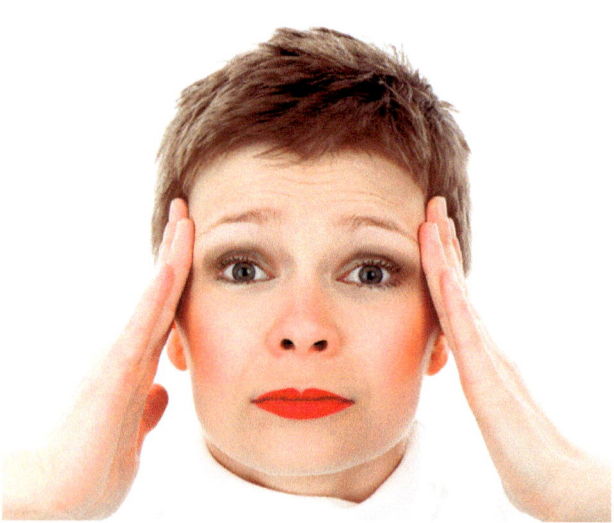

Figura 20-3. Síntomas en las crisis hipertensivas.

El profesional de triaje suele registrar brevemente muchos de los datos que deben recogerse de manera exhaustiva durante esta evaluación clínica para completar una correcta anamnesis.

❗ Nunca la realización de pruebas complementarias debe retrasar el inicio del tratamiento, que debe instaurarse tras la evaluación inicial y la obtención del electrocardiograma.

El siguiente algoritmo (**Fig. 20-4**) permite ver la secuencia de actuación de forma clara y la interacción entre los diferentes profesionales del equipo.

• **Anamnesis completa**, que incluye factores de riesgo cardiovascular, antecedentes (cardiovasculares y cerebrovasculares) y complicaciones de órganos diana (insuficiencia renal, arteriopatía periférica, neuropatía, retinopatía, etc.), así como: diagnóstico previo de HTA, tratamiento y grado de cumplimiento; consumo de fármacos o drogas que pudieran elevar la presión arterial; sintomatología acompañante o patología orgánica previa o actual. Completar con anamnesis dirigida a cualquiera de estos síntomas habituales de cefalea, dolor torácico, disnea, edema, astenia, epistaxis, convulsiones, disminución de la escala de Glasgow, alteraciones motoras y/o sensitivas.
• **Exploración física completa**, que implica la toma de al menos dos mediciones de la presión arterial en brazos y piernas, tras permanecer el paciente en reposo en un ambiente tranquilo y sin ruido, siguiendo las recomendaciones ya mencionadas en la **tabla 20-1**. Si hay sospecha de disección aórtica, se tomará, además, la presión arterial en una pierna (**Tabla 20-5**).
• Tras la anamnesis y la exploración física se clasifica la crisis hipertensiva y se piden las pruebas complementarias

adecuadas, sabiendo que el estudio de la causa no es prioritario. Las pruebas deben estar orientadas a la detección de lesión en órganos diana para minimizar el daño con tratamiento adecuado lo antes posible.

En toda crisis hipertensiva procede hacer las siguientes pruebas: electrocardiograma, placa simple de tórax ante-roposterior y lateral, analítica y sedimento de orina, proteinuria, hemograma, ionograma, urea, creatinina, calcio y proteínas totales. En emergencia hipertensiva se debe solicitar, además: creatina-fosfocinasa CPK-MB y troponina (si se sospecha síndrome coronario agudo) en sangre; gasometría arterial si se sospecha edema agudo de pulmón

Tabla 20-4. Signos y síntomas de daño en órganos diana

Emergencia hipertensiva

Órgano diana	Tipo de lesión	Síntomas	Signos
Corazón	Patología isquémica (en pacientes HTA): • Angina inestable • Fallo cardíaco • Insuficiencia ventricular izquierda (edema agudo de pulmón)	• Dolor torácico • Dificultad respiratoria • Tos • Ortopnea • Palpitaciones • Debilidad • Mareo • Náuseas	• Sudoración • Palidez • Edemas en extremidades inferiores
Aorta	• Disección aórtica	• Dolor torácico • Dolor abdominal • Dolor de espalda	• Equimosis de espalda o flanco (signo de Gray Turner) • Desigualdad o pulsos ausentes en extremidades inferiores • Hipotensión • Taquicardia • Piel pálida y pegajosa • Disminución de la producción de orina • Alteración nivel de consciencia • Sensibilidad abdominal en palpación
Cerebro	• Encefalopatía hipertensiva • Infarto cerebral • Hemorragia cerebral o subaracnoidea	• Cefalea • Mareos • Vértigo • Tetanias • Cambios visuales • Debilidad	• Náuseas • Vómitos • Convulsiones • Confusión aguda • Estupor • Coma • Cambios en estado mental • Confusión • Hemiplejía • Ataxia • Alteraciones del habla • Otros déficits neurológicos
Ojos		• Visión borrosa • Ceguera transitoria	• Hemorragias • Papiledema • Retinopatía
Riñones		• Hematuria • Oliguria • Anuria • Astenia	• Edema maleolar

Urgencia hipertensiva

Órgano diana	Signos y síntomas
No existe lesión en órgano diana Normalmente pacientes con HTA ya en tratamiento (preguntar por patología de base y tratamiento habitual)	• Cefaleas • Episodios de falta de aire • Epistaxis • Ansiedad

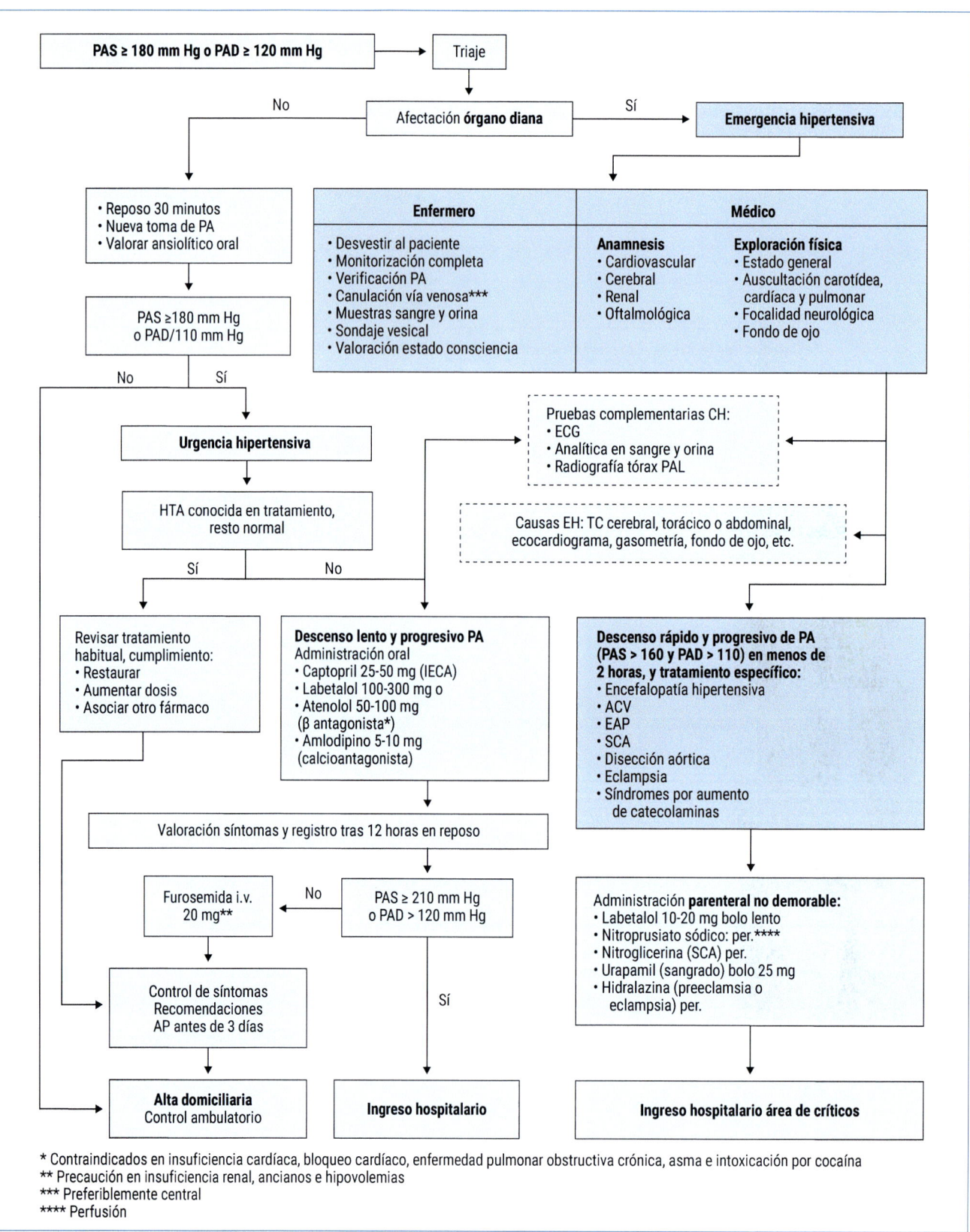

Figura 20-4 . Algoritmo de manejo de crisis hipertensivas en servicios de urgencias hospitalarios. * Contraindicados en insuficiencia cardíaca, bloqueo cardíaco, enfermedad pulmonar obstructiva crónica, asma e intoxicación por cocaína; **Precaución en insuficiencia renal, ancianos e hipovolemias; *** Preferiblemente central; **** Perfusión. ACV: accidente cerebrovascular; AP: atención primaria; CH: crisis hipertensiva; EAP: edema agudo de pulmón; ECG: electrocardiograma; EH: emergencia hipertensiva; IECA: inhibidores de la enzima conversora de la angiotensina; i.v.: por vía intravenosa; PA: presión arterial; PAD: presión arterial diastólica; PAS: presión arterial sistólica; SCA: síndrome coronario agudo; TC: tomografía computarizada.

Tabla 20-5. Exploración física inicial de paciente con crisis hipertensiva

Exploración	Signos
Cardiovascular	• Ingurgitación yugular • Edemas • Crepitantes • 3er y 4º ruido • Pulsos periféricos
Neurológica	• Focalidad neurológica • Nivel de consciencia
Oftalmológica	• Cambios vasculares mínimos • Hemorragias o exudados algodonosos (HTA maligna) • Edema de papila (HTA maligna)
Obstetricia	• Evidencia clínica de eclampsia o preeclampsia

HTA: hipertensión arterial.

(insuficiencia ventricular izquierda); examen de fondo de ojo (retinopatía); tomografía axial computarizada cerebral para descartar accidente cerebrovascular isquémico o hemorrágico; tomografía axial computarizada toracoabdominal para descartar disección aórtica; ecocardiograma en caso de sospecha de síndrome coronario agudo o disfunción cardíaca (**Tabla 20-6**).

TRATAMIENTO

Una regla que puede ayudar a la hora de elegir el tratamiento adecuado para cada paciente es hacerse las siguientes preguntas y en este orden:

- ¿Es necesaria una disminución brusca de las cifras de presión arterial?
- ¿Hasta qué cifra debe reducirse el valor de la presión arterial?
- ¿Qué fármaco recomienda la evidencia emplear?

Tabla 20-6. Pruebas complementarias y hallazgos sospechosos de emergencia hipertensiva

	Pruebas	Hallazgo	Causa
	Electrocardiograma	Cambios isquémicos Arritmias Hipertrofia ventricular izquierda	Síndrome coronario agudo
	Tórax posteroanterior y lateral	Cardiomegalia Congestión	Cardiopulmonar
	Analítica y sedimento de orina	Proteinuria	Glomerulonefritis
	Tomografía axial computarizada	Sangrado Encharcamiento pulmonar	Infarto cerebral Hemorragia cerebral Aneurisma de aorta Insuficiencia ventricular izquierda
	Bioquímica	Elevación valores estándar de urea y creatinina	Daño renal

La urgencia hipertensiva se trata con antihipertensivos orales en pacientes en los que, tras verificación de la presión arterial, reposo y, a veces, tratamiento con benzodiacepinas (diazepam o alprazolam), no se ha normalizado la presión arterial. El objetivo inicial debe ser la reducción del 20 % al 25 % del valor inicial de presión arterial, y que no descienda por debajo de PAS 160 mm Hg/PAD 110 mm Hg. El descenso debe ser lento y monitorizado para evitar fenómenos isquémicos de órganos diana. Se pueden dar dos casos:

- **Urgencia hipertensiva en paciente con HTA**: recoger bien tratamiento, posología y adherencia y, con base en esto: aumentar la dosis del medicamento que toma o añadir un diurético, o restaurar el medicamento suprimido de forma brusca o ajustar la sal que ingiere.
- **Urgencia hipertensiva en paciente sin HTA conocida**: el paciente puede beneficiarse de tratamiento oral con medicamentos de efecto a corto plazo como el captopril (inhibidor de la enzima conversora de la angiotensina, 25 mg sublingual hasta un máximo de 75 mg), labetalol (α-β-bloqueante adrenérgico, 200-400) mg o clonidina (agonista α-2, 0,1-0,2 mg hasta máximo de 0,6 mg). La evidencia publicada muestra una preferencia por el uso de medicamentos orales con vida larga, pero no muestra diferencias entre ellos. A veces se puede añadir un diurético para normalizar la presión arterial en el SUH. Estas personas son tratadas porque no tienen desarrollados los mecanismos adaptativos a cifras elevadas de presión arterial, por lo que el riesgo de daño de órganos diana es mayor (**Tabla 20-7**).

Tras conseguir la normalización de la presión arterial (<180/120 mm Hg) y la desaparición de los síntomas, el objetivo con estos pacientes es conseguir un adecuado tratamiento a largo plazo (presión arterial <160/100 mm Hg en los siguientes días) que evite la aparición de una emergencia hipertensiva en el futuro. Y este seguimiento se hace en atención primaria, antes de tres días si hay factores asociados a crisis hipertensiva, o antes de una semana en el resto de los casos. Por lo tanto, nuestro objetivo al alta debe ser asegurar que el paciente entiende la situación, el tratamiento y la necesidad de acudir a atención primaria para un adecuado tratamiento, control y seguimiento.

 Las urgencias hipertensivas que se tratan en los SUH son hallazgos casuales en la mayoría de los casos. Si es detectada en atención primaria, no debería llegar al SUH salvo que no responda al tratamiento o precise alguna exploración complementaria.

 Si no hay afectación de órganos diana, la necesidad de tratar nunca debe ser tomada de una forma precipitada, pues se ha demostrado que en 30-60 min con reposo se pueden disminuir las cifras de presión arterial a niveles normales en un porcentaje de hasta el 45 %.

En una emergencia hipertensiva el objetivo debe ser una reducción del 20 al 25 % del valor inicial de la presión arterial, en un período que puede oscilar entre unos minutos y un máximo de dos horas, para evitar o minimizar el daño en órgano diana. No bajar de PAS 160 mm Hg/PAD 110 mm Hg (precaución en HTA cuando acompaña a la enfermedad vascular isquémica, ya que su manejo es diferente). Se administra tratamiento parenteral con monitorización de la presión arterial, funciones neurológica, cardíaca y renal.

Tabla 20-7. Fármacos habituales en urgencias hipertensivas

Medicamento	Grupo	Dosis oral	Duración efecto	Efectos adversos
Captopril Capoten® Cesplon® Tensoprel®	Inhibidores de la enzima conversora de la angiotensina	12,5-25 mg (máximo 100 mg)	15-60 minutos	• Insuficiencia renal en pacientes con estenosis de la arteria renal bilateral
Labetalol Trandate®	α-β bloqueante	200-400 mg	20-120 minutos	• Broncoespasmo • Depresión de contractilidad miocárdica • Bloqueo AV • Náuseas • Elevación de enzimas hepáticas
Amlodipino Norvas®	Calcioantagonista (β bloqueante selectivo)	5-10 mg	1-6 horas	• Cefalea • Taquicardia • *Flushing* (enrojecimiento) • Edemas
Felodipino Plendil® Perfudal®	Calcioantagonista	5-10 mg	2-5 horas	• Cefalea • Taquicardia • *Flushing* (enrojecimiento) • Edemas
Furosemida Seguril®	Diurético del asa	25-50 mg	60-120 minutos	• Disminución del volumen

Hay que conocer los diferentes fármacos disponibles para adecuarse al cuadro clínico concreto del paciente y tener en cuenta: rapidez de acción y duración, facilidad de administración y dosificación, reversibilidad, mínima acción sobre músculo cardíaco y sistema nervioso autónomo, y que no produzca efectos secundarios limitantes.

Los fármacos de elección son: labetalol (encefalopatía hipertensiva, accidente cerebrovascular, aneurisma disecante de aorta, preeclampsia grave, eclampsia) no en insuficiencia cardíaca, seguido de nitroprusiato sódico (patología renal aguda, traumatismo medular) y nitroglicerina cuando se asocia a patología cardíaca (Tabla 20-8).

Una vez conseguido un adecuado control de la presión arterial y controlada la lesión de órgano diana, puede iniciarse el tratamiento oral, reduciendo progresivamente el tratamiento parenteral (Tabla 20-9).

CUIDADOS DE ENFERMERÍA

Existen diferentes teorías de enfermería (Virginia Henderson: Necesidades básicas; Dorothea Orem: modelo de autocuidado; Callista Roy: modelo de adaptación; Marjory Gordon: patrones funcionales de salud, etc.), que se aplican a la práctica mediante el PAE. El PAE es el proceso sistemá-tico, dinámico, flexible e interactivo de aplicación del juicio científico en la práctica asistencial de la disciplina, prestando así unos cuidados sistematizados, lógicos y racionales. Consta de cinco fases: valoración, diagnóstico, planificación, ejecución y evaluación.

En la década de 1970 en Estados Unidos se detecta la necesidad de desarrollar una clasificación diagnóstica de enfermería como forma de estandarizar el juicio clínico enfermero, y surgió la taxonomía NANDA. Su objetivo es representar y clasificar la base de conocimiento enfermero y crear un lenguaje común. Se definen los diagnósticos de enfermería que describen las necesidades reales, potenciales y de promoción de la salud. La terminología NANDA se ha traducido a 15 idiomas y se ha implantado de forma desigual en 32 países. A finales de la década de 1980 se evidencia la necesidad de clasificar de forma estandarizada las intervenciones de enfermería (NIC); y a comienzos de la década de 1990 se crea el equipo para la clasificación estandarizada de los resultados en el paciente (NOC) que permiten valorar el éxito de las intervenciones.

Ha habido un gran debate sobre la necesidad real del lenguaje estandarizado para la aplicación del PAE. Hoy en día hay suficiente evidencia sobre la contribución de los lenguajes enfermeros a la práctica y el desarrollo de la enfermería.

Tabla 20-8. Fármacos habituales en emergencias hipertensivas y preparación

Cuadro clínico		Fármaco de primera elección
Cardiovasculares	Síndrome coronario agudo	**Labetalol y nitroglicerina** Labetalol (Trandate® 100 mg por ampolla); 10-20 mg en bolos lentos repetibles cada 5-10 minutos. Si tras tres bolos (100 mg) no se controla la presión arterial, se iniciará perfusión 250 mg en 250 mL de suero a 1 mg/min (60 mL/h) y ajustar respuesta hasta 10 mg/min (600 mL/h). Dosis máxima total de 300-400 mg/día **Nitroglicerina (Solinitrina® o Solinitrina Forte®)** Normalmente 25 mg en 250 mL SF o SG 5% cristal y gotero de baja absorción
	Edema agudo de pulmón	**Furosemida y nitroglicerina**/nitroprusiato sódico Seguril® (amp. 20 mg o 250 mg); bolo 20-40 mg; perfusión 250 mg en 250 mL
	Disección aórtica	**Labetalol**/esmolol y nitroprusiato sódico (Nitroprussiat® 50 mg vial) perfusión de 50 mg en 250 SG5% a 0,5-10 µg/kg/min (5-100 mL/h para 60-70 kg), se comienza a 21 mL/h y ajustar según respuesta
Neurológico	Encefalopatía hipertensiva; accidente cerebrovascular isquémico-hemorrágico agudo	**Labetalol o nitroprusiato sódico** En accidente cerebrovascular isquémico, tratar si presión arterial >220/120 mm Hg; en hemorrágico si PAS >170 mm Hg, no bajar de 140 mm Hg
Otras	Hipertensión arterial maligna	**Labetalol** o nitroprusiato sódico
	Insuficiencia renal aguda	**Labetalol** o nicardipino o nitroprusiato sódico
	Preeclampsia grave Eclampsia	**Labetalol o hidralazina** o nifedipino (Hydrapres®) 20 mg/ampolla. Diluir 20 mg en 100 cc SG5% y administrar 0,5-1 mg/min. Ojo en complicaciones perinatales
	TCE o medular	Nitroprusiato sódico
	Quemaduras extensas	Nitroprusiato sódico
	Exceso de catecolaminas	**Nitroprusiato sódico** Fentolamina (Regitina®) 1-5 mg endovenosos en bolo, que pueden repetirse cada 20 minutos
	Sangrado postoperatorio de cirugía con suturas vasculares	**Urapidilo** (Elgadil®) ampollas de 50 mg. Bolo de 25 mg; si no hay respuesta, repetir a los 5 min. Esperar 15 min y si no hay respuesta, bolo de 50 mg. Mantenimiento 250 mg en 500 mL SG5% inicial a 21 mL/h; se puede llegar a 63 mL/h

mL SF: mL de suero fisiológico; PAS: presión arterial sistólica; SG 5%: suero glucosado al 5 %; TCE: traumatismo craneoencefálico.

Tabla 20-9. Ampliación de fármacos en emergencia hipertensiva

Principio activo	Indicación	Inicio de acción	Duración de acción	Mecanismo de acción	Dosis	Efectos secundarios	Datos de interés
Nitropru-siato sódico Amp. 50 mg	Fármaco de elección en pacientes con insuficiencia cardíaca	Inme-diato	1-2 min	**Vasodilatador** arterial y venoso; disminuye la resistencia periférica y reduce el retorno venoso Produce disminu-ción de la perfusión cerebral y aumento de la presión intracraneal	Infusión de 0,25-10 µg/kg/min Perfusión*: diluir los 50 mg en 500 mL de solución salina e iniciar infusión a 10-30 mL/h	Ototoxicidad Náuseas Vómitos Sudoración No más de 24-48 h por riesgo de intoxicación por cianuro (parada cardíaca, coma, encefalopatía, convulsiones y focalidad neurológica irreversible)	No en embarazo Ojo en pacientes con encefalopatía hipertensiva o que han sufrido ACV Asegurar buena función renal y hepática antes de adminis-trar Usar con tiosulfato en dosis mayores de 4 µg/kg/min que se prolonguen más de 2 h Proteger de la luz Si hay toxicidad, suspender y administrar por vía parenteral 4-6 mg de una solución al 3% de nitrito de sodio en 2-4 min, seguida de una infusión de 50 mL de una solución al 25% de tiosulfato de sodio. La administración de hidroxoco-balamina previene la intoxicación por cianuro
Labetalol Amp. 100 mg (predomi-nio inhibición α, también algo de β bloqueante	Cardiopatía isquémica Aneurisma disecante de aorta	5-10 min	3-6 h	Vasodilatador con bloqueo β. reduce la resistencia vascular periférica y la presión arterial	20 a 80 mg en bolos cada 10-15 min hasta conseguir efecto Perfusión* a 0,5-2 mg/min con dosis máxima de 200 mg/día	Náuseas Vómitos Mareo Bloqueo cardíaco Hipotensión ortostática Cefalea	Nunca en pacientes con insuficiencia cardíaca con fallo sistólico, isquemia arterial periférica y EPOC (utilizar nitroprusiato) Proteger de la luz
Nitroglice-rina Amp 5 mg y de 50 mg De elección frente al nitropru-siato en pacientes con cardiopatía isquémica	Isquemia miocárdica Insuficiencia cardíaca	1-2 min	5-10 min	Vasodilatador venoso (preferente-mente) y arterial Reduce: precarga, presión de llenado del ventrículo izquierdo y consumo de oxígeno por el miocardio	Perfusión* de 5-100 µg/min y adecuar a respuesta del paciente Diluir 25 mg en 250 mL e infundir a 3 mL e ir subiendo	Cefalea Taquicardia Náuseas Vómitos	No en anemia grave, TCE, hemorragia cerebral ni glaucoma agudo Contraindicado en eclampsia Proteger de la luz
Furosemida Amp. 20 mg Amp. 250 mg	ICC EAP	10-20 min	6-8 h	Diurético de asa	Bolo 20-40 mg Perfusión 250 mg en 250 mL inicio a 5 mL/h y ajustando	Depleción hidrosalina	Proteger de la luz
Nicardipino		5-10 min	15-30 min o hasta 4 h	Calcioantagonista dihidropiridínico de 2ª generación vasodilatador cerebral y coronario	Inicial de 5 mg/h aumentando 2,5 mg/h cada 5 min hasta un máximo de 15 mg/h	Taquicardia Hipotensión Sofocos Cefalea Flebitis	No produce hipertensión de rebote al suspender Buen resultado en situacio-nes especiales
Fenoldopán o fenoldopam **No disponible en España**		Menos de 5 min	30 min	Vasodilatador Agonista del receptor D_1, que provoca: reducción de la resistencia vascular sistémica y aumento del flujo sanguíneo renal y de la excreción de sodio	0,1 µg/kg/min	Cefalea Náuseas Sofocos Mareos Hipotensión Taquicardia	Precaución en pacientes con glaucoma o hipertensión intraocular Alternativa al nitroprusiato (no metabolitos tóxicos) Actualmente no comerciali-zado en España

(Continúa)

Tabla 20-9. Ampliación de fármacos en emergencia hipertensiva (*Cont.*)

Principio activo	Indicación	Inicio de acción	Duración de acción	Mecanismo de acción	Dosis	Efectos secundarios	Datos de interés
Hidralazina Amp. 25 mg	Eclampsia	10-20 min	1-4 h	Vasodilatador	Bolo de 10-40 mg y puede repetirse a los 20 min		Efecto hipotensor poco predecible y difícilmente corregible. No en disección aórtica, EAP, ACV ni angina. Complicaciones perinatales
Enalaprilato Amp. 1 mg	Insuficiencia ventricular izquierda	15-30 min	6-12 h	IECA	0,625-1,25 mg/kg cada 6 h	Presión arterial variable. Caída brusca de la presión arterial con renina elevada	
Esmolol Amp. 100 mg y 2,5 g	Disección aórtica postoperatoria	1-2 min	10-30 min	Bloqueante β-adrenérgico cardioselectivo	Bolo 200-500 µg/kg/min en 4 min, y perfusión* 50-300 µg/kg/min	Hipotensión Náuseas Asma Bloqueo AV 1er grado	Indicado en pacientes críticos por su rápido efecto
Fentolamina	Exceso de catecolaminas	1-2 min	10-30 min	Antagonista de receptores adrenérgicos	Bolo 5-10 mg, repetir cada 2-4 horas. Perfusión* 10 mg en 100 mL SG5% inicio a 10-15 mL/h	Taquicardia Sofocos, mareo Cefalea Arritmias Náuseas Vómitos Diarreas	
Urapidil Amp. 50 mg	Perioperatorio	2-3 min	4-6 h	Antagonista selectivo α-adrenérgico	Dosis inicial 12,5-25 mg bolo, repetir 5. Si no hay respuesta a los 15 min, bolo de 50 mg. Perfusión 250 mg en 250 inicio a 10-30 mL/h	Mareo Náuseas Cefalea Angina Arritmia Disnea Agitación Vértigo	Precaución en insuficiencia hepática. No en IAM, estenosis aórtica. No en embarazo. Administrar solo
Furosemida Amp 20 mg Amp 250 mg	ICC EAP	10-20 min	6-8 h	Diurético de asa	Bolo 20-40 mg. Perfusión 250 mg en 250 cc, inicio a 5 mL/h y ajustar	Deplección hidrosalina	Proteger de la luz

ACV: accidente cardiovascular; Amp.: ampolla; EAP: edema agudo de pulmón; EPOC: enfermedad pulmonar obstructiva crónica; h: horas; IAM: infarto agudo de miocardio; ICC: insuficiencia cardíaca crónica; IECA: inhibidor de la enzima conversora de la angiotensina; SG5%: suero glucosado al 5 %; TCE: traumatismo craneoencefálico.

Se han desarrollado diferentes taxonomías: NANDA-NOC-NIC, OMAHA, CAMPBELL y, recientemente en España, ATIC.

A modo de ejemplo, utilizando la taxonomía NANDA-NOC-NIC, en el caso de la crisis hipertensiva tras una valoración del paciente, podríamos tener un plan de cuidados determinado (**Fig. 20-5**).

Independientemente de la taxonomía utilizada, el profesional de enfermería que aplica el proceso de atención de enfermería siguiendo el modelo teórico del servicio en el que trabaje, va a seguir estos pasos:

• **Valoración inicial**: recoger una serie de signos y síntomas que pueden incluir: presión arterial elevada, dolor precordial, taquicardia, Glasgow menor de 15, mareo, náuseas incluso vómitos, cefalea, oliguria, disminución de la agudeza visual o hemorragia retiniana.

• De esta valoración y gracias a su pensamiento clínico se obtienen los **diagnósticos de enfermería** que se individualizarán en cada paciente y su contexto, y se definen unos objetivos de tratamiento específicos. Finalmente, para llegar a estos objetivos de mejora de la situación actual del paciente y para evitar complicaciones, el profesional de enfermería ejecuta una serie de intervenciones concretas (**Fig. 20-6**).

Los diferentes servicios servicios de emergencias y urgencias utilizan diferentes modelos en la aplicación del PAE y la taxonomía NANDA-NIC-NOC, aun siendo la más extendida, se ha implementado de forma desigual. Se evidencia la necesidad de una taxonomía común que facilite el PAE y la transferencia del paciente entre servicios sin poner en riesgo la seguridad y manteniendo la calidad de la atención.

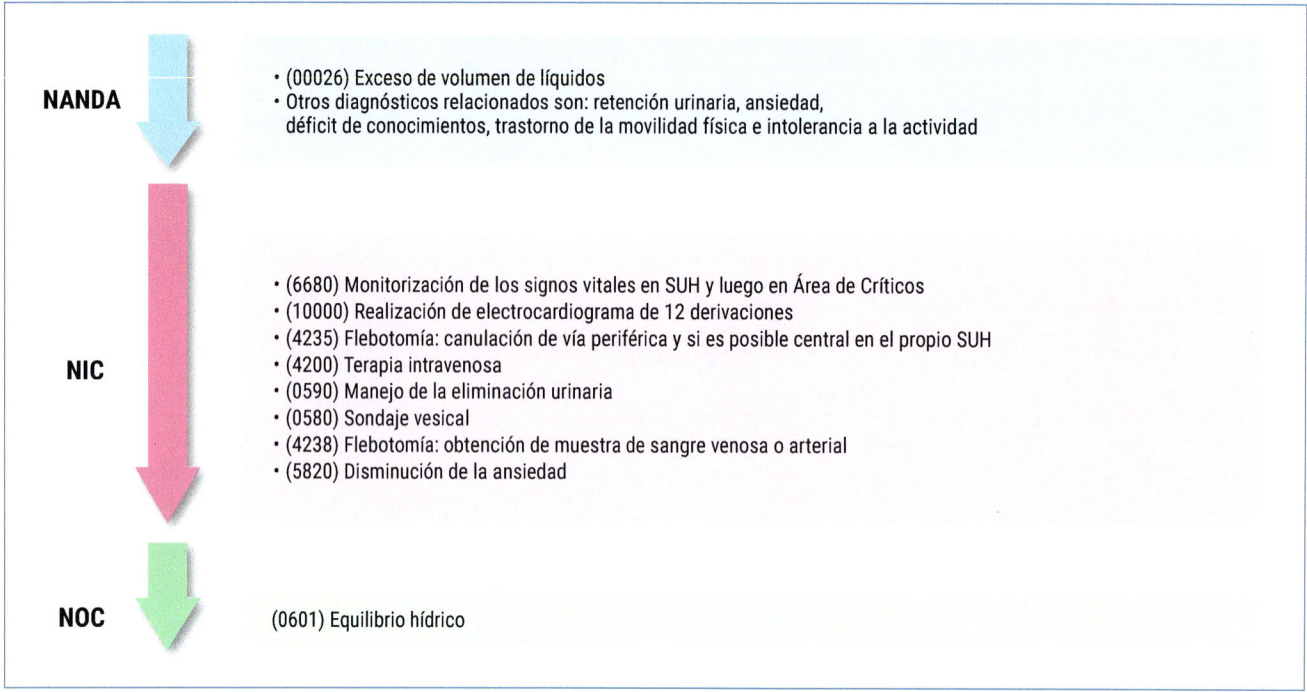

NANDA
- (00026) Exceso de volumen de líquidos
- Otros diagnósticos relacionados son: retención urinaria, ansiedad, déficit de conocimientos, trastorno de la movilidad física e intolerancia a la actividad

NIC
- (6680) Monitorización de los signos vitales en SUH y luego en Área de Críticos
- (10000) Realización de electrocardiograma de 12 derivaciones
- (4235) Flebotomía: canulación de vía periférica y si es posible central en el propio SUH
- (4200) Terapia intravenosa
- (0590) Manejo de la eliminación urinaria
- (0580) Sondaje vesical
- (4238) Flebotomía: obtención de muestra de sangre venosa o arterial
- (5820) Disminución de la ansiedad

NOC
(0601) Equilibrio hídrico

Figura 20-5. NANDA-NOC-NIC. SUH: Servicios de urgencias hospitalarios.

Alteración del gasto cardíaco relacionado con aumento de la resistencia vascular periférica	Alteración de la perfusión tisular cerebral relacionada con el aumento de la presión intracraneal	Alteración de la perfusión cardiopulmonar, periférica, renal y gastrointestinal relacionada con el aumento de la resistencia vascular sistémica	Ansiedad relacionada con procedimientos invasivos manifestada por la tensión muscular, agitación psicomotriz, expresión facial tensa	Déficit de autocuidado relacionado con el reposo
Gasto cardíaco: 4-5 litros	Mejorar la perfusión tisular cerebral del paciente durante su atención en el SUH, reduciendo los signos y síntomas de hipertensión intracraneal	Mejorar la perfusión vascular sistémica del paciente durante su atención en el SUH	Disminuir la ansiedad del paciente durante su estancia en SUH	Cubrir las necesidades de autocuidado durante su estancia en SUH

Columna 1:
- Monitorización completa de constantes: presión arterial en cifras PAS 160 mm Hg/PAD 110 mm Hg, Saturación de oxígeno > 95 % con FiO$_2$ < 50 %, frecuencia cardíaca inferior a 12 lpm
- Monitorización hemodinámica: PVC, diuresis horaria > de 50 mL
- Electrocardiograma
- Canulación de vía central de acceso periférico para control GC
- Valoración de estado neurológico y pupilas
- Administración de oxígeno según requerimiento
- Evaluación de la existencia de signos como vómito, cefalea, alteración del carácter (letargo, inquietud, respiración forzada, alteración del estado mental)
- Mantenimiento de cabecera elevada a 30-45 °
- Mantenimiento de vía permeable
- Administración de tratamiento correspondiente
- Manejo de bombas de infusión
- Valoración del llenado capilar

Columna 2:
- Valoración neurológica según escala Glasgow
- Mantenimiento de cabecera elevada a 30-45 °
- Valoración de pupilas
- Administración de diuréticos
- Mantenimiento de vía periférica permeable
- Valoración de fondo de ojo
- Evaluación de resultados analíticos

Columna 3:
- Monitorización completa de constantes
- Monitorización hemodinámica completa
- Realizar balance hidroelectrolítico
- Poner sondaje vesical permanente
- Evaluar los resultados electrolitos y gasometría arterial
- Controlar frecuencia respiratoria
- Administrar oxígeno y realizar auscultación pulmonar
- Preparar el material para intubación si fuera necesario
- Valorar los resultado de radiografía de tórax PA y L
- Mantener permeable la vía venosa
- Valorar el llenado capilar
- Administrar la medicación: antihipertensivos y diuréticos
- Manejo de bombas de infusión
- Valorar las características y ritmo de diuresis
- Mantenimiento de la permeabilidad de la sonda nasogástrica u orogástrica
- Valorar tolerancia gástrica con dieta equilibrada
- Realizar vendaje en extremidades inferiores o colocación de medias compresivas

Columna 4:
- Interactuar con el paciente
- Explicar previamente todos los procedimientos que se van a realizar
- Mantener un ambiente silencioso y tranquilo en la medida de lo posible
- Estimular al paciente a hacer ejercicios de respiración lenta y profunda
- Dar apoyo emocional y espiritual
- Administrar ansiolíticos
- Mantener un diálogo activo con el paciente durante todos los procedimientos

Columna 5:
- Observar características de la piel en zonas de presión (sacropélvica, talones, hombros, etc) y hacer cambios posturales
- Evitar fricción con la ropa de cama
- Evitar humedad
- Rotar tubo endotraqueal
- Verificar permeabilidad de la sonda nasogástrica o sonda orogástrica
- Administrar dieta y valorar tolerancia
- Aplicar vendaje de miembros inferiores
- Realizar higiene completa, también oral
- Valorar apósitos de herida operatoria o drenajes
- Realizar balance hídrico
- Dar nociones de educación sanitaria sobre el proceso de enfermedad, régimen de vida y hábitos saludables en cuanto la situación del paciente lo permita

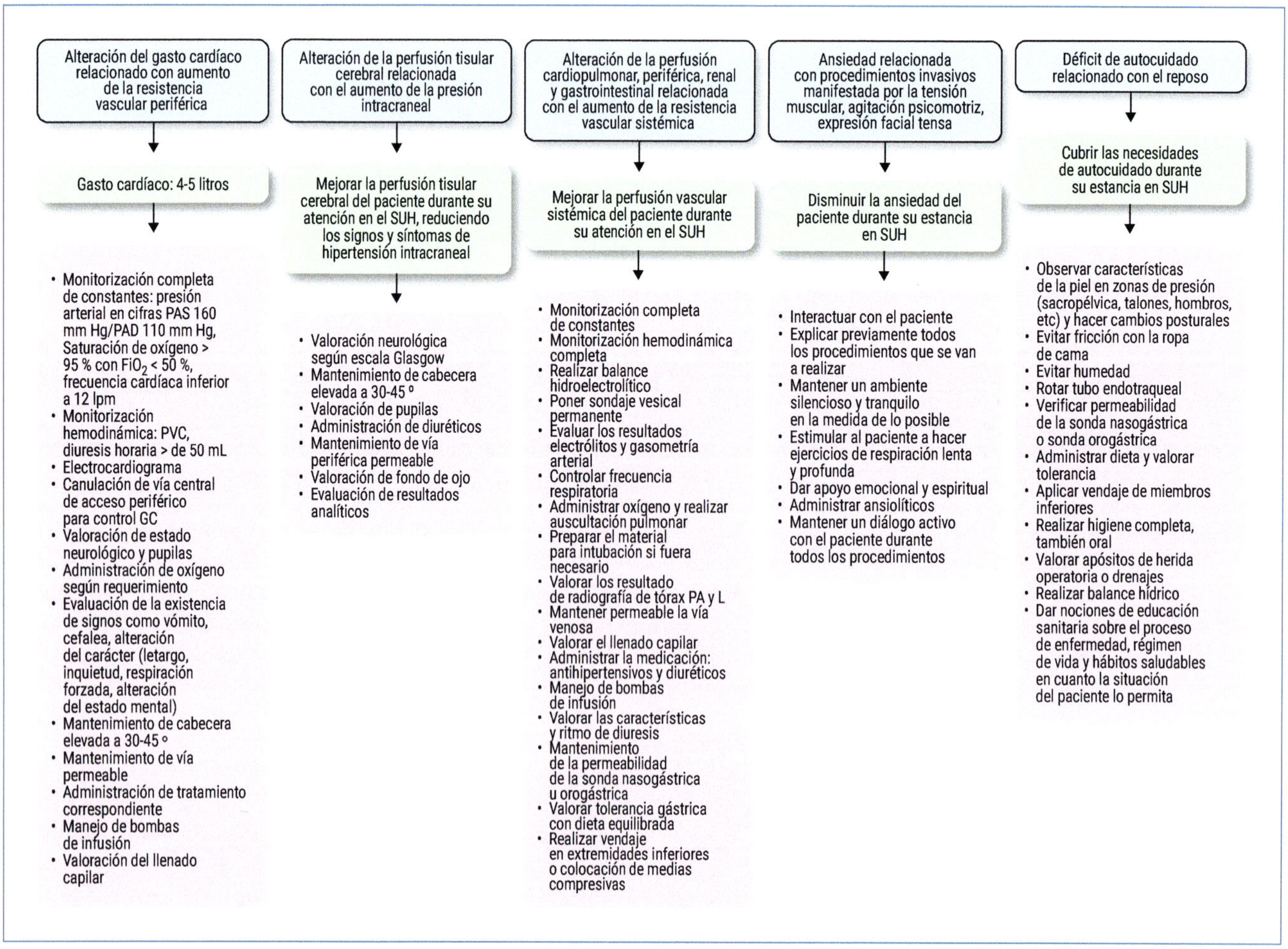

Figura 20-6. Proceso de atención en enfermería tras valoración general de paciente con crisis hipertensivas. Diagnósticos, intervenciones y objetivos generales. GC: gasto cardíaco PAD: presión arterial diastólica; PAS: presión arterial sistólica; PVC: presión venosa central; SUH: servicios de urgencias hospitalarios.

PRONÓSTICO

La emergencia hipertensiva debe ser correctamente diagnosticada y tratada ya que tiene una mortalidad superior al 90 % durante el primer año si no se actúe correctamente. Aun con un correcto diagnóstico y manejo, la supervivencia a los 5 años es de un 74 % de los casos de emergencia hipertensiva.

PUNTOS CLAVE

- La elevación aguda de la presión arterial ocurre en al menos un 1 % de los pacientes con HTA, y su causa está generalmente asociada a la falta de cumplimiento del tratamiento farmacológico.
- La entrevista motivacional puede ayudar a vencer la resistencia al cambio y conseguir la adherencia de los pacientes al tratamiento, los hábitos de vida saludables y el seguimiento en atención primaria.
- Una cifra elevada de presión arterial aislada no diagnostica una crisis hipertensiva.
- No todas las crisis hipertensivas precisan ingreso.
- La valoración inicial de pacientes con elevación aguda de presión arterial tiene como objetivo confirmar el valor de presión arterial y detectar lesión en órganos diana.
- El alta del SUH puede darse con cifras elevadas de presión arterial, ya que el descenso a valores basales puede llevar 24 horas.
- En urgencia hipertensiva, no hay lesión en órgano diana, luego: descenso gradual y mantenido en 24-48 horas y medicación oral.
- En emergencia hipertensiva, tratamiento parenteral inmediato con el objetivo de terminar con el daño de órgano diana, no tanto por descenso de cifras de presión arterial.
- Es fundamental realizar un correcto manejo de los fármacos existentes.
- La elección del fármaco depende de la gravedad del cuadro clínico y del órgano diana afectado.
- Los cuidados de Enfermería deben seguir siempre el PAE, asociando y relacionando así diagnósticos, objetivos y cuidados planteados, e individualizándolos a cada paciente.

BIBLIOGRAFÍA

Benenson I, Waldron F, Jadotte Y, Holly C. Risk factors for hypertensive crisis in adult patients: a systematic review protocol. JBI Database System Rev Implement Rep. 2019;1(24):217-220.

Hanzik J. Treatment of asymptomatic severe hypertension in the emergency department. An acute finding of a chronic condition. Adv Emerg Nurs J. 2008;30(3):242-51.

Henny K, Buess D, Handschin A, Leuppi J, Dieterle T. Hypertensive urgency and emergency. Ther Umsch. 2015;72(6):405-411.

Jiménez Murillo L, Montero Pérez FJ. Medicina de Urgencias y Emergencias. Guía diagnóstica y protocolos de actuación. 4ª edición. Barcelona: Elsevier; 2010.

Julián A. Manual de protocolos y actuación en Urgencias. 4ª edición. Madrid: SANED; 2014.

Maloberti A, Cassano G, Capsoni N, Gheda S, Magni G, Azin G, et al. Therapeutic Approach to Hypertension Urgencies and Emergencies in the Emergency Room. High Blood Press Cardiovasc Prev. 2018 Jun;25(2):177-189.

Papadopoulos D, Sanidas E, Viniou N, Gennimata V, Chantziara V, Barbetseas I, et al. Cardiovascular hypertensive emergencies. Curr Hypertens Rep. 2015;17(2):5-7.

Santamaría R, Redondo MD, Valle C, Aljama García P. Urgencias y emergencias hipertensivas: tratamiento. NefroPlus. 2009;2(2):25-35.

Seventh report of the Joint National Committee on Prevention, Detection, Evaluation and treatment of high blood pressure. U.S. Department of Health and Human Services; 2004. Disponible en: https://www.nhlbi.nih.gov/files/docs/guidelines/jnc7full.pdf

Varounis C, Katsi V, Nihoyannopoulos P, Lekakis J, Tousoulis D. Cardiovascular Hypertensive Crisis: Recent Evidence and Review of the Literature. Front Cardiovasc Med. 2017;3(10):51.

Williams B, Mancia G, Spiering W, Agabiti Rosei E, Azizi M, Burnier M, et al. 2018 ESC/ESH Guidelines for the management of arterial hypertension of the European Society of Cardiology (ESC) and the European Society of Hypertension (ESH). Eur Heart J. 2018. 39;3021-3104.

Otras urgencias cardiovasculares

21

Ó. Estraviz Paz

OBJETIVOS

- Conocer otras urgencias cardiovasculares menos prevalentes, pero potencialmente letales.
- Comprender las manifestaciones clínicas con relación a la fisiopatología del cuadro.
- Aplicar los cuidados de enfermería específicos a este tipo de síndromes.
- Diferenciar cuadros clínicos con sintomatología muy similar en función de la recogida de datos de enfermería y de los problemas de colaboración.

SÍNDROME AÓRTICO AGUDO

Definición

El llamado síndrome aórtico agudo (SAA) es una emergencia médica con una elevada morbimortalidad asociada (el 20 % en las primeras 24 horas). Engloba 3 enfermedades que representan un grupo heterogéneo de pacientes con un perfil clínico similar: la disección aórtica, el hematoma intramural y la úlcera penetrante. Recientemente, se ha hablado de una cuarta entidad, que sería la disección aórtica (DA) incompleta. Esta última implica la laceración de la pared aórtica sin afectación de la capa media.

Una característica básica del SAA es su carácter dinámico, es decir, puede evolucionar hacia una forma u otra, y puede provocar la rotura de la pared aórtica, que, a su vez, puede estar contenida o no.

El SAA es la enfermedad más grave que pueden presentar los pacientes que comienzan con dolor torácico. Por este motivo, el reconocimiento y el tratamiento precoces son de vital importancia. Está demostrado que la demora en el diagnóstico y el tratamiento condiciona el pronóstico.

Epidemiología

Según el International Registry of Aortic Dissection (IRAD), dos terceras partes de los casos registrados se dan en hombres, con una media de edad de 63 años. En mujeres, la presentación suele ser un poco más tardía, con una media de edad sobre los 70 años. El 86,4 % de los casos se dan en pacientes de raza blanca. Tres cuartas partes de los pacientes presentaban hipertensión arterial y el 25 %, ateromatosis aórtica. El 15 % tenían un diagnóstico previo de aneurisma aórtico. Es significativa la aparición de los síntomas entre las 6:00 a.m. y las 12:00 p.m. y en los meses de invierno.

En España, según el Registro Español de Síndrome Aórtico (RESA), la incidencia se estima entre 3 casos por cada 100.000 habitantes al año, y el 70 % de los pacientes son varones. La presentación más común es en la aorta ascendente.

Disección aórtica

La disección aórtica se debe a un desgarro inicial de la íntima con disección secundaria de la media o una hemorragia de la media que diseca la íntima y se rompe. El flujo aórtico se encarga de crear la falsa luz. Suele propagarse en sentido distal hacia la aorta descendente y sus ramas principales, aunque, en ocasiones, puede hacerlo a proximal. En el 60 % de los casos se afecta la aorta descendente (**Fig. 21-1**).

Hay otras 2 variantes anatomopatológicas y radiológicas de interés. El hematoma intramural es una colección hemática contenida en la capa media secundaria a la rotura de los *vasa vasorum*, y la úlcera penetrante que se produce al ulcerarse una placa aterosclerótica que rompe la lámina elástica interna y penetra en la capa media. Estas 2 entidades aparecen con más frecuencia en la aorta descendente y en ancianos.

 Se denomina vasa *vasorum* (en latín, «vasos de los vasos» o «red de vasos») a la red de pequeños vasos sanguíneos que constituyen las paredes de otros vasos sanguíneos de mayor tamaño, como la aorta y las venas cavas.

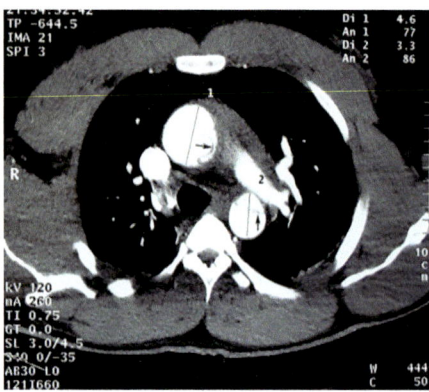

Figura 21-1. Imagen de angio-TC en la que se ve (marcada con flechas) una dilatación aneurismal de aorta ascendente con disección.

Etiología

El factor predisponente fundamental en la aparición de la disección de aorta es la hipertensión arterial, presente en el 80 % de los casos, y el segundo factor en importancia es la aparición de cambios degenerativos en la pared aórtica.

Las enfermedades del tejido conectivo, como el síndrome de Marfan o el síndrome de Ehler-Danlos, son otros factores predisponentes para la aparición del cuadro.

Otras entidades que hay que tener en cuenta son la displasia fibromuscular, la arteritis inflamatoria de Takayasu, las anomalías congénitas de la válvula aórtica (válvula bicúspide), la coartación de aorta, la enfermedad poliquística renal, la ingesta de cocaína, el tratamiento crónico con inmunodepresores y/o corticoides y gestantes en el tercer trimestre del embarazo.

Las disecciones yatrogénicas son complicaciones infrecuentes después de angiografías y la cirugía, aunque hay que tenerlas en cuenta por su gravedad. Los traumatismos aórticos directos tienden a causar desgarros localizados, hematomas o roturas aórticas francas más que disecciones aórticas clásicas.

Clasificación

Hay 2 clasificaciones principales de la disección aórtica, según la presencia y la localización de los desgarros primi-

tivos, así como la extensión retrógrada o anterógrada. Se pueden usar también para el hematoma intramural y la úlcera penetrante, aunque estos se localizan en el 70 % de los casos en la aorta descendente. Ambas clasificaciones son de gran importancia porque determinan el tratamiento y la estrategia a seguir.

La clasificación de DeBakey (**Tabla 21-1**) diferencia entre el tipo I (cuando la aorta ascendente y descendente están afectadas), el tipo II (cuando solo interesa la aorta ascendente) y el tipo III (cuando solo se afecta la aorta descendente).

La clasificación de Stanford (**Tabla 21-2**) habla de tipos A y B según la aorta ascendente esté afectada o no por la disección, respectivamente.

La clasificación de Stanford es más utilizada porque se correlaciona mejor con las opciones terapéuticas. Por otra parte, las disecciones aórticas también se pueden clasificar en agudas o crónicas, según su evolución sea inferior a 14 días o supere ese lapso de tiempo.

Manifestaciones clínicas

El síntoma más frecuente, que aparece en el 96 % de los SAA, es el dolor agudo, de comienzo súbito, desgarrador, de tipo pulsátil y migratorio que sigue el sentido de la disección, con diferentes irradiaciones según donde esté la lesión:

- Disección en la aorta ascendente: retroesternal, cuello y mandíbula.
- Disección en la aorta descendente: interescapular y abdominal.

La presentación inicial con síncope es muy frecuente, hasta en el 15 % de los pacientes. Puede acompañarse síntomas neurovegetativos (mareo, náuseas, vómitos). Pueden presentarse diferencias en la presión arterial entre las extremidades derechas e izquierdas. Un signo tardío sería la aparición de signos y síntomas de *shock* con presiones arteriales conservadas o incluso elevadas.

Otro tipo de presentaciones menos frecuentes están asociadas a peor pronóstico del paciente, dado que retrasan el diagnóstico. Estas podrían ser:

Tabla 21-1. Clasificación de DeBakey de la disección aórtica		
TIPO I	Origen en aorta ascendente Extensión hasta aorta descendente, más allá de troncos supraaórticos	
TIPO II	Limitada a aorta ascendente	
TIPO III	Limitada a aorta descendente	Tipo IIIa: la disección no progresa más allá del diafragma Tipo IIIb: la disección sobrepasa el diafragma y puede llegar a arterias ilíacas

Tabla 21-2. Clasificación de Stanford y su correlación con la clasificación de DeBakey		
Clasificación de Stanford		**Correlación Stanford-DeBakey**
TIPO A	Compromiso de la aorta ascendente	Tipos I y II de DeBakey
TIPO B	Compromiso aórtico distal al origen de la arteria subclavia izquierda. No compromete aorta ascendente	Tipo III de DeBakey

- Fallo cardíaco por insuficiencia aórtica aguda.
- Taponamiento cardíaco.
- Ictus.
- Neuropatías periféricas o paraplejías.
- Isquemia intestinal o miocárdica.
- Parada cardiorrespiratoria (PCR) o muerte súbita.

Actuación en urgencias

La disección aórtica es una emergencia médica. La actuación en el servicio de urgencias, tanto extrahospitalario como hospitalario, estará enfocada al rápido diagnóstico diferencial, identificación de los factores de riesgo y características del dolor y, una vez hecho el diagnóstico de sospecha, normalizar las cifras de presión arterial e iniciar tratamientos que reduzcan el ritmo cardíaco para limitar la fuerza de eyección del ventrículo izquierdo, principal factor determinante de la dilatación y posible rotura de la falsa luz.

> **!** Los diagnósticos diferenciales de la disección aórtica incluyen un síndrome coronario agudo, pericarditis, embolia pulmonar, neumotórax, pancreatitis y perforación visceral.

Ante un cuadro clínico de este tipo con alta sospecha de disección aórtica, se solicitarán de inicio:

- Electrocardiograma: suele ser normal, aunque en ocasiones presenta alteraciones compatibles con un infarto agudo de miocardio (IAM), que es la patología que más se puede confundir con la disección. Es frecuente encontrar hipertrofia del ventrículo izquierdo por la historia de hipertensión del paciente.
- En caso de que la disección alcance la arteria coronaria, aparecerá elevación del segmento ST (**Fig. 21-2**).
- Radiografía de tórax: puede encontrarse ensanchamiento mediastínico (en el 60 % de los pacientes), doble contorno de la pared aórtica y derrame pericárdico o pleural. Una radiografía de tórax normal no descarta la disección (**Fig. 21-3**).
- Analítica de sangre: hemograma con pruebas cruzadas, bioquímica con amilasa, estudio de coagulación y gasometría arterial. Como hallazgos más frecuentes se puede encontrar elevación del dímero D (> 500 µg) y troponinas (si hay compromiso coronario). En caso de isquemia visceral, mesentérica y/o renal, la lactato deshidrogenasa (LDH) y la creatinina pueden estar elevadas, respectivamente.

Respecto a las pruebas complementarias, destacan:

- Ultrasonografía a la cabecera del paciente (POCUS): se ha establecido como parte importante del abordaje en los servicios de urgencias, ya que permite, tanto en los casos con sospecha clínica, como en episodios con presentaciones menos evidentes, el diagnóstico inmediato a pie de cama.
- Ecocardiografía transesofágica (ETE): tiene una sensibilidad por encima del 98 % y una especificidad del 63-96 % y se puede realizar intraoperatoriamente. Es fundamental

al realizarla una adecuada sedación del paciente para evitar bruscas subidas de la presión arterial que podrían agravar el cuadro o precipitar una rotura aórtica. Ha demostrado un alto rendimiento, por lo que, si está disponible, es la técnica de elección por encima de la tomografía computarizada (TC). Es rápida y puede hacerse sin necesidad de trasladar al paciente.

Permite la mejor localización y conocer el tamaño de la puerta de entrada, valorar la gravedad de la insuficiencia aórtica, la presencia de taponamiento cardíaco y la función ventricular. Su principal limitación sería la dificultad de estudio de la porción más alta de la aorta ascendente por la superposición de estructuras adyacentes (**Fig. 21-4**).

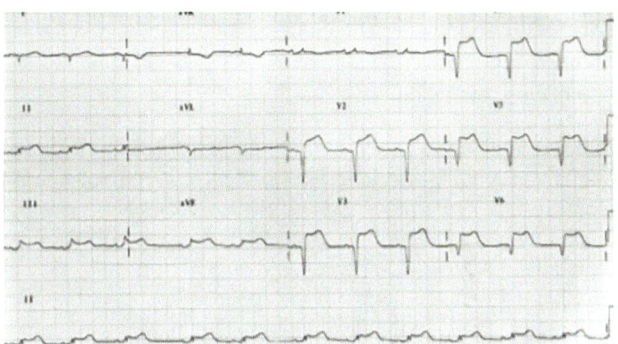

Figura 21-2. Electrocardiograma en paciente con disección aórtica que afectó a arterias coronarias. Nótese la similitud con un síndrome coronario agudo.

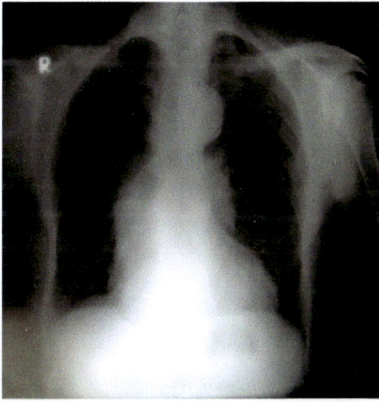

Figura 21-3. Radiografía de tórax en la que se aprecia ensanchamiento mediastínico en un paciente con disección de aorta.

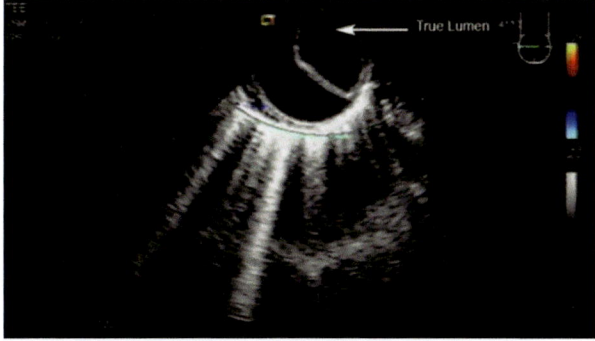

Figura 21-4. Ecocardiografía transesofágica de aorta descendente en la que se aprecia disección aórtica. La flecha señala la luz aórtica verdadera.

- Ecocardiografía transtorácica (ETT): puede realizarse en la cama del paciente para casos de inestabilidad hemodinámica. En pacientes en *shock* y muy alta sospecha clínica, la ETT solo es razonable como diagnóstico inmediato previo a la cirugía y no debería retrasar la realización de esta. La limitación principal de la ETT es el punto ciego entre la aorta ascendente y el arco aórtico (tráquea y el hilio pulmonar izquierdo) y la incapacidad de documentar la extensión de la disección distal al diafragma (**Fig. 21-5**).
- Tomografía computarizada (TC): es la técnica de elección. Tiene una sensibilidad del 83-95 % y una especificidad del 87-100 % para el diagnóstico de SAA. La angio-TC proporciona una excelente imagen de ambas luces (verdadera y falsa), orificios de desgarro y permite la planificación terapéutica (**Fig. 21-6**).

Tratamiento médico

Todos los pacientes deben ingresar en la unidad de cuidados intensivos (UCI), donde se hará un estricto control hemodinámico.

 Los 3 objetivos fundamentales del tratamiento médico de la disección aórtica son controlar el dolor, la hipertensión arterial y disminuir la velocidad y la fuerza eyectiva del ventrículo izquierdo.

En pacientes hipotensos o hemodinámicamente inestables, antes de administrar líquidos es obligatorio proceder a una cuidadosa evaluación (mediante ecocardiografía) que descarte la presencia de pérdidas sanguíneas, derrame pericárdico e insuficiencia cardíaca; administrar fármacos vasoactivos (principalmente noradrenalina [NA]) y valorar intubación endotraqueal, así como tener en cuenta la posibilidad de taponamiento cardíaco, rotura de la aorta a pleura o peritoneo, y seudohipotensión debida a la disección de los troncos braquiocefálicos.

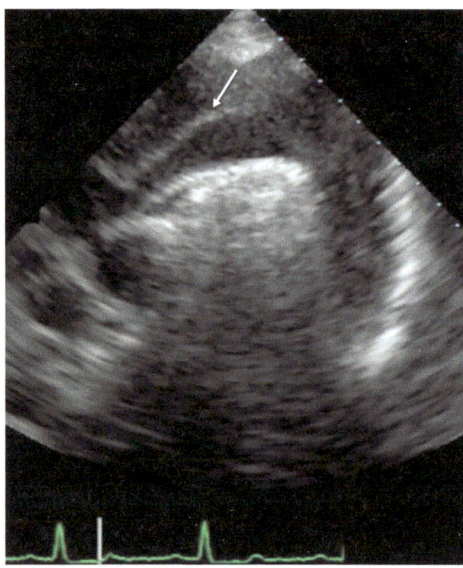
Figura 21-5. Ecocardiografía transtorácica en vista supraesternal que muestra colgajo en aorta ascendente.

 El objetivo es mantener al paciente en valores de presión arterial sistólica de 100-120 mm Hg y con una frecuencia cardíaca menor de 60 latidos por minuto.

Control del dolor: puede lograrse con sulfato de morfina, que además tiene efecto hipotensor. Otras alternativas son la meperidina y el fentanilo.

Control de la presión arterial: para ello, los fármacos de primera elección son los betabloqueantes intravenosos: propranolol, labetalol y esmolol. Se pueden asociar a vasodilatadores. Si los betabloqueantes están contraindicados, se puede administrar verapamilo intravenoso o diltiazem. El betabloqueante debería iniciarse antes del vasodilatador directo; si no, la estimulación refleja simpática a partir de vasodilatación directa causará liberación de catecolaminas, taquicardia e hipertensión, contrario al efecto deseado.

En general, para tratar una hipertensión leve en estos pacientes se acepta la monoterapia con betabloqueantes; en casos de hipertensión grave se asocia a los betabloqueantes el nitroprusiato sódico en dosis iniciales de 0,3 µg/kg/minuto. La asociación de ambos evitará la taquicardia refleja causada por el nitroprusiato y, en consecuencia, la progresión de la disección.

Los inhibidores de la enzima convertidora de la angiotensina (IECA), principalmente enalapril, son útiles en hipertensión arterial refractaria por oclusión de la arteria renal (**Tabla 21-3**).

Tratamiento específico

- Disección tipo A: tiene indicación quirúrgica urgente. La mortalidad global intrahospitalaria está en el 15-25 % tras el tratamiento quirúrgico. Como excepciones en las que se emplearía tratamiento médico estarían la expectativa de vida limitada por comorbilidad, daño orgánico grave motivado por la disección (cerebral, renal, miocárdico o digestivo) y deterioro hemodinámico agudo no secundario a taponamiento.
- Disección tipo B: tratamiento médico. Su mortalidad global intrahospitalaria se sitúa en torno al 10-20 %.
  Las disecciones no complicadas se tratan generalmente de forma conservadora, ya que la reparación quirúrgica no ha

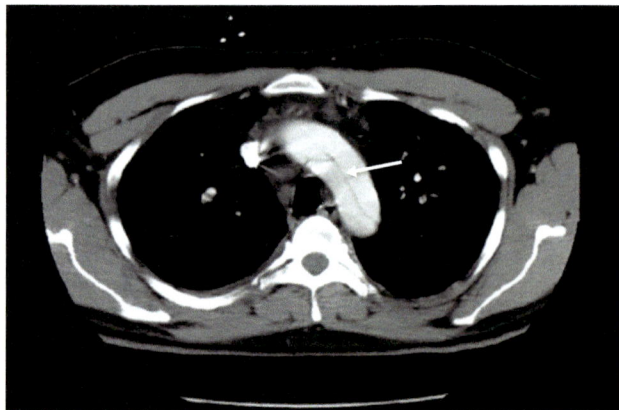
Figura 21-6. Tomografía axial computarizada que muestra disección de aorta.

Tabla 21-3. Dosificación de los fármacos intravenosos más empleados en disección de aorta

Fármaco	Dosis
Cloruro mórfico	Bolos de 2 a 4 mg intravenosos repetidos cada 5 minutos
Meperidina	Dosis de 1-1,5 mg/kg/6 h
Fentanilo	Dosis de 2-4 mg/kg/1-1,5 h
Propranolol	1 mg intravenoso en bolo de 1 minuto; repetir cada 2 minutos hasta obtener respuesta
Atenolol	Perfusión de 10 mg en 100 mL de suero a pasar en 20 minutos (repetir c/12 h)
Labetalol	Perfusión de 250 mg en 250 mL de suero a 1 mg/minuto (60 mL/h) y ajustar según respuesta hasta 10 mg/minuto (600 mL/h)
Esmolol	Perfusión de 2,5 g en 250 mL de suero a 50 µg/kg/minuto (18-21 mL/h para 60-70 kg) y ajustar según respuesta
Diltiazem	0,25 mg/kg en 2 minutos. Si no hay respuesta en 15 minutos, 0,35 mg/kg en 2 minutos. A continuación, perfusión de 100 mg en 100 mL de suero a 10-15 mg/h
Verapamilo	0,1 mg/kg en 2 minutos. Si no hay respuesta a los 30 minutos, 0,15 mg/kg
Nitroprusiato	Perfusión de 50 mg en 250 mL de suero a 0,3-8 µg/kg/min y ajustar según respuesta. Fotosensible. Si toxicidad por tiocianatos a partir de las 48 h, administrar vitamina B_{12}
Enalapril	Dosis lenta de 1 mg en no menos de 5 minutos; si en 1 hora la respuesta es insuficiente, 1 o 2 mg en 5 minutos
Noradrenalina	Diluida en SG5 %, dosis inicial de 8-12 mg/minutos, mantenimiento de 2-4 µg/minuto
Urapidil	10-50 mg intravenosos o infusión intravenosa inicialmente 2 mg/minuto

demostrado superioridad alguna en el tratamiento médico o intervencionista con endoprótesis en los pacientes hemodinámicamente estables.

Estaría indicado el tratamiento quirúrgico en estos casos:

- Progresión de la disección con afectación de aorta ascendente.
- Dolor intenso y refractario al tratamiento.
- Sangrado importante con descenso del hematócrito de 10 puntos en 24 horas.
- Síndrome de Marfan.
- Compromiso circulatorio secundario a la disección (troncos supraaórticos, ramas digestivas, renales, etc.).

En general, la decisión de realizar tratamiento quirúrgico o conservador en el hematoma intramural y en la úlcera penetrante sigue los mismos criterios que en la disección.

Supervivencia a largo plazo y seguimiento

La principal complicación tardía de la disección aórtica es la degeneración aneurismática de la aorta, que ocurre en el 25-50 % de los pacientes que son tratados con tratamiento médico.

La supervivencia a los 10 años oscila entre el 30 % y el 60 %, y presenta un riesgo elevado de desarrollar degeneración aneurismática de la aorta y su consecuente rotura. Los factores predictores para esto incluyen edad avanzada, mal control de cifras tensionales, el diámetro aórtico y la persistencia de permeabilidad de la luz falsa. El tratamiento médico crónico incluye fármacos antihipertensivos, principalmente los betabloqueantes, que disminuyen el estrés de la pared aórtica. El seguimiento se debe realizar con estudios de imagen (angio-TC) al mes, a los 6 meses, y luego anualmente si no presentan complicaciones.

Con todo, se han conseguido reducciones de la mortalidad estadísticamente significativas gracias a la realización de TC y el desarrollo de técnicas quirúrgicas (**Fig. 21-7**).

Actuación de enfermería

Como en cualquier paciente, se realizará una valoración de enfermería mediante la observación clínica y la recogida de datos, atendidos a las necesidades vitales potencialmente amenazadas, priorizando las necesidades de oxigenación y circulación y de seguridad para mantener la vida.

En el momento de la asistencia inicial, tanto si esta es extrahospitalaria como hospitalaria, las intervenciones irán dirigidas a la estabilización hemodinámica.

Siguiendo la taxonomía de la North American Nursing Diagnosis Association (NANDA) y los diagnósticos con los criterios de resultado (NOC) y las intervenciones de enfermería (NIC), se pueden establecer como diagnósticos principales de enfermería los siguientes:

- [00029] Disminución del gasto cardíaco.
- [00240] Riesgo de disminución del gasto cardíaco.
- [00204] Perfusión tisular periférica ineficaz.
- [00200] Riesgo de disminución de la perfusión tisular cardíaca.
- [00201] Riesgo de perfusión tisular cerebral ineficaz.
- [00228] Riesgo de perfusión tisular periférica ineficaz.
- [00132] Dolor agudo.
- [00146] Ansiedad.
- [00147] Ansiedad ante la muerte.
- [00030] Deterioro del intercambio de gases.
- [00027] Déficit de volumen de líquidos.
- [00026] Exceso de volumen de líquidos.

Como problemas de colaboración interdependientes más relevantes estarían la hemorragia, el dolor y las arritmias. Los

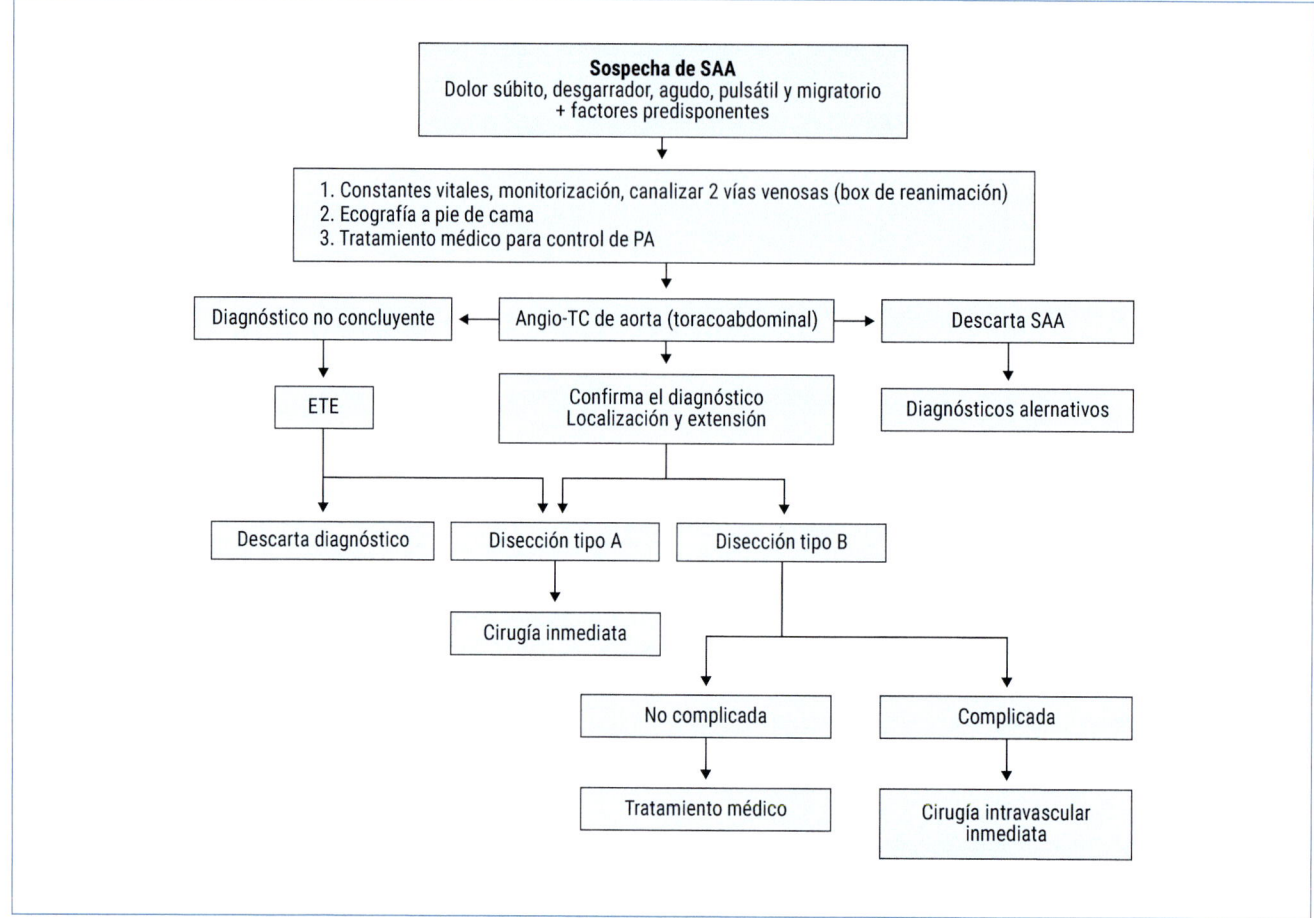

Figura 21-7. Algoritmo de decisión de sospecha de síndrome aórtico agudo. ETE: ecocardiografía transesofágica; SAA: síndrome aórtico agudo; TC: tomografía computarizada.

objetivos principales que hay que marcarse (NOC) para estos problemas de colaboración en la asistencia inicial serían:

- [1902] Control del riesgo de hemorragia.
- [1605] Control del dolor, con el indicador de «paciente refiere dolor controlado».
- [00400] Efectividad de la bomba cardíaca, con el indicador «ausencia de arritmias».

Las intervenciones de enfermería (NIC) en relación con estos diagnósticos y objetivos serían:

- [4160] Control de hemorragias.
- [4010] Precaución con hemorragia.
- [1400] Manejo del dolor.
- [2210] Administración de analgesia.
- [0400] Cuidados cardíacos agudos.
- [2300] Administración de medicación.
- [5820] Disminución de la ansiedad.
- [0960] Transporte.

PERICARDITIS

La pericarditis es la inflamación aguda del pericardio, con o sin derrame pericárdico. Supone el 5 % de las consultas por dolor torácico en urgencias y el 0,1 % de los ingresos hospi-talarios. Hasta en el 15 % de los casos se puede ver afectado el miocardio, en cuyo caso se denomina miopericarditis.

Etiología

Las causas de la pericarditis se suelen dividir en infecciosas y no infecciosas. Las principales se resumen en la **tabla 21-4**.

La principal causa (90 %) en nuestro medio son las infecciones virales y/o idiopáticas (**Tabla 21-4**).

Diagnóstico

El diagnóstico de la pericarditis es eminentemente clínico. Deben aparecer, al menos, 2 de los 4 criterios siguientes:

- Dolor torácico: (85-90 % de los casos): síntoma fundamental, localizado a nivel retroesternal y precordial izquierdo. Es de tipo pleurítico, aumenta con la tos, la respiración y el decúbito supino y mejoran con la sedestación y al incorporarse hacia delante («dolor pericardítico»). Puede confundirse con el dolor ocasionado por isquemia coronaria.
- Roce pericárdico: considerado patognomónico de aparecer (< 33 % de los casos). Se oye con el diafragma del estetoscopio apoyado en el borde inferior izquierdo del esternón con el paciente sentado e inclinado hacia delante

Tabla 21-4. Clasificación etiológica de la pericarditis

Idiopática

Infecciosas
Virus: coxsackie A y B, adenovirus, parvovirus, virus de la inmunodeficiencia humana, citomegalovirus, virus del herpes simple
Bacterianas: tuberculosis, estafilococo, sífilis, neumococo, legionella
Micóticas (poco frecuentes): *Candida*, histoplasmosis, *Aspergillus*
Parasitarias (poco frecuentes): equinococos, toxoplasma, cisticercos, leishmania, etc.

No infecciosas

Infarto agudo de miocardio	Disección aórtica
Neoplásicas	Postradioterapia
Traumáticas	Sarcoidosis
Mixedema	Fiebre mediterránea familiar
Uremia	Diálisis
	Pericarditis familiar

Relacionadas con autoinmunidad/hipersensibilidad
Fiebre reumática
Colagenopatías (AR, lupus eritematoso sistémico...)
Secundaria a fármacos (procainamida, isoniazida, hidralazina, fenitoina, cocaína, anticoagulantes, etc.)
Secundaria a lesión cardíaca

en espiración máxima. Es inconstante y puede aparecer en días alternos.

- Hallazgos electrocardiográficos (criterios de Spodick):
  - Fase I: en las primeras horas hay elevación del segmento ST con descenso recíproco en avR y V1. La onda T se eleva en las mismas derivaciones que el ST. El segmento PR puede estar elevado en aVR y descendido en derivaciones de miembros y precordiales. Son hallazgos muy específicos, aunque a veces difíciles de ver.
  - Fase II: a las 72 horas el ST se normaliza y se negativiza o aplana la onda T.
  - Fase III: en 2 semanas, se aplana o invierte la onda T.

- Fase IV: la onda T se normaliza, aunque puede persistir cierta inversión (**Fig. 21-8**).
- Otros síntomas: síntomas catarrales en días previos, disnea, disfagia, fiebre (asociada a peor pronóstico).

Pruebas complementarias

- Laboratorio: se incluirá hematimetría, estudio de coagulación, bioquímica básica y enzimas cardíacas (creatina cinasa fracción MB [CK-MB] y troponina I). La elevación de estas enzimas puede indicar miocarditis. Es frecuente ver datos de infección como leucocitosis y elevación de velocidad de sedimentación globular (VSG) y proteína C reactiva (PCR).
- Ecocardiograma: no es indispensable para el diagnóstico, aunque debería realizarse de forma urgente en casos de derrame pericárdico, taponamiento cardíaco, miocarditis e inestabilidad hemodinámica (**Fig. 21-9**).
- Radiografía de tórax: salvo que haya derrame pericárdico o cardiomegalia, suele ser de poca utilidad (**Fig. 21-10**).

Tratamiento

El tratamiento es sintomático con reposo en cama y etiológico en el caso de que sea posible determinar la causa, aunque lo fundamental es descartar compromiso hemodinámico.

- Antiinflamatorios no esteroideos (AINE): disminuyen la clínica, aunque no modifican la historia de la enfermedad. Hay muchas alternativas:
  - Ibuprofeno: entre 300 y 800 mg cada 6-8 horas.
  - Ácido acetilsalicílico (AAS): si el paciente debe estar antiagregado. De 500 a 1.000 mg cada 6 horas.
  - Colchicina: disminuye la probabilidad de recurrencias y el período sintomático. Se suele asociar a AINE. Se inicia con 2 mg/24 horas.
  - Todos los pacientes deberán tener protección gástrica con inhibidores de la bomba de protones (IBP).
- Glucocorticoides: en caso de alergia, contraindicación de AINE o falta de respuesta a los mismos. Se usan dosis bajas a moderadas, como prednisona 1-1,5 mg/kg al día.
- Pericardiocentesis: en caso de taponamiento cardíaco de forma urgente.

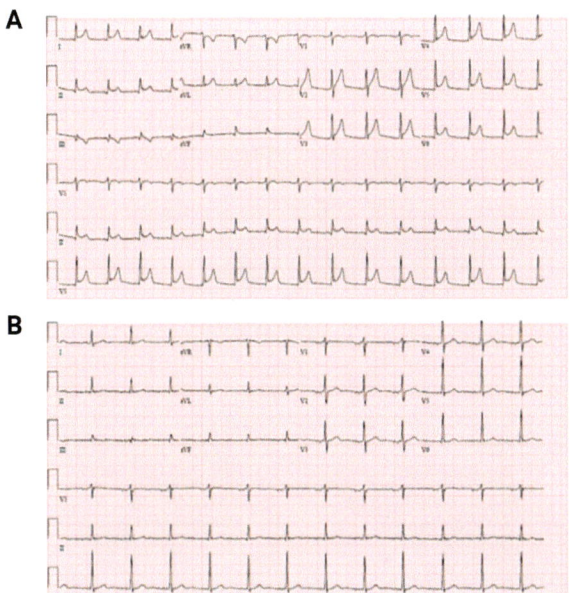

Figura 21-8. Electrocardiograma de paciente con pericarditis. **A)** Muestra elevación generalizada del ST y descenso en aVR. **B)** Tomado un mes después, muestra la resolución completa de las alteraciones previas.

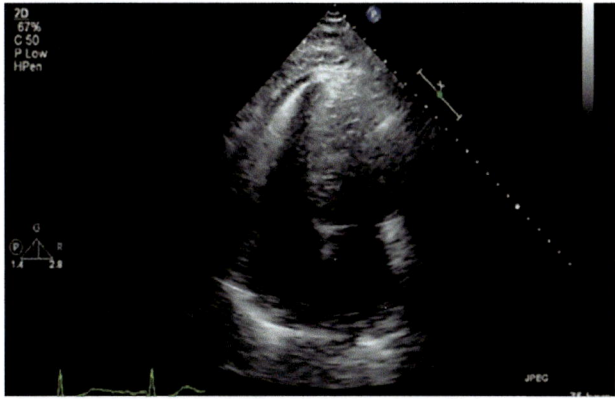

Figura 21-9. Ecocardiograma en vista apical en el que se aprecia derrame pericárdico.

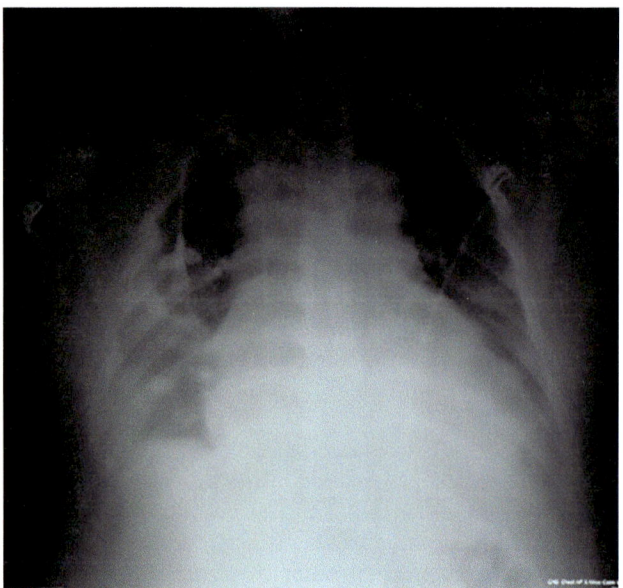

Figura 21-10. Radiografía de tórax en paciente con pericarditis por salmonelosis en el que se aprecia importante derrame pericárdico.

Actuación de enfermería

Como en la mayoría de procesos urgentes en los que puede estar comprometida la estabilidad hemodinámica, esta será la prioridad de la actuación de enfermería.

Siguiendo la taxonomía NANDA-NOC-NIC, se pueden establecer como diagnósticos principales de enfermería los siguientes:

- [00029] Disminución del gasto cardíaco.
- [00240] Riesgo de disminución del gasto cardíaco.
- [00204] Perfusión tisular periférica ineficaz.
- [00200] Riesgo de disminución de la perfusión tisular cardíaca.
- [00228] Riesgo de perfusión tisular periférica ineficaz.
- [00132] Dolor agudo.
- [00146] Ansiedad.
- [00030] Deterioro del intercambio de gases.

Como problemas de colaboración más importantes destacan la aparición de arritmias y *shock*.

Las intervenciones de enfermería más comunes en un paciente con pericarditis son:

- [6650] Vigilancia.
- [4044] Cuidados cardíacos: agudos.
- [4190] Punción intravenosa.
- [3320] Oxigenoterapia.
- [2300] Administración de medicación.

Los objetivos NOC más destacables serían (con sus indicadores correspondientes):

- [0400] Efectividad bomba cardíaca.
- [0405] Perfusión tisular cardíaca.
- [1605] Control del dolor.
- [2301] Respuesta a la medicación.

Véase el algoritmo de actuación en pericarditis aguda (**Fig. 21-11**).

ENFERMEDAD ARTERIAL OCLUSIVA

La enfermedad arterial oclusiva se podría definir como la consecuencia de la interrupción brusca del aporte sanguíneo a la extremidad como consecuencia de la obstrucción de la arteria que la irriga.

Etiología

Las causas pueden dividirse en embólicas y trombóticas.

- Embólicas: las más frecuentes serán de origen cardíaco, sobre todo en pacientes con fibrilación auricular, valvulopatías, mixomas o endocarditis. También se debe tener en cuenta la embolización espontánea de material intraarterial procedente de placas de ateroma, trombos murales y aneurismas. Grasa, gases y cuerpos extraños también son causa de embolia.

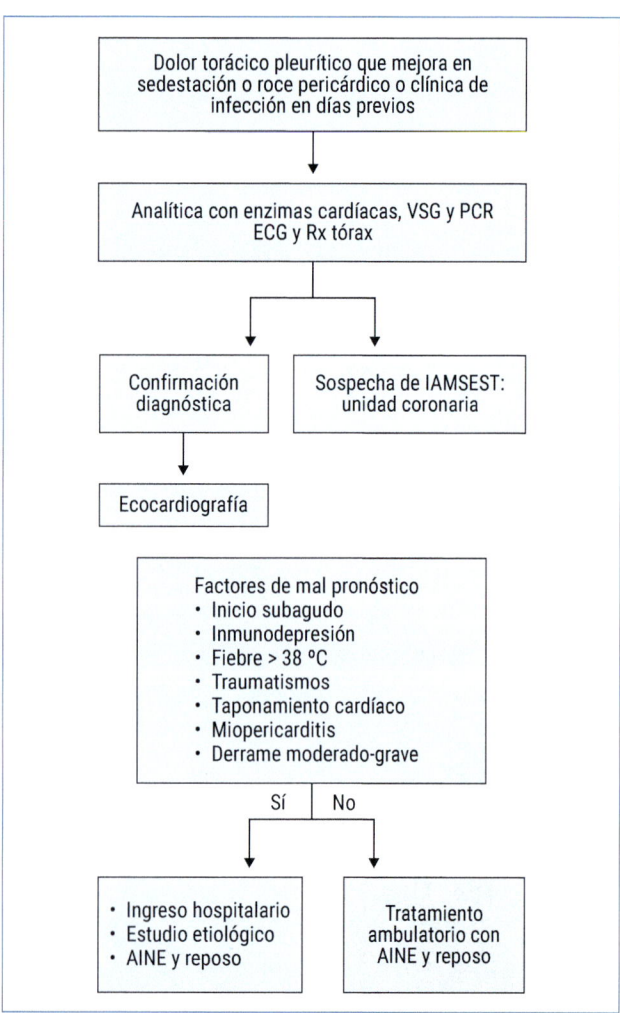

Figura 21-11. Algoritmo de actuación en pericarditis aguda. AINE: antiinflamatorios no esteroideos; ECG: electrocardiograma; IAMSEST infarto agudo de miocardio sin elevación del segmento ST; PCR: proteína C reactiva; Rx: radiografía; VSG: velocidad de sedimentación globular.

- Trombóticas: como resultado final de una estenosis progresada, con daño endotelial establecido, con un proceso concomitante como puede ser la hipotensión. Destacan también los traumatismos, el compromiso arterial en casos de trombosis venosa profunda (TVP), enfermedades del tejido conectivo (síndromes de Marfan y Ehler-Danlos), vasculitis y estados de hipercoagulabilidad.

 Las enfermedades del tejido conectivo pueden estar detrás de un aneurisma con posterior disección de aorta.

Clínica

Es fundamental identificar los signos y síntomas rápidamente, dado que el tiempo de evolución desde el inicio de los síntomas hasta el desarrollo de daño irreversible puede ser tan corto como 6 horas. Es un cuadro clínico asociado a tasas de amputación de hasta el 13 %, con una mortalidad del 10 %.

Es un cuadro a descartar siempre en pacientes con dolor en miembro inferior de inicio súbito, independientemente de la edad y de los factores de riesgo cardiovascular. Las manifestaciones clínicas dependerán de la localización, la intensidad, el tiempo de evolución y la causa; en las de origen trombótico es posible que la clínica esté atenuada por la presencia de circulación colateral.

Clásicamente, se conoce a la isquemia arterial aguda como la enfermedad de las 6 «P»:

- *Pain* (dolor).
- Palidez.
- Parestesias.
- Parálisis.
- Pulsos (ausencia de ellos).
- Poiquilotermia (temperatura del miembro igual a la ambiental).

El paciente presentará dolor súbito, intenso, que progresa de distal a proximal y abolición del pulso periférico; el resto de síntomas pueden estar o no presentes.

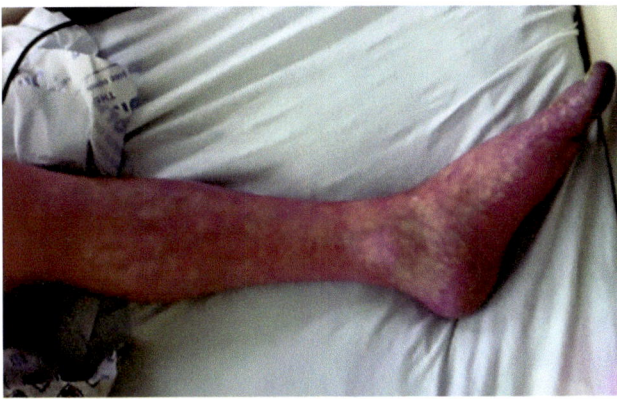

Figura 21-12. Isquemia arterial aguda en paciente afectado de trombosis aortoilíaca infrarrenal.

Se consideran síntomas precoces las parestesias, la palidez, la frialdad y la impotencia funcional.

Se consideran síntomas tardíos la anestesia o hipostesia, la cianosis, presencia de flictenas, rigidez muscular y la gangrena, e indican lesión irreversible (**Fig. 21-12**).

Diagnóstico

El diagnóstico es fundamentalmente clínico. Se emplea la clasificación de Leriche-Fontaine para determinar la gravedad y la actitud terapéutica a seguir (**Tabla 21-5**).

La valoración de datos deberá ir dirigida a buscar factores de riesgo cardiovascular predisponentes y síntomas según la etiología.

Se deben buscar soplos cardíacos o valvulares, pulso arrítmico y verificar datos de síndrome isquémico, palpando todos los pulsos arteriales para determinar el lugar de la obstrucción.

Pruebas complementarias

Las pruebas complementarias no deben retrasar el tratamiento. Estas son:

- Analítica de sangre con hematimetría, coagulación y bioquímica básica.
- Gasometría venosa con lactato.
- ECG.
- Radiografía de tórax en 2 proyecciones.
- Eco-Doppler del miembro afectado. Es la prueba más sensible para detectar la afectación arterial. Mediante pletismografía comparativa con la arteria braquial se puede determinar casi al 100 % el lugar de la obstrucción.
- La angio-TC y la angiorresonancia magnética (angio-RM) están ganando cada vez más terreno en el estudio prequirúrgico de estos pacientes.
- Arteriografía: da el diagnóstico definitivo (hoy limitada a estudio prequirúrgico).

Tratamiento médico

El tratamiento médico se basa en:

- Medidas generales: reposo en cama, miembro afectado en posición declive y dieta absoluta.
- Analgesia: en función de la intensidad del dolor, desde AINE a opiáceos.

Tabla 21-5. Clasificación clínica de Leriche-Fontaine	
Grado I	Asintomático. Detectable por índice tobillo-brazo < 0,9
Grado IIa	Claudicación intermitente no limitante para el paciente
Grado IIb	Claudicación intermitente limitante para el paciente
Grado III	Dolor o parestesias en reposo
Grado IV	Gangrena establecida. Lesiones tróficas
Grado III o IV	Isquemia crítica. Amenaza de pérdida de extremidad

- Tratamiento específico:
  - Anticoagulación: la mayoría de autores recomiendan heparinas de bajo peso molecular, aunque también se emplea heparina no fraccionada si el paciente va a ser sometido a procedimientos invasivos (**Tabla 21-6**).
  - AAS: la administración de 75-100 mg de AAS cada 24 horas ha demostrado reducir en un 23 % la variable final combinada de muerte cardiovascular, IAM o ictus.
  - Clopidogrel: reduce también la probabilidad de evento coronario o ictus en estos pacientes, pero no ha demostrado mejoría en pacientes con claudicación intermitente.
  - Estatinas e IECA también para disminuir el riesgo de eventos cardiovasculares.
  - En caso de claudicación intermitente, la pentoxifilina da buenos resultados.
  - En caso de isquemia crítica, el tratamiento debe ser siempre quirúrgico.
- Tratamiento de revascularización: puede ser mediante tratamiento intravascular para destruir o lisar el trombo; o mediante trombectomía quirúrgica con reparación arterial o *bypass*.

En todos los casos el paciente debería quedar ingresado en el servicio de cirugía vascular.

Actuación de enfermería

Tras descartar inestabilidad hemodinámica, se hará una valoración de enfermería focalizada en la isquemia arterial aguda. La recogida y el análisis de datos permitirán elaborar el plan de cuidados.

Como sugerencia, los diagnósticos más frecuentes en este tipo de pacientes en urgencias serían:

- [00132] Dolor agudo.

Tabla 21-6. Dosificación del tratamiento anticoagulante	
Enoxaparina	1 mg/kg de peso cada 12 h o 1,5 mg/kg cada 24 h
Fraxiparina	85,5 U/kg cada 12 h o 171 U/kg cada 24 h
Tinzaparina	175 U/kg cada 24 h
Bemiparina	115 U/kg cada 24 h
Heparina sódica	5.000 U en bolo seguido de perfusión intravenosa continua de 4,8 mg/kg cada 24 h

- [00133] Dolor crónico.
- [00204] Perfusión tisular periférica ineficaz.
- [00086] Riesgo de disfunción neurovascular periférica.
- [00046] Deterior de la integridad cutánea.
- [00004] Riesgo de infección.

Los objetivos fundamentales a remarcar (NOC) serían:

- [1605] Control del dolor.
- [0401] Estado circulatorio.
- [0407] Perfusión tisular: periférica.
- [1101] Integridad tisular: piel y membranas mucosas.
- [1103] Curación de la herida: por segunda intención.
- Control y detección del riesgo de infección.

Como intervenciones más destacadas (NIC) destacan:

- [1400] Manejo del dolor.
- [2210] Administración de analgésicos.
- [4070] Precauciones circulatorias.
- [4062] Cuidados circulatorios: Insuficiencia arterial.
- [5390] Vigilancia de la piel.
- [2660] Manejo de la sensibilidad periférica alterada.
- [3480] Monitorización de las extremidades inferiores.
- [4062] Cuidados circulatorios: Insuficiencia arterial.
- [4070] Precauciones circulatorias.

 PUNTOS CLAVE

- El SAA es una emergencia médica de elevada morbimortalidad.
- Es importantísimo el correcto diagnóstico diferencial entre el SAA y el síndrome coronario agudo por la semejanza de la clínica.
- La estabilización hemodinámica del paciente incluirá el control del dolor y de la hipertensión e impedir el progreso de la disección.
- En el SAA, a los clásicos factores de riesgo cardiovascular se unen las enfermedades del tejido conectivo.
- La decisión quirúrgica o no dependerá de la clasificación de Stanford según el tipo de disección.
- La pericarditis es un cuadro, generalmente, de buena evolución que solo se complicará en caso de derrame pericárdico, taponamiento cardíaco o por la patología previa del paciente.
- La enfermedad tromboembólica venosa tiene una elevada morbimortalidad y su mayor complicación es el tromboembolismo pulmonar.
- Los pacientes sometidos a cirugía mayor u ortopédica son los de mayor riesgo de sufrir TVP.
- En la isquemia arterial aguda, lo fundamental será discernir entre la necesidad o no de procedimiento quirúrgico.
- La enfermería de urgencias tiene una labor fundamental en la observación de los signos y síntomas de estos pacientes, en el manejo de los problemas de colaboración e interdependientes y en la vigilancia y el fomento de su autocuidado.

BIBLIOGRAFÍA

Adler Y, Charron P, Imazio M, Badano L, Barón-Esquivias G, Bogaert J. Guía ESC 2015 sobre el diagnóstico y tratamiento de las enfermedades del pericardio. Grupo de Trabajo de la Sociedad Europea de Cardiología (ESC) para el diagnóstico y tratamiento de las enfermedades del pericardio. Rev Esp Cardiol. 2015;68(12):1126.e1-e46.

Bossone E, LaBounty T, Eagle K. Acute aortic syndromes: diagnosis and management, an update. Eur Heart J. 2018;39:739-49.

Bustamante-Munguira J, Juez M. Síndrome aórtico agudo. [Internet] [consulta el 8 de julio de 2022]. Cir Cardiovasc. 2016;23(1):38-44.

De Cabo Porras C, López Sánchez F, Juárez González R. Enfermedades del pericardio y miocardio. En: Julian Jiménez A, coordinador. Manual de protocolos y actuación en urgencias: Complejo Hospitalario de Toledo, 2021; p. 353-61.

Evangelista A, Isselbacher EM, Bossone E, Gleason TG, Eusanio MD, Sechtem U, et al. Insights From the International Registry of Acute Aortic Dissection: A 20-Year Experience of Collaborative Clinical Research. Circulation. 2018 Apr 24;137(17):1846-60.

Evangelista Masip A, López-Sainz Á, Barros Membrilla AJ, Calvo Iglesias F, López Ayerbe J, Azqueta Molluna M, et al. Spanish Registry of Acute Aortic Syndrome (RESA). Changes in therapeutic management and lower mortality in acute aortic syndrome. Rev Esp Cardiol (Engl Ed). 2022 Oct;75(10):816-24. English, Spanish.

Herramienta online para la consulta y diseño de Planes de Cuidados de Enfermería [Internet]. NNNConsult. Elsevier; 2015 [consulta el 15 de julio de 2022]. Disponible en: http://www.nnnconsult.com/

Investigación RS. Proceso de atención en enfermería en un paciente con disección aórtica aguda en el servicio de urgencias. Caso clínico [Internet]. RSI - Revista Sanitaria de Investigación. 2022 [citado 15 de julio de 2022]. Disponible en: https://revistasanitariadeinvestigacion.com/proceso-de-atencion-en-enfermeria-en-un-paciente-con-diseccion-aortica-aguda-en-el-servicio-de-urgencias-caso-clinico/

Kahn SR. Antithrombotic therapy for VTE disease: Antithrombotic Therapy and Prevention of Thrombosis, 9th ed: American College of Chest Physicians Evidence-Based Clinical Practice Guidelines. Chest. 2012 Feb;141(2 Suppl):e419S-e496S.

Ohle R, Yan JW, Yadav K, Cournoyer A, Savage DW, Jetty P, et al. Diagnosing acute aortic syndrome: a Canadian clinical practice guideline. CMAJ. 2020 Jul 20;192(29):E832-E843.

Ruiz-Artacho P, Merlo Loranca M, Carrizosa Bach M, Antolín Santaliestra A, Llorens Soriano P, Jiménez Hernández S. Análisis de la concordancia entre las escalas de valoración del riesgo de enfermedad. tromboembólica venosa utilizadas en los servicios de urgencias hospitalarios. Emergencias. 2014;26:349-53.

Soto Valdés D, García de la Cruz E, Estébanez Seco S, Juárez González R. Síndrome aórtico agudo. En: Julian Jiménez A, coordinador. Manual de protocolos y actuación en urgencias: Complejo Hospitalario de Toledo, 2021; p. 383-8.

Atención de enfermería a las urgencias neurológicas

V

Valoración del paciente neurológico

22

J. Rollán Vallejos y F. J. Morillo Rodríguez

 OBJETIVOS

- Recordar la anatomofisiología y funcionamiento del sistema nervioso.
- Valorar las funciones del sistema nervioso.
- Conocer la valoración neurológica en el paciente crítico en los diferentes contextos de atención sanitaria.

INTRODUCCIÓN

La exploración neurológica es la herramienta clínica más importante en la detección y diagnóstico de las enfermedades del sistema nervioso. La integración de los datos clínicos obtenidos mediante la exploración neurológica, con los conocimientos neuroanatómicos y neurofisiológicos, resulta de vital importancia para el correcto cuidado del paciente neurológico.

En ocasiones, la valoración de los componentes del sistema nervioso central (SNC) y su funcionamiento pueden resultar dificultosos o poco claros, pero con el conocimiento suficiente del sistema es sencillo conocer su correcto funcionamiento.

ANATOMÍA Y FISIOLOGÍA DEL SISTEMA NERVIOSO CENTRAL

El sistema nervioso controla y regula la mayoría de las funciones del cuerpo humano: percibe los cambios que se producen en el entorno interior y exterior del individuo, evalúa la información recopilada y adecúa la respuesta del organismo para poder adaptarse a los diferentes cambios generados o dar respuesta las situaciones valoradas.

La unidad celular básica del sistema nervioso es la neurona (**Fig. 22-1**), también conocida como célula nerviosa. La estructura de las neuronas les permite enviar señales de forma rápida y precisa a otras células del organismo. Las conexiones interneuronales forman circuitos y redes que generan la percepción del mundo y determinan el comportamiento del individuo. Además de las neuronas, el sistema nervioso consta de otras células especializadas llamadas células gliales: estas células proporcionan a las neuronas soporte estructural, metabólico y de defensa siendo más abundantes que las propias neuronas.

Estructura del sistema nervioso. Desde un punto de vista anatómico, el sistema nervioso está compuesto de dos partes: el SNC y el sistema nervioso periférico.

- El SNC está formado por el encéfalo (contenido craneal) y la médula espinal. Está protegido por tres membranas, las meninges.
  Existe un sistema de circulación del líquido cefalorraquídeo, este líquido hace funciones de protección, amortiguación y recogida de sustancias de deshecho, y baña todo el sistema nervioso central, corre a través del espacio subaracnoideo y por un sistema de cavidades conocidas como ventrículos por los que circula y se recicla. El encéfalo es la parte que está protegida por los huesos del cráneo. Está formado por el cerebro, el cerebelo y el tronco encefálico. La médula espinal es una prolongación del encéfalo y se extiende por el interior de la columna vertebral (**Fig. 22-2**).
- El sistema nervioso periférico está compuesto por los nervios craneales y espinales. Estos emergen del SNC y recorren todo el organismo. Su principal función es conectar el SNC con el resto de las estructuras (órganos, extremidades, piel, etc.). Desde el punto de vista funcional, dentro del sistema nervioso periférico se diferencian el sistema nervioso autónomo y el sistema nervioso somático (**Fig. 22-3**).
  - El sistema nervioso autónomo se encarga de regular las funciones corporales involuntarias, como el flujo sanguíneo, la digestión, los latidos cardíacos, etc. En otras palabras, es el sistema autónomo el que controla los aspectos del cuerpo que generalmente no están bajo control voluntario. Este sistema permite que estas funciones se lleven a cabo sin necesidad de pensar o de que ocurran conscientemente. Está dividido en dos: el sistema nervioso simpático y el sistema nervioso parasimpático.
    - El sistema nervioso simpático es el encargado de regular las respuestas de lucha o huida.

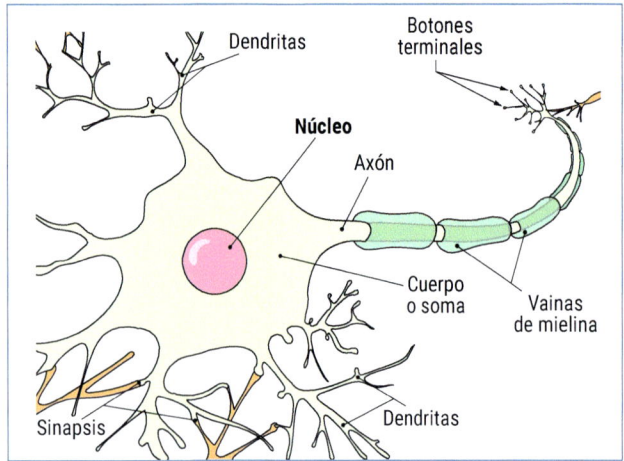

Figura 22-1. Estructura de una neurona.

Moviliza al cuerpo para responder en una situación de peligro y prepara al cuerpo para gastar energía y hacer frente a posibles amenazas en el medio ambiente. Cuando se necesita entrar en acción, el sistema simpático desencadena una respuesta: aumenta la frecuencia cardíaca y respiratoria, incrementa el flujo sanguíneo de los músculos, activa la secreción de sudor, dilata las pupilas, etc. Esto permite que el cuerpo responda rápidamente en situaciones que requieren una acción inmediata.

▪ El sistema nervioso parasimpático se encarga de generar un estado de reposo que permita al organismo ahorrar o recuperar energía: provoca una relajación del cuerpo y recupera su estado tras la presencia de estímulos activadores. Además, al margen de inducir relajación, también participa en la digestión y en la respuesta reproductiva. Se puede considerar al sistema parasimpático el reflejo inverso del sistema simpático, debido a que ambos sistemas, en general, realizan acciones que se oponen entre sí. De este modo, mientras que el simpático prepara para la acción y, en general, provoca una aceleración del organismo y

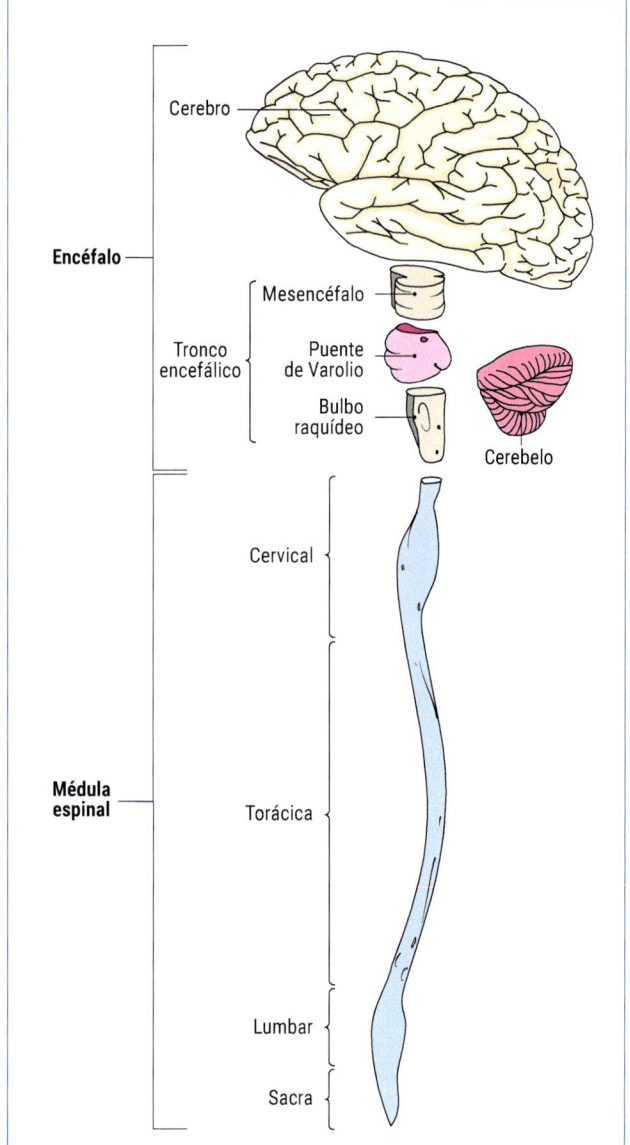

Figura 22-2. Sistema nervioso central.

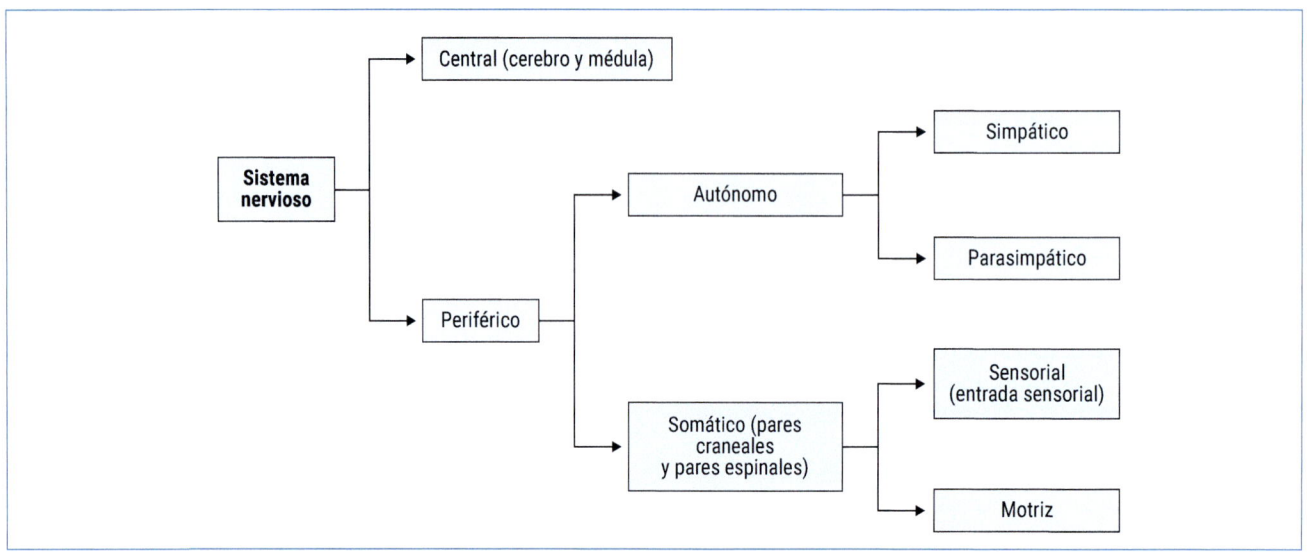

Figura 22-3. Esquema general del sistema nervioso.

su metabolismo, el parasimpático provoca reacciones que preparan para el ahorro y la recuperación de energía, enlenteciendo el sistema.

> El sistema nervioso autónomo se compone de dos vías: simpática y parasimpática. Ambas generan acciones que se oponen entre sí. La vía simpática prepara al organismo para una respuesta de lucha y/o huida y el parasimpático genera un estado de reposo y ahorro de energía.

– El sistema nervioso somático es el encargado de captar la información sensorial. Para ello utiliza los sensores repartidos por todo el cuerpo que distribuyen la información hasta el SNC y así transportan las órdenes de este hasta los músculos y órganos. Por otra parte, es la parte del sistema nervioso periférico asociada con el control voluntario de los movimientos corporales. Consiste en nervios aferentes o nervios sensoriales y en nervios eferentes o nervios motores. Los nervios aferentes son responsables de transmitir la sensación del cuerpo al SNC. Los nervios eferentes son responsables de enviar órdenes del SNC al cuerpo, estimulando la contracción muscular.

El sistema nervioso somático se divide en dos partes:

■ Los nervios craneales surgen del encéfalo. Son 12 pares y se encargan de transportar la información sensorial, controlar algunos músculos y regular algunas glándulas y órganos internos. Estos doce pares craneales aportan mucha información en la valoración neurológica y son los siguientes:

Par I. Nervio olfativo. Recibe la información sensorial olfativa y la lleva hasta el bulbo olfatorio, localizado en el cerebro.

Par II. Nervio óptico. Recibe la información sensorial visual y la transmite hasta los centros cerebrales de la visión a través del nervio óptico, pasando por el quiasma.

Par III. Nervio motor ocular interno. Se encarga de controlar los movimientos oculares y regular la dilatación y contracción de la pupila (midriasis/miosis).

Par IV. Nervio troclear. Se encarga de controlar los movimientos oculares.

Par V. Nervio trigémino. Recibe información somatosensitiva (como el calor, el dolor, las texturas, etc.) de los receptores sensoriales de la cara y la cabeza y controla los músculos de la masticación.

Par VI. Nervio motor ocular externo (*abducens*). Controla los movimientos oculares.

Par VII. Nervio facial. Recibe información gustativa de los receptores de la lengua (de los situados en la parte media y anterior) e información somatosensorial de las orejas y controla los músculos necesarios para las expresiones faciales.

Par VIII. Nervio vestibulococlear. Recibe información auditiva y controla el equilibrio.

Par IX. Nervio glosofaríngeo. Recibe información gustativa de la parte más posterior de la lengua, información somatosensorial de la lengua, las amígdalas y la faringe y controla los músculos necesarios para la deglución.

Par X. Nervio vago. Recibe información sensitiva de las glándulas, la digestión y la tasa cardíaca y manda información a los órganos y a los músculos.

Par XI. Nervio accesorio espinal. Controla los músculos del cuello y la cabeza que se usan para su movimiento.

Par XII. Nervio hipogloso. Controla los músculos de la lengua.

Estos 12 pares de nervios craneales (**Fig. 22-4**) pueden agruparse según la función que realizan, lo cual se tiene en cuenta para la exploración neurológica:

○ Función sensitiva: formada por los pares craneales I, II, VI y VIII.

○ Asociados a la movilidad ocular y los párpados: pares craneales III, IV y VI.

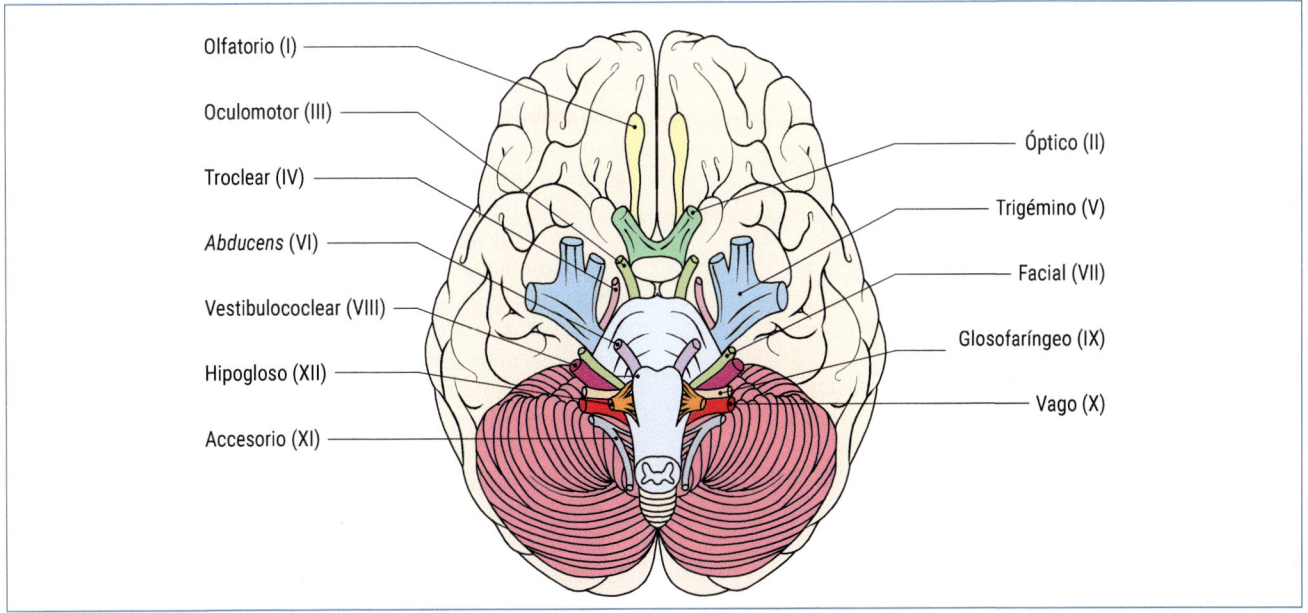

Figura 22-4. Pares craneales o nervios craneales.

- ○ Relacionados con la activación del músculo del cuello y la lengua: pares craneales XI y XII.
- ○ Función mixta considerada: pares craneales V, VII, IX y X.
- ○ Como fibras parasimpáticas: pares craneales III, VII, IX y X.
  - ▪ Los nervios espinales lo constituyen 31 pares. Cada uno está identificado por su asociación a la vértebra desde donde sale del canal vertebral (**Fig. 22-5**). Son los siguientes:
    - ○ 8 nervios cervicales (C1-C8) que salen de la columna cervical.
    - ○ 12 nervios torácicos (T1-T12) que salen de la columna torácica.
    - ○ 5 nervios lumbares (L1-L5) que salen de la columna lumbar.
    - ○ 5 nervios sacros (S1-S5) que salen del hueso sacro, la placa ósea en la base de la columna vertebral.
    - ○ 1 nervio coccígeo que emerge del hueso coccígeo o cóccix.

Los nervios craneales envían información sensorial procedente del cuello y la cabeza hacia el SNC.

Los nervios espinales emergen de la médula espinal y están formados por dos ramas: una sensitiva (aferente) y otra motora (eferente), por lo que se trata de nervios mixtos.

EXPLORACIÓN NEUROLÓGICA

Una correcta exploración neurológica deberá contar con una adecuada anamnesis y una breve exploración física inicial que incluya las constantes vitales del paciente (presión arterial, determinación de glucemia capilar, saturación de oxígeno y monitorización cardíaca) y el ABC previo (permeabilidad de vía aérea, ventilación y estado hemodinámico).

A partir de aquí, los parámetros que se evalúen serán adaptados a cada uno de los pacientes y a la gravedad del cuadro. Estos parámetros son:

- Funciones cerebrales superiores.
- Pares craneales.
- Función motora.
- Función sensitiva.
- Coordinación.
- Signos meníngeos.

Funciones cerebrales superiores

Bajo este término se incluyen todas aquellas funciones que tradicionalmente han diferenciado al sistema nervioso humano del de otras especies.

Las funciones superiores que se evalúan en la exploración neurológica básica son el estado de consciencia, la orientación, la memoria, el lenguaje, etcétera.

La exploración neurológica debe iniciarse por la evaluación del estado de alerta y el estado mental, ya que para algunas de las maniobras clínicas será necesario contar con

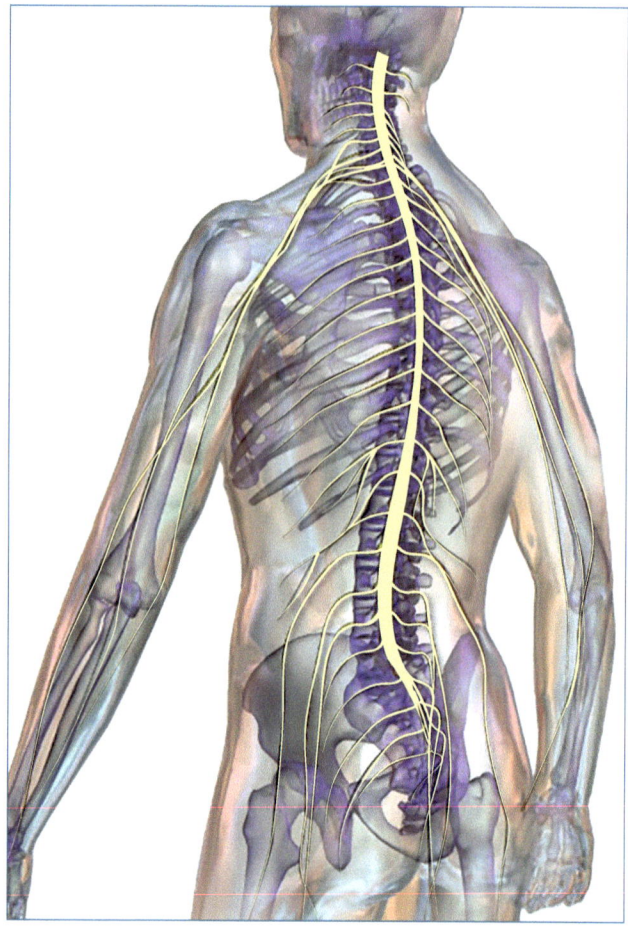
Figura 22-5. Nervios raquídeos o espinales.

la atención y colaboración del paciente. Conocer el estado mental del paciente permitirá, además de evaluar sus funciones cognitivas, prever cuál será su grado de cooperación para entender y seguir las indicaciones que se le den.

Nivel de consciencia

Para valorar la consciencia se deben tener en cuenta sus principales componentes, los contenidos (funciones cognoscitivas como lenguaje sentimientos, etc.) y la activación o nivel de alerta, para describir el estado de alerta (o de consciencia, según la literatura médica anglosajona). Se describen cinco estados:
- *Alerta, vigilia o despierto*: el paciente tiene los ojos abiertos, interactúa y responde adecuadamente a los estímulos verbales.
- *Somnolencia o letargo*: el paciente tiende a quedarse dormido si no es estimulado de alguna manera; para alertarlo generalmente es suficiente el estímulo verbal o algún estímulo táctil.
- *Confusión* (ocasionalmente se describe como obnubilación): el paciente tiene los ojos abiertos e interactúa, pero tiene disminuida su capacidad de atención, por lo que es posible que responda inadecuadamente a las preguntas.
- *Estupor*: el paciente tiene los ojos cerrados y solo ofrece alguna respuesta cuando el estímulo es muy intenso o doloroso.

- *Coma*: no existe respuesta alguna a estímulos. En este estado pueden existir disminución de los reflejos vitales y ser necesario el apoyo técnico para el mantenimiento de la vida.

Escala AVDN

Una de las herramientas más básicas para la medición del nivel de consciencia es la escala AVDN. Esta escala permite discriminar de manera básica entre cuatro niveles de consciencia. Es utilizada sobre todo por personal no sanitario o primeros intervinientes. Cada una de las letras del AVDN se corresponde a un nivel de consciencia:

- **A**: alerta. Paciente que interactúa, aunque estuviera desorientado.
- **V**: reacciona a los estímulos verbales. Responde a la voz.
- **D**: reacciona al dolor.
- **N**: no reacciona.

Esta sencilla herramienta puede servir de gran ayuda en situaciones en las que la valoración la realice personal no sanitario. En la entrevista telefónica que se realiza desde los centros de coordinación de emergencias, la escala AVDN puede servir de gran ayuda para facilitar una idea del nivel de alerta del paciente. En situaciones que requieran una evaluación rápida, como patologías tiempo-dependientes, también puede ser de gran ayuda. La valoración primaria del paciente politraumatizado es un buen ejemplo de esto último.

Escala de Coma de Glasgow

La escala de coma de Glasgow (GCS) es una herramienta más precisa que la escala AVDN en la evaluación del nivel de consciencia. Fue elaborada en 1974 por miembros del Instituto de Ciencias Neurológicas de la ciudad de Glasgow y en un inicio fue diseñada para el registro y monitorización del nivel de consciencia en pacientes con una lesión cerebral aguda. La precisión que aportaba y su relativa sencillez de uso extendieron su aplicación a otras patologías de origen traumático y no traumático.

Esta escala guarda una buena correlación con los pronósticos de supervivencia y de la capacidad cognoscitiva. Los pacientes con puntuaciones bajas (3-4) tienen una mortalidad elevada y mal pronóstico de recuperación cognoscitiva, mientras que los que obtienen puntuaciones más altas presentan un buen pronóstico de recuperación.

La GCS utiliza tres parámetros: la respuesta verbal, la respuesta ocular y la respuesta motora. El puntaje total más bajo es 3 puntos, mientras que el valor más alto es 15 puntos. Debe desglosarse en cada apartado y siempre se puntuará la mejor respuesta. La aplicación sistemática a intervalos regulares de esta escala permite obtener un perfil clínico de la evolución del paciente. En las fases tempranas de tratamiento este perfil resulta de gran ayuda para los profesionales sanitarios (**Fig. 22-6**).

Se debe tener en cuenta que es una escala que valora sobre todo la lesión traumática aguda, donde es especialmente sensible, y en el paciente traumático el pilar fundamental de la valoración neurológica es descrita por la GCS y especialmente su gravedad nos viene apoyada por la respuesta motora.

> Se considera que un paciente con Glasgow < 8 está en coma y, por tanto, precisa intubación. Aplicada al traumatismo craneoencefálico, se considera leve el traumatismo que presenta un Glasgow de 15 a 13 puntos, moderado de 12 a 9 y grave menor o igual a 8.

Esta escala es la más utilizada, pero presenta limitaciones a la hora de aplicarla en pacientes en los que concurren determinadas circunstancias:

- Fármacos (anestésicos, sedantes, relajantes neuromusculares, etc.).
- Lesiones de pares craneales.
- Intoxicación (alcohol o drogas).
- Discapacidad auditiva.
- Intubación o traqueotomía.
- Lesión de la médula espinal o de las extremidades.
- Trastornos preexistentes (trastornos de demencia o psiquiátricos).
- Trauma ocular.
- Edema palpebral.
- Idioma y cultura diferentes.

La escala no puede tampoco aplicarse directamente a los niños de todas las edades porque, por ejemplo, la mejor respuesta verbal «orientado» y la mejor respuesta del criterio motor «obedece órdenes» no pueden valorarse en los niños menores de 5 años. Se han propuesto escalas modificadas para pediatría.

Se han evaluado cada uno de los componentes por separado, y se ha encontrado que la respuesta motora es la que guarda mayor coherencia con el Glasgow, tanto en coma traumático como no traumático. La evidencia señala que dicho componente aislado podría ser útil para triar y predecir el pronóstico en pacientes traumatizados, sobre todo en aquellos en los que la recogida completa de datos es difícil.

> A pesar de sus limitaciones, diversos estudios coinciden en afirmar que la escala de coma de Glasgow es un buen predictor de mortalidad intrahospitalaria y un instrumento útil para el triaje previo a la hospitalización.

Orientación

La orientación se describe como la capacidad de precisar los datos sobre el ambiente que rodea al individuo y sobre sí mismo. Las tres esferas en las que se divide son:

- Esfera de tiempo: se le pregunta al paciente la fecha actual.
- Esfera de espacio: se le pregunta si sabe dónde se encuentra.
- Esfera de persona: se le pide que diga su nombre completo.

En el caso de que las tres respuestas sean correctas podremos decir que el paciente está orientado.

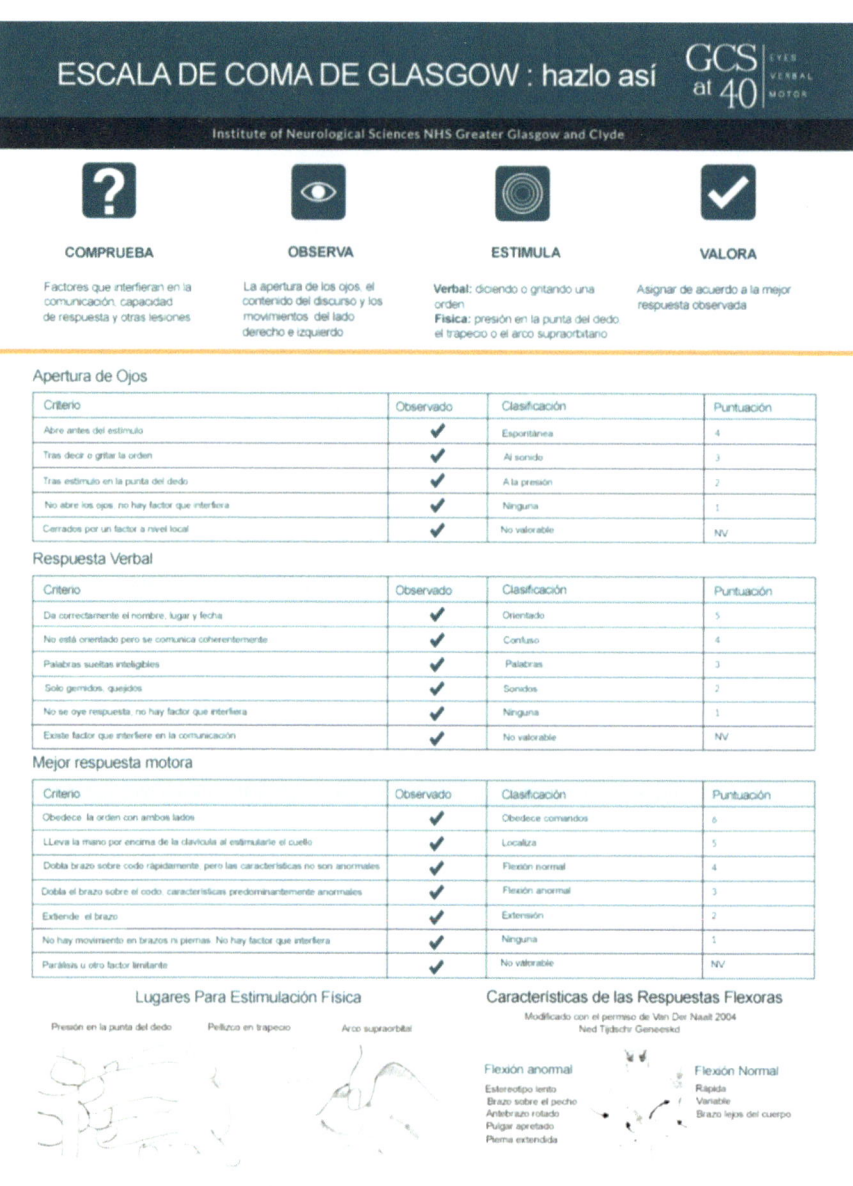

Figura 22-6 Escala de coma de Glasgow.

Lenguaje

Primero se evalúa el lenguaje espontáneo. Por ejemplo, se le puede pedir que describa a qué se dedica. Se evalúa si el lenguaje está bien articulado o si existen alteraciones en el habla.

Una de las alteraciones del habla más típicas es la disartria. La disartria es un trastorno de la programación motora del habla. Las estructuras responsables del habla fallan o tienen limitado su movimiento y provocan que el paciente dé la sensación de arrastrar las palabras al hablar. Es decir, estas personas comprenden el lenguaje a la perfección y pueden elaborar mensajes verbales, pero al momento de articularlos surgen las dificultades. Es común que las disartrias se acompañen de trastornos de la deglución (disfagia). Para evaluar la disartria se le puede pedir al paciente que repita algunas frases complicadas (*el perro de san Roque no tiene rabo*), y que nombre algunos objetos cotidianos al mostrárselos, como un reloj, una pluma, unas gafas, etcétera.

Problemas más graves podrían provocar que el paciente sea incapaz de hablar, lo cual se conoce como afasia. **La afasia es el trastorno en la habilidad para usar el lenguaje**, ya sea escrito o hablado, y en la capacidad de comprenderlo. Existen dos grandes tipos:

- Afasia motora: por afectación del área de Broca, en la que existe un problema en la fluencia, con la comprensión conservada. Los pacientes suelen mostrar dificultades en el habla espontánea, poca fluidez, lenguaje telegráfico, agramatismos (errores gramaticales y sintácticos) y dificultades en la denominación y en la repetición, mientras que la comprensión se encuentra relativamente mejor preservada.

- Afasia sensorial: por afectación del área de Wernicke, en la que hay un lenguaje fluente pero carente de contenido y con incapacidad para comprender. La comprensión y la denominación se encuentran gravemente afectadas y su expresión oral es fluida, pero con abundantes *parafasias* (construcciones incorrectas o sustituciones de unas palabras por otras) y neologismos (palabras que no existen):

> ! Cuando la dificultad en la repetición es el problema principal se clasifica como afasia de conducción. En la afasia anómica solo hay déficit en la denominación. Y en la afasia global hay graves problemas tanto de comprensión como de producción.

El término agnosia hace referencia a la interrupción en la capacidad de reconocer estímulos previamente aprendidos. Las agnosias se describieron inicialmente con relación al sistema visual, pero los trastornos en el reconocimiento perceptual pueden hallarse en otros sistemas sensoriales, como el auditivo y el táctil, entre otros, por lo cual podemos hablar de agnosia auditiva (no percibe ninguna señal auditiva), la amusia (no identifica la señal musical), la prosopagnosia (no reconoce las caras de las personas), la asterognosia (no identifica objetos por el tacto), etc. Entre ellas está la denominada agnosia auditiva verbal o la «sordera verbal», es decir, la incapacidad de identificar las palabras en un discurso oral, pese a que no existen problemas de audición para cualquier otra señal no lingüística. En ella se encuentran alteradas tanto la comprensión del lenguaje oral como la escritura al dictado y la repetición, sin que haya compromiso en la expresión del lenguaje oral y escrito espontáneo. La comprensión del lenguaje oral puede mejorar si a los sujetos se les habla más lento o se utilizan palabras de alta frecuencia (identifican mejor las vocales que las consonantes).

En la apraxia el individuo es incapaz de llevar a cabo tareas o movimientos cuando se le solicita que lo haga aunque:

- Entiende la orden.
- Está dispuesto a llevarla a cabo.
- Los músculos necesarios para realizar la tarea funcionan correctamente.

Dicho de otro modo, en la apraxia existe una disociación entre la idea (el paciente sabe lo que quiere hacer) y la ejecución motora (carece del control de acción). La apraxia puede causar problemas en distintas partes del cuerpo, como los brazos y las piernas. La apraxia del habla es un trastorno de la programación motora del habla ocasionado por lesiones en las partes del cerebro relacionadas con el discurso. Las personas con apraxia del habla tienen problemas con la secuenciación de los sonidos en las sílabas y las palabras. La persona con apraxia del habla sabe qué palabras quiere utilizar, pero el cerebro tiene dificultad en coordinar los movimientos musculares necesarios para decir dichas palabras. Puede que diga algo completamente diferente, incluso palabras inventadas.

Pares craneales

Para la exploración de los pares craneales conviene tener clara su clasificación funcional:

- Tres son puramente sensitivos: pares I, II y VIII.
- Cinco son puramente motores: pares III, IV, VI, XI y XII.
- Cuatro son mixtos: pares V, VII, IX y X.

La distribución anatómica de los pares también es de relevancia para la exploración, ya que permite localizar topográficamente las posibles lesiones. Se diferencian cuatro grupos:

- Cerebro medio: pares I y II.
- Mesencéfalo: pares III y IV.
- Protuberancia: pares V, VI, VII y VIII.
- Bulbo: pares IX, X, XI y XII.

Pese al extraordinario desarrollo de las técnicas de neuroimagen, una correcta exploración y análisis de la información obtenida en términos de neuroanatomía continúa siendo esencial en la aproximación al paciente con sintomatología neurológica.

La exploración de los pares se realiza de la siguiente manera:

I par craneal. Nervio olfatorio:

Este par no suele examinarse de manera rutinaria, solo cuando existe una circunstancia que haga sospechar una lesión de este nervio (fractura de lámina etmoidal, hipertensión intracraneal, aracnoiditis, etc.). La disfunción olfatoria también podría deberse a un proceso local (nasal) o neurógeno (aparato olfatorio), por eso es importante descartar anomalías en la cavidad nasal.

> ! La exploración clínica consiste en determinar si el paciente percibe olores de sustancias conocidas (café, jabón, chocolate), evitando sustancias irritantes (alcohol, ácidos), en cada fosa nasal por separado. Hay que comprobar que ambas estén permeables, con los ojos y la boca del paciente cerrados.

Se preguntará al paciente si percibe algún olor, y si la respuesta es positiva que lo identifique. Conviene señalar que, aunque no identifique el olor, su apreciación es suficiente para descartar anosmia (o pérdida del olfato).

Las alteraciones en la percepción olfativa pueden ser:

- Cuantitativas: hiposmia (disminución), anosmia (ausencia) e hiperosmia (aumento).
- Cualitativas: parosmia/disosmia (ilusión), cacosmia (percepción desagradable), alucinaciones y agnosia olfatoria (incapacidad discriminativa).

II par craneal. Nervio óptico:

La exploración del II par craneal comprende la agudeza visual y el campo de visión. En el caso de la agudeza visual se deberá valorar cada ojo por separado y se permitirá que el paciente utilice sus gafas o lentes de contacto. Se puede evaluar tanto la visión de lejos como la de cerca, buscando cambios con respecto a la visión normal del paciente.

Para evaluar el campo de visión, la técnica más sencilla y rápida es la campimetría. El explorador se sitúa «nariz con nariz» frente al paciente, a una distancia de alrededor de un metro. Cada ojo se examina por separado; el explorador cerrará un ojo y el paciente el ojo situado enfrente. Ambos ojos abiertos se mirarán. El explorador pedirá al paciente que le informe del momento en que observa por primera vez un objetivo (por ejemplo, un dedo del explorador) que entra plenamente en el campo de visión del explorador (campimetría de contorno) y que se moverá a una distancia equidistante entre ambos desde la periferia hacia adentro en cada cuadrante de visión. Otro método para explorar el campo visual por confrontación es el recuento de dedos. Se usará el campo visual del explorador como control.

III, IV y VI pares craneales. Movimiento ocular:

Estos pares se exploran de manera conjunta, ya que todos ellos inervan músculos que intervienen en el movimiento ocular. Los pasos son:

- Observar si la apertura de ambos ojos es simétrica. Determinar la existencia de ptosis palpebral: el elevador del párpado superior está inervado por el motor ocular común (III par craneal).
- Observar si hay estrabismo (desviación del globo ocular); indica la parálisis de los oculomotores, que el paciente percibirá como sensación de diplopía.
- Observar la motilidad ocular extrínseca. Para ello, solicitar al paciente que mantenga la cabeza de frente y sin moverla; y pedir que siga el dedo del explorador a un lado, a otro, hacia arriba y abajo (la dirección del dedo formará una H). Explorar la convergencia de la mirada dirigiendo el dedo hacia el puente nasal del paciente y solicitarle que lo siga. Observar si la motilidad es normal en cada globo ocular y en los dos a la vez (mirada conjugada horizontal, vertical y convergencia).
- Observar la motilidad ocular intrínseca. Explorar las pupilas en reposo anotando su forma y tamaño. Explorar el reflejo fotomotor en un ambiente de luz tenue con una linterna. Iluminar cada pupila por separado y observar si se contrae de manera normal.
  - *Tamaño y simetría pupilar*. La diferencia en tamaño se conoce como anisocoria, que puede ser debida a dilatación de una pupila (midriasis) o a su contracción (miosis) con afectación unilateral o bilateral, según la causa.
  - *Reflejo fotomotor y consensual*. Al iluminar cada uno de los ojos con una fuente de luz (lámpara o linterna), se comprueba la contracción pupilar del ojo iluminado (reflejo fotomotor) y del contralateral (reflejo consensual).
  - *Reflejo de acomodación*. Después de mirar un objeto lejano, se fija la vista sobre uno próximo, se asiste a un cambio de midriasis por miosis.

V par craneal. Nervio trigémino:

En el V par craneal se evalúa la función motora y la función sensitiva. Para evaluar la función motora se dan los siguientes pasos:

- Palpar los músculos temporales situados lateralmente en la frente y comprobar su contracción pidiendo al paciente que mastique.
- Palpar los músculos maseteros por delante y por debajo de la articulación temporomandibular y comprobar su contracción pidiendo al paciente que cierre la mandíbula.
- Solicitar que el paciente mueva la mandíbula en sentido lateral.
- También se explora pidiendo al paciente que abra la boca contra resistencia.
- Reflejo maseterino: con la boca entreabierta, fijar el mentón con el pulgar y el índice, y percutir sobre el pulgar, que estará apoyado en la parte superior del mentón. La respuesta es el cierre de la boca por contracción de los músculos maseteros.

Para explorar la función sensitiva del V par, se siguen las reglas generales de examen de la sensibilidad, se explora a nivel facial, la sensibilidad dolorosa y, eventualmente, la térmica.

> ! Se puede usar una mecha de algodón o un alfiler con la punta roma. Se sugiere explorar cada lado de la cara en tres puntos situados aproximadamente en una misma línea vertical pero a diferentes alturas: por encima de la ceja (la frente), el labio superior y el mentón.

Como la rama oftálmica del V par recoge la sensibilidad de la superficie del ojo, se evalúa esta función examinando el reflejo corneal. Utilizando un bastoncillo de algodón o similar, se pide al paciente que mire en dirección contraria al ojo que se va a explorar y con suavidad se toca la córnea, lo que provocará el cierre del párpado (respuesta eferente motora dependiente del nervio facial).

VII par craneal. Nervio facial:

En el VII par también se valoran por separado las diferentes funciones. Para la función motora se sigue el siguiente esquema:

- Observar la cara del paciente, que debe parecer simétrica, es decir, con similar número de arrugas. (si existen) en la frente, surcos nasolabiales iguales y comisura labial a la misma altura.
- Es útil la prueba de fuerza del orbicular de los ojos: se ruega al paciente que cierre los ojos con fuerza y luego el explorador intenta elevar el párpado superior para determinar el grado de resistencia que ofrece.
- Pedir al paciente que sonría o que enseñe los dientes, retrayendo los ángulos bucales, que deben situarse a la misma altura.
- Pedirle que hinche los carrillos evitando que salga aire por la boca.

Se podría valorar la función sensitiva del VII par determinando el gusto en los dos tercios anteriores de la lengua con sustancias saladas, dulces o ácidas aplicadas en la parte anterior de la lengua (con la nariz tapada).

VIII par craneal. Nervio vestibulococlear o estatoacústico:

De forma poco precisa, puede explorarse la audición susurrando palabras a cada oído del paciente y pidiéndole que las repita. Otra posibilidad es la de frotar los dedos pulgar e índice del explorador a unos 5 cm de cada pabellón auricular y preguntar al paciente si oye el sonido. En el caso de observarse disminución de la audición (hipoacusia) o sordera y para una exploración más profunda podrían valer la prueba de Weber y la prueba de Rinne.

Para valorar la función vestibular lo primero será observar los ojos del paciente en reposo: explorar la movilidad ocular externa y la presencia de nistagmo.

Continuando con la función vestibular del VIII par se puede realizar la prueba Romberg, la maniobra Dix-Hallpike y la prueba del índice. En esta última, el profesional extiende los brazos frente al paciente y le pide que haga lo mismo, de tal forma que los dedos índices de cada mano del explorador y del paciente se toquen. Se le pide que cierre los ojos y que baje alternativamente cada uno de los brazos y vuelva a levantarlos hasta tocar exactamente el índice del explorador (que, por supuesto, mantendrá su posición).

IX y X pares craneales. Nervio glosofaríngeo y nervio vago:

- Los pasos en la exploración de estos pares incluyen los siguientes parámetros:
- Elevación del paladar blando: solicitar al paciente que abra la boca y diga «a», lo que producirá la elevación del velo del paladar. Observar la úvula (si la lengua no se lo permite, sujétela con la ayuda de un depresor), que debe estar en posición medial.
- Reflejo faríngeo o nauseoso: solicitar al paciente que abra la boca y, con la ayuda de un depresor lingual, estimular cada lado de la pared posterior de la faringe, lo que provocará la contracción de esta, con desplazamiento posterior de la lengua y sensación nauseosa.

 Al ser una evaluación bastante desagradable, se recomienda realizarla solo si hay sospecha de patología.

Si uno de los nervios glosofaríngeos está lesionado, la úvula se desviará hacia el lado del nervio sano.

La ausencia de reflejo nauseoso implica la disfunción de los pares IX y X.

XI par craneal. Nervio espinal:

Sitúese detrás del paciente y observe la posición de la cabeza. Pida al paciente que gire la cabeza hacia cada lado mientras opone resistencia, colocando la mano en la mejilla del lado hacia el que gira la cabeza y palpando con la otra mano el músculo esternocleidomastoideo contralateral. Los dos esternocleidomastoideos pueden examinarse simultáneamente solicitando al paciente que flexione el cuello mientras oponemos resistencia contra la frente. Pida al paciente que eleve (encoja) los hombros mientras le opone resistencia con las manos. La posición de la cabeza está lateralizada hacia el lado del músculo paralizado.

! La afectación del nervio espinal producirá debilidad del músculo esternocleidomastoideo o trapecio del mismo lado.

XII par craneal. Nervio hipogloso:

Solicitar al paciente que abra la boca. Una vez abierta, observar la lengua, su trofismo y la eventual presencia de fasciculaciones. Pedirle que pronuncie los fonemas linguales: r, l y t. Invitarle a sacar la lengua y a que la mueva rápidamente de dentro a fuera y hacia ambos lados de la boca. Observar las desviaciones de la punta. Explorar la fuerza de la lengua, ordenando que la presione contra cada una de las mejillas: para ello, colocar externamente los dedos, oponiéndose a esta presión (**Tabla 22-1**).

Función motora

Para explorar el sistema motor se analizarán estos parámetros:

- El trofismo (mediante inspección ocular).
- El tono (resistencia pasiva al movimiento en relajación).
- La fuerza.
- Los reflejos de estiramiento muscular.
- Los reflejos anormales o patológicos.

La valoración clínica se basa en apreciar diferencias entre músculos afectados y sus simétricos, excepto en caso de déficit muy importantes. En manos expertas solo es capaz de discriminar diferencias del 10 al 15 % de fuerza muscular entre una extremidad y la contralateral, así que las variaciones menores pueden pasar inadvertidas. A pesar de sus deficiencias, la exploración de la fuerza muscular con este sistema es un método rápido, barato y sencillo.

Para evaluar la fuerza muscular existen las maniobras de Barré y Mingazzini. Consisten en levantar los brazos (maniobra de Barré) y las piernas (maniobra de Mingazzini) con los ojos cerrados. El miembro parésico descenderá paulatinamente.

En la misma línea se puede aplicar la escala de potencia muscular del *Medical Research Council*. Esta escala discrimina entre los siguientes escalones de fuerza muscular:

- Grado 0: no se detecta contracción activa.
- Grado 1: se palpa contracción muscular, no efectiva.
- Grado 2: contracción débil.
- Grado 3: la contracción puede vencer gravedad.
- Grado 4: la contracción vence la gravedad y una resistencia de mediana intensidad del explorador.
- Grado 5: normalidad.

En cuanto a los reflejos de estiramiento muscular, se debe asegurar la presencia de los reflejos fisiológicos: reflejos bicipital, tricipital y estilorradial en los miembros superiores y reflejos patelar y aquíleo en los inferiores. Además, hay que buscar reflejos patológicos como el signo de Babinski y los reflejos de liberación frontal (**Fig. 22-7**).

Función sensitiva

En primer lugar hay que pedirle al paciente que cierre los ojos. Se compara la sensibilidad en puntos simétricos de ambos lados del cuerpo y en las áreas proximales y distales de las extremidades cuando se examina la sensibilidad dolo-

Tabla 22-1. Hallazgos en las alteraciones de los pares craneales

I nervio olfatorio	Anosmia		
II nervio óptico	Agudeza visual: tabla de Snellen, cartilla de Jaeger Campo visual: escotomas, cuadrantanopsias, hemianopsias Fondo de ojo: atrofia óptica, edema de papila, alteraciones retinianas		
Alteraciones pupilares		Midriasis	Miosis
	Unilateral	Lesión del sistema nervioso central Patología ocular (glaucoma agudo)	Lesión del sistema nervioso central Lesión mediastino (síndrome de Horner)
	Bilateral	Lesión del sistema nervioso central Atropina, cocaína	Lesión del sistema nervioso central Pilocarpina, heroína
III motor ocular común	Parálisis completa: ptosis palpebral+ojo hacia afuera+ midriasis Parálisis incompleta: ptosis palpebral+ojo hacia aguera sin midriasis		
IV patético	Ojo hacia afuera y hacia arriba		
V trigémino	Alteración de la sensibilidad facial, neuralgia, pérdida de reflejo corneal, debilidad de los músculos de la masticación		
VII facial	Parálisis central: desviación comisura bucal hacia el lado sano Parálisis periférica: afectación de toda una hemicara Pérdida de gusto en los dos tercios anteriores de la lengua Alteraciones en la producción de lágrima y saliva		
VIII vestibulocloquear Rama acústica	Sordera		
Rama vestibular	Sistema vestibular central: vértigo mal definido, nistagmo irregular, Barany, Romberg y marcha en tándem indistintos Sistema vestibular peiférico: vértigo bien definido, fase rápido nistagmo al lado contrario de la lesión, Romberg, Barany y marcha en tándem hacia el lado lesionado. El nistagmo es regular y fatigable		
IX glosofaríngeo	Desviación de la úvula hacia el lado sano		
X vago	Dificultades de deglución, trastornos de la voz		
XI espinal	Paresia del esternocleidomastoideo y trapecio		
XII	Desviación de la lengua hacia el lado de la lesión, atrofia		

Adaptada de García Ballesteros, Garrido Robres JA,Martín Villuendas AB. Exploración neurológica y atención primaria. Bloque I: pares craneales, sensibilidad, signos meníngeos. Cerebelo y coordinación. Semergen. 2011;37(6):293-302.

rosa, táctil y la temperatura. Las sensibilidades posicional y vibratoria se valoran primero en áreas distales y, si estas son normales, se omiten las proximales.

> ! La sensibilidad artrocinética o posicional se explora moviendo pasivamente una articulación, con frecuencia las metacarpofalángicas y metatarsofalángicas; el paciente debe señalar la posición en que queda esta. La sensibilidad vibratoria se explora con ayuda de un diapasón de 128 Hz que, después de hacerlo vibrar, se coloca sobre los salientes óseos (maléolos, crestas tibiales, etc.). En circunstancias normales el paciente debe percibir un extraño cosquilleo.

Coordinación

Las pruebas más típicas para valorar la coordinación son la prueba de índice-nariz y la prueba de talón-rodilla. Son pruebas que exploran principalmente la función cerebelosa (**Fig. 22-8**).

- Prueba dedo-nariz-dedo. Se solicita al paciente que con el miembro superior se toque la nariz con la punta del dedo índice. Después se le pide que toque el índice del examinador.
- Prueba índice-nariz. Es similar a la prueba anterior: se solicita al paciente que se toque con el dedo índice la punta de la nariz con el miembro superior totalmente extendido.

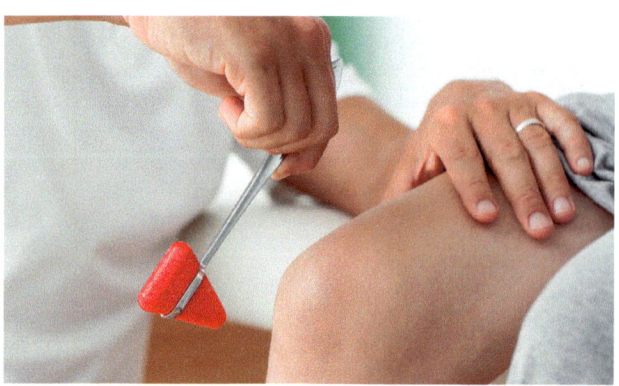

Figura 22-7. Reflejo patelar.

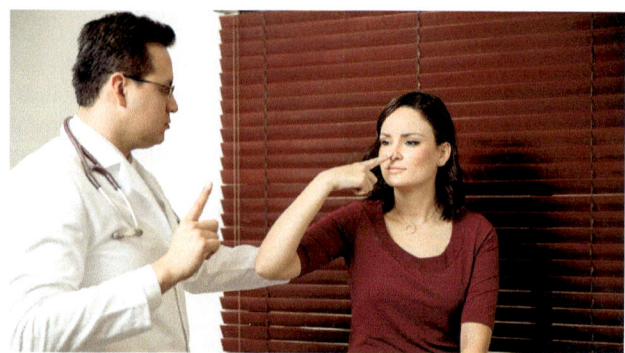

Figura 22-8. Prueba índice-nariz para la exploración de la coordinación y el cerebelo.

La maniobra se realiza con ambas extremidades y con los ojos cerrados y abiertos.
- Prueba talón-rodilla. Con el paciente en decúbito supino se le solicita que, tras colocar el talón sobre la rodilla de la otra extremidad, lo haga resbalar hacia abajo sobre la cresta tibial. Esta maniobra se realiza igualmente con los ojos abiertos y cerrados y con ambas extremidades.

En este apartado se incluye también la exploración de la marcha y el equilibrio estático. Tradicionalmente se han descrito las siguientes marchas:

- Marcha hemiparética (en segador): la extremidad inferior está en extensión y el paciente, para avanzar la extremidad y salvar el obstáculo del suelo, debe realizar un movimiento de circunducción hacia afuera y hacia delante.
- Marcha atáxica cerebelosa: inestable, con tendencia a caer y con aumento de la base de sustentación. Se acompaña de otros signos cerebelosos.
- Marcha atáxica sensorial (tabética): cuando se debe a un trastorno sensitivo cordonal posterior, con afectación de la sensibilidad propioceptiva. El paciente no es consciente de la posición de sus extremidades por lo que al andar lo hace lanzando los pies, con grandes zancadas, golpeando fuertemente el suelo.
- Marcha miopática (de pato): el paciente camina con los pies separados y balanceando el tronco.
- Marcha parkinsoniana: de paso corto, con el tronco hacia delante, sin braceo, con dificultades en los giros. La marcha festinante es cuando el paciente comienza a acelerarse, con pasos cortos y rápidos, y tiende a caer hacia delante.
- Marcha en estepaje: en caso de debilidad de los músculos flexores dorsales del pie (p. ej., lesión del nervio ciático poplíteo externo). El paciente tiene que elevar mucho el pie para que al lanzar el paso no le choque la punta con el suelo.
- Marcha apráxica: dificultad para iniciar la marcha. El paciente se queda con los pies pegados al suelo (falla la orden premotora de comenzar a caminar).
- Examen de la coordinación estática: prueba de Romberg. Se solicita al paciente que se mantenga en posición de firmes con los talones juntos. El paciente debe realizar esta maniobra primero con los ojos abiertos y después cerrados durante 30 s. Se debe estar preparado para apoyar al paciente en caso de pérdida de equilibrio. La prueba es positiva cuando el paciente puede permanecer de pie con los ojos abiertos, pero pierde el equilibrio cuando los cierra. Ello indica una lesión de la sensibilidad propioceptiva o una alteración vestibular. En caso de afectación exclusivamente cerebelosa, el paciente tendrá problemas para mantenerse en esta posición tanto con los ojos abiertos como con ellos cerrados.

Signos meníngeos

Para finalizar la exploración neurológica, se deben valorar los signos propios de las alteraciones en las meninges: los signos meníngeos.

Se explorar la presencia de rigidez de nuca (resistencia a la flexión pasiva del cuello), así como los signos de Brudzinsky (flexión involuntaria de las piernas ante la flexión del cuello) y Kernig (resistencia dolorosa a la extensión de la pierna con el muslo previamente flexionado) (**Figs. 22-9** y **22-10**).

La presencia de estos signos es indicativa de irritación meníngea, como sucede en casos de meningitis y hemorragia subaracnoidea, aunque en ocasiones pueden no estar presentes.

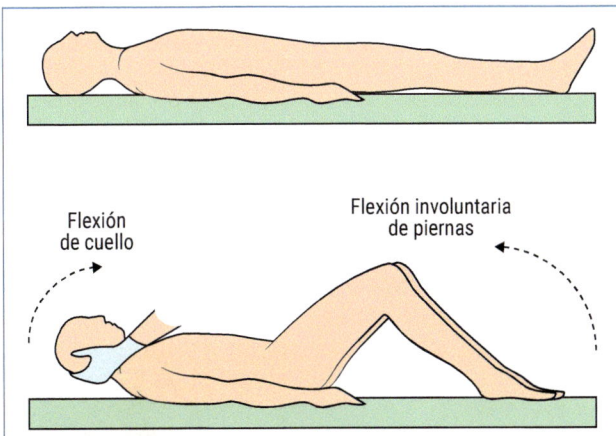

Figura 22-9. Prueba índice-nariz para la exploración de la coordinación y el cerebelo.

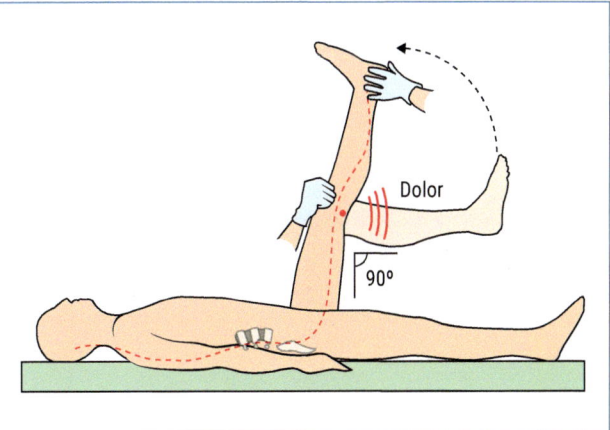

Figura 22-10 Signo de Kerning.

PUNTOS CLAVE

- El sistema nervioso autónomo se compone de dos vías: simpática y parasimpática. Ambas generan acciones que se oponen entre sí.
- La vía simpática prepara al organismo para una respuesta de lucha y/o huida y el parasimpático genera un estado de reposo y ahorro de energía.
- Los nervios craneales envían información sensorial procedente del cuello y la cabeza hacia el sistema nervioso central.
- Los nervios espinales: emergen de la médula espinal y están formados por dos ramas: una sensitiva (aferente) y otra motora (eferente), por lo que se trata de nervios mixtos.
- La exploración neurológica debe iniciarse por la evaluación del estado de alerta y el estado mental, ya que para algu-

nas de las maniobras clínicas será necesario contar con la atención y colaboración del paciente.
- Se considera que un paciente con Glasgow ≤ 8 está en coma y por tanto, precisa intubación. Aplicada al traumatismo craneoencefálico (TCE), se considera TCE leve al que presenta un Glasgow de 15 a 13 puntos, moderado de 12 a 9 y grave menor o igual a 8.
- Una de las alteraciones del habla más típicas es la disartria. La disartria es un trastorno de la programación motora del habla.
- La afasia es el trastorno en la habilidad para usar el lenguaje, ya sea escrito o hablado, y en la capacidad de comprenderlo.

BIBLIOGRAFÍA

Arribas Cachá AA. Valoración enfermera, herramientas y técnicas sanitarias. 3ª ed. Madrid: fUDEN; 2015. Beare P, Myers J. Enfermería médico-quirúrgica. Vol 2. 3ª ed. Madrid: Harcourt-Mosby; 2000.

Carrillo Mora P, Barajas Martínez KG. Exploración neurológica básica para el médico general. Rev Fac Med UNAM. 2016;59(5):42-56.

Clínica Mayo. Exploración clínica en neurología. Vol 1. 7ª ed. Barcelona: editorial médica JIMS; 2007.

García Ballesteros JG, Garrido Robres JA, Martín Villuendas AB. Exploración neurológica y atención primaria. Bloque I: pares craneales, sensibilidad, signos meníngeos. Cerebelo y coordinación. Semergen. 2011;37(6):293-302.

García Ballesteros JG, Garrido Robres JA, Martín Villuendas AB. Exploración neurológica y atención primaria. Bloque II: motilidad voluntaria, funciones corticales superiores y movimientos anómalos. Semergen. 2011;37(8):418-25.

Gorjón Peramato ME. Escala de Coma de Glasgow. Disponible en: http://signosvitales20.com/escala-de-comade-glasgow/

Morillo Rodríguez FJ. Manual de Enfermería de Asistencia Prehospitalaria Urgente. Asistencia Prehospitalaria a pacientes con alteraciones neurológicas, Elsevier. España 2007.

Rodríguez García PL, Rodríguez Lupo L, Rodríguez García D. Técnicas clínicas para el examen físico neurológico I. Organización general, nervios craneales y nervios raquídeos periféricos. Rev Neurol. 2004;39:757-66.

Teasdale G, Maas A, Lecky F, Manley G, Stocchetti N, Murray G. The Glasgow Coma Scale at 40 years: standing the test of time. Lancet Neurol. 2014;13:844-54.

Zarranz JJ. Anamnesis y exploración. El método clínico neurológico. En: zarranz JJ, editor. Neurología. 4ª ed. Madrid: elsevier España; 2008.

Accidentes cerebrovasculares agudos. Código ICTUS

23

M. Gorchs Molist

OBJETIVOS

- Reconocer los síntomas de ictus en la atención inicial de los pacientes con ictus en la fase aguda.
- Vincular los síntomas y los signos con la patogenia y la fisiopatología que les corresponden.
- Identificar las complicaciones derivadas de la enfermedad, los tratamientos disponibles y las pruebas diagnósticas correspondientes.
- Aplicar las diferentes escalas de valoración tanto para detectar un ictus como para evaluar su gravedad.

INTRODUCCIÓN

La Organización Mundial de la Salud define el término ictus como un síndrome clínico, presumiblemente de origen vascular, que se caracteriza por el desarrollo brusco de signos de afectación neurológica focal y que duran más de 24 horas o producen la muerte.

En España, en el año 2016, el número de defunciones por enfermedades cerebrovasculares ascendió a 27.579 y esta se mantuvo como primera causa de defunción en mujeres, además de ser la primera causa de discapacidad, con el consiguiente impacto socioeconómico en nuestro país. Debido al progresivo envejecimiento de la población y al incremento en la prevalencia de los principales factores de riesgo, se espera un aumento progresivo en las próximas décadas, incluso se espera que puedan llegar a duplicarse las tasas en el año 2030.

Con estas premisas, dado el impacto de esta patología, en los próximos años será necesario organizar cambios importantes en las políticas sanitarias con el objetivo de reducir al máximo su incidencia y su impacto socioeconómico, tanto en prevención primaria y secundaria como en la fase aguda.

El grupo de enfermedades del sistema circulatorio se mantuvo como la primera causa de muerte en 2016 (con una tasa de 257,9 fallecidos por cada 100.000 habitantes), seguida de los tumores (243,1) y de las enfermedades del sistema respiratorio (100,8).

El accidente vascular cerebral o ictus se produce a causa de un trastorno circulatorio cerebral que puede causar una alteración transitoria o permanente de la circulación cerebral en una zona del parénquima encefálico.

En la etiología del ictus intervienen múltiples factores. La detección y modificación de estos factores es una intervención que implica a todos los niveles asistenciales para prevenir un primer ictus (prevención primaria) y evitar recurrencias (prevención secundaria).

Los factores de riesgo del ictus son:

- No modificables: edad, sexo, factores genéticos, raza y etnia.
- Modificables: hipertensión arterial, fibrilación auricular, diabetes *mellitus*, hipercolesterolemia, tabaquismo, alcohol, obesidad y sedentarismo.

- La hipertensión arterial es el factor de riesgo más importante de ictus, tanto isquémico como hemorrágico.
- La fibrilación auricular es la arritmia cardíaca más frecuente en los adultos y una de las principales causas de ictus.

En función de la naturaleza de la lesión se clasificará el accidente vascular cerebral en isquémico o hemorrágico.

- El ictus isquémico se produce al obstruirse el flujo de sangre de una parte del cerebro a causa de la formación o embolización de un trombo en el interior de una arteria cerebral.
- El ictus hemorrágico se produce cuando hay presencia de sangre, ya sea en el parénquima o en el interior de los ventrículos cerebrales (hemorragia cerebral), o en el espacio subaracnoideo (hemorragia subaracnoidea).

Se puede clasificar el ictus en dos grandes grupos según su etiología: el ictus isquémico, que afecta al 80-85 % de los pacientes y se debe a una oclusión de la arteria cerebral; y el ictus hemorrágico, que se produce por la rotura de una arteria y el consiguiente derrame de la sangre y que afecta al 15-20 % de los pacientes.

La isquemia puede afectar a una parte del encéfalo (isquemia focal) o la totalidad del encéfalo (isquemia global). La isquemia cerebral global se produce cuando una disminución del flujo sanguíneo cerebral afecta a la totalidad del encéfalo (a los hemisferios cerebrales) a causa de una hipotensión arterial y puede asociarse en ocasiones a una lesión del tronco del encéfalo o del cerebelo (**Fig. 23-1**).

 El paro cardíaco, la cirugía con circulación extracorpórea y el *shock* prolongado son las causas más frecuentes de isquemia global.

Diversos estudios demuestran que una formación específica en patología cerebrovascular, dirigida específicamente a los profesionales asistenciales de los sistemas de emergencias, aumenta su sensibilidad en el diagnóstico del 61-66 % al 86-97 % y que el desarrollo de programas educacionales a distintos niveles permite una reducción en los tiempos de latencia hasta la atención especializada y, como resultado, se produce un aumento del acceso al tratamiento trombolítico de estos pacientes.

Es necesario que los profesionales sanitarios implicados en la atención a los pacientes puedan tener oportunidades para recibir una formación continuada que garantice una correcta identificación desde el inicio de los primeros síntomas, el traslado correcto y la atención de los pacientes con ictus agudo a lo largo de toda la cadena asistencial.

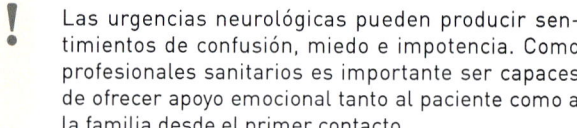 Las urgencias neurológicas pueden producir sentimientos de confusión, miedo e impotencia. Como profesionales sanitarios es importante ser capaces de ofrecer apoyo emocional tanto al paciente como a la familia desde el primer contacto.

ACCIDENTE CEREBRAL VASCULAR ISQUÉMICO

Clasificación de los accidentes cerebrales vasculares isquémicos

Clasificación clínica-temporal

- AIT o ictus isquémico transitorio: la American Heart Association y la American Stroke Association (AHA/ASA) lo definen como un episodio transitorio de disfunción neurológica causada por una isquemia focal cerebral, sin que exista infarto agudo asociado en las pruebas de neuroimagen (tomografía computarizada o resonancia magnética), con una duración de los síntomas de menos de 24 horas, generalmente de menos de una hora, y que desaparecen de forma espontánea.

 Se debe considerar el ictus isquémico transitorio como una urgencia médica, ya que hasta un 23 % de los ictus isquémicos vienen precedidos por uno. El riesgo de recurrencia durante las primeras 24-48 horas es elevado, por lo que será necesario realizar un estudio neurovascular urgente en un centro primario de ictus.

- Infarto cerebral: un déficit neurológico focal persistente en el tiempo, generalmente con una duración de más de una hora, con lesión en las pruebas de neuroimagen.
- Reversible: déficit neurológico isquémico que dura más de 24 horas y desaparece en menos de cuatro semanas.

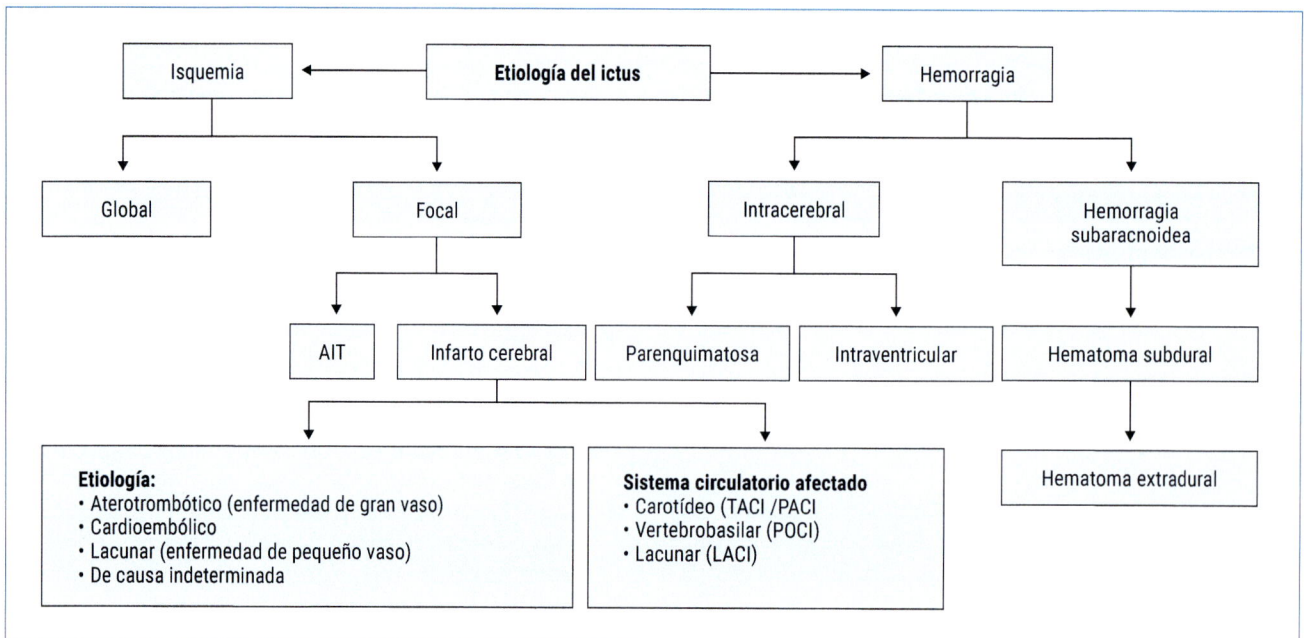

Figura 23-1. Etiología del ictus.

- Establecido: el déficit neurológico focal es relativamente estable o evoluciona de manera gradual hacia la mejoría, y lleva más de 24-48 horas de evolución.
- Progresivo o en evolución: es el que se sigue de empeoramiento de los síntomas focales durante las horas siguientes a su instauración.

> **!** Cuando el problema es la oclusión o taponamiento de un vaso (con lo que la sangre no puede llegar a una determinada zona del cerebro), esa parte queda sin el oxígeno y los nutrientes que necesita y se lesiona, lo que causa la isquemia cerebral. Si esta situación se mantiene el tiempo suficiente, el tejido muere y ocurre el infarto cerebral.
>
> Esta oclusión puede ser debida a:
> - Infarto cerebral trombótico: el trombo que obstruye la arteria cerebral se produce en una arteria del cerebro o en una de las arterias del cuello.
> - Infarto cerebral embólico: la oclusión de la arteria se produce por un émbolo originado en otro punto del sistema vascular.
> - Infarto cerebral hemodinámico: ocasionado por un bajo gasto cardíaco o por hipotensión arterial.

Clasificación topográfica

La clasificación topográfica de los ictus más conocida y utilizada es la de *Oxfordshire Community Stroke Project* (OCSP), que permite valorar tanto la localización como el tamaño de la lesión, además de ofrecer información de valor pronóstico.

Los infartos se clasifican a partir de una serie de criterios clínicos en los que se valora la circulación afectada y, por tanto, la topografía parenquimatosa (**Fig. 23-2**).
- TACI: la causa más frecuente es la cardioembólica. Se relaciona con lesiones extensas de la arteria cerebral media o la cerebral anterior.

- PACI: son los más frecuentes y se relacionan, sobre todo, con lesiones corticales. Su origen puede ser tanto aterotrombótico como cardioembólico.
- LACI: se asocian a lesiones pequeñas y profundas en el territorio de las arterias perforantes.
- POCI: se relacionan con el territorio vertebrobasilar y el mecanismo más habitual es la aterotrombosis.

Clasificación según el territorio afectado

- Ictus hemisférico: la zona cerebral lesionada puede afectar toda o una parte de uno de los dos hemisferios cerebrales (**Fig. 23-3**).

Pueden aparecer algunos de estos síntomas: asimetría facial, debilidad en brazo o pierna, alteración de la sensibilidad en la mitad del cuerpo, pérdida de la visión en la mitad del cuerpo o hemianopsia, afasia, agnosia.

> **!** Los síntomas se manifiestan siempre en el lado del cuerpo contrario a la lesión cerebral.

Si el paciente tiene afectación del hemisferio derecho, puede presentar los siguientes síntomas:

- Debilidad en el hemicuerpo izquierdo que puede afectar a la zona facial, brazo y pierna.
- Alteración de la sensibilidad en el hemicuerpo izquierdo.
- Hemianopsia o pérdida de visión en el campo visual izquierdo.
- Agnosia o falta de reconocimiento de la mitad del cuerpo y del déficit. La agnosia aparece cuando se afecta el hemisferio no dominante, que es el derecho para la mayoría de la población, de manera que la agnosia suele acompañarse de debilidad en el lado izquierdo del cuerpo. El paciente presentará asomatognosia cuando no reconoce la parte

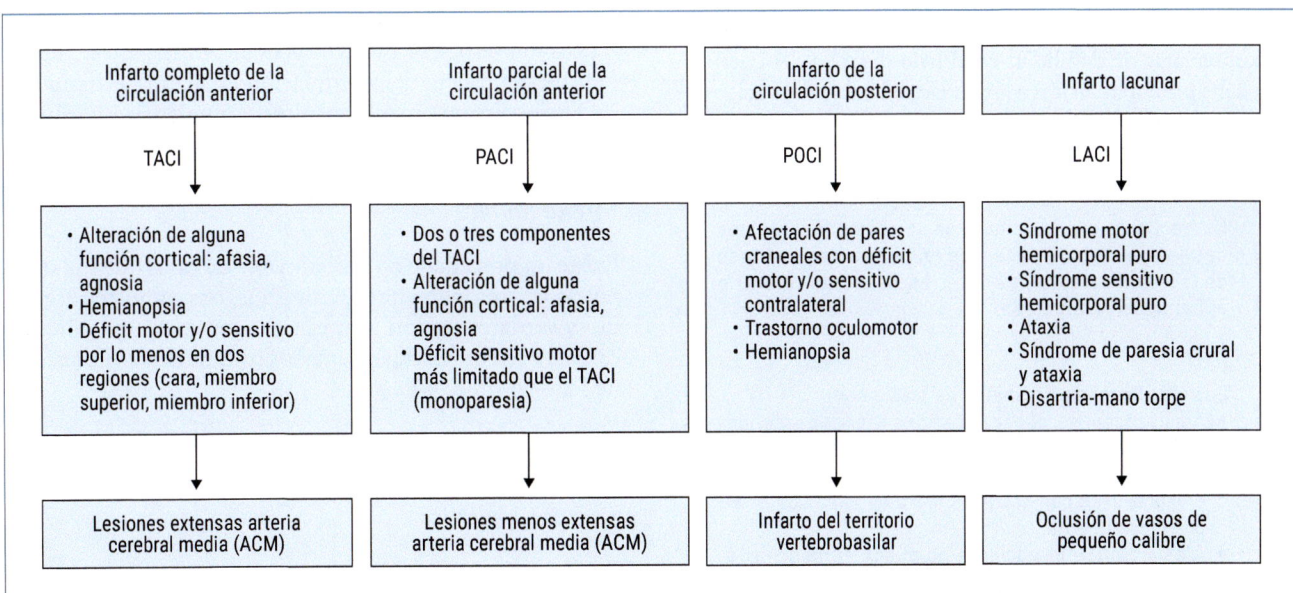

Figura 23-2. Adaptación de los síndromes topográficos según la clasificación de *Oxfordshire Community Stroke Project* (OCSP).

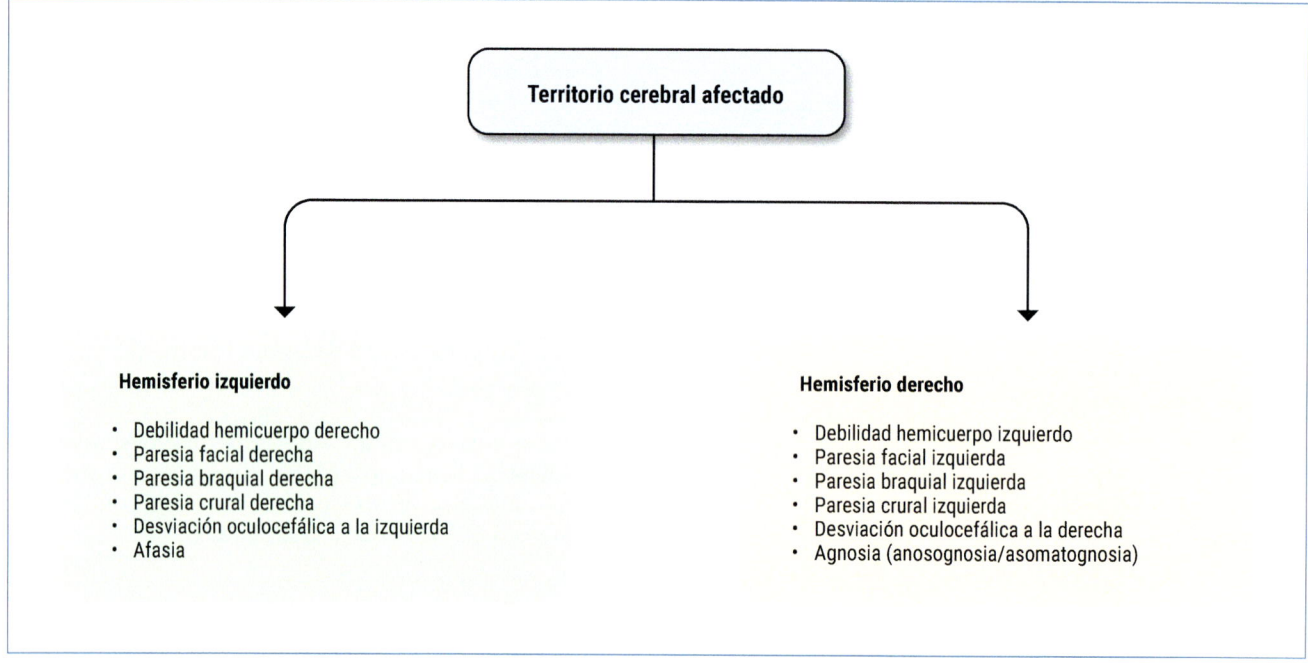

Figura 23-3. Territorio cerebral afectado.

izquierda de su cuerpo. El paciente presentará anosognosia cuando no reconoce su déficit (a pesar de la debilidad, piensa que puede mover bien las extremidades).

Si el paciente tiene afectación del hemisferio izquierdo, puede presentar los siguientes síntomas:

- Debilidad en el hemicuerpo derecho que puede afectar a la zona facial, brazo y pierna.
- Alteración de la sensibilidad en el hemicuerpo derecho.
- Hemianopsia o pérdida de visión en el campo visual derecho.
- Afasia o imposibilidad para decir las palabras correctamente y para entender el lenguaje. La afasia aparece cuando se afecta el hemisferio dominante, que es el izquierdo para la mayoría de la población, de manera que la afasia suele acompañarse de debilidad en el lado derecho del cuerpo. Se debe prestar atención a la calidad del habla del paciente. En ocasiones, el habla puede ser clara, pero la selección de las palabras es incorrecta.

💡 Es frecuente que los síntomas se acompañen de una desviación de la mirada y de la cabeza hacia el lado de la lesión cerebral, es decir, hacia el lado contrario al hemicuerpo afectado.

❗ Las tres formas principales de afasia son:
- Afasia receptiva: el paciente no es capaz de entender el habla, pero es capaz de hablar con claridad.
- Afasia expresiva: el paciente es incapaz de hablar o expresarse con claridad, pero es capaz de comprender el habla.
- Afasia global: el paciente no puede cumplir órdenes ni contestar preguntas. Es frecuente que estos pacientes puedan pensar con claridad.

- Ictus lacunar: el área afectada se limita a la zona más profunda del cerebro, donde están las arterias más pequeñas (enfermedad de pequeño vaso). El paciente puede presentar hemiparesia motora pura, síndrome hemisensitivo puro, síndrome sensitivo-motor, ataxia-hemiparesia (o disartria-mano torpe), movimientos anormales focales agudos.

❗ En el ictus lacunar nunca aparecerán síntomas corticales como afasia, agnosia (anosognosia o asomatognosia), hemianopsia ni desviación oculocefálica, ya que son propios de los ictus hemisféricos.

- Ictus de territorio posterior: afecta la región posterior del cerebro (tronco y cerebelo) y los síntomas más característicos son vértigo brusco, visión doble, hemianopsia, ataxia, dismetría o falta de coordinación en alguna extremidad. Ocasionalmente puede aparecer somnolencia o disminución de la consciencia.

Stroke mimics

Existe un porcentaje no desestimable de casos que son diagnosticados inicialmente de ictus y que, tras completar el estudio y ver la evolución, son clasificados como episodios de causa no cerebrovascular, llamados comúnmente «imitadores de ictus» o *stroke mimics*.

💡 Hasta en un 20 % de los pacientes diagnosticados inicialmente de un ictus, la clínica se debe a otra etiología no isquémica.

Ante un paciente con un cuadro clínico sugestivo de ictus, el proceso debe ir dirigido en primer lugar a confirmar el

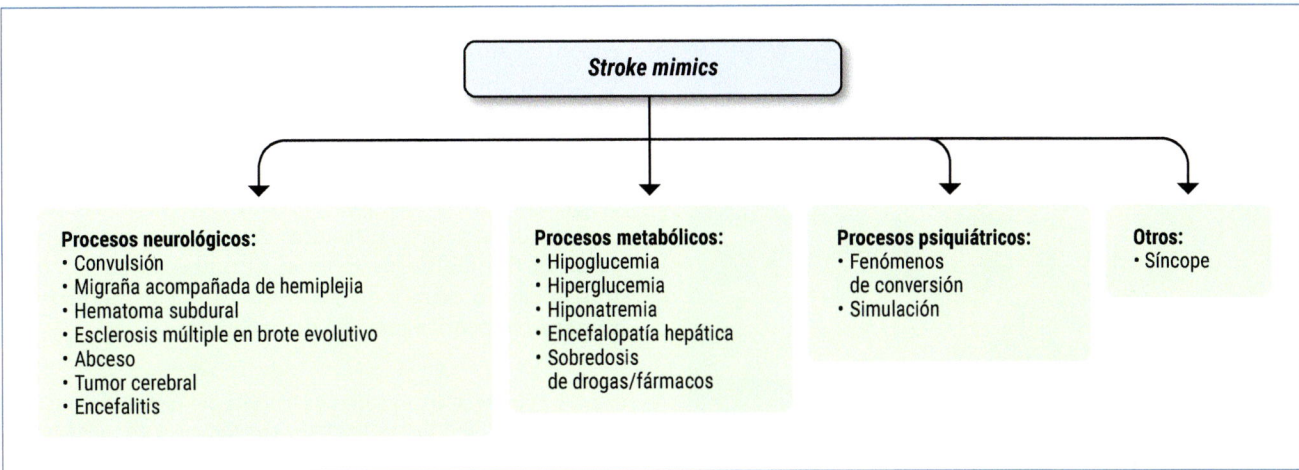

Stroke mimics

Procesos neurológicos:
- Convulsión
- Migraña acompañada de hemiplejia
- Hematoma subdural
- Esclerosis múltiple en brote evolutivo
- Abceso
- Tumor cerebral
- Encefalitis

Procesos metabólicos:
- Hipoglucemia
- Hiperglucemia
- Hiponatremia
- Encefalopatía hepática
- Sobredosis de drogas/fármacos

Procesos psiquiátricos:
- Fenómenos de conversión
- Simulación

Otros:
- Síncope

Figura 23-4. Diagnóstico diferencial con otras patologías que presentan síntomas similares al ictus.

diagnóstico de ictus y descartar otras entidades clínicas que se le puedan asemejar; determinar el tipo de ictus mediante técnicas de imagen (ictus isquémico o hemorrágico); establecer la topografía y extensión de la lesión encefálica y conocer la situación del sistema vascular (**Fig. 23-4**).

Este proceso se debe completar en el menor tiempo posible, ya que esto permitirá iniciar cuanto antes el tratamiento más adecuado.

 La identificación de los síntomas del ictus no siempre es sencilla para el profesional sanitario, ya que un ictus puede cursar con distinta sintomatología.

Tratamiento del ictus isquémico

El objetivo de las terapias de reperfusión, ya sea por vía intravenosa o intravascular, es conseguir la recanalización arterial lo antes posible y reperfundir el tejido cerebral antes de que el daño sea irreversible.

Trombólisis sistémica por vía intravenosa

El tratamiento trombolítico intravenoso con alteplasa (rTPA), forma recombinante del activador tisular del plasminógeno (tPA), es el principal tratamiento farmacológico que ha demostrado un beneficio en los pacientes con ictus isquémico agudo.

Actualmente está indicado en pacientes con ictus isquémico de menos de 4,5 horas de evolución, sin contraindicaciones médicas (anticoagulación con Sintrom® con niveles elevados de INR > 1,7, plaquetopenia o una cirugía mayor reciente), a dosis de 0,9 mg/kg, con una dosis máxima de 90 mg (**Fig. 23-5**).

- La administración se realiza mediante un bolo inicial intravenoso del 10 % de la dosis, seguido de una perfusión intravenosa del resto de la dosis, durante una hora.
- Antes de administrar el tratamiento trombolítico, es necesaria una prueba de neuroimagen que descarte la presencia de una hemorragia cerebral.

Preparación de rTPA (Actilyse®):

El fármaco se presenta en viales de 50 mg y de 20 mg. El rTPA es un polvo blanco al que le acompaña como diluyente agua estéril (50 mL o 20 mL según el vial de rTPA), con una concentración final de 1 mg/mL. La solución debe ser suavemente mezclada (no agitada) hasta que esté completamente disuelta (**Fig. 23-6**).

Dosis: 0,9 mg/kg hasta un máximo de 90 mg.

Administración: el 10 % en un bolo de 1-2 minutos y el 90 % restante se perfunde en una hora mediante bomba de infusión.

Ejemplo: A un paciente con un peso aproximado de 70 kg le corresponde una dosis total de 63 mg: un bolo inicial de 6 mg y 57 mg en perfusión continua a 57 mL/h.

La complicación más temida durante el tratamiento trombolítico es la transformación hemorrágica.

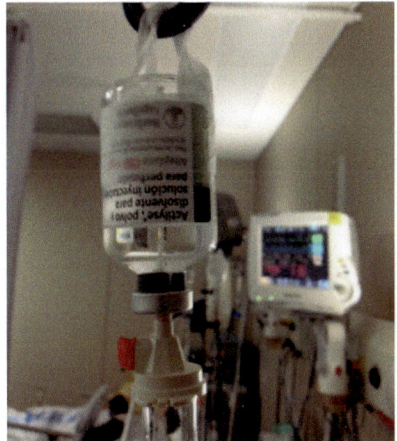 Durante el tratamiento, en aquellos pacientes que presenten somnolencia, cefalea, deterioro neurológico y náuseas o vómitos, habrá que interrumpir de forma inmediata la perfusión de rTPA. A continuación, se realizará una tomografía axial computarizada para confirmar la hemorragia, a la vez que un estudio completo de coagulación urgente.

Figura 23-5. Tratamiento trombolítico.

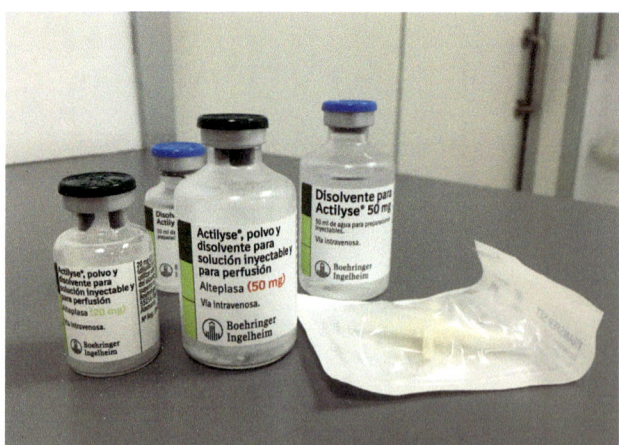

Figura 23-6. Preparación del rTPA.

Otra complicación potencialmente grave de la administración de la rTPA es el angioedema orolingual, que afecta a alrededor del 5 % de los pacientes y suele ser moderado y transitorio. Los corticoides y antihistamínicos administrados de forma inmediata son beneficiosos.

Durante la administración del trombolítico, el paciente debe estar monitorizado y deben controlarse las constantes cada 15 minutos.

Terapia intravascular

En los últimos años se han desarrollado distintas modalidades de tratamiento intravascular para procurar la recanalización arterial. Estas incluyen la trombólisis farmacológica intraarterial, la angioplastia intracraneal o extracraneal y la trombectomía mecánica (**Fig. 23-7**).

Este tratamiento está indicado en dos situaciones:
- En pacientes con contraindicaciones para recibir la trombólisis intravenosa con rTPA (tratamiento intravascular primario).
- Pacientes en los que no se consigue la disolución del trombo con la trombólisis intravenosa con rTPA (tratamiento intravascular de rescate).

Trombectomía mecánica:

Consiste en la extracción o fragmentación mecánica del trombo mediante la utilización de dispositivos y catéteres

intravasculares. Según el mecanismo empleado podemos encontrar dos modalidades: extractora o disruptiva, que mediante distintos dispositivos de extracción permiten capturar o fragmentar el coágulo.

Este tratamiento permite una recanalización de la arteria mucho más efectiva, además de reducir el riesgo de hemorragia sistémica en comparación con el rTPA intravenoso.

Actualmente, con las técnicas de revascularización intravascular: fibrinólisis intraarterial y trombectomía mecánica (disrupción o extracción del trombo) puede ampliarse la ventana terapéutica más allá de las 8 horas.

 El ingreso en unidades de ictus ha demostrado reducir en un 30 % la mortalidad y dependencia en todos los tipos de ictus y los costes de atención intrahospitalaria después de la fase aguda (**Fig. 23-8**).

Cadena asistencial en el ictus

Se denomina cadena asistencial a todo el proceso de atención urgente al ictus, desde la detección de los primeros síntomas por parte del paciente o de sus familiares, la activación de los Servicios de Emergencias Médicas, pasando por los servicios de urgencias hospitalarias hasta llegar a las unidades de ictus, donde los pacientes son atendidos por un equipo experto.

En este proceso de identificación de los síntomas y traslado urgente al hospital, son fundamentales los cuidados generales que se ofrecen en el mismo lugar del inicio de los síntomas y durante su traslado, teniendo siempre presente que el tiempo es cerebro y que no se debe demorar la llegada del paciente al hospital; allí se iniciará el proceso diagnóstico y terapéutico y su rápido traslado a la Unidad de Ictus, donde se completará el tratamiento específico según el tipo de ictus, con las pruebas diagnósticas de segundo nivel (**Fig. 23-9**).

Una vez finalizada la fase aguda, todas las actuaciones orientadas a facilitar la recuperación (rehabilitación, reintegración en la vida social, familiar y laboral) son imprescindibles. Aquí es fundamental la actuación coordinada tanto del médico de familia como de otros especialistas médicos, así como la colaboración de asistentes y trabajadores socia-

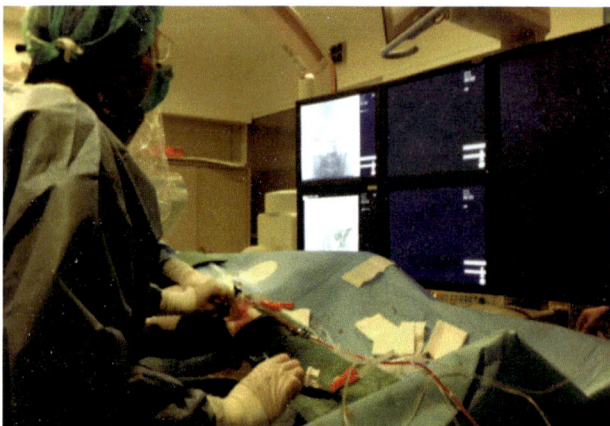

Figura 23-7. Tratamiento endovascular.

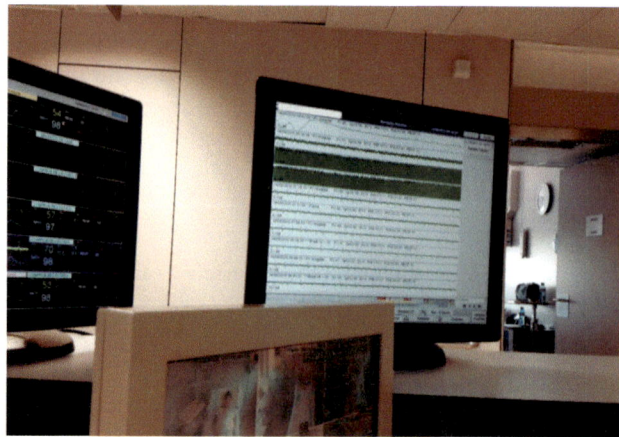

Figura 23-8. Unidad de ictus.

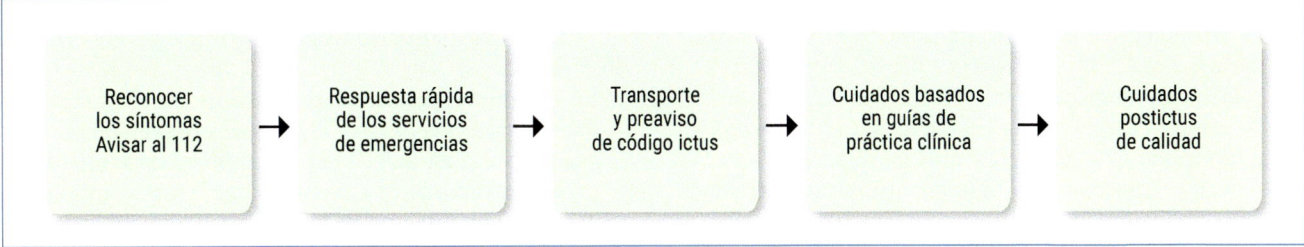

Figura 23-9. Cadena asistencial del ictus agudo.

les, psicólogos, logopedas, etc. También son de gran ayuda e imprescindibles las asociaciones de pacientes y familiares.

Código ICTUS

El ictus es una emergencia médica, en la que es posible una reducción de la mortalidad si se aplican medidas adecuadas de soporte vital a los pacientes. Una reducción en el tiempo de atención, tanto en el medio extrahospitalario como hospitalario, va a permitir tratamientos que pueden salvar la vida o disminuir las secuelas a estos pacientes. Por tanto, el ictus es una patología cuyo pronóstico es cronodependiente, lo que define a cualquier emergencia médica.

La necesidad de una rápida actuación en el ictus es debida a la estrecha ventana terapéutica del tratamiento fibrinolítico de 4,5 horas. Esto ha hecho que en diferentes países se organicen sistemas de atención aguda conocidos como *código ictus*.

> ! La Sociedad Española de Neurología define como código ictus al procedimiento que consiste en el reconocimiento precoz de los signos y síntomas de un ictus de probable naturaleza isquémica (producido por una disminución importante del flujo sanguíneo cerebral de una forma anormalmente brusca) y que genera un protocolo de actuación que prioriza los cuidados y el traslado inmediato del paciente por los servicios de urgencia a un hospital, para que se pueda beneficiar de una terapia de reperfusión y de cuidados especiales.

Objetivos del código ictus

- Disminuir el tiempo entre el inicio del ictus y el acceso a un diagnóstico y tratamiento especializado.
- Incrementar el número de pacientes con infarto cerebral tratados con trombólisis.
- Incrementar el número de pacientes que accedan a cuidados en una unidad de ictus de agudos.

> ! La American Heart Association recomienda, para una mayor eficacia del tratamiento, que el tiempo «puerta-aguja», es decir, desde que el paciente llega al hospital hasta que se realiza la trombólisis intravenosa (TIV), sea inferior a 60 minutos.

Teleictus

La implantación de un sistema de telemedicina permite que los pacientes con sospecha de ictus agudo que acuden a un hospital comarcal sean valorados a distancia por un neurólogo de una unidad neurovascular especializada localizada en un hospital de referencia. Esto permite la evaluación urgente y permanente por un especialista de los pacientes con ictus agudo que acuden a un centro sin neurólogo de guardia. De esta forma se consigue la introducción controlada del tratamiento trombolítico en centros comarcales, con el adelanto del inicio del tratamiento indicado por el especialista y la disminución del número de traslados innecesarios.

A través de un equipo con pantalla y videocámara o, en ocasiones, a través de un ordenador portátil ubicado en el servicio de urgencias del hospital comarcal, se realiza una llamada al especialista localizado en un centro primario de ictus, quien ve y habla con el paciente, con el médico que le atiende, y puede revisar las exploraciones de neuroimagen para tomar las decisiones terapéuticas lo antes posible.

El teleictus ha demostrado ser un sistema eficaz y seguro, que obtiene resultados clínicos y tasas de complicaciones dentro de los estándares de los ensayos clínicos y similares a los obtenidos en centros primarios de ictus en los pacientes tratados con trombólisis sistémica a través de telemedicina (**Fig. 23-10**).

Escalas de valoración

Entre las escalas de valoración más utilizadas dirigidas a detectar los pacientes con ictus agudo encontramos:

- La escala del ictus *National Institute of Health Stroke Scale* (NIHSS). Es la escala más empleada para la valoración de funciones neurológicas básicas en la fase aguda del ictus

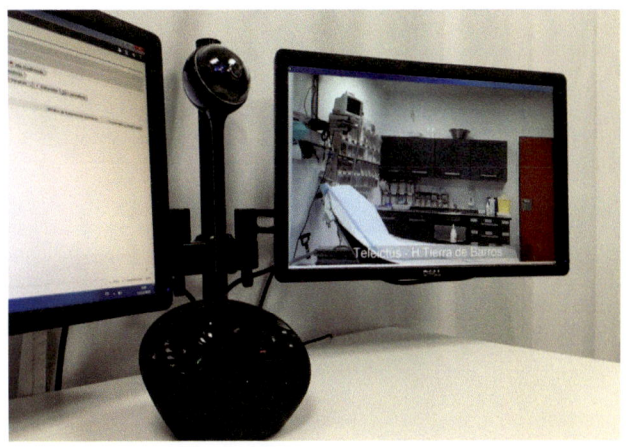

Figura 23-10. Puesto de teleictus.

isquémico. Puntúa de forma numérica la gravedad del ictus y se debe aplicar al inicio y durante la evolución del ictus (**Tabla 23-1**).

- Tiene un rango de puntuación de 0 a 42.
- Permite determinar la gravedad del ictus: leve <4, moderado <16, grave <25, muy grave ≥25.
- Indica la necesidad de tratamiento revascularizador: NIHSS entre 4 y 25.
- Tiene valor pronóstico.
- Entre sus limitaciones, cabe mencionar que puntúa más alto en los territorios de la arteria cerebral media

izquierda que en los de la derecha y que no valora adecuadamente la afectación del territorio vertebro-basilar.

- En el ámbito prehospitalario, encontramos la *Cincinnati Prehospital Stroke Scale* (CPSS), que se basa en una simplificación de la escala NIHSS con el objetivo de identificar pacientes candidatos a recibir tratamiento trombolítico. Tan solo con que uno de los ítems sea positivo, existe un 72 % de probabilidad de que esa persona esté sufriendo un ictus. Si los tres ítems son positivos esa probabilidad aumenta al 88 % (**Tabla 23-2**).

Tabla 23-1. Escala del ictus *National Institute of Health Stroke Scale* (NIHSS)

1. NIVEL DE CONSCIENCIA

1a. Alerta

Alerta con respuestas normales	0
No alerta, pero responde a estímulos verbales	1
No alerta, pero responde a estímulos repetidos o dolorosos (no reflejos)	2
No responde a estímulos dolorosos o solo con movimientos reflejos	3

1b. Preguntas orales
Preguntar el mes actual y la edad. Puntuar solo la primera respuesta

Ambas respuestas son correctas	0
Solo una respuesta es correcta, IOT, muy disártrico o barrera idiomática	1
Ninguna es correcta	2

1c. Órdenes motoras
Cerrar-abrir los ojos y cerrar-abrir la mano (lado no parético)

Ambas respuestas son correctas	0
Solo una respuesta es correcta	1
Ninguna es correcta	2

2. MIRADA CONJUGADA

Significa que los dos ojos hacen lo mismo y, en reposo, los ojos están en posición central
Explorar solo la mirada horizontal voluntaria o con reflejos óculo-cefálicos en comatosos

Normal	0
Paresia parcial de la mirada o paresia periférica de un nervio oculomotor	1
Paresia total o desviación forzada de la mirada conjugada	2

3. CAMPOS VISUALES POR CONFRONTACIÓN

A un metro de distancia del paciente y tapar el ojo que no va a ser explorado
Explorar los cuadrantes superiores e inferiores

Visión no alterada	0
Hemianopsia parcial o extinción visual	1
Hemianopsia completa	2
Ceguera total	3

4. PARESIA FACIAL

Enseñar los dientes, si no colabora, se puede explorar con un estímulo doloroso

Movimiento normal (simetría de la hemicara)	0
Mínima asimetría	1
Parálisis de la zona inferior de una hemicara	2
Parálisis de las zonas inferior y superior de una hemicara	

(Continúa)

Tabla 23-1. Escala del ictus *National Institute of Health Stroke Scale* (NIHSS) (*Cont.*)

5. PARESIA DEL BRAZO

Primero el brazo no parético
Levantar y extender el brazo a 90°
Paciente en decúbito, extender brazo a 45°

5a. Lado derecho

Mantiene la posición durante 10 segundos, amputación o inmovilización	0
Claudica en menos de 10 segundos sin tocar la cama	1
Claudica en menos de 10 segundos y la extremidad toca la cama	2
Existe movimiento, pero no alcanza la posición o cae inmediatamente	3
Parálisis de la extremidad	4

5b. Lado izquierdo (igual que el lado derecho)

6. PARESIA DE LA PIERNA

Primero la pierna no parética
Levantar la pierna extendida a 30 °

6a. Lado derecho

Mantiene la posición durante 10 segundos, amputación proximal o inmovilización	0
Claudica en menos de 5 segundos sin tocar la cama	1
Claudica en menos de 5 segundos y la extremidad toca la cama	2
Existe movimiento, pero no alcanza la posición o cae inmediatamente	3
Parálisis de la extremidad	4

6b. Lado izquierdo (igual que el lado derecho)

7. DISMETRÍA (ataxia: descoordinación en el movimiento)

Dedo-nariz y talón-rodilla, realizar con los ojos abiertos

Ausente, amputación, déficit motor o fusión de la articulación	0
Ataxia en una extremidad	1
Ataxia en dos extremidades	2

8. SENSIBILIDAD

Con una aguja explorar la cara, los brazos, el tronco, el abdomen y las piernas (ni manos ni pies)
En paciente obnubilado, evaluar la retirada al estímulo doloroso

Normal	0
Leve hipoestesia	1
Anestesia o paciente en coma	2

9. LENGUAJE

Describir un dibujo o leer una lista de palabras y frases
En paciente mudo o con IOT, explorar según su escritura

Normal	0
Afasia leve o moderada (se puede entender)	1
Afasia grave (no se puede entender)	2
Comprensión nula o en coma	3

10. DISARTRIA

Valorar solo la articulación

Normal o IOT	0
Leve o moderada (se puede entender)	1
Grave, ininteligible o mudo	2

11. EXTINCIÓN E INATENCIÓN. NEGLIGENCIA

Extinción: en caso de estímulos bilaterales simultáneos, el paciente no es capaz de percibir el lado contralateral a la lesión
Negligencia: el paciente es incapaz de orientarse o responder ante un estímulo en el lado contralateral a la lesión
Inatención: el paciente ignora los estímulos en el lado contralateral a la lesión

Sin alteraciones	0
Inatención o extinción en una modalidad (visual, táctil, espacial o corporal)	1
Inatención o extinción en más de una modalidad. No reconoce su propia mano o solo reconoce una parte del espacio	2

IOT: intubación orotraqueal.

Tabla 23-2. Escala *Cincinnati Prehospital Stroke Scale* (CPSS)

Asimetría facial: pedir al paciente que sonría o muestre los dientes

Normal: ambos lados de la cara se mueven de forma simétrica

Anormal: un lado de la cara no se mueve tan bien como el otro

Fuerza en los brazos: pedir al paciente que cierre los ojos y mantenga los brazos estirados durante 10 segundos

Normal: ambos brazos se mueven igual

Anormal: un brazo no se mueve o cae respecto al otro

Lenguaje

Normal: el paciente utiliza palabras correctas

Anormal: el paciente al hablar arrastra las palabras, utiliza palabras incorrectas o no puede hablar

Fuente: Kothari RU, Pancioli A, Liu T, Brott T, Broderick J. Cincinnati Prehospital Stroke Scale: reproducibility and validity. Ann Emerg Med. 1999;33(4):373-8. Disponible en: https://www.brainattackcoalition.org/pdfs/cincinnati_508.pdf.

- La escala *Rapid Arterial Oclusion Evaluation* (RACE) es una escala neurológica simple y rápida, que permite una valoración de la gravedad del ictus agudo en el ámbito extrahospitalario y detectar a aquellos pacientes con alta probabilidad de oclusión arterial de un gran vaso, candidatos a tratamiento de reperfusión intravascular. Valora cinco ítems, que serán diferentes si la debilidad afecta al hemicuerpo derecho o al izquierdo: paresia facial, paresia braquial, paresia crural, desviación oculocefálica y afasia/agnosia, con una puntuación total de 0 a 9.

Una puntuación ≥5 permite sospechar la presencia de oclusión de gran vaso arterial con una sensibilidad del 85 % y especificidad del 69 % (**Tabla 23-3**).

! La escala RACE fue diseñada por el grupo de investigadores del Sistema d'Emergències Mèdiques (SEM) y del Hospital Universitari Germans Trias i Pujol y es la única escala prehospitalaria dirigida a identificar pacientes con oclusión de un gran vaso cerebral que ha sido validada prospectivamente e implementada en la práctica clínica diaria.

ICTUS HEMORRÁGICO

El ictus hemorrágico o accidente cerebrovascular hemorrágico implica un sangrado dentro del cerebro, lo que comprime y daña el tejido cerebral adyacente. Se produce por la rotura de una arteria y la extravasación de la sangre en el encéfalo (**Fig. 23-11**).

Hemorragia subaracnoidea

La hemorragia subaracnoidea (HSA) supone un 5 % de los ictus. A pesar de la baja incidencia, es una enfermedad neurológica con una elevada morbimortalidad (a los 30 días se sitúa en el 40-50 %). Tiene un impacto económico relevante, ya que incide sobre personas jóvenes, previamente sanas y completamente independientes.

En el 80 % de los casos, la causa más frecuente de HSA espontánea es la rotura de un aneurisma sacular. En segundo lugar, se incluye la hemorragia por una malformación arteriovenosa, que supone el 5-10 % de los casos y la extensión hacia el espacio subaracnoideo de una hipertensión intracraneal primaria. Existen también otras causas como tumores cerebrales, alteraciones de la pared vascular o alteraciones de la coagulación.

 La hemorragia subaracnoidea afecta, sobre todo, a pacientes jóvenes y es más frecuente en mujeres.

Tabla 23-3. Escala *Rapid Arterial Oclusion Evaluation*

1. Paresia facial:	
La mueca al enseñar los dientes es simétrica	0
La mueca al enseñar los dientes es ligeramente asimétrica	1
La mueca al enseñar los dientes es totalmente asimétrica	2
2. Paresia braquial:	
Mantiene el brazo contra gravedad >10 segundos	0
Mantiene el brazo contra gravedad <10 segundos	1
No mantiene el brazo contra gravedad	2
3. Paresia crural:	
Mantiene la pierna contra gravedad >5 segundos	0
Mantiene la pierna contra gravedad <5 segundos	1
No mantiene la pierna contra gravedad	2
4. Desviación oculocefálica:	
Ausente	0
Presente	1
5A. Agnosia/negligencia (si hemiparesia izquierda) Asomatognosia (no reconoce el lado izquierdo de su cuerpo)/ anosognosia (no reconoce el déficit)	
No tiene asomatognosia ni anosognosia	0
Asomatognosia o anosognosia	1
Asomatogosia y anosognosia	2
5B. Afasia/lenguaje (si hemiparesia derecha) Dar las siguientes órdenes: cierre los ojos y haga un puño	
Obedece ambas órdenes	0
Obedece una orden	1
No obedece ninguna orden	2

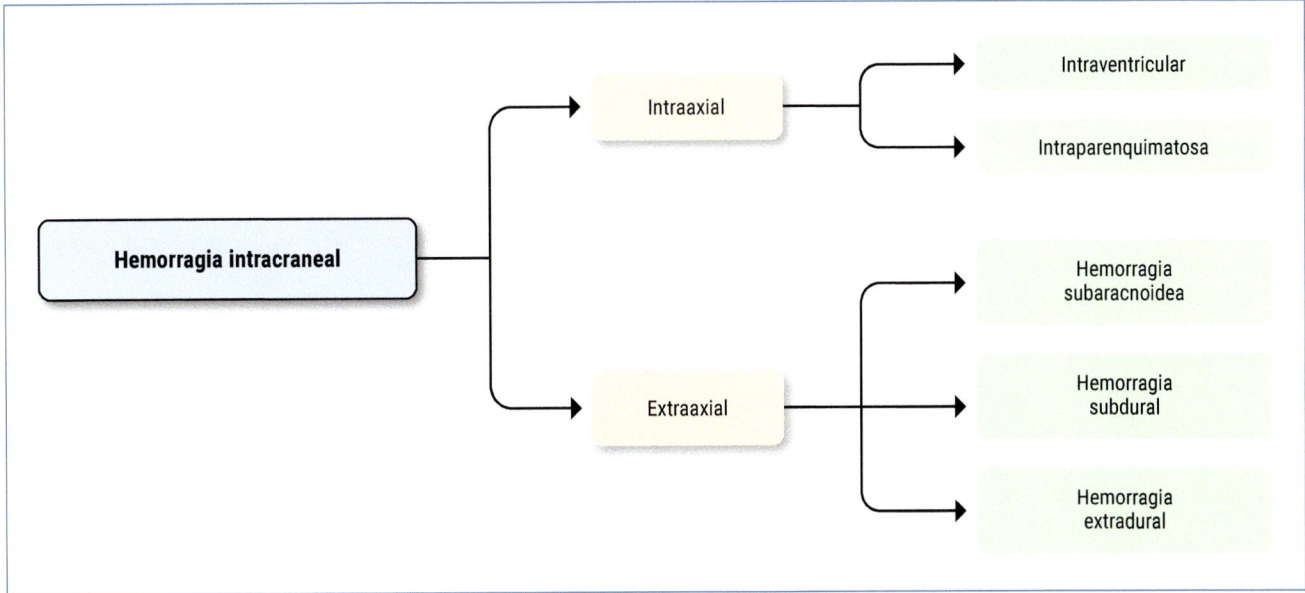

Figura 23-11. Ictus hemorrágico.

Factores de riesgo

Factores modificables:
• Hipertensión arterial.
• Tabaco.
• Alcohol.
Factores no modificables:
• Antecedentes familiares.
• Enfermedades del tejido conjuntivo.

Clasificación en función del mecanismo fisiopatológico

• HSA primaria o espontánea: presencia de sangre en el espacio subaracnoideo, donde debe circular solamente líquido cefalorraquídeo, debido a la rotura de un vaso sanguíneo.
• HSA secundaria a lesión traumática: se produce en el contexto de una agresión o accidente con traumatismo craneoencefálico de alta energía, o de forma yatrogénica en el contexto de una intervención quirúrgica.

Fisiopatología

Se produce una hipoperfusión a causa de la falta de irrigación de los territorios vasculares distales a la arteria portadora del aneurisma roto y, posteriormente, la sangre alcanza el espacio subaracnoideo. Este proceso impedirá la circulación libre de líquido cefalorraquídeo, irritará la corteza cerebral, dañará la barrera hematoencefálica y formará coágulos sobre otros vasos.

Esta extravasación genera un incremento de la presión intracraneal, que supone el primer mecanismo de defensa del organismo para detener el sangrado activo. Esta situación se correlaciona con el síntoma típico de cefalea brusca, intensa e insoportable, seguida de obnubilación con mayor o menor focalidad neurológica en función de la localización, o directamente si el sangrado es incontrolable, con una progresión al coma en pocos segundos.

Clínica

Signos de alarma: cefalea intensa, de inicio brusco en paciente sano, especialmente en el contexto de ejercicio físico o maniobras de presión abdominal como puede ser montar en bicicleta, coger peso, hacer deposición o mantener relaciones sexuales.

• Presentación clínica típica: paciente de 40-60 años previamente sano que, realizando una actividad física, presenta dolor de cabeza de inicio brusco.
• Si el sangrado es muy abundante, se producirá un deterioro rápido del nivel de consciencia asociado a aparición de síntomas neurológicos.

Síntomas asociados a la cefalea:
• Alteración de la conciencia (desde obnubilación hasta coma).
• Focalidad neurológica en función de la localización.
• Crisis convulsivas o mioclonías relacionadas con la hipoperfusión-reperfusión.
• Rigidez de nuca (no siempre presente en casos leves; es signo de irritación meníngea).
• Náuseas y vómitos en el contexto de hipertensión intracraneal.

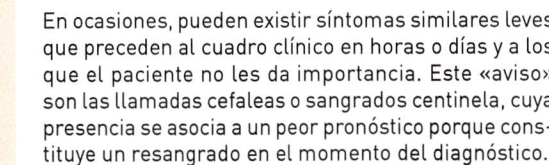
En ocasiones, pueden existir síntomas similares leves que preceden al cuadro clínico en horas o días y a los que el paciente no les da importancia. Este «aviso» son las llamadas cefaleas o sangrados centinela, cuya presencia se asocia a un peor pronóstico porque constituye un resangrado en el momento del diagnóstico.

Signos que deben alertar y que indican gravedad:
• Escala de Coma de Glasgow menor de 11.
• Alteración pupilar.
• Inestabilidad hemodinámica.

- Agitación grave.
- Convulsiones.
- Hipertensión arterial persistente.
- Hunt y Hess IV o V.

Escalas de valoración

Las dos escalas clínicas que se usan con más frecuencia para evaluar la gravedad inicial de la HSA son las de Hunt y Hess y la de la World Federation of Neurological Surgeons (WFNS). Cuanto mayor es la puntuación, peor es el pronóstico. Generalmente se considera buena situación clínica inicial a los grados I-III y mala situación a los grados IV-V (**Tablas 23-4** y **23-5**).

> ! Las escalas de Hunt y Hess y la escala de la World Federation of Neurosurgical Surgeons permiten cuantificar la gravedad de una HSA no traumática, en función de la situación clínica y, además, tienen un valor pronóstico.

Diagnóstico

Ante un paciente con sospecha de HSA, se recomienda derivar siempre a un centro especializado, es decir, a un hospital terciario dotado de unidad de cuidados intensivos, neurocirugía, neurorradiología diagnóstica e intervencionista y neurología.

Ante toda sospecha clínica de HSA es necesario realizar una tomografía axial computarizada cerebral sin contraste, para detectar la existencia de sangre extravasada en el espacio subaracnoideo. Si el resultado es normal, pero la sospecha clínica es alta, se recomienda realizar una punción lumbar. En el caso de que la tomografía axial computarizada sea compatible con HSA, se recomienda ampliar el estudio vascular con contraste (angiotomografía axial computarizada) para identificar el posible aneurisma y valorar la indicación de tratamiento intravascular o quirúrgico.

Uno de los problemas que se observan frecuentemente es el retraso en el diagnóstico, ya que hasta el 10 % de los pacientes no reconocen la naturaleza de sus síntomas y no acuden al servicio de urgencias. Por otro lado, en el 25 % de los casos, ya en urgencias, el diagnóstico inicial es incorrecto, lo que retrasa el inicio del tratamiento. Algunos pacientes pueden no tener una cefalea grave y ser otros síntomas los más prominentes. En ausencia de signos y síntomas clásicos, la HSA puede no diagnosticarse correctamente.

Tratamiento

El manejo de la morragia subaracnoidea va dirigido a proteger la función cerebral y prevenir las complicaciones neurológicas y sistémicas.

Objetivos del tratamiento

- Estabilizar la situación clínica del paciente para mitir llegar en la mejor situación posible al tratamiento, sea intravascular o quirúrgico.

Tabla 23-4. Escala Hunt y Hess	
Grado I	Ausencia de síntomas, cefalea leve o rigidez de nuca leve
Grado II	Cefalea moderada a grave, rigidez de nuca, paresia de pares craneales
Grado III	Obnubilación, confusión, leve déficit motor
Grado IV	Estupor, hemiparesia moderada grave, rigidez de descerebración temprana o trastornos neurovegetativos
Grado V	Coma, rigidez de descerebración

Fuente: Hunt WE, Hess RM. Surgical risk as related to time of intervention in the repair of intracranial aneurysms. J Neurosurg. 1968;28:14-20.

Tabla 23-5. Escala *World Federation of Neurosurgical Societies*		
Grado	Escala de Glasgow	Presencia de defecto motor
I	15 puntos	No
II	13-14 puntos	No
III	13-14 puntos	Sí
IV	7-12 puntos	Puede tener o no tener
V	3-7 puntos	Puede tener o no tener

Fuente: Teasdale GM, Drake CG, Hunt W, Kassell N, Sano K, Pertuiset B, et al. A universal subarachnoid hemorrhage scale: report of a committee of the World Federation of Neurosurgical Societies. J Neurol Neurosurg Psychiatry. 1988;51:1457.

- Preservar en todo momento la función cerebral (reconocimiento precoz, prevención y tratamiento de las complicaciones).

Tratamiento intravascular

Actualmente se considera como tratamiento de primera elección. A través de un catéter introducido por la arteria femoral, se depositan unas espirales de platino o *coils* con el objetivo de embolizar la lesión (**Figs. 23-12** y **23-13**).

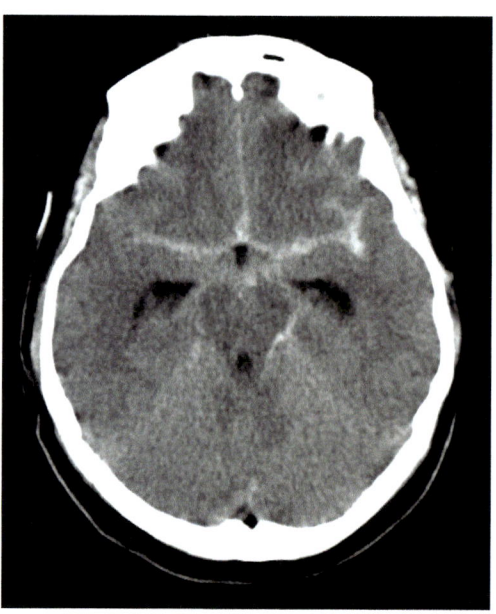

Figura 23-12. Hemorragia subaracnoidea.

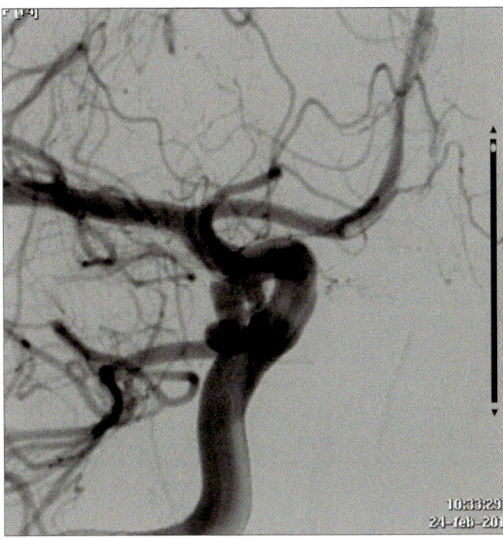

Figura 23-13. Tratamiento intravascular.

Tratamiento quirúrgico

La craniectomía y el clipaje tiene como objetivo reducir el riesgo de resangrado del aneurisma. Es el tratamiento de elección cuando existe una lesión con abundante sangrado y compromiso del parénquima cerebral.

En el caso de que no sea técnicamente posible la embolización, se puede optar por el clipaje del aneurisma o la combinación de las dos técnicas.

> Para evitar el resangrado se debe excluir el aneurisma de la circulación sanguínea, que puede realizarse mediante dos técnicas: por vía intravascular se colocan coils en el interior del aneurisma, o por vía neuroquirúrgica se procede al clipaje del cuello del aneurisma.

Medidas generales

- Reposo absoluto, tranquilidad, mantener reducción de ruidos y estímulos externos.
- Cabecera a 30°.
- Monitorización de las funciones respiratoria, cardiovascular y neurológica.
- Antieméticos.
- Fluidoterapia: mantener la euvolemia mediante suero salino.
- Analgesia: evitar aspirina y analgésicos con actividad antiagregante plaquetaria.
- Evitar hipotensión arterial e hipovolemia.
- Mantener glucemia entre 80 y 120 mg/dL.
- Control de la presión arterial: mantener sistólica por debajo de 180 mm Hg para reducir el riesgo de resangrado. Este control debería conseguirse con el reposo y analgesia.
- Evitar cambios bruscos de presión arterial.

> ! El tratamiento anticonvulsivo solamente estaría indicado en pacientes que han presentado crisis: no se recomienda de forma preventiva.

Complicaciones más frecuentes

- Edema cerebral con herniación encefálica.
- Resangrado.
- Vasoespasmo.
- Hidrocefalia.
- Hiponatremia.
- Hipovolemia.
- Alteraciones hemodinámicas: respiratorias y cardíacas (**Fig. 23-14**).

> El resangrado es la principal causa de mortalidad en las primeras horas de evolución.

Hematoma subdural y extradural

El sangrado intracerebral puede ser el resultado de traumatismo cerrado, caída o lesión penetrante y puede asociarse con fracturas craneales o contusiones del parénquima adyacente.

Estos hematomas en crecimiento pueden producir efecto masa, comprimen las estructuras vasculares, aumentan la presión intracraneal y provocan un mayor daño neurológico.

Hematoma subdural

Las desaceleraciones bruscas producen desgarros de las venas de unión a los senos en el espacio subdural, causando hemorragia entre la duramadre y la aracnoides. El tratamiento es quirúrgico mediante una craneotomía.

Se consideran crónicos cuando existen desde hace tres semanas o más. Es más frecuente en pacientes ancianos y son de difícil diagnóstico, ya que se producen a veces por traumatismos leves. Es característico que los pacientes acudan a urgencias por cefalea, somnolencia, cambio de comportamiento de varios días de evolución. Son muy comunes los episodios de agitación y desorientación; algunos pacientes presentan signos neurológicos focales contralaterales y, si la lesión es en el lado izquierdo, pueden presentar alteraciones del lenguaje.

Dependiendo del tamaño del hematoma y del lugar en donde ejerce presión sobre el cerebro, se puede presentar cualquiera de los siguientes síntomas:

- Lenguaje confuso o mal pronunciado.
- Dificultad con el equilibrio o la marcha.
- Dolor de cabeza.
- Falta de energía o confusión.
- Convulsiones o pérdida del conocimiento.
- Náuseas y vómitos.
- Debilidad o entumecimiento.
- Problemas visuales.

Hematoma extradural

Con frecuencia son secundarios a laceraciones de la arteria meníngea media y causan hemorragia entre el cráneo y la duramadre. Los pacientes pueden presentar un breve intervalo lúcido seguido por pérdida de consciencia.

Estos hematomas son potencialmente graves y requieren evacuación urgente, ya que el sangrado arterial se acumula rápidamente y produce aumento de la presión intracraneal y compresión de las estructuras circundantes.

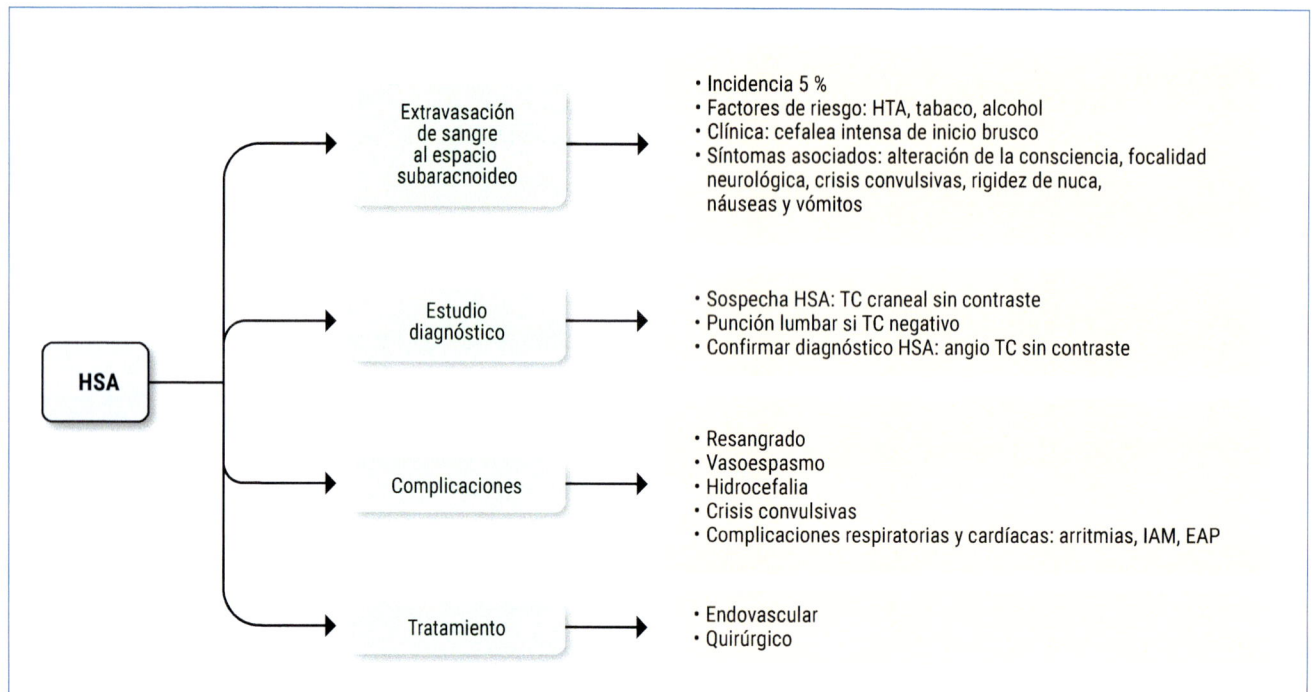

Figura 23-14. Hemorragia subaracnoidea. EAP: edema agudo de pulmón; HSA: hemorragia subaracnoidea; IAM: infarto agudo de miocardio; TC: tomografía computarizada.

PUNTOS CLAVE

- El accidente cerebral vascular o ictus lo produce un trastorno circulatorio cerebral que puede causar una alteración transitoria o permanente de la circulación cerebral en una zona del parénquima encefálico.
- Es importante tener en cuenta que constituye una emergencia médica desde el inicio de los síntomas.
- Los principales signos de alarma son: cambios repentinos en la pérdida de fuerza o sensibilidad de la cara, del brazo o de la pierna, dificultad para hablar, pronunciar o entender las palabras, desviación de la comisura labial, alteración de la visión en uno o ambos ojos, dificultad para caminar.
- El tiempo es cerebro; por tanto, el reconocimiento de los síntomas a través de las escalas neurológicas permitirá una actuación precoz.
- El código ictus es un sistema que permite la identificación de pacientes con ictus y su rápido traslado a un centro hospitalario con capacidad para realizar un tratamiento adecuado.

- Tanto los ictus isquémicos como hemorrágicos requieren una atención urgente en un centro especializado lo antes posible para recibir el tratamiento adecuado.
- El ingreso de los pacientes en una Unidad de Ictus con vigilancia neurológica intensiva permite incrementar las posibilidades de recuperación.
- Las terapias de reperfusión tienen como objetivo conseguir restablecer el flujo cerebral en los pacientes con ictus isquémico, mediante el tratamiento trombolítico con rTPA intravenoso y el tratamiento intravascular en los casos de oclusión de gran vaso.
- El ictus hemorrágico es menos frecuente que el ictus isquémico, pero a menudo es más grave.
- Existen tratamientos específicos para los pacientes con ictus hemorrágico, que requiere, en ocasiones, un tratamiento altamente especializado con técnicas neuroquirúrgicas o intravasculares.

BIBLIOGRAFÍA

Baldereschi M, Piccardi B, Di Carlo A, Lucente G, Guidetti D, Consoli D, et al. Relevance of Prehospital Stroke Code Activation for Acute Treatment Measures in Stroke Care: A Review. Cerebrovasc Dis. 2012;34(3):182-90.

Campbell BCV, De Silva DA, Macleod MR, Coutts SB, Schwamm LH, Davis SM, et al. Ischaemic stroke. Nat Rev Dis Primers. 2019;5(1):70.

Fiehler J, Cognard C, Gallitelli M, Jansen O, Kobayashi A, Mattle HP, et al. European recommendations on organisation of interventional care in acute stroke (EROICAS Int J Stroke. 2016 Aug;11(6):701-16.

Greenberg SM, Ziai WC, Cordonnier C, Dowlatshahi D, Francis B, Goldstein JN, et al. 2022 Guideline for the Management of Patients With Spontaneous Intracerebral Hemorrhage: A Guideline From the American Heart Association/American Stroke Association. Stroke. 2022 Jul;53(7):e282-e361.

Katz BS, McMullan JT, Sucharew H, Adeoye O, Broderick JP. Design and Validation of a Prehospital Scale to Predict Stroke Severity: Cincinnati Prehospital Stroke Severity Scale. Stroke. 2015;46(6):1508-12.

Martínez-Sánchez P, Fuentes B, Ruiz Ares G. Ictus isquémico, infarto cerebral y ataque isquémico transitorio. Medicine. 2015;11(71):4230-41.

Meschia JF, Bushnell C, Boden-Albala B, Braun LT, Bravata DM, Chaturvedi S, et al. Guidelines for the primary prevention of stroke: a statement for healthcare professionals from the American Heart Association/American Stroke Association. Stroke. 2014;45(12):3754-832.

Middleton S, Grimley R, Alexandrov AW. Triage, Treatment, and Transfer: Evidence-Based Clinical Practice Recommendations and Models of Nursing Care for the First 72 Hours of Admission to Hospital for Acute Stroke. Stroke. 2015 Feb;46(2):e18-25.

Pérez de la Ossa N, Carrera D, Gorchs M, Querol M, Millán M, Gomis M, et al. Design and Validation of a Prehospital Stroke Scale to Predict Large Arterial Occlusion: The Rapid Arterial Occlusion Evaluation Scale. Stroke. 2014;45(1):87-91.

Sandset EC, Anderson CS, Bath PM, Christensen H, Fischer U, Gąsecki D, et al. European Stroke Organisation (ESO) guidelines on blood pressure management in acute ischaemic stroke and intracerebral haemorrhage. Eur Stroke J. 2021 Jun;6(2):II.

Powers WJ, Rabinstein AA, Ackerson T, Adeoye OM, Bambakidis NC, Becker K, et al. Guidelines for the Early Management of Patients With Acute Ischemic Stroke: 2019 Update to the 2018 Guidelines for the Early Management of Acute Ischemic Stroke: A Guideline for Healthcare Professionals From the American Heart Association/American Stroke Association. Stroke. 2019;50(12).

Vivancos J, Gilo F, Frutos R, Maestre J, García-Pastor A, Quintana F, et al. Guía de actuación clínica en la hemorragia subaracnoidea. Sistemática diagnóstica y tratamiento. Neurología. 2014;29(6):353-70.

Walter S, Audebert HJ, Katsanos AH, Larsen K, Sacco S, Steiner T, et al. European Stroke Organisation (ESO) guidelines on mobile stroke units for prehospital stroke management. Eur Stroke J. 2022;7(1):XXVII-LIX.

Crisis comiciales y estatus epiléptico

24

A. Sanromán Aguirre, R. Trujillo Rosales y J. A. Sarmiento Torres

OBJETIVOS

- Conocer los distintos tipos de crisis epilépticas que se puedan presenciar en la atención de urgencias y emergencias, según la clasificación Internacional League Against Epilepsy (ILAE).
- Comprender los criterios diagnósticos que se utilizan para identificar si la urgencia neurológica fue el resultado de un proceso sistémico tratable o una disfunción intrínseca del sistema nervioso central.
- Interpretar los resultados obtenidos para poner tratamiento específico precoz que frene las convulsiones, evite los efectos secundarios y mejore el pronóstico del paciente.
- Aplicar los conocimientos adquiridos en la práctica clínica, en el abordaje y manejo del paciente con crisis comiciales o estatus epiléptico.

INTRODUCCIÓN

Las crisis convulsivas son las urgencias neurológicas más frecuentes en los servicios de urgencias y emergencias. Si no se tratan de forma rápida y adecuada, pueden conducir a daños neurológicos graves o a la muerte.

Aproximadamente el 1-2 % de las consultas atendidas en un servicio de urgencias durante un año natural corresponden a crisis convulsivas. El 10 % de la población sufre algún tipo de crisis a lo largo de su vida (más frecuentemente en la primera infancia y en el final de la vida adulta) y solo 2-5/10.000 será diagnosticado posteriormente de epilepsia.

Según la Organización Mundial de la Salud (OMS) 1 de cada 10 personas sufre, al menos, una crisis epiléptica en su vida.

En España, la epilepsia es una enfermedad que afecta a 700.000 personas, y en torno a 50 millones en todo el mundo.

Afecta a personas de cualquier edad y de ambos sexos indistintamente y puede ser causada por motivos diversos. También existe la epilepsia de causa idiopática (origen desconocido) o de carácter familiar.

A pesar de todos estos datos, no hay un marcado cuerpo de evidencia, ya que toda esta información se extrae de estudios monocéntricos, guías clínicas y consejos de expertos.

Una crisis convulsiva es una urgencia neurológica que hay que intentar que ceda lo antes posible.

En las crisis, el tiempo es cerebro y esto queda reflejado en que la mayor duración de la crisis se relaciona con un peor pronóstico si no se instaura a tiempo un tratamiento farmacológico eficaz. Por tanto, es fundamental la atención rápida y coordinada entre los servicios de emergencias médicas (SEM) y los servicios de urgencias hospitalarias (SUH). El éxito del tratamiento no dependerá, en general, de la elección de uno u otro fármaco antiepiléptico (FAE), sino del hecho de seguir protocolos de actuación sistematizados.

CONCEPTOS CLAVE

Una convulsión es un período agudo paroxístico que se manifiesta con contracciones musculares sostenidas e intermitentes debido a una descarga sincrónica excesiva de un grupo de neuronas hiperexcitables y que se presenta de forma repentina, violenta e involuntaria como resultado de un trastorno focal o generalizado de la función de la corteza cerebral.

Puede ser producida por procesos cerebrales o sistémicos y, dependiendo de la localización, se va a manifestar con síntomas motores, sensitivos, vegetativos, de carácter psíquico y con pérdida de conciencia o sin ella.

 No toda convulsión es epilepsia, ni toda epilepsia se manifiesta mediante convulsiones.

 Una única crisis convulsiva no conduce al diagnóstico de epilepsia y no requiere tratamiento.

Hay que distinguir entre los siguientes conceptos:

- Convulsión: cuadro clínico de comienzo brusco caracterizado por contracciones musculares anormales, generalizadas o localizadas, tónicas, clónicas o tónico-clónicas acompañadas, en ocasiones, de alteración del nivel de consciencia. Puede ser de naturaleza epiléptica o no.
- Crisis epiléptica: son signos y síntomas transitorios de segundos o pocos minutos de duración, consecuencia de una hipersincronización eléctrica de redes neuronales corticales. Según el lugar donde esta se produzca, la expresión clínica puede ser muy variada.
- Estatus epiléptico: crisis epiléptica prolongada o inmediatamente recurrente, sin retorno de la conciencia entre las crisis.

❗ El estatus epiléptico es una emergencia y, cuanto antes se frene, mejor será el pronóstico del paciente.

- Epilepsia: trastorno cerebral que condiciona a una persona a sufrir crisis epilépticas recurrentes. Se define como:
  - Al menos dos ataques epilépticos que se producen con más de 24 horas de diferencia.
  - Un ataque no provocado (o reflejo) y una probabilidad de ataques posteriores similar al riesgo de recurrencia general (al menos del 60 %), después de dos ataques no provocados que ocurren a lo largo de diez años.
  - Diagnóstico de síndrome epiléptico.

❗ Los pacientes que presentan crisis convulsivas relacionadas con trastornos metabólicos o trastornos neurológicos agudos (encefalitis, derrame cerebral) no se considera que tengan epilepsia, puesto que, una vez tratada la causa, esos ataques desaparecerán.

- Epilepsia refleja: síndrome epiléptico en el cual todas las crisis son provocadas por estímulos sensoriales o actividades motoras cognitivas.
- Síndrome epiléptico: trastorno característico que se identifica por la edad de aparición, el tipo de ataque epiléptico, características electroencefalográficas específicas y habitualmente, otros síntomas.
- Seudocrisis (crisis histérica o psicógena): cambios repentinos en el comportamiento que simulan ataques epilépticos, pero sin los cambios neurofisiológicos típicos de estos. Se considera un trastorno de conversión.

❗ Un dato a tener en cuenta es que siempre se producen en compañía de otras personas.

- Epilepsia refractaria o resistente a fármacos: es aquella en la que no se consigue controlar las crisis pese a un tratamiento adecuado con dos FAE (en monoterapia o en combinación) bien tolerados, adecuadamente elegidos y pautados.

❗ Se entiende como falta de control cuando aparecen crisis en el período de un año con el tratamiento, o si las crisis aparecen en un tiempo inferior a tres veces el mayor intervalo que haya transcurrido entre dos crisis previas al inicio del tratamiento.

CRISIS EPILÉPTICAS. CONCEPTOS Y CLASIFICACIONES

Las crisis son el síntoma fundamental de los pacientes con epilepsia, y un análisis detallado de su semiología resulta necesario para clasificar el síndrome epiléptico que presenta el paciente. La recopilación de la información debe tener un orden cronológico de la secuencia o recurrencia de los sucesos, si es transitorio, autolimitado, involuntario, con o sin compromiso del estado neurológico.

La clasificación más útil para su uso en los servicios de urgencias y emergencias es la de la *Internacional League Against Epilepsy* (ILAE) (**Fig. 24-1**).

Crisis de inicio focal

Son crisis que se originan como consecuencia de la activación de un grupo neuronal (foco epileptógeno) limitado a redes neuronales de un hemisferio cerebral. Pueden presentarse con o sin alteración del nivel de consciencia y, en algunos casos, pueden evolucionar a crisis generalizada.

💡 Las crisis de inicio focal son las que clásicamente se denominaban crisis parciales.

Motora

- Automatismos. Implican comportamientos repetitivos que pueden ir desde lo más simple, parpadeos, chupeteo, deglución, apertura y cierre de una mano o cambios en la expresión facial (alegría, sorpresa, miedo), hasta otros mucho más complejos como frotar las manos entre sí, caminar en círculos o tocarse los genitales.
- Atónica. Disminución brusca del tono muscular de 1-2 segundos de duración que afecta a la musculatura flexora o extensora de cuello, tronco y extremidades, y que provoca caída de la cabeza, caída al suelo. Son difíciles de diferenciar de las crisis tónicas y mioclónicas (también asociadas con caídas) si no se dispone de registro electroencefalográfico o electromiográfico.
- Clónica. Crisis mioclónicas prolongadas, con repetición regular, que afectan a un mismo grupo muscular. En ocasiones se relacionan con la fiebre.
- Espasmos epilépticos. Contracciones tónicas, bruscas, breves y bilaterales en flexión, extensión o mixtas que afectan a la musculatura axial y proximal en miembros.
- Hipermotora (motora compleja). Movimientos bruscos, complejos y de gran amplitud que comprometen a segmentos proximales de las extremidades y tronco (movimientos de pedaleo o de natación).
- Mioclónica. Contracción repentina, involuntaria y muy breve de un músculo o varios grupos musculares. Habitualmente son contracciones bilaterales y simétricas.

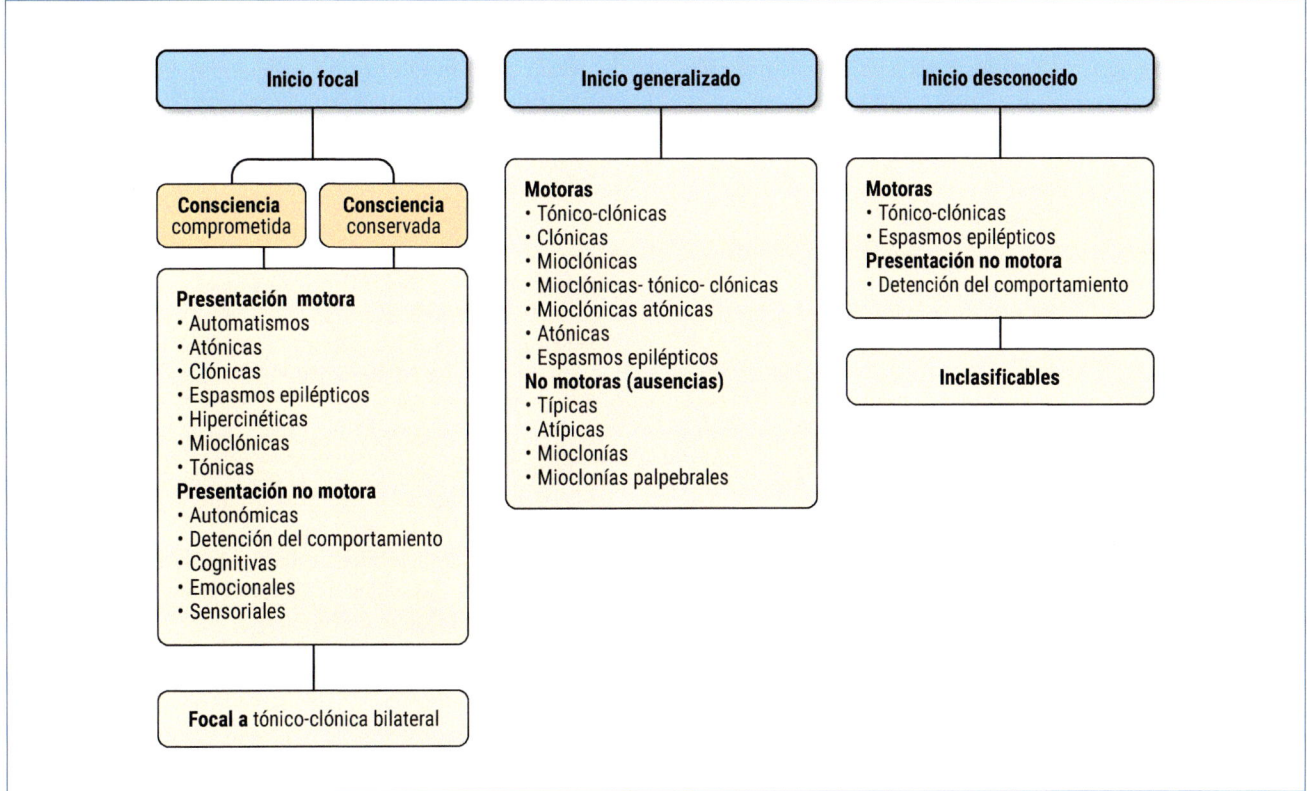

Figura 24-1. Clasificación de los tipos de crisis epilépticas de la ILAE.

- Tónica. Aumento brusco de la contracción muscular, generalmente simétrica y de segundos de duración (2-10), aunque puede llegar a prolongarse unos minutos.

No motora

- Autonómica. Bradicardia, arritmias, palpitaciones, midriasis, cambios en la presión arterial, hiperventilación, rubefacción facial, piloerección, sensación de escalofríos, náuseas y vómitos, émesis, incontinencia urinaria.
- Detención del comportamiento.
- Cognitiva. Disfasia, afasia, acalculia, alucinaciones, ilusiones, *déjà vu, jamais vu,* alteración de la atención, de la memoria y de la capacidad de respuesta.
- Emocional (afectiva). Miedo, temor, enfado, agitación, ansiedad, placer, paranoia, risa, llanto.
- Sensorial:
  - Visual: luces, colores, alucinaciones visuales, escotomas, etcétera.
  - Auditiva: timbres, silbidos, voces, melodía musical.
  - Olfativa: olor anormal, desagradable.
  - Gustativa: sabor familiar, desagradable, metálico.
  - Somatosensorial: hormigueos, adormecimiento, dolor.
  - Vestibular: sensación vertiginosa.

Crisis de inicio generalizado

Son crisis que se originan simultáneamente en ambos hemisferios o en un punto concreto y que se extienden con rapidez a ambos hemisferios cerebrales. Las crisis generalizadas siempre van asociadas a pérdida de consciencia.

Motora

- Tónico-clónica: contracción tónica generalizada, con caída al suelo, de duración breve, seguida de una fase de sacudidas musculares clónicas de los miembros de gran intensidad. En este tipo de crisis se puede producir mordedura de lengua, hipersalivación y pérdida del control de esfínteres, así como cianosis.
- Clónica-tónica-clónica.
- Mioclónica.
- Mioclónica-atónica: sacudidas mioclónicas simétricas y breves seguidas de pérdida del tono postural con flexión del tronco superior y caída al suelo.
- Atónica.
- Tónica: característica del síndrome de Lennox-Gastaut.
- Espasmos epilépticos: son característicos del síndrome de West, aunque se pueden producir en epilepsias focales.

No motora (ausencias)

Desconexión del medio sin convulsiones asociadas, si bien pueden acompañarse de signos motores: automatismos (parpadeo, masticación, chupeteo, etc.). Existe una recuperación rápida de la consciencia, sin confusión postictal y con amnesia del episodio. En el electroencefalograma (EEG) se observa punta-onda generalizada.

- Típica: duración breve (de 5 a 15 segundos) e inicio y final bruscos. A veces se acompañan de manifestaciones motoras (parpadeo, chupeteo, síntomas autonómicos). Se desencadenan por hiperventilación e hipoglucemia y en

la mayor parte de los casos no hay una enfermedad neurológica asociada.
- Atípica: duración más prolongada e inicio y final más graduales. Suelen asociar signos motores más evidentes y pérdida del tono postural (pero sin caída). Se asocian frecuentemente a enfermedades neurológicas o cognitivas graves.
- Con características especiales:
  - Mioclónicas: con sacudidas clónicas rítmicas de las extremidades.
  - Mioclonías palpebrales: con contracciones rítmicas y rápidas de los párpados o la frente.

Crisis de inicio desconocido

Pueden presentarse con o sin alteración de la consciencia y evolucionar a crisis tónico-clónica bilateral.

- Motora: tónico-clónica, tónica, atónica, espasmos epilépticos.
- No motora.
- No clasificadas.

En resumen, la clasificación de la ILAE comienza con la determinación de si las manifestaciones iniciales son focales o generalizadas. Y, por tanto, divide las crisis en:

1. **Focales:** implicación de una región limitada cerebral, parcial o focal.
2. **Generalizadas:** implicación o extensión a todo el córtex cerebral. Siempre asociadas a pérdida de consciencia.
3. **De inicio desconocido**. Las focales pueden extenderse al resto del cerebro: se convierten en focales con generalización secundaria.

Las crisis parciales y las ausencias no son una emergencia, ya que no comprometen la vida del paciente. Las crisis tónico-clónicas generalizadas y el estatus epiléptico requieren tratamiento inmediato.

ESTATUS EPILÉPTICO. CONCEPTO Y CLASIFICACIÓN

Se define por la repetición sucesiva de crisis epilépticas, sin recuperación del estado de consciencia entre ellas, o por la prolongación de una crisis durante un tiempo estimado superior a lo esperado (antes se establecía el límite en 30 minutos), en el que ya comienzan a establecerse lesiones irreversibles, principalmente en el hipocampo.

Según la Organización Mundial de la Salud, los estatus epilépticos son las crisis epilépticas que se repiten en un corto intervalo de tiempo o son lo suficientemente prolongadas como para condicionar un estado epiléptico fijo y duradero.

La ILAE, en 2015, establece dos tiempos de evolución para todo tipo de crisis, creando, así, una definición más operativa y dirigida a un mejor manejo práctico:

- Tiempo T1: desde el inicio del estatus epiléptico (EE) hasta el fracaso de los mecanismos responsables de la terminación de las crisis o el inicio de los que conducen a crisis anormalmente prolongadas:
  - 5 minutos en EE convulsivo (EEC) generalizado tónico-clónico (GTC).
  - 10 minutos en EE focal con alteración del nivel de consciencia.
  - 10-15 minutos en EE focal sin alteración del nivel de conscienciao de ausencias.
- Tiempo T2: desde el inicio del EE hasta el momento en que se alteran las redes neuronales o incluso la muerte neuronal y la crisis se perpetúa:
  - 30 minutos en el caso de EEC GTC.
  - 60 minutos en el EE focal con alteración de consciencia.
  - Sin definir en el caso de EE focal sin alteración de consciencia.

El objetivo del tratamiento antiepiléptico es resolver la crisis en el T1, antes del inicio del T2.

El estatus epiléptico es una emergencia médica que presenta una alta tasa de mortalidad y morbilidad (7-46 %).

La posibilidad de cese de la actividad crítica disminuye conforme transcurre el tiempo y se hace cada vez más refractaria al tratamiento (Tabla 24-1).

Además de estos estados clásicos se podrían añadir:
- Estatus epiléptico refractario (EER): persiste la situación de EE, a pesar de la administración de 2 medicaciones por vía parenteral en las dosis apropiadas, incluyendo al menos una benzodiacepina (BZD); no se ha definido una duración específica para el EER.

En caso de ser EE «superrefractario» se trataría de un mantenimiento de más de 24 horas de la actividad epiléptica.

- Crisis epilépticas en cúmulos (*seizure-clusters*): no presentan una clara definición. Se podría referir a más de 3 crisis en 24 horas, 2 o más crisis en 6 horas o 2 o más crisis en 24 horas. Hay recuperación entre cada una de ellas y sin

Tabla 24-1. Clasificación del estatus epiléptico		
	Convulsivos	**No convulsivos**
Generalizados	Tónico-clónicos Tónicos Clónicos Mioclónicos	Ausencias típicas, atípicas o de inicio tardío Estatus sutil
Focales o parciales	Focales o parciales simples	Focales o parciales complejos

un tiempo de prolongación lo suficientemente importante como para considerarlo un estatus epiléptico (**Fig. 24-2**).

Aun así, se ha detectado que esta clase de crisis suele asociarse al debut de un EE.

> ! • Sucede en el 7 % de los pacientes epilépticos.
> • El 50 % no presenta antecedentes de crisis epiléptica.
> • El 50 % tiene lugar por procesos agudos: sistémicos o encefálicos.
> • Se produce daño neuronal tras más de cinco minutos de actividad convulsiva continua.

DIAGNÓSTICO

Anamnesis

Es el aspecto más importante de la valoración, ya que el diagnóstico estará basado en datos clínicos (la exploración y los datos de laboratorio son con frecuencia normales o inespecíficos y sirven, sobre todo, para diagnóstico etiológico y para diferenciar otras enfermedades asociadas).

Se debe interrogar al paciente para que describa las características del episodio, pero sobre todo, a los testigos, ya que una descripción precisa hecha por el paciente es difícil de obtener, en especial, en el caso de crisis generalizadas, puesto que habitualmente no recuerdan nada.

Hay que confirmar que se trata de una crisis epiléptica (síntomas antes, durante y después, tipo de crisis, etiología, diagnóstico diferencial y factores desencadenantes) y filiar la hora de comienzo.

> ! Es necesario hacer una anamnesis dirigida. Así, hay que recabar información con preguntas puntuales sobre las circunstancias que condujeron a la convulsión, comportamiento ictal, duración, estado postictal y descartar cuadros similares previos, incluyendo convulsiones febriles infantiles.

Se debe elaborar una historia clínica estructurada: antecedentes personales y familiares, traumatismos, infecciones

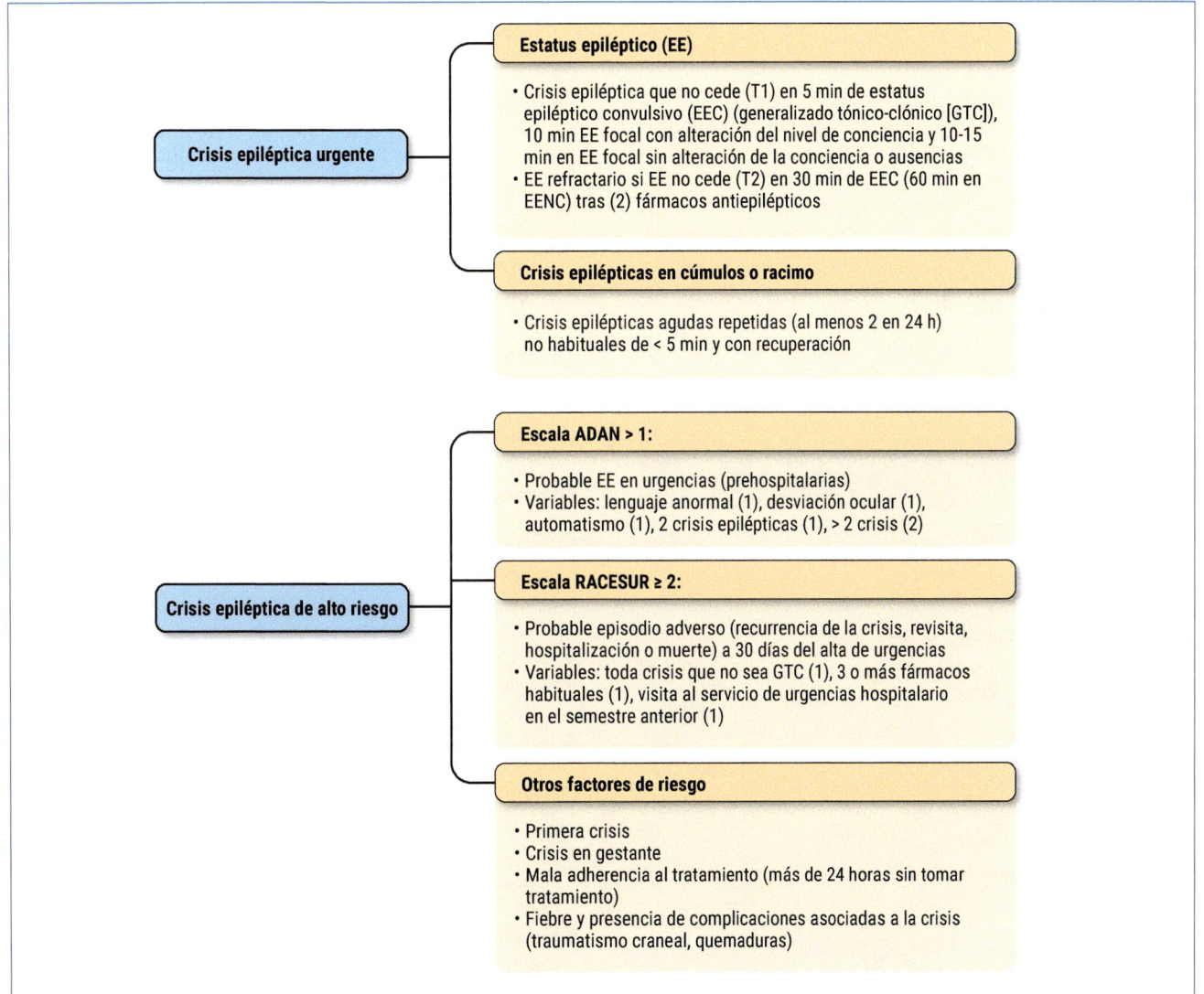

Figura 24-2. Crisis epiléptica urgente. Concepto.

Tabla 24-2. Edad de presentación de las crisis epilépticas y causas más frecuentes

Edad de aparición de la 1ª crisis epiléptica	Causa de la crisis epiléptica
Neonato/lactante	Lesiones perinatales del sistema nervioso central: encefalopatía hipóxica. Infecciones. Malformaciones congénitas y trastornos metabólicos
Infancia	Crisis febriles. Infecciones del sistema nervioso central. Traumatismo craneoencefálico
Adolescencia	Epilepsia idiopática. Traumatismo craneoencefálico. Intoxicaciones
Adulto joven	Tumores. Traumatismo. Etilismo. Metabólicas o electrolíticas. Traumatismo craneoencefálico
Anciano	Causa cerebrovascular. Tumoral

En todos los grupos de edad es frecuente la causa idiopática.

previas del sistema nervioso central, enfermedad neurológica o sistémica concomitante (**Tabla 24-2**).

- Antecedentes familiares: un historial familiar de convulsiones positiva es un factor de riesgo para la epilepsia. Valorar la existencia de enfermedades neurológicas en la familia.

> **!** Las crisis de ausencia y las convulsiones mioclónicas, en particular, pueden ser heredadas.

- Antecedentes personales médicos y tóxicos: enfermedades sistémicas o neurológicas, tratamientos concomitantes, hábitos tóxicos, traumatismos craneoencefálicos (**Tabla 24-3**), estímulos precipitantes (déficit de sueño, menstruación, cambios bruscos intermitentes de luz, etc.). Si es un epiléptico conocido, se le debe interrogar acerca de crisis previas, cumplimiento terapéutico, seguimiento por neurología y control de niveles de fármacos antiepilépticos en sangre).
- Enfermedad actual: presencia de aura, movimientos tónicos-clónicos, crisis parciales, pérdida de conocimiento,

Tabla 24-3. Factores que pueden precipitar una crisis epiléptica

- Incumplimiento terapéutico
- Emociones fuertes
- Ejercicio físico intenso
- Cansancio
- Estímulos luminosos o acústicos intensos
- Fiebre
- Menstruación
- Traumatismos craneoencefálicos
- Alteraciones del ritmo sueño-vigilia, especialmente la privación de sueño
- Estrés físico o psíquico
- Ayuno
- Consumo de alcohol y otras drogas
- Fármacos
- Comorbilidades (neoplasias, ictus, etcétera)

duración, estado poscrítico, relajación de esfínteres y mordedura de lengua.

Exploración

- Física: general, para descartar patologías sistémicas o síndromes que pueden cursar con epilepsia. Habrá que prestar atención especial a rasgos dismórficos, estigmas cutáneos, disfunción hepática y alteraciones cardiovasculares.

> **!** Muchos síndromes neurocutáneos se asocian a epilepsia por lo que se debe explorar la existencia de manchas café con leche (neurofibromatosis), angioqueratomas, fibromas ungueales o placas fibrosas (esclerosis tuberosa), angiomas faciales en la región del trigémino (Sturge Weber), presencia de nevus o alteraciones en la pigmentación.

- Neurológica: hay que realizar una exploración neurológica completa que incluya valoración de funciones corticales, pares craneales, sistema motor, sensibilidad, cerebelo y marcha. Se prestará especial importancia a signos focales neurológicos, pupilas, nivel de consciencia postictal (alerta o estupor poscrítico) y signos meníngeos.

Pruebas complementarias

Como ya se ha dicho, el diagnóstico se basa fundamentalmente en criterios clínicos, pero determinadas pruebas complementarias pueden ayudar a confirmar la sospecha clínica o a identificar una causa responsable del cuadro. Estas deben ser siempre individualizadas, según la historia clínica y características de las crisis.

Pruebas de laboratorio

Determinaciones analíticas:

- Incluir de forma básica hemograma y bioquímica: iones (Na, K), glucemia, función renal (urea y creatinina) y perfil hepático.
- Determinaciones más específicas en función de sospechas diagnósticas: calcio, magnesio y fosfato, T3, T4 y TSH, vitamina B6, prolactina sérica, creatina-cinasa, presencia de tóxicos, niveles de fármacos antiepilépticos (**Tabla 24-4**)

Tabla 24-4. Monitorización farmacocinética de antiepilépticos

Fármaco	Niveles plasmáticos
Difenilhidantoína (Fenitoína®)	10-20 mg/L
Ácido valproico (Depakine®)	50- 100 mg/dL
Fenobarbital (Luminal®)	10-40 mg/dL
Carbamacepina (Tegretol®)	4-12 mg/L
Levetiracetam (Keppra®)	12-46 mg/dL

estudios inmunológicos, serologías bacterianas y víricas, cobre (sérico y en orina) y ceruloplasmina (enfermedad de Wilson); porfobilinógeno y ácido aminolevulínico en orina (porfiria aguda intermitente).

> ❗ La determinación de la prolactina sérica es útil en el diagnóstico diferencial de las pseudocrisis psicógenas, ya que en estas no se eleva dicha hormona como lo hace en las crisis epilépticas verdaderas.

Pruebas de neuroimagen

- Tomografía computarizada de cráneo (**Tabla 24-5**).
- Resonancia magnética cerebral: es la prueba de imagen ideal en primera crisis convulsiva, pero en pocos centros se encuentra disponible de forma urgente.

> ❗ La Liga Internacional contra la Epilepsia (ILAE) enfatiza la importancia de la neuroimagen (tomografía computarizada y resonancia magnética) y la electroencefalografía (EEG) en la evaluación de pacientes con una primera convulsión para diagnóstico de epilepsia.

Estudios neurofisiológicos

- EEG. Su finalidad es:
  - Apoyar el diagnóstico de epilepsia.
  - Ayudar a clasificar el tipo de epilepsia o síndrome epiléptico.

Tabla 24-5. Indicaciones de tomografía computarizada urgente*

1. Paciente no epiléptico conocido (realizar siempre en 1ª crisis)

2. Paciente epiléptico ya estudiado:
- Traumatismo craneoencefálico severo
- Focalidad neurológica no conocida previamente
- Sospecha de infección del sistema nervioso central
- Sospecha de hemorragia subaracnoidea
- Sospecha de patología maligna
- Cefalea persistente o alteración constante del nivel de consciencia
- Cambio en tipología de crisis o descompensación inexplicable

* En ausencia de contraindicaciones (por ejemplo, marcapasos, claustrofobia grave), se prefiere la resonancia magnética (RM) sobre la tomografía computarizada (TC) porque tiene una sensibilidad superior para detectar una variedad de causas agudas y remotas de convulsiones y epilepsia, incluidos infartos, tumores, esclerosis temporal mesial y displasia cortical.

- Ayudar a identificar posibles precipitantes de las crisis epilépticas.

No debe ser realizado para excluir el diagnóstico de epilepsia. Su rendimiento es mucho mayor cuanto antes se haga tras la convulsión. Es esencial para el diagnóstico y manejo del estatus epiléptico. Debe ser realizado de urgencia cuando se sospecha un estatus no convulsivo. Permite el diagnóstico diferencial con otras entidades.

> ❗ Si el paciente requiere ingreso hospitalario, debe realizarse un EEG lo más precozmente posible (en las primeras 24 h), ya que permite detectar anomalías epileptiformes hasta en el 70 % de los casos y demostrar un estatus no convulsivo.

Otros

- Electrocardiograma de 12 derivaciones: en todos los pacientes con pérdida de consciencia.

> ❗ En la actitud diagnóstica ante una crisis epiléptica, se debe incluir siempre la realización de un EEG para descartar la posibilidad de una crisis de Stokes-Adams, fundamentalmente en pacientes ancianos, y un síndrome del QT largo.

- Radiografía de tórax: para descartar neumonías por broncoaspiración.
- Gasometría arterial: si la saturación es inferior al 92 %, para valorar la función respiratoria y posibles alteraciones metabólicas.
- Punción lumbar: si se sospecha infección del sistema nervioso central, en pacientes inmunodeprimidos, hemorragia subaracnoidea con tomografía computarizada normal, en pacientes con neoplasia activa conocida con posible diseminación a meninges, diagnóstico etiológico dudoso, etc. La presencia de pleocitosis puede ser debida a la propia crisis.

Diagnóstico diferencial

El porcentaje de error diagnóstico tras una primera crisis convulsiva puede llegar hasta el 25 % en niños y en adultos, y hasta el 38 % en personas con discapacidad intelectual. Por ello, una historia clínica detallada y sistemática es laboriosa pero necesaria. El diagnóstico incorrecto puede estar causado por fallos en la anamnesis o por una mala interpretación del EEG.

Hay que tener en cuenta que cualquier alteración cerebral transitoria que curse con alteraciones clínicas de inicio brusco puede simular una crisis, por lo que siempre se debe establecer un diagnóstico diferencial con los síncopes, síncopes convulsivos, accidentes isquémicos transitorios, auras migrañosas, *drop attacks* (convulsiones atónicas), trastornos del sueño, movimientos paroxísticos anómalos y crisis psicógenas.

> 💡 En las crisis agudas sintomáticas no se puede olvidar tratar la enfermedad subyacente.

Hay que realizar diagnóstico diferencial con:

- Síncopes: cursan con debilidad, sudoración, náuseas, visión en túnel. Tras la caída, pueden existir espasmos tónicos y clónicos. Duración de segundos a minutos. No hay poscrisis: el paciente permanece alerta, sin confusión y, si existe, es muy breve. Posible relajación de esfínteres. EEG ictal: lentificación difusa. Es más habitual en adolescentes y adultos.
- Seudocrisis: actividad variada y crisis frecuentes. Precipitadas por estrés psicológico. Frecuentes en pacientes con trastornos de conversión. EEG ictal: normal. Es más habitual en adolescentes y adultos. Generalmente, de dos tipos:
  - Hipercinéticas: el paciente se tira al suelo, grita, verbaliza palabras, se rompe la ropa, contorsiona la pelvis, patalea, gira la cabeza, etcétera.
  - Inertes: se ensimisma, cierra los ojos, cae lentamente y está hipnótico, no responde a estímulos ambientales, tiene apariencia de dormido. Es importante la exploración ocular (puede resistirse al abrirle los párpados).
- Accidente isquémico transitorio: suele producir un cuadro de focalidad neurológica breve y autolimitado. Duración de minutos a horas. Síntomas posteriores: alerta. EEG ictal: lentificación focal. Es más habitual en ancianos.
- Amnesia global transitoria: amnesia más duradera, de horas. Confusión o amnesia. Síntomas posteriores: alerta. EEG ictal: lentificación sutil. Es más habitual en ancianos.

> **!** Si el episodio amnésico es breve y repetido se debe sospechar que pueda ser de origen epiléptico.

- Aura migrañosa: la migraña no provoca alteración del nivel de consciencia. En la crisis parcial compleja, la cefalea es poco frecuente. Los síntomas deficitarios tienen una progresión lenta. EEG ictal: focos epileptiformes. Es más habitual en adolescentes y adultos.
- Vértigo: sin aura. Duración de minutos a días. Se puede acompañar de náuseas, ataxia y acúfenos. Síntomas posteriores: alerta. EEG ictal: normal. Es más habitual en adolescentes y adultos.
- Trastornos del sueño: síndrome de narcolepsia-cataplejía. El enfermo sufre, por un lado, crisis de sueño invencible y, por otro, crisis de hipotonía muscular desencadenadas por estímulos sorpresa, por la cólera o la risa, en las que puede caer al suelo, inmóvil, pero consciente y sin trastornos respiratorios. Es habitual tanto en niños como en adolescentes y adultos.
- Trastornos metabólicos y endocrinos: por ejemplo, las crisis hipoglucémicas: pueden llegar a producir inconsciencia y convulsiones, pero solo después de un largo período de mareo, sudor, sensación de hambre, confusión o conducta anormal. Si estos pródromos faltan, en episodios nocturnos, el diagnóstico diferencial podría ser más difícil. Sin embargo, siempre se debe sospechar si el paciente es diabético y toma antidiabéticos orales de vida media prolongada. Pueden aparecer en cualquier edad.

MANEJO GENERAL

- Manejo básico de la vía aérea (VA): postura lateral de seguridad, evitar introducir objetos dentro de la cavidad oral durante la crisis, retirar restos de vómito.
- Retirar objetos cercanos que puedan ser lesivos durante la crisis y no sujetar extremidades (posibles luxaciones).
- Administrar oxigenoterapia para un objetivo de saturación de oxígeno (SpO_2) > 92 %.
- Canalizar vía venosa periférica.
- En caso de precisar aislamiento de la VA, los mayores factores de riesgo suelen ser: edad mayor de 50 años, taquicardia y bajo nivel de consciencia.
- Por lo general, el paciente con crisis epiléptica puede presentar una primera fase de hipoventilación e hipoxemia.
- En caso de decidir secuencia rápida de intubación, los fármacos de elección serán inductores no barbitúricos, etomidato o propofol (valorar la opción de la ketamina) y evitar el uso de relajantes neuromusculares (RNM) dado que pueden ocultar un estatus epiléptico refractario a la terapia farmacológica.
- Valorar la posibilidad de hipoglucemia y administrar en tal caso glucosa monohidrato 50 mL (presentación en 10 g/20 mL).
- Administrar tiamina 100 mg i.v., lento, en paciente desnutrido o en contexto enólico.
- En caso de malnutrición grave o enolismo crónico, valorar la posibilidad de hipomagnesemia y administrar sulfato de magnesio 1,5 g.

TRATAMIENTO FARMACOLÓGICO

El tratamiento debe ir encaminado al control precoz de la crisis epiléptica, aunque la mayoría de las convulsiones son breves y autolimitadas, remiten espontáneamente en uno o dos minutos y no requieren la administración rápida de benzodiacepinas ni FAE. Sin embargo, en aquellas convulsiones más prolongadas o recurrentes, en las de inicio no presenciado o cuando los pacientes siguen convulsionando a la llegada al servicio de urgencias o en presencia de los servicios de emergencias, está indicado el tratamiento con anticomiciales intravenosos.

Como norma general, no se deben administrar FAE en crisis secundarias a procesos agudos ni en pacientes poscríticos.

Tratamiento de primera elección

Los fármacos de primera elección son las benzodiacepinas. Se ha demostrado que son fármacos seguros y eficaces, y su uso precoz se asocia con un mejor control de las crisis epilépticas (60-80 %) y con una disminución de la morbimortalidad si se administran en los primeros 5 minutos en EE y en crisis en acúmulos.

Precisan una estrecha monitorización respiratoria y cardiovascular. Además, es recomendable disponer del antídoto específico: el flumazenilo (Anexate®).

- Diacepam (Valium® ampollas de 10 mg/2 mL: (5 mg/mL); Stesolid® enemas de 5 mg/2,5 mL y 10 mg/2,5 mL). La presentación parenteral preferente es sin diluir, de forma intravenosa directa lenta o diluir hasta 1 mg/mL: 1 amp + 8 mL de suero fisiológico (ritmo: 2 mg/min. Dosis intravenosa 5-10 mg. Máximo 30 mg). La absorción intramuscular es errática, mejor usar la intravenosa.

Al no tener lorazepam i.v. en nuestro medio (eficacia similar a DZP i.v.). El diazepam se considera de elección al tener un rápido inicio de acción (1-3 minutos) y un tiempo de mantenimiento de 10-30 minutos.

- Clonazepam (Rivotril® ampollas de 1 mg/1 mL) (1 mg/mL): intravenoso o subcutáneo. Diluir una ampolla en 9 mL de suero fisiológico (ritmo: 0,2 mg/min. Dosis de 1-2 mg intravenosa lenta. Máximo 4 mg). Vía subcutánea en cuidados paliativos.

El clonazepam i.v. ha demostrado ser bastante ventajoso por su perfil de seguridad frente a otras benzodiacepinas y muy útil en aquellos pacientes con crisis de acúmulo o en tratamiento crónico, debido a una duración de la acción de hasta 12 horas.

- Midazolam (Dormicum® ampollas de 5 mg/5 mL; 15 mg/3 mL; 50 mg/10 mL; Buccolam® solución bucal de 2,5 mg; 5 mg; 7,5 mg; 10 mg): por vía intranasal, oral, intramuscular, intravenosa. Diluir hasta 1 mg/mL. Por ejemplo, una ampolla de 15 mg + 12 mL de suero fisiológico: dosis intravenosa de 0,1-0,2 mg/kg. Máximo 0,4 mg/kg. Vida media más corta que el resto. Aceptado en uso pediátrico. Su administración intravenosa se suele relegar a una tercera línea de tratamiento, ya que no es tan eficaz como las benzodiacepinas mencionadas anteriormente. A pesar de ello, su administración intranasal, oral e i.m. ha demostrado una mayor eficacia que el diazepam rectal. Sin embargo, son formulaciones fuera de ficha técnica (*off-label*). Dosis IN 0,2 mg/kg (inicio de acción 5-10 min y genera prurito nasal). Dosis i.m. 0,1 mg/kg.

> **!** Se ha aceptado el uso pediátrico del midazolam por vía transmucosa, con cierta superioridad frente al diazepam rectal.

Tratamiento de segunda elección

FAE. Son fármacos que incrementan el umbral de generación de las crisis epilépticas: son anticrisis o sintomáticos, no antiepileptogénicos.

Se recomienda su administración lo más tempranamente posible y tras la administración de benzodiacepinas, independientemente de haber resuelto o no la crisis. Su retraso en la administración o la dosificación infraterapéutica se relaciona con un peor pronóstico.

- Difenilhidantoína (Fenitoína® ampollas de 100 mg/2 mL y 250 mg/5 mL). Dosis de inicio: 15-20 mg/kg por vía intravenosa; ritmo de 20-50 mg/min. Diluir 3-5 ampollas de 250 mg (según peso) en suero fisiológico. A pasar en 30 minutos. Es de elección en adultos jóvenes (también en niños) sin comorbilidad cardiovascular y estables. Se recomienda estrecha monitorización cardíaca por su

componente arritmogénico. Hay que tener precaución en hipotensos y ancianos. No se debe usar en cardiópatas. Se debe evitar en pacientes hepatópatas (es un inductor enzimático, lo que puede conllevar cambios en la biodisponibilidad de otros fármacos) o con riesgo de sangrado.

> **!** Para la administración de difenilhidantoína en perfusión intravenosa, siempre hay que tener presentes dos normas básicas:
> 1. Esta sustancia no puede diluirse en suero glucosado, porque precipita.
> 2. La velocidad de perfusión de este fármaco no debe superar los 50 mg/min (120 gotas/min; 360 mL/h de la dilución mencionada).

- Ácido valproico (Depakine® ampollas de 400 mg/4 mL). Dosis inicial: 15-20 mg/kg; ritmo 4-6 mg/kg/min. Pasar 2-3 ampollas (según peso) diluidas o sin diluir en 5-15 min. El valproato se ha mostrado de utilidad en pacientes con crisis focales, síndromes epilépticos idiopáticos y en crisis de ausencia. Es un fármaco útil en pacientes con epilepsia crónica conocida. Es una alternativa a la difenilhidantoína.

No usar en hepatopatías, encefalopatías, coagulopatías, infectados por el virus de la inmunodeficiencia humana ni en embarazadas.

Junto con clonazepam y fenitoína, el ácido valproico está declarado como fármaco de riesgo laboral (Informe INHST 2016).

- Levetiracetam (Keppra® ampollas de 500 mg/5 mL). Dosis inicial: 20 mg/kg; ritmo 1.500 mg en 15 min/pauta rápida o 2-5 mg/kg por minuto en 100 mL de suero fisiológico.

Se trata de un fármaco que realiza un bloqueo selectivo sobre los receptores SV2, impidiendo un flujo masivo de calcio al interior celular y modulando las neurotransmisiones.

Por este mecanismo y su seguridad, se trata de un fármaco recomendado como de elección en tratamiento de segunda línea o como FAE en SUH.

Alternativa en pacientes ancianos con comorbilidad (cardiopatía o hepatopatía) o refractario a los FAE anteriores.

> **!** «FAE ideal» en urgencias: buen perfil farmacológico –cinética ideal–; seguridad; amplio espectro; disponibilidad parenteral.

- Lacosamida (Vimpat® vial de 10 mg/20 mL). Dosis inicial: administrar una ampolla de 200 mg, sin diluir, en 5 min).

Se considera un fármaco de segunda opción en segunda línea de tratamiento. Destaca su efecto sinérgico junto con levetiracetam y, además, por su bloqueo selectivo de canales de sodio, un efecto más fisiológico y seguro que la fenitoína.

Es recomendable no administrarlo junto con otros bloqueadores de canales de sodio por los posibles riesgos arritmogénicos (prolongación de PR y bloqueos auriculoventriculares [AV]).

Opcional para pacientes refractarios a los FAE anteriores.

Tratamiento de tercera elección

Consiste en la inducción anestésica mediante el coma barbitúrico y no barbitúrico. Requiere aislamiento de vía aérea mediante intubación orotraqueal e ingreso en la unidad de cuidados intensivos.

Indicado ante convulsiones generalizadas de más de 60-90 minutos, hipertermia extrema u otras alteraciones graves. Estatus refractario mayor a 30 minutos.

 Hay que recordar que el estatus epiléptico es una emergencia tiempo-dependiente, con una alta morbimortalidad. El objetivo de la inducción anestésica es finalizar la crisis de forma precoz y poder reconocer los factores precipitantes.

- Inducción de coma anestésico no barbitúrico con:
  – Midazolam (Dormicum® ampollas de 5-15-50 mg). Dosis inicial de 0,2-0,3 mg/kg en bolo (2 mg/min). Preferible si inestabilidad hemodinámica.
  – Propofol (Diprivan® ampolla, vial o jeringa precargada al 1 % y al 2 %). Dosis inicial de 1-2 mg/kg en bolo lento (20 µg/kg por minuto). Puede desencadenar el síndrome por infusión, por lo que no debe ser usado en niños. Requiere ventilación mecánica + intubación orotraqueal, además de una monitorización cardiovascular estrecha por su riesgo de inestabilidad hemodinámica.
  – Ketamina (Ketolar®, vial de 500 mg/10 mL). Dosis i.v.: 1-2 mg/kg. Infusión continua de 0,1-0,3 mg/kg/hora. Anestésico disociativo con perfil hemodinámico positivo debido a sus efectos simpaticomiméticos (favorece la síntesis y liberación de noradrenalina). Añadido a ello, se trata de un fármaco relacionado con efectos neuroprotectores debido a su acción sobre los receptores de N-metil-D-aspartato (NMDA). Por tanto, se trata de un fármaco muy útil en EER.
- Inducción de coma barbitúrico:
  – Fenobarbital (Luminal® ampollas de 200 mg/1 mL). Dosis inicial: 5-20 mg/kg en 20-30 min (20-50 mg/min). Máximo 30 mg/kg. Alternativa al coma no barbitúrico: es más eficaz, pero con más efectos secundarios.
  – Tiopental (Pentothal sódico®, Tiobarbital® vial con polvo de 0,5 g y 1 g). Dosis inicial: 2-7 mg/kg; 100-200 mg en un minuto, 50 mg/2-5 min hasta control. Diluir con 20 mL de suero fisiológico (1 mL solución = 50 mg). Requiere ventilación mecánica e intubación orotraqueal.

Tratamiento para la prevención secundaria de convulsiones

- En crisis generalizadas: ácido valproico, levetiracetam.
- En ausencias: ácido valproico, clonazepam.
- En mioclonías: ácido valproico, levetiracetam.
- En crisis parciales: levetiracetam.

- Crisis comiciales como complicación de ictus: iniciar tratamiento intravenoso urgente con levetiracetam o valproato.
- Eclampsia: sulfato de magnesio.
- Pacientes pediátricos: benzodiacepinas, fenitoína, fenobarbital.

 La difenilhidantoína es ineficaz tanto en la profilaxis como en el tratamiento de la crisis convulsiva por abstinencia alcohólica.

OTRAS LÍNEAS TERAPÉUTICAS

- Cirugía de la zona epileptógena asociada a una remisión del 40-70 % de las crisis, sobre todo, en pacientes con lesiones focales como cavernomas.
- Cirugía de zonas pequeñas cerebrales (topectomía) o hemisferectomías.
- Neuromodulación: estimulación eléctrica intermitente que busca reducir la hiperexcitabilidad neuronal y reducir la frecuencia de las crisis. Puede ser a través de la estimulación del nervio vago o del núcleo talámico. Se trata de una técnica empleada en epilepsia generalizada o síndromes específicos (Lennoux Gastaut). Se asocia a una reducción de más del 50 % de crisis tras un año, en el 30-50 % de los pacientes sometidos a la terapia.

CRITERIOS DE DERIVACIÓN

Criterios de derivación hospitalaria

- Todo paciente que presente una primera crisis convulsiva.
- Crisis de duración superior a 5 minutos o aparición de una segunda crisis sin recuperación del estado de consciencia. Estatus epiléptico (requiere ingreso en cuidados intensivos).
- Crisis reiteradas (más de tres en 24 horas), aunque se recupere la consciencia entre ellas.
- Presentación atípica en epiléptico conocido.
- Focalidad en la exploración neurológica.
- Período postictal prolongado.
- Crisis focales.
- Crisis sintomáticas (traumatismo craneoencefálico, infección, etcétera).
- Paciente con virus de la inmunodeficiencia humana.
- Paciente alcohólico. Riesgo de hemorragia. Trastornos tóxico-metabólicos. Síndrome de Wernicke. Traumatismo craneoencefálico inadvertido.
- Circunstancias médicas que lo justifiquen (embarazo, enfermedades asociadas, etcétera).
- Inestabilidad hemodinámica (hipotensión, taquicardia, dificultad respiratoria, signos de bajo gasto) o arritmias potencialmente letales.

 Cuando se sabe que el sujeto que ha sufrido una crisis epiléptica (convulsiva o no convulsiva) padece epilepsia y que la crisis actual ha sido un episodio típico, es inadecuado remitirlo al hospital.

Criterios de derivación a neurología

- Primera crisis generalizada en paciente joven, sin focalidad ni fiebre y con tomografía axial computarizada normal.
- Epiléptico conocido con niveles de FAE alterados.
- Cambio en el tipo de crisis o seudocrisis no conocida.
- Descompensación de crisis sin desencadenante claro.
- Focalidad persistente tras crisis.
- Primera crisis en paciente joven, en relación con consumo de tóxicos.

Medios de traslado

Todo paciente que presente algún indicador de gravedad o inestabilidad hemodinámica, respiratoria o neurológica será trasladado por personal sanitario. En caso contrario, será derivado en medios propios o en ambulancias de traslado. (se valorará la posible alarma social y ansiedad familiar).

El traslado se realizará intentando reducir los estímulos estresantes.

Traslado en soporte vital avanzado:

- Pacientes inestables.
- Con crisis repetitivas.
- Período poscrítico prolongado o exploración neurológica alterada.
- Riesgo de repetición de la crisis.
- Foco de fiebre no aclarado.

 Todo estatus epiléptico debe ser remitido en soporte vital avanzado, preferentemente con preaviso al servicio de urgencias.

 ## PUNTOS CLAVE

- Es necesario establecer un diagnóstico diferencial con los síncopes, síncopes convulsivos, accidentes cerebrales transitorios, auras migrañosas, *drop attacks*, trastornos del sueño, movimientos paroxísticos anómalos y crisis psicógenas.
- En las crisis convulsivas agudas sintomáticas (no epilépticas) no hay que olvidarse de tratar la enfermedad subyacente.
- Las pruebas complementarias deben ser individualizadas.
- La mayoría de las convulsiones son breves y autolimitadas, remiten espontáneamente en uno o dos minutos y no requieren la administración rápida de benzodiacepinas ni de FAE.
- En las convulsiones más prolongadas o recurrentes, como las tónico-clónicas generalizadas o el estatus epiléptico de inicio no presenciado o en los pacientes que siguen convulsionando, hay que plantearse la elección y administración individualizada de fármacos: primera elección benzodiacepinas; segunda elección FAE; tercera elección inducción anestésica (con ventilación mecánica e intubación orotraqueal).
- Si hay indicadores de gravedad o inestabilidad hemodinámica, respiratoria o neurológica, el paciente será trasladado al hospital de referencia por personal sanitario.
- Todo estatus epiléptico debe ser remitido en soporte vital avanzado: es una emergencia: cuanto antes se frene mejor será el pronóstico del paciente.
- No es adecuado remitir al paciente al hospital cuando se sabe que el sujeto que ha sufrido una crisis (convulsiva o no convulsiva) padece epilepsia y la crisis actual ha sido un episodio típico.

BIBLIOGRAFÍA

Abu Oun Abu Oun R, Palma López L, Fernández Díaz A. Crisis comiciales. Estatus epiléptico. En: Vazquez

Alonso Avilés R. Actualización en el manejo de la crisis comicial en Urgencias. Protocolo de actuación del Servicio de Urgencias del HCU Valladolid (versión 1.0.1). Majadahonda: Ergon; 2016.

Álvarez V, Lee JW, Drislane FW, Westover MB, Novy J, Dworetzky BA, et al. Practice variability and efficacy of clonazepam, lorazepam, and midazolam in status epilepticus: A multicenter comparison. Epilepsia [Internet]. 2015 Aug;56(8):1275–85.

Arya R, Kothari H, Zhang Z, Han B, Horn PS, Glauser TA. Efficacy of non-venous medications for acute convulsive seizures: A network meta-analysis. Neurology. 2015 Nov 24;85(21):1859–68.

Boyero Fernández L, Ollaryes JF, Rodríguez Díaz C. Epilepsia [Internet]. Lugo: Servicio de Atención Primaria de Fingoy. Servicio Galego de Saúde; 2017 [citado 8 de noviembre de 2018]. Disponible en: https://www.fisterra.com/guias-clinicas/epilepsia/#guia

Cañadillas Hidalgo F, Montero Pérez FJ, Jiménez Murillo L, Molina Nieto T. Crisis epilépticas. En: Jiménez Murillo L, Montero Pérez FJ. Medicina de Urgencias y Emergencias. Guía diagnóstica y protocolos de actuación. 5ª ed. Madrid: Elsevier España; 2015. pp. 374-80.

Cock H, Hesdorffer D, Rossetti AO, Scheffer IE, Shinnar S, et al. A definition and classification of status epilepticus--Report of the ILAE Task Force on Classification of Status Epilepticus. Epilepsia. 2015 Oct;56(10):1515–23.

Englot DJ, Chang EF, Auguste KI. Vagus nerve stimulation for epilepsy: a meta-analysis of efficacy and predictor for response. J Neurosurg. 2011;115(6):1248-55

Fernández Alonso C, Alonso Avilés R, Liñán López M, González Martínez F, Fuentes Ferre M, Gros Bañeres B, et al. Differences in emergency department care of adults with a first epileptic seizure versus a recurrent seizure: a study of the ACESUR (Acute Epileptic Seizures in the Emergency Department) registr. Emergencias. 2019;31(2):91–8.

Fernández Alonso C. Tratamiento de las crisis epilépticas en urgencias. Monografía de Emergencias. Madrid: SANED; 2014.

Fisher RS, Acevedo C, Arzimanoglou A et al. ILAE official report: a practical clinical definition of epilepsy. Epilepsia. 2014;55(4):475-82.

Fisher RS, Cross JH, French JA et al. Operational classification of seizure types by the International League Against Epilepsy: Position paper of the ILAE Commission for Classification and Terminology. Epilepsia. 2017;58(4):522-30.

García I, Fernández C, Behzadi N, Serratosa JM, Gil-Nagen A, Toledo M, et al. Documento de consenso para el tratamiento del paciente con crisis epiléptica urgente. Emergencias. 2020;32:353-62.

Gonzalo Yubero N, Coloma Cavero J. Urgencias neurológicas. Crisis convulsivas. Epilepsia. En: Aguinaga Badiola JR. Temas básicos en Medicina de Urgencias y Emergencias [Internet]. Donostia: Aguinaga Badiola J; 2015 [citado 8 de noviembre de 2018]. Disponible en: http://www.e-larrialdiak.com/home.

Gorchs M, Querol M, Ferreres Y, et al. Alteracions del sistema nerviós central: Malalt amb convulsions. En: Guia d'actuació infermera d'urgències i emergències prehospitalàries, SA (SEM) Catalunya. Barcelona. 2015. pp. 132-9.

Haut SR, Seinfeld S, Pellock J. Benzodiazepine use in seizure emergencies: A systematic review. Epilepsy Behav [Internet]. 2016 Oct;63:109–17.

Hernández Gómez Y, Hernando Andrés A, Fernández Martínez A, Tersol Claverol G, Fusté Peris MT. Enfermedades neurológicas más frecuentes: conocimiento y actuación. Epilepsia: cuidados de enfermería. Tratado de Enfermería Neurológica. Sociedad Española de Enfermería Neurológica (SEDENE) y Elsevier España, S.L. 2013. pp. 111-7.

Hirsch LJ, Gaspard N, van Baalen A, Nabbout R, Demeret S, Loddenkemper T, et al. Proposed consensus definitions for new-onset refractory status epilepticus (NORSE), febrile infection-related epilepsy syndrome (FIRES), and related conditions. Epilepsia [Internet]. 2018 Apr;59(4):739–44.

Hocker SE. Status Epilepticus. Continuum (Minneap Minn) [Internet]. 2015 Oct;21(5 Neurocritical Care):1362–83.

Höfler J, Trinka E. Lacosamide as a new treatment option in status epilepticus. Epilepsia. 2013 Mar;54(3):393–404.

Instituto Nacional de Seguridad, Salud y Bienestar en el Trabajo (INSSBT). Informe sobre el estado de la seguridad laboral en España 2016.

Jafarpour S, Hirsch LJ, Gaínza-Lein M, Kellinghaus C, Detyniecki K. Seizure cluster: Definition, prevalence, consequences, and management. Seizure. 2019 May;68:9-15.

Jobst BC, Cascino GD. Resective epilepsy surgery for drug resistant focal epilepsy: a review. JAMA. 2015. 313(3):285-93.

Juárez Belaúnde AL, Cabeza Álvarez CI, Garrido Robres JA. Crisis comiciales y estatus epiléptico. En: Julián Jiménez A. Manual de protocolos y actuación en urgencias. 4ª ed. Toledo: Grupo Saned; Reimpresión 2016. pp. 579-92.

Kanner A, Melo M. Antiseizure Medications for Adults with Epilepsy. JAMA. 2022;327(13):1269-81.

Lima MJ, Casal Codesido JR. Guía de actuación en urgencias. 4ª ed. Castilla y León: Ofelmaga; 2012. pp. 181- 5.

Mercadé Cerdá JM, Mauri Llerda JA, Becerra Cuñat JL et al. Pronóstico de la epilepsia. Inicio del tratamiento crónico farmacológico. Neurologia. 2015;30(6):367-74.

Mercadé Cerdá JM, Sancho Rieger J, Mauri Llerda JA, López González FJ, Salas Puig (editores). Guía oficial de práctica clínica en epilepsia. Sociedad Española de Neurología. Madrid: Ediciones SEN; 2012.

Mercadé Cerdá JM, Toledo Argani M, Mauri Llerda JA, López Gonzalez FJ, Salas Puig X, Sancho Rieger J. The Spanish Neurological Society official clinical practice guidelines in epilepsy. Neurologia. 2016 Mar;31(2):121–9.

Muñoz Escudero F, Julián Jiménez A. Algoritmo 22 Crisis comicial. En: Sánchez Sánchez M, Millá Sancho J. Algoritmos de decisión urgencias de AP. Barcelona: Profármaco.2; 2010. pp. 60-3.

Procedimientos asistenciales SVA. Urgencias neurológicas: crisis comicial. En: Casado Flórez I, Corral Torres E. Samur. Protección Civil. Manual de procedimientos; 2021.

Rodríguez Bouzada N, Blanco González M. Convulsiones. En: Bibiano Guillén C. Manual de Urgencias. 2ª ed. Grupo SANED, 2014; p. 485-90.

Rodríguez JC, Fras Sanz T. Epilepsia en el medio extrahospitalario. Tema 16.2 Epilepsia. Curso Diploma En Transporte Sanitario Medicalizado (DTSM) 2016. Edición Alicante y Valencia.

Romero Godoy J. Abordaje integral de las crisis convulsivas. En: Jornadas Interterritoriales de Urgencias Neurológicas. Málaga 11 de marzo de 2016. Hospital Clínico Universitario Virgen de la Victoria. Málaga: 2016.

Rosati A, De Masi S, Guerrini R. Ketamine for Refractory Status Epilepticus: A Systematic Review. CNS Drugs. 2018 Nov 19;32(11):997–1009.

Ruffolo G, Di Bonaventura C, Cifelli P, Roseti C, Fattouch J, Morano A, et al. A novel action of lacosamide on GABA A currents sets the ground for a synergic interaction with levetiracetam in treatment of epilepsy. Neurobiol. 2018 Jul;115:59–68.

Sato K, Arai N, Omori-Mitsue A, Hida A, Kimura A, Takeuchi S. The Prehospital Predictors of Tracheal Intubation for in Patients who Experience Convulsive Seizures in the Emergency Department. Intern Med. 2017;56(16):2113–8.

Serrano-Castro PJ, Mauri-Llerda JA, Hernández-Ramos FJ, Sánchez-Alvarez JC, Parejo-Carbonell B, Quiroga-Subirana P, et al. Adult Prevalence of Epilepsy in Spain: EPIBERIA, a Population-Based Study. Sci World J. 2015;2015:602710.

Silbergleit R, Durkalski V, Lowenstein D, Conwit R, Pancioli A, Palesch Y, et al. Intramuscular versus intravenous therapy for prehospital status epilepticus. N Engl J Med. 2012 Feb 16;366(7):591–600.

Sociedad Andaluza de Epilepsia (SADE). Guía andaluza de epilepsia 2015. Diagnóstico y tratamiento de Epilepsia en niños y adultos. Barcelona: Viguera Editores; 2015.

Strzelczyk A, Zöllner JP, Willems LM, Jost J, Paule E, Schubert-Bast S, et al. Lacosamide in status epilepticus: Systematic review of current evidence. Epilepsia. 2017;58(6):933–50.

SUMMA 112. Manual de procedimientos de enfermería [Internet]. Madrid: Salud Madrid; 2012 [citado 8 de noviembre de 2018]. Disponible en: http://www.madrid.org/bvirtual/BVCM017720.pdf.

Teran F, Harper-Kirksey K, Jagoda A. Clinical decision making in seizures and status epilepticus. Emerg Med Pract. 2015 Jan;17(1):1–24; quiz 24–5.

Toledo Cervera R. Emergencias neurológicas: convulsiones, crisis convulsivas, epilepsia y estatus epiléptico. Diploma de Transporte Sanitario Medicalizado. Edición Castellón. Enfermería. Septiembre 2016.

Trinka E, Cock H, Hesdorffer D, Rossetti AO, Scheffer IE, Shinnar S, et al. A definition and classification of status epilepticus-Report of the ILAE Task Force on Classification of Status Epilepticus. Epilepsia. 2015 Oct;56(10):1515–23.

Otras alteraciones neurológicas

25

J. Gómez Correas, R. Trujillo Rosales y J. A. Sarmiento Torres

OBJETIVOS

- Comprender la necesidad de un adecuado diagnóstico diferencial en pacientes con cuadros clínicos compatibles con síncope, cefaleas, síndrome confusional agudo y vértigo.
- Realizar la adecuada exploración física y anamnesis de los pacientes con sintomatología de probable origen neurológico.
- Identificar signos y síntomas propios de procesos patológicos en pacientes con cuadros clínicos compatibles con síncope, cefaleas, síndrome confusional agudo y vértigo.
- Aplicar los conocimientos adquiridos en el correcto diagnóstico y tratamiento de los pacientes con cuadros clínicos compatibles con síncope, cefaleas, síndrome confusional agudo y vértigo.
- Valorar la necesidad de intervención de otros recursos asistenciales o diagnósticos en la atención a pacientes con cuadros clínicos compatibles con síncope, cefaleas, síndrome confusional agudo y vértigo.

INTRODUCCIÓN

La demanda de asistencia sanitaria urgente por sintomatología de posible origen neurológico es muy habitual. La sintomatología de patologías graves que necesitan atención inmediata puede confundirse con la propia de patologías banales sin riesgo vital.

El síncope, la cefalea, el síndrome confusional agudo y el síndrome vertiginoso son cuadros, en principio, sin riesgo vital, pero que por su modo de presentación obligan al diagnóstico diferencial con otros más graves.

Es necesario que los profesionales de los servicios de urgencias y emergencias de cualquier ámbito estén entrenados en la valoración y aproximación diagnóstica en estos casos para garantizar una correcta atención al paciente, que asegure el inicio de tratamiento y derivación al recurso asistencial adecuado de los pacientes críticos, por un lado, y evite la sobreutilización de recursos cuando no son necesarios, por otro.

SÍNCOPE

El síncope es una patología frecuente en la población general, cuya incidencia aumenta con la edad. Representa un 1 % de las consultas a urgencias, con una tasa de hospitalización del 40 %.

El síncope es un cuadro consistente en la pérdida transitoria de la consciencia debido a una hipoperfusión cerebral global. Está caracterizado por ser de inicio rápido, de duración corta y con recuperación espontánea completa (**Fig. 25-1**).

La pérdida de conocimiento es un estado cognitivo en el que se carece de consciencia de uno mismo y de la situación, con incapacidad para responder a estímulos.

El síncope puede ser un síntoma de anomalías hemodinámicas agudas que no representan peligro vital, pero también puede ser la manifestación clínica de una enfermedad subyacente grave.

El síncope se engloba dentro de las denominadas pérdidas de conocimiento transitorias no traumáticas, pero el paciente que ha sufrido un síncope puede sufrir, además, algún traumatismo como consecuencia de la caída tras la pérdida de tono muscular (p. ej., facial y craneoencefálico), ya que si está inconsciente no se protege durante la caída.

El término presíncope se usa para referirse a los signos y síntomas que habitualmente preceden al síncope: mareo, sudoración, alteraciones de la visión, náuseas, etc. También es utilizado para referirse a un estado que recuerda a los pródromos del síncope, pero que no acaba con pérdida de consciencia.

Se asume que el presíncope tiene la misma base fisiopatológica que el síncope: la hipoperfusión cerebral aguda.

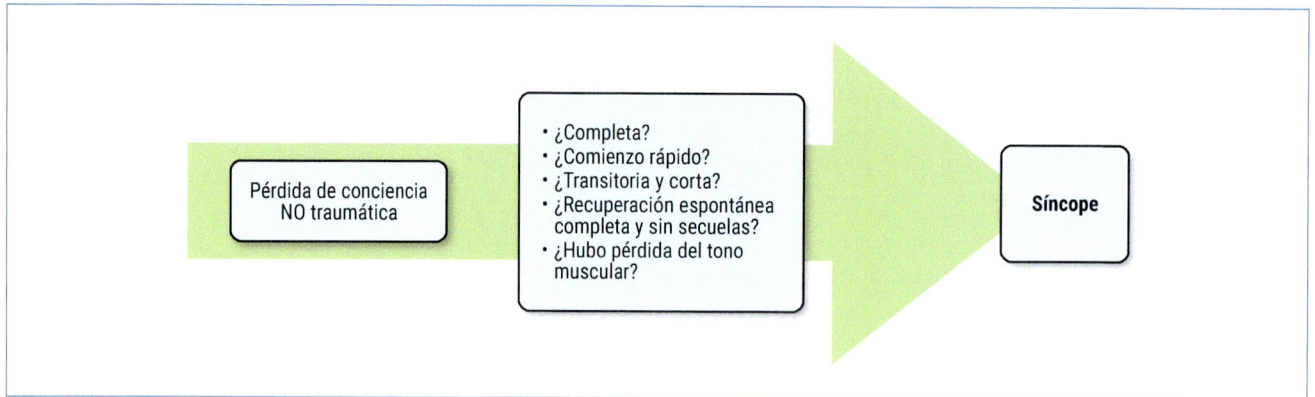

Figura 25-1. Características del síncope.

Etiología y clasificación del síncope

Una pérdida repentina de presión arterial en el cerebro, mantenida durante más de seis segundos, produce pérdida de la consciencia y del tono muscular.

El cese súbito del flujo sanguíneo cerebral (FSC) durante 68 segundos puede causar una pérdida del conocimiento completa.

Generalmente, se relaciona con una caída de la presión arterial sistólica (PAS) por debajo de 50-60 mm Hg, lo que se relaciona con una disminución a nivel cerebral de la PAS de 30 mm Hg en posición erguida.

La presión arterial es el resultado del gasto cardíaco total y de la resistencia periférica de los vasos sanguíneos. Una disminución de cualquiera de ellos, o de ambos, puede producir pérdida de conocimiento. La clasificación de los distintos síncopes tiene en cuenta qué mecanismo fisiopatológico provoca la hipoperfusión cerebral.

Síncope reflejo

Los reflejos cardiovasculares que son útiles para controlar la circulación se vuelven intermitentemente inadecuados en respuesta a un desencadenante o estímulo externo y producen vasodilatación (vasodepresor), bradicardia (cardioinhibidor) o ambas y, por tanto, una caída en la presión arterial y de la perfusión cerebral global.

- Síncope vasovagal:
  - Vasovagal ortostático: en bipedestación.
  - Emocional: miedo, dolor (somático o visceral), fobia a la sangre, etcétera.
- Síncope situacional: micción, estimulación gastrointestinal (tragar, defecar), tos, estornudos, después del ejercicio, riendo, tocando instrumentos de viento.
- Síndrome del seno carotídeo.
- Formas no clásicas: sin pródromos ni desencadenantes aparentes o con presentación atípica.

Síncope por hipotensión ortostática

La hipotensión ortostática se define como la disminución anormal de la presión arterial sistólica al adquirir la posición de bipedestación. El síncope por hipotensión ortostá-

tica suele producirse al ponerse de pie el paciente después de un período de tiempo prolongado sentado o tumbado y suele ir precedido de pródromos: mareo, inestabilidad, visión borrosa, etc. Es más común en ancianos que en jóvenes. Posibles causas:

- Hipotensión inducida por medicamentos: es la causa más común. Por ejemplo: vasodilatadores, diuréticos, fenotiazina, antidepresivos, etcétera.
- Pérdida de volumen sanguíneo: hemorragia, diarrea, vómitos, etcétera.
- Fallo primario del sistema autónomo: atrofia multisistémica, enfermedad de Parkinson, demencia con cuerpos de Lewy.
- Insuficiencia del sistema autónomo secundaria a otras enfermedades: diabetes, amiloidosis, lesiones de la médula espinal, neuropatía autonómica autoinmunitaria, neuropatía autonómica paraneoplásica, insuficiencia renal.

Síncope cardíaco

Es causado por un problema estructural o de funcionamiento de la bomba cardíaca. Posibles causas:

- Arritmia como causa principal:
  - Bradicardia: disfunción del nódulo sinusal (incluido el síndrome de bradicardia/taquicardia), enfermedad del sistema de conducción auriculoventricular, etcétera.
  - Taquicardia: supraventricular o ventricular.
- Problema cardíaco estructural: estenosis aórtica, infarto agudo de miocardio/isquemia, miocardiopatía hipertrófica, masas cardíacas (mixoma auricular, tumores, etc.), enfermedad pericárdica/taponamiento, anomalías congénitas de las arterias coronarias, disfunción valvular.
- Problema en los grandes vasos pulmonares: embolia pulmonar, disección aórtica aguda, hipertensión pulmonar.

Todas las formas de síncope, pero principalmente el síncope reflejo y por hipotensión ortostática, son más propensas a ocurrir o son más graves cuando hay varios factores presentes: medicación que provoca baja presión arterial por vasodilatación o hipovolemia, consumo de alcohol, disminución de volumen (hemorragia, baja ingesta de líquidos, diarrea, vómitos).

El diagnóstico del síncope es eminentemente clínico y las diferentes exploraciones complementarias se utilizan para dilucidar su etiología. Una adecuada anamnesis y exploración física indicarán la causa del síncope en el 50 % de las ocasiones.

Anamnesis y exploración física

La atención sanitaria urgente al paciente que ha sufrido un síncope debe tener como objetivo fundamental determinar la causa y estratificar el riesgo de que pueda ocurrir un suceso grave tras dicho síncope.

En la elaboración de la historia actual del suceso resulta de gran utilidad esclarecer la existencia de las características que definen el síncope: pérdida de consciencia transitoria que aparece de forma brusca, con breve duración y de recuperación espontánea.

¿Ha sufrido el paciente un síncope? La respuesta se encuentra contestando a estas preguntas:

- ¿La pérdida de consciencia fue completa?
- ¿Fue transitoria, de inicio rápido y corta duración?
- ¿La recuperación fue espontánea, completa y sin secuelas?
- ¿Hubo pérdida del tono postural?

Es muy común que todo el suceso ocurra en ausencia de personal sanitario y, por eso, el testimonio de los testigos del síncope es muy importante para aclarar las circunstancias concretas, sobre todo en lo relativo al período que dura la pérdida de consciencia y al de recuperación (**Tabla 25-1**).

El examen físico debe incluir la determinación de la presión arterial y frecuencia cardíaca y los cambios que se producen al pasar de posición de decúbito a sentado, de pie, y después de tres minutos de postura erguida. Han de ser tenidas en cuenta las variaciones significativas.

Debe prestarse atención al ritmo cardíaco. La presencia de murmullos, galope o roce indicaría la presencia de cardiopatía estructural.

Debe realizarse una exploración neurológica básica en busca de defectos focales u otras anomalías que podrían señalar la necesidad de una evaluación neurológica más exhaustiva.

Se debe explorar y descartar la presencia de megalias y masas pulsátiles en la zona abdominal. El tacto rectal es obligado en caso de sospecha de hemorragia digestiva.

En las extremidades se debe comprobar la simetría de los pulsos (asimétricos en disección aórtica, coartación aórtica o robo de la subclavia), edemas y signos de trombosis venosa profunda.

Masaje de seno carotídeo:

Debe realizarse en todo paciente mayor de 40 años con síncope de causa desconocida. Con el paciente tumbado, monitorizado y con una ampolla de atropina preparada, se masajea la arteria carótida en el seno carotídeo durante 5-10 segundos.

Se considera positivo cuando se produce una pausa de más de 3 segundos o un descenso de la presión arterial sistólica mayor a 50 mm Hg respecto a la basal, con reproducción del síncope. Si es negativo, debe repetirse en bipedestación.

Está contraindicado en pacientes con soplo carotídeo, infarto cerebral o de miocardio reciente, enfermedad del nódulo sinusal o antecedentes de taquicardia ventricular.

Tabla 25-1. Anamnesis en el síncope

A tener en cuenta durante la anamnesis

Información necesaria sobre las circunstancias justo antes del síncope:
- Posición: decúbito supino, sentado o de pie
- Actividad: tos, micción, defecación, durante o después del ejercicio, reposo, cambio de postura, etc.
- Predisponentes: calor, estar de pie prolongadamente, episodios precipitantes (miedo, dolor, movimientos del cuello)

Información necesaria sobre el comienzo del síncope:
- Náuseas, vómito, sudoración, visión borrosa, mareo, dolor del cuello o tórax, incomodidad abdominal, sensación de frío, etc.
- Palpitaciones

Información importante que puede ofrecer el posible testigo:
- Forma de caer (desplomarse, de rodillas), color de la piel (palidez, cianosis, rubor), duración de la pérdida de consciencia, movimientos y duración de estos (tónicos, clónicos, , etc.), relación con la caída, mordedura de lengua

Información importante sobre la finalización del período sincopal:
- Náuseas, vómitos, sudoración, confusión, dolor muscular, color de la piel, dolor torácico, palpitaciones, incontinencia urinaria o fecal

Antecedentes del paciente:
- Historia familiar, muerte súbita, desmayos, cardiopatía arritmógena congénita. Enfermedad cardíaca previa
- Historia neurológica: epilepsia, parkinson, narcolepsia
- Trastornos metabólicos: diabetes
- Medicación: antihipertensivos, antianginosos, antidepresivos, diuréticos, antiarrítmicos, etc.; también alcohol
- Si recurrente: tiempo del primer episodio, recurrencias

Pruebas complementarias

Ante todo paciente que ha sufrido un síncope es obligada la realización de un electrocardiograma (ECG) de 12 derivaciones y tira de ritmo de ECG. Aunque un ECG normal no descarta la presencia de síncope cardiogénico, sí ayuda a establecer el diagnóstico en el 5 % de los casos.

La analítica ayuda a descartar o confirmar la presencia de anemia, tromboembolia pulmonar, deshidratación, alteraciones del potasio, hipoglucemias e hiperglucemias, insuficiencia renal, hemorragia digestiva, cardiopatía isquémica y, también, crisis comicial.

La radiografía de tórax ayudará a descartar cardiomegalia, insuficiencia cardíaca, derrame pericárdico y disección aórtica.

Existen otras pruebas opcionales según sospecha diagnóstica, algunas de las cuales no están disponibles siempre en los propios servicios de urgencias:
- Tomografía computarizada (TC) craneal y Doppler carotídeo en sintomatología neurológica.
- TC torácica helicoidal en sospecha de tromboembolia pulmonar.
- TC torácica en sospecha de disección aórtica.
- Ecocardiograma en sospecha de cardiopatía estructural.
- Holter (monitorización prolongada) en sospecha de causa arritmogénica.
- Test de mesa basculante (*Tilt test*) en el síncope vasovagal.
- Ergometría: recomendada en pacientes que presentan dolor torácico antes o después del síncope.

Diagnóstico diferencial

Debe realizarse el diagnóstico diferencial con la epilepsia, el accidente isquémico transitorio vertebrobasilar, alteraciones metabólicas (hipoglucemia, hipoxia, hiperventilación con hipocapnia, etc.) e intoxicaciones.

La pérdida transitoria de consciencia es debida probablemente a un síncope cuando existen signos y síntomas específicos de síncope reflejo, ortostático o cardíaco y no existen signos ni síntomas de otras formas de dicha pérdida transitoria de conocimiento (traumatismo craneoencefálico, ataque epiléptico, o pérdida de consciencia de origen psicógeno).

El factor más útil para diferenciar el síncope de las convulsiones es la confusión poscrisis que ocurre en estas últimas y el restablecimiento lento de la consciencia normal. La mordedura de la lengua y la incontinencia, asociadas normalmente a crisis convulsiva, también se observan a veces en el síncope, cuando la anoxia cerebral ocasiona un clono breve (**Tabla 25-2**).

Manejo según estratificación del riesgo

La anamnesis, la exploración física y el ECG ayudarán a identificar aquellos síncopes de alto riesgo de muerte súbita cardíaca que requieren ingreso hospitalario o una valoración intensiva.

Es fundamental estratificar a los pacientes en función del riesgo de sufrir episodios mortales o graves; el predictor más importante es la presencia de cardiopatía estructural.

En sujetos jóvenes con síncope inexplicado y sin antecedentes de enfermedad cardíaca, antecedentes familiares de muerte súbita ni síncope en supino o síncope durante el sueño o el ejercicio, sin desencadenantes inusuales y con un ECG normal, la posibilidad de síncope cardíaco es muy baja.

Los síntomas asociados al episodio de síncope ayudan a identificar una causa cardíaca (palpitaciones y dolor torácico)

Tabla 25-2. Criterios diagnósticos tras la evaluación inicial

Síncope reflejo y síncope ortostático

El síncope vasovagal es altamente probable si ha sido provocado por dolor, miedo o de pie, y se asocia a pródromo progresivo típico (palidez, sudoración o náuseas)

El síncope reflejo situacional es altamente probable si el síncope ocurre durante o inmediatamente después de desencadenantes específicos

El síncope debido a hipotensión ortostática se confirma cuando se produce un síncope mientras está de pie y existe una hipotensión significativa concomitante

En ausencia de los criterios anteriores, el síncope reflejo y el ortostático deben considerarse como probables cuando las características que los indican están presentes y las características que sugieren síncope cardíaco están ausentes

Síncope cardíaco

El síncope arrítmico es altamente probable cuando el electroencefalograma muestra:
- Bradicardia sinusal persistente < 40 lpm o pausas sinusales > 3 segundos
- Bloqueo AV de segundo y tercer grado Mobitz II
- Bloqueo de rama alternante
- TV o TSV paroxística rápida
- Episodios no sostenidos de TV polimórfica e intervalo QT largo o corto
- Marcapasos malfuncionante con pausas o paciente portador de desfibrilador automático implantable

El síncope relacionado con isquemia cardíaca se confirma cuando el síncope se presenta con evidencia de isquemia miocárdica aguda con o sin infarto de miocardio

El síncope debido a trastornos cardiopulmonares estructurales es altamente urgente probable cuando se presenta síncope en pacientes con mixoma auricular, estenosis prolongada de la válvula mitral, estenosis aórtica grave, embolia pulmonar o disección aórtica aguda

o neurológica (vértigo y debilidad focal). Los episodios súbitos que ocurren sin pródromos suelen obedecer a arritmias. El síncope durante el ejercicio puede significar una lesión cardiopulmonar estructural.

El ingreso debe estar indicado para estudio completo o tratamiento específico en los pacientes catalogados de riesgo alto. Es recomendable en pacientes con: síncope de esfuerzo o durante el decúbito, historia familiar de muerte súbita, síncope que causa traumatismo grave, exploración sugerente de focalidad neurológica y múltiples episodios sincopales no explicados (**Tabla 25-3**).

Tratamiento

El paciente que ha sufrido un síncope puede necesitar soporte vital avanzado, dependiendo de la etiología que presente. Por ello, será prioritaria una aproximación según el esquema ABCD, determinando la necesidad de oxigenoterapia y monitorizando el ECG en caso de inestabilidad hemodinámica, arritmia significativa o ante la sospecha de síncope arritmogénico.

- Síncope reflejo: hay que explicar al paciente la benignidad del cuadro y ayudarle a identificar los factores precipitantes y evitarlos en lo posible. Las maniobras de contrapresión isométrica de las extremidades reducen la tasa de recurrencias en síncopes con pródromos. El único fármaco que ha demostrado cierta utilidad en pacientes con episodios recurrentes y refractarios a otras medidas es la midodrina (5-20 mg/día en 3 dosis), muy cara y poco disponible en nuestro país.
- Síncope cardiogénico: corrección quirúrgica de la cardiopatía obstructiva, implantación de marcapasos en bradiarritmias, ablación o fármacos antiarrítmicos en taquiarritmias.

- Hipotensión ortostática: hidratación, reducción de antihipertensivos, dormir con la cabecera de la cama elevada, maniobras de contrapresión y medias de compresión en extremidades inferiores. La midodrina y la fludrocortisona (0,1-0,3 mg/día) pueden ser útiles en pacientes con disfunción crónica del sistema nervioso autónomo.

CEFALEAS

La cefalea es uno de los principales motivos de asistencia en urgencias y consultas de neurología. Supone el 1-3 % de las visitas a urgencias: es el segundo o tercer motivo neurológico después de la patología cerebrovascular y las crisis epilépticas.

En términos generales, las cefaleas han sido clasificadas en:

- Cefaleas primarias: son en sí mismas una enfermedad y suceden en ausencia de una causa exógena (**Tabla 25-4**).
- Cefaleas secundarias: aquellas que acontecen como consecuencia de una enfermedad neurológica o sistémica (**Tabla 25-5**).

Tabla 25-3. Criterios de síncope de alto riesgo tras la valoración inicial

Criterios en anamnesis

- Cardiopatía isquémica o dilatada con fracción de eyección del ventrículo izquierdo (FEVI) <35 %
- Historia familiar de muerte súbita
- Anciano frágil/problemática social

Criterios clínicos/exploración básica

- Síncope brusco, durante el esfuerzo, en decúbito supino o asociado a dolor torácico o disnea
- Palpitaciones como pródromos
- Comorbilidades importantes: anemia grave, alteraciones hidroelectrolíticas
- Inestabilidad hemodinámica
- Presencia de insuficiencia cardíaca

Criterios electrocardiográficos

- Taquicardia ventricular no sostenida
- Bloqueo bifascicular o QRS >120 ms
- Bradicardia sinusal o bloqueo sinoauricular
- Preexcitación
- QT largo o corto
- Patrón electrocardiográfico tipo Brugada

Tabla 25-4. Cefaleas primarias

Clasificación ICHD-III beta, de la Sociedad Internacional de Cefaleas (IHS)

Migraña

Cefalea tensional

Cefaleas trigémino-autonómicas:
- En racimos
- Hemicránea paroxística
- SUNCT

Otras cefaleas primarias:

Punzante
- Idiopática tusígena benigna
- Asociada a actividad sexual
- Asociada a esfuerzo físico
- En trueno primaria
- Asociada a crioestímulo
- Asociada a presión externa
- Numular
- Hípnica
- Diaria persistente *de novo*

Tabla 25-5. Cefaleas secundarias

Clasificación ICHD-III beta, de la Sociedad Internacional de Cefaleas (IHS)

Cefalea secundaria a traumatismos craneal o cervical

Cefalea secundaria a alteraciones vasculares craneales o cervicales

Cefalea secundaria a trastorno intracraneal no vascular

Cefalea secundaria a ingesta o privación de sustancias

Cefalea secundaria a infección

Cefalea secundaria a trastornos de la homeostasis

Cefalea secundaria a trastornos del cráneo, cuello, ojos, oídos, nariz, senos, dientes, boca u otra estructura facial o craneal

Cefalea secundaria a un trastorno psiquiátrico

En el servicio de urgencias las cefaleas primarias representan la gran parte de las consultas (50-60 %), en especial la migraña y la cefalea de tipo tensional que, aunque no son patologías graves, pueden significar un coste en calidad de vida si no son bien manejadas. El resto de las consultas corresponde mayoritariamente a cefaleas secundarias de causa sistémica, como cuadros febriles sistémicos infecciosos o sinusitis. Un muy bajo porcentaje corresponde a causas neurológicas graves.

 La asistencia sanitaria en los servicios de urgencia debe ir encaminada a detectar si se trata de una cefalea primaria para iniciar tratamiento o, por el contrario, si se trata de una cefalea secundaria a un proceso grave que puede poner en peligro la vida del paciente.

Etiología y clasificación de las cefaleas primarias

Migraña

Es una enfermedad crónica con manifestaciones episódicas, con la cefalea como el componente predominante. El dolor es pulsátil, de moderado a grave, más frecuentemente hemicraneal, suele acompañarse de náuseas y vómitos, puede ir precedido de aura y aumenta con la luz y los sonidos.

Es más frecuente en mujeres. Muchas veces aparece tras desencadenantes como el consumo de ciertos alimentos, alcohol, falta o exceso de sueño, estrés, menstruación, fatiga, luces, ruidos, etcétera.

 La migraña es una cefalea con otras manifestaciones asociadas que no presenta la cefalea de tensión. La mayoría de los pacientes con cefalea invalidante tienen migraña.

En el 70 % de los casos se relaciona con mutaciones genéticas en el contexto de migraña hemipléjica familiar.

Cefalea tensional

Es una crisis de dolor de intensidad leve-moderada, de localización bilateral, calidad opresiva (no pulsátil), que puede acompañarse de fotofobia o fonofobia pero, a diferencia de la migraña, no se acompaña de náuseas ni vómitos. No se agrava por la actividad física habitual ni con el movimiento. Tiene una duración variable: minutos-semanas-meses.

Puede deberse a causas:

- Periféricas (agudas): por activación de los puntos gatillo de dolor pertenecientes a la musculatura cervical.
- Centrales (crónicas): por aumento de las respuestas nociceptivas miofasciales pericraneales y una disminución de los estímulos inhibitorios a dichas respuestas.

Es más frecuente en mujeres, por encima de los 30 años. Las cefaleas tensionales constituyen el 60 % de las cefaleas primarias. Es frecuente su asociación con una historia familiar de síndrome depresivo y comorbilidad psiquiátrica.

Cefaleas trigéminas-autonómicas

Es un grupo de cefaleas que se caracterizan por el dolor unilateral localizado en el territorio inervado por el nervio trigémino, acompañado de signos autonómicos parasimpático-craneales que son de localización lateral y homolateral a la cefalea.

Incluye el clúster o cefalea en racimos, la hemicránea paroxística y la cefalea tipo SUNCT.

Si bien estas cefaleas no son tan frecuentes como las anteriores, sí tienen un gran impacto en la calidad de vida de los pacientes (**Tabla 25-6**).

Anamnesis y exploración física

La principal dificultad en el abordaje de esta entidad en el servicio de urgencias radica en identificar, mediante la anam-

Tabla 25-6. Diagnóstico diferencial de las cefaleas						
Tipo	Instauración	Localización	Duración	Intensidad	Cualidad	Otros
Migraña	Aguda-subaguda	Hemicraneal alternante	4-72 horas	De moderada a grave	Pulsátil	Náuseas Vómitos Sonofobia, fotofobia
Tensional	Insidiosa	Holocraneal	30 min-días	Leve-moderada	Pesadez	Cervicalgia
Cefalea en racimos	Aguda	Unilateral Retroorbitaria Hemicraneal	15-180 min	Muy intensa	Penetrante	Lagrimeo Rinorrea Inyección conjuntival
Orgánica	Progresiva	Variable	Variable	Moderada	Constante sorda	Vómitos Rigidez nucal Focalidad
Hemorragia subaracnoidea	Brusca	Occipitonucal	Variable	Muy aguda	Explosiva	Alteración del nivel de consciencia Náuseas
Arteritis de la temporal	Aguda	Temporal	Intermitente	Variable	Variable	Arterias doloridas Alteración visual

nesis y exploración física, los signos y síntomas de alarma que orienten hacia una etiología orgánica de gravedad.

Tras escuchar detenidamente al paciente el relato de su padecimiento se realizará un interrogatorio dirigido a conseguir la siguiente información:

- Edad de inicio, historial personal y familiar de cefalea (casos recurrentes).
- Modo de presentación (agudo-explosivo, subagudo, crónico).
- Cualidad del dolor (pulsátil, sordo, opresivo, lacinante).
- Intensidad del dolor (leve, moderado, incapacitante).
- Localización (periocular, hemicraneal, occipital, cervical, etc.).
- Factores precipitantes o agravantes (estrés, alimentos, meteorología, hormonal, etc.).
- Síntomas asociados (náuseas, fotofobia, sonofobia, osmofobia, fiebre, focalidad neurológica, etc.).
- Experiencia terapéutica previa. Automedicación domiciliaria.
- Estudios diagnósticos previos.

Una adecuada anamnesis conseguirá catalogar a la cefalea dentro de una de estas situaciones:
- La cefalea es algo habitual, con las mismas características que la actual. Los pacientes suelen consultar por fracaso del tratamiento ordinario y hay que sospechar la agudización de una cefalea primaria.
- La cefalea es de inicio brusco o agudo y de reciente comienzo, acompañado de algún signo de gravedad: en estos casos se debe sospechar cefalea secundaria a enfermedad grave.
- Existe una historia previa de cefaleas, pero las características del episodio actual han cambiado o han aparecido nuevos signos o síntomas. Hay que prestar especial atención a este grupo de pacientes, que por regla general necesitarán pruebas complementarias en la consecución del diagnóstico.

Se debe realizar una exploración general: constantes vitales, glucemia y saturación de oxígeno, incluyendo la búsqueda activa de causas no neurológicas: palpación de senos paranasales, arterias temporales, musculatura cervical, articulación temporomandibular.

Se hará además una exploración neurológica completa, incluyendo el fondo de ojo (papiledema, hemorragia retiniana, etc.) y la comprobación de la existencia de signos meníngeos.

 Tanto durante la anamnesis como durante la exploración general se ha de prestar especial atención a la presencia de signos de alarma (Tabla 25-7).

Toda cefalea que aparezca bruscamente, en segundos, debe inducir a pensar en una hemorragia subaracnoidea.

Una cefalea aguda con fiebre de causa no aclarada obliga a practicar una punción lumbar.

Un déficit neurológico seguido de cefalea que aparece en un paciente joven muy probablemente es una migraña.

Una cefalea aguda acompañada de un déficit motor, síntomas psíquicos o crisis convulsivas obliga a realizar una TC craneal urgente.

Pruebas complementarias

Las pruebas complementarias solo deben solicitarse si se sospecha una cefalea secundaria, o existen síntomas o signos de alarma, o la exploración física es anormal o la cefalea tiene una evolución atípica. También en caso de dificultad para elaborar una buena historia clínica debido a algún tipo de barrera idiomática o cultural.

Las determinaciones analíticas pueden apoyar un diagnóstico o descartar cefaleas secundarias.

Se debería realizar una TC ante toda cefalea con signos de alarma para excluir muchas de las causas de cefalea secundaria.

 Una TC normal no excluye la posibilidad de un proceso grave. Entre un 5 y un 10 % de las hemorragias subaracnoideas y hasta un 30 % de las trombosis venosas presentan TC normal.

Tabla 25-7. Signos de alarma en cefaleas

Cefalea de inicio reciente en pacientes con:
- Mas de 50 años
- Neoplasia o inmunodepresión
- Riesgo de sangrado aumentado

Según la evolución:
- Inicio brusco o explosivo tras esfuerzo o maniobra de Valsalva
- Inicio reciente con aumento progresivo en intensidad o frecuencia
- Empeoramiento de la cefalea o falta de respuesta a tratamientos previamente efectivos
- Cuando el dolor:
  - No responde a tratamientos teóricamente correctos
  - Cambia de características sin causa
  - Empeora o se desencadena por movimientos/cambios posturales
  - Despierta por la noche o es de predominio nocturno
  - Tiene una localización unilateral estricta (excepto en las cefaleas primarias unilaterales, como las cefaleas en racimos)

Cefalea asociada a :
- Fiebre sin foco
- Vómitos no explicables por la cefalea primaria (migraña) o en escopetazo
- Síndrome meníngeo
- Papiledema
- Síntomas o signos neurológicos focales
- Alteración del nivel de consciencia
- Trastorno de la conducta o del comportamiento
- Crisis epilépticas

Exploración sistemática anormal

Cefalea de características atípicas

La resonancia magnética está más indicada que la TC en ciertas patologías, como la cefalea crónica, pero no suele estar disponible como prueba de urgencias.

Las radiografías simples craneales o cervical no están indicadas salvo en muy contadas excepciones: ante traumatismo cervical y craneal, sospecha de mieloma múltiple, sospecha de mastoiditis, sinusitis, malformaciones óseas, etcétera.

> **!** La solicitud rutinaria de estas técnicas en pacientes con migraña o cefalea crónica sin criterios de alarma no está indicada. Sin embargo, ha de considerarse su uso en algunos pacientes para mitigar el miedo a una enfermedad subyacente grave (oncofobia).

Además de las expuestas anteriormente, las siguientes circunstancias apoyarían la realización de pruebas de neuroimagen (en general, resonancia magnética si estuviese disponible):

- Convulsiones.
- Presencia de síntomas o signos neurológicos focales.
- Presencia de factores de riesgo (tumores sistémicos, infección por virus de la inmunodeficiencia humana, otras causas de inmunodepresión, alteraciones de la hemostasia, etc.).
- Cambios en el patrón temporal o en las características de las cefaleas y en el resto de los denominados signos de alarma.

La punción lumbar no debe realizarse sin haber descartado previamente un proceso expansivo intracraneal subyacente, una coagulopatía, una plaquetopenia, ni en pacientes anticoagulados.

Debería considerarse en las siguientes situaciones:

- Sospecha de meningoencefalitis infecciosas o inflamatorias.
- Sospecha de metástasis leptomeníngeas.
- Sospecha de hemorragia subaracnoidea con TC craneal normal.
- Sospecha de hipertensión intracraneal idiopática.
- Sospecha de hipertensión de líquido cefalorraquídeo: evitarla si el cuadro clínico es claro y la resonancia cerebral con contraste muestra hallazgos característicos.
- Cefalea crónica desde el inicio de reciente comienzo, sin abuso de analgésicos y con estudio etiológico negativo.

> **!** Siempre se ha de medir la presión del líquido cefalorraquídeo o presión de apertura mediante manometría.

Destino del paciente

Los dos principales motivos de derivación a otro nivel asistencial de un paciente con cefalea son la sospecha o confirmación de una cefalea secundaria, por un lado, y la refractariedad al tratamiento de una cefalea primaria o secundaria ya diagnosticada, por otro. El Grupo de Estudio de Cefaleas de la Sociedad Española de Neurología recomienda el uso de los siguientes criterios de derivación recogidos en las **tablas 25-8** y **25-9**.

Tabla 25-8. Criterios de derivación

Del ámbito prehospitalario a urgencias hospitalarias:

- Cefalea de presentación aguda, sobre todo si se sospecha hemorragia subaracnoidea
- Cefalea de presentación aguda de etiología no aclarada
- Sospecha de cefalea secundaria grave
- Cefalea con signos neurológicos focales, signos de irritación meníngea y alteración del nivel de consciencia con o sin aumento de temperatura, o cualquiera de sus combinaciones, de aparición reciente
- Persistencia de una cefalea intensa a pesar del tratamiento sintomático adecuado

Tabla 25-9. Criterios de ingreso

Del ámbito prehospitalario a urgencias hospitalarias:

En las cefaleas primarias:

- Dolor de características migrañosas incapacitante que no responde a medicación oral (probable estado migrañoso)
- Migraña con pleocitosis
- Migraña hemipléjica
- Ictus en paciente con migraña
- Migraña con aura prolongada
- Cefalea por abuso de analgésicos que no responde a los protocolos ambulatorios de deshabituación de analgésicos
- Trastorno psiquiátrico o médico que dificulta el tratamiento ambulatorio del paciente
- Cefalea en racimos con mala respuesta a las terapias orales

En las cefaleas secundarias:

- Realización de pruebas diagnósticas específicas
- Tratar el proceso subyacente
- Ausencia de respuesta terapéutica ambulatoria
- Coexistencia de otras enfermedades que imposibilitan un manejo ambulatorio adecuado

Tratamiento

Aunque el mayor interés en el servicio de urgencias será diagnosticar o descartar la presencia de una cefalea secundaria, no se puede olvidar el tratamiento correcto de las cefaleas primarias. Siempre es necesario el alivio sintomático, que precisará de un tratamiento individualizado.

Hay que tener siempre presente que la atención a un paciente es un proceso dinámico, por lo que se está obligado a reevaluarlo continuamente.

En lo que al tratamiento de las cefaleas primarias se refiere, se puede distinguir entre el tratamiento sintomático y el tratamiento preventivo, en pacientes que tienen o pueden tener posibilidad de recurrencia de la sintomatología.

> ! En el caso de las cefaleas secundarias debe aplicarse el tratamiento específico de la patología que lo ha provocado, además del sintomático correspondiente. En este tipo de cefaleas hay que estar preparados para las medidas de soporte vital (reanimación cardiopulmonar, aislamiento de la vía aérea, etc.) si se diera la eventualidad.

Tratamiento sintomatológico de la migraña

Es obligatorio en todos los pacientes migrañosos. Se deben evitar los tratamientos estandarizados y procurar administrar el que mejor se adapte a las características del paciente y de la crisis actual. El tratamiento debe iniciarse de forma precoz y debe incluir una adecuada reposición de fluidos, especialmente si presenta vómitos de repetición.

- Analgésicos no específicos para la migraña:
  - Paracetamol y antiinflamatorios no esteroideos son una opción recomendable y relativamente segura, aunque la evidencia de su eficacia es moderada.
  - Naproxeno sódico: 500-1.000 mg por vía oral (v.o.).
  - Paracetamol: 1 g por vía intravenosa (i.v.).
  - Ketorolaco: 60 mg por vía intramuscular (i.m) o 30 mg i.v.
  - Diclofenaco: 75 mg i.m.
  - Dexketoprofeno: 50 mg i.v.
  - Ácido acetilsalicílico: 1-1,8 g i.v.
  - El metamizol no cuenta con estudios sólidos que avalen su uso en migraña, aunque ha demostrado su eficacia en la práctica.
- Analgésicos específicos:
  Los triptanos son el tratamiento de elección para crisis de moderadas a graves. Son los antimigrañosos más específicos y selectivos. El más recomendado en pacientes que no han tomado ninguna ergotamina ni triptán en las últimas 24 horas es sumatriptán. La combinación de naproxeno y sumatriptán es más efectiva que cualquiera de los dos administrados individualmente.
  - Sumatriptán:
    - Vía subcutánea: 6 mg en crisis con dolor grave resistente a v.o. o nasal.
    - Vía nasal: 20 mg: crisis resistentes a la v.o. o con vómitos.
    - Vía oral: 50 mg: para paciente migrañoso estándar.
  - La ergotamina puede ser bastante efectiva en las crisis de migraña, pero tiende rápidamente a provocar cefalea por abuso de analgésicos y presentar mayores efectos secundarios. Es menos recomendable que los triptanes.
  - Otros analgésicos como los opioides no han demostrado ser mejores que los anteriores y presentan mayores efectos adversos.
- Medicación coadyuvante:
  - Los antagonistas de los receptores de la dopamina muestran efectos potencialmente útiles: antiemético, alivio del dolor y sedante por su efecto antihistamínico y anticolinérgico:
  - Metoclopramida: 10-20 mg i.v.
  - Clorpromazina: 10-12,5 mg i.v. y 25-50 mg vía i.m.

Tratamiento sintomatológico de la cefalea tensional

Explicar al paciente la naturaleza benigna de la enfermedad puede resultar terapéutico.

Los antiinflamatorios no esteroideos son la primera elección en el tratamiento, pero hay que prestar especial atención a la dosis administrada para que sea la suficiente.

- Ácido acetilsalicílico: 1.000 mg.
- Paracetamol: 1.000 mg.
- Ibuprofeno: 600-800 mg.
- Naproxeno: 1.000 mg.
- Ketoprofeno: 75 mg.
- Ketorolaco: 20 mg.

Los triptanos y los opioides no han mostrado utilidad en la cefalea tensional, por lo cual no están recomendados. Tampoco hay buena evidencia con el uso de relajantes musculares.

Tratamiento sintomatológico de la cefalea en racimos y otras cefaleas trigémino-autonómicas

El sumatriptán es el fármaco de elección. Sumatriptán (6 mg) subcutáneo. Mejora los síntomas en 2-5 minutos tras la inyección y alivia completamente el dolor antes de 15 minutos en el 95 % de los ataques. Algunos pacientes encuentran alivio con solo 3 mg por vía subcutánea.

La inhalación de oxígeno normobárico a alto flujo es eficaz en la mayoría de los pacientes. El paciente debe estar sentado y respirar lenta y profundamente mediante una mascarilla que cubra la nariz y la boca, con flujo de 7-12 L/min durante al menos 15 minutos. El oxígeno puro está contraindicado en la insuficiencia cardíaca o respiratoria.

SÍNDROME CONFUSIONAL AGUDO

El síndrome confusional agudo es uno de los trastornos mentales de origen orgánico más frecuentes en los servicios de urgencias. Se trata de un cuadro clínico secundario a una patología primaria y que se debe a una compleja y múltiple etiología.

Aunque puede ocurrir en cualquier época de la vida, su incidencia aumenta con la edad. Entre el 10 % y el 25 % de los ancianos presentan delirio en el momento del ingreso, con una prevalencia de entre el 10 % y el 56 % durante la hospitalización. Es infrecuente en personas jóvenes o de mediana edad y, si ocurre, generalmente, se asocia con el consumo de alcohol o drogas.

Su identificación y tratamiento rápido se relaciona con un mejor pronóstico del paciente.

Desde la perspectiva fisiopatológica, implica la existencia de una disfunción cerebral bilateral y difusa. En muchos casos, el sustrato bioquímico es la alteración del equilibrio de neurotransmisores, fundamentalmente un déficit colinérgico y un exceso dopaminérgico.

Se trata de un cuadro clínico de instauración rápida, fluctuante y potencialmente reversible, en el que se produce:
• Alteración de las funciones cognitivas: inatención o falta de concentración del paciente.
• Alteración del comportamiento psicomotor.
• Alteración de la emoción.
• Alteración del ciclo vigilia-sueño.

> **!** El síndrome confusional agudo se considera sinónimo de *delirium*, pero no se debe confundir con el *delirium tremens* etílico, que es el cuadro más grave producido por el síndrome de abstinencia alcohólica. El paciente agitado no debe confundirse con el violento, excitado, nervioso, irritado o ansioso, aunque a veces la frontera entre unos y otros es difícil de establecer (Tabla 25-10).

Cualquier enfermedad relativamente grave pude provocar síndrome confusional agudo. La causa más frecuente y reversible está relacionada con tóxicos y, dentro de estos, con la abstinencia alcohólica. En pacientes ancianos una causa muy frecuente es la infección urinaria, que siempre ha de estar presente en el diagnóstico diferencial. Las cirugías cardíacas y de cadera son los procesos quirúrgicos que más se asocian al síndrome confusional agudo. También es importante, por su alta prevalencia, por su frecuente infradiagnóstico y por la posibilidad de tratamiento, descartar una retención aguda de orina, la impactación fecal y la posibilidad de tener dolor no controlado.

Anamnesis y exploración física

En este caso, la anamnesis también es fundamental a la hora de establecer el diagnóstico e identificar la causa. La información debe ser recogida de una fuente fiable, preferentemente el familiar que acompañe al paciente, si lo hay.

Un enfoque práctico en su realización, sería valorar la existencia de factores predisponentes, por un lado, y la presencia de alguna de las enfermedades que más habitualmente pueden producir síndrome confusional agudo, por otro (Tabla 25-11).

> **!** En el 91 % de la población, según el estudio de Lupiáñez, se dan antecedentes personales (AP) de patología neurológica.
> Además, suelen presentar hipertensión arterial (HTA) y ser pacientes polimedicados con las implicaciones metabólicas y tóxicas que puede conllevar este aspecto.
> La principal causa de SCA suele ser la ITU, seguida de la insuficiencia respiratoria y la demencia vascular, mixta o degenerativa.

Para una mayor certeza en el diagnóstico, se puede utilizar el ***Confusion Assessment Method***, porque resulta de alta sensibilidad y especificidad, de fácil aplicación y rapidez de uso (Tabla 25-12).

La exploración física general debe incluir constantes vitales y una minuciosa exploración orientada hacia signos y síntomas de patologías sistémicas que se sospeche que pueden estar causando el síndrome confusional agudo. Una de las primeras pruebas debe ser la glucemia capilar para descartar la presencia de hipoglucemia.

La exploración neurológica debe enfocarse a descartar signos de focalidad neurológica, síndrome meníngeo, hipertensión intracraneal o mioclonías focales.

> **!** En la exploración es importante realizar pruebas que valoren las esferas cognitivas afectadas en el síndrome confusional agudo, fundamentalmente aquellas que exploren la atención, que es la capacidad para concentrarse en una tarea u objeto. En el síndrome confusional agudo está siempre alterada y resulta la base del diagnóstico.

• Orientación: por orden se afectan las esferas temporal, espacial y personal.
• Consciencia: en el síndrome confusional agudo el grado de alerta varía desde la somnolencia hasta la hiperactividad y puede fluctuar a lo largo del cuadro.
• Memoria: se afecta principalmente la memoria reciente y anterógrada.

Tabla 25-10. Criterios diagnósticos del síndrome confusional agudo (DSM IV)

• Alteración de la consciencia con disminución de la capacidad para centrar, mantener o dirigir la atención
• Cambio en las funciones cognoscitivas (como déficit de memoria, desorientación, alteración del lenguaje) o presencia de una alteración perceptiva que no se explica por la existencia de una demencia previa o en desarrollo
• La alteración se presenta en un corto período de tiempo (habitualmente en horas o días) y tiende a fluctuar a lo largo del día
• La historia, la exploración física y las pruebas de laboratorio demuestran que la alteración es un efecto fisiológico directo:
  – de una enfermedad médica
  – de una intoxicación o consumo de una sustancia
  – se presenta después de un síndrome de abstinencia

Tabla 25-11. Factores predisponentes para desarrollar un síndrome confusional agudo

- Deterioro cognitivo previo
- Edad avanzada
- Antecedentes de síndrome confusional agudo
- Daño cerebral previo
- Enfermedad médica-quirúrgica grave
- Dependencia de sedantes (opiáceos o alcohol)
- Factores psicosociales (falta de apoyo social, depresión, desadaptación social, etc.)
- Ambiente no familiar (hospitalización, institucionalización)
- Privación de sueño
- Cambios de habitación
- Realización de pruebas diagnósticas, sobre todo si son invasivas
- Dolor

- Pensamiento: muestra incoherencia y reiteratividad, por alteración del contenido y de la organización. El discurso presenta perseveración, repetición y fuga de ideas.
- Percepción: se altera en función del nivel de consciencia. Pueden existir alucinaciones e ilusiones, generalmente visuales.
- Alteraciones de funciones no intelectivas: se altera el estado afectivo (ansiedad, depresión, euforia, apatía, etc.), la conducta o el comportamiento (hipoactividad o hiperactividad), el sistema neurovegetativo (diaforesis, taquicardia, hipertermia, etc.) y el ciclo sueño-vigilia.

> ! Si la agitación psicomotriz es de origen psiquiátrico no suele haber alteración del estado de consciencia ni de la atención. El paciente está vigil y orientado, aunque puede tener una pérdida grave del contacto con la realidad, delirio y alucinaciones si la agitación es psicótica.

Pruebas complementarias

Se solicitarán según criterio de sospecha clínica y disponibilidad:

- A la llegada del enfermo: glucemia capilar junto con la toma de signos vitales.
- Analítica: hemograma, urea, creatinina, iones, calcio, perfil hepático y gasometría arterial.
- Sistemático de orina para descartar infección urinaria, sobre todo en ancianos.
- Radiografía de tórax y ECG.
- Atendiendo a las principales sospechas diagnósticas: niveles de fármacos, tóxicos en orina, creatinfosfocinasa o amoniemia, en el caso de patología hepática.
- TC craneal seguida o no de punción lumbar para descartar procesos como: hemorragia subaracnoidea, accidente cerebrovascular o encefalitis (si los estudios básicos son normales y no hay factor precipitante ni etiología confirmada).

Diagnóstico diferencial

Debe hacerse un diagnóstico diferencial sobre todo frente a demencias, brotes psicóticos y afasias sensitivas (Tabla 25-13).

> ! Existen dos subtipos de síndrome confusional agudo: uno **hiperactivo**, fácilmente identificable, y otro **hipoactivo** (más frecuente cuanto mayor es la edad), que puede pasar desapercibido o confundirse con un trastorno depresivo si no se tienen en cuenta otros datos.

La presentación aguda y el carácter fluctuante son determinantes para diferenciarlo de la demencia. En esta existen alteraciones cognitivas y fallos de memoria, pero el paciente se encuentra alerta y sin alteración de la consciencia.

En los cuadros conversivos suele haber un conflicto emocional relacionado con la aparición de los síntomas que no existe en caso de síndrome confusional agudo.

El paciente con brote psicótico está orientado, pero con pensamiento desestructurado.

Los comportamientos psiquiátricos que aparecen en pacientes de más de 40 años sin antecedentes psiquiátricos previos deben hacer pensar en un síndrome confusional agudo subyacente.

Tabla 25-12. *Confusion Assessment Method* (CAM)

1. Inicio agudo y curso fluctuante: puesto de manifiesto mediante la respuesta afirmativa a las preguntas:
   ¿Hay evidencia de un cambio del estado mental del paciente con respecto a su estado previo hace unos días?
   ¿Ha presentado cambios de conducta el día anterior, fluctuando la gravedad de estos?

2. Inatención: puesta de manifiesto mediante la respuesta afirmativa a la pregunta:
   ¿Presenta el paciente dificultades para fijar la atención?

3. Desorganización del pensamiento: puesta de manifiesto mediante la respuesta afirmativa a la pregunta:
   ¿Presenta el paciente un discurso desorganizado e incoherente, con una conversación irrelevante, ideas poco claras o ilógicas, con cambios de tema de forma impredecible?

4. Alteración del nivel de consciencia: puesto de manifiesto por una respuesta distinta a «alerta» a la pregunta
   ¿Qué nivel de consciencia presenta el paciente?:
   1. Alerta (normal)
   2. Vigilante (hiperalerta)
   3. Letárgico (inhibido, somnoliento)
   4. Estuporoso (difícil despertarlo)
   5. Comatoso (no se despierta)

Para el diagnóstico de *delirium* son necesarios los dos primeros criterios y por lo menos uno de los dos últimos.

Tabla 25-13. Criterios para diagnóstico diferencial en síndrome confusional agudo			
Características	Síndrome confusional agudo	Demencia	Psicosis
Comienzo	Agudo	Insidioso	Agudo
Evolución	Fluctuante	Estable	Estable
Duración	Transitorio	Persistente	Variable
Nivel de consciencia	Disminuido	Normal	Normal
Ciclo vigilia-sueño	Alterado	Normal	Alterado
Atención	Alterada	Normal	Puede alterarse
Orientación	Alterada	Alterada	Variable
Lenguaje	Incoherente	Afasia frecuente	Normal, lento, rápido
Ilusiones	Transitorias, poco sistematizadas	Infrecuentes	Persistentes y sistematizadas
Alucinaciones	Visuales	Infrecuentes	Audtivas frecuentemente
Movimientos involuntarios	Frecuentes	Infrecuentes	No
Enfermedad orgánica	Sí	No	No

El paciente con afasia sensitiva o de Wernicke no entiende, por lo que no obedece órdenes sencillas, pero mantiene la atención y no hay ninguna fluctuación ni en el comportamiento ni en la sintomatología.

 El error más grave que puede cometerse ante un paciente agitado es presumir un origen psiquiátrico, olvidando descartar un proceso orgánico, potencialmente vital, como la hipoglucemia, la hemorragia subaracnoidea, la intoxicación aguda grave, la meningoencefalitis, el hematoma subdural o epidural o la encefalopatía de Wernicke.

Tratamiento

Medidas generales y ambientales

Asegurar la permeabilidad de la vía aérea y estabilización hemodinámica del paciente.

Monitorización de constantes, valorar sondaje vesical y nasogástrico.

Condiciones ambientales adecuadas para favorecer la orientación, evitar la contención física, ya que favorece la agitación. Prever la posibilidad de conductas que puedan ocasionar peligro para el propio paciente y para el personal sanitario.

Durante la asistencia sanitaria:

• Identificarse como personal sanitario.
• Mostrar una actitud tranquilizadora, pero de firmeza.
• Hablar suavemente y con preguntas cortas.
• No enfrentarse al enfermo, aunque es importante limitar su conducta, comunicándole cuál es aceptable y cuál no.
• No mostrar cólera ni amenazar.
• No dejar nunca al paciente solo.
• Mantener las barandillas de seguridad de la cama subidas y explicarle al paciente que es por su seguridad.

El paciente debe estar informado en todo momento de lo que se le va a hacer. Demostrar calma y control de la situación, escuchar al enfermo y evitar estímulos externos son las normas básicas para la asistencia al paciente agitado.

Tratamiento etiológico

Corregir las posibles causas de la agitación si son conocidas: hipoglucemia, deshidratación, fiebre, etcétera.

Tratamiento farmacológico

Es preferible evitar el uso de fármacos, ya que pueden empeorar el síndrome confusional agudo.

La elección del tipo de fármaco que se va a utilizar y la vía de administración dependen del grado de agitación y de la sospecha diagnóstica: usar preferiblemente la vía oral y la dosis mínima requerida.

El tratamiento con neurolépticos es necesario si el comportamiento es potencialmente peligroso, interfiere con el cuidado médico o causa mucha ansiedad al paciente.

 La vía de administración elegida en los pacientes que necesiten una sedación rápida y eficaz es la intravenosa. La vía intranasal ha demostrado buenos resultados en la sedación farmacológica del paciente agitado poco colaborador.

El tratamiento farmacológico es siempre sintomático, no preventivo.

• Haloperidol (ampollas de 5 mg; comprimidos de 0,5 y de 10 mg; gotas: 20 gotas = 2 mg = 1 mL).
• Es de elección en la mayoría de los casos. Tiene breve vida media, pocos efectos anticolinérgicos, cardiovasculares y

respiratorios. Se puede administrar v.o., i.m., i.v. y subcutánea. En los casos más leves y moderados se podrá administrar 1-5 mg v.o. de dosis inicial. Después, de 3 a 6 mg al día en dos tomas, con la mayor dosis por la noche. En cuadros graves conviene comenzar con dosis de 2,5 a 5 mg subcutáneo, i.m. o i.v. y repetir cada 30 minutos doblando la dosis anterior hasta controlar la agitación, teniendo en cuenta que el inicio de acción se produce entre 10 y 30 minutos tras la administración.

> ! El haloperidol administrado de forma intravenosa puede alargar el intervalo QT: se recomienda monitorización ECG.

- Tiaprida (comprimidos y ampollas de 100 mg). Escasa potencia antipsicótica. Se usa en el caso de pacientes con hepatopatía o insuficiencia respiratoria. Dosis: 1-2 ampollas/6-8 h i.v. o i.m.
- Neurolépticos atípicos: misma eficacia que el haloperidol, menos efectos extrapiramidales:
  - Risperidona (comprimidos de 1, 2, 3 y 6 mg; solución oral 1 mg/mL). No se dispone de presentación parenteral. Dosis 0,25-0,50 mg/4 h v.o.
  - Olanzapina (comprimidos de 2,5, 7,5 y 10 mg). Dosis de 2,5-5 mg/noche.
- Benzodiacepinas: de elección en cuadros de abstinencia por alcohol u otros sedantes.
  - Midazolam: 2,5-5 mg i.v. o intranasal. De elección para contención por sedación del paciente agitado intensivo o poco colaborador.
  - Diacepam: 10-20 mg v.o.
  - Cloracepato dipotásico: 15-30 mg v.o.
  - Clonacepam: 1-2 mg v.o. inicialmente y subir a 2-6 mg/día en tres tomas, siempre la mayor por la noche.
- Clometiazol: indicado en *delirium tremens*. Comenzar por 1-3 cápsulas; seguir con 3-8 cápsulas/24 h, en 3 o 4 tomas, la dosis mayor se da por la noche. Se trata de un fármaco muy útil en este perfil de paciente gracias a sus efectos hipnóticos y sedantes al actuar sobre el ácido gamma-aminobutírico.

SÍNDROME VERTIGINOSO

El término vértigo hace referencia a la sintomatología producida por la asimetría de las informaciones vestibulares de un lado con respecto al otro, lo que crea una sensación ilusoria de movimiento rotatorio acompañada de síntomas vegetativos que empeoran con los movimientos.

Es un trastorno que puede tener su origen tanto en el sistema vestibular periférico como en el sistema nervioso central. Su diagnóstico es complejo; la anamnesis al paciente no es fácil, la intensidad de la clínica es muy variable y suele generar ansiedad al que lo padece.

> ! En urgencias la actuación debe ir encaminada a diferenciar el vértigo central del periférico, ya que las exploraciones complementarias y el tratamiento van a ser diferentes es ambos casos.

Vértigo periférico

Se debe a alteraciones en la zona vestibular periférica; suele presentar las siguientes características:

- Completo: aparecen la mayoría de los síntomas.
- Proporcionado: con la intensidad del vértigo.
- Armónico: existen desviaciones corporales hacia el lado afectado y el nistagmo (fase rápida) hacia el lado contrario.
  Se pueden encontrar los siguientes tipos:

- Vértigo posicional paroxístico benigno. Es la causa más frecuente de vértigo periférico. Puede desencadenarse por traumatismo craneal u ótico. Episodios de vértigo de segundos o pocos minutos de duración, originados por cambios de posición en ausencia de síntomas auditivos. El cuadro puede repetirse durante una o dos semanas, para posteriormente remitir. Puede presentar exploración normal, salvo por test posturales de provocación.
- Neuronitis vestibular. Infección vírica que afecta al nervio vestibular. Comienza bruscamente con un importante cortejo vegetativo y dura más de 24 horas. No se acompaña de hipoacusia ni de acúfenos. Crisis de vértigo intensa.
- Laberintitis. Su origen puede ser infeccioso (vírico o bacteriano), tóxico, traumático o autoinmunitario. Cursa con crisis de vértigo intenso con hipoacusia neurosensorial.
- Fístula perilinfática. La causa más frecuente es el colesteatoma. Habitualmente de resolución espontánea. Cursa con vértigo posicional o intermitente e hipoacusia fluctuante de conducción. Se desencadena con la maniobra de Valsalva.
- Enfermedad de Ménière o *hydrops* laberíntico. Se caracteriza por la tríada típica de hipoacusia, acúfenos y vértigo. La hipoacusia es neurosensorial y fluctuante. Los acúfenos se describen como sensación de plenitud en el oído afectado y suelen preceder a las crisis. Tiene curso agudo, con gran cortejo vegetativo, con duración aproximada de 48 horas.
- Migraña vestibular. El vértigo se presenta como aura de una migraña, de minutos a horas de duración, con clara fotofobia y sonofobia. Es importante completar bien los antecedentes. Es el típico y casi exclusivo vértigo de la infancia.
- Toxicidad por fármacos. Producida por aminoglucósidos, salicilatos, diuréticos del asa y cisplatino.
- Autoinmunidad. Como en el síndrome de Cogan, lupus eritematoso sistémico y vasculitis.

Vértigo central

Tiene su origen en el sistema nervioso central; es necesario el estudio urgente mediante neuroimagen, aunque este no descarte la patología central.

Es menos frecuente que el periférico, pero suele ser más grave. Es más habitual si existen factores de riesgo cardiovascular en personas mayores.

El síntoma predominante es la inestabilidad, más que el vértigo. Se presenta como un síndrome vestibular prolongado con signos y síntomas de disfunción del tronco del encéfalo o cerebelo. La causa más frecuente son las alteraciones vasculares: isquemia o infarto del tronco del encéfalo por alteración de la circulación posterior.

Se pueden encontrar los siguientes tipos:

- Alteraciones vasculares:
  - Insuficiencia vertebrobasilar: cursa con vértigo, síntomas visuales (disminución de agudeza visual, hemianopsia, diplopía), disartria, alteraciones motoras y cerebelosas.
  - Síndrome de Wallemberg o infarto de la arteria cerebelosa posteroinferior: es un conjunto de síntomas ocasionados por la oclusión de la arteria cerebelosa posterioinferior, lo que produce una serie de alteraciones sensoriales y simpáticas, y que se inicia con la aparición de un vértigo súbito.
  - Síndrome cerebeloso: afectación de pares V, IX, X y hemianestesia contralateral.
  - Infarto cerebeloso: origina náuseas, vómitos y ataxia.
- Procesos expansivos de la fosa posterior: el tumor más frecuente es el neurinoma del nervio acústico. Ocasionalmente comienzan como un vértigo posicional central crónico.
- Esclerosis múltiple: el vértigo como primer síntoma aislado es raro.
- Migraña basilar.
- Epilepsia temporal: alteraciones sensitivas en hemicuerpo contralateral, junto con episodios de vértigo y desequilibrio.
- Fármacos y tóxicos: aminoglucósidos, salicilatos, anticomiciales, benzodiacepinas, etanol.

Anamnesis y exploración física

La anamnesis es la principal herramienta diagnóstica, pero hay que destacar la dificultad de la mayoría de los pacientes para relatar y nombrar adecuadamente los síntomas acompañantes: hablan de mareo, desequilibrio o vértigo, indistintamente. En ocasiones es necesario aclarar conceptos antes de la anamnesis y ayudar al paciente en su relato.

> **Vértigo:** sensación ilusoria de giro de objetos con síntomas vegetativos.
> **Desequilibrio:** sensación de caída inminente. Sensación de incapacidad para mantener el centro de gravedad en el centro de sustentación, estando el paciente de pie.
> **Mareo:** alteración de la orientación espacial sin ilusión de movimiento.

Durante la anamnesis se pondrá especial énfasis en determinar:

- Frecuencia y antigüedad de la sintomatología: si es la primera crisis o ha tenido crisis anteriores de características similares, así como si es un hecho aislado o si se reproduce con cierta frecuencia.
  - Única crisis: neuronitis vestibular.

- Numerosas crisis: vértigo de Ménière, migraña basilar, vértigo posicional paroxístico benigno o insuficiencia vertebrobasilar.
- Duración de las crisis: la prolongación en el tiempo es muy importante, pues indicará la intensidad de la afectación y orientará el diagnóstico (**Tabla 25-14**).
- Desencadenamiento de las crisis:
  - Con maniobra de Valsalva: fístula laberíntica o enfermedad cardiovascular.
  - Si se desencadena con los movimientos cefálicos o cambios posturales: vértigo posicional paroxístico benigno (todos los vértigos se agravan con los movimientos cefálicos, pero en este caso no se agrava, sino que se desencadena).
- Síntomas acompañantes:
  - Las náuseas y los vómitos acompañan a la mayoría de las crisis vertiginosas, a la migraña y al presíncope.
  - Hipoacusia, acúfenos y plenitud auditiva: orientan a un síndrome de Ménière.
  - La disartria, diplopía o parestesias son sugestivas de una insuficiencia vertebrobasilar transitoria.
- Antecedentes:
  - Traumatismo previo.
  - Enfermedades neurológicas.
  - Factores de riesgo cardiovascular.

Además de las constantes vitales, debe prestarse especial atención a los pulsos carotídeos (y soplos) y periféricos y a la auscultación cardiopulmonar.

La exploración otorrinolaringológica debe incluir: otoscopia bilateral (descartar otitis, otorragia, tapón de cerumen, etc.).

La exploración neurológica debe ser completa, incluyendo nivel de consciencia, funciones cognitivas, exploración completa de pares craneales, fondo de ojo, fuerza y sensibilidad, marcha, signos meníngeos y focalidad neurológica.

Además, se deben explorar detenidamente el nistagmo y la función vestibular.

- Exploración del nistagmo:
  - Dirección: horizontal puro, horizontorrotatorio o vertical. El más frecuente en la patología vestibular peri-

Tabla 25-14. Posibilidades diagnósticas según duración

Segundos	Vértigo posicional paroxístico benigno Fístula perilinfática Presíncope
Minutos	Migraña, isquemia laberíntica transitoria Insuficiencia vertebrobasilar
Horas	Con hipoacusia: síndrome de Ménière Con o sin hipoacusia: alteración autoinmunitaria Sin hiopoacusia: vestibulopatía recurrente
Días	Con hipoacusia: laberintitis Sin hipoacusia: neuronitis vestibular
Duración variable	Migraña vestibular Ansiedad

férica es el horizontorrotatorio. El nistagmo vertical es secundario a patología central.

- Sentido: si es unidireccional o bidireccional, hacia izquierda o derecha, arriba o abajo. El nistagmo de origen periférico siempre es unidireccional. Si aparece un nistagmo bidireccional se debe descartar patología central.
- Simetría: ambos ojos realizan el mismo movimiento con la misma intensidad. El periférico siempre es simétrico.
- Espontáneo: es el que se produce sin ningún tipo de estímulo externo (puede ser periférico o central).
- Posicional: es el que se produce al hacer un cambio en la posición de la cabeza o del cuerpo (puede ser periférico o central).

• Pruebas de función vestibular. Las pruebas vestibulares se hacen para valorar la funcionalidad de la región del oído interno encargada del equilibrio: vestíbulo y canales semicirculares. Comprenden la prueba de Romberg, la prueba de los índices (o indicación de Barany), la prueba de marcha de Babinski-Weil, la prueba de Utemberger y la maniobra de Nylen-Bárány.

Valorar el test de impulso cefálico (*head-thrust test*) y la evaluación de nistagmo asociado a vértigo. Se moviliza la cabeza lateralmente en un rango corto pero rápido de movimiento evaluando si el paciente mantiene la mirada fija o presenta nistagmo.

En caso de nistagmo existiría vértigo de origen periférico. Si no hay nistagmo y el paciente mantiene el vértigo, se ha de sospechar origen central.

> **!** Siempre que la exploración neurológica sea anormal (nistagmo vertical, focalidad neurológica asociada), es obligatorio realizar una TC craneal o resonancia magnética nuclear para descartar patología central orgánica (tumor, infarto, enfermedad desmielinizante o degenerativa).

Pruebas complementarias

Si se trata de un vértigo periférico claro, no es necesario hacer ninguna exploración complementaria. En los demás casos debe hacerse un hematocrito, una bioquímica y un ECG.

Una TC craneal normal no descarta en absoluto un vértigo de origen central, dada la baja sensibilidad de la técnica para procesos vasculares en el territorio vertebrobasilar y para detectar sucesos isquémicos recientes.

Diagnóstico diferencial

Fundamentalmente se realizará entre el vértigo de origen periférico y el de origen central, aunque no hay que olvidar las causas sistémicas de mareo y vértigo (**Tabla 25-15**).

La comprobación de verdadera sensación de giro reduce considerablemente las posibilidades diagnósticas, pues descarta otras alteraciones del equilibrio que no se encuadran en el concepto de vértigo.

> **!** Episodios bruscos y recortados de vértigo con intervalos asintomáticos traducen un proceso benigno de localización periférica. La sensación continua y progresiva de vértigo indica un proceso de origen central.

Tabla 25-15. Diagnóstico diferencial del origen del vértigo

	Vértigo periférico	Vértigo central
Inicio	Brusco	Insidioso
Curso	Crisis recurrentes	Constante
Sensación de giro	Intenso	Normalmente escaso
Relación con posición	Sí	No
Duración	De segundos a días	De minutos a semanas
Síntomas vegetativos (náuseas, vómitos, diaforesis)	Presentes	Variable
Nistagmo	• Horizontorrotatorio • Latencia 2-10 segundos • Duración <1 min • Episódico. Agotable • Aumento en la mirada lateral al mirar al oído sano • Unidireccional • Congruente o conjugado	• Variable: vertical • No tiene latencia • Duración > 1 min • Persistente. No agotable • Aumento en la elevación de la mirada • Bidireccional • Incongruente
Clínica otológica (hipoacusia, acúfenos, otorrea)	Sí	No
Focalidad neurológica	No	Sí
Pruebas vestibulares	Lateralizadas al lado de la lesión	Variable
Con los movimientos de la cabeza	Aumenta	No aumenta
Romberg	+ hacia el lado de la lesión	Variable

Los antecedentes de episodios similares o de enfermedad ótica (otorrea, otitis media aguda de repetición, etc.) indican un origen periférico.

El cortejo sintomático (náuseas, vómitos, sudoración y palidez) del vértigo episódico sugiere enfermedad laberíntica. Por otro lado, la asociación con acúfenos e hipoacusia señala un origen periférico y participación de la cóclea.

El empeoramiento con los cambios de posición indica afectación del sistema vestibular.

Tratamiento

El tratamiento sintomático del vértigo agudo consiste en reposo en cama, en un ambiente apropiado sin ruidos ni luces intensas. Es recomendable intentar movilizar cuanto antes al paciente, cuando la sintomatología lo permita, con intención de que recupere de forma precoz la función vestibular.

El tratamiento farmacológico comprenderá:

- Terapia i.v. para reposición hídrica.
- Sedantes vestibulares: sulpirida (cápsulas de 50 mg/8 h v.o. y ampollas de 100 mg/8 h i.v. o i.m.); tietilperazina (grageas de 6,5 mg/8 h v.o.); betahistina (comprimidos de 8 mg/8 h v.o.).
- Sedantes centrales: diazepam (comprimidos de 5 mg/8 h v.o. y ampollas de 10 mg/8 h i.v.).
- Antieméticos: metoclopramida (ampollas de 10 mg/8 h i.v. o i.m.).

- Corticoides: en ausencia de respuesta se puede asociar al tratamiento metilprednisolona (60 mg i.v., mantener con 20-40 mg/8 h i.v.).

Tras la administración del tratamiento sintomático descrito es importante establecer la estrategia terapéutica específica para la causa del cuadro vertiginoso.

En el caso de los vértigos centrales, el tratamiento va en función de la etiología: el tratamiento sintomático es solo de apoyo.

Destino del paciente

Los pacientes con vértigo periférico de intensidad leve o moderada y con buena respuesta al tratamiento inicial no requieren observación hospitalaria, por lo que se les puede dar el alta sin necesidad de recurrir a otro escalón asistencial.

Son criterios de observación en el servicio de urgencias hospitalarias:

- Ausencia de mejoría tras tratamiento.
- Presencia de focalidad neurológica o vértigo central.
- Intolerancia oral del paciente que obliga a tratamiento i.v.
- Después de la exploración inicial, no pueda concluirse sobre el origen central o periférico del vértigo.

Deben ingresar en el servicio de neurología los pacientes con vértigo de características centrales.

PUNTOS CLAVE

- El síncope puede ser un síntoma de anomalías hemodinámicas agudas que no representan peligro vital, pero también puede ser la manifestación clínica de una enfermedad subyacente grave.
- Ante todo paciente que ha sufrido un síncope es obligada la realización de un ECG de 12 derivaciones y tira de ritmo de ECG.
- La anamnesis, la exploración física y el ECG ayudarán a identificar aquellos síncopes de alto riesgo de muerte súbita cardíaca que requieren ingreso hospitalario o una valoración intensiva.
- La asistencia sanitaria en los servicios de urgencia a las cefaleas debe ir encaminada a detectar si se trata de una cefalea primaria para iniciar tratamiento o, por el contrario, si se trata de una cefalea secundaria a un proceso grave que puede poner en peligro la vida del paciente.
- Los triptanos son el tratamiento de elección para crisis migrañosas de moderadas a graves.

- Los antiinflamatorios no esteroideos son la primera elección en el tratamiento de la cefalea tensional.
- El tratamiento sintomático de la cefalea en racimos y otras cefaleas trigémino-autonómicas incluye la inhalación de oxígeno normobárico a alto flujo.
- Cualquier enfermedad relativamente grave pude provocar síndrome confusional agudo. En pacientes ancianos una causa muy frecuente es la infección urinaria, que siempre ha de estar presente en el diagnóstico diferencial.
- En todo síndrome confusional una de las primeras pruebas que se debe realizar es la glucemia capilar para descartar la presencia de hipoglucemia.
- El tratamiento farmacológico del síndrome confusional agudo es siempre sintomático, no preventivo.
- En caso de un episodio de vértigo, la actuación principal debe ir encaminada a diferenciar el vértigo central del periférico, ya que las exploraciones complementarias y el tratamiento van a ser diferentes en ambos casos.

BIBLIOGRAFÍA

Barbudo Merino J, Jiménez Murillo L, Martos López MC, Gómez Gómez E, Cantillo Baños E, Montero Pérez FJ. Vértigo. En: Jiménez Murillo L, Montero Pérez FJ. Medicina de Urgencias y Emergencias. Guía diagnóstica y protocolos de actuación. 5ª ed. Madrid: Elsevier España; 2015. pp. 358-62.

Brignole M, Moya A, Lange D, Deharo J-C, Elliott PM, Fanciulli A et al. Practical instructions for the 2018 ESC Guidelines for the diagnosis and management of syncope. Eur Heart J [Internet]. 2018;39(21):e43-e80 [citado 8 de septiembre de 2018]. Disponible en: https://academic.oup.com/eurheartj/article/39/21/e43/4939242

Brignole M, Moya A, Lange D, Deharo J-C, Elliott PM, Fanciulli A et al. 2018 ESC Guidelines for the diagnosis and management of syncope. Eur Heart J [Internet]. 2018;39(21):1883-948 [citado 8 de septiembre de 2018]. Disponible en: https://academic.oup.com/eurheartj/article/39/21/1883/4939241

Cano Orgaz A. Protocolo de manejo de las cefaleas en los Servicios de Urgencias. Medicine. 2011;10(70):4786- 90.

De Roman Soler A. Síncope. En Gerencia de Urgencias, Emergencias y Transporte Sanitario del Servicio de Salud de Castilla-La Mancha (GUETS-SES-

CAM). Guía asistencial de urgencias y emergencias extrahospitalarias. 2ª ed. Toledo: GUETS-SESCAM; 2014. pp. 249-52.

Del Arco Galán C, Martín Martínez A, Barón Esquivias G. Síncope. En: Moya Mir MS, Piñera Salmerón P, Mariné Blanco M. Tratado de medicina de urgencias, vol. 1. Madrid: Ergón; 2011. pp. 445-51.

Gago Veiga AB, Díaz de Terán J, González García N, González Oria C, González Quintanilla V, Mínguez Olaondo A et al. Cómo y cuándo derivar un paciente con cefalea secundaria y otros tipos de dolores craneofaciales desde Urgencias y Atención Primaria: recomendaciones del Grupo de Estudio de Cefaleas de la Sociedad Española de Neurología. Neurología. 2017 [citado 8 de noviembre de 2018]. Disponible en: https://ac.els-cdn.com/S2173580817301335/1-s2.0-S2173580817301335-main.pdf?_tid=4648f7e1- 1908-44e9-97a8-6645eb8703f8&acdnat=1545001809_8e0ab0696816cbf17e7f3c2b26d265a3.

García AM, Sans J, Quesada JL. Mareo y vértigo. En Manual de urgencias en ORL. Barcelona: Grupo Faes; 2010. pp. 51-70.

Gil Gómez FJ, Gargallo García E, Macías Bou B, Martín González L. Actualización del manejo de las cefaleas en Urgencias. Med Progr Form Médica Contin Acreditado [Internet]. 2015;11(89):5331-6 [citado 8 de septiembre de 2018]. Disponible en: http://www.sciencedirect.com/science/article/pii/S0304541215002863.

International Headache Society. III Edición de la Clasificación Internacional de la Cefaleas (versión β) [Internet]. Londres: International Headache Society; 2013. [citado 8 de septiembre de 2018]. Disponible en: http://www.ihs-headache.org/binary_data/1957_clasificacion-ihs-2013-beta-espanol-indice-interactivo-spanish. pdf.

Jiménez Flores B. Síndrome confusional agudo. Rev Méd Sinergia. 2018;3(2):7-19.

León López H, Martínez Ávila JM. Mareo y vértigo. En: Bibiano Guillén C. Manual de Urgencias. 3ª ed. Madrid: Grupo SANED; 2018. pp. 740-6.

Loreto Cid JM. Cefaleas, evaluación y manejo inicial. Rev Méd Clín Condes. 2014;25(4):651-7.

Lupiáñez Seoane P, Muñoz Negro JE, Torres Parejo U, Gómez FJ. Estudio descriptivo del síndrome confusional agudo. Atención Primaria. 2021;53:102042.

Millán Pérez S, Baracaldo Santamaróia IC, Avella H, Ocampo MI. Enfoque diagnóstico del síndrome vestibular agudo en urgencias. Acta Neurol Colomb. 2020;36(1):18-25.

Quiñónez Bareiro FA, Pérez Molina I, Garrido Robres JA. Síndrome confusional agudo. Delirium. En: Julián Jiménez A, coordinador. Manual de protocolos y actuación en urgencias. 4ª ed. Madrid: SANED; 2014. pp. 547-56.

Ruiz Vílchez EL, Valdelvira Díaz ME, Díez González L, Pomar Blanco P. Vértigo. En: Vázquez Lima MJ, Casal Codesido JR. Guía de actuación en Urgencias. 4ª ed. Coruña: Ofelmaga; 2012. pp. 440-3.

Sánchez Sánchez M, Millá Santos J. Algoritmos de decisión en urgencias de atención primaria programa de formación. Barcelona: Profármaco.2; 2010.

Scher AI, Buse DC, Fanning KM, Kelly AM, Franznick DA, Adams AM, Lipton RB. Comorbid pain and migraine chronicity: The Chronic Migraine Epidemiology and Outcomes Study. Neurology. 2017 Aug 1;89(5):461-468.

Sociedad Española de Neurología. Guía práctica diagnóstico terapéutica de la cefalea del adulto y del niño en Urgencias [Internet]. Madrid: LUZÁN 5; 2016 [citado 8 de noviembre de 2018]. Disponible en: http:// cefaleas.sen.es/pdf/GuiaCefalea-adulto-nino.pdf.

Stovner LJ, Zwart JA, Hagen K, Terwindt GM, Pascual J. Epidemiology of headache in Europe. Eur J Neurol. 2006 Apr;13(4):333-45.

Sutherland HG, Albury CL, Griffiths LR. Advances in genetics of migraine. J Headache Pain. 2019;20(1):72

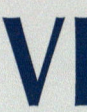

Valoración del abdomen

26

C. Díaz Fuente

OBJETIVOS

- Recordar la anatomía abdominal para localizar correctamente los diferentes cuadrantes y regiones abdominales y los órganos situados en dichas zonas.
- Comprender la importancia de una exhaustiva anamnesis para realizar un adecuado examen físico del paciente.
- Conocer los procedimientos y las técnicas utilizados para la valoración del paciente con patología abdominal en urgencias.
- Ejecutar correctamente las técnicas de inspección, auscultación, percusión y palpación en la valoración del paciente con patología abdominal.
- Diferenciar, aplicando las diferentes técnicas de valoración abdominal, un abdomen normal de un abdomen patológico.

INTRODUCCIÓN

El abdomen es la región del tronco que contiene los órganos principales del aparato digestivo y del genitourinario y que está limitada superiormente por el diafragma.

En este capítulo se tratará la valoración de la región abdominal, cuyas patologías constituyen una parte muy importante de las visitas médicas a los servicios de urgencias y pueden deberse a múltiples causas, tanto médicas como traumáticas.

Para una valoración eficaz, será necesario hacer una exhaustiva recogida de datos del paciente, que comprenda la anamnesis, la exploración física y las pruebas complementarias realizadas que, una vez analizadas, llevarán a un diagnóstico y al establecimiento del posterior tratamiento médico-quirúrgico y de las actividades enfermeras.

Debe tenerse presente que tanto la clínica como la exploración muchas veces van a resultar anodinas, y que el estado del paciente puede evolucionar en pocas horas hacia la gravedad, por lo que es muy importante una exploración rigurosa y metódica, utilizando para ello las técnicas y los recursos necesarios en cada momento.

RECUERDO ANATOMOFISIOLÓGICO

El abdomen es la porción del tronco situada entre el tórax y la pelvis, que contiene en su interior la cavidad abdominal, en la que se alojan casi todas las vísceras del organismo. Esta se encuentra recubierta interiormente por una membrana llamada peritoneo y, a su vez, está separada de la cavidad torácica por el diafragma.

Topográficamente se puede dividir el abdomen en cuatro cuadrantes, según la escuela anglosajona, o en nueve regiones, siguiendo a la escuela francesa.

- División en cuadrantes: se obtienen trazando una línea imaginaria vertical desde el apéndice xifoides hasta la sínfisis púbica que pasa por el ombligo y otra horizontal que también pase por él. Así se da lugar a cuatro cuadrantes: superior derecho, superior izquierdo, inferior derecho e inferior izquierdo (**Fig. 26-1**).

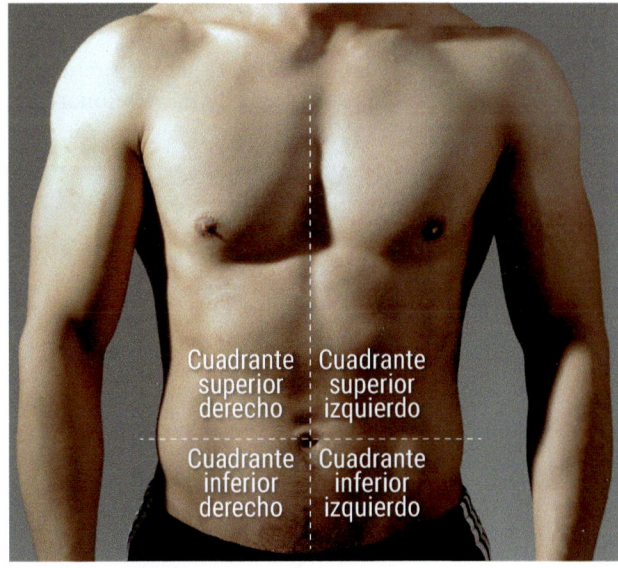
Figura 26-1. Cuadrantes.

- División en regiones: se delinean nueve regiones delimitadas por dos líneas verticales y dos horizontales.
  - Las dos líneas verticales imaginarias, sagitales y paralelas a la línea media, parten de los puntos medios claviculares, pasan por los puntos mamilares y atraviesan todo el abdomen hasta llegar al punto inguinal medio, a medio camino entre la sínfisis del pubis y la espina ilíaca anterosuperior.
  - La primera línea horizontal, la línea subcostal o pilórica, es una línea imaginaria que se traza en paralelo a la línea transversal media o umbilical y pasa por los rebordes costales.
  - La otra línea, la transversa inferior o intertubercular, pasa paralela a la anterior y une las dos crestas ilíacas anterosuperiores.

Usando estas cuatro líneas se definen nueve regiones anatómicas: hipocondrio derecho, epigastrio, hipocondrio izquierdo, vacío o flanco derecho, mesogastrio, vacío o flanco izquierdo, fosa ilíaca derecha, hipogastrio y fosa ilíaca izquierda. La exploración abdominal debe seguir estas divisiones: todas ellas tienen que ser exploradas de forma sistemática (**Fig. 26-2**, **Tabla 26-1**).

Forman parte de la cavidad abdominal:

- Cavidad peritoneal: se divide en abdomen superior e inferior.
  - Abdomen superior: está cubierto por la parte baja de la parrilla costal e incluye el diafragma, el hígado, el bazo, el estómago y el colón transverso.
  - Abdomen inferior: incluye el intestino delgado, el colon ascendente, el descendente y el sigmoides.
- Cavidad pélvica: se corresponde con la parte baja del espacio retroperitoneal y está rodeada de los huesos pélvicos. Contiene: el recto, la vejiga, los vasos ilíacos y los genitales internos de la mujer.
- Espacio retroperitoneal: en el que están ubicados la aorta abdominal, la vena cava inferior, el duodeno, el páncreas, los riñones, los uréteres y algunos segmentos del colon ascendente y descendente.

Según la zona o cuadrante donde el paciente refiere el dolor y el examinador lo objetiva se podrá relacionar con

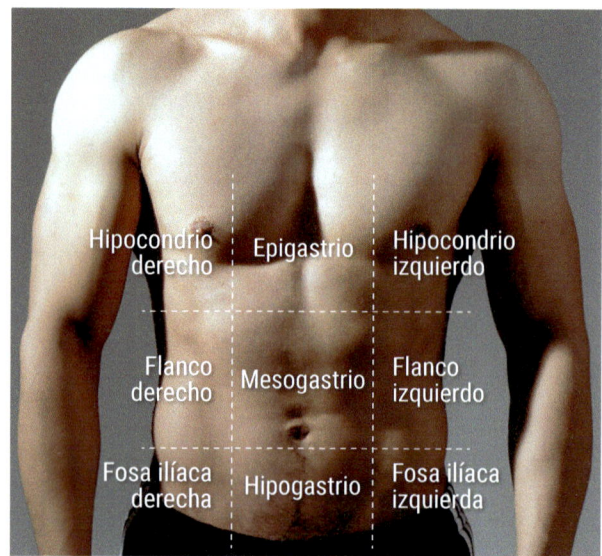

Figura 26-2. Regiones.

diferentes órganos y realizar impresiones diagnósticas (**Tabla 26-2**).

VALORACIÓN DEL ABDOMEN

Anamnesis

La anamnesis es una parte fundamental de la historia clínica del paciente. Se trata de realizar una entrevista detallada dirigida a obtener los datos generales y específicos sobre la enfermedad, su comienzo y evolución. La entrevista irá dirigida a conseguir información sobre el motivo de consulta, los antecedentes personales, antecedentes familiares e historia de la enfermedad actual (**Fig. 26-3**).

Es muy importante interrogar sobre las características del dolor:

- Localización.
- Evolución del dolor: agudo o crónico.
- Carácter del dolor: punzante, lacerante, sordo, opresivo, cólico, espasmódico, etcétera.
- Aparición súbita o gradual.

Tabla 26-1. Estructuras presentes en cada región abdominal	
Regiones	**Estructuras**
Hipocondrio derecho	Hígado, vesícula biliar, ángulo hepático del colon, riñón derecho (profundamente), glándula suprarrenal
Epigastrio	Estómago, duodeno, páncreas y plexo solar, aorta y vena cava inferior
Hipocondrio izquierdo	Cola del páncreas, bazo, ángulo esplénico del colon, riñón izquierdo (profundamente), glándula suprarrenal
Flanco derecho	Colon ascendente, asas intestinales delgadas
Mesogastrio	Asas intestinales delgadas, aorta, vena cava inferior
Flanco izquierdo	Colon descendente, asas intestinales delgadas
Fosa ilíaca derecha	Ciego, apéndice cecal, anexos derechos en la mujer
Hipogastrio	Epiplón mayor, asas intestinales delgadas, vejiga y útero en la mujer
Fosa ilíaca izquierda	Colon sigmoide, anexos izquierdos en la mujer

Tabla 26-2. Relación del cuadrante del dolor con posibles patologías

Dolor abdominal difuso	• Pancreatitis • Peritonitis • Aneurisma de aorta disecante • Trombosis/isquemia mesentérica • Obstrucción intestinal • Cetoacidosis diabética • Gastroenteritis aguda • Enfermedad inflamatoria intestinal • Intestino irritable
Dolor en el cuadrante superior derecho	• Patología biliar • Patología hepática • Pancreatitis • Úlcera péptica/gastritis • Neumonía derecha, TEP • Isquemia cardíaca • Herpes zóster • Apendicitis retrocecal
Dolor en el cuadrante inferior derecho	• Apendicitis, ileítis, adenitis mesentérica • Cólico renal, pielonefritis • Patología ginecológica (endometriosis, embarazo ectópico, torsión ovárica, proceso inflamatorio pélvico etc.) • Torsión testicular • Absceso del psoas • Aneurisma de aorta
Dolor en el cuadrante superior izquierdo	• Úlcera gástrica, gastritis • IAM, pericarditis, miocarditis • Neumonía izquierda, TEP • Reflujo gastroesofágico • Herpes zóster • Patología esplénica
Dolor en el cuadrante inferior izquierdo	• Diverticulitis aguda, adenitis mesentérica • Cólico renal, pielonefritis aguda • Hernia inguinal • Patología ginecológica • Torsión testicular • Absceso del psoas • Aneurisma de aorta

IAM: infarto agudo de miocardio; TEP: tromboembolismo profundo.
Fuente: Ugarte MJ. Enfrentamiento del paciente con dolor abdominal. Rev Med Clin Condes. 2021;32(4):457-65.

• Factores que inducen o modifican el dolor: la postura, asociado a la ingesta, al excretar, al vomitar, etcétera.
• Irradiación: hacia el hombro (irritación diafragmática), en cinturón hacia la espalda (pancreatitis), genitales (urológico), etcétera.
  – Según su etiología, el dolor puede ser mecánico, inflamatorio, circulatorio o tumoral.
  – Según la localización de la causa, el dolor puede ser intraabdominal o extraabdominal.
• Intraabdominal:
  – Inflamación peritoneal: primaria en pacientes con ascitis de cualquier causa o secundaria a la lesión de una víscera intraabdominal o pélvica.
  – Obstrucción de una víscera hueca: el dolor será normalmente cólico, con frecuencia asociado a náuseas y vómitos.
  – Alteraciones vasculares: suele tratarse de urgencias vitales.
• Extraabdominal:
  – Lesiones de la pared abdominal.
  – Neumonía.
  – Isquemia miocárdica, que puede producir dolor epigástrico.
  – Herpes zóster.

> ! La anamnesis constará de antecedentes personales, antecedentes familiares de interés, motivo de consulta e historia de la enfermedad actual.

También es necesario interrogar sobre las características de las heces:

• Heces de color negro. Pueden ser melenas debido a sangrado digestivo alto (aspecto alquitranado, brillantes, pegajosas, de olor putrefacto) o heces teñidas de negro (no brillantes ni pegajosas) secundarias a la toma de hierro, carbón activado, bismuto o determinados alimentos.

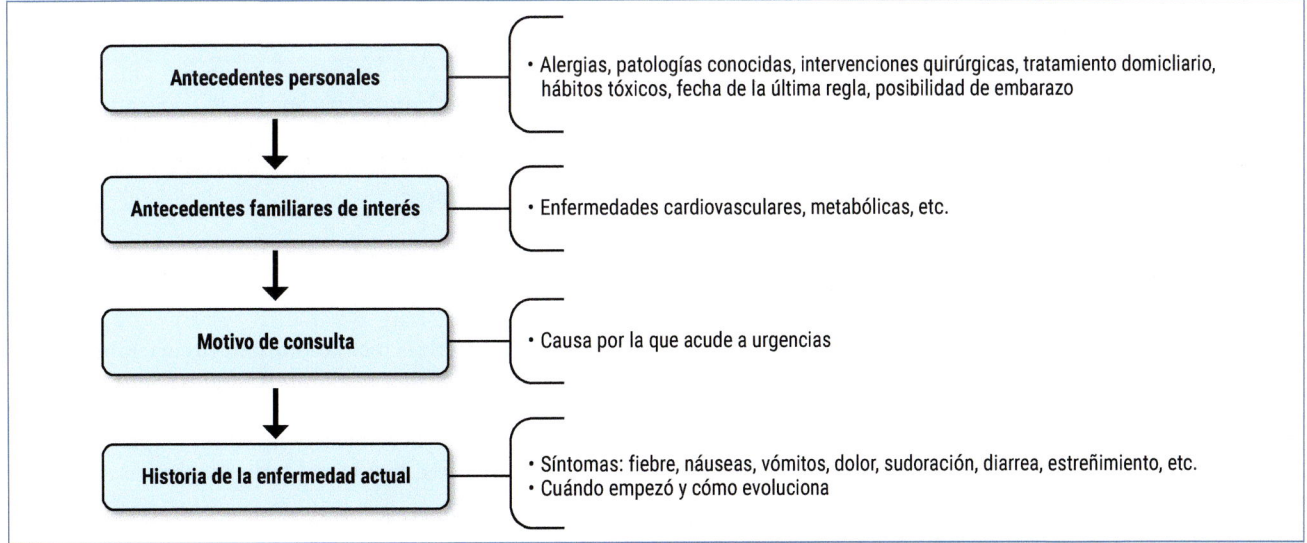

Figura 26-3. Datos que debe recoger la anamnesis.

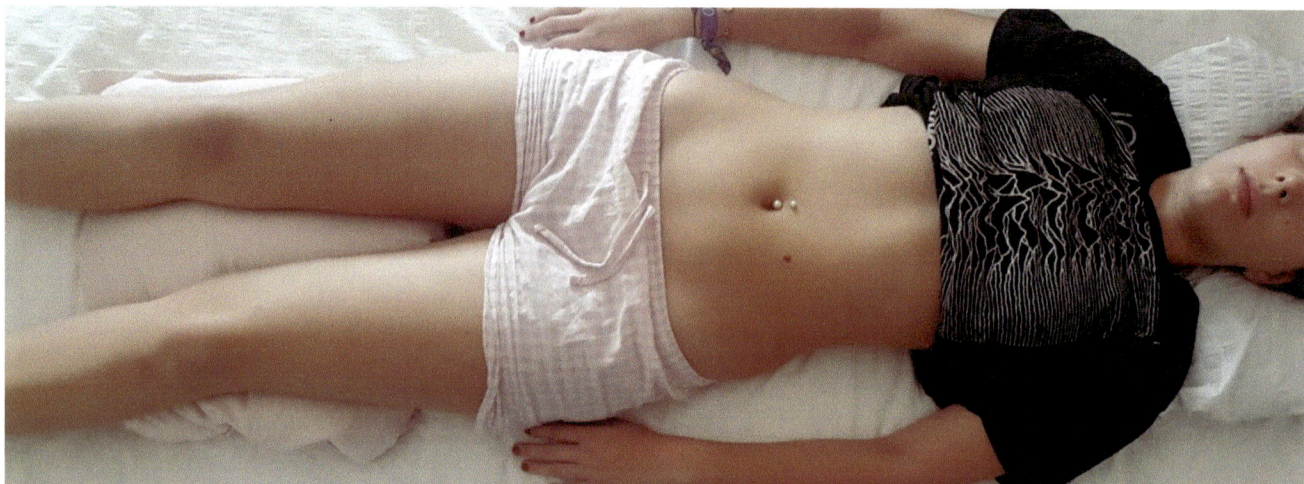

Figura 26-4. Posición de exploración.

- Heces de color rojo. Hay que pensar en hemorragia de colon. Pueden acompañarse de coágulos. Si se acompañan de restos mucosos o mucosanguinolentos, debe sospecharse enfermedad inflamatoria intestinal.
- Heces abundantes amarillentas y malolientes, características del síndrome de malabsorción intestinal.
- Heces hipocólicas o acólicas. Son características de los cuadros de ictericia obstructiva.
- Heces de color verde oscuro. Son ricas en pigmentos biliares.

Examen físico

Las técnicas básicas para la exploración física son: inspección, palpación, percusión y auscultación: deben hacerse sistemáticamente por este orden. La excepción a esta sistemática es la exploración abdominal, en la que la presencia de aire y líquido en el abdomen haría que, en caso de palpar y percutir antes que auscultar, se viese alterada la dinámica de los ruidos hidroaéreos, de gran importancia en la exploración.

Deben explorarse todas las regiones abdominales, comenzando, en caso de dolor, por la región más alejada al dolor, para terminar en la zona dolorida.

 La exploracion fisica abdominal se realiza siguiendo el orden: inspeccion, auscultacion, percusion, palpación superficial y palpación profunda.

La percusión y la palpación pueden combinarse, de forma que cuando se examine un órgano en concreto, debe hacerse completamente, por ambos métodos, antes de pasar a examinar otro órgano.

Todos los hallazgos positivos o negativos deberán quedar registrados en la historia clínica del paciente.

Preparación del paciente:
- El paciente debe estar relajado y confiado. Informar de las técnicas que va a aplicar y de su finalidad. Proporcionar un ambiente confortable y de respeto a su intimidad. Calentar tanto las manos como el estetoscopio, si fuese necesario.

- Pedirleque vacíe la vejiga antes de la exploración para evitar posibles confusiones con masas, quistes, etcétera.
- Colocar al paciente sobre una camilla o cama en decúbito supino, con el cuerpo totalmente apoyado, la cabeza y las rodillas apoyadas en ligera flexión y los brazos extendidos a los lados del cuerpo (**Fig. 26-4**).
- Para determinadas exploraciones se necesita que el paciente adopte diferentes posiciones, como decúbito lateral, bipedestación, etcétera.
- Desnudar el abdomen del paciente y cubrir las zonas que no se van a inspeccionar.
- El examinador se sitúa a la derecha del paciente.
- Informar al paciente de que, si durante la exploración se produce dolor o molestia, debe comunicarlo inmediatamente. Asimismo, deberá estar pendiente de la expresión facial y corporal que puedan significar ansiedad, molestia o dolor para determinar qué fue lo que propició el cambio de expresión.

Inspección

Es el primer paso de la exploración abdominal, y en él se utiliza el sentido de la vista.

Con el abdomen descubierto se examina de frente y de perfil. Debe inspeccionarse tanto en reposo como en el orden dinámico, haciendo que el paciente se mueva y aumentando la presión intraabdominal: elevando la cabeza frente a una resistencia (maniobra de esfuerzo) o elevando las piernas.

Deben observarse:

- Características generales: forma, simetría, volumen o tamaño, ascitis, distensión, aspecto y posición del ombligo (**Fig. 26-5**).
- Características de la piel: coloración, circulación colateral, equimosis, cicatrices, lesiones, estrías, presencia de hernias o eventraciones.
- Movimientos abdominales: respiratorios, peristálticos y latido de la aorta abdominal (solo en personas muy delgadas).
- Punto de mayor sensibilidad a la palpación y existencia de defensa muscular.

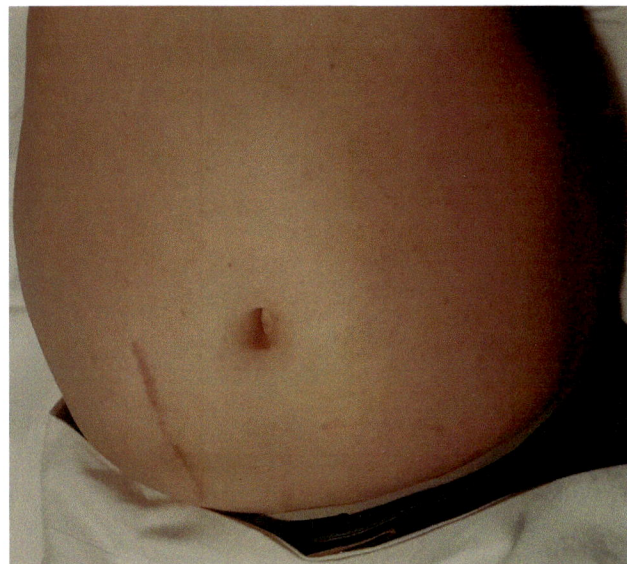

Figura 26-5. Inspección.

El abdomen normal es simétrico a cada lado de su línea media. No hay aumentos de volúmenes visibles, es plano en la parte superior y levemente abovedado en la parte inferior.

En personas delgadas puede observarse un latido, sobre todo en el epigastrio, que corresponde con la aorta. Puede ser patológico por un aneurisma de aorta abdominal o por el latido del ventrículo derecho agrandado. En personas delgadas también pueden llegar a observarse movimientos peristálticos.

No debe haber lesiones en la piel, pero sí puede haber estrías.

La respiración es abdominal en los niños y varones adultos; sin embargo, la mujer usa preferentemente la respiración torácica (**Tabla 26-3**).

Auscultación

Ofrece información sobre la motilidad abdominal (peristaltismo) y sobre los sonidos vasculares (soplos y sonidos arteriales). Su finalidad es escuchar e identificar los ruidos abdominales: es necesario tener cierto grado de experiencia para llegar a distinguir frecuencia, intensidad, tono y timbre.

Para la auscultación debe apoyarse la membrana del estetoscopio sobre el abdomen del paciente, que estará colocado en decúbito supino y respirando lentamente o en apnea. De esta manera, comenzando por el mesogastrio, se podrán escuchar los ruidos hidroaéreos o borborigmos, para seguidamente auscultar el resto de los cuadrantes abdominales (**Fig. 26-6**).

 El estetoscopio no debe estar frío para evitar la incomodidad del paciente y la contracción involuntaria de la musculatura abdominal.

Los ruidos hidroaéreos deben oírse en tono alto, suaves, continuos, con una frecuencia de 5 a 30 por minuto, no deben ir acompañados de dolor; a veces pueden percibirse en la distancia. Varían según el momento, por lo que la auscultación debe durar más de 5 minutos e incluir todos los cuadrantes. Los sonidos vasculares se auscultan con la campana, son de tono bajo y su hallazgo no es normal (**Tabla 26-3**).

En las mujeres embarazadas se pueden auscultar los latidos cardíacos fetales a partir de las 16-18 semanas.

 Con la auscultación se busca la existencia de soplos, ruidos de lucha o silencio abdominal.
A pesar de lo mencionado antes, la auscultación del abdomen ha ido perdiendo importancia en los últimos años debido a la demostración de sus falencias. Así, se observan cuadros obstructivos con peristaltismo normal y, de modo similar, un abdomen silencioso no descarta una obstrucción intestinal ni establece siempre el diagnóstico de íleo paralítico. Los ruidos hidroaéreos son muy variables de un momento a otro, por eso la auscultación debe durar más de cinco minutos e incluir todos los cuadrantes abdominales; se requiere gran experiencia para interpretar los ruidos peristálticos.

Tabla 26-3. Alteraciones en la inspección del abdomen	
Abdomen globuloso con ombligo dentro y predominio superior	Obesidad. Distensión gaseosa
Abdomen globuloso con ombligo procidente	Ascitis de rápido desarrollo
Abdomen en batracio	Ascitis antigua
Abdomen inferior abovedado desde el pubis hacia arriba	Embarazo, globo vesical, quistes ováricos, fibromas uterinos
Abovedamientos asimétricos por visceromegalias o tumores	Vientre esplénico o hepático
Otros abovedamientos	Hernias, eventraciones, lipomas subcutáneos, dilatación gástrica, etc.
Abdomen excavado	En desnutrido
Abdomen en tabla	Peritonitis
Movimientos peristálticos intermitentes, vigorosos, visibles y dolorosos	Obstrucción intestinal
Abovedamiento localizado, desaparece después de movimientos peristálticos, visibles, dolorosos y con ruido hidroaéreo	Suboclusión intestinal
En la piel	Circulación colateral, estrías, cirugías previas, manchas alrededor del ombligo y en flancos

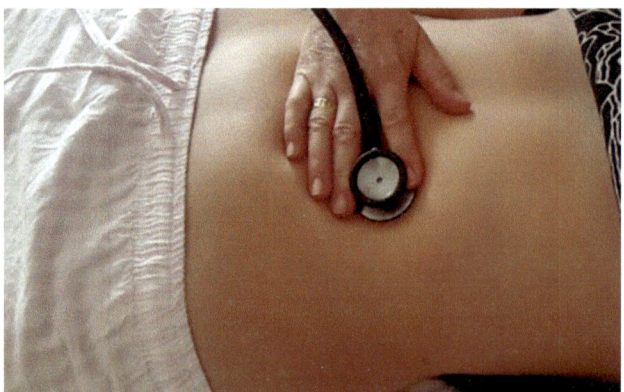

Figura 26-6. Auscultación.

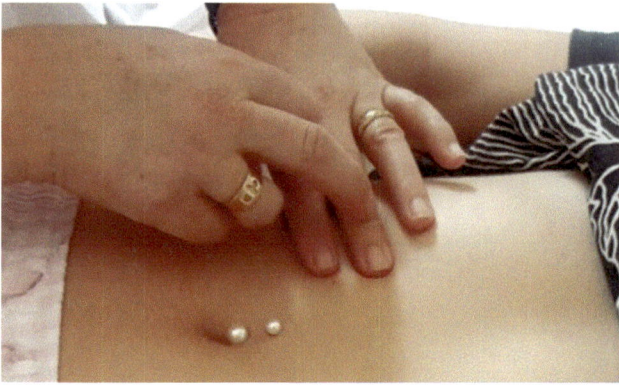

Figura 26-7. Percusión.

Percusión

Con la percusión se aprecia la presencia de timpanismo, que refleja el contenido de aire en el tubo digestivo y de matidez sobre las masas y los órganos sólidos abdominales.

 Mediante la percusión se van a poder establecer los límites de los órganos abdominales.

Se realiza con el enfermo acostado boca arriba, con excepción de determinadas técnicas. Se percute trazando líneas verticales, de arriba hacia abajo y de forma radiada.

La técnica más utilizada es la dígito-digital, que consiste en colocar el dedo índice o medio de la mano izquierda (dedo plexímetro) sobre la zona, apoyando la segunda y tercera falange. Con el dedo índice de la mano derecha (dedo percutor) en semiflexión, se golpea de forma perpendicular en el borde distal, sobre la segunda falange. Así, se evaluará la sonoridad obtenida dejando apoyado el dedo percutor (**Fig. 26-7**).

Debe percutirse sistemáticamente el abdomen en todos sus cuadrantes para evaluar la existencia de sonidos anormales y tener una impresión de todo el conjunto.

En los casos de sospecha de ascitis, se usan dos maniobras: la de la matidez desplazable y la de la onda ascítica.

- Matidez desplazable: al percutir el abdomen con el paciente en decúbito supino, se delimita un área central de sonoridad normal, rodeada por una zona periférica en los flancos e hipogastrio de sonoridad mate. Posteriormente se percute al paciente en decúbito lateral, primero a un lado y después del otro, marcando con un rotulador el comienzo del sonido mate, que ocurre en los flancos. Al examinar las marcas efectuadas en los flancos en cada decúbito, se puede encontrar una *matidez desplazable* que, si es de más de 4 cm, sugiere la presencia de ascitis.
- El signo de la ola: consiste en dar unos golpes en un hemiabdomen y ver si se reflejan ondas hacia el otro hemiabdomen. Para evitar que las ondas que se propagan se deban a un efecto del tejido adiposo de la pared abdominal, se coloca una mano de canto en la línea media del abdomen (**Fig. 26-8**).

Con la percusión se delimitará también el espacio semilunar de Traube (porción torácica del hipocondrio izquierdo):

normalmente es timpánico. Son causas de matidez del espacio de Traube la esplenomegalia, el derrame pleural izquierdo, el agrandamiento del lóbulo izquierdo del hígado y los tumores voluminosos del techo gástrico.

 Con la percusión se evalúa la cantidad y distribución de gas, el tamaño y la densidad de los órganos abdominales y se identifican masas sólidas o llenas de líquido. La técnica más utilizada es la dígito-digital.

Palpación

La palpación va a permitir valorar el tono muscular y si existen anormalidades, masas, sensibilidad o dolor en las vísceras que se encuentran en el abdomen.

La palpación se ejecuta con ambas manos (de forma monomanual y bimanual), previamente calentadas, aplicadas sobre el abdomen con suavidad para evitar molestias dolorosas que pudiesen impedir la maniobra. Se inicia con una palpación superficial, para después proceder con una palpación profunda.

 La palpación del abdomen debe ser lenta y cuidadosa, buscando hernias, visceromegalias, signos de defensa, zonas de hiperestesia y puntos gatillo musculares.

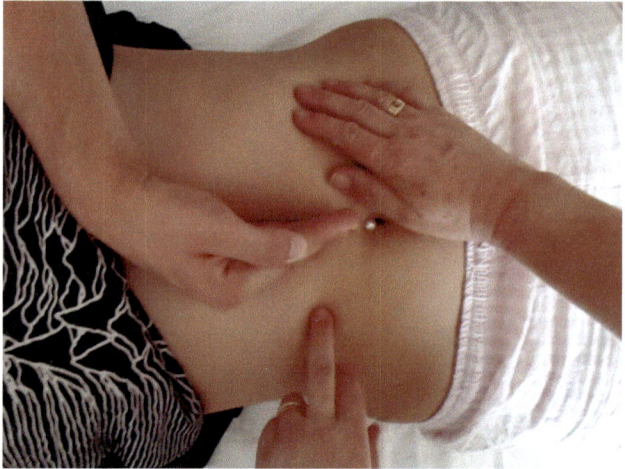

Figura 26-8. Signo de la ola.

Tacto rectal

Se considera una técnica de exploración abdominal que da información sobre los trastornos anorrectales y de los órganos adyacentes.

Mediante la exploración anorrectal se puede valorar la existencia de múltiples procesos anorrectales, ya sea por la visualización directa o por la palpación de las diferentes estructuras presentes (periné, esfínter anal, columnas hemorroidales, ampolla rectal y próstata en los varones), lo que permite confirmar o desestimar la existencia de hemorroides, úlceras, masas y fecalomas, la presencia de heces en ampolla rectal y sus características, además de evaluar el tono del esfínter, el tamaño de la próstata, si hay dolor a la movilización del cérvix y la presencia de sangre roja o melenas.

Para el tacto rectal se utiliza el dedo índice de la mano hábil, ocasionalmente el dedo medio, en especial al hacer el tacto vaginorrectal, cuando se exploran los parametrios uterinos; en los niños se emplea el dedo meñique.

Debe explicarse al paciente la técnica, sin despertar suspicacias ni incertidumbres innecesarias: es preciso que el paciente lo entienda y que se logre un alto grado de colaboración.

La colocación del paciente es un punto importante a la hora de entender el rechazo a esta exploración. Es relevante, por ello, saber que existen varias posiciones y que se intentará siempre escoger aquella en la que el paciente se encuentre más cómodo, se sienta menos vulnerable y se muestre menos reacio a la exploración.

- Decúbito supino con las rodillas flexionadas y las caderas en abducción. Permite realizar una exploración bimanual recto-abdominal y genital externa. Esta posición es ideal para aquellos pacientes que presenten limitación de movimientos, ancianos o con antecedentes de enfermedad pulmonar obstructiva crónica, insuficiencia cardíaca congestiva y obesidad.
- Decúbito lateral sobre el lado izquierdo, con las caderas y ambos miembros inferiores flexionados sobre el cuerpo. Es la posición más cómoda y menos violenta y, por tanto, la que más se utiliza en la práctica clínica. Permite menor maniobrabilidad al profesional, por lo que dificulta la exploración; como contrapartida, facilita hacerla en pacientes con limitaciones físicas, personas muy obesas y en mujeres embarazadas.
- Posición genupectoral o mahometana: subido a la camilla, arrodillado, con las piernas separadas y los codos apoyados en la camilla. Es la posición que permite más maniobrabilidad del profesional y mejor exploración visual; sin embargo, demanda un esfuerzo mayor para el paciente y resulta la posición más «humillante». Por otro lado, no permite una valoración simultánea del abdomen.
- Bipedestación: con el cuerpo apoyado o flexionado en 90° sobre una camilla. Permite una exploración visual completa. De uso exclusivo en pacientes ambulantes y con buen estado general.

Pruebas complementarias

Su finalidad es confirmar una impresión diagnóstica, ayudar al diagnóstico, ver el grado de repercusión clínica o preparar al enfermo para una intervención.

- Analítica: será necesario solicitar hemograma, bioquímica y coagulación, según la sospecha diagnóstica del explorador.
  - Hemograma: se solicitarán hemoglobina y hematócrito (sospecha de hemorragias), leucocitos y neutrófilos (elevados en procesos infecciosos, inflamatorios agudos o vasculares; leucopenia, presente en sepsis), plaquetas (disminuidas en sepsis y en hiperesplenismo).
  - Bioquímica: se solicitarán glucemia (elevada como respuesta metabólica a la infección), urea y creatinina (para valorar la función renal), electrólitos y gasometría (para la valoración del estado hidroeléctrico y ácido base), amilasa (en las pancreatitis puede estar muy elevada), lactacto deshidrogenasa (LDH) y glutamato-oxalacetato transaminasa (GOT) (en sospecha de colecistitis aguda), bilirrubina (elevada en ictericia obstructiva y colangitis), creatina-cinasa (CK) y CK-MB (sospecha de patología cardíaca) y los biomarcadores más utilizados en urgencias para determinar la sospecha de sepsis, que son la proteína C reactiva (PCR), la procalcitonina (PCT) y el lactato.
  - Coagulación: en pacientes anticoagulados, con alteraciones de la coagulación, sepsis y para el preoperatorio.
  - Test de gestación: en mujeres para descartar embarazos y embarazos ectópicos.
  - Orina: hematuria (cólico renoureteral, traumatismo), piuria (infección urinaria), amilasuria (pancreatitis).
- Electrocardiograma: para descartar patología cardíaca en dolor epigástrico, en pacientes con factores de riesgo cardiovascular y en ancianos.
- Pruebas radiológicas: lo más habitual es la radiografía de tórax anteroposterior y lateral y la de abdomen en bipedestación y decúbito.
  - Radiografía de tórax: principalmente se valora condensación pulmonar, existencia de neumomediastino por rotura esofágica, neumoperitoneo por rotura de víscera hueca, deformación diafragmática por traumatismo abdominal y elevación diafragmática por absceso subfrénico o pancreatitis.
  - Radiografía de abdomen simple: principalmente en sospecha de obstrucción intestinal, perforación de una víscera hueca o ingestión de cuerpo extraño.

  En decúbito supino se valorarán:
- La existencia de fracturas óseas (posibilidad de lesionar órganos o íleo paralítico).
- Las sombras de los psoas, que aparecerán borradas en afecciones retroperitoneales (abscesos, hematomas, apendicitis retrocecales).
- El patrón aéreo intestinal: el aire dentro de las asas intestinales «en pilas de monedas», imagen en «grano de café» (vólvulo), ausencia de aire en determinados tramos intestinales o dilatación de asas (obstrucción intestinal).
- Aire ectópico libre en la cavidad abdominal (neumoperitoneo).
- Calcificaciones.

En bipedestación se valorarán los niveles aéreos, que indican la existencia de asas dilatadas con contenido líquido y gas en su interior, y son signo de obstrucción intestinal.

- Ecografía: de gran utilidad en la identificación de líquido libre, patología hepática y biliar (colecistitis, colangitis, coledocolitiasis, procesos intrahepáticos); patología en la zona pélvica (tumores, abscesos, embarazo ectópico, etc.); patología urológica (litiasis renal, hidronefrosis, etc.), identificación de colecciones líquidas (abscesos, hematomas, quistes, etc.). Es de gran importancia diagnóstica en la apendicitis y la diverticulitis.
- Tomografía axial computarizada: tiene gran sensibilidad y especificidad y es exacta en la localización de colecciones, lesiones inflamatorias y masas. En patología abdominal se utiliza, principalmente, para la confirmación de diagnósticos que no han quedado del todo claros con el resto de las pruebas.

Exploraciones más habituales

- Exploración de la aorta: solo se logra palpar en personas de complexión delgada o cuando está muy dilatada. El dolor puede indicar rotura. Para su palpación hay que presionar el epigastrio o el mesogastrio hacia la izquierda de la línea media. Hay que identificar las pulsaciones y la forma cilíndrica.
- Exploración del hígado: se busca explorar los bordes inferior y superior del hígado, que se sitúa en el hipocondrio derecho, proyectando su lóbulo izquierdo hacia el epigastrio.

Aunque es frecuente que no se palpe el límite inferior, en el caso de hacerlo, este debe ser firme, liso, uniforme y no doloroso. Un hígado palpable no es sinónimo de patológico.

Entre las maniobras de palpación hepática podemos encontrar la mano de cuchara, la maniobra de Gilbert y la maniobra de Güemes.

- Mano en cuchara: el examinador coloca la mano derecha en sentido transversal al borde hepático, con los dedos flexionados en forma de cuchara y la palma hacia arriba, mientras indica al paciente que inspire profundamente. Los pulpejos de los dedos perciben el deslizamiento del borde hepático (**Fig. 26-9**).
- Maniobra de Gilbert: el examinador coloca las manos en forma perpendicular entre sí, unidas por las puntas de los dedos índices; la mano izquierda cruza en forma perpen-

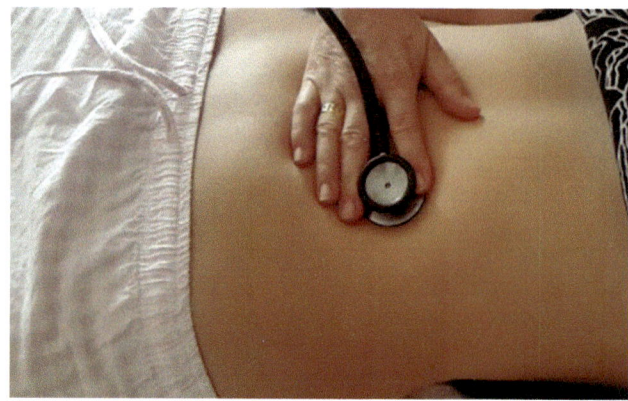

Figura 26-9. Mano de cuchara.

dicular al borde hepático y la derecha está perpendicular a la izquierda. La palpación se inicia en la fosa ilíaca derecha, con las puntas de los dedos en la línea hemiclavicular. Se realizan depresiones rápidas y suaves de la pared abdominal hasta comprobar un aumento de resistencia (**Fig. 26-10**).
- Maniobra de Güemes: en este método bimanual el examinador coloca la mano izquierda en la región posterior en dirección oblicua hacia abajo y adentro, cruzando casi perpendicularmente la duodécima costilla (mano de sostén). La mano derecha palpa con la técnica ya referida de la mano en cuchara (**Fig. 26-11**).

La percusión se realiza de arriba a abajo, con cierta intensidad y colocando el dedo sobre los espacios intercostales en las líneas paraesternal, medioclavicular y axilar anterior. Se busca el cambio de tono de sonoridad pulmonar a la matidez hepática absoluta.

La maniobra de rascado se utiliza cuando hay dificultad para determinar el límite inferior hepático. Consiste en auscultar con el estetoscopio la transmisión del roce de nuestro dedo al rascar sobre la piel del enfermo. La intensificación o amplificación del ruido indica el área hepática.

- Exploración del bazo: se explora mediante la percusión y la palpación, aunque el bazo normal no se palpa, ya que para que se palpe tiene que estar agrandado en 2-3 veces su tamaño: entonces es palpable solo el polo inferior.
  La percusión se realiza sobre una pequeña área de matidez esplénica que puede estar entre la 6ª y la 10ª costillas y

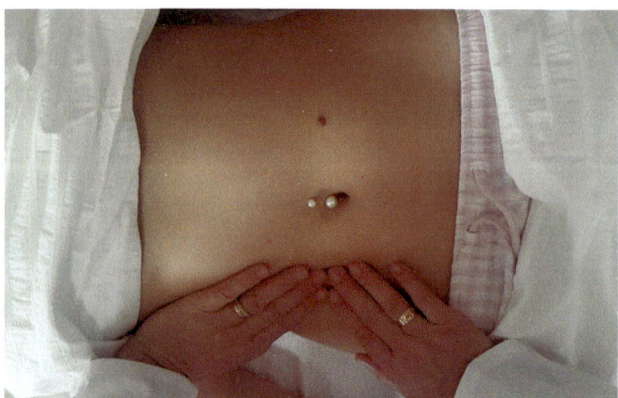

Figura 26-10. Maniobra de Gilbert.

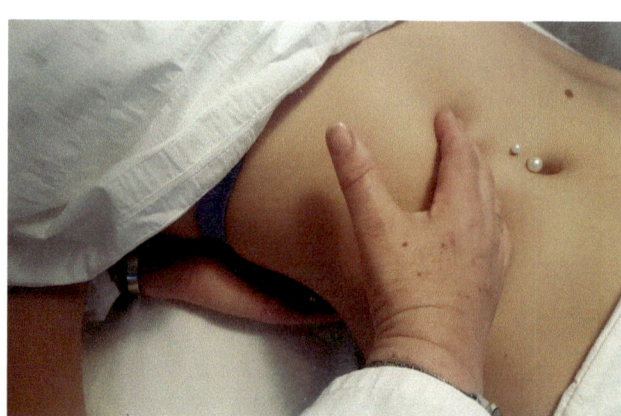

Figura 26-11. Maniobra de Güemes.

que en condiciones normales no sobrepasa la línea axilar media. Si la matidez se extiende más allá de la línea axilar anterior, existiría esplenomegalia. Posteriormente el examen debe complementarse con la palpación del polo inferior del bazo.

Entre las maniobras de palpación esplénica se encuentran la mano de cuchara, la palpación monomanual, la bimanual, la maniobra de Merlo y el puño de Murphy.

– Palpación bimanual: el examinador abraza con la mano izquierda la parrilla costal izquierda del paciente, para fijar las costillas y exagerar la movilidad diafragmática (mano de sostén). La mano derecha (activa) se coloca de plano, dirigida hacia el eje de la décima costilla, deprimiendo suavemente la pared abdominal. La palpación comienza por encima de la sínfisis púbica y se continúa hacia la celda esplénica (**Fig. 26-12**).

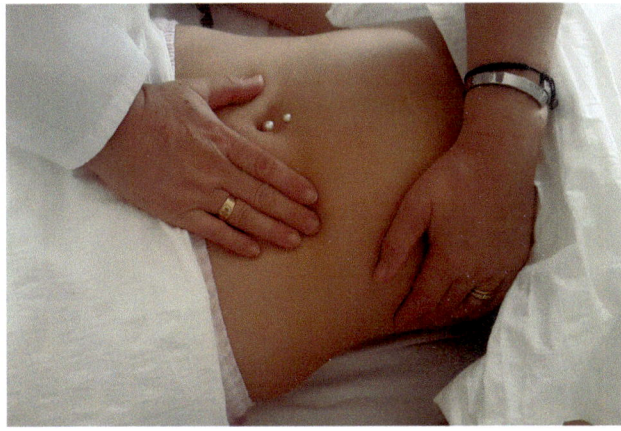

Figura 26-12. Palpación bimanual.

– Maniobra de Merlo: el paciente se coloca en decúbito intermedio dorsolateral derecho, con las piernas semiflexionadas, el brazo derecho a lo largo del cuerpo y el izquierdo colgando por delante del tórax. El examinador, ubicado a la izquierda del paciente, palpa el bazo con la mano derecha en cuchara, mientras que la izquierda, colocada en la fosa ilíaca derecha, hace presión como si tratara de llevar el contenido abdominal hacia la celda esplénica (**Fig. 26-13**).

– Puño de Murphy: consiste en colocar la región palmar de los metacarpianos de la mano izquierda y golpear con el borde cubital del puño cerrado en la fosa lumbar, con el paciente sentado o de pie e inclinado hacia adelante.

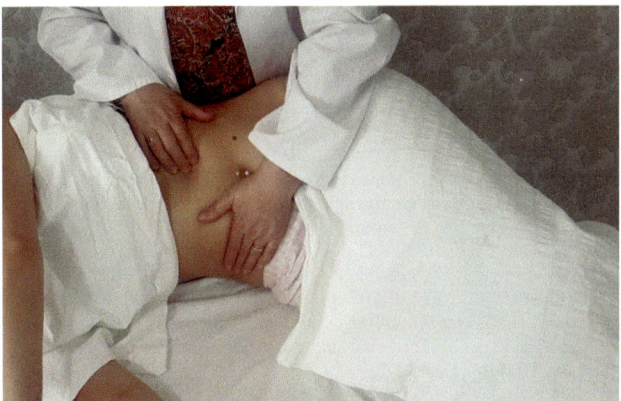

Figura 26-13. Maniobra de Merlo.

• Exploración del riñón: en general, los riñones no son palpables. Las maniobras van encaminadas, precisamente, a confirmar que no son palpables y descartar descensos o agrandamiento.

A través de la palpación, se puede determinar el dolor en los diferentes niveles o puntos dolorosos renoureterales:

– Costovertebral o de Guyon.
– Costomuscular o de Surraco.
– Puntos ureterales:
  ▪ Punto ureteral superior.
  ▪ Punto ureteral medio.
  ▪ Punto ureteral inferior: que corresponde a la implantación del uréter en la pared de la vejiga; solo puede detectarse por la palpación digital rectal o vaginal.

Mediante la puñopercusión, con el paciente sentado y con una ligera inclinación hacia delante, se percute con el puño cerrado en la fosa renal con el fin de despertar el dolor de origen renal (**Fig. 26-14**).

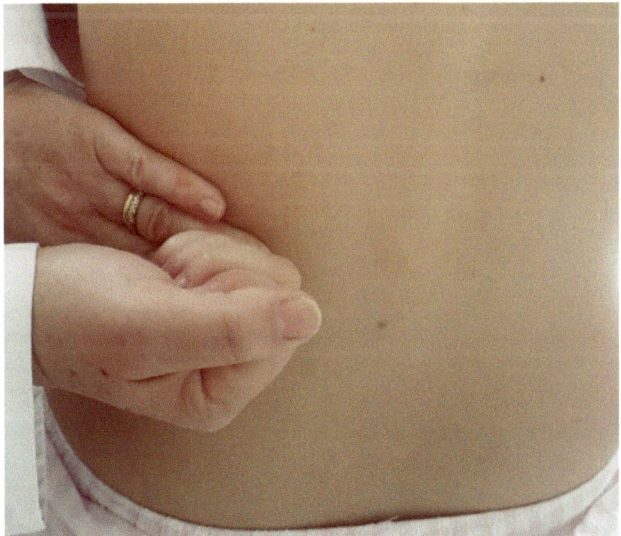

Figura 26-14. Puñopercusión.

> **PUNTOS CLAVE**
>
> - Topográficamente se puede dividir el abdomen en cuatro cuadrantes, según la escuela anglosajona, o en nueve regiones, siguiendo a la escuela francesa.
> - La anamnesis es parte fundamental de la valoración abdominal.
> - El orden de exploración física abdominal es: inspección, auscultación, percusión, palpación superficial y palpación profunda.
> - La auscultación abdominal ofrece información sobre la motilidad abdominal (peristaltismo) y sobre los sonidos vasculares (soplos y sonidos arteriales).
>
> - Con la percusión se evalúa la cantidad y distribución de gas, el tamaño y la densidad de los órganos abdominales y se identifican masas sólidas o llenas de líquido. La técnica más utilizada es la dígito-digital.
> - En la palpación del abdomen se debe comenzar por la zona más alejada de donde el paciente refiera el dolor.
> - El tacto rectal se considera una técnica de exploración abdominal, que da información sobre los trastornos anorrectales y de los órganos adyacentes.

BIBLIOGRAFÍA

Arteaga Perlata V, De la Plaza Llamas R, Ángel JR. Dolor abdominal agudo. Medicine. 2019;12(87):5100-8.

Ball JW, Dains JE, Flynn JA, Solomon BS, Stewart RW. Manual Seidel de exploración física. Elsevier Health Sciences; 2019.

Bibiano Guillén C. Manual de Urgencias, 3ª edición. Grupo Saned-Edicomplet; 2018.

Cadenas JAA, De la Torre Espi M. Diagnóstico y tratamiento del dolor abdominal agudo (abdomen agudo) en urgencias, protocolos diagnósticos y terapéuticos en urgencias. Editorial de la Universidad Pedagógica y tecnológica de Columbia-UPTC; 2021.

Chareau N, Mengaux F. Dolor abdominal agudo no traumático. EMC-Tratado de Medicina; 2018.

De Rungs Brown DR, Victor Baldin A, Muñoz Hinojosa J, Valdés Castañeda A. Gómez Palacio M. Exploración física del abdomen agudo y sus principales signos como una práctica basada en la evidencia. Cir Gen. 2015;37(1-2):32-7.

Del Castillo FJ. Guía AEMIR de actuación en Urgencias, 3ª ed. iMedPub; 2012.

Gayosso M, Ávila Izquierdo VM. Exploración física del abdomen [Internet] [consulta el 13 de septiembre de 2022]. En: Torres E, Francis J, Sahagún F, Stalnikowitz D. eds. Gastroenterología. McGraw Hill; 2015. Disponible en: https://accessmedicina.mhmedical.com/content.aspx?bookid=1475&sectionid=101520173.

Jiménez L, Montero FJ. Medicina de urgencias y emergencias. Elsevier Health Sciences; 2018.

Llanio Navarro R, Perdomo González G, Arús Soler ER, Fernández Naranjo A, Matamara Peñate M, Castell Pérez C, et al. Propedéutica clínica y semiológica médica. Tomo I. Editorial Ciencias Médicas; 2005.

Vázquez Lima MJ, Casal Codesido JR. Dolor abdominal. Guía de actuación en urgencias. 5ª ed. Editorial Médica Panamericana; 2021.

Dolor abdominal agudo

27

Y. Marín Martín y M. G. García Rivera

 OBJETIVOS

- Conocer la etiología del dolor abdominal agudo.
- Aprender a identificar patologías en función de la sintomatología presentada.
- Conocer las distintas evoluciones de las patologías, así como sus posibles líneas de tratamiento y cuidados.
- Planificar planes de cuidados en función de cada patología.

INTRODUCCIÓN

Las patologías abdominales representan un alto porcentaje de los motivos de consulta atendidos en los servicios de urgencias. Esto es debido a que son entidades muy heterogéneas en etiología y en evolución, que incluyen un gran rango de procesos que van desde las leves hasta las muy graves y desde patologías médicas hasta otras que precisan intervención quirúrgica. El dolor abdominal agudo es un cuadro clínico cuya incidencia oscila entre el 5 % y el 10 % de las urgencias hospitalarias.

DOLOR ABDOMINAL AGUDO

Concepto

El dolor abdominal es un síntoma inespecífico, común a multitud de procesos, que si bien puede originarse por causas intraabdominales también puede deberse a procesos extraabdominales o a enfermedades sistémicas. Es importante diferenciar el concepto de abdomen agudo de un cuadro de dolor abdominal.

El abdomen agudo se define como un síndrome clínico que engloba a todo dolor abdominal de instauración reciente, con carácter de síntoma importante, que requiere un diagnóstico rápido y preciso ante la posibilidad de que de él se derive un tratamiento quirúrgico urgente. Si no se trata de forma adecuada y precoz, puede originar peritonitis, sepsis, *shock*, insuficiencia renal aguda e insuficiencia respiratoria, con una elevada mortalidad.

El dolor abdominal adopta con elevada frecuencia alguna de las siguientes formas clínicas:
- Tipo peritoneal puro. El dolor está siempre presente, es intenso y continuo. Es característico de la perforación de víscera hueca. Se acompaña de contractura muscular involuntaria de la pared abdominal (vientre «en tabla»). Precisa laparotomía urgente.
- Tipo oclusivo puro. Es un dolor abdominal de carácter intermitente, acompañado de náuseas, vómitos, meteorismo y ausencia de expulsión de gases. Puede ser mecánico (peristaltismo y ruidos abdominales aumentados) o funcional (dolor continuo y silencio en la auscultación abdominal).
- Tipo mixto. Presenta síntomas y signos del tipo peritoneal y del oclusivo.
- Tipo vascular. Es un dolor de inicio brusco, muy intenso, acompañado de sudoración y frialdad.
- Tipo hemorrágico/traumático: por hemoperitoneo precedido de trauma abdominal (abierto o cerrado).
- Tipo inflamatorio: continuo, progresivo y moderado, asocia fiebre, diarrea (sangre, pus) y/o clínica sistémica.

Etiología

La mayoría de las enfermedades que tienen repercusión sistémica cursan con dolor abdominal agudo en algún momento de su evolución. Mientras que las causas quirúrgicas que cursan con abdomen agudo tienen siempre una localización intraabdominal, las causas médicas pueden originarse en el interior del abdomen o fuera de él.

Posible etiología del dolor abdominal en función de la localización:

Cuadrante superior derecho:

Cólico biliar, colecistitis, colangitis, pancreatitis aguda, hepatitis, apendicitis aguda, neumonía basal derecha, infarto agudo de miocardio (IAM), absceso subdiafragmático, cólico nefrítico, pielonefritis.

Epigastrio:

Úlcera gastroduodenal, gastritis, pancreatitis aguda, esofagitis, IAM inferior, apendicitis, neumonía, reflujo gastroesofágico.

Cuadrante superior izquierdo:

Perforación, ulcus, pancreatitis, enfermedad esplénica, aneurisma de aorta.

Mesogastrio preumbilical:

Pancreatitis, obstrucción intestinal, úlcera péptica, aneurisma de aorta abdominal, trombosis, isquemia intestinal, apendicitis aguda precoz.

Cuadrante inferior derecho:

Apendicitis aguda, adenitis mesentérica, divertículo de Merckel, ileítis, enfermedad inflamatoria intestinal, enfermedad urinaria, torsión testicular, neoplasia o perforación cecal, enfermedad ginecológica o testicular, hernia inguinal, absceso del psoas.

Hipogastrio:

Apendicitis aguda, enfermedad ginecológica o renoureteral, enfermedad inflamatoria intestinal, enfermedad vesical, diverticulitis, isquemia intestinal, obstrucción intestinal, hernias.

Cuadrante superior izquierdo:

Diverticulitis aguda, enfermedad inflamatoria intestinal, enfermedad renal izquierda, problemas del colon izquierdo, colitis isquémica, intestino irritable, enfermedad ginecológica o testicular.

Valoración

Antecedentes personales

Es muy importante hacer hincapié en la medicación que toma el paciente, ya que determinados fármacos (anticoagulantes, anovulatorios, antibióticos, corticoides, antiinflamatorios no esteroideos, analgésicos, etc.) pueden ser los causantes del dolor o modificar sus características.

> **!** El abdomen agudo puede formar parte del síndrome de abstinencia por opiáceos en pacientes drogodependientes.

Características del dolor

El dolor es el síntoma principal en los cuadros de abdomen agudo. Sus características pueden llevar al diagnóstico correcto en un 75 % de los casos.

Según el origen:
- *Visceral o esplácnico*, por distensión de la fibra nerviosa que rodea las vísceras (apendicitis aguda, colecistitis aguda). Generalmente son de carácter sordo y mal localizado; suele percibirse en la línea media, es de tipo cólico o urente y a menudo se acompaña de fenómenos vegetativos. En ocasiones, es referido como una sensación de plenitud abdominal.
- *Somático* o *parietal*, por irritación química o inflamatoria de las terminaciones nerviosas localizadas en el peritoneo parietal. Suele ser agudo, intenso y bien localizado; se

agrava con los movimientos y aumenta con la palpación y la tos. Se acompaña de defensa muscular.
- *Referido*. Tiene un origen extraabdominal, pero es referido por el enfermo en algún punto del abdomen. Esto ocurre, por ejemplo, en los casos de neumonía, neumotórax, pleuritis y cardiopatía isquémica.

Según la forma de instauración:

En general, el dolor abdominal de más de seis horas de evolución, especialmente si es continuo y progresivo, debe considerarse quirúrgico mientras no se demuestre lo contrario. Según el tiempo que tarde en establecerse, se clasifica en:
- *Brusco*. Tarda segundos en alcanzar su máxima intensidad. El paciente suele recordar el momento exacto en que se inició el dolor y señalar su situación «a punta de dedo». Este tipo de inicio es característico de la irritación peritoneal o de la isquemia intestinal aguda.
- *Rápidamente progresivo*. Tarda minutos en alcanzar su acmé. El paciente suele localizarlo bien, y se debe a la distensión de la fibra muscular lisa. Esta forma de instauración es característica del cólico biliar.
- *Lentamente progresivo*. Tarda horas en instaurarse. Es impreciso, referido por el enfermo como incomodidad, pesadez y malestar, con localización difusa. Es característico de procesos inflamatorios localizados, como la colecistitis aguda.

Según su intensidad:
- *Muy intenso*. Típico de irritación peritoneal, isquemia intestinal o distensión de la fibra muscular lisa.
- *Moderado*. Orienta hacia procesos inflamatorios localizados.

Hay que tener cuidado en el anciano, puesto que presenta menor sensibilidad visceral y menor intensidad en la respuesta inflamatoria.

Según su naturaleza:
- *Cólico*. De carácter ondulante, con fases de gran paroxismo seguidas de calma aparente. Indica distensión de la fibra muscular lisa.
- *Continuo* o *variable*. Más que la intensidad del dolor, lo característico es su persistencia. Indica distensión de vísceras abdominales, procesos inflamatorios o trastornos isquémicos.

Según topografía:
- *Invariable y mantenida desde el inicio*. El paciente refiere dolor en los cuadrantes abdominales.
- *Cambiante, con localización final en un cuadrante*. Es frecuente en los procesos inflamatorios localizados (apendicitis aguda).

Según su irradiación:

Propagación del dolor, sin modificación del asentamiento inicial. Es muy característico de los dolores producidos por distensión de la fibra muscular lisa y de los procesos inflamatorios.

Según los cambios progresivos en la naturaleza del dolor:

Cuando un dolor de tipo cólico se convierte en continuo y fijo, debe interpretarse como una complicación grave que generalmente requiere tratamiento quirúrgico. Hay tres procesos que lo cumplen:
- Apendicitis aguda.

- Colecistitis aguda después de un cólico biliar.
- Oclusión completa de la arteria mesentérica después de un período de oclusión incompleta.

Según la actitud antiálgica:

La actitud del paciente con dolor abdominal es de interés diagnóstico. Puede encontrarse:

- *Inmóvil*: típico de irritación peritoneal brusca o isquemia intestinal.
- *Agitado*: orienta hacia la distensión de la fibra muscular lisa (cólico nefrítico o biliar).
- *En posición antiálgica*: es característica la actitud en decúbito prono o en posición fetal en la pancreatitis aguda, o con la cadera y la rodilla flexionadas en la apendicitis retrocecal.

Regla nemotécnica de características del dolor:

A: aparición.
L: localización.
I: intensidad.
C: características.
I: irradiación.
A: asociado a.

Características del vómito

Relación con el dolor:

- *Precede al dolor*: suele observarse en las primeras fases de la gastroenteritis aguda.
- *Sigue al dolor*: es lo más común en cualquier proceso abdominal agudo (cerca del 100 % en la apendicitis, colecistitis u obstrucción intestinal).
- *Modifica la intensidad del dolor*: este mejora después del vómito, cuando el origen es la distensión de la fibra muscular lisa, o empeora cuando es un proceso inflamatorio intraabdominal.

Frecuencia:

Los vómitos repetidos, independientemente de su volumen, orientan hacia una obstrucción intestinal alta, cólico biliar o pancreatitis. Los vómitos más espaciados y de mayor volumen son característicos de la obstrucción intestinal baja o de la peritonitis aguda difusa.

Aspecto:

- *Bilioso*: producido en los cuadros de dolor cólico por distensión de la fibra muscular lisa.
- *Hemático*: la hematemesis es un signo excepcional en el abdomen agudo. Debe interpretarse como el resultado de una situación hiperemética que ha causado lesiones orgánicas en la mucosa de la unión gastroesofágica (síndrome de Mallory-Weiss) o gástrica.
- *Fecaloideo*: es característico de la obstrucción intestinal baja.

Hipo

El hipo de corta duración se considera un equivalente del vómito. Si es de larga evolución, debe sospecharse irritación frénica por peritonitis, colecistitis, absceso subfrénico, etcétera.

Modificación del tránsito intestinal

- *Estreñimiento*: es habitual en todos los casos de abdomen agudo quirúrgico. Se habla de oclusión total cuando la expulsión de gases y heces está totalmente ausente durante por lo menos 24 h.
- *Diarrea*: es infrecuente en el abdomen agudo quirúrgico, si bien puede presentarse en la apendicitis retrocecal. En principio, el dolor que acompaña a la diarrea se interpreta como secundario a la contracción de la musculatura lisa.

Síntomas de alteraciones locales

- *Síntomas miccionales*: la presencia de disuria, polaquiuria y tenesmo vesical orientan hacia un origen urológico del dolor. Si la orina es hemática o purulenta, el diagnóstico es prácticamente de certeza, y si el aspecto es normal, las molestias urinarias pueden explicarse por irritación vesical de vecindad.
- *Signos ginecológicos*: en la mujer anciana es poco frecuente el dolor abdominal de origen ginecológico, excepto en casos de torsión de quiste ovárico o englobamiento intestinal por neoplasia ginecológica. Si existe amenorrea y metrorragia, el diagnóstico presumible es el de embarazo extrauterino. La leucorrea en una paciente portadora de dispositivo intrauterino indica enfermedad inflamatoria pélvica.

Exploración física

Facies

La cara del paciente puede sugerir la gravedad del cuadro clínico. Es clásica la *facies* hipocrática, caracterizada por nariz afilada, ojos hundidos, palidez ceniciienta y mirada sin brillo, característica de las fases terminales de una peritonitis avanzada o de una obstrucción intestinal muy evolucionada.

Fiebre

- Si es temprana, elevada y mantenida, puede indicar procesos supurativos localizados en zonas muy vascularizadas (vesícula biliar, pelvis menor, etcétera).
- Si es discreta, tardía y con disociación axilorrectal de un grado o más, puede indicar una apendicitis aguda o de procesos inflamatorios localizados (colecistitis, plastrón periapendicular, etcétera).
- Si es persistente, moderada y de presentación tardía, en ocasiones se debe a procesos primariamente no infecciosos, como pancreatitis, hemoperitoneo, etcétera.

Aspecto de la piel y las mucosas

- Ictericia: coledocolitiasis, pancreatitis aguda, colecistitis, crisis de anemia hemolítica, hepatitis.
- Palidez acusada sin hemorragia externa aparente: hemoperitoneo, rotura de bazo, hematoma fisurado.
- Petequias y púrpura, sobre todo en el abdomen y las piernas: diátesis hemorrágica.
- Manchas equimóticas periumbilicales o en los flancos: pancreatitis aguda.

- Manchas equimóticas en el pubis o la arcada crural: hematoma de la vaina de los rectos.
- Vesículas de aspecto arracimado de distribución radicular: herpes zóster.
- Manchas pigmentarias de color castaño oscuro peribucales: enfermedad de Peutz-Jeghers.
- Ribete azulado en las encías: crisis de saturnismo.
- Presencia de hematomas evolucionados: rotura hepática, esplénica o muscular.

Sistema cardiocirculatorio

Inicialmente hay que valorar la presencia de signos de *shock* (pulso rápido y débil, hipotensión arterial, palidez, frialdad, sudoración). Ante la concomitancia de *shock* y dolor abdominal, hay que pensar en la posibilidad de peritonitis, sepsis, pancreatitis aguda o vasculopatías (isquemia mesentérica). Si el *shock* se acompaña de hipovolemia y anemia, sin signos de hemorragia externa, debe pensarse en una posible acumulación de sangre intraabdominal.

Aparato respiratorio

Es relativamente frecuente que, en el curso de una neumonía, un neumotórax o una pleuritis, el dolor sea referido en el hemiabdomen superior; deben buscarse anomalías semiológicas en la exploración.

Abdomen

Realizar la inspección, auscultación, percusión y palpación, como se explica en el capítulo de la valoración abdominal (v. **Cap. 26**).

Tacto rectal

Es de práctica obligada en todos los pacientes con dolor abdominal agudo, ya que el tercio inferior del abdomen está incluido en la pelvis y solo puede valorarse clínicamente mediante tacto rectal o rectovaginal.
  Los datos que deben obtenerse al realizarlo son:

- En la luz rectal: existencia de tumoraciones o fecalomas (causa frecuente de obstrucción intestinal baja en el anciano).
- En las paredes laterales: prominencias provocadas por colecciones líquidas o sólidas en el espacio perirrectal.
- En la pared anterior: protrusión o dolor en el fondo de saco de Douglas. En el varón se palpa la próstata y en la mujer, el cuello uterino.
- Características de las heces:
  - Heces de color negro. Pueden ser melenas (aspecto alquitranado, brillantes, pegajosas, de olor putrefacto) o heces teñidas de negro (no brillantes ni pegajosas) secundarias a la ingesta de hierro, carbón, bismuto o determinados alimentos.
  - Heces de color rojo. Hay que pensar en hemorragia de colon, principalmente izquierdo; pueden acompañarse de coágulos. Si se acompañan de restos mucosos

o mucosanguinolentos, debe sospecharse enfermedad inflamatoria intestinal.
  - Heces muy abundantes, amarillentas y malolientes, características del síndrome de malaabsorción.
  - Heces semilíquidas. Pueden ser de color claro y olor rancio (diarreas de fermentación) o de color oscuro y olor pestilente (diarreas de putrefacción).
  - Heces hipocólicas o acólicas. Son características de los cuadros de ictericia obstructiva. Si son de color verde oscuro, son ricas en pigmentos biliares.
  - Heces caprinas o acintadas, características del colon irritable.

Exploraciones complementarias

- Hematimetría con fórmula y recuento leucocitario.
  - Hematócrito bajo en el abdomen agudo, sin signos de sangrado externo, indica pancreatitis necrosante o hemoperitoneo (rotura de embarazo ectópico, rotura de aneurisma, etcétera).
  - Una leucocitosis con desviación a la izquierda suele deberse a un proceso séptico o a necrosis hística. La leucocitopenia con dolor en el hemiabdomen inferior es característica de viriasis.

 Una hematimetría normal no descarta, por sí sola, el origen quirúrgico de un dolor abdominal agudo.

- Bioquímica sanguínea: glucosa, urea, creatinina, sodio, potasio, aspartato aminotransferasa (AST), alanina aminotransferasa (ALT), gammaglutamiltranspeptidasa (GGT) y fosfatasa alcalina.
  - Si el dolor abdominal se localiza en el hemiabdomen superior y hay alteraciones electrocardiográficas, hay que determinar troponina.
  - Si se sospecha patología hepatobiliar: bilirrubina total y directa.

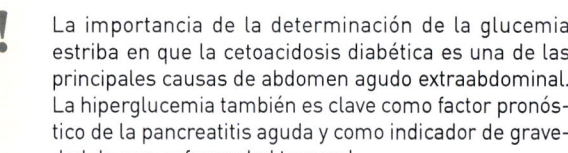 La importancia de la determinación de la glucemia estriba en que la cetoacidosis diabética es una de las principales causas de abdomen agudo extraabdominal. La hiperglucemia también es clave como factor pronóstico de la pancreatitis aguda y como indicador de gravedad de una enfermedad tumoral.

- Gasometría venosa. La detección de acidosis metabólica orienta hacia sepsis, *shock*, ingestión de tóxicos, cetoacidosis, insuficiencia renal o enfermedad vascular mesentérica. En estas situaciones, es muy útil la determinación de lactato sérico.
- Orina. En todos los casos es necesario realizar el estudio de la orina mediante tira reactiva. Se solicita una orina completa con sedimento, iones y creatinina solo si hay insuficiencia renal o cuando se tenga duda diagnóstica respecto al origen nefrourológico del cuadro. Ante la sospecha de embarazo ectópico, debe solicitarse una prueba de embarazo.
  - La microhematuria, en el dolor abdominal agudo, indica cólico nefrítico, pero también puede ser síntoma

de apendicitis o diverticulitis de situación próxima al uréter.
– Una piuria indica infección de las vías urinarias.
– Un enrojecimiento progresivo de la orina al enfriarse, junto con la conservación de la transparencia, suele indicar porfiria.
– La orina turbia y rojiza puede deberse a hemoglobinuria.
• Radiología. Las proyecciones que hay que solicitar son:
– *Radiografía posteroanterior y lateral de tórax.* Debe realizarse ante todo dolor abdominal agudo para descartar neumoperitoneo, que podría pasar inadvertido si únicamente se solicita radiografía simple de abdomen.
• Electrocardiograma. Si el paciente refiere dolor abdominal en el hemiabdomen superior, debe practicarse esta prueba para descartar cardiopatía isquémica.

> ! Ante toda epigastralgia de origen incierto, debe realizarse un electrocardiograma para descartar la posibilidad de síndrome coronario agudo. Además, hay que tener presente que **una enfermedad abdominal puede inducir una angina de pecho en los pacientes afectados de cardiopatía isquémica**, del mismo modo que los enfermos con disfunción miocárdica pueden desarrollar una isquemia intestinal.

• Ecografía abdominal. Está indicada, con carácter de urgencia, en todos los casos de abdomen agudo de etiología incierta con un diagnóstico de sospecha que implique un riesgo vital para el paciente o que, si se confirma, sea indicación de una intervención quirúrgica urgente (sospecha de colecistitis aguda en pacientes con enfermedad inmunodepresora o con cuadro de sepsis, dolor abdominal e hipovolemia sin exteriorizaciones hemorrágicas, con sospecha de rotura visceral –esplénica, hepática– o embarazo ectópico, sospecha de aneurisma disecante de aorta abdominal, etcétera).
• Tomografía computarizada (TC) abdominal. Las principales indicaciones de urgencia son: traumatismos abdominales con estabilidad hemodinámica, sospecha de disección aórtica y pancreatitis aguda con criterios de gravedad, para valorar una cirugía de urgencia.

Tratamiento

Debido al gran número de enfermedades que pueden producir un cuadro de abdomen agudo, únicamente se hace referencia al tratamiento general de este síndrome. El tratamiento específico se describe en los apartados correspondientes.

Medidas generales:
• Dieta absoluta.
• Canalizar una vía venosa periférica y administrar suero glucosalino. La cantidad y el tipo de solución se modifican según la situación clínica del paciente y la enfermedad crónica de base.
• Corrección del desequilibrio hidroelectrolítico y, si fuera necesario, transfusión de hematíes.
• Descompresión gastrointestinal, si es necesaria, con sonda nasogástrica con aspiración continua en los casos de obstrucción del intestino delgado o de dilatación gástrica aguda.
• Administración de antieméticos, como metoclopramida (Primperan®, ampollas con 10 mg), en dosis de 10 mg/8 h por vía intramuscular o intravenosa si la sonda nasogástrica no está indicada.
• Tratamiento analgésico. En la actualidad existe evidencia científica de que los analgésicos pueden ayudar al diagnóstico, facilitar la anamnesis y la exploración física, al reducir la ansiedad del paciente y relajar la musculatura abdominal.

> Se ha demostrado que la analgesia no enmascara los hallazgos exploratorios ni conlleva un aumento de la morbimortalidad. Tratar el dolor mientras se continúa con una intensa búsqueda de su causa no es más perjudicial que buscar solo la causa y, además, es más humanitario.

Tratamiento antibiótico:
Se inicia solo después de haber establecido la indicación quirúrgica del abdomen agudo y antes de la intervención. Se administra una de las siguientes pautas por vía intravenosa:

• Triple terapia: clindamicina o metronidazol, más aminoglucósido y más ampicilina o penicilina G sódica.
• Cefepima (Maxipime®) más aminoglucósido (tobramicina).
• Carbapenem, como monoterapia.

Tratamiento quirúrgico:
A aquellos pacientes con signos inequívocos de abdomen agudo quirúrgico se les debe practicar una laparoscopia o laparotomía inmediata después de su reanimación y preparación.

Asimismo, son candidatos a cirugía de urgencia los pacientes con neumoperitoneo por perforación de víscera hueca, los que presentan dolor abdominal y signos de sepsis que no pueden ser explicados por otros hallazgos, los que tienen repercusión hemodinámica refractaria a las medidas de reanimación sin otro origen que lo justifique, y en los que se sospeche isquemia mesentérica, entre otros procesos quirúrgicos.

PATOLOGÍA ABDOMINAL MÉDICA

Pancreatitis

Concepto

La pancreatitis aguda se define como una inflamación súbita y generalmente difusa de los tejidos pancreáticos o los sistemas orgánicos. Este proceso sucede cuando las enzimas digestivas comienzan a digerir las células pancreáticas.

La pancreatitis aguda generalmente ocurre por una obstrucción provocada por cálculos biliares que impiden la evacuación correcta del jugo pancreático. Este jugo pancreático, que debería volverse activo a su llegada al intestino delgado, se activa en el interior del páncreas y comienza así la digestión de las propias células pancreáticas. Cuando la inflamación del páncreas provocada por la pancreatitis aguda se prolonga en el tiempo y causa varios episodios, se produce una fibrosis del páncreas que hace que este pierda su función normal y se desencadene una pancreatitis crónica. Las consecuencias a largo plazo de una pancreatitis crónica suelen ser la aparición de diabetes o problemas digestivos cronificados.

Clasificación y etiología

Según su etiología, la pancreatitis se clasifica en litiásica y alitiásica. Como causas etiológicas comunes se encuentran:

- El consumo de alcohol diario durante más de cinco años, ya que provoca daños a nivel pancreático.
- La edad y el sexo de los usuarios están relacionados con la presencia de pancreatitis, aunque no afectan de la misma manera.

 Las pancreatitis ocasionadas por litiasis biliar se presentan mayoritariamente en mujeres de entre 50 y 70 años. Las pancreatitis resultantes del consumo de alcohol afectan principalmente a varones de entre 30 y 50 años.

Las pancreatitis litiásicas presentan una etiología obstructiva en su mayoría ocasionada por litiasis biliar, que obstaculiza la salida del jugo pancreático al duodeno. En las pancreatitis alitiásicas, aunque también se presenta una obstrucción, la etiología viene dada por motivos diferentes, como pueden ser procesos infecciosos (paperas o la hepatitis A), procesos traumáticos (algunas cirugías o colangiopancreatografía retrógrada endoscópica [CPRE]) o procesos autoinmunitarios.

Manifestaciones clínicas

Los signos y síntomas más comunes de la pancreatitis son los siguientes:

- Dolor abdominal, de alta intensidad, mal tolerado, descrito como «en cinturón» o punzante irradiado a la espalda y que disminuye al adoptar una posición fetal como postura antiálgica. Es un dolor característico: intenso, irradiado a la espalda y que aumenta en el período pospandrial.

 La localización del páncreas en el retroperitoneo hace que el dolor que presentan los pacientes sea un dolor localizado en la espalda, más concretamente, hacia D12/L1. Si el paciente solo presenta un dolor abdominal anterior, es poco probable que se trate de una pancreatitis.

- Fiebre.
- Taquicardia.
- Taquipnea.

- Náuseas o vómitos: los vómitos inicialmente son alimenticios, para pasar posteriormente a ser vómitos biliosos.

Según la gravedad, puede producir hasta distensión abdominal con defensa, ictericia, fiebre, respiración superficial, hipoventilación basal e incluso coma o *shock*.

 La valoración inicial de estos usuarios en triaje seguirá los mismos ítems que para cualquier otro y tendrá en cuenta sus antecedentes personales, alergias, etcétera. Principalmente, se observará la concordancia con los síntomas descritos.

Diagnóstico

El diagnóstico de la pancreatitis se basa fundamentalmente en tres pilares básicos:

- Concordancia de los signos y síntomas.
- Alteraciones analíticas: amilasa o lipasa sérica aumentadas al menos tres veces por encima del límite superior de la normalidad.
- Diagnóstico mediante prueba de imagen (ecografía o TC) que confirme cambios en la morfología o tamaño del páncreas, alteraciones en sus aledaños, etcétera.

Tratamiento

- Valoración de indicación de vigilancia intensiva: se recomienda valorar el ingreso en la unidad de cuidados intensivos en pacientes con pancreatitis aguda grave. También ha de considerarse en pacientes con uno o más de los siguientes parámetros: frecuencia cardíaca <40 o >150 lpm, presión arterial sistólica (PAS) <80 mm Hg, presión arterial media (PAM) <60 mm Hg o presión arterial diastólica (PAD) >120 mm Hg, frecuencia respiratoria >35 rpm, sodio sérico <110 mmol/L o >170 mmol/L, potasio sérico <2 mmol/L o >7 mmol/L, presión parcial de oxígeno (PaO_2) <0 mm Hg, pH < 7,1 o >7,7, glucosa sérica >800 mg/dL, calcio sérico >15 mg/dL, anuria o coma.
- Monitorización: se recomienda la monitorización de las constantes vitales de forma estrecha (presión arterial, frecuencia cardíaca, temperatura, frecuencia respiratoria y saturación). Es aconsejable la medición de la diuresis horaria. El objetivo es alcanzar una diuresis de 40-50 mL/h. Una diuresis menor requiere un mayor aporte de fluidos. Se recomienda también realizar determinaciones frecuentes de electrólitos y glucosa sérica y corregir las alteraciones de forma precoz.
- Reposición hídrica: se recomienda la hidratación intensiva y precoz (5-10 mL/kg por hora) a todos los pacientes con pancreatitis aguda, salvo contraindicación. En pacientes con depleción grave de volumen (hipotensión, taquicardia, hemoconcentración), se recomienda reposición con bolo de cristaloides de 20 mL/kg en la primera hora, seguido de infusión de 5-10 mL/kg por hora. El ritmo de reposición hídrica ha de reevaluarse cada seis horas.

> **!** La hidratación intensiva ha demostrado ser especialmente efectiva en las primeras 12-24 h.

- Analgesia: se recomienda el control del dolor, empezando el tratamiento con analgésicos de primer escalón, como el metamizol, y administrando analgésicos más potentes si se precisa, como los opioides. Es preferible el uso de meperidina en lugar de morfina porque provoca menos presión sobre el esfínter de Oddi.
- Oxígeno para saturación superior al 95 %.
- Dieta absoluta. Se recomienda reiniciar ingesta cuando desaparezcan los síntomas y en presencia de peristaltismo. Está indicado el soporte nutricional en el caso de pancreatitis aguda moderada-grave y grave; se prefiere la nutrición enteral frente a la nutrición parenteral total.
- Antibioterapia en los pacientes que presenten infecciones extrapancreáticas (colangitis, infecciones por catéter, infecciones urinarias, neumonías). No se recomienda su uso profiláctico.
- Antieméticos si hay náuseas o vómitos.
- Inhibidores de la bomba de protones en caso de pancreatitis aguda grave o en pacientes con antecedentes ulcerosos.

Cuidados de enfermería

Además de lo ya comentado en el tratamiento, a estos pacientes se les tratará como pacientes encamados, teniendo en cuenta los cuidados que esto conlleva, higiene, movilizaciones, prevención de úlceras por presión, administración de heparina de bajo peso molecular, etcétera.

La reevaluación continua de signos y síntomas es fundamental, ya que la gravedad de la pancreatitis puede variar y puede requerir en cualquier momento atención en unidad de cuidados intensivos.

> **!** Para esta evaluación continua y valoración de la gravedad de la pancreatitis se pueden utilizar varios índices, generalmente complicados y con ciertas limitaciones (p. ej., precisar 48 h de evolución, como los criterios de Ranson), o complejos de aplicar, como la escala APACHE II, que requiere la recogida de 14 factores.

La escala BISAP (**Tabla 27-1**) presenta un valor predictivo similar al de la APACHE, supone una gran simplificación y es aplicable al inicio del cuadro.

Colecistitis aguda

Concepto

La colecistitis es una inflamación de la vesícula biliar que se presenta de forma aguda y evoluciona en pocas horas.

Normalmente se produce por una obstrucción del conducto cístico ante la presencia de cálculos, que impiden la salida del líquido biliar almacenado en la vesícula hacia el conducto colédoco, lo que provoca una inflamación de la vesícula biliar.

Etiología y clasificación

La colecistitis puede ser litiásica o alitiásica.

- Colecistitis litiásica: la presencia de cálculos, que son en su mayoría compuestos por moléculas de colesterol, se conoce como colelitiasis o coledocolitiasis. Cuando estos cálculos impiden la salida de la bilis y comienza la inflamación es cuando se habla de colecistitis litiásica. Los cálculos están presentes en el 95 % de los casos de colecistitis.
- Colecistitis alitiásicas: suelen estar relacionadas con tumoraciones que obstruyen el conducto cístico, algunas infecciones víricas como el sida, o algunas patologías vasculares que, al disminuir el flujo de sangre hacia la vesícula, provocan inflamación en ella.

> **!** Cuando la inflamación de la vesícula evoluciona y provoca una infección, generalmente bacteriana, en los conductos biliares, se habla de colangitis.

Manifestaciones clínicas

Los signos y síntomas más frecuentes de la colecistitis son:

- Dolor intenso y agudo en el cuadrante superior derecho del abdomen o epigastrio, que se puede irradiar al hombro o a la región escapular derechos. Se suele acompañar de náuseas, vómitos, anorexia y fiebre.
- En el 10 % de los casos puede aparecer ictericia por coledocolitiasis asociada o compresión de la vía biliar (síndrome de Mirizzi).
- Pueden existir complicaciones, como sepsis (gangrena), peritonitis generalizada (perforación), crepitación abdominal (colecistitis enfisematosa) u obstrucción intestinal (íleo biliar).

Tabla 27-1. Escala BISAP	
BUN > 25 mg/dL (urea > 53 mg/dL)	1 punto
Alteración del nivel de consciencia	1 punto
SIRS	1 punto
Edad > 60	1 punto
Derrame pleural	1 punto

0-2 puntos: PA leve; ≥3puntos: PA grave. BUN: nitrógeno ureico; PA: presión arterial; SIRS: síndrome de respuestas inflamatoria sistémica.

Además de la concordancia de los síntomas descritos, conviene recordar que la inflamación de la vesícula, desencadena una inflamación local del peritoneo, con lo que cualquier movimiento abdominal, tanto voluntario como involuntario, aumenta la sensación dolorosa del paciente, por lo que estos pacientes prefieren mantenerse inmóviles. Por este mismo motivo, al palpar de la zona afectada, los pacientes pueden presentar el signo de Murphy (presionando suavemente sobre hipocondrio derecho, se pide al paciente que realice una inspiración profunda: será positivo si el dolor limita la inspiración o hay una espiración reactiva al dolor).

La sintomatología de esta patología se acentúa en el período posprandial, en especial tras comidas abundantes o ricas en grasas, ya que es cuando fisiológicamente se estimula la liberación de la bilis almacenada en la vesícula y no puede salir debido a la obstrucción.

Diagnóstico

- Signos de inflamación local: signo de Murphy positivo. Masa, dolor o molestias en el hipocondrio derecho.
- Signos sistémicos de inflamación: fiebre, elevación de leucocitos, elevación de la proteína C reactiva > 30 mg/L.
- Pruebas de imagen. La ecografía abdominal es la prueba de elección para la confirmación del diagnóstico de sospecha. En caso de duda diagnóstica o de complicaciones, se solicitará TC.

Tratamiento

Tratamiento médico (colecistitis leve y moderada):

- Reposo digestivo y fluidoterapia individualizada, según precise el paciente.
- Analgesia: antiinflamatorio no esteroideo, metamizol (1 g), escopolamina butilbromuro. En casos de alergias o contraindicación o dolor resistente al tratamiento inicial, se pueden usar opioides: meperidina por vía intravenosa, subcutánea o intramuscular de elección o cloruro mórfico (existe siempre la polémica a causa del efecto de los opiáceos sobre el tono del esfínter de Oddi, lo que conlleva un aumento de la presión en la vía biliar. Es un efecto dependiente de la dosis con importancia clínica desconocida).
- Antieméticos: metoclopramida intravenosa.
- Sonda nasogástrica si hay vómitos persistentes.
- Tratamiento antibiótico.

Tratamiento quirúrgico (colecistitis grave):

- Colecistectomía urgente en casos de colecistitis complicada o alitiásica.
- Colecistectomía diferida a partir de las primeras 48 h.
- Si hay elevado riesgo quirúrgico, se debe plantear colecistectomía abierta o percutánea dirigida por ecografía o TC.

Cuidados de enfermería

La presencia del personal de enfermería durante este proceso es importante, tanto en la fase previa como en la fase aguda y, por supuesto, en la fase posterior a la intervención quirúrgica si esta fuera necesaria.

A la hora de realizar actividades de educación para la salud a los usuarios, conviene recordar que existen tres factores fundamentales que predisponen al usuario a producir cálculos biliares:

- La dieta. El alto contenido en grasa y bajo contenido en fibra aumenta el riesgo de este tipo de litiasis, por lo que se debe seguir una dieta rica en fruta, verduras y cereales integrales.
- El sobrepeso es otro factor que predispone a la litiasis biliar, por lo que se debe fomentar una correcta alimentación y actividad física para mantener un índice de masa corporal correcto.
- El adelgazamiento progresivo disminuye el riesgo de litiasis biliar. El adelgazamiento rápido, resultado de algunas de las dietas «milagro» que aparecen de forma estacional, aumenta la producción de cálculos biliares.

Durante el proceso agudo, y para evitar que evolucione hacia una patología quirúrgica, será necesario realizar una correcta valoración del dolor, tanto inicial como en su evolución. Para esto se utilizará una escala EVA y se hará una valoración periódica, comprobando la eficacia de la analgesia.

El control de constantes vitales será necesario para vigilar la estabilidad hemodinámica del paciente, y para realizar esa vigilancia del dolor en pacientes incapaces de verbalizarlo, ya sea por limitaciones físicas o porque su umbral de dolor o su control sobre él sea superior a lo normal. Para controlar el dolor es necesario administrar la analgesia prescrita, pero además se pueden utilizar otras técnicas complementarias tales como respiración profunda, relajación, distracción, etcétera.

Obstrucción intestinal

Concepto

La obstrucción intestinal es un proceso en el cual se produce una obstrucción total o parcial del aparato digestivo en el intestino que impide que los alimentos ingeridos completen su recorrido hasta ser evacuados, y que puede deberse a una causa mecánica (íleo mecánico) o a un trastorno en la motilidad del intestino (íleo paralítico).

Se habla de suboclusión intestinal cuando la obstrucción no es completa y persistente; suele presentar una sintomatología similar a la de la obstrucción intestinal, pero hay eliminación de gases y ruidos hidroaéreos.

 La pseudoobstrucción intestinal o síndrome de Ogilvie es una enfermedad crónica caracterizada por síntomas de obstrucción intestinal recidivante sin datos radiológicos de obstrucción mecánica que se produce por una obstrucción de colon derecho y ciego y que se relaciona con patología subyacente (enfermedades neurológicas, alteraciones metabólicas y endocrinas, como la diabetes, tratamiento con opioides, traumatismos, infecciones y patología cardíaca o abdominal).

Etiología y clasificación

Según el nivel de la obstrucción, habrá obstrucción alta (intestino delgado, 80 %) o baja (colon o recto, 20 % de los casos).

La causa más frecuente de obstrucción intestinal alta en pacientes intervenidos de cirugía abdominal son las adherencias o bridas postoperatorias, principalmente en procedimientos ginecológicos, apendicetomías y resecciones colorrectales, pero también puede producirse por bridas congénitas. Otra causa frecuente son las hernias externas. Los tumores malignos originan aproximadamente un 20 % de los casos de obstrucción de intestino delgado. La enfermedad de Crohn es la cuarta causa de obstrucción del intestino delgado.

Las causas más frecuentes de obstrucción intestinal baja son las neoplasias de colon y recto, la diverticulitis y los vólvulos.

Manifestaciones clínicas

Los signos y síntomas más habituales en los casos de obstrucción son:

- Distensión abdominal ocasionada por la acumulación de heces y gases.
- Abdomen timpánico si la obstrucción es completa y no permite la expulsión de gases.
- Dolor abdominal intenso, de carácter cólico al principio del cuadro, que se hará continuo según progresa la enfermedad.
- Estreñimiento.
- Presencia de ruidos abdominales únicamente por encima del nivel de la obstrucción.
- Náuseas y vómitos. En los casos más evolucionados, pueden aparecer vómitos fecaloideos.
- *Fetor oris* o mal aliento.
- Diarrea por rebosamiento en los casos más evolucionados del cuadro.
- Signos de deshidratación.

A la hora de valorar al paciente, es importante tener en cuenta, en primer lugar, la historia clínica y los antecedentes personales del usuario, buscando cualquier dato que haga sospechar la posibilidad de una obstrucción, como por ejemplo: intervenciones previas que hubieran podido desencadenar adherencias o vólvulos, cambios en el patrón habitual de deposiciones, infecciones que hayan podido causar un íleo paralítico o uso de medicaciones que disminuyan la motilidad intestinal y puedan ocasionar estreñimiento.

La ausencia total de ruidos intestinales se da en el íleo paralítico o en los casos de isquemia intestinal; en cambio, el aumento del peristaltismo con tono metálico es característico del comienzo de un cuadro obstructivo.

Diagnóstico

Ante la sospecha de una obstrucción intestinal, se pedirá una analítica completa con hemograma, bioquímica general, pruebas de coagulación y gases venosos.

- En el hemograma puede aparecer leucocitosis si existe isquemia intestinal o perforación.
- En la bioquímica, se pueden detectar datos de deshidratación e hipopotasemia por los vómitos.

Se pedirá una radiografía simple de abdomen y un abdomen en bipedestación o, en su defecto, si el paciente no puede ponerse en pie, radiografía de abdomen en decúbito lateral con rayo horizontal. Deben buscarse y localizarse asas distendidas y niveles hidroaéreos.

En el momento actual, el método diagnóstico más rápido y eficiente para conocer el lugar exacto de la obstrucción intestinal, la causa y su gravedad es la TC.

Resulta también de ayuda en el diagnóstico una radiografía de tórax para descartar procesos pulmonares que puedan cursar con íleo paralítico reflejo y neumoperitoneo.

Tratamiento

El objetivo fundamental del tratamiento es conseguir una adecuada reposición hidroelectrolítica y un alivio precoz de la obstrucción.

Se debe comenzar con tratamiento conservador:

- Dieta absoluta, sueroterapia y corrección hidroelectrolítica.
- Colocación de sonda nasogástrica con aspiración continua, ya que la distensión abdominal origina dolor, náuseas y vómitos que aumentan el riesgo de broncoaspiración.
- En las obstrucciones con isquemia y en las evolucionadas, o si hay signos de sepsis, deben administrarse antibióticos de amplio espectro.

Si la causa de la obstrucción se atribuye a adherencias, debe intentarse tratamiento conservador y, si no se objetiva mejoría en 48 h, estaría indicada intervención quirúrgica urgente.

En el caso de hernias incarceradas, deben ser reducidas siempre que el tiempo de evolución sea menor de 6-8 h y no existan datos sugestivos de compromiso vascular. En los casos de vólvulo sigmoideo sin datos de isquemia, debe intentarse la desvolvulación con colonoscopia; en cambio, el vólvulo cecal es indicación de cirugía urgente. El síndrome de Ogilvie tiene un tratamiento inicialmente conservador, que puede necesitar descompresión mediante colonoscopia.

Las hernias crurales incarceradas son indicación de cirugía de entrada.

Cuidados de enfermería

Los pacientes que presenten una obstrucción intestinal pueden requerir los siguientes cuidados de enfermería:

- Dieta absoluta, dado que, de no evolucionar correctamente, se realizará una intervención quirúrgica.
- Reposo absoluto, con la finalidad de ayudar en el control del dolor.
- Vía periférica, necesaria para la hidratación parenteral y analgesia.
- Sondaje nasogástrico, que ayudara a aliviar la tensión abdominal y a eliminar el contenido gástrico acumulado.
- Sondaje vesical, mediante el cual se controlará de forma estricta la diuresis.
- Sonda rectal para ayudar en la evacuación de gases y aplicación de enemas.

Enfermedad inflamatoria intestinal

Concepto

La enfermedad inflamatoria intestinal incluye un grupo de enfermedades de curso crónico-recurrente en las que se producen brotes o recidivas durante su evolución. Destacan principalmente dos entidades: la colitis ulcerosa y la enfermedad de Crohn. Se asocia a una respuesta inmunológica desmesurada, que produce lesiones de profundidad y extensión variable en el intestino.

Etiología y clasificación

La colitis ulcerosa presenta una mayor incidencia durante la tercera y cuarta décadas de la vida. Afecta a la mucosa y la submucosa, habitualmente comienza en el recto y después se extiende hasta el ciego. La enfermedad de Crohn suele iniciarse entre los 15 y los 40 años, afecta a toda la pared intestinal de manera segmentaria, más frecuentemente en el intestino delgado, aunque también puede afectar al colon.

La etiología es desconocida, aunque existen factores predisponentes (genéticos y ambientales).

Manifestaciones clínicas

La sintomatología varía en función de la zona afectada y, por tanto, varía entre la colitis ulcerosa y la enfermedad de Crohn (Tabla 27-2).

- La colitis ulcerosa puede iniciarse con diarrea mucosanguinolenta diurna o nocturna, dolor abdominal cólico de localización variable que suele mejorar tras la deposición, y sangrado rectal (>90 % de los casos), con o sin urgencia y tenesmo asociados. Es frecuente la emisión anal de pujos de moco y sangre reiterados, exponente de la afectación rectal grave. En colitis más extensas, pueden asociarse síntomas sistémicos, como pérdida de peso, febrícula o fiebre, malestar general e hiporexia.
- La enfermedad de Crohn cursa con una sintomatología heterogénea, pero generalmente incluye diarrea de más de seis semanas, dolor abdominal o pérdida de peso. Son frecuentes los síntomas sistémicos, como malestar general, anorexia o fiebre. La diarrea suele ser de mayor volumen que en la colitis ulcerosa, y no suele contener sangre. Puede presentarse de noche, pero el tenesmo y la urgencia son menos marcados. El paciente refiere dolor en fosa ilíaca derecha, que empeora con la ingesta.

Tabla 27-2. Características diferenciales entre colitis ulcerosa y enfermedad de Crohn

	Colitis ulcerosa	Enfermedad de Crohn
Clínicas	• Diarrea sanguinolenta (de predominio nocturno) con retortijones	• Diarrea acompañada de dolor abdominal y desnutrición
	• Comienzo insidioso (15 % ataques graves agudos)	• Predominan los síntomas sistémicos (fiebre, anorexia, pérdida de peso)
	• Predomina la rectorragia (síntomas generales menos frecuentes y solo en casos graves)	• Diarrea de mayor volumen y sin sangre
	• Deposiciones pequeñas y numerosas	• Tumoración abdominal (masa palpable)
	• Síndrome rectal (tenesmo, urgencia) frecuente	• Enfermedad perianal 30 %): fístulas
	• Si hay proctitis, estreñimiento	• Cuadros
Endoscópicas	• Inflamación superficial difusa y concéntrica	• Lesiones asimétricas transmurales parcheadas
	• Afecta desde el recto, extensión proximal por el colon (gradiente inflamatorio decreciente) (ID respetado, salvo en extensas graves: ileítis por reflujo)	• Lo más frecuente es la afectación ileocecal (40 %) y del íleon (30 %), pero puede afectar al tracto superior además del colon (el recto suele estar respetado)
	• Transición con mucosa normal abrupta	• Aspecto en empedrado (áreas de mucosa sana)
	• Mucosa de aspecto granular y friable (sangrado espontáneo)	• Úlcera longitudinal
	• Erosiones y úlceras poco profundas (úlceras profundas son signo de mal pronóstico)	• Fisuras profundas
		• Estenosis frecuentes

> ! Para una correcta valoración de estos pacientes en triaje, es necesario tener presentes los antecedentes personales y buscar la existencia de enfermedades familiares de carácter autoinmunitario y episodios anteriores que puedan identificarse como brotes de esta patología que no se entendieron como tales.
>
> Al mismo tiempo será necesaria una valoración del patrón de deposiciones del paciente, atendiendo a la consistencia, presencia de sangre o moco, alteraciones con su patrón normal, sensación de tenesmo, etcétera.
>
> Hay que descartar posibles procesos víricos o bacterianos actuales como gastroenteritis o salmonelosis para orientar correctamente la valoración.

Diagnóstico

Para la valoración y diagnóstico es fundamental una correcta anamnesis sobre antecedentes personales y familiares, ingesta de tóxicos o fármacos, sintomatología general y característica de las deposiciones. Se debe realizar:

- Toma de constantes vitales y temperatura, peso y valoración del estado nutricional.
- Exploración abdominal: descartar datos de perforación o masa abdominal, signos de irritación peritoneal y datos de obstrucción o suboclusión intestinal. Siempre hay que realizar exploración perianal y tacto rectal.
- Búsqueda de manifestaciones extraintestinales explorando cavidad oral, ojos, piel y articulaciones.

Pruebas complementarias:

- Analítica urgente completa.
- Coprocultivo y toxina de *Clostridium difficile*: descartar diarrea infecciosa.
- Hemocultivos si hay fiebre.
- Radiografía de tórax: detectará tuberculosis latente y perforación.
- Radiografía de abdomen: descarta complicaciones (megacolon tóxico, perforación u oclusión intestinal).
- Ecografía o TC abdominal: ante sospecha de patología séptica abdominal.
- Pruebas endoscópicas: en brotes graves de colitis ulcerosa no se debe hacer colonoscopia completa (riesgo de megacolon/perforación), pero sí rectosigmoidoscopia flexible urgente. Ante sospecha de enfermedad de Crohn, hay que realizar ileocolonoscopia, pero en la enfermedad activa grave se debe empezar por sigmoidoscopia flexible y posponer la ileocolonoscopia para cuando se alcance mejoría.

Tratamiento

Los objetivos del tratamiento serán:

- Control del brote (inducir y mantener la remisión).
- Disminuir ingresos y cirugías.
- Mejorar la calidad de vida.

- Cambiar el curso natural de la enfermedad y lograr la curación de la mucosa (tratamientos biológicos).

Medidas generales en la enfermedad inflamatoria intestinal:

- Preferible la nutrición por vía oral (la parenteral se reserva para intolerancia digestiva, obstrucción o perforación intestinal, fístulas de gran débito y megacolon tóxico).
- Vigilar y corregir alteraciones hidroelectrolíticas.
- Evitar el uso de antiinflamatorios no esteroideos, antidiarreicos (opiáceos) y espasmolíticos por el aumento del riesgo de megacolon tóxico.
- Heparina de bajo peso molecular a dosis profilácticas en brotes graves y en leves-moderados si hay factores de riesgo, aunque presenten rectorragia.
- Cobertura antibiótica empírica ante sospecha de complicación séptica o megacolon tóxico.
- Aminosalicilatos o derivados del ácido 5-aminosalicílico (5-ASA): mesalazina.
- Corticoides: de primera línea para el tratamiento de brotes moderados-graves de enfermedad inflamatoria intestinal. Pueden ser tópicos, orales de baja biodisponibilidad (de gran potencia en intestino y colon), orales clásicos e intravenosos. Los corticoides nunca deben plantearse como tratamiento de mantenimiento (una vez alcanzada la remisión se deben suspender siguiendo una pauta descendente).
- Inmunomoduladores: se usan en corticodependencia, corticorrefractariedad y tratamientos de mantenimiento.
- Indicaciones de cirugía: hoy se tiende a cirugías programadas (tardías) y con reducidas resecciones. En un brote grave de colitis ulcerosa, está indicada la cirugía por alta posibilidad de perforación; si es la forma de inicio, se recomienda esperar 48-72 h con tratamiento intensivo.

> ! Si el brote es leve, será recomendable seguir una dieta astringente para controlar las deposiciones diarreicas, sin necesidad de que esta dieta excluya ningún nutriente (lactosa, gluten, etc.) a no ser que exista alguna intolerancia previa. Si el brote es grave, será necesaria la administración de sueroterapia, hasta control de las deposiciones. Si durante el proceso existe riesgo de malnutrición, se optará por introducir una dieta enteral o parenteral, según se indique.

Cuidados de enfermería

Los pacientes con esta patología suelen ser usuarios recurrentes de los servicios de urgencias hospitalarios, dada la cronicidad de su enfermedad y su presentación por brotes, sin llegar en muchos casos a presentar cuadros realmente graves, pero sí incapacitantes o limitantes.

Por este motivo, los cuidados de enfermería deben centrarse en resolver o aliviar la sintomatología presente en el momento de la visita y en educar al usuario en la convivencia con su enfermedad en relación con los hábitos dietéticos que debe seguir, como identificar sus brotes, cuándo acudir o no al centro hospitalario, etcétera.

PATOLOGÍA QUIRÚRGICA

Apendicitis

Concepto

La apendicitis es una inflamación del apéndice que generalmente se acompaña de un proceso infeccioso. Su principal complicación es la peritonitis, que se origina cuando el proceso inflamatorio provoca una rotura del apéndice, liberando al peritoneo toda la infección contenida. La demora en el diagnóstico supone un aumento de intervenciones quirúrgicas por apéndices perforados y, por tanto, aumento de morbimortalidad y días de estancia hospitalaria.

La apendicitis aguda supone la emergencia quirúrgica más común y la primera causa de abdomen agudo quirúrgico.

Etiología y clasificación

Esta patología viene dada por una obstrucción del apéndice que puede suceder por varios motivos.

Aproximadamente en un 35 % de los casos, la obstrucción es provocada por una causa exógena, entendiendo esto como una obstrucción por material no producido por el organismo, como puede ser un fecalito, que es la acumulación de materia fecal en el apéndice.

Suelen relacionarse con dietas bajas en fibra, ya que la ausencia de esta en la dieta aumenta el tiempo de tránsito fecal y, en consecuencia, el tiempo que las heces están en depósito en el intestino.

La obstrucción que provoca la inflamación en el otro 75 % de las apendicitis está originada inicialmente por un proceso infeccioso, que puede ser bacteriano o vírico, que produce en el organismo una reacción de hipersecreción de mucosidad en el intestino y esta mucosidad es la que obstruye el apéndice.

Manifestaciones clínicas

La secuencia clínica en la presentación de la apendicitis aguda es conocida como cronología apendicular o tríada de Murphy, aunque aparece de forma completa en menos del 50 % de los casos. Se caracteriza por lo siguiente:

- Dolor abdominal, de inicio localizado en la zona inferior del epigastrio o periumbilical. El dolor generalmente aparece de forma brusca, es persistente y dura unas seis horas, tras las cuales pasa a localizarse en la fosa ilíaca derecha.
- Anorexia acompañada de náuseas o vómitos.
- Fiebre o febrícula, que no suele exceder los 38 °C.

> ! La tríada de Cope se encuentra presente en el 75 % de los casos de apendicitis aguda. Está formada por la secuencia de:
> - Dolor abdominal.
> - Vómitos de contenido alimenticio.
> - Febrícula.

Para orientar en su diagnóstico, se busca la presencia de diferentes signos:

- Signo de Blumberg: al presionar en la fosa ilíaca derecha (punto de Mc Burnery) y producir una descompresión brusca, se observa cómo esta descompresión produce un aumento de la sensación dolorosa. Este signo indica que hay una irritación peritoneal.
- Signo de Rovsing: al aplicar presión en la zona del colon descendente (fosa ilíaca izquierda) se genera un dolor reflejo en la fosa ilíaca opuesta a causa del desplazamiento del gas presente en el colon.
- Signo del psoas: dolor en la fosa ilíaca derecha tras la extensión activa de la cadera derecha con el paciente en decúbito lateral izquierdo (signo del psoas), en apéndice inflamado de localización retrocecal.
- Signo del obturador: dolor en la fosa ilíaca derecha con la rotación interna de la cadera ipsilateral, característico de la apendicitis pélvica.

> La apendicitis aguda se puede presentar de forma atípica y la sintomatología variar en función de la localización del apéndice.

> ! Estos usuarios se valorarán del mismo modo que cualquier otro usuario con patología abdominal aguda, por lo que se precisará una toma de constantes que incluya temperatura, frecuencia cardíaca y presión arterial, y al mismo tiempo, una valoración del tipo de dolor abdominal que presenta.
>
> El principal problema de la tríada de Cope es que está presente en varias patologías abdominales agudas, con lo que puede producir errores de valoración, en los que se oriente este síndrome hacia una gastritis, por ejemplo. Para evitar esto, hay que tener en cuenta el resto de los signos descritos.

Diagnóstico

El diagnóstico de la apendicitis aguda es eminentemente clínico, basado en el cuadro referido por el paciente durante una anamnesis detallada y dirigida y la exploración física realizada. La precisión de la evaluación clínica es del 75-90 % y depende de la experiencia del examinador. Además, puede utilizarse la escala de Alvarado, que valora la probabilidad de un diagnóstico correcto de apendicitis con base en las manifestaciones clínicas que presenta el usuario (**Tabla 27-3**).

> La escala de Alvarado nunca puede sustituir la valoración médica y quirúrgica, pero puede ayudar a identificar al grupo de pacientes que con mayor probabilidad serán subsidiarios de completar el estudio mediante pruebas de imagen, de mantener bajo vigilancia estrecha o de valoración quirúrgica directa.

Para un diagnóstico concluyente, es preciso observar la presencia de leucocitosis en un hemograma y el resultado

Tabla 27-3. Escala de Alvarado para el diagnóstico clínico de apendicitis aguda

Aspecto	Clínica/laboratorio	Valor
Síntomas	Migración del dolor a la FID	1
	Anorexia	1
	Náuseas/vómitos	1
Signos	Dolor en el cuadrante inferior derecho	1
	Dolor con descompresión	2
	Fiebre	1
Laboratorio	Leucocitosis	2
	Desviación a la izquierda	1
Total puntos		
Negativo para AA		0-4 puntos
Posible AA		5-6 puntos
Probable AA		7-8 puntos
AA		9-10 puntos

AA: apendicitis aguda; FIF: fosa ilíaca derecha.

de una prueba de imagen que indique la inflamación del apéndice, como puede ser una ecografía o una TC.

Las pruebas de imagen generalmente están dirigidas a excluir otras causas de dolor en la fosa ilíaca derecha, como adenitis mesentérica, ileítis regional, urolitiasis o embarazos ectópicos. La ecografía abdominal es la prueba radiológica más utilizada por su accesibilidad y bajo coste, así como por su especificidad, superior al 90 %. La TC es de utilidad en apendicitis agudas complicadas o de localización atípica, en caso de no apreciarse el apéndice normal durante la ecografía.

Tratamiento

El tratamiento debe comprender:

- Dieta absoluta. Comenzar hidratación intravenosa.
- Tratamiento de control de síntomas para el dolor, náuseas, vómitos, fiebre, etcétera.
- Tratamiento antibiótico para combatir la infección. Debe iniciarse antes del tratamiento quirúrgico.
- Tratamiento quirúrgico, como ya se ha mencionado, si no se realiza una apendicectomía, existe un alto índice de mortalidad.

 En las apendicitis agudas no complicadas está indicada la administración de una dosis de antibioterapia profiláctica una hora antes de la intervención, que se suspenderá después si no existe perforación ni gangrena.

Cuidados de enfermería

Dado que un número importante de apendicitis están relacionadas con un patrón de eliminación por debajo de lo normal debido a dietas bajas en fibra, es importante educar a la población en este sentido. Las dietas ricas en fibra y con una ingesta hídrica adecuada aumentan el tránsito fecal, aumentan el patrón de deposiciones y evitan la retención de heces en el intestino, que pueden originar fecalitos.

Los cuidados al paciente deberán ir orientados a:

- Control de constantes vitales para observar cambios que indiquen alteraciones en la hemodinamia del paciente, ya que el riesgo más importante es la aparición de perforación y peritonitis.
- Administración del tratamiento pautado, aplicando correctamente sus dosis de antibioterapia, antiemético y, sobre todo, de la analgesia pautada, que será fundamental para el bienestar del paciente.
- Reevaluación continua para aplicar analgesia de rescate si está prescrita, o para solicitarla.
- Iniciar cuidados preoperatorios, ya que el destino del paciente será el quirófano para una apendicectomía.

Isquemia mesentérica aguda

Concepto

La actividad metabólica del aparato digestivo es muy intensa, por lo que precisa un flujo sanguíneo muy abundante. Alrededor del 25 % del gasto cardíaco va destinado al suministro sanguíneo intestinal, lo que hace este órgano muy sensible a las alteraciones hemodinámicas del organismo.

La isquemia mesentérica aguda se define como la lesión originada en el intestino y las vísceras a consecuencia de una hipoperfusión súbita local o sistémica del eje arterial o venoso y supone el 60-70 % de los casos de isquemia intestinal. Puede ser secundaria a un mecanismo oclusivo de origen embólico o trombótico o a un mecanismo no oclusivo.

Etiología y clasificación

Los factores de riesgo para sufrir isquemia mesentérica aguda son edad avanzada, ateroesclerosis, estados de bajo gasto, fibrilación auricular, enfermedad valvular cardíaca, cirugía abdominal reciente, infecciones intraabdominales recientes y tumores malignos.

- La isquemia mesentérica aguda por embolia arterial representa el 50 % de los casos. Pacientes con antecedentes como fibrilación auricular son susceptibles de originar trombos en algunas arterias. Si el trombo se origina en el corazón o en la arteria aorta y se produce un desprendimiento, con la consecuente embolia, podría llegar a obstruir una de las arterias mesentéricas y originar una isquemia en ella.
- Isquemia mesentérica aguda por trombosis arterial: en pacientes con enfermedad ateroesclerótica avanzada o en pacientes con traumatismo o infección intraabdominal.
- Isquemia mesentérica aguda por isquemia mesentérica no oclusiva: se suele dar en pacientes de edad avanzada y artropatía en estados de bajo gasto, por lo que la mortalidad es elevada.

- Isquemia mesentérica aguda por trombosis mesentérica venosa: suele darse en pacientes más jóvenes, en estados de hipercoagulabilidad, infecciones abdominales o situaciones con dificultad del retorno venoso, como la hipertensión portal.

Manifestaciones clínicas

Algunos de los signos y síntomas de la isquemia intestinal aguda son:

- Dolor abdominal de aparición súbita que oscila entre 6 y 8 sobre 10 en la escala EVA.
- Sensación de una necesidad urgente de evacuación intestinal.
- Deposiciones frecuentes y explosivas.
- Distensión abdominal.
- Hematoquecia o rectorragia.
- Náuseas o vómitos.
- Fiebre.

El dolor abdominal es el síntoma principal, presente en el 80 % de los casos y clásicamente descrito como «desproporcionado al examen físico».

Para realizar una correcta valoración en triaje de este tipo de pacientes, habrá que tener en cuenta los antecedentes personales, en los que se pueden encontrar indicios sobre la posibilidad de estar ante un caso de isquemia mesentérica, tales como cirugías abdominales previas que puedan haber provocado bridas o adherencias intestinales. También se tendrán en cuenta los hábitos del paciente que indiquen la posible presencia de placas de ateroma que puedan provocar obstrucciones en las arterias y sus enfermedades actuales.

Diagnóstico

El diagnóstico se basa en la sospecha clínica.

En la entrevista y exploración exhaustivas se buscará la concordancia de signos y síntomas que presenta el paciente. Dado que esta patología está muy relacionada con la estabilidad hemodinámica, será necesario realizar una toma de constantes, que incluya frecuencia cardíaca, presión arterial, temperatura y saturación de oxígeno.

En el momento en que se sospeche una isquemia, se deberá solicitar un hemograma y una gasometría venosa, en los que observar un aumento en los glóbulos blancos, alteraciones en el pH (acidosis metabólica) y, si la enfermedad ha avanzado lo suficiente y existe sangrado en el tubo digestivo, estará afectado el hematócrito y la hemoglobina.

La TC abdominal es la prueba de elección. Debe realizarse sin contraste oral, ya que artefacta la permeabilidad vascular.

La angiografía mesentérica tiene mayor especificidad y sensibilidad que la tomografía computarizada, permite la inyección de agentes vasodilatadores y trombolíticos y conocer mejor la anatomía para la cirugía, pero es una prueba invasiva y retrasa la cirugía. Se usa en caso de dudas diagnósticas o sospecha de isquemia aguda no oclusiva. Está contraindicada en casos de insuficiencia renal y *shock*.

Tratamiento

El tratamiento no debe demorarse, pues la mortalidad de la isquemia mesentérica aguda alcanza el 60 %. El objetivo es reinstaurar el flujo sanguíneo lo antes posible.

Una vez que la patología ya está presente, el único tratamiento será una intervención, que dependerá de la gravedad, puede ir desde la implantación de un *stent* para reperfundir la zona afectada, hasta la extirpación de esa zona si no es posible la reperfusión, pasando por la reperfusión mediante injertos.

- Medidas generales: incluyen oxigenoterapia, nutrición parenteral, monitorización, sondaje vesical y sondaje nasogástrico para la descompresión intestinal.
- Estabilización hemodinámica: reposición de volumen con cristaloides y corrección de las alteraciones iónicas y la acidosis metabólica. Emplear vasopresores si se precisan.
- Antibioterapia de amplio espectro.
- Anticoagulación con heparina no fraccionada o heparina de bajo peso molecular durante 7-10 días, comenzando a las 48 h de la cirugía.
- Tratamiento quirúrgico: el objetivo es evaluar la viabilidad de los vasos, extirpar el tejido necrótico y restablecer el flujo.

Cuidados de enfermería

Los pacientes que presenten esta patología precisarán un control y unos cuidados estrictos del personal de enfermería. Son imprescindibles los siguientes:

- Control de constantes que incluya temperatura, frecuencia cardíaca, presión arterial, saturación de oxígeno y glucemia, que puede alertar sobre cualquier cambio hemodinámico.
- Vigilar heces para controlar la aparición de sangre.
- Administrar de forma correcta el tratamiento pautado.
- Una vez confirmado el diagnóstico, será necesario preparar al usuario para el tratamiento quirúrgico correspondiente.

PUNTOS CLAVE

- Como norma general, una temperatura de 39 °C con dolor abdominal agudo sugiere, inicialmente, afección extraabdominal (neumonía, infección urinaria, etcétera).
- Ante toda epigastralgia de origen incierto debe realizarse un electrocardiograma para descartar la posibilidad de síndrome coronario agudo.
- Ha de sospecharse un origen biliar de la pancreatitis aguda si el paciente presenta historia previa de cólicos biliares y si existe elevación de la alanina aminotransferasa al menos tres veces por encima de su límite superior normal.
- En la pancreatitis aguda es importante identificar los datos clínicos predictivos de gravedad de forma precoz para instaurar tratamiento intensivo precoz en los casos graves.
- Se recomienda la hidratación intensiva y precoz a todos los pacientes con pancreatitis aguda, salvo contraindicación por factores de comorbilidad.
- No se recomienda el uso profiláctico de antibióticos en las pancreatitis agudas, independientemente del tipo de pancreatitis aguda y de la gravedad.
- La sintomatología de la colecistitis se acentúa en el período posprandial especialmente tras comidas abundantes o ricas en grasas.
- En brotes graves de colitis ulcerosa no hay que realizar colonoscopia completa por riesgo de megacolon/perforación y sí rectosigmoidoscopia flexible urgente.

- Las dos complicaciones más graves de la enfermedad inflamatoria intestinal son el megacolon tóxico y la perforación.
- Los objetivos del tratamiento de la enfermedad inflamatoria intestinal son el control del brote, la disminución de ingresos y cirugías, y la mejora de la calidad de vida.
- El tacto rectal debe hacerse siempre en todo paciente con sospecha de obstrucción intestinal en busca de masas tumorales o impactación fecal.
- La demora en el diagnóstico de la apendicitis aguda supone un aumento de intervenciones quirúrgicas por apéndices perforados y, por tanto, aumento de morbimortalidad y días de estancia hospitalaria.
- La secuencia clínica en la presentación de la apendicitis aguda es conocida como cronología apendicular o tríada de Murphy: dolor abdominal periumbilical, náuseas, vómitos o anorexia y fiebre o febrícula.
- El diagnóstico de la apendicitis aguda es eminentemente clínico.
- La causa más frecuente de isquemia mesentérica aguda es la umbilicación de émbolo procedente del corazón.
- El tratamiento de la isquemia mesentérica aguda se basa en mantenimiento hemodinámico, antibioterapia, anticoagulación y valoración de la necesidad de cirugía.

BIBLIOGRAFÍA

Bibiano Guillén C. Manual de Urgencias Hospital Infanta Leonor. Grupo Saned; 2018.

Butcher HK, Bulechek GM Dochterman JM, Wagner C. Clasificación de Intervenciones de Enfermería (NIC), 7ª edición. Elsevier; 2018.

Butcher HK, Bulechek GM Dochterman JM, Wagner C. Clasificación de Resultados de Enfermería (NOC), 7ª edición. Elsevier; 2018.

Herdman TH, Kamitsuru S, Takáo Lopes C. Diagnósticos Enfermeros Definiciones y clasificación 2021-2023, 12ª edición. Elsevier.

Jiménez Murillo L. Montero Pérez FJ. Medicina de Urgencias y Emergencias, 6ª ed. Guía de diagnósticos y protocolos de actuación. Elsevier; 2018.

Julián Jiménez A, Juárez González RA. Rubio Díaz, Nieto Rojas I. Manual de Protocolos y Actuación en Urgencias, 5ª edición. Hospital Universitario de Toledo. Grupo Saned; 2021.

Otras patologías digestivas

28

F. Santiago Cid y A. Bracero Jiménez

OBJETIVOS

- Describir las diferentes formas de presentación de la hemorragia digestiva y cómo evaluar la magnitud del sangrado y el pronóstico del paciente.
- Identificar a aquellos pacientes que requieren ser atendidos en un centro hospitalario por la gravedad de estas patologías.
- Facilitar criterios para el manejo de la hemorragia digestiva de acuerdo a las recomendaciones basadas en la evidencia.
- Conocer los procedimientos disponibles para la correcta identificación y clasificación de las lesiones que afectan al canal anal.
- Establecer las pautas concretas de actuación ante la enfermedad anorrectal, en cualquiera de sus manifestaciones clínicas, que deben llevar a cabo los profesionales de enfermería.

INTRODUCCIÓN

La hemorragia digestiva es un motivo frecuente de consulta, cuya atención y manejo inicial se realiza por parte de los servicios de urgencias hospitalarias y los servicios de emergencias.

El paciente que presenta una hemorragia digestiva requiere estabilización hemodinámica en un primer momento y, posteriormente, la identificación del punto sangrante, por lo que las actuaciones y procedimientos que se practiquen de urgencia tendrán esos dos objetivos y por este orden. Para resolver este cuadro es necesaria una actuación urgente y eficaz, llevada a cabo por personal sanitario actualizado tanto en las técnicas como en la patología con la que tratan y en sus pautas de tratamiento.

Por otro lado, la patología anorrectal es también una causa frecuente de consulta en los servicios de urgencia. Para los pacientes este tipo de padecimientos suelen conllevar, además de los propios síntomas, vergüenza o pudor, lo que puede incrementar el tiempo que transcurre desde el comienzo del cuadro clínico hasta la consulta. El conocimiento de su manejo en urgencias es básico para determinar de forma clara el diagnóstico y prescribir el tratamiento adecuado que evite el desarrollo de complicaciones.

HEMORRAGIA DIGESTIVA

La hemorragia digestiva se define como toda pérdida sanguínea o extravasación, provocada por una lesión con salida a cualquier parte del tubo digestivo.

La mayoría de las causas de sangrado digestivo se encuentran asociadas a patologías previas, en gran cuantía relacionadas con problemas hepáticos previos. Los casos agudos de sangrado activo inespecífico pueden manifestarse clínicamente de las siguientes maneras:

- Hemoptisis franca y/o en poso de café.
- Melenas.
- Rectorragias.

Desde un punto de vista práctico es necesario clasificar la hemorragia según los siguientes criterios:

- Localización: es el criterio más extendido.
  - Hemorragia digestiva alta (HDA): producida desde el esófago hasta el ángulo de Treitz, ubicado en la segunda porción del duodeno.
  - Hemorragia digestiva media, de origen oscuro o incierto: producida desde el ángulo de Treitz hasta la válvula ileocecal. Llamada así porque es complicado determinar su origen, ya que solo puede hacerse por pruebas específicas como la cápsula endoscópica o la enteroscopia de doble balón y, en ocasiones, ni dichas pruebas determinan el origen. Este término es relativamente actual y, debido a que para llegar a su diagnóstico se refieren diversas pruebas especializadas, lo habitual es diferenciar exclusivamente entre alta y baja.
  - Hemorragia digestiva baja (HDB): producida desde la válvula ileocecal hasta el recto.
- Gravedad según criterios clínicos. Véase la **tabla 28-1**.

Tabla 28-1. Criterios clínicos de gravedad de la hemorragia digestiva

Gravedad	Signos clínicos	Pérdida de volumen
Leve	Ninguno	<500 mL (15%)
Moderada	• FC <100 lpm • PAS >100 mm Hg • Frialdad de pies y manos • Estado de consciencia normal	750-1.250 mL (15-25%)
Grave	• FC 100-120 lpm • PAS 90-100 mm Hg • Sudoración, palidez, oliguria • Inquietud	1.250-1.750 mL (25-30%)
Masiva	• FC >120 lpm • PAS sistólica <80 mm Hg • Frialdad intensa, palidez extrema, anuria • Estupor	>1.750 mL (>35%)

FC: frecuencia cardíaca; lpm: latidos por minuto; PAS: presión arterial sistólica.

Hemorragia digestiva alta

Como ya se ha explicado, la HDA es cualquier tipo de hemorragia producida dentro del tubo digestivo por encima del ángulo de Treitz (2ª porción duodenal).

Dentro de las causas que pueden provocar una HDA se encuentran el síndrome de Mallory-Weiss, la esofagitis o las lesiones de la mucosa gástrica (gravedad leve); la úlcera péptica, que es la causa más común (gravedad media); las hemorragias por hipertensión portal, las neoplasias, las malformaciones vasculares y las hemorragias de origen no filiado (gravedad alta).

La HDA es una condición común en todo el mundo y presenta una incidencia anual de 40 a 150 casos por cada 100.000 habitantes, lo que, con frecuencia, conduce al ingreso hospitalario. Además, presenta una morbilidad y mortalidad asociadas significativas, especialmente en pacientes de riesgo como adultos mayores.

Entre los factores de riesgo que contribuyen a que una gastropatía sangre se encuentran la edad, enfermedades crónicas o HDA previa, fármacos ulcerogénicos como los corticoides, los anticoagulantes y los antiinflamatorios no esteroideos (AINE). Entre estos últimos, se calcula que el 50-60% de los pacientes que los reciben pueden desarrollar efectos secundarios digestivos, el 1% de los casos con carácter grave y, de estos, el 5% fallece.

La sintomatología de la HDA es muy característica. Se puede encontrar:

- Hematemesis: expulsión de sangre fresca por la boca, coágulos o restos hemáticos oscuros, que en la mezcla con el contenido gástrico simula «posos de café».
- Melenas: deposición de heces negras, brillantes, alquitranosas y muy malolientes. Requieren un vertido en el tubo digestivo de, al menos, 60-100 mL de sangre.
- Hematoquecia: evacuación a través del ano de sangre de color rojo rutilante o vinosa, acompañada o no de heces.

! El color no siempre es un indicador fiable del origen de la hemorragia, puesto que se pueden encontrar melenas en hemorragias procedentes del intestino delgado y hematoquecias procedentes de las partes altas del tubo digestivo con tránsito rápido, por lo que habrá que acompañar la búsqueda de signos con el sondaje nasogástrico, el tacto rectal o la determinación de urea plasmática.

Valoración

Hay que tener en cuenta los siguientes aspectos:

- Situación del paciente: presión arterial, frecuencia cardíaca, saturación de oxígeno, temperatura, diuresis y coloración tisular. En función de la gravedad del paciente, se debe tratar con mayor o menor premura y estado neurológico.
- Cantidad de volumen sanguíneo perdido: será interesante cuantificar en lo posible el sangrado para estratificar la posible situación de *shock* dentro de una escala habitual.
- Datos de laboratorio: si es posible conseguir datos analíticos como hematócritos y hemoglobina, se podrá reforzar el punto anterior y conseguir un enfoque diagnóstico terapéutico mucho más adecuado. Para ello, las nuevas tecnologías fuera del hospital, como los analizadores portátiles, permiten un avance importante, pues mantienen el análisis de laboratorio como punto de elección para valorar la muestra.
- Antecedentes personales: enfermedades (ciertas enfermedades definen pronóstico de gravedad) y medicación habitual (hay fármacos que alteran la coloración de las heces como las sales de hierro, bismuto y también ciertos alimentos como el regaliz, la morcilla o la tinta del calamar). Si el estado general del paciente es bueno, se puede ser más detallista a la hora de realizar la anamnesis, mientras que, ante una hemorragia digestiva masiva que provoque *shock* hipovolémico con riesgo vital, habrá que centrarse en estabilizar al paciente y obtener la información de familiares o acompañantes, o posponer su obtención.
- Tiempo de evolución: necesario para estimar la pérdida de volumen.
- Síntomas previos a la aparición del sangrado: pirosis, dolor abdominal, dispepsia.

Tratamiento

Se canalizará acceso venoso de grueso calibre (en situación de emergencia, se ha de garantizar un acceso rápido adecuado al paciente) por si se precisara reponer volumen a gran velocidad. Extracción de analítica (hemograma, pruebas de coagulación, función renal e ionograma y función hepática) y pruebas cruzadas para posible transfusión. Se puede valorar la necesidad de canalización de vía central para medir la presión venosa central.

Tratamiento farmacológico

Estará basado principalmente en dos líneas:

- Reposición de la volemia, para lo cual, se usarán, de manera prioritaria, cristaloides, ya que hay gran controversia en el uso de coloides. Cierta bibliografía científica contraindica su uso, con el fin de procurar una presión arterial sistólica superior a 100 mm Hg, y se utilizan, si fuera necesario, aminas vasoactivas. La transfusión de hemoderivados será necesaria en aquellos casos en los que la hemoglobina descienda por debajo de 7 mg/dL y el hematócrito de 21%, teniendo en cuenta factores de comorbilidad como insuficiencia cardíaca o respiratoria o cardiopatía isquémica o enfermedad vascular cerebral que requieran mantener la hemoglobina a niveles superiores. Diversos estudios han demostrado que la terapia restrictiva de transfusión sanguínea aumenta la supervivencia.

- El suero salino al 0,9 % es una opción válida para iniciar la reanimación, aunque el lactato de Ringer es el cristaloide de elección para iniciar la reanimación del enfermo crítico.
- Se recomienda no emplear soluciones de hidroxietilalmidón en la reanimación del paciente crítico, dados los datos existentes, que apuntan a que su uso se asocia a una mayor morbimortalidad.
- En caso de politransfusión (seis o más concentrados de hematíes en 24 h), se debe controlar el tiempo de protrombina para valorar situaciones de coagulopatía dilucional que requieran corrección.

- Medicación, los antisecretores gástricos no han demostrado ser eficaces en el cese del sangrado, pero promueven la cicatrización. Inicialmente se administrarán por vía intravenosa y cuando se inicie tolerancia oral se pasarán a vía oral; deben mantenerse como mínimo seis semanas. Dentro de los antisecretores hay dos tipos:
  - Inhidores de la bomba de protones (IBP): omeprazol, pantoprazol, esomeprazol, rabeprazol y lansoprazol. Estos medicamentos se encargan de mantener el pH gástrico controlado por encima de 4, por lo que para conseguir ese objetivo el mayor tiempo posible se administrará en una perfusión continua de 80-100 mg cada 12 h. Para esta perfusión intravenosa se comercializa el omeprazol, el pantoprazol y el esomeprazol (poco frecuente y más caro); porteriormente se podrá añadir cualquiera para la pauta oral de 20 mg cada 12 horas.

Debe cambiarse la perfusión cada 12 horas debido a la baja estabilidad de la molécula en solución.

  - Antihistamínicos H$_2$: ranitidina en perfusión continua de 500 mg/12 h, cimetidina (200 mg/4-6 h) y famotidina (20 mg/12 h). Diversos estudios han demostrado la menor capacidad de estos medicamentos para mantener el pH gástrico en el rango adecuado, por lo que se usarán como 2ª elección.

Con posterioridad al cese de la hemorragia, en aquellos pacientes con HDA de origen péptico por infección por *Helicobacter pylori,* se deberá pautar el tratamiento erradicador de la bacteria. Este tratamiento, según la IV Conferencia Española de Consenso sobre el tratamiento de *Helicobacter*

pylori de 2016, consiste en su primera línea en una pauta cuádruple sin bismuto coherente en IBP/12 h, amoxicilina (1 g/12 h), claritromicina (500 mg/12 h) y metronidazol (500 mg/12 h) durante 14 días. Si el paciente es alérgico a la penicilina, se recomienda una terapia cuádruple con bismuto que sería IBP, bismuto, tetraciclina y metronidazol (Pylera®). Si fallara el primer intento de terapia cuádruple con claritromicina, se recomienda una pauta cuádruple con levofloxacino (IBP, amoxicilina, levofloxacino y metronidazol). Otra alternativa sería la terapia cuádruple con bismuto, ya descrita en alérgicos a penicilina, o una que cambie la tetracicilina por la doxiciclina. Si fallara esta segunda línea, se intentaría en tercera línea la alternativa no utilizada en segunda línea y, si fuera necesario llegar a la cuarta línea, habría que valorar cuán necesario es el tratamiento y si lo fuera, tratar con IBP, amoxicilina y rifabutina.

Los pacientes con úlcera duodenal no complicada no precisan tratamiento posterior con IBP, pero los que padecen úlcera gástrica no complicada sí requieren tratamiento antisecretor durante 4-8 semanas después del tratamiento erradicador. Si ha habido presencia de hemorragia digestiva por úlcera péptica, la erradicación acaba con la mayoría de las posibilidades de repetir el episodio, por lo que no precisaría tratamiento antisecretor posterior.

La primera línea de tratamiento deHelicobacter pylori es IBP/12 h, amoxicilina (1 g/12 h), claritromicina (500 mg/12 h) y metronidazol (500 mg/12 h) durante 14 días.

Tratamiento endoscópico

La endoscopia digestiva alta consiste en la introducción de un sistema óptico basado en un tubo de fibra óptica largo y flexible con una cámara conectada a vídeo, para ver el interior del esófago, del estómago y del duodeno, localizar y tratar la lesión causante del sangrado mediante inyección, ligadura o cauterización.

La endoscopia permite, por tanto, no solo establecer un diagnóstico adecuado, sino pronosticar y estratificar el riesgo de resangrado y, finalmente, aplicar un tratamiento de la lesión sangrante, con lo que se reduce el riesgo de recidiva, la necesidad de cirugía y la mortalidad.

Aun siendo el tratamiento de elección, la endoscopia no está exenta de contraindicaciones, como son el *shock* no compensado, la perforación gastrointestinal, subluxación atloaxoidea o traumatismo cervical, aneurisma disecante de aorta, una insuficiencia cardíaca o respiratoria grave descompensada, infarto de miocardio con mala evolución o falta de colaboración o negativa del paciente.

La endoscopia permite establecer una clasificación en función del aspecto que presente el origen de la hemorragia (**Tabla 28-2**).

Hemorragia digestiva alta de origen varicoso

Dentro de las HDA, las hemorragias por hipertensión portal (HTPo) precisan una mención especial, debido a su pronóstico grave. La HTPo es una de las complicaciones más frecuentes y graves de la cirrosis hepática, pero existen más enfermedades que aumentan la TPo y, en consecuencia, pueden acabar causando varices esofagogástricas (**Tabla 28-3**).

El sangrado varicoso es responsable de entre el 10 y el 30 % de todos los casos de sangrado gastrointestinal alto y se asocia a una tasa elevada de mortalidad.

Aproximadamente, el 50 % de los pacientes con cirrosis presentan varices gastroesofágicas, y están presentes en el 5-33 % de los pacientes con HTPo. La hemorragia por rotura de estas varices es una de las principales complicaciones de la hipertensión portal que aparece en los pacientes cirróticos, en concreto en el 25-35 %.

> ❗ La hemorragia de origen varicoso no es, por tanto, de las más frecuentes, pero sus tasas de morbilidad y mortalidad son particularmente elevadas.

La HTPo provoca una dilatación en los vasos que nutren el esófago y el estómago, produciendo lo que se llaman varices esofagogástricas. Si bien las varices se pueden formar a cualquier nivel a lo largo del tubo digestivo, lo más frecuente es que aparezcan en los últimos centímetros distales del esófago.

A medida que la presión portal aumenta, pueden aparecer varices pequeñas. Con el tiempo, y a medida que la circulación hiperdinámica aumenta, el flujo de sangre por las varices también aumenta, elevando así la tensión sobre la pared del vaso. Cuando la fuerza de expansión es superior a la tensión parietal máxima, se supera el punto crítico o punto de rotura-fisura del vaso y se produce una hemorragia con vertido al tubo digestivo que generalmente tiene mal pronóstico.

> ❗ En estados avanzados de HPTo los pacientes experimentan un estado hiperdinámico consistente en un aumento del gasto cardíaco y una elevación de la frecuencia cardíaca y el volumen sanguíneo que se acompañan de una presión arterial y resistencia sistémica disminuidas.

Las varices comienzan a aparecer con el mantenimiento del gradiente de presión de la vena hepática por encima de 10 mm Hg, hecho que ocurre en pacientes con cirrosis con Child-Pugh B o C (**Tabla 28-4**).

Sintomatología

Con frecuencia, la hemorragia generada es masiva, se muestra en forma de hematemesis, muchas veces «en escopetazo» y puede ir acompañada de melenas abundantes o inestabilidad hemodinámica. En muchas ocasiones también se ve acompa-

Tabla 28-2. Clasificación de Forrest y estratificación del riesgo

Grado de Forrest	Descripción	% de recidivas
Ia	Sangrado activo arterial en *jet* o chorro	90
Ib	Sangrado rezumante y «en sábana»	60-80
IIa	Vaso visible en el lecho de la lesión	50
IIb	Coágulo fresco adherido	25-30
IIc	Manchas hematínicas (oscuras)	7-10
III	Lesión con base limpia, cubierta por fibrina	3-5

ñada de otra sintomatología como la encefalopatía hepática, disfución renal, alteración hidroelectrolítica e infecciones.

Diagnóstico

El diagnóstico se debe establecer mediante endoscopia digestiva alta urgente. Es importante valorar la ubicación (esófago o estómago) y el tamaño de las varices, signos de inminencia de un primer sangrado agudo o de su recurrencia y, si corresponde, considerar la causa y la gravedad de la enfermedad hepática.

Según la clasificación de Baveno II, las varices esofágicas pueden ser pequeñas (<5 mm, venas que se elevan mínimamente en la mucosa esofágica) o grandes (>5 mm, ocupan más de 1/3 de la luz del esófago).

Si las varices se extendieran más allá del esófago y penetraran en el antro gástrico, se podría utilizar la clasificación de Sarin (**Tabla 28-5**).

Tratamiento

El tratamiento inicial de la hemorragia por HTPo consistirá en la reposición de la volemia, la profilaxis de complicaciones secundarias, como la infección, y la hemostasia del sangrado.

- Reposición de la volemia: cristaloides para evitar la aparición de insuficiencia real y el posible *shock* hipovolémico. El uso de coloides es contradictorio, según la literatura científica. Una reposición excesiva de la volemia puede colaborar con un aumento del gradiente de presión portal y favorecer la reanudación de la hemorragia, por lo que es importante mantener cifras de normotensión o de hipotensión permisiva.

> Diversos estudios recomiendan la transfusión sanguínea con hemoglobina por debajo de 7 mg/dL.

Tabla 28-3. Causas de hipertensión portal

Esquistosomiasis	Insuficiencia cardíaca congestiva severa	Hemocromatosis	Enfermedad de Wilson
Hepatitis autoinmunitaria	Trombosis de la vena porta/esplénica	Sarcoidosis	Síndrome e Budd-Chiari
Pancreatitis crónica	Hepatitis B y C	Cirrosis alcohólica	Cirrosis biliar primaria
	Colangitis esclerosante primaria		

Tabla 28-4. Escala de Child-Pugh de clasificación pronóstica de la hepatopatía

Escala de Child-Pugh	1 punto	2 puntos	3 puntos
Encefalopatía	Ausente	Grado 1-2	Grado 3-4
Ascitis	Ausente	Leve/moderada con respuesta a diuréticos)	Tensa
Bilirrubina (mg/dL)	<2	2-3	>3
Albúmina (g/dL)	>3,5	2,3-3,5	<2,8
Tiempo de protrombina (s)	<4	4-6	>6
INR	<1,7	1,7-2,3	>2,3

A mayor puntuación, peor pronóstico. Clase según puntuación: clase A: 5-6 puntos; clase B: 7-9 puntos; clase C: 10 o más puntos.

- Profilaxis de posibles complicaciones
  - *a)* Protección de la vía aérea para evitar la posible insuficiencia respiratoria o la broncoaspiración, sobre todo en pacientes con bajo nivel de consciencia.
  - *b)* Antibioterapia para evitar posibles infecciones por microorganismos de origen entérico, sobre todo la peritonitis bacteriana.
  - *c)* La encefalopatía hepática podría prevenirse con la eliminación de restos hemáticos del tubo digestivo mediante enemas de limpieza. Existe una controversia sobre el uso del sondaje nasogástrico, puesto que ciertos estudios revelan que puede contribuir al aumento del tamaño del lecho de la hemorragia por traumatismo al realizar la técnica, por lo que, aunque no es una contraindicación absoluta, hay que valorar muy bien si es precisa.
  - *d)* Los β-bloqueantes no cardioselectivos como el propanolol o el nadolol previenen la aparición de hemorragias. Hay que tener en cuenta la necesidad de rebajar la dosis cuando la frecuencia cardíaca baja de 55 lpm o la presión arterial es inferior a 80/90 mm Hg.

> **!** Las posibles complicaciones de las hemorragias digestivas por varices son: broncoaspiración, infección, encefalopatía hepática o recidivas en la hemorragia.

- Tratamiento hemostático
  - *a)* Fármacos vasoconstrictores como son la terlipresina, la somatostatina o la octreotida.
    - Terlipresina (análogo moderno de la vasopresina): potente vasoconstrictor que reduce el flujo sanguíneo del riego gastroesofágico disminuyendo la presión de las varices. No debe usarse en pacientes con cardiopatía isquémica y su efecto adverso más frecuente es el dolor abdominal. Se administra en bolos de 2 mg/4 h hasta las 48 h después de frenar la hemorragia y se mantiene a mitad de dosis (1 mg/4 h) hasta las 72 h.
    - Somatostatina: hormona inhibidora de la hormona del crecimiento, que disminuye el flujo sanguíneo y la presión portal con pocos efectos sistémicos. De inicio, se administra un bolo de 250 μg. Posteriormente se administra en perfusión continua a razón de 3,5 μg/kg/h hasta 5 días. Los efectos adversos son

Tabla 28-5. Clasificación de Sarin de las varices esofagogástricas

Varices esofagogástricas	
1. VEG1	Varices esofagogástricas tipo 1: son continuación de varices esofágicas, se extienden hasta 5 cm debajo de la unión esofagogástrica a lo largo de la curvatura menor del estómago
2. VEG2	Varices esofagogástricas tipo 2: son continuación de varices esofágicas, se extienden por debajo del cardias por la curvatura mayor hacia el fundus
3. VG1	Varices gástricas aisladas tipo 1: varices gástricas sin conexión con varices esofágicas (aisladas), ubicadas en el fundus
4. VG2	Varices gástricas aisladas tipo 2: que están en cualquier localización gástrica que no sea el fundus y sin conexión con varices esofágicas

leves, como náuseas, vómitos e hiperglucemia, por lo que no se aconseja diluirla en suero glucosado al 5 %.
- Octreotida (y vapreotida) son análogos sintéticos de la somatostatina. Se administran a dosis de 50 μg/h.

> **!** Existen algunos estudios sobre el uso del ácido tranexámico en la HDA: probablemente disminuye el resangrado y la mortalidad sin aumentar el riesgo de efectos adversos tromboembólicos. Según las guías de la ESGE (European Society of Gastrointestinal Endoscopy), su uso tiene una fuerte recomendación y baja calidad de evidencia, por lo que en la actualidad no está recomendado el uso de ácido tranexámico de manera sistemática en la HDA.

- *b)* El tratamiento endoscópico consiste en la ligadura de la varices mediante bandas elásticas, que ha demostrado ser la técnica más eficaz y de menor riesgo. Si la ligadura no fuera posible, se podría realizar una escleroterapia endoscópica, que es la inyección de sustancias esclerosantes como el polidocanol o etanolamina dentro de la variz para provocar su cierre por trombosis o reacción inflamatoria. Estas técnicas no están exentas de complicaciones, como pueden ser la perforación, la estenosis esofágica, causar más hemorragia, sepsis, etcétera.

El tratamiento hemostático de las varices esofago-gástricas consiste en la administración de fármacos vasoconstrictores y la ligadura de las varices mediante bandas elásticas por endoscopia.

Si estas técnicas no fueran suficientes para detener la hemorragia, existe la posibilidad de colocar un taponamiento esofágico con la sonda de Sengstaken-Blakemore, que está provista de dos balones, uno que se ancla en el cardias y otro que comprime de forma directa las posibles varices que se encuentren en el esófago (**Fig. 28-1**).

También se dispone de la sonda de Linton-Nachlas, que solo cuenta con un balón, pero de gran calibre. Este método es eficaz, aunque habría que retirarlo en 24-48 h. Presenta un alto grado de recidivas.

Si todas estas técnicas no dieran como resultado el cierre de la hemorragia, se podría realizar una derivación portosistémica percutánea intrahepática (DPPI, más conocida por sus siglas en inglés: TIPS) que consiste en un *bypass* del sistema porta colocando una prótesis que conecte la vena hepática con la vena cava. En casos extremos se podría acabar en cirugía derivativa o transección esofágica con grapas (**Tabla 28-6**).

Se recomienda la evaluación inmediata del estado hemodinámico en pacientes que presentan hemorragia gastrointestinal superior aguda, sea cual sea su origen, con reemplazo inmediato del volumen intravascular utilizando inicialmente líquidos cristaloides si hay inestabilidad hemodinámica. También se solicita transfusión de hematíes y se valora de manera rápida el uso de aminas vasoactivas para mantener la presión arterial media por encima de 60 mm Hg.

Hemorragia digestiva media o de origen oscuro

La hemorragia digestiva media, de origen oscuro o incierto es aquella que se produce entre el ángulo de Treitz, en la segunda porción del duodeno, y la válvula ileocecal que separa el intestino delgado del intestino grueso.

Se llega a esa conclusión al no poder identificar incialmente su origen tras una endoscopia digestiva alta y una

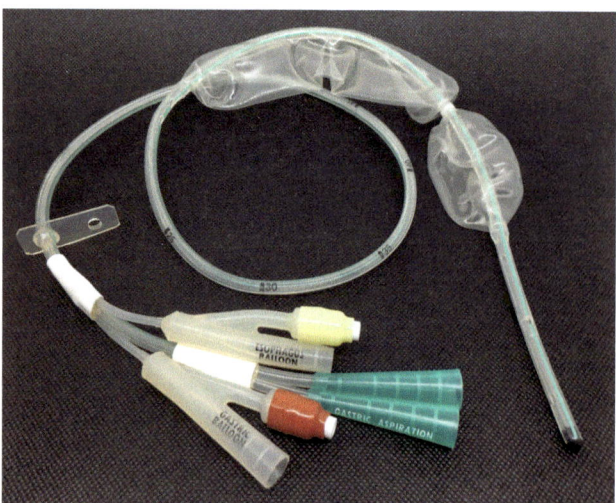

Figura 28-1. Sonda Sengestaken-Blakemore.

Tabla 28-6. Medidas terapéuticas en la hemorragia varicosa aguda

Reposición de la volemia

Evitar una expansión excesiva de la volemia

Transfundir unidades de concentrados de hematíes para mantener la hemoglobina cercana a los 8 g/dL

Prevención de complicaciones

Infecciones bacterianas

Iniciar antibióticos desde el ingreso

Usar quinolonas o ceftriaxona (o similar) si la escala Child-Pugh tiene puntuación avanzada

Insuficiencia renal

Reposición suficiente de la volemia (PAS ≥ 100 mm Hg, PVC 0-5 mm Hg, diuresis > 30 mL/h)

Evitar paracentesis evacuadora > 4 L, AINE, aminoglucósidos y fármacos hipotensores

Broncoaspiración

Valorar intubación traqueal (en caso de coma o hemorragia masiva), sobre todo para gastroscopia

Valorar uso empírico de sonda nasogástrica

Encefalopatía hepática

Tratarla con lactulosa/lactitol. La eficacia del uso profiláctico no está demostrada

Ascitis

Evitar diuréticos hasta llegar a la estabilidad mantenida (5-7 días)

Si se precisa emplear paracentesis evacuar solo 2-3 L

Tratamiento hemostático

Endoscopia

Fármacos vasoctivos

Taponamiento esofágico

Opciones quirúrgicas

colonoscopia. Tiempo atrás, cuando no existían las técnicas diagnósticas actuales, solo se diferenciaba entre alta y baja según se encontrara la hemorragia por encima o por debajo de ángulo de Treitz. Las dificultades en la evaluación diagnóstica del intestino delgado, por su longitud, disposición y peristaltismo, han mantenido esta clasificación hasta hace relativamente poco tiempo. En la actualidad, el uso de la cápsula intestinal o la endoscopia de doble balón han permitido separar la hemorragia media de la baja.

Este tipo de hemorragias apenas abarca el 5 % de las hemorragias digestivas. Dentro de las causas que pueden generar una hemorragia de esta clase está la enfermedad de Crohn, la celiaquía, la angiodisplasia, tumores, divertículos de yeyuno o los de Meckel y, con menor probabilidad, la fístula aortoentérica o una enteritis isquémica o infecciosa.

Los pacientes que sufren hemorragia digestiva de origen oscuro suelen tener hospitalizaciones más largas, al no encontrar el punto de sangrado, y más requerimientos transfusionales, al no cesar la pérdida de sangre.

El diagnóstico final de la hemorragia digestiva de origen oscuro o incierto se realiza fundamentalmente a través de la cápsula endoscópica. Una vez que la gastroscopia y la colonoscopia han resultado negativas, entra en juego esta cápsula, que es una microcámara de vídeo que se traga como un comprimido y que filmará todo el aparato digestivo del paciente. Tras encontrar el punto de sangrado, se realizará una enteroscopia de doble balón, un ingenioso sistema de balones acoplados al enteroscopio y a un sobretubo que permite la progresión más allá del gastroscopio mediante el inflado y desinflado de los globos. Este método permite una exploración completa con fines diagnósticos y terapéuticos.

Hemorragia digestiva baja

La HDB se define como cualquier pérdida sanguínea o extravasación con vertido en el tubo digestivo desde la válvula ileocecal hasta el recto y el ano. La incidencia anual de la HDB se sitúa, aproximadamente, entre 20 y 27 casos hospitalizados por 100.000 habitantes.

 La HDB comprende desde un leve sangrado hemorroidal hasta una hemorragia masiva por lesiones vasculares.

La HDB cede de manera espontánea en la mayoría de los casos (80-90 %). Su mortalidad es relativamente baja (2-4 %) y se relaciona más con descompensaciones de enfermedades de base que con la propia hemorragia.

Afecta generalmente a individuos de edad avanzada y, a menudo, con comorbilidades graves. Las causas más frecuentes de HDB a cualquier edad son la fisura anal y el sangrado hemorroidal. En niños y jóvenes las causas más habituales son el divertículo de Meckel, los pólipos juveniles y la enfermedad inflamatoria intestinal, mientras que en adultos y ancianos son los divertículos y las angiodisplasias.

Valoración

La valoración del paciente con HDB es similar a la de la HDA. Los dos objetivos principales son determinar la gravedad y el pronóstico de la hemorragia y orientar sobre la localización de la lesión.

 Valorar la frecuencia cardíaca, la presión arterial y la coloración de piel y mucosas, la diuresis y el nivel de consciencia son imprescindibles para establecer la gravedad de la hemorragia.

El color y las características de la hemorragia que contribuirán a la estimación clínica de la zona de origen y del volumen de la pérdida de sangre:

- Sangre de color rojo vivo, que recubre las heces o aparece tras la defecación de heces de aspecto normal. Aparece, característicamente, al final de la deposición y se suele manifestar como goteo o mancha en el papel higiénico al limpiarse. Sugiere un origen anorrectal.

- Sangre de color rojo oscuro o granate, mezclada con las heces o como único componente de la defecación. Indica HDB de origen no hemorroidal.
- Heces negras, alquitranadas (melenas). Sugieren HDA, aunque pueden ser la forma de presentación de una hemorragia originada en el intestino delgado o el colon derecho, por lo que habrá que realizar el correspondiente cribado de la patología.

Habrá que tener en cuenta tanto la situación del paciente, como los antecedentes personales (coagulopatías, factores de riesgo cardiovascular, consumo de antiinflamatorios no esteroideos, antiagregantes o anticoagulantes, síntomas anales, episodios previos, cirugía reciente, etc.), la existencia de síntomas previos a la aparición del sangrado y la forma de presentación (tiempo de evolución, color y características de la hemorragia), que contribuirán a la estimación de la zona de origen y del volumen de la pérdida sanguínea.

La HDB se manifiesta generalmente como rectorragia y hematoquecia, pero si existe un tránsito intestinal lento podría mostrarse en forma de melenas.

La aparición de dolor abdominal podría indicar origen isquémico o inflamatorio, mientras que la angiodisplasia o la neoplasia causarían hemorragia sin dolor.

La aparición de diarrea con sangre podría ser consecuencia de enfermedad inflamatoria o infección, mientras que el estreñimiento sería de neoplasia o hemorroides.

El tacto rectal es obligatorio para objetivar la presencia de sangre, una posible patología benigna o cuerpos extraños o neoplasias.

Tratamiento

Se canalizará acceso venoso de grueso calibre (en situación de emergencia se ha de garantizar un acceso rápido adecuado al paciente) para la posible necesidad de reposición de volemia, se extraerá una muestra analítica urgente para laboratorio (incluirá hemograma, coagulación función renal y hepática) y pruebas cruzadas (se puede obviar cuando peligre la vida del paciente). Puede valorarse la canalización de vía central para la medición de la presión venosa central.

La mayoría de las HDB son autolimitadas, pero si no fuera así, el tratamiento de elección es la endoscopia baja o colonoscopia. Requiere una preparación previa para valorar correctamente las paredes del intestino. Lo ideal es que dicha preparación fuera vía oral, con polietilenglicol, picosulfato sódico o macrogol, pero en determinados casos se puede proceder a la preparación para la prueba con enemas del limpieza, sobre todo, si es urgente.

Ante la presencia de HDB en tratamiento con anticoagulantes orales se suspenderá el tratamiento inmediatamente, aunque en pacientes con un alto riesgo tromboembólico es recomendable no suspender el tratamiento anticoagulante si no existe un riesgo vital.

Se deberá hacer una determinación de INR y revertir la anticoagulación, en caso de que fuese necesario, con vitamina K, plasma fresco congelado o concentrados del complejo protrombínico (II, VII, IX, X), según la gravedad del sangrado. Los pacientes tratados con los nuevos anticoagulantes orales como dabigatrán, rivaroxabán o apixabán requerirán factor VII activado. No está contraindicado el tratamiento con heparina de bajo peso molecular (por posible trombosis venosa profunda, por ejemplo), de hecho, se recomienda reiniciar la anticoagulación con heparina de bajo peso molecular lo más precozmente posible cuando se valore que el riesgo trombótico supera el riesgo de hemorragia.

 El empleo de vitamina K, exclusivamente, no es útil en la hemorragia grave porque la corrección de la coagulación tarda cuatro horas como mínimo y puede no ser completa.

El tratamiento farmacológico de la HDB se basa en la reposición de volemia, al igual que se producía en la HDA, y transfusión de sangre, para corregir la anemia, si fuera necesario.

De inicio, se utilizarán cristaloides (suero fisiológico). Los coloides no son superiores en cuanto a la supervivencia y pueden aumentar la tasa de complicaciones.

Los síntomas adyacentes a la hemorragia, como el dolor, se paliarán con analgesia.

Cuando la hemorragia esté inactiva y el paciente se encuentre estable hemodinámicamente, se podrá iniciar dieta oral progresiva y sin residuo, empezando por dieta líquida durante 24 h, un día de dieta blanda y avanzando hacia dieta normal al tercer día. Se recomienda, a su vez, iniciar sedestación temprana a las 24h de inactividad de la hemorragia.

Aquellos pacientes con rectorragia leve y autolimitada, sin inestabilidad hemodinámica ni anemia y con enfermedad anal evidente o en los que no se confirme la presencia de restos hemáticos en el tacto rectal pueden ser dados de alta, iniciando tratamiento tópico si fuese necesario.

PATOLOGÍA ANORRECTAL

La patología anorrectal es un conjunto de problemas relacionados con esta zona. Generalmente es benigna, ya que no entraña peligro para la vida del paciente, pero sí que puede ser muy molesta.

El síntoma más frecuente es el dolor anal y, debido a su localización, el paciente suele tardar en consultar, por el pudor que le genera. También son frecuentes las consultas por rectorragia o supuración anal.

Antes de profundizar un poco más en la patología anorrectal, conviene realizar un breve repaso anatómico (**Fig. 28-2**).

El conducto anal es la porción final del tubo digestivo. Mide 2,5-4 cm y va desde el margen anal a la línea anorrectal, ligeramente ubicada por encima de la línea pectínea o dentada. En la formación de la línea pectínea se encuentran las valvas, pilares y papilas de Morgagni, que forman las criptas de Morgagni donde desembocan las glándulas de Chiari, que son sudoríparas.

Hay una fuerte musculatura consistente en un esfínter anal interno, un esfínter anal externo y una musculatura puborrectal.

En lo referente a la circulación sanguínea, están las arterias hemorroidales y rectales, las venas hemorroidales superior, media e inferior y las comunicaciones arteriovenosas llamadas plexos hemorroidales, ubicados en la mucosa del margen anal (plexo externo) y otro en la submucosa del conducto anorrectal (plexo interno).

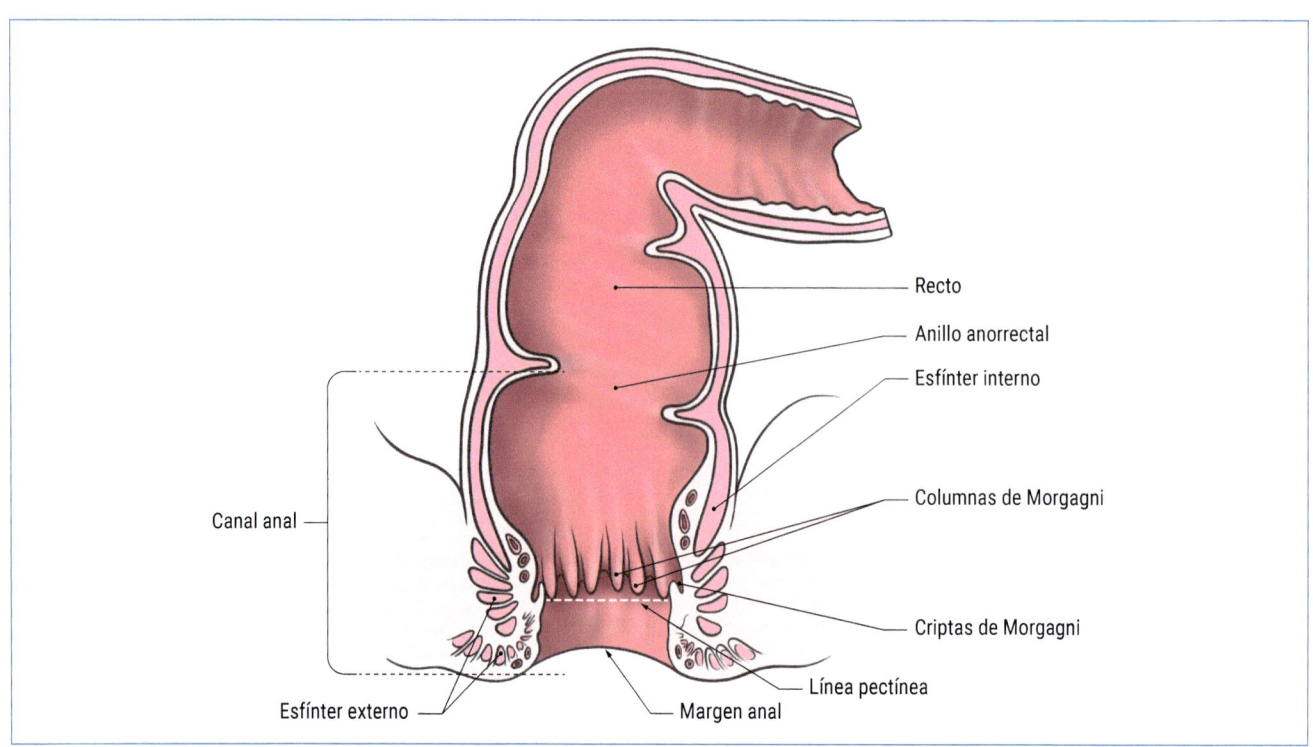

Figura 28-2. Recuerdo anatómico de la zona anorrectal.

También es necesario tener en cuenta la presencia de los espacios pararrectales, grandes espacios cuneiformes rellenos de tejido adiposo y conectivo laxo que se encuentran en el interior, entre la región anal y el diafragma de la pelvis.

Hemorroides

Se definen las hemorroides como la dilatación de los plexos hemorroidales superiores e inferiores. Las hemorroides ocasionan síntomas cuando presentan alteraciones estructurales del tejido hemorroidal (dilatación e ingurgitación) o de los tejidos de sostén adyacentes.

No se ha podido demostrar qué es lo que genera esta enfermedad, pero varios estudios señalan que el estreñimiento, al precisar de aumento de presión para la evacuación, va congestionando los plexos y produciendo un prolapso. También se han determinado ciertos factores predisponentes como la genética, HTPo, diarrea, embarazos, etcétera.

Clasificación

Las hemorroides se clasifican en internas y externas, en función de si se encuentran localizadas por encima o por debajo de la línea pectínea. Generalmente son de los dos tipos y muy pocas veces se encuentran de uno solo.

Las hemorroides internas se clasifican, según la Sociedad Americana de Cirujanos Colorrectales (ASCRS), en cuatro grados:

- Grado I: vasos hemorroidales prominentes sin prolapso.
- Grado II: prolapso con maniobras de Valsalva (defecación) y reducción espontánea.
- Grado III: prolapso con Valsalva que precisa reducción manual.
- Grado IV: prolapso crónico y reducción manual ineficaz (aunque se reduzcan se vuelven a prolapsar).

Sintomatología

La sintomatología de las hemorroides externas se centra en la presentación como uno o varios nódulos generalmente asintomáticos o con prurito de mayor o menor intensidad (a veces confundido con dolor) y solo producen molestias cuando se produce trombosis hemorroidal, que el paciente manifiesta como dolor intenso.

Las hemorroides internas se manifiestan fundamentalmente en forma de prolapso y hemorragia. La hemorragia es el síntoma más frecuente. Es sangre roja, generalmente mezclada con las heces, que a veces solo se aprecia en el papel higiénico. Otras, en cambio, aparece como goteo tras la expulsión del material fecal. En casos extremos puede causar anemia crónica e incluso *shock* hipovolémico.

Tratamiento

El tratamiento de las hemorroides de grado I y II consiste en regularizar el hábito defecatorio, aumentando el consumo de fibra y la ingesta de líquidos, así como los baños de asiento.

Se pueden pautar laxantes suaves o anestésicos/corticoides tópicos para la zona (**Fig. 28-3**).

Para las hemorroides de grado III y aquellas de grados I y II que no mejoren, se puede realizar una ablación no quirúrgica con escleroterapia, fotocoagulación, ligadura con banda elástica, electrocoagualción o criocirugía, que preservaría los plexos hemorroidales. Para las hemorroides de grado IV se debería proceder a la intervención quirúrgica con hemorroidectomía, que extirparía dichos plexos.

La clínica hemorroidal que genera mayor atención en el servicio de urgencias son las trombosis hemorroidales en las hemorroides externas, la hemorragia profusa en las hemorroides internas y la estrangulación hemorroidal y la fluxión hemorroidal en las mixtas.

- Trombosis hemorroidal: se caracteriza por un aumento del volumen local, tomando un tono azul violáceo, que cursa con dolor muy intenso a la palpación, al sentarse, al pararse y en el esfuerzo defecatorio. Se asocia a esfuerzos físicos exagerados o consumo de aliños, condimentos o alcohol. El tratamiento puede ser conservador: reposo, baños de asiento, analgesia, laxantes y nifedipino tópico. O puede ser quirúrgico: trombectomía con anestesia local. Esta consiste en la extracción del coágulo por compresión, a través de una pequeña incisión. Solo se realiza si el trombo es visible y si el cuadro no supera las 48-72 h desde el inicio.

 La trombosis hemorroidal cursa con dolor muy intenso a la palpación. Si el trombo es visible se realizará trombectomía con anestesia local en 48-72 h.

- Fluxión hemorroidal: complicación más dolorosa de las hemorroides. Es una tromboflebitis de las hemorroides internas de grado IV prolapsada. Se produce por una conjunción de factores. En primer lugar, el aumento de la presión intraabdominal hace que junto al esfuerzo defecatorio se favorezca la estasis sanguínea de la zona, con aumento de posibilidades de trombosis. Esto, sumado a las microlesiones de la mucosa (ya dañada por las hemorroides) producidas por las diarreas o colitis, favorece la aparición de microinfecciones en forma de flebitis. Otros factores que podrían influir en la aparición de la fluxión hemorroidal es el aumento de la presión intraabdominal durante el trabajo de parto o el daño a la mucosa por supositorios o enemas. Se manifiesta en forma de dolor anal muy intenso, prolapso color rojo oscuro que no es posible reducir de forma manual y edema generalizado del ano. El tratamiento para la fluxión hemorroidal consiste en el reposo, analgesia e antiinflamatorios y baños de asiento. El tratamiento quirúrgico solo estaría indicado en los casos en los que se presentaran zonas de necrosis o, en casos extremos, si hubiera riesgo para la vida del paciente.
- Hemorragia profusa por hemorroides internas.

 Las hemorroides son una de las causas más frecuentes de HDB.

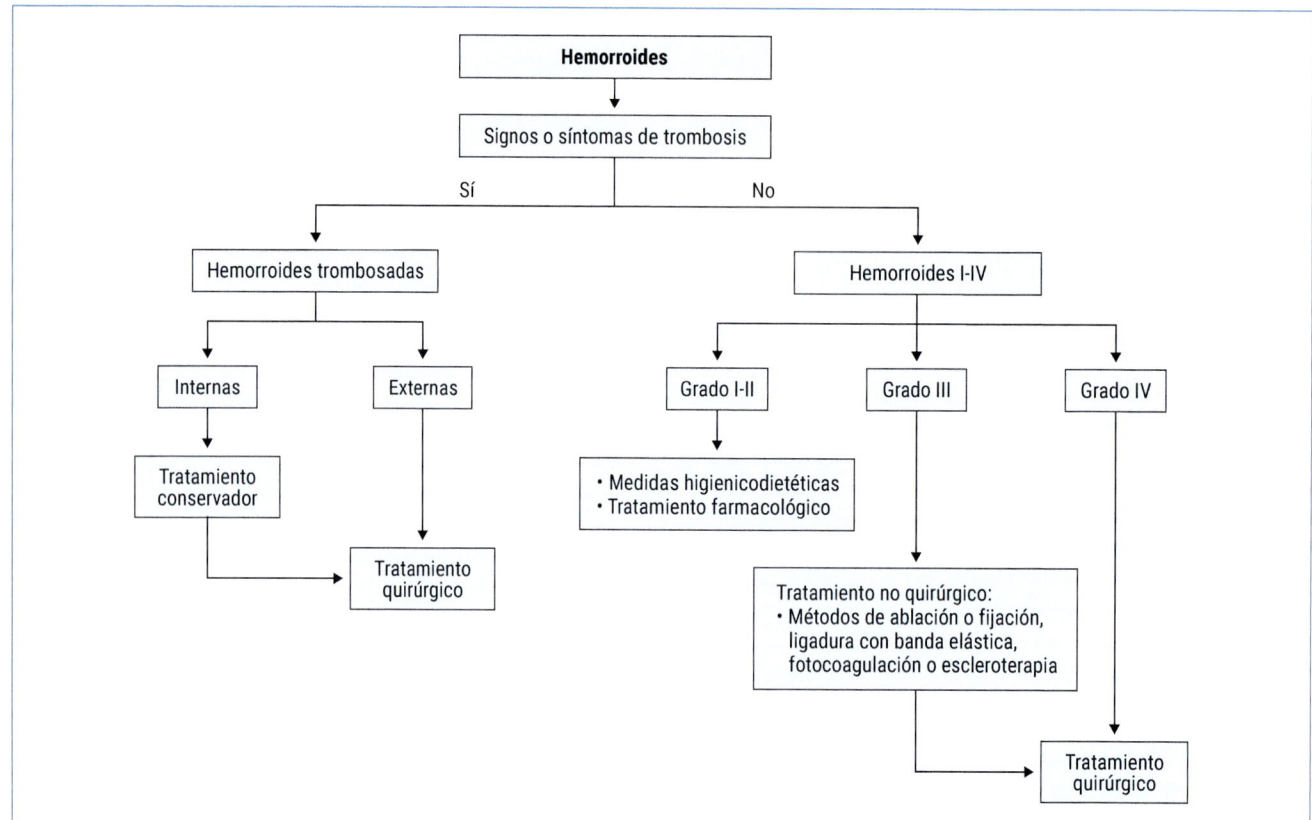

Figura 28-3. Algortimo de tratamiento de las hemorroides.

• Estrangulación hemorroidal: es una complicación de las hemorroides internas de grado III y IV en las que se produce una trombosis por estrangulación del anillo esfinteriano, lo que genera unas hemorroides incarceradas. Esto puede llegar a producir necrosis, con posibilidad de extensión a la pared anorrectal y gran afectación pélvica. Se manifiesta con dolor perianal, con hemorroides tumefactadas con zonas de isquemia, incluso necrosis y tumefacción perianal intensa. El tratamiento puede ser conservador o quirúrgico, con hemorroidectomía de urgencia si la necrosis lo precisara porque pudiera peligrar la vida del paciente por un *shock* séptico.

Fisura anal

Se denomina fisura anal a cualquier grieta o ulceración que se produce en la zona del ano, desde el canal anal distal a línea dentada. No son graves, pero generan muchas molestias en los pacientes. Por regla general se asocia al estreñimiento y habitualmente se resuelven de forma espontánea, pero en ocasiones llegan a cronificarse.

La lesión provoca una hipertonía del esfínter interno (músculo liso e involuntario), que ya genera dolor en sí misma, pero llega a producir una isquemia local de la zona que impide la cicatrización normal y que dificulta la defecación por la ausencia de relajación del esfínter.

Sintomatología

Desde el punto de vista clínico, la fisura anal se manifiesta con dolor (generalmente quemazón) durante y después de la defecación, rectorragia (suele ser en pequeña cantidad) y prurito anal.

 El paciente cae en un círculo vicioso: dolor-miedo-estreñimiento-fisura-dolor.

Tratamiento

El tratamiento en la fisura anal aguda consiste en medidas higiénico-dietéticas como la dieta rica en fibra (con suplementos, si precisa), el aumento de la ingesta de líquidos y los baños de asiento con agua templada o caliente posdefecación. Pueden pautarse pomadas anestésicas con lidocaína y corticoideas para aliviar la inflamación local. En la fisura crónica se recomienda el uso de nitroglicerina tópica (el uso de toxina botulínica está en estudio). También se puede pautar nifedipino y diltiazem por vía oral para disminuir la hipertonía esfinteriana. En casos extremos puede recurrirse a la cirugía realizando una esfinterotomía interna lateral subcutánea (**Fig. 28-4**).

Absceso perianal

Se define el absceso perianal como aquella colección purulenta localizada en los espacios perianales, tanto superficiales como profundos, así como en las criptas de Morgagni. Si esta colección consiguiera drenar atravesando la mucosa rectal o la piel perianal, daría lugar a lo que se conoce como fístula. Se suele producir con mayor frecuencia en varones, con dietas abundantes en grasas e hidratos de carbono, en

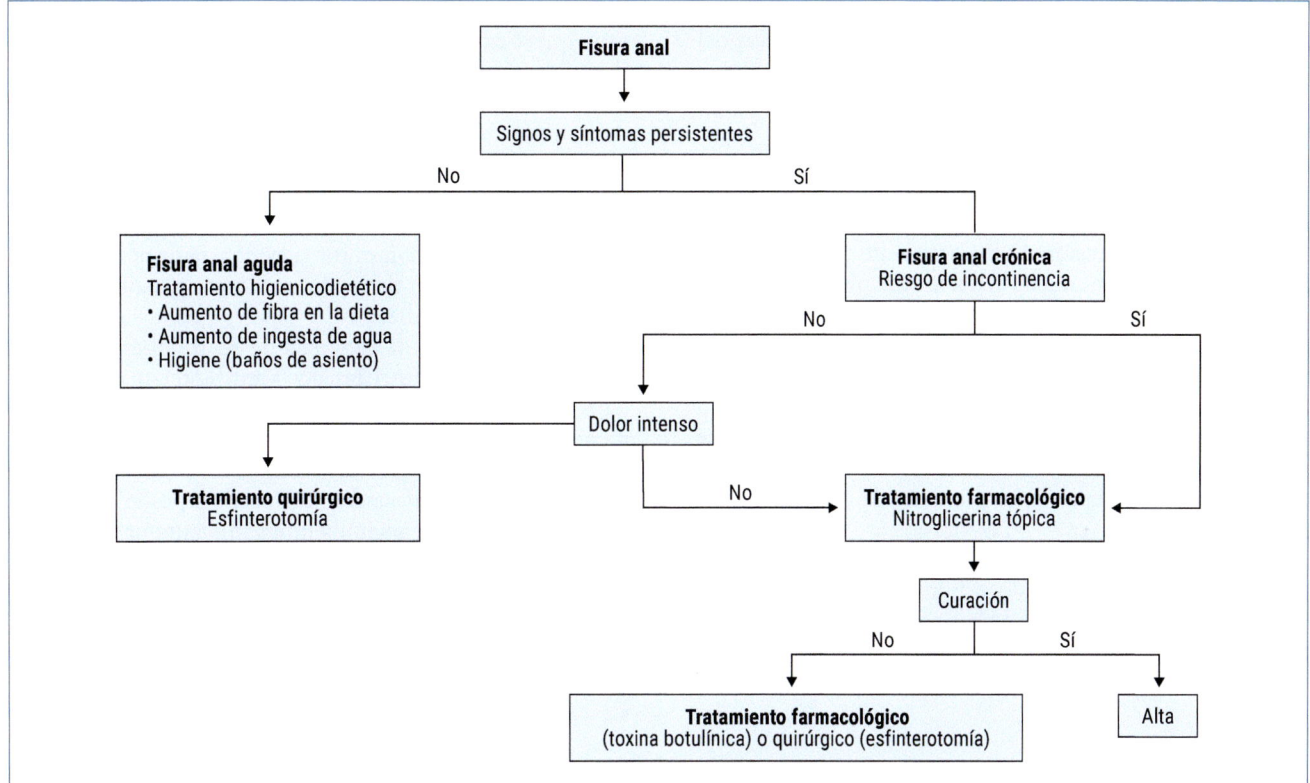

Figura 28-4. Algoritmo de tratamiento de la fisura anal.

personas en tratamiento con corticoides, pacientes diabéticos u oncológicos o con enfermedad de Crohn.

En la formación de los abscesos el material infectante de las heces penetra en las criptas y estas, a manera de embudo, conducen dicho material a las glándulas de Chiari. De esta forma la infección se propaga a los tejidos perianales o perirrectales y llega a provocar un absceso, en función de la virulencia del organismo y del estado inmunológico del paciente.

Clasificación

Los abscesos perianales se clasifican según su localización, por lo que se denominarán perianales (75-80 %), submucosos, isquiorrectales, retrorrectales o pelvirrectales, según el espacio perirrectal que ocupen.

Los abscesos se consideran primarios cuando son de origen criptoglandular y secundarios cuando se relacionan con algún trastorno como la enfermedad de Crohn, la tuberculosis, traumatismos, cáncer, linfomas, etcétera.

Sintomatología

Los abscesos se manifiestan con un dolor local intenso, progresivo, que aumenta al sentarse, toser o defecar. Se encuentra tumefacción en la zona con los signos típicos de inflamación. También es posible que cursen con retención urinaria, disuria, fiebre e inhibición del reflejo de defecación.

 Los signos típicos de la inflamación son: calor, rubor, inflamación y dolor.

Tratamiento

El tratamiento de los abscesos debe ser siempre el drenaje urgente y precoz. El uso de antibióticos en la fase aguda y de sospecha está contraindicado porque puede producir una induración de la infiltración y complicar su drenaje. El manejo conservador con antibióticos se ha comprobado que es ineficaz: a veces provoca abscesos más complejos o incluso, aunque es excepcional, el desarrollo de una infección necrosante.

Fístulas anorrectales

Se define fístula anal como la comunicación anormal entre el conducto anorrectal y la piel y es un proceso infeccioso crónico que en su fase aguda forma un absceso anal. La mayoría de las fístulas anales tienen un origen criptoglandular.

La sintomatología es similar a la de los abscesos, más secreción purulenta y mal olor. El trayecto fistuloso está indurado por el tejido de granulación que lo conforma y suele generar humedad local y prurito anal. Muchas veces cursa de manera indolora y solo se muestra con la secreción y el mal olor.

Las fístulas se clasifican en simples o complejas, según la trayectoria y la relación que guarden con los esfínteres anales.

Las simples se definen como trayectos interesfinterianos o transesfinterianos en los que se identifica el orificio interno, por debajo del anillo anorrectal. Entre las complejas, se encuentran aquellas cuyo trayecto se extiende más arriba del anillo anorrectal, aquellas que involucran tres cuartas partes o más de la circunferencia del esfínter anal externo y las que tienen relación con el músculo puborrectal.

El tratamiento de las fístulas es eminentemente quirúrgico; la técnica será diferente, según sea la localización del absceso primario.

Sinus pilonidal

El sinus pilonidal es un absceso que surge debajo de la piel de la región interglútea en reacción a pelos que crecen hacia dentro y generan infección. Es más frecuente que aparezca en hombres jóvenes, con mucho vello, asociado a sedentarismo y malos hábitos higiénicos. Se manifiesta generalmente con dolor y secreción purulenta, a veces sanguinolenta a través de un orificio que conecta el absceso con el exterior.

El tratamiento del sinus pilonidal es siempre quirúrgico a través del drenaje del absceso. Si existieran recidivas, se podría plantear la exéresis con marsupialización de la zona dejando que la herida cicatrice por segunda intención.

Gangrena de Fournier

La gangrena de Fournier es una enfermedad infecciosa caracterizada por una fascitis necrosante de la región perianal o genital, que puede llegar a comprometer la pared abdominal.

Tiene una evolución fulminante, con una rápida progresión, que se extiende por los planos fasciales, genera trombosis de los vasos subcutáneos y finaliza en necrosis del tejido isquémico. Dentro de las causas más comunes de la gangrena de Fournier se encuentran las infecciones anorrectales (la más común y con peor pronóstico), las genitourinarias y las cutáneas.

La presentación clínica es muy variable y abarca desde un dolor anorrectal con mínima evidencia de necrosis hasta una rápida extensión de tejido necrótico, pasando por una sepsis sin foco aparente.

El tratamiento de la gangrena de Fournier es el manejo hidroelectrolítico y nutricional y la antibioterapia de amplio espectro, debido a la gran variedad de gérmenes potencialmente implicados. Sin embargo, lo más importante para el tratamiento es la cirugía, extirpando todo tejido necrótico y limpiando la zona infectada. Se procederá posteriormente a una cicatrización por segunda intención, aunque se podrían realizar colgajos cutáneos.

 Esta enfermedad constituye una emergencia quirúrgica ya que es potencialmente letal y afecta a hombres, mujeres y niños, con una gran variedad de síntomas.

 PUNTOS CLAVE

- La hemorragia digestiva se clasifica según su localización en alta, media y baja y según su gravedad en leve, moderada, grave y masiva.
- El tratamiento de la hemorragia digestiva se basa en la reposición de líquidos para conseguir una estabilidad hemodinámica.
- El tratamiento de la HDA depende de la etiología causante. Si es por úlcera péptica se tratará con IBP y endoscopia y si es por HTPo se añadirá la terlipresina, la somatostatina o el octeótride.
- La hemorragia digestiva media solo se diagnostica tras descartar hemorragia digestiva alta y baja.

- La gran mayoría de las hemorragias digestivas bajas son autolimitadas y el resto se resuelven en un alto porcentaje por endoscopia.
- La patología anorrectal engloba las hemorroides, los abscesos, las fístulas, los sinus pilonidales y la gangrena de Fournier.
- Las hemorroides son la principal causa de HDB.
- Los abscesos y las fístulas deben ser drenados.
- Los sinus pilonidales se suelen dejar que cierren por segunda intención.

BIBLIOGRAFÍA

Arroyo MT, Lanas A. Estudio comparativo de los inhibidores de la bomba de protones en la hemorragia digestiva alta. Emergencias. 2005;17:55-8.

Asteinza Daganzo M, Baki W. Capsula endoscópica de intestino delgado. Rev Esp Enf Dig. 2008;100(9):591.

Balanzó Tintoré J. Hemorragia digestiva. Barcelona: Marge Medica Books; 2005.

Beltrán Pérez I, Álvarez Lambert R, Bandera Ramírez M, et al. Consenso de hemorroides agudas [Internet]. 2011 [citado 27 de diciembre de 2018]. Disponible en: http://files.sld.cu/coloproctologia/files/2011/05/consenso-nacional-de-hemorroides-agudas-2011.pdf.

Bustamante Baléna M, Ponce García J. Tratamiento antisecretor de la hemorragia digestiva por úlcera péptica: una aproximación a la evidencia disponible. Rev Clin Esp. 2004;204(3):161-8.

Cancino C, Avendaño R, Poblete C, Guerra K. Gangrena de Fournier. Cuad Cir. 2010;24:28-33.

Cardoso JB, Féres O. Gangrena de Fournier. Medicina Ribeirão Preto [Internet]. 2007;40 (4):493-9 [citado 27 de diciembre de 2018]. Disponible en: http://www.oximedms.com.br/files/gangrena-de-fournier.pdf.

Carlos Álvarez-Ibáñeza, María Mercedes Guerra-García. Evolución de la incidencia de la hemorragia digestiva alta en España en relación con el consumo de antiulcerosos, Rev Esp Atención Primaria. 2012;44(8):478-484.

Charúa Guindic L. Patología proctológica más frecuente. Rev Med Hosp Gen Mex [Internet]. 2011;74(4):234-41 [citado 27 de diciembre de 2018]. Disponible en: http://www.elsevier.es/en-revista-revista-medica-del-hospital-general-325-pdf-X0185106311907341.

Chaves AL, López VV. Patología anorrectal frecuente en atención primaria. Rev Clín Esc Med UCR- HSJD. 2016;6(II):11-25.

Dirección enfermera del Hospital Universitario Ramón y Cajal. Plan de cuidados estandarizados. Paciente con hemorragia digestiva alta [Internet]. Madrid: Hospital Universitario Ramón y Cajal: 2005 [citado 27 de diciembre de 2018]. Disponible en: http://www.madrid.org/cs/Satellite?blobcol=urldata&blobheader=application/pdf&blobheadername1=Content-disposition&blobheadername2=cadena&blobheader value1=filename=pc1_HDA.pdf&blobheadername2=language= es&site=HospitalRamonCajal&blobkey=id&blobtable= MungoBlobs&blobwhere= 1202756185714&ssbyray=true.

Escorsell Mañosa A. Profilaxis primaria de la hemorragia digestiva por varices esofágicas. Gastroenterol Hepatol Contin. 2004;3(1):37-40 [citado 27 de diciembre de 2018]. Disponible en: http://www.elsevier.es/es-revista-enfermedades-infecciosas-microbiologia-clinica-28-pdf-70000168.

Feu Caballé F, Saperas Franch E. Hemorragia digestiva baja. En: Ponce García J, editor. Tratamiento de las enfermedades gastroenterológicas. 3ª ed. Barcelona: Elsevier; 2011. pp. 401-12.

Geçim E, Fazal A, Khan A et al. Manejo de la enfermedad hemorroidal. Eur Med J. 2017. Gastroenterology supplement: 2-13. Disponible en: https://emj.europeanmedical-group.com/wp-content/uploads/sites/2/2018/02/Manejo-de-la-Enfermedad-Hemorroidal.pdf.

Gisbert JP, Molina Infante J, Amador J et al. IV Conferencia Española de Consenso sobre el tratamiento de la infección por Helicobacter pylori. Gastroenterol Hepatol [Internet]. 2016;39:697-721 [citado 27 de diciembre de 2018]. Disponible en: http://www.elsevier.es/es-revista-gastroenterologia-hepatologia-14-articulo-iv-conferencia-espanola-consenso-sobre-S0210570516300589.

González de Dou I, Izurriaga Lerga S, Urrutia Salinas E. Revisión sistemática: manejo y efectividad terapéutica de la hemorragia digestiva en urgencias extrahospitalarias del Complejo Hospitalario de Navarra. Ocronos. 2021;4(9):9.

Gralnek IM, Dumonceau JM, Kuipers EJ, Lanas A, Sanders DS, Kurien M, et al. Diagnosis and management of nonvariceal upper gastrointestinal hemorrhage: European Society of Gastrointestinal Endoscopy (ESGE) Guideline. Endoscopy. 2015 Oct;47(10):a1-46.

Guardiola J, García-Iglesias P, Rodríguez-Moranta F. Manejo de la hemorragia digestiva baja aguda: documento de posicionamiento de la Societat Catalana de Digestologia. Gastroenterol Hepatol. 2013;36(8):534-545.

La Brecque D, Khan AG, Sarin SK, Le Mair AW. Varices esofágicas [Internet]. Milwaukee: Organización Mundial de Gatroenterología; 2015 [citado 27 de diciembre de 2018]. Disponible en: http://www.worldgastroenterology.org/UserFiles/file/guidelines/esophageal-varices-spanish-2014.pdf.

Laine L, Barkun AN, Saltzman JR, Martel M, Leontiadis GI. ACG Clinical Guideline: Upper Gastrointestinal and Ulcer Bleeding. Am J Gastroenterol. 2021 May 1;116(5):899-917.

Martín Martín L, Trapero-Marugán M, Cantero Perona J, Moreno Otero R. Dificultades y controversias en el manejo hospitalario de la hemorragia digestiva baja. Rev Esp Enferm Dig. 2008;100(9).

Ostabal Artigas MI. La hemorragia digestiva aguda. Med Integr. 2001;37(4):141-4.

Perea Sánchez M J, Vega Blanco J, Becerra González M, et al. Manejo de la patología anorrectal urgente. Cir Andal. 2010;21:432-8.

Rodríguez Wong U. Abscesos y fístulas anorrectales. Rev Hosp Jua Mex [Internet]. 2013;80(4):243-7 [citado 27 de diciembre de 2018]. Disponible en: http://www.medigraphic.com/pdfs/juarez/ju-2013/ju134f.pdf.

Rull Ortuño AR. Patología anorrectal benigna. JANO. 2007;(1648):31-4.

Villanueva C, Aracil C, López-Balaguer JM, Balanzó J. Tratamiento del episodio agudo de hemorragia digestiva varicosa. Gastroenterol Hepatol. 2006;29(Supl 1):49-56.

Villanueva C, Colomo A, Bosch A, et al. Transfusion Strategies for Acute Upper Gastrointestinal Bleeding. N Engl J Med. 2013;368:11-21.

Villanueva C, García Pagán JC, Hervas AJ. Hemorragia gastrointestinal. En: Montoro M, García Pagán JC, editores. Práctica clínica en Gastroenterología y Hepatología. Vol. 1. Madrid: CTO Editorial; 2016. pp. 55-86.

Atención de enfermería a las urgencias obstétrico-ginecológicas

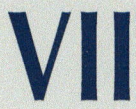

Atención al parto en urgencias y emergencias

29

M. Ruiz Olivares, I. Pérez Vergara y B. E. Fajardo Hervás

OBJETIVOS

- Conocer el progreso normal del parto vaginal en todas sus etapas.
- Reconocer los signos y síntomas propios de cada etapa del parto normal.
- Memorizar las técnicas necesarias para el manejo del parto normal.
- Detectar los signos de alarma que pueden aparecer durante el parto y aplicar técnicas básicas para el manejo de complicaciones.

INTRODUCCIÓN

Históricamente se ha considerado el parto vaginal un hecho fisiológico y natural que acontece de manera espontánea. Durante los últimos dos siglos especialmente, se ha considerado un proceso que debe ser controlado o al menos observado en el ámbito sanitario y en concreto, en el hospitalario, de manera que su manejo ha pasado a manos de los especialistas en obstetricia: ginecólogos y matronas. Sin embargo, se trata de un acontecimiento esperable que se inicia de manera espontánea en la mayoría de los casos y que de manera puntual puede desarrollarse fuera del entorno deseable.

El parto que ocurre fuera del hospital se presenta de forma inesperada, se asiste en unas condiciones no del todo adecuadas y por personal no formado para tal situación.

En este punto entra en juego el conocimiento y habilidades de los sanitarios de urgencias y emergencias, que se enfrentan al difícil reto de manejar el parto sin la experiencia ni los medios más adecuados para ello. Conocer el correcto manejo del parto extrahospitalario es fundamental para evitar las complicaciones, resolver cualquier incidente que se presente y asegurar el adecuado uso de los medios de los que se dispone.

 El personal sanitario que asiste al parto debe llegar a un equilibrio entre seguridad y el menor grado de intervención posible hasta que la paciente sea atendida por los equipos especializados.

EPIDEMIOLOGÍA

El parto que ocurre fuera del ámbito hospitalario y que, por tanto, se beneficia de la presencia de los equipos de emergencia, ha sido en general poco estudiado. Su incidencia se establece en la literatura médica en torno al 0,5-1 % de todos los nacimientos registrados, porcentajes que son superiores en determinadas circunstancias: áreas rurales alejadas de centros de referencia, con malas comunicaciones, zonas de bajo nivel sociocultural, multiparidad, etcétera.

Los estudios realizados objetivan que la incidencia de estos partos es mayor durante las horas nocturnas y tan solo uno de cada tres partos (34 % aproximadamente) ocurre en presencia del equipo de emergencias, de manera que se establece que un 16 % ocurren antes de la llamada a servicios de emergencias y un 17 % durante la espera de su llegada.

Según McLelland *et al.* en una revisión publicada en el año 2014 donde se seleccionaron 14 estudios realizados en diferentes países europeos, la mayoría de los partos atendidos por equipos de emergencias se desarrollaron adecuadamente, si bien *a posteriori* se describieron complicaciones maternas y neonatales inmediatas en un alto porcentaje de los casos: sangrado uterino excesivo e hipotermia neonatal fueron las más frecuentes, respectivamente. Esto quiere decir que el parto que transcurre de forma inesperada fuera del ámbito hospitalario suele acontecer de manera fácil y que se beneficia más de la observación de los sanitarios que de su intervención, aunque estos deben conocer los signos de alarma más frecuentes para iniciar un manejo precoz si se precisa.

EL PARTO NORMAL

A la hora de atender el parto normal es importante conocer qué se considera como «parto normal», con vistas a informar a la mujer y sus acompañantes de manera rigurosa sobre lo que está aconteciendo, para sospechar alteraciones del curso normal del parto (distocias) e informar de ellas al equipo receptor. Esto incluye conocer sus etapas, los acontecimientos que de manera natural ocurren y la duración de cada una de ellos, teniendo en cuenta que este último dato viene condicionado por el número de partos previos de la paciente.

El parto normal se divide en tres etapas bien diferenciadas:

- Período de dilatación: es la primera etapa del parto, desde que este se inicia hasta que se alcanza la dilatación completa (10 cm). Se subdivide en:
  - Fase latente del parto, desde el inicio de las contracciones hasta alcanzar los 4 cm de dilatación.
  - Fase activa del parto, con una progresión rápida de la dilatación hasta los 10 cm.
- Período expulsivo: es la segunda etapa, en la que se produce el descenso de la presentación fetal. Se subdivide en:
  - Fase pasiva del expulsivo, en la que la paciente no siente la necesidad de empujar y la cabeza fetal no es visible.
  - Fase activa del expulsivo, cuando existen pujos activos de la paciente o la cabeza del feto es visible a través de la exploración vaginal.
- Período de alumbramiento: es la tercera fase del parto, que comprende la expulsión completa del feto y la expulsión de la placenta.

Período de dilatación

- Fase latente: su duración no está establecida, ya que es difícil concretar su comienzo.

  En esta fase se inician las contracciones uterinas, que comienzan siendo irregulares y escasas para ir aumentando en intensidad y duración de manera progresiva. En esta fase la paciente puede referir expulsión de flujo vaginal mucoso con restos hemáticos conocido como «tapón mucoso» que puede preceder o no al parto. Si las contracciones uterinas continúan, la dilatación cervical progresa hasta los 4 cm, a partir de lo cual se considera que el parto está en curso. Las modificaciones cervicales pueden manifestarse como un sangrado vaginal escaso, de aspecto mucoso, que traduce los cambios bioquímicos y anatómicos que está sufriendo el cuello del útero.

- Fase activa: su duración varía en función de la paridad. Se estima en torno a 8 h para primíparas y 5-6 horas para multíparas. Sin embargo, esto son estimaciones, y su evolución puede ser mucho más rápida.

  En esta fase las contracciones son regulares, rítmicas e intensas, pero habitualmente no generan en la paciente necesidad de pujar. La dilatación cervical suele ser progresiva, hasta que se alcanzan los 10 cm, ayudada por la presión del polo cefálico fetal sobre el cuello uterino.

Período expulsivo

La evaluación de la progresión del parto en esta fase precisa de la exploración vaginal para determinar la altura de la presentación en cada momento. Esta altura se determina por los llamados planos de Hodge, que dividen de manera virtual la pelvis desde el estrecho superior hasta el estrecho inferior en cuatro zonas (**Fig. 29-1** y **Tabla 29-1**). El punto de corte que determina el encajamiento de la presentación en la pelvis y, por tanto la viabilidad del parto vaginal se establece en el III plano, cuando el polo cefálico llega o rebasa la línea recta que, a la altura de las espinas ciáticas, corta al isquion y la cuarta vértebra sacra.

- Fase pasiva: una vez se determina que la dilatación es completa, se entra en el período expulsivo, en el que se produce un descenso de la presentación fetal hasta su aparición por el introito vulvar.

  Su duración de nuevo varía en función de si se administra analgesia epidural. En ausencia de esta, suele estimarse en dos horas en nulíparas y una hora en multíparas.

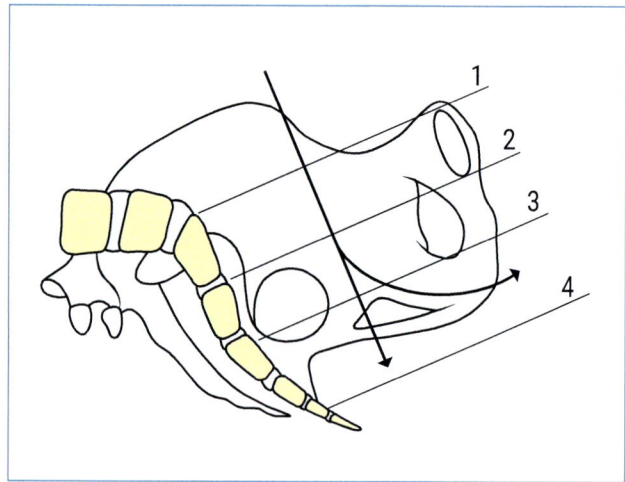

Figura 29-1. Planos de Hodge.

Tabla 29-1. Clasificación de los planos de Hodge

Plano	Desde	Hasta	Características de la presentación
I plano de Hodge	Extremo superior de la sínfisis del pubis	Promontorio del hueso sacro	Presentación libre o móvil
II plano de Hodge	Borde inferior de la sínfisis púbica	Segunda vértebra del hueso sacro	Presentación fija
III plano de Hodge	Isquion-espinas ciáticas	Cuarta vértebra sacra	Presentación encajada
IV plano de Hodge	--	Vértice del hueso sacro	Presentación profundamente encajada

En este período el descenso de la presentación se produce de manera pasiva, es decir, sin ayuda del pujo materno, a expensas únicamente de la dinámica uterina.

- Fase activa: la duración normal en nulíparas sin epidural es de hasta una hora y de hasta dos horas con epidural. En multíparas la duración normal es de hasta una hora independientemente de que tengan o no analgesia epidural.

En esta fase se produce un descenso de la presentación en presencia de pujo materno, facilitado por un aumento de la sensación de presión que comienza a sentir la paciente debido al descenso del polo cefálico. En algunas ocasiones la sensación de pujo puede no ser tan evidente, pero la presentación sigue descendiendo hasta ser visible con una simple exploración vaginal mediante la apertura digital de la vulva.

Dentro de la fase activa se incluye el desprendimiento de la cabeza fetal, es decir, su expulsión. Habitualmente esto ocurre con la presentación cefálica en occipitoilíaca anterior, es decir, con la fontanela menor orientada hacia el pubis materno, de forma que el feto «nace» mirando hacia abajo. Una vez esto ocurre, de manera fisiológica se produce una rotación de la cabeza hacia un lado u otro dependiendo de la orientación del dorso fetal, que ayuda a la extracción posterior del resto del cuerpo.

Período de alumbramiento

Comprende el período entre la expulsión del feto y la de la placenta.

Su duración media se estima en unos 30 minutos, y se considera que en los primeros 60 minutos se produce la expulsión de la placenta en el 95 % de los casos. El aumento de duración de este período se asocia a un incremento de complicaciones en el puerperio inmediato.

La salida de la placenta suele ocurrir de manera espontánea, sin que sea precisa ninguna intervención, si bien se ha estudiado que el manejo activo de esta fase se traduce en una disminución de la incidencia de complicaciones.

EL MANEJO DEL PARTO NORMAL EN URGENCIAS Y EMERGENCIAS

Es fundamental comprender que el manejo del parto fuera del entorno hospitalario comprende una serie de limitaciones tanto en los medios materiales y humanos, como de formación sanitaria necesarios para su dirección completa. Además, a esto hay que sumar que suelen ser situaciones estresantes tanto para la mujer como para el personal que de manera inesperada se encuentra ante una situación urgente para la cual no tiene demasiada experiencia. Esto determina que los objetivos del manejo en urgencias y emergencias se sitúen en un perfil más básico que su manejo hospitalario y, por tanto, la intervención sobre el proceso ha de ser menor.

Una vez atendido el aviso, el primer escalón es activar los medios necesarios para el traslado de la paciente al hospital y avisar al personal especialista en obstetricia, que estará esperando noticias de la evolución del parto, datos de interés y complicaciones.

Independientemente del momento en el que se encuentre el parto cuando comienza la intervención del equipo de emergencias, es necesario realizar una anamnesis completa que incluya los datos básicos, e investigar en la historia de la paciente siempre que sea posible. En general, se ha de intentar conocer los datos de filiación de la paciente, así como sus antecedentes familiares y personales de interés. Hay que hacer especial hincapié en la historia ginecoobstétrica de la paciente, que incluye los datos sobre las gestaciones previas, la paridad y la evolución de la gestación actual. En numerosas ocasiones, la falta de tiempo o la situación de urgencia impiden una anamnesis completa, si bien hay determinados datos que siempre será fundamental conocer:

- Nombre de la paciente.
- Antecedentes personales, que incluyan enfermedades crónicas, intervenciones quirúrgicas y tratamiento actual.
- Problemas de la gestación actual tanto maternos como fetales.
- Semanas de gestación: mediante el cálculo según fecha de última regla (FUR) o fecha probable de parto (FPP).
- Datos sobre las gestaciones anteriores.

Por otro lado, mientras se realiza la anamnesis, será preciso iniciar la toma de constantes de la paciente, entre las que interesan la presión arterial, temperatura axilar y saturación de O_2 en un inicio, si es posible.

Se recomienda, así mismo, la canalización de una vía venosa periférica de mejor calibre adecuado.

(18 G, por ejemplo) para eventual administración de medicación y sueroterapia, si se precisa.

> ! Es fundamental procurar para la paciente un ambiente seguro, tranquilo y limpio, donde se facilite la comunicación con ella y entre el equipo sanitario. El momento del parto, aun en un entorno inesperado, ha de ser controlado e íntimo, y la paciente y su acompañante han de sentirse apoyados y ayudados en todo momento.

Por último ha de evaluarse si es posible en que momento del parto se encuentra la paciente.

Es necesaria la realización de un tacto vaginal, en el que valorar la longitud, consistencia y posición del cérvix, así como su dilatación. Es también importante evaluar el sangrado vaginal y la eventual pérdida de líquido amniótico, así como su aspecto y cantidad. Esta exploración ha de hacerse siempre bajo condiciones de asepsia, con guantes estériles y limitada lo máximo posible. No se recomiendan los tactos vaginales repetidos.

> El tacto vaginal es una exploración que precisa entrenamiento, de manera que se recomienda no realizarlo en caso de no tener ningún tipo de experiencia al respecto. Está especialmente contraindicado si existe diagnóstico o se sospecha la presencia de placenta previa, de ahí la importancia de la anamnesis inicial.

Manejo durante el período de dilatación

El manejo durante este período es fundamentalmente la observación. Además de iniciar todas las medidas antes descritas, es importante procurar la comodidad de la mujer, según la posición que prefiera.

Es interesante controlar la evolución de las contracciones uterinas mediante palpación del útero, para detectar los aumentos del tono y anotar, si es posible, la frecuencia e intensidad percibida. En algunos lugares se puede contar con monitores fetales portátiles como el Sonicaid, que permiten el control de la frecuencia cardíaca fetal de manera intermitente. Su uso no es imprescindible, ya que no es un elemento siempre presente en centros de atención primaria o ambulancias. Si se cuenta con él, se buscará el foco fetal mediante la palpación uterina; una vez diagnosticada la localización posible del tórax fetal, se colocará el monitor en dicho punto para detectar la frecuencia cardíaca fetal, que debe encontrarse entre 110 y 160 latidos por minuto.

Manejo durante el período de expulsivo

Durante la fase pasiva la actitud del equipo de emergencias ha de ser también pasiva. Deben limitarse las exploraciones mediante tacto vaginal: es preferible la exploración mediante visualización directa de la cabeza al entreabrir la vulva.

Cuando la paciente comience a referir pujo, hay que animarla a que lo realice de manera espontánea al ritmo de las contracciones.

La intervención comenzará de manera más activa cuando la calota fetal supere el III plano de Hodge y comience a entreabrir la vulva. En este momento la presentación está «coronando». Es importante explicar a la paciente que en este punto los pujos han de ser controlados, aunque la sensación de presión sea máxima. Equipo sanitario debe realizar una protección del periné adecuada, que reduce el riesgo de desgarros perineales y lesiones del esfínter anal. Esta protección se iniciará cuando la piel del periné se encuentre adelgazada debido a la presión que la cabeza rea-

liza, y que será máxima con cada contracción y pujo materno. La técnica varía, con la única intención de impedir una salida brusca de la cabeza; al mismo tiempo que se recomienda a la paciente un pujo contenido e incluso el cese, se realizará la llamada maniobra de Ritgen: con la mano no dominante se intenta una retracción digital de los tejidos blandos y de la vulva y con la mano dominante se soporta el periné en la porción inferior al introito, ayudándose o no de una compresa (**Fig. 29-2**). Se debe intentar no cometer el error de soportar el periné por encima de la porción mencionada, ya que eso detendría la salida de la cabeza.

> ! Si el sanitario que atiende el expulsivo no está familiarizado con la maniobra de Ritgen, se recomienda que solo inste a la paciente a que cese el pujo cuando la cabeza sale sin otras intervenciones.

Tras la salida de toda la calota fetal, esta tenderá a rotar a un lado u otro en función de donde se encuentre el dorso fetal. Esta rotación es espontánea y no se debe interferir en ella. En este punto se debe valorar la presencia de circular de cordón al cuello y, si se presenta, liberarla desenrollándola por la cabeza o pinzando el cordón con dos pinzas y cortando con tijera estéril en medio si esta liberación no es posible.

Cuando la cabeza ha rotado y el cuello fetal está libre de circulares, se ha de sujetar la cabeza suavemente con ambas manos sobre los parietales y la mandíbula fetal para traccionar hacia abajo de manera constante y firme, pero no brusca (**Fig. 29-3**). De esa manera se logra la liberación del hombro anterior de la sínfisis del pubis. Una vez liberado el hombro anterior, se realiza la misma tracción pero hacia arriba, facilitando la liberación del hombro posterior y consiguiendo al fin la salida del resto del cuerpo. Estas maniobras pueden verse dificultadas por la posición materna durante el expulsivo, sobre todo si se encuentra en una cama o camilla, de forma que se recomienda la posición de litotomía al borde de la misma para realizar las tracciones con espacio suficiente.

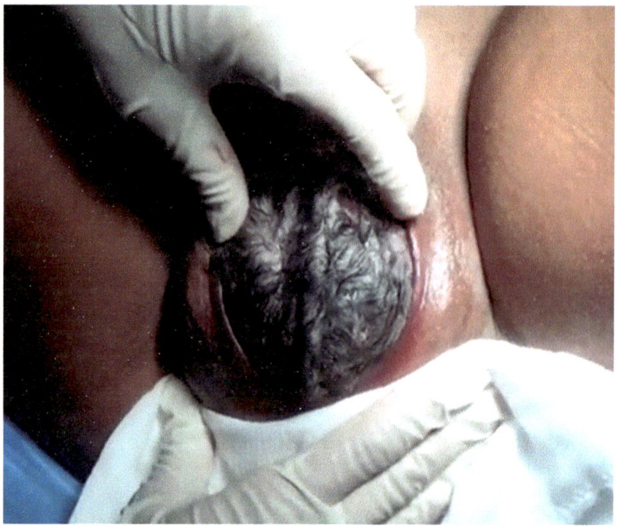

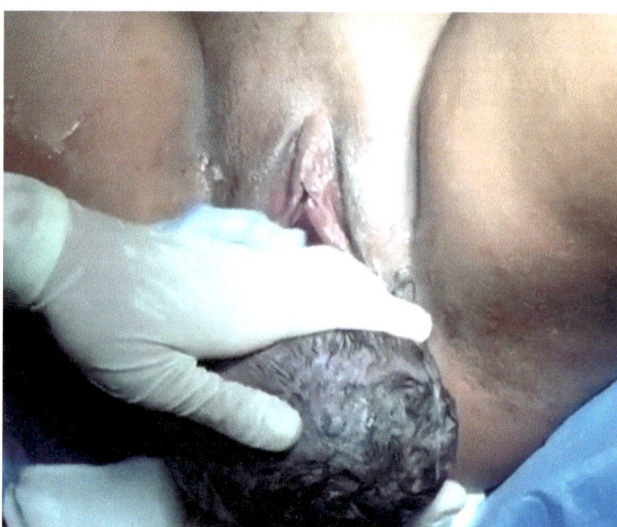

Figura 29-2. Maniobra de Ritgen.

Figura 29-3. Asistencia durante el expulsivo.

Manejo durante el período de alumbramiento

Con la salida completa del recién nacido, se inicia el tercer período del parto.

En primer lugar se coloca al recién nacido sobre la paciente, preferiblemente sin ropa, para establecer el contacto piel con piel de manera precoz. De esta forma el recién nacido iniciará las maniobras de adaptación al medio y de acercamiento al pezón para comenzar la lactancia.

Se debe demorar el corte del cordón umbilical, salvo que este haya sido preciso para la liberación de la circular de cordón. Esta demora se prolongará hasta el cese del latido del cordón, pero si no se dispone de material estéril para cortarlo, no se seccionará. Sí se puede pinzar si se dispone de pinzas de cordón, aunque no se corte. Si se decide cortarlo, se hará mediante el pinzamiento con dos pinzas estériles (quirúrgicas o de cordón) y cortando entre ambas.

Es importante en este punto y durante el primer minuto de vida, realizar una valoración del estado del neonato, mediante el test de Virginia Apgar (test de Apgar, **Tabla 29-2**). Si la puntuación inicial es inferior a 8, se recomienda estimular al feto mediante masaje vigoroso de la espalda, secado o pequeños golpes en la planta de los pies. Al mismo tiempo se debe cubrir al recién nacido con una manta o toalla, para evitar la pérdida de calor y, por ende, la hipotermia.

En cuanto a la expulsión de la placenta, se recomienda expectación. El desarrollo del alumbramiento puede evaluarse mediante la observación de la pinza del cordón, que va bajando conforme la placenta se desprende y desciende por el canal del parto. Una vez que la placenta va saliendo espontáneamente por la vulva, se puede intervenir sujetándola suavemente sin traccionar con una compresa, y girándola sobre sí misma mientras van saliendo las membranas hasta su salida completa. Si se ha seccionado el cordón, es importante guardar la placenta en un recipiente para que sea supervisada por los especialistas obstétrico-ginecológicos a la recepción de la paciente. Si no se ha seccionado, se colocará envuelta en una toalla o compresa en la zona axilar de la paciente mientras esta está tumbada.

Una vez expulsada la placenta, es conveniente una nueva reevaluación de constantes de la paciente así como una observación del sangrado vaginal. Se recomienda masaje del fondo uterino de manera vigorosa para favorecer la contracción uterina y sondaje vesical de descarga o micción espontánea, todo para prevenir la hemorragia posparto precoz secundaria a atonía uterina. Si se dispone de oxitocina en ampollas, se administrará una ampolla de 10 UI intramuscularmente o en perfusión intravenosa diluida en 500 mL de suero salino.

SIGNOS DE ALARMA DURANTE EL PARTO

A pesar de que la mayoría de los partos que acontecen fuera del ambiente hospitalario se desarrollan en ausencia de complicaciones, no es poco frecuente encontrar signos de alarma durante su desarrollo que obligan al sanitario a realizar un control y observación más exhaustiva durante el proceso. Estos signos de alarma pueden ser sugestivos de problemas subyacentes al mecanismo del parto o al bienestar fetal y llevarán a sospechar distintas complicaciones que deben ser detectadas y tratadas precozmente hasta su manejo especializado por el obstetra.

Entre los signos de alarma más importantes destacan:

- Líquido amniótico teñido. Se manifiesta como hidrorrea verdosa de diferentes grados de intensidad y trasparencia, y evidencia que el feto ha expulsado el meconio intraútero. Este signo puede ser traducción de una relajación de esfínteres fetal secundaria a hipoxia, normalmente por compresión del cordón en presencia de contracciones, que produce una vasodilatación en el sistema digestivo. Sin embargo, también puede ser un hallazgo fisiológico en gestaciones a término, debido al aumento de peristaltismo fetal relacionado con diferentes mecanismos neurológicos y hormonales.
- Alteraciones de la frecuencia cardíaca fetal. Esto solo es detectable en aquellos casos en los que se disponga de monitor fetal portátil. Además su interpretación es difícil, precisando formación específica asumible durante el período de especialización.
- Sangrado durante el parto. Un manchado vaginal sanguinolento, entre acuoso y mucoso en cantidad escasa, es un hallazgo habitual y normal en el parto que traduce las modificaciones cervicales que se producen en el canal del parto y en el cérvix. Sin embargo, la presencia de sangrado activo, en cantidad como regla o superior, ya sea de sangre roja u oscura, es un signo de alarma que debe ser detectado y que hará sospechar distintas entidades de gran importancia y gravedad. Cuando esto ocurre es importante anotar otros signos clínicos que pueden aparecer concomitantemente, como un cambio persistente del tono uterino, dolor, cambios en la morfología del útero o dolor de aparición brusca y características fijas. Ante la presencia de estos datos es fundamental sospechar patología grave del parto y favorecer el traslado inmediato de la paciente a un centro adecuado.
- Presentaciones fetales diferentes a la cefálica. La detección de presentaciones fetales diferentes a la cefálica es a veces

Tabla 29-2. Test de Apgar			
	0	**1**	**2**
Actividad cardíaca	Ausencia de latido	<100 latidos por minuto	>100 latidos por minuto
Respiración	Ausente	Lenta e irregular	Buena con llanto
Reflejos	Sin respuesta	Se queja o hace muecas	Llanto, tos, estornudos, movimientos
Tono muscular	Flácido	Extremidades flexionadas	Movimiento activo
Color de la piel	Azul o pálido	Cianosis acral	Todo el cuerpo rosado

complicada para el equipo sanitario de emergencias que no está habituado a realizar el tacto vaginal. Sin embargo, ante la sospecha de una presentación anómala (podálica, transversa, presentación de una mano, etc.) de nuevo es fundamental favorecer el traslado inmediato a un centro adecuado.

PUNTOS CLAVE

- El primer paso en la atención debe ser el activar los medios necesarios para el traslado al hospital más cercano a la paciente y avisar al personal receptor de su inminente llegada.
- Seleccionar material estéril o limpio para el manejo del parto.
- Preparar a la paciente para el parto mediante la canalización de una vía y administración de sueroterapia de mantenimiento. Esta vía puede ser necesaria en algunos casos para administrar medicación.

- Se recomienda el manejo expectante del parto, sobre todo durante la fase de expulsivo. La realización de maniobras específicas se desaconseja si no se está familiarizado con ellas.
- No cortar el cordón si no hay tijeras estériles y no es preciso. En caso de circular apretada al cuello que dificulta extracción fetal sí es preciso seccionarlo.
- Tras la extracción fetal, colocar al recién nacido sobre la madre y cubrir con una manta para evitar la pérdida de calor.
- Control de constantes vitales y signos de alarma durante el parto y posteriormente cada 15 minutos.

BIBLIOGRAFÍA

Bagou G, Mercier FJ, Vivien B. Out-of-hospital unexpected delivery. Anaesth Crit Care Pain Med. 2016;35:23-6.

Fernández N, Leal E, García S, Vázquez M. Atención al parto extrahospitalario. Semergen. 2016;42:331-5.

Guía de práctica clínica sobre la atención al parto normal [Internet]. Ministerio de Sanidad y Política Social; 2010. Disponible en: http//publicaciones.administraciones.es.

Khupakonke S, Beke A, Amoko DH. Maternal characteristics and birth outcomes resulting from births before arrival at health facilities in Nkangala District, South Africa: a case control study. BMC Pregnancy Childbirth. 2017;17(1):401.

Manual de atención al parto en el ámbito extrahospitalario. Ministerio de Sanidad, Servicios Sociales e Igualdad. INGESA: 2013.

McLelland GE, Morgans AE, McKenna LG. Involvement of emergency medical services at unplanned births before arrival to hospital: a structured review. Emerg Med J. 2014;31(4):345-50.

Procedimiento para los cuidados de enfermería en la atención al «parto inminente» fuera del área de partos: en planta o en urgencias hospitalarias o extrahospitalarias. Sociedad Española de Enfermería de Urgencias y Emergencias; 2011. Disponible en: http://www.enfermeriadeurgencias.com/images/archivos/PARTO.pdf.

Vázquez-Lara JM, Gómez-Salgado J, Fernández-Carrasco FJ, Brieba del Río P, Vázquez-Lara D, Rodíguez-Díaz L. Asistencia al parto inminente extrahospitalario. Actuaciones durante este proceso y cuidados a la madre y al recién nacido. Rev Esp Salud Pública. 2018;92:e1-e12.

Urgencias durante el embarazo y el puerperio

30

M. C. Ariza Salamanca

OBJETIVOS

- Nombrar las principales urgencias obstétricas durante el embarazo (primer, segundo y tercer trimestre), parto y puerperio.
- Identificar signos y síntomas de las urgencias obstétricas.
- Relacionar el diagnóstico precoz de las urgencias obstétricas con una disminución de la morbimortalidad maternofetal asociada.
- Preparar a los profesionales de enfermería para prestar una atención eficaz y eficiente ante las urgencias obstétricas basada en la evidencia científica.

URGENCIAS EN EL PRIMER TRIMESTRE DEL EMBARAZO

Embarazo ectópico

El embarazo ectópico se define como la implantación del óvulo fertilizado fuera de la cavidad endometrial. La implantación del ovocito fecundado fuera del endometrio se debe fundamentalmente a la alteración del epitelio tubárico y de la motilidad de las fimbrias y, hasta en un 80 % de los casos, estos embriones además van a tener anomalías que favorecen la interrupción espontánea de la gestación.

 La localización más frecuente del embarazo ectópico es la trompa (97 %). También puede ubicarse en la región ampular (80 %), el istmo (12 %) o puede ser cornual (2 %). Otras localizaciones menos frecuentes son: abdomen (1-2 %), ovario (1 %) y cérvix (0,5 %).

Factores de riesgo

En las últimas décadas su incidencia se ha incrementado (1-2 % en la actualidad), debido fundamentalmente al aumento de los factores de riesgo, como el uso de técnicas de reproducción asistida y el empleo de métodos diagnósticos más sensibles y específicos.

Se detectan hasta en el 25-50 % de los casos:

- Antecedentes de enfermedad inflamatoria pélvica (*Chlamydias*).
- Antecedentes de embarazo ectópico.
- Cirugía tubárica previa (ligadura o repermeabilización).
- Síndromes adherenciales.
- Tabaquismo.
- Dispositivo intrauterino.
- Edad superior a 40 años.
- Antecedentes de interrupción voluntaria del embarazo.
- Defectos de la fase lútea.
- Técnicas de reproducción asistida.

La mortalidad materna por esta patología ha descendido y se estima entre el 10 y el 15 % de las muertes en relación con el embarazo y el 80-90 % de las muertes en el primer trimestre de gestación.

 La coexistencia de la gestación intrauterina y el embarazo ectópico se denomina gestación heterotópica y se da en 1-2 de cada 10.000 gestaciones.

Clínica

Las manifestaciones clínicas son muy variadas, desde casos asintomáticos hasta casos con *shock* hipovolémico que puede causar la muerte. Dependerán del grado de invasión del trofoblasto en la pared tubárica (en el caso más frecuente que es el de embarazo ectópico tubárico ampular) o el lugar de implantación, la duración de la gestación y el tamaño del saco.

La tríada clásica consiste en dolor intenso y brusco en hipogastrio junto con metrorragia escasa, intermitente y oscura y amenorrea de varios días o semanas con test de gestación positivo.

Identificar precozmente los factores de riesgo y síntomas que lleven al diagnóstico es fundamental para tratar el embarazo ectópico de la forma menos intensiva posible.

 Debe sospecharse embarazo ectópico siempre que la paciente tenga clínica sugestiva y retraso menstrual. En la anamnesis se deberá prestar especial atención a los factores de riesgo (presentes en el 25-50 % de los casos).

Conducta en urgencias

El tratamiento quirúrgico de elección en el embarazo ectópico es la laparoscopia por ser menos invasiva y costosa, aunque menos exitosa que la laparotomía. El tratamiento médico de elección es el metotrexato sintético (monodosis).

Metrorragia en el primer trimestre

Se supone que un 40 % de los embarazos que llegan a fase de implantación se pierden. El 15-20 % de los embarazos clínicamente aparentes se abortan de forma espontánea, el 75 % antes de las ocho semanas de gestación y por encima de las doce semanas la probabilidad va disminuyendo. Si se combinan las cifras de pérdidas de gestaciones conocidas con las no conocidas aún, la verdadera tasa de pérdida gestacional llega a ser del 50-60 %.

La causa más frecuente de pérdida gestacional son las alteraciones cromosómicas (50-60 %) y las malformaciones. La causa más común: la trisomía, aunque la monosomía X es la alteración simple del cariotipo más común en los abortos.

 No se debe obviar la metrorragia de implantación, que normalmente ocurre en la 5ª-6ª semanas tras la fecha de la última regla y que las mujeres a veces confunden con una regla que se ha retrasado, aunque suele ser de menor cuantía; dura habitualmente 1-2 días y no requiere ningún tratamiento.

Conceptos

• Aborto: interrupción espontánea del embarazo antes de la semana 22 de gestación o fetos menores de 500 gramos.

— *Precoz*: antes de la semana 11 de gestación.
— *Tardío*: después de la semana 11 de gestación. Puede cursar con metrorragia, dolor e incluso con rotura prematura de membranas (RPM). Normalmente ocurre en dos tiempos: primero expulsión fetal y después placentaria.
• Amenaza de aborto: aparece clínica de aborto, pero la situación es todavía reversible. Supone un 40 % de las gestaciones y la mitad de los casos finaliza en aborto. Gestaciones con sangrado superior a tres días tienen una probabilidad tres veces mayor de finalizar en aborto que cuando el sangrado es de uno o dos días de evolución.
• Aborto en curso: aborto inevitable/aborto inminente. Cuando hay expulsión de restos ovulares a través del cérvix la situación es irreversible.
• Aborto incompleto: se produce expulsión de parte del contenido uterino, pero quedan restos.
• Aborto completo: se ha expulsado todo el contenido de la cavidad uterina.
• Aborto diferido/retenido: se detiene la evolución de la gestación, pero el saco y el embrión continúan dentro de la cavidad.
• Aborto séptico: clínica igual a la del aborto, junto con fiebre no explicable por otras causas, mal estado general y metrorragia purulenta. Puede complicarse con peritonitis, sepsis, coagulación intravascular diseminada, insuficiencia renal.
• Huevo huero: saco gestacional en el que se desarrollan normalmente los anejos, pero que carece de embrión.

 Por definición, una metrorragia del primer trimestre es una amenaza de aborto mientras no se demuestre lo contrario.

Actitud ante un sangrado en gestantes

Sobre las recomendaciones habituales a gestantes con metrorragia del primer trimestre (**Tabla 30-1**):

• Reposo en cama: es una de las intervenciones que más se indica como preventiva de aborto espontáneo, sin embargo, NO existen pruebas que apoyen el reposo en cama como buena medida para prevenir el aborto espontáneo en muje-

Tabla 30-1. Valoración de una gestante que consulta por sangrado o dolor en hipogastrio	
Exploración física	**Pruebas complementarias**
Valorar estado general	Ecografía, hallazgos ecográficos del primer trimestre de gestación:
Palpación abdominal	• 4 SG: engrosamiento endometrial. Saco 3-5 mm
Especuloscopia:	• 5 SG: vesícula vitelina
• Cuantificar cantidad de sangrado	• 6 SG: embrión. Se detecta actividad cardíaca positiva a partir de 3-5 mm
• Expulsión de restos ovulares	• 7-10 SG: aumento de longitud cefalocaudal de 8-43 mm
Tacto bimanual	• 11 SG: visible estructura ósea craneal
Altura uterina	• 12 SG: desaparece la vesícula vitelina
Permeabilidad cervical	
Dolor a movilización cervical	Beta-HCG:
	• Positiva (vida media de 48 horas)
	• Decreciente o estable

SG: semanas de gestación.

res con viabilidad embrionaria/fetal confirmada y hemorragia vaginal en la primera mitad del embarazo.

- Gestágenos: clásicamente se han venido usando en un intento de prevenir los abortos espontáneos, debido a que se sugirió como factor causal del aborto una insuficiente secreción de progestágenos. No parecen existir pruebas que apoyen el uso rutinario de progestágenos para prevenir el aborto espontáneo en embarazos en el primer trimestre o en la primera mitad del segundo. Sí podría justificarse su uso en mujeres con antecedentes de abortos espontáneos recurrentes ya que conllevan mejores tasas de nacidos vivos.
- Miorrelajantes uterinos (agentes tocolíticos y antiespasmódicos): no se considera que existan pruebas que apoyen su uso en mujeres con amenaza de aborto.

Cuando la situación ya es irreversible, aborto en curso, diferido o huevo huero y no se trate de un aborto completo, se procederá al tratamiento médico del aborto con misoprostol vía vaginal o, si es preciso, ingreso de la mujer para legrado obstétrico.

> ❗ Las mujeres con Rh negativo y que no están sensibilizadas deben recibir 300 mg de inmunoglobulina antiD después de la evacuación uterina o del diagnóstico de aborto en caso de optar por tratamiento expectante.

Enfermedad trofoblástica gestacional

Se trata de una enfermedad del trofoblasto que se describe como quística y avascular.

El trofoblasto tiene como misión llegar al miometrio en busca de oxígeno para el feto. Cuando el extremo de la vellosidad cordial encuentra una zona rica en oxígeno detiene su crecimiento. Son los vasos que transportan ese oxígeno los que detienen el crecimiento de las células de esa vellosidad. Si no existe mesodermo fetal que produzca esos vasos sanguíneos, no hay buena transmisión de oxígeno y, por tanto, la proliferación permanece. No se forman tampoco vasos linfáticos, por lo que el líquido se acumula en el tejido y le da un aspecto quístico.

Es una enfermedad localizada que habitualmente se resuelve con la evacuación uterina, en principio no debe considerarse invasiva, neoplásica ni maligna, aunque en algunos casos se puede complicar; por ello, precisa control periódico postevacuación.

Mola hidatiforme

- Mola completa: se produce por la fecundación de un óvulo vacío por un espermatozoide 23X que se duplica o por dos espermatozoides distintos, por lo que solo presenta material genético paterno y no existe embrión.
- Mola incompleta o parcial: se produce por la fecundación de un óvulo normal por un espermatozoide diploide o por dos espermatozoides haploides con un óvulo normal; el cariotipo suele ser triploide, generalmente 69XXY. Además

de tejido molar existe zona de placenta sana, a veces con vestigios de desarrollo fetal.

- Tumor trofoblástico gestacional/enfermedad trofoblástica gestacional persistente:
  - *Coriocarcinoma*: trofoblasto sin tendencia a formar vellosidades.
  - *Mola invasiva*: mola completa o incompleta que invade el miometrio y estructuras vecinas e incluso produce metástasis; puede provocar rotura uterina y hemorragia peritoneal.
  - *Tumor trofoblástico del lecho o sitio placentario*: se origina a partir del trofoblasto del lugar de implantación de la placenta, tiende a conservarse confinado en el útero y la emisión de metástasis suele ser en la fase tardía de la enfermedad.

Clínica

- Metrorragia similar a la de amenaza de aborto; es el signo más frecuente, en cantidad variable y generalmente en el primer trimestre. A veces se acompaña de dolor difuso en hipogastrio.
- Náuseas y vómitos: se debe a la presencia exagerada de tejido trofoblástico, que provoca una mayor elevación de la gonadotropina coriónica humana (HCG) que en un embarazo normal.
- Signos de preeclampsia: casi exclusivamente en gestantes con tamaño uterino excesivo y concentraciones muy elevadas de HCG.
- Expulsión de vesículas: se trata del signo patognomónico.
- Signos de hipertiroidismo: sudoración, temblores, piel caliente. Es poco frecuente y se debe a la similitud entre la subunidad α de la HCG con la de la hormona tiroestimulante (TSH).
- Signos de insuficiencia respiratoria aguda por embolia pulmonar de células trofoblásticas o por la asociación de preeclampsia e hipotiroidismo. Es raro pero grave; en la radiografía de tórax se verán infiltrados pulmonares bilaterales.

Una vez confirmado el diagnóstico, se procederá al ingreso de la gestante para evacuación uterina (previa entrega de consentimiento informado). El legrado evacuador se llevará a cabo preferentemente por aspiración.

> Desde la semana 6ª de gestación puede pasar sangre desde el embrión hacia la madre y causar sensibilización. En casos de aborto, gestación ectópica o enfermedad trofoblástica, el riesgo de transfusión fetomaterna seguida de sensibilización de la madre Rh negativo está aumentado significativamente. Por ello, la inmunoprofilaxis con gammaglobulina anti-D debería siempre realizarse en estos casos.

Hiperemesis gravídica

Las náuseas están presentes en el 70-80 % de las embarazadas y los vómitos en el 50 % de los casos.

Las *emesis* son náuseas y vómitos esporádicos que no alteran el estado general y las *hiperemesis* son náuseas y vómitos persistentes e incoercibles, sin causa orgánica, asociados a pérdida de peso, deshidratación, cetosis y alteración electrolítica. La hiperemesis gravídica aparece en el 0,3-2 % de las gestantes.

Náuseas y vómitos del embarazo e hiperemesis gravídica se dan con mayor frecuencia en las 12 primeras semanas de gestación, aunque en un 20 % de las mujeres persisten y la remisión completa se produce entre la semana 16 y la 20 de gestación. Más de la mitad de las gestantes experimentan náuseas y vómitos matutinos, un tercio durante todo el día y el resto, por la noche.

Las náuseas y vómitos se presentan con mayor frecuencia en mujeres jóvenes, nulíparas (no gestaciones previas de más de 20 semanas), primigestas, no fumadoras, obesas, mujeres con intolerancia previa a los anticonceptivos orales, raza negra, con antecedente de gastritis y antecedente de hiperemesis gravídica (la recurrencia en posteriores embarazos es del 60 %).

Etiología

La causa de las náuseas y vómitos del embarazo es aún desconocida y probablemente la etiología es multifactorial:

- Hormonal:
  - Se ha correlacionado los niveles de HCG con la intensidad de la emesis. Gestaciones generales y enfermedad trofoblástica presentan en su clínica una emesis más intensa.
  - Insuficiencia de la corteza suprarrenal secundaria a un déficit de producción de la hormona adrenocorticotropa (ACTH).
  - Niveles de estrógenos más elevados.
  - La progesterona se ha relacionado con esta sintomatología por su efecto sobre la motilidad gástrica, esofágica e intestinal.
  - Otros: prolactina, hormona de crecimiento, andrógenos.
- Neurológica: una mayor labilidad del sistema nervioso vegetativo con enlentecimiento del vaciado gástrico. También puede existir una relación con la liberación de serotonina.
- Metabólica: podría tratarse de alteraciones del metabolismo del glucógeno hepático (su déficit matinal provocaría cetosis leve y, en consecuencia, náuseas y vómitos).
- Alérgica o inmunológica: por una reacción materna a las sustancias del embrión o por las diferencias genéticas entre el feto y el trofoblasto respecto al organismo de la madre.
- Psicológica: rasgos como inmadurez, dependencia, histeria, depresión, ansiedad, trastornos de la alimentación y alteraciones del medio familiar o social de la gestante.
- Infección por *Helicobacter pylori*: mayor incidencia en gestantes con hiperemesis gravídica.

Clínica

- Náuseas y vómitos de predominio matinal, de contenido alimenticio, que pueden desencadenarse por el olfato, la vista o la ingesta de ciertos alimentos.
- Sialorrea y modificaciones del apetito y del gusto.
- Epigastralgias y, a veces, hematemesis por desgarro de la mucosa gastroesofágica.
- Pérdida de peso.
- Signos de cetosis: aliento fétido y con olor a frutas.
- Signos de deshidratación: palidez y sequedad de mucosas, pobre turgencia cutánea, ojos hundidos, hipotensión ortostática, taquicardia y oliguria.
- En situaciones extremas: encefalopatía, ictericia, hipertermia, insuficiencia hepatorrenal, confusión, letargo y coma (**Tabla 30-2**).

Tratamiento ambulatorio

Medidas higiénico-dietéticas

- Comidas fraccionadas (frecuentes y de pequeña cantidad).
- Dieta rica en hidratos de carbono y baja en grasas.
- Evitar alimentos líquidos y calientes (mejor sólidos y fríos).
- Evitar condimentos, bebidas con gas, alcohol, drogas y olores desencadenantes.
- Apoyo psicológico.

Medicación

- Vitamina B_6: es efectiva en la reducción de la gravedad de las náuseas, no ha demostrado tener efectos en los vómitos.
- Antihistamínicos (doxilamina): produce una reducción de las náuseas, pero tiene tendencia a producir somnolencia. No existe evidencia de efecto fetal adverso.
- Benzamidas (metoclopramida): aumenta el tono del esfínter esofágico inferior mientras relaja el píloro y el duodeno, con lo que se acelera el vaciado gástrico y se reduce el reflujo esofágico; además, aumenta el peristaltismo yeyunal con lo que disminuye el tiempo de tránsito desde el duodeno hasta la válvula ileocecal. No ha demostrado ocasionar alteraciones fetales.
- Antagonistas de la serotonina (ondansetrón): no ha demostrado un mayor riesgo de malformaciones.
- Tratamientos alternativos: el *jengibre* ha demostrado ser eficaz en el tratamiento de las náuseas y vómitos del embarazo sin efectos adversos. La *acupresión* consiste en la aplicación de presión sobre un punto de acupuntura (en este caso el punto 6 o punto Neiguan, que se encuentra en la cara palmar de la muñeca) sin necesidad de agujas, por lo que puede ser aplicada por la propia paciente; la acuestimulación (estimulación eléctrica no invasiva del nervio mediano aplicada sobre el mismo punto que la acupresión) ha demostrado mayor eficacia.

Criterios de ingreso y pronóstico

Solo el 1-2 % requerirán ingreso hospitalario, que estará indicado en los casos de intolerancia oral, pérdida de peso, signos de deshidratación con diuresis escasa o alteraciones en la analítica (acidosis progresiva o alcalosis hipoclorémica).

El pronóstico fetal en la mayoría de los casos es muy bueno. En las hiperemesis gravídica graves con pérdida de peso materno superior al 5 % se asocia retraso del crecimiento

Tabla 30-2. Náuseas y vómitos por causas no relacionadas con la gestación frente a náuseas y vómitos por causas relacionadas con la gestación

Causas no relacionadas con la gestación	Causas relacionadas con la gestación
Patología digestiva: gastroenteritis, hepatitis, colecistitis, apendicitis, pancreatitis, úlcera péptica, gastroparesia, obstrucción intestinal y aerofagia	Enfermedad trofoblástica
	Gestación múltiple
	Hidramnios
	Preeclampsia
Patología neurológica: meningitis, tumores, hidrocefalia	Síndrome HELLP
Patología urinaria y/o renal: pielonefritis	
Trastornos metabólicos y endocrinológicos graves: uremia, hiperparatiroidismo o hipoparatiroidismo, crisis hipertiroidea, cetoacidosis diabética, crisis suprarrenal	Hígado graso del embarazo
Patología cardíaca: IAM, ICC	
Infecciones sistémicas agudas con fiebre	Reflujo gastroesofágico
Torsión de quiste de ovario	
Ingestión de toxinas (intoxicación alimentaria)	
Ingestión de sustancias químicas o fármacos: morfina, histamina, quimioterápicos, salicilatos, aminofilina, ipecacuana	
Vómitos psicógenos, anorexia, bulimia	

ICC: insuficiencia cardíaca congestiva; IAM: infarto agudo de miocardio.
Tomado de Cañete ML, Cabrero L. Urgencias en ginecología y obstetricia: Aproximación a la medicina basada en la evidencia. 1ª ed. Madrid: FISCAM; 2007.

fetal intrauterino, y en los casos de encefalopatía de Wernicke asociada la mortalidad fetal puede alcanzar el 40 %.

URGENCIAS EN EL SEGUNDO Y TERCER TRIMESTRE DEL EMBARAZO

Estados hipertensivos del embarazo

Los estados hipertensivos del embarazo tienen una incidencia general del 5-10 % y constituyen una de las complicaciones más frecuentes durante la gestación. Bajo esta denominación se incluye un amplio espectro de gestantes que pueden tener solo una moderada elevación de la presión arterial o una hipertensión (HTA) grave con disfunción orgánica múltiple, preeclampsia, eclampsia o síndrome HELLP.

> ! La HTA se define como una presión arterial sistólica mayor o igual a 140 mm Hg o una presión arterial diastólica mayor o igual a 90 mm Hg en al menos dos ocasiones, con una diferencia mínima de seis horas. Se considera HTA grave cuando la presión arterial sistólica es mayor o igual a 160 mm Hg o la diastólica es mayor o igual a 110 mm Hg.

Clasificación

• HTA gestacional: es la causa más frecuente de HTA en la gestación, con una incidencia de 6-17 % en nulíparas y de 2-4 % en multíparas. En gestaciones múltiples o con antecedentes de preeclampsia la incidencia es mayor. Puede progresar a una preeclampsia y la tasa de progresión dependerá del momento del diagnóstico: alcanzará un 50 % cuando el diagnóstico se efectúa antes de la semana 30.

• Preeclampsia: es la presencia de HTA junto con proteinuria. Se define *proteinuria* como la presencia de, al menos, 300 mg de proteínas en orina de 24 horas o de, al menos, 30 mg/dL o 1+ (en tira reactiva de análisis de orina) en dos muestras aisladas separadas al menos seis horas. Es muy característico de las gestantes con preeclampsia el edema facial y de manos.

• Hipertensión crónica: se define como la presencia de hipertensión antes de la gestación, que se diagnostica antes de la semana 20 o que persiste más de 42 días posparto.

• Hipertensión crónica con preeclampsia sobreimpuesta: empeora la morbilidad materno-fetal. Su diagnóstico se basa en el desarrollo de proteinuria de nueva aparición o, en aquellas que presentaran proteinuria antes de la semana 20, la exacerbación de la HTA o el desarrollo de síndrome de HELLP.

La incidencia de preeclampsia es del 2-7 % en nulíparas y del 0,8-5 % en multíparas; esta incidencia es mayor en gestaciones múltiples (14 %) y con antecedentes de preeclampsia (18 %).

Los factores de riesgo son: nuliparidad, gestación múltiple, obesidad, historia familiar de preeclampsia-eclampsia, preeclampsia en una gestación anterior, estudio Doppler anormal en semana 24, diabetes *mellitus* pregestacional, presencia de trombofilias, hipertensión, enfermedad renal.

En estudios recientes se indica que un desequilibrio entre las proteínas proangiogénicas y antiangiogénicas podría ser responsable de preeclampsia. La placenta anómala libera factores antiangiogénicos tales como sFlt-1 (tirosina-cinasa soluble de tipo FMS) y sEg (endoglina soluble) en el torrente circulatorio, donde estos antagonizan los efectos de los factores proangiogénicos tales como los VEGF (factores de crecimiento endotelial vascular) y el PIGF (factor de crecimiento plancentario). Este desequilibrio de factores circulantes es el responsable de un aumento de la inflamación vascular materna, lo que acaba causando disfunción endotelial y, por consiguiente, signos clínicos de preeclampsia. En el embarazo normal, la concentración de PIGF aumenta de forma progresiva a partir de la semana 12, y alcanza sus valores máximos durante las semanas 29-32, las concentraciones de PIGF de las mujeres que desarrollan preeclampsia son significativamente menores y se pueden medir ya en la semana 12. Las gestantes con una detección de riesgo positivo podrían beneficiarse del uso de ácido acetilsalicílico en dosis bajas desde edades gestacionales tempranas.

La etiología de la preeclampsia es desconocida, aunque existen diversas teorías, como una anormal invasión trofoblástica de los vasos uterinos, incompatibilidad inmunológica entre los tejidos maternos y los fetoplacentarios, mala adaptación a los cambios cardiovasculares o cambios inflamatorios de la gestación, deficiencias en la dieta y anomalías genéticas.

> **!** Cuando se combinan las características maternas, la determinación del PIGF, determinación de factores fetales como la PAPPA-A en suero (ambas determinaciones se han de medir en las semanas 11-13), la presión arterial media y el Doppler de la arteria uterina (IP-Au) se llega a alcanzar una tasa de detección superior al 90 % de los casos de preeclampsia precoz, con una tasa de falsos positivos en torno al 5 % antes de la aparición de síntomas clínicos.

Criterios de preeclampsia grave

- Presión arterial sistólica mayor o igual a 160 mm Hg o diastólica mayor o igual a 110 mm Hg.
- Proteinuria grave, de al menos 5 g de proteínas en orina de 24 horas o mayor o igual a 2 g en muestra aislada.
- Oliguria, diuresis inferior a 400 mL en 24 horas.
- Trombocitopenia con recuento de plaquetas inferior o igual a 100.000/L.
- Deterioro de la función hepática de origen desconocido con elevación de las transaminasas.
- Hemólisis (presencia de esquistocitos en frotis de sangre periférica, LDH superior o igual a 600 UI/l [unidades internacionales por litro], haptoglobina inferior a 0,8 mg/dL).
- Dolor epigástrico.
- Clínica neurológica: hiperreflexia, cefaleas, alteraciones visuales, confusión, náuseas, vómitos.
- Creatinina sérica superior a 1,2 mg/dL.
- Edema pulmonar.

- Crecimiento intrauterino retardado.

Síndrome HELLP

El síndrome HELLP fue descrito en 1982 por Weinstein, HELLP es el acrónimo de los hallazgos bioquímicos del síndrome: hemólisis, elevación de las enzimas hepáticas y disminución de plaquetas.

La incidencia de síndrome de HELLP en las mujeres con preeclampsia leve oscila entre el 4 y el 12 %; en caso de preeclampsia grave está alrededor del 20-25 %, es mayor en mujeres de raza blanca, añosas y multíparas (**Tabla 30-3**).

> El 30 % de los casos se desarrolla posparto, habitualmente en las primeras 48 horas.

Abordaje terapéutico

El ingreso de la gestante será necesario en los casos de preeclampsia grave y en aquellos en los que se desarrolle alguna complicación.

Aunque habitualmente se recomienda reposo en estas pacientes, no hay datos objetivos de que ello conlleve una mejoría en los resultados materno-fetales. En cuanto a la dieta, no debe restringirse la sal excepto en aquellas gestantes con hipertensión crónica que hubieran mostrado una buena respuesta a dicha restricción previamente.

Como medicación hipotensora suele emplearse metildopa (Aldomet®), labetalol (Trandate®) e hidralazina (Hydrapres®). En gestantes sin otra enfermedad concurrente, se debe mantener la presión arterial sistólica en 130-155 mm Hg y la diastólica en 80-105 mm Hg; en caso de alguna enfermedad concurrente: sistólica 130-139 mm Hg y diastólica 80-89 mm Hg.

La eclampsia (presencia de convulsiones) tiene una incidencia inferior al 1 %, pero constituye la urgencia por excelencia en una gestante hipertensa. Cuando se presenta, en primer lugar hay que estabilizar a la gestante y, después, se evaluará si finalizar la gestación en función de las características médicas y obstétricas. Manejo:

- Mantener la permeabilidad de la vía aérea materna y evitar lesiones.
- Monitorización materna (pulsioximetría).
- Canalización venosa periférica.
- Oxigenoterapia.
- Sondaje y control de diuresis.
- Analítica general (hemograma y bioquímica) con pruebas de coagulación.

Tabla 30-3. Complicaciones del síndrome HELLP				
Cardiorrespiratorias	**Renales**	**Hepáticas**	**Coagulación**	**Neurológicas**
Edema de pulmón	Insuficiencia renal aguda	Infarto	Coagulación intravascular diseminada (CID)	Isquemia
Derrame pleural		Hermorragia	Necesidad de transfusión de derivados sanguíneos	Edema cerebral
Síndrome de distrés respiratorio del adulto		Hematoma subcapsular		Hemorragia
		Insuficiencia hepática		Eclampsia

- Tratamiento hipotensor por vía intravenosa en bolos según protocolo.
- Tratamiento anticonvulsivante: sulfato de magnesio. Las benzodiacepinas o fenitoína se utilizarán en caso de contraindicación del sulfato de magnesio o cuando este no sea efectivo.

Traumatismos del embarazo

Los traumatismos son la primera causa de muerte no obstétrica en la mujer durante el embarazo. Son similares a los que sufre la mujer no gestante, pero su respuesta no es igual debido a los cambios fisiológicos y anatómicos que se producen en la gestación. El feto puede sufrir lesiones directas y también derivadas de las alteraciones maternas.

Son motivo de consulta de urgencias: accidente de tráfico, caída accidental, herida por arma blanca o de fuego, agresión física, quemaduras, electrocución o herida causada por electricidad.

La causa más frecuente de traumatismo abdominal directo son los accidentes de tráfico, seguida de las caídas accidentales y los golpes en el abdomen. Hay que mencionar la violencia doméstica como causa de traumatismo, en cuyo caso habrá que alertar a los servicios sociales y a la policía.

La causa más frecuente de pérdida fetal tras traumatismo es el *abruptio placentae* (desprendimiento de placenta), del que el sangrado vaginal es el signo más frecuente, seguido por dolor uterino o dolor en la zona lumbar, también pueden aparecer contracciones o dolores similares a una regla, hipertonía uterina y, por último, la muerte fetal.

> ❗ En caso de traumatismo debe investigarse la presencia o no de hemorragia fetomaterna con el test de Kleihauer-Betke, que es capaz de identificar cantidades tan pequeñas como 0,1 mL de sangre fetal en la circulación materna. La incidencia de la hemorragia fetomaterna es 4-5 veces más alta en mujeres embarazadas que han sufrido un traumatismo que en aquellas con heridas únicamente.

Abordaje en urgencias

Una vez evaluado y estabilizado su estado general, es obligatoria la realización de una exploración ginecológica, una ecografía obstétrica y, en gestantes del 2º y 3er trimestre, debe realizarse un registro cardiotocográfico, dependiendo de la gravedad del golpe o heridas. La proximidad del feto y la placenta a la pared anterior abdominal los hace muy susceptibles de ser lesionados; la probabilidad de daño fetal está directamente relacionada con el tamaño uterino y con el resto de los órganos intraabdominales.

En gestantes que han sufrido un accidente eléctrico, el pronóstico fetal es incierto. En algunas publicaciones no se describe ningún problema y en otras se señala que los problemas más frecuentes fueron oligoamnios y crecimiento fetal retardado.

A pesar de que no existan lesiones externas, no se debe menospreciar ningún signo ni síntoma y hay que realizar los oportunos controles de bienestar fetal y materno. El 70-80 % de todas las pérdidas fetales que se producen en gestantes con algún tipo de traumatismo se dan en casos de traumatismos leves.

> ❗ Los traumatismos suceden en el 7-8 % de las gestaciones. Pueden aparecer importantes complicaciones como parto prematuro, desprendimiento prematuro de placenta normalmente inserta, rotura uterina, lesión directa del feto, muerte fetal o hemorragia fetomaterna masiva.

Amenaza de parto prematuro y rotura prematura de membranas

La amenaza de parto prematuro (APP) es el proceso clínico sintomático caracterizado por contracciones uterinas o cambios cervicales que, sin tratamiento, o cuando este fracasa, podría conducir a un parto antes de las 37 semanas de gestación. La APP puede acompañarse o no de RPM o de hemorragia genital.

Afecta del 8-10 % de las gestaciones. Uno de los puntos principales para prevenir la prematuridad es la identificación y tratamiento de la APP.

Los síntomas indicativos de actividad uterina no siempre son claros: se manifiestan como sensación de presión en hipogastrio, dolor lumbar o molestia similar a dismenorrea (**Tabla 30-4**).

> ❗ Se define RPM como la pérdida de integridad de las membranas ovulares antes del inicio del parto, con la consiguiente salida de líquido amniótico y la puesta en comunicación de la cavidad amniótica con el canal endocervical y la vagina. Aproximadamente el 80 % de los casos de RPM ocurren a término, y van seguidos del inicio del parto en un plazo de 48 horas en cerca del 90 % de las ocasiones.

Tabla 30-4. Diagnóstico diferencial de hidrorrea (salida evidente de LA), leucorrea, incontinencia urinaria y expulsión del tapón mucoso

	Hidrorrea	Leucorrea	Incontinencia urinaria	Expulsión del tapón mucoso
Características	Salida objetiva de LA por el orificio cervical externo, o presencia del mismo en el fondo de saco vaginal posterior	Flujo blanco-amarillento	Características propias de la orina	Fluido mucoso-sanguinoliento
	Las maniobras de Valsalva facilitan la salida de LA	Presencia de prurito	Frecuente en la segunda mitad de la gestación, sobre todo en multíparas	
			Descartar infección urinaria	

LA: líquido amniótico.

Abordaje en urgencias

La valoración de la modificación cervical para el diagnóstico de la APP se realiza mediante ecografía transvaginal. Una vez identificado el canal cervical en un corte en el que se vea tanto el orificio cervical interno como el orificio cervical externo, se medirá la longitud del canal (en tres ocasiones, tomándose la longitud más pequeña) y la existencia de embudo o *funneling* y su profundidad; los estudios han demostrado que el borramiento del cérvix se produce desde el orificio cervical interno hacia el orificio cervical externo. Se considera *funneling* significativo el superior a 5 mm. La longitud media del canal por ecografía es casi el doble de la determinada mediante tacto vaginal, además estos estarán limitados por riesgo de infección, especialmente ante la sospecha de RPM.

> **!** La longitud cervical se relaciona de forma inversa con el riesgo de parto pretérmino. Un canal cervical inferior a 18 mm con contracciones establece el diagnóstico de APP. Por el contrario, cuando es superior a 30 mm, con independencia de las contracciones, la frecuencia de APP es prácticamente nula.

La determinación de fibronectina fetal es el único marcador que ha demostrado tener utilidad clínica. La fibronectina es una proteína extracelular fetal que se encuentra en las membranas. Tras la implantación, esta proteína aparece en las secreciones cervicovaginales, pero su presencia después de la semana 24 es infrecuente, lo que puede indicar separación entre la membrana corioamniótica y la decidua. La fuerza de esta asociación disminuye al aumentar la edad gestacional, por lo que se recomienda solo hasta la semana 34. La gran utilidad de esta prueba radica en su alto valor predictivo negativo. Se determina en el exudado vaginal, por lo que no debe emplearse en mujeres con RPM, que hayan mantenido relaciones sexuales o a las que se les haya realizado una exploración o ecografía vaginal en las 24 horas previas.

En caso de especuloscopia dudosa para RPM podrían usarse los test cualitativos de líquido amniótico en vagina (Amnisure®) que determinan por inmunocromatografía proteínas de dicho líquido en vagina, pero tienen una menor sensibilidad y pueden dar un resultado negativo si la RPM es superior a 12 horas o un falso positivo en presencia de sangre, por ejemplo.

Una vez establecido el diagnóstico de APP, con o sin RPM asociada, el primer paso será la maduración pulmonar fetal. Se administran corticoides porque disminuyen la incidencia de distrés respiratorio, enterocolitis necrosante o hemorragia intraventricular en el neonato. Se administran dos dosis de 12 mg de betametasona (Celestone cronodose®) en un intervalo de 24 horas, que puede reducirse a 12 si no se controla la APP.

El siguiente paso será la tocólisis; el atosibán (Tractocile®) es el fármaco de elección para el tratamiento de la APP. Se administra un bolo inicial de 6,75 mg y, después, una perfusión continua de 300 µg/min durante tres horas; a continuación, se administrarán 100 µg/min durante un máximo de 48 horas. Se puede repetir un máximo de cuatro ocasiones. En el caso de APP con RPM asociada, la tocólisis se empleará únicamente en casos seleccionados, ante la presencia de dinámica uterina o modificaciones cervicales en gestaciones con inmadurez pulmonar para intentar prolongar la gestación 48 horas y lograr la maduración pulmonar.

Cuando el hallazgo inicial es la RPM, el manejo dependerá del riesgo de parto inminente y de la viabilidad fetal en función a la edad gestacional:

- Gestaciones de más de 34 semanas: abordaje similar al de gestaciones de 37 semanas (profilaxis antibiótica según protocolo y conducta expectante (durante un período de tiempo variable de unos hospitales a otros) e inducción al parto si no se desencadena. Edad gestacional de 24 a 34 semanas: ingreso inicial de la gestante, toma de muestra para detección de estreptococo beta-*agalactiae,* valoración de la frecuencia cardíaca fetal, recuento leucocitario, maduración pulmonar, tocólisis (en los casos citados) y antibioterapia profiláctica. Posteriormente se le ofrecerá realizar el seguimiento de forma ambulatoria con determinaciones analíticas y medición periódica de líquido amniótico por ecografía, resaltando la importancia del control de la temperatura en domicilio.
- Edad gestacional inferior a 24 semanas: no está demostrada la eficacia del tratamiento corticoideo, tocolítico ni de antibioterapia, se debe informar a la gestante sobre el pronóstico.

La presencia de gérmenes en el líquido amniótico, normalmente estéril, es diagnóstico de *corioamnionitis.* El diagnóstico se alcanza por la presencia de dos o más de las siguientes manifestaciones clínicas o analíticas:

- Fiebre superior a 38 °C.
- Dolor uterino.
- Leucocitosis superior a 12.000/mm^3.
- Proteína C reactiva superior a 30 mg/L.

El manejo que ofrece el mejor pronóstico materno y perinatal es:

- Resolución del parto en las 6-8 horas siguientes, intentando primariamente el parto por vía vaginal siempre que no esté contraindicado.
- Tratamiento antibiótico vía parenteral desde el momento del diagnóstico y mantenerlo en el posparto hasta que desaparezca la fiebre.

URGENCIAS EN EL PARTO VAGINAL

Prolapso de cordón

Se entiende por prolapso de cordón cuando el cordón umbilical desciende por debajo de la presentación fetal. Tiene una incidencia del 0,14-0,62 % y constituye una de las emergencias obstétricas de mayor gravedad.

El prolapso de cordón se puede presentar de dos formas clínicas:

- Prolapso oculto: se produce un descenso del cordón y compresión, pero sin sobrepasar la presentación fetal. Se divide a su vez en dos tipos:
  - Laterocidencia: el cordón desciende hasta el ecuador de la presentación sin sobrepasar la parte fetal presentada, no es accesible al tacto vaginal.
  - Procidencia de cordón: ocurre generalmente con membranas íntegras cuando el cordón está a la altura de la presentación fetal.

> **Factores de riesgo:**
> 1. Factores maternos: multiparidad, estenosis pélvica y tumores previos.
> 2. Factores fetales: presentación podálica y situación transversa, parto pretérmino, embarazo múltiple.
> 3. Factores ovulares: longitud del cordón mayor de 60 cm, hidramnios, placenta previa.
> 4. Iatrogenia: amniotomía no adecuada, versión del segundo gemelo.

- Prolapso propiamente dicho: el cordón desciende por delante de la presentación y puede asomar por la vulva cuando existe amniorrexis.

El primer signo clínico del prolapso del cordón es la bradicardia fetal, pronunciada y duradera, tras una frecuencia cardíaca fetal normal a lo largo del trabajo de parto, que puede producirse en cualquier momento de la dilatación (**Fig. 30-1**).

Se deberá hacer un tacto vaginal mediante el cual generalmente se palpa el cordón umbilical. Se reconoce a la palpación (más difícilmente si las membranas están íntegras) por ser una estructura de consistencia blanda y con pulso.

En todos los casos se procederá a realizar una cesárea urgente. El profesional que hace el diagnóstico de prolapso de cordón mediante tacto vaginal no extraerá la mano y tratará de realizar una descompresión funicular presionando la cabeza fetal con el fin de que ascienda en el canal del parto, además se colocará a la gestante en posición de Trendelenburg hasta la cesárea.

> El principal factor implicado en el buen pronóstico fetal es la rapidez en la extracción del feto, que depende de un diagnóstico precoz.

Distocia de hombros

Se define como el fracaso en la salida de los hombros a través de la pelvis materna tras la salida de la cabeza, que queda retraída en el periné por la dificultad del paso por debajo de la sínfisis del pubis.

Es una emergencia con altas tasas de morbimortalidad neonatal y materna asociadas. El principal riesgo materno es la hemorragia posparto por atonía uterina o por desgarros en el canal blando. La morbilidad fetal está muy aumentada por el riesgo de lesiones del plexo braquial, más frecuentes del plexo braquial derecho porque la posición fetal occipitoanterior izquierda es la más común.

> En cuanto a las lesiones del plexo braquial, la más frecuente es la del tipo Duchenne-Erb (80 %), que involucra a las raíces nerviosas C5 y C6. Las que afectan a las raíces C8 a D1, parálisis de Klumpe, son menos frecuentes.

Tiene una incidencia del 0,2-2 % de los partos. Se da hasta en un 11 % en fetos con peso superior a 4.000 g y en el 22 % en aquellos con peso superior a 4.500 g.

La diabetes materna y la macrosomía fetal son los factores de riesgo más importantes, con máximo riesgo cuando estos se asocian. Sin embargo, la inducción del parto en embarazos con sospecha de macrosomía fetal no disminuye la tasa de distocia de hombros en comparación con el manejo expectante, y da lugar a una mayor tasa de cesáreas.

En el campo de la docencia en el ámbito europeo están adquiriendo gran relevancia las simulaciones clínicas. Estas suponen una herramienta de enseñanza eficaz para la formación pregrado y posgrado continua ya que permiten al estudiante interactuar en un entorno que simula la realidad y formarse como un profesional diestro, sensible y seguro en su práctica. El uso de simulaciones clínicas es muy interesante, especialmente en el campo de las urgencias/emergencias

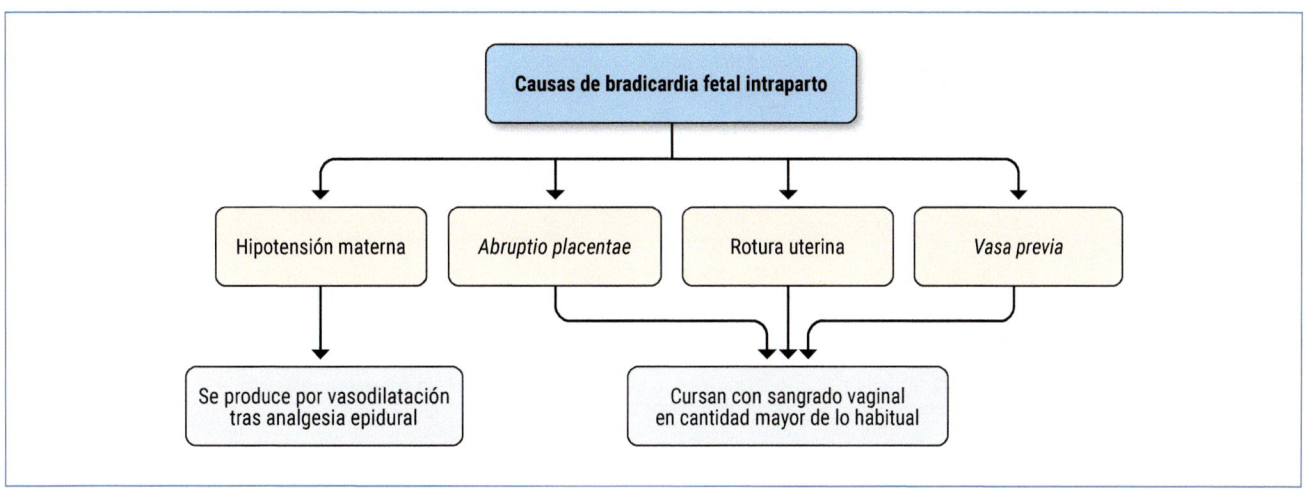

Figura 30-1. Causas de bradicardia fetal intraparto.

obstétricas por su baja frecuencia y elevada complejidad, y no siempre es necesaria la adquisición de materiales muy tecnológicos para llevarlas a cabo. Se puede basar en planes elaborados para países con menores recursos económicos y que han implantado esta práctica.

Entre las medidas generales iniciales ante el diagnóstico de la distocia de hombros se encuentra:

- Registrar hora de inicio y tiempos entre las maniobras a realizar.
- Debe abandonarse una maniobra si no es efectiva tras un minuto de aplicación (bien en historia clínica obstétrica o en hoja de recogida de tiempos).

Por ello, el registro durante la emergencia es fundamental. Hay evidencia científica que sostiene la mejoría en la calidad de las notas y registros de la distocia de hombros si se entrena mediante simulación.

Una vez resuelta la distocia de hombros y sus complicaciones (maternas y neonatales), es preciso afrontar la emergencia de acuerdo con 3 ejes:

1. Registrar el caso para un análisis posterior.
2. Informar a los padres sobre lo que ha sucedido.
3. Analizar el caso.

El registro de los casos fue la herramienta fundamental del grupo PROMT (Practical Obstetric Multiprofessional Training) (tomado del Royal College of Obstetricians and Gynaecologist [RCTOG]) para demostrar la eficacia del entrenamiento y su influencia en la mejora de los resultados perinatales.

Además, el registro de los datos del caso ayudará a los profesionales si se produce una demanda judicial y es un mecanismo muy útil para reducir el uso de maniobras desaconsejadas en la resolución de la distocia de hombros.

En caso de distocia de hombros, debe registrarse adecuadamente en la historia clínica especificando los siguientes aspectos:

- Cumplimentación del partograma.
- Si el parto es instrumentado, apuntar la indicación, estática fetal, posición de la cabeza, instrumento utilizado y tiempos del parto.
- Registrar cuándo y cómo se llegó al diagnóstico de distocia de hombros (hoja de asistencia al parto).
- Registrar todas las maniobras realizadas después del diagnóstico, así como el tiempo de ejecución de cada una de ellas.
- Explicación a la madre/pareja del problema, de las maniobras realizadas y de las posibles secuelas.
- Evaluación neonatal inmediata.
- En el informe de alta debe aparecer esta emergencia para tenerla en cuenta en el siguiente embarazo.

Conducta obstétrica urgente en la distocia de hombros

En general, se dispone de hasta siete minutos para el parto de un feto que previamente estaba bien oxigenado, antes de que ocurra asfixia. Se ha estimado un descenso del pH de la arteria umbilical de 0,04 unidades por cada minuto que pasa desde el parto de la cabeza hasta la salida del tronco (**Fig. 30-2**).

- Reclutar ayuda multidisciplinar (obstetras, anestesistas, matronas y pediatras), guardar la calma y dar instrucciones claras.
- Vaciamiento vesical si fuese necesario.
- Explicar a la mujer que no debe empujar durante las maniobras de reposición del feto.
- Se deben evitar las fuerzas excesivas sobre los tejidos maternos y fetales.

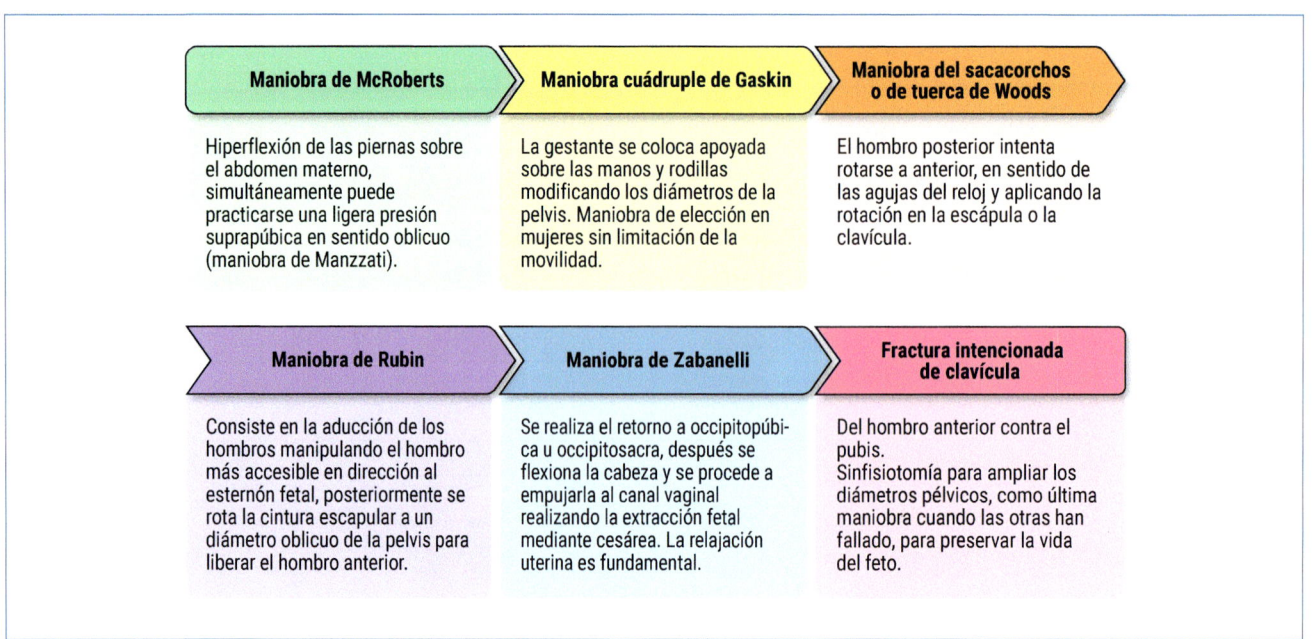

Maniobra de McRoberts	Maniobra cuádruple de Gaskin	Maniobra del sacacorchos o de tuerca de Woods
Hiperflexión de las piernas sobre el abdomen materno, simultáneamente puede practicarse una ligera presión suprapúbica en sentido oblicuo (maniobra de Manzzati).	La gestante se coloca apoyada sobre las manos y rodillas modificando los diámetros de la pelvis. Maniobra de elección en mujeres sin limitación de la movilidad.	El hombro posterior intenta rotarse a anterior, en sentido de las agujas del reloj y aplicando la rotación en la escápula o la clavícula.

Maniobra de Rubin	Maniobra de Zabanelli	Fractura intencionada de clavícula
Consiste en la aducción de los hombros manipulando el hombro más accesible en dirección al esternón fetal, posteriormente se rota la cintura escapular a un diámetro oblicuo de la pelvis para liberar el hombro anterior.	Se realiza el retorno a occipitopúbica u occipitosacra, después se flexiona la cabeza y se procede a empujarla al canal vaginal realizando la extracción fetal mediante cesárea. La relajación uterina es fundamental.	Del hombro anterior contra el pubis. Sinfisiotomía para ampliar los diámetros pélvicos, como última maniobra cuando las otras han fallado, para preservar la vida del feto.

Figura 30-2. Maniobras obstétricas para la resolución de la distocia de hombros.

- La presión fúndica complementaria o maniobra de Kristeller está contraindicada, ya que puede impactar aún más el hombro.
- Limpiar la boca y la nariz del neonato, por si iniciase movimientos respiratorios.
- Iniciar maniobras comenzando por los procedimientos más sencillos y en función de las preferencias y experiencia del profesional que atiende el parto.

Embolia de líquido amniótico

La embolia de líquido amniótico, también conocido como «síndrome anafilactoide del embarazo», es la complicación con mayor mortalidad asociada. La embolia de líquido amniótico comienza con mayor frecuencia en el período de dilatación o expulsivo; excepcionalmente se han descrito casos en los que el parto aún no había comenzado: durante la retirada de un cerclaje, en abortos, en embarazos gemelares y en la realización de una cesárea.

Desde el punto de vista etiopatogénico, únicamente se sabe que para el desarrollo de la embolia de líquido amniótico debe producirse un paso de líquido amniótico a la circulación materna (en cantidad suficiente, a pequeña escala suele existir siempre), para lo cual las membranas deben estar rotas y se debe haber establecido un gradiente de presión entre el amnios y la circulación venosa materna.

La evolución es de tipo fulminante; la mitad de las muertes se producen en la primera hora tras el inicio de la clínica. Un péptico vasoconstrictor presente en el líquido amniótico, la endotelina, puede tener efectos depresores miocárdicos y desencadenar la activación de la coagulación y atonía uterina en este síndrome.

Los síntomas más frecuentes son: insuficiencia respiratoria aguda con hipoxemia grave incluso con necesidad de ventilación mecánica, colapso cardiovascular, convulsiones tónico-clónicas (20 %); la coagulopatía está casi siempre presente, aunque no se manifieste clínicamente y aunque el único signo en fases precoces sea el de hemorragia (83 %).

El diagnóstico inicial se basará en la clínica, ya que la confirmación se basa en la anatomía patológica. El tratamiento es de tipo sintomático, con medidas de soporte vital, por lo que nuevamente va a ser fundamental el diagnóstico precoz.

URGENCIAS EN EL POSPARTO

Infección puerperal

La infección puerperal está causada por invasión directa de microorganismos patógenos a los órganos genitales externos o internos, antes, durante o después del aborto, parto o cesárea, y se ve favorecida por los cambios locales y generales del organismo, ocurridos durante la gestación.

Como consecuencia de la mejora en los cuidados obstétricos en nuestro medio se han reducido, pero siguen teniendo relevancia, ya que suponen un 15 % de las muertes maternas en el mundo según la Organización Mundial de la Salud. Su incidencia en partos vaginales es del 0,9-3,9 %, en cambio en cesáreas es superior al 10 %.

Se caracteriza clínicamente por fiebre superior a 38 °C, en dos o más registros sucesivos de temperatura, después de las primeras 24 horas y durante los 10 primeros días del postaborto, posparto y poscesárea. Otros signos y síntomas son: dolor en hipogastrio; loquios purulentos, fétidos; útero doloroso a la palpación, blando, involucionado (**Tabla 30-5**).

Los gérmenes aislados en sangre con mayor frecuencia son *Streptococo agalactiae* y *Gardnerella vaginalis*. *Chamydia trachomatis* se ha asociado a la forma latente de infección

Tabla 30-5. Factores de riesgo de infección puerperal

Generales	Específicos		
	Durante la gestación	Durante el parto	Durante la cesárea
Anemia	Control prenatal deficiente	Trabajo de parto prolongado	Técnica quirúrgica inadecuada
Desnutrición	Aborto inducido en condiciones de riesgo para la salud	Exploraciones vaginales múltiple (más de 5 exploraciones)	Tiempo quirúrgico prolongado
Obesidad	Infecciones de vías urinarias	Corioamnionitis	Cesárea de urgencia
Enfermedades crónicas debilitantes	Infecciones cervicovaginales	Parto instrumentado (utilización de fórceps)	Pérdida hemática mayor de 1000 mL
	Procedimientos invasivos de la cavidad uterina con fines diagnósticos y terapéuticos	Desgarros cervicales y vaginoperineales mal reparados	RPM de más de 6 horas
Pobreza, condiciones sanitarias e higiénicas deficientes	Rotura prematura de membranas (RPM) de más de 6 horas	Revisión manual de la cavidad uterina	
	Óbito fetal	Pérdida hemática mayor de 500 mL	

puerperal, que se manifiesta entre dos y seis días después del parto vaginal.

El abordaje terapéutico tiene tres puntos clave: prevención, tratamiento sintomático y antibioterapia específica para el germen aislado.

La prevención consiste en:

• Limitar el número de tactos vaginales y realizarlos cada cuatro horas, siguiendo las recomendaciones basadas en la evidencia.

• Respetar las reglas de asepsia y antisepsia (lavado de manos, campo estéril para la realización de sondajes vesicales).
• Profilaxis antibiótica en RPM según protocolo.
• Profilaxis antibiótica en cesárea.

Debe sospecharse embarazo ectópico siempre que la paciente tenga clínica sugestiva y retraso menstrual. En la anamnesis se deberá prestar especial atención a los factores de riesgo (presentes en el 25-50 % de los casos).

PUNTOS CLAVE

• Las urgencias obstétricas son aquellas provocadas por el proceso embarazo-parto-puerperio.
• Los enfermeros de urgencias y emergencias deben contar con los conocimientos necesarios y la capacitación oportuna, ya que la obstetricia constituye la principal causa de ingresos y altas hospitalarias.

• La tríada clásica del embarazo ectópico consiste en dolor intenso y brusco en hipogastrio junto con metrorragia escasa, intermitente y oscura y amenorrea de varios días o semanas con test de gestación positivo.
• Identificar precozmente los factores de riesgo y síntomas que lleven al diagnóstico es fundamental para tratar el embarazo ectópico de la forma menos intensiva posible.

BIBLIOGRAFÍA

Abdel-Aleem H, Abdel-Aleem MA, Shaaban OM. Tocolysis for management of retained placenta. Cochrane Database Syst Rev. 2011;19;(1):CD007708.

American College of Obstetricians and Gynecologists' Committee on Practice Bulletins-Obstetrics. Practice Bulletin No. 173: Fetal Macrosomia. Obstet Gynecol. 2016;128:e195.

Barbieri RL. Intractable shoulder dystocia: a posterior axilla maneuver may save the day. OBG Manag. 2016;28:17-8.

Barbieri RL. Intractable shoulder dystocia: a posterior axilla maneuver may save the day. OBG Manag. 2016;28:20-1.

Cluver CA, Hofmeyr GJ. Posterior axilla sling traction for shoulder dystocia: case review and a new method of shoulder rotation with the sling. Am J Obstet Gynecol. 2015;212:784.

Collin A, Dellis X, Ramanah R, Courtois L, Sautière JL, Martin A. Severe shoulder dystocia: study of 14 cases treated by Jacquemier's maneuver. J Gynecol Obstet Biol Reprod (Paris). 2008;37(3):283-90.

Enekwe A, Rothmund R, Uhl B. Abdominal Access for Shoulder Dystocia as a Last Resort - a Case Report. Geburtshilfe Frauenheilkd. 2012;72(7):634-8.

Leathersich SJ, Vogel JP, Tran TS, Hofmeyr GJ. Acute tocolysis for uterine tachysystole or suspected fetal distress. Cochrane Database Syst Rev. 2018 Jul 4;7(7):CD009770.

Michelotti F, Flatley C, Kumar S. Impact of shoulder dystocia, stratified by type of manoeuvre, on severe neonatal outcome and maternal morbidity. Aust N Z J Obstet Gynaecol. 2018;58(3):298-305.

Ouzounian J. Shoulder Dystocia: Incidence and Risk Factors. Clin Obstet Gynecol. 2016;59(4):791-4.

Sagi-Dain L, Sagi S. The role of episiotomy inprevention and management of shoulder dystocia. Obstet Gynecol Surv. 2015;70:354-62.

Winter C, Crofts J, Laxton C, Barnfield S, Draycott T. Shoulder dystocia. Prompt Course Manual. Cambridge: Cambridge University Press; 2012.

Winter C, Crofts J, Laxton C, Barnfield S, Draycott T. Shoulder Dystocia. PROMPT course manual, 3rd edition. Cambridge: Cambridge Medicine; 2017.

Reanimación cardiopulmonar durante la gestación. Cesárea *perimortem*

31

R. Rodríguez Blanque y J. C. Sánchez García

OBJETIVOS

- Conocer las modificaciones que se producen durante la gestación y su repercusión en las maniobras de reanimación cardiopulmonar.
- Determinar posibles causas de parada cardiorrespiratoria durante la gestación.
- Identificar las modificaciones que deberá realizar ante una reanimación durante la gestación.
- Planificar los recursos necesarios para la atención de calidad no solo a la gestante, sino también al recién nacido.

INTRODUCCIÓN

La parada cardiorrespiratoria (PCR) constituye un problema de salud pública importante y una prioridad en la asistencia sanitaria. Se define como el cese de la función cardíaca y respiratoria, manifestada por la ausencia de respuesta a estímulos y la falta de respiración o que esta sea ineficaz.

La prevalencia de la PCR durante la gestación es baja en nuestro país, situada en torno a 1/30.000, ya que por norma general se trata de mujeres jóvenes y sanas. La incidencia ha aumentado en los últimos años debido a la mayor edad de acceso a la maternidad y, por tanto, a la mayor presencia de comorbilidades: al mayor acceso a técnicas de reproducción asistida, a la mejora en la asistencia sanitaria a mujeres con patologías crónicas –lo que les permite ser madres–, así como a la falta de control antenatal en población inmigrante. El paro cardíaco en mujeres embarazadas se asocia a altas tasas de mortalidad materna y neonatal. Las tasas de mortalidad materna varían del 30 al 80 % y las de mortalidad neonatal llegan hasta el 60 %.

> ! En caso de supervivencia a una PCR durante la gestación, aproximadamente el 12 % de las madres y el 21 % de los recién nacidos tendrán secuelas neurológicas.

La PCR durante la gestación representa una situación especial en la que dos vidas dependen de la inmediatez, organización y habilidad del equipo de reanimación, que debe tener en cuenta, entre muchos otros aspectos, la duración de la gestación y los cambios producidos durante esta para llevar a cabo una reanimación óptima. Por ello, que la persona más adecuada y experta sea la que asuma la toma de decisiones será imprescindible. Ante una PCR o peri-PCR en el medio hospitalario será requerida la presencia y participación en el proceso de un reanimador principal, un ginecólogo, un neonatólogo y personal de enfermería para que la reanimación de la madre y el feto tengan éxito. Si la PCR ocurre en un medio extrahospitalario, es importante la coordinación entre el operador telefónico que recoge la llamada de emergencias, la persona que inicia las maniobras de reanimación cardiopulmonar (RCP) y la rápida disponibilidad de un desfibrilador externo automatizado, ya que una buena coordinación entre estos y la alerta de equipos especializados aumenta la supervivencia.

Ante situaciones de extrema gravedad en las que pueda producirse una PCR en una mujer gestante, todas las maniobras de estabilización deber ser priorizadas en función del bienestar materno, teniendo en cuenta que si el estado de la madre se deteriora el estado del feto se verá más comprometido.

CAMBIOS FISIOLÓGICOS DURANTE LA GESTACIÓN

Es importante tener en cuenta que, debido al estado de gestación, hay dos vidas en riesgo. De ahí la importancia de conocer los cambios fisiológicos que se producen durante la gestación y que van a condicionar algunas modificaciones en las técnicas de reanimación.

Cambios en el aparato cardiovascular

Todas las modificaciones que sufre el sistema circulatorio tienen por objetivo principal asegurar la circulación placentaria para que el feto pueda recibir el oxígeno y los nutrientes que necesita.

- El útero en crecimiento produce un aumento de la presión intraabdominal, eleva el diafragma que, a su vez, eleva el corazón y lo rota hacia delante, horizontalizándolo y desviando el eje hacia la izquierda. Además, existe también una hipertrofia en el músculo cardíaco que provoca un aumento de peso del corazón de unos 25 g y un 10 % de su volumen.

- El gasto cardíaco en reposo aumenta de forma gradual entre un 30 y un 40 % desde el comienzo de la octava semana de gestación, alcanza el nivel máximo a comienzos del tercer trimestre y se estabiliza después hasta el final del embarazo.
- La frecuencia cardíaca en reposo aumenta cerca de 15 latidos por minuto.
- La resistencia vascular periférica disminuye, con lo que se produce una modificación en la presión arterial. La presión arterial disminuye en la primera mitad del embarazo: entre 5 y 10 mm Hg la sistólica y 15 mm Hg la diastólica, para volver a ascender durante la segunda mitad de la gestación a valores pregravídicos.
- La presión venosa se mantiene en cifras normales en la mitad superior del cuerpo y aumenta de forma significativa en la mitad inferior (por debajo del útero).
- Durante la gestación, el volumen de sangre aumenta desde el principio de la gestación y alcanza su valor máximo al final. Este aumento oscila entre un 18 % y un 45 % (1.800 mL) frente a la mujer no embarazada, con el fin de facilitar el intercambio gaseoso entre la economía materna y fetal. Este aumento responde a un mayor volumen de plasma (40 %) y a un incremento de hematíes (20 %), lo que ocasiona una disminución en el hematócrito, que lleva a la anemia gestacional.

> ! Después del cuarto mes de gestación, el útero agrandado puede interferir en el retorno venoso por la presión que ejerce sobre la vena cava, ocasionando una caída del gasto cardíaco y de la presión arterial sistólica, lo que origina una bradicardia por reflejo vagal y una sintomatología de mareo en la gestante y bradicardia fetal, conocida como «efecto Caldeiro».

Cambios en al aparato respiratorio

Los cambios en el sistema respiratorio incluyen alteraciones tanto anatómicas como funcionales. Estas modificaciones tienen lugar desde el principio del embarazo por influencia hormonal, principalmente por la progesterona.

- El útero en crecimiento provoca una ascensión del diafragma de unos 4 cm, como consecuencia se produce un ensanchamiento de la caja torácica y la horizontalización de las costillas flotantes, con un incremento del ángulo subcostal de 68° en los comienzos del embarazo hasta 103° al final. De esta forma, a pesar de que el útero agrandado invade la caja torácica, se produce un ensanchamiento de los diámetros anteroposteriores y transversales del pecho que impide la disminución de la cavidad.
- La acción de la progesterona produce una respiración más profunda, así la mujer puede compensar y mantener la capacidad vital sin que sea necesario incrementar la frecuencia de la respiración.

- La capacidad vital se mantiene igual, pero aumenta el volumen corriente o volumen tidal en más de un 40 %, desde 500 mL en las no gestantes hasta 700 mL al final de la gestación, y disminuye el volumen de reserva inspiratorio y espiratorio, reduciendo la capacidad de reserva unos 500 mL. Esto significa que, en una respiración normal, la cantidad de oxígeno que queda en los pulmones es inferior, por eso se reduce la capacidad de soportar períodos de apnea respiratoria durante la gestación.
- El consumo de oxígeno en condiciones basales aumenta a lo largo del embarazo para satisfacer las necesidades de los órganos principales, como el corazón y los riñones, además de las del feto y de la placenta (cerca de un 30 %). El consumo elevado de oxígeno se facilita en parte por la ventilación, que también aumenta. Este aumento puede ser la causa de la percepción subjetiva de disnea, a pesar del aumento del aporte de oxígeno.
- A medida que la gestación avanza, el diámetro orofaríngeo parece reducirse, y se produce un edema a este nivel posiblemente debido a la retención de líquidos.

Cambios generales durante la gestación que tener en cuenta ante una parada cardiorrespiratoria

Las modificaciones que se producen en el aparato gastrointestinal tienen también repercusión en el manejo de la vía aérea, pues el retraso en el vaciamiento del contenido gástrico y la mayor relajación del esfínter esofágico superior, debido al estado de relajación de la musculatura lisa por acción hormonal favorece que se pueda producir una aspiración del contenido de este.

La ganancia de peso excesiva que se suele producir durante la gestación puede dificultar el manejo de la gestante y su acceso al tórax, y el desplazamiento manual del útero puede verse dificultado por el panículo adiposo.

El aumento del tamaño de los senos puede dificultar el posicionamiento óptimo de la cabeza y el cuello, y reducir el espacio disponible para la apertura de la mandíbula para la intubación (**Tabla 31-1**).

> Estos cambios condicionan algunos cambios en las maniobras de reanimación, que deberá tener en cuenta el equipo de reanimación.

A medida que el embarazo avanza, las vísceras abdominales sufren un desplazamiento cefálico, y hay que tenerlo en cuenta para anticipar lesiones en vísceras ante traumas localizados a nivel torácico, hecho que condiciona, a su vez, la localización de tubos torácicos a uno o dos niveles superiores del quinto espacio intercostal, ante sospechas de neumotórax o hemotórax.

La coagulación también sufre cambios a lo largo del embarazo, pues se produce un estado de hipercoagulabilidad, especialmente durante el segundo y el tercer trimestre. Esto condiciona la administración de derivados sanguíneos, por lo que son necesarios estudios de coagulación previos a la reposición.

Tabla 31-1. Cambios fisiológicos durante la gestación		
Cambios en el aparato cardiovascular		
Aumento	Gasto cardíaco	1er trimestre: 30-40 % 3er trimestre: 60 %
	Frecuencia cardíaca	Frecuencia basal + 15-25 lpm
	Volumen plasmático	30-40 % final de gestación (produce anemia fisiológica)
Disminución	Presión arterial	1er trimestre: al disminuir resistencias vasculares 3er trimestre: se normaliza
Cambios en el aparato respiratorio		
Aumento	Requerimientos de oxígeno	
	Ascenso del diafragma	Alrededor de 4 cm
Disminución	Volumen corriente	
	Volumen residual	
Edematización de la vía aérea		
Cambios generales a tener en cuenta ante una parada cardiorrespiratoria		
Enlentecimiento en el vaciamiento del contenido gástrico		
Ganancia ponderal		
Aumento del tamaño de las mamas		
Compresión de la cava inferior en posiciones supinas a partir de la semana 20 de gestación		
Localización de vísceras abdominales a un nivel superior		
Estado de hipercoagulabilidad		

DETERMINACIÓN DE LA EDAD GESTACIONAL

En las mujeres embarazadas la determinación de la edad gestacional es esencial, ya que la probabilidad de la viabilidad neonatal es un factor importante en la toma de decisiones. Lo ideal es consultar el documento de salud de la gestante en la que queda registrado tanto la fecha de última regla (FUR) como la fecha probable de parto (FPP). Si no hay registro prenatal y ningún miembro de la familia o amigo puede facilitarnos dichos datos, el examen físico puede ayudar a establecer la edad gestacional.

Si la gestación transcurre dentro de la normalidad, el tamaño uterino se correlaciona con la edad gestacional, aunque no es un dato fiable en algunas situaciones, como gestación múltiple, fibromas grandes, oligohidramnios, polihidramnios graves u obesidad materna. Como referencia hay que saber que la parte superior del fondo uterino generalmente se encuentra en el ombligo en gestaciones únicas normoevolutivas de 22-24 semanas (**Figs. 31-1**, **31-2**, **31-3** y **31-4**).

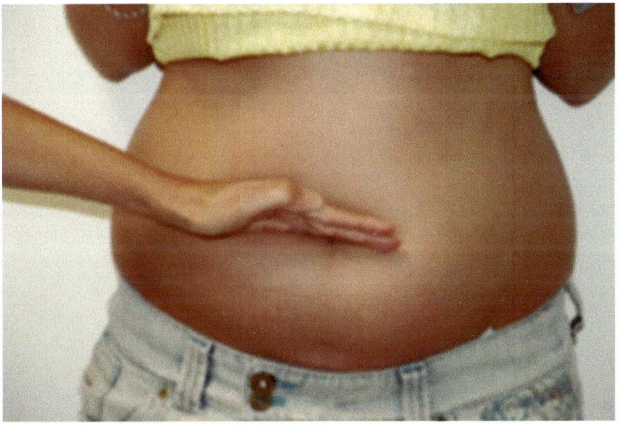

Figura 31-1. Altura uterina: semana 20.

CAMBIOS EN LA REANIMACIÓN DE LA GESTANTE

Posición de la gestante

A la hora de realizar las maniobras de reanimación en una gestante, se debe valorar en qué semana de gestación se encuentra. Si no se conocen y no hay nadie que pueda indicarlo (familiar, amistades, etc.), hay que valorar la altura uterina: si esta rebasa el ombligo, se debe lateralizar el útero manualmente hacia la izquierda, ya que en gestaciones de

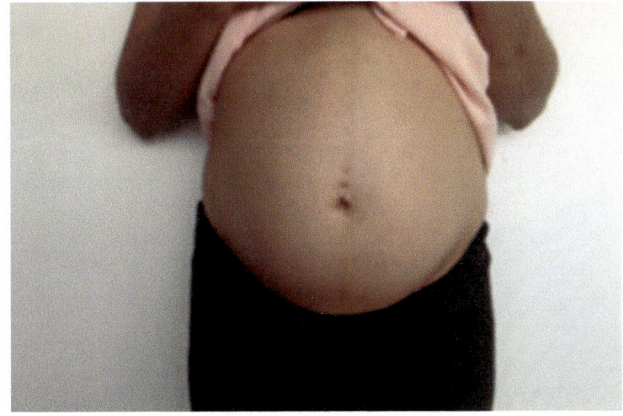

Figura 31-2. Altura uterina: semana 24.

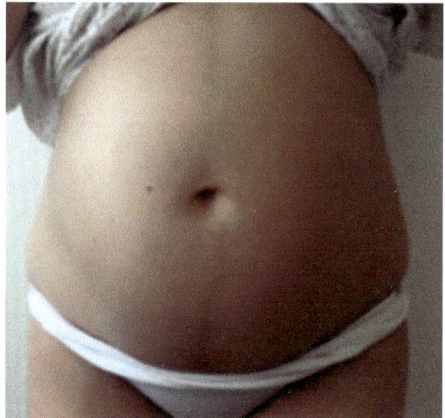

Figura 31-3. Altura uterina: semana 32.

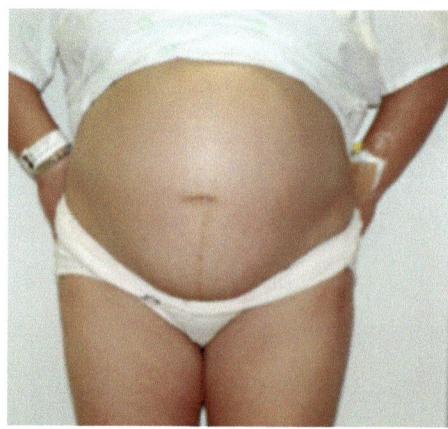

Figura 31-4. Altura uterina: semana 40.

más de 20 semanas el peso del útero grávido puede comprimir la vena cava en supino, disminuyendo el retorno venoso y provocando hipotensión («efecto Caldeiro»).

Colocar a la gestante en decúbito lateral izquierdo y realizar las compresiones torácicas en esta posición no se considera adecuado (antigua recomendación 2010). La razón es que debido a la prioridad que se establece durante la reanimación a las compresiones torácicas de alta calidad, la posición de decúbito lateral izquierdo reduciría la efectividad de las compresiones (incluso poniendo un plano duro detrás), por lo que la recomendación actual es colocar a la gestante en decúbito supino y desplazar el útero de forma manual hacia la izquierda (siempre que haya suficientes reanimadores). Este desplazamiento debe ser de unos 4 cm (**Fig. 31-5**).

 Al colocar a la gestante en decúbito supino, se facilita también tanto el acceso a la vía aérea como el acceso vascular.

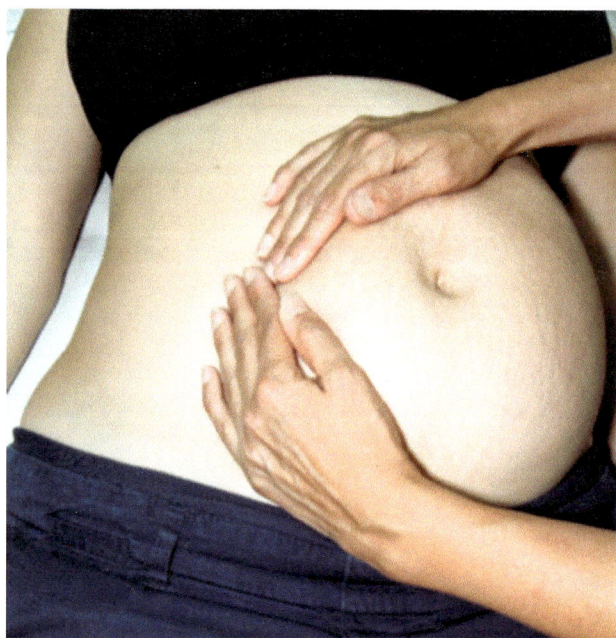

Figura 31-5. Lateralización uterina.

Compresiones torácicas

Las compresiones torácicas de alta calidad son la piedra angular del proceso de reanimación. Estas deben realizarse a una frecuencia de 100-120 compresiones por minuto, con una profundidad de 5 cm (y no más de 6 cm) permitiendo una reexpansión torácica completa durante la fase de descompresión y minimizando las interrupciones (**Tabla 31-2**).

 Las compresiones cardíacas pueden verse dificultadas por el volumen de las mamas, que pueden aumentar hasta 1,5 kg al final de la gestación.

El ascenso de los órganos abdominales y el desplazamiento del diafragma de unos 4 cm hacia arriba durante el tercer trimestre podrían recomendar posicionar las manos para las compresiones torácicas en la gestante ligeramente por encima de la posición fuera de la gestación (1-2 cm hacia arriba). No obstante, las recomendaciones actuales sitúan el punto de compresión en el mismo sitio que en caso de un adulto fuera de la gestación, pues el desplazamiento vertical del corazón en el tercer trimestre del embarazo en relación con el estado no gestante no es significativo, según se ha demostrado mediante pruebas de imagen (**Figs. 31-6** y **31-7**).

💡 En general no hay necesidad de alterar la colocación de las manos para las compresiones torácicas durante la RCP durante el embarazo.

Tabla 31-2. Compresiones torácicas de calidad
Masaje cardíaco externo
Frecuencia: 100-120 cpm
Profundidad compresión: 5 cm
Permitir reexpansión completa en la descompresión
Reducir interrupciones
Relación compresiones/ventilaciones adecuada: 30/2
Mismo punto de compresión que fuera del embarazo

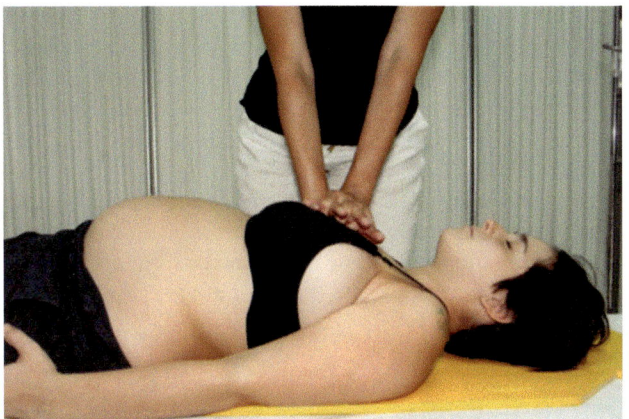

Figura 31-6. Punto de compresión torácica correcto.

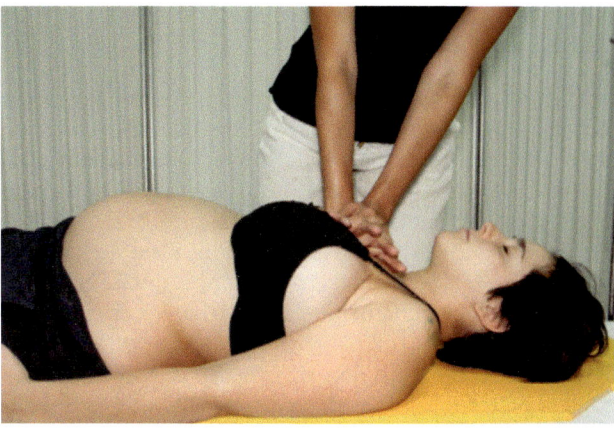

Figura 31-7. Punto de compresión torácica incorrecto.

Vía aérea y ventilación

El aumento de las necesidades de oxígeno unido a la disminución de los volúmenes de reserva hace que la gestante tolere muy mal los períodos de apnea, produciéndose una hipoxia rápidamente. Por lo tanto, se recomienda un manejo adecuado de la vía aérea y la administración de oxígeno al 100 %. El volumen corriente debe ser menor que el utilizado al ventilar fuera de la gestación.

La intubación puede verse dificultada debido a la hiperemia, al aumento de las secreciones y al edema de la vía respiratoria, por lo que si se requiere intubación se usará un tubo de un calibre menor (0,5-1 mm) al que le correspondería.

Vías venosas y fármacos

El acceso venoso de elección debe ser siempre en los miembros superiores, aun cuando se vea dificultada la técnica, debido a la disminución del retorno venoso en miembros inferiores que caracteriza a la gestación.

La gestación no modifica el algoritmo del uso de fármacos en los ritmos desfibrilables y no desfibrilables.

 Ante la letalidad de la PCR, los beneficios del uso de medicamentos potencialmente vitales superan cualquier riesgo fetal conocido o posible. Por lo tanto, la misma medicación usada durante la PCR en adultos y a la misma dosis se usa en mujeres gestantes.

El sulfato de magnesio se usa comúnmente en obstetricia para una variedad de indicaciones (prevención de convulsiones eclámpticas, neuroprotección fetal antes del parto prematuro, tocólisis, etc.). Si se sospecha toxicidad de magnesio, debe interrumpirse la infusión de sulfato de magnesio y administrarse cloruro de calcio (10 mL de una solución al 10 %) o gluconato de calcio (30 mL de una solución al 10 %) por vía intravenosa o intraósea al principio del proceso de reanimación.

Las guías de soporte vital cardíaco avanzado no recomiendan el uso habitual de bicarbonato de sodio durante la RCP, pero puede ser útil en la hiperpotasemia o la sobredosis de antidepresivos tricíclicos. Sin embargo, si no se conoce o si se sospecha que está presente alguna de estas condiciones anteriores, el bicarbonato no está indicado, ya que puede empeorar la acidosis fetal.

Si la extracción fetal se ha producido y hay recuperación de la circulación espontánea, se deberá administrar oxitocina después del parto para reducir la pérdida de sangre materna y el riesgo de hemorragia posparto. Se recomienda una infusión intravenosa continua de una solución diluida de oxitocina (20 miliunidades/minuto). La administración intramiométrica de 10 unidades de oxitocina es una alternativa efectiva a la infusión intravenosa. Debe evitarse la inyección en bolo intravenoso de oxitocina debido al riesgo de hipotensión significativa, colapso cardiovascular y muerte.

El uso de antibioterapia en el puerperio inmediato reduce el riesgo de endometritis. Deben usarse aquellos que sean efectivos frente a bacterias grampositivas, gramnegativas y algunas anaerobias (cefazolina, cefuroxima, ampicilina, piperacilina, cefoxitina, ampicilina-sulbactam). La cefazolina (cefalosporina de primera generación) es ampliamente usada, con la misma eficacia que la cefoxitina (de segunda generación).

Desfibrilación

El tratamiento de las arritmias ventriculares puede requerir desfibrilación durante la reanimación materna. Los cambios fisiológicos del embarazo, el aumento en el volumen sanguíneo, la disminución de la capacidad residual funcional y el ascenso del diafragma no parecen alterar la impedancia transtorácica. Por lo tanto, los requisitos de energía actuales para la desfibrilación en adultos son apropiados para el uso en mujeres embarazadas: choque bifásico de 150-200 julios con el consiguiente aumento de energía si la primera descarga es ineficaz.

Antes de realizar la descarga es preciso retirar el equipo de monitorización fetal, si se está empleando. En ocasiones se procede a la monitorización fetal invasiva a través de un electrodo colocado en la calota fetal: al ser de material metálico, se recomienda su retirada previa a la descarga.

La colocación de las palas o parches para la desfibrilación es la misma que fuera de la gestación. Se considera una mala praxis la colocación de la pala izquierda en posiciones más superiores, con el objetivo de alejarla de abdomen (**Figs. 31-8** y **31-9**).

Etiología de la parada cardiorrespiratoria y causas reversibles

La PCR en la gestante puede estar relacionada con afecciones propias del embarazo (**Tabla 31-3**) o con etiologías comunes al resto de la población: las 4H y 4T. Por lo tanto, ante cualquier PCR es importante identificar las posibles causas para iniciar el tratamiento específico cuanto antes (**Tabla 31-4**).

Con el objetivo de facilitar la identificación de las posibles causas de PCR durante la gestación, se diseñó en países anglosajones una regla nemotécnica de la A a la H (**Tabla 31-5**).

Según diferentes estudios retrospectivos, el *shock* hemorrágico, preeclampsia grave, eclampsia y embolia de líquido amniótico son las principales causas obstétricas de paro cardíaco materno. El *shock* séptico y las enfermedades cardíacas serían las principales causas no obstétricas.

- Hemorragia antenatal o posnatal: las pérdidas normales de sangre durante el parto son 500 mL aproximadamente y se elevan a 800 mL con la cesárea. Se consideran hemorragias obstétricas graves aquellas cuyo volumen, en el período periparto, superan los 1.000 mL. Otras definiciones incluyen como referencia la caída del hematócrito o la necesidad de efectuar transfusiones de sangre para asegurar un volumen eritrocitario adecuado. Debido al incremento de la volemia que se produce durante la gestación, se toleran pérdidas sanguíneas de hasta un 15 % con aparición de una taquicardia e hipotensión leve, pero si la pérdida es mayor, aparece una sintomatología más acentuada y la perfusión útero placentaria puede verse disminuida por redistribución del flujo a zonas «nobles». El tratamiento consiste en la administración de fluidos, incluidos los hemoderivados, oxitocina ante atonía uterina, análogos de prostaglandinas, masaje uterino y corregir la coagulopatía. En ocasiones la falta de control del sangrado requiere la práctica de histerectomía.

- La preeclampsia/eclampsia y el uso de sulfato de magnesio: la preeclampsia se define como la aparición de hipertensión arterial durante la gestación mayor de 140/90 mm Hg en una gestante previamente normotensa, acompañada de proteinuria mayor de 0,3 g/24 h; si este estado desemboca en crisis convulsivas, se habla de eclampsia. Ambas entidades son enfermedades multisistémicas, aparecen a partir de la semana 20 de gestación y se relacionan con una placentación anormal, que se da como consecuencia de una inapropiada invasión trofoblástica de las arterias espirales

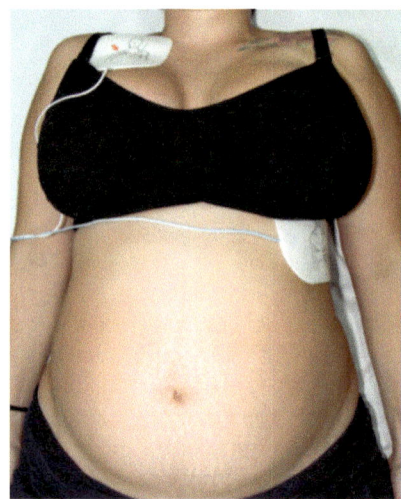

Figura 31-8. Colocación correcta de palas/parches.

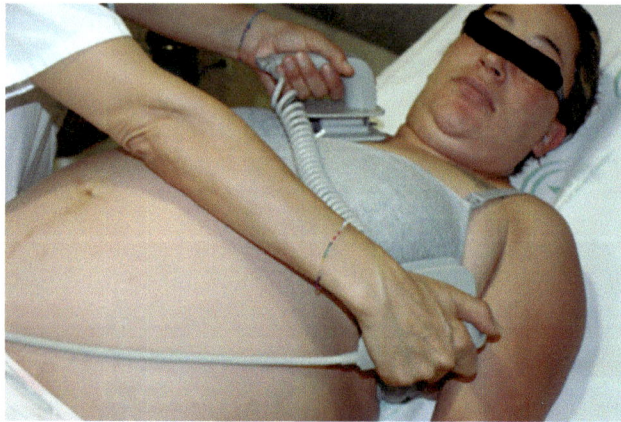

Figura 31-9. Colocación incorrecta de palas/parches.

Tabla 31-3. Causas de parada cardiorrespiratoria relacionadas con la gestación

Relacionadas con la gestación:

Hemorragias por desprendimiento de placenta, placenta previa, etc.
Preeclampsia, eclampsia, intoxicación por magnesio
Síndrome HELLP
Embarazo ectópico

Relacionadas con el parto:

Complicaciones de la anestesia
Embolia de líquido amniótico

Tabla 31-4. Causas reversibles de parada cardiorrespiratoria

Hipoxia	Neumotórax a tensión
Hipopotasemia	Taponamiento cardíaco
Hiperpotasemia	Trombosis (coronaria, pulmonar)
Hipotermia	Tóxicos (envenenamiento)
Hipovolemia	

Tabla 31-5. Regla nemotécnica anglosajona de causas de parada cardiorrespiratoria relacionadas con la gestación

A	Complicaciones anestésicas, accidente / trauma
B	Sangrado (*bleeding*)
C	Cardíaco
D	Drogas
E	Causas embólicas
F	Fiebre
G	General, incluyendo hipoxia, alteraciones electrolíticas...
H	Hipertensión

del útero al inicio del embarazo, que lleva a descenso de la perfusión celular e hipoxia placentaria. El estrés oxidativo resultante causa disfunción endotelial sistémica, que puede desencadenar hipertensión arterial y preeclampsia, pero también inducir el desarrollo de diabetes gestacional. El tratamiento de estas patologías se hace con sulfato de magnesio, en bolos o infusión continua, y su sobredosificación se relaciona con la disminución del reflejo patelar, depresión respiratoria y parada cardíaca.

- Embolia de líquido amniótico: ocurre al entrar líquido amniótico en la circulación materna. La fisiopatología basada en modelos animales indica que, después de la embolia del líquido amniótico, se produce una hipertensión pulmonar aguda y un rápido fallo del ventrículo derecho (generalmente de 15 a 30 minutos), seguidos de disfunción del ventrículo izquierdo; la insuficiencia respiratoria hipoxémica y el colapso cardiovascular se producen rápidamente y culminan en inflamación sistémica y edema pulmonar no cardiogénico. Suele producirse durante el período de dilatación, parto y posparto inmediato. Es difícil llegar al diagnóstico certero basado solo en las manifestaciones clínicas, por lo que es necesaria la realización de una angiografía pulmonar mediante tomografía axial computarizada. Dado que la mayoría de los casos se presentan con insuficiencia/paro cardiorrespiratorio repentino, se debe proceder a una RCP convencional.

Monitorización

No se recomienda la monitorización fetal durante el proceso de reanimación. Si la RCP es eficaz en pocos minutos y se consigue estabilizar hemodinámicamente a la madre, se debe realizar un perfil biofísico fetal que incluye monitorización fetal y ecografía para evaluar el estado del feto y determinar su viabilidad en función de la edad gestacional y el peso estimado.

CESÁREA *PERIMORTEM*

El Consejo Europeo de Reanimación (ERC) recomienda el parto por cesárea si la circulación espontánea no ha regresado a los cuatro minutos del colapso cardiorrespiratorio materno. Por tanto, la cesárea *perimortem* debe iniciarse en cuatro minutos y el feto debe haber nacido a los cinco minutos tras la PCR.

> ! La cesárea de emergencias es una opción que se debe considerar si una vez iniciadas las maniobras de resucitación y tras cuatro minutos, no se recupera la gestante. El interés de esta técnica no solo viene determinado por la viabilidad fetal, sino también para asegurar el éxito de las maniobras.

En caso de PCR durante el expulsivo, el parto vaginal instrumental *perimortem* solo debe plantearse si se puede producir en ese límite de tiempo y requiere, por tanto, una dilatación cervical completa así como una presentación fetal en planos bajos que permitan una instrumentalización del parto. En la mayoría de los casos en los que se produce la

PCR en la embarazada, es necesario terminar el embarazo mediante una cesárea de emergencias, por tanto, no se debe perder tiempo en el traslado de la gestante a un entorno quirúrgico.

La indicación de terminación de la gestación en este breve lapso de tiempo tras una PCR está avalada por la bibliografía basada en informes de casos. Esta recomendación se apoya en el conocimiento actual que señala que:

- El daño cerebral irreversible puede ocurrir en personas no embarazadas después de cuatro a seis minutos de anoxia.
- Las mujeres embarazadas se vuelven anóxicas antes que las mujeres no embarazadas debido a la disminución de la capacidad residual funcional y al aumento de las necesidades de oxígeno propias de la gestación.
- Si el fondo uterino está en el ombligo o por encima de este, los esfuerzos de reanimación ineficaces pueden volverse efectivos cuando el útero ya no está grávido y deja de producirse la compresión aortocava. Se ha observado una mejora sustancial repentina en la hemodinámica con un retorno del pulso y la presión arterial inmediatamente después del parto por cesárea *perimortem*.
- La supervivencia fetal disminuye a medida que se alarga el tiempo entre la muerte materna y la extracción fetal.

A pesar de la implementación de maniobras para mejorar la compresión aortocava, la RCP puede no restablecer la circulación espontánea o proporcionar un gasto cardíaco adecuado. El flujo sanguíneo durante la RCP se produce por compresión mecánica del corazón entre el esternón y la columna vertebral y fluctuaciones fásicas en la presión intratorácica. A pesar del uso apropiado del desplazamiento uterino hacia la izquierda, los efectos mecánicos del útero grávido pueden disminuir el retorno venoso de la vena cava inferior, obstruir el flujo sanguíneo a través de la aorta abdominal y disminuir la distensibilidad torácica, lo que contribuye a la RCP sin éxito. Sin restauración del gasto cardíaco, tanto la madre como el feto están en riesgo de hipoxia y, finalmente, anoxia, especialmente cuando la interrupción de la función cardíaca y respiratoria normal persiste más de cuatro minutos. Aunque puede ser contradictorio operar con un paciente inestable hemodinámicamente, el parto por cesárea puede salvar la vida tanto de la madre como la del feto en esta situación. La extracción fetal vacía el útero y alivia la compresión aortocava. Esto resulta en un aumento del 60 al 80 % en el gasto cardíaco, lo que aumenta la probabilidad de supervivencia materna y, consecuentemente, fetal.

Una revisión de los informes de casos de partos por cesárea *perimortem* de 1900 a 1985 indicó que el resultado neurológico neonatal normal era más probable cuando el parto se completó en cinco minutos tras el paro cardíaco materno. En esta serie, 42 recién nacidos a los cinco minutos tuvieron un resultado neurológico normal en comparación con 19 recién nacidos que nacieron con un tiempo mayor a los seis minutos.

La evaluación posterior de los autores de los casos de cesárea *perimortem* reportados desde 1985 hasta 2004 concluyó que la cesárea *perimortem* se asoció a un retorno espontáneo de la circulación materna o mejoría en el estado hemodinámico materno en 12 de 20 casos, particularmente cuando el parto se completó dentro de los cinco minutos del paro materno. Ningún caso de parto por cesárea *perimortem* dio como resultado un deterioro de la condición materna, aunque estos informes de casos están muy sujetos a sesgo de notificación. De forma similar, los resultados neonatales fueron mejores cuando el parto se completó en cinco minutos.

En la práctica el objetivo de dar a luz al bebé en cinco minutos ha sido difícil de lograr. En una revisión de la literatura médica que incluyó 57 partos por cesárea *perimortem* y en el que se informó sobre el tiempo transcurrido desde la parada hasta el nacimiento de la criatura, el tiempo fue menor de cinco minutos en solo cuatro casos, menor a los 10 minutos en 18 casos y menor de 15 minutos en 32 casos. Solo el parto por cesárea en el periparto en menos de 10 minutos y la parada que ocurre en un contexto hospitalario fueron predictivos de una mayor supervivencia materna, y solo la PCR hospitalaria fue la que se relacionó con supervivencia neonatal. De ahí la importancia de tener equipos para realizar una cesárea de emergencias fuera del espacio quirúrgico.

La edad mínima gestacional de parto por cesárea *perimortem* es objeto de controversia, no tanto por el interés materno, pues la compresión fisiológica aortocava se produce desde las 20 semanas, sino por el interés fetal. Actualmente, una gestación de 20 semanas es inviable fuera del útero; sin embargo, hay algo de imprecisión dentro del rango de 20 a 24 semanas. La evaluación de la viabilidad neonatal no siempre es precisa, ya que no se sabe con certeza qué recién nacidos son extremadamente prematuros. En particular, los nacidos a las 23 y 24 semanas de gestación tienen una posibilidad razonable de sobrevivir sin déficits graves. La mayoría de los centros sanitarios que asisten partos prematuros prestan apoyo neonatal completo a los bebés de al menos 24 semanas de gestación y algunos centros brindan este nivel de cuidado a los bebés mayores de 22 semanas de gestación.

Dadas estas variables, la histerotomía *perimortem* es una opción razonable para embarazos ≥20 semanas de gestación/ tamaño uterino a nivel del ombligo para aliviar la compresión aortocava y facilitar el retorno de la circulación espontánea, independientemente del estado fetal. Si el feto está vivo, puede haber un beneficio neonatal de la histerotomía *perimortem* en embarazos de más de 22-24 semanas.

Como la extracción fetal debe producirse dentro de los cinco minutos posteriores a un paro cardíaco, transportar a la gestante a una sala de operaciones no es una prioridad, como ya se ha mencionado. Un kit de cesárea de emergencia debe ser parte del carro de reanimación en las áreas de asistencia al paciente que comúnmente atienden a mujeres embarazadas (**Tabla 31-6**).

Aunque la técnica usada habitualmente para la realización de una cesárea programada es un abordaje mediante una incisión de Pfannestiel, se propone una incisión vertical infraumbilical en la piel para proporcionar una entrada rápida, exposición uterina adecuada y acceso al diafragma, lo que puede ser útil para otras intervenciones de reanimación. El sangrado puede ser mínimo durante el procedimiento debido a la hipoperfusión. La extracción de la placenta y el cierre de la histerotomía son pasos importantes para prevenir

una hemorragia posterior cuando la estabilidad hemodinámica finalmente se restablece.

 Las compresiones torácicas deben continuarse sin interrupción durante la cesárea, hasta que se recupere la circulación espontánea.

CUIDADOS POSREANIMACIÓN

Los cuidados posreanimación de alta calidad se consideran un eslabón necesario para mejorar la supervivencia. Entre los cuidados generales se deben incluir una serie de medidas propias del estado de gestación:

- Aun cuando se haya producido la extracción fetal, la paciente debe colocarse a 90 grados de inclinación lateral izquierda para evitar la compresión aortocava, que también puede ocurrir después del parto, dado que el útero permanece agrandado, especialmente en los primeros 10 días posparto.
- La labilidad de la temperatura central se asocia a una mayor mortalidad después de un paro cardíaco intrahospitalario. La hipertermia debe evitarse. No está claro si la hipotermia terapéutica es beneficiosa. La American Heart Association recomienda evitar el uso rutinario de hipotermia terapéutica porque en pacientes aún embarazadas puede no ser seguro para el feto (las mujeres embarazadas han

Tabla 31-6. Material quirúrgico para cesárea de emergencias	
Material para cesárea *perimortem*	
Separador Farabeuf 15 cm	
Pinza campo Backhaus 13 cm	6
Tijera Mayo recta 17 cm	1
Tijera Metzembaum curva 18 cm	1
Tijera Metzembaum curva 20 cm	1
Portaguja Mayo Hegar 18 cm	1
Portaguja Mayo Hegar 20 cm	1
Cánula de succión Yankauer Standard	1
Valva maleable mediana 40 mm x 13"	1
Valva suprapúbica para Balfour 8,8 cm	1
Pinza de disección sin dientes 20 cm	1
Pinza de disección con dientes 18 cm	1
Pinza de disección rusa 20 cm	1
Pinza Kelly curva 14 cm	8
Pinza Rochester-Pean curva 20 cm	4
Pinza Allis 5 x 6 dientes 19 cm	8
Mango de bisturí Nº 4	1
Riñonera	1
Bandeja en acero inoxidable	1

sido excluidas de ensayos con hipotermia terapéutica) y en pacientes posparto puede perjudicar la coagulación y contribuir a complicaciones hemorrágicas. Sin embargo, la inducción de hipotermia leve a moderada (temperatura objetivo de 32 a 34 °C durante 24 horas) puede ser beneficiosa en mujeres embarazadas en estado de coma y se ha utilizado con éxito en este entorno. También se debe considerar en mujeres que no siguen órdenes o que no muestran movimientos decididos después de la reanimación por paro cardíaco.

- En la mujer hipotérmica todavía gestante pueden aparecer ciertas alteraciones en el registro de la frecuencia cardíaca fetal, que puede tener una línea basal más baja (de 90 a 100 latidos por minuto) y una disminución en la variabilidad. La ausencia de variabilidad y la aparición de desaceleraciones, indican un deterioro en el estado fetal, por tanto, se debe considerar la terminación del embarazo si el feto tiene una edad gestacional viable.

Aunque existe un alto riesgo de mortalidad materna después del paro cardíaco, la supervivencia intrahospitalaria parece ser mayor que la de las mujeres en edad reproductiva no embarazadas. Esto puede deberse a las diferencias entre los dos grupos en los factores de riesgo clínico o las diferencias en la intensidad de la monitorización de la paciente entre varias unidades hospitalarias.

PUNTOS CLAVE

- La supervivencia materna y neonatal depende de varios factores, incluida la etiología subyacente a la parada cardiorrespiratoria, la ubicación materna en el momento del suceso (fuera del hospital o en el hospital), la rapidez en la instauración de las maniobras de reanimación y las habilidades y recursos de los proveedores de atención sanitaria.
- En la PCR de la gestante se debe aplicar una reanimación cardiopulmonar de alta calidad con una frecuencia de entre 100 y 120 compresiones por minuto y una profundidad de al menos 5 cm, permitiendo la expansión torácica completa, reduciendo al mínimo la interrupción de las compresiones y evitando una excesiva ventilación.
- El desfibrilador externo automático se debe utilizar en cuanto esté disponible.
- El fundamento del soporte cardiovascular avanzado eficaz se basa en una alta calidad de la RCP y, para la fibrilación ventricular y la taquicardia ventricular sin pulso, una rápida desfibrilación a los pocos minutos tras el colapso.
- Comprender la importancia del diagnóstico y tratar las posibles causas subyacentes, considerando, por tanto, la regla de las H y las T y las situaciones particulares debido a la gestación, es fundamental en el manejo de todos los ritmos de parada cardíaca.
- La cesárea de emergencias es una opción que se debe considerar si una vez iniciadas las maniobras de reanimación y tras cuatro minutos, no se recupera la gestante. El interés por esta técnica no solo viene determinado por la viabilidad fetal, sino también para asegurar el éxito de las maniobras.
- Una vez la paciente alcanza la circulación espontánea, deben «inmediatamente» iniciarse los cuidados posreanimación, optimizando así la supervivencia a largo plazo con buen pronóstico neurológico.

BIBLIOGRAFÍA

Antúnez MG, Cobos CL, García MV, Miguez AM. Reanimación cardiopulmonar. Soporte vital básico y avanzado. Medicine. Programa de Formación Médica Continuada Acreditada. 2015;11(87):5185-94.

Aronsohn J, Danzer B, Overdyk F, Roseman A. Perimortem cesarean delivery in a pregnant patient with goiter, preeclampsia, and morbid obesity. A A Case Rep. 15 de febrero de 2015;4(4):41-3.

Baghirzada L, Balki M. Maternal cardiac arrest in a tertiary care centre during 1989-2011: a case series. Can J Anaesth. 2013;60(11):1077-84.

Beckett VA, Knight M, Sharpe P. The CAPS Study: incidence, management and outcomes of cardiac arrest in pregnancy in the UK: a prospective, descriptive study. BJOG. 2017;124(9):1374-81.

Cantwell R, Clutton-Brock T, Cooper G, Dawson A, Drife J, Garrod D, et al. Saving mothers' lives: Reviewing maternal deaths to make motherhood safer: 2006-2008. The Eighth Report of the Confidential Enquiries into Maternal Deaths in the United Kingdom. BJOG. 2011;118 Suppl 1:1-203.

Chauhan A, Musunuru H, Donnino M, McCurdy MT, Chauhan V, Walsh M. The use of therapeutic hypothermia after cardiac arrest in a pregnant patient. Ann Emerg Med. 2012;60(6):786-9.

De Vito M, Capannolo G, Alameddine S, Fiorito R, Lena A, Patrizi L, et al. Trauma in pregnancy clinical practice guidelines: systematic review. J Matern Fetal Neonatal Med. 2022 Jun 15:1-8.

Dijkman A, Huisman CM, Smit M, Schutte JM, Zwart JJ, van Roosmalen JJ, et al. Cardiac arrest in pregnancy: increasing use of perimortem caesarean section due to emergency skills training? BJOG. 2010;117(3):282-7.

Dildy GA, Clark SL. Cardiac arrest during pregnancy. Obstet Gynecol Clin North Am. 1995;22(2):303-14.

Einav S, Kaufman N, Sela HY. Maternal cardiac arrest and perimortem caesarean delivery: evidence or expert-based? Resuscitation. 2012;83(10):1191-200.

Eldridge AJ, Ford R. Perimortem caesarean deliveries. Int J Obstet Anesth. 2016;27:46-54.

Engels PT, Caddy SC, Jiwa G, Douglas Matheson J. Cardiac arrest in pregnancy and perimortem cesarean delivery: case report and discussion. CJEM. 2011;13(6):399-403.

Hill CC, Pickinpaugh J. Trauma and surgical emergencies in the obstetric patient. Surg Clin North Am. 2008;88(2):421-40, viii.

Holmes S, Kirkpatrick IDC, Zelop CM, Jassal DS. MRI evaluation of maternal cardiac displacement in pregnancy: implications for cardiopulmonary resuscitation. Am J Obstet Gynecol. 2015;213(3):401.e1-5.

Huang T, Chen D, Liu H, Dai M, Huang D. [Analysis of the cause and clinical characteristics of maternal cardiac arrest]. Zhonghua Fu Chan Ke Za Zhi. 2011;46(10):742-7.

Jeejeebhoy FM, Zelop CM, Lipman S, Carvalho B, Joglar J, Myhre JM, et al. Cardiac arrest in pregnancy: A scientific statement from the American Heart Association. Circulation. 2015;132(18):1747-73.

Katz V, Balderston K, DeFreest M. Perimortem cesarean delivery: were our assumptions correct? Am J Obstet Gynecol. 2005;192(6):1916-20; discussion 1920-1.

Krexi D, Sheppard MN. Cardiovascular causes of maternal sudden death. Sudden arrhythmic death syndrome is leading cause in UK. Eur J Obstet Gynecol Reprod Biol. 2017;212:155-9.

Lavecchia M, Abenhaim HA. Cardiopulmonary resuscitation of pregnant women in the emergency department. Resuscitation. 2015;91:104-7.

Lipman S, Cohen S, Einav S, Jeejeebhoy F, Myhre JM, Morrison LJ, et al. The Society for Obstetric Anesthesia and Perinatology consensus statement on the management of cardiac arrest in pregnancy. Anesth Analg. 2014;118(5):1003-16.

Maxwell BG, Greenlaw A, Smith WJ, Barbosa RR, Ropp KM, Lundeberg MR. Pregnant trauma patients may be at increased risk of mortality compared to nonpregnant women of reproductive age: trends and outcomes over 10 years at a level I trauma center. Womens Health (Lond). 2020 Jan-Dec;16:1745506520933021.

Mayanz S, Aguirre M, Montaña R, Illanes R, Cid H, Lagos P. Recomendaciones clínicas de reanimación cardiopulmonar perianestésica del adulto de la Sociedad de Anestesiología de Chile 2012. Vol. 41 Año 2012 Número 1 pp: 80-91 [...] [Internet]. Rev Chil Anest 2016 [citado 4 de junio de 2018]. Disponible en: http://revistachilenadeanestesia.cl/recomendaciones-clinicas-de-reanimacion-cardiopulmonar-perianestesica-del-adulto-de-la-sociedad-de-anestesiologia-de-chile-2012/

Mhyre JM, Tsen LC, Einav S, Kuklina EV, Leffert LR, Bateman BT. Cardiac arrest during hospitalization for delivery in the United States, 1998-2011. Anesthesiology. 2014;120(4):810-8.

Mongraw-Chaffin ML, Cirillo PM, Cohn BA. Preeclampsia and cardiovascular disease death: prospective evidence from the child health and development studies cohort. Hypertension. 2010;56(1):166-71.

Morrison LJ, Jeejeebhoy FM. Estimating maternal cardiac arrest incidence and outcomes: a rare and challenging complication of pregnancy that behooves preparedness. Anesthesiology. 2014;120(4):790-1.

Neal JM, Mulroy MF, Weinberg GL, American Society of Regional Anesthesia and Pain Medicine. American Society of Regional Anesthesia and Pain Medicine checklist for managing local anesthetic systemic toxicity: 2012 version. Reg Anesth Pain Med. 2012;37(1):16-8.

Nielsen N, Wetterslev J, Cronberg T, Erlinge D, Gasche Y, Hassager C, et al. Targeted temperature management at 33 °C frente a 36 °C after cardiac arrest. N Engl J Med. 2013;369(23):2197-206.

Rose CH, Faksh A, Traynor KD, Cabrera D, Arendt KW, Brost BC. Challenging the 4- to 5-minute rule: from perimortem cesarean to resuscitative hysterotomy. Am J Obstet Gynecol. 2015;213(5):653-6, 653.e1.

Soto V, Antonio J, Narváez V, María C, Briones Vega C, Garduño B, et al. Postparo cardíaco en obstetricia crítica. Rev Asoc Mex Med Crít Terapia Intens. 2015;29(3):152-6.

Stanten RD, Iverson LIG, Daugharty TM, Lovett SM, Terry C, Blumenstock E. Amniotic fluid embolism causing catastrophic pulmonary vasoconstriction: diagnosis by transesophageal echocardiogram and treatment by cardiopulmonary bypass. Obstet Gynecol. 2003;102(3):496-8.

Valdés O. Reanimación cardiopulmonar y cerebral en la paciente obstétrica. Rev Cub Med Intens Emerg. 2017;16(0):54-88.

Weinberg GL. Current concepts in resuscitation of patients with local anesthetic cardiac toxicity. Reg Anesth Pain Med. 2002;27(6):568-75.

Urgencias ginecológicas

32

M. A. Jorge Martín

 OBJETIVOS

- Reconocer las principales patologías ginecológicas que pueden llegar a un servicio de urgencias.
- Actualizar los conocimientos para una atención de calidad basada en la última evidencia científica.
- Identificar los diferentes signos y síntomas de las patologías ginecológicas, para garantizar la máxima seguridad del paciente.
- Resolver de forma adecuada las dudas que le puedan surgir al paciente y educar en salud.

INTRODUCCIÓN

Las infecciones ginecológicas son importantes por su elevada frecuencia y por sus posibles complicaciones y secuelas a largo plazo. Se clasifican según la ubicación primaria de los síntomas:

- Infección del aparato genital inferior de la mujer: vulvitis, vaginitis y cervicitis, aunque en la mayoría de los casos la infección no se limita a una sola localización.
- Infección del aparato genital superior de la mujer, también llamada enfermedad inflamatoria pélvica (EPI), que afecta de forma aislada o en asociación al útero, trompas, ovarios y estructuras intraperitoneales contenidas en la pelvis, originando endometritis, salpingitis, salpingooforitis, absceso tuboovárico y pelviperitonitis.

INFECCIONES DEL TRACTO GENITAL INFERIOR

Los síntomas producidos por este tipo de infecciones son la causa más frecuente de consulta ginecológica.

Vulvovaginitis

Es la inflamación de la vulva, la vagina o ambas estructuras a la vez. Entre sus causas están los hongos, bacterias estafilococos, estreptococo, *Escherichia coli* y diferentes gérmenes implicados en infecciones de transmisión sexual. Alrededor del 90 % están causadas por cándida, tricomonas o son vaginosis bacterianas.

Ante síntomas sospechosos de infección genital, siempre debe comenzarse con una anamnesis adecuada, ya que uniendo la historia clínica con el examen físico y unas pruebas simples, muchas de ellas realizadas en urgencias, puede concluirse un diagnóstico. Hay que preguntar por el tiempo de evolución, medicación habitual, autotratamientos, actividad coital, hábitos higiénicos, métodos anticonceptivos, enfermedades generales, etcétera.

Los síntomas característicos de la vulvovaginitis son: incremento de la cantidad del flujo, cambio de sus características habituales, olor, color, consistencia; dolor o prurito vaginal, sensación urente, disuria o dispareunia. Se describen síntomas y flujos característicos para cada tipo de infección, pero existen formas anormales de presentación y hasta un 20 % de las pacientes presenta infección microbiana por dos o más microorganismos.

 El contenido vaginal varía a lo largo de la vida de la mujer. La vagina no tiene glándulas secretoras, así que el contenido vaginal se forma con células epiteliales descamadas del moco cervical, trasudado o productos bacterianos.

Para realizar un adecuado examen del flujo, se debe practicar especuloscolpia y tomar muestra del flujo del tercio superior vaginal o fondo de saco posterior.

El tratamiento de la vulvovaginitis varía en función de la etiología. Cuando no está clara su etiología se basa en compuestos polivalentes como la Blastoestimulina vaginal® (centella asiática, neomicina, polimixina B, metronidazol, miconazol) o Positon® (neomicina, nistatina y triamcinolona).

Candidiasis

Causada por el hongo levaduriforme cándida. El 80 % por la especie *albicans*.

La candidiasis vaginal es una vaginitis infecciosa ocasionada por una levadura del género *Candida*.

Suele darse en mujeres de mediana edad, es menos frecuente en posmenopáusicas, salvo en tomadoras de hormona tiroestimulante y es rara antes de la menarquia. Se ve favorecido por la gestación, obesidad, toma de anticonceptivos y antibióticos, diabetes, ropa apretada, productos químicos, corticoides, depresión y estados de estrés.

La infección por cándida no tiene un carácter externo, sino que se produce por un desequilibrio en la flora habitual de la vagina. Por esta razón se considera una infección de carácter «oportunista» y no propiamente una enfermedad de transmisión sexual (ETS), ya que puede padecerse sin haber tenido relaciones sexuales, aunque cuando una mujer tiene infección por cándida puede transmitirla al hombre a través del sexo oral o vaginal. En este caso, el hombre infectado podrá, a su vez, transmitir la infección a otra persona por vía sexual oral o vaginal.

La paciente acude a urgencias principalmente con prurito y secreción vaginal. También puede presentar dolor, irritación, quemazón, disuria y dispareunia. Característicamente la clínica se exacerba previamente a la menstruación y mejora con esta.

A la exploración aparece un eritema vulvovaginal, con edema vulvar que llega a borrar los pliegues anatómicos normales. Puede presentar excoriaciones vulvares por el propio proceso o bien por lesiones de rascado. Presenta leucorrea blanca-verdosa, espesa, adherente, grumosa, raramente maloliente.

El diagnóstico es fundamentalmente clínico, pero puede hacerse un frotis de secreción vaginal para confirmarlo. Solo se debe tratar una candidiasis cuando hay sintomatología.

! El pH vaginal normal es ácido (4,5) debido a la formación de ácido láctico a partir del glucógeno en el que son ricas las células de las capas medias. Pero la vagina es diferente según la edad y eso produce cambios también en el pH:
- Recién nacida: pH alcalino.
- Primer mes de vida: pH 6,5-7,5 (alcalino) muy susceptible a infecciones.
- Prepuberal: pH neutro.
- Adolescencia: pH ácido (4-4,5).
- Gestación: pH ácido con gran cantidad de glucógeno, lo que protege de infecciones excepto las causadas por hongos, que se ven favorecidas.
- Posmenopausia: pH alcalino (6-8).

El tratamiento se basa en un diagnóstico precoz y certero de la infección, la corrección de los factores facilitadores o de las enfermedades subyacentes, la determinación del tipo de infección candidiásica y el empleo de fármacos antifúngicos apropiados.

Según la extensión de la infección y el estado general del paciente, se decide un tratamiento tópico o sistémico.

- Tratamiento tópico con derivados imidazólicos en crema para la vulva y en óvulo para la vagina como clotrimazol, miconazol, ketoconazol, sertoconazol, etcétera.

- Tratamiento oral con fluconazol, itraconazol para eliminar el reservorio intestinal.

Se debe tratar a la pareja para disminuir las recidivas. Incluye tratamiento oral, y crema externa si presenta síntomas.

Ante un caso de candidiasis recidivante (con más de cuatro episodios al año), se recomienda instaurar un régimen de mantenimiento semanal tópico u oral.

Otras medidas higiénicas recomendables son: lavados con gel de higiene íntima, uso de ropa no ajustada, empleo de ropa interior de algodón, evitar salvaslips o humedad mantenida, etcétera.

 Cuando se presentan cuatro episodios o más al año de candidiasis vaginal se considera vulvovaginitis candidiásica recurrente.

Vaginosis bacteriana

Es un síndrome caracterizado por la sustitución de la flora bacteriana habitual por otras bacterias. Clásicamente se le ha atribuido a *Gardnerella vaginalis*, pero se ha visto que está asociado a otras bacterias anaerobias, principalmente de las especies *bacteroides* y *mobiluncus*, esta última causante de la producción de aminas que provocan mal olor.

Alrededor del 15 % de las mujeres sexualmente activas pueden presentar esta patología.

La clínica predominantemente es el aumento en la secreción vaginal, leucorrea mucoide, grisácea, maloliente (olor a pescado), sin signos de inflamación, raramente eritema o molestias vaginales. Afecta con mayor frecuencia a mujeres en edad reproductiva y se asocia a portadoras de dispositivo intrauterino.

El diagnóstico en urgencias es clínico.

Para el tratamiento puede usarse clindamicina (crema todas las noches durante días días u óvulo diario durante tres días) o metronidazol (500 mg/12 h por vía oral durante siete días) y responde beneficiosamente a lavados con peróxido de hidrógeno.

Trichomonas

Trichonomas vaginalis es un protozoo anaerobio, flagelado ovoide de tamaño intermedio entre el polimorfo nuclear y las células epiteliales maduras.

La infección por *Trichomonas vaginalis* suele darse en mujeres sexualmente activas, en edad reproductiva; pero también se presenta en posmenopáusicas. Representa el 20 % de las vaginitis y muchas veces está asociada a otra ETS. Hasta un 50 % de las mujeres portadoras son asintomáticas. La mayoría de las veces se trasmite por contacto sexual, pero no siempre.

Hay un período de incubación de 3 a 28 días. Los síntomas son variables, lo más habitual es la leucorrea abundante y espumosa, verde-amarillenta, maloliente, muy irritante, acompañada de eritema y escozor vulvar y de cérvix (cérvix en frambuesa), y con menor frecuencia dispareunia, dolor hipogástrico o disuria.

El diagnóstico en urgencias es clínico. Se puede comprobar el pH vaginal, que será alcalino (**Tabla 32-1**).

Es necesario tratar siempre a la pareja.

 Las vulvovaginitis, en general, se caracterizan por presentar prurito, alteraciones del flujo, dispareunia y disuria.

Cervicitis

La cervicitis es la inflamación infecciosa o no infecciosa del cérvix. Los hallazgos pueden incluir flujo vaginal, sangrado vaginal, y eritema y friabilidad cervical.

La cervicitis aguda generalmente es producto de una infección; la cervicitis crónica no suele ser causada por una infección. La cervicitis puede ascender y causar endometritis y EIP.

La causa infecciosa más común de cervicitis es *Chlamydia trachomatis*, seguido por *Neisseria gonorrhoeae*. Otras causas incluyen el virus del herpes simple, *Trichomonas vaginalis* y *Mycoplasma genitalium*. Frecuentemente no se logra identificar un patógeno. El cuello uterino también puede estar inflamado como parte de una vaginitis (vaginosis bacteriana, tricomoniasis).

Las causas no infecciosas de cervicitis incluyen procedimientos ginecológicos, cuerpos extraños (pesarios, dispositivos anticonceptivos de barrera), productos químicos (en duchas o cremas anticonceptivas), y los alergenos (látex).

Infección por Chlamydia

Es la infección bacteriana de transmisión sexual más frecuente. *Chlamydia trachomatis* es una bacteria gramnegativa intracelular. Es causante de varias patologías en el humano: tracoma ocular, infecciones genitourinarias, salpingitis y linfogranuloma venéreo. Está muy ligada a *Neisseria gonorrhoeae* por varias razones. Una de ellas es porque alrededor del 60 % de las ocasiones existe una coinfección por ambos gérmenes y porque ambos provocan salpingitis y endocervicitis.

Es más frecuente en adolescentes y adultas jóvenes, y es importante diagnosticarlo debido a las consecuencias de esterilidad e infertilidad que provocan las salpingitis por clamidias.

La cervicitis puede no causar síntomas. Los síntomas más comunes son flujo vaginal y hemorragia vaginal entre períodos menstruales o después del coito. Algunas mujeres tienen dispareunia, irritación vulvar o vaginal, o disuria.

La inspección del cérvix revela en un 50 % de los casos una inflamación, con epitelio hipertrófico y eritematoso; friabilidad cervical (sangrado después de tocar el cuello uterino con un hisopo) y, en ocasiones, se recubre de un exudado purulento. La prueba con mayor sensibilidad será el cultivo en células de McCoy.

En la primera visita, la mayoría de las mujeres con cervicitis aguda deben ser tratadas empíricamente para la infección por clamidia, sobre todo si tienen factores de riesgo para enfermedades de transmisión sexual (edad <25 años, nuevas o múltiples parejas sexuales, sexo sin protección) o si el seguimiento no se puede asegurar. El tratamiento consiste en 1 g de azitromicina por vía oral una sola vez o en 100 mg de doxiciclina 2 veces al día, por vía oral, durante 7 días.

Si la causa es una ETS bacteriana, las parejas sexuales deben ser examinadas y tratadas simultáneamente. Las mujeres deben abstenerse de mantener relaciones sexuales hasta que la infección haya sido eliminada en ellas y en sus parejas sexuales.

Gonococia

La infección por *Neisseria gonorrhoeae* tiene una prevalencia muy variable en las diferentes poblaciones; en España ha disminuido en los últimos 20 años. El hecho de que haya alrededor de un 50 % de portadoras asintomáticas dificulta su control.

Puede dar una gama amplia de manifestaciones clínicas; así, existen formas localizadas y formas diseminadas.

El sitio de primoinfección más frecuente será el cuello uterino, que da un exudado purulento amarillo-verdoso con friabilidad tisular. Cuando coloniza la uretra, puede dar síntomas miccionales y exudado purulento uretral. La colonización ascendente en el aparato genital dará EPI. El cuadro diseminado está definido por fiebre, artralgias y pápulas diseminadas.

Las mujeres con cervicitis agudas también deben ser tratadas empíricamente para la gonorrea si tienen factores de riesgo para enfermedades de transmisión sexual, si la prevalencia local es alta (por ejemplo, >5 %), o si el seguimiento no se puede asegurar. El tratamiento consiste en 250 mg de ceftriaxona por vía intramuscular en una dosis, más 1 g de azitromicina por vía oral una vez (debido a la resistencia emergente de *Neisseria gonorrhoeae* a las cefalosporinas).

 Los patógenos más importantes para originar una EPI, son *Chlamydia trachomatis* y *Neisseria gonorrhoeae*. Por lo que es importante su diagnóstico y tratamiento precoz.

Tabla 32-1. Diagnóstico diferencial de vulvovaginitis				
	Clínica	Flujo	Frotis	Tratamiento
Candidiasis	Prurito intenso eritema y edema	Blanco y grumoso	Hifas y esporas	Derivados azólicos. Tratar a la pareja solo si es sintomática
Vaginosis bacteriana	Flujo abundante, ± prurito	Grisáceo homogéneo, adherente, con olor a pescado	Inflamatorio, células *clue* (difuminadas)	Metronidazol, clindamicina. No tratar a la pareja
Trichomonas vaginalis	Flujo abundante, maloliente y prurito	Espumoso amarillo-verdoso	Se visualiza el protozoo móvil	Metronidazol. Tratar a la pareja en todos los casos

Todas las mujeres con infección por clamidia o gonorrea confirmada deben realizarse pruebas entre 3 y 6 meses después del tratamiento, porque la reinfección es común.

Úlceras genitales

Chancroide

El chancroide es la infección de la piel o las mucosas genitales causada por *Haemophilus ducreyi*. El período de incubación es de 1-3 días.

La lesión característica es una pápula que evoluciona a pústula y posteriormente sufre erosión y ulceración. La lesión es dolorosa, sucia, con inflamación perilesional, fondo sucio y exudado mucopurulento. Puede presentar múltiples lesiones por autoinoculación. También presenta una adenopatía inguinal unilateral dolorosa y fistulizada.

El diagnóstico en urgencias es clínico, porque el aislamiento del microorganismo en cultivo es difícil. El tratamiento se realiza con macrólidos (azitromicina o aritromicina), ceftriaxona o ciprofloxacina.

 Al igual que otras enfermedades de transmisión sexual, el chancroide aumenta el riesgo de transmisión del virus de la inmunodeficiencia humana (VIH).

Herpes genital

En un 80 % de los casos el responsable es el virus del herpes humano tipo 2. La prevalencia es difícil de determinar por el alto número de infecciones asintomáticas.

El virus se contagia por contacto sexual, de un paciente con asiento vírico en localización periférica a otro con mucosas o erosiones superficiales: es rara la transmisión por otros medios.

La mayoría de los casos de herpes genital primario no causan síntomas notorios; muchas personas infectadas por el virus del herpes humano (HSV) tipo 2 no saben que tienen herpes genital. Las lesiones genitales primarias se desarrollan entre 4 y 7 días después del contacto. Suele ir precedida o acompañada de un cuadro vírico. Las lesiones son multicéntricas y corresponden a vesículas sobre base eritematosa que posteriormente se ulceran. El principal síntoma es el dolor, que puede acompañarse de quemazón, disuria y adenopatías inguinales. Las lesiones suelen durar 2-6 semanas, un 90 % se acompañan de cervicitis y curan sin dejar cicatriz.

Pueden aparecer complicaciones como meningitis aséptica, mielitis transversa y disfunción del sistema nervioso autónomo o dificultades en la micción y defecación. Estos síntomas son infrecuentes en pacientes inmunocompetentes.

 Después de la infección inicial, el virus del herpes humano permanece en estado de latencia en los ganglios nerviosos, desde donde puede emerger periódicamente. Cuando surge el virus, puede o no causar

síntomas (es decir, lesiones genitales). La transmisión puede ocurrir a través del contacto con las lesiones o, más a menudo, a través del contacto piel a piel con parejas sexuales cuando las lesiones no son aparentes (llamada diseminación asintomática).

Un 75 % de las recidivas son clínicas. Son impredecibles y no se requiere contacto sexual previo. Pueden ir acompañadas de manifestaciones podrómicas y la clínica es la misma que la de la infección primaria, pero más moderada. La curación se produce en 8 días y no deja secuelas.

El diagnóstico en urgencias es clínico y puede confirmarse con pruebas de laboratorio mediante cultivo, proteína C reactiva o pruebas serológicas. El tratamiento consiste en fármacos antivíricos (aciclovir, valaciclovir o famciclovir).

Linfogranuloma venéreo

Infección crónica de tejido linfático producido por los serotipos L1, L2 y L3 de *Chlamydia trachomatis*.

El primer estadio comienza tras un período de incubación de alrededor de 3 días con una pequeña lesión en el sitio de entrada, que puede provocar un desgarro en la piel suprayacente (úlcera), pero cicatriza tan rápidamente que puede pasar inadvertida.

El segundo estadio suele comenzar en los hombres entre la segunda y la cuarta semana, con ganglios inguinales unilaterales o bilaterales que se agrandan y forman masas grandes y dolorosas a la palpación, en ocasiones fluctuantes (bubones). Los bubones se adhieren a los tejidos más profundos y promueven la inflamación de la piel suprayacente, a veces con fiebre y malestar general. En las mujeres, la lumbalgia o el dolor pélvico son habituales y las primeras lesiones se detectan en el cuello uterino o en la parte superior de la vagina, lo que promueve la inflamación de los ganglios linfáticos perirrectales y pélvicos más profundos. Puede haber múltiples trayectos fistulosos de drenaje, por donde se elimina pus o sangre.

En el tercer estadio, las lesiones curan con cicatrices, pero los trayectos fistulosos pueden persistir o recidivar. La inflamación persistente causada por la infección no tratada obstruye los vasos linfáticos y provoca edema y úlceras cutáneas.

 Las personas que practican sexo anal receptivo pueden tener proctitis o proctocolitis grave, con secreción rectal hemática y purulenta durante la primera etapa. En los estadios crónicos, la colitis, que puede confundirse con la de la enfermedad de Crohn, puede causar tenesmo y estenosis en el recto o dolor secundario a la inflamación de los ganglios linfáticos pélvicos.

El linfogranuloma venéreo se sospecha en pacientes con úlceras genitales, ganglios linfáticos inguinales edematizados o proctitis que viven en áreas donde la infección es frecuente, realizaron un viaje a esa zona o tuvieron contacto sexual con personas que viven en esas áreas. El diagnóstico suele realizarse mediante la detección de los anticuerpos contra la endotoxina de *Chlamydia*. Todas las parejas sexuales deben ser sometidas a evaluación.

El tratamiento incluye tetraciclinas o eritromicina por vía oral. A veces se requiere el drenaje de los bubones para reducir los síntomas.

Sífilis

La sífilis es una infección causada por *Treponema pallidum*, bacteria espiroqueta helicoidal.

Infecta a través de las mucosas o lesiones de piel, por regla general, por contacto sexual, aunque hay otras vías como la transfusional, la congénita, por contacto, etcétera.

En los últimos años, han aumentado los casos y han aparecido formas atípicas de presentación debido a la asociación con el VIH. En la mujer infectada, la evolución natural de la enfermedad se divide en tres fases:

• Primaria: chancro en la zona de inoculación, aproximadamente a los 21 días de la exposición. Comienza con una pápula que se convierte en una erosión y finalmente aparece la típica úlcera de bordes sobreelevados indurados. No es dolorosa y se acompaña de adenopatía no dolorosa ni supurativa. Localizado en labios menores, cérvix, labios mayores, periné o ano. Resolución espontánea sin cicatriz (en 3-12 semanas).
• Secundaria: entre las 6 y 12 semanas después de la primaria. La espiroqueta se disemina a través del torrente sanguíneo y produce lesiones mucocutáneas generalizadas, hinchazón de los ganglios linfáticos y, con menor frecuencia, síntomas en otros órganos. Aparecen lesiones cutáneas contagiosas de carácter difuso (máculas, pápulas, condilomas planos, alopecia o linfoadenopatías generalizadas). Las lesiones curan espontáneamente en dos meses. En esta fase también puede aparecer sintomatología general como mialgias, dolor de cabeza y de garganta similar a la gripe.
• Terciaria: Afectación del sistema nervioso central, sistema cardiovascular, huesos. Aparecen los gomas sifilíticos, que afectan principalmente a piel, huesos y órganos internos.

El diagnóstico de sospecha es clínico. La selección de las pruebas de diagnóstico depende del estadio de la sífilis.

El tratamiento incluye penicilina G benzatina para la mayoría de las infecciones.

> Se denomina reacción de Jarish-Herxeimer a la reacción febril aguda que ocurre tras la administración de antimicrobianos en diversas enfermedades espiroquetales. Ocurre durante las primeras 24 horas posteriores al inicio del tratamiento y está acompañada de síntomas como hipotensión, escalofríos, diaforesis, cefalea, náuseas, mialgias y exacerbación de las lesiones cutáneas.

Granuloma inguinal

El granuloma inguinal es una infección rara progresiva de la piel genital y perineal causada por *Klebsiella* (antes *Calymmatobacterium*) *granulomatis*. La enfermedad se caracteriza por lesiones en la piel lentamente progresivas rojo carnosas,

sobreelevadas, indoloras y, a menudo, ulceradas; las adenopatías regionales son inusuales.

El diagnóstico se basa en los criterios clínicos y el examen microscópico.

El tratamiento consiste en antibióticos, sobre todo tetraciclina, macrólidos o trimetoprim/sulfametoxazol.

Molusco contagioso

El molusco contagioso se caracteriza por un grupo de pápulas de color rosado, en forma de cúpula, de 2 a 5 mm de diámetro, lisas, de aspecto cerúleo o nacarado, umbilicadas, causadas por el virus del molusco contagioso, un poxvirus.

El diagnóstico se basa en la apariencia clínica.

El tratamiento tiene como objetivo prevenir la propagación o eliminar lesiones cosméticamente inaceptables. Incluye métodos mecánicos (curetaje, criocirugía) e irritantes tópicos (imiquimod, cantaridina, tretinoína).

Verrugas genitales: infección por virus del papiloma humano

La infección por virus del papiloma humano (HPV) es una de las ETS más frecuente de nuestros tiempos. Además, supone un problema sanitario debido a su papel en el desarrollo de lesiones precancerosas y cancerosas genitales.

Se ha establecido que la prevalencia actual es de un 10 % en los países desarrollados y de un 15 % en las zonas en vía de desarrollo.

El mecanismo de transmisión más frecuente es la inoculación por los microtraumatismos durante el coito. Las zonas más frecuentemente afectadas son la zona de transformación del cérvix y la línea pectínea del canal anal. También es posible la transmisión por fómites y la autoinoculación, ya que el virus es muy resistente. Tras un período de incubación hay un cúmulo de células infectadas que formarán el condiloma o verruga genital.

Las manifestaciones de la infección por el HPV varían según los grupos de edad. En adultas jóvenes lo más frecuente serán verrugas genitales; las mujeres de más edad presentarán otras manifestaciones. Algunas de ellas solo se hacen evidentes tras la aplicación de ácido acético; entrarían dentro de las manifestaciones subclínicas de la enfermedad (**Tabla 32-2**).

Los serotipos con capacidad oncogénica infectan más frecuentemente el cérvix y el tercio superior de la vagina.

> El signo principal de la infección por HPV será el condiloma acuminado, que es un tumor blanco-rosáceo con varias proyecciones, blando y sésil. El tamaño es muy variable y puede alcanzar tamaños que destruyen la normal anatomía perineal.

Otras infecciones: bartolinitis

Se trata de una infección muy frecuente que afecta a las glándulas vestibulares mayores o de Bartholino, que da lugar a un cuadro muy llamativo y agudo de edema, enrojecimiento, dolor y extensa infiltración por leucocitos polimorfonucleares.

Tabla 32-2. Lesiones clínicas en infección por virus del papiloma humano según localización

Localización	Lesiones clínicas	Lesiones subclínicas
Vulva	Condiloma acuminado Condiloma plano	Papilas vestibulares Papilas fusionadas Epitelio acetoblanco
Vagina	Condiloma acuminado Elevaciones blancas y densas	Papilas vaginales Epitelio acetoblanco Punteado inverso
Cuello uterino	Condiloma acuminado	Áreas blancas Tipo mosaico Tipo florido Tipo papilomatoso

Si la paciente consulta durante la fase inicial, cuando todavía no se ha formado el absceso, se administrará tratamiento antibiótico. Sin embargo, lo típico es encontrar la bartolinitis cuando el absceso ya se ha formado; en este caso el tratamiento debe ser quirúrgico mediante apertura, drenaje y marsupialización.

INFECCIONES DEL TRACTO GENITAL SUPERIOR: ENFERMEDAD PÉLVICA INFLAMATORIA

Se entiende por EPI el síndrome que engloba las infecciones del aparato genital superior femenino. La salpingitis es el proceso más frecuente y a veces se utiliza como término sinónimo de la EPI.

Se considera una enfermedad infecciosa de trasmisión sexual comunitaria. Hay que tenerla presente en el diagnóstico diferencial de toda mujer en edad fértil que acude a urgencias con dolor pélvico, pues llega a ser la causa de ingreso ginecológico más frecuente. La mayoría son diagnosticadas en mujeres nulíparas entre los 15 y 24 años.

! La EPI es una infección polimicrobiana en casi el 100 % de los casos. Los patógenos más importantes son *Chlamydia trachomatis* y *Neisseria gonorrhoeae*, que se aíslan en más del 50 % de los cultivos positivos del tracto genital superior.

El mecanismo de producción más frecuente es la infección ascendente desde vagina y cérvix. Parece estar implicada una alteración en los mecanismos barrera de defensa (alteración del moco cervical) que favorece el ascenso de otros patógenos. La forma de contagio más habitual es la transmisión sexual. Otro mecanismo de transmisión es la diseminación de un foco infeccioso cercano (apendicitis, diverticulitis, etc.) o por diseminación hematógena de focos distantes (tuberculosis). La presencia de un dispositivo intrauterino parece favorecer la infección más que ser la causa de ella.

La infección provoca una reacción inflamatoria intensa con alteración en la superficie de la mucosa tubárica. Esto último es la causa de que la clínica sea mucho más insidiosa, se diagnostiquen menos casos y las secuelas sean más frecuentes, como infertilidad o embarazo ectópico. En el proceso inflamatorio más extremo se encuentra un absceso tubo ovárico.

Son factores de riesgo de EPI:

- Episodios previos de EPI.
- Múltiples parejas sexuales (dos en el último mes).
- Infecciones por *Neisseria gonorrhoeae* o *Chlamydia trachomatis*.
- Adolescente sexualmente activa.

Existe una clara relación entre EPI y ETS. Los métodos barrera y los anticonceptivos orales (por la modificación que provocan en el moco cervical) protegen de la presencia de nuevos casos de EPI.

El dispositivo intrauterino no es un factor de riesgo. Se considera que los anticonceptivos no disminuyen el riesgo para la enfermedad, pero sí protegen de las formas más graves.

Existe mucha variabilidad en la forma de presentación de la EPI, desde prácticamente asintomático hasta cuadros de abdomen agudo. Los síntomas clínicos más frecuentes son dolor abdominal bajo (que a veces se acentúa con las relaciones sexuales), flujo vaginal purulento con o sin metrorragias, síntomas genitourinarios, gastrointestinales (vómitos, diarrea), malestar general y fiebre. Algunas mujeres pueden presentar dolor en el hipocondrio derecho acompañado de ictericia (perihepatitis asociada a EPI o síndrome de Fitz-Hugh-Curtis). Ante una mujer posmenopáusica con EPI hay que descartar la existencia de un proceso maligno del aparato digestivo.

En la exploración se encuentra dolor a la palpación de hemiabdomen inferior, dolor a la movilización cervical y dolor a la palpación de anejos. El hecho de que el dolor sea predominantemente unilateral, sobre todo a la palpación en anejo, o una tumoración en él sugiere absceso ovárico. También se puede encontrar rebote peritoneal positivo localizado o signos de peritonitis generalizada.

El diagnóstico se basa en la presencia de una serie de criterios. Los clásicos criterios diagnósticos de EPI de Hager han sido sustituidos por los centros para el control y la prevención de enfermedades (CDC), con el objeto de aumentar la sensibilidad diagnóstica y tratar a mujeres con signos y síntomas escasos, pero que se van a beneficiar del tratamiento (Tabla 32-3).

Se precisa un criterio mayor de Hager y, al menos, otro menor para el diagnóstico y solo un criterio mínimo del CDC, que podría apoyarse en algún criterio adicional.

El diagnóstico diferencial se debe hacer fundamentalmente con embarazo ectópico, rotura de teratoma, torsión anexial, folículo hemorrágico, degeneración de mioma, apendicitis, enfermedad de Crohn, divertículo de Meckel, colitis ulcerosa y serosis lúpica.

Es importante el diagnóstico precoz y aplicar el tratamiento adecuado, tanto por las complicaciones en la fase aguda como por las secuelas. Dentro de las primeras, la más grave es la peritonitis pélvica, que precisa en ocasiones una histerectomía.

Las secuelas del proceso agudo y una EPI crónica son infecciones recurrentes, dolor pélvico crónico, adherencias, infertilidad y mayor incidencia de embarazos ectópicos. Estas

Tabla 32-3. Criterios diagnósticos de enfermedad inflamatoria pélvica

Criterios diagnósticos de Hager	Criterios CDC
Criterios mayores se precisa al menos uno: • Dolor abdominal con o sin signos de irritación peritoneal • Dolor a la movilización cervical • Dolor a la palpación anexial (puede ser unilateral)	**Criterios mínimos** • Dolor uterino o anexial • Dolor a la movilización cervical
Criterios menores >1 de los siguientes • Fiebre >38 °C • Leucocitos >10.500 • Líquido purulento en culdocentesis • VSG >15 mm (1ª hora) • Masa inflamatoria por palpación o ecografía • Presencia de *Neisseria gonorrhoeae* o *Chlamydia trachomatis* en endocérvix	**Criterios adicionales para aumentar la especificidad** • Leucocitos en el frotis en fresco vaginal • Leucorrea anormal vaginal o cervical • Fiebre >38,3 °C • Aumento de VSG o proteína C reactiva • Detección en laboratorio de *Neisseria gonorrhoeae* o *Chlamydia trachomatis* en endocérvix

CDC: centro para el control y la prevención de enfermedades; VSG: velocidad de sedimentación globular.

pacientes son candidatas a un aumento de intervenciones quirúrgicas posteriores.

El tratamiento irá encaminado a erradicar la infección actual, disminuir la sintomatología y preservar en lo posible la función tubárica, disminuyendo el número de secuelas. Debe hacerse aun en caso de duda de la seguridad del diagnóstico, por las ventajas que pudiera obtener la paciente en cuanto a su porvenir reproductivo y la reducción de las secuelas ginecológicas. El objetivo es eliminar microorganismos grampositivos, enterobacterias y anaerobios causantes de la infección; para ello se dispone de los antimicrobianos de amplio espectro.

Las parejas sexuales deben ser examinadas y tratadas si hubieran mantenido contacto sexual con la paciente durante los últimos 60 días antes de la aparición de los síntomas. La evaluación y tratamiento de la pareja sexual es esencial para disminuir el riesgo de reinfección.

 Como medidas de prevención de la EPI se incluyen una conducta sexual adecuada, métodos anticonceptivos de barrera, consulta y tratamientos precoces ante sospecha o diagnóstico de EPI.

PUNTOS CLAVE

- Las infecciones ginecológicas son importantes por su elevada frecuencia, por sus posibles complicaciones y secuelas a largo plazo.
- Se clasifican, según la ubicación primaria de los síntomas, en infecciones del aparato genital inferior e infecciones del aparato genital superior.
- Son infecciones del aparato genital inferior las vulvovaginitis, cervicitis, úlceras genitales, verrugas genitales y otras como la bartholinitis.
- Las infecciones del aparato genital superior se engloban en el término EPI: enfermedad pélvica inflamatoria.
- Entre las vulvovaginitis se establece un diagnóstico diferencial basado en la clínica, el flujo, el frotis y el tratamiento.
- El diagnóstico y tratamiento precoz de las cervicitis es importante porque ocasionan el 50 % de las EPI.
- De las úlceras genitales es destacable el herpes genital. Su síntoma principal es el dolor y quemazón, disuria y adenopatías inguinales. También la sífilis, causada por *Treponema pallidum*. En los últimos años han aumentado los casos y han aparecido formas atípicas de presentación por su asociación con el virus de la inmunodeficiencia humana.

- Entre las verrugas genitales se destaca la infección por el VPH, que es una de las ETS más frecuente de nuestros tiempos, además de un problema sanitario por su papel en el desarrollo de lesiones precancerosas y cancerosas genitales.
- El signo principal de la infección por el VPH es el condiloma acuminado, tumor blanco-rosáceo con varias proyecciones, blando y sésil.
- La bartholinitis es muy frecuente y afecta a las glándulas vestibulares mayores o de Bartholino, con edema, enrojecimiento, dolor e infiltración por leucocitos polimorfonucleares.
- El mecanismo de producción más frecuente en las EPI es la infección ascendente desde vagina y cérvix. Parece estar implicada una alteración en los mecanismos barrera de defensa (alteración del moco cervical) que favorece el ascenso de otros patógenos. La forma de contagio más habitual es la transmisión sexual.
- Los síntomas clínicos más frecuentes de las EPI son dolor abdominal bajo (que a veces se acentúa con las relaciones sexuales), flujo vaginal purulento con o sin metrorragias, síntomas genitourinarios, gastrointestinales (vómitos, diarrea), malestar general y fiebre.

BIBLIOGRAFÍA

Alsina M, Arencibia O, Centeno C, et al. AEPCC-Guía: Infecciones del tracto genital inferior. Asociación Española de Patología Cervical y Colposcopia; 2016.

Atención Enfermería en Urgencias y Emergencias. Madrid: Grupo Paradigma; 2004. p.. 252-4.

Cañete Palomo ML. Urgencias en Ginecología y Obstetricia. Albacete: Schering; 2003. p. 517-44.

Jiménez AJ. Manual de protocolos y actuación en urgencias. 4ª edición. Toledo; 2014. p. 787-92.

Libro electrónico de temas de urgencias. Servicio Navarro de Salud; 2008.

Protocolos asistenciales en Ginecología y Obstetricia de la SEGO. Sociedad Española de Ginecología y Obstetricia. Protocolos 44-52. Disponible en: www.sego.es

Vázquez Lara JM, Rodríguez Díaz L, Palomo Gómez R, et al. Manual de Obstetricia y Ginecología. 2ª edición. Madrid; Instituto Nacional de Gestión Sanitaria; 2017. p.9-34.

Zapardiel I, de la Fuente J, Bajo JM. Guía práctica de urgencias en Obstetricia y Ginecología. Madrid; 2008. p.119-25.

Atención de enfermería a las urgencias y emergencias pediátricas

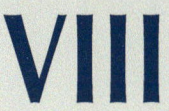

Triaje y valoración inicial del paciente crítico pediátrico

33

Á. Herrero Valea y S. Llorens Cebrián

OBJETIVOS

- Conocer las características específicas de los servicios de urgencias de pediatría.
- Analizar los distintos sistemas de triaje estructurado intrahospitalario y su aplicación en el paciente pediátrico.
- Valorar la aplicación de los métodos de triaje extrahospitalario en pediatría.
- Analizar el manejo del triángulo de evaluación pediátrica.
- Comprender los distintos niveles de la valoración del paciente crítico pediátrico.
- Identificar los pasos de la secuencia ABCDE de la valoración del paciente.

INTRODUCCIÓN

En los últimos tiempos la demanda asistencial en los servicios de urgencias ha aumentado de manera exponencial, lo que ha hecho necesaria su organización y, con ello, la implantación de los sistemas de triaje estructurado. Este fenómeno, que comenzó afectando en un primer momento a la atención al paciente adulto, se ha extendido a la asistencia de la población pediátrica. Los servicios de urgencias de pediatría han visto también aumentado en una gran proporción el número de pacientes atendidos y con ello surge la necesidad de implantar los sistemas de triaje en el área de la pediatría.

> ❗ El triaje permite una adecuada gestión del riesgo clínico para dar una atención adecuada y de calidad a los pacientes en los servicios de urgencias. Debe ser una herramienta rápida, fácil de aplicar y con un buen valor predictivo de gravedad, de evolución y de recursos requeridos.

Los sistemas de triaje estructurados comenzaron a implantarse en nuestro país a partir del año 2004. Fueron diseñados en su origen para su aplicación en el paciente adulto, y, a partir de ellos, se han ido realizando modificaciones para su aplicación en el paciente pediátrico. Sin embargo, aún no se ha implantado ningún sistema diseñado específicamente para su uso en niños, y las características de la atención urgente en estos pacientes difieren mucho de las del adulto.

CARACTERÍSTICAS DE LOS SERVICIOS DE URGENCIAS DE PEDIATRÍA

Las urgencias pediátricas presentan unas características especiales, que son:

- Los niños presentan menor número de situaciones de riesgo vital, por lo que en estos servicios se atienden menos pacientes críticos. Es habitual tener mayores niveles de prioridad 4 y 5, que representan a la patología no urgente. En el nivel 1 suele predominar la clasificación de los niños de menor edad.
- Los signos y síntomas de gravedad se presentan, por lo general, de una manera sutil, con lo que pueden pasar desapercibidos a simple vista. De ahí que sean necesarios unos conocimientos específicos para la atención al paciente pediátrico.
- Existe una menor complejidad del proceso para el mismo nivel de prioridad comparado con los adultos. En la mayoría de los casos, el proceso que ha demandado la asistencia urgente se resuelve en pocas horas.
- El proceso de deterioro en los niños se produce de una forma más rápida que en el adulto: este riesgo es mayor cuanto menor es la edad del niño.
- La valoración de los signos vitales ha de ser ajustada a la edad, lo que requiere mayor nivel de conocimientos del profesional que realiza el triaje. Los rangos de normalidad varían de una edad a otra.
- Las patologías que presentan los niños son muy distintas a las del adulto, así como su presentación.
- Hay un claro predominio de procesos febriles e infecciosos. La fiebre es más frecuente en la infancia y, por lo general, implica menor gravedad que en el adulto.

- Los tiempos de estancia son menores, y hay un menor consumo de recursos. Se realizan menos pruebas complementarias y se administran menos tratamientos intravenosos. La asistencia suele resolverse con una única intervención médica, basada principalmente en la exploración.
- La angustia familiar puede dificultar el proceso: las nuevas tecnologías que aportan diagnósticos cada vez son más consultadas por los padres antes de acudir a los servicios de urgencias, con lo cual acuden con unas expectativas de atención, gravedad y diagnóstico preconcebidas y, en la mayoría de los casos, erróneas.

El profesional que realiza el triaje ha de basarse en dos aspectos principales: la observación del paciente, en busca de signos que orienten hacia su estado, y la entrevista clínica, que es un punto clave para una adecuada valoración. En pediatría pocos son los casos en los que el propio paciente es el que relata lo que le sucede: son los padres o tutores que acompañen al niño al servicio de urgencias los que suelen aportar información durante la entrevista. Este punto añade una dificultad a la valoración pediátrica, pues uno mejor que nadie es quien puede expresar sus sensaciones y malestares. Al realizar el triaje, siempre debe tenerse en cuenta que nadie mejor que un padre conoce a su hijo y nadie mejor para expresar si la situación es normal o no, pero sin olvidar que siempre van a ser datos subjetivos. Esta situación es más compleja cuanto menor es la edad del niño, dado que los más pequeños no pueden expresar ni localizar el dolor, y aquí es donde la habilidad del profesional y sus conocimientos sobre patología pediátrica se convierten en el eje central de la atención.

Como ya se ha mencionado, otro punto que tener en cuenta es la angustia paterna. Cualquier proceso que afecte a un niño es tomado con mayor miedo y ansiedad por la familia que cuando afecta a un adulto; los enfermeros han de tener en cuenta esta situación de angustia y deben controlarla durante el triaje, intentando tranquilizar a los padres para así obtener durante la entrevista una mejor información de lo sucedido. Expresarse de una manera adecuada, con tranquilidad, demostrando conocimientos en el manejo de las situaciones y, sobre todo, aportando información clara y concisa sobre la actuación que se va a realizar y los tiempos de espera, influye de una manera positiva y ayuda al control de la angustia paternal.

Tabla 33-1. Niveles de prioridad de la *Australian Triage Scale*	
Australian Triage Scale Category	**Treatment Acuity (maximun waiting time for medial assessment and treatment)**
ATS 1	Inmediata
ATS 2	10 minutos
ATS 3	30 minutos
ATS 4	60 minutos
ATS 5	120 minutos

Adaptado de Australasian College for Emergency Medicine [Internet]. Triaje. Australia [consultado 5 de agosto de 2018]. Disponible en: https://acem.org.au/Content-Sources/Advancing-Emergency-Medicine/Better-Outcomes-for-Patients/Triage.

! Es imprescindible tener en cuenta que el triaje es el primer contacto del paciente/usuario con el servicio de urgencias: de su adecuado desarrollo va a depender toda la atención y cuidados que se presten durante su estancia en urgencias. Un triaje adecuado clasificará al paciente en el nivel correcto de atención, evitará riesgos y complicaciones en su patología. Del desarrollo de la entrevista en el triaje va a depender en muchos de los casos la satisfacción del paciente (en este caso los padres) con el servicio de urgencias y la atención recibida.

SISTEMAS DE TRIAJE ESTRUCTURADO

En la actualidad los sistemas de triaje estructurado más utilizados en el mundo son:

- *Australian Triage Scale* (ATS).
- *Canadian Emergency Department Triage and Acuity Scale* (CTAS), y su versión pediátrica (PaedCTAS).
- *Manchester Triage System* (MTS).
- *Emergency Severity Index* (ESI).
- Sistema Español de Triaje (SET).

En España los más utilizados son el SET y el MTS. Todos estos sistemas clasifican al paciente según su nivel de prioridad en escalas de cinco niveles.

A continuación, se presenta una revisión de cada uno de estos sistemas y sus herramientas para el triaje del paciente pediátrico.

Australian Triage Scale

El ATS clasifica a los pacientes en cinco categorías. Desde la categoría 1, para problemas que ponen en peligro la vida del paciente y requieren una evaluación y tratamiento inmediato, hasta la categoría 5, para problemas crónicos o leves que pueden esperar hasta dos horas para ser tratados (**Tabla 33-1**).

El tiempo para este proceso se estima entre 2 y 5 minutos, y debe estar realizado por personal formado y con experiencia, según sus guías de aplicación.

Otros sistemas de triaje estructurado como el MTS o el CTAS fueron desarrollados desde o basados en la ATS.

! Esta escala cuenta con tres criterios específicos para el triaje pediátrico e incluye discriminadores fisiológicos específicos de la edad pediátrica en sus categorías.

Existen estudios en el paciente adulto que aportan resultados aceptables en concordancia y validez. La bibliografía sobre su uso en pediatría es limitada, sin aportar resultados concluyentes.

Algunas publicaciones reflejan que el personal de enfermería no está suficientemente formado en el manejo del paciente pediátrico y que no existe un grado suficiente de uniformidad de criterios en la aplicación de las escalas pediátricas.

Tabla 33-2. Niveles de prioridad de *Canadian Emergency Department Triage and Acuity Scale*	
Nivel 1	Reanimación
Nivel 2	Emergente
Nivel 3	Urgente
Nivel 4	Menos urgente
Nivel 5	No urgente

Adaptado de CTAS *National Working Group. The Canadian Triage and Acuity Scale*: Education Manual. Versión 2.5. *Canadian Triage and Acuity Scale*. [Internet]. 2012. [acceso 18 de julio de 2018]. Disponible en: https://caep.ca/wp-content/uploads/2017/06/module_1_slides_v2.5_2012.pdf.

Canadian Emergency Department Triage and Acuity Scale

El CTAS clasifica al paciente en cinco niveles de atención, desde el nivel 1 de reanimación al nivel 5, no urgente (**Tabla 33-2**).

En el año 2001 se creó una versión pediátrica, que ha sufrido actualizaciones periódicas para su mejora. Esta versión conserva las escalas para adultos, incluyendo datos y discriminadores fisiológicos y pediátricos: se denomina PaedCTAS.

Los estudios publicados aportan que posee una moderada reproducibilidad en el paciente pediátrico, y una buena validez cuando se compara con indicadores como la proporción de ingresos, ingresos en unidades de cuidados intensivos, tiempo de estancia en urgencias y consumo de recursos.

Manchester Triage System

El MTS clasifica también a los pacientes en cinco niveles, dando a cada prioridad un color. Desde el rojo que indica prioridad inmediata hasta el azul, de prioridad no urgente (**Tabla 33-3**).

Los tiempos estimados de triaje del MTS son inferiores a los dos minutos y exige experiencia y conocimientos previos en urgencias para su uso. Su última versión es del año 2014 y consta de 53 diagramas para la clasificación de los pacientes, en ella se han incorporado cambios para una mejor aplicación en el paciente pediátrico.

> ! Diez de los diagramas son exclusivamente pediátricos, frente a los siete de la primera versión. En esta última versión aparece un diagrama específico para las sospechas o confirmaciones de abusos en el menor, y estratifica el mal estado general (discriminador usado para los procesos febriles) en tres grupos de edad: recién nacido (hasta los 28 días), bebé (hasta los 12 meses) y niño (a partir del año).

No existen estudios que validen su última versión en el área de la pediatría. Los estudios afirman que posee una buena correlación con el número de ingresos y el consumo de recursos, pero tiene tendencia al sobretriaje, y una moderada sensibilidad y especificidad para detectar las situaciones de gravedad.

Tabla 33-3. Niveles de prioridad del *Manchester Triage System*		
Estado	**Tiempo máximo**	**Color**
Crítico	0 minutos	Rojo
Emergencia	10 minutos	Naranja
Urgencia	60 minutos	Amarillo
Estándar	120 minutos	Verde
No urgente	240 minutos	Azul

Adaptado de Grupo Español de Triaje Manchester [Internet] [consultado 1 de julio de 2018]. Disponible en: http://www.triagemanchester.com/web/presentacion_eu_66.php.

Emergency Severity Index

El ESI es también una escala de clasificación de cinco niveles, desde el nivel 1 de reanimación hasta el 5, no urgente, mediante un algoritmo de prioridades (**Fig. 33-1**).

> ! Utiliza los mismos algoritmos para el triaje del adulto y del niño. Dispone de un diagrama específico para clasificar a los niños con fiebre.

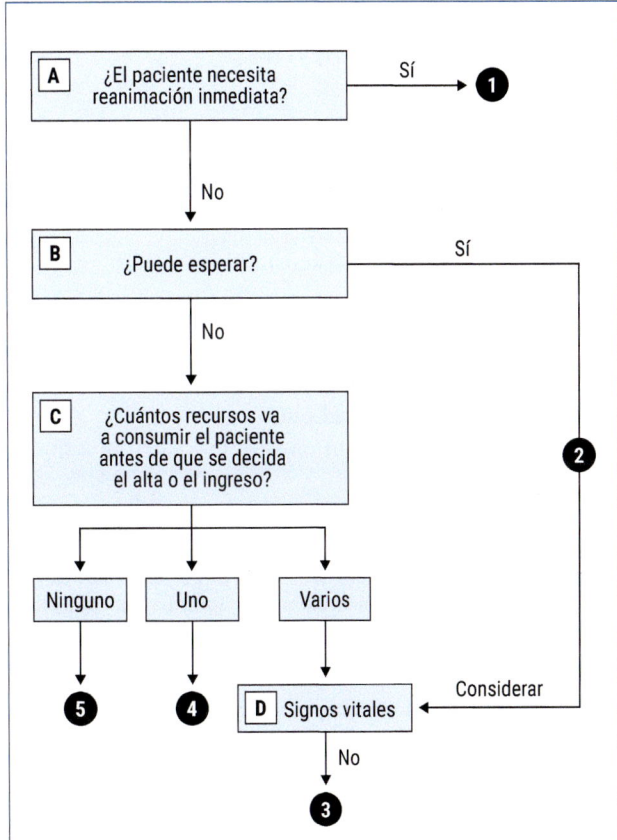

Figura 33-1. Algoritmo de prioridades del *Emergency Severity Index*. Adaptada de Gilboy N, Tanabe T, Travers D, Rosenau AM. Emergency Severity Index (ESI): A Triage Tool for Emergency Department Care, version 4. Implementation Handbook 2012 Edition. AHRQ Publication No.12-0014. Rockville, MD: Agency for Healthcare Research and Quality; 2011.

Tabla 33-4. Niveles de prioridad del Sistema Español de Triaje

Nivel	Color	Categoría	Tiempo de atención
I	Azul	Reanimación	Inmediato
II	Rojo	Emergencia	Inmediato enfermería/médico 7 minutos
III	Naranja	Urgente	30 minutos
IV	Verde	Menos urgente	45 minutos
V	Negro	No urgente	60 minutos

Los estudios demuestran que tiene una buena reproducibilidad y una correlación satisfactoria con el número de ingresos, el tiempo de estancia en urgencias y el consumo de recursos.

Sistema Español de Triaje

El SET es el sistema más utilizado en nuestro país, basado en cinco niveles de priorización. Desde el nivel 1 que requiere una atención inmediata hasta el nivel 5 no urgente (Tabla 33-4).

> De todos los vistos anteriormente, es el único que ha desarrollado una versión específica pediátrica e integra el triángulo de evaluación pediátrica como herramienta de ayuda al triaje.

Define cinco grupos de edad, cada uno de los cuales tendrá un algoritmo propio:

- Recién nacido (menor de 1 mes).
- Lactante (de 1 a 12 meses).
- Niño pequeño (de 1 a 3 años).
- Niño mayor (de 3 a 10 años).
- Adolescente (mayor de 10 años).

Los motivos de consulta están dirigidos a los problemas que se presentan en la edad pediátrica, relacionándolos con los diferentes grupos de edad. Los valores de los signos vitales están adaptados a la edad del niño.

Los estudios, aunque son escasos, describen una buena concordancia del sistema.

- Como puede observarse, todos los sistemas de triaje fueron creados para su uso en el paciente adulto y posteriormente se intentaron adaptar para su uso en pediatría. Solo en la última versión del SET ha intentado diseñarse un sistema propio para el paciente pediátrico.
- Existen pocos estudios que afiancen la validez y sensibilidad de estos sistemas, cuestión que es de interés destacar, dado que la patología no se presenta igual en los niños que en los adultos. Los niños, por su propia condición, son pacientes complejos de evaluar, al ofrecer una presentación atípica de muchas patologías.

APLICACIÓN DE LOS SISTEMAS DE TRIAJE PEDIÁTRICO

Es habitual la disconformidad de los profesionales de los servicios de pediatría con los sistemas de triaje estructurado, pero sin dar motivos concretos sobre cuál es el problema. Tras realizar una revisión bibliográfica, puede afirmarse que estos problemas derivan de una combinación de motivos, que son:

- Son adaptaciones del método diseñado para el adulto, con lo cual dan poca relevancia a las características específicas del paciente pediátrico.
- Se plantean pocos estudios científicos sobre el tema, con lo cual es difícil valorar los fallos y proponer mejoras.
- Los profesionales que realizan el triaje suelen tener escasa formación específica en el paciente pediátrico, sobre todo en aquellos servicios de urgencias en los que se atiende de manera conjunta a niños y adultos.

De todo esto puede concluirse que la formación del profesional es un punto clave para un triaje eficaz. En la práctica, el personal tiene una amplia formación en urgencias y emergencias, pero no así en la asistencia al paciente pediátrico, de ahí que un pilar fundamental para el triaje en pediatría sea la valoración del paciente crítico pediátrico.

TRIAJE EXTRAHOSPITALARIO

El triaje extrahospitalario o de incidentes ante múltiples víctimas es el punto clave cuando las necesidades de asistencia superan los recursos disponibles. En estos casos, y debido a la complejidad de la situación, las diferencias en la valoración entre el paciente pediátrico y el adulto no son tan apreciables como en el caso del triaje estructurado intrahospitalario.

Existen diversos métodos de triaje extrahospitalario o ante múltiples víctimas, cada uno con unas características y peculiaridades. De todos ellos, los de aplicación en el ámbito pediátrico son:

- CUPS.
- Jump-START.
- PAT (SET).
- Pediatric TAPE.

Generalmente en este tipo de incidentes se da una gran variedad de víctimas de muy diferentes edades. Hay que tener en cuenta el gran impacto emocional que provoca en los profesionales las víctimas en edad infantil. Por ello, el profesional deberá ser muy estricto a la hora de aplicar el método, y evitar el consumo excesivo de recursos en los niños si las posibilidades de supervivencia son escasas, frente a las víctimas adultas. Se ha de utilizar el método aplicando los recursos adecuados a cada víctima en función de su situación, de una manera racional sin dejarse llevar por las emociones.

El método Jump-START tiene muy en cuenta este tipo de situaciones para que el profesional actúe de la manera más racional (**Fig. 33-2**).

VALORACIÓN DEL PACIENTE CRÍTICO PEDIÁTRICO

En el paciente pediátrico, al igual que en el adulto, el objetivo de la valoración es identificar aquellas situaciones que puedan poner en peligro su vida. Mediante la valoración también se ha de realizar una jerarquización de los problemas que presenta el paciente y sobre cuáles hay que actuar de manera prioritaria.

> ! Para una adecuada valoración, el profesional ha de tener conocimientos y formación en pediatría y en las peculiaridades del paciente pediátrico, así como en la patología propia de la edad. Hay que tener claro que el niño «no es un adulto en miniatura», sino que posee unas características propias que no siempre van a poder ser evaluadas como en el adulto.

Una correcta valoración ha de ser sistemática y minuciosa, siguiendo un patrón y orden para evitar despistes que puedan conllevar errores. En pediatría puede hablarse de cuatro pasos para la valoración del paciente crítico:

a) Triángulo de evaluación pediátrica (TEP).
b) Evaluación primaria ABCDE.
c) Evaluación secundaria.
d) Evaluación terciaria o diagnóstica.

Triángulo de evaluación pediátrica

El TEP no es un método de triaje como muchas veces se piensa, sino que es un algoritmo de valoración rápido del estado del paciente que puede ser utilizado como método de apoyo al triaje. Fue diseñado para identificar a aquellos pacientes pediátricos que presentan alguna alteración fisiológica que suponga un riesgo vital para darles prioridad en la atención.

El TEP es una herramienta rápida y de fácil aplicación para evaluar el estado general del niño, que aporta infor-

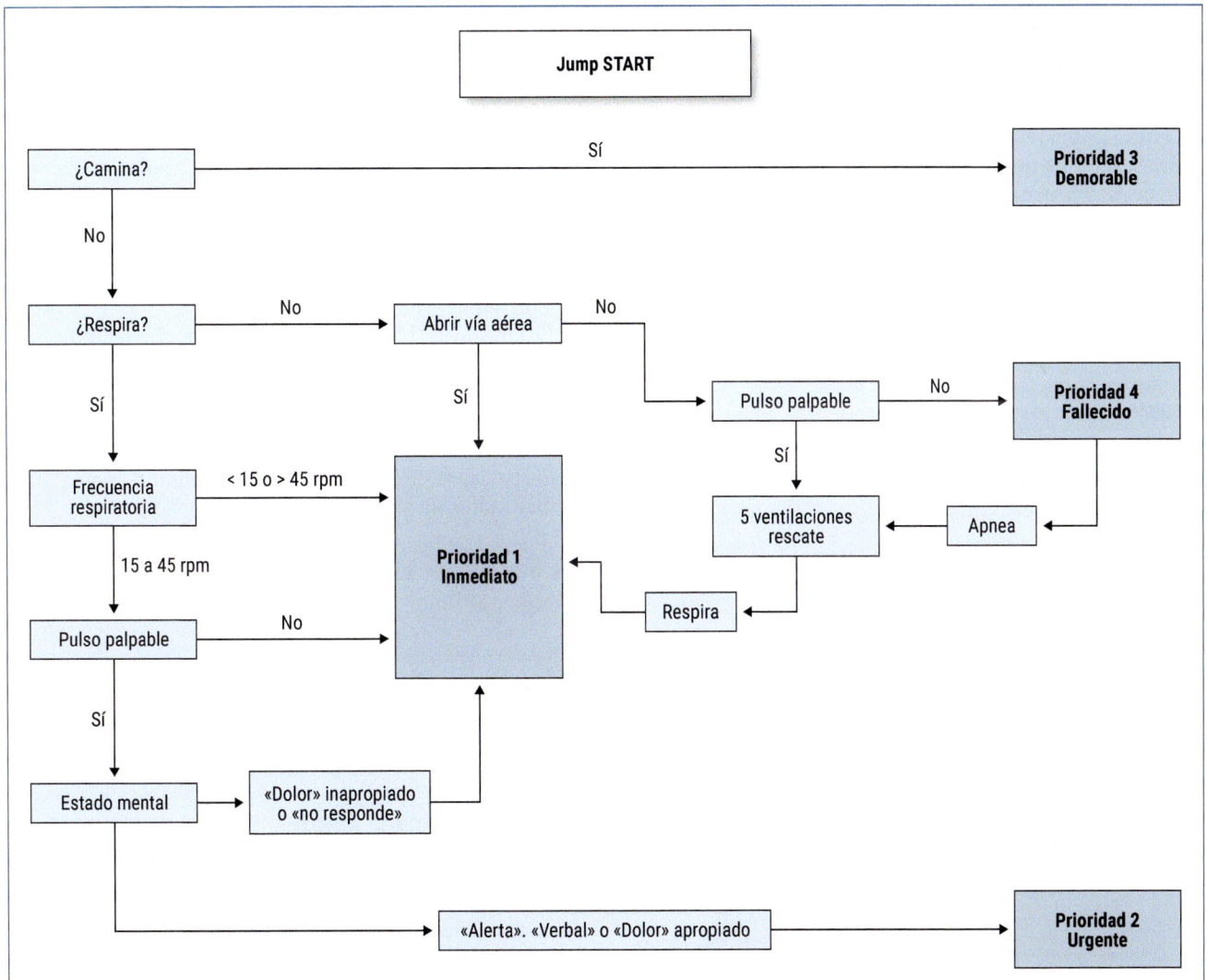

Figura 33-2. Algoritmo para triaje pediátrico Jump-START. Adaptada de US Department of Health and Human Services. Disponible en: https://chemm.nlm.nih.gov/startpediatric.htm

mación sobre su estado fisiológico y el área afectada. Su valoración se centra en tres áreas: respiratoria, circulatoria y neurológica. Es una exploración que se basa en «ver» y «oír», no precisa tocar al paciente para realizarla, punto que la distingue de la valoración y exploración diagnóstica habitual, lo que le aporta mayor rapidez. Se tarda en realizar unos 30-60 segundos y permite establecer rápidamente la gravedad de la situación que presenta el niño y adoptar unas primeras medidas de soporte vital adecuadas.

El TEP evalúa tres aspectos del paciente: apariencia (A), respiración (R) y circulación (C). Cada uno de estos aspectos se corresponde con uno de los lados del triángulo (**Fig. 33-3**).

Apariencia

Valora cinco aspectos:
- Tono muscular: normal, flacidez, ausencia de movimientos, resistencia a la evaluación, se pone de pie o se sienta.
- Interacción: grado de alerta. ¿Busca coger objetos mientras se le está evaluando? ¿Reacciona a los estímulos del ambiente?
- Consolabilidad: ¿tiene un llanto inconsolable o se consuela en los brazos de los padres?
- Mirada: ¿fija la mirada, sigue objetos con ella o tiene la mirada perdida?
- Llanto/lenguaje: ¿el llanto es desproporcionado para la situación? ¿Es fuerte, débil o solo gime? ¿Tiene un lenguaje incomprensible?

 De los tres aspectos a valorar, la apariencia es el más importante, ya que da información sobre el estado del sistema nervioso central y la interacción del niño con el ambiente que lo rodea.

Respiración

Valora tres aspectos:

- Sonidos respiratorios: respiración normal, ruidosa, estridor, quejido, sibilancias.

- Posición: posición normal y escogida libremente, posición en trípode, posición de olfateo, rechazo a la posición de decúbito supino.
- Signos de dificultad respiratoria: tiraje intercostal, retracciones, aleteo nasal, uso de la musculatura accesoria para respirar.

Se busca información sobre el estado de la función respiratoria del paciente. El trabajo respiratorio refleja el intento por compensar deficiencias en la oxigenación y en la ventilación. Deben observarse los movimientos del niño y escuchar los sonidos que se producen con la respiración.

Circulación

Valora un único aspecto:

- Coloración de la piel: normal, palidez, cianosis, rubicundez, piel marmórea, púrpura.
- La información que aporta refleja el gasto cardíaco y la perfusión del niño. Cuando la evaluación de la circulación está alterada, lo más probable es que se trate de un problema de origen hemodinámico.
- Tras la aplicación del TEP se dará un valor de normal o alterado a cada lado del triángulo; ante cualquier duda en la exploración, se asignará el valor de alterado. Estos tres valores darán una aproximación del estado del niño y de la gravedad de la situación, con el área fisiológica alterada. Todo ello permitirá clasificar al niño en tres categorías: estable, inestable o crítico.
- El niño estable es aquel que tras la evaluación no presenta ninguna alteración en ninguno de los lados del triángulo y no requiere de atención inmediata.
- El niño inestable es aquel en el que está alterado uno o dos lados del TEP, variando en función de esta afectación su gravedad.
- El niño crítico es aquel en el que se encuentran alterados los tres lados del TEP. En este caso se está ante un paciente crítico que requiere atención inmediata y maniobras de soporte vital.

Puede clasificarse a los pacientes en siete estados diferentes que indican su gravedad y la prioridad en la atención (**Tabla 33-5**).

 Los estudios demuestran que el TEP es una herramienta válida y fiable para la evaluación del paciente pediátrico, de una manera rápida y precisa.

Evaluación primaria ABCDE

La evaluación primaria ABCDE es la base de la atención al paciente crítico: un método rápido y sistemático mediante el cual se valoran cinco aspectos de una manera secuencial y se actúa sobre ellos si fuera preciso. Es el mismo proceso que se realiza en el adulto, pero para aplicarlo de una manera adecuada en el paciente pediátrico deben tenerse en cuenta ciertas peculiaridades.

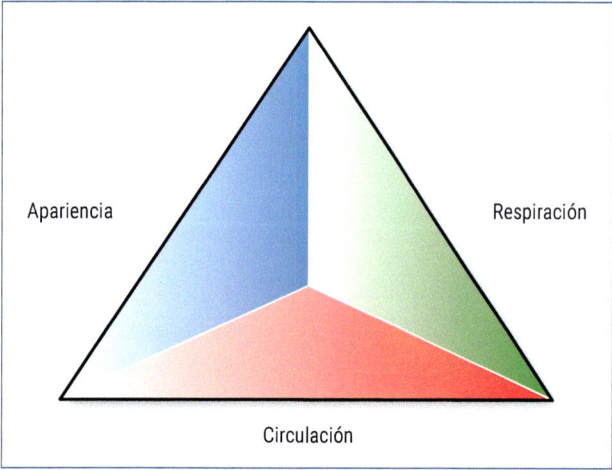

Figura 33-3. Causas de bradicardia fetal intraparto.

Tabla 33-5. Valoración del estado del paciente según el triángulo de evaluación pediátrica

Apariencia	Trabajo respiratorio	Circulación a la piel	Posible estado
Anormal	Normal	Normal	Disfunción cerebral primaria o enfermedad sistémica
Normal	Anormal	Normal	Dificultad respiratoria
Anormal	Anormal	Normal	Insuficiencia respiratoria
Normal	Normal	Anormal	*Shock* compensado
Anormal	Normal	Anormal	*Shock* descompensado
Anormal	Anormal	Anormal	Insuficiencia cardiorrespiratoria
Normal	Normal	Normal	Paciente estable

Adaptada: Cázares-Ramírez E, Acosta-Bastidas MA. Valoración pediátrica inicial en Urgencias. Acta Pediat Mex. 2014;35:82-7.

El orden será el de la secuencia ABCDE, letras que se corresponden con cada uno de los apartados de la valoración, de la siguiente manera:

A (*airways*): vía aérea.
B (*breathing*): respiración.
C (*circulation*): circulación.
D (*disability*): valoración neurológica.
E (*exposition*): exposición.

> ! En la actualidad se acepta que la aproximación a cualquier paciente se realiza siguiendo el acrónimo C-ABCDE, en el que la primera C indica la necesidad de tratamiento inmediato de las hemorragias con riesgo vital.

A: vía aérea (airway)

Es el primer paso de la secuencia de valoración primaria. Consiste en comprobar la permeabilidad de la vía aérea. Cuando el paciente está inconsciente, se procederá a su apertura con la maniobra frente-mentón o, en el caso de sospecha de lesión en columna cervical, con la tracción o elevación mandibular. Si con la apertura de la vía aérea el paciente respira con normalidad, se mantendrá abierta con las mismas maniobras, colocándolo en decúbito lateral, o mediante dispositivos, como la cánula orofaríngea.

En la valoración del paciente pediátrico deben tenerse en cuenta las diferencias anatómicas del cuello del lactante (niño menor de un año). Cuando se realice la maniobra frente-mentón no será necesaria una hiperextensión del cuello, sino que este quede en posición neutra, dado que la prominencia occipital a estas edades predispone a la extensión del cuello. La colocación de la cánula orofaríngea se hará de

manera contraria a la del adulto en menores de 1 año. Se coloca metiéndola en la boca en la misma posición en la que queda una vez puesta (sin hacer la rotación de 180° que se realiza en la inserción en el adulto). Puede servir de ayuda la pala del laringoscopio o un depresor lingual para asegurar la lengua, y se introducirá la cánula con la concavidad hacia abajo. Esto es así por la macroglosia que presenta el lactante y las diferencias anatómicas de su vía aérea superior.

> En algunas ocasiones, la cánula de Guedel no será suficiente para mantener de forma adecuada la vía aérea y se tendrán que usar otros dispositivos o técnicas más avanzadas para conseguirlo (tubo orotraqueal, Fastrach, cricotiroidotomía, etc.).

B: respiración (breathing)

Una vez abierta la vía aérea, hay que comprobar si el niño respira. Si no es así se deben hacer 5 ventilaciones de rescate con bolsa-mascarilla y, en caso de que no haya respuesta y no haya signos de circulación, iniciar maniobras de reanimación cardiopulmonar. Si hubiera respuesta, pero el niño estuviera en parada respiratoria, debería seguirse con la ventilación a presión positiva a una frecuencia adecuada a su edad.

Por lo contrario, si el paciente respira, deben valorarse las características de esa respiración: si existen ruidos respiratorios anormales, si hay uso de los músculos accesorios y cuál es la frecuencia e intensidad de la respiración. Debe tenerse en cuenta que los valores normales de frecuencia respiratoria en el niño varían en función de la edad (**Tabla 33-6**).

Debe monitorizarse la saturación de oxígeno ($SatO_2$), que aportará datos sobre la función ventilatoria del paciente. Los valores normales de la $SatO_2$ son aquellos iguales o superiores al 95 % que, en este caso, no sufren variaciones en función de la edad del paciente. Pero cabe destacar que valores normales de la $SatO_2$ no excluyen que el paciente presente compromiso respiratorio, sino que será un dato complementario a la exploración física del paciente, que pierde valor si el paciente presenta un aumento del trabajo respiratorio.

Otro dato de interés para monitorizar en los pacientes es la capnografía, que mide la cantidad de CO_2 expulsado en la respiración ($EtCO_2$), cuyo valor también aportará datos importantes sobre la función ventilatoria del paciente. Los valores normales oscilan entre 35 y 45 mm Hg y tampoco varían con la edad del paciente.

Tabla 33-6. Valores normales de la frecuencia respiratoria según la edad

Edad	Frecuencia respiratoria (rpm)
Lactante (<1 año)	30-60
De 1 a 4 años	24-40
De 4 a 5 años	22-34
De 6 a 12 años	18-30
De 13 a 18 años	12-16

C: circulación (circulation)

Se valorará la frecuencia cardíaca y el ritmo. Se debe palpar el pulso central, que en el adulto y niños mayores se toma en la arteria carótida. En el caso de los lactantes, el pulso se palpa en la arteria braquial, dado que el acceso a la arteria carótida en estos es difícil debido a las características anatómicas del cuello.

Es importante detectar anomalías en los valores de la frecuencia cardíaca, ya sea bradicardia (que puede ser un signo de hipoxia o *shock*) o taquicardia (que puede ser signo de *shock* o de arritmias). Es necesario recordar de nuevo que los valores de normalidad de la frecuencia cardíaca varían en función de la edad del paciente (**Tabla 33-7**).

Debe valorarse también la existencia de pulsos distales y su calidad, comprobando que sean fuertes. También se comprobará el tiempo de relleno capilar, que debe ser menor o igual a 2 segundos. Valores por encima de los 2 segundos son signo de mala perfusión periférica.

Cuando sea posible, se medirá la presión arterial, aunque es una técnica más dificultosa y de utilidad limitada en el niño, ya que tarda más en alterarse que en el adulto. Los valores normales de la presión arterial también varían con la edad, como se ve en la **tabla 33-8**.

Como orientación en torno a estos valores, existe una fórmula que dará el valor mínimo aceptable de la presión arterial sistólica en el niño y que es: $70 + (2 \times$ edad en años$)$.

Tabla 33-7. Valores normales de la frecuencia cardíaca según la edad

Edad	Frecuencia cardíaca (lpm)
Lactante (<1 año)	110-140
De 1 a 4 años	105-110
De 4 a 5 años	105
De 6 a 12 años	95-105
De 13 a 18 años	85-95

Hay que valorar la coloración (cianosis, palidez), aspecto (sudorosa, moteada, con petequias, etc.) y la temperatura de la piel. Una piel excesivamente fría puede ser signo de mala perfusión periférica y una piel excesivamente caliente, de hipertermia. La hipertermia puede orientar hacia un diagnóstico de sepsis o de golpe de calor. Siempre se protegerá al niño del frío y se intentará mantener la normotermia.

D: valoración neurológica (disability)

En este paso se valora la afectación del sistema nervioso central y la presencia de focalidad neurológica, que orientará sobre la región cerebral afectada.

Para valorar el estado neurológico del niño puede usarse la escala AVDN (muy básica, apenas usada por profesionales) o la Escala de Coma de Glasgow adaptada para pediatría (más completa y con un buen valor pronóstico).

La escala AVDN es una escala simple y de fácil aplicación para valorar el nivel de consciencia del paciente observando su respuesta a los estímulos. Lo clasifica en cuatro niveles según las letras AVDN.

- A: alerta. Despierta y conversa con normalidad.
- V: reacción a estímulos verbales. El paciente no está despierto, pero responde cuando le hablan. Esta respuesta puede ser con apertura ocular, con movimientos o verbal.
- D: reacción a estímulos dolorosos. Cuando el paciente no responde a la voz, se puede intentar que reaccione ante un estímulo doloroso. Esta respuesta puede ser con apertura ocular, con movimientos o verbal.
- N: no reacciona a estímulos.

La Escala de Coma de Glasgow es una escala validada para la valoración neurológica del paciente crítico. Tiene una adaptación pediátrica para su uso en niños (**Tabla 33-9**).

Valora la respuesta ocular, verbal y motora según una puntuación de 1 a 4, 5 o 6, dependiendo del campo que se valora. La puntuación mínima será de 3 y la máxima de 15. Valores por encima de 14 indican que no existe daño neurológico aparente y valores por debajo de 8 indican disminución grave del nivel de consciencia: es criterio para aislamiento de la vía aérea y soporte ventilatorio con ventilación mecánica.

Tabla 33-8. Valores de presión arterial en función de la edad

Edad	Hombres	Mujeres
Pretérmino	80/45	80/45
Término	90/60	90/60
De 1 a 3 meses	100/65	100/65
De 4 a 6 meses	110/70	110/70
De 7 a 9 meses	115/75	115/75
De 10 a 12 meses	120/75	120/75
De 1 a 5 años	130/80	125/80
6 años	130/80	125/80
7 años	130/80	125/80
8 años	130/80	130/80
9 años	130/80	130/80
10 años	135/8	130/80
11 años	140/80	140/80
12 años	140/85	140/80
13 años	140/90	140/85
14 años	140/90	140/90
15 años y más	140/90	140/90

Adaptado de Monografias.com. Disponible en: https://www.monografias.com/trabajos82/hipertension-prevencion-protocolo/hipertension-prevencion-protocolo2.shtm.

! Según el ATLS (Advanced Trauma Life Support), la Escala de Coma de Glasgow adaptada para pediatría debe utilizarse en niños menores de 4 años.

Tabla 33-9. Adaptación pediátrica de la Escala de Coma de Glasgow

Puntuación	>1 año	<1 año
Respuesta apertura ocular		
4	Espontánea	Espontánea
3	A la orden	A la orden
2	Al dolor	Al dolor
1	Ninguna	Ninguna
Respuesta motriz		
6	Obedece órdenes	Espontánea
5	Localiza el dolor	Localiza el dolor
4	Retira al dolor	Retira al dolor
3	Flexión anormal	Flexión anormal
2	Extensión anormal	Extensión anormal
1	Ninguna	Ninguna
Respuesta verbal		
10 años	Orientado, conversa	Balbucea, fija la mirada
11 años	Confuso	Llanto consolable
12 años	Palabras inadecuadas	Llanto persistente
13 años	Sonidos raros	Gruñe o se queja
14 años	Ninguna	Ninguna

Adaptada de Signos vitales 2.0. Escala de coma de Glasgow. Disponible en: http://signosvitales20.com/escala-de-coma-de-glasgow/.

Se valorarán también en este apartado las pupilas, que pueden orientar sobre la causa de la disminución del nivel de consciencia. Se comprobará su respuesta a la luz (reactividad), su tamaño (midriasis o miosis) y su tamaño consensuado (isocóricas si ambas pupilas son iguales o anisocóricas si son distintas). El tamaño de las pupilas puede ser de gran valor diagnóstico ante la sospecha de un paciente con una intoxicación, o de valor pronóstico para determinar el daño en el caso de los traumatismos craneoencefálicos.

Por último, se explorará la movilidad de las extremidades y su fuerza. La movilidad ha de estar presente en las cuatro extremidades y, si en alguna se viera afectada, será signo de lesión. De la misma forma, la fuerza ha de estar conservada en todas las extremidades y ser simétrica para descartar patología.

E: exposición (exposition)

La exposición es el último paso de la valoración primaria, pero no por ello es el menos importante. Se debe evaluar minuciosamente toda la superficie corporal del paciente en busca de lesiones como heridas, equimosis, petequias, etc. Algunas lesiones, por su tamaño, pueden pasar desapercibidas y provocar fallos o errores en el diagnóstico y manejo de la situación. Debe exponerse toda la superficie corporal del paciente, sin olvido de preservar su intimidad y protegerlo del frío para evitar la hipotermia.

Evaluación secundaria

Tras la aplicación del triángulo de evaluación pediátrica y la evaluación primaria, se procederá a la evaluación secundaria, que consiste en una exploración sistemática y minuciosa de la cabeza a los pies, por delante y por detrás, mediante la inspección, auscultación, palpación y percusión. También puede incluirse dentro de esta evaluación secundaria el uso del ecógrafo para el protocolo FAST (*Focus Abdominal Sonography for Trauma*). El E-FAST (*Extended FAST*, incluye cribado del neumotórax) es un método de valoración del paciente traumatizado mediante ecografía realizada *in situ* por el personal de urgencias y emergencias, que permite valorar la lesión de estructuras internas en la zona abdominal y torácica y la existencia de líquido libre.

 Mediante la aplicación del triángulo de evaluación pediátrica y la valoración primaria se identifican las situaciones que ponen en riesgo la vida del paciente y se aplicarán las medidas de soporte necesarias para la estabilización del niño.

Evaluación terciaria o diagnóstica

Una vez dados los pasos anteriores y lograda la estabilización del paciente, se realiza la evaluación terciaria o diagnóstica, en la que se acude a pruebas complementarias (analítica, técnicas de imagen, etc.) para llegar al diagnóstico del paciente y proporcionar el tratamiento específico.

PUNTOS CLAVE

- La asistencia urgente al paciente pediátrico es un proceso complejo, en el que no debe olvidarse que los niños no son adultos en miniatura, sino que presentan unas características propias que requieren unos cuidados específicos adaptados.
- Existe la necesidad de crear un sistema estructurado de triaje pediátrico que tenga en cuenta esas características específicas del paciente pediátrico, diseñado por y para él, y no adaptaciones de métodos diseñados para la atención del paciente adulto.

- La valoración del niño incluye: triángulo de evaluación pediátrica, valoración ABCDE, valoración secundaria y terciaria.
- El triángulo de evaluación pediátrica es una herramienta de apoyo al triaje que permite valorar tres aspectos fundamentales: apariencia, respiración y circulación, en 30-60 segundos, simplemente mirando y escuchando al niño, sin necesidad de ningún otro dispositivo.

BIBLIOGRAFÍA

Allon R, Feldman O, Karminsky A, Steinberg C, Leiba R, Shavit I. Validity of the Pediatric Canadian Triage Acuity Scale in a tertiary children's hospital in Israel. Eur J Emerg Med. 2018;25(4):270-3.

CTAS National Working Group. The Canadian Triage and Acuity Scale: Education Manual. version 2.5. Canadian Triage and Acuity Scale [Internet]. 2012 [consulta el 8 de agosto de 2022]. Disponible en: https://caep.ca/wpcontent/ uploads/2017/06/module_1_slides_v2.5_2012.pdf

De Magalhães-Barbosa MC, Robaina JR, Prata-Barbosa A, Lopes CS. Validity of triage systems for paediatric emergency care: a systematic review. Emerg Med J. 2017 Nov;34(11):711-719.

Engan M, Hirth A, Trønnes H. Validation of a Modified Triage Scale in a Norwegian Pediatric Emergency Department. Int J Pediatr. 2018;2018:4676758.

FernándezA, Ares MI, García S, Martínez-Indart L, Mintegi S, Benito FJ. The validity of the pediatric assessment triangle as the first step in the triage process in a pediatric emergency department. Pediatr Emerg Care. 2017;33:234-8.

Fernández Landaluce A. Protocolos diagnósticos y terapéuticos en urgencias de pediatría, 3ª ed. Sociedad Española de Urgencias de Pediatría (SEUP); 2019.

Gilboy N, Tanabe T, Travers D, Rosenau AM. Emergency Severity Index (ESI): A triage tool for emergency department care, Version 4. Implementation handbook 2012 Edition. AHRQ Publication No 12-0014.

Horeczko T, Enríquez B, McGrath NE. The pediatric assessment triangle: accuracy of its application by nurses in the triage of children. J Emerg Nurs. 2013;39:182-9.

López O, Benito J. Estabilizacion inicial. El triángulo de evaluación pediátrica. En: Benito J, Mintegi S, Azkunaga B, Gómez B. Urgencias pediátricas. Guía de actuación. Madrid: Editorial Médica Panamericana, 2015; p. 258-64.

Martínez IM, Rodríguez R, Romero A. Sistemas de triaje pediátrico en urgencias hospitalarias: fiabilidad y validez. Agencia de Evaluación de Tecnologías Sanitarias de Andalucia; 2011.

Ortiz del Moral N. Efectividad y validez del triaje en las urgencias pediátricas: una revisión sistemática. Jaén: Universidad de Jaén; 2022.

Oliva P, Cambra-Lasaosa FJ, Quintana-Díaz M, Rey-Galán C, Sánchez-Díaz JI, Martín-Delgado, et al. Guías de ingreso, alta y triage para las unidades de cuidados intensivos pediátricos en España. Medicina Intensiva. 2018;88(5):287.e1-287.e11

Picallo Fernández B. Eficacia y confiabilidad del sistema de triaje Manchester: revisión bibliográfica [consulta el 14 de octubre de 2022]. Disponible en: https://ruc.udc.es/dspace/bitstream/handle/2183/25497/PicalloFernandez_Belen_TFG_2019.pdf

Ronald A. Pediatric assessment. En: Fuchs S, Yamamoto L, American Academy of pediatrics: American College of Emergency Physicians. APLS: the pediatric emergency medicine resource, 5a ed. Burlington: Jones & Bartlett Learning; 2012.

Sánchez LM, Raso SM. Protocolos diagnósticos y terapéuticos en Neumología pediátrica. Aeped.es [consulta el 14 de octubre de 2022]. Disponible en: https://www.aeped.es/sites/default/files/documentos/protocolos_seup_2020_final.pdf

Sistema de triaje Manchester. Grupo Español de Triaje Manchester [Internet]. Madrid. [consulta el 12 de julio de 2018]. Disponible en: http://www.triagemanchester.com/web/presentacion_es_66.php

Soler W, Gómez M, Bragulat E, Álvarez A. El triaje: herramienta fundamental en urgencias y emergencias. An Sist Sanit Navar. 2010;33:55-68.

Triage. Australasian College of Emergency Medicine [Internet]. Australia [consulta el 12 de julio de 2018]. Disponible en: https://acem.org.au/Content-Sources/Advancing-Emergency-Medicine/Better-Outcomes-for-Patients/Triage

Valera C, Alejandra N. Revisión crítica : eficacia de la aplicación del triángulo de evaluación pediátrica por enfermería al sistema de clasificación de triaje en el servicio de emergencia. Universidad Católica Santo Toribio de Mogrovejo; 2018.

Zachariasse JM, Nieboer D, Maconochie IK, Smit FJ, Alves CF, Greber-Platzer S, et al. Development and validation of a Paediatric Early Warning Score for use in the emergency department: a multicentre study. Lancet Child Adolesc Health. 2020 Aug;4(8):583-591.

Reanimación cardiopulmonar pediátrica y neonatal

34

J. A. Sarmiento Torres y F. J. Morillo Rodríguez

OBJETIVOS

- Reconocer la importancia de la parada cardiorrespiratoria y de la reanimación cardiopulmonar en la edad pediátrica.
- Explicar los principios básicos que rigen la toma de decisiones en la reanimación cardiopulmonar.
- Aplicar las diferentes maniobras de soporte vital básico.
- Utilizar de manera correcta y segura un desfibrilador semiautomático en niños.
- Conocer las maniobras de desobstrucción de la vía aérea en el niño de cualquier edad.
- Reconocer los diferentes ritmos de parada en pediatría.
- Conocer los algoritmos correspondientes de tratamiento.
- Describir el manejo de las taquicardias y bradicardias en el niño.

INTRODUCCIÓN

Tras la identificación de un niño o lactante en parada cardiorrespiratoria (PCR), la reanimación cardiopulmonar (RCP) básica es el conjunto de maniobras que intentan sustituir, sin ningún equipamiento específico, la circulación y respiración, buscando como objetivo final, la recuperación de estas funciones o hasta que la víctima pueda recibir un tratamiento más cualificado por parte de profesionales sanitarios.

La PCR infantil es más habitual en entornos hospitalarios. Fuera de estos, la mayoría de las ocasiones la causa es traumática en las edades más altas y respiratoria en las más bajas (lactantes). Al igual que en el caso de los adultos, la necesidad de la realización de maniobras de RCP por parte de los testigos es indiscutible para obtener mejores resultados neurológicos al alta. Alrededor del 8 % de los niños que reciben reanimación prehospitalaria de emergencia sobreviven, pero muchos de ellos con secuelas neurológicas importantes. El pronóstico de la PCR infantil, en general, es malo por la posibilidad de la aparición de factores negativos en la PCR (**Tabla 34-1**).

EDADES PEDIÁTRICAS EN REANIMACIÓN CARDIOPULMONAR

Para las técnicas de reanimación es importante el tamaño de la víctima. En el caso de los niños, esto es un condicionante obvio, ya que se encuentran en pleno desarrollo. Por ello se definen distintas edades, aunque es importante determinar de forma individualizada la técnica más oportuna para cada víctima, según su nivel de desarrollo.

Las edades que se describen son las siguientes:

- Recién nacido: niño en el período inmediato tras el nacimiento.
- Lactante: niño hasta los 12 meses de edad.
- Niño: edad comprendida entre 1 año y el inicio de la pubertad. No es necesario establecer formalmente el

Tabla 34-1. Factores más importantes que determinan la supervivencia y calidad de vida tras una parada cardiorrespiratoria pediátrica

Existencia de enfermedades previas
Causa y mecanismo de la PCR
Tiempo transcurrido hasta la instauración de medidas de soporte vital básico y avanzado
PCR presenciada o no
Duración de las maniobras de RCP
Calidad de las maniobras de RCP
Cuidados intensivos posreanimación
Tipo de parada (mejor pronóstico la de origen respiratorio)
Lugar donde se produjo la PCR (mejor pronóstico la intrahospitalaria)
Tiempo en recuperar la circulación espontánea (RCE)
Intervalo de tiempo desde la PCR a la llegada al hospital
Presencia de pulso palpable al ingreso en el hospital
Número de dosis de adrenalina administradas (peor pronóstico si se administran más de dos)

PCR: parada cardiorrespiratoria; RCE: recuperación de la circulación espontánea; RCP: reanimación cardiopulmonar.

inicio de la pubertad; si el reanimador considera que la víctima es un niño, deberá usar las recomendaciones pediátricas.

- Niño pequeño: 1-8 años.
- Niño mayor: > 8 años.

El European Resuscitation Council (ERC) identifica la RCP pediátrica desde los 0 hasta los 18 años, exceptuando a los recién nacidos.

ETIOLOGÍA DEL PARO CARDIORRESPIRATORIO EN LA INFANCIA

Las causas de PCR en la infancia pueden clasificarse en dos categorías:

- Las que afectan a niños sanos:
  - Síndrome de muerte súbita del lactante, con una mayor incidencia en los lactantes, sobre todo entre los 2 y los 4 meses de edad.
  - Accidentes (tráfico, ahogamientos, caídas, intoxicaciones) en los niños mayores de 1 año.
- Las que afectan a niños con enfermedades respiratorias y circulatorias.
  - Habitualmente aparecen en niños con patologías de base de tipo cardíaco o respiratorio, y casi siempre en ámbito hospitalario.

> **!** El síndrome de muerte súbita del lactante constituye la primera causa de muerte posneonatal (entre el primer mes y el año de vida) en los países desarrollados.

En España, los accidentes constituyen la segunda causa de muerte en los niños entre 1 y 14 años.

Las causas respiratorias que con mayor frecuencia causan PCR en niños son las obstrucciones de la vía aérea, cualquiera que sea su causa. La PCR de origen cardíaco se observa casi exclusivamente en niños ya diagnosticados de cardiopatía congénita, sobre todo durante el postoperatorio de cirugía. La PCR puede también producirse por fallo hemodinámico secundario a un *shock* (séptico, anafiláctico o hipovolémico). Las alteraciones neurológicas (traumatismos craneoencefálicos, intoxicaciones, meningoencefalitis, convulsiones, tumores cerebrales) producen depresión del ritmo respiratorio y PCR secundaria.

> A diferencia de lo que ocurre en los adultos, las PCR en la edad pediátrica no se producen de forma súbita, sino que se deben a enfermedades previas que causan un deterioro progresivo de la función cardiopulmonar hasta provocar una PCR.

PREVENCIÓN DEL PARO CARDIORRESPIRATORIO EN LA INFANCIA

La prevención del PCR en la infancia es la intervención que más vidas puede salvar. Trabajando sobre sus causas se puede ser capaz de disminuir su incidencia. El otro punto imprescindible es la detección de los niños en riesgo de sufrir PCR, valorando su deterioro de forma rápida.

Prevención del síndrome de muerte súbita del lactante

El síndrome de muerte súbita del lactante es la «muerte sin causa aparente, que ocurre generalmente durante el sueño de un bebé aparentemente saludable, menor de 1 año de edad». Los factores de riesgo incluyen dormir en prono, dormir sobre superficies blandas e inhalación pasiva de humo de cigarrillo.

La medida de prevención más importante consiste en la colocación de los lactantes en decúbito supino (boca arriba) mientras duermen. No se deben emplear almohadas ni colchones demasiado blandos y debe aconsejarse a la embarazada la abstención en el consumo de tabaco, drogas y alcohol, por la mayor incidencia del síndrome de muerte súbita del lactante en estas poblaciones.

Prevención de accidentes

Los accidentes constituyen la segunda causa de mortalidad en los niños mayores de 1 año, y se producen con mayor frecuencia en el domicilio y sus alrededores, en las vías y en los lugares públicos.

Medidas para evitar accidentes en el domicilio

- Evitar el uso de literas y de cunas cuyos barrotes no tengan una altura suficiente y una separación entre sí superior a 15 cm.
- La ropa de cama, mobiliario y los elementos de decoración deben estar fabricados con materiales ignífugos.
- Todos los enchufes deben ser de seguridad.
- Las ventanas deben permanecer cerradas con dispositivos de seguridad y nunca se utilizará su repisa para colocar juguetes.
- Los juguetes deben ser los recomendados para su edad según las normas de seguridad de la Unión Europea.
- Los medicamentos, cosméticos, etc. deben guardarse fuera del alcance de los niños.
- Los armarios donde se guarden productos de limpieza deben tener cierres de seguridad.
- Los cajones que contengan utensilios cortantes o punzantes y las llaves de gas deben estar fuera del alcance de los niños.
- Los mangos de las sartenes y los cazos no deben colocarse hacia fuera. Los niños no deben estar solos en la cocina ni permanecer en brazos de los adultos mientras estos cocinan.
- No dejar a los niños pequeños en la bañera sin vigilancia.
- Evitar los atragantamientos dando al niño comidas adaptadas a su edad. Evitar que el niño juegue o corra mientras come.
- Sería conveniente disponer de detectores de humos y extintores en los hogares.
- Tener el número de teléfono del Instituto Nacional de Toxicología (915 620 420) en un lugar visible, así como el número de emergencias correspondiente (112).

Medidas para evitar accidentes fuera del domicilio

- No dejar que los niños pequeños salgan solos de casa ni que utilicen las escaleras o ascensores si no van acompañados de un adulto.
- En las casas con piscina se debe colocar una valla alrededor y cubrirla con una lona o red cuando no se utilice.
- Para la prevención de accidentes en las vías y lugares públicos, es importante seguir las recomendaciones de las distintas legislaciones de tráfico respecto a pesos y medidas de los niños. Evitar velocidad excesiva, ingesta de alcohol y realizar revisiones periódicas del vehículo.
- Los niños siempre deben viajar en sillas homologadas y correctamente colocadas.
- Los niños deben ir por la calle siempre acompañados y cogidos de la mano.
- La práctica de determinadas actividades o deportes (bicicleta, patines, esquí, etc.) debe realizarse en circuitos o lugares destinados para ello y con las debidas protecciones (casco, rodilleras, coderas, etc.).
- En las playas, piscinas públicas y parques acuáticos los menores, aunque sepan nadar, no deben permanecer sin vigilancia.

Prevención de la parada cardiorrespiratoria en los niños con enfermedades de riesgo

La PCR en los niños con enfermedades previas puede prevenirse si se reconocen precozmente los síntomas clínicos que ponen de manifiesto el deterioro de su enfermedad y que suponen un riesgo para su vida y si se instaura rápidamente el tratamiento adecuado (**Tabla 34-2**).

SECUENCIA DE ACTUACIÓN EN REANIMACIÓN CARDIOPULMONAR BÁSICA

Aunque en este capítulo se describen una serie de habilidades en forma de secuencia con pasos bien diferenciados, muchas veces se pueden realizar simultáneamente (p. ej., iniciar la RCP y activar el SEM [servicio de emergencia médica]), sobre todo, si hay más de un reanimador presente. Aquellos

Tabla 34-2. **Signos de deterioro clínico en el niño**	
Signos respiratorios	**Signos hemodinámicos**
Agotamiento por aumento del trabajo respiratorio	Taquicardia (FC >180 lpm) o bradicardia (FC <80 lpm) en lactantes
Taquipnea (FR >60 rpm) o bradipnea	Taquicardia (FC >160 lpm) o bradicardia (FC <60 lpm) en niños
Gasping	Hipotensión
Cianosis	Pulsos débiles
Somnolencia	Perfusión distal disminuida
	Oligoanuria
	Disminución del nivel de consciencia o coma

FC: frecuencia cardíaca; FR: frecuencia respiratoria; lpm: latidos por minuto; rpm: respiraciones por minuto.

rescatadores que han aprendido RCP básica del adulto y no tienen conocimientos específicos de reanimación pediátrica pueden utilizar el algoritmo del adulto: los resultados serán mejores que si no se aplica ninguna maniobra (**Fig. 34-1**).

Asegurar la protección del reanimador y del niño

La seguridad es la primera norma ante una emergencia sanitaria. Se refiere tanto a la seguridad de la escena donde se produce la emergencia como a la seguridad del reanimador frente al posible riesgo de infección transmitida por los fluidos corporales de la víctima.

La seguridad intenta evitar que aparezcan accidentes o situaciones no deseadas derivadas de la atención a las víctimas (nuevos accidentes o accidentados).

Antes de iniciar la reanimación, hay que comprobar que el lugar es seguro tanto para el reanimador como para la víctima. De no serlo, se debe movilizar al niño hacia un lugar donde no haya riesgos.

Para evitar los riesgos biológicos, los reanimadores deberían contar con guantes y dispositivos de barrera durante la realización de la reanimación.

Comprobar la consciencia

- Estimular suavemente al niño (más cuidadosamente que al adulto) mediante pequeñas sacudidas o pellizcos y preguntarle en voz alta: «¿estás bien?». A los niños que se les sospeche una lesión de la columna cervical se les debe estimular con cuidado y siempre protegiendo el cuello.

Si el niño responde a la estimulación, contestando o moviéndose

- Dejar al niño en la posición en la que lo encontró (siempre que no corra peligro).
- Verificar su estado y pedir ayuda si fuera necesario.
- Reevaluar periódicamente.
  Si el niño no responde, hay que actuar como sigue:
- Gritar pidiendo ayuda a las personas de su entorno, pero sin abandonar al niño.
- Tumbar al niño sobre la espalda con cuidado, sobre una superficie dura y plana, con la cabeza, cuello, tronco y extremidades alineados. Si se sospecha lesión cervical la movilización deberán hacerla al menos dos reanimadores, protegiendo la columna cervical.
- Si hay dos reanimadores, uno de ellos realizará la secuencia de RCP y otro avisará al servicio de emergencias (112). Si hay un solo reanimador, este realizará las maniobras de RCP durante 1 minuto antes de separarse del niño para solicitar ayuda al servicio de emergencias.

Abrir la vía aérea

Para ello:

- Maniobra frente-mentón. Es la maniobra de elección, excepto que se sospeche traumatismo cervical. Esta es la maniobra que se enseña a la población en general. Se realiza inclinando la cabeza y levantando el mentón.

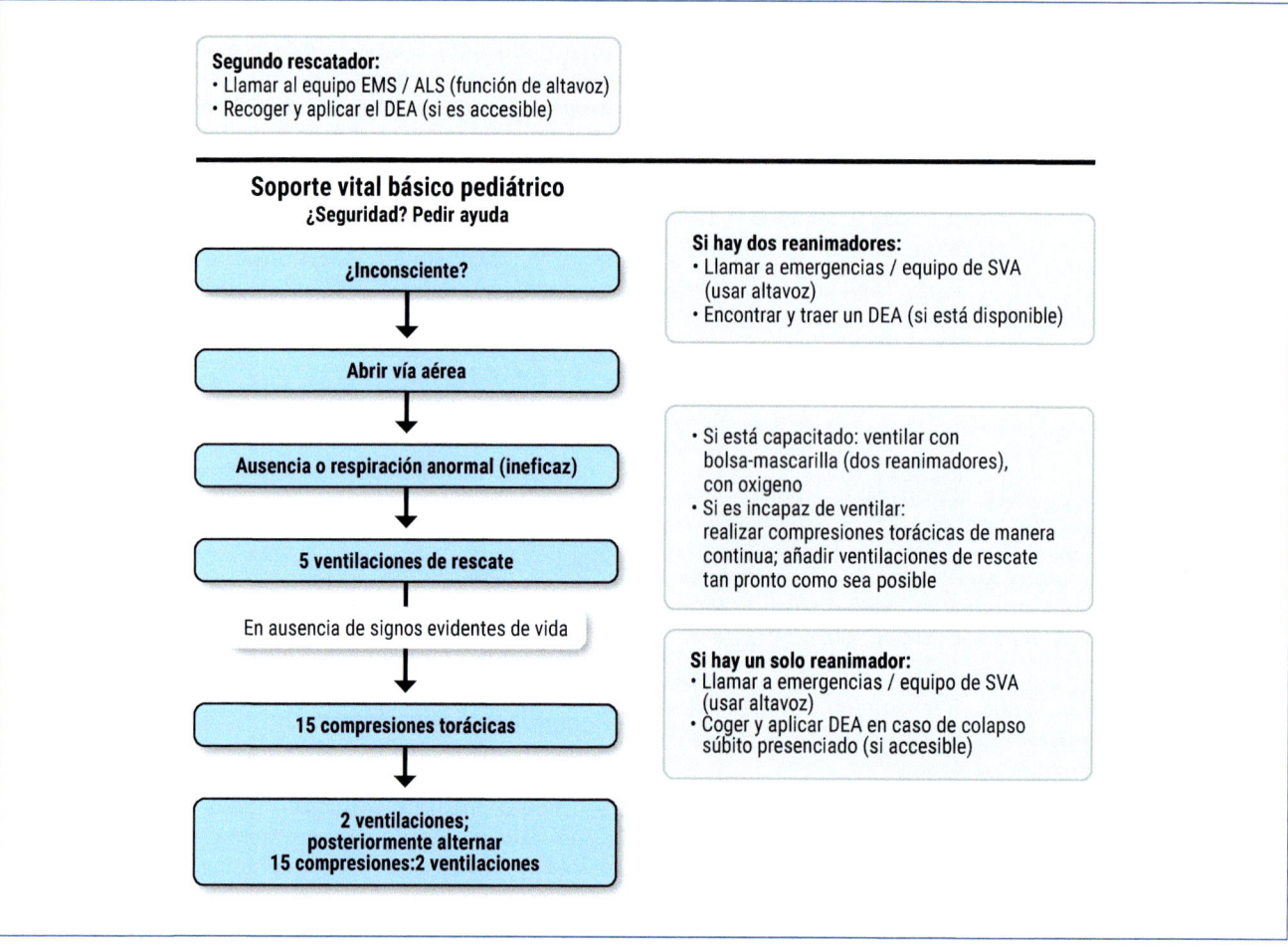

Figura 34-1. Secuencia de RCP básica pediátrica ERC 2021. DEA: desfibrilador externo automático; SVA: soporte vital avanzado.

– Colocar una mano en la frente sujetándola firmemente y mantener el cuello en posición neutra en lactantes y en extensión ligera-moderada en niños, lo más parecido a la posición de «olfateo». El occipucio prominente del lactante predispone a una ligera flexión del cuello cuando se coloca al niño sobre una superficie plana, por lo que debe asegurarse de que se mantiene en posición neutra. Para mantener al lactante en posición neutra puede ayudarse poniendo un pañal o toalla en la espalda del niño (aproximadamente 2 cm), a la altura de los hombros.
– Al mismo tiempo, colocar la punta de los dedos de la otra mano debajo del mentón.
– Evitar cerrar la boca o empujar los tejidos blandos del cuello, ya que podría obstruir la vía aérea del niño.

❗ En las situaciones en las que se sospeche lesión cervical, el reanimador (no lego) debe evitar movilizar la columna cervical durante la apertura de la vía aérea, Para ello, se valdrá de técnicas como la subluxación y la elevación mandibular.

• Elevación mandibular
– Colocarse a la cabecera del niño y mantener la cabeza de la víctima inmovilizada con sus manos.

– Situar los pulgares sobre el macizo facial a cada lado de la nariz.
– Colocar el resto de los dedos a lo largo del ángulo de la mandíbula.
– Proyectar hacia arriba y hacia delante la mandíbula inferior del niño.

Esta maniobra requiere la presencia de varios reanimadores para realizar una RCP, ya que la persona colocada en la cabecera del paciente no puede encargarse de otras maniobras.

• Tracción mandibular. Es una buena maniobra para abrir la vía aérea, pero no permite la ventilación mientras se mantiene la abertura. Para realizarla:
– Colocar una mano en la frente de la víctima (igual que en la maniobra frente-mentón).
– Introducir el dedo pulgar de la otra mano en la boca del niño y colocarlo detrás de los incisivos centrales mientras que con el índice y el medio sujeta el mentón.
– Tirar hacia arriba de la mandíbula para alejar la base de la lengua de la faringe posterior.
Si con estas maniobras alternativas no se consigue abrir la vía aérea de la víctima, recurrir a la maniobra frente-mentón (ligera extensión cervical), ya que el mantenimiento de la vía aérea tiene prioridad sobre el riesgo de daño cervical.

Comprobar la respiración

- Mientras se mantiene abierta la vía aérea, comprobar si el niño respira. Para ello, mirar, escuchar y sentir si el niño respira con normalidad aproximando la cara del reanimador a la boca-nariz del paciente y mirándole el pecho:
  - Mirar los movimientos del tórax.
  - Escuchar los sonidos respiratorios la boca y la nariz.
  - Sentir el movimiento del aire en la mejilla.

Durante los primeros minutos tras un paro cardíaco, un niño puede tener movimientos parecidos a respiraciones (*gasping*). Esto no equivale a respirar. Mirar, escuchar y sentir durante no más de 10 segundos antes de decidir. Ante la duda de si el niño respira «con normalidad» iniciar secuencia de reanimación.

Si el niño está respirando con normalidad

- Poner al niño de lado en la posición lateral de seguridad (salvo que se sospeche traumatismo vertebral).
- Enviar en busca de ayuda o ir a buscarla. Llamar al número local de emergencias.
- Vigilar la respiración de forma continuada.

Si la respiración no es normal o está ausente

Hacer lo siguiente:

- Retirar con cuidado cualquier obstrucción evidente de la vía aérea.
- Administrar inicialmente cinco respiraciones de rescate.

Ventilaciones de rescate

Realizar la maniobra boca-boca o boca-boca nariz.

Las ventilaciones de rescate en el lactante se realizan de la siguiente manera:

- Mantener la abertura de la vía aérea mediante la posición neutra.
- Proceder a la ventilación boca-boca nariz. Tomar una respiración normal y cubrir la boca y la nariz del lactante con su boca, manteniendo un buen sellado con sus labios para evitar fugas. Si no se puede cubrir simultáneamente la boca y la nariz del lactante, intentar sellar solamente la boca, pinzando la nariz para evitar fugas de aire.
- Introducir su aire a través de la boca o boca-nariz del lactante de forma constante y suave un segundo; el volumen necesario es el que provoca que el pecho se eleve.
- Manteniendo la abertura de la vía aérea, retirarse, comprobar que el pecho del lactante desciende y el aire sale.
- Repetir esta secuencia cinco veces.

Las ventilaciones de rescate en niños mayores de 1 año se realizan de la manera siguiente:

- Asegurar la inclinación de la frente y la elevación del mentón. Manteniendo la posición de leve extensión del cuello o posición de «olfateo».
- Pinzar la parte blanda de la nariz entre los dedos índice y pulgar de la mano que está colocada sobre la frente del niño.
- Abrir un poco la boca del niño manteniendo la elevación del mentón e introducir aire de la misma forma que se comentó en el lactante.
- Tomar aire y colocar los labios alrededor de la boca del niño, asegurándose de establecer un buen sello.
- Soplar firmemente en la boca del niño durante un segundo; observar la elevación del tórax.
- Manteniendo la frente inclinada y el mentón elevado, separar la boca de la de la víctima y observar cómo desciende el tórax al expeler el aire.
- Tomar aire otra vez y repetir esta secuencia cinco veces. Identificar la efectividad de las respiraciones observando que el tórax asciende y desciende de manera similar a las respiraciones normales.

> **!** Si tiene dificultad para lograr una respiración efectiva, ya sea en niños o lactantes, puede que la vía aérea esté obstruida.

Si sospecha una obstrucción de la vía aérea:

- Abrir la boca del niño y retirar cualquier obstrucción visible. No realizar barrido digital a ciegas.
- Asegurarse de que la posición de la cabeza es correcta (maniobra frente-mentón en niños o posición neutra «olfateo» en lactantes).
- Realizar cinco intentos de conseguir ventilación efectiva, si sigue sin obtener éxito, continuar con la secuencia de la RCP.

Evaluar signos de vida

Tras las ventilaciones iniciales, el personal sanitario debe determinar la existencia o no de signos de vida. Para ello, se deben detectar movimientos espontáneos, tos, quejido, llanto, respiraciones efectivas, abertura ocular, recuperación del tono muscular, etc. durante un máximo de 10 segundos. Si no hay signos vitales, se deben empezar las compresiones torácicas.

Con respecto a la palpación del pulso, no hay estudios comparativos que evalúen la eficacia de la comprobación del pulso sobre la evaluación de los signos vitales. Es fácil no poder evaluar el pulso en los niños pequeños de forma clara. La situación de estrés y, en ocasiones, la falta de actividad existencial con niños, puede llevar a confusión y falsos resultados. Para evitarlo, se solicita mejor la existencia o no de signos de vida, más fáciles de detectar.

Comprobar la circulación

Tras las ventilaciones iniciales, el personal sanitario debe evaluar la circulación de la víctima. Para ello, se debe comprobar la existencia de signos de circulación tales como movimientos, tos o respiraciones o la palpación de pulso arterial central (carotídeo o femoral) durante un máximo de 10 segundos.

Si no hay signos vitales deben empezar las compresiones torácicas.

En los lactantes el pulso debe ser evaluado en la arteria braquial, su cuello corto y grueso hace complicado poder tomar pulso carotídeo, aunque puede utilizarse como alternativa la arteria femoral. Para localizar el pulso braquial, colocar el brazo del lactante separado del tórax en abducción y rotación externa y presionar suavemente con los dedos índice y medio en la zona interna del brazo, entre el codo y el hombro.

En los niños mayores de un año el pulso central de referencia para la RCP es el carotídeo. Para localizarlo, intentar palpar el cartílago tiroides en su porción más prominente (nuez de Adán) con dos dedos, a continuación, deslizarlos hacia el lateral del cuello en dirección posterior hasta localizar la arteria carótida, habitualmente entre el lateral de la tráquea y la porción anterior del músculo esternocleidomastoideo.

Al mismo tiempo que intenta palpar el pulso, valorar la existencia de los ya mencionados signos de circulación.

Si hay signos evidentes de circulación

En este caso:

- Se debe continuar ventilando al niño a una frecuencia de 25-30 respiraciones en el lactante a 15 respiraciones por minuto en el niño mayor, valorando según la edad del niño la frecuencia entre esos límites, hasta que el niño recupere la respiración espontánea.
- Sin dejar de vigilar al niño, cada dos minutos debe reevaluar la existencia de pulso y respiración.
- Si el niño comienza a respirar, pero permanece inconsciente, se le debe colocar en posición lateral de seguridad. Si no hay signos de circulación.
Si no hay signos de vida, no hay pulso central o la frecuencia del pulso es inferior a 60 latidos/minuto (lactante o niño) y se acompaña de ausencia de respiración e inconsciencia, iniciar compresiones torácicas.

Compresiones torácicas

Para realizar las compresiones torácicas de forma eficaz, se debe colocar al niño sobre un plano duro y es necesario descubrirle el pecho. Las compresiones torácicas se efectúan de la siguiente manera:

- Para todos los niños, comprimir en la mitad inferior del esternón por encima del apéndice xifoides. Hay que localizar el apéndice xifoides, donde las costillas inferiores se juntan, y comprimir el esternón un dedo por encima de ese punto sobre la estructura rígida del esternón.
- La compresión debe ser suficiente para deprimir el esternón al menos un tercio de diámetro anteroposterior del tórax (aproximadamente 4 cm en lactantes, 5 cm en niños mayores de un año). No hay que tener miedo de comprimir demasiado fuerte. «Comprima fuerte y rápido».
- Liberar la presión en el tórax completamente, evitar despegar los dedos o las manos del tórax y repetir con una frecuencia de al menos 100-120/minuto.

Técnica de compresión del abrazo con los dos pulgares (en lactantes)

Colocar ambos dedos pulgares juntos sobre la mitad inferior del esternón con sus puntas dirigidas hacia la cabeza del niño. Con el resto de las manos y los dedos, abrazar la parte inferior de la caja torácica del lactante, con la espalda del niño apoyada sobre el resto de los dedos. Se comprimirá la mitad inferior del esternón con los dedos pulgares deprimiendo por, lo menos, un tercio de la profundidad del tórax (4 cm).

Esta técnica es difícil de realizar con un solo reanimador para compaginar compresiones y ventilaciones.

Técnica de compresión con dos dedos (en lactantes)

Se recomienda en aquellos casos en los que haya un solo reanimador, pues la transición entre las compresiones y las ventilaciones se hace de una manera más sencilla. También se recomienda cuando las manos del reanimador no pueden rodear el tórax del lactante.

- Localizar la mitad inferior del esternón. Otra posibilidad para localizar el punto de compresión es colocar un dedo a la altura de las mamilas del lactante y dar las compresiones con los siguientes dos dedos que quedan hacia los pies del paciente (se puede colocar el índice y dar las compresiones con corazón y anular o colocar el anular y dar las compresiones con corazón e índice, según el lado al que se esté del paciente, izquierda o derecha).
- Presionar con estos dos dedos para conseguir deprimir el tórax al menos un tercio del diámetro anteroposterior (4 cm).

Puede ser conveniente, para estabilizar y dar rigidez al apoyo de la columna del lactante, colocarle la mano que no realiza el masaje cardíaco debajo de la espalda, si el tamaño del niño lo permite.

Técnica de compresiones con una mano (en niños mayores de 1 año)

- Colocar el talón de una mano sobre el tercio inferior del esternón levantando los dedos para asegurar que la presión no se aplique sobre las costillas.
- Colocarse verticalmente sobre el tórax de la víctima y, con el brazo extendido, comprimir el esternón al menos un tercio de la profundidad del tórax (5 cm, no más de 6 cm).
- En niños grandes o cuando el reanimador es pequeño, resulta más sencillo realizar las compresiones con las dos manos, una sobre otra, con los dedos entrelazados, tirando con los dedos de la mano superior de los de la inferior para evitar apoyarse sobre un hemitórax.

Combinar las compresiones con las respiraciones de rescate

El personal sanitario utilizará una relación de 15 compresiones torácicas cada dos ventilaciones tanto en el lactante como en el niño, independientemente de que sean uno o dos los reanimadores. No obstante, pueden utilizar la relación 30:2 si están solos, o en caso de no recordar la relación en la reanimación pediátrica.

 Cuando la reanimación se realiza con dos reanimadores, para disminuir el cansancio y mantener la calidad de la RCP se recomienda que cada 2 minutos se realice un cambio de posición, de forma que el reanimador que estaba actuando sobre la vía aérea pase a efectuar las compresiones cardíacas y viceversa.

Hasta cuándo mantener la reanimación

Continuar la reanimación hasta que:

- El niño recupere la circulación y respiración espontánea.
- Llegue un equipo cualificado que continúe con la reanimación.
- El reanimador esté agotado o haya peligro para su integridad.

Cuándo pedir ayuda

Depende del número de reanimadores:

- Si hay más de uno, uno inicia la reanimación mientras otro va a solicitar ayuda.
- Si solo hay uno, este realizará la reanimación durante, al menos, 1 minuto antes de pedir ayuda. Para minimizar la interrupción de las maniobras de RCP, se puede transportar al niño pequeño en brazos y continuar con ellas mientras se va a solicitar ayuda.

! La única excepción a la realización de un minuto de RCP antes de solicitar ayuda es en el colapso brusco presenciado cuando el reanimador se encuentra solo. En este caso, lo normal es que la parada cardíaca sea secundaria a una arritmia y se precise, por tanto, desfibrilación inmediata. En este caso, se deberá buscar ayuda inmediatamente si no existe otra persona que pueda solicitarla.

UTILIZACIÓN DEL DESFIBRILADOR EXTERNO SEMIAUTOMÁTICO EN NIÑOS

La fibrilación ventricular es una causa relativamente rara de parada cardíaca en lactantes y niños pequeños fuera del hospital, y suele ser debida a traumatismo, enfermedades congénitas cardíacas, sobredosis por drogas e hipotermia. Ocurre solamente en el 7-15 % de los paros cardíacos en niños y adolescentes.

Los desfibriladores externos semiautomáticos (DEA) son dispositivos preparados para determinar el ritmo del paciente de forma segura y con capacidad para dar una descarga asincrónica con una cantidad predefinida de julios.

En general, usando un atenuador para pacientes pediátricos la energía descargada es de entre 50 y 75 julios en lugar de los 150-200 julios que se descargan en los pacientes adultos o sin atenuador. En los casos de niños de más de 25 kg u 8 años

aproximados, se pueden utilizar dosis de descarga de adulto. Por debajo de ese peso es necesario el uso de atenuadores.

Dado que el tórax del niño puede ser más pequeño y para asegurar que la descarga afecte a la masa cardíaca, es importante que los parches se coloquen correctamente con una separación suficiente o de forma ideal se realice una posición anteroposterior.

Como en el adulto, si la causa de la parada es un ritmo desfibrilable, la desfibrilación temprana en el niño aumenta la supervivencia y mejora el pronóstico neurológico.

Se han referido casos de uso con éxito de DEA en niños menores de 1 año. En el raro caso de producirse un ritmo desfibrilable en un niño menor de 1 año, es razonable utilizar un DEA si es el único desfibrilador disponible (preferentemente, con atenuador de dosis).

! El uso del DEA no debería retrasar la realización de una RCP de calidad en el niño; si hay dos reanimadores no se debe interrumpir la RCP al colocar los parches, y recibir al menos 1 minuto de RCP de calidad previo a la colocación del DEA.

Tan pronto se disponga de un DEA, esta es la secuencia de actuación:

- Encender el DEA.
- Colocar los parches sobre el pecho desnudo del niño (o sobre el pecho y la espalda). Si son dos reanimadores, no se debe parar la RCP. Se ha de valorar un buen contacto con la piel del niño.
- Encender el DEA y seguir las instrucciones verbales o escritas del DEA hasta recibir ayuda especializada.
- Cerciorarse de que nadie toca al paciente mientras el DEA analiza el ritmo.
- Si está indicado el choque eléctrico, administrar compresiones torácicas mientras se carga el DEA.
- Comprobar que nadie toca al niño antes de administrar la descarga. Pulsar el botón de descarga.
  Reiniciar la RCP inmediatamente tras la descarga.
- Si no está indicado el choque eléctrico, reanudar la RCP.
- Seguir con ciclos de RCP hasta que el DEA vuelva a analizar el ritmo (cada 2 minutos), llegue ayuda cualificada, el niño comience a respirar o el reanimador se agote.

POSICIÓN LATERAL DE SEGURIDAD

Un niño inconsciente en el que la vía aérea está libre y respira espontáneamente debe ser colocado de lado en posición de seguridad, salvo que se trate de un accidente en el que se sospeche traumatismo cervical. Hay múltiples posiciones de recuperación, todas ellas dirigidas a prevenir la obstrucción de las vías respiratorias y reducir la posibilidad de que fluidos como la saliva, las secreciones o el vómito entren en la vía aérea superior. Siempre deben seguirse una serie de principios importantes:

- Colocar al niño lo más cerca posible de la posición lateral verdadera, con la boca orientada hacia abajo para permitir el drenaje libre de las secreciones.

- La posición debe ser estable.
- Evitar cualquier compresión sobre el tórax del niño que pueda dificultar la respiración.
- Debe resultar sencillo y seguro el recolocar al niño en decúbito prono, teniendo siempre presente la posible lesión cervical.
- Asegurar la observación de la vía aérea y su acceso a ella con facilidad.
- Cambiar regularmente el lado sobre el que está tumbado el niño para evitar puntos de presión excesiva (cada 30 minutos).
- La posición de seguridad del adulto es efectiva en los niños; en los lactantes es mejor mantener la posición por parte de las manos del reanimador. En ambos casos la vigilancia es imprescindible.

OBSTRUCCIÓN DE LA VÍA AÉREA POR CUERPO EXTRAÑO

La obstrucción de la vía aérea por un cuerpo extraño (OVACE) se considera una emergencia, ya que produce un compromiso agudo de la función respiratoria que puede ocasionar la muerte o secuelas graves en un niño.

Debido a su anatomía, sus actividades y la curiosidad, los niños y lactantes son más propensos a sufrir atragantamientos. Los objetos más habituales con los que un niño puede sufrir una OVACE son juguetes pequeños, monedas, globos, caramelos, chicles, etc. Debido a que los niños y lactantes juegan y comen en sociedad, la mayoría de los episodios de OVACE suceden mientras están acompañados y, por ello, el inicio de las maniobras suele ser precoz, cuando aún se encuentra consciente.

Signos de atragantamiento (ERC)

Es imprescindible detectar la aparición de un OVACE lo antes posible. Los signos de la tabla determinan su aparición. Aunque la dificultad respiratoria de comienzo súbito asociada a tos, estridor o náuseas, síntomas y signos similares pueden aparecen asociados a otras causas de obstrucción de la vía aérea, como la laringitis o la epiglotitis, que precisan un tratamiento distinto.

Todas las técnicas encaminadas a la resolución del OVACE intentan aumentar la presión intratorácica y pueden ayudar a la expulsión del cuerpo extraño de la vía aérea.

El algoritmo pediátrico para la obstrucción de la vía aérea por cuerpo extraño se simplificó y alineó con la versión diseñada para los adultos en las guías de 2005. La diferencia más importante con el adulto es que no se deben emplear las compresiones abdominales en el lactante, ya que al tener las costillas en posición horizontal, dejan más expuestas las vísceras abdominales (hígado, bazo) a la compresión y se pueden generar traumas en las vísceras. Por esta razón, el algoritmo para el tratamiento de la OVACE es diferente en los niños y en los lactantes.

Reconocimiento de la obstrucción de la vía aérea por un cuerpo extraño

Cuando el cuerpo extraño entra en la vía aérea, el niño reacciona inmediatamente tosiendo en un intento de expulsarlo. La tos espontánea es más efectiva y segura que cualquier maniobra que un reanimador pueda realizar. No obstante, si no hay tos o es inefectiva, y el objeto obstruye completamente la vía aérea, el niño se asfixiará rápidamente (**Tabla 34-3**, **Fig. 34-2**).

Lactante o niño consciente con obstrucción leve de la vía aérea por un cuerpo extraño

Si el niño tose de manera efectiva, no se precisa ninguna maniobra externa. Colocar al niño en una posición incorporada y animarle a toser.

Vigilar al niño por si expulsa el cuerpo extraño y mejora la respiración. Si, por el contrario, la tos del niño es (o comienza a ser) inefectiva, pedir ayuda inmediatamente y determinar el nivel de consciencia del niño.

Lactante o niño consciente con obstrucción grave de la vía aérea por un cuerpo extraño

En esta situación, la tos y el llanto no aparecen o son inefectivos, el niño no es capaz de vocalizar y puede aparecer cianosis. Llamar al 112 o al número de emergencias para pedir ayuda y valorar el grado de conciencia del niño.

Si el niño permanece consciente, pero no tose o la tos es inefectiva, darle golpes en la espalda. Si los golpes en la espalda no consiguen liberar el cuerpo extraño, realizar las compresiones torácicas en lactantes o abdominales en niños. Estas maniobras consiguen crear una especie de tos artificial,

Tabla 34-3. Signos generales de obstrucción de la vía aérea por un cuerpo extraño en el niño		
Signos generales de OVACE	**Tos eficaz**	**Tos ineficaz**
Suceso presenciado	Llanto espontáneo	Incapaz de vocalizar
Inicio súbito	Tos fuerte	Incapaz de toser, tos silenciosa
Tos-asfixia	Capaz de respirar antes de toser	Incapaz de respirar
Historia reciente de comer o jugar con objetos pequeños	Capaz de responder a preguntas	Cianosis central
	Consciente	Disminución del nivel de consciencia

OVACE: obstrucción de la vía aérea por un cuerpo extraño.

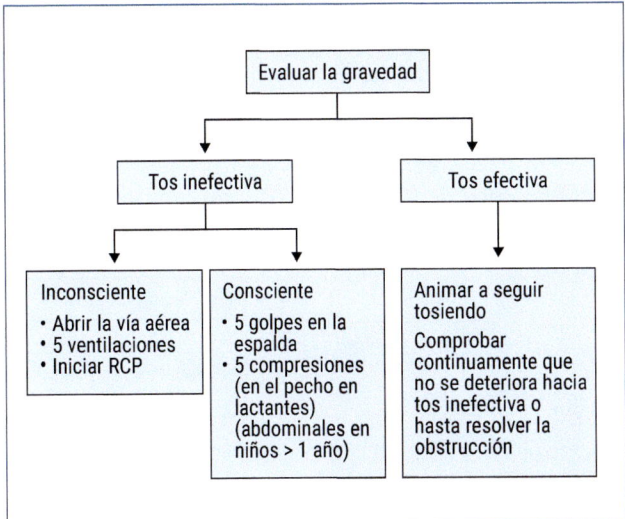

Figura 34-2. Algoritmo OVACE (ERC 2021). RCP: reanimación cardiopulmonar.

incrementa la presión intratorácica y ayudan a desprender el cuerpo extraño.

Secuencia de desobstrucción en el lactante con tos ineficaz

- Sujetar al lactante boca abajo, colocándolo sobre el antebrazo, que, a su vez, se puede apoyar sobre el muslo, manteniendo la cabeza del lactante más baja que el tronco. Sujetarle firmemente la cabeza con los dedos, con cuidado de no presionar los tejidos blandos.
- Golpear cinco veces con el talón de la otra mano en la zona interescapular del lactante: los golpes deben ser rápidos y moderadamente fuertes.
- Voltear al lactante sobre el otro antebrazo, dejándolo boca arriba. Sujetarle colocando la mano en el occipucio. Siga manteniendo la cabeza más baja que el tronco para favorecer la expulsión del objeto por la gravedad.
- Aplicar cinco compresiones torácicas con dos dedos (índice y medio) en el mismo punto del masaje cardíaco (tercio inferior del esternón), pero algo más lentas y fuertes que en la RCP.

Secuencia de desobstrucción en el niño de más de 1 año con tos ineficaz

- Los golpes en la espalda son más efectivos si el niño se coloca cabeza abajo.
- Si el niño es pequeño, se puede colocar en el regazo del reanimador, como el lactante o sobre el muslo del reanimador.
- Si esto no es posible, colocar al niño inclinado hacia delante y darle los cinco golpes en la región interescapular.
- Si los golpes en la espalda no consiguen liberar el cuerpo extraño y el niño continúa consciente, hay que emplear las compresiones abdominales. Colocarse de pie o arrodillado detrás del niño, pasando los brazos por debajo de los brazos del niño y rodeándole el abdomen. Apoyar con fuerza el puño entre el ombligo y el esternón. Sujete esta mano con la otra y empujar fuertemente hacia dentro y hacia arriba.
- Repetir cinco veces.

- Asegurarse de que la presión no se aplica sobre el apéndice xifoides ni sobre las costillas inferiores, pues podría producir un traumatismo abdominal.

Después de las compresiones torácicas o abdominales, reevaluar al niño. Si el objeto no ha sido expulsado y permanece consciente, continuar con la secuencia de golpes en la espalda/compresiones abdominales o torácicas.

Gritar o enviar a alguien a buscar ayuda si no dispone de ella o no lo ha realizado aún. No abandonar al niño en este momento. Si el objeto es expulsado con éxito, se debe reevaluar la condición clínica del niño. Es posible que parte del objeto permanezca en el aparato respiratorio y cause complicaciones posteriores. Si hay alguna duda, buscar ayuda sanitaria.

Lactante o niño inconsciente con obstrucción grave de la vía aérea por un cuerpo extraño

Si el lactante o niño con un cuerpo extraño está inconsciente o evoluciona hacia la inconsciencia, se le colocará sobre una superficie plana y rígida. Gritar o enviar a alguien a por ayuda si no dispone de ella. No abandonar nunca al niño en este estado y proceda como sigue:

- Abertura de la vía aérea. Abrirle la boca y buscar cualquier cuerpo extraño. Si se ve, intentar eliminarlo haciendo un barrido con un único dedo. No intentar barridos repetidos o a ciegas, pues esto podría impactar el objeto más profundamente en la faringe y causar lesión.
- Respiraciones de rescate. Abrirle la vía aérea usando la maniobra correspondiente según la edad de la víctima y hacer cinco respiraciones de rescate, comprobando la efectividad de cada una de las respiraciones. Si una respiración no consigue elevar el tórax, recolocar la cabeza antes intentarlo otra vez.
- Compresiones torácicas y RCP: si no hay respuesta a las cinco ventilaciones (movimiento, tos, respiración espontánea), proceder con las compresiones torácicas sin comprobar la existencia de signos de circulación como haría en la RCP.
- Seguir la secuencia de RCP (15 compresiones/2 ventilaciones) durante 1 minuto aproximadamente antes de avisar al equipo de emergencias (si no ha sido avisado antes por alguien).
- Cuando abra la vía aérea para dar las respiraciones de rescate, mirar si hay algún cuerpo extraño en la boca.
- Si se ve el cuerpo extraño, intentar extraerlo con la técnica de barrido con un solo dedo, pero solo si es accesible.
- Si parece que la obstrucción ha cedido, abrir y evaluar la vía aérea como se indicaba anteriormente y si el niño no respira de forma espontánea, hacer cinco respiraciones de rescate. Comprobar también la circulación y continuar la secuencia de RCP según el estado que presente la víctima (solo ventilación o ventilación más compresiones).
- Si el niño recupera la consciencia y presenta respiraciones espontáneas y efectivas, se debe colocar en una posición segura sobre uno de sus costados y vigilar la respiración y el grado de consciencia mientras se espera la llegada del equipo de emergencia.

SOPORTE VITAL VANZADO EN NIÑOS RITMOS DE PARADA CARDÍACA

Al igual que en los adultos, los ritmos de parada en el niño pueden ser desfibrilables (taquicardia ventricular [TV] sin pulso y fibrilación ventricular [FV]) o no desfibrilables (asistolia y actividad eléctrica sin pulso [AESP]), en el niño pequeño, cuya causa de parada suele ser la respiratoria el ritmo de parada, es casi siempre bradicardia evolucionada a asistolia (hay que recordar que en los niños bradicardias inferiores a 60 lpm se consideran situación de parada, ya que el gasto cardíaco en lactantes, principalmente, dependiente de la frecuencia). En los adolescentes, cuyas causas de parada se asemejan más a los adultos, el ritmo suele ser desfibrilable (Fig. 34-3).

Manejo de la parada cardíaca por ritmos no desfibrilables

El manejo de la parada cardíaca por ritmos no desfibrilables consiste en (Fig. 34-4):

- Iniciar RCP de calidad a un ritmo de 15:2, ventilando con bolsa autohinchable y oxígeno al 100 %. Realizar compresiones torácicas continuas y de forma adecuada (a buen ritmo y profundidad, permitiendo que el tórax se expanda entre las compresiones).
- Evitar la hiperventilación.
- Minimizar las interrupciones (< 5 segundos).
- Confirmar el ritmo cardíaco mediante la monitorización.
- Asegurar un acceso vascular, si no se había hecho antes.
- Valorar vía aérea avanzada.
- Administrar adrenalina por vía intravenosa o intraósea en una dosis de 0,01 mg/kg (0,1 mL/kg de la dilución

Ritmos de PCR
Desfibrilables
Fibrilación ventricular
Taquicardia ventricular sin pulso
No desfibrilables
Asistolia
Bradicardia (FC < 60)
AESP

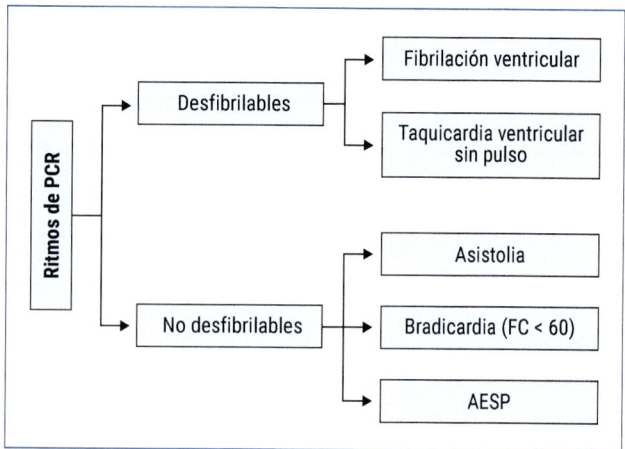

Figura 34-3. Clasificación de los ritmos de parada cardíaca. AESP: actividad eléctrica sin pulso; FC: frecuencia cardíaca; PCR: parada cardiorrespiratoria.

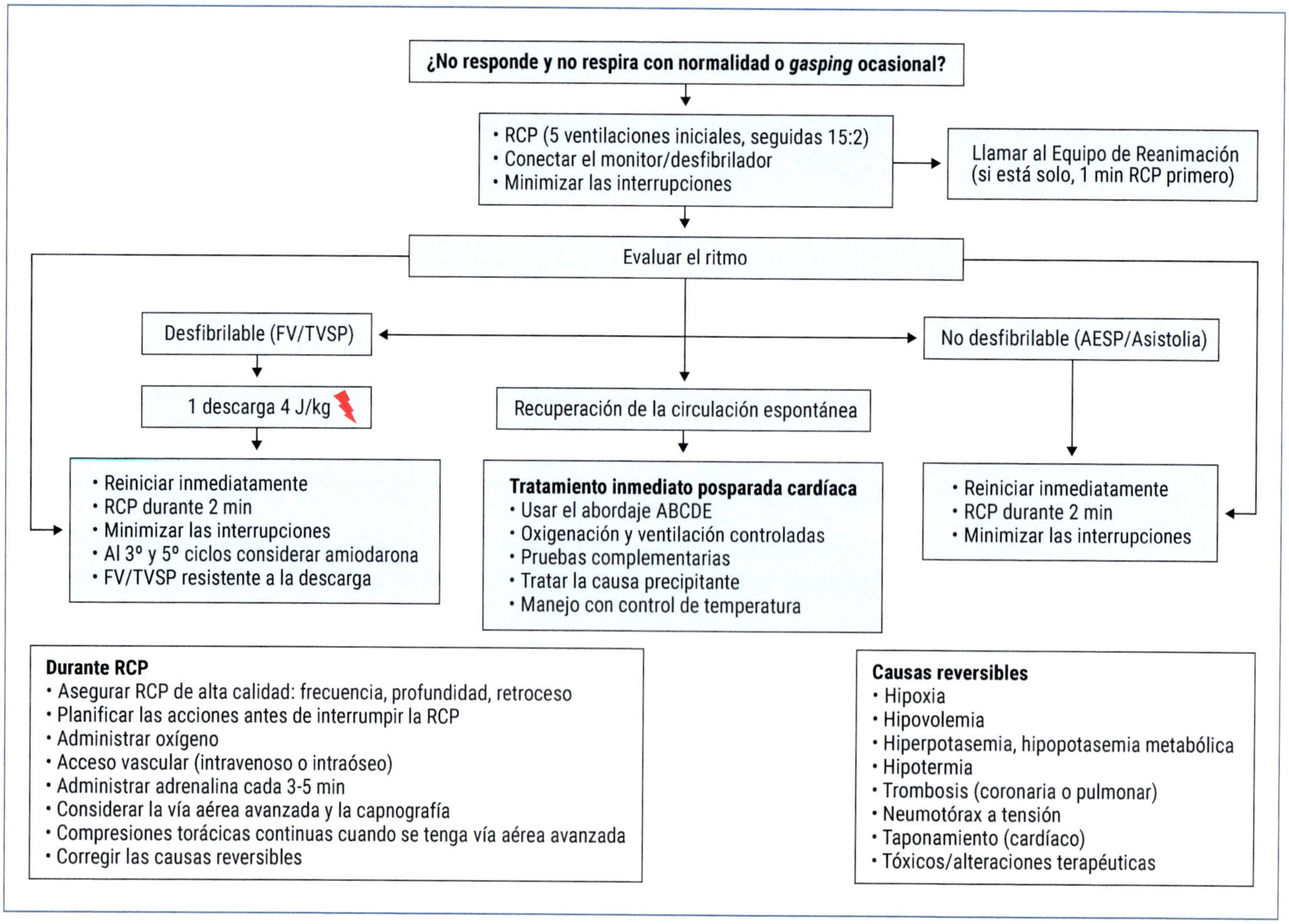

¿No responde y no respira con normalidad o *gasping* ocasional?
• RCP (5 ventilaciones iniciales, seguidas 15:2)
• Conectar el monitor/desfibrilador
• Minimizar las interrupciones
Llamar al Equipo de Reanimación (si está solo, 1 min RCP primero)
Evaluar el ritmo
Desfibrilable (FV/TVSP)
No desfibrilable (AESP/Asistolia)
1 descarga 4 J/kg
Recuperación de la circulación espontánea
• Reiniciar inmediatamente
• RCP durante 2 min
• Minimizar las interrupciones
• Al 3º y 5º ciclos considerar amiodarona
• FV/TVSP resistente a la descarga
Tratamiento inmediato posparada cardíaca
• Usar el abordaje ABCDE
• Oxigenación y ventilación controladas
• Pruebas complementarias
• Tratar la causa precipitante
• Manejo con control de temperatura
• Reiniciar inmediatamente
• RCP durante 2 min
• Minimizar las interrupciones
Durante RCP
• Asegurar RCP de alta calidad: frecuencia, profundidad, retroceso
• Planificar las acciones antes de interrumpir la RCP
• Administrar oxígeno
• Acceso vascular (intravenoso o intraóseo)
• Administrar adrenalina cada 3-5 min
• Considerar la vía aérea avanzada y la capnografía
• Compresiones torácicas continuas cuando se tenga vía aérea avanzada
• Corregir las causas reversibles
Causas reversibles
• Hipoxia
• Hipovolemia
• Hiperpotasemia, hipopotasemia metabólica
• Hipotermia
• Trombosis (coronaria o pulmonar)
• Neumotórax a tensión
• Taponamiento (cardíaco)
• Tóxicos/alteraciones terapéuticas

Figura 34-4. Algoritmo de soporte vital avanzado pediátrico (ERC 2021). AAESP: actividad eléctrica sin pulso; FV: fibrilación ventricular; RCP: reanimación cardiopulmonar; TVSP: taquicardia supraventricular paroxística.

1:10.000) máximo 1 mg, seguida de un bolo de suero salino fisiológico (entre 2 y 10 mL).

- Pasados 2 minutos, interrumpir las compresiones y comprobar brevemente el ritmo en el monitor. Si no hubiese ritmo eléctrico (asistolia) o no hubiese cambios con respecto al electrocardiograma inicial, reanudar RCP inmediatamente, comenzando por las compresiones torácicas. Si se observase una actividad eléctrica organizada, se ha de comprobar la existencia de signos vitales o pulso central.
- Si el niño presenta signos vitales o pulso, iniciar los cuidados posreanimación.
- Si no presenta signos vitales o pulso, reiniciar la RCP inmediatamente.
- Continuar la RCP durante dos minutos y volver a comprobar el ritmo, actuando en consecuencia.
- La administración de adrenalina por vía intravenosa o por vía intraósea se debe repetir cada 3-5 minutos. Esto supone su administración cada dos ciclos de RCP.
- Tan pronto como sea posible se deberán buscar las causas reversibles y tratarlas:
  - 4 H: hipoxia, hipovolemia, hipotermia, hipopotasemia-hiperpotasemia metabólica.
  - 4 T: neumotórax a tensión, tóxicos; taponamiento cardíaco; tromboembolia.

Ritmos desfibrilables

Los ritmos desfibrilables son los siguientes:

- Taquicardia ventricular sin pulso: muy poco frecuente en niños. Se caracteriza por un ritmo ventricular (complejos QRS anchos) con una frecuencia superior a 120 lpm y por la ausencia de pulso arterial central. Si no se consigue revertir, puede degenerar en fibrilación ventricular.
- Fibrilación ventricular: activación rápida y desorganizada de los ventrículos por la aparición de múltiples frentes de activación simultáneos que no permiten una contracción efectiva de los ventrículos. Se traduce en un ritmo ventricular caótico y desorganizado en el que no se ven ondas ni complejos normales. No hay pulso, ya que no hay sístole ventricular. La única manera de restablecer el ritmo normal es mediante un choque eléctrico (desfibrilación) precoz.

Manejo de la PCR en ritmos desfibrilables

En el manejo de la PCR en ritmos desfibrilables se han de tener en cuenta los siguientes aspectos (v. **Fig. 34-4**):

- El factor que más influye en la supervivencia es la desfibrilación precoz. El uso de parches autoadhesivos para la desfibrilación facilita la administración precoz de la descarga eléctrica y disminuye el tiempo de interrupción de las compresiones.
- Confirmar la PCR e iniciar la RCP.
- Encender el desfibrilador, asegurar que está en modo no sincrónico y confirmar que el niño tiene un ritmo desfibrilable.
- Colocar los parches o palas, uno debajo de la clavícula derecha y el otro en la línea axilar media izquierda, ase-

gurándose de que no se toquen. Se deben usar parches pediátricos en pacientes menores de 8 años.
- La dosis de energía correcta es de 4 J/kg. Si se usan palas, se debe poner gel conductor en cada una de ellas.
- Cuando el desfibrilador esté cargado, interrumpir las compresiones torácicas. Hay que decir en voz alta: «Todo el mundo fuera. Se va a dar una descarga». Comprobar que todos los reanimadores se han apartado del paciente, incluida la fuente de oxígeno.
- Apretar firmemente las palas contra el tórax del niño y administrar la primera descarga eléctrica. Si se usan parches adhesivos, simplemente apretar el botón de descarga.
- Reiniciar inmediatamente las maniobras de RCP sin comprobar el ritmo ni tomar el pulso. Cuando hayan pasado 2 minutos de RCP, comprobar el ritmo.
- Si el ritmo sigue siendo desfibrilable, administrar la segunda descarga (4 J/kg), de la misma forma y continuar con RCP durante dos minutos.
- Si continúa siendo un ritmo desfibrilable, administrar la tercera descarga y continuar con dos minutos de RCP.
- Después de la tercera descarga y tras el reinicio de la RCP, administrar 10 μg adrenalina (0,1 mL/kg de la solución 1:10000) y amiodarona (5 mg/kg) en bolo intravenoso, sin interrumpir las compresiones torácicas.
- Continuar con la RCP en ciclos de 2 minutos, administrando descargas eléctricas (4 J/kg), si el ritmo sigue siendo desfibrilable.
- Administrar adrenalina cada 3-5 minutos.
- Administrar la segunda dosis de amiodarona tras el quinto choque (5 mg/kg) en bolo intravenoso, si el ritmo continúa siendo una fibrilación ventricular o una taquicardia ventricular sin pulso.
- Tan pronto como sea posible, deberán buscarse las causas reversibles y tratarlas:
  - 4 H: hipoxia, hipovolemia, hipopotasemia-hiperpotasemia, hipotermia.
  - 4 T: neumotórax a tensión, tóxicos, taponamiento cardíaco, tromboembolia pulmonar.

> **!** La intubación traqueal es el método más seguro y efectivo para conseguir y mantener la vía aérea. La intubación orotraqueal es la vía indicada durante la reanimación; solo debe ser utilizada por reanimadores formados y con experiencia. Para comprobar la posición del tubo, se deberían utilizar la exploración física y la capnografía y, además, monitorizar los signos vitales.

ALTERACIONES DEL RITMO CARDÍACO

Como se ha comentado, los ritmos que generan compromiso vital en la infancia suelen ser la consecuencia de enfermedades previas, además de la patología cardíaca propia (arritmias, miocardiopatías u otras alteraciones estructurales o defectos congénitos) las insuficiencias respiratorias y las acidosis consecuentes pueden generar alteraciones de ritmo que deben ser conocidas para su tratamiento y evitar situaciones de PCR.

En todos los niños con arritmias se debe comprobar inicialmente la existencia de signos vitales y pulso central; si no hay signos vitales, se ha de iniciar la RCP. Si el niño tiene signos vitales y pulso central, hay que evaluar el estado hemodinámico. Si hay inestabilidad hemodinámica, los primeros pasos deben ser:

• Abrir la vía aérea.
• Dar oxígeno y ventilación si se precisa.
• Colocar el monitor de electrocardiograma o el monitor desfibrilador y valorar el ritmo cardíaco.
• Las opciones de tratamiento dependen de la estabilidad hemodinámica del niño.

Para la valoración, diagnóstico y tratamiento de un niño con arritmia se formulan cuatro preguntas (**Fig. 34-5**, **Tabla 34-4**):

1. ¿Tiene signos vitales o pulso central? Se evalúa la consciencia, se abre la vía aérea y se comprueba la respiración, en función del estado en el que se encuentre el niño. Hay que comprobar la presencia o la ausencia de signos vitales y de pulso arterial central-braquial (durante no más de 10 segundos).
2. ¿Es la frecuencia cardíaca rápida o lenta para su edad? Esto permite clasificar el ritmo en taquicardia o bradicardia, para diagnosticar y tratar la arritmia de forma adecuada.
3. ¿La arritmia está bien o mal tolerada? Se ha de evaluar la perfusión en general: piel, mucosas, calidad del pulso y otros síntomas asociados (mareo, alteración del nivel de consciencia, dolor torácico, disnea, etcétera).

4. En caso de taquicardia, ¿los complejos QRS son estrechos o anchos? Si los complejos son estrechos, la taquicardia posiblemente sea de origen supraventricular y, si son anchos, casi con seguridad de origen ventricular, aunque pueden aparecer taquicardias supraventriculares con complejos anchos. La duración del QRS se valora en función de la edad.

Arritmias lentas (bradiarritmias)

La bradicardia grave se trata de un ritmo cardíaco lento con frecuencias menores de 60 lpm, asociado a mala perfusión sistémica. La bradicardia sintomática suele ser consecuencia de una insuficiencia respiratoria o cardiocirculatoria. La hipoxia, la acidosis, la hipotensión, la hipotermia, la hipoglucemia, el hipotiroidismo, la hiperpotasemia, el incremento de la presión intracraneal, los fármacos como los digitálicos y los β-bloqueantes y la estimulación vagal pueden deprimir la frecuencia cardíaca. La hipoxia debe ser considerada la causa de la bradicardia hasta que se demuestre lo contrario.

Todas las bradicardias que causan inestabilidad hemodinámica deben tratarse de inmediato, ya que pueden dar lugar a la PCR.

Ante un niño con bradicardia sintomática, la actitud será:

• Abertura de la vía aérea, administración de oxígeno al 100 % y ventilación con presión positiva si es necesario.
• Si la frecuencia cardíaca no asciende por encima de 60 lpm con la ventilación y con oxígeno, se deben iniciar las com-

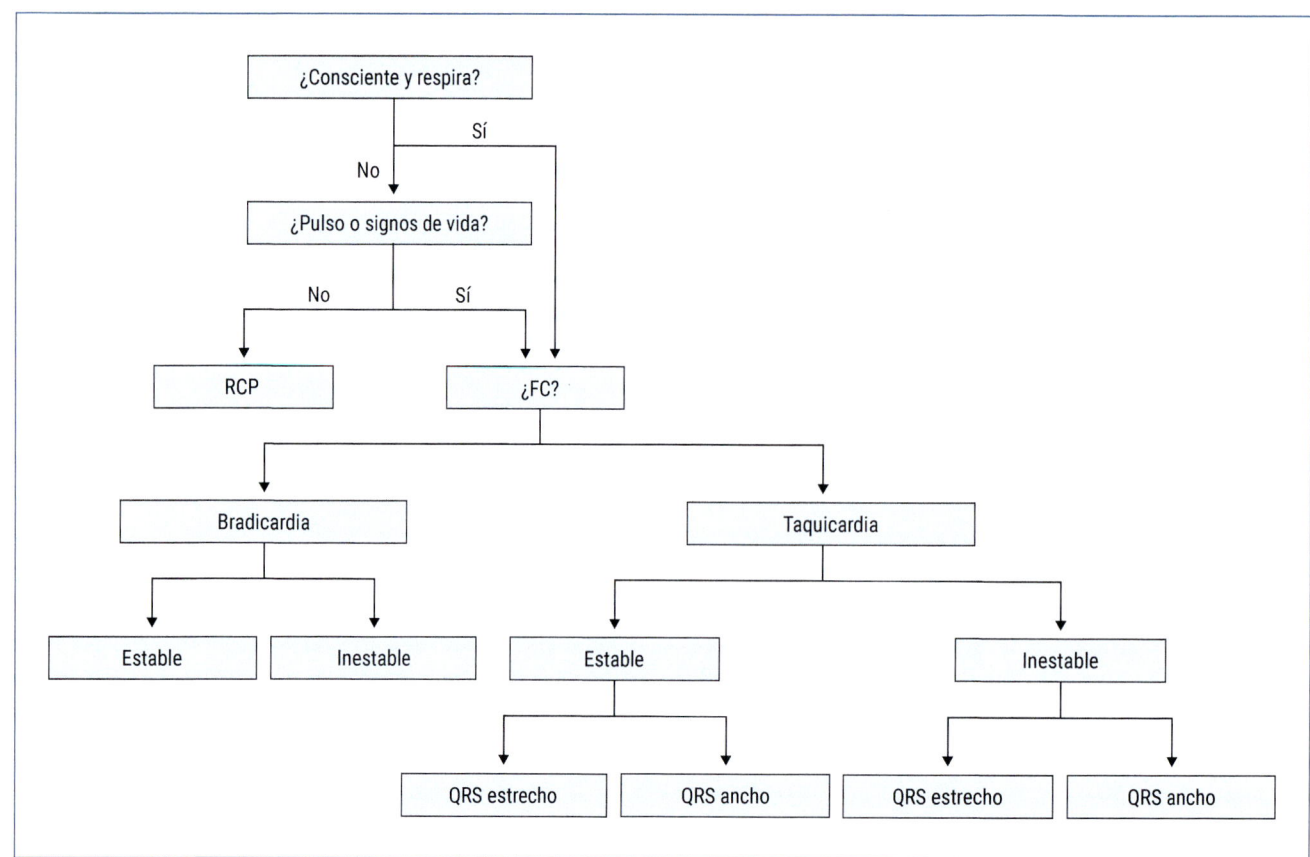

Figura 34-5. Valoración de las arritmias en el niño. FC: frecuencia cardíaca; RCP: reanimación cardiopulmonar.

Tabla 34-4. Frecuencia cardíaca normal en función de la edad				
Lactantes	**De 1 a 3 años**	**Preescolares**	**Escolares**	**Adolescentes**
100-160 lpm	90-150 lpm	80-140 lpm	70-120 lpm	60-100 lpm

lpm: latidos por minuto.

presiones torácicas y administrar adrenalina (la misma dosis que en RCP).

- La atropina (0,02 mg/kg intravenosa o intraósea) solo está indicada cuando la causa de la bradicardia sea un tono vagal aumentado o en el bloqueo auriculoventricular (AV) congénito sintomático, pero si no se consigue mejoría inmediata, se administrará adrenalina. La atropina en la bradicardia hipóxica podría incluso ser dañina, ya que, el aumento temporal de la frecuencia cardíaca podría incrementar la demanda de oxígeno. Además, la disminución del impulso parasimpático podría empeorar aquellas patologías que están mediadas por catecolaminas primarias (p. ej., síndrome de tako-tsubo). Históricamente, se ha recomendado una dosis mínima de atropina de 100 µg para evitar disminuciones paradójicas en la frecuencia cardíaca que se supone que ocurren con dosis más bajas. Un estudio observacional reciente en bebés no confirmó esto para dosis tan bajas como 5 µg/kg. Se observó un aumento significativo en la frecuencia cardíaca dentro de los 5 minutos de esta dosis baja; la taquicardia se desarrolló en la mitad de todos los niños y duró unos minutos. Además, varias publicaciones neonatales destacaron la posibilidad de sobredosis en niños que pesan menos de 5 kg si se administra una dosis mínima de 100 µg.
- La colocación de un marcapasos ventricular transvenoso provisional o externo está indicada en un paciente con un posible bloqueo cardíaco o disfunción del nódulo sinusal. En aquellos con bloqueo cardíaco quirúrgicamente inducido y en los que presentan un bloqueo cardíaco congénito asintomático o con insuficiencia cardíaca congestiva, está indicado un marcapasos ventricular definitivo. El marcapasos no es efectivo en la asistolia ni en las arritmias causadas por hipoxia o isquemia.
- Con respecto a la estimulación de emergencia, el grupo de trabajo pediátrico de The International Liasion Committe on Resuscitation (ILCOR) no pudo identificar ninguna evidencia y, por tanto, todavía recomendó lo mismo que en 2010: «En casos seleccionados de bradicardia causada por un bloqueo cardíaco completo o una función anormal del nódulo sinusal, la estimulación transtorácica de emergencia puede salvar vidas. La estimulación no es útil en niños con bradicardia secundaria a una lesión miocárdica hipóxica/isquémica posterior a la parada o insuficiencia respiratoria. El marcapasos tampoco demostró ser eficaz en el tratamiento de la asistolia en niños» (**Fig. 34-6**).

Taquiarritmias

La taquicardia es un ritmo cardíaco más rápido para la edad y la situación del niño. Hay que establecer si se trata de un ritmo sinusal o de un ritmo anormal y, en el caso de este último, si el complejo QRS es estrecho o ancho.

Taquicardia con QRS estrecho

En el supuesto de taquicardia con QRS estrecho hay dos casos:

- Taquicardia sinusal. Se observa una frecuencia cardíaca elevada para la edad del niño con las características del ritmo sinusal. Todos los complejos QRS van precedidos de una onda P y los complejos QRS y ondas T tienen características normales. En este tipo de taquicardia la frecuencia cardíaca suele ser inferior a 200-220 lpm. El comienzo y la finalización de la taquicardia suele ser gradual. Es la taquicardia más común en los niños y, si se da en un miocardio sano, este suele tolerar bien el incremento del trabajo cardíaco. Puede ser fisiológica y deberse a llanto, ejercicio físico, ansiedad, dolor, fiebre o deberse a una situación patológica, como hipovolemia, *shock* circulatorio, insuficiencia cardíaca congestiva, insuficiencia respiratoria, sepsis, anemia ECG ve, tirotoxicosis o a una enfermedad miocárdica. El tratamiento de la taquicardia sinusal es el de la causa subyacente, por tanto, no está indicada la administración de fármacos antiarrítmicos.
- Taquicardia supraventricular. Es un ritmo paroxístico en el que su inicio y finalización son abruptos; es regular, con complejos QRS estrechos. Se incluyen tres grupos en la taquicardia supraventricular: la auricular (ectópica o no recíproca), la nodal (o de la unión AV) y la AV de reentrada (o recíproca). La taquicardia AV de reentrada es la taquiarritmia más común en niños y en ella hay dos vías afectadas: una es el nódulo AV y la otra es una vía accesoria. En la taquicardia supraventricular la frecuencia cardíaca es extremadamente rápida, en torno a 240 lpm, y regular. No se suele visualizar la onda P, pero si aparece, tiene un eje P anómalo y se observa antes o después del QRS. La duración del QRS suele ser normal, pero, en ocasiones, se ve ensanchado, lo que dificulta distinguir esta arritmia y la taquicardia ventricular (**Fig. 34-7**).

Actitud:

- Oxigenar y monitorizar.
- Maniobras vagales para abortar las crisis. En los lactantes y niños pequeños puede ponerse una bolsa de hielo sobre la frente durante 10 segundos o bien, aspirar la nasofaringe. En los niños mayores, se puede practicar el masaje del seno carotídeo unilateral o maniobras de Valsalva. La presión sobre el globo ocular está contraindicada en los niños, ya que puede dañar el cristalino.
- Administrar adenosina. Si no se ha conseguido revertir con las maniobras vagales, se administra adenosina por vía intravenosa (0,1 mg/kg, máximo 6 mg) con una llave de tres pasos lo más próxima al corazón, muy rápido, y seguido de

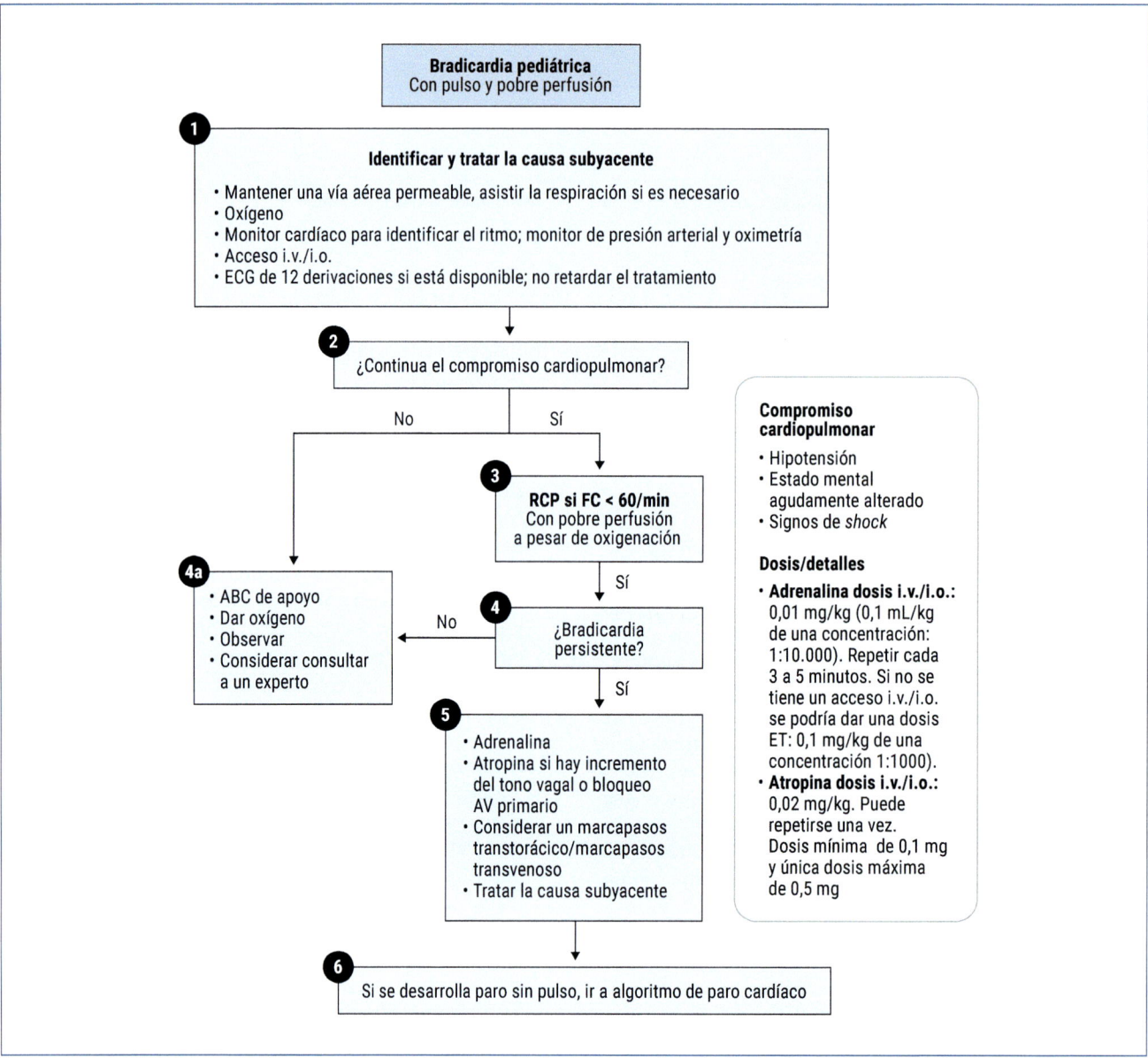

Figura 34-6. Algoritmo de bradicardia.

3-5 mL de suero salino fisiológico. La vida media es muy corta (menor de 10 segundos), ya que nada más entrar en contacto con el torrente sanguíneo es metabolizada por las enzimas de los hematíes. Si fuera necesaria una segunda dosis, se administra también por vía intravenosa a 0,2 mg/kg (máximo 12 mg). Si es preciso una tercera, se podrá repetir tras 1 minuto en dosis de 0,3 mg/kg (máximo 12-16 mg). Al administrar la medicación, se provoca una pausa eléctrica, por lo que se debe tener siempre monitorizado al paciente.

El tratamiento de la taquicardia supraventricular varía según el estado hemodinámico del paciente.

Tratamiento de la taquicardia supraventricular si el niño está inestable

Si el niño está hemodinámicamente inestable, se procederá como sigue:

- Cardioversión sincronizada, con sedación y analgesia previa, comenzando con 1 J/kg. Aumentar a 2 J/kg si es necesaria una segunda descarga. En las secuencias posteriores se duplicará la dosis hasta un máximo de 4 J/kg.
- Si la cardioversión no es efectiva, se puede administrar amiodarona (5 mg/kg, máximo 300 mg) o procainamida (15 mg/kg en infusión de 30 a 60 minutos) bajo la supervisión de un experto antes de dar un tercer choque.
- El verapamilo (0,1-0,2 mg/kg en 2 min) puede ser una alternativa en los niños mayores, pero no debe ser utilizando de forma sistemática en el lactante.

Tratamiento de la taquicardia supraventricular si el niño está estable

Si el niño está hemodinámicamente estable, debe ser valorado por un cardiólogo o intensivista pediátricos y proceder como se indica a continuación.

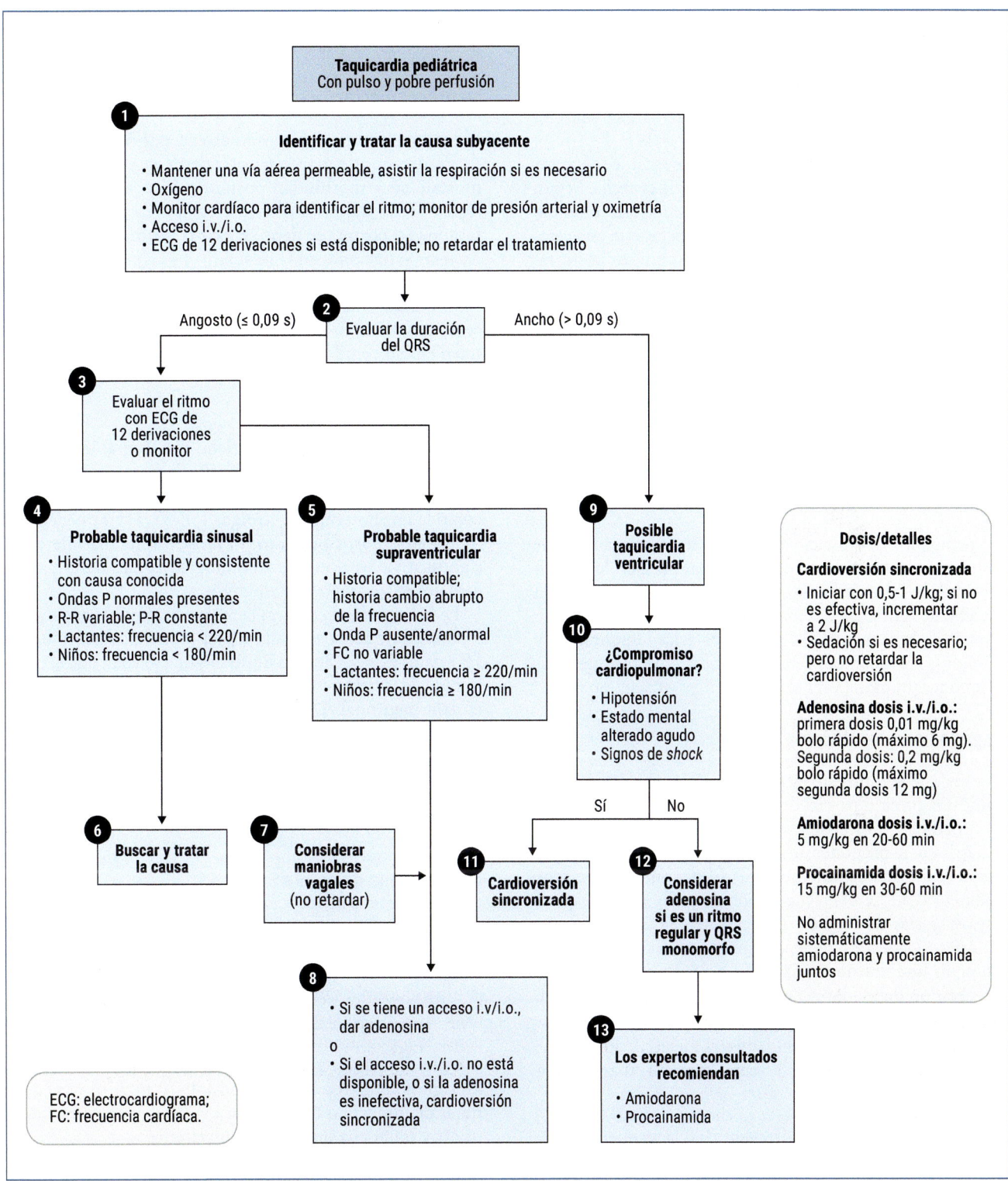

Figura 34-7. Algoritmo de tratamiento de taquicardias en pediatría.

Taquicardia con QRS ancho

La taquicardia con QRS ancho en la infancia es poco frecuente y tiene más posibilidades de ser de origen supraventricular que ventricular. Sin embargo, en los niños hemodinámicamente inestables deben ser consideradas taquicardias ventriculares hasta que se demuestre lo contrario.

La taquicardia ventricular se caracteriza por un ritmo regular superior a 120 lpm con complejos QRS anchos, sin ondas P o con ondas P no relacionadas con el complejo QRS. Es más frecuente en el niño con cardiopatía de base, en los trastornos electrolíticos graves o por estímulo de un catéter central que entra en un ventrículo.

El abordaje de su tratamiento dependerá de los casos:

- Si el niño está en parada cardíaca, se debe desfibrilar.
- Si el paciente todavía tiene pulso y presenta signos clínicos de *shock*, se realiza cardioversión sincronizada (misma pauta que en la taquicardia supraventricular). Si, tras dos intentos, persiste la taquicardia ventricular, se valorará administrar amiodarona.
- Si el paciente está hemodinámicamente estable, debe ser valorado por un especialista bajo vigilancia estrecha. Según la historia clínica, la presentación y el electrocardiograma, un niño con una taquicardia de QRS ancho que está estable es más probable que presente una taquicardia supraventricular. Por tanto, se puede iniciar el tratamiento con maniobras vagales o adenosina.
- *Torsade de pointes:* taquicardia ventricular polimorfa con complejos QRS anchos rara en niños que evoluciona rápidamente a una fibrilación ventricular o taquicardia ventricular sin pulso. Se trata con sulfato de magnesio (25-50 mg/kg por vía intravenosa o intraósea, en 10-20 minutos; dosis máxima 2 g).

TRATAMIENTO POSREANIMACIÓN

Los principios del manejo tras la parada cardíaca y evitar la aparición del síndrome posparada cardíaca en los niños son similares a los de los adultos. El objetivo es mantener la estabilidad ventilatoria, circulatoria y metabólica del niño después de la recuperación de la circulación espontánea, y prevenir la aparición de la encefalopatía hipóxico-isquémica, las lesiones pulmonar, renal y miocárdica y coagulopatías.

Oxigenación y ventilación

Una vez que el niño esté estabilizado, se debe intentar conseguir una presión parcial de oxígeno (PaO_2) en el rango de la normalidad (normoxemia). No hay suficiente evidencia pediátrica para proponer un objetivo específico de la presión parcial de dióxido de carbono ($PaCO_2$). Sin embargo, se debe medir la $PaCO_2$ tras la recuperación de la circulación espontánea y ajustar de acuerdo a las características del paciente y sus necesidades. En general, puede ser adecuado intentar conseguir una normocapnia ($PaCO_2$ 35-45 mm Hg), pero esta decisión debe adaptarse a cada contexto y enfermedad. Para ello, el aislamiento de la vía aérea y la ventilación mecánica suelen ser el tratamiento habitual.

Circulación

La disfunción miocárdica es frecuente tras la recuperación de una parada cardíaca. Los líquidos parenterales y los fármacos vasoactivos (adrenalina, dobutamina, dopamina y noradrenalina) pueden mejorar el estado hemodinámico del niño y deben ser ajustados para mantener una presión arterial sistólica, al menos, superior al percentil 5 (P5) para su edad, proporcionando, de esta forma, una correcta perfusión orgánica.

Neuroprotección

El cerebro es muy sensible a la ausencia de oxígeno y es uno de los órganos de mayor sensibilidad y que provoca mayor mortalidad y morbilidad posterior. La evaluación neurológica básica del nivel de consciencia, reactividad pupilar, focalidad y postura se debe realizar de forma periódica para detectar variaciones en la misma.

El control de las convulsiones, alteraciones de glucemia y temperatura debe ser rápido, y el control de la perfusión cerebral y de la oxigenación es consecuencia directa de un buen estado ventilatorio y hemodinámico del niño.

Control de la temperatura

La hipotermia moderada tiene un aceptable perfil de seguridad en adultos y neonatos. Recientemente, el estudio THAPCA ha mostrado que tanto la hipotermia (32-34 °C) como la normotermia controlada (36-37,5 °C) pueden utilizarse en niños. El estudio no mostró ninguna diferencia significativa en el estado neurológico al año de la parada cardíaca entre ambos tratamientos.

La fiebre es frecuente tras la recuperación de la circulación espontánea y se ha asociado a mal pronóstico neurológico. Hay datos experimentales limitados que señalan que el tratamiento de la fiebre con antipiréticos o medidas físicas reduce el daño neuronal. Los antitérmicos son seguros. Por ello, deben utilizarse sin reparos hasta controlar la fiebre.

Tras la recuperación de la circulación espontánea, se debe mantener un control estricto de la temperatura para evitar la hipertermia (> 37,5 °C) y la hipotermia profunda (< 32 °C) durante 24-72 horas.

Control de la glucemia

Tanto la hipoglucemia como la hiperglucemia pueden alterar el pronóstico de los adultos y niños en estado crítico y, por tanto, deben ser evitadas, pero el tratamiento intensivo de la hiperglucemia también puede ser peligroso. Por ello, se debe monitorizar la glucemia y evitar tanto la hiperglucemia como la hipoglucemia.

Se ha de reconocer la hipoglucemia utilizando el contexto, los signos clínicos y la medición (50-70 mg/dL), y se debe tratar de inmediato con glucosa i.v. También hay que identificar y tratar cualquier causa subyacente.

La hiperglucemia se tratará con la administración de insulina i.v., para mantener rangos normales, evitando la situación de hiperosmolaridad que ha demostrado el aumento de mortalidad en los pacientes posreanimación.

PUNTOS CLAVE

- La administración rápida y efectiva de maniobras de RCP básica por parte de un testigo se asocia con un mayor retorno a la circulación espontánea y la supervivencia sin secuelas neurológicas en niños que han sufrido una parada cardíaca fuera del hospital.
- A diferencia de lo que ocurre en los adultos, las PCR en la edad pediátrica no se producen de forma súbita, sino que se deben a enfermedades previas que causan un deterioro progresivo de la función cardiopulmonar hasta provocar una PCR.
- La PCR en los niños con enfermedades previas puede prevenirse si se reconocen precozmente los síntomas clínicos que ponen de manifiesto el deterioro de su enfermedad y que suponen un riesgo para su vida y si se instaura rápidamente el tratamiento adecuado.
- La palpación del pulso es poco fiable en la PCR y, por tanto, es el aspecto general del niño lo que debe servir de guía para decidir si se precisan compresiones torácicas.
- En caso de PCR pediátrica, si no hay parches o modo pediátrico del DEA disponible, debe utilizarse el DEA estándar con los parches de adulto, teniendo precaución a la hora de poner los electrodos sobre el pecho del niño, ya que no pueden entrar en contacto entre sí. Si el niño es pequeño, se ha de utilizar la posición anteroposterior de los electrodos.
- Debido a su anatomía, los niños y lactantes son más propensos a sufrir atragantamientos.
- Los ritmos no desfibrilables son la actividad eléctrica sin pulso, la bradicardia (<60 lpm) sin signos vitales y la asistolia. Las maniobras de RCP y la adrenalina son esenciales en el manejo de la parada cardíaca por ritmos no desfibrilables.
- Aunque la ventilación con bolsa y mascarilla sigue siendo la primera técnica recomendada para el control de la vía aérea y la ventilación en el niño, los dispositivos supraglóticos pueden ayudar al manejo de la vía aérea y ventilación a los reanimadores que están formados en su uso.
- La adrenalina 1:10.000 se prepara diluyendo una ampolla de adrenalina (presentación normal de 1 mg/mL) en 9 mL de suero salino fisiológico.
- En todos los niños con arritmias se debe comprobar inicialmente la existencia de signos vitales y pulso central; si no hay signos vitales, iniciar la RCP. Si el niño tiene signos vitales y pulso central, hay que evaluar el estado hemodinámico.

BIBLIOGRAFÍA

American Heart Association. RCP en lactantes. En: SVB para personal del equipo de salud. Prous Science; 2006. p. 43-58.

Baruteau AE, Perry JC, Sanatani S, Horie M, Dubin AM. Evaluation and manage- ment of bradycardia in neonates and children. Eur J Pediatr. 2016;175:151-61.

Berg MD, Schexnayder SM, Chameides L, Terry M, Donoghue A, Hickey RW, et al. Pediatric basic life support. 2010 American Heart Association Guidelines for Cardiopulmonar Resuscitation and Emergency Cardiovascular Care. Part 13. Circulation 2010;122(suppl3):862-75.

Biarent D, Bingham R, Richmond S, Maconochie I, Wyllie J, Simpson S, et al. European Resuscitation Council Guidelines for Resuscitation 2005, Section 6: Paediatric life support. Resuscitation 2005;67(suppl 1):97-133.

Biarent D, Binghamb R, Eichc C, López-Herce J, Maconochie I, Rodríguez-Núñez A, et al. Paediatric life support. European Resuscitation Council Guidelines for Resuscitation 2010. Resuscitation 2010;81:1364-88.

Buick JE, Wallner C, Aickin R, Meaney PA, de Caen A, Maconochie I, et al. Paediatric targeted temperature management post cardiac arrest: A systematic review and metaanalyisis. Resuscitation. 2019;139:65-75.

Civantos Fuentes E, Concha Torre A, Del Castillo J, López-Herce Cid J, Rey Galán C, Rodríguez Núñez A. Manual del curso de Reanimación cardiopulmonar básica y avanzada pediátrica. European Resuscitation Council; 2011. Curtelín Pérez D. Resucitación cardiopulmonar básica. En: El ABC de la resucitación cardiopulmonar pediátrica. Arán Ediciones, 2008; p. 41-62.

Deakin CD, Nolan JP, Sundec K, Kosterd RW. European Resuscitation Council Guidelines for Resuscitation 2010: Electrical therapies: Automated external defibrillators, defibrillation, cardioversion and pacing. Resuscitation 2010;81:1293-304.

Eisa L, Passi Y, Lerman J, Raczka M, Heard C. Do small doses of atropine (<0.1 mg) cause bradycardia in young children? Arch Dis Child. 2015;100:684-8.

Jat KR, Lodha R, Kabra SK. Arrhythmias in children. Indian J Pediatr. 2011;78:211-8.

López-Herce Cid J, Carrillo Álvarez A. Conceptos y prevención de la parada cardiorrespiratoria en niños. en: Manual de reanimación cardiopulmonar avanzada pediátrica y neonatal, 5ª ed. Publimed; 2008.

Pérez Benito J, Martín Torres A. Obstrucción de la vía aérea por cuerpo extraño. En: El ABC de la resucitación cardiopulmonar pediátrica. Arán Ediciones, 2008; p. 79-91.

Resumen ejecutivo de las Recomendaciones 2015 del European Resuscitation Council. European Resuscitation Guidelines ERC; 2015.

Tormo Calandín C, Calvo Macías C, Delgado Domínguez MA, et al. Soporte vital en Pediatría. En: Manual de soporte vital avanzado. 4ª ed. Elsevier-Masson; 2007.

Van de Voorde P, Turner NM, Djakow J, de Lucas N, Martinez-Mejias A, Biarent D, et al. European Resuscitation Council Guidelines 2021: Paediatric Life Support. Resuscitation. 2021;161:327-87.

Van de Voorde. Manual EPLS 2015 European Paediatric Advanced Life Support. ERC Belgica 2015.

Síndrome febril y convulsiones en pediatría

35

N. Ramos Miranda

OBJETIVOS

- Identificar la etiología de los procesos febriles en el niño.
- Realizar correctamente la toma de la temperatura en función de la edad del paciente.
- Planificar las intervenciones enfermeras en el cuidado del niño con fiebre.
- Conocer las distintas etiologías de las convulsiones, según la edad del paciente y sus antecedentes.
- Controlar las crisis convulsivas mediante la administración de fármacos de urgencia o prescritos.
- Asesorar y educar a los padres, familia o cuidador principal sobre los cuidados en domicilio tras el alta del niño.

SÍNDROME FEBRIL

La fiebre es la elevación de la temperatura rectal superior a 38 °C. Existe una mejor correlación entre la temperatura rectal y la temperatura central que con la axilar (especialmente en el lactante). Si se mide la temperatura axilar, hay que considerar que puede ser 0,5-1 °C menor.

La temperatura está regulada por el hipotálamo y varía durante el día (ritmo circadiano): es más elevada por la tarde que a primeras horas de la mañana, con variaciones de hasta 1 °C (**Fig. 35-1**).

La fiebre es uno de los motivos de consulta más habituales en los servicios de urgencias, tanto en atención primaria como en atención especializada y llega a representar el 10-20 % de las consultas. Aunque puede darse en cualquiera de las edades pediátricas, es mucho más frecuente en los niños de entre 3 y 36 meses. Tanto en este grupo como en los recién nacidos y lactantes menores de 3 meses es donde suelen ser más necesarias las exploraciones complementarias (la frase «lactante febril, pruebas mil», lo resume perfectamente). La asistencia a las escuelas infantiles favorece que se produzcan más episodios febriles en estos grupos de edad, especialmente en los meses epidémicos de otoño-invierno, con un segundo pico en verano debido a los virus gastrointestinales.

> ! Los menores de 3 años tienen más dificultad para localizar las infecciones y más facilidad para desarrollar infecciones bacterianas invasivas. Por ello, nos centraremos principalmente en esta edad. En el caso de niños mayores de 3 años, los procesos infecciosos suelen localizarse y la actitud ante la fiebre sin foco puede ser más conservadora.

La fiebre no puede considerarse en sí misma una enfermedad, puesto que es un síntoma; es una respuesta del organismo a la infección, que estimula las defensas (macrófagos y granulocitos) y además va a dificultar el crecimiento y la supervivencia de los microorganismos patógenos de un proceso infeccioso generalmente vírico y banal (habitualmente, aunque no siempre, y por ello habrá que establecer diagnóstico diferencial). Por ello, el manejo irá encaminado, primero, a establecer la etiología del proceso febril y, segundo, a procurar el bienestar del niño, disminuir o evitar complicaciones y no a eliminar la fiebre (**Tabla 35-1**).

> En la mayoría de las ocasiones los cuadros febriles van a ser episodios autolimitados, de corta duración y sin datos de alarma.

Conceptos

Se exponen los siguientes:

- Fiebre sin foco: episodio febril agudo de menos de 48-72 h de evolución sin una causa aparente.
- Fiebre de origen desconocido: proceso febril de más de 14 días de duración en el cual la anamnesis, exploración y datos básicos de laboratorio no permiten establecer el origen del proceso. (Cabe considerar que el concepto cambia en cuanto a duración, según la bibliografía consultada).
- Bacteriemia oculta: aislamiento de una bacteria en un hemocultivo de un paciente sin aspecto séptico, sin aparente gravedad, sin enfermedad subyacente ni foco aparente (a excepción de otitis). Los clásicos gérmenes que pueden originar bacteriemias ocultas son el neumococo y el meningococo.

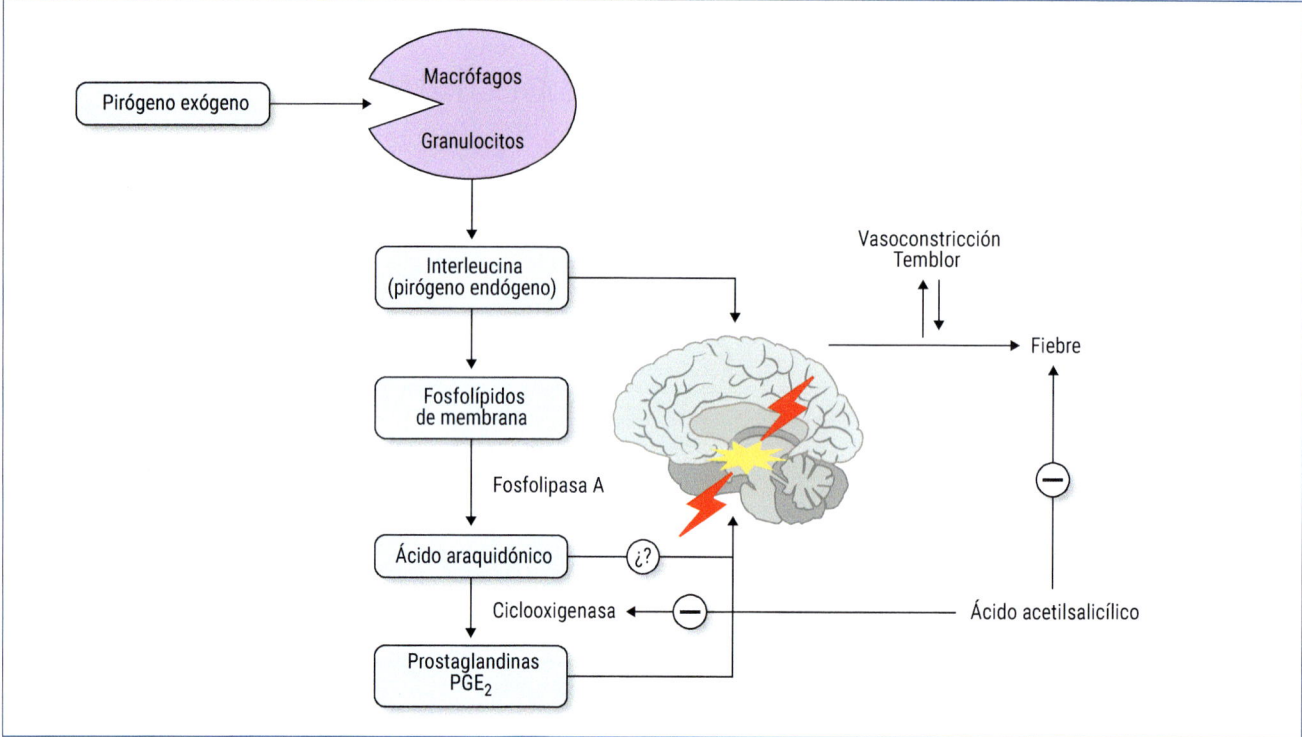

Figura 35-1. Mecanismos de producción de la fiebre por agentes patógenos. Adaptada de Navas Cámara, 2003.

- Sepsis: respuesta sistémica a la infección que cursa con signos de enfermedad grave como taquicardia, taquipnea, mala perfusión periférica, alteración del estado mental y, a veces, síntomas gastrointestinales.
- Infección bacteriana invasiva: meningitis, pielonefritis, neumonía, infección osteoarticular y sepsis. En menores de 3 meses, también la gastroenteritis enteroinvasiva.

 La mayor parte de las fiebres sin foco tienen su origen en viriasis autolimitadas o infecciones bacterianas leves en fase inicial, pero un pequeño porcentaje están causadas por una infección bacteriana grave subyacente. Las que más frecuentemente se presentan como fiebre sin foco son la infección del tracto urinario, la neumonía y la bacteriemia oculta.

Etiología

La mayoría de los procesos infecciosos son de origen vírico (enterovirus, herpes virus y virus respiratorios), también en los casos de fiebre sin foco.

Las infecciones bacterianas más frecuentes son los procesos del área otorrinolaringológica, seguidos por las infecciones urinarias, neumonías, y una larga lista de procesos menos frecuentes entre los que se encuentran celulitis, infecciones cutáneas, meningitis, artrosis, sepsis, etcétera.

Otras etiologías a tener en cuenta a la hora de hacer un diagnóstico diferencial son: fiebre oncológica, sobrecalentamiento y fiebre por deshidratación en neonatos y golpe de calor (**Tabla 35-2**).

 Las infecciones de vías respiratorias altas y bajas, así como las infecciones gastrointestinales, son la expresión más común de los virus.

Valoración

Se realizará una valoración diferente en función de la edad del niño, debido a las peculiaridades del desarrollo del sistema inmunitario y del distinto riesgo de bacteriemia oculta. Además, también en función de la edad del niño y de la

Tabla 35-1. Temperatura normal y fiebre en diferentes zonas de toma

Rango de temperatura con termómetros de mercurio y electrónicos			
Lugar de toma de temperatura	Tipo de termómetro	Rango normal (°C)	Fiebre (°C)
Axila	Mercurio/electrónico	34,7-37,3/36,4	37,4
Sublingual	Mercurio/electrónico	35,5-37,5/36,6	37,6
Rectal	Mercurio/electrónico	36,6-37,9/37,0	38,0
Membrana timpánica	Infrarrojo	35,7-37,5	37,6

Fuente: El-Radhi AS. Thermometry in paediatric practice. Arch Dis Child. 2006;91:351-6.

Tabla 35-2. Etiología de la fiebre según la edad

Edad	Bacteria
<1 mes	Bacterias relacionadas con el momento del parto: estreptococos del grupo B (*S. agalactiae*) y bacilos gramnegativos Si el recién nacido lleva unos días en casa: otros gérmenes comunitarios
De 1 a 3 meses	Neumococo, meningococo, *Haemophilus influenzae* tipo B y *Salmonella*
De 3 a 36 meses	Neumococo, meningococo, *Haemophilus influenzae* tipo B (excepcional en niños vacunados) Otros gérmenes implicados pueden ser *Streptococcus pyogenes*, *Staphylococcus aureus*, *Salmonella* y bacilos gramnegativos

valoración realizada, serán necesarias unas u otras pruebas complementarias para intentar llegar al diagnóstico final del cuadro.

En general, a la hora de hacer la valoración de un niño con fiebre, hay que tener en cuenta:

• Grado de fiebre: en líneas generales, fiebre < 39 °C con reaparición tardía y buen estado general se asocia a riesgo bajo de infección bacteriana. La respuesta a antitérmicos puede ser errática, pero por lo general una buena respuesta a antitérmicos y un período largo entre picos suele ir en contra de la presencia de una enfermedad invasiva. En menores de 3 meses, existe una menor correlación entre el grado de temperatura y el riesgo de enfermedad bacteriana (Tabla 35-3).
• Afectación del estado general del niño: alimento, sueño, grado de actividad y juego, llanto. Y estado general recuperado o no entre picos febriles.
• Síntomas acompañantes (por aparatos): hay que considerar la presencia de dolor localizado. Los síntomas inespecíficos como cefalea, malestar, dolores musculares e incluso vómitos y dolor abdominal pueden acompañar a la fiebre sin foco.
• Vacunas previas recientes.
• Ambiente epidémico familiar o en la asistencia escolar.
• En caso de menores de 3 meses, datos relativos a embarazo, parto y alimentación; esto último será un dato de interés en general.

Tabla 35-3. Grados de fiebre y definiciones (toma rectal)

Límites normales	36-37 °C
Febrícula	37,1-37,9 °C
Fiebre moderada	38,0-39,9 °C
Fiebre alta	40,0-41,0 °C
Hiperpirexia	> 41°C

Es necesario distinguir entre hiperpirexia e hipertermia: el origen de la primera es una respuesta hipotalámica a la existencia de pirógenos exógenos (virus, bacterias, hongos, etc.), como resultado se producen pirógenos endógenos, lo que incrementa la prostaglandina E-2, la cual actúa en el hipotálamo, provocando un incremento de la temperatura desde él, pero con mecanismos de enfriamiento conservados. En la hipertermia fallan los mecanismos de control de la temperatura central, falla el sistema de enfriamiento (sudoración y vasodilatación). Por ello, en caso de hiperpirexia podría controlarse con fármacos que actúen sobre la COX (prostaglandinas), pero en el caso de la hipertermia estos fármacos son ineficaces.

Preguntas útiles para la valoración inicial:

• ¿Desde cuándo tiene fiebre?
• ¿Ha sido termometrada o detectada al tacto?
• Si ha sido termometrada, ¿a cuánto ha llegado?
• ¿Se ha administrado algún fármaco antitérmico?
• Si se ha administrado. ¿Cuál? ¿Dosis? ¿Última dosis?
• ¿Qué otros fármacos se han administrado?

Se realizará una toma de constantes: peso, temperatura, frecuencia cardíaca, frecuencia respiratoria y pulsioximetría y exploración física:

• Alteración del patrón respiratorio
  – Valorar la frecuencia respiratoria: taquipnea y bradipnea.
  – Valorar la aparición o incremento del trabajo respiratorio, uso de musculatura accesoria, aleteo nasal.
  – Valorar la presencia o incremento del tiraje (intercostal, subcostal, supraesternal).
  – Valorar la presencia de quejido.
  – Valorar la presencia de disociación toracoabdominal.
• Alteraciones de la auscultación cardiopulmonar
  – Valorar la frecuencia cardíaca: presencias de taquicardia o bradicardia.
  – Presencia o empeoramiento de estridor.
  – Espiración alargada.
  – Zonas de hipoventilación.
• Alteraciones de la piel y tegumentos
  – Presencia de petequias.
  – Presencia de cianosis.
  – Valoración del relleno capilar.
• Alteraciones neurológicas
  – Aparición de movimientos anormales.
  – Letargia.
  – Hipotonía.
  – Alteraciones del nivel de consciencia.

 La toma de la frecuencia cardíaca y respiratoria debe realizarse durante un minuto completo, debido a las variaciones en edades tempranas relacionadas con el llanto, dolor, y otras cuestiones fisiológicas propias de los niños.

Valoración del estado general y observación clínica:

• < 1 mes (neonato): si la temperatura es elevada, hay que asegurarse de que no es secundaria a sobrecalentamiento, Para ello, se retira la ropa durante 20-30 minutos: si el niño está afebril sin haberse administrado antitérmico, se considera afebril.
• 1-3 meses: se aplicará la escala de Young Infant Observation Scale (YIOS) (Tabla 35-4). Otros autores han aplicado escalas en las que se combinan parámetros clínicos con resultados de laboratorio, como los criterios de Rochester (Tabla 35-5), que también pueden ser útiles para determinar qué niños tienen bajo riesgo de enfermedad bacteriana invasiva (cuando se cumplen todos ellos). Es aplicable especialmente en menores de 3 meses.

Tabla 35-4. Escala de YIOS

Valoración clínica: signos y síntomas	1 Normal	2 Afectación moderada	3 Afectación grave
Perfusión Aspecto de la piel	Sonrosado Extremidades calientes	Piel moteada, lívideces Extremidades frías	Palidez, piel grisácea *Shock*
Afectividad	Sonrisa No irritable	Irritable pero consolable	Irritable, no consolable
Nivel de actividad	Activo espontáneamente	Actividad espontánea disminuida	Sin actividad espontánea o solo con estímulos
Patrón respiratorio	Sin deterioro, respiración normal	Compromiso leve/moderado → FR > 60 rpm, retracción o quejido	Distrés respiratorio, con esfuerzo inadecuado → apnea, fallo respiratorio
Tono muscular	Fuerte	Disminuido	Débil, flojo, hipotonía marcada
Nivel de alerta	Alerta, completamente despierto o fácil de despertar	Letárgico, se despierta con dificultad y con tendencia al sueño	No se despierta
Patrón alimenticio	Succión vigorosa, alimentación normal	Succión débil Come brevemente	Incapaz de comer

FR: frecuencia respiratoria
Puntuación mayor o igual a 7 → Existe riesgo de enfermedad bacteriana potencialmente grave (sensibilidad 76 %, especificidad 75 % y valor predictivo negativo del 96 %).
Puntuación menor de 7 → Bajo riesgo de enfermedad bacteriana potencialmente grave.

- 3-36 meses: es más fácil localizar las infecciones (más fácil encontrar el foco), se aplica la escala Yale (**Tabla 35-6**). Los niños de esta edad pueden presentar de 4 a 6 episodios febriles anuales.

 Se debe valorar con especial precaución a pacientes inmunodeprimidos, pacientes oncológicos y mayores de 14 años.

Pruebas complementarias

Pueden ser necesarias las siguientes:

- Hemograma: la leucocitosis con desviación a la izquierda (presencia de formas inmaduras) se produce en la enfermedad bacteriana invasiva. El riesgo de padecer una enfermedad bacteriana potencialmente grave se incrementa con el aumento de la leucocitosis; sin embargo, es difícil

Tabla 35-5. Criterios de Rochester

1. Lactante con buen aspecto general

2. Lactante previamente sano:
   → Nacido a término.
   → No recibió tratamiento antimicrobiano prenatal.
   → No tratado de hiperbilirrubinemia no explicada.
   → No recibió ni estaba recibiendo tratamiento antibiótico.
   → No ha estado hospitalizado previamente.
   → No hay enfermedad crónica o subyacente.
   → No ha estado hospitalizado más tiempo que la madre tras el parto.

3. Ausencia de signos evidentes de infección de la piel, tejidos blandos, huesos, articulaciones u oídos

4. Valores analíticos (laboratorio):
   → Recuento de leucocitos en sangre periférica de 5.000-15.000/mm³.
   → Recuento absoluto de cayados <1.500/mm³.
   → Menos de 10 leucocitos por campo en sedimento urinario.
   → Menos de 5 leucocitos por campo en una extensión de heces.

establecer un punto claro de corte (tradicionalmente se han considerado los 15.000 leucocitos/mm³) que permita hacer esta clasificación sin error. Debe tenerse en cuenta que determinadas familias de virus, como los adenovirus o los enterovirus, son capaces de inducir leucocitosis y desviación a la izquierda de la fórmula leucocitaria.

- Proteína C reactiva: marcador biológico de infección bacteriana, aunque algunos virus y otros procesos inflamatorios son capaces de elevarla. Se eleva en las primeras 6-12 h tras el estímulo infeccioso, por lo que puede no resultar de utilidad en un proceso de muy corta evolución. Sin embargo, es muy útil en el seguimiento posterior. Su pico máximo se produce entre las 36 y las 50 horas de evolución de la fiebre. Los valores menores de 30 mg/L son sugestivos de infección vírica, entre 30 y 70 mg/L dudosos y los mayores de 80 mg/L son sugestivos de enfermedad bacteriana.

- Procalcitonina: marcador de infección que aporta ventajas respecto a la proteína C reactiva, puesto que se eleva de forma más precoz (tras 3-4 h de inicio del proceso infeccioso, con un pico a las 6 h) y discrimina muy bien entre enfermedad vírica y bacteriana, ya que no se eleva en las viriasis ni en otros procesos inflamatorios, a diferencia de lo que puede ocurrir con la proteína C reactiva y el recuento leucocitario. Los valores de referencia son: <0,5 ng/mL (patología banal); 0,5-2 ng/mL (infección localizada); >10 ng/mL (enfermedad bacteriana potencialmente grave).

- Hemocultivo: facilita el diagnóstico etiológico de una bacteriemia oculta o de una sepsis. Debe practicarse si se sospechan estos diagnósticos o es un paciente de riesgo. Como el resultado no es inmediato, no va a ayudar en la toma de decisiones en la cabecera del enfermo. La positividad del hemocultivo está en relación con el volumen de sangre extraído, de forma que si las condiciones lo permiten deberían recogerse al menos 3 mL de sangre.

- Sedimento de orina y urocultivo: la prevalencia de infección de orina en lactantes febriles es elevada (entre un 4 y un 7,5 %), por lo cual la recogida de orina es una de las

Tabla 35-6. Criterios de Yale

Valoración clínica: signos y síntomas	1 Normal	2 Afectación moderada	3 Afectación grave
Estado general	Despierto o fácil despertarle	Ojos cerrados, períodos breves de vigilia, le cuesta despertar	No se puede despertar Obnubilado
Respuesta a estímulos: sonrisa, ansiedad, llanto	Sonrisa o alerta	Sonrisa o alerta breves, llanto	Rostro ansioso o inexpresivo
Calidad del llanto	Fuerte o no llora	Gemido o llanto	Débil, gemido o llanto de tono alto (irritabilidad)
Reacción a los padres	Contento o llanto consolable	Llora a intervalos, difícilmente consolable	Llanto continuo, no consolable
Color de la piel	Rosado	Acrocianosis	Pálido-grisáceo
Hidratación de piel y mucosas	Piel y ojos normales Mucosas húmedas (saliva, lágrimas)	Piel y ojos normales Mucosa oral algo seca (saliva escasa)	Piel pastosa, mucosas secas, ojos hundidos, ausencia de saliva Pliegue positivo

Puntuación: menor o igual a 10 → bajo riesgo de enfermedad bacteriana potencialmente grave. Entre 11-15 → riesgo medio de enfermedad bacteriana potencialmente grave. Mayor o igual a 16 → alto riesgo de enfermedad bacteriana grave.

pruebas principales. El urocultivo recogido en condiciones estériles (chorro medio, punción suprapúbica o sondaje en no continentes), dará el diagnóstico de infección urinaria. Sin embargo, en el sedimento urinario, la presencia de leucocituria (>10 leucocitos/campo) y bacteriuria (presencia de gérmenes en la tinción de Gram)) puede señalar el diagnóstico. La tira reactiva de orina tiene buena sensibilidad en lactantes mayores de 6 meses (en menores puede dar falsos negativos porque no concentran suficientemente la orina).

- Radiografía de tórax: se realizará cuando se sospeche la presencia de una neumonía, cuando la fiebre sin foco dure más de 48-72 h o cuando los parámetros de laboratorio indiquen la presencia de una infección bacteriana.
- Punción lumbar: el estudio del líquido cefalorraquídeo es el único que va a permitir hacer un diagnóstico de meningitis, de forma que la punción es obligada siempre que se sospeche este diagnóstico. En recién nacidos menores de 15 días de vida con fiebre (algunos autores ponen este punto de corte en los 28 días) debería hacerse la punción lumbar de forma sistemática, ya que la fiebre puede ser el único signo de meningitis. En menores de 3 meses con sospecha de infección bacteriana grave también se recomienda. A partir de esa edad, solo si existe aspecto séptico, exantema purpúrico o clínica neurológica.
- Pruebas de detección microbiológica rápida: ante sospecha clínica de determinadas infecciones o por contexto epidemiológico. Por ejemplo, test rápido detección de *S. pyogenes* en faringe (mayores de 2-3 años), antígenos de influenzae A y B en moco nasal, antígeno de virus respiratorio sincitial (VRS) y adenovirus en nasofaringe, prueba de antígeno o de reacción en cadena de la polimerasa (PCR) para coronavirus (según protocolo vigente), etcétera.

Cuidados de enfermería y tratamiento sintomático de la fiebre

Medidas generales

- Desarropar al niño parcialmente, en un ambiente con temperatura neutra (20-22 °C), evitar la transmisión de calor por contacto con los padres/cuidadores (niño en brazos, muy acurrucado).
- Favorecer la ingesta de líquidos.
- Los baños templados disminuyen poco la fiebre, por lo que no están aconsejados como tratamiento. Están desaconsejados los paños húmedos fríos, las friegas de alcohol (porque puede ser absorbido vía tópica).
- Administración de fármacos antipiréticos: hay que tratar los procesos febriles solo si la fiebre se acompaña de malestar o dolor. La dosificación del fármaco elegido debe realizarse en función del peso del niño y no de la edad; no es aconsejable la alternancia entre fármacos; no es aconsejable el uso de fármacos como preventivo tras vacunaciones; hay que respetar la pauta prescrita, aunque la fiebre reaparezca antes de la hora correspondiente a la dosis.
- Los antitérmicos se administrarán en las pautas prescritas, con estricto control de horario para conseguir niveles plasmáticos estables. Actuar de la misma forma con los antibióticos que sean necesarios, en caso de etiología bacteriana.
- En caso de alta a domicilio del niño, se debe instruir a los padres/cuidadores en la vigilancia ante la aparición de signos y síntomas de empeoramiento clínico y dar instrucciones claras para volver al centro para una nueva valoración.
- Se considera que el proceso febril ha terminado cuando el niño permanece afebril durante al menos 48 h.

Los fármacos de elección son: paracetamol, ibuprofeno y metamizol (**Tabla 35-7**).

Tratamiento antibiótico

En general, el tratamiento antibiótico no es necesario. El neonato constituye una excepción, ya que tras las exploraciones complementarias se suele iniciar antibioterapia empírica a la espera de cultivos.

- Antibioterapia empírica:
  - Menores de un mes: ampicilina y cefotaxima (dosis más altas ante sospecha de meningitis). Valorar aciclovir en función de la historia.

– 1-3 meses:
  ▪ Si orina y líquido cefalorraquídeo anodinos: ceftria-xona (o cefotaxima).
  ▪ Si sospecha de infección de vías urinarias: amoxicili-na-clavulánico y gentamicina.

  ▪ Si líquido cefalorraquídeo alterado: ampicilina y cefo-taxima.
– >3 meses: cefotaxima o ceftriaxona. Si hay manejo ambulatorio (sospecha de bacteriemia oculta): amoxicili-na-clavulánico vía oral o ceftriaxona vía intramuscular.

Tabla 35-7. Tratamiento antitérmico

Fármaco	Efecto terapéutico	Vías de administración	Dosis	Dosis tóxica	Efectos secundarios
Paracetamol	Antitérmico Analgésico Acción sobre la COX, inhibe la síntesis de prostaglandinas; acción sobre el centro regulador de la temperatura en el hipotálamo Buena absorción (niveles plasmáticos máximos entre 1-2 horas) Efecto durante 4 a 6 horas	Oral	Lactantes: De 28 a 32 sem. de edad gestacional: 10-12 mg/kg 6/8 h, máximo: 40 mg/kg al día De 33 a 37 sem. o recién nacido a término de <10 días: 10-15 mg/kg por dosis cada 6 h, máximo: 60 mg/kg al día Recién nacido a término >10 días: 10-15 mg/kg por dosis cada 4-6 h, máximo: 90 mg/kg al día Niños <10 años: 15 mg/kg por dosis cada 6 h 10 mg/kg por dosis cada 4 h Dosis diaria recomendada: 60 mg/kg A partir de 10 años: 500-650 mg cada 4-6 h, máximo 4 g/24 h	>140 mg/kg Puede aparecer hepatotoxicidad a partir de 100 mg/kg	Hepatotoxicidad No antiagregante No gastrolesivo
Paracetamol	Si no hay posibilidad de otra vía menos invasiva o necesidad urgente	Intravenosa	Lactantes y niños: 10-15 mg/kg cada 4-6 h, máximo 60 mg/kg al día En < 10 kg peso: 7,5-15 mg/kg cada 6 h, máximo 25-30 mg/kg al día Neonatos: escasa información Dosis de carga 20 mg/kg por dosis Mantenimiento de recién nacido a término: 10 mg/kg por dosis cada 6-8 o 12 h, según edad gestacional Dosis máxima: 28-32 sem: 22,5 mg/kg al día >33 sem: 40 mg/kg al día		
		Rectal Útil en caso de vómitos o alteración de la consciencia	10 kg: 150 mg/6 h (máx 750/24 h) 13-18 kg 150 mg/4-6 h máx 900/24 h) 20-30 kg 300-325 mg/6 h (máx 1.200-1.500 mg/24 h) 30-40 kg 300-325 mg/4 h (máx 2.500 mg/24 h) <50 kg 600-1.300 mg/6 h (máx 5 g/24 h)		
Ibuprofeno	Antiinflamatorio Antitérmico Analgésico	Oral (no administrar si hay rechazo a la alimentación o vómitos incoercibles	En > 3 meses: 5-7 mg/kg por dosis cada 6-8 h, máximo 40 mg/kg al día o 2.400 mg/24 h No recomendado en recién nacidos ni en menores de 3 meses	>100 mg/kg Intoxicación grave >400 mg/kg No superar 2.400 mg/24 h Alerta AEMPS 13 abril 2015	Hemorragia digestiva Nefrotoxicidad Contraindicado en pacientes asmáticos

(Continúa)

Tabla 35-7. Tratamiento antitérmico (*Cont.*)

Fármaco	Efecto terapéutico	Vías de administración	Dosis	Dosis tóxica	Efectos secundarios
Metamizol	AINE Niveles máximos a las 2 h	Intravenosa	Antitérmico: dosis bajas, generalmente con 11 mg/kg por dosis No recomendado en menores de 3 meses o <5 kg		Si aparece neutropenia (<1.500/mm^3), suspender inmediatamente y monitorizar cifras de agranulocitosis, leucopenia, trombopenia, hipotensión arterial en infusión rápida Niños menores de un año, asma o intolerancia conocida a analgésicos no opiáceos
Metamizol	AINE, derivado de pirazolona Relajación ligera de musculatura lisa	Oral	10-15 (12,5) mg/kg por dosis cada 6-8 h 0,4-0,6 gotas No recomendado en menores de 4 meses		
Metamizol		Rectal	3-11 años→ 500 mg/6 h 1-3 años→250 mg/6 h		

AINE: antiinflamatorios no esteroideos.

! Si la exploración física ha resultado normal y se hacen exploraciones complementarias que resultan normales, se dan normas de observación clínica en 24-48 h. Cuando está afectado el estado general, hay aspecto séptico o alteraciones analíticas, se inicia tratamiento antibiótico.

CONVULSIONES

Definiciones

- Convulsión: alteración de la consciencia que implica cambios en el tono muscular o movimientos anormales. Puede ser debida a múltiples causas y no todas ellas serán de origen epiléptico, especialmente en los niños. Hay que recordar que no toda convulsión será una crisis epiléptica, y que todas las epilepsias no se manifiestan con convulsiones.
- Crisis epiléptica: toda alteración súbita y transitoria de tipo motor, sensitivo, sensorial, vegetativo o de la consciencia, que ocurre como resultado de una descarga excesiva e hipersincrónica de un grupo de neuronas excitables.
- Epilepsia: la epilepsia es una enfermedad crónica del sistema nervioso central que se manifiesta en forma de crisis inesperadas y espontáneas, desencadenadas por una actividad eléctrica excesiva de un grupo de neuronas hiperexcitables. Para hablar de epilepsia hay que haber padecido, al menos, dos crisis.
- Crisis epilépticas generalizadas: reflejan una afectación de ambos hemisferios cerebrales. Pueden ser con actividad motora o sin ella, pero la consciencia siempre está afectada y suele ser la manifestación inicial. Si hay actividad motora, es bilateral.

- Crisis epilépticas parciales (o focales): reflejan la actividad circunscrita a una parte o a un hemisferio cerebral. Cuando no se afecta el nivel de consciencia se habla de crisis parcial simple y cuando sí lo hace, de crisis parcial compleja. En ambos casos, las crisis pueden generalizarse de forma secundaria.
- Estado de mal convulsivo: actividad convulsiva prolongada, como resultado de una sola crisis o de varias con carácter recurrente que duran más de 30 minutos (algunos autores sitúan este límite en los 20 minutos), durante los cuales no se llega a recuperar el conocimiento. Si dura más de 60 minutos, se trata de mal convulsivo refractario. La etiología es variada y se correlaciona con la edad:
  - Estado de mal convulsivo febril: asociado con fiebre en un niño neurológicamente normal entre las edades de 6 meses y 5 años.
  - Estado de mal convulsivo no febril: idiopático, sintomático agudo (meningitis, encefalitis, accidente vascular, trastorno metabólico agudo) y sintomático lejano (trastorno del desarrollo cerebral congénito o adquirido).
- Estatus epiléptico: basándose sobre todo en datos procedentes de modelos animales, en 1993 se definió como aquella crisis que se prolongaba más de 30 minutos o la ocurrencia de dos o más crisis sin recuperación entre ellas durante ese período. Más recientemente se ha propuesto una definición operativa del estatus epiléptico para marcar el límite del tiempo en el que debe iniciarse tratamiento intensivo de una crisis tónico-clónica generalizada y, para muchos autores, 5 minutos de actividad convulsiva generalizada exceden en más del doble el tiempo medio de una crisis tónico-clónica generalizada habitual.

• Período postictal o poscrítico: es aquel que habitualmente sigue a la crisis. El paciente suele estar confuso, somnoliento o letárgico, cansado o irritable. Pueden aparecer mialgias, vómitos o cefaleas. Su duración suele ser proporcional a la duración de la crisis. Los déficits focales transitorios (como la parálisis de Todd) ocurren en el período poscrítico y suelen ir desapareciendo conforme pasa el tiempo.

Clasificación de las crisis epilépticas

Existen muchos tipos de crisis epilépticas y múltiples clasificaciones.

Ver las **figuras 35-2** y **35-3** y la **tabla 35-8**.

Etiología de las crisis convulsivas

Es importante identificar la existencia cierta de una crisis convulsiva y no confundirla con otros cuadros similares: síncope vasovagal, espasmo del sollozo, crisis histérica, «tiritona» en la subida de fiebre, etcétera.

En general, se sospechará que no se trata de una crisis convulsiva si se produce en situaciones concretas (técnicas de punción venosa, lugares cerrados con calor y mucha gente, rabietas); tampoco serán crisis aquellos cuadros que ceden si se sujeta al niño por los brazos o las piernas o que ceden con un cambio de postura.

 Como cuadro convulsivo más habitual entre los 3 meses y 5 años se dan las convulsiones febriles.

En función de la edad de presentación inicial de cuadro, hay distintas causas etiológicas más probables (**Tabla 35-9**).

Valoración

Ante un niño que convulsiona debe plantearse toda una serie de preguntas para intentar averiguar la causa de la convulsión, con el fin de instaurar un tratamiento acorde a la causa. **Las preguntas principales son:**

• ¿Existe antecedente de traumatismo?
• ¿Tiene antecedentes de convulsiones?
• ¿Tiene diagnosticada epilepsia? ¿Sigue el tratamiento correctamente?
• ¿Presenta un cuadro febril o diarreas?
• ¿Existen alteraciones metabólicas como hipoglucemia o hiponatremia?
• ¿Ha habido exposición a algún producto tóxico?
• ¿Existe focalidad neurológica?

En lactantes, hay que recabar datos de patología prenatal y perinatal y es muy importante determinar la glucemia capilar.

Valorar la posibilidad de tóxicos: mala combustión → CO; tóxicos accidentales → corta edad; tóxicos voluntarios → adolescentes.

 En la mayoría de las ocasiones la consulta se produce en el período poscrítico (las crisis habitualmente son autolimitadas y de corta duración), por lo tanto, si el niño llega convulsionando valorar estatus epiléptico o estado de mal convulsivo.

Dependiendo del tipo de convulsión pueden detectarse los siguientes signos y síntomas:

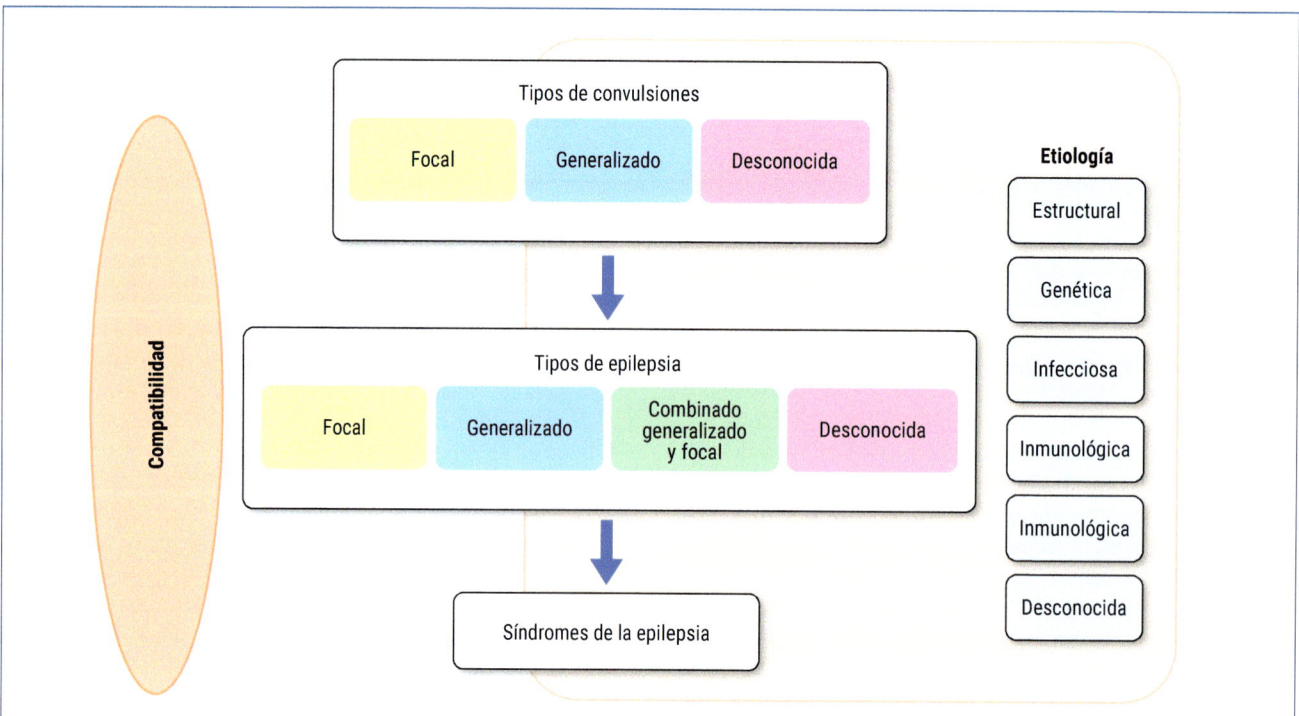

Figura 35-2. Clasificación de la Liga Internacional contra la Epilepsia.

- Mirada fija.
- Movimientos tónico-clónicos de miembros.
- Rigidez (espasticidad).
- Pérdida de la consciencia.
- Alteraciones del patrón respiratorio.
- Relajación de esfínteres.

- Caída súbita.
- Desconexión del medio (crisis de ausencia).
- Confusión o aturdimiento.
  Debe observarse atentamente:
- Estado general, mediante una exploración sistemática de cabeza a pies y por aparatos, para detectar los cuadros más

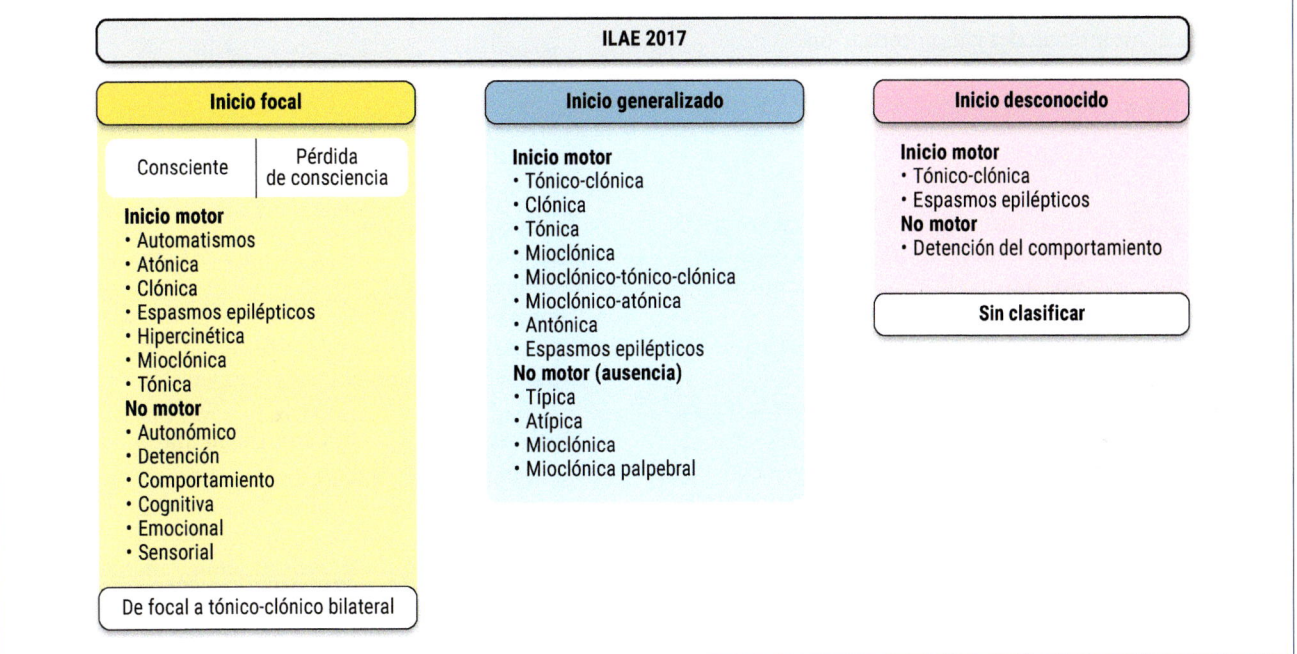

Figura 35-3. Clasificación extendida de la Liga Internacional contra la Epilepsia. Adaptado de Fisher *et al.*, 2017.

Tabla 35-8. Clasificación de las crisis convulsivas según presentación

Crisis parciales (focales)
- Crisis parciales simples: sin afectación del nivel de consciencia
  - Motoras
  - Con signos somatosensoriales (auras→ visual, auditivo, olfatorio, gustativo, vertiginoso)
  - Con síntomas autonómicos
  - Con síntomas psíquicos
- Crisis parciales complejas (con afectación del nivel de consciencia)
- Crisis parciales que evolucionan a crisis secundariamente generalizadas

Crisis generalizadas
- Ausencias (desconexión del medio durante 15-30 segundos, más habitual 4-12 años)
- Crisis mioclónicas simples o múltiples (sacudidas simples o múltiples, de los miembros, generalmente asociadas a patología difusa del sistema nervioso central)
- Crisis clónicas (movimientos bruscos de flexión y extensión de las extremidades. Duran unos 30 segundos y puede aparecer incontinencia)
- Crisis tónicas (movimientos generalizados que a veces recuerdan a las posturas de decorticación. Se acompañan de movimientos oculares y a veces de algún movimiento clónico y de apnea. Duran 10-20 segundos y puede aparecer salivación y cianosis)
- Crisis tónico-clónicas
- Crisis atónicas (astáticas) (pérdida súbita del tono muscular con caída al suelo y una alteración muy breve de la consciencia que le permite reaccionar casi inmediatamente al momento de caer)

Crisis inclasificables

Tabla 35-9. Etiología de las crisis convulsivas

Neonatos:
Encefalopatía hipóxica-isquémica.
Infección sistémica o del SNC
Alteraciones hidroelectrolíticas
Déficit de piridoxina
Errores congénitos del metabolismo
Hemorragia cerebral
Malformaciones del SNC

Lactantes y niños
Convulsión febril
Infección sistémica o del SNC
Alteraciones hidroelectrolíticas y metabólicas
Intoxicaciones
Epilepsia

Adolescentes
Supresión o niveles plasmáticos bajos de fármacos anticonvulsivantes en niños/adolescentes epilépticos
Traumatismo craneoencefálico
Epilepsia
Tumores cerebrales
Intoxicaciones

Las intoxicaciones en lactantes y niños suelen ser accidentales (CO, ingesta de plantas tóxicas, ingesta accidental de fármacos); en adolescentes suelen ser voluntarias (alcohol y drogas)

SNC: sistema nervioso central.

graves (sepsis→ disminución del relleno capilar, hipotensión, taquicardia, fiebre, petequias; hipertensión intracraneal→ bradicardia, hipertensión, alteración del patrón respiratorio, vómitos), para esto es necesario que la crisis haya cedido. En lactantes, es importante valorar el abombamiento o depresión de la fontanela anterior.
- Se realizará una exploración neurológica y las pruebas complementarias necesarias.
- Toma de constantes vitales y monitorización.

Tratamiento

En caso de crisis convulsiva:

- Tumbar boca arriba al paciente, girando su cabeza hacia un lado. Es normal que babee o tenga espuma en la boca.
- Colocar algo blando bajo la cabeza para evitar que se golpee contra el suelo.
- Retirar de su alrededor los objetos o muebles que le puedan lastimar.
- No meterle nada en la boca ni tratar que la abra a la fuerza.
- No intentar detener las convulsiones sujetándole.

No es tan importante el fármaco elegido para tratarlo como haber seguido protocolos de actuación sistematizada. Por lo tanto, y como puntos importantes:

- Oxigenar adecuadamente.
- Dosis suficiente del fármaco elegido.
- Esperar a niveles plasmáticos terapéuticos.

! Una convulsión es una urgencia neurológica, por lo que es importante establecer medidas generales y tratamiento lo antes posible para cortar la crisis.

CRISIS FEBRILES

Crisis que se producen normalmente entre los 6 meses y los 5 años, relacionadas con la fiebre, pero sin datos de infección del sistema nervioso central, causas metabólicas y sin antecedentes de convulsiones de otra etiología diferente a la fiebre.

Características

Generalmente se presentan en el primer día del proceso febril, coincidiendo con la aparición brusca de la fiebre. Suele ser el primer signo de la enfermedad (25 % de los casos).

El riesgo de reincidencia es del 30 % si el niño tiene más de 12 meses y del 50 % si tiene menos de 12 meses. En niños con más de un episodio, la reincidencia es de aproximadamente 50 %; la mitad de las recidivas se producen entre los 6-12 meses tras la primera crisis (Tabla 35-10).

Los principales factores de riesgo:

- Primera crisis antes del año de vida.
- Antecedentes familiares de crisis convulsivas febriles o afebriles.
- Crisis complejas.

- Temperatura <38 °C en el momento de la crisis.
- Recidiva en el mismo episodio febril.

! La secuela más frecuente de una convulsión febril es otra convulsión febril. La mortalidad es nula.

Valoración

Cuestiones sobre las que indagar:

- ¿Tiene o ha tenido fiebre?
- ¿Es la primera crisis?
- Identificación de factores precipitantes.

Exploración clínica:
- Filiar origen de la fiebre e identificar signos de focalidad neurológica.
- Valoración del estado general, para descartar los dos cuadros más graves → sepsis e hipertensión intracraneal.
- Exploración neurológica (tras recuperación completa).

Realización de pruebas complementarias si precisa:

- Analítica sanguínea completa (si ausencia de foco identificable o afectación importante del estado general)→ hemograma, bioquímica, coagulación y un hemocultivo.
- Punción lumbar: se realizará en menores de 12 meses, signos o síntomas de infección del sistema nervioso central, recuperación lenta de la consciencia. Valorar su realización en niños entre 12 y 18 meses, crisis complejas y si ha habido tratamiento antibiótico previo.
- Electroencefalograma: no indicado en niños sanos (sin riesgo de epilepsia), debe realizarse en crisis complejas repetidas.

Actuación y tratamiento

Una vez la crisis haya cedido (Tabla 35-11):

- Estabilización de funciones vitales (ABC):
  - Vía aérea: mantener en posición lateral de seguridad para evitar aspiración en caso de vómitos (excepto en traumatismo previo), aspiración de secreciones.
  - Ventilación: administración de O_2 al 100 %. Valorar color, movimientos torácicos, frecuencia respiratoria, pulsioximetría, ruidos respiratorios.

Tabla 35-10. Epidemiología de las crisis febriles

Incidencia:
- 2-5 % niños menores de 5 años, edad media 17-23 meses
- Más habitual en niños, especialmente a partir de los 18 meses
- 90 % de los casos, la primera crisis se da antes de los 3 años
- 50 % de los casos, la primera crisis se da en el 2º año de vida
- 4 % de los casos, después de los 3 años
- Suele ser un trastorno familiar con herencia autosómica dominante

Semiología:
- Tónico-clónicas: 55-94 %
- Tónicas: 7-33 %
- Generalizadas: 90-93 %; el resto, focales

– Circulación: canalización de vía venosa, preferiblemente periférica, administrar sueroterapia en función de edad y patologías previas. Valorar: perfusión periférica, pulsos, frecuencia cardíaca, presión arterial.
• Monitorización de constantes.
• Toma de muestras: realizar analítica completa en caso necesario (menor de 12 meses, datos de infección bacteriana grave, metabolopatías conocidas, etc.), determinación de glucemia capilar.

• Administración de fármacos prescritos: antitérmicos y anticonvulsivantes, si precisa.

VALORACIÓN DE ENFERMERÍA PARA SÍNDROME FEBRIL Y CONVULSIONES Y ALGUNOS DIAGNÓSTICOS EN FUNCIÓN DE LAS ALTERACIONES:

Véanse las **tablas 35-12** y **35-13**.

Tabla 35-11. Tratamiento de las crisis convulsivas

	Vía	Dosis	Ritmo de infusión	Inicio de acción	Duración del efecto	Efectos secundarios	Precauciones
Diazepam: benzodiacepina de acción prolongada Miorrelajación de origen central, no actúa sobre el músculo ni la placa motora	Intravenosa Intramuscular Intraósea	0,1-0,3 mg/kg por dosis Máximo 10 mg por dosis	Intravenosa: bolo lento (3-5 min), si precisa repetir en 5-10 min	Menos de 5 minutos	De 10 a 20 min	Depresión respiratoria y apnea Antídoto→ flumacenilo)	No se ha establecido eficacia y seguridad en menores de 6 meses por vía oral, ni menores de 0 días por vía rectal, posibilidad de producir kerníkterus, depresión respiratoria y colapso circulatorio
	Rectal	10-15 kg: 5 mg >15 kg: 10 mg	Se puede repetir cada 4-12 h No más de 5 al mes, no más de 1 cada 5 días				
Midazolam: benzodiacepina de vida media muy corta Anticonvulsivante y miorrelajante	Vía oral* Vía intranasal: tratamiento inicial de crisis >5 minutos	0,2-0,3 mg/kg	30 segundos sobre mucosa yugal o nasal	5-15 min	1-5 horas Excepto en perfusión continua Se fija a tejido graso, precaución en retirada por resedación	Sedación, somnolencia, depresión respiratoria y apnea Antídoto→ flumacenilo	No se ha establecido eficacia y seguridad en menores de 6 meses Uso en neonatos (off-label) Monitorización y tener disponible material de reanimación cardiopulmonar y oxigenoterapia En neonatos se ha asociado a hipotensión grave y crisis convulsiva refractaria
	Intravenosa Estatus convulsivo refractario	Dosis inicial: 0,15 mg/kg Dosis mantenimiento: 0,06 mg/kg por hora, titular en función de la respuesta					
Fenobarbital: barbitúrico de acción prolongada, por efectos a nivel central antiepiléptico de 2ª línea, excepto en neonatos (1ª elección)	Vía oral	Crisis generalizadas no focales: Neonatos: 2-5 mg/kg al día (1-2 dosis) Lactantes: 5-8 mg/kg al día (1-2 dosis) Niños: 3-5 mg/kg al día (1-2 dosis)		10-30 min	12-24 h	Por vía intravenosa, puede producirse depresión respiratoria grave, apnea, laringoespasmo, hipertensión, broncoespasmo (precaución en el ritmo de infusión)	Monitorizar niveles plasmáticos Vigilar extravasación y flebitis Si tratamiento concomitante con benzodiacepinas, tener en cuenta el efecto depresor de ambos

(Continúa)

Tabla 35-11. Tratamiento de las crisis convulsivas (*Cont.*)

	Vía	Dosis	Ritmo de infusión	Inicio de acción	Duración del efecto	Efectos secundarios	Precauciones
	Parenteral	Estatus epiléptico: Dosis de carga: Neonatos: 20-30 mg/kg Niños: 10-20 mg/kg (máx 300 mg), se puede repetir a 5-10 mg/kg por dosis a los 10-20 min, dosis máxima 40 mg/kg Dosis de mantenimiento: Neonatos: 3-5 mg/kg al día, 2 después de la carga Niños: 5-10 mg/kg al día (2 dosis)	10-20 min 60 mg/min	10-30 min	12-24 h	Por vía intravenosa, puede producirse depresión respiratoria grave, apnea, laringoes-pasmo, hipertensión, broncoes-pasmo (precaución en el ritmo de infusión)	Monitorizar niveles plasmáticos Vigilar extravasación y flebitis Si tratamiento concomitante con benzodiacepinas, tener en cuenta el efecto depresor de ambos
Fenitoína: antiepilép-tico, lugar de acción prima-ria en corteza motora cerebral	Intravenosa: tratamiento de estatus epiléptico tónico-clónico y crisis generaliza-das, parciales o complejas Oral: dosis de mantenimiento Cápsulas y comprimidos: Recomendaciones de administración: administrar con guante simple. Si es necesario fraccionar o triturar, utilizar la suspensión oral de la fórmula magistral	Neonatos: Estatus: dosis de carga: 15-20 mg/kg en dosis única Dosis de mantenimiento: A las 12 h, 5 mg/kg al día vía oral o intravenosa cada 12 h Crisis: 4-8 mg/kg al día en 3 dosis según respuesta clínica Niños: Estatus: Dosis de carga: 15-20 mg/kg Si no se resuelve, dosis extra 5-10 mg/kg, máximo de 20 mg/kg Dosis de mantenimiento: 24 horas después, 5-10 mg/kg al día vía oral o intravenosa cada 12 h Máximo de 1.500 mg/24 h Crisis: Dosis de carga: 15-20 mg/kg intravenosa o vía oral (si no tomaba previamente; si tomaba, dosis habitual o según niveles plasmáticos) Dosis de mantenimiento: 5 mg/kg al día por vía oral 2-3 dosis, máximo 300 mg/día	Neonatos: Dosis de carga: Bolo 3-5 min Perfusión continua: 0,5-1 mg/kg/min Niños: Estatus: Diluir hasta 1 mg/mL; ritmo inferior a 1 mg/kg/min	10-30 min	12-24 h	Hipotensión Bradicardia Arritmias Convulsiones Náuseas y vómitos Si sobredo-sis: depresión respiratoria	Monitorización durante la administración intravenosa Monitorización de niveles en trata-miento de manteni-miento No administrar por vía intramuscular (absorción errática) Posibles alteraciones hematológicas en recién nacidos con tratamientos perinatales Precaución en el manejo del fármaco: Recomendaciones de preparación: en ampolla, abrirla y manipularla en CSB IIb o AE, con doble guante, bata y mascarilla. Si no fuera posible preparar en cabina, utilizar protección ocular y respiratoria Recomendaciones de administración: administrar con doble guante y bata; utilizar protección ocular cuando haya riesgo de salpica-dura, y respiratoria si hay posibilidad de inhalación

AE: aisladores estériles; CSB III: cabinas de seguridad biológica clase III; Máx: dosis máxima; *off-label*: fuera de indicación.
* Fórmula magistral a partir de las ampollas inyectables de midazolam.

Tabla 35-12. Modelo de necesidades básicas de Virginia Henderson

RESPIRACIÓN (respirar normalmente)

- Riesgo de aspiración (00039)
- Riesgo de asfixia (00036)

ALIMENTACIÓN/HIDRATACIÓN (comer y beber adecuadamente)

- Patrón de alimentación ineficaz del lactante (00107)
- Lactancia materna ineficaz (00104)
- Interrupción de la lactancia materna (00105)

ELIMINACIÓN (eliminar normalmente por todas las vías)

- Sin alteraciones reseñables

MOVILIDAD (moverse y mantener posturas adecuadas)

- Intolerancia a la actividad (00092)

REPOSO/SUEÑO (dormir y descansar)

- Sin alteraciones reseñables

VESTIRSE/DESVESTIRSE (escoger ropa adecuada, vestirse y desvestirse)

- Sin alteraciones reseñables

TEMPERATURA (mantener la temperatura corporal dentro de límites normales)

- Hipertermia (00007)

HIGIENE/PIEL (mantener higiene corporal y mantener la integridad de la piel)

- Perfusión tisular inefectiva (cerebral) (00024)

SEGURIDAD (evitar peligros ambientales y evitar lesiones a otros)

- Riesgo de infección (00004)

COMUNICACIÓN (comunicarse con los demás)

- Riesgo de deterioro de la vinculación entre los padres y el lactante/niño (00058)
- Riesgo de conducta desorganizada del lactante (00115)
- Conducta desorganizada del lactante (00116)
- Disposición para mejorar la organización de la conducta del lactante (00117)

RELIGIÓN/CREENCIAS (necesidad de practicar sus creencias)

- Sin alteraciones reseñables

TRABAJAR/REALIZARSE (trabajar en algo gratificante para la persona)

- Conductas generadoras de salud (padres) (00084)

ACTIVIDADES LÚDICAS/OCIO (desarrollar actividades lúdicas y recreativas)

- Sin alteraciones reseñables

APRENDER/CONOCIMIENTOS (satisfacer la curiosidad que permite a la persona su desarrollo en aspectos de salud)

- Disposición para mejorar los conocimientos sobre el cuidado del niño con fiebre o crisis convulsivas (padres) (00161)
- Disposición para mejorar el afrontamiento (padres) (00158)
- Disposición para mejorar el régimen terapéutico (padres) (00162)

Tabla 35-13. Patrones funcionales de salud de Marjory Gordon

Patrón I: PERCEPCIÓN/CONTROL DE LA SALUD

- Riesgo de conducta desorganizada del lactante (00115)
- Conducta desorganizada del lactante (00116)
- Disposición para mejorar la organización de la conducta del lactante (00117).
- Conductas generadoras de salud (padres) (00084)
- Disposición para mejorar el régimen terapéutico (padres) (00162)
- Riesgo de asfixia (00036)
- Riesgo de infección (00004)

Patrón II: NUTRICIONAL/METABÓLICO

- Riesgo de aspiración (00039)
- Patrón de alimentación ineficaz del lactante (00107)
- Lactancia materna ineficaz (00104)
- Interrupción de la lactancia materna (00105)
- Riesgo de desequilibrio de la temperatura corporal (00005)
- Hipertermia (00007)

Patrón III: ELIMINACIÓN

- Sin alteraciones reseñables

Patrón IV: ACTIVIDAD/EJERCICIO

- Perfusión tisular ineficaz (cerebral) (00024)

Patrón V: REPOSO/SUEÑO

- Sin alteraciones reseñables

Patrón VI: COGNITIVO/PERCEPTIVO

- Disposición para mejorar los conocimientos sobre el cuidado del niño con fiebre o crisis convulsivas (padres) (00161)

Patrón VII: AUTOPERCEPCIÓN/AUTOCONCEPTO

- Sin alteraciones reseñables

Patrón VIII: FUNCIÓN Y RELACIÓN

- Riesgo de deterioro de la vinculación entre los padres y el lactante/niño (00058)

Patrón IX: SEXUALIDAD/REPRODUCCIÓN

- Sin alteraciones reseñables

Patrón X: AFRONTAMIENTO/TOLERANCIA AL ESTRÉS

- Disposición para mejorar el afrontamiento (padres) (00158)

Patrón XI: VALORES Y CREENCIAS

- Sin alteraciones reseñables

 PUNTOS CLAVE

- La fiebre y las patologías y complicaciones asociadas suponen uno de los motivos más habituales de consulta en urgencias pediátricas; es aún más frecuente entre los 3 y 36 meses de edad del niño.
- La etiología, la clínica y la evolución de la fiebre van a variar con la edad del niño.
- Será más difícil establecer el diagnóstico y valorar la gravedad del cuadro cuanto más pequeño es el niño, debido a la inmadurez del sistema inmunitario y de los mecanismos de termorregulación.
- Siempre se considerará «febril» a todo niño sobre el que se realice una consulta por este motivo, incluso si la fiebre no es termometrada.
- La fiebre elevada no siempre conlleva la existencia de bacteriemia, aunque sí hay correlación con un aumento de la frecuencia de hemocultivos positivos. Además, no siempre será secundaria a un proceso infeccioso y hay otras etiologías que descartar: tumoral, enfermedades metabóli-

cas, golpe de calor, sobrecalentamiento, inmunizaciones recientes, etcétera.
- Es importante que los padres comprendan que la fiebre en sí no es sino un mecanismo de defensa del organismo frente a la infección y que en la mayoría de las ocasiones el episodio será autolimitado y banal, y el único objetivo del tratamiento será disminuir el malestar del niño.
- Es importante conocer los signos de alarma frente a infección bacteriana grave y la sepsis para establecer lo antes posible medidas y para instaurar un tratamiento farmacológico adecuado.
- Es importante conocer las distintas etiologías respecto a episodios convulsivos según la edad de presentación e iniciar las medidas de soporte tan pronto como se detecte la crisis convulsiva, así como intentar disminuir la ansiedad de los padres frente a estas crisis; para ello la educación sanitaria en el manejo del niño al alta será primordial.

BIBLIOGRAFÍA

Aquino Oliva E, Zamora Gómez M, Losada Pinedo B. Fiebre en el niño. Manual de protocolos de urgencias. Toledo: Complejo Hospitalario de Toledo. Cap 163. p. 1345-55.

Armon K, Stephenson R, MacFaul R, Hemingway P, Werneke U, Smith S. An evidence and consensus based guideline for the management of a child after a seizures. Emerg Med J. 2003;20:13-20.

Cabello García I, Segoviano Lorenzo MC, Losada Pinedo B. Historia clínica en Pediatría. Manual de Protocolos de Urgencias. Toledo: Complejo Hospitalario de Toledo. Cap 160. p. 1319-23.

Comité de Medicamentos de la Asociación Española de Pediatría. Pediamecum. Paracetamol (acetaminofen). 2015 [consultado el 11/08/2018]. Disponible en: http//pediamecum.es/paracetamol-acetaminofen.

Comité de Medicamentos de la Asociación Española de Pediatría. Pediamecum. Ibuprofeno. 2015 [consultado el 11/08/2018]. Disponible en: http//pediamecum.es/ibuprofeno.

Comité de Medicamentos de la Asociación Española de Pediatría. Pediamecum. Metamizol. 2015 [consultado el 11/08/2018]. Disponible en: http//pediamecum.es/Metamizol.

Comité de Medicamentos de la Asociación Española de Pediatría. Pediamecum. Levetiracetam. 2015 [consultado el 11/08/2018]. Disponible en: http//pediamecum.es/levetiracetam.

Comité de Medicamentos de la Asociación Española de Pediatría. Pediamecum. Fenobarbital. 2015 [consultado el 11/08/2018]. Disponible en: http//pediamecum.es/fenobarbital.

Comité de Medicamentos de la Asociación Española de Pediatría. Pediamecum. Midazolam. 2015 [consultado el 11/08/2018]. Disponible en: http//pediamecum.es/midazolam

Comité de Medicamentos de la Asociación Española de Pediatría. Pediamecum. Diazepam. 2015 [consultado el 11/08/2018]. Disponible en: http//pediamecum.es/diazepam.

Comité de Medicamentos de la Asociación Española de Pediatría. Pediamecum. Fenitoína (difenilhidantoína). 2015 [consultado el 11/08/2018]. Disponible en: http//pediamecum.es/fenitoína-difenilhidantoína.

De Bont EG, Francis NA, Dinant G-J, Cals JW. Parents´ knowledge, attitudes, and practice in childhood fever: An internet-based survey. Br J Gen Pract. 2014;8(3):365-71.

Edo Gual M, Giró Sanabria I, March Vilá G, Querol Gil M. Manual de procedimientos y técnicas de enfermería en pediatría. Barcelona: Universidad Autónoma de Barcelona; 2010.

García Campos O, Sánchez García S, Crespo Rupérez E. Manual de protocolos de urgencias. Crisis epilépticas. Convulsiones febriles. Toledo: Complejo Hospitalario de Toledo. 2016. Cap 173. p.1419-25.

Mcintyre J, Robertson S, Norris E, Appleton R, Whitehouse W et al. Safety and efficacy of buccal midazolam frente a rectal diazepam for emergency treatment of seizures in children: a randomised controlled trial. Lancet. 2005;366:205-10.

Molina Cabañero JC, de la Torre Espí M. Convulsiones. Protocolos diagnóstico-terapéuticos de Urgencias Pediátricas SEUP-AEP. p.45-50.

Niehues T. The febrile child: diagnosis and treatment. Dtsch Arztbl Int. 2013; 110 (45):764-73; quiz 774.

Padilla Esteban ML, García Rebollar C, Foullerat Cañada S. Convulsión febril. Rev Pediatr Integral. 2015;XIX(9).

Rodrigo Gonzalo de Liria C, Méndez Hernández M. Fiebre sin foco. Protocolos diagnóstico-terapéuticos de la AEP: Infectología pediátrica. Asociación Española de Pediatría; 2011. pp. 37-45.

Rufo Campos M. Crisis febriles. Protocolos diagnóstico terapéuticos de la AEP: Neurología Pe-diátrica. Asociación Española de Pediatría; p. 59-65.

Santos Herraiz P, García Sánchez AM, Losada Pinedo B. Shock, Sepsis. Manual de protocolos de urgencias. Toledo: Complejo Hospitalario de Toledo. 2016. Cap 162. p. 1337-45.

Shavit I, Keidan I, Augarten A, The practice of pediatric procedural sedation and analgesia in the emergency department. Eur J Emerg Med 2006; 13: 270-5

Travería Casanova J, Gili Bigatá T, Rivera Luján J. Wolf TR, Macfarlane TC. Intranasal midazolam therapy for pediatrics status epilepticus. Am J Emerg Med. 2006;24:343-6.

Urgencias respiratorias en pediatría

36

N. Ramos Miranda

 OBJETIVOS

- Valorar e identificar las alteraciones en los patrones respiratorios, en función de la edad del niño y los signos de alarma.
- Conocer y colaborar en la identificación de las patologías respiratorias en la infancia.
- Planificar las intervenciones enfermeras en el cuidado del niño con patología respiratoria.
- Disminuir la ansiedad y el temor del niño y la familia.
- Instruir a los familiares o cuidadores principales en las medidas que deben tomarse en domicilio tras el alta.

INTRODUCCIÓN

Una de las consultas más habituales en las urgencias pediátricas son las relacionadas con la dificultad respiratoria.

Los niños están especialmente predispuestos al fracaso respiratorio debido a peculiaridades anatómicas y funcionales, más acusadas cuanto más pequeño es el niño (**Fig. 36-1** y **Tabla 36-1**). Puede resumirse en que tienen una disminución de la capacidad residual funcional con tendencia al colapso alveolar:

- Menor cantidad de fibras elásticas (menor capacidad de distensión), menor número de unidades acinares y ausencia de mecanismos compensadores.
- Mayor complianza (distensibilidad) torácica (mayor proporción de tejido cartilaginoso).
- Menor diámetro de la vía aérea, por lo que en cualquier proceso inflamatorio la afectación es mucho mayor; el menor soporte cartilaginoso de la vía aérea predispone al atrapamiento aéreo, al colapso de los bronquíolos distales y, por ello → bronquiolitis.

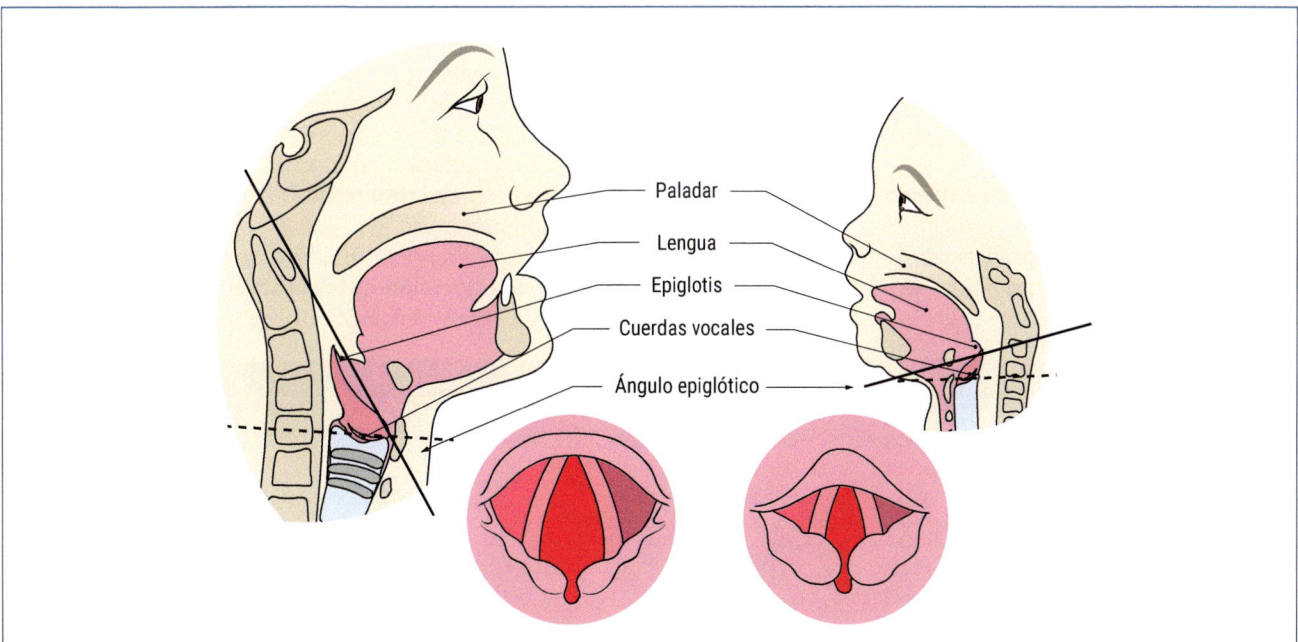

Paladar
Lengua
Epiglotis
Cuerdas vocales
Ángulo epiglótico

Figura 36-1. Anatomía y diferencias de la vía aérea pediátrica.

Tabla 36-1. Particularidades anatómicas de la vía aérea infantil

Edad	Bacteria
Menor calibre de la vía aérea superior	Menor calibre y mayor distensibilidad del tórax
Mayor tamaño de la lengua	Menor desarrollo del cartílago
Mayor tamaño de la cabeza	Menor cantidad de fibras tipo I
Laringe craneal y anterior, a la altura de C4	Inmadurez de los quimiorreceptores
Epiglotis corta, estrecha, proyectada posteriormente	Menor distensibilidad pulmonar
El cricoides es la zona anatómica más estrecha de la vía aérea superior	El grosor de la pared alcanza el 30 %
Tráquea más corta	La horizontalidad de las costillas→respiración diafragmática

- Menor potencia, coordinación y resistencia de la musculatura respiratoria; así como mecánica ventilatoria más ineficaz (horizontalidad de las costillas).
- Inmadurez del centro respiratorio → APNEAS.
- Mayor consumo metabólico y de oxígeno.

Para la etiología de las dificultades respiratorias, véase la **tabla 36-2**.

VALORACIÓN DE LA FUNCIÓN RESPIRATORIA

La valoración de la función respiratoria se corresponde con uno de los lados del Triángulo de Evaluación Pediátrica (TEP) (**Fig. 36-2**). Este lado del triángulo refleja el estado de oxigenación y ventilación del niño. Se observará la presencia de retracciones (costales, esternales, etc.), aleteo nasal, ruidos anormales, posición del niño.

La valoración del trabajo respiratorio mediante el TEP permite:

- Determinar la gravedad del niño.
- Realizar un triaje adecuado de cada caso, para establecer prioridades de tratamiento y la ubicación más adecuada de cada niño.
- El objetivo no es tanto tener un diagnóstico clínico rápidamente como una valoración general de la función respiratoria.
- Dirige el tratamiento a recuperar un estado de equilibrio y eliminar el desequilibrio entre el aporte y la demanda de oxígeno.
- Sirve para prevenir y detectar a tiempo la progresión de la insuficiencia respiratoria.
- No precisa pruebas complementarias, solo es necesaria una observación minuciosa del niño.

Ya en la evaluación primaria debe valorarse:

- Frecuencia respiratoria: variará en función de la edad (**Tabla 36-3**). Se verá incrementada por: fiebre, actividad motora, dolor, excitación, hipoxia e hipercapnia.
  - Eupnea: frecuencia respiratoria dentro de los límites normales.
  - Taquipnea: frecuencia respiratoria por encima de los límites normales. Es la primera manifestación de fracaso respiratorio en lactantes.
  - Bradipnea: frecuencia respiratoria por debajo de los límites normales. La bradipnea y la respiración irregular serán signos de mal pronóstico (fatiga muscular, hipotermia, depresión del sistema nervioso central).
- Saturación de oxígeno ($SatO_2$). Hay que esperar a tener una medición válida (con frecuencia cardíaca y saturación sin fluctuaciones bruscas). Los valores normales en pediatría para la $SatO_2$ deben ser ≥ 95 %. Debe usarse una pinza adecuada a la edad del paciente.
- Profundidad de las respiraciones: normal, superficial (hipopnea), demasiado profundas (hiperpnea). Se valorará a partir de la amplitud y recorrido toracoabdominal.
- Dificultad respiratoria: el niño debe respirar sin esfuerzo, sin presencia de trabajo respiratorio ni uso de musculatura accesoria, de aquí se obtendrá la valoración del punto siguiente.
- Mecánica respiratoria: inicialmente aparece tiraje intercostal y subcostal; a medida que evoluciona el cuadro aparecerá supraesternal y supraclavicular. Si hay cabeceo o aleteo nasal, se considerará como signo de gravedad.
- Relación inspiración: espiración (I:E) lo normal es 2:1; si la espiración está prolongada (1:1), hay que valorar obstrucción bronquial.
- Entrada de aire: permitirá valorar el volumen corriente, mediante inspección de la expansión torácica y auscultación. La expansión torácica debe ser simétrica y coordi-

Tabla 36-2. Etiología de dificultad respiratoria en los niños

Vías respiratorias superiores	Vías respiratorias inferiores	Extrapulmonares
SUPRAGLÓTICAS (poco frecuente)	Asma (muy frecuente)	Intoxicaciones
Epiglotitis	Bronquiolitis (muy frecuente)	Cuadros metabólicos (acidosis metabólica, debut diabético)
Absceso retrofaríngeo	Infecciones de las vías aéreas inferiores	Cuadros neurológicos (postraumatismo)
Lesiones por quemaduras	Traumatismo torácico	Traumatismos (cuello, tórax)
SUBGLÓTICAS	Displasia broncopulmonar	Cuadros psicógenos (hiperventilación por ansiedad)
Laringitis vírica (crup viral, muy frecuente)		
Traqueítis bacteriana		
Angioedema		
Cuerpo extraño enclavado en vías superiores		

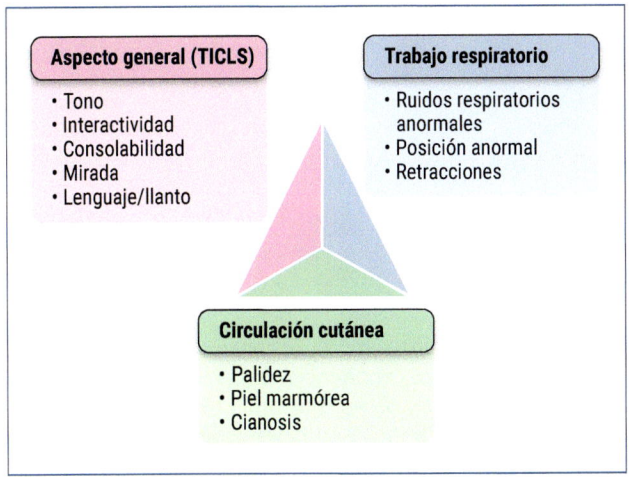

Figura 36-2. Triángulo de evaluación pediátrica.

Tabla 36-3. Frecuencia respiratoria por edades

Edad	Frecuencia respiratoria
Recién nacido	30-50
6 meses-1 año	20-40
1-2 años	20-30
2-3 años	15-25
3-6 años	15-20
6-8 años	15-20
8-10 años	13-15
10-14 años y >14 años	13-15

En respiraciones por minuto (rpm).

nada con el abdomen; la existencia de descoordinación toracoabdominal es signo de gravedad. A la auscultación debe haber un murmullo vesicular conservado, simétrico y fácilmente audible. Se evaluará en tórax anterior, posterior y axilas.

- Color y temperatura de la piel: palmas, plantas y mucosas deben ser rosadas y cálidas; palidez, cianosis, cutis marmorata y frialdad de extremidades son indicativos de hipoxia y mala perfusión (considerar la temperatura ambiente).

> **!** En la evaluación primaria del niño, se valorará:
> - Frecuencia respiratoria.
> - Profundidad de las respiraciones.
> - Facilidad para respirar.
> - Entrada del aire.
> - Coloración de piel y mucosas y nivel de consciencia.

ACTITUD GENERAL ANTE DIFICULTAD RESPIRATORIA

En primer lugar, hay que tratar de identificar si la obstrucción es de vía aérea superior (estridor) o inferior (sibilancias). A continuación:

- No realizar maniobras invasivas a ciegas, evitar manipular en la medida de lo posible la boca, orofaringe y vía aérea.
- Desarrollar el proceso diagnóstico-terapéutico en ambiente tranquilo y, siempre que sea posible, con presencia y colaboración de padres/responsables.
- Administrar oxígeno humidificado con la técnica más cómoda para el niño.
- Monitorizar la gravedad de la obstrucción con las siguientes escalas:
  - Escala Westley para vías altas (**Tabla 36-4**).
  - Escala Tal para vías bajas (**Tabla 36-5**).
- Iniciar medidas específicas según la etiología de la obstrucción.

Tabla 36-4. Escala de Westley para valorar la gravedad de la obstrucción de la vía alta respiratoria

Síntoma	0	1	2	3	4	5
Estridor	No	Al agitarse	En reposo			
Tiraje	No	Leve	Moderado	Grave		
Ventilación	Normal	Disminuida	Muy disminuida			
Cianosis	No				Al agitarse	En reposo
Consciencia	Normal					Alterada

Puntuación:: 0-2 leve; 3-8 moderado; > 8 grave.

Tabla 36-5. Escala de Tal para valorar la severidad de la obstrucción de la vía baja aérea

Puntuación	FR < 6meses	FR > 6 meses	Sibilancias*	Cianosis	Retracción
0	<40	<30	No	No	No
1	41-55	31-45	Fin de la espiración, con fonendoscopio	Perioral al llorar	Subcostal (leve tiraje) (+)
2	56-70	46-60	Inspiración y espiración con fonendoscopio	Perioral en reposo	Intercostal (tiraje generalizado) (++)
3	>70	>60	Audibles sin fonendoscopio	Generalizada en reposo	Supraclavicular (tiraje generalizado y aleteo) (+++)

FR: frecuencia respiratoria (en respiraciones por minuto). * Las sibilancias pueden no auscultarse en la obstrucción grave. Obstrucción leve: 1-5; obstrucción moderada: 6-8; obstrucción grave: 9-12.

Las medidas generales ante la dificultad respiratoria se recogen en la **tabla 36-6**.

LARINGITIS AGUDA (CRUP)

Síndrome generalmente benigno caracterizado por un grado variable de tos, de características metálicas (tos perruna), afonía, estridor inspiratorio con o sin disnea, debida a inflamación aguda del área supraglótica.

La laringitis aguda subglótica es la causa de obstrucción de la vía aérea superior más frecuente en la infancia, y puede llegar a afectar al 3-5 % de los niños. Incide, sobre todo, entre los 6 meses y los 3 años de edad, con un pico en el segundo año de vida y la relación niños/niñas es 2/1. Tiene carácter recidivante y una clara predisposición familiar.

Puede aparecer en cualquier época, aunque es más frecuente en otoño e invierno.

Puede tener diferentes denominaciones: laringotraqueobronquitis, laringitis espástica, laringitis estridulosa vírica y crup.

 El estridor angustia mucho a la familia, que puede llegar a pensar que el niño pueda ahogarse; por ello, hay que incidir en la información y dar pautas claras sobre el carácter autolimitado del cuadro. Generalmente, pueden manejarse en domicilio o ser controlados por los servicios de atención primaria.

Etiología

La etiología de la laringitis aguda subglótica es mayoritariamente vírica. Los virus parainfluenza (por orden de frecuencia, los tipos 1, 3 y 2) son los agentes predominantes y suponen un 75 % del total: el virus parainfluenza 1 es el más frecuente, que incide, sobre todo, a finales del otoño e invierno y es el causante de aproximadamente la mitad de los casos. Otros agentes frecuentemente aislados son: virus influenza (tipo A y B), adenovirus y virus respiratorio sincitial, y, en menor medida: enterovirus y rinovirus. Puede aparecer este síndrome también en el curso de enfermedades víricas exantemáticas, como la varicela o el sarampión.

Excepcionalmente se atribuye a una causa bacteriana. Se ha aislado: *Haemophilus influenzae* tipo b (causante, en cambio, de la mayoría de casos de epiglotitis), *Mycoplasma pneumoniae* (en formas de crup generalmente leve), *Streptococcus, Neisseria,* bacilos gram, *Clamydia* y sobreinfecciones por *Staphilococcus aureus,* entre otros.

La etiología suele ser vírica, y los virus parainfluenza, sobre todo el tipo 1, son los agentes predominantes, al suponer un 75 % del total.

Clínica

En general, existe el antecedente de rinitis o catarro de vías altas y, en unos días, la infección progresa de forma insidiosa, con edema e inflamación de mucosa y submucosa, aumento de secreciones y espasmo. La clínica se produce, sobre todo,

Tabla 36-6. Medidas generales ante la dificultad respiratoria

1) Evitar acciones que molesten al niño y aumenten su irritabilidad; realizarlas la menor cantidad de veces posible (explorar garganta, oídos...)
2) Elevar la cabecera de la cama o cuna y evitar el decúbito supino con la cama en plano
3) Mantener una hidratación adecuada, preferiblemente vía oral, para compensar las pérdidas insensibles en aire espirado debido a la taquipnea

por el estrechamiento que la inflamación ocasiona y que provoca un aumento exponencial de la resistencia al flujo del aire, que disminuye y provoca turbulencias a su paso. En formas graves, puede llegar a producir hipoxemia e hipercapnia.

La clínica característica tras la rinorrea y una evolución de 1-3 días es: tos ronca, estridor de predominio inspiratorio, afonía y dificultad respiratoria variable; con empeoramiento nocturno y mejoría en ambiente frío y húmedo.

La laringitis de origen vírico tiene un curso autolimitado de unos 4-5 días de duración y la de origen alérgico tiene tendencia a la recidiva, predominantemente de presentación nocturna y evolución intermitente.

 El crup laríngeo se produce típicamente en un niño menor de 5 años de madrugada, que se fue a dormir bien. Es muy característico que mejoren al salir de casa, con el aire fresco.

Es importantísimo intentar no irritar al niño, realizando las mínimas intervenciones terapéuticas y exploraciones y, a ser posible, hacerlo en brazos de los padres. El llanto y los gritos empeoran significativamente la clínica.

Diagnóstico

Estará basado principalmente en la clínica; suele ser suficiente una correcta anamnesis y una exploración física completa. No suelen ser necesaria las pruebas complementarias de forma sistemática.

Preguntas útiles en la valoración:

- ¿Desde cuándo presenta la dificultad respiratoria?
- ¿Ha tenido fiebre?
- ¿El cuadro ha sido de aparición súbita?
- ¿Mejora en alguna circunstancia: salida a la calle, frío, humedad, etc.?
- ¿Cómo es la tos?, ¿metálica, perruna?
- ¿Es el primer episodio?
- ¿Hay antecedentes de atopia, asma o tabaquismo en la familia?

El uso de escalas de puntuación para valorar su gravedad y evolución tienen en general escasa utilidad por la variabilidad interobservador en su interpretación, especialmente en formas leves-moderadas, pero puede ser útil en personal con menos experiencia. Se han utilizado distintas escalas de evaluación. Las más conocidas son la de Taussig (**Tabla 36-7**) y, especialmente, la de Westley (vista anteriormente), que establece una puntuación entre 0 y 17. Valores iguales o

Tabla 36-7. Escala de Taussig para valorar la gravedad del crup

	0	1	2	3
Estridor	No	Leve	Moderado	Intenso/ausente
Entrada de aire	Normal	Leve disminución	Disminuida	Muy disminuida
Color	Normal	Normal	Normal	Cianosis
Retracciones	No	Escasas	Moderadas	Intensas
Consciencia	Normal	Decaído, agitado si se le molesta	Deprimida Ansioso y agitado en reposo	Letargia

Leve <5; De leve a moderado 5-7; Moderado 7-8; Grave >8.

superiores a 7 indican gravedad, ante la presencia de estridor audible en reposo, tiraje intenso e hipoventilación grave, con o sin cianosis y alteración del nivel de consciencia.

Localización de la obstrucción según la fase respiratoria en la que aparece el estridor:
- Inspiratorio: superior a la tráquea.
- Espiratorio: bronquial (sibilancias).
- Inspiratorio/espiratorio: tráquea.

Debe establecerse diagnóstico diferencial, sobre todo, con la laringitis espasmódica, la epiglotitis y la traqueítis bacteriana y, en general, con todas las causas de obstrucción aguda de la vía aérea superior, que pueden manifestarse de manera similar a la laringitis subglótica (**Tabla 36-8**).

La exploración física debe hacerse en un ambiente tranquilo, en la postura que elija el paciente y en presencia de sus padres. Se puede explorar la faringe en casos leves, pero debe retrasarse en los más graves.

Tratamiento

Aunque existe la experiencia general de que, al salir a la calle, el vapor frío de la noche parece beneficioso, no existen pruebas de su eficacia. La humidificación no ha demostrado una acción específica, pero puede producir mejoría subjetiva, reducir la sequedad de las mucosas y puede aportar tranquilidad a los padres. Por ello, siempre que no genere ansiedad en el niño, puede utilizarse. Si existe dificultad respiratoria y la saturación de O_2 es inferior al 94 %, puede ser útil el uso de oxígeno humidificado.

Los corticoides son los fármacos más útiles en el tratamiento del crup: reducen el edema por acción antiinflamatoria y la intensidad y duración de los síntomas.

La dexametasona ha demostrado su eficacia y es el corticoide de elección; en dosis única, si es posible por vía oral. Su efecto se inicia tras 1-2 h, y dura más de 12. La dosis de 0,15 mg/kg es igual de eficaz que dosis superiores. No existe una solución oral comercializada, solo hay comprimidos y ampollas inyectables (que, incluso, pueden ser utilizadas por boca, o para preparar una solución oral mediante fórmula magistral). Dada su eficacia, debería aconsejarse en todos los casos de crup, independientemente de su gravedad.

La dexametasona intramuscular no es más eficaz y sí más traumática, y queda reservada para los niños que vomitan o no ingieren los preparados orales.

Podría utilizarse la dosis equivalente de prednisolona o prednisona (1-2 mg/kg), si no hay disponible dexametasona oral. Sin embargo, una dosis única de prednisolona oral es menos eficaz que la dosis única de dexametasona oral en disminuir la necesidad de nuevas consultas por el mismo proceso. No hay estudios controlados suficientes para dosis múltiples de corticoides, aunque, cuando se utiliza prednisolona, suele recomendarse durante 3 días. En formas graves, se puede administrar el corticoide por vía oral, intramuscular o intravenosa.

La budesonida inhalada tiene una eficacia similar a la dexametasona oral y es una alternativa a ella a dosis de 2 mg sin diluir, aunque su efecto no es más rápido, es más cara y su administración puede aumentar la agitación del niño. Su acción se inicia a los 30 minutos, y se puede repetir cada 6-8 h; en formas graves, puede intercalarse con la adrenalina. La combinación de dexametasona y budesonida no mejora el resultado terapéutico de cada una de ellas por separado. El uso de budesonida en dosis única de 2 mg, independientemente del peso y edad del niño y sin diluir, está basado en la búsqueda de un mayor depósito de fármaco puro (la nebulización a bajo flujo deposita la medicación en laringe) que tendrá un intenso efecto a nivel local.

Tabla 36-8. Diagnóstico diferencial de la laringitis

Causas infecciosas	Causas no infecciosas
Causas supraglóticas: Epiglotitis, faringitis aguda, mononucleosis, absceso retrofaríngeo o retroamigdalino Causas infraglóticas: Laringotraqueítis aguda, traqueítis bacteriana	Causas supraglóticas: Ingestión de cáusticos, cuerpos extraños, edema angioneurótico, traumatismo cervical, neoplasias Causas infraglóticas: Traqueomalacia, laringomalacia, cuerpo extraño, anillos vasculares, tumor mediastínico, inhalación de tóxicos, estenosis traqueal congénita o adquirida

La adrenalina nebulizada también ha demostrado su eficacia, especialmente en los casos moderados y graves, al reducir la necesidad de intubación. El efecto es similar para la adrenalina racémica y la L-adrenalina, que reducen el edema de la mucosa. Su efecto es rápido (comienza a los 10 minutos) con un pico máximo a los 30 minutos y una duración de 2 h, con recidiva clínica precoz, mal interpretada como efecto rebote.

Se utiliza L-adrenalina 1:1.000, a dosis de 0,5 mL/kg, hasta un máximo de 5 mL, que se completa hasta 10 mL con suero salino, nebulizado con un flujo de 5-10 L/min con O_2 al 100 %. Aunque parece segura, no está claro con qué frecuencia puede repetirse (habitualmente, se administra en intervalos de 20-30 minutos, hasta un total de 3 ocasiones en casos graves), manteniendo una estricta vigilancia y monitorización, al menos, durante 2 h por el riesgo de taquicardia (**Tabla 36-9**).

El heliox es una mezcla gaseosa de helio y oxígeno (70/30) de densidad menor que el aire, lo que facilita el paso del gas a través de las vías aéreas. Se administra con mascarilla con reservorio a un flujo de 9-12 L/min en formas graves, con el objeto de evitar la intubación. No hay aún suficiente evidencia sobre su superioridad respecto a otros tratamientos, aunque se ha publicado buena respuesta a corto plazo en casos de crup moderado o grave que han recibido dexametasona oral o intramuscular. De los pocos datos disponibles, podría recomendarse el uso de heliox en el tratamiento a corto plazo de la laringitis aguda refractaria, siempre añadido al tratamiento con glucocorticoides, aunque aporta una baja FiO_2.

 El aire húmedo y frío puede mejorar el cuadro (refrigerador y congelador), aunque no existe evidencia científica al respecto. Esta creencia está muy extendida al notar mejoría tras salir con el niño a la calle/balcón. Se podría probar, solo si el niño lo tolera, no llora y no es asmático (podría provocar una crisis de broncoespasmo). El contexto fisiológico lo justifica por un posible aclaramiento de las secreciones con el aumento de la humedad.

Algoritmo terapéutico de la laringitis aguda

Ante un cuadro leve, hay posibilidad de alta a domicilio, recomendando:

- Ingesta abundante de líquidos.
- Antipiréticos (si precisa).
- Podría aplicarse la recomendación de aire frío y húmedo, recordando que no es adecuada en niños asmáticos y que carece de base científica probada.
- Dexametasona por vía oral en dosis única administrada en el centro (0,15 mg/kg, máximo 10 mg) o prednisolona (1 mg/ kg por vía oral, una dosis cada 8 h, 3 días).
- Control por pediatra de atención primaria.

Si el cuadro es moderado:
- Dexametasona por vía oral.
- Nebulizaciones:
  - 2 mg de budesonida sin diluir (independientemente de peso y edad).
  - Si presenta dificultad respiratoria importante o lo anterior no tiene un efecto suficiente: adrenalina nebulizada, hasta 3 dosis con un intervalo de 30 min en caso de respuesta parcial.

Si hay una evolución favorable, podrá darse el alta a domicilio con las medidas generales (líquidos, antipiréticos, etc.) con control por pediatra de atención primaria.

Si el cuadro es de una laringitis grave:
- Monitorización.
- Adrenalina en 3 dosis, sin separación entre aerosoles.
- Budesonida nebulizada de apoyo (2 mg).
- Dexametasona: 0,3 mg/kg por vía oral o intravenosa.
- Ingreso en unidad de cuidados intensivos.

 El tratamiento, en general, será sintomático y será muy importante favorecer la tranquilidad del niño y proporcionarle bienestar.

Respecto a la actuación de enfermería en laringitis aguda, ver lo dispuesto en la **tabla 36-10**.

Evolución

Con el empleo extendido de corticoides y adrenalina nebulizada, la evolución suele ser favorable, por lo que, en general, son cuadros leves y autolimitados. Es excepcional la necesidad de ingreso y más excepcional aún la necesidad de cuidados intensivos pediátricos o de ventilación mecánica.

Generalmente el cuadro cede en 3-7 días (**Fig. 36-3**).

Tabla 36-9. Tratamiento farmacológico de la laringitis

	Nombre comercial	Vida media	Dosis habitual	Máxima diaria	Pauta	Inicio	Duración
Adrenalina nebulizada (1:1.000)	Adrenalina amp. 1 mg/1 mL	2 h	0,5 mL/kg (hasta 5 mL) diluido hasta 10 de ssf	3 nebulizac. c/20 min	Dosis única	10-30 min	2 h
Budesonida nebulizada	Pulmicort susp. 0,25 mg/ mL, 2 mL	2-3 h	2 mg (4 viales) diluidos en 4 mL de ssf	–	Dosis única	1-2 h	24 h
Dexametasona	Fortecortin comp.: 1 mg Amp: 4 mg/ 1 mL	36-54 h	0,15-0,6 mg/kg al día	10 mg	Dosis única	2-6 h	26-72 h
Prednisolona	Estilsona 1 mg = 6 gotas	18-36 h	1-2 mg/kg al día	30 mg	Dosis única c/12 h	2-6 h	12-36 h

amp.: ampolla; comp.: comprimido; nebulizac: nebulización; ssf: suero salino fisiológico; susp.: suspensión.

Tabla 36-10. Actuación de enfermería en laringitis aguda

1. Mantener un ambiente cómodo, intentar no irritar al niño con procedimientos innecesarios.
2. Toma de constantes vitales: frecuencia cardíaca y respiratoria, temperatura y SatO$_2$.
3. Administrar los fármacos prescritos lo antes posible y por la vía adecuada.
4. En caso de administrar aerosoles de adrenalina, monitorización cardíaca del niño al menos 2 h después de terminar la administración.
5. Promover la ingesta hídrica/lactancia.
6. Poner al niño en la posición más cómoda y favorable para la dinámica ventilatoria; si es necesario, en brazos o sentado.
7. Procurar disminuir la ansiedad y el temor del niño y de los padres.
8. Dar pautas sobre detección de empeoramiento y cuidados al alta, medicación prescrita, higiene tras administración de fármacos con cámara espaciadora.
9. Resolver todas las dudas que los padres/cuidadores planteen.

EPIGLOTITIS AGUDA

La epiglotitis es una infección bacteriana rápidamente progresiva de la epiglotis y los tejidos circundantes que puede conducir a la obstrucción respiratoria súbita y a la muerte. Los síntomas incluyen dolor de garganta intenso, disfagia, fiebre elevada, babeo y estridor inspiratorio. Se presenta de forma grave, con una corta evolución de entre 12 y 24 h, y progresa rápidamente a una dificultad respiratoria grave.

 La epiglotitis siempre es una emergencia vital. Un diagnóstico incorrecto o tardío y, por lo tanto, un retraso en el tratamiento, supone una alta mortalidad.

Etiología

La epiglotitis solía ser una enfermedad infantil usualmente causada por *Haemophilus influenzae* de tipo B. En la actualidad, debido a la vacunación generalizada, este microorganismo ha sido casi erradicado en los niños (se producen más casos en los adultos). Otros microorganismos causales en los niños y los adultos incluyen *Staphylococcus aureus, Streptococcus pneumoniae* y *Streptococcus pyogenes*, entre otros.

 H. influenzae de tipo B todavía sigue siendo una causa de epiglotitis en adultos y niños no vacunados.

Clínica

Clínica de presentación súbita y rápida evolución. El niño puede presentar los siguientes síntomas:

- Disfagia súbita.
- Babeo y rechazo al alimento y la bebida.
- Postura en «trípode» (**Fig. 36-4**), buscando aire.
- Fiebre elevada.

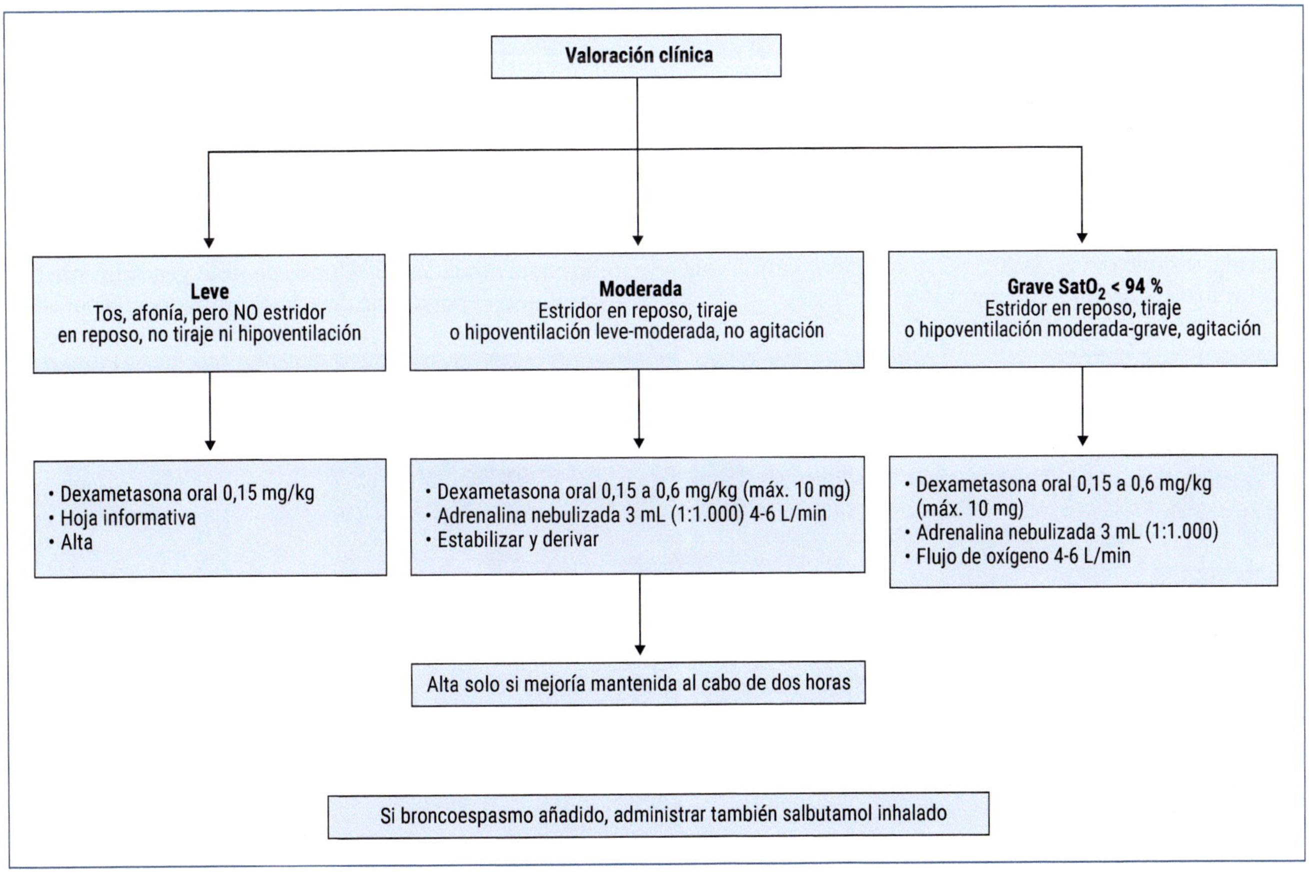

Valoración clínica

Leve
Tos, afonía, pero NO estridor en reposo, no tiraje ni hipoventilación

Moderada
Estridor en reposo, tiraje o hipoventilación leve-moderada, no agitación

Grave SatO$_2$ < 94 %
Estridor en reposo, tiraje o hipoventilación moderada-grave, agitación

- Dexametasona oral 0,15 mg/kg
- Hoja informativa
- Alta

- Dexametasona oral 0,15 a 0,6 mg/kg (máx. 10 mg)
- Adrenalina nebulizada 3 mL (1:1.000) 4-6 L/min
- Estabilizar y derivar

- Dexametasona oral 0,15 a 0,6 mg/kg (máx. 10 mg)
- Adrenalina nebulizada 3 mL (1:1.000)
- Flujo de oxígeno 4-6 L/min

Alta solo si mejoría mantenida al cabo de dos horas

Si broncoespasmo añadido, administrar también salbutamol inhalado

Figura 36-3. Algoritmo de manejo de laringitis aguda. SatO$_2$: saturación de oxígeno.

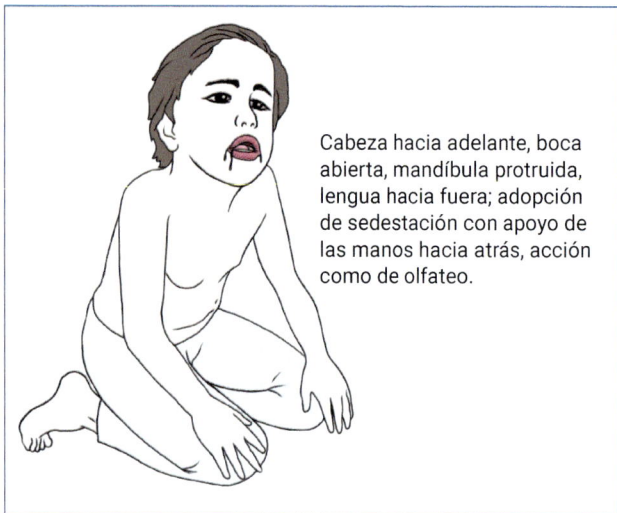

Cabeza hacia adelante, boca abierta, mandíbula protruida, lengua hacia fuera; adopción de sedestación con apoyo de las manos hacia atrás, acción como de olfateo.

Figura 36-4. Postura de trípode.

- Afectación del estado general, con signos de toxicidad: contacto ocular escaso o nulo, incapacidad para reconocer a los padres, irritabilidad, imposibilidad de consolarlo o distraerlo.
- Afonía.
- Disnea, taquipnea, estridor inspiratorio.
- Tiraje.
- Cianosis acra y peribucal.

Diagnóstico

Se basa en la clínica, la presentación brusca y el rápido empeoramiento del cuadro, así como en el aspecto del niño.

 En caso de sospecha, hay que recordar: no inspeccionar la garganta por riesgo de espasmo de glotis.

La laringoscopia puede ser tanto diagnóstica (se observará una epiglotis rojo cereza) (**Fig. 36-5**), como terapéutica, con una intubación orotraqueal preventiva.

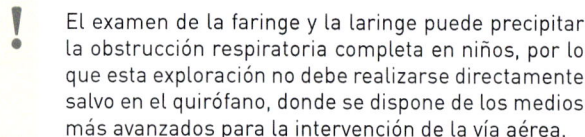 El examen de la faringe y la laringe puede precipitar la obstrucción respiratoria completa en niños, por lo que esta exploración no debe realizarse directamente salvo en el quirófano, donde se dispone de los medios más avanzados para la intervención de la vía aérea.

Se tomarán muestras para cultivos de las secreciones orofaríngeas siempre tras la intubación, por la posibilidad de provocar un espasmo de glotis.

Aunque las radiografías simples pueden ser de utilidad, un niño con estridor no debe ser trasladado a la sala de rayos. La laringoscopia directa que revela una epiglotis edematosa, rígida y de color rojo vivo, es diagnóstica.

En casos dudosos, puede ser de utilidad una radiografía lateral de cuello, preferentemente en hiperextensión, que permitirá también descartar otros procesos como laringotraqueítis, absceso retrofaríngeo o cuerpo extraño. La imagen habitual es una hipofaringe distendida y el clásico «signo del pulgar» (**Fig. 36-6**), que es consecuencia del engrosamiento de la epiglotis y de los pliegues aritenoepiglóticos. Si la sospecha de epiglotitis es alta, los exámenes complementarios están absolutamente contraindicados hasta que la vía aérea esté asegurada.

Será necesaria la extracción de pruebas analíticas completas: bioquímica, hemograma, coagulación y hemocultivos, los cuales serán positivos en un 70-90 % de las ocasiones.

Preguntas útiles en la valoración inicial:
- ¿Desde cuándo presenta la dificultad respiratoria?
- ¿El cuadro ha aparecido de forma súbita y repentina?
- ¿Ha tenido fiebre?
- ¿Está correctamente vacunado?

Tratamiento

En niños con epiglotitis debe asegurarse de inmediato la permeabilidad de la vía aérea, de preferencia mediante intubación nasotraqueal, que facilitará la fijación. El calibre del tubo estará limitado por la luz disponible, generalmente uno o dos números por debajo de lo que correspondería por edad.

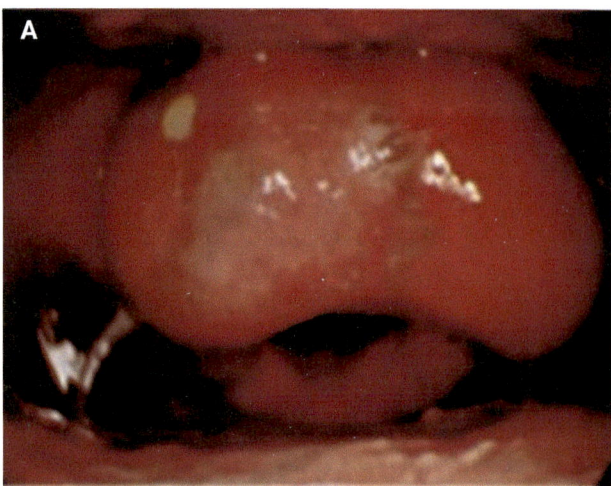
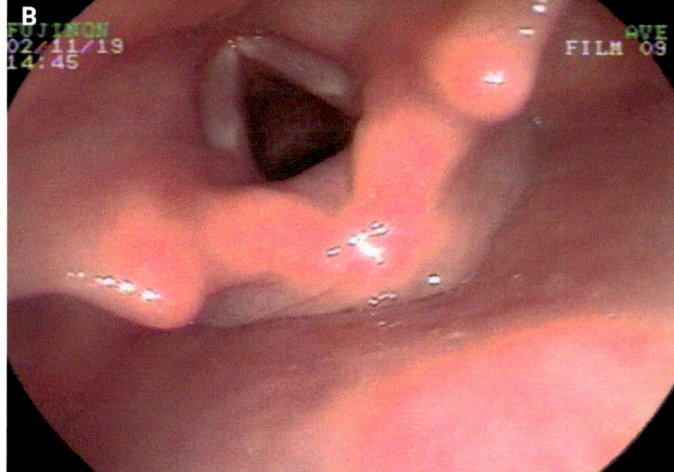

Figura 36-5. Laringoscopia de epiglotitis versus normal. **A)** Epiglotis inflamada rojo cereza, sin posibilidad de identificar las estructuras anatómicas. **B)** Faringe, cuerdas y epiglotis normales.

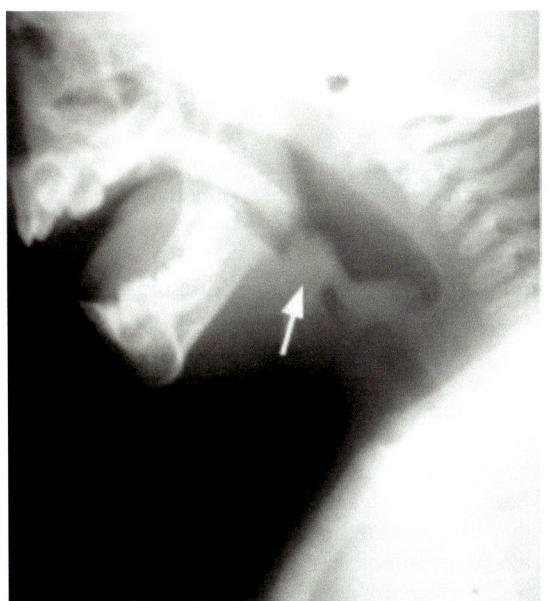

Figura 36-6. Signo del pulgar en la epiglotitis.

El procedimiento debe ejecutarse en quirófano, con anestesia inhalada, sin uso de relajantes musculares (que facilitarán el colapso por relajación de la musculatura faríngea) y con un equipo de cricotiroidotomía disponible, ya que esta técnica puede proporcionar una solución temporal, antes de una traqueostomía reglada, cuando la intubación es imposible. En general, se requiere la intubación endotraqueal hasta que el paciente haya sido estabilizado durante 24 a 48 h (el tiempo total de intubación usual es 60 h).

> Para la atención de urgencia de niños con epiglotitis, cada institución debe contar con un protocolo que comprenda la atención crítica, otorrinolaringológica, anestésica y pediátrica.

Hasta obtener resultados de los cultivos practicados, debe iniciarse tratamiento antibiótico intravenoso empírico, habitualmente con antibióticos de amplio espectro, como cefalosporinas de tercera generación, por ejemplo: ceftriaxona (de 50 a 75 mg/kg intravenoso 1 vez al día, máximo 2 g), hasta obtener los resultados del cultivo y el antibiograma.

Asimismo, se puede administrar una dosis de dexametasona previa a la extubación, con la finalidad de disminuir la incidencia de estridor posterior.

En pacientes con formas clínicas atenuadas, se han descrito éxitos con manejo conservador. Principalmente, en adultos y niños mayores se han conseguido buenos resultados en algunos casos con el empleo de oxigenoterapia y antibióticos intravenosos, evitando la intubación.

> La epiglotitis causada por *H. influenzae* de tipo B puede prevenirse de manera eficaz con la vacuna conjugada para *H. influenzae* de tipo B (Hib).

Para la actuación enfermera en casos de epiglotitis, véase la **tabla 36-11**.

BRONQUIOLITIS

La bronquiolitis es una infección vírica aguda de las vías respiratorias inferiores que afecta a niños menores de 24 meses y se caracteriza por dificultad respiratoria, sibilancias y estertores crepitantes.

La respuesta inflamatoria a la infección va a provocar necrosis y edema del epitelio bronquial, con destrucción de células ciliadas. Por consiguiente, habrá un incremento de productos de desecho debido a la necrosis y un incremento de producción de moco como respuesta protectora del tejido bronquial; esto va a provocar la formación de tapones de moco y un estrechamiento cada vez mayor de la vía aérea inferior.

La bronquiolitis es la patología responsable del 18 % de las hospitalizaciones pediátricas. La infección puede aparecer en cualquier época del año, aunque lo más frecuente es que aparezca en los meses invierno y al comienzo de la primavera (desde noviembre hasta marzo y abril).

> La mortalidad en lugares con acceso a unidad de cuidados intensivos pediátricos y soporte ventilatorio es muy baja, del 0-1,5 %, pero, debido a su elevada incidencia, puede llegar a causar 66.000-199.000 muertes al año en todo el mundo. Es la segunda causa de muerte en niños de 1 a 12 meses.

Los lactantes menores de 3 meses son los que tienen más riesgo de hospitalización y, de entre ellos, los prematuros, posiblemente porque sus bronquios son muy estrechos todavía. Otros factores de riesgo son:

- Antecedentes maternos de asma o atopia.
- Ausencia de lactancia materna.
- Nacimiento prematuro.
- Exposición al humo del cigarrillo.
- Asistir a guardería infantil.
- McConnochie en 1993 estableció los siguientes criterios clínicos para definirla:
  - Primer episodio agudo de sibilancias en un niño de menos de 24 meses.
  - Disnea espiratoria.
  - Existencia de pródromos catarrales.

Tabla 36-11. Actuación de enfermería en epiglotitis

1. Mantener un ambiente cómodo, intentar no irritar al niño con procedimientos innecesarios.
2. Toma de constantes vitales: frecuencia cardíaca y respiratoria, temperatura y SatO$_2$.
3. Mantener al niño en posición sentada, lo más cómodo posible sobre las rodillas del familiar que le acompaña.
4. No forzarlo a tumbarse.
5. Evitar cualquier exploración que pueda agravar los síntomas, incluidas en boca y garganta.
6. Procurar disminuir la ansiedad y el temor del niño y de los padres.
7. Resolver todas las dudas que los padres/cuidadores planteen.

Etiología

La mayoría de los casos de bronquiolitis son causados por:

- Virus respiratorio sincitial: causante del 70-80 % de los casos, que va a afectar al 75 % de los lactantes en el primer año de vida, con una mayor incidencia en los 2-3 meses. Pico máximo de noviembre a febrero.
- Rinovirus: generalmente es el causante de las bronquiolitis en niños algo más mayores y que suelen acudir a la guardería.
- Virus parainfluenza de tipo 3.

Las causas menos frecuentes son los virus influenza A y B, los virus parainfluenza 1 y 2, metaneumovirus, adenovirus y *Mycoplasma pneumoniae*.

El virus respiratorio sincitial es altamente contagioso, tanto por las secreciones (que pueden esparcirse hasta a 2 m con la tos o el estornudo), como mediante las manos y fómites (juguetes, objetos en las guarderías), donde puede sobrevivir de 6 a 12 h; por tanto, las medidas higiénicas son primordiales para el control de los contagios.

El lavado de manos y objetos con agua y jabón y el uso de gel alcohólico son formas de controlar los contagios, por lo que será importante dar estas pautas a los padres, una vez el niño reciba el alta, ya sea desde urgencias o desde la planta.

Clínica

Inicialmente habrá un cuadro catarral de vías altas con rinorrea, estornudos y tos, puede haber fiebre, pero no será muy elevada. De 1 a 4 días más tarde la tos será persistente, habrá irritabilidad del lactante, rechazo al alimento, taquipnea, tiraje y disnea. La hipoxemia es la regla en los lactantes con compromiso más grave.

Los vómitos y la disminución de la ingesta oral pueden causar deshidratación. Con el cansancio, las respiraciones pueden volverse superficiales e ineficaces, lo que lleva a la acidosis respiratoria. La auscultación revela sibilancias, espiración prolongada y, a menudo, estertores finos. Muchos niños presentan otitis media aguda asociada.

En la mayoría de los casos el curso de la enfermedad es leve y se puede controlar en domicilio. Los síntomas suelen durar aproximadamente 7 días, excepto la tos, que puede prolongarse de 3 a 4 semanas más.

Son frecuentes las recurrencias por inmadurez del sistema inmunitario e hiperreactividad residual de la vía aérea.

Diagnóstico

El diagnóstico estará basado en la anamnesis y la exploración física: identificar la clínica y los signos de empeoramiento es fundamental.

Preguntas útiles en la valoración inicial:
- ¿Ha tenido en horas o en días previos cuadros catarrales de vías altas?
- ¿Va a la guardería?
- ¿Desde cuándo presenta dificultad respiratoria?
- ¿Ha tenido fiebre?
- ¿Ha tenido algún cuadro similar previamente?

En la valoración y exploración física por aparatos, se hará especial hincapié en el estado de hidratación y en los signos de dificultad respiratoria. La pulsioximetría ($SatO_2$) solo servirá al inicio y ante un cambio brusco o empeoramiento de la clínica y el estado general del niño.

Habrá que recabar información sobre aquellos factores que se relacionan con una mayor progresión a gravedad y necesidad de ingreso, unidad de cuidados intensivos pediátricos y soporte ventilatorio (**Tabla 36-12**).

Ante un niño con bronquiolitis se debe establecer inicialmente la gravedad del cuadro clínico utilizando una clasificación o escala lo más objetiva posible. Se han propuesto varias escalas de valoración clínica, aunque ninguna de ellas ha sido validada ni universalmente aceptada por su gran variabilidad interobservador. Una de las más utilizadas es la de Wood-Downes modificada por Ferrés (**Tabla 36-13**). Esta valoración se realizará siempre tras la aspiración de secreciones de vías altas, ya que su obstrucción empeora artificialmente la valoración de la gravedad.

 Hay que tener muy en cuenta la aparición de rechazo del alimento, vómitos, letargia, apneas, taquipnea, aleteo nasal, tiraje intenso, quejido y cianosis, que son indicativos de gravedad y claudicación ventilatoria.

Las pruebas complementarias quedarán restringidas a casos muy concretos. No están justificadas de forma rutinaria la gasometría capilar, radiografía de tórax, analítica sanguínea ni de orina.

La prueba rápida de antígeno de virus respiratorio sincitial (RSV) en hisopados o lavados nasales es diagnóstica, pero en general no es necesaria; puede reservarse para pacientes con enfermedad lo suficientemente grave para exigir hospitalización. A pesar de que el conocimiento del virus causal

Tabla 36-12. Factores de riesgo de progresión en la bronquiolitis	
Factores de riesgo	**Datos clínicos**
• Prematuridad	• Rechazo al alimento o intolerancia digestiva
• Enfermedad de base (cardíaca, pulmonar, neuromuscular, inmunitaria)	• Letargia
• Evolución <72 h	• Historia de apnea
• Tabaquismo en el entorno	• Taquipnea para su edad
• Ausencia de lactancia materna	• Aleteo nasal
• Hacinamiento y pobreza	• Tiraje grave
• Bajo peso al nacer (< 2.500 g)	• Quejido y cianosis

Tabla 36-13. Escala de Wood-Downes modificada por Ferrés

	0	1	2	3
Sibilancias	No	Final de espiración	Toda la expiración	Todo el ciclo respiratorio
Tiraje	No	Subcostal/intercostal inferior	Anterior más supraclavicular y aleteo nasal	La anterior más intercostal inferior y supraesternal
Frecuencia respiratoria	< 30 rpm	31-45 rpm	46-60 rpm	> 60 rpm*
Frecuencia cardíaca	<120 lpm	>120 lpm		
Entrada de aire	Buena	Regular simétrica	Muy disminuida, simétrica	Tórax silente Ausencia de sibilancias
Cianosis	No	Sí		

Leve 1-3; moderada 4-7; grave 8-14. lpm: latidos por minuto; rpm: respiraciones por minuto.

de la bronquiolitis tiene un indudable interés epidemiológico y de que probablemente la evolución y la gravedad sean diferentes en función de la etiología, esta información tiene escasa utilidad en el manejo clínico de los pacientes con bronquiolitis aguda.

Tratamiento

El tratamiento será fundamentalmente sintomático y de soporte; la mayoría de los casos podrán ser tratados en domicilio con unas pautas sencillas que se darán a los padres (**Tabla 36-14**) y con control desde atención primaria (**Tabla 36-15**).

En general se recomienda:

- La oxigenoterapia será decidida tras la revisión conjunta de los signos de dificultad respiratoria y la saturación de oxígeno por pulsioximetría (si $SatO_2$ < 92 %).
- No se recomienda el uso de broncodilatadores y adrenalina de forma sistemática. En caso de que se considere oportuna la utilización de un broncodilatador, se recomienda realizar una prueba terapéutica y solo continuar con el tratamiento si existe respuesta clínica.
- Actualmente no se recomiendan los glucocorticoides para el tratamiento de la bronquiolitis aguda, en ninguna de sus formas de administración.
- Las nebulizaciones con suero salino hipertónico (3 %-5 %; 3-5 mL) pueden disminuir la producción y viscosidad del moco.
- En casos muy graves está recomendada la ventilación mecánica no invasiva con presión positiva continua en la vía respiratoria (CPAP) o gafas nasales de alto flujo y heliox.
- No se deben utilizar antibióticos en la bronquiolitis aguda.
  Para los cuidados enfermeros, véase la **tabla 36-16**.

ASMA

El asma es una enfermedad inflamatoria crónica de las vías aéreas caracterizada por una obstrucción variable y más o menos reversible del flujo aéreo. Se presenta en forma de ataques recurrentes de disnea, tos y sibilancias que varían en intensidad y frecuencia. Generalmente son episodios reversibles, pero en ocasiones pueden llegar a ser extremadamente graves, incluso mortales.

Es la enfermedad crónica de mayor prevalencia en pediatría, con un 9 % en el rango de edad de 13-14 años y del 10 % en los 6-7 años.

Puede estar inducida por alérgenos (ácaros, mohos, pólenes, alimentos), sustancias en el centro de trabajo o estudios (polvo de arcilla), ejercicio, etc. En el 80 % de los casos es de origen alérgico.

La obstrucción del flujo aéreo tiene tres componentes:

- Broncoconstricción (broncoespasmo) secundaria a una respuesta excesiva del sistema inflamatorio a determinados estímulos (comida, ejercicio, animales, fármacos, etc.).

Tabla 36-14. Pautas para control de la bronquiolitis en domicilio

1. Desobstrucción de la vía aérea superior con lavados de suero fisiológico y aspiración, sobre todo antes de las tomas
2. La postura del lactante en la cuna debe ser en decúbito supino, con ligera hiperextensión de la cabeza y una elevación de +30°
3. Temperatura ambiental no superior a 20 °C
4. Evitar irritantes ambientales como el humo del tabaco
5. Asegurar que toma líquidos por boca: si no los tolera ofrecer pequeñas cantidades frecuentemente
6. Vigilar posibles signos de empeoramieto o alarma: dificultad para respirar, aumento de la frecuencia respiratoria, del trabajo respiratorio, agitación. mal color, pausas de apnea, rechazo del alimento o vómitos. En estos casos acudirá a urgencias a la mayor brevedad posible
7. Controlar la temperatura varias veces al día
8. No deberá ir a la guardería hasta la desaparición completa de los síntomas
9. Procurar un ambiente tranquilo: no molestar al lactante con maniobras bruscas, en la medida de lo posible, ponerle ropa cómoda y amplia, evitando el excesivo arropamiento
10. Si la evolución es buena, se recomienda control sistemático por pediatría a las 24-48 h

Adaptado de García García ML, Korta Murua J, Callejón Callejón A. Bronquiolitis aguda viral. Protoc Diagn Ter Pediatr. 2017;1:85-102.

Tabla 36-15. Criterios para el manejo de bronquiolitis

Criterios de tratamiento domiciliario y de alta hospitalaria (todos los siguientes)	Criterios de hospitalización (alguno de los siguientes)	Criterios de ingreso en UCI (alguno de los siguientes)
Ausencia de tiraje intercostal	Mal estado general	Escala Downes-Ferrés > 7
Escala Downes-Ferrés < 3	Necesidad de O_2 ($SatO_2$ < 91 %) Edad < 4-6 semanas	$SatO_2$ < 91 % con FiO_2 > 0,4
FR < 60	FR > 70	Cianosis con FiO_2 > 0,4
$SatO_2$ > 92 % con aire ambiente	Escala Downes-Ferrés > 3	Alteración del nivel de consciencia
No apneas en las últimas 48 h	Pausas de apnea o cianosis	Apneas que precisen estímulo
Correcta alimentación e hidratación	pCO_2 > 50	pH > 7,10 o pCO_2 > 60
Medio sociocultural favorable	Deshidratación	Empeoramiento rápido
Accesibilidad al pediatra	Dificultad para la alimentación	SDRA, bronquiolitis obliterante
	Neumotórax, neumomediastino Presencia de comorbilidades: cardiopatía hemodinámicamente significativa, hipertensión pulmonar, enfermedad neuromuscular, neumopatía dependiente de oxígeno e inmunodeficiencia Riesgo social	

FIO_2: fracción inspiratoria de oxígeno en el aire inspirado; FR: frecuencia respiratoria; pCO_2: presión parcial de CO_2; $SatO_2$: saturación de oxígeno; SDRA: síndrome de dificultad respiratoria aguda; UCI: unidad de cuidados intensivos.
Adaptado de García García ML, Korta Murua J, Callejón Callejón A. Bronquiolitis aguda viral. Protoc Diagn Ter Pediatr. 2017;1:85-102.

Tabla 36-16. Cuidados de enfermería en bronquiolitis

- Se recomiendan las medidas posturales: elevar la cabecera de la cuna o cama.
- Toma de constantes y monitorización, si es preciso.
- Se debe valorar el estado de hidratación y la capacidad para tomar líquidos, se fraccionará o espesarán las tomas si se objetiva dificultad para la ingesta.
- Se administrarán los fármacos prescritos.
- Se administrará oxigenoterapia mediante el método o interfaz más adecuado y cómodo para el niño, con el objetivo de $SatO_2$ > 92 %.
- Para facilitar las tomas, se realizarán lavados/aspiración nasales previos.
- Se harán recomendaciones de higiene de manos y objetos a los padres/cuidadores, para evitar el contagio de virus respiratorios, tanto en la unidad como antes del alta a domicilio.
- Se limitarán las visitas, sobre todo, cuanto menor sea el niño.
- Se procurará un ambiente cómodo y tranquilo tanto para padres, familiares y cuidadores como para el niño.
- Se recomendará a los padres que eviten el contacto con personas con síntomas respiratorios y circunstancias o ambientes con alto riesgo de contagio (tras alta a domicilio).
- Se recomendará evitar la exposición al tabaco, ya que incluso las partículas adheridas a la ropa de los cuidadores puede perjudicar al niño.
- Se está iniciando la inmunización con palivizumab (anticuerpo monoclonal), en poblaciones de alto riesgo: se ha comprobado una disminución en las hospitalizaciones por bronquiolitis en estas poblaciones de riesgo.

- Inflamación y edema secundario a la activación del sistema inflamatorio antes referido, mediado por histamina, leucotrienos, citocinas, etcétera.
- Incremento en la producción de moco, el cual funciona como un «mecanismo protector» de la sustancia que ha penetrado en las vías respiratorias, pero que va a reducir aún más el diámetro de las vías respiratorias y que puede llegar a ocluirlas totalmente.

Clasificación del asma

Las clasificaciones tradicionales basadas en el asma del adulto son difíciles de aplicar en niños, sobre todo en los más pequeños. El nivel de gravedad depende de los síntomas (número de crisis y situación entre las crisis: fundamentalmente tolerancia al ejercicio y síntomas nocturnos), necesidad de broncodilatador de rescate y valores de la exploración funcional respiratoria. En niños pequeños, en los que no sea posible un estudio de la función pulmonar, se clasifica la gravedad de acuerdo a la sintomatología exclusivamente.

> ! En el niño se definen dos patrones principales: asma episódica y asma persistente. El asma episódica puede ser ocasional o frecuente, dependiendo del número de crisis que presente. El asma persistente en el niño no puede considerarse como leve, sino que al menos es moderada o grave.

Para la clasificación de la gravedad del asma, una de las herramientas se expone en la tabla 36-17.

El asma infantil es una enfermedad muy variable en el tiempo, incluso puede variar a lo largo del año, lo que dificulta su clasificación. La mayoría de los niños pequeños tienen asma exclusivamente durante las infecciones víricas y,

Tabla 36-17. Clasificación del asma según la guía española del manejo del asma versión 4.3)				
Característica	Episódica ocasional	Episódica precuente	Persistente moderada	Persistente grave
Episodios	• De pocas horas o días de duración, < de uno cada 10-12 semanas • Máximo 4-5 crisis al año	• < de uno cada 5-6 semanas • Máximo 6-8 crisis/año	> de uno cada 4-5 semanas	Frecuentes
Síntomas intercrisis	Asintomático con buena tolerancia al ejercicio	Asintomático	Leves	Frecuentes
Sibilancias	No	Con esfuerzos intensos	Con esfuerzos moderados	Con esfuerzos mínimos
Síntomas nocturnos	No	No	≤2 veces por semana	> 2 veces por semana
Medicación de rescate	No precisa	No precisa	≤3 veces por semana	> 3 veces por semana
Función pulmonar FEV_1 Variación de FEM	> 80 % > 20 %	> 80 % < 20 %	> 70-8 % > 20 %-< 30 %	> 70 % > 30 %

FEM: flujo espiratorio máximo; FEV_1: volumen espiratorio forzado en el primer segundo.

por tanto, pueden tener un asma moderada o grave durante el invierno y estar asintomáticos durante la primavera y el verano. Otros, como los niños alérgicos a pólenes, tendrán asma exclusivamente durante la primavera. Para tipificar correctamente un asma es necesario especificar, además de la gravedad, los factores desencadenantes en el paciente y el grado de control.

Diagnóstico

Estará basado principalmente en la anamnesis y la exploración física del niño, aunque esto a veces no será suficiente, ya que los síntomas del asma (tos, sibilancias, disnea y tiraje) son comunes a otras patologías frecuentes en urgencias pediátricas.

Será importante establecer si se trata del primer episodio o ha habido otros previos; si es así, buscar en ellos factores desencadenantes como alergenos, ejercicio físico, infecciones víricas, etcétera.

> ! Es importante hacer un diagnóstico diferencial en todas las ocasiones, pero resulta complicado en menores de 2 años y en un primer episodio. El diagnóstico diferencial estará orientado a descartar patologías con sintomatologías similares: bronquiolitis, laringitis, aspiración de cuerpo extraño, cuadros psicógenos, cuadros metabólicos (cetoacidosis metabólica), fibrosis quística, etcétera.

Preguntas útiles en la valoración inicial:

- ¿Desde cuándo presenta la dificultad respiratoria?
- ¿Ha tenido episodios similares previamente? Y si es así: ¿Tiene algún diagnóstico al respecto?
- Si tiene diagnóstico previo de asma:
  - Uso de corticoides sistémicos o medicación de rescate en la última semana.
  - Existencia de circunstancias precipitantes.
  - Antecedentes familiares de asma.
  - Antecedentes personales de: bronquiolitis, laringitis, atopia, intolerancias alimentarias.

En la exploración física se prestará atención especial al aspecto físico del niño y su afectación:

- Tomar las constantes vitales, valorando la presencia de taquicardia/bradicardia; taquipnea/bradipnea/apnea, fiebre, $SatO_2$ baja.
- Descubrir al niño para valorar la presencia de tiraje, descoordinación toracoabdominal o cualquier otro signo de insuficiencia respiratoria.
- Valorar el aspecto de la piel y la existencia de cianosis acra y peribucal, así como la diaforesis.
- En la auscultación puede encontrarse: silencio auscultatorio (signo de gravedad), sibilancias inspiratorias o espiratorias, roncus diseminados, espiración alargada.

La radiografía de tórax no está indicada como prueba complementaria rutinaria, sino solo en caso de necesidad para descartar otras patologías (aspiración de cuerpo extraño).

La analítica de rutina no está indicada, excepto para descartar otras patologías. Ni la gasometría capilar ni la arterial aportan datos relevantes que compensen la técnica cruenta, por tanto, no estarán indicadas de rutina; se puede extraer una muestra venosa si se canaliza una vía para determinar el pH.

Una vez establecido el diagnóstico de asma, será necesario establecer la gravedad de la crisis para adecuar el tratamiento de manera escalonada.

> ! La forma de presentación clínica, junto con la demostración de una obstrucción reversible al flujo aéreo, constituye la base sobre la que se sustenta el diagnóstico de asma.

Valoración de la gravedad de la crisis

Existen factores que pueden orientar para identificar rápidamente una crisis asmática grave o la progresión a grave de una leve o moderada; sobre ellos habrá que recabar datos durante la valoración.

Factores de riesgo:

- Consultas a urgencias en el mes anterior.

- Necesidad o uso reciente de corticoides sistémicos.
- Antecedentes de ingreso en unidad de cuidados intensivos pediátrica, crisis graves o crisis de inicio brusco.
- Dos o más hospitalizaciones o tres o más asistencias en urgencias en el año previo.
- Seguimiento deficiente del tratamiento, técnica inadecuada de inhalación con cámara.
- Problemas psicosociales, familia en riesgo de exclusión social.
- Alergia o intolerancia alimentaria conocida.
- Además se valorarán como factores de riesgo, también:
- Nacimientos pretérmino.
- Bajo peso al nacer.
- Mayor ganancia de peso en la infancia.

Si el niño presenta intolerancia al decúbito, agitación, ansiedad, diaforesis, no puede hablar de forma ininterrumpida, o si al llorar aparece llanto agudo o quejido, habrá que considerar la existencia de una crisis asmática grave, con insuficiencia respiratoria.

Para establecer la gravedad de la crisis se cuenta con las siguientes herramientas: escala de Wood-Downes de valoración clínico-analítica del asma aguda (**Tabla 36-18**), aunque en niños también puede usarse el *Pulmonary Score* (**Tabla 36-19**). Los síntomas junto con la saturación de

oxígeno (SaO_2) permiten completar la estimación de la gravedad del episodio (**Tabla 36-20**).

La mejor valoración de una crisis asmática se realiza a través del *peak flow* y la espirometría, pero el material no suele estar disponible en urgencias y no se justifica el retraso en el inicio del tratamiento en momento agudo.

La pulsioximetría es una monitorización imprescindible: se mantendrá la $SatO_2$ 93 % tras administrar fármacos broncodilatadores, esta valoración tiene mejor rendimiento en niños menores de 5 años (pulsioximetría video según edad).

Reuniendo todos los parámetros, la valoración física y las constantes vitales recogidas tras la valoración, se establecerá la gravedad del episodio.

Tratamiento

El objetivo general será conseguir revertir el broncoespasmo y mejorar la oxigenación, mediante el uso de broncodilatadores, corticoides sistémicos y oxígeno.

- Oxígeno: en las crisis moderadas/graves se intentará conseguir una $SatO_2$ > 93 % (tras broncodilatadores). Se administrará con concentraciones de 40-60 % y flujos altos de 6-8 litros (con o sin reservorio), ajustando para $SatO_2$ > 92 %. El oxígeno contribuye a una mayor eficacia

Tabla 36-18. Escala de Wood-Downes (valoración clínico-analítica del asma)

Puntuación	0	1	2
Cianosis	No	Sí o no	Sí o no
PaO_2 en mm Hg	70-100	< 70 (O_2 21 %)	< 70 % (O_2 40 %)
Murmullo inspiratorio	Normal	Desigual	Disminuido o ausente
Sibilancias	No	Moderadas	Intensas o silencio
Tiraje	No	Moderado	Marcado
Nivel de consciencia	Normal	Agitado	Coma

Crisis leve: 0-3 puntos; crisis moderada: 4-5 puntos; crisis grave: > 6 puntos.

Tabla 36-19. *Pulmonary Score* para la valoración clínica de la crisis asmática en niños

Puntuación	Frecuencia respiratoria		Sibilancias	Uso de esternocleidomastoideo
	< 6 años	≥ 6 años		
0	< 30	< 20	No	No
1	31-45	21-35	Final espiración	Incremento leve
2	46-60	36-50	Toda la espiración (estetoscopio)	Aumentado
3	> 60	> 50	Inspiración y espiración sin estetoscopio**	Actividad máxima

* Se puntúa de 0 a 3 en cada uno de los apartados (mínimo 0, máximo 9).
** Si no hay sibilancias y la actividad del esternocleidomastoideo está aumentada, puntuar el apartado sibilancias con un 3.

Tabla 36-20. Valoración global de la gravedad de la exacerbación de asma en niños integrando el *Pulmonary Score* y la saturación de oxígeno

	Pulmonary Score	$SatO_2$
Leve	0-3	> 94 %
Moderada	4-6	91-94 %
Grave	7-9	< 91 %

SaO_2: saturación de oxígeno.
En caso de discordancia entre la puntuación clínica y la saturación de oxígeno se utilizará el de mayor gravedad.

de los fármacos broncodilatadores y mejora la ansiedad y la agitación.

- Agonistas β₂ adrenérgicos inhalados de acción corta (SABA) (p. ej., salbutamol) son los fármacos de primera elección en la crisis asmática aguda. La administración por medio de inhalación presurizada con cámara espaciadora ha demostrado similar eficacia que las nebulizaciones en crisis leves y moderadas.

Las dosis recomendadas y los tiempos de administración dependen de la gravedad de la crisis y de la respuesta a las dosis iniciales. El salbutamol debe administrarse en tandas de 2-10 pulsaciones de 100 µg hasta conseguir la respuesta. En crisis leves, una tanda de 2-4 pulsaciones puede ser suficiente y en las crisis graves puede ser necesario administrar hasta 10 pulsaciones. Los SABA nebulizados deben restringirse solo a los casos en los que el paciente requiera un aporte de oxígeno para normalizar su SaO₂. La nebulización continua no ofrece grandes ventajas respecto a la nebulización intermitente, en iguales dosis totales administradas.

> ! El salbutamol se puede administrar por diferentes vías, pero la inhalatoria es la principal y más aconsejada. La vía subcutánea y la intravenosa se dejarán para cuando la anterior falle o exista riesgo de parada cardiorrespiratoria.

> 💡 La taquicardia, el temblor y el «nerviosismo» son efectos secundarios que aparecen inmediatamente y duran unos 30 minutos.

- Bromuro de ipratropio: anticolinérgico que actúa disminuyendo el tono bronquial mediado por el nervio vago; eficaz broncodilatador asociado a salbutamol. Se recomienda añadir dosis frecuentes, cada 20 minutos, de bromuro de ipratropio durante las 2 primeras horas, en los casos de crisis asmática grave o en los casos de crisis moderada que no responda al tratamiento inicial con SABA. La dosis nebulizada es de 250 µg en <30 kg y de 500 µg en >30 kg. La dosis con cámara de inhalación es de 40-80 µg (2-4 pulsaciones). El efecto máximo, que no se mantiene, se produce en las primeras dosis, por lo que solo debe usarse en las primeras 24-48 h. En los lactantes, su uso en combinación con los SABA inhalados se ha mostrado efectivo en el tratamiento de las crisis más graves.

- Glucocorticoides: su uso sistémico en preescolares debe restringirse a las crisis más graves (1-2 mg/kg al día). En mayores de 5 años, han mostrado su beneficio cuando se usan precozmente; la vía oral es la de elección frente a la intravenosa o intramuscular. Deben administrarse en las crisis graves y pueden considerarse en las crisis moderadas si no se obtiene suficiente mejoría con los broncodilatadores o si el niño tiene antecedentes de crisis graves. La dosis recomendada es de 1-2 mg/kg al día (máximo 40 mg) durante 3-5 días o hasta la resolución.

El uso de corticoides inhalados (budesonida) no está recomendado en el tratamiento de ataque de la crisis aguda.

- Sulfato de magnesio: su mecanismo de acción viene determinado por la interferencia en la contracción del músculo liso bronquial mediado por el calcio; produce mejoría en la función pulmonar en las primeras horas tras la administración. Se puede utilizar en las crisis graves que no han respondido al tratamiento inicial. Se administra por vía intravenosa en una sola dosis de 40 mg/kg (máximo 2 g) en 20 minutos.

Para el manejo del asma y sus cuidados, véanse la **figura 36-7** y la **tabla 36-21**.

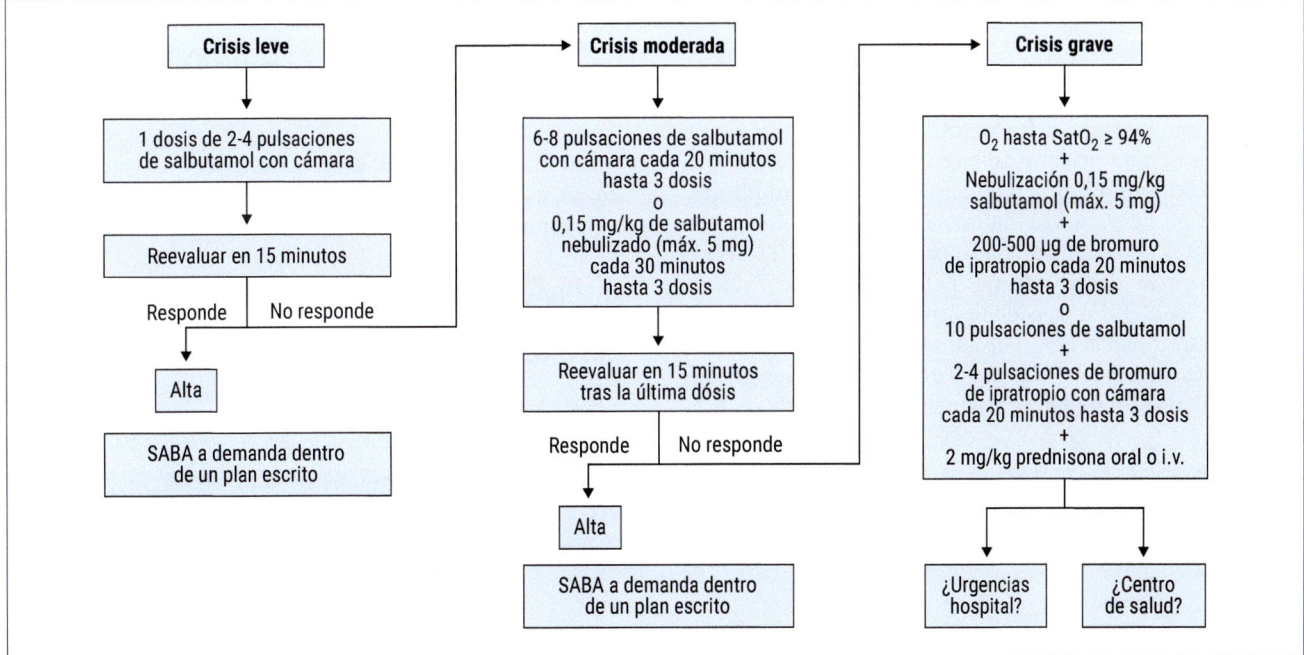

Figura 36-7. Manejo de la crisis asmática según valoración de su gravedad (GEMA 4.3). i. v.: vía intravenosa; kg: kilogramo; min: minuto; mg: miligramo; µg: microgramo; SatO₂: saturación de oxígeno; máx: máximo; SABA: agonista β2-adrenérgico de acción corta.

Tabla 36-21. Atención y cuidados de enfermería en la crisis asmática

- Llevar al niño y al menos a uno de los familiares/padres a una zona de tratamiento bajo estrecha vigilancia del personal sanitario
- Se mantendrá al niño sentado o con la cabecera elevada 30-45°
- Tranquilizar al niño y familiares o al cuidador principal; favorecer la comodidad
- Evitar en la medida de lo posible la introducción de factores desencadenantes; evitar técnicas que puedan incrementar la irritabilidad del niño
- Tras la valoración del niño:
  – Administrar oxigenoterapia si es necesaria, con el medio más eficaz, pero a la vez más cómoda para el niño, de manera que no aumente su irritabilidad
  – Control de constantes vitales y monitorización de SatO$_2$
- Administrar la medicación prescrita por la vía adecuada, en el orden correcto y lo antes posible
- Al alta, educación a los padres/cuidadores para:
  – Identificar y evitar desencadenantes
  – Reconocer signos y síntomas de aparición de crisis o empeoramiento del estado del niño
  – Valorar el conocimiento de la técnica de inhalación; orden de fármacos e higiene tras el tratamiento

RECOMENDACIONES DE SEGURIDAD EN TRATAMIENTOS INHALATORIOS

- Durante los años 2020, 2021 y 2022 y en el contexto de la pandemia por SARS-CoV-2, el uso de fármacos de administración nebulizada se ha reducido a aquellos que solo pueden ser administrados de esa manera y no pueden ser sustituidos por otro fármaco u otra presentación.
- Al ser el virus SARS-CoV-2 de contagio eminentemente respiratorio, se han introducido medidas de protección adicional en la asistencia en cualquier ámbito sanitario, incluidas las urgencias y las emergencias.
- Como medidas generales, se puede citar el uso de equipos de protección individual (EPI) adecuados según el contacto, como pueden ser las mascarillas.
- Los tipos de mascarillas y protección de las mismas son:
  – Mascarilla quirúrgica: producto sanitario que minimiza el riesgo de transmisión directa de agentes infecciosos desde el portador hasta un posible receptor (es decir, protege de «dentro a fuera», pero no ofrece protección al portador). En caso de llevarla las dos personas que interaccionan el riesgo de contagio se minimiza.
  – Mascarillas FFP (*Filtering Face Piece*): protegen de la inhalación de partículas peligrosas a partir de 0,3

micras de diámetro; sus características de filtración son las referidas en las **tabla 36-22**.

Situaciones de riesgo:

- Bajo riesgo: no hay acceso a la vía aérea directamente. Canalización de las vías, toma de constantes, administración de fármacos en vía distinta a la oral o contacto mínimo con la misma (administración de jarabes, gotas, fármacos con cámara espaciadora), toma de muestras (se recomienda ponerse de forma lateral al paciente por la posibilidad de emisión de tos o estornudos).
- Alto riesgo: aerosolterapia, ventilación con dispositivos de alto flujo, intubación orotraqueal, colocación de sonda nasogástrica, maniobras de reanimación cardiopulmonar (RCP) (excepto desfibrilación), traqueostomía, broncoscopia y gastroscopia.

Contacto sin riesgo de producción de aerosoles ni contacto con la vía aérea:

- Mascarilla: mínimo quirúrgica, preferiblemente FFP2, aunque es recomendable ambas (no incrementa la protección puramente respiratoria, pero evita la manipulación de la íntimamente en contacto con la vía aérea y, por tanto, se produce una mayor protección barrera).
  El resto del EPI puede ser normal en función del procedimiento (gafas, guantes y gorro quirúrgico), el uso de bata de protección queda limitado al tipo de contacto y riesgo de salpicadura en el uniforme, pero no sería necesario por la no transmisión vía contacto de superficies del virus.

Contacto con riesgo de producción de aerosoles y/o contacto con la vía aérea:

- Mascarilla: FFP3, preferiblemente cubierta por una quirúrgica.
- Resto del EPI: en función del contacto y de la presencia de otros patógenos.

Las mascarillas deben estar exentas de filtro (salvo excepciones, como en el caso de las mascarillas con filtros HEPA en la espiración).

VALORACIÓN DE ENFERMERÍA PARA PATOLOGÍAS RESPIRATORIAS Y ALGUNOS DIAGNÓSTICOS EN FUNCIÓN DE LAS ALTERACIONES:

Véanse las **tablas 36-23** y **36-24**.

Tabla 36-22. Características de filtración en mascarillas FFP (*Filtering Face Piece*)

Clasificación	Eficacia	Eficacia mínima (% filtración)	Fuga hacia el exterior (%)	Protección
FFP1	Baja eficacia de filtración	78	22	No asegura protección frente a agentes infecciosos
FFP2	Eficacia media	92	8	Para situaciones de riesgo medio
FFP3	Eficacia alta	98	2	Alto riesgo y protección frente a aerosoles

Tabla 36-23. Modelo de necesidades básicas de Virginia Henderson

RESPIRACIÓN (respirar normalmente)

- Riesgo de aspiración (00039)
- Riesgo de asfixia (00036)
- Limpieza ineficaz de las vías aéreas (00031)
- Patrón respiratorio ineficaz (00032)
- Deterioro de la respiración espontánea (00033)

ALIMENTACIÓN/HIDRATACIÓN (comer y beber adecuadamente)

- Patrón de alimentación ineficaz del lactante (00107)
- Lactancia materna ineficaz (00104)
- Interrupción de la lactancia materna (00105)
- Deterioro de la deglución (00103)
- Desequilibrio nutricional por defecto (00002)
- Riesgo de déficit de volumen de líquidos (00027)

ELIMINACIÓN (eliminar normalmente por todas las vías)

- Sin alteraciones reseñables

MOVILIDAD (moverse y mantener posturas adecuadas)

- Intolerancia a la actividad (00092)

REPOSO/SUEÑO (dormir y descansar)

- Sin alteraciones reseñables

VESTIRSE/DESVESTIRSE (escoger ropa adecuada, vestirse y desvestirse)

- Sin alteraciones reseñables

TEMPERATURA (mantener la temperatura corporal dentro de límites normales)

- Hipertermia (00007)

HIGIENE/PIEL (mantener higiene corporal y mantener la integridad de la piel)

- Perfusión tisular inefectiva (cardiopulmonar, cerebral) (00024)
- Deterioro de la mucosa oral (00045)

SEGURIDAD (evitar peligros ambientales y evitar lesiones a otros)

- Riesgo de infección (00004)

COMUNICACIÓN (comunicarse con los demás)

- Riesgo de deterioro de la vinculación entre los padres y el lactante/niño (00058)
- Riesgo de conducta desorganizada del lactante (00115)
- Conducta desorganizada del lactante (00116)
- Disposición para mejorar la organización de la conducta del lactante (00117)

RELIGIÓN/CREENCIAS (necesidad de practicar sus creencias)

- Sin alteraciones reseñables

TRABAJAR/REALIZARSE (trabajar en algo gratificante para la persona)

- Conductas generadoras de salud (padres) (00084)
- Riesgo de deterioro parental (00057)
- Deterioro parental (00056)

ACTIVIDADES LÚDICAS/OCIO (desarrollar actividades lúdicas y recreativas)

- Sin alteraciones reseñables

APRENDER/CONOCIMIENTOS (satisfacer la curiosidad que permite a la persona su desarrollo en aspectos de salud)

- Disposición para mejorar los conocimientos sobre el cuidado del niño con fiebre o crisis convulsivas (padres) (00161)
- Disposición para mejorar el afrontamiento (padres) (00158)
- Disposición para mejorar el régimen terapéutico (padres) (00162)

Tabla 36-24. Patrones funcionales de salud de Marjory Gordon

Patrón I: PERCEPCIÓN/CONTROL DE LA SALUD

- Riesgo de conducta desorganizada del lactante (00115)
- Conducta desorganizada del lactante (00116)
- Disposición para mejorar la organización de la conducta del lactante (00117)
- Conductas generadoras de salud (padres) (00084)
- Disposición para mejorar el régimen terapéutico (padres) (00162)
- Riesgo de asfixia (00036)
- Riesgo de infección (00004)

Patrón II: NUTRICIONAL/METABÓLICO

- Riesgo de aspiración (00039)
- Patrón de alimentación ineficaz del lactante (00107)
- Desequilibrio nutricional por defecto (00002)
- Riesgo de déficit del volumen de líquidos
- Lactancia materna ineficaz (00104)
- Interrupción de la lactancia materna (00105)
- Riesgo de desequilibrio de la temperatura corporal (00005)
- Hipertermia (00007)

Patrón III: ELIMINACIÓN

- Patrón respiratorio ineficaz (00032)
- Deterioro de la respiración espontánea (00033)
- Limpieza ineficaz de las vías aéreas (00031)

Patrón IV: ACTIVIDAD/EJERCICIO

- Riesgo de intolerancia a la actividad (00094)
- Intolerancia a la actividad (00092)
- Perfusión tisular ineficaz (cerebral) (00024)

Patrón V: REPOSO/SUEÑO

- Sin alteraciones reseñables

Patrón VI: COGNITIVO/PERCEPTIVO

- Disposición para mejorar los conocimientos sobre el cuidado del niño con fiebre o crisis convulsivas (padres) (00161)

Patrón VII: AUTOPERCEPCIÓN/AUTOCONCEPTO

- Sin alteraciones reseñables

Patrón VIII: FUNCIÓN Y RELACIÓN

- Riesgo de deterioro de la vinculación entre los padres y el lactante/niño (00058)
- Riesgo de deterioro parental (00057)
- Deterioro parental (00056)

Patrón IX: SEXUALIDAD/REPRODUCCIÓN

- Sin alteraciones reseñables

Patrón X: AFRONTAMIENTO/TOLERANCIA AL ESTRÉS

- Disposición para mejorar el afrontamiento (padres) (00158)

Patrón XI: VALORES Y CREENCIAS

- Sin alteraciones reseñables

PUNTOS CLAVE

- La patología respiratoria supone una de las urgencias más frecuentes en la edad pediátrica.
- Las características especiales de los niños, desde el punto de vista anatómico y funcional, hacen que el compromiso ventilatorio se instaure rápidamente y, por ello, es muy importante detectar y diferenciar las distintas patologías y su gravedad a tiempo.

- El niño con compromiso ventilatorio supone un reto para todos, además de provocar miedo y gran ansiedad en sus padres/cuidadores; por ello es labor del profesional aportar tranquilidad y educar en salud a los familiares en el momento del alta del niño.
- Será importante resolver las dudas relativas a la administración de medicación y control de síntomas al alta.

BIBLIOGRAFÍA

American Academy of Pediatrics. Clinical practical guideline: the diagnosis, management and prevention of bronchiolitis. Pediatrics. 2014;134:1474-502.

Arístegui J, Rodrigo C, del Castillo F, García Martín F, Moreno Pérez D, Ruiz Contreras J. Infección de las vías aéreas superiores. Protocolos SEIMC. pp. 18-22. https://seimc.org/contenidos/documentoscientificos/procedimientosclinicos/seimc-procedimientoclinicoiii.pdf.

Arroba Basata ML. Laringitis aguda (Crup). An Pediatr (Barc). 2003;1(S1):1-80.

Cabello García I, Segoviano Lorenzo MC, Losada Pinedo B. Manual de protocolos de urgencias. Historia clínica en pediatría. Toledo: Complejo Hospitalario de Toledo; p. 1319-23.

Callén Blecua M, Praena Crespo M, García Merino A, Mora Gandarillas I, Grupo de Vías Respiratorias. Bronquiolitis: diagnóstico y tratamiento en atención primaria. Protocolo del GVR (publicación PGVR-4); 2015.

Claret Teruel G, Bilbao Meseguer N, Valverde-Molina J, Korta Murua J, Sotoca Fernández JV, Sánchez Echániz J, Grupo de Trabajo de Patología Respiratoria de la Sociedad Española de Urgencias Pediátricas. Crisis asmática en los servicios de urgencias en España, ¿cuál es nuestra práctica habitual? https://www.analesdepediatria.org/es-linkresolver-crisis-asmatica-los-servicios-urgencias-S1695403312003335.

Comité de Medicamentos de la Asociación Española de Pediatría. Pediamecum. Salbutamol. 2015 [consultado 11/08/2018]. Disponible en: http// pediamecum.es/salbutamol.

Comité de Medicamentos de la Asociación Española de Pediatría. Pediamecum. Budesonida inhalada. 2015 [consultado 11/08/2018]. Disponible en: http//pediamecum.es/budesonida-inhalada.

Comité de Medicamentos de la Asociación Española de Pediatría. Pediamecum. Metilprednisolona. 2015 [consultado 11/08/2018]. Disponible en: http// pediamecum.es/metilprednisolona.

Comité de Medicamentos de la Asociación Española de Pediatría. Pediamecum. Adrenalina. 2015 [consultado 11/08/2018]. Disponible en: http// pediamecum.es/adrenalina.

Comité de Medicamentos de la Asociación Española de Pediatría. Pediamecum. 2015 [consultado 11/08/2018]. Dexametasona. Disponible en: http// pediamecum.es/dexametasona.

Comité de Medicamentos de la Asociación Española de Pediatría. Pediamecum. 2015 [consultado 11/08/2018]. Prednisona. Disponible en: http// pediamecum.es/prednisona.

Comité Ejecutivo de la GEMA. Guía española para el manejo del asma GEMA 4.3. 1ª ed. Madrid: LUZAN 5, S.A.; 2018.

Edo Gual M, Giró Sanabria I, March Vilá G, Querol Gil M. Manual de procedimientos y técnicas de enfermería en pediatría. Escola Universitária y de Fisioterápia «Gimbernat» Escola Universitária d`Infermeria. Barcelona: UAB; 2010.

Escribano Montaner A, Ibero Iborra M, Garde Garde J, Gartner S, Villa Asensi JR, Pérez Frías J. Protocolos terapéuticos en el asma infantil. Protocolos diagnósticos y terapéuticos en Pediatría. Disponible en: https://www.aeped.es/sites/default/files/documentos/tratamiento-asma-aep.pdf

Everard ML, Hind D, Ugonna K et al. Saline in acute bronchiolitis RCT and economic evaluation: hypertonic saline in acute bronchiolitis-randomised controlled trial and systematic review. Health Technol Assess. 2015;19:1-130.

Flórez Fernández A, Vela Valldecabres C, Martínez Gimeno A. Gadomski AM, Scribani MB. Bronchodilators for bronchiolitis. Cochrane Database Syst Rev. 2014;(6):CD001266.

García García ML, Korta Murua J, Callejón Callejón A. Bronquiolitis aguda vírico. Protoc Diagn Ter Pediatr. 2017;1:85-102.

García Merino A, Mora Gandarillas I. Bronquiolitis aguda: diagnóstico y tratamiento. Monográficos FAPap. Vol 1, Nº 1, 2015.

García-García ML, Calvo Rey C, del Rosal Rabes T. Pediatric asthma and viral infection. Arch Bronconeumol. 2016;52;269-73.

Grupo de Trabajo de la Guía de Práctica Clínica sobre Bronquiolitis Aguda, Fundación Sant Joan de Déu (coords.). Guía de práctica clínica sobre bronquiolitis aguda. Plan de Calidad para el Sistema Nacional de Salud del Ministerio de Sanidad y Política Social. Agència d'Avaluació de Tecnologia i Recerca Mèdiques; 2010. Guías de Práctica Clínica en el SNS: AATRM. N.º 2007/05.

Guarín Muñoz JV, Velasco Bernardo R, Martínez Gimeno A. Hartling L, Bialy LM, Vandermeer B et al. Epinephrine for bronchiolitis. Cochrane Database Syst Rev. 2011;(6):CD003123.

Kelly HW, Sternberg AL, Lescher R et al. Effect of inhaled glucocorticoids in childhood on adult height. N Engl J Med. 2012;367(10):904-12.

Lamas A, Ruiz de Valbuena M, Maiz L. Tos en el niño. Arch Bronconeumol 2014;50:294-300. DOI: 10.1016/j.arbres.2013.09.011.

Manual de protocolos de urgencias. Patología de las vías respiratorias bajas. Toledo 2016: Complejo Hospitalario de Toledo; p. 1409-15.

Manual de protocolos de urgencias. Patología ORL en el niño. Toledo 2016: Complejo Hospitalario de Toledo; p. 1405-9.

Petrocheliou A, Tanou K, Kalampouka E. Viral Group: Diagnosis and a treatment algorithm. Pediatr Pulm. 2014: 49;421-29.

Otras urgencias pediátricas

37

N. Ramos Miranda

ENFERMEDADES EXANTEMÁTICAS

Se considera exantema a una erupción cutánea, más o menos o incluso nada pruriginosa, que aparece de manera relativamente súbita, de morfología, extensión y distribución variables (serán parte de las características a analizar para filiar el exantema), generalmente en el contexto de una enfermedad sistémica de diversa etiología (normalmente vírica). En algunas ocasiones, al ser tan amplia la variedad dentro de estas entidades, establecer el diagnóstico diferencial resulta complicado.

El exantema no solo se va a producir en el contexto de una enfermedad infecciosa, por tanto, será necesario un correcto diagnóstico diferencial para descartar enfermedades inmunológicas, reacciones alérgicas a fármacos o alimentos, e incluso a picaduras de insectos. También es muy importante detectar a tiempo la aparición de lesiones hemorrágicas que puedan aparecer en el contexto de la enfermedad bacteriana invasiva.

Las enfermedades exantemáticas más importantes en nuestro medio son:

• Sarampión (1ª enfermedad, 1627).
• Varicela.
• Escarlatina (2ª enfermedad, 1627).
• Rubéola (3ª enfermedad, 1881).

• Eritema infeccioso (5ª enfermedad, 1905).
• Exantema súbito (6ª enfermedad, 1910).

La ordenación numérica de las enfermedades exantemáticas de origen vírico se establece cronológicamente, según su fecha de descubrimiento. El hecho de no mencionar la 4ª enfermedad (enfermedad de Filatow-Dukes) se debe a que es una entidad que ya no produce consultas.

Tipo de lesiones

En las enfermedades exantemáticas pueden aparecer diferentes tipos de lesiones. Su análisis pormenorizado, así como la valoración general del niño, puede ayudar a establecer el diagnóstico final.

Lesiones primarias

Pueden ser:

• Sólidas
  – Mácula: cambio de coloración de la piel.
  – Pápula: lesión sobreelevada y circunscrita, menor de 1 cm.

- Placa: lesión sobreelevada y circunscrita mayor de 1 cm (agrupación de pápulas).
- Nódulo: lesión dérmica o hipodérmica que se palpa, pero no se ve.
- Habón o roncha: lesión dérmica de consistencia elástica. Se caracteriza por ser pruriginosa y evanescente. Es la lesión típica de las urticarias. Dura menos de 24 h.
- Líquidas
  - Vesícula: lesiones elementales intraepidérmicas menores de 0,5 cm.
  - Ampolla: una vesícula mayor de 0,5 cm.
  - Pústula: vesícula de contenido purulento.

Lesiones secundarias

Pueden ser:

- Destinadas a eliminarse
  - Escama: producida por alteración del mecanismo de exfoliación de la capa córnea.
  - Costra: lesión elemental producida por la desecación de secreciones, exudados o sangre.
- Por solución de continuidad
  - Erosión: solo afecta a la epidermis y a la dermis papilar, excoriación es un tipo especial, secundaria al rascado.
- Reparadoras e hiperplásicas
  - Cicatriz: lesión secundaria a la sustitución de la dermis por un tejido conjuntivo. No posee fibras elásticas ni anejos. Pueden aparecer tras resolución de la enfermedad causante del exantema, secundarias al prurito y mal control del rascado de las lesiones (sobreinfección).

Lesiones hemorrágicas

Servirán para establecer diagnóstico diferencial con algunas entidades de importancia debido a su potencial gravedad.

- Petequias: son pequeñas lesiones de color rojo, como la cabeza de un alfiler, que se producen por la extravasación de un pequeño número de eritrocitos, por una alteración capilar. Para valorar la presencia de petequias en una persona de raza negra se debe explorar la mucosa oral.
- Púrpura: pequeña hemorragia de hasta 1 cm de diámetro, en piel o mucosas. Causada por alteraciones sanguíneas, vasculares o traumatismos. Puede ser papular o macular. También se denominan púrpuras a las enfermedades con lesiones purpúricas.
- Equimosis: hemorragia superficial bajo la piel o membrana mucosa.
- Eritema: enrojecimiento de la piel producido por la dilatación de los vasos sanguíneos superficiales de la piel.

Valoración del exantema y diagnóstico diferencial

Una correcta exploración del exantema incluye la inspección visual y la palpación. Con la inspección visual se identifica la lesión elemental; posteriormente deben inspeccionarse la piel, mucosas y anejos (uñas y pelo).

Tras la identificación de la lesión se valora la forma, los bordes, la localización, la disposición, la distribución, el color y el tamaño. Con la palpación se determina: la consistencia, textura, grado de humedad, profundidad, adherencia a diferentes planos, temperatura y sensibilidad a la palpación.

En general, los niños con exantema no revisten gravedad, sobre todo cuando no presentan fiebre; aunque la fiebre puede ser un signo de alerta, lo más importante será la valoración del estado general del niño.

El diagnóstico diferencial se hará principalmente descartando: urticarias, erupciones petequiales y equimosis. Estas lesiones pueden ser síntomas de afecciones potencialmente graves y que es necesario detectar lo antes posible:

- Urticaria: habrá que descartar alergias por la posibilidad de progresar a angioedema, edema de glotis y, en futuras sensibilizaciones, incluso la aparición de *shock* anafiláctico. Es importante detectar la aparición de exantema urticariforme, relacionado con sustancias altamente alérgenas: fármacos, frutos secos, insectos.
- Petequias, equimosis: habrá que descartar la posibilidad de sepsis, púrpuras, enfermedades oncológicas y hematológicas, por el riesgo de desenlace mortal si no se instaura rápidamente el tratamiento adecuado. Cualquier exantema petequial o purpúrico requiere una atención inmediata para descartar la sepsis meningocócica o neumocócica; solamente si las petequias son puntiformes y están por encima de la línea intermamilar y el niño está afebril, se puede ir con más calma.

> **!** En casos que se prevean graves o alarmantes, bien por el estado del niño, bien por la sintomatología acompañante, se pedirán pruebas diagnósticas complementarias: analítica completa (hemograma, bioquímica y coagulación, hemocultivos y frotis faríngeos, antibiograma) y se dejará la vía canalizada para administración de sueroterapia y antibioterapia empírica.

Preguntas útiles en la valoración inicial:

- ¿Desde cuándo tiene el niño la erupción?
- ¿Tiene o ha tenido fiebre?
- ¿Ha introducido algún alimento nuevo o tomado algún fármaco?
- ¿Ha tenido contacto con animales o ha hecho alguna excursión al campo?
- ¿Está correctamente vacunado?
- ¿Tiene alguna patología importante?
- ¿La erupción le pica?
- ¿Tiene alguna otra sintomatología acompañante a la erupción?

SARAMPIÓN

El sarampión es una enfermedad infectocontagiosa propia de la edad infantil causada por un virus, de habitual presentación epidémica y que se acompaña de una elevada morbimortalidad. Se encontraba prácticamente erradicada y ha vuelto a aparecer como consecuencia de la disminución de la cobertura vacunal tanto en países del entorno (pérdida de cobertura de grupo en Portugal), como en países de origen de migrantes.

 El único reservorio del virus causante del sarampión es el ser humano, por lo que queda claro que una prevención primaria basada en la vacunación sigue siendo la mejor manera de controlar esta enfermedad.

El virus ARN del sarampión pertenece al género de los *Morbillivirus* de la familia de los *Paramyxoviridae* (paramixovirus).

El sarampión es una enfermedad altamente contagiosa cuyo pico más alto de incidencia ocurre en los últimos meses de invierno y principio de primavera.

El modo de transmisión de la enfermedad es de persona a persona a través de las secreciones nasofaríngeas infectadas (gotitas de Pflügge). El virus contenido en las gotas de las secreciones puede permanecer durante varias horas en el ambiente (aire) y contaminar las superficies durante más de dos horas.

El período de incubación es de 10-20 días.

El período de transmisibilidad es de 2-4 días antes del inicio del exantema y hasta 4 días después de su aparición. El período prodrómico es el de máxima contagiosidad debido a la tos.

Presentación clínica

Para la mayoría de los autores el período de incubación es asintomático. Otros valoran síntomas inespecíficos como cefaleas, quebrantamiento general, febrícula y trastornos gastrointestinales.

En general, la presentación clínica se divide en dos fases:

- 1ª fase prodrómica o catarral: dura 3-5 días. Se caracteriza por tos seca, rinitis, conjuntivitis con fotofobia, fiebre elevada y unas típicas manchas blancas sobre el fondo rojo de la boca, llamadas manchas de Koplik (en el 70-90 % de los casos, aparecen 2-3 días antes de la erupción y son patognomónicas de la enfermedad) (**Fig. 37-1**).
- 2ª fase exantemática: comienza con un pico febril brusco de hasta 39-40 °C con exacerbación de todos los síntomas previos, especialmente la tos. Aparece un exantema rojo intenso, maculopapuloso de confluencia craneocaudal (se inicia detrás de las orejas y va bajando desde la cabeza hasta los pies), respeta palmas y plantas y desaparece en el mismo orden de aparición (**Fig. 37-2**). Durante todo el período eruptivo el estado general se halla afectado, con anorexia intensa, estreñimiento y los signos catarrales. La temperatura, muy alta al comienzo del exantema, va descendiendo hasta desaparecer 2-6 días después. La fase exantemática se sigue de un período de descamación que da a la piel un aspecto harinoso.

Diagnóstico

Se realizará basado en la clínica y la historia vacunal (no vacunado o pauta desconocida). Se deben descartar otras enfermedades exantemáticas infecciosas, urticarias, petequias y la enfermedad de Kawasaki.

Tratamiento

No existe ningún tratamiento específico eficaz para el sarampión.

El tratamiento es sintomático: antipiréticos, cuidados de la piel (evitar sobreinfecciones), reposo en cama y luces tenues, hidratación, etcétera.

Atención y cuidados de enfermería (**Tabla 37-1**).

Complicaciones

Alrededor del 30 % de los pacientes pueden presentar complicaciones. La más frecuente es la neumonía (habitualmente por sobreinfección bacteriana y mayor afectación del sistema respiratorio), aunque pueden aparecer otitis, laringitis, encefalitis aguda postinfecciosa (1/1.000), panencefalitis esclerosante subaguda (enfermedad degenerativa crónica del sistema nervioso central, que puede permanecer latente hasta 12 años) y miocarditis. Es la aparición de estas enfermedades la que produce la letalidad del sarampión.

 Letalidad prevacunal:
- 1/1.000 en países desarrollados.
- 10 % en países en desarrollo.
- 30 % en pacientes inmunodeprimidos.

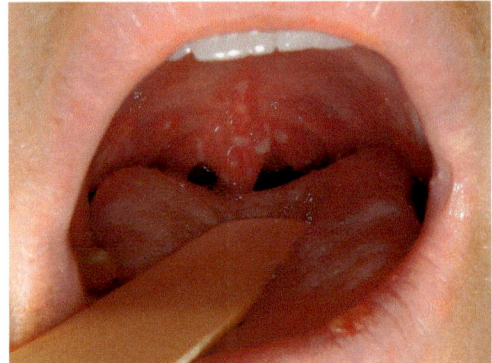

Figura 37-1. Manchas de Koplik.

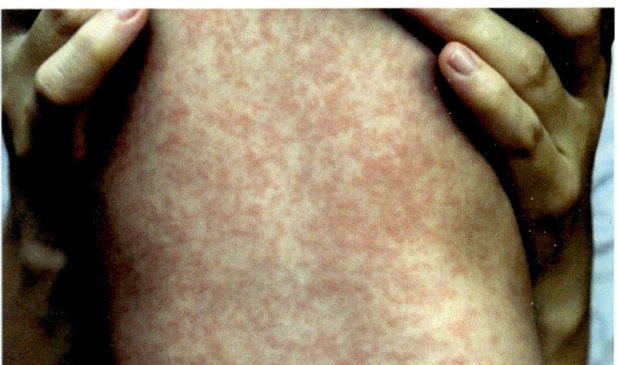

Figura 37-2. Erupción cutánea del sarampión.

Tabla 37-1. Atención y cuidados de enfermería en el sarampión

Tras una correcta exploración y detección de las lesiones, así como identificación de las que puedan resultar más molestas para el niño, se procederá a:

- Toma completa de constantes, prestando especial atención a temperatura, frecuencia cardíaca y respiratoria, así como a la saturación de oxígeno si presenta dificultad respiratoria para descartar o detectar a tiempo las complicaciones de la vía respiratoria
- Mantener al paciente lejos de personas susceptibles de contagio, preferiblemente con aislamiento respiratorio (en función de la edad, puede ser complicado por la incomodidad que supone para el niño)
- Mantener un ambiente confortable, disminuyendo la intensidad de la luz, y favorecer la hidratación
- Administrar los fármacos prescritos
- Dar información y pautas a los familiares/cuidadores tras el alta sobre los cuidados del niño y sobre la necesidad de limitar los contactos del niño, sobre todo con aquellas personas más vulnerables a la infección: inmunodeprimidos, gestantes y lactantes (niños menores de 1 año)

Prevención

La vacunación frente al sarampión está indicada en todos los niños a partir de los 12 meses de edad y en adolescentes y adultos sin antecedentes de vacunación completa.

Está incluida en el calendario de vacunaciones sistemáticas. Se recomiendan dos dosis de vacuna sarampión-rubéola-parotiditis (triple vírica). La 1ª a los 12 meses y la 2ª a los 3-4 años de edad. La 2ª dosis podría aplicarse en forma de vacuna tetravírica (SRPV).

Cuando por motivos epidemiológicos se tenga que vacunar a lactantes menores de 12 meses, se puede administrar la vacuna SRP entre los 6 y los 11 meses de vida, pero en este caso es necesario aplicar posteriormente 2 dosis de vacuna a partir de los 12 meses de edad.

La vacuna SRP se puede emplear como profilaxis postexposición del sarampión, siempre que se administre en un plazo inferior a las 72 h desde el contacto.

Se expone el calendario de vacunaciones de la Asociación Española de Pediatría de 2019 en la **figura 37-3**.

VARICELA

Es una enfermedad vírica común en la infancia producida por el virus varicela-zóster. Es una enfermedad altamente contagiosa.

La varicela, en ausencia de vacunación, es muy frecuente, sobre todo en la infancia, con una incidencia máxima entre los 5 y los 10 años de edad.

El contagio de la enfermedad es fundamentalmente directo a través de las gotitas de Pflügge emitidas por los enfermos, pero también puede contagiarse por contacto con las lesiones vesiculares cutáneas. El contagio indirecto por fómites contaminados es raro, por la escasa resistencia del virus fuera del organismo. Es posible también la transmisión vertical, intrauterina y perinatal cuando la gestante no inmune padece la infección durante el embarazo o el periparto.

El ser humano es el único reservorio. Tras la infección inicial, el virus queda latente en los ganglios de las raíces dorsales (ganglios espinales) y de los nervios craneales, donde puede reactivarse a cualquier edad y originar el herpes zóster.

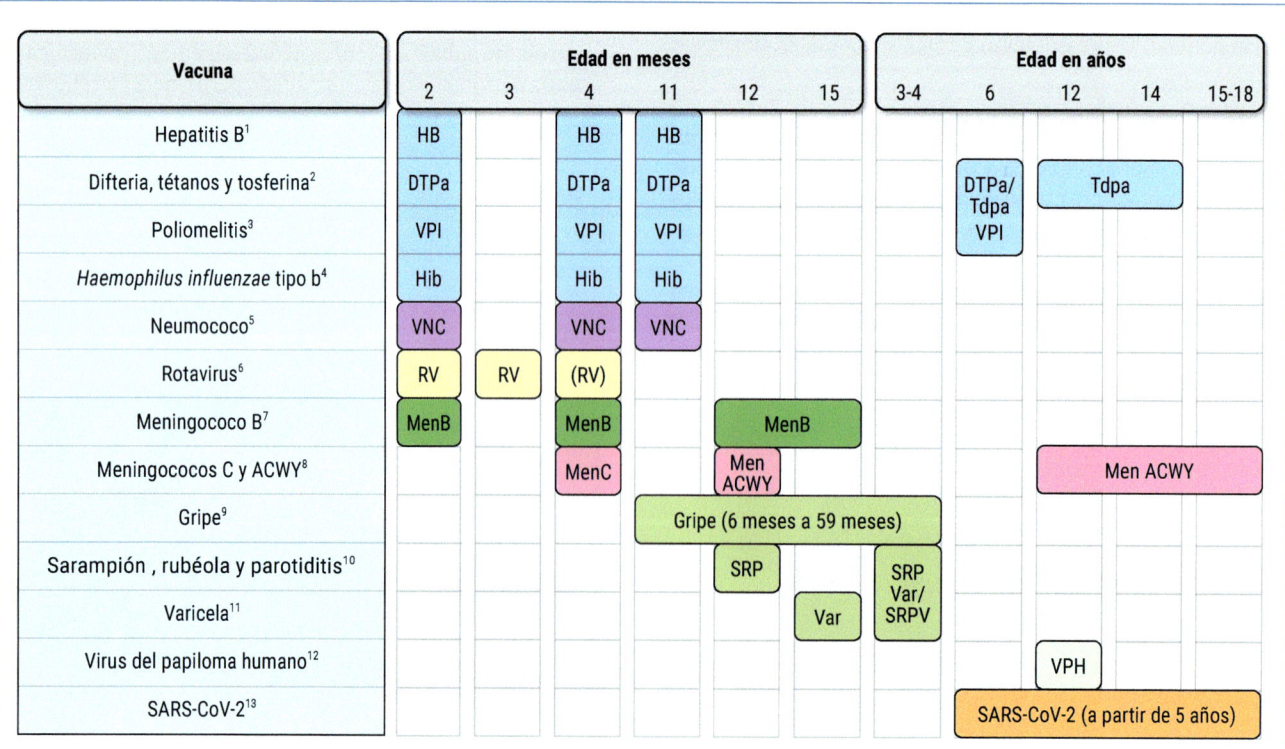

Figura 37-3. Calendario de vacunaciones AEP 2022.

Suele ser de curso benigno, aunque son relativamente frecuentes las complicaciones, sobre todo en los niños inmunodeprimidos, en los cuales puede ser incluso mortal. Si se produce durante el embarazo, podría afectar al feto y ocasionar malformaciones congénitas o varicela en el recién nacido, a veces también muy grave.

El período de incubación es de 2-3 semanas, con un período de contagio que se extiende desde 2 días antes de la aparición de la erupción, hasta 5-7 días después de esta, o hasta que las vesículas se hayan secado (costra).

Presentación clínica

Tras una etapa prodrómica de 1-2 días, con sintomatología inespecífica, aparecerá una erupción muy pruriginosa, que comienza en la cara y cuero cabelludo, con extensión posterior al tronco y las extremidades, con poca afectación de palmas y plantas, y la coexistencia de elementos en distinto estadio evolutivo, acompañado de fiebre y malestar general. Con el exantema a veces coexiste un enantema en la mucosa bucal y en otras mucosas.

Las lesiones pasan por cuatro estadios: macula-pápula-vesícula y costra (**Fig. 37-4**). En 5-7 días todos los elementos alcanzan la fase de costra.

 La erupción aparece típicamente en oleadas, dura de 3-7 días con 1-3 oleadas; por ello, habrá erupción en todas las fases.

Diagnóstico

El diagnóstico se realiza basándose en la clínica.

Tratamiento

En la gran mayoría de los casos solo se precisa tratamiento sintomático. Se recomienda aislamiento en período de contagio.

Para el prurito son útiles la loción de calamina sola o asociada a mentol o ictiol, o bien antihistamínicos por vía oral. Se recomienda el uso de jabones neutros. No se recomiendan paños de agua fría para las erupciones, ya que maceran y ero-

sionan. Si hay lesiones bucales pueden utilizarse colutorios antisépticos, si la edad del niño lo permite, y alimentación blanda y fría.

La sobreinfección bacteriana de las lesiones cutáneas o de otro tipo puede requerir antibióticos locales, por vía oral o parenteral, según los casos.

No utilizar ácido acetilsalicílico por la posible aparición del síndrome de Reye.

El aciclovir y la vidarabina (antivíricos) se utilizan en pacientes inmunodeprimidos y en complicaciones.

Atención y cuidados de enfermería (**Tabla 37-2**).

Complicaciones

En general, se trata de un proceso leve. Las complicaciones más importantes se dan en adultos (neumonía, encefalitis) o en inmunodeprimidos: puede llegar a ser letal.

La complicación más frecuente es la sobreinfección de las lesiones por rascado (por estreptococo, estafilococo, etc.). Otras complicaciones incluyen ataxia cerebelosa o cerebelitis aguda, neumonía y complicaciones hematológicas. Estas últimas suelen presentarse en forma de púrpura trombocitopénica en la fase aguda de la varicela o en la fase postinfecciosa, al cabo de 1-2 semanas. También puede llegar a producir varicela hemorrágica, que cursa con exantema hemorrágico, petequias, equimosis en zonas cutáneas libres de erupción varicelosa y con hemorragias en las mucosas. En algunos casos se presenta como una púrpura fulminante (lesiones purpúricas o equimóticas dolorosas asociadas a coagulopatía por consumo).

Tabla 37-2. Atención y cuidados de enfermería en la varicela
Tras la exploración completa y detección de las lesiones, así como identificación de las que puedan resultar más molestas para el niño, se procederá a:
• Toma completa de constantes, prestando especial atención a temperatura y frecuencia cardíaca y respiratoria; así como a la saturación de oxígeno si presenta dificultad respiratoria, para descartar o detectar a tiempo las complicaciones de la vía respiratoria
• Mantener al paciente lejos de personas susceptibles de contagio, preferiblemente con aislamiento respiratorio y de contacto (en función de la edad, puede ser complicado por la incomodidad que supone para el niño)
• Mantener un ambiente confortable y favorecer la hidratación
• Administrar los fármacos prescritos
• Dar pautas concisas sobre los cuidados de la piel y la higiene para evitar sobreinfecciones: debe evitarse el rascado de las lesiones, pero si no es posible por la edad del niño, es importante recordar que una correcta higiene de manos ayudará a limitar las sobreinfecciones
• Recomendar el uso de ropa cómoda y de tejidos lo más naturales posible, así como el uso exclusivo de la ropa de baño y cama para el niño o los adultos con herpes zóster
• Dar información y pautas a los familiares/cuidadores tras el alta sobre los cuidados del niño y sobre la necesidad de limitar los contactos del niño, sobre todo con aquellas personas más vulnerables a la infección: inmunodeprimidos, gestantes y lactantes (niños menores de 1 año)

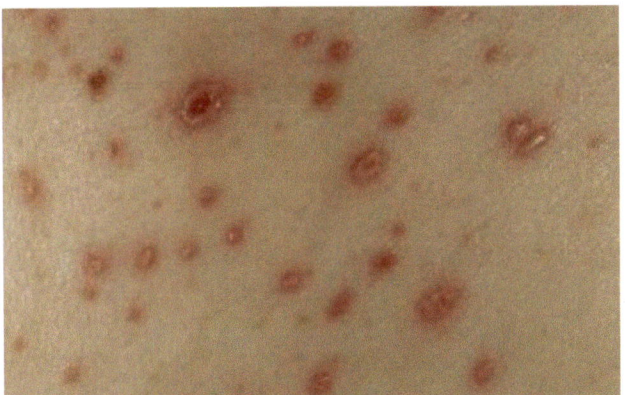

Figura 37-4. Exantema variceloso.

La varicela neonatal tardía aparece en hijos de madres con varicela entre los 5 días antes y las 48 h después del parto. El niño presenta entre el 5º y el 10º día de vida una varicela grave de diseminación sistémica con complicaciones pulmonares y mortalidad de hasta el 30 % (varicela fulminante).

El herpes zóster afecta aproximadamente a un tercio de la población adulta, en general años después de la infección primaria, la varicela. La neuralgia postherpética es la complicación más frecuente (10-15 %), es rara en personas de menos de 40 años y puede llegar a causar dolor intenso y duradero en algunos casos. La inmunodepresión incrementa el riesgo de herpes zóster y neuralgia postherpética.

Prevención

La vacuna contra la varicela es muy efectiva y segura. Actualmente en España hay disponibles vacunas monocomponentes frente a la varicela y vacunas combinadas con sarampión, rubéola y parotiditis (SRPV). En todos los casos son vacunas de virus atenuados.

La vacunación contra la varicela en España, desde su inicio en 1998, ha sufrido numerosos avatares. Desde 2016 todas las comunidades autónomas hacen vacunación infantil sistemática con 2 dosis y rescate a los adolescentes susceptibles a los 12 años:

- 1ª dosis a los 15 meses (también es aceptable a los 12 meses de edad).
- 2ª dosis a los 3-4 años de edad. La 2ª dosis se podría aplicar en forma de vacuna tetravírica (SRPV).

En pacientes susceptibles fuera de las edades anteriores, lo recomendable es la vacunación con 2 dosis de vacuna monocomponente con un intervalo de, al menos, un mes.

ESCARLATINA

La escarlatina es una enfermedad infectocontagiosa aguda que afecta a la infancia y cuyos síntomas son fiebre, faringoamigdalitis, exantema y descamación.

Está originada por una bacteria, el estreptococo β-hemolítico del grupo A (*Streptococcus pyogenes*), a través de sus toxinas eritrogénicas A, B y C, que puede ocasionar un sarpullido rojo, «escarlata», que da el nombre a la enfermedad.

La escarlatina es, por lo general, una enfermedad leve que afecta con más frecuencia a los niños entre los 5 y 10 años. Es habitual en colegios y comunidades, sobre todo a final de invierno e inicios de primavera.

Se transmite de la persona enferma a la sana, a través del aire, por las gotitas de saliva (gotas de Pflügge). También pueden contagiar las personas portadoras a través de objetos o alimentos (aunque con menos frecuencia).

El período de incubación es de 3 a 5 días (normalmente 4 días), con posibilidad de contagio durante toda la enfermedad.

> **!** A veces puede aparecer tras una faringitis estreptocócica y también puede aparecer tras otras enfermedades estreptocócicas como infección de una herida o sepsis puerperal. En ciertos casos excepcionales, la escarlatina puede surgir de una infección cutánea denominada «impétigo», que también es causada por la bacteria *Streptococcus*. En estos casos, es posible que el niño no presente dolor de garganta.

Presentación clínica

Se distinguen las siguientes fases:

- Período de invasión de 12-24 h con inicio brusco: aparece fiebre elevada, vómitos y cefalea, faringoamigdalitis dolorosa (amígdalas con placas blanquecinas de exudado purulento (**Fig. 37-5**), enantema (punteado rojo) en velo del paladar y lengua muy saburral (cubierta con una capa blanquecina, pero con puntos y bordes rojos (**Fig. 37-6**).
- Período exantemático o de estado: dura aproximadamente 3-4 días. Se inicia con un exantema de color rojo escarlata, de cuello a tronco y extremidades, que se concentra en las zonas de pliegues (signo de Pastia) y que es más palpable que visible («piel de gallina» o de «papel de lija»). La lengua se descama y aparece roja, con papilas prominentes que le dan aspecto de frambuesa (típica de la escarlatina) (**Fig. 37-7**).
- Período de descamación o declinación: puede persistir durante semanas.

Las complicaciones que pueden aparecer son las otitis y sinusitis.

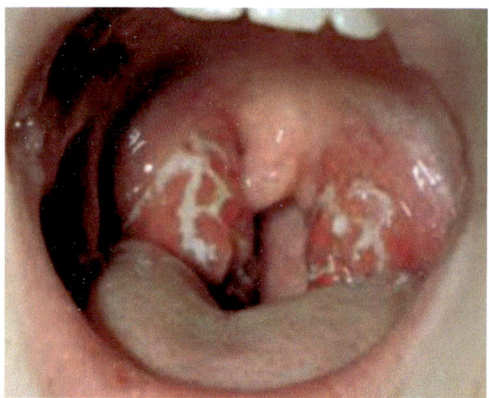

Figura 37-5. Amigdalitis en la escarlatina.

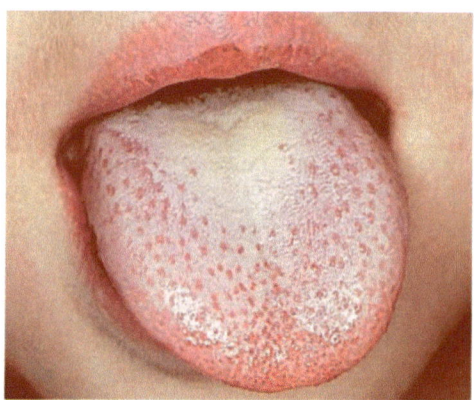

Figura 37-6. Lengua de fresa blanca.

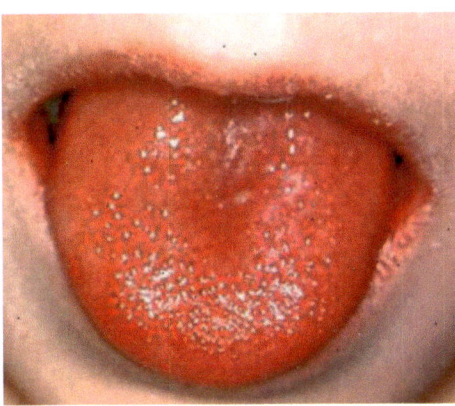

Figura 37-7. Lengua de fresa roja.

Diagnóstico

El diagnóstico se realiza atendiendo a la clínica y por frotis faríngeo (test rápido de estreptococo β-hemolítico).

Tratamiento

La penicilina es el antibiótico de elección e inicio, salvo en personas alérgicas, en las que se usará eritromicina. Se mantendrá durante 10 días, ya que en caso contrario el germen puede no erradicarse y el sujeto convertirse en portador.

Se pautará, además, tratamiento sintomático para la fiebre y el dolor, e hidratación adecuada.

El pronóstico es bueno con el tratamiento adecuado. En algunos casos puede ser grave: formas tóxicas y formas sépticas.

Atención y cuidados de enfermería (**Tabla 37-3**).

Prevención

No existe ninguna vacuna para prevenir la escarlatina. La mejor manera de evitar contraer y transmitir las bacterias que causan la escarlatina es:

- Evitar contacto directo con otros niños o personas mayores que estén infectadas de la enfermedad.
- El niño debe lavarse las manos frecuentemente, sobre todo después de toser o estornudar.
- No ir a la escuela o a la guardería hasta que no se tenga fiebre y se lleve al menos 24 horas tomando antibióticos.

Tabla 37-3. Atención y cuidados de enfermería en la escarlatina

Exploración y valoración del exantema y la cavidad oral, y después:

- Toma completa de constantes
- Mantener al paciente lejos de personas susceptibles de contagio; medidas higiénicas de manos y objetos, enseñar al niño a toser sobre el codo, el envés de la mano o un pañuelo desechable
- Mantener un ambiente confortable y favorecer la hidratación
- Administrar los fármacos prescritos
- Dar información y pautas a los familiares/cuidadores tras el alta sobre los cuidados del niño y sobre la necesidad de limitar los contactos del niño y extremar las medidas higiénicas

---

RUBÉOLA

La rubéola es una enfermedad infectocontagiosa exantemática aguda que afecta preferentemente a niños y adultos jóvenes no vacunados.

El virus causal es un rubivirus, de la familia *Togaviridae*. La especie humana es el único reservorio de esta familia de virus.

Se transmite por contacto directo por medio de la vía aérea (gotitas de Pflügge). También puede hacerlo de forma indirecta a través de objetos y personas infectadas inaparentes.

Tiene un período de incubación de 14-21 días, y es contagiosa desde una semana antes hasta 5-7 días posterupción.

La rubéola congénita es una enfermedad neonatal por infección crónica del embrión y persistencia del virus en diversos tejidos del feto, hasta varios meses después del nacimiento. Lo más probable es que la rubéola materna provoque en la fase de viremia una infección de las vellosidades coriales o de la placenta y una viremia fetal generalizada. Los efectos del virus sobre el feto dependen del momento de la infección; cuanto más joven es el feto, más grave es la enfermedad. Las lesiones fetales más frecuentes que se producen constituyen la llamada «tríada de Gregg» (cardiopatía, sordera y cataratas); también se puede añadir microcefalia. Los niños con rubéola congénita eliminan enormes cantidades de virus con sus secreciones respiratorias, intestinales y orina hasta la edad de uno o dos años, con lo que pueden transmitir y mantener la infección.

Presentación clínica

Tiene dos fases:

- Período prodrómico: la sintomatología puede pasar desapercibida. Se caracteriza por un catarro leve, con fiebre baja, conjuntivitis y adenopatías cervicales posteriores, retroauriculares y suboccipitales. Se suele superponer con el período exantemático de la enfermedad. Su duración es de 24 a 48 h y es raro que se prolongue. El exantema es raro en este período, aunque antes de aparecer, es posible encontrar en la exploración unas pequeñas manchas de aspecto rojizo en el velo del paladar, que a veces pueden tener aspecto petequial.
- Período exantemático: aparece a los 2-3 días. Se caracteriza por la tríada de fiebre, hipertrofia ganglionar (signo de Theodor) y exantema papuloso morbiliforme rosado punteado, que comienza detrás de los pabellones auriculares y cara, y se extiende a todo el cuerpo, con predominio en tórax. Desaparece en 3-4 días.

Exceptuando la rubéola congénita, el pronóstico es excelente, sin secuela alguna. Las complicaciones de la rubéola posnatal son benignas y poco frecuentes en la infancia.

 La rubéola posnatal es, en general, una infección inocua, mientras que la rubéola congénita conlleva graves secuelas.

Diagnóstico

Se basará en la clínica, aunque en este caso no hay signos patognomónicos.

Se hará serología a las embarazadas (el diagnóstico de la inmunidad materna se realiza mediante la determinación serológica de anticuerpos de la inmunoglobulina G). La presencia de anticuerpos refleja contacto previo con el virus y, por tanto, inmunidad, por lo que serán innecesarios nuevos controles en embarazos sucesivos. Si la mujer embarazada es seronegativa, deberá adoptar las precauciones necesarias para evitar la exposición al virus y deberá ser vacunada frente a la rubéola en el posparto inmediato.

Tratamiento

El tratamiento es sintomático. Son muy importantes las medidas de aislamiento, dado que el grupo de edad con mayor incidencia de rubéola es el de los preescolares y el riesgo de exposición entre los niños y el personal que trabaja en escuelas infantiles es más alto que en la población general. Un grupo de particular interés son las mujeres en edad fértil (trabajadoras de la escuela y madres de niños pequeños), que pueden dar a luz niños con rubéola congénita, si se infectan durante el embarazo (gran potencial teratógeno).

Atención y cuidados de enfermería (Tabla 37-4).

Prevención

La única forma de inmunoprevención de la rubéola es la vacunación sistemática durante la infancia, actualmente practicada con la vacuna triple vírica (vacuna sarampión-rubéola-parotiditis). Dos dosis de (triple vírica):

- 1ª dosis a los 12 meses.
- 2ª dosis a los 3-4 años de edad. La 2ª dosis se podría aplicar en forma de vacuna tetravírica (SRPV). En pacientes susceptibles fuera de las edades anteriores, se recomienda la vacunación con 2 dosis de SRP con un intervalo de, al menos, un mes.

> ❗ Una dosis a los 12 meses de vida procura tasas de seroconversión superiores al 95 %, que se elevan prácticamente hasta el 100 % tras una 2ª dosis de la vacuna. Son necesarias coberturas vacunales del 80-85 % para lograr inmunidad de grupo, interrumpir la transmisión y propiciar la eliminación del virus.

ERITEMA INFECCIOSO O 5ª ENFERMEDAD

El eritema infeccioso es una enfermedad vírica que afecta más comúnmente a los niños, causada por el parvovirus humano B19. Causa síntomas generales leves y un exantema eritematoso o maculopapuloso, que comienza por las mejillas y se extiende, fundamentalmente, a las partes expuestas de los miembros.

Es más frecuente durante la primavera y suele provocar brotes localizados con intervalos de pocos años entre los niños (en particular, en aquellos de 5 a 7 años de edad). La transmisión parece tener lugar por gotitas respiratorias y por la exposición percutánea a sangre y hemoderivados, con altas tasas de infección secundaria en los contactos familiares; la infección puede cursar sin signos ni síntomas.

El período de incubación es de 4 a 14 días.

Alguien infectado con el parvovirus B19 puede contagiar a otros durante la etapa temprana de la enfermedad, antes de que aparezca la erupción cutánea.

Presentación clínica

Se manifiesta con una erupción en tres estadios:
1. Exantema en cara, fundamentalmente en mejillas («cara abofeteada»).
2. Extensión a extremidades, en forma de máculas-pápulas, confluente a veces en glúteos y que aparece a los 2-7 días.
3. Se va produciendo un aclaramiento central, lo cual le confiere un aspecto peculiar («reticulado en forma de puntas de encaje»).

En adolescentes puede aparecer exantema en calcetín o guante.

Las lesiones pueden recidivar en los siguientes 30-40 días ante un estímulo, como el ejercicio, el baño o el estrés. Este cuadro exantemático se acompaña de febrícula, faringitis y conjuntivitis leves. Algunos niños con eritema infeccioso pueden desarrollar dolor e hinchazón en las articulaciones, pero estos síntomas no duran mucho tiempo.

Los adultos también pueden infectarse con el virus y contraer eritema infeccioso. Las señales afines al catarro tienden a ser más fuertes en ellos, pero rara vez presentan exantema. Entre los adultos con esta enfermedad hay mayores probabilidades que entre los niños de desarrollar los síntomas de las articulaciones. Estos generalmente se resuelven en dos semanas, pero hasta el 10 % de los adultos con dolor articular tendrán síntomas prolongados y, a veces, crónicos.

Tabla 37-4. Atención y cuidados de enfermería en la rubéola

Tras la correcta exploración y detección de las lesiones, se procederá a:

- Toma completa de constantes, prestando especial atención a temperatura y frecuencia cardíaca y respiratoria
- Mantener al paciente lejos de personas susceptibles de contagio; preferiblemente con aislamiento respiratorio (en función de la edad, puede ser complicado por la incomodidad que supone para el niño)
- Mantener un ambiente confortable, disminuyendo la intensidad de la luz, y favorecer la hidratación
- Administrar los fármacos prescritos
- Dar información y pautas a los familiares/cuidadores tras el alta sobre los cuidados del niño y sobre la necesidad de limitar los contactos del niño, sobre todo con aquellas personas más vulnerables a la infección: gestantes y lactantes

Las complicaciones son poco frecuentes (artritis y artralgias). Es una enfermedad de curso benigno en personas inmunocompetentes.

Diagnóstico

El diagnóstico es clínico. El aspecto y el patrón de propagación del exantema son las únicas características diagnósticas; sin embargo, algunos enterovirus pueden causar exantemas similares. Puede descartarse la rubéola por pruebas serológicas; también son útiles los antecedentes de exposición.

Tratamiento

El tratamiento es sintomático (fiebre, dolores articulares, etc.).
Atención y cuidados de enfermería (**Tabla 37-5**).

Prevención

No hay ninguna vacuna contra el eritema infeccioso y ninguna forma de prevenir la propagación del virus. Aislar a una persona que presenta la erupción característica del eritema infeccioso no evita el contagio porque, generalmente, cuando aparece la erupción, la persona ya ha dejado de ser contagiosa.

EXANTEMA SÚBITO O 6ª ENFERMEDAD

El exantema súbito, también llamado roséola o sexta enfermedad, es una enfermedad aguda y benigna causada por un virus que afecta a niños pequeños (el 90 % de los casos se producen antes de los 2 años de vida). Puede producirse en cualquier época del año. Se caracteriza por fiebre elevada, generalmente de aparición brusca, seguida de una erupción en la piel que coincide con la desaparición de la fiebre. Este es un dato muy característico de esta enfermedad.

El agente causal es el virus herpes humano tipo 6.

La principal vía de transmisión es el contacto con las secreciones respiratorias y la saliva, bien de niños con síntomas de infección o bien de personas asintomáticas que eliminan el virus, puesto que el virus persiste en el organismo en forma latente, tras la infección.

La respuesta defensiva (inmunológica) que se produce tras una primera infección evita que se repita la enfermedad.

El período de incubación es de 5-15 días (generalmente 10 días).

Presentación clínica

Se caracteriza por fiebre elevada y de aparición brusca. A veces el niño está irritable y puede tener congestión nasal, enrojecimiento faríngeo, de los tímpanos, de las conjuntivas y aumento de tamaño de los ganglios de la nuca. Pese a lo elevado de la temperatura, el niño suele encontrarse aceptablemente bien. La fiebre suele desaparecer de forma brusca, igual que comenzó, tras 3 o 6 días; en ese momento aparece una erupción en la piel de color rojizo o rosado en el tronco que se puede extender a la cara y, en menor grado, a las extremidades. Suelen ser manchas pequeñas, de 1-3 mm de diámetro, que confluyen. La erupción o exantema dura habitualmente entre 1 y 3 días.

Aunque infrecuentes, la infección por virus herpes humano 6 puede presentar complicaciones. De ellas la más frecuente son las convulsiones febriles durante el período preexantemático en la primoinfección. Estas convulsiones febriles no suelen revestir gravedad alguna.

Diagnóstico

El diagnóstico del exantema súbito se basa fundamentalmente en la edad, la historia clínica y los hallazgos clínicos.

Hay que diferenciarla de otras enfermedades exantemáticas como la rubéola, el sarampión y la escarlatina. Se produce una reacción similar en las hipersensibilidades a fármacos. También podría confundirse con una faringitis o una otitis, sobre todo al inicio del cuadro y al ir acompañada la fiebre, en ocasiones, de inflamación de la faringe y de la membrana timpánica.

Tratamiento

Debido al buen estado general que suelen presentar los pacientes no son necesarias grandes medidas de tratamiento sintomático. Los niños irritables o con alguna molestia pueden beneficiarse de tratamiento con paracetamol o ibuprofeno. Es importante dar un buen aporte de líquidos, sobre todo en la fase febril.

Atención y cuidados de enfermería (**Tabla 37-6**).

Prevención

La infección por estos virus está ampliamente extendida en la población y no existe vacuna ni forma de prevenir su pro-

---

Tabla 37-5. Atención y cuidados de enfermería en eritema infeccioso

Tras la exploración completa y detección de las lesiones:

- Toma completa de constantes, prestando especial atención a temperatura (febrícula)
- Mantener un ambiente confortable
- Administrar los fármacos prescritos
- Dar información y pautas a los familiares/cuidadores para seguir tras el alta sobre los cuidados del niño y sobre las medidas de higiene de objetos para evitar la transmisión por fómites

---

Tabla 37-6. Atención y cuidados de enfermería en exantema súbito

Tras la exploración general y detección de las lesiones, se procederá a:

- Toma completa de constantes, prestando especial atención a temperatura y frecuencia cardíaca y respiratoria (no aparecerá fiebre, puesto que el exantema aparece cuando el cuadro febril ya ha cedido)
- Administrar los fármacos prescritos
- Dar información y pautas a los familiares/cuidadores para seguir al alta

pagación. Tener unos buenos hábitos higiénicos, sobre todo lavarse frecuentemente las manos, puede ayudar a evitar el contagio de muchas infecciones como esta.

ENFERMEDAD PIE-MANO-BOCA

La enfermedad pie-mano-boca (o mano-boca-pie) es un trastorno febril causado en general por coxsackievirus A16, enterovirus 71 u otros enterovirus. La infección produce una erupción vesiculosa en la piel y la mucosa. Se trata de una enfermedad que suele durar entre 3 y 5 días.

Los niños de entre 1 y 4 años son quienes más se exponen a contraer esta enfermedad, que es frecuente en guarderías, centros de preescolar y otros lugares donde los niños comparten espacios reducidos.

Es altamente contagiosa por vía aérea y por contacto (fómites, al cambiar pañales en las guarderías, etc.).

El período de incubación es de 4-6 días.

Presentación clínica

Pródromos inespecíficos: astenia, febrícula (comunes a cualquier infección vírica «está incubando algo»).

La enfermedad de mano-pie-boca cursa con ampollas dolorosas en la garganta, la lengua, las encías, el paladar duro o la cara interna de las mejillas. Las ampollas son de color rojo, con una pequeña burbuja llena de líquido en la parte superior. Se suelen pelar, dejando úlceras o llagas.

Las plantas de los pies y las palmas de las manos también pueden presentar erupciones de granos rojos planos o ampollas rojas. En algunas ocasiones, se pueden formar erupciones en otras partes del cuerpo, como las nalgas y los muslos (**Fig. 37-8**).

Un niño con la enfermedad de mano-boca-pie también puede:

- Tener fiebre, dolores musculares u otros síntomas gripales.
- Volverse irritable o dormir más de lo habitual.
- Empezar a babear (porque le cuesta mucho tragar).

- Querer beber solo líquidos frescos o fríos.

Aproximadamente tiene una evolución y resolución espontánea en una semana, con períodos de exacerbación y mejoría durante el curso de la enfermedad.

 Si un niño es muy pequeño y solo desarrolla úlceras dentro de la boca o de la garganta, lo más probable es que no lo sepa expresar. No obstante, el hecho de que deje de comer o de beber o de que empiece a beber con menos frecuencia de la habitual será un indicador de que algo va mal.

Diagnóstico

El diagnóstico suele ser clínico.

Tratamiento

El tratamiento de la enfermedad pie-mano-boca es sintomático. Incluye higiene bucal minuciosa (usando cepillos dentales suaves y enjuagues con agua salada), una dieta blanda que no contenga alimentos ácidos ni salados y medidas tópicas.

Atención y cuidados de enfermería (**Tabla 37-7**).

Prevención

No hay ninguna vacuna para prevenirla.

Se recomienda que el niño se quede en casa mientras tenga fiebre o ampollas abiertas, tanto en la piel como en la boca. Incluso después de que un niño se haya recuperado de la enfermedad, podrá seguir trasmitiendo el virus a través de las heces durante varias semanas.

El lavado de manos es la mejor protección. Es importante recordar a todos los miembros de la familia que se laven bien las manos y que lo hagan frecuentemente, sobre todo después de utilizar el WC o de cambiarle los pañales a un bebé y también antes de preparar la comida o de comerla.

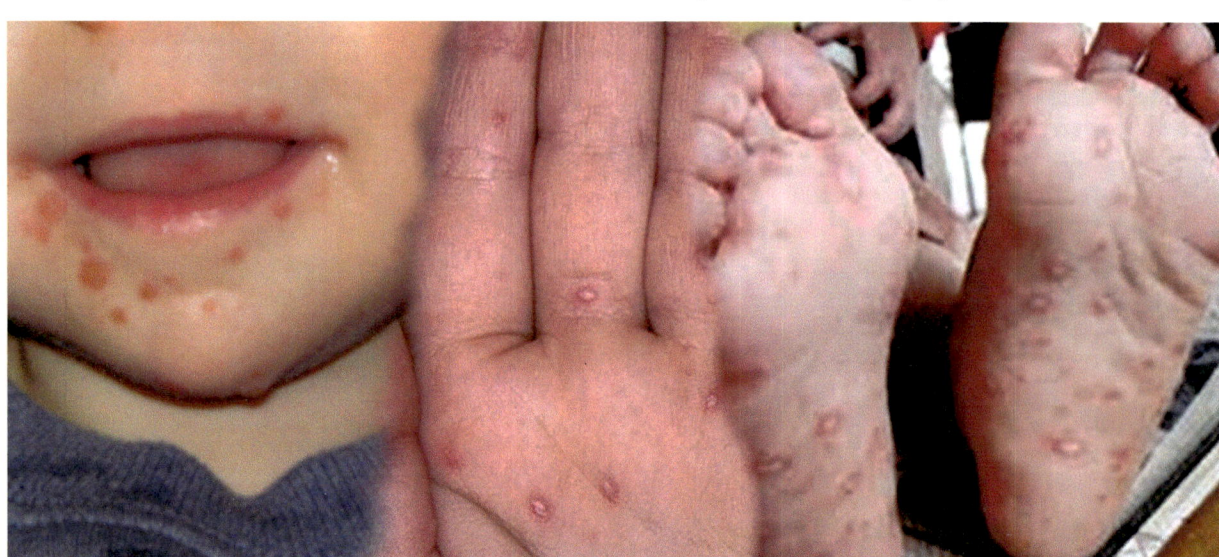

Figura 37-8. Enfermedad pie-mano-boca.

Tabla 37-7. Atención y cuidados de enfermería en enfermedad pie-boca-mano
Tras la exploración y detección de las lesiones, así como identificación de las que puedan resultar más molestas para el niño, se procederá a:

- Toma completa de constantes
- Mantener medidas de aislamiento e higiene para evitar la propagación de la enfermedad
- Mantener un ambiente confortable y favorecer la hidratación, puesto que la erupción en mucosa oral produce molestias y el niño rechaza la alimentación y los líquidos
- Administrar los fármacos prescritos
- Dar información y pautas a los familiares/cuidadores para seguir tras el alta sobre los cuidados del niño, sobre la necesidad de limitar los contactos del niño y sobre las medidas higiénicas correctas

DOLOR ABDOMINAL AGUDO

El dolor abdominal es uno de los síntomas más frecuentes de la edad pediátrica. Algunos autores estiman que entre el 13 y el 17 % de los escolares experimentaran dolor abdominal semanalmente.

 El dolor agudo suele ser de origen orgánico mientras que el crónico y el recurrente obedecen a una causa funcional.

En ocasiones, puede ser muy difícil valorar el dolor abdominal, dependiendo de la edad del niño:

- En lactantes, por la imposibilidad de comunicación.
- En niños menores de 2 años, sirven de guía estos síntomas: inquietud, irritabilidad, letargo, gemidos, pero, dado que son comunes a todo tipo de dolor y a muchas enfermedades, solo van a indicar que hay algún problema.
- En preescolares, porque no indican bien la zona del dolor: suelen referirse a la zona periumbilical si se les pregunta.

 Suele deberse a un proceso autolimitado, pero en ocasiones es consecuencia de una urgencia médica o quirúrgica, o una manifestación de conflictos de la esfera psicológica.

En la etiología será importante tener en cuenta la edad del niño, puesto que algunas causas son más típicas de determinadas edades. El dolor abdominal puede originarse por mecanismos etiopatogénicos diversos, ya sean inflamatorios, hemorrágicos, oclusivos, isquémicos o perforativos y suele tener origen en algún órgano intraabdominal (con algunas excepciones) (**Tabla 37-8**).

Clasificación del dolor abdominal

Dependiendo del tiempo de evolución se clasifica en:

- Dolor agudo: tiempo de evolución de aproximadamente 6 h. Puede ser consecuencia de un proceso banal o una urgencia quirúrgica, o una emergencia vital. Por ello, su rápida filiación será muy importante.
- Dolor abdominal crónico: supera el mes de duración.
- Dolor abdominal recurrente: sobrepasa los tres meses de duración.

Otras clasificaciones del dolor se recogen en la **tabla 37-9**.

Valoración

Se hará una completa historia clínica, exploración física y las pruebas complementarias necesarias (**Tabla 37-10**).

Se recabarán antecedentes personales generales respecto a patologías previas (quirúrgicas o no), alimentación (introducción de nuevos alimentos, atracones, anorexia) y hábito intestinal habitual, tratamientos previos o habituales. Es importante datar la sintomatología y su ritmo de aparición.

Son preguntas útiles en la valoración inicial:
- ¿Desde cuándo tiene el dolor?
- ¿El dolor es continuo o cede a ratos?
- ¿Cuándo ha sido la última vez que ha comido/bebido?
- ¿Ha podido comer algo que le haya sentado mal o haberse pegado un atracón?
- ¿Tiene algún otro síntoma?
- ¿Va al baño a diario? Y si es así, ¿hoy ha ido al baño? Y si es así, ¿cómo ha sido la deposición?
- ¿Tiene esta sintomatología a menudo? Y si es así, ¿la relaciona con alguna circunstancia especial?

Para valorar las características de dolor es útil recordar el acrónimo ALICIA (**Tabla 37-11**).

Valorar síntomas asociados

Conviene tener en cuenta:

- Fiebre (sugiere patología infecciosa o inflamatoria).
- Vómitos (valorar frecuencia, secuencia y características).
- Cambios en el hábito intestinal.
- Síntomas miccionales (disuria, tenesmo).
- Anorexia (sugiere patología quirúrgica).
- Cefalea (acompañada de fiebre, sugiere proceso infeccioso).

Antes de la exploración física será importante observar cómo se mueve el paciente, si camina cómodamente, engatillado o con la mano sobre la fosa ilíaca derecha, si es capaz de subir solo a la camilla. En el caso del lactante o niño pequeño, que esté en brazos de sus padres cómodo mirando a su entorno da alto grado de tranquilidad.

Una exploración física completa es fundamental para establecer el diagnóstico y no puede ser sustituida por tecnología ni pruebas complementarias, sobre todo para establecer la existencia de patología quirúrgica.

Tabla 37-8. Etiología según frecuencia del dolor abdominal en pediatría

	Comunes	Menos comunes	Infrecuentes
Neonato		Malrotación y vólvulo intestinal Atresia o bandas duodenales Atresia yeyuno-ileal Íleo o tapón meconial Enfermedad de Hirschprung Colon izquierdo hipoplásico Enterocolitis necrotizante	Asma (muy frecuente) Bronquiolitis (muy frecuente) Infecciones de las vías aéreas inferiores Traumatismo torácico Displasia broncopulmonar
Menor de 2 años	Cólicos del lactante (menores de 3 meses) Gastroenteritis aguda Síndromes virales	Invaginación intestinal Hernias umbilicales Traumatismos (importante descartar malos tratos) Anomalías intestinales	Apendicitis aguda Alergia/intolerancia a proteínas vacunas Tumores Intoxicaciones Deficiencia de disacaridasas
Preescolares (2-5 años)	Gastroenteritis aguda Infección urinaria Traumatismos, apendicitis Neumonía Asma Anemia falciforme (hereditaria, ligada a la raza negra) Infecciones virales Estreñimiento	Divertículo de Meckel Púrpura de Schönlein-Henoch Fibrosis quística Invaginación Síndrome nefrótico	Hernia incarcerada Neoplasias Síndrome hemolítico-urémico Fiebre reumática Hepatitis Enfermedad inflamatoria intestinal Quiste de colédoco Anemia hemolítica Diabetes *mellitus* Porfirias
Escolares (> 5 años)	Gastroenteritis aguda Traumatismos Apendicitis Infección urinaria Estreñimiento Infecciones virales	Neumonía Asma Fibrosis quística Enfermedad inflamatoria intestinal Úlcera péptica Colecistitis Pancreatitis Embarazo Quistes ováricos Enfermedades del colágeno Dolor intermenstrual	Fiebre reumática Cálculos renales Enfermedad inflamatoria pélvica Tumores Torsión testicular u ovárica

Tabla 37-9. Clasificación del dolor abdominal

Según el ritmo del dolor	• Constante: no varía ni en intensidad, ni en tiempo • Intermitente: cesa en tiempo, no varía en intensidad • Tipo cólico: variaciones en intensidad y cierto ritmo temporal • Si el dolor interfiere en el sueño del niño, debe considerarse que hay un proceso de cierta gravedad
Según origen del dolor	• Mecánico: por tracción, distensión y estiramiento sobre las capas musculares de las vísceras huecas, el peritoneo y la cápsula de vísceras macizas. Este mecanismo debe producirse de forma brusca; de lo contrario no causaría dolor y cuando empezara a dar síntomas estos serían de extrema gravedad • Inflamatorio: por liberación de sustancias procedentes de procesos inflamatorios, ya sean físicos o infecciosos • Isquémico: cese de riego sanguíneo a una o varias víscera • Mecanismos combinados
Según tipo de dolor	• Visceral: originado en alguno de los órganos, por distensión de las terminaciones nerviosas que los rodean. Sus características son: sordo, mal localizado, de umbral alto, puede aparecer como sensación de plenitud, retortijones (tipo cólico), calambre, gases y puede ir acompañado de síntomas vegetativos: palidez, sudoración, mareo, vómitos. Su origen puede ser: estímulos mecánicos, espasmos viscerales o isquémicos • Parietal: originado en la pared abdominal, se ve agravado con los movimientos y la palpación; por ello, el paciente rehúye el movimiento y presenta una atípica postura antiálgica. Se produce por irritación por agentes químicos o inflamatorios de las terminaciones nerviosas del peritoneo visceral. Será agudo, constante y bien localizado y, a veces, habrá signos externos (equimosis, hematomas), si es secundario a un traumatismo directo e intenso (cinturón de seguridad, manillar de bicicleta...) • Referido: percibido en regiones anatómicas diferentes a la zona dañada, se producen porque ambas zonas comparten segmento neuronal sensorial y se deben a una proyección cerebral; pueden tener origen visceral o somático • Dos características importantes que indican una patología potencialmente grave son hiperalgesia cutánea e incremento del tono muscular de la pared abdominal

Tabla 37-10. Valoración de enfermería en dolor abdominal agudo

- Toma y valoración de constantes vitales completas: temperatura, frecuencia respiratoria y cardíaca, presión arterial y SatO$_2$
- Valorar el estado general, prestar especial atención a la hidratación y estado nutricional y a la perfusión periférica
- Valorar la presencia de lesiones cutáneas: exantema, petequias, hematomas; bien en abdomen o diseminadas por la superficie corporal
- Valorar la actitud general del niño: inmóvil si hay irritación peritoneal, agitado si el dolor es de tipo cólico
- Se deben valorar otros focos origen de dolor abdominal (otorrinolaringológico, meníngeo)
- En la auscultación cardiopulmonar se descartará la posibilidad de enfermedad pulmonar
- Valorar la coloración cutánea-mucosa (ictericia, palidez, cianosis, etc.)

Tabla 37-11. Características del dolor: acrónimo ALICIA

Aparición del dolor	Localización	Irradiación	Carácter	Intensidad y duración	Anorexia
Brusco: perforación Gradual: inflamatorio Horas: agudo Días: crónico	Periumbilical Simétrico o asimétrico Localizado o difuso	Hombro: irritación diafragmática→ neumonía, peritonitis, abscesos A genitales (testículos)→ patología renoureteral A la espalda: pancreatitis o problemas pélvicos	Continuo: inflamatorio Cólico: espasmos intestinales, biliares o urológicos	Intenso de más de seis horas de duración sin variación indica patología quirúrgica	Si conserva el apetito, indica patología no quirúrgica

Exploración abdominal

Cuatro maniobras:

- Inspección: se valorará la presencia de cicatrices, distensión abdominal, hematomas, exantemas, petequias, púrpura, masas (inguinal, escrotal, umbilical), obstrucciones, movimientos abdominales.
- Auscultación de ruidos abdominales: aumentados en obstrucción intestinal (signo de lucha) y gastroenteritis aguda, y disminuidos en peritonitis e íleo paralítico.
- Palpación: se empieza a palpar desde la zona más alejada del dolor y se valorará la existencia de defensa muscular (voluntaria o generalizada, abdomen en tabla), rebote doloroso (Blumberg) como signo de irritación peritoneal; también puede valorarse el signo de psoas (dolor al incorporarse del decúbito sin apoyo, al elevar el miembro exten-

dido o al saltar a la «pata coja»). La palpación profunda dará información sobre la existencia de visceromegalias, masas o tumores. La expresión del niño durante la palpación debe ser observada para localizar las zonas de mayor intensidad del dolor (**Fig. 37-9**).
- Percusión: matidez, timpanismo u organomegalias.

Se valorará si hacer tacto rectal (presencia de heces y consistencia, sangre, abombamiento de Douglas); se hará exploración genital (sobre todo testicular, para descartar patología escrotal) y puñopercusión renal.

 El tacto rectal no es una exploración imprescindible en un niño con dolor abdominal, aunque puede ayudar en el diagnóstico de una hemorragia gastrointestinal, invaginación intestinal, absceso rectal o impactaciones fecales.

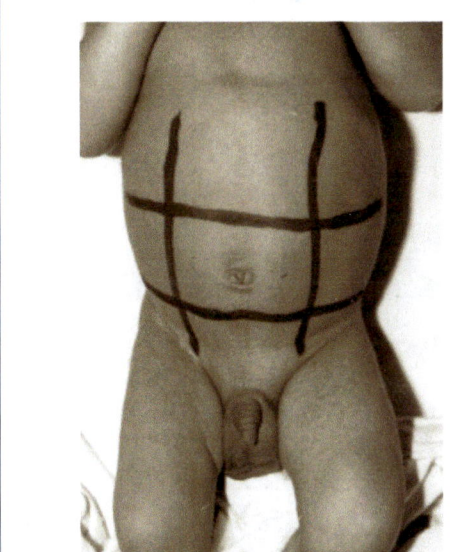

Tipos de dolor abdominal

Derecha

- Cálculo biliar
- Úlcera estomacal
- Pancreatitis

- Úlcera gástrica
- Acidez/indigestión
- Pancreatitis
- Hernia epigástrica

Izquierda

- Úlcera gástrica
- Úlcera duodenal
- Cólico biliar
- Pancreatitis

- Cálculos renales
- Infección urinaria
- Estreñimiento
- Hernia lumbar

- Pancreatitis
- Apendicitis temprana
- Úlcera gástrica
- Intestino delgado
- Hernia umbilical

- Cálculo renal
- Enfermedad diverticular
- Estreñimiento
- Intestino inflamado

- Apendicitis
- Estreñimiento
- Dolor pélvico
- Dolor en la ingle
- Hernia inguinal

- Infección urinaria
- Apendicitis
- Enfermedad diverticular
- Intestino inflamado
- Dolor pélvico

- Enfermedad diverticular
- Dolor pélvico
- Dolor en la ingle
- Hernia inguinal

Figura 37-9. Topografía abdominal.

Los criterios de gravedad del dolor abdominal se recogen en la **tabla 37-12**.

Pruebas complementarias

Deben realizarse suficientemente justificadas, basadas en la exploración y anamnesis y siempre orientadas en función del diagnóstico de sospecha.

- Analítica completa: hematología (leucocitosis y desviación izquierda sugieren patología infecciosa, niveles de hematócrito y hemoglobina), bioquímica, pH (si sospecha de acidosis), coagulación (preoperatorio si hay sospecha de patología quirúrgica).
- Si hay sospecha de patología urinaria y en lactantes febriles, se realizará sistemático de orina y urocultivo (si procede).
- Estudios de imagen: la ecografía es la exploración complementaria de elección, puesto que es cómoda para el paciente, rápida, inocua y con alto rendimiento diagnóstico en manos entrenadas. Otras pruebas de imagen que pueden ser necesarias en casos seleccionados son la tomografía computarizada abdominal y la resonancia magnética. La radiografía simple de abdomen carece de sensibilidad, no es específica y confiere una elevada irradiación. La radiografía de tórax es pertinente si existe sospecha acerca de la existencia de patología respiratoria. La endoscopia digestiva tanto alta como baja puede estar indicada en aquellos casos en los que se necesite una visualización directa de las lesiones (el signo guía va a ser el sangrado).

Tratamiento

Una vez establecido el diagnóstico, el tratamiento será etiológico.

Ante la duda de analgesiar o no en el dolor abdominal, las últimas evidencias refieren que no habría interferencia en el diagnóstico ni en el pronóstico, por lo que sería adecuado iniciar la analgesia si se precisa y continuar con el resto de la valoración, exploración y realización de pruebas.

Cuidados y atención de enfermería (**Tabla 37-13**).

VÓMITOS Y DIARREA (GASTROENTERITIS AGUDA)

La gastroenteritis aguda se define como una disminución de la consistencia de las deposiciones o un aumento en su número (3 o más en 24 h), que puede ir acompañada de vómitos, dolor abdominal o fiebre. Su duración suele ser menor de 7 días y, para considerarla como aguda, siempre menor de 2 semanas. Es más significativo para su diagnóstico el cambio en la consistencia de las deposiciones respecto a las habituales del niño, que el número de estas, sobre todo en los lactantes, que suelen tener un número elevado de deposiciones de manera habitual.

La gastroenteritis aguda es más frecuente y potencialmente más grave en menores de 5 años y, sobre todo, en los primeros meses de vida.

La principal etiología es vírica, con el rotavirus como el principal agente etiológico. El rotavirus infecta a prácticamente todos los niños en los 4 primeros años de vida. Se da

Tabla 37-12. Criterios de gravedad del dolor abdominal agudo

- Afectación del estado general, mala perfusión periférica, hipotonía generalizada, taquipnea (> 30 respiraciones) o bradipnea (< 10 respiraciones), arreactivo
- Presencia de signos y síntomas de deshidratación (mucosas secas, signo de pliegue, ojos hundidos)
- Signos de irritación peritoneal (Blumberg positivo, psoas positivo, defensa abdominal o abdomen en «tabla»)
- Fiebre persistente (más de diez días)
- Hemorragia digestiva
- Pérdida ponderal (procesos crónicos) o retraso en el crecimiento
- Patología perianal
- Dolor localizado lejos de la línea media
- Ausencia o asimetría de pulsos periféricos
- Hematomas o heridas en región abdominal
- Distensión abdominal
- Ruidos de lucha o silencio abdominal
- La presencia de fiebre > 39 °C y dolor abdominal suele ser secundaria a proceso extraabdominal; valorar neumonía

la enfermedad sobre todo entre los 6 y 24 meses de edad, especialmente en los niños que acuden a escuela infantil. El rotavirus es el germen más frecuentemente detectado en los casos que precisan ingreso hospitalario y el principal causante de la diarrea de origen nosocomial. Otros virus posiblemente implicados son los adenovirus entéricos, calicivirus y astrovirus. Respecto a la etiología bacteriana los agentes predominantes son: *Salmonella* spp. y *Campylobacter* spp. (**Tabla 37-14**).

Habrá que prestar especial atención cuando se presente en lactantes y niños muy pequeños, por el elevado riesgo de deshidratación e hipoglucemia, sobre todo en picos estacionales de finales de primavera y verano, cuando el calor es más intenso.

Valoración y diagnóstico

Lo más importante será determinar cuándo y cómo comenzó el cuadro y el grado de deshidratación del niño.

Anamnesis

Habrá que proceder como sigue:

Tabla 37-13. Atención y cuidados de enfermería en el dolor abdominal agudo

- Toma y valoración de constantes vitales, con monitorización si existen signos de gravedad
- Recogida de muestras en caso de ser preciso
- Si se toman analíticas sanguíneas, dejar vía periférica para administración de sueroterapia y fármacos
- Proveer un ambiente lo más tranquilo y confortable posible al niño y familiares/cuidadores
- Dar pautas de higiene alimentaria y detección de signos de alarma al alta del niño
- Resolver las dudas enunciadas por el niño o los padres

Tabla 37-14. Patógenos y causas externas de vómitos y diarrea en los niños

Virus (rotavirus, adenovirus, calicivirus, astrovirus, etc.)
Constituyen la etiología más importante de gastroenteritis aguda; especialmente en los países desarrollados

Bacterias (*salmonella, campylobacter, shigella, aeromonas, yersinia*, etc.)
Predominan en determinadas épocas del año y en niños mayores. Mayor importancia en países en vías de desarrollo

Parásitos (*Giardia lamblia*)

Causas menos frecuentes son:

- Infecciones no enterales en los primeros meses de vida (otitis media aguda, infecciones del tracto urinario, etc.)
- Etiología no infecciosa:
  - Causas dietéticas y nutricionales (intolerancia a las proteínas de leche de vaca o gluten, introducción de nuevos alimentos inadecuadamente, dietas hiperconcentradas, hipercalóricas o hipocalóricas)
  - Enfermedades inflamatorias intestinales (enfermedad de Crohn, colitis ulcerosa)
  - Enfermedades sistémicas (fibrosis quística, hipertiroidismo, etc.)
  - Inmunodeficiencias
  - Tumores (neuroblastoma)
  - Tóxicos (laxantes)

Vírica: 60-80 %
Bacteriana: 15-30 %
Parásitos: 5-10 %

En menores de 5 años: vírica→ rotavirus, el 10-35 %; además es el responsable de las gastroenteritis agudas nosocomiales (pacientes en planta de pediatría y otros ingresos), otros patógenos → adenovirus entérico, *Escherichia coli*, toxígeno, *Staphilococcus aureus*
En mayores de 5 años: bacteriana→*Campylobacter* y *Salmonella* spp

Picos de octubre a mayo (más entre enero y marzo)→rotavirus
Picos de mayo a junio (más en septiembre y octubre)→*Salmonella*

- Recabar información sobre patologías previas, fármacos habituales, inmunosupresión.
- Valorar la epidemiología del caso: época del año, edad, guardería, contacto con otros enfermos, viajes, animales, tipo de alimentación, etcétera.
- Valorar la posible ingesta de alimentos en mal estado o introducción de nuevos alimentos.
- Interrogar sobre el peso previo al cuadro para valorar la pérdida ponderal y el grado de deshidratación.
- Valorar la aparición de los siguientes síntomas acompañantes: fiebre, vómitos, síntomas respiratorios, alteración del estado mental, disminución del nivel de consciencia, letargia, hipotonía generalizada.
- Si presenta diarrea: recabar información acerca de las características, del número de deposiciones en las últimas 24 h, presencia de productos patológicos (sangre, moco, pus).
- Recabar información sobre si mantiene diuresis y el aspecto de la orina.

Exploración física

Para ello:

- Valoración del aspecto general.

- Toma de constantes vitales completas y peso.
- La gravedad de la gastroenteritis aguda está en relación con su complicación más frecuente: la deshidratación. El diagnóstico de deshidratación es clínico. El dato clínico más exacto del grado de deshidratación es el porcentaje de pérdida ponderal que representa el déficit de líquidos existente (**Tabla 37-15**). Debe preguntarse a los padres acerca del peso previo al inicio de los síntomas, para estimar la pérdida que se ha producido. En caso de no disponer de este dato, existen diferentes escalas que pueden orientar sobre la pérdida aproximada, como por ejemplo la escala de Gorelick (**Tabla 37-16**).

 Signos de deshidratación: signo del pliegue positivo, fontanela mayor deprimida, ojos hundidos, boca seca y pastosa (retirar el chupete para valorar; pedir a los niños más mayores que hagan burla, saquen la lengua), presencia o ausencia de lágrimas.

Tabla 37-15. Grado de deshidratación según peso

	Leve	Moderada	Grave
Lactante	<5 %	5-10 %	>10 %
Niño mayor	<3 %	3-6 %	>6 %
Déficit estimado	30-50 mL/kg	60-90 mL/kg	>100 mL/kg

Tabla 37-16. Escala de Gorelick

Disminución de la elasticidad cutánea	Cada signo contabiliza 1 punto
Relleno capilar > 2 segundos	
Afectación del estado general	**Deshidratación**:
Ausencia de lágrima	LEVE 1-2 puntos
Taquipnea o bradipnea	MODERADA 3-6 puntos
Mucosas secas	GRAVE 7-10 puntos
Ojos hundidos	
Pulso radial filiforme	
Taquicardia para su edad	
Oligoanuria	

Pruebas complementarias

- Hemograma: pueden darse cifras elevadas de hemoglobina y hematócrito por hemoconcentración. En infecciones bacterianas: leucocitosis con desviación a la izquierda. En infecciones víricas: linfocitosis.
- Bioquímica: en infecciones bacterianas hay aumento de reactantes de fase aguda (proteína C reactiva) e hipoglucemia. Las cifras de potasio pueden verse disminuidas por vómitos y aumento de pérdidas intestinales. Las cifras de creatinina permiten detectar situaciones de fracaso renal agudo de origen prerrenal. La natremia permitirá clasificar las deshidrataciones en:
  - Isotónicas o isonatrémicas: pérdida de agua y electrólitos en la misma proporción (Na = 130-150 mEq/L; osmolaridad 200-300 mOsm/L). Son las más frecuentes.
  - Hipotónicas o hiponatrémicas (Na < 130 mEq/L; osmolaridad > 280 mOsm/L). El riesgo de *shock* es mayor.
  - Hipertónicas o hipernatrémicas (Na > 150 mEq/L; osmolaridad > 300 mOsm/L). Si son graves pueden dar síntomas neurológicos.
- Gasometría: se puede objetivar disminución del bicarbonato (parámetro más útil respecto al estado de hidratación y posible acidosis metabólica acompañante). En aquellas situaciones en las que predominen los vómitos y no exista deshidratación moderada-grave, es frecuente encontrarse una alcalosis metabólica.
- Función renal e iones en orina.
- Coprocultivo: el conocimiento del agente casual no va a influir la mayoría de las veces en el abordaje terapéutico, por lo que no está indicado el estudio microbiológico de rutina. El coprocultivo solo procede en casos de diarrea persistente o cuando existe la posibilidad de necesitar tratamiento antibiótico, por ejemplo, en pacientes inmunodeprimidos o con enfermedad grave de base. La determinación de virus en heces (antígenos de rotavirus, adenovirus y astrovirus) es rápida y es una forma de comprobar el origen vírico de la diarrea, pero dado que no modifica la actitud terapéutica según los datos clínicos del paciente, sigue siendo innecesaria de manera rutinaria.

!   En la mayoría de los niños con diarrea aguda no van a ser necesarias las exploraciones complementarias. Las indicaciones de realizar estudios son básicamente dos: conocer la repercusión de una deshidratación moderada o grave y la orientación para el tipo de rehidratación necesaria y el estudio etiológico en casos concretos.

Clínica

El síntoma principal de la gastroenteritis aguda es la diarrea con aparición de heces de menor consistencia o mayor número, las cuales pueden contener moco o sangre. Otros síntomas que pueden aparecer son: náuseas, vómitos, dolor abdominal tipo cólico y fiebre.

El proceso suele resolverse por sí solo en 3-5 días y no más de 15 días.

Si la diarrea se prolonga más de 15 días, habrá que valorar la existencia de intolerancias alimentarias (gluten, lactosa, proteína de la leche de vaca, etc.).

La complicación más importante de la gastroenteritis aguda es la deshidratación, que es más frecuente en los lactantes por su mayor superficie corporal, mayor proporción de líquido (fundamentalmente extracelular), mayor tasa metabólica y por su incapacidad para solicitar agua.

La hipoglucemia se presenta de manera muy rápida en lactantes (alta tasa metabólica) y escolares (alta tasa metabólica y mucha actividad).

Tratamiento

El tratamiento de elección en la deshidratación leve y moderada es la rehidratación oral; solo cuando esta no sea posible o esté contraindicada, se recurrirá a la fluidoterapia intravenosa.

Rehidratación oral

Consiste en la administración de soluciones de rehidratación oral para restablecer el equilibrio hidroelectrolítico.

En nuestro medio, la rehidratación oral debe hacerse con soluciones «hiposódicas» (Na < 60 mEq/L). Las bebidas «energéticas» y los refrescos están contraindicados para la rehidratación oral.

 Comparándola con la rehidratación intravenosa, la rehidratación oral tiene menos complicaciones, es más fisiológica, más barata, más segura, reduce el número de ingresos y favorece la introducción precoz de la alimentación.

Los niños con vómitos también pueden ser rehidratados por vía oral, cuando estos no son muy intensos. Algunos autores recomiendan la administración de soluciones de rehidratación oral por sonda nasogástrica antes de recurrir a la vía intravenosa.

La rehidratación oral está contraindicada en los niños que presentan alteración importante del estado general o del nivel de consciencia y en aquellos que tienen pérdidas de líquidos superiores a las que pueden administrarse por vía oral.

Rehidratación intravenosa

La rehidratación intravenosa debe contemplarse cuando la rehidratación oral no sea posible, porque esté contraindicada o porque haya fracasado.

Tradicionalmente, la rehidratación intravenosa ha seguido las «pautas clásicas», que consistían en la administración de sueros hipotónicos con diferente contenido en sodio (suero glucosalino 1/3, 1/5) en función de los niveles de la natremia y del déficit de iones. La velocidad para la reposición del déficit también estaba condicionada por el tipo de deshidratación (hiponatrémica: 12 h, isonatrémica: 24 h, hipertónica: 48 h). Se trataba de pautas complejas que favorecían los errores de cálculo, no acordes a la fisiopatología del equilibrio hidroelectrolítico y con las que debía transcurrir un tiempo prolongado hasta que los niños recuperaban la normalidad.

En los últimos años se han desarrollado pautas nuevas de «rehidratación intravenosa rápida». Estas técnicas consisten en la administración intravenosa de gran parte del déficit de agua y de electrólitos en un período corto de tiempo, en forma de sueros isotónicos. El objetivo es restaurar lo más rápidamente posible la normalidad fisiológica en el niño y, de forma secundaria, disminuir el tiempo de estancia en el servicio de urgencias y la tasa de ingresos en el hospital.

La rehidratación intravenosa rápida está indicada en la deshidratación moderada o grave de los niños hemodinámicamente estables, sin enfermedad de base, en los que la rehidratación oral ha fracasado o no es posible. Puede utilizarse en cualquier tipo de deshidratación, excepto si existen valores extremos de sodio (<125 mEq/L o >155 mEq/L). La edad recomendada debe ser superior a 6 meses.

Recomendaciones generales

Se tendrán en cuenta las siguientes recomendaciones:

- La rehidratación intravenosa rápida debe hacerse con sueros isotónicos. El suero salino 0,9 % es hasta ahora el más utilizado.
- Muchos estudios recomiendan la adición de glucosa al 2,5 % al suero de infusión.

- El volumen de líquido se administra en función del tiempo. Un volumen medio recomendable es 20-40 mL/kg en 2 h.
- Durante todo el proceso es necesario un control y seguimiento estricto del paciente: toma de constantes (frecuencia cardíaca, presión arterial, frecuencia respiratoria), valoración del estado general, balance hídrico y controles analíticos (gasometría y función renal).

Ondansetrón

El ondansetrón ha demostrado su efectividad para reducir la necesidad de fluidoterapia intravenosa en los niños con vómitos. Su uso es recomendado en los niños con deshidratación moderada que tienen vómitos, con el objetivo de facilitar la rehidratación oral. La dosis es 0,15 mg/kg, máximo 8 mg, y debe administrarse 20 minutos antes de iniciar la rehidratación oral. Entre sus efectos secundarios está la posibilidad de producir diarrea.

VALORACIÓN DE ENFERMERÍA PARA ENFERMEDADES EXANTEMÁTICAS Y PATOLOGÍAS ABDOMINALES, Y ALGUNOS DIAGNÓSTICOS EN FUNCIÓN DE LAS ALTERACIONES HALLADAS:

Véanse las **tablas 37-17** y **37-18**.

Tabla 37-17. Modelo de necesidades básicas de Virginia Henderson
RESPIRACIÓN (respirar normalmente)
• Riesgo de asfixia (00036)
• Patrón respiratorio ineficaz (00032)
ALIMENTACIÓN/HIDRATACIÓN (comer y beber adecuadamente)
• Patrón de alimentación ineficaz del lactante (00107)
• Lactancia materna ineficaz (00104)
• Interrupción de la lactancia materna (00105)
• Deterioro de la deglución (00103)
• Desequilibrio nutricional por defecto (00002)
• Riesgo de déficit de volumen de líquidos (00027)
• Déficit de volumen de líquidos (00028)
ELIMINACIÓN (eliminar normalmente por todas las vías)
• Diarrea (00013)
MOVILIDAD (moverse y mantener posturas adecuadas)
• Intolerancia a la actividad (00092)
REPOSO/SUEÑO (dormir y descansar)
• Sin alteraciones reseñables
VESTIRSE/DESVESTIRSE (escoger ropa adecuada, vestirse y desvestirse)
• Sin alteraciones reseñables
TEMPERATURA (mantener la temperatura corporal dentro de límites normales)
• Hipertermia (00007)
HIGIENE/PIEL (mantener higiene corporal y mantener la integridad de la piel)
• Perfusión tisular inefectiva (renal) (00024)
• Deterioro de la mucosa oral (00045)
• Deterioro de la integridad cutánea (00046)

(Continúa)

Tabla 37-17. Modelo de necesidades básicas de Virginia Henderson (*Cont.*)

SEGURIDAD (evitar peligros ambientales y evitar lesiones a otros)

- Riesgo de infección (00004)
- Dolor agudo (00132)

COMUNICACIÓN (comunicarse con los demás)

- Riesgo de deterioro de la vinculación entre los padres y el lactante/niño (00058)
- Riesgo de conducta desorganizada del lactante (00115)
- Conducta desorganizada del lactante (00116)
- Disposición para mejorar la organización de la conducta del lactante (00117)

RELIGIÓN/CREENCIAS (necesidad de practicar sus creencias)

- Sin alteraciones reseñables

TRABAJAR/REALIZARSE (trabajar en algo gratificante para la persona)

- Conductas generadoras de salud (padres) (00084)
- Riesgo de deterioro parental (00057)
- Deterioro parental (00056)

ACTIVIDADES LÚDICAS/OCIO (desarrollar actividades lúdicas y recreativas)

- Sin alteraciones reseñables

APRENDER/CONOCIMIENTOS (satisfacer la curiosidad que permite a la persona su desarrollo en aspectos de salud)

- Disposición para mejorar los conocimientos sobre el cuidado del niño con enfermedades exantemáticas o patología abdominal (dolor, vómitos, diarrea) (padres) (00161)
- Disposición para mejorar el afrontamiento (padres) (00158)
- Disposición para mejorar el régimen terapéutico (padres) (00162)

Tabla 37-18. Patrones funcionales de salud de Marjory Gordon

Patrón I: PERCEPCIÓN/CONTROL DE LA SALUD

- Riesgo de conducta desorganizada del lactante (00115)
- Conducta desorganizada del lactante (00116)
- Disposición para mejorar la organización de la conducta del lactante (00117)
- Conductas generadoras de salud (padres) (00084)
- Disposición para mejorar el régimen terapéutico (padres) (00162)
- Riesgo de asfixia (00036)
- Riesgo de infección (00004)

Patrón II: NUTRICIONAL/METABÓLICO

- Patrón de alimentación ineficaz del lactante (00107)
- Desequilibrio nutricional por defecto (00002)
- Riesgo de déficit del volumen de líquidos (00028)
- Déficit del volumen de líquidos (00027)
- Lactancia materna ineficaz (00104)
- Interrupción de la lactancia materna (00105)
- Deterioro de la deglución (00103)
- Riesgo de desequilibrio de la temperatura corporal (00005)
- Hipertermia (00007)
- Deterioro de la integridad cutánea (00046)

Patrón III: ELIMINACIÓN

- Patrón respiratorio ineficaz (00032)
- Diarrea (00013)

Patrón IV: ACTIVIDAD/EJERCICIO

- Perfusión tisular ineficaz (renal) (00024)

Patrón V: REPOSO/SUEÑO

- Sin alteraciones reseñables

(Continúa)

Tabla 37-18. Patrones funcionales de salud de Marjory Gordon (*Cont.*)

Patrón VI: COGNITIVO/PERCEPTIVO

- Disposición para mejorar los conocimientos sobre el cuidado del niño con enfermedades exantemáticas o patología abdominal (dolor, vómitos, diarrea) (padres) (00161)
- Dolor agudo (00132)

Patrón VII: AUTOPERCEPCIÓN/AUTOCONCEPTO

- Sin alteraciones reseñables

Patrón VIII: FUNCIÓN Y RELACIÓN

- Riesgo de deterioro de la vinculación entre los padres y el lactante/niño (00058)
- Riesgo de deterioro parental (00057)
- Deterioro parental (00056)

Patrón IX: SEXUALIDAD/REPRODUCCIÓN

- Sin alteraciones reseñables

Patrón X: AFRONTAMIENTO/TOLERANCIA AL ESTRÉS

- Disposición para mejorar el afrontamiento (padres) (00158)

Patrón XI: VALORES Y CREENCIAS

- Sin alteraciones reseñables

PUNTOS CLAVE

- Las enfermedades exantemáticas suponen un desafío en cuanto a su diagnóstico y valoración correcta, por lo que debe prestarse especial atención al estado general del niño y controlar las constantes vitales.
- Deben extremarse las medidas de control para evitar la transmisión de las enfermedades y detectar rápidamente la existencia de patologías potencialmente letales.
- En el niño con dolor abdominal el objetivo primordial será descartar la patología quirúrgica urgente y administrar analgesia, si es necesaria, lo antes posible o, en su defecto, establecer el tratamiento acorde a la etiología.

- En el niño con vómitos y diarrea, el objetivo principal es mantener la hidratación adecuada en función de la gravedad del cuadro y se intentará, siempre que sea posible, la rehidratación por la vía oral.
- En ninguno de los tres casos se pedirán pruebas complementarias de rutina que sean innecesarias o de escaso rendimiento diagnóstico. Solo proceden las pruebas enfocadas a establecer unas pautas terapéuticas concretas y a monitorizar la evolución.
- Tampoco estarán indicados tratamientos antibióticos sistemáticos, solo en casos muy específicos; en el resto de los niños el tratamiento será eminentemente sintomático.

BIBLIOGRAFÍA

Aquino Oliva E, Zamora Gómez M, Losada Pinedo B. Manual de protocolos de urgencias. Fiebre en el niño. Toledo: Complejo Hospitalario de Toledo; 2014. p. 1345-55.

Benéitez Maestre AM, de Miguel Durán F. Gastroenteritis aguda. Pediatr Integral. 2015;XIX(1).

Cabello García I, Segoviano Lorenzo MC, Losada Pinedo B. Manual de protocolos de urgencias. Historia clínica en pediatría. Toledo: Complejo Hospitalario de Toledo; 2014. p. 1319-23.

Calendario de Vacunaciones de la Asociación Española de Pediatría. Razones y bases de las recomendaciones 2022 [Internet]. Asociación Española de Pediatría [consulta el 19 de octubre de 2022]. Disponible en: https://vacunasaep.org/sites/vacunasaep.org/files/cav-aep_calendario-2022_01ene2022_v.1_0.pdf

Díaz Carrasco J, Martín-Sacristán Martín B, Martínez Gimeno A. Manual de protocolos de urgencias. Dolor abdominal. Toledo: Complejo Hospitalario de Toledo; 2014. p. 1355-61.

Díaz Cirujano I. Diagnóstico diferencial de los exantemas. Introducción. En: AEPap ed. Curso de Actualización Pediátrica 2006. Madrid: Exlibris Ediciones; 2006. p. 313-5.

Edo Gual M, Giró Sanabria I, March Vilá G, Querol Gil M. Manual de procedimientos y técnicas de enfermería en pediatría. Escola Universitária y de Fisioterápia «Gimbernat» Escola Universitária d`Infermeria. Barcelona: UAB; 2010.

Esteban Gutiérrez M, Vela Valldecabres C, Martínez Gimeno A. Manual de protocolos de urgencias. Exantemas y púrpuras en la infancia. Complejo Hospitalario de Toledo. Toledo: 2014. p. 1385-97.

European Society for Pediatric Gastroenterology and Nutrition; European Society for Pediatric Infectous Diseases. Evidence based guidelines for the management of acute gastroenteritis in children in Europe. J Pediatr Gastroenterol Nutr. 2008;46:81-122.

Marqués A, Violadé M. Síndrome emético. RGE. Vómitos cíclicos. En: Manual Clínico de Urgencias de Pediatría. Hospital Universitario Virgen del Rocío, 2022; p. 536-542.

McCartney K, McIntyre P. Vaccines for post-exposure prophylaxis against varicela (chickenpox) in children and adults. Cochrane Database Syst Rev 2008; 3.º DOI: 10.1002/14651858. CD 001833. pub 2

Molina Caballero JC. Deshidratación. Rehidratación oral y nuevas pautas de rehidratación parenteral. Pediatr Integral. 2019; XXIII(2).

Mosqueda Peña R, Rojo Conejo P. Gastroenteritis aguda. Protocolos de pediatría de la Asociación Española de Pediatría. Disponible en: www.aeped.es/sites/díaefault/files/díaocumentos/gastroenteritis_aguda.pdf

Palacios López CG, Durán Mckinster C, Orozco Covarrubias L, Sáez de Ocariz M, García Romero MT, Ruiz Maldonado R. Exantemas en pediatría. Acta Pediatr Mex. 2015;36:412-23.

Rayego A, Violadé F, Bergara M. Síndrome diarreico: GEA. Diarrea crónica - Manuales Clínicos [Internet]. Manuales Clínicos. 2022 [consulta el 19 de octubre de 2022]. Disponible en: https://manualclinico.hospitaluvrocio.es/urgencias-de-pediatria/gastroenterologia/sindrome-diarreico-gea-diarrea-cronica/

Rojo Portolés MP, Carcavilla Urqui AJ, Martínez Gimeno A. Manual de protocolos de urgencias. Vómitos. Toledo: Complejo Hospitalario de Toledo; 2014. p. 1369-75.

Román E. Alimentación en gastroenteritis aguda. En: Manual Práctico de Nutrición en Pediatría. Comité de Nutrición de la Asociación Española de Pediatría. Sociedad de Pediatría de Madrid y Castilla-La Mancha. Madrid: Ergon; 2007. p. 321-30.

Román Riechmann E, Barrio Torres J, López Rodríguez MJ. Diarrea aguda. En: Protocolos diagnóstico-terapéuticos de Gastroenterología, Hepatología y Nutrición Pediátrica de SEGHNP-AEP. Madrid: Ergon; 2010. p. 11-21.

Sevilla Castellanos MI, Carcavilla Urqui AJ, Martínez Gimeno A, Esteban Gutiérrez M, Vela Valldecabres C, Martínez Gimeno A. Manual de protocolos de urgencias. Diarrea aguda. Deshidratación. Toledo: Complejo Hospitalario de Toledo; 2014. p. 1375-85.

Shavit I, Keidan I, Augarten A, The practice of pediatric procedural sedation and analgesia in the emergency department. Eur J Emerg Med. 2006;13:270-5.

Silva Rico JC, Torres Hinojal MC. Diagnóstico diferencial de los exantemas. Pediatr Integral. 2014;XVIII(1):22-36.

Travería Casanova J, Gili Bigatá T, Rivera Luján J. Tratamiento del dolor agudo en el niño: analgesia y sedación. Protocolos diagnóstico-terapéuticos de Urgencias Pediátricas SEUP-AEP. https://www.aeped.es/sites/default/files/documentos/trat_dolor_agudo.pdf.

Zubimendi R, Bergara M, Díaz E. Enfermedades exantemáticas de origen infeccioso. En: Manual Clínico de Urgencias de Pediatría. Hospital Universitario Virgen del Rocío, 2022; p. 676-670.

Atención inicial al niño traumático

38

P. Sánchez Valero y M. Olivé Cavero

OBJETIVOS

- Conocer la enfermedad traumática en el niño.
- Analizar los diversos mecanismos lesionales (cinemática) y las lesiones asociadas a dichos traumatismos.
- Desarrollar el abordaje inicial al niño traumático y conocer todas las fases de la sistemática de actuación en caso de traumatismo en el niño.
- Enumerar las consideraciones especiales sobre la valoración y tratamiento en el traumatismo en niños.

INTRODUCCIÓN

La enfermedad traumática es una epidemia en la sociedad actual y suele estar infravalorada. Es importante recordar que los traumatismos son la primera causa de muerte en edad infantil en los países industrializados, además de suponer una importante morbilidad tanto física como psicológica que puede afectar al desarrollo normal del niño. Los accidentes de tráfico siguen siendo la primera causa de muerte, pero hay que recordar que los traumatismos cerrados, las quemaduras, las caídas y los ahogamientos también afectan en estas edades. Es destacable también el aumento en el número de traumatismos por armas.

A medida que las cifras de víctimas han ido en aumento, se han ido confeccionando programas de prevención y se ha ido facilitando el acceso a los sistemas de emergencias a toda la población. Se habla mucho de cómo asistir a un niño que ha padecido un traumatismo, pero hay que ser conscientes de que la mejor asistencia es aquella que no se produce porque se ha conseguido evitar el accidente: se trata de prevención.

Según diversas fuentes bibliográficas, un porcentaje de hasta el 30 % de los pacientes traumáticos mueren por causas potencialmente evitables. Para mejorar el pronóstico es básico mejorar la asistencia inmediata, el transporte al hospital útil y la organización de los recursos hospitalarios.

Sea cual sea el ámbito de trabajo: asistencia prehospitalaria, urgencias hospitalarias, servicios de intensivos, quirúrgicos, etc. hay que pensar que todos resultan de vital importancia para la recuperación del niño accidentado. Por esta razón, no cabe caer en los individualismos y sí pensar en el continuo asistencial y en la visión de equipo multidisciplinar. Hay que recordar que la víctima es la protagonista de la asistencia y si todo el equipo funciona se le podrá dar una asistencia adecuada.

Se debe recordar que para disminuir la morbimortalidad es importante ser muy rigurosos en la sistemática de actuación, tener procedimientos actualizados y con evidencia científica y estar entrenados de forma continua en soporte vital avanzado en traumatismo pediátrico.

ENFERMEDAD TRAUMÁTICA

Los términos politraumático o politraumatizado con cierta frecuencia crean confusión, debido a que el prefijo «poli» podría interpretarse como que el niño tiene como mínimo dos lesiones que ponen en peligro su vida. Pero, ¿un niño que ha sufrido un traumatismo y tiene una lesión que le compromete la vida o es potencialmente grave, no es un politraumatizado? La tendencia actual ante la magnitud del traumatismo es referirse a él como una enfermedad: la enfermedad traumática y el niño traumático, cuya gravedad estará en función de las lesiones que presente.

El traumatismo se puede definir como una enfermedad, dado que se conocen cuáles son sus factores etiopatogénicos (cinemática o biomecánica), cuáles son las respuestas fisiopatológicas que se producen en el organismo ante una agresión, aparece una sintomatología que requiere de un diagnóstico y un tratamiento, se puede hacer un pronóstico y prevención, etc. (Tabla 38-1).

Tabla 38-1. Cuadro de enfermedad traumática

- Prevención
- Etiopatogenia (cinemática)
- Fisiopatología
- Clínica
- Diagnóstico
- Tratamiento
- Pronóstico

❗ La elevada incidencia de la enfermedad traumática, sin grandes variaciones estacionales y extendida a nivel mundial, la convierte en una auténtica pandemia.

ETIOLOGÍA

La principal causa de traumatismos en edades infantiles son las caídas, seguida de los golpes y quemaduras (**Fig. 38-1**).

La etiología de la lesión siempre va asociada a factores epidemiológicos como la edad, sexo, nivel socioeconómico y lugar del accidente. Un ejemplo asociado a la edad es que los niños de 1 a 4 años tienen un mayor riesgo de ahogamiento, intoxicaciones o quemaduras; los niños en edad escolar tienen más riesgo de caídas, atropellos o accidentes con la bicicleta y los adolescentes son más propensos a traumatismos durante actividades deportivas, caídas con bicicleta o ciclomotor.

DISTRIBUCIÓN DE LA MORTALIDAD

La mortalidad se distribuye en tres fases, en cada una de las cuales pueden plantearse diferentes acciones (**Tabla 38-2** y **Fig. 38-2**).

- **Fase I o primer pico: mortalidad «inmediata» o *in situ*.** Incluye los casos en los que la magnitud de la lesión es tal que ocasiona la muerte en pocos minutos. Son aproximadamente un 10 % del total. Las medidas para evitar estas muertes es la prevención.

- **Fase II o segundo pico: mortalidad «precoz».** Son los casos de muerte en las primeras dos horas tras haber sobrevivido al accidente. Son muertes en el lugar del accidente, durante la asistencia prehospitalaria (en el sitio o durante el traslado) o durante la asistencia inicial hospitalaria. Son aproximadamente el 50 % de los fallecidos. Para evitar estas muertes es imprescindible un buen sistema de actuación integral en traumatismos.

- **Fase lll o tercer pico: mortalidad «tardía».** Muertes que se producen en los siguientes días o semanas (se considera hasta a 30 días) en el hospital. Son aproximadamente el 40 %. Para disminuir esta mortalidad hay que dar una respuesta rápida y de calidad en soporte vital avanzado en traumatismo, que es uno de los pilares de un sistema de actuación integral en este ámbito.

SISTEMA DE ACTUACIÓN INTEGRAL EN TRAUMA

El sistema de actuación (o atención) integral al traumatismo es un conjunto de recursos entrelazados que permiten la correcta atención del niño traumático desde el momento que se produce la lesión hasta el alta. Forman parte de este sistema: la prevención, el soporte vital básico, la activación y asistencia del sistema de emergencias prehospitalarias y los cuidados definitivos hospitalarios. Para mantener y mejorar el sistema de traumatismo es esencial un registro de todos los datos, analizar y conocer cómo se está actuando y qué resultados se obtienen. Todo el personal involucrado en la atención al niño traumático ha de recibir una formación específica y continuada.

ATENCIÓN INICIAL AL NIÑO TRAUMÁTICO: FASES EN EL ÁMBITO PREHOSPITALARIO

Véase la **tabla 38-3**.

Alerta

Requiere que el alertante conozca el teléfono, que haya un centro coordinador que reciba y gestione las llamadas y que exista un buen sistema de comunicaciones.

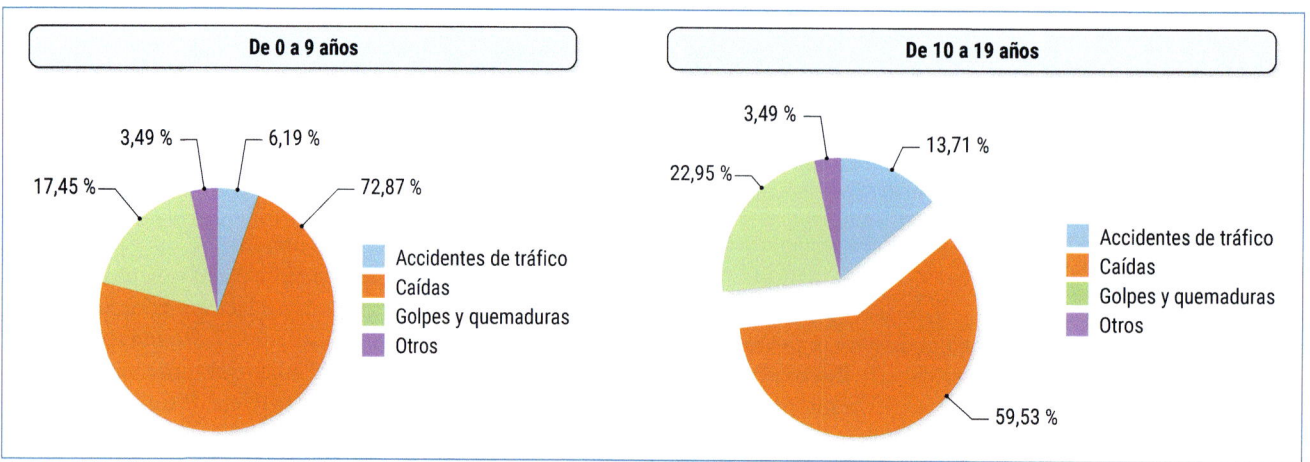

Figura 38-1. Etiología del trauma según grupo de edad.

Tabla 38-2. Causas según los picos de mortalidad

- Minutos: rotura de grandes vasos, sangrado masivo
- Horas: hipoxia, *shock*, traumatismo craneoencefálico
- Días/semanas: sepsis, fallo multiorgánico

La fase de alerta empieza en el momento en que entra la llamada en el centro coordinador de urgencias y emergencias. Debe conseguir la máxima información para iniciar la toma de decisiones que permitan dar una asistencia adecuada en el mínimo tiempo posible y con los recursos idóneos. La información recabada del alertante se comunica al personal de la unidad asistencial procurando dar datos lo más concretos y útiles posibles: localización, tipología, nombre de víctimas y gravedad, peligros existentes, si en el lugar hay otros equipos o si han sido alertados (bomberos, policía, etc.).

Aproximación y acceso: valoración de la escena

Debe escogerse el recorrido más seguro, más rápido y más corto, con una conducción defensiva para no poner en peligro al equipo asistencial ni al resto de la población. Una vez llegado al sitio del accidente y antes de acceder a la víctima, es muy importante hacer valorar la escena desde el punto de vista de la seguridad y situación (**Tabla 38-4**).

Mecanismo lesional: fisiopatología

La valoración de la escena es esencial. Las preguntas que siempre hay que hacerse delante de un niño traumático son:
1. ¿Cómo ha sido el accidente?
2. ¿Cuál ha sido el mecanismo?
3. ¿Cuánto hace que ha sucedido?

Contestar a estas tres preguntas requiere tener interiorizada la biomecánica como herramienta en la sistemática de trabajo; pasar por alto el patrón biomecánico puede conducir a errores en la valoración, asistencia y tratamiento del niño traumático. Si no se sabe qué se busca, probablemente no se encuentre (**Tabla 38-5**).

En los accidentes con impacto directo sobre la superficie corporal es en los que procede tener más en cuenta el concepto de cavitación. Este fenómeno explica que cuando hay un intercambio de energía del exterior hacia el niño, esta se introduce y se propaga a través de las partículas que forman el tejido. Dependiendo de la intensidad energética y de la elasticidad del tejido, puede destruirlo provocando una herida o laceración visible o, si el tejido es elástico o la energía no es suficiente para destruirlo, aparecerá una contusión o hematoma. Esto no implica que no haya afectación

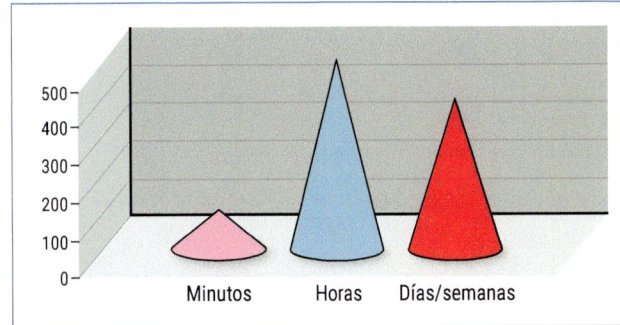

Figura 38-2. Picos de mortalidad según tiempo transcurrido.

de estructuras óseas o lesiones internas. Si a esto se le suma la elevada elasticidad de los tejidos de los niños, el empleo de la valoración de la biomecánica del accidente es de vital importancia en la actuación inicial.

 Es importante tener una idea de las posibles lesiones según haya sido el mecanismo lesional para «ir por delante» en la valoración.

Triaje

Es un método útil en situaciones de múltiples víctimas para identificar de forma rápida el número de víctimas y clasificarlas por orden de asistencia según su gravedad.

Existen diferentes niveles de triaje, en función del lugar y objetivo para el que se realiza:

- **Triaje básico o primario**
  - Puede hacerlo cualquier interviniente con conocimientos en soporte vital básico.
  - Se hace normalmente en la zona del accidente.
  - Busca reducir la confusión inicial, dinamizar el proceso precozmente y despejar la escena.
  - Aporta contención y organización.
  - Dentro de este, el tipo de triaje más frecuente es el bipolar.
  - Objetivos generales del triaje básico:
    - Separar del resto de las víctimas a las que necesitan tratamiento inmediato.
    - Clasificar a las víctimas por colores, que determinan la prioridad de asistencia.
    - Optimizar la eficacia y eficiencia del personal que actúa.
    - Aplicar maniobras salvadoras a las víctimas en situaciones potencialmente mortales.

Tabla 38-3. Fases de la asistencia prehospitalaria

Alerta
Aproximación y acceso: valoración de la escena
Valoración y asistencia primaria
Valoración y asistencia secundaria
Movilización e inmovilización
Traslado
Transferencia

Tabla 38-4. Fases de la aproximación

Valoración de la escena

- Seguridad: valorar si el entorno es seguro, si son necesarios más recursos. Iniciar la asistencia únicamente cuando no exista peligro para nadie y con medidas de autoprotección.
- Situación: saber qué ha pasado, cuál ha sido la cinemática o mecanismo lesional. Cuántos heridos hay y si es necesario hacer triaje. Informar a la central de coordinación.

Tabla 38-5. Cinemática

Tipo de impacto	Biomecánica	Criterios de alta energía	Otros	Cabeza/cara	Columna	Tórax	Abdomen	Pelvis	EESS	EEII
Colisión frontal	Sufre desplazamiento hacia adelante									
Sin cinturón		Valorar rotura del parabrisas y deformidad del volante		+	±	+	+			
Paciente eyectado				+	±	±	±	±	±	±
Con cinturón	Desplazamiento abajo por debajo							±		+
	Desplazamiento arriba por encima			+	+	+				
Cinturón mal colocado					+		+			
Colisión lateral		Valorar si la intrusión es de más de 30 cm		+	±	+	+	+		
Colisión posterior					+					
Colisión rotacional	Combinación frontolateral	Mayor intercambio de energía en el lugar del impacto		+	±	+	+	+		
Vuelco		En general, lesiones más graves								
Sin cinturón				±	±	±	±	±	±	±
Con cinturón			Por cizallamiento	±	±	±	±	±	±	±
Accidente de moto			Contusiones, erosiones	+					+	+
Frontal				+	+			+		+
Lateral							+		+	+
Atropello										
Adulto		Valorar tipo de vehículo y dónde tiene deformidades		+	+	+				+
Niño		Valorar tipo de vehículo y si tiene deformidades		+	±	+	+	+		+
Caída	Caída de pie				+			+		+
	Caída de brazos		Clavículas, luxación del hombro						+	
Explosión		Valorar tipología del explosivo: Biológico, metralla, etc.	Embolia gaseosa, ruptura timpánica, inhalación, calor	+						
Traumatismo penetrante		En función de la velocidad del impacto y la zona			+	+				

EEII: extremidades inferiores; EESS: extremidades superiores.

> ! Algunos ejemplos de triaje básico son: triaje bipolar o tripolar, Careflight, SHORT, Sieve, MRCC y START.

- **Triaje avanzado o secundario**
  - Es realizado por personal sanitario de emergencias apoyado por técnicos.
  - Establece prioridades de asistencia dentro del mismo nivel de prioridad inicial (triaje de asistencia o estabilización).
    - A la hora de realizar triaje de evacuación deben tenerse en cuenta las prioridades quirúrgicas, es decir, aquellos pacientes que por sus características precisan quirófano para su estabilización, dado que su evacuación debe priorizarse sobre los pacientes no quirúrgicos.
  - Objetivos generales del triaje avanzado:
    - Establecer prioridades para la estabilización o tratamiento.
    - Establecer prioridades para la estabilización entre las víctimas de un mismo grupo de prioridad en función de los signos de riesgo vital, basados en el ABCDE.
    - Determinar la distribución de víctimas con los recursos asistenciales.
    - Determinar la prioridad de evacuación (en ocasiones se considera el triaje de evacuación como triaje terciario).

> ! Algunos ejemplos de triaje avanzado son: triaje TRTS, triaje SORT (no confundir con SHORT), Escala CRAMS, Prehospital INDEX, triaje SACCO y Modelo Extrahospitalario de Triage Avanzado (META).

Existen numerosos métodos de triaje, pero el más utilizado por su mayor sensibilidad y especificidad es el Método START (**Fig. 38-3**) y el Jump START, que es su equivalente para las edades infantiles (**Fig. 38-4**).

Valoración y asistencia primaria

En la escena de un traumatismo pediátrico, con frecuencia se produce una gran presión del entorno, con una gran carga emocional tanto para los responsables legales del menor como para los testigos, sin olvidar la del propio equipo asistencial. Hay que afrontar este ambiente y no olvidar nunca al propio niño, dejando que este se exprese; conviene utilizar un tono de voz suave, tranquilo, no realizar movimientos bruscos, dejar que alguien de su confianza esté con él y hablar con esta persona para buscar su apoyo y su complicidad con el niño, así como para obtener datos en la historia clínica. Todo ello, durante la asistencia, sin retrasar ninguna prioridad.

Triángulo de evaluación pediátrica

La evaluación primaria se inicia con una visión general del niño en la aproximación, valorando sin tocarlo (al acercarse, escuchar y observar, sin contacto físico): apariencia (si está inmóvil, hipotónico, alerta, inconsciente, si tiene deformidades), respiración (presencia de ruidos audibles, esfuerzo respiratorio), circulación (presencia de sangrado, coloración de la piel). Para ello se utiliza una herramienta denominada Triángulo de evaluación pediátrica (TEP) que permite una primera percepción de la gravedad de forma rápida (**Fig. 38-5**).

Secuencia ABCDE

ABCDE es un procedimiento de valoración secuencial que se acompaña de maniobras de reanimación simultáneas. Se utiliza en el paciente traumático para detectar y tratar de manera ágil y eficaz las lesiones que conllevan riesgo vital. El enfermo traumático es dinámico, está en constante cam-

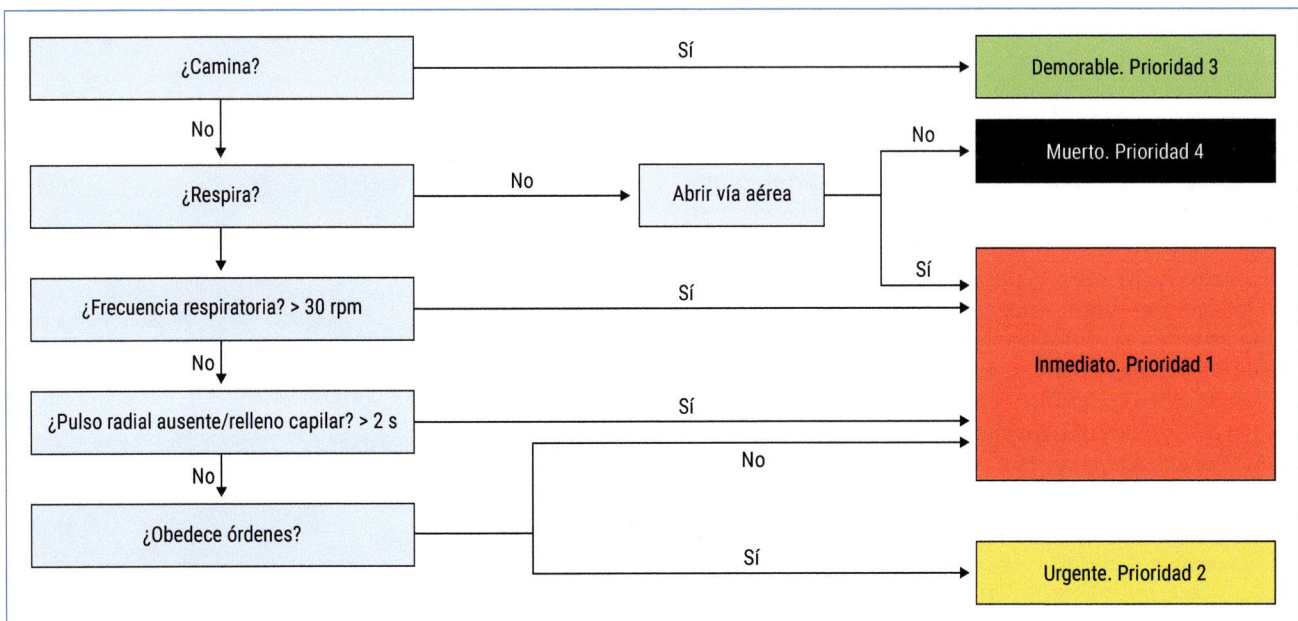

Figura 38-3. Algoritmo de triaje START.

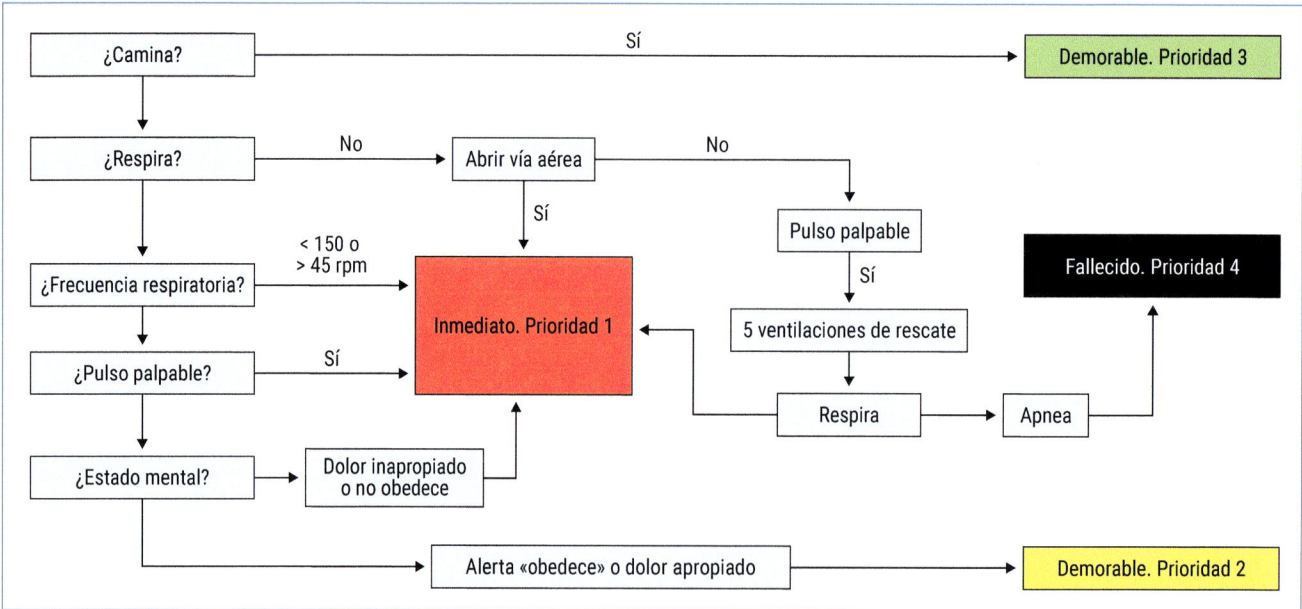

Figura 38-4. Algoritmo de triaje Jump START.

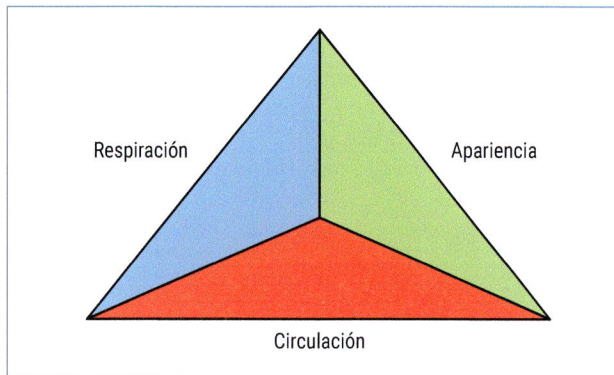

Figura 38-5. Triángulo de Evaluación Pediátrica (TEP).

bio, la valoración y asistencia primaria requiere revaloración constante. El tiempo es muy importante, especialmente en los pacientes que requieren sangre y atención quirúrgica, por lo que es clave, en el lugar del accidente, minimizar los tiempos de asistencia (ABCDE en 10 minutos).

En el paciente traumático, la tendencia es un cambio de modelo hacia el C-ABCDE, donde se da prioridad al control de la hemorragia catastrófica (aquella que puede poner en riesgo la vida del niño).

Control de hemorragia catastrófica

Hay que comprimir inmediatamente los puntos de sangrado externos; en niños pequeños una hemorragia externa puede ser rápidamente exanguinante. Si no es suficiente, utilizar apósitos o vendajes hemostáticos y, si no se pudiera controlar la hemorragia por estos medios, aplicar torniquete.

A. Vía aérea con control cervical

! En la fase de la A: acceder a la vía aérea con control cervical. Confirmar el estado de alerta, si está consciente, tranquilizarlo. Desde el momento del acceso, realizar y mantener el control cervical bimanual; alinear la columna cervical.

• Alinear y girar en bloque hasta la posición supina (**Figs. 38-6, 38-7** y **38-8**). Para valorar e inmovilizar al paciente que se encuentra en el suelo, es necesario colocarlo en decúbito supino. Antes de girarlo en bloque (mover al enfermo como si fuera una tabla rígida), se alinea parar evitar agravar posibles lesiones y facilitar el giro. La alineación se realiza como mínimo entre tres personas aplicando un control sobre el paciente de forma craneocaudal. Planear sobre qué lado se va a girar al enfermo en función de la colocación de la cabeza (se girará hacia el lado contrario de

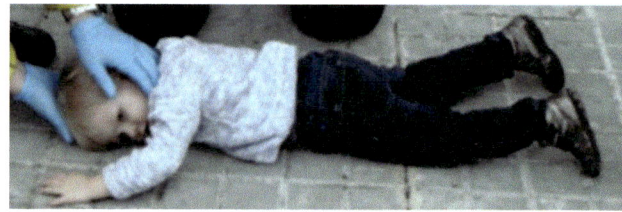

Figura 38-6. Acceso al niño con control cervical.

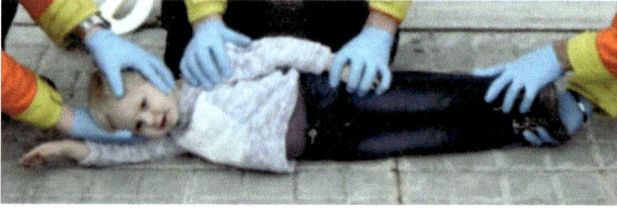

Figura 38-7. Alineación y giro manteniendo el eje y el control cervical.

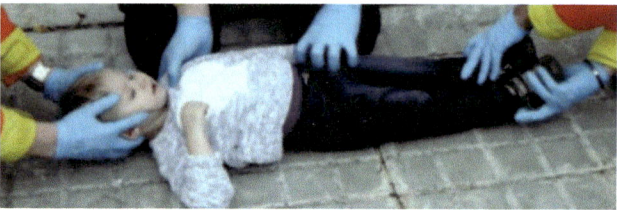

Figura 38-8. Posición supina.

donde mira la cabeza), colocando el brazo del mismo lado elevado por encima de la cabeza (siempre que sea posible, para facilitar el giro).

- Para mantener alineada en posición supina la columna cervical y la vía aérea en lactantes y niños pequeños tienen que tener la cabeza elevada unos 2 cm sobre la horizontal del resto del cuerpo, dado que tienen la zona occipital muy prominente. Si queda todo el cuerpo a la misma altura, la columna cervical y la vía aérea estarán en flexión (vía aérea parcialmente obstruida) (**Figs. 38-9** y **38-10**).
- Apertura, limpieza y permeabilización de la vía aérea
  - Apertura de la vía aérea: elevación o tracción mandibular sin hacer hiperextensión, con control cervical estricto. La cabeza y la lengua son proporcionalmente más grandes y la tráquea más corta en el niño que en el adulto. En menores de 6 meses la respiración es nasal, por lo que su obstrucción comporta graves problemas respiratorios.
  - Desobstrucción de cuerpos extraños: retirada de restos sólidos (con pinzas de Magill) y aspiración de secreciones, vómitos, restos hemáticos, etc. Tamaño adecuado de sondas y presión de la aspiración <100 cm H_2O en niños pequeños.
  - Permeabilización de la vía aérea: la cavidad bucal es pequeña y la lengua grande, ambas son blandas y delicadas, por lo que se pueden lesionar al colocar un tubo orofaríngeo (cánula de Guedel). Hay que evitar rotaciones de la cánula en el interior de la boca en niños menores de 1 año, colocándola directamente apoyada sobre la lengua, con la ayuda de un depresor lingual si fuera necesario, previa selección del tamaño adecuado.
  - Niños que requieren aislamiento de la vía aérea (de elección: intubación endotraqueal; disponer de mascarillas laríngeas como alternativa): pacientes en apnea, inconscientes (Glasgow< 9), necesidad de proteger la vía aérea de broncoaspiración por sangre o vómitos (**Tabla 38-6**).

B. Respiración: oxigenar y ventilar

La caja torácica es más elástica en los niños y es difícil que se fracture, pero los órganos internos son más frágiles. Es más frecuente la contusión pulmonar sin fractura costal asociada.

- Recordar que la frecuencia respiratoria de los niños varía con la edad (**Tabla 38-7**).
- Si hay un paro cardíaco, es probable que previamente haya habido insuficiencia respiratoria.
- Valoración:

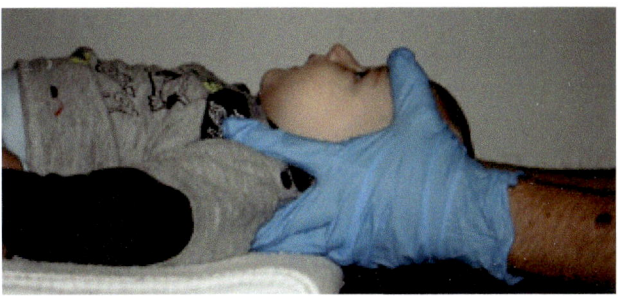

Figura 38-9. Acceso al niño con control cervical.

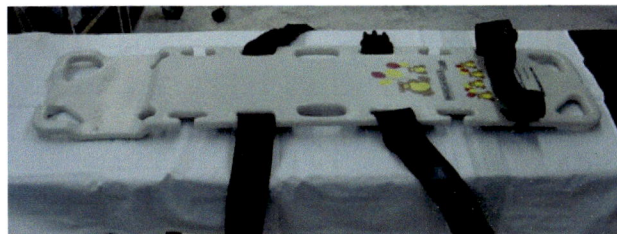

Figura 38-10. Tabla espinal específica para lactantes.

  - Observar: movimientos torácicos, simetría, frecuencia respiratoria, coloración de la piel, posiciones que adopta, tono muscular.
  - Auscultar: presencia o ausencia de ruidos. Simetría.
  - Palpar: deformidades, crepitaciones.
  - Percutir: matidez o timpanismo (resulta complejo en atención prehospitalaria, no invertir tiempo).
- La oxigenación debe ser precoz, es clave para la reanimación, ya que la principal causa de mortalidad en el traumático es la hipoxia. Se debe oxigenar de entrada, hasta valorar que no es necesario (SpO$_2$ > 95 %, sin alteración respiratoria, ni hemodinámica ni neurológica), preferiblemente mediante mascarilla con reservorio.
- Si precisara ventilación, realizarla de forma continua (solo se interrumpe en el momento de intubar, máximo 10 s). El balón de reanimación debe ser el adecuado para la edad, así como la frecuencia respiratoria a la que se ventila al paciente. El volumen corriente en un niño es de unos 10 mL/kg, y es recomendable aplicar una FiO$_2$ de 1. Valorar sonda nasogástrica, ya que al ventilar con balón de reanimación se produce una gran distensión gástrica que impide una correcta ventilación.

C. Circulación

- Valoración hemodinámica: se palpa el pulso humeral en neonatos y en lactantes, y el femoral o carotídeo en mayores de 1 año. Hay que buscar signos de mala perfusión,

Tabla 38-6. **Medidas del tubo endotraqueal en niños**		
Edad	**Sin balón**	**Con balón**
Neonatos y prematuros	Edad gestacional en semanas/10	No se utilizan
Neonatos a término	3,5	No se utilizan habitualmente
Lactantes	3,5-4,0	3,0-3,5
Niños de 1 a 2 años	4,0-4,5	3-3,5-4,0
Niños mayores de 2 años	Edad/4 + 4	Edad/4 + 3,5

Tabla 38-7. Frecuencia respiratoria según edades

Edad	Frecuencia respiratoria (rpm)
Recién nacido	30-50
De 6 meses a 1 año	20-40
1-2 años	20-30
2-3 años	15-25
3-6 años	15-20
6-8 años	15-20
8-10 años	13-15
10-14 años y >14 años	13-15

como la ausencia de pulsos periféricos, palidez, diaforesis, taquicardia y relleno capilar lento (>2 s) (**Tabla 38-8**).

• Una de las causas de *shock* hipovolémico en el traumático grave pediátrico son las lesiones pélvicas: debe sospecharse y tratarla de forma precoz. Ante la sospecha de lesión pélvica, evitar las manipulaciones, alinear las extremidades y colocar cinturón o faja pélvica.

• La cavidad abdominal está menos protegida porque la musculatura está poco desarrollada. Si hay hemorragia, los signos de *shock* tardan en aparecer debido a los mecanismos compensadores del *shock*, pero cuando se instaura, indica una gravedad inmediata. Hay que canalizar una o dos vías venosas periféricas del mayor tamaño posible, con un máximo de dos intentos en niño crítico traumático (según recomendaciones del *Advanced Trauma Life Support,* ATLS) y en menos de 60 s si está en parada cardíaca (recomendaciones European Resuscitation Council, ERC 2015) antes de intentar canalizar una vía intraósea.

! Cada organismo recomienda diferentes estrategias a la hora de canalizar la vía intraósea. Las guías NICE del NHS, por ejemplo, en niños <16 años con traumatismo grave recomiendan considerar el acceso intraóseo como primera opción si se anticipa que el acceso periférico puede ser difícil.

– Se pueden administrar todos los fármacos y fluidos necesarios para la reanimación inicial por vía intraósea, y su acción es igual de rápida que por la vía venosa periférica. El lugar de elección es la parte proximal del húmero, por su cercanía a la vena cava superior, con el brazo en rotación interna. Está contraindicada su utilización en huesos fracturados (**Fig. 38-11**).

– El volumen que infundir es de 20 mL/kg de cristaloides en 10-30 minutos. La temperatura de los líquidos es aconsejable que este sobre 37 °C, para evitar la hipoter-

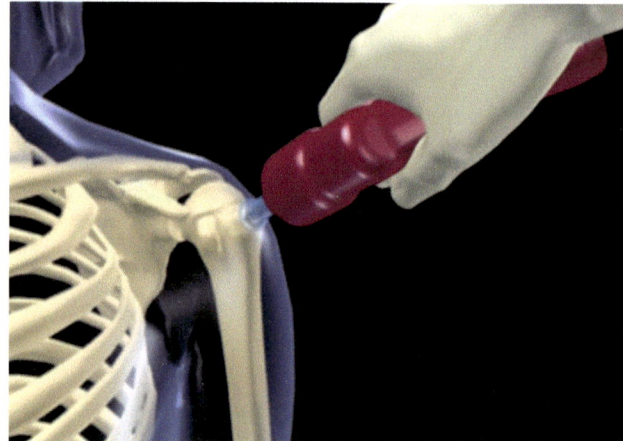

Figura 38-11. Lugar de elección para la punción intraósea.

Tabla 38-8. Clasificación del *shock* hipovolémico en pediatría

Categoría	I	II	III	IV
Frecuencia cardíaca (lpm)				
Lactante	< 140	140-160	160-180	> 180
Niño	< 120	120-140	140-160	> 160
Presión arterial sistólica	Normal	Normal	Baja	Muy baja
Pulso	Normal	Disminuido	Disminuido	Ausente
Relleno capilar	Normal	> 2 s	> 2 s	> 2 s
Frecuencia respiratoria (rpm)				
Lactante	30-40	40-50	50-60	> 60 o suspiros
Niño	20-30	30-40	40-50	> 50 o suspiros
Diuresis (mL/kg/h)				
Lactante	> 2	1,5-2	0,5-1,5	<0,5
Niño	> 1	0,5-1	0,2-05	<0,2
Nivel de consciencia	Ansioso Llanto	Ansioso Llanto	Confuso Somnoliento	Confuso Somnoliento
Volemia perdida	< 15 %	15-20 %	25-40 %	> 40 %

PAS: presión arterial sistólica.

mia. Ante signos de *shock* descompensado, cabe valorar el uso de ácido tranexámico. Siempre se debe agilizar el traslado al hospital para perfundir sangre o para el tratamiento definitivo, como, por ejemplo, una intervención quirúrgica.

> **!** Las nuevas recomendaciones a la hora de reponer el volumen en los pacientes traumáticos tienden hacia la administración precoz de productos sanguíneos. Por tanto, en un niño que tras una primera carga de volumen sigue con signos de *shock* o en el que hay constancia de sangrado interno, debe considerarse la administración de concentrados de hematíes; se infunden en bolo de 10 mL/kg. Al iniciar la administración, también hay que considerar la necesidad de administrar productos adicionales, como plasma y plaquetas.

D. Disfunción neurológica

- Valorar el nivel de consciencia y las posibles causas de alteración.
  - Se aplicará la escala de coma de Glasgow modificada para menores de 3 años. La modificación es en la respuesta verbal, la respuesta ocular es igual que en los mayores y de la respuesta motora el único cambio es en la puntuación máxima, en lugar de obedecer órdenes realiza movimientos espontáneos (Tabla 38-9).
  - En los casos más graves con poco margen de tiempo se puede aplicar la escala AVDN: está alerta, hay respuesta verbal, hay respuesta al dolor, no hay respuesta.
- Valoración pupilar (tamaño, simetría y reactividad a la luz).
- Función motora y sensitiva de las extremidades (muy básica, las pueden mover o las notan).
- Glucemia capilar.
- Valorar posibles intoxicaciones y si son reversibles.

E. Exposición

- Permite valorar la movilidad espontánea y la presencia de deformidades, heridas y lesiones en las extremidades.
- La falta de osificación en períodos de crecimiento evita la fractura completa en el niño, pero aumenta la probabilidad de sufrir fracturas parciales o en tallo verde.
- Hay que evitar la hipotermia, los niños pierden calor muy rápidamente y la hipotermia agrava el pronóstico.
- Realizar las movilizaciones e inmovilizaciones necesarias para el traslado (collarín cervical, colchón de vacío y buenas sujeciones a la camilla). No olvidar el control del dolor; la analgesia es clave durante la asistencia, revaluación constante del dolor y aplicación de los analgésicos precisos (Figs. 38-12 y 38-13).

Tabla 38-9. Escala de coma de Glasgow modificada para menores de 3 años	
Palabras, balbuceo, sonrisas	5
Fija la mirada, llanto consolable	4
Irritable, llanto inconsolable	3
Agitado	2
No respuesta	1

- El Índice de Trauma Pediátrico (ITP) es una escala que permite orientar la gravedad del niño y trasladarlo al hospital de destino más adecuado para cada caso. La mortalidad es esperable a partir de un ITP ≤ 8 (trauma grave) y se incrementa exponencialmente a medida que el ITP desciende. Un niño con ITP ≤ 8 debe ser trasladado a un centro útil (resolutivo para las lesiones que presenta, puede ser que no sea el más cercano). Se basa en el ABCD, en el peso del niño y en las heridas y fracturas que presenta. Recordar que cuanto menor es el niño más posibilidades hay de que tenga lesiones internas, dado que su musculatura es más débil y sus órganos están más compactados. Proporcionalmente absorbe mayor energía que un adulto (Tabla 38-10).

Valoración y asistencia secundaria

El objetivo es hacer balance de las lesiones existentes y potenciales por aparatos o sistemas. La valoración secundaria es sistemática y estructurada para no obviar ninguna lesión. Se ejecuta en sentido descendente, iniciando la exploración por la cabeza y finalizando por los pies.

En el ámbito prehospitalario solo se emplea si el niño no está crítico.

En la exploración el proceso es inspección, palpación y auscultación craneocaudal completa. A la vez se complementa con la anamnesis, incluyendo datos sobre el mecanismo lesional que antes no se hayan detectado.

Durante toda la valoración secundaria se reevalúa la primaria; si en algún momento se detecta riesgo vital, se trata; si no se puede solucionar al momento, se inicia el traslado y

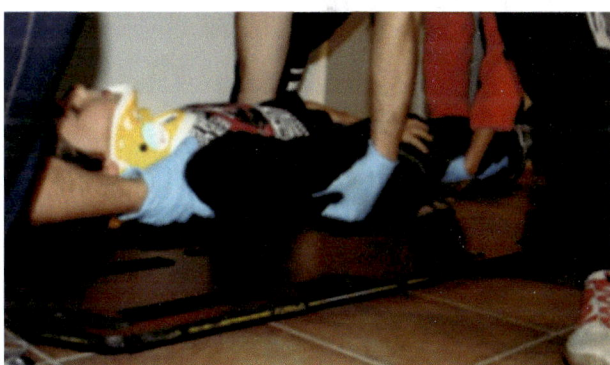
Figura 38-12. Recogida del paciente mediante un puente.

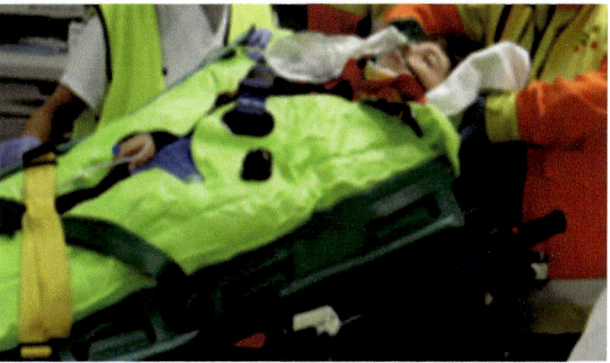
Figura 38-13. Colocación en colchón de vacío para el traslado.

Tabla 38-10. Índice de trauma pediátrico (≤ 8 es criterio de traslado a hospital especializado en traumatismo pediátrico)							
Vía aérea	Peso	PAS	Sistema nervioso central	Herida	Fractura	Puntos
Normal	> 20 kg	> 90 mm Hg Pulso radial	Despierto u obnubilado	No	No	+2
Sostenible	De 10 a 20 kg	De 50 a 90 mm Hg Pulso femoral	Pérdida del conocimiento	Menor	Cerrada	+1
Insostenible	< 10 kg	< 50 mm Hg	Coma o descerebrado	Mayor o penetrante	Expuesta o múltiple	–1
interpretación							

Puntuación ≤ 8 trauma grave (aumento lineal de la mortalidad)

PAS: presión arterial sistólica.

ya se continuará la valoración secundaria en el hospital una vez resuelto el problema vital.

El orden secuencial que hay seguir, revisando y complementando lo valorado, detectado y tratado en el ABCDE es el siguiente:

- Cabeza, cara y cuello.
- Tórax.
- Abdomen y genitales.
- Pelvis y extremidades.
- Columna. Minimizar las movilizaciones imprescindibles. Extremar precauciones.

En la valoración secundaria es importante recordar:
- Realizarla en un lugar tranquilo (unidad).
- Hacerla si el niño está estable. Si está crítico, lo que procede es la revaloración constante de la primaria.
- Examen físico sistemático y secuencial craneocaudal (de cabeza a pies).
- Constantes vitales completas.
- Anamnesis: antecedentes personales, alergias, última ingesta y datos del accidente.

Indicaciones para las técnicas movilización e inmovilización

Las técnicas de movilización e inmovilización en el enfermo traumático pediátrico empiezan en el momento inicial de la atención al paciente. Una vez comprobado que el entorno es seguro, se obtiene la primera impresión (TEP) al acceder al niño. En el mismo momento en que se accede al paciente, se valora la vía aérea con control cervical y se alinea la columna o al paciente entero, si es preciso.

El acceso y la alineación forman parte de la A (vía aérea con control cervical). Las movilizaciones e inmovilizaciones continúan durante toda la asistencia hasta descartar las lesiones en el hospital.

Técnicas de movilización e inmovilización

Principios básicos:

- Es necesario garantizar la seguridad del equipo asistencial y del enfermo. No precipitarse y provocar nuevos accidentes.
- Mover al enfermo lo mínimo posible para inmovilizarle.

- Tratar al enfermo inconsciente como un posible lesionado medular.
- Respetar el bloque cabeza-cuello-tronco-pelvis-extremidades.
- Coordinar los movimientos y hacerlos de forma precisa y suave.
- Un profesional sanitario, preferentemente el que tenga mayor experiencia en el manejo del enfermo traumático, coordinará al resto del equipo: se colocará en la cabecera del paciente para visualizar toda la escena y dar las órdenes concretas para las movilizaciones a la vez que se encarga del control cervical (inmovilización bimanual de la columna cervical manteniendo la cabeza en posición neutra) (**Fig. 38-14**).

Objetivos de las inmovilizaciones:

- Disminuir el dolor.
- Comodidad en el traslado.
- Evitar la yatrogenia.
- Cobertura de las fracturas abiertas para minimizar riesgo de infección.

Requisitos del material de movilización e inmovilización:

- Fácil colocación.
- Rigidez suficiente.
- No yatrogenia.
- Radiotransparente.
- Económico.

Principales dispositivos de movilización e inmovilización:

- Collarín cervical adecuado para todas las franjas de edad (**Fig. 38-15**).

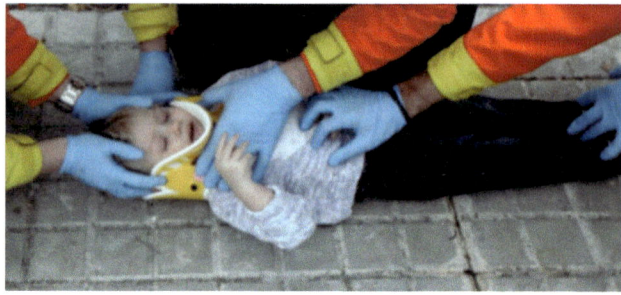

Figura 38-14. Colocación de collarín cervical en posición supina.

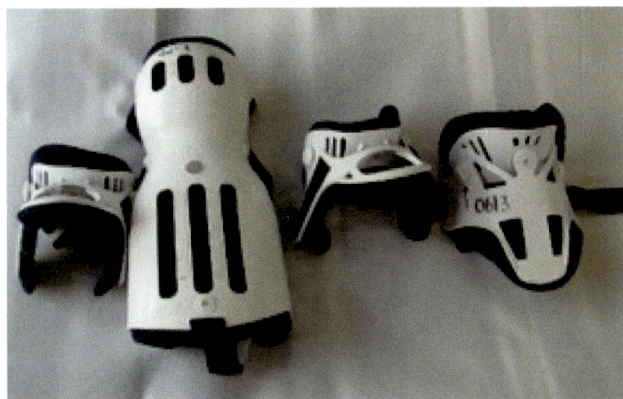

Figura 38-15. Collarines cervicales para lactantes.

- Inmovilizador de cabeza.
- Tablero espinal largo y específico para lactantes y niños pequeños o adaptador del tablero largo para niños pequeños.
- Férula de inmovilización espinal corta.
- Faja pélvica.
- Camilla cuchara.
- Férulas de extremidades.
- Colchón de vacío (adulto y pediátrico).

Criterios para inmovilización de raquis

No todos los enfermos traumáticos cumplen criterios de inmovilización completa de raquis; una inmovilización no indicada y aplicada, sobre todo en traslados largos, puede producir lesiones por compresión en zonas lábiles. Ante un traumatismo penetrante o una quemadura sin otro componente lesional o sin déficit neurológico inicial, no se recomienda la inmovilización de la columna vertebral.

La inmovilización completa de raquis, con collarín cervical rígido y colchón de vacío (de elección en traslados) o tablero espinal largo con el correspondiente adaptador para el niño (en rescate, recogida o traslados muy cortos) se aplicará a los pacientes que cumplan criterios de inmovilización.

Cumplen criterios de inmovilización completa de raquis los enfermos traumáticos pediátricos con:

- Alteración del nivel de consciencia (Glasgow < 15).
- Dolor, deformidad, alteración neurológica o motora en raquis.
- Hipotensión no explicada.
- Mecanismo lesional de riesgo en menores de 3 años (incluye precipitación que doble la altura del niño, atropello, accidente de automóvil, bicicleta, moto, monopatín, etc., con velocidad significativa).
- Dificultad para la comunicación (barrera idiomática, menores 3 años, paciente no colaborador).
- Lesión dolorosa distractora (fractura, luxación, lesión visceral, etc.).
- Sospecha de tóxicos, incluido alcohol.
- Lesiones por malos tratos en <3 de años.

Si en la valoración inicial hay dudas sobre si cumple o no criterios de inmovilización, inmovilizar.

Principales movilizaciones e inmovilizaciones

- Alineación del enfermo traumático.
- Giro a supino.
- Extracción del casco.
- Lateralización o *log-roll.*
- Puentes para colocación o extracción de dispositivos.

Movilización e inmovilización de los niños con sistema de retención infantil

En un incidente con un niño que viaja en sistema de retención infantil (SRI) implicado, valorar el tipo de asiento y si está integro.

Si es viable, utilizar el propio asiento como dispositivo de extracción con control cervical. Una vez fuera, hacer un puente, extraer el SRI y colocar al enfermo sobre el dispositivo de traslado (de elección, colchón de vacío).

Extracción de emergencia con sistema de retención infantil

Esta extracción está indicada en situaciones de entorno inseguro con riesgo inminente para el enfermo o para el personal asistencial.

Para ello, se extrae de manera inmediata el SRI del vehículo, manteniendo el paciente sujeto con su arnés de seguridad, siempre que el SRI disponga de él. Extraer al paciente sujeto en el SRI, sin dejar de hacer el control cervical, y alejarlo lo antes posible del peligro.

Extracción reglada con sistema de retención infantil tipo 0/0+ (hasta 13 kg).

Si no hay riesgo vital inminente, está indicado inmovilizar el niño en el interior del SRI. Emplear un collarín cervical específico para lactante y rellenar los huecos o hacer control manual de los movimientos laterales. Si hay que priorizar la extracción, no olvidar el control cervical manual.

Extracción reglada con sistema de retención infantil tipo I (hasta 18 kg) y II/III (hasta 36 kg)

Si el niño está consciente, no olvidar explicarle en todo momento lo que se le va a hacer (**Figs. 38-16** a **38-19**).

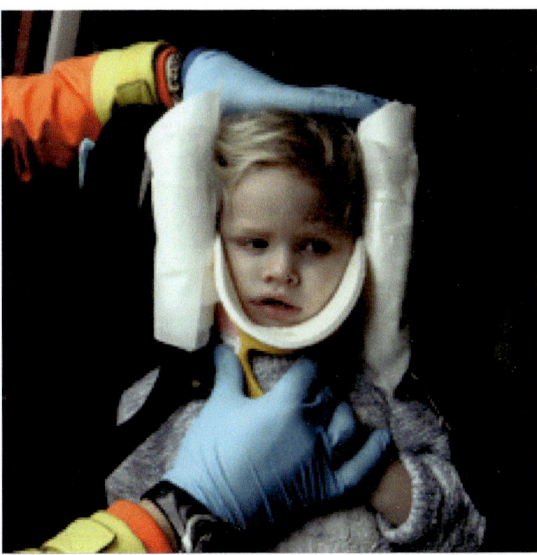

Figura 38-16. Inmovilización dentro del sistema de retención infantil.

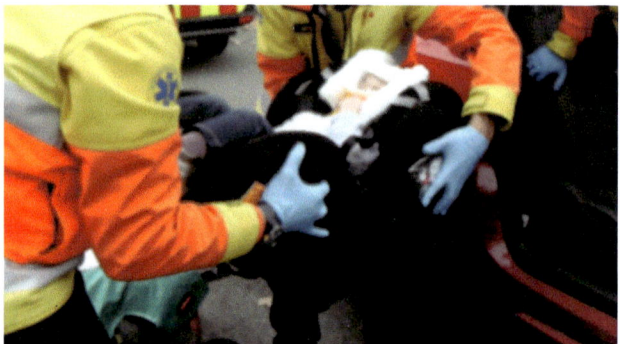

Figura 38-17. Extracción con sistema de retención infantil.

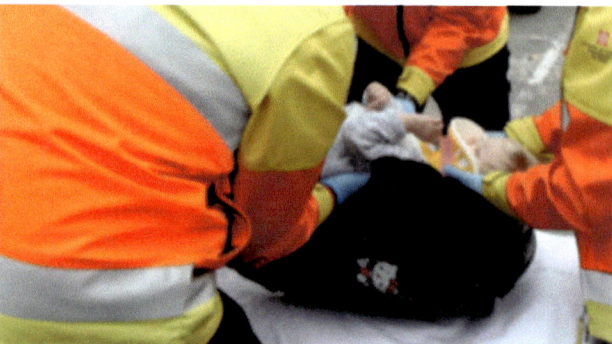

Figura 38-18. Sistema de retención infantil sobre colchón de vacío.

El procedimiento es similar al tipo 0, pero se requiere un mayor número de profesionales. Comprobar la integridad del SRI, los de tipo I suelen ser de una única pieza y llevan su propio arnés de seguridad que sujeta al niño (como los de tipo 0). Si está íntegro, se puede sacar al niño en el asiento, hasta colocarlo sobre la camilla con el colchón de vacío preparado.

Si el SRI es de dos piezas móviles (asiento y respaldo) y están sujetas (la mayoría de tipo II), también se puede utilizar como dispositivo de extracción, pero es necesario complementarlo con la tabla espinal: introducirla dentro del vehículo como soporte del SRI (colocarlo encima de la tabla), preparar la camilla con el colchón de vacío lo más cerca posible.

Extracción reglada sin sistema de retención infantil

En los casos en los que el SRI no está íntegro o si el niño viaja sin SRI, se le extrae con collarín y tabla espinal o férula espinal.

Hay que valorar cada situación, ya que pueden llegar a ser muy diferentes. Siempre es preferible la extracción posterior, si es posible, ya que minimiza los riesgos de mala manipulación de la columna (con collarín y tabla larga).

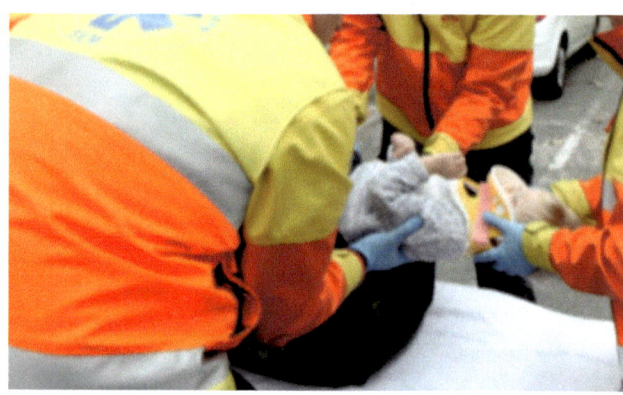

Figura 38-19. Puente para retirada del sistema de retención infantil.

 Importante recordar sobre los SRI:
- Si está íntegro, es útil como férula de extracción, con control cervical.
- El control cervical puede ser bimanual o con collarín más sujeciones laterales, en función de la emergencia y de los recursos disponibles.
- El SRI no es adecuado para el traslado del niño traumático, ya que es una incorrecta posición para el trauma. Trasladar con colchón de vacío.
- Para quitar el SRI: colocar el SRI encima del colchón de vacío, hacer un puente lateral, extraer el SRI y situar al niño en el colchón.

Traslado del paciente

Al ser trasladado, el enfermo traumático pediátrico está sometido a una serie de incidencias mecánicas. Estas están determinadas por un conjunto de factores entre los que destacan la atracción gravitatoria terrestre, los cambios en la velocidad a la que se desplaza el vehículo o las vibraciones. El conjunto de todos estos factores puede repercutir sobre la estabilidad del enfermo. A mayor gravedad del paciente, más repercusiones.

Por ello, es muy importante un buen aislamiento del paciente mediante colchón de vacío y que la conducción sea prudente y constante, evitando aceleraciones y desaceleraciones bruscas.

Para preparar y ejecutar el traslado:

- Informar al centro coordinación para la alerta hospitalaria al centro útil: tipo de traumatismo, estado del paciente, tiempo previsto de llegada.
- Valorar medio de transporte más apropiado (recurso terrestre o aéreo).
- Comprobar y preparar el material adecuado para cada edad.
- Estabilizar al enfermo lo máximo posible antes de iniciar el traslado.
- Ser previsores, pensar en complicaciones potenciales que se pueden producir e intentar prevenirlas.
- Reevaluar al enfermo de forma periódica.
- Monitorización de las constantes vitales: monitor cardíaco, presión arterial, pulsioximetría, capnografía, temperatura.
- Si está intubado con conexión al ventilador mecánico: instaurar los parámetros ventilatorios adecuados. Comprobar el tubo endotraqueal y la fijación. Auscultar y observar la expansión torácica.
- Control de vías venosas: comprobar la permeabilidad, fijar las extremidades de manera que las vías sigan permeables durante el traslado. Quizá sea preciso colocar férula de sujeción, sobre todo si el catéter está en zona articular.
- Tener preparada la medicación necesaria.
- Traslado sobre colchón de vacío, con sus correspondientes sujeciones tanto al colchón como a la camilla.

- Asegurar todo el material correctamente dentro del vehículo.
- Trasladar al hospital.

Transferencia prehospitalaria a hospital

La transferencia del enfermo es clave para una correcta continuidad asistencial; es un momento de gran riesgo para el paciente. Debe ser estructurada, con dos partes bien diferenciadas, la trasferencia verbal y la física; para ello se requiere coordinación entre los equipos.

- Equipo hospitalario alertado y preparado para la recepción.
- Equipo prehospitalario acompaña al enfermo hasta la camilla del hospital preparada con dispositivo inmovilización.
- Transferencia verbal o comunicativa: es muy importante tener la información sistematizada. Existen distintas reglas nemotécnicas. Una de ellas, específica del traumatismo pediátrico, es la trasferencia oral estructurada /Ps y 6As (**Tabla 38-11**).
- Transferencia física: el cambio de camilla es conjunto y sincronizado. Puente lateral: líder en la cabecera y personal asistencial en ambos lados del paciente para elevarlo en bloque, retirar el dispositivo prehospitalario (de elección colchón de vacío) y dejarlo sobre el dispositivo de inmovilización hospitalario (**Fig. 38-20**).
- Informe escrito (en papel o telemático).
- Cambio y recuperación del material.

La transferencia física ideal es aquella en la que no hay que intercambiar material; para ello el servicio de emergencias prehospitalarias y el hospital deben disponer del mismo material de inmovilización, que se intercambia sin tocar al paciente, para evitar movilizaciones y minimizar el riesgo de complicaciones.

Tabla 38-11. Transferencia oral estructurada				
P1	Presentación		Profesionales y paciente	
P2	Prioridad		Crítico (P0/P1) No crítico (P2/P3)	
P3	Parámetros vitales		Constantes fisiológicas relevantes	
P4	Paciente:			
	A1	Antecedentes	Género/edad/historial	Perfil del paciente
	A2	Accidente	Tipo	¿Qué le ha pasado?
	A3	Afectación I	Anatomía (patrón lesional)	¿Qué tiene?
	A4	Afectación II	ABCD + reconocimiento secundario	¿Cómo le afecta?
	A5	Atención	Intervenciones + resultados	¿Qué le hemos hecho?
	A6	Alertas	Preocupaciones y recomendaciones	¿Qué nos preocupa?
P5	Papeles		Documentación clínica. Informe escrito SEM	
P6	Parientes		Información sobre acompañantes	
P7	Preguntas		Dudas	

SEM: Servicio de Emergencias.

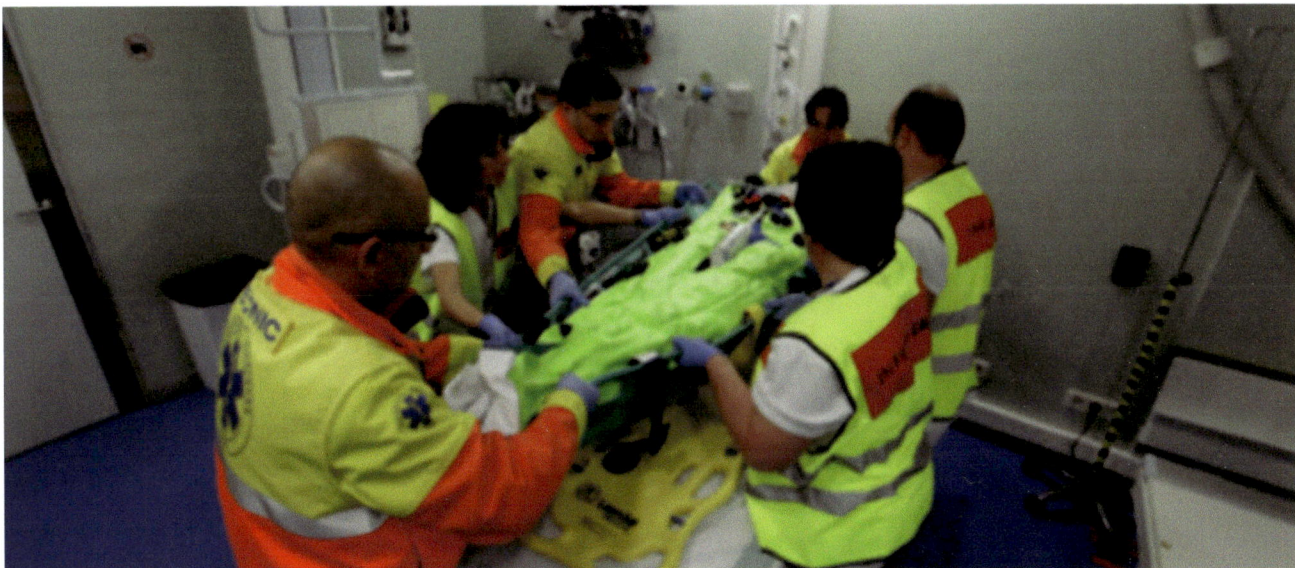

Figura 38-20. Puente lateral en la transferencia física.

PUNTOS CLAVE

- Ser conscientes de la importancia de la cinemática para la predicción y detección de las lesiones.
- Ser muy rigurosos y sistemáticos en la valoración y en la asistencia.
- Es fundamental realizar una reevaluación constante. El paciente traumático es un paciente muy dinámico. Procurar prever, ir por delante.
- Hay que ganarse la confianza del niño y de sus padres o tutores. Estar tranquilo, hablarle con voz suave, segura y utilizando un lenguaje sencillo.

- Es importante conocer las constantes vitales de cada edad.
- No olvidar tapar al niño para prevenir la hipotermia. Pierden calor rápidamente.
- Hay que inmovilizar, movilizando al enfermo lo imprescindible. Evitar manipulaciones innecesarias.
- Conocer las técnicas de movilización e inmovilización y aplicar la más adecuada en cada situación.
- Trabajar coordinados los equipos prehospitalarios con los hospitalarios, con formación y procedimientos actualizados en soporte vital en traumatismo pediátrico.

BIBLIOGRAFÍA

American College of Surgeons. ATLS, Soporte vital avanzado en trauma. Manual de curso para estudiantes. 9ª edición. Chicago; AMS: 2013.

Berlanga A, Rodríguez de Viguri N, Navarrete P. Soporte vital avanzado en trauma. 2ª edición revisada. España: Elsevier Masson; 2007.

Brown JK, Jing Y, Wang S, Ehrlich PF. Patterns of severe injury in pediatric car cexantema victims: Cexantema Injury Research Engineering Network database. J Pediatr Surg. 2006;41:362-7.

Carreras González E; Concha Torre A. Soporte vital avanzado en trauma pediátrico. Barcelona: Editorial Ergon; 2018.

Casado J. El niño politraumatizado, evaluación y tratamiento. Madrid: Editorial Ergon; 2004.

Markenson DS. Asistencia pediátrica prehospitalaria (PPC). Madrid: NAEMT; 2007.

McSwain NE. Soporte vital avanzado en trauma prehospitalario. Octava edición. Estados Unidos de América: Jones Barret Learning; 2016.

Nicolás JM. Enfermo crítico y emergencias. Barcelona: Elsevier; 2010.

Sánchez Valero P, Travería Casanova J, Domínguez Sampedro P, Olivé Cavero M. Manual de movilización e inmovilización en la atención inicial al trauma pediátrico. Barcelona: Editorial Ergon; 2017.

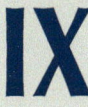

Descontaminación cutánea, ocular y gastrointestinal

39

M. Amigó Tadín

OBJETIVOS

- Conocer las principales técnicas de descontaminación, sus indicaciones y contraindicaciones, así como las precauciones a tener en cuenta.
- Conocer los procedimientos de descontaminación ocular, gástrica y cutánea en función de los diferentes tóxicos.

DESCONTAMINACIÓN CUTÁNEA Y OCULAR

En el día a día, el ser humano está expuesto a una gran cantidad de sustancias químicas por la presencia de estas en múltiples ambientes, sobre todo laboral y doméstico, pero también a veces como consecuencia de agresiones.

Algunas sustancias químicas emplean la piel o las mucosas como vía de absorción, por lo que son los órganos diana de la acción tóxica. Su contacto o salpicadura sobre la piel puede producir desde una irritación hasta una quemadura química local o una intoxicación sistémica. La descontaminación precoz de piel y mucosas es fundamental para evitar la absorción del tóxico y reducir o evitar lesiones locales y secuelas generales.

 La descontaminación es el procedimiento mediante el cual se elimina, reduce o neutraliza la sustancia química de la ropa, piel, ojos o heridas de una víctima.

Accidente químico mayor

Se entiende como accidente químico mayor cualquier emisión, fuga, vertido, incendio o explosión de sustancias peligrosas y tóxicas que pueden derivar en una situación de grave riesgo colectivo. También pueden incluirse los ataques terroristas y la guerra química.

En estos grandes incidentes habrá que tener en cuenta el riesgo de contaminación del personal de salvamento y la descontaminación de los materiales contaminados.

Activación de recursos en grandes accidentes y valoración prehospitalaria

La descontaminación cutánea puede formar parte del proceso de atención a incidentes químicos. Para dicha atención se va a requerir la movilización de diversos recursos como bomberos, policía, sanitarios extrahospitalarios, centro de información toxicológica y servicios de urgencias hospitalarios. Dicha activación será secuencial en función del volumen y gravedad del accidente, y deberá existir una adecuada coordinación y actuación de acuerdo con un plan de emergencia química establecido. Parte de los mencionados recursos estarán especialmente entrenados y equipados para incidentes químicos y en la técnica de descontaminación cutánea, y deben contar con unidades o con utillaje de protección química.

Inicialmente, el único personal autorizado para entrar en la zona contaminada de un accidente químico (zona caliente) serán los bomberos, con equipos de protección individual (EPI) de tipo A o III (**Fig. 39-1**). Estos intervinientes no sanitarios deberán hacer una valoración inicial de la situación general y el triaje en el interior de la zona caliente, de forma que prioricen a las víctimas que han de ser evacuadas en primer lugar. Una buena evaluación inicial permitirá tomar decisiones sobre las medidas de protección para la población no afectada, sobre las necesidades de descontaminación o los potenciales antídotos.

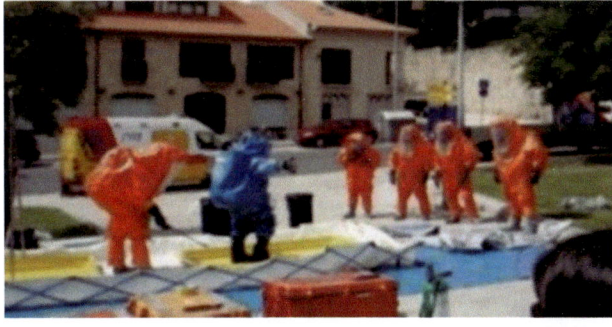

Figura 39-1. Equipos de protección individual (EPI) de tipo A/III (rojos) y tipo B/II (azules), correspondientes a la zona caliente y zona templada, en un simulacro de la Sociedad Española de Medicina de Urgencias y Emergencias.

Equipos de protección individual

La finalidad de los EPI es evitar la autocontaminación por inhalación o absorción cutánea del tóxico. A diferencia de otros incidentes, el aislamiento mediante EPI de la vía aérea, piel y ojos es un componente esencial de la respuesta. El tipo de protección variará en función del nivel de contaminación de la zona. Estos EPI tienen el inconveniente de limitar parcialmente los movimientos y de llevar aparejado un riesgo de deshidratación, hipertermia y claustrofobia, por lo que todo servicio sanitario de emergencias que pueda ser llamado a intervenir en siniestros químicos deberá estar entrenado en su uso.

Se han definido 4 niveles de protección para trabajar con incidentes químicos:

- El nivel A o tipo III, es de máxima protección frente a productos químicos y habitualmente solo lo utilizan los bomberos que trabajan en la zona caliente. Es un traje resistente a sustancias químicas, sellado por completo, con equipo autónomo de respiración, guantes y calzado de protección química de doble capa.
- El nivel B o tipo II se utiliza cuando es precisa la protección respiratoria. Lleva equipo de respiración autónomo, pero la resistencia del traje, guantes y calzado a la agresión química es inferior.
- El nivel C o tipo I se puede utilizar cuando las concentraciones del tóxico son bajas y existe poco riesgo de exposición cutánea de los intervinientes. Este nivel de protección consta de una máscara de pantalla, con filtro para gases que cubre toda la cara y un traje de menor protección, con guantes y calzas.
- El nivel D se utiliza cuando no hay riesgo químico y no lleva protección respiratoria.

En general, los intervinientes deberán utilizar el nivel de protección que requiera su lugar de actuación y los sanitarios deberán cumplir las normas básicas de protección.

Delimitación de zonas para descontaminación cutánea

En cualquier incidente con sustancias peligrosas una de las prioridades es delimitar la zona contaminada por los gases o vapores tóxicos; a esta se la llama zona caliente (*hot*). El perímetro circular de la zona contaminada debe estar señalado con barreras claramente visibles. El radio de dicho círculo será variable, en función de la intensidad del suceso, dirección del viento o presencia de barreras naturales. Además, ha de tener un único punto de entrada y un único punto de salida.

Tras la zona caliente, se establecerá una zona templada (***warm***) o de descontaminación cutánea de víctimas, también con un único punto de salida. Finalmente, la zona fría (***cold***) será la más alejada, es una zona limpia y a la que accederían únicamente víctimas o intervinientes previamente descontaminados. En esta zona será donde los sanitarios extrahospitalarios establecerán el puesto médico avanzado y desde ella se hará la evacuación de los afectados a los hospitales de referencia.

Es esencial asegurarse de que nadie procedente de zona caliente llegue a la zona fría sin haber sido descontaminado previamente.

Procedimiento de descontaminación cutánea

Mediante la descontaminación en la zona templada es como se va a detener la propagación del agente químico a través de personas o materiales.

En el caso de las víctimas, el primer paso será la retirada de ropas contaminadas y su introducción en recipientes o bolsas con cierre hermético. Tras esta primera maniobra, en la mayoría de los pacientes la descontaminación debe proseguir con agua abundante aplicada directamente sobre la piel. Durante el proceso de descontaminación se puede requerir ayuda sanitaria para realizar maniobras de soporte vital o para estabilizar al enfermo. Por este motivo, un equipo sanitario, con su debida protección, permanecerá en la zona de descontaminación.

Es vital recordar la necesidad de autoprotegerse antes de actuar para no contaminarse y no contaminar a los demás.

Podría darse la contingencia de que un paciente sin descontaminar llegase a un hospital; en esa eventualidad, la descontaminación se realizará «fuera» del centro asistencial o en un zona especialmente habilitada para ello (área de descontaminación química), para no contaminar secundariamente al personal y el área de urgencias hospitalaria.

Tratamiento

El tratamiento específico de la intoxicación dependerá de la sustancia química y se realizará *a posteriori*. En estas áreas de descontaminación se ha de contar con las medidas habituales de soporte vital avanzado, antídotos y medidas sintomáticas para el toxíndrome que presente la víctima.

Accidente químico menor

Son estos incidentes los que se pueden encontrar más habitualmente en los centros de urgencias y emergencias y son los que suelen llegar a los servicios hospitalarios.

Dos son los grandes tipos de tóxicos en los que hay que contemplar la descontaminación terapéutica: aquellos con pocas consecuencias sobre la piel, pero que al absorberse pueden dar lugar a efectos sistémicos, como son los disolventes y algunos hidrocarburos, y aquellos con muy poca acción sistémica pero muy irritantes o corrosivos para la piel u ojos, como son los productos cáusticos.

Tóxicos liposolubles, absorbibles por la piel y con efectos sistémicos

La piel es una superficie impermeable al agua y que no pueden franquear los productos hidrosolubles. En cambio, los productos liposolubles atraviesan la piel y, por tanto, pueden producir efectos sistémicos; por ello es necesaria una descontaminación cutánea cuando se expone, por ejemplo, a los agentes citados en la **tabla 39-1.** Otros posibles motivos para descontaminar la piel es que muchos de estos productos son, por un lado, irritantes al contacto, y por otro, volátiles, por lo que podrían también ser absorbidos por vía respiratoria.

Tabla 39-1. Productos químicos de frecuente uso doméstico, agrícola, industrial u hospitalario

CÁUSTICOS o que se comportan como tales o cuya descontaminación con soluciones específicas puede ser beneficiosa	NO CÁUSTICO	
	Hidrosoluble	**Liposoluble**
Abrillantador del lavavajillas automático	Champú para el cabello	Aceite
Ácido acético	Cloramida	Acetona
Ácido clorhídrico	Cloramina	Aguarrás
Ácido fluorhídrico*	Desmaquillante	Alcohol
Ácido nítrico	Detergente para lavar a mano	Ambientador
Ácido oxálico	Gel de baño	Barniz
Ácido peracético	Jabón para lavar a mano	Cola
Ácido sulfúrico	Jabón para lavarse las manos	Crema
Ácido (cualquiera)	Lavavajillas para lavar a mano	Desengrasante
Agua oxigenada concentrada	Tosilcloramida	Disolvente/disolvente universal
Amonio/amoniacal/amoníaco		Etanol
Antical		Etilenglicol
Azufre en polvo**		Gasolina (gasoil)
Base (cualquiera)		Glifosato
Batería de coche (contenido líquido)		Glufosinato
Cal viva**		Herbicida
Cemento		Hidrocarburo
Cesio metálico**		Insecticida carbamato
Clorhexidina		Insecticida organoclorado
Cloro (líquido o polvo para piscinas)		Insecticida organofosforado
Cloruro de benzalconio		Insecticida piretroide
Corrosivo (cualquiera)		Laca
Cresol		Limpiador multiusos
Decapantes		Pegamento
Desatascadores		Percloroetileno
Desincrustantes		Petróleo
Detergente para lavar a máquina		Pintura
Detergente para lavavajillas automático		Queroseno
Dicromato potásico		Raticida
Espray de defensa personal o antiladrones		Tetracloruro de carbono
Espray de pimienta		Tolueno
Estroncio en polvo**		Tricloroetano
Fenol**		Tricloroetileno
Formol		Xileno (o xilol)
Glioxal		**Atentado terrorista con productos químicos**
Glutaraldehído		
Hexafluorosilicatos*		
Hidróxido sódico		
Hidróxido potásico		
Hipoclorito sódico		
Jabón para el lavado a máquina		
Lavavajillas para lavado a máquina		
Lejía		
Limoseptol		
Limpiametales		
Limpiasanitarios		
Limpiadores de WC		
Litio metálico**		
Magnesio en polvo**		
Matapieles periungueales		
Metales en estado puro**		
Permanganato potásico		
Potasio metálico**		
Producto químico no identificado		
Rubidio metálico**		
Salfumán		
Sodio metálico**		
Sosa cáustica		
Tinte para el cabello		
Tintura de yodo		
Titanio en polvo**		
Uranio en polvo**		
Ytrio en polvo**		
Zinc en polvo**		
Zirconio en polvo**		
Zotal		

(Continúa)

Tabla 39-1. Productos químicos de frecuente uso doméstico, agrícola, industrial u hospitalario (cont.)			
CÁUSTICOS o que se comportan como tales o cuya descontaminación con soluciones específicas es beneficiosa	**NO CÁUSTICO**		
↓	↓	↓	↓
Descontaminar con DIPHOTÉRINE® (en ausencia de Diphotérine®, descontaminar con agua)	Descontaminar con AGUA	Exposición ocular	Exposición dérmica
* **Descontaminar con HEXAFLUORINE (en ausencia de Hexafluorine®, descontaminar con DIPHOTÉRINE®)**		Descontaminar con AGUA	Descontaminar con AGUA y JABÓN
** Considerar una limpieza en seco o cepillado antes del lavado			
*** En ausencia de Diphotérine®, se puede considerar la descontaminación con polietilenglicol			

Tóxicos irritantes, cáusticos o corrosivos

Se trata habitualmente de productos hidrosolubles de carácter ácido, básico o con una gran capacidad oxidante, y que pueden encontrarse en el hogar (lejía, amoniaco, salfumán), y por supuesto también en la industria (formol, sosa cáustica, fenol). Un listado no exhaustivo se muestra en la **tabla 39-1**. La mayoría son líquidos, pero los hay también en polvo (cal). Producen desde un simple eritema a quemaduras profundas y con necrosis (**Figs. 39-2** y **39-3**).

Otros tóxicos

Las colas de impacto o los adhesivos ultrarrápidos, especialmente los que contienen cianoacrilato, producen una rápida adherencia a la piel y entre los párpados, que puede durar días.

Los gases lacrimógenos y espráis de defensa personal suelen contener cloropicrina, cloroacetofenona u orto-cloro-bencilideno. Son estimulantes de las terminales nerviosas corneales y muy irritantes, por lo que inducen mucho dolor y, aunque no suelen producir daños estructurales, el paciente se beneficia de una descontaminación precoz.

Métodos de descontaminación

- Agua: es el descontaminante universal, utilizada en el 95 % de las ocasiones por encontrarse casi siempre disponible, cercana y, además, ser económica. Actúa por arrastre y dilución. También pueden usarse una solución de cloruro sódico al 0,9 % (suero fisiológico), en particular en las contaminaciones oculares de cualquier tipo.
- Agua y jabón: para los productos liposolubles sobre la piel.
- Solución polivalente: en la contaminación cutánea u ocular con productos cáusticos, hay comercializada una solución polivalente (Diphotérine®), acuosa y activa frente a más de 600 sustancias químicas y que actúa como neutralizante de ácidos y álcalis, al ser anfótera y quelante. Actúa también por arrastre y dilución, al igual que el agua. Además, es hipertónica, lo que permitirá extraer el producto químico que ya haya impregnado los tejidos. Su efectividad es proporcional a la inmediatez de su aplicación y la evidencia científica, aunque poco contrastada todavía, señala que puede ser más eficaz que el agua. Se presenta en envases con 100 mL de solución en aerosol, que permite descontaminar una pequeña superficie como por ejemplo una mano o una cara; en envases de 200 mL de solución en aerosol que permite descontaminar una superficie más extensa como un brazo o un muslo y envases de 5.000 mL de solución que permite descontaminar toda la superficie corporal. Para los ojos, está disponible en envases de 500 mL que permiten el lavado de un ojo (**Fig. 39-4**). Tras su aplicación sobre el ojo se recomienda irrigar con una solución que restablezca la osmolaridad intraocular (Afterwash®).
- En caso de quemaduras y exposiciones por acido fluorhídrico utilizar Hexafluorine®, un producto de características muy similares a Diphotérine® pero concebido específicamente para la contaminación con fluorhídrico.

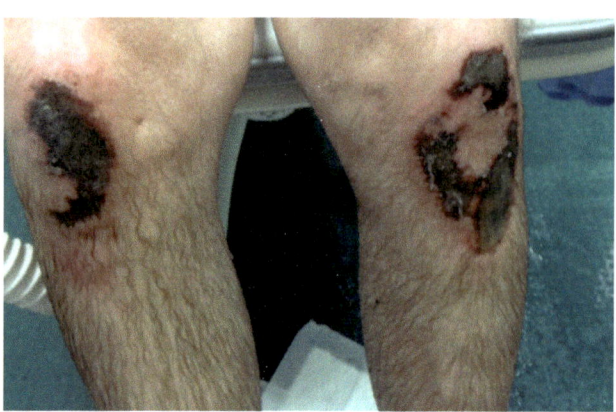

Figura 39-2. Quemadura por hidróxido de potasio (sosa cáustica).

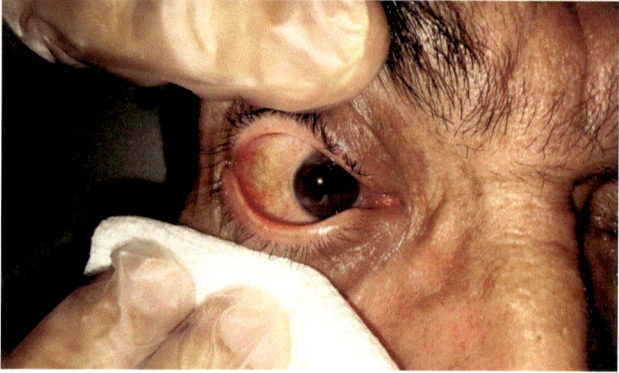

Figura 39-3. Queratoconjuntivitis por salpicadura de un desatascador con ácido sulfúrico al 91 %.

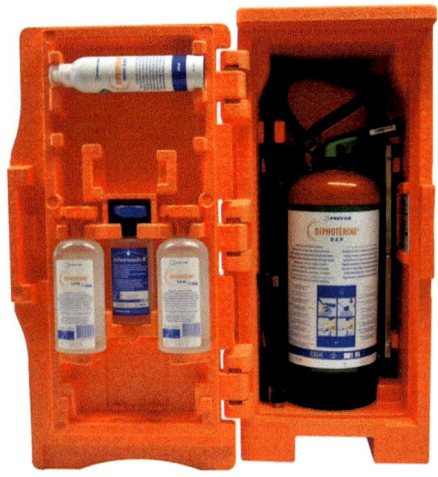

Figura 39-4. Diferentes formatos de la solución polivalente de Diphotérine®.

Área de descontaminación química

Las contaminaciones por productos químicos necesitan un abordaje inmediato, idealmente en el primer minuto, con una descontaminación inmediata para una mayor efectividad, reducción del dolor y menor riesgo de secuelas. Los cáusticos pueden producir una quemadura química importante, incluso necrosis de los tejidos y otras complicaciones, que pueden necesitar injertos de piel para su curación.

Para ello es necesario tener cerca de los puestos de trabajo de riesgo químico lavaojos y duchas. En el área asistencial de urgencias, es recomendable tener un área de descontaminación química.

El área de descontaminación química ha de contar con unos requisitos estructurales mínimos como un lavaojos de una o dos mangueras de alto flujo y baja presión para no dañar al ojo, duchas donde el paciente autónomo pueda ducharse bajo la directriz de un enfermero, una camilla plastificada para el contaminado que no sea autónomo y que pueda recoger el agua de lavado, un recipiente para el desecho de la ropa contaminada, un desagüe diferenciado para recoger el agua del lavado y un sistema de ventilación forzada sin recirculación de aire.

El área de descontaminación química ha de disponer también de material de autoprotección para el personal sanitario, que incluya guantes de nitrilo, mascarillas con filtros de protección respiratoria, gafas de plástico y otros EPI y también material de lavado y curas, como jabón neutro, esponjas, toallas, soluciones polivalentes, colirio anestésico, analgésico y gasas para una cura oclusiva.

Es recomendable que el área de descontaminación química esté situada a la entrada de urgencias, pero fuera del área asistencial, para actuar con rapidez y evitar otras contaminaciones, garantizando la seguridad de la víctima, de otros individuos y del personal sanitario. De hecho, esta descontaminación puede ser realizada por enfermeros, mediante protocolos preestablecidos como procedimiento de un triaje avanzado (**Figs. 39-5** y **39-6**).

Posteriormente el individuo, una vez limpio y descontaminado, ha de ser remitido al especialista correspondiente, oftalmólogo, internista, cirujano o urgenciólogo, para su revisión y para proceder a las curas o tratamiento pertinentes y descartar efectos sistémicos.

Si el paciente tiene otras manifestaciones clínicas, o está inestable, esta descontaminación debe realizarse a la par que

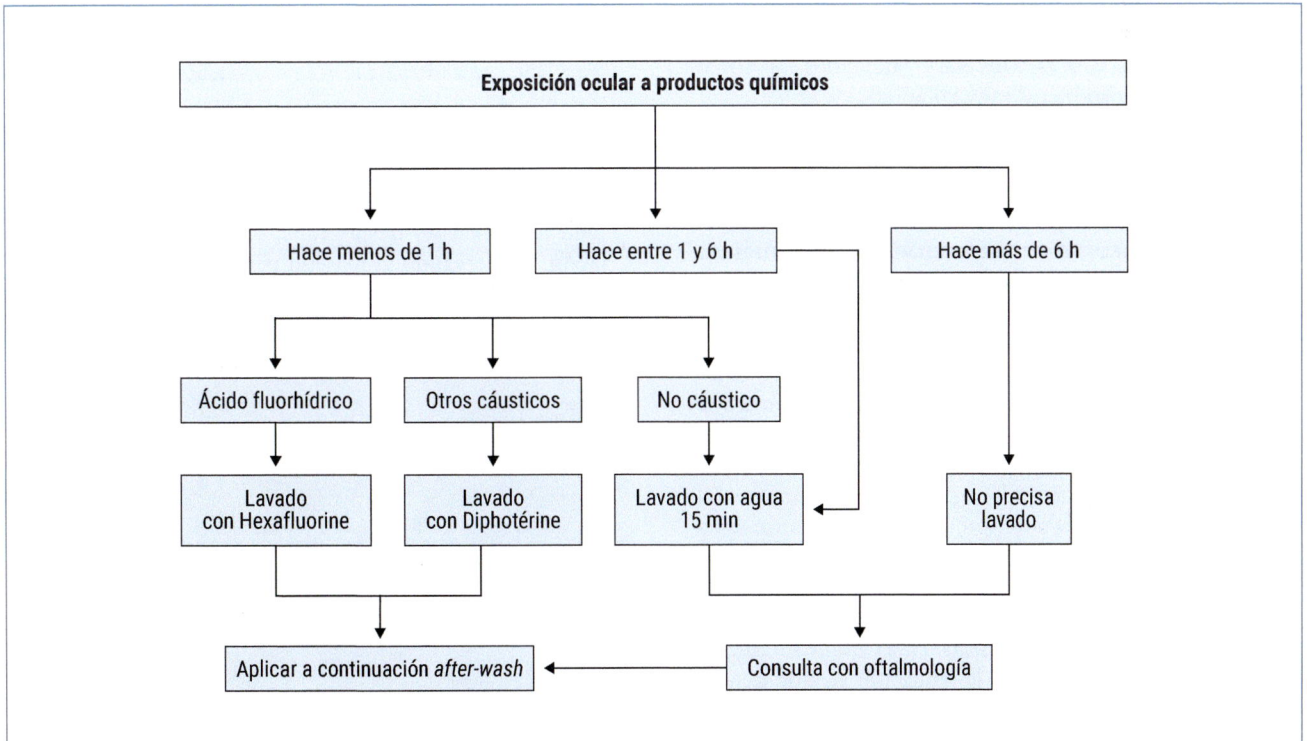

Figura 39-5. Algoritmo de descontaminación ocular que se aplica en el servicio de urgencias del Hospital Clínic de Barcelona.

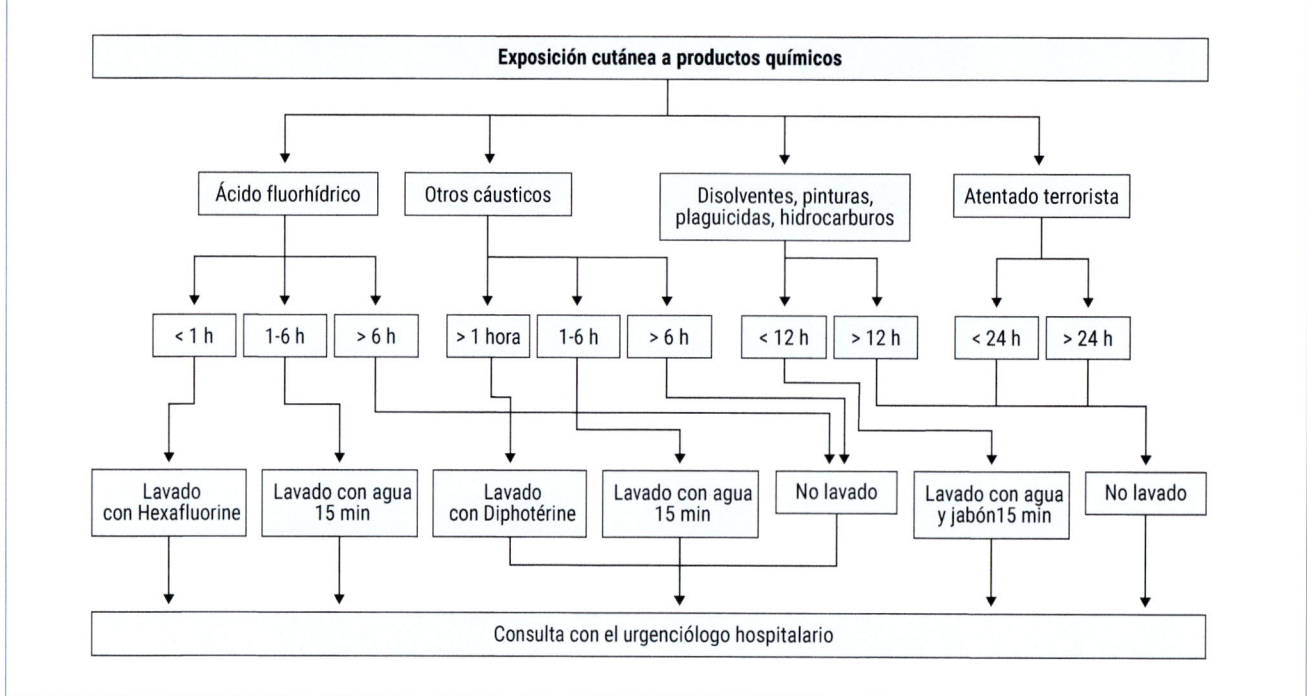

Figura 39-6. Algoritmo de descontaminación cutánea que se aplica en el servicio de urgencias del Hospital Clínic de Barcelona.

la estabilización hemodinámica, en un box aislado y con la debida autoprotección.

Técnicas de lavado cutáneo y ocular

Descontaminación cutánea

- Para la descontaminación cutánea el personal sanitario ha de protegerse mínimamínte del contacto cutáneo (guantes) y ocular (gafas), y debe tener a su disposición EPI (con trajes y mascarillas) en caso necesario (atentados con armas químicas o con productos muy volátiles).
- Los pacientes con una gran superficie cutánea afectada deben desnudarse, si colaboran, o ser desnudados, cortándoles la ropa si es necesario. Hay que sacar anillos, pendientes, relojes y collares y no se debe olvidar la posible afectación ocular. La ropa contaminada debe ser ensacada en bolsas de plástico y considerada como un residuo químico de riesgo.
- En caso de productos liposolubles, el lavado debe hacerse con abundante agua y jabón de forma repetida y minuciosa, sin olvidar ninguna parte de la superficie cutánea que haya sido expuesta ni tampoco el cuero cabelludo, con una ducha de unos 15 min.
- Ante una contaminación por productos corrosivos, el lavado de la zona afectada se hará con abundante agua durante un mínimo de 15 min (**Fig. 39-7**). Se aconsejan 20 min para los ácidos y 30 min para los álcalis. El agua debería tener una temperatura aproximada de 15 °C para reducir las reacciones exotérmicas. Para evitar contaminar partes limpias, el sentido de la irrigación será de dentro afuera del cuerpo. A los pacientes en decúbito se inclinará la camilla 15° para evitar que el líquido quede retenido y forme charcos entre la víctima y la camilla. Para evitar

salpicaduras al personal sanitario, se irrigará a una distancia de 15 cm, evitando una excesiva presión. Todo ello se puede resumir en la regla de los 15: 15 min de tiempo de irrigación, 15 °C de la temperatura del agua, 15 cm de distancia al irrigar y 15° de inclinación de la camilla.
- Se aconseja el desbridamiento de flictenas, si las hubiese, para disminuir el tiempo de contacto y la absorción del tóxico y diluir al máximo el producto químico.
- En caso de tener acceso a la solución polivalente, se ha de vaciar todo el contenido del frasco sobre la piel, considerando que la cantidad que contiene dicho envase es la necesaria para diluir y neutralizar la acción del tóxico, a una distancia de 15 cm y observando las precauciones antes mencionadas (**Fig. 39-8**).
- Si se trata de colas de impacto o adhesivos adheridos a la piel, no deben ser despegados, solo lavados con agua y jabón, conservando la materia pegada a la piel en espera de una pérdida espontánea en los días siguientes. Con el

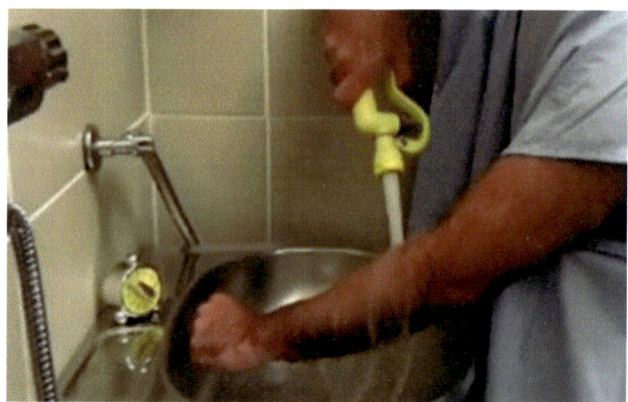

Figura 39-7. Autolavado cutáneo autónomo con agua abundante.

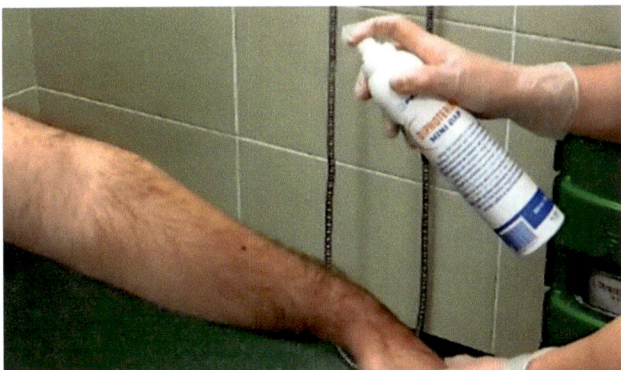

Figura 39-8. Lavado cutáneo con solución de Diphotérine®.

asfalto de calles y carreteras el problema es que probablemente haya contactado con la piel a muy alta temperatura, y que, por tanto, haya producido una quemadura térmica y, además, se habrá adherido. Es importante el lavado con agua muy fría, pero no hay que intentar desprenderlo. En todos los casos se aplicará un apósito graso (vaselina).

Descontaminación ocular

Para la descontaminación ocular, en primer lugar, se extraerán las lentes de contacto si el paciente las lleva. Si el dolor es muy intenso, pueden instilarse dos gotas de colirio anestésico. Posteriormente se hará una irrigación inmediata y prolongada (al menos 15 min) con agua abundante de alto flujo y baja presión (**Fig. 39-9**). Puede aplicarse también suero salino en abundancia. Se incluirá la superficie interna y externa de los párpados, córnea y conjuntiva.

En caso de exposición de productos corrosivos, si hay disponibilidad, en vez del lavado con agua se podría utilizar la solución anfótera y quelante, vaciando todo el contenido del frasco después de acoplar la cazoleta en el ojo abierto (**Fig. 39-10**), y terminando con la irrigación de 250 mL de una solución isotónica. En caso de producirse lesión en ambos ojos, si no puede hacerse a la vez el lavado ocular, se hará de forma alternante.

En caso de colas y pegamentos, debe evitarse la apertura forzada del ojo. Lavar con agua abundante y están proscritos los disolventes. Puede evaluarse una cura oclusiva húmeda.

Otras consideraciones sobre sustancias corrosivas y su descontaminación

Algunos cáusticos y oxidantes son muy volátiles, por lo que hay que pensar también en la posibilidad de un efecto irritante sobre las vías respiratorias altas. Algunos ácidos como el fluorhídrico son quelantes del calcio y del magnesio, por lo que, una vez descontaminado el paciente, debe evaluarse inmediatamente la homeostasis iónica plasmática, pues, además de importantes quemaduras, puede provocar una parada cardíaca por diselectrolitemia.

La salpicadura de cal (óxido de calcio) requiere retirar las partículas adheridas a la piel con ayuda de unas gasas o cepillo y, a continuación, un lavado muy abundante y prolongado con agua para reducir el riesgo de la formación de cal muerta, que es una base fuerte capaz de producir quemaduras.

Algunos metales son peligrosos. Las partículas de metales alcalinos (sodio, potasio, litio, cesio, rubidio) deberían ser retiradas antes del contacto con el agua para evitar que se formen bases fuertes. El polvo puro de magnesio, azufre, estroncio, titanio, uranio, ytrio, zinc y zirconio puede encenderse o explotar al contacto con el agua, por lo que estos residuos metálicos deben ser quitados en seco (pinzas, gasas, toallas) antes del lavado y almacenados en aceite mineral.

El fenol tiende a densificarse al contacto con el agua, por lo que requiere altos flujos de agua o sustancias neutralizadoras como el polietilenglicol o Diphotérine®.

DESCONTAMINACIÓN GASTROINTESTINAL

La descontaminación digestiva o gastrointestinal forma parte del tratamiento habitual de las intoxicaciones por vía oral y tiene como objetivo reducir la absorción tóxica con la finalidad de disminuir la morbilidad y mortalidad. Esto no quiere decir que la descontaminación digestiva esté siempre indicada.

> **!** La intoxicación que con mayor frecuencia requiere descontaminación digestiva es la medicamentosa.

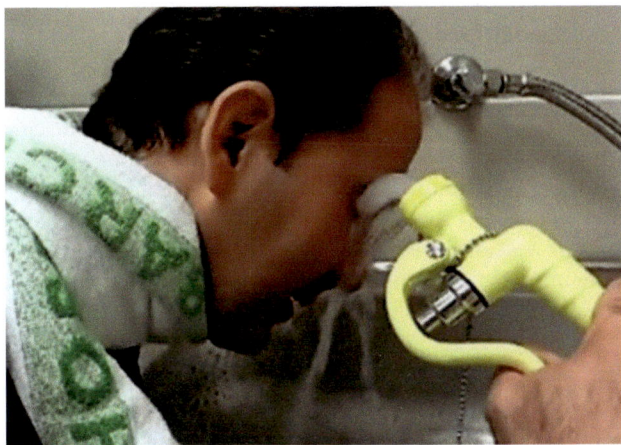

Figura 39-9. Autolavado ocular autónomo con agua abundante.

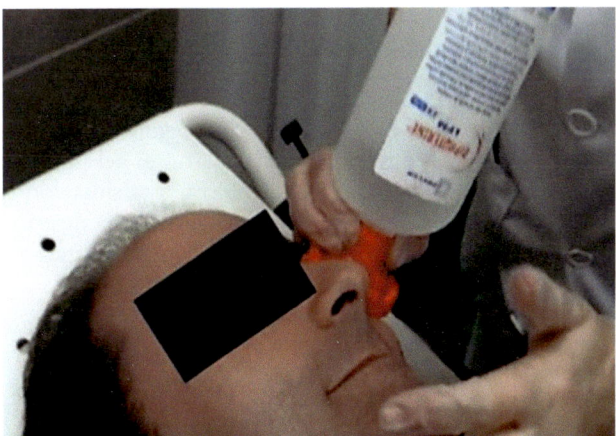

Figura 39-10. Lavado ocular con solución de Diphotérine®.

Indicaciones de la descontaminación digestiva

La descontaminación digestiva está indicada en los siguientes casos:

- Tóxico conocido con elevada peligrosidad intrínseca: cianuro, paraquat, digoxina, cloroquina, estricnina, metanol, etilenglicol, etcétera.
- Tóxico ingerido a una dosis potencialmente muy tóxica o con riesgo de secuelas, aunque su capacidad tóxica intrínseca no sea extraordinaria: antidepresivos tricíclicos, antihistamínicos, neurolépticos, sales de litio, fenobarbital, salicilatos, etcétera.
- Tóxico desconocido, o dosis desconocida o intervalo de tiempo de tiempo desconocido entre la ingesta y la atención, especialmente si hay sospecha de elevada peligrosidad intrínseca, de dosis importantes, o si existe sintomatología de alarma: inestabilidad hemodinámica, depresión respiratoria, arritmias cardíacas, alteraciones neurológicas importantes, etcétera.

> **!** Cuando el paciente haya ingerido diversos tóxicos, el de mayor riesgo determinará la actitud indicada.

> **💡** Se considera dosis tóxica de un fármaco la que supera el doble de la dosis máxima diaria. En el caso de ingesta de fármacos diferentes, se suman las dosis de los que tienen el mismo órgano diana.

Contraindicaciones generales de la descontaminación digestiva

No se tratará con ella en los siguientes casos:

- Ingesta de cáusticos, ácidos o alcalinos, y de sustancias corrosivas en general.
- Cuadro clínico sugestivo de abdomen agudo.
- Intoxicación leve, dada la naturaleza del tóxico o la cantidad ingerida, en la que el riesgo de la descontaminación digestiva es superior al riesgo potencial del tóxico.
- Atención al paciente cuando la fase de absorción ya ha sido completada.

Medidas de precaución

La disminución del nivel de consciencia o la pérdida de reflejos faríngeos obligan a garantizar la seguridad de la vía aérea y la ventilación alveolar adecuada antes del inicio de las maniobras de descontaminación. En esta situación se debe proceder a aislar la vía respiratoria de la vía digestiva mediante la intubación endotraqueal y a asegurar una ventilación suficiente antes de iniciar el procedimiento.

La inhalación de vapores procedentes del tóxico, la broncoaspiración del contenido gástrico, así como la del líquido de lavado y aspirado gástrico o de otras sustancias utilizadas en la descontaminación digestiva, como el carbón activado, pueden constituir una causa de agravamiento del cuadro clínico que pueden llegar hasta la muerte del paciente.

Por todo ello, es del todo necesario proteger la vía respiratoria y asegurar una ventilación adecuada antes de proceder a la descontaminación digestiva cuando:

- Existe una disminución significativa del nivel de consciencia. Por ejemplo, en todos los casos con una puntuación en la escala de coma de Glasgow ≤ 9, excepto si es previsible una recuperación rápida como en el caso del etanol o del gamma-hidroxibutirato (GHB).
- En presencia de otras alteraciones neurológicas, de la esfera de otorrinolaringología o de cualquier otro tipo que favorezcan el riesgo de broncoaspiración.
- Cuando el estado clínico, por ejemplo en el caso de agitación psicomotriz o agresividad, obligue a una intervención farmacológica para proceder a la sedación antes de iniciar los procedimientos de descontaminación digestiva.
- Intoxicaciones con alto riesgo de inhalación como el petróleo y sus derivados (disolventes orgánicos, gasolina, barnices, trementina, etc.), por su potencial riesgo de provocar una neumonía lipoidea.

> **💡** Si no puede realizar una descontaminación digestiva en condiciones de seguridad respiratoria, es mejor abstenerse.

Inicio de la descontaminación digestiva

Cuando se haya establecido su indicación, el inicio será lo más precoz posible, previa valoración individualizada, en la medida de lo posible, de su potencial tóxico intrínseco, cantidad ingerida, intervalo de tiempo transcurrido desde la última ingesta y estado clínico del paciente. Estos factores determinarán el tipo de técnica descontaminante más adecuada en cada caso.

La relación entre naturaleza del tóxico, intervalo desde la ingesta, situación clínica del paciente y técnica de descontaminación en la intoxicación medicamentosa aguda se muestra en el algoritmo de la **figura 39-11**. Para que este inicio sea lo más precoz posible, en caso de descontaminación con carbón activado, existe un algoritmo que puede ser aplicado por enfermeros de prehospitalaria o como triaje avanzado hospitalario (**Fig. 39-12**).

En general se puede afirmar que, transcurridas las dos primeras horas desde la ingesta hasta la descontaminación digestiva, la eficacia de esta es muy baja, ya que la mayor parte del tóxico ha sido absorbido; por ello, la descontaminación digestiva puede presentar más inconvenientes que ventajas. Pero algunas circunstancias como el tipo de tóxico, retraso del vaciado gástrico, formulaciones farmacéuticas tipo *retard* con protección entérica, coma, *shock*, etc. pueden modificar este intervalo de tiempo.

Métodos y técnicas de descontaminación digestiva

Hay que considerar las siguientes posibilidades, algunas de las cuales han caído en desuso, mientras otras han cobrado mayor importancia en estos últimos años.

La dosis es tóxica, o la dosis no es precisable, o el fármaco es desconocido
Ingesta reciente (< 2 h) o intervalo impreciso
Ingesta tardía (2-6 h)
Ingesta muy tardía (< 6 h y < 24 h)
Consciente: carbón activado v.o. Excepto litio o Fe: ipecacuana
Coma, shock o riesgo convulsión: lavado gástrico + carbón activado
Litio o Fe
Antidepresivos cíclicos, neurolépticos, salicilatos opiáceos, anticolinérgicos, formas retard o fármaco imprecisable
Benzodiacepinas, antiepilépticos, paracetamol, AINE, ISRS u otros fármacos
Consciente: no descontaminar Única excepción: litio o Fe
Coma, shock lavado gástrico + carbón activado Única excepción: litio o Fe
Litio o Fe Si ipecacuana ineficaz: LG + LI
Litio o Fe LG + LI
Consciente: ipecacuana Si ipecacuana ineficaz: LG + LI
Coma o shock LG + LI
Consciente: carbón activado
Coma, shock o convulsión: LG + carbón activado
Consciente: no descontaminar
Coma, shock o convulsión: LG + carbón activado
Litio o Fe LG + LI

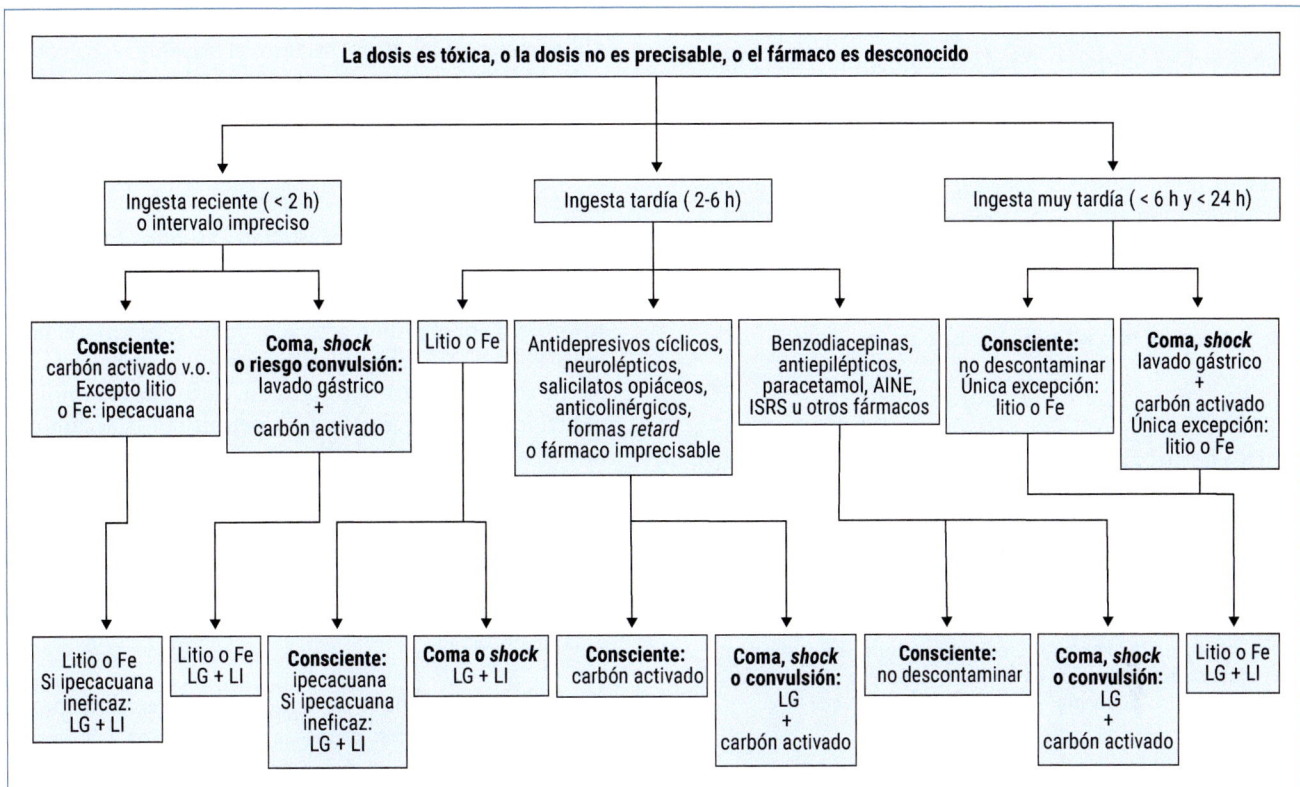

Figura 39-11. Algoritmo para la toma inicial de decisiones en la intoxicación medicamentosa aguda que se aplica en el Hospital Clínic de Barcelona. AINE: antiinflamatorios no esteroideos; Fe: hierro; LI: lavado intestinal; ISRS: inhibidores selectivos de la recaptación de serotonina; LG: lavado gástrico.

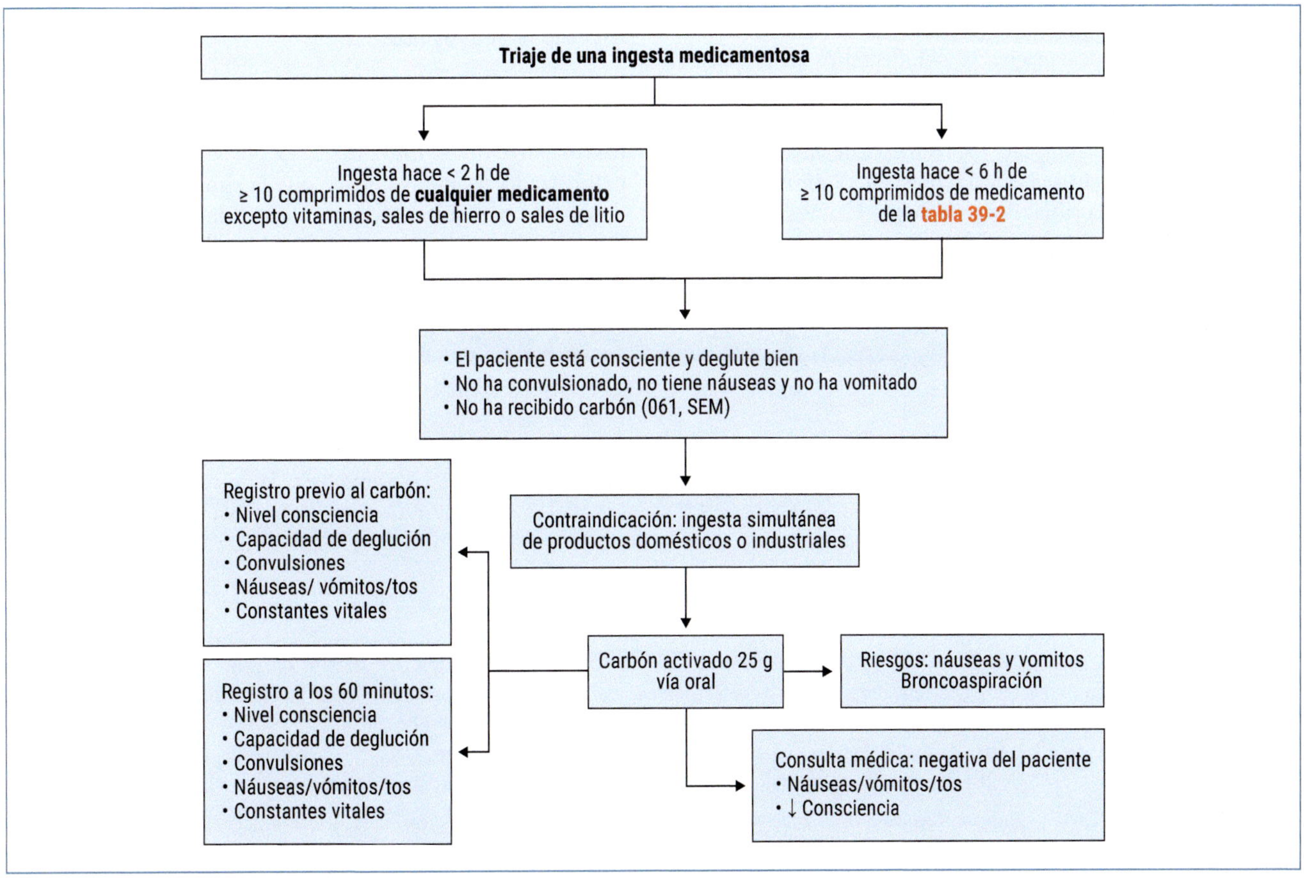

Triaje de una ingesta medicamentosa
Ingesta hace < 2 h de ≥ 10 comprimidos de cualquier medicamento excepto vitaminas, sales de hierro o sales de litio
Ingesta hace < 6 h de ≥ 10 comprimidos de medicamento de la tabla 39-2
• El paciente está consciente y deglute bien
• No ha convulsionado, no tiene náuseas y no ha vomitado
• No ha recibido carbón (061, SEM)
Registro previo al carbón:
• Nivel consciencia
• Capacidad de deglución
• Convulsiones
• Náuseas/ vómitos/tos
• Constantes vitales
Contraindicación: ingesta simultánea de productos domésticos o industriales
Registro a los 60 minutos:
• Nivel consciencia
• Capacidad de deglución
• Convulsiones
• Náuseas/vómitos/tos
• Constantes vitales
Carbón activado 25 g vía oral
Riesgos: náuseas y vomitos Broncoaspiración
Consulta médica: negativa del paciente
• Náuseas/vómitos/tos
• ↓ Consciencia

Figura 39-12. Algoritmo para el triaje avanzado con carbón activado de uso en el Hospital Clínic de Barcelona.

Apomorfina

La apomorfina ha sido utilizada de forma muy esporádica como emético, pero prácticamente ha caído en desuso. Ofrece menos seguridad que la ipecacuana con una eficacia parecida, y provoca efectos adversos potencialmente importantes: disminución de la consciencia, depresión respiratoria e hipotensión arterial. Su indicación queda limitada a la ingesta oral de tóxicos a una dosis potencialente mortal (p. ej., 10 mg/kg de paraquat), cuando el paciente no acepta ningún otro método de descontaminación gástrica. La dosis es de 0,1 mg/kg por vía subcutánea o intramuscular.

Jarabe de ipecacuana

El jarabe de ipecacuana es el fármaco de elección cuando está indicada la inducción del vómito. Su papel en la descontaminación digestiva se refleja en la **figura 39-11**.

> **!** En la actualidad, el jarabe de ipecacuana es un fármaco que está prácticamente en desuso y está muy desacreditado como método descontaminante, aunque conserva indicaciones en las intoxicaciones por productos no adsorbibles por el carbón activado.

Las recomendaciones para su administración son las siguientes:

- El paciente ha de estar consciente o por lo menos con un *Glasgow Coma Score* > 12 y hemodinámicamente estable.
- Debe permanecer sentado o en posición de Fowler.
- En los adultos la dosis es de 30 mL disueltos en un vaso con 250 mL de agua tibia.
- En los niños las dosis son: de 6 a 8 meses de edad, 5 mL en 50 mL de agua tibia. De 9 a 18 meses de edad, 10 mL en 100 mL de agua tibia. De 19 meses a 12 años, 15 mL en 150 mL de agua tibia. A partir de los 12 años de edad, 30 mL en 250 mL de agua tibia.

- Se puede administrar una segunda y última dosis, idéntica a la primera, si a los 20-30 minutos el paciente no ha vomitado. Más de 2 dosis están contraindicadas ya que pueden causar cardiotoxicidad y neurotoxicidad.
- Es preciso observar con atención el contenido del vómito por si se observan restos de las sustancias tóxicas ingeridas (**Fig. 39-13**).
- Vigilar la aparición de epigastralgia, vómitos repetidos y persistentes, broncoaspiración o diarrea.
- Su principal indicación es en la ingesta de sustancias mal adsorbidas por el carbón activado, como el hierro y el litio (**Tabla 39-3**). No debe utilizarse jarabe de ipecacuana si se piensa administrar carbón activado, dado que los vómitos inducidos por la ipecacuana no permitirán la acción del carbón activado. En la duda entre ipecacuana y carbón, si el tóxico es adsorbible por este, es preferible la opción del carbón activado.
- Pasados unos 90-120 minutos desde la ingesta del tóxico, excepto en algunos casos muy concretos, la indicación del jarabe de ipecacuana es muy cuestionable debido a su pérdida de eficacia.

Las contraindicaciones específicas para prescribir ipecacuana son las siguientes: niños de edad inferior a 6 meses, ingesta de sustancias con efecto potencialmente proconvulsivante o de producción de arritmias (cocaína, anfetaminas, antidepresivos tricíclicos o cloroquina, cianuro), *shock*, ingesta de cuerpos sólidos, hidrocarburos o estenosis esofágica.

Aspirado/lavado gástrico

Antaño, el aspirado y el lavado gástrico fueron muy utilizados, pero actualmente se prodigan mucho menos. En la mayor parte de las intoxicaciones por vía oral, el lavado ha demostrado ser menos eficaz que la simple administración de carbón activado, la combinación de ambos no supone una ventaja adicional en la evolución de la mayor parte de

Tabla 39-2. Fármacos de absorción retardada de elevada toxicidad, con indicación de carbón hasta un máximo de 6 horas después de la ingesta

Anticolinérgicos	Biperideno
Antidepresivos heterocíclicos	Trazodona
Antidepresivos tetracíclicos	Amoxapina, bupropión, maprotilina, mianserina, mirtazapina
Antidepresivos tricíclicos	Amitriptilina, clomipramina, desipramina, doxepina, imipramina, nortriptilina, protriptilina, trimipramina
Antigotosos	Colchicina, alopurinol
Antihistamínicos	Difenhidramina, clorfeniramina, cetirizina, ebastina, loratadina
Antipalúdicos	Cloroquina, nivaquina, primaquina
Antipsicóticos atípicos	Clozapina, metiapina, olanzapina, quetiapina, racloprida, risperidona, sulpirida, tiaprida
Antipsicóticos típicos	Clorpromazina, clorprotixeno, clotiapina, droperidol, flufenazina, haloperidol, loxapina, metopimazina, perfenazina, pimozida, pipotiazina, tioridazina, tiotixeno, trifluopromazina, zuclopentixol
Formulaciones retard	Adolonta retard©, Akineton retard©, Vandral retard©, Dobupal retard©, teofilina retard©, Trankimazin retard©, Venlafaxina retard©, Verapamilo retard©, Voltaren retard©, y cualquier otra medicación de tipo retard
Opiáceos	Buprenorfina, butorfanol, codeína, difenoxilato, dihidrocodeína, etorfina, fentanilo, ketociclazoclina, levorfano, loperamida, meperidina, metadona, morfina, naltrexona, oxicodona, pentazocina, petidina, tramadol
Salicilatos	Ácido acetilsalicílico (AAS, aspirina)

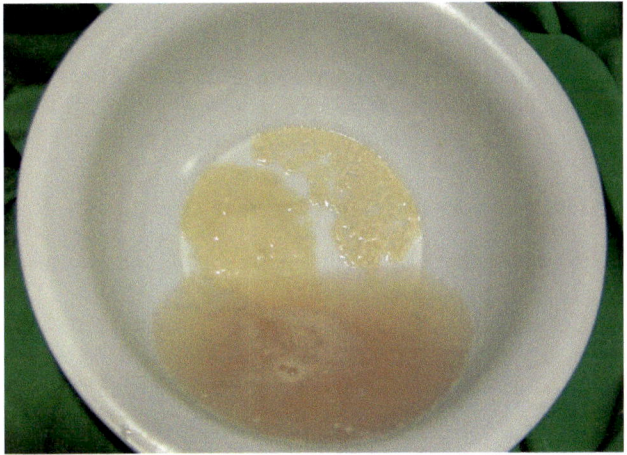

Figura 39-13. Vómito producido tras la administración del jarabe de ipecacuana. Se observan una parte de los comprimidos ingeridos.

Tabla 39-3. Principales sustancias que no son adsorbibles por el carbón activado
Ácidos
Álcalis
Arsénico
Bromo
Etanol, metanol y otros alcoholes
Etilenglicol y otros glicoles
Hierro
Litio
Metales pesados (níquel, cobalto, zinc, plomo, mercurio, cesio)
Petróleo y algunos derivados (gasolina)
Potasio
Yodo

los pacientes y, por el contrario, comporta un mayor riesgo de complicaciones. Su papel actual en la descontaminación digestiva se refleja en la **figura 39-11**.

Estas son las recomendaciones para que un aspirado/lavado gástrico sea seguro y eficaz:

- Puede realizarse en pacientes conscientes, o con disminución del nivel de consciencia si se toman las medidas oportunas de aislamiento y protección de la vía aérea, especialmente en las situaciones de riesgo de broncoaspiración, descritas previamente en el apartado sobre medidas de seguridad clínica o precauciones.
- Utilizar de preferencia una sonda orogástrica tipo Faucher o Rush, de calibre 36-40 F o Ch en adultos, y de 24-28 F o Ch en niños. Cuando no se dispone de una sonda orogástrica adecuada, se puede utilizar una sonda nasogástrica tipo Levin con un diámetro de su luz lo mayor posible: de 18 Ch en adultos y de 12-14 Ch en niños.
- Utilizar sondas con el diámetro interno lo más amplio posible y multiperforadas en su parte distal (sonda de Faucher).
- Lubricar la sonda con productos siliconados o sustancias hidrosolubles, evitando la vaselina.
- Comprobar la correcta ubicación de la sonda, aspirando todo el contenido gástrico antes de iniciar el lavado propiamente dicho.

- Realizar masaje epigástrico mientras se practican las maniobras de lavado.
- Movilizar la sonda si la cantidad de líquido de retorno es inferior al introducido.

Técnica para el lavado gástrico con sonda Faucher

Introducir la sonda por la boca hasta el estómago. Tener accesible un sistema de aspiración. Colocar una cánula de Guedel para evitar que el paciente muerda la sonda (debería ser de menor tamaño al que le corresponde para evitar provocar el reflejo nauseoso). Poner al intoxicado en decúbito lateral izquierdo, con ligero Trendelenburg y rodillas flexionadas. Comprobar la correcta ubicación de la sonda. Realizar el lavado con agua o solucion salina, utilizando en el adulto unos 250 mL en cada lavado parcial, hasta que el líquido de retorno sea repetidamente claro o se hayan utilizado 3 L de agua (**Fig. 39-14**). A continuación, pinzar la sonda y retirar. Puede administrarse, si procede, una dosis de carbón activado y posteriormente retirar la sonda pinzada.

Técnica para el aspirado/lavado gástrico con sonda Levin

Esta técnica aspira más que lava. Es más cómoda para el paciente si está consciente. En adultos, se utiliza una sonda Levin de calibre 18 Ch y en niños de 12-14, que se introduce por la fosa nasal hasta el estómago. Se comprueba la correcta

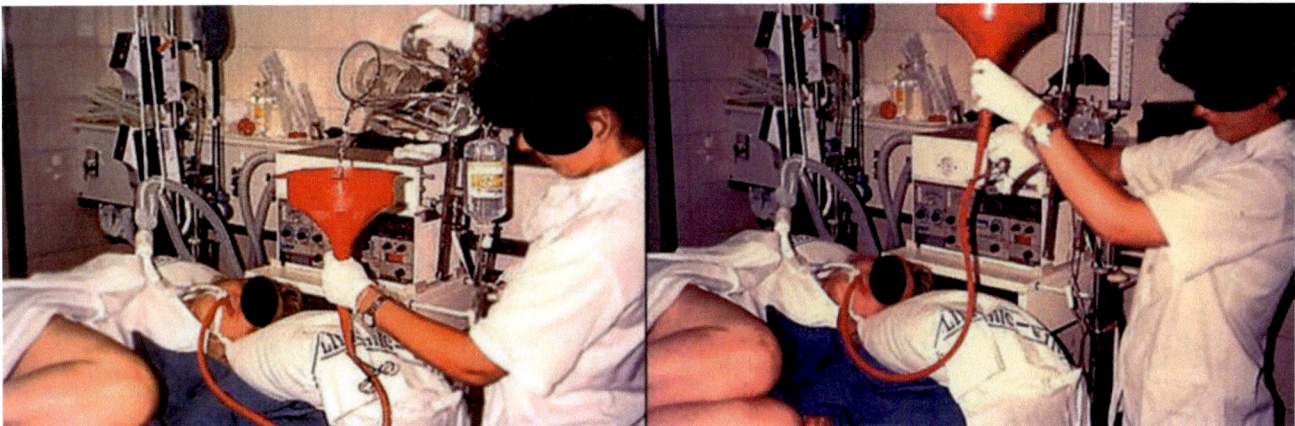

Figura 39-14. Lavado gástrico con sonda Faucher. Obsérvese la protección de la vía aérea al estar la paciente en coma.

colocación de la sonda. Se procederá al lavado introduciendo suero glucosalino con una jeringa de 50 mL y aspirando después con la misma jeringa el contenido gástrico (**Fig. 39-15**). Esta maniobra se continuará hasta que el líquido de retorno sea totalmente claro (**Fig. 39-16**). Puede dejarse la sonda en declive o bien puede procederse a la administración de carbón activado, si está indicado.

Las contraindicaciones específicas para el aspirado y lavado gástrico son las siguientes: estenosis esofágica, cirugía gastroesofágica reciente o coagulopatía.

Carbón activado

Con el paso del tiempo su papel en la descontaminación gastrointestinal ha ido adquiriendo una mayor importancia, y actualmente en la gran mayoría de las intoxicaciones por vía oral se ha establecido su indicación, siempre que el intervalo transcurrido no sea excesivo y no existan otras contraindicaciones (v. **Figs. 39-11** y **39-12**). Su capacidad adsortiva ha hecho innecesaria, en la mayor parte de los casos, la provocación del vómito y también el aspirado y el lavado gástrico.

Las recomendaciones para su administración son las siguientes:

- El tóxico debe ser adsorbible por el carbón activado (**Tabla 39-4**).
- La vía oral es preferente.
- La dosis mínima en el adulto es de 25 g y puede alcanzar hasta los 100 g (se recomienda una relación dosis carbón: dosis tóxica ≥ 10:1). En ningún caso superar los 100 g de carbón.
- En los niños la dosis es de 1 g/kg de peso corporal.
- Debe vigilarse la aparición de vómitos, fenómeno que sobreviene aproximadamente en el 7 % de los casos (**Fig. 39-17**). Cuando sucede, puede administrarse ondansetrón (4 mg por vía intravenosa) y deben esperarse unos 30 minutos, tras los cuales se puede administrar una nueva dosis de 25 g.
- Dosis repetidas de carbón: en intoxicados graves por sustancias adsorbibles por el carbón y con formulación de liberación retardada o por fenobarbital, carbamazepina,

teofilina, quinina y dapsona, administrar nuevas dosis de 25 g de carbón cada 3-4 horas mientras persista la gravedad (máximo 24 h). También se recomiendan estas dosis repetidas en la intoxicación por setas hepatotóxicas, por la recirculación enterohepática que tienen las amatoxinas.

Técnica para la administración de carbón activado por vía oral

- El paciente debe estar consciente, hemodinámicamente estable y colocarse en posición de Fowler.
- Si el carbón se presenta en forma de granulado ha de dispersarse en 250-300 mL de agua. La solución debe agitarse hasta formar una solución homogénea. Posteriormente, ha de ser ingerida en 2-3 minutos. Puede darse desde el mismo frasco, pero para hacerlo más agradable puede darse con un vaso y una caña (**Fig. 39-18**). Si el carbón se presenta de forma líquida, se dará la solución tal y como se presenta, agitando previamente. Puede ser necesario añadirle unos 5 mL de agua porque es muy espesa.
- Mientras el paciente ingiere el carbón es necesario remover el contenido del vaso con el fin de evitar que se deposite en el fondo.
- Limpiar con una gasa húmeda la boca del paciente y avisarle de que las siguientes deposiciones serán de color negro.

Técnica para la administración de carbón activado por sonda gástrica

Se trata de una vía alternativa a la oral cuando existe un bajo nivel de consciencia (puntuación de la escala de coma de Glasgow ≤ 12), si hay problemas de deglución o cuando el paciente rechaza la vía oral.

- Comprobar los reflejos faríngeos y, en caso necesario, proteger la vía aérea.
- La forma de preparación, dosis y tiempo de administración no cambian en relación con la vía oral.
- Debe administrarse por la sonda a través del mismo bote, o bien, con una jeringa de 50 mL de forma lenta.
- Una vez administrado el carbón, debe ser retirada la sonda cuando ha sido utilizada una orogástrica, previa oclusión

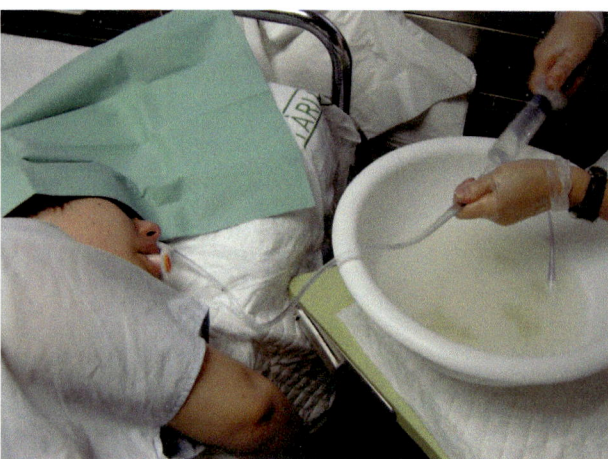

Figura 39-15. Lavado gástrico con sonda Salem.

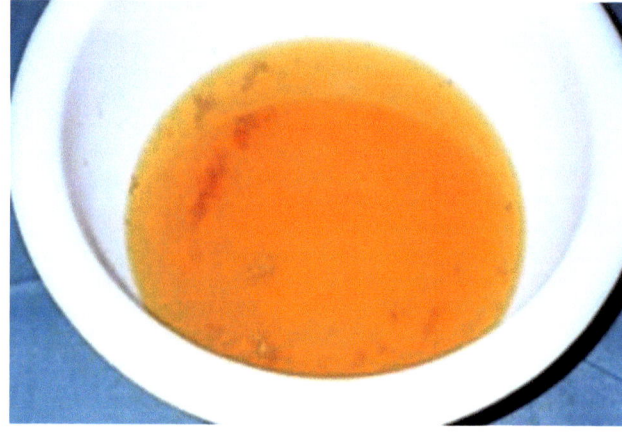

Figura 39-16. Líquido coloreado por el contenido de restos tóxicos, despues de un lavado gástrico.

Tabla 39-4. Principales sustancias adsorbibles por el carbón activado		
Aconitina	Fenciclidina	Nortriptilina
Aflatoxina	Fenilbutazona	Opiáceos y derivados
Amanitinas	Fenilpropanolamina	Organoclorados
Anfetaminas	Fenitoína	Organofosforado
Amiodarona	Fenobarbital	Paracetamol
Amitriptilina	Flecainida	Paraquat
Amlodipino	Fluoxetina	Piroxicam
Anilinas	Furosemida	Propantelina
Aspirina	Glipizida	Propoxifeno
Astemizol	Glutetimida	Quinidina
Atropina	Hexaclorofeno	Saliciiamida
Benceno	Hidralazina	Salicilato sódico
Benzodiazepinas	Ibuprofeno	Secobarbital
Bupropión*	Imipramina	Sulfametoxazol
Carbamazepina	Isoniazida	Sulfonilureas
Cianuro†	L-tiroxina	Teofilina
Ciclosporina	Malatión	Tetraciclinas
Dapsona	Meprobamato	Tolbutamida
Difenhidramina	Metilsalicilato	Toxina botulínica
Digitoxina	Metotrexato	Valproato sódico
Digoxina	Mitomicina	Vancomicina*
Diltiazem*	Moclobemida	Verapamilo*
Doxepina	Nadolol	Yohimbina
Estricnina	Nicotina	

* Efecto de adsorción controvertido.
† Es poco adsorbible por el carbón activado: 1 g de carbón activado puede adsorber unos 35 mg de cianuro

con una pinza para evitar que el fluido que contenga se vacíe en la faringe.

- Si se ha utilizado una sonda gástrica, conviene purgar la sonda con 30 mL de agua para evitar obturaciones y permitir que sea reutilizada; debe mantenerse pinzada durante 1-2 horas.
- Vigilar el reflujo o el vómito para evitar la broncoaspiración (**Fig. 39-19**).

 En todo momento debe tenerse en cuenta el riesgo de broncoaspiración, por lo que se deben tomar las medidas posturales y de control del nivel de consciencia que se estimen necesarias.

Como preventivo de la aparición de vómitos, si el paciente está nauseoso o ha vomitado, se le pueden administrar 4 mg de ondasetrón por vía intravenosa, previa administración del carbón activado. Ante la duda sobre las condiciones de seguridad respiratoria, es mejor no administrar el carbón activado.

Las contraindicaciones específicas para prescribir carbón activado son las siguientes: sustancias no adsorbibles por el carbón activado (v. **Tabla 39-3**) y obstrucción del aparato digestivo.

Catárticos

Actualmente están prácticamente en desuso, y solo se considera su posible indicación cuando se prescriben dosis repetidas de carbón activado. Su principal utilidad es la prevención de la impactación por carbón activado, más que disminuir el tiempo de exposición intestinal del tóxico; pero incluso esta indicación es discutible y no todos los expertos la comparten.

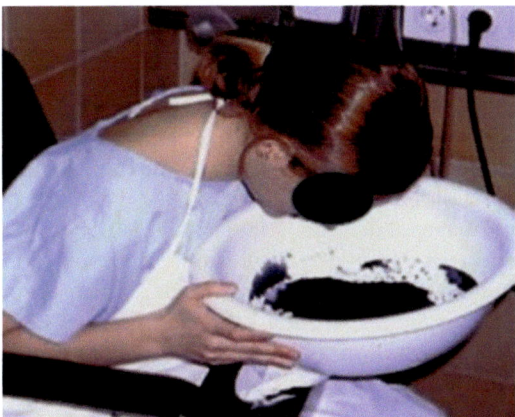

Figura 39-17. Vómito tras la administración de carbón activado. Es un efecto secundario que se observa en el 7 % de los casos.

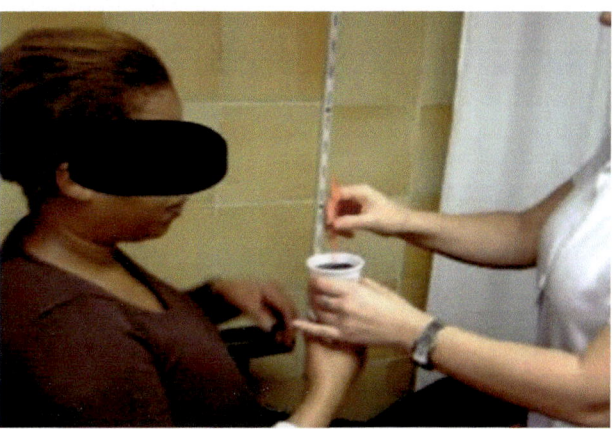

Figura 39-18. Carbón activado administrado por vía oral. Puede beberse directamente del vaso o succionarlo con una cañita.

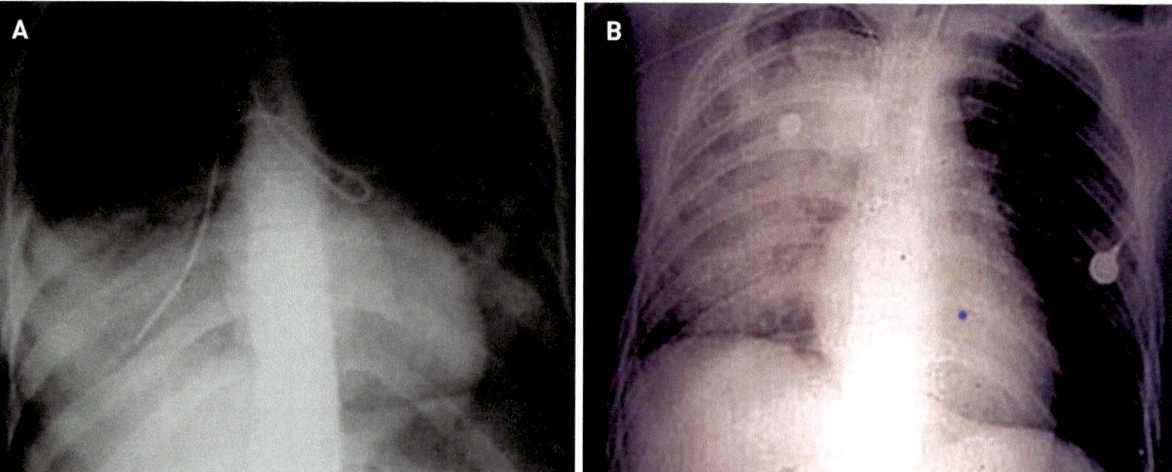

Figura 39-19. A. Puede observarse la inserción yatrogénica de una sonda gástrica en el árbol bronquial derecho. **B.** Imagen de condensación masiva en el hemitórax derecho tras un incorrecto lavado por la posición inadecuada de la sonda gástrica.

Las recomendaciones para su administración son las siguientes:

- El sulfato sódico presenta una buena relación entre su eficacia clínica y los potenciales efectos adversos que puede causar.
- La dosis única es de 30 g en 100 mL de agua por vía oral o por sonda gástrica en adultos (**Fig. 39-20**). En niños y en adultos de más de 80 años hay que administrar la mitad de esta dosis.
- Está contraindicado en niños de menos de un año.

Existen otros catárticos de acción más rápida e intensa, pero comportan un mayor riesgo de diarrea profusa, diselectrolitemias, deshidratación, cambios en el pH sanguíneo, etc. El sulfato sódico puede ser sustituido por otro catártico análogo (p. ej., sulfato magnésico, hidróxido magnésico o leche magnesiada), pero deben ser evitados en aquellas situaciones clínicas en las que pueda existir hipermagnesemia, como la insuficiencia renal.

Las contraindicaciones específicas para prescribir catárticos son las siguientes: intoxicaciones en las que no se utiliza carbón activado, intoxicaciones en las que se administra una dosis única de carbón activado, obstrucción conocida del aparato digestivo, existencia de diarreas por el mismo efecto

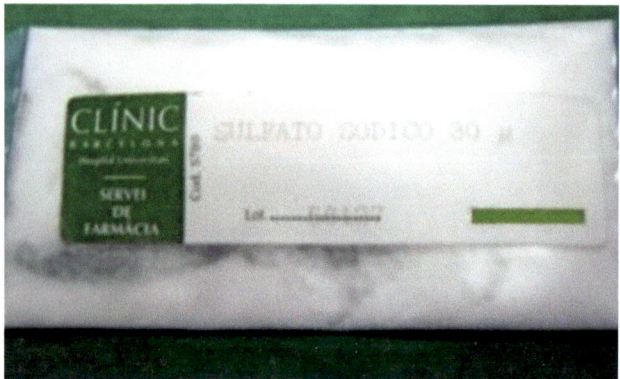

Figura 39-20. Sobre con 30 g de sulfato sódico. Fórmula magistral para empleo como catártico.

del tóxico (p. ej., algunas setas, etc.), pacientes con enfermedad inflamatoria intestinal y diselectrolitemias u otras alteraciones del medio interno que puedan empeorar con los catárticos.

Lavado intestinal con polietilenglicol de cadena larga

El uso de esta sustancia como preparación intestinal para la endoscopia y cirugía del aparato digestivo inferior viene de hace muchos años. Su indicación en toxicología queda reducida a algunos casos de intoxicaciones por sustancias no adsorbibles por el carbón activado y que ya se encuentran en el intestino. Su papel en la descontaminación digestiva de la intoxicación medicamentosa se refleja en la **figura 39-11**.

Las recomendaciones para su administración son las siguientes:

- Ingesta de sales de litio, hierro, *body packers* (**Fig. 39-21**), algunos metales pesados, pilas eléctricas y sustancias de liberación retardada.
- La dosis habitual en un adulto es de 20 g disueltos en 250 mL cada 15 minutos, con un total de 2 a 3 L a pasar en 2-3 horas. En niños de 6 a 12 años, la mitad de esta dosis, y en niños de 9 meses a 6 años, una cuarta parte de esta dosis. La vía de administración puede ser oral o por sonda gástrica.
- Para su administración se disuelven 20 g de polietilenglicol de cadena larga en 250 mL de agua, o se prepara una solución de 12 sobres de 20 g en 3 L. Se coloca el paciente en posición de Fowler (a 45 grados de inclinación) y en decúbito lateral derecho. Por vía oral, cada 15 minutos se administran 250 mL de la solución. Por sonda, la misma dosis con una jeringa de alimentación, o bien introducir la solución de 3 L en una bolsa de nutrición enteral y regular la perfusión a la velocidad de 1.000 mL/h, una vez comprobada la correcta ubicación de la sonda. Si se presentan náuseas, se puede administrar metoclopramida 10 mg i.m/i.v. y esperar 15 minutos para reanudar la toma de la solución de polientilenglicol.

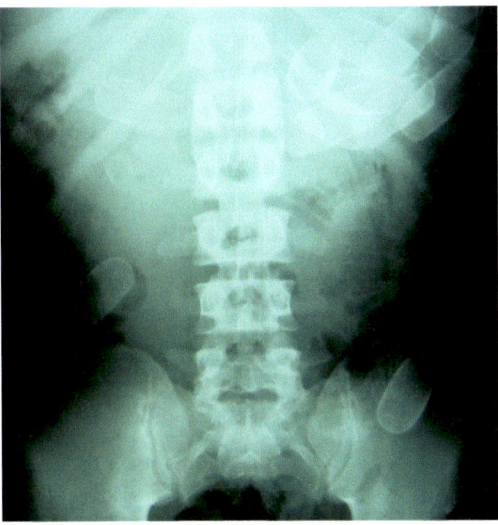

Figura 39-21. Radiografía simple de abdomen en bipedestación de un portador de droga en el interior del tubo digestivo (*body-packer*). Se observan 12 imágenes de aspecto cilíndrico ubicadas mayoritariamente en el colon y que corresponden a paquetes de cocaína.

- Es necesario controlar el contenido de las deposiciones y observar la salida de los productos potencialmente tóxicos. Hay que vigilar atentamente la posibilidad de broncoaspiración.
- En niños se han descrito situaciones de hipoglucemia en casos de tratamiento prolongado.

Las contraindicaciones para la administración de polietilenglicol de cadena larga son las siguientes: sustancias que son adsorbibles por el carbón activado, tanto si este ya ha sido administrado recientemente como si de forma inmediata se indicará su administración, obstrucción conocida del aparato digestivo, íleo intestinal, megacolon tóxico.

PUNTOS CLAVE

- Las exposiciones por productos químicos son frecuentes y pueden producirse en cualquier ámbito. Puede tratarse de un accidente industrial de gran magnitud o de pequeños incidentes domésticos o laborales, pero también pueden producirse por agresiones. La descontaminación cutánea y ocular es necesaria para retirar o neutralizar el tóxico de la piel y mucosas, especialmente cuando se trata de un agente corrosivo, para evitar la quemadura química con riesgo de secuelas e incluso de muerte.
- Para ser eficientes en esta descontaminación, hay que disponer de áreas específicas para la atención de estos pacientes, de soluciones descontaminantes, de un plan normalizado de trabajo y del conocimiento de las técnicas para proceder de manera inmediata.

- El método de descontaminación dependerá del tipo de tóxico, de la dosis, del tiempo transcurrido y del estado de consciencia y hemodinámica.
- Cuando está indicada la descontaminación gastrointestinal, debe realizarse lo más pronto posible. El carbón activado es el descontaminante de primera elección y si el paciente está consciente debe darse siempre por vía oral.
- Se debe vigilar la posible broncoaspiración, que es la complicación más frecuente y siempre se debe valorar la relación riesgo/beneficio.
- No hay que descontaminar a pacientes que hayan ingerido simultáneamente productos corrosivos, a pacientes con disminución de consciencia a los que no se les ha protegido la vía respiratoria, cuando la dosis ingerida no es tóxica o cuando el fármaco ya ha sido absorbido.

BIBLIOGRAFÍA

AACT-EAPCCT. American Academy of Clinical Toxicology, European Association of Poisons Centres and Clinical Toxicologists. Position paper: Ipecac syrup. Clin Toxicol. 2013;51:134-9.

AACT-EAPCCT. American Academy of Clinical Toxicology, European Association of Poisons Centres and Clinical Toxicologists. Position paper: Gastric lavage. Clin Toxicol. 2013;51:140-6.

AACT-EAPCCT. American Academy of Clinical Toxicology, European Association of Poisons Centres and Clinical Toxicologists. Position paper: Single dose activated charcoal. Clin Toxicol. 2005;43:61-87.

AACT-EAPCCT. American Academy of Clinical Toxicology, European Association of Poisons Centres and Clinical Toxicologists. Position paper: Cathartics. J Toxicol Clin Toxicol. 2004;42:243-53.

AACT-EAPCCT. American Academy of Clinical Toxicology, European Association of Poisons Centres and Clinical Toxicologists. Position paper: Whole bowel irrigation. J Toxicol Clin Toxicol. 2004;42:843-54.

Akelma H, Karahan ZA. Rare chemical burns: Review of the literature. Int Wound J. 2019;16:1330-8.

Amigó M, Fernández F, Velasco V, Nogué S. Agresiones realizadas con espráis de defensa personal atendidas en el área de descontaminación química de urgencias. A propósito de 15 casos. Emergencias. 2016;28:349-52.

Amigó M, Nogué S, Miró Ò. Carbón activado en 575 casos de intoxicaciones agudas. Seguridad y factores asociados a las reacciones adversas. Med Clín (Barc). 2010;135:243-9.

Amigó M, Nogué S, Sanjurjo E, Faro J, Ferró I, Miró O. Eficacia y seguridad de la descontaminación digestiva en la intoxicación medicamentosa aguda. Med Clin (Barc). 2004;122:487-92.

Amigó M, Uría E, Canut E, Sánchez J.A, Fernández F, Nogué S. Exposición a productos químicos. Descontaminación cutánea y ocular". Rev ROL Enferm. 2018;41(2):102-10.

Ardagh M, Flood D, Tait C. Limiting the use of gastrointestinal decontamination does not worsen the outcome from deliberate self-poisoning. N Z Med J. 2001;114:423-5.

Atley K, Ridyard E. Treatment of hydrofluoric acid exposure to the eye. Int J Ophthalmol. 2015;8:157-61.

Barquero-Romero, J. Carbón activado y falsas melenas. Gastroenterol Hepatol. 2006;29:61-2.

Bond GR. The role of activated charcoal and gastric emptying in gastrointestinal decontamination: a state-of-the-art review. Ann Emerg Med. 2002;39:273-86.

Bourassa S, Paquette-Raynard E, Noebert D, Dauphin M, Akinola PS, Marseilles J et al. Gaps in prehospital care for patients exposed to a chemical attack – A systematic review. Prehosp Disaster Med. 2022;37:1-10.

Brent J. Water-based solutions are the best decontaminating fluids for dermal corrosive exposures: a mini review. Clin Toxicol (Phila). 2013;51:731-6.

Brvar M. Chlorobenzylidene malononitrile tear gas exposure: Rinsing with amphoteric, hypertonic, and chelating solution. Hum Exp Toxicol. 2016;35:213-8.

Buckley NA, Eddleston M. The revised position papers on gastric decontamination. J Toxicol Clin Toxicol. 2005;43:129-30.

Burket GA, Horowitz BZ, Hendrickson RG, Beauchamp GA. Endotracheal intubation in the pharmaceutical-poisoned patient: a narrative review of the literature. J Med Toxicol. 2021;17:61-9.

Cooper GM, Le Couter DG, Richardson D, Buckley NA. A randomized clinical trial of activated charcoal for the routine management of oral drug overdose. Q J Med. 2005;98:655-60.

Donoghue AM. Diphoterine for alkali chemical splashes to the skin at alumina refineries. Int J Dermatol. 2010; 49:484-900.

Duffy B. Managing chemical eye injuries. Emerg Nurse. 2008;16:25-9.

Hall AH, Maibach HI. Water decontamination of chemical skin/eye splashes: a critical Review. Cutan Ocul Toxicol. 2006;25:67-83.

Hoegberg LCG, Shepherd G, Wood DM, Johnson J, Hoffman RS. Caravati EM et al. Systematic review on the use of activated charcoal for gastrointestinal decontamination following acute oral overdose. Clin Toxicol. 2021;59:1196-227.

Kirk M. Managing patients with hazardous chemical contamination. En: Ford MD, Delaney KA, Ling LJ, Erickson T. Clinical toxicology. Philadelphia: W.B. Saunders Company, 2001; p. 115-26.

Kolios L, Striepling E, Kolios G, Rudolf KD, Dresing K, Dörges J, Stürmer KM, Stürmer EK. The nitric acid burn trauma of the skin. J Plast Reconstr Aesthet Surg. 2010; 63:358-63.

Lewis CJ, Al-Mousawi A, Jha A, Allison KP. Is it time for a change in the approach to chemical burns? The role of Diphoterine® in the management of cutaneous and ocular chemical injuries. J Plast Reconstr Aesthet Surg. 2017;70:563-7.

Lynn DD, Zukin LM, Dellavalle R. The safety and efficacy of Diphoterine for ocular and cutaneous burns in humans. Cutan Ocul Toxicol. 2017;36:185-92.

McGuffie AC, Wilkie SC, Kerr GW. The treatment of overdose–time for a change? Scott Med J. 2000;45:75-6.

Nogué S, Amigó M, Uría E, Fernández F, Velasco V. Actividad de un área de descontaminación química de un servicio de urgencias. Emergencias. 2012;24:203-7.

Nogué S. Generalidades en toxicología. En: Rozman C. Medicina Interna. Barcelona: Elsevier, 2016; p. 2459-65.

Nogué S. Toxicología clínica para Servicios de Urgencias, Áreas de Vigilancia Intensiva y Unidades de Toxicología. Barcelona: Elsevier, 2019; p. 219-24; 225-6; 227-30; 231-34; 277-80, y 444.

Nogué-Xarau S, Amigó-Tadín M. Dosis de carbón activado en la intoxicación medicamentosa aguda. Emergencias. 2020;32:210-1.

Olmedo R, Nelson L, Chu J, Hoffman RS. Is surgical decontamination definitive treatment of "body packers"? Am J Emerg. 2001; 19:593-6.

Rihawi S, Frentz M, Becker J, Reim M, Schrage NF. The consequences of delayed intervention when treating chemical eye burns. Graefes Arch Clin Exp Ophthalmol. 2007;245:1507-13.

Vernet D. García R, Plana S, Amigó M, Fernández F, Nogué S. Descontaminación digestiva en la intoxicación medicamentosa aguda: implementación de un triaje avanzado con carbón activado. Emergencias. 2014;26:431-436.

Zellner T, Prasa D, Färber E, Hoffmann-Walbeck P, Genser D, et al. The use of activated charcoal to treat intoxications. Dtsch Arztebl Int. 2019;116:311-17.

Zilker T. Medical management of incidents with chemical warfare agents. Toxicology. 2005;214:221-31.

Intoxicaciones por drogas y medicamentos

40

D. Martínez Millán

OBJETIVOS

- Conocer las principales sustancias de abuso, su clínica y tratamiento.
- Identificar las manifestaciones clínicas para sospechar el origen de la intoxicación.
- Dominar el abordaje y tratamiento urgente del paciente intoxicado.
- Conocer las principales intoxicaciones farmacológicas y su tratamiento.

DEFINICIONES

Se denomina tóxico a cualquier sustancia artificial o natural que produce un efecto dañino sobre un ser vivo al entrar en contacto con él.

> Toda sustancia puede resultar tóxica en función de la dosis; un buen ejemplo es el oxígeno o los fármacos.

La intoxicación es el resultado de la acción de una sustancia tóxica, o a dosis tóxicas, que produce unos signos y síntomas específicos; se considera «aguda» cuando se produce por la introducción de la sustancia de forma accidental o intencionada y produce efectos nocivos sobre el individuo.

Las intoxicaciones constituyen entre el 1 y el 5 % de las urgencias que se atienden en los servicios de urgencias. En general, presentan una baja gravedad (el 80 % de los pacientes son dados de alta desde urgencias en las primeras 24 h y solo un 3 % requieren de ingreso en unidad de cuidados intensivos). Las que se producen de forma voluntaria, bien por intención recreativa bien autolítica, son las más frecuentes, aunque las accidentales suelen ser las de mayor gravedad.

VALORACIÓN Y ACTUACIÓN GENERAL EN INTOXICACIONES

La valoración y actuación ante un paciente intoxicado se realizará siguiendo la sistemática habitual, pero cabe destacar algunas peculiaridades. Una correcta anamnesis en todo paciente es fundamental y, en estos casos, se deben plantear y responder, siempre que sea posible, cuatro preguntas:

- ¿Qué ha tomado? Si el afectado está consciente y colaborador será él mismo quien responda, pero si no fuera así hay que intentar averiguarlo a través de la familia, testigos o incluso buscando pistas en el entorno donde se encuentre.
- ¿Cuánto ha tomado? Hay que saber la cantidad de tóxico que ha tomado y, en caso de duda, usar la dosis máxima posible como referencia. Por ejemplo, en caso de encontrar el blíster vacío de un fármaco, aunque haya sospecha de que ya estaba empezado, se supondrá que ha ingerido todas las pastillas que falten.
- ¿Cuándo lo ha tomado? Si el paciente colabora, que indique la hora de la ingesta. Si no, se preguntará por la última vez que alguien ha visto al afectado sin síntomas, o cuándo se detectó una actitud sospechosa.
- ¿Cómo lo ha tomado? Según el tipo de tóxico o las evidencias observadas.

En la valoración y asistencia siguiendo la sistemática habitual del ABCD, cabe destacar que son pacientes en los que se retrasa la intubación orotraqueal y en los que hay que asegurar una correcta ventilación hasta cerciorarse de que no puede revertirse el bajo nivel de consciencia y que, en caso de parada cardiorrespiratoria, las maniobras de reanimación deben alargarse de manera insistente.

El tratamiento específico de las intoxicaciones, además de la estabilización hemodinámica y del tratamiento sintomático, incluye tres pasos fundamentales:

1. Prevenir más absorción del tóxico y descontaminar. (v. **Cap. 39**).
2. Uso de antídotos. En el mercado existen unos 40 antídotos específicos, pero más de 80.000 sustancias tóxicas, así que no siempre será posible. En la **tabla 40-1** se recoge una relación con los más habituales y sus dosis recomendadas.

Tabla 40-1. Antídotos más habituales

Tóxico	Antídoto	Dosis
Anticolinérgicos	Fisostigmina	1 mg i. v.
Antidepresivos	Bicarbonato	1-2 mEq/kg i. v.
Anticolinérgicos	Fisostigmina	1 mg i. v.
Benzodiacepinas	Flumazenilo	0,3 mg i. v.
Betabloqueantes	Glucagón	5 mg i. v.
Cianuro	Hidroxicobalamina	5 g i. v.
Digital	Digitalis antídoto	Según protocolo
Etilenglicol/metanol	Etanol	Según protocolo
Heparina	Protamina	Según protocolo
Hierro	Deferoxamina	15 mg/kg hora i. v.
Mercurio/plomo	Dimercaprol	Según protocolo
Neurolépticos	Akineton	5 mg i. v.
Opiáceos	Naloxona	0,01 mg/kg i. v.
Organofosforados	Atropina	2 mg i. v.
Paracetamol	N-acetilcisteína	150 mg/kg v. o.
Toxina botulínica	Suero antibotulínico	1 mL/kg i. v.
Víbora	Suero antivíbora	Según protocolo

i. v.: vía intravenosa; v. o.: vía oral.

3. Aumentar la eliminación del tóxico. Incluye tratamientos de depuración renal, como la diuresis forzada, o extrarrenal, como la hemodiálisis.

> **!** Los protocolos de asistencia a un paciente en coma de origen desconocido (una vez descartadas la hipoxia, hipovolemia e hipoglucemia) incluyen el uso empírico de dos antídotos: naloxona y flumazenilo.

> El tratamiento de todo paciente intoxicado incluye:
> • Anamnesis completa: qué, cuánto, cuándo y cómo.
> • Uso de antídotos, si es posible.
> • Tratamiento sintomático.

INTOXICACIONES POR DROGAS

Cada vez existen más sustancias que son utilizadas con finalidades «recreativas» de forma abusiva; en la bibliografía es posible encontrar múltiples listados y clasificaciones así como descripciones de cada una de ellas. En este capítulo se abordarán las más habituales en nuestro entorno y se clasificarán según su efecto sobre el sistema nervioso central: depresoras, estimulantes o alucinógenas (**Tabla 40-2**).

Depresores del sistema nervioso central

Opiáceos

Familia de sustancias que se extraen de la amapola Papaver somniferum en sus diferentes variedades. Las primeras descripciones de cultivo de opio se remontan a la Mesopotamia entre los años 7.000 y 4.000 a.C. La morfina fue la molécula original y se aisló en 1803 al disolver opio en agua, tratándolo con cal, filtrándolo y añadiendo amoníaco para hacer precipitar la morfina base. Su acción está ligada a la presencia de receptores específicos en el sistema nervioso central (SNC) y en otros órganos diana.

• **Heroína**
Sintetizada en los Estados Unidos de América por los laboratorios Bayer en 1898 como sustituta de la morfina para los soldados supervivientes a la guerra civil con adicción

Tabla 40-2. Clasificación de sustancias de abuso

Depresores del sistema nervioso central

Opiáceos
Hipnóticos-sedantes
Sustancias volátiles que se inhalan
Alcohol etílico

Estimulantes del sistema nervioso central

Cocaína
Anfetaminas
Cafeína
Bebidas energéticas

Psicodélicos-alucinógenos

LSD
Cánnabis
Dextrometorfano
Ketamina

Drogas emergentes

Drogas de síntesis (*research chemical*)
Setas alucinógenas
Plantas alucinógenas

a la morfina. Posteriormente se comercializó como tratamiento para la tos y otras enfermedades de garganta, sobre todo en niños (**Fig. 40-1**).

Presenta una concentración máxima a los 1 o 2 minutos si se administra por vía intravenosa o inhalada y a los 5 minutos si es por vía intranasal. Su efecto dura entre 3 y 4 horas, y su vida media en sangre es de unos 40 minutos. Las formas de consumo más habituales son:

- Intravenosa o «pico».
- Inhalada (fumada) por calentamiento indirecto: se envuelve en papel de aluminio para inhalar sus vapores. Se conoce como «fumar un chino» o «perseguir al dragón».
- Queso» o «chiva» (inhalado): alquitrán de heroína asociado a fármacos analgésicos y antihistamínicos. Crea mucha adicción y tiene una alta tasa de mortalidad.
- Vía oral en platos de la cocina tradicional del centro de Europa, en pasteles y pastas.

• **Metadona**

A diferencia de la heroína, su efecto dura entre 10 y 80 horas, por eso se utiliza en los procesos de desintoxicación. Esta es también la razón por lo que, en una intoxicación aguda, siempre será necesario el traslado e ingreso para la monitorización durante el tiempo que dure su efecto.

• **Oxicodona**

Derivado semisintético de poco uso en nuestro entorno pero muy habitual en los Estados Unidos de América como alternativa a la heroína ya que es más barata, de fácil obtención y de administración por vía oral. Su acción dura entre 4 y 6 horas, aunque existen comprimidos de liberación retardada de hasta 12 horas. En la intoxicación aguda presenta un alto riesgo de convulsiones.

• **Fentanilo**

Derivado sintético 100 veces más potente que la morfina que actualmente está causando una auténtica epidemia de sobredosis en el continente americano. En los últimos 3 años ha aumentado un 540 % la mortalidad, por su uso con fines recreativos. Empieza a detectarse su uso también en el continente europeo.

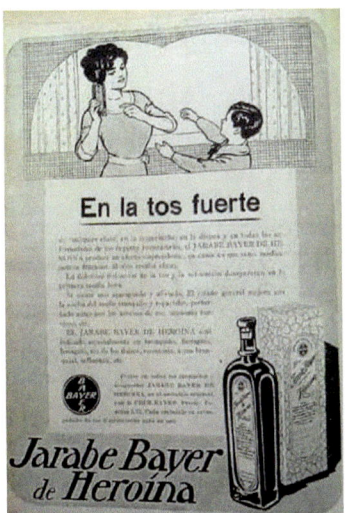
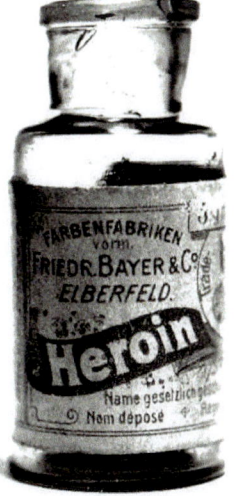

Figura 40-1. Heroína.

Clínica de los opiáceos en su uso como droga

Se define una primera experiencia habitualmente desagradable, con náuseas, vómitos, euforia, ansiedad y temblores. Su uso repetido crea rápidamente tolerancia y adicción, por lo que cada vez se necesita más dosis para conseguir los mismos efectos. A dosis bajas produce relajación, supresión del dolor, somnolencia, apatía, dificultad para concentrarse, disminución de la agudeza visual y miosis. A dosis altas se acentúan los efectos y aparece depresión respiratoria, hipotensión y bradicardia.

Intoxicación aguda por opiáceos

Aparece la tríada clásica de miosis puntiforme, depresión respiratoria (frecuencia respiratoria FR < 12) y depresión del nivel de consciencia (*Glasgow Coma Scale*, GCS < 12). Puede presentarse en forma de coma, bradipnea, parada respiratoria o edema agudo de pulmón no cardiogénico.

Tratamiento de la intoxicación aguda

Se sigue la pauta habitual de valoración y tratamiento de todos los pacientes: asegurar la permeabilidad de la vía aérea, administrar oxigenoterapia a alta concentración e incluso ayudar con ventilación manual si fuese necesario. Se retrasará la intubación orotraqueal aunque esté en parada respiratoria ya que puede revertirse la situación con el uso del antídoto específico. La naloxona es un antagonista puro de los opiáceos (**Tabla 40-3**).

Precauciones en su administración:

• El consumo asociado de cocaína aumenta el riesgo de arritmias.
• Mínima dosis si es adicto, para evitar provocar un síndrome de abstinencia.
• Si no hay traslado hospitalario, valorar dosis subcutánea extra.

En el tratamiento de estos pacientes hay que recordar que el objetivo es revertir la intoxicación y la situación que pone en riesgo su vida, no antagonizar totalmente el efecto de la droga. Usar la dosis máxima del antídoto inicialmente provocaría un síndrome de abstinencia y la necesidad al usuario de volver a consumir en cuanto le sea posible.

> La tríada clásica de la intoxicación por opiáceos:
> • Disminución del nivel de consciencia (GCS <12).
> • Bradipnea (FR <12).
> • Miosis.

Tabla 40-3. Naloxona	
Presentación	0,4 mg en 1 mL
Vida media	De 15 a 60 minutos
Dosis	0,01 mg/kg i. v. cada 3 minuto Máximo 0,03 mg/kg s

Hipnótico-sedantes

Benzodiacepinas

Son fármacos incluidos en el grupo de sustancias hipnótico-sedantes y depresores del SNC, como el diazepam, alprazolam, lorazepam, etc. La zoplicona y el zolpidem son fármacos sin estructura benzodiacepínica, pero con el mismo comportamiento farmacológico. Todas estas sustancias crean dependencia, tolerancia y abstinencia.

En cuanto a la fisiopatología de las benzodiacepinas (BZD), se trata de agonistas del receptor GABA-A, inhibidores del metabolismo y de la recaptación de la adenosina, e interaccionan con los receptores de la serotonina. Se absorben totalmente por vía oral, atraviesan la barrera hematoencefálica y se eliminan por vía renal. Se utilizan como miorrelajantes, hipnóticos, anticonvulsionantes y ansiolíticos, por lo que se encuentran de forma habitual en muchos domicilios.

Fuera de los usos terapéuticos, el perfil será el de un consumidor de drogas en fase de dependencia o deshabituación, o bien pacientes que inician el tratamiento de ansiedad o insomnio y siguen tomándolo de forma compulsiva. Las BZD son el fármaco más habitual en intentos de autólisis y también para la llamada «sumisión química»: se administran, con intención delictiva, diluidas en bebidas para robar o violar posteriormente a la víctima, dadas sus propiedades hipnóticas y amnésicas.

Se identifican cuatro grupos en función de su vida media (Tabla 40-4).
- Clínica de la intoxicación aguda:
  – Leve o moderada: disartria, apatía, sequedad de boca, hipotonía, nistagmos, incoordinación, ataxia, obnubilación y somnolencia.
  – Grave: disminución del nivel de consciencia, con hiperreflexia, bradicardia, hipotensión, hipoperfusión, hipotonía, hipotermia y bradipnea.
- Tratamiento:
  – Rescate del material tóxico si la ingesta es inferior a 60 minutos (lavado gástrico) y administración de carbón activado siempre que la ingesta sea inferior a 120 minutos (v. Cap. 39).
  – Uso del antídoto específico si la puntuación de GCS e inferior a 13: flumazenilo (Tabla 40-5).

! Al usar flumazenilo hay que estar preparados para una posible crisis comicial, aunque el paciente no tenga antecedentes de epilepsia conocidos, ya que puede activar focos epileptógenos.

GHB (ácido gammahidroxibutírico o éxtasis líquido)

Se trata de una sustancia que se produce de forma natural en el organismo como neurotransmisor. Se sintetizó por primera vez en 1961 como anestésico hipnótico, pero a finales de la década de 1970 se abandonó su uso en medicina debido a su escasa capacidad analgésica y a la elevada capacidad epileptógena. Aún se utiliza en algunos países como tratamiento

de deshabituación alcohólica y narcolepsia. A finales de los 80, se incrementó su uso entre culturistas, ya que aumenta la masa muscular, y en 1995 llegó a España como euforizante en discotecas y fiestas.

El consumo crónico produce dependencia y tolerancia, y el abandono de su consumo produce síndrome de abstinencia a las pocas horas, que dura hasta una semana. Sus efectos empiezan a los 15-20 minutos del consumo, con un pico plasmático a los 20-45 minutos, y una semivida de eliminación de 20-50 minutos, aunque puede detectarse en sangre hasta las 8 horas posconsumo y en orina hasta 12 horas después. Aunque por nomenclatura se parezca, no tiene nada que ver con el éxtasis (MDMA). Se presenta en forma líquida incolora, inodora, soluble en agua y de gusto ligeramente salado; también puede encontrarse como un polvo blanco en forma de sal para su reconstitución. Suele venderse en pequeñas ampollas de entre 0,7 y hasta 2 g.

- Clínica del consumo:
  – Dosis «terapéutica»: efectos buscados (0,5-1 g):
    ▪ Desinhibición y aumento de las percepciones táctiles.
    ▪ Aumento de la sociabilidad, placidez y sensualidad.
    ▪ Aumento de la percepción tridimensional, de la belleza y de la capacidad de comunicación.
    ▪ Aumento de la capacidad de erección, orgasmos muy intensos.
    ▪ No deja resaca.
  – Intoxicación (1-3 g):
    ▪ Náuseas y vómitos (se suele ingerir en ayunas para evitarlo).
    ▪ Cefalea.
    ▪ Euforia, inquietud.
    ▪ Incontinencia urinaria.
    ▪ Midriasis.

Tabla 40-4. Clasificación de las benzodiacepinas

Acción larga	Efecto >12 horas	Diazepam Flurazepam Bromazepam
Acción inmediata	Efecto de 8 a 12 horas	Clonazepam Flunitrazepam
Acción corta	Efecto de 4 a 6 horas	Lorazepam Temazepam Oxazepam
Acción ultracorta	Efecto inferior a 5 horas	Triazolam Midazolam

Tabla 40-5. Flumazenilo

Presentación	0,5 mg en 5 mL
Dosis	Adultos: 0,3 mg i. v. lento. Se puede repetir dosis en 1 min, máximo 1 mg Pediatría: 0,01 mg/kg. Máximo por dosis: 0,3 mg Si revierte el coma pero reaparece somnolencia: 2 mg en 500 mL en 6 h
Contraindicaciones	• Epilépticos (activa foco epileptógeno) • Intoxicación por antidepresivos tricíclicos

– Sobredosis (>3 g):
- Convulsiones.
- Agitación y alucinaciones.
- Coma profundo (GCS 3).
- Midriasis extrema.

En las diferentes revisiones publicadas de casos atendidos en servicios de urgencias por intoxicación pura de GHB, se describe el perfil de estos usuarios como el de una persona hemodinámicamente estable, sin ninguna alteración analítica ni de sus constantes vitales, pero en coma profundo (GCS inferior a 10 y, en muchos casos, de 3) de corta duración y con midriasis extrema. Destaca también una tasa de mortalidad casi nula y que casi el 99 % de los casos son dados de alta en menos de 12 horas sin ningún tratamiento específico.

- Tratamiento en la intoxicación aguda por GHB:
No hay disponible antídoto específico, así que se sigue la pauta de valoración habitual:
  - Anamnesis, monitorización estricta, electrocardiograma y exploración neurológica completa.
  - Evitar la intubación orotraqueal, dado que el coma profundo revierte espontáneamente en poco tiempo. Solo procede aislar la vía aérea si hay un alto riesgo de broncoaspiración:
    - Si GCS > 9, FR > 10 y SatO$_2$ > 96 %: posición lateral de seguridad.
    - Si GCS < 9, FR > 10 y SatO$_2$ > 96 %: Guedel y oxígeno y posición lateral de seguridad.
    - Si GCS < 9, FR < 10 o SatO$_2$ < 92 %: intubación orotraqueal.
    - Si GCS < 9, FR > 10 y SatO$_2$ 92-95 %: valorar cada caso.
  - Tratamiento sintomático: BZD si agitación o convulsión.

Se ha publicado algún estudio en el que se recomienda el uso de fisostigmina como antídoto a dosis de 1-2 mg por vía intravenosa, aunque su uso no está estandarizado y no queda clara su eficacia. Cabe recordar que, como efectos secundarios, este fármaco provoca habitualmente el vómito y que no debe administrarse si se observa en el electrocardiograma un QT largo, por el alto riesgo de arritmias ventriculares.

 El GHB es un depresor del SNC. Aunque a menudo se conoce con el nombre de éxtasis líquido, el GHB no tiene nada que ver con el éxtasis (o MDMA) ni con otras sustancias análogas a las anfetaminas.

Sustancias volátiles que se inhalan

Colas y disolventes

Se trata de productos de uso industrial o doméstico como barnices, pegamento, colas, gasolina, disolventes, etc. muy volátiles y que provocan una fuerte dependencia psíquica. Se absorben muy rápidamente, con un inicio de acción inmediato y que dura entre 15 y 45 minutos. Su uso empezó en la década de 1960 entre niños de barrios marginales de Centroamérica y Sudamérica, se extendió por el norte de África y ya está presente en casi todo el planeta. Se utiliza para huir del frío, del hambre y del miedo antes de cometer un delito.

- Clínica de la intoxicación aguda:
Muy parecida a una intoxicación etílica, con excitación, euforia, disartria, alucinaciones, sentimientos de grandeza y omnipotencia, como volar. Aumenta la frecuencia cardíaca y la respiratoria, con hipersalivación, náuseas, vómitos y diarreas. En formas más graves aparecen convulsiones, arritmias, síncopes, neumonía lipoide o leucoencefalopatía necrosante, con secuelas neurocognitivas irreversibles.
- Tratamiento:
Será sintomático y con el apoyo psicológico adecuado, en un entorno tranquilo. En caso de neumonía, será necesaria la ventilación mecánica.

Óxido nitroso

Se trata de un gas anestésico disociativo que se inhala con la finalidad de producir estados pasajeros de hilaridad; coloquialmente se conoce como «el gas de la risa». Sus efectos son inmediatos y duran entre 15 y 45 minutos.

- Clínica de consumo:
Se distribuye en globos o pequeños cilindros para inhalar con dosis pequeñas. Los efectos psicológicos consisten en hilaridad y en la supresión del dolor. El consumidor puede mostrar un rostro sonriente o caer en un ataque de risa incontrolado.
- Tratamiento: sintomático y de soporte.

Nitritos

Drogas derivadas del ácido nitroso y utilizadas con fines recreativos por sus efectos afrodisíacos, euforizantes, desinhibidores y de estimulación sexual para conseguir intensos orgasmos y facilitar la penetración anal, ya que relajan la tonicidad del esfínter. Se conocen como «*poppers*» o «amapolas» y se toman inhalando sus vapores o por vía oral. Son sustancias liposolubles de absorción muy rápida, efectos inmediatos y duración entre 15 y 45 minutos. Provocan relajación de la musculatura lisa. Su principal efecto secundario es la metahemoglobinemia, ya que son agentes oxidantes (transforman hemoglobina en metahemoglobina y provocan hipoxia tisular).
- Clínica de la intoxicación:
Pueden aparecer náuseas, vómitos, cefalea, hipotensión, síncopes, taquicardia e incluso parada cardiorrespiratoria. Si provoca metahemoglobinemia el paciente presentaría disnea y cianosis, pero sin hipoxemia.
- Tratamiento:
No existe antídoto, por lo que el tratamiento será sintomático. En caso de metahemoglobinemia, se administrará oxígeno a altas dosis y el antídoto específico: azul de metileno intravenoso a dosis de 1 mg/kg en 50 mL de suero glucosado al 5 % en 5 minutos.

Alcohol etílico

El consumo de alcohol etílico está socialmente aceptado en nuestro entorno: hasta el 90 % de las personas consumen alcohol de forma esporádica y, de ellas, el 10 % sufren alcoholismo. Se infravaloran sus riesgos, aunque cada vez hay más conciencia. Algunos datos a tener en cuenta:

- El uso nocivo de alcohol es un factor causal en más de 200 enfermedades y trastornos.
- Es responsable de 17.000 accidentes de tráfico mortales al año en Europa.
- Cada año se producen 3,3 millones de muertes en el mundo debidas al alcohol.
- Entre 5 y 9 millones de niños europeos viven en familias afectadas por el alcohol.

Para calcular el riesgo del consumo se utiliza la medida UBE (unidades de bebida estándar), equivalente a 10 g de alcohol. Como norma general, se habla de consumo de riesgo a partir de 2 UBE al día para mujeres y de 4 UBE al día para los hombres (**Tablas 40-6** y **40-7**).

Clínica de la intoxicación aguda (según valores en sangre, en aire espirado serían la mitad):

- 0,3-0,5 g/L: primeros CAMBIOS en el estado de ánimo.
- 0,5-1,2 g/L: EUFORIA, desinhibición, disminución de reflejos, atención y control. Sociabilidad.
- 0,9-2 g/L: EXCITACIÓN, descoordinación psicomotora, inestabilidad emocional, pérdida del juicio.
- 1,7-3 g/L: CONFUSIÓN, alteraciones en la percepción, alteraciones del habla, vértigo y estados emocionales exagerados (miedo, cólera o tristeza).
- 2,5-3,5 g/L: ESTUPOR, sin respuesta a estímulos e incapacidad de mantenerse de pie.
- 3-4,5 g/L: COMA, hipotermia y alteraciones cardiorrespiratorias.
- 4,5 g/L: MUERTE.

Tabla 40-6. Alcohol

Tipo de bebida	Volumen	UBE
Vino	1 vaso = 100 mL	1
Cerveza	1 caña = 200 mL	1
Licor	1 copa = 50 mL	2
Combinado	1 copa = 200 mL	2

Tabla 40-7. Riesgo de consumo según sexo y UBEs consumidos

Consumo	Hombres	Mujeres
Bajo riesgo	Hasta 17 UBE/semana	Hasta 11 UBE/semana
Alto riesgo	17-28 UBE/semana	11-17 UBE/semana
Peligroso	>28 UBE/semana	>17 UBE/semana

UBE: unidades de bebida estándar.

> **!** Hay que destacar que, en el consumidor crónico de alcohol, el diagnóstico será más difícil, ya que el paciente puede controlar su conducta por la tolerancia creada y debido a una metabolización acelerada. Tienen más riesgo de complicaciones como hipotermia, hipoglucemia, traumatismos o broncoaspiraciones.

- Tratamiento de la intoxicación aguda:
  Es importante descartar siempre la presencia de hipoglucemia y de traumatismo craneoencefálico, ya que es habitual que pasen desapercibidos. El tratamiento será sintomático y se centrará en prevenir la hipotermia, la hipoglucemia y la broncoaspiración:
  - Control de constantes vitales.
  - Colocar al paciente en decúbito lateral para evitar broncoaspiraciones.
  - Prevenir la hipotermia.
  - El uso de 100 mg de tiamina (vitamina B_1) intramuscular de forma sistemática es erróneo: solo hay que administrarla en pacientes con enolismo crónico para evitar el síndrome de Wernicke-Korsakoff (encefalopatía provocada por el déficit de vitamina B_1) o si se infunde una perfusión de suero glucosado (la glucosa produce un hiperconsumo de esta vitamina).
- Otras formas de consumir alcohol:
  Además de la ingesta clásica por vía oral, en los últimos tiempos se han observado nuevas maneras de consumo:
  - Alcohol impregnado en golosinas (ositos de goma), en tampones (absorción por vía vaginal o rectal) o por otras mucosas (ocular, nasal, etc.).
  - Alcohol vaporizado: cada vez más popular y presente en locales nocturnos. Se nebuliza alcohol (principalmente, vodka) con oxígeno o aire para provocar una absorción mucho más rápida por vía pulmonar. Produce euforia intensa.
  - «Botellón especial» o «jarra loca»: inicialmente era una mezcla de una bebida alcohólica con BZD, que se ha ampliado hasta incorporar restos de diferentes bebidas con otros fármacos como antidepresivos, anticonceptivos, ibuprofeno, ácido acetilsalicílico o incluso otras drogas. La jarra pasa de mano en mano y acostumbran a hacerse concursos de velocidad. La ingesta de alcohol tiene un límite por depresión del SNC. Lo que se busca al mezclarlo con estimulantes es aumentar este límite, pero también aumenta el riesgo de depresión respiratoria, lesiones en mucosas y una gran variedad de complicaciones. El cóctel causa pérdida gradual del control, con progresiva disminución del nivel de consciencia que puede provocar la muerte por depresión respiratoria. Emborracha rápido, no solo por la alta concentración alcohólica, sino por los fármacos acompañantes.
  - Absenta: bebida alcohólica popular del siglo XIX, sobre todo entre artistas, ya que se creía que inspiraba el alma, incitaba la palabra (verborrea) y quitaba la vergüenza. Se elabora con extractos de la planta *Artemisa absyntium* y tiene un efecto psicoactivo que actúa sobre los receptores GABA. La cantidad que se puede utilizar en

bebidas está legislada para que sea inocua y evitar efectos como espasmos musculares o convulsiones, pero de manera no legal se pueden encontrar concentraciones peligrosas. Provoca adicción. La intoxicación produce hiperexcitabilidad y alucinaciones. Una primera etapa como cualquier alcohol, seguida de visión de monstruos y escenas crueles. En intoxicaciones graves se produce «absintismo»: náuseas, vómitos, disurias, hematuria, convulsiones, debilidad muscular, demencia, cefalea y edema agudo de pulmón.

Estimulantes del sistema nervioso central

Cocaína

Alcaloide que se extrae de la hoja del *Erytroxylum coca lam*. Su cultivo y su uso se conocen desde hace más de 5.000 años en las culturas preincas. Las hojas de la planta se pueden masticar solas o mezcladas con cal, yeso o ceniza, y sirven para aumentar la resistencia al frío, la altura, la fatiga y el hambre. En 1859 se comercializó tratada químicamente como anestésico local y se recomendaba para las odontalgias y odinofagias en niños, hasta que se estudiaron sus efectos sobre el SNC. La bebida Coca-Cola en sus orígenes contenía cocaína, por eso se vendía en farmacias (**Figs. 40-2** y **40-3**).

Es poderosamente adictiva, no genera síndrome de abstinencia física, pero sí una fuerte dependencia psíquica. Actúa como un potente estimulante del SNC, ya que bloquea la recaptación presináptica de catecolaminas y serotonina a nivel central y periférico, por lo que aumentan sus niveles y provocan vasoconstricción, hipertensión, taquicardia, diaforesis y midriasis. El exceso de dopamina es el responsable de la agitación psicomotriz y el exceso de serotonina produce alucinaciones, psicosis, anorexia, aumento de la actividad sexual y de la temperatura.

- Formas de consumo habituales:
  - Pasta base: cocaína mezclada con ácido sulfúrico (inhalado, en pipas o cigarros).
  - Cocaína polvo (hidrosoluble): nasal o intravenosa. La forma más habitual.
  - *Speedball*: dosis intravenosa de heroína mezclada con cocaína para compensar los efectos.
  - *Crack* (cocaína base liposoluble): de mayor pureza, efecto más intenso y más corto. Se fuma en pipa o

sobre papel de plata, inhalando sus vapores. Genera mayor dependencia (**Tabla 40-8**).
- Clínica del consumo de cocaína:
- Fase de estimulación central o *rush*:
  - Exaltación del estado de ánimo y euforia.
  - Aumento del humor y la energía.
  - Aumento de la capacidad de desarrollar actividades simples y repetitivas.
  - Disminución subjetiva del agotamiento, hambre y sueño.
  - Taquicardia, hipertermia, midriasis e hiperglucemia.
- Fase de disforia y abatimiento o *crash*: una vez desaparecen los efectos, aparece una gran necesidad de volver a consumir. La supresión brusca del consumo provoca astenia, hipersomnia, irritabilidad y depresión, con posibilidad de conducta autolítica.
- Clínica de la intoxicación aguda por cocaína:
  - Leve: vigilia, locuacidad, insomnio, temblores, hiperreflexia, midriasis, rubor facial, diaforesis, inquietud, sequedad de boca, náuseas y vómitos.
  - Moderada: hiperactividad, confusión, hipertensión, taquicardia, taquipnea, dolor torácico y abdominal, vómitos, diaforesis, conducta intensiva y repetitiva, alucinaciones visuales o táctiles y rabdomiólisis por isquemia muscular aguda.
  - Grave: síndrome confusional agudo (*delirium*), hipertensión, taquicardia, hipertermia (> 40 °C), convulsiones, déficit neurológico, arritmias, disfunción hepática y fracaso renal.

La tríada clásica de la intoxicación por cocaína es:
- Taquicardia/hipertensión.
- Midriasis.
- Agitación.

- Complicaciones habituales:
  - Respiratorias: broncoespasmo cuando se inhala, barotrauma por la técnica de inhalación, enfisema, hemoptisis.
  - Emergencia cardiovascular: provoca necrosis miocárdica por sobrecarga del calcio intracelular y vasoconstricción de las arterias coronarias, que se manifiesta como un infarto agudo de miocardio, rotura de aneu-

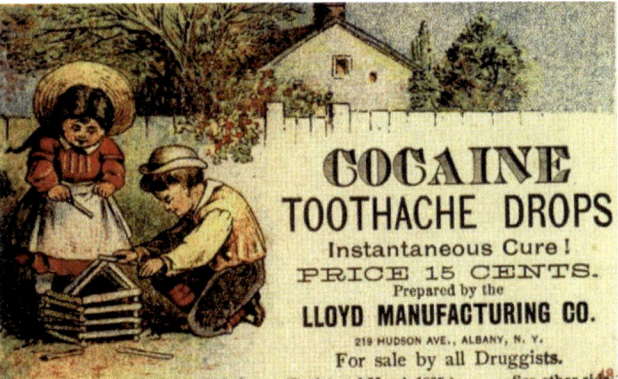

Figura 40-2. Imágenes publicitarias año 1859 comercialización cocaína.

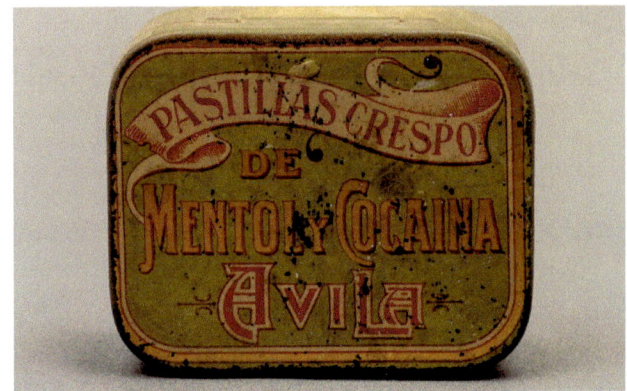

Figura 40-3. Imágenes publicitarias año 1859 comercialización cocaína.

Tabla 40-8. Cocaína

Vía de consumo	Inicio de acción	Pico de acción	Duración
Fumada	3-5 segundos	1-3 minutos	5-15 minutos
Intravenosa	10-60 segundos	3-5 minutos	20-60 minutos
Intranasal u oral	1-5 minutos	15-20 minutos	60-90 minutos

risma, *shock* cardiogénico, arritmias ventriculares o, directamente, parada cardiorrespiratoria. El riesgo de sufrir un infarto se multiplica por 24 después de la ingesta de cocaína y se alarga hasta una hora después del consumo. Aunque no se presente el síndrome coronario, la lesión en el endotelio se va acumulando y acelera la aparición de arterioesclerosis.
  - SNC: ictus isquémico por espasmo arterial, o hemorrágico (hemorragia subaracnoidea) por rotura de aneurisma, estatus epiléptico, psicosis aguda con ataques de pánico que pueden llegar a estados catatónicos.
- Tratamiento en intoxicaciones por cocaína:
  Al no disponer de antídoto, el tratamiento será sintomático y de sus complicaciones:
  - Frenar la hiperactividad simpaticomimética con BZD.
  - Si arritmias graves, hipertensión arterial o isquemia miocárdica: tratamiento específico.
  - Control estricto de la temperatura.

Anfetaminas

Son potentes estimulantes del SNC y sistema nervioso periférico. Llamadas aminas del despertar, actúan aumentando los neurotransmisores fisiológicos, las catecolaminas y la serotonina. Se utilizaron durante la segunda guerra mundial y la guerra civil española para aumentar el rendimiento de las tropas. Son sustancias muy adictivas que generan rápidamente una gran dependencia psicológica y una alta tolerancia. El consumo suele ser por vía oral en forma de comprimidos, aunque también se preparan para su consumo intravenoso o inhalado (metanfetamina). La forma oral inicia su acción a los 15-20 minutos, la absorción máxima es entre 1 y 2 horas, y la semivida de eliminación varía entre 5 y 34 horas. El período de euforia puede durar hasta 12 horas.

- Clínica del consumo:
  Incremento del estado de alerta, locuacidad, euforia y capacidad de realizar tareas repetitivas. Disminuye la capacidad de concentración mental y de retención de ideas, así como la fatiga, el hambre y el sueño. Provoca desinhibición y excitación sexual, alucinaciones auditivas y visuales. Al igual que la cocaína, al desaparecer los efectos aparece una fase de agotamiento físico y mental.
- Clínica de la intoxicación:
  Es igual que en la intoxicación por cocaína, pero con dos características muy típicas de estas situaciones: aparece acatisia, que es la imposibilidad de estarse quieto, y una gran tensión mandibular, con necesidad de morder cosas (chupachups, tapones de botellas, etc.).

- Tratamiento:
  Igual que en la intoxicación por cocaína, se hará la valoración estándar de todo paciente y tratamiento sintomático. En caso necesario, sedar con BZD.
- Nuevas formas de consumo de anfetaminas:
  - *Booty bumping*: utilizado sobre todo en la comunidad gay, consiste en una suspensión de metanfetamina sólida (cristales o polvo) en agua que se administra por vía rectal. Presenta un efecto eufórico inmediato. Esta práctica habitualmente es previa al coito anal, con el riesgo de que partículas en forma de cristales puedan romper el preservativo y generar erosiones, con el consecuente riesgo infeccioso.
  - *Sextasy*: consumo combinado de sildenafil (Viagra) o tadalafil (cialis) con éxtasis, se utiliza como afrodisíaco y erotizante. Los comprimidos con la mezcla se pueden comprar en lugares de ocio o internet. Tiene una alta toxicidad cardiovascular.

Cafeína

Sólido cristalino, blanco y de sabor amargo que actúa como una droga psicoactiva y estimulante. En dosis altas estimula los receptores adrenérgicos. Produce estimulación simpaticomimética, vasodilatación y estimulación del SNC. Agudiza los síntomas maníacos en pacientes bipolares. Produce tolerancia y dependencia. De consumo habitual a dosis no tóxicas en bebidas como café, té, chocolate o refrescos. Existen comprimidos con concentrados de cafeína, parches, chicles y polvos para su reconstitución, que pueden llegar a ser tóxicas, debido a la dosis, para la población pediátrica.

- Clínica de consumo: aumenta el nivel de alerta y elimina la somnolencia.
- Clínica de intoxicación:
  Excitación psicomotriz, temblores, irritabilidad, vértigos, cefalea, náuseas, vómitos, taquicardia, palpitaciones, extrasístoles y aumento de la frecuencia urinaria.
  En casos graves puede aparecer delirio, convulsiones, taquicardia ventricular (TV), hipopotasemia, hiperglucemia e hipotensión secundaria a la vasodilatación.
- Tratamiento: sintomático y con BZD si fuese necesario.

Bebidas energéticas

Este tipo de bebidas son de consumo habitual y quizá no se les da la importancia ni el tratamiento adecuado, ya que se venden de forma libre y son consumidas como estimulantes a dosis no siempre controladas.

El principio activo de casi todas estas bebidas es la taurina o ácido amino-etano-sulfónico un aminoácido que actúa como neurotransmisor en el SNC y la musculatura estriada, por lo que aumenta la contractilidad miocárdica, y se metaboliza en el hígado. Otro componente de estas bebidas es el inositol, sustancia implicada en la regulación de la respuesta de la membrana celular que potencia los efectos de la taurina y que por ella misma puede causar episodios maníacos. Además de estas dos sustancias también tienen importantes concentraciones de cafeína y otras sustancias como glucosa, sacarosa, complejos vitamínicos y extractos de ginseng y guaraná.

• Clínica de consumo:

Proporciona bienestar, disminuye la somnolencia y el tiempo de reacción a estímulos e incrementa la sociabilidad. Después de consumir una lata de estas bebidas, aumenta la frecuencia cardíaca unos 10 latidos por minuto, y la presión arterial unos 10 mm Hg. Estudios recientes demuestran que consumir una lata de estas bebidas provoca inmediatamente en individuos sanos el aumento del riesgo de sufrir enfermedades cardiovasculares al mismo nivel que un paciente con patología coronaria ya conocida. La interacción de taurina, inositol y cafeína unidos a alcohol produce:

– Alteraciones físicas: temblores, intranquilidad, anorexia, náuseas, taquicardia y confusión. En casos graves, aparecen arritmias como TV, hipopotasemia, hiperglucemia e hipotensión.
– Alteraciones del comportamiento: cuadros de psicosis aguda, hiperactividad, agresividad, ausencia de control de los impulsos, insomnio y agitación.

> **!** La depresión del SNC causada por el alcohol queda escondida por estas sustancias, por lo que es posible llegar a tasas de alcoholemia muy peligrosas con clínica enmascarada.

– Tratamiento: sintomático y con BZD si fuese necesario.

Psicodélicos y alucinógenos

LSD

Dietilamida del ácido lisérgico sintetizado del centeno (hongo *Claviceps purpuria*). Químicamente inestable, se descompone por acción del calor y la luz solar, por lo que suele conservarse en dilución con antioxidantes. No tiene olor ni sabor. Se sintetizó por los laboratorios Sandoz en 1938, aunque su máximo uso fue en la década de 1960 en la cultura hippie como vía de autoexploración para entrar en contacto con las galerías del inconsciente. Su uso vuelve a estar de moda en los últimos años asociado a las *raves parties*.

Su estructura es similar a la de los neurotransmisores endógenos de serotonina, dopamina y noradrenalina, y produce efectos simpaticomiméticos y anticolinérgicos. Aunque existen comprimidos, la forma habitual de consumo es la vía sublingual, mediante papeles secantes de pequeño tamaño (1 × 0,5 cm) como si fuesen sellos, impregnados de LSD: se deja

que se absorban debajo de la lengua o se mastican. Los efectos aparecen a los 30-40 minutos, se absorbe rápidamente en el aparato gastrointestinal y se acumula en el hígado y en pequeñas cantidades en el cerebro. La semivida de eliminación es de 3 a 6 horas, pero sus efectos duran hasta 24 horas.

• Clínica del consumo:
– Fase inicial de «salida»: midriasis, piloerección, náuseas, vómitos, frío, vértigo, ansiedad y sensación de tensión interior que se alivia llorando o riendo.
– Fase de viaje o *trip*: a las 3 horas empieza el cuadro psicodélico, con características que dependen del individuo, pero sobre todo del grupo o ambiente en el que se encuentre. La visión se agudiza, se intensifican los colores, ángulos y la profundidad, se mezcla pasado, presente y futuro. Las personas y objetos se mueven y ondulan, deformando la imagen corporal, se oyen los colores y se ven los sonidos (sinestesia). Hay una disminución del dolor, de la concentración y de la memoria, con incapacidad de solucionar problemas al distraerse con cualquier nuevo estímulo.
– Fase de «reentrada»: astenia intensa, cefalea y ansiedad.
Como efectos secundarios destacan:
– Sensaciones de incapacidad y culpabilidad, crisis de ansiedad, miedo a la locura, depresión y agresividad, con pérdida del autocontrol.
– Riesgo autolítico accidental: volar saltando por una ventana, intentar ordenar el tráfico, etcétera.
– Mal viaje o *bad trip*: alucinaciones terroríficas, paranoia, pánico y agresividad.
– *Flash-back*: aparecen sensaciones psicodélicas espontáneas durante años, incluso sin consumir.
• Clínica de la intoxicación:
– Comportamientos desadaptativos: reacciones de ansiedad con ideación paranoide y psicosis. Disminución del juicio crítico; puede aparecer suicidio u homicidio.
– Físicos: midriasis, taquicardia, arritmias, hipertensión arterial, hipertermia, temblores e incoordinación.
• Tratamiento:
Dirigido a proteger al paciente de sí mismo y de su entorno. Se trata de evitar cualquier tipo de estímulo externo, proporcionando un ambiente silencioso y tranquilo, hablarle con tono de voz bajo y pausado. Utilizar BZD para facilitar el «retorno» y tratar las crisis de pánico, si fuese necesario.

Cánnabis

Conocido desde el siglo IX a.C., se obtiene de la planta del cáñamo (*Cannabis sativa*), que tiene como principio activo el 9-tetrahidrocannabinol (THC). Es una de las drogas más consumidas en todo el mundo. La tolerancia solo aparece después de un consumo continuado; no genera síndrome de abstinencia, pero sí dependencia psíquica. El consumo continuado a largo plazo parece estar relacionado con la aparición de brotes psicóticos y esquizofrenia.

Se consume mayoritariamente fumado; su efecto máximo llega a los 20-30 minutos, con efectos que duran 2-4 horas, y una semivida de eliminación de entre 3 y 10 días, aunque en fumadores crónicos la eliminación completa puede tardar de 3 a 5 semanas. La determinación en sangre de THC se correlaciona con una intoxicación aguda, pero en orina solo indica consumo porque los metabolitos cannabinoides pueden persistir varios días después del consumo puntual.

Existen diferentes presentaciones:

- Marihuana: es el prensado y triturado de la planta seca en forma de picadura (flores, hojas y tallos), que se fuma sola o mezclada con tabaco.
- Hachís: resina almacenada en las flores de la planta hembra, prensada hasta formar una pasta compacta de color marrón y pegajosa que se fuma mezclada con tabaco.
- Aceite de hachís: extracción de las sustancias de la planta mediante disolventes; se emplea para impregnar el papel de fumar o el tabaco.
- Forma sólida: en pasteles, galletas, dulces, etc.
- Cánnabis de farmacia: presentación para tratamientos del dolor crónico y oncológico.
- Clínica del consumo:
  - Efectos subjetivos: euforia, bienestar, desinhibición, risa espontánea, se agudiza la vista y el oído, se pierde el sentido del espacio, de la imagen corporal, del tiempo y el equilibrio. Disminuye la fuerza muscular y aparece somnolencia. Da «buen rollo» y armonía.
  - Efectos físicos: taquicardia, hipotensión, hiperemia conjuntival, sequedad de boca y garganta, hipotermia y hambre.
  - Potencia los efectos depresores centrales del alcohol.
  - Ocasionalmente, aparecen crisis de ansiedad, delirios o incluso psicosis aguda.
- Tratamiento:
  Tranquilizar al paciente, ya que los efectos desaparecen en 2-4 horas y no requieren tratamiento. Si aparece cuadro psiquiátrico agudo, utilizar BZD.

Dextrometorfano

Se trata de una sustancia antitusígena disponible en diferentes jarabes comercializados. En la década de 1970 se asoció al movimiento punk, aunque en la actualidad vuelve a estar de moda en ambientes nocturnos. Actúa incrementando el neurotransmisor glutamato. Provoca un efecto disociativo (sueño y realidad). Los efectos empiezan a los 20-40 minutos y duran entre 4 y 6 horas, se elimina a las 14-39 horas. La dosis de uso «recreativo» es entre 100 mg y 2 g, aunque los efectos alucinógenos aparecen a partir de los 300 mg por vía oral (10 veces la dosis antitusígena recomendada). En nuestro entorno se comercializa sin receta el romilar, jarabe con 600 mg de DXM, y el cinfatos, con 400 mg en su presentación para adultos.

- Clínica del consumo:
  Efectos psicodélicos con un estado de analgesia profunda y amnesia con conservación de la consciencia y efectos protectores. Los efectos constan de diferentes etapas en función de la dosis:
  - Euforia, aumento de la percepción musical, desinhibición, pérdida de la noción del tiempo.
  - Distorsiones con los ojos cerrados (imágenes vivas del pensamiento, sensación de estar durmiendo estando despierto) y efecto estroboscópico (visión lenta e inmóvil de la luz).
  - Aumento del efecto estroboscópico, sensación de estar envuelto en gris por falta de contraste de colores. Imposibilidad de mantener el equilibrio o de hacer movimientos coordinados. No se recuerda la experiencia en este punto.
  - Disociación del cuerpo, se pierde el contacto con él. Ambiente de colores vivos con dibujos animados. Viaje astral con contacto con extraterrestres, dioses o espíritus.
- Tratamiento: sintomático.

Ketamina

Sintetizada en 1963 como anestésico general disociativo no barbitúrico, con propiedades analgésicas, sedantes y amnésicas de acción rápida y duración corta. No produce relajación muscular, preserva los reflejos laríngeos, la tos, la deglución y el reflejo corneal, con una mínima depresión respiratoria. Su uso «recreativo» empezó en los años 80 y en la actualidad es de uso muy habitual. Genera una rápida tolerancia y alta dependencia psicológica, pero no origina abstinencia. La presentación es en forma líquida, pero la absorción por vía oral no es buena, por lo que se suele desecar para venderla en forma de polvo e ingerirse por vía inhalada intranasal o fumada (impregnando tabaco o marihuana).

- Clínica del consumo:
  Se diferencian cuatro grados:
  - Alcohol psicodélico: euforia y ligera «borrachera».
  - Burbuja: borrachera fuerte.
  - Tripi del astronauta: distorsión sueño-realidad suave, refuerza la actividad sexual y estimula la creatividad, altera la percepción del color y de la composición corporal.
  - Agujero K: distorsión intensa, con sensación de eternidad, en la que el individuo se desplaza por un túnel hasta la luz, disociación persona/entorno similar a un estado catatónico.
  Como alteraciones físicas destaca la hipertensión arterial, taquicardia, midriasis y ligera bradipnea.
- Tratamiento: sintomático y con BZD, si es necesario.

! Una mezcla, que se hace de forma cada vez más habitual, es conocida como TRIFÁSICO: cocaína + ketamina + MDMA (anfetamina), que busca compaginar los efectos depresores, euforizantes y alucinógenos de unas y otras.

Drogas emergentes

Setas alucinógenas

Las más utilizadas son la *Amanita muscaria* y las de la familia *Psilocybe*. Se trata de setas naturales que se recolectan directamente en el campo o se cultivan para su uso y comercialización como sustancias psicodélicas y alucinógenas. Actúan en el SNC como falsos neurotransmisores y se eliminan por vía renal. El inicio de síntomas es a la media hora de la ingesta y los efectos pueden durar hasta 6-8 horas. La intensidad de los efectos varía en función de la personalidad y del ambiente en que se consuman. La forma más habitual de consumo es la oral (ingiriendo directamente el hongo) o bien en platos cocinados como sopas, infusiones, pasteles o galletas. También existen preparados en polvo para diluir en agua u otras bebidas o incluso para administración intravenosa.

- Clínica del consumo:
  Hilaridad fácil, expresión tranquila de alegría y satisfacción con risa fuerte y sostenida. Facilitan la expresión de sentimientos y la estimulación sexual. Trastornos sensoriales con incremento de la percepción y agudeza visual, distorsiones en la forma y tamaño de los objetos, despersonalización con sensación de separación cuerpo y alma, así como alteraciones en la percepción del tiempo y espacio, alucinaciones visuales y auditivas, con viajes al pasado como mero observador, visiones de lugares similares a la naturaleza con colores de flores y nubes, etc. Hay una interpretación anormal de la información de los sentidos, cosa peligrosa, dado que puede provocar acciones de alto riesgo o intentos de autólisis. Se describen casos de *flashback* años después, incluso en consumidores ocasionales, que reviven las sensaciones psicodélicas espontáneamente.
- Clínica de la intoxicación:
  - La familia *Psilocybe* puede producir un síndrome delirante agudo similar al del LSD.
  - La familia *Amanita* produce un síndrome anticolinérgico que se inicia entre 20 y 180 minutos después de la ingesta y que incluye taquicardia, midriasis, sequedad de mucosas, etc. (v. Cap. 41).
- Tratamiento: sintomático y BZD si es necesario. Descontaminación digestiva si está indicada.

Plantas alucinógenas

Se trata de plantas naturales. La más utilizada es la *Datura stramonium*, pero otras destacadas son la *Atropa belladona*, ayahuasca, beleño o hiosciamo, burundanga, estramonio, mescalina o peyote, *Salvia divinorum* y *Myristica fragans* (nuez moscada). Son una serie de sustancias que se agrupan para producir efectos intensos en la percepción, el pensamiento y la emoción. Su uso histórico está ligado a aspectos mágicos o místicos: las empleaban los chamanes, las personas que dominan la técnica del éxtasis, para relacionarse con espíritus o con la finalidad de adivinar el futuro o curar, incluso se usaban como «sueros de la verdad» para someter a otras personas. El consumo habitualmente es por vía oral, mediante infusiones o preparados, o inhalando los vapores cuando se quema parte de estas plantas.

Destaca la *Salvia divinorum* (de la misma familia que la *Salvia officinalis*, pero diferente), de cultivo mediterráneo y que se utiliza en múltiples productos de adelgazamiento o regulación intestinal. Últimamente se ha detectado un aumento en su consumo (muchos países ya han prohibido su venta y consumo). Es una hierba de la familia de la menta que contiene una sustancia química llamada salvinorina A (agonista opioide kappa), con efectos psicoactivos, alucinógenos y disociativos. Se le llama «la pastora», «hierba maría»

o «menta divina», y se consume masticando las hojas frescas, bebiendo el jugo que se extrae de la hoja, o fumada en cigarros o pipas de agua. Dosis de 2 a 8 g (8-20 hojas) producen alucinaciones durante 15 minutos si se fuman o durante una hora si se ingieren. Los efectos psicodélicos son muy intensos pero de corta duración en función de la dosis (aparecen en menos de un minuto y duran menos de media hora). Es de muy fácil adquisición por internet y hay múltiples guías de «consumo seguro» gratuitas en línea.

Los efectos secundarios y su tratamiento son iguales que los comentados en las setas y plantas alucinógenas.

INTOXICACIONES FARMACOLÓGICAS

Benzodiacepinas

Es el fármaco más habitual que causa intoxicaciones, sobre todo con ideación autolítica. Ya se ha hablado de ellas como sustancia de abuso y, por tanto, la actuación será exactamente la misma.

Paracetamol

Fármaco analgésico y antipirético de uso muy habitual y fácil acceso. Se absorbe rápidamente por el estómago y el intestino delgado en unas 4 horas. Es de metabolización hepática y eliminación renal. En cuanto a su toxicidad, la más importante es en el hígado: forma un metabolito tóxico que provoca la destrucción de los hepatocitos (aparece entre las 72 y 96 horas). En el riñón puede aparecer insuficiencia aguda tardía (entre 5 y 7 días) y transitoria. La intoxicación por paracetamol es muy habitual, sobre todo en niños, de forma accidental por la ingesta de jarabes. La dosis tóxica es variable: como norma general para adultos (>40 kg) es de 8 g y de 150 mg/kg en pediatría. La dosis letal es a partir de 0,5 g/kg. Clínica de la intoxicación:
La clínica parece en cuatro fases:

- 0-24 horas: asintomático, con malestar abdominal.
- 24-36 horas: dolor abdominal, náuseas y vómitos.
- 36-72 horas: necrosis hepática.
- 72 horas: hepatitis fulminante, el único tratamiento posible es el trasplante hepático.

Tratamiento:
Como siempre, incluye el control y estabilización del ABCD. Se recomienda el lavado gástrico si la ingesta es inferior a 4 horas y, después, administrar carbón activado. En caso de ingestas con dosis tóxicas, se dispone de un antídoto: la N-acetilcisteína. Si no se administra en las primeras horas, no es efectiva. La dosis intravenosa es de 150 mg/kg (máximo 15 g) en 60 minutos en 250 mL de suero glucosado al 5 %, seguida de dosis de 50 mg/kg en 500 mL en 4 horas y continuar con 100 mg/kg en 500 mL g en 16 horas.

Salicilatos

En este grupo se incluye el ácido acetilsalicílico (AAS) y todos sus derivados. Presenta una absorción rápida por vía oral con valor máximo en plasma a las 2 horas de la ingesta. Atraviesa la placenta y pasa a la leche materna. La dosis tóxica del AAS es a partir de 150 mg/kg, que es muy grave a partir de 300 mg/kg.

Clínica en las intoxicaciones leves o moderadas y en las primeras fases de las graves será:

- Taquipnea con hiperventilación y alcalosis respiratoria.
- Dolor abdominal y vómitos.
- Hipertermia, diaforesis, deshidratación, hipopotasemia, hipocalcemia, hiponatremia o hipernatremia. A veces, aparece hipoglucemia, púrpura o perforación gástrica.

Clínica de intoxicaciones graves:

- Acidosis metabólica (por pérdida de bicarbonato producido en las fases iniciales).
- Neurotoxicidad con edema cerebral, convulsiones, coma y muerte encefálica.
- Se han descrito casos de edema agudo de pulmón no cardiogénico por aumento de la permeabilidad vascular pulmonar.
  Tratamiento:
  Medidas de soporte vital (ABCD) con monitorización estricta, descontaminación digestiva, si está indicada, y tratamiento sintomático.

Antidepresivos

Intoxicación habitual en intentos de autólisis.

Pueden ser tricíclicos (ADT; amitriptilina, imipramina, etc.), heterocíclicos (maprotilina, amoxapina, etc.), o inhibidores selectivos de la recaptación serotonina (ISRS; citalopram, fluoxetina, paroxetina, etc.). Puede haber clínica neurológica (midriasis, boca seca, hipertermia, Babinsky,

convulsiones o coma) y cardiológica (bradicardia, hipotensión, arritmias, QT alargado hasta provocar taquicardia ventricular o fibrilación ventricular).

Tratamiento, que incluye:

- Tratamiento sintomático.
- Si la ingesta es inferior a 6 horas, descontaminación digestiva.
- Bicarbonato sódico intravenoso (1-2 mEq/kg), si hipotensión, arritmias o *shock*.
- El flumazenilo está contraindicado por el riesgo de convulsiones.

Neurolépticos (antipsicóticos y tranquilizantes menores)

Son fármacos con buena absorción oral y metabolismo hepático. Entre ellos, por ejemplo, está la clorpromazina (dosis tóxica: 1,5 g), el haloperidol (dosis tóxica: 50 mg), la risperidona, tiaprida, etcétera.

Clínica de la intoxicación:

Las manifestaciones clínicas en estas intoxicaciones son la sedación, disartria, ataxia, delirio, agitación, midriasis, coma e hipotensión ortostática. Pueden asociarse reacciones como el síndrome extrapiramidal, con sintomatología asociada como distonías agudas (espasmos musculares, tics mandibulares, etc.), parquinsonismo, acatisia, agitación motora, etc. También puede aparecer síndrome neuroléptico maligno: hipertermia, disminución del nivel de consciencia, rigidez muscular, insuficiencia respiratoria, edema agudo de pulmón o tromboembolismo pulmonar (EAP o TEP).

Tratamiento:

Como siempre, será estabilizar el ABCD con medidas de soporte vital, la descontaminación digestiva (si está indicada) y, en caso de síntomas extrapiramidales, biperideno a dosis de 5 mg intravenosa.

PUNTOS CLAVE

- Las intoxicaciones por drogas y fármacos son un motivo de alerta frecuente en los servicios de urgencias y emergencias. Son de baja gravedad, mayoritariamente, las de origen recreativo y más graves las accidentales.
- La valoración y asistencia a un paciente intoxicado se basa en la actuación sistemática, según metodología ABCDE.

- Están disponibles algunos antídotos para sustancias específicas.
- A falta de antídoto, el tratamiento se basa en tratar la sintomatología y favorecer la eliminación de la sustancia.

BIBLIOGRAFÍA

Bajo Bajo A, Climent Díaz B, Burillo Putza G et al. Guía de actuación en drogas emergentes para Servicios de Urgencias. Manual de bolsillo. Madrid: Adalia Ediciones; 2008.

Burillo Putze G, Climent Díaz B, Echarte Pazos JL et al. Drogas emergentes (I): las «smart drugs». An Sist Sanit Navar. 2011;34(2):263-74.

Caudevilla F, Ventura M, Iciar B, Fornas I. Presence and composition of cathinone derivatives in drug samples taken from a Drug Test Service in Spain (2010-12). Hum Psychopharmacol Clin Exp. 2013;28:341-4.

European Monitoring Centre for Drugs and Drug Addiction (2017), EMCDDA Europol 2016 Annual Report on the Implementation of Council Decision 2005/387/JHA, Implementation reports. Luxemburgo: Oficina de Publicaciones de la Unión Europea; 2017.

European Monitoring Centre for Drugs and Drug Addiction: European Drug Report 2022: Trends and Developments. Publications Office of the European Union.

Galicia M, Nogué S, Figueras T, Echarte JL, Iglesias ML, Miró O. Intoxicaciones por éxtasis líquido atendidas en servicios de urgencias hospitalarios de la ciudad de Barcelona durante 2 años. Med Clin (Barc). 2008; 130(7):254-8.

González D, Ventura M, Caudevilla F, Torrens M, Farre M. Consumption of new psycoactive substances in a Spanish simple of research chemical users. Hum. Psychopharmacol Clin Exp. 2013;28:332-40.

Guía pràctica en farmacologia d'urgències i emergencies prehospitalaries, 1ª ed. SEM; 2021.

Iglesias ML, Echarte JL, Calpe J, Mariñosa M, Lloret J. Intoxicaciones agudas por drogas de abuso. En: Iglesias ML. Manual de intoxicaciones. Barcelona: Menarini; 2009.

Informe europeo sobre drogas 2017. Disponible en: http://www.emcdda.europa.eu/publications/edr/trends-developments/2017

Manual de protocolos y actuación en Urgencias. 4ª edición. Sociedad Española de Medicina de Urgencias y Emergencias; 2014.

Marraffa JM, Cohen V, Howland MA. Antidotes for toxicological emergencies: a practical review. Am J Health Syst Pharm. 2012;69:199-212.

Sistema d'Emergències Mèdiques; Guia d'actuació infermera d'urgències i emergències prehospitalàries. Barcelona: Generalitat de Cataluña, Departament de Salut; 2015.

Supervía A, Salgado E, Córdoba F, García L, Martínez L, Moreno A, et al. Características de las intoxicaciones agudas atendidas en Cataluña y diferencias según grupos de edad: Estudio Intox-28. Emergencias. 2021;33(2):115-120.

Yvonne M, O'Malley P, Lloyd J. Energy drinks, soft drinks and substance use among United States secondary school students. American Society of Addiction Medicine, J Addict Med. 2014;8:6-13.

Intoxicaciones no farmacológicas

41

A. Chozas Serrano

OBJETIVOS

- Conocer, desde un punto de vista global, la carga de mortalidad y morbilidad atribuible a las intoxicaciones no farmacológicas y su repercusión dentro del sistema sanitario.
- Comprender la importancia de garantizar la seguridad del personal sanitario y de preservar la capacidad operativa del sistema de atención sanitaria de emergencia.
- Identificar, en ausencia de información clara y objetiva, el tipo de tóxico involucrado por combinaciones características de síntomas y signos particulares.
- Valorar de manera específica a un paciente con sospecha de intoxicación atribuible a un producto no farmacológico.
- Conocer la fisiopatología de los principales productos químicos involucrados, así como sus manifestaciones clínicas y tratamiento.

INTOXICACIÓN POR ALCOHOLES Y GLICOLES

Introducción

El consumo de alcohol es, sin duda, una de las grandes preocupaciones a nivel internacional, no solo en el ámbito sanitario, sino también en el socioeconómico. Se calcula que el uso nocivo del alcohol provocó 3 millones de muertes (el 5,3 % de todas las muertes) en todo el mundo en 2016. Dentro del contexto europeo.

España es uno de los países con mayor prevalencia de problemas relacionados con el consumo de alcohol, se sitúa como la droga psicoactiva más extendida y una de las principales causas evitables de mortalidad prematura, enfermedad y discapacidad.

El 93 % de la población entre los 15 y 64 años manifiesta haber consumido bebidas alcohólicas alguna vez en la vida, y destaca la idea de que no hay un nivel de consumo seguro de alcohol. Por tanto, es fundamental incorporar en todas las instituciones, sanitarias o no sanitarias, acciones de visión integral y dirigidas que incluyan la perspectiva de equidad, que tengan en cuenta el gradiente social y los determinantes comerciales que desempeñan un papel fundamental en el entorno y los estilos de vida individuales.

Intoxicación por etanol

El etanol es un alcohol hidrosoluble que atraviesa rápidamente las membranas celulares. La absorción del etanol se produce a través del sistema gastrointestinal, principalmente en el duodeno y el resto del intestino delgado (aproximadamente, el 80 %) y el estómago (alrededor del 20 %).

Cuando el estómago está vacío, los niveles máximos de etanol en sangre se alcanzan entre 30 y 90 minutos después de la ingestión.

La vía principal de metabolización del etanol se produce en el hígado a través de la alcohol deshidrogenasa (ADH), enzima que, como se verá más adelante, adquiere una gran importancia. Aunque la mayor parte del metabolismo del etanol es hepático, hay otros tejidos que contribuyen a ello. Esta enzima se encuentra en cantidades reducidas en las mujeres, con lo que un menor metabolismo durante primer paso hepático, combinado con un menor volumen de distribución, puede explicar la mayor vulnerabilidad de las mujeres a las complicaciones agudas de la intoxicación por etanol.

Manifestaciones clínicas

No existe una sintomatología clara y patognomónica de la intoxicación por etanol, sino que varía mucho en función de la genética del paciente (hay que recordar los factores que influyen en el metabolismo del etanol), el tipo, la cantidad y la tasa de ingesta de etanol y la frecuencia y el patrón de consumo: en los individuos que no abusan del alcohol, los efectos clínicos de la intoxicación por etanol son relativamente más predecibles, a diferencia de aquellos consumidores crónicos cuyos efectos son impredecibles y muestran poca sintomatología a pesar de tener cifras elevadas de alcohol en sangre (*Blood Alcohol Content* [BAC]).

Por tanto, es importante tener clara la idea que no hay correlación entre la sintomatología del paciente y la tasa de alcoholemia detectada, ya que depende de varios factores, como se ha visto con anterioridad. Del mismo modo, y unido a estos factores, como así lo refleja el efecto Mellanby o fenómeno Mellanby, de si la concentración de etanol está aumentando o disminuyendo; son más predominantes cuando los niveles están aumentando.

Los signos y síntomas de la intoxicación aguda por etanol varían en función de la gravedad y pueden incluir dificultad para hablar, nistagmo, comportamiento desinhibido, incoordinación, marcha inestable, deterioro de la memoria, estupor y coma. Puede producirse hipotensión y taquicardia como resultado de la vasodilatación periférica inducida por el etanol o como consecuencia de la pérdida de volumen. A esta clínica se pueden asociar alteraciones metabólicas graves tales como como hipoglucemia, hiperlactacidemia, hipopotasemia, hipomagnesemia, hipocalcemia e hipofosfatemia.

Se debe tener en cuenta también la posibilidad de existencia de una coingesta de otras sustancias tales como simpaticomiméticos, opioides o benzodiacepinas.

Diagnóstico diferencial

La intoxicación aguda por etanol como causa primaria de alteraciones del nivel de conciencia debe considerarse solo después de descartar patologías más graves como el traumatismo craneoencefálico (TCE), la hipoxia, la hipoglucemia, la hipotermia, la encefalopatía hepática y otras alteraciones metabólicas y fisiológicas secundarias a la intoxicación. En el caso del TCE y el manejo del paciente intoxicado con sospecha de traumatismo, todo profesional debe tener claro que todo paciente intoxicado es traumático hasta que no se demuestre lo contrario.

Tratamiento

El tratamiento de la intoxicación aguda aislada por etanol es fundamentalmente de soporte.

Como regla general:

- A todos los pacientes intoxicados se les debe realizar una determinación de glucemia capilar de manera precoz, tratando de manera agresiva la hipoglucemia en el caso de estar presente.
- A todos los pacientes se les debe realizar una evaluación exhaustiva en busca de signos de traumatismo (lesión secundaria).
- Investigar acerca de coingestas asociadas al consumo de alcohol.
- Valorar y administrar al menos 100 mg de tiamina parenteral para prevenir o tratar la encefalopatía de Wernicke previamente a la administración de glucosa, especialmente en pacientes desnutridos o con impresión de alcoholismo crónico.
- La agitación asociada a la intoxicación por etanol puede ser hacia uno mismo o hacia los demás. Las benzodiacepinas y

los antipsicóticos pueden ser utilizados en estos pacientes con precaución por la posibilidad de aumentar el grado de depresión respiratoria. La ketamina, como agente único o como complemento de otros medicamentos, puede ser útil en el tratamiento de la agitación inducida por el etanol.
- En el caso de las tasas de alcoholemia elevadas, debe prestarse especial atención al estado respiratorio del paciente, incluyendo la reevaluación respiratoria frecuente.
- En los pacientes con evidencia de depleción de volumen o hipotensión, se administrará cristaloide isotónico vía intravenosa.
- En los pacientes con intoxicación grave, el carbón activado y el lavado gástrico no suelen ser útiles, debido a la rápida velocidad de absorción del etanol en el tracto gastrointestinal.

 La intoxicación aguda por etanol como causa primaria de alteraciones del nivel de consciencia debe considerarse solo después de descartar patologías más graves.

Intoxicación por metanol y etilenglicol

Tanto el metanol como el etilenglicol son alcoholes relativamente no tóxicos que se encuentran con frecuencia en altas concentraciones en el anticongelante de los automóviles, en el líquido limpiaparabrisas, en los disolventes, en los combustibles y en otros productos industriales. **La mayor parte de las intoxicaciones graves se producen tras la ingestión y causan principalmente depresión del sistema nervioso central (SNC);** la inhalación y la exposición dérmica rara vez causan toxicidad. Los pacientes pueden ingerir este tipo de alcoholes como sustituto del etanol, con fines autolíticos o por accidente, normalmente asociado este último al trasvase del envase original. Sin embargo, ante ingestas masivas puede producirse una toxicidad grave por la acción de las enzimas que los oxida: la alcohol deshidrogenasa y la aldehído deshidrogenasa. El ácido fórmico y el formaldehído, metabolitos de metanol, y los metabolitos de etilenglicol, los ácidos glicólico, glioxílico y oxálico se acumulan tras grandes ingestas y pueden causar daños específicos en órganos diana: el ácido fórmico provoca lesiones en la retina con hiperemia de la papila óptica, edema y, finalmente, ceguera irreversible, así como lesiones isquémicas o hemorrágicas en los ganglios basales, mientras que los metabolitos del etilenglicol se dirigen al riñón y provocan una insuficiencia renal aguda (IRA) reversible, que, a su vez, ralentiza la eliminación del etilenglicol. En ausencia de tratamiento, una ingestión de, aproximadamente, 1 g/kg de metanol o de etilenglicol puede ser letal, pese a que hay evidencia de la existencia de intoxicación grave ante ingestiones de menor cantidad.

Manifestaciones clínicas

Los pacientes atendidos poco después de una ingesta única importante de metanol o etilenglicol pueden presentar clínicamente diferentes grados de depresión del SNC o sensación de embriaguez simplemente y tener un *anion gap* elevado sin acidosis metabólica o mínima. Sin embargo, si han transcurrido varias horas y, sobre todo, en ausencia de una coingesta de etanol, se objetivará una acidosis metabólica importante con *anion gap* muy elevado, y el paciente mostrará una clínica que impresiona de gravedad, a menudo coma, respiración de Kussmaul, convulsiones e hipotensión: visión borrosa o ceguera (si el paciente puede expresarse), escotoma central, midriasis fija e hiperemia de la papila óptica, sugieren una intoxicación grave por metanol; el dolor de fosa renal, la hematuria y la oliguria sugieren una intoxicación grave por etilenglicol. La intoxicación por etilenglicol también puede provocar parálisis de los nervios craneales y tetania. Sin embargo, la presencia de ingestión de etanol, ingestiones más pequeñas o escalonadas, y las enfermedades concomitantes pueden afectar a la evolución clínica y a los hallazgos de laboratorio.

Diagnóstico diferencial

La intoxicación por metanol y etilenglicol suele diagnosticarse clínicamente:

- En la mayoría de los casos hay una fuerte sospecha o una historia clara de ingestión.
- Además de la dosis y el tipo de alcohol ingerido, el retraso en la presentación y la presencia de etanol coingestado determinan los signos clínicos y los hallazgos de laboratorio que cabe esperar. El etanol es un inhibidor competitivo de la ADH, que, como se ha visto, es la «responsable» de la oxidación del metanol y del etilenglicol, de ahí su importante papel en el tratamiento.

Tratamiento

Los 3 pilares sobre los que se sustenta el tratamiento de los pacientes intoxicados por metanol o etilenglicol, atendiendo a la fisiopatología de la intoxicación serían:

- **Soporte y estabilización.**
- **Bicarbonato sódico.**

 No hay evidencia de peso que determine cómo debe administrarse el bicarbonato: el objetivo es mantener un pH superior a 7,35.

Se recomienda un bolo inicial de 1 a 2 mEq/kg de bicarbonato sódico intravenoso con un pH inferior a 7,3 y, posteriormente, 133 mEq por cada litro de líquido (valorar el líquido administrado en función de la concentración de sodio) a una velocidad entre 150 y 250 mL/hora en adultos.
- **Inhibidores de la alcohol deshidrogenasa.**
  Tanto el fomepizol como el etanol (alcohol absoluto) se pueden usar para inhibir la acción de la ADH.
  Las indicaciones (una o más de una) son las siguientes:

- Todo paciente que objetivamente ha ingerido en las últimas horas más de 10-20 mL de etilenglicol o metanol (en niños, más de 0,1 g/kg o más de 10 mL).

- Todo paciente con probabilidad de haber ingerido en las últimas horas más de 10-20 mL de etilenglicol o metanol y que presenta uno de los siguientes:
  - Síntomas extradigestivos sin otra causa justificada, en especial trastornos de la conciencia, de la conducta o visuales.
  - Acidosis metabólica sin otra causa justificada (exceso de bases [EB] < -5 mmol/L o *anion gap* > 30 mEq/L).
  - *Anion gap* > 15 mOsm/L sin otra causa justificada (como podría ser el haber administrado etanol).
  - Cristales de oxalato cálcico en orina (en el caso del etilenglicol).
  - Etilenglicol o metanol en sangre > 0,2 g/L.
- **Fomepizol.**
  El fomepizol se ha utilizado con éxito durante años para tratar tanto la intoxicación por metanol como por etilenglicol, y es más eficaz que el etanol.

 Su principal ventaja es la facilidad para la administración y dosificación, al igual que la baja incidencia de efectos secundarios graves.

Sin embargo, su coste es elevado (más de 5.000 euros, aproximadamente, el tratamiento durante 24 horas de un paciente con un peso de 70 kg, frente a los 75 euros del alcohol absoluto).

La dosis de carga es de 15 mg/kg i.v. en 100 mL de suero fisiológico (SF) o suero glucosado (SG) al 5 % administrado en 30 minutos. Transcurridas 12 horas, se han de administrar 10 mg/kg/12 horas por 4 dosis. Si el tratamiento se tiene que alargar más de 48 horas, administrar dosis de 15 mg/kg/12 horas hasta que los niveles del tóxico hayan disminuido por debajo de 0,2 g/L (etilenglicol < 3,2 mmol/L y metanol < 6,2 mmol/L) o hasta que el *anion gap* sea inferior a 15 mOsm/L y se haya corregido la acidosis metabólica.
En el caso de mujeres embarazadas, no se han realizado estudios clínicos adecuados y bien controlados y, ante la gravedad de la intoxicación por este tipo de alcoholes, se recomienda la administración de fomepizol en caso necesario.

- **Etanol (alcohol absoluto).**
  El tratamiento con etanol está sujeto a numerosas limitaciones:
  - Su dosificación es difícil al igual que el mantenimiento de unos niveles óptimos y se requieren ajustes y pruebas complementarias frecuentes.
  - Presenta una osmolaridad elevada, lo que implica que su administración deba realizarse por vía venosa central ante la posibilidad de desarrollar una tromboflebitis si se administra por vía venosa periférica.
  - Lo más limitante del tratamiento con etanol es su efecto sobre el SNC: bajo nivel de consciencia con el riesgo de aspiración secundario o alteraciones conductuales, asociados a los propios de cada paciente y sus antecedentes personales (v. el epígrafe sobre la intoxicación por etanol).

Para la administración intravenosa de etanol (es posible la administración vía oral) es necesario realizar una dilución previa al 10 %: 50 mL alcohol absoluto hasta 500 mL de SG al 5 % (0,078 g de etanol/mL): **el objetivo es mantener niveles de etanol en sangre de 100-150 mg/dL o 1-1,5 g/L (22 mmol/L).**
  – Dosis de carga: 8 mL/kg en 60 minutos de la dilución mencionada previamente.
  – Dosis de mantenimiento:
  No alcohólicos: 0,83 mL/kg/hora.
  Alcohólicos crónicos: 1,96 mL/kg/hora.

La perfusión se mantendrá hasta conseguir unos niveles de metanol inferiores a 0,2 g/L o de etilenglicol inferiores a 0,1 g/L.

El etanol también puede administrarse por vía oral. El alcohol destilado (40-50 % volumen) destinado al consumo humano puede diluirse en agua o zumo hasta una solución al 20 % y administrarse por vía oral o por sonda nasogástrica.

> **!** La asociación entre bajo nivel de consciencia o inconsciencia con un pH inferior a 6,74 se correlaciona fuertemente con la muerte o con secuelas neurológicas graves.

Por otro lado, un pH mayor de 7,2 en el momento del tratamiento inicial se asocia raramente con un deterioro visual posterior.

El uso del etanol a nivel prehospitalario ante víctimas en masa se ha utilizado con éxito en Estonia.

Intoxicación por alcohol isopropílico

El alcohol isopropílico se utiliza habitualmente como «agente limpiador»: desinfectante, desinfectante de manos, anticongelante y disolvente y constituye el 70 % del «alcohol para frotar». El alcohol isopropílico funciona principalmente como depresor del SNC, y su toxicidad y tratamiento se asemejan a los del etanol.

La característica fundamental de esta intoxicación, de ahí que sea necesario hablar de ella, es la marcada cetonemia y cetonuria en ausencia de acidosis metabólica: el alcohol isopropílico es metabolizado (como el etanol) por la familia de enzimas de la alcohol deshidrogenasa (ADH) en acetona, responsable de estos signos característicos.

La clínica y el tratamiento se asemejan a la intoxicación con etanol y, a menudo, se encuentra un olor afrutado en el aliento por acumulación de cetona.

INTOXICACIÓN POR GASES

Los gases son todas aquellas sustancias que se encuentran en estado gaseoso a temperatura ambiente. Es importante diferenciarlo de los vapores, que son fluidos que adquieren el estado gaseoso por la acción del calor.

Como ya se ha dicho, la intoxicación por gases ocurre por vía inhalatoria, de manera accidental, industrial, rural o doméstica, con fines autolíticos o como elemento de guerra, pese a que la legislación internacional lo prohíbe. En general,

se pueden clasificar en 2 grandes grupos: gases irritantes y gases no irritantes.

- **Gases irritantes:** se caracterizan por producir importantes lesiones en las mucosas de la vía aérea, dependiendo de la concentración del gas, la duración de la exposición y el tamaño y el grado de solubilidad de las partículas: a mayor tamaño de las partículas del gas y mayor el grado de solubilidad en agua, mayor es el efecto y el daño en la vía aérea superior, a diferencia de aquellas partículas pequeñas y poco hidrosolubles, cuyo efecto se centrará en la vía aérea inferior, bronquios terminales y alvéolos, principalmente. Como ejemplo destaca el cloro (intensidad moderada) y los sulfuros y derivados, amoníaco y flúor con intensidad intensa.
- **Gases no irritantes:** la característica principal de estos gases, y de ahí su importancia y repercusión, es la capacidad de desplazamiento y la dificultad en el transporte de oxígeno hasta los tejidos, lo que, sin un tratamiento precoz y agresivo conduce inevitablemente a la muerte. Destaca por su capacidad asfixiante y su afectación sistémica el monóxido de carbono.

Intoxicación aguda por monóxido de carbono

El monóxido de carbono (CO) es un gas incoloro, inodoro e insípido resultado de la combustión incompleta de elementos que contienen carbono. La exposición se produce con mayor frecuencia a partir de los gases producidos por los automóviles, los calentadores y calderas defectuosas, los incendios y los accidentes industriales.

Fisiopatología

El CO se difunde rápidamente a través de la membrana capilar pulmonar y se une a la fracción de hierro del hemo (y otras porfirinas) con una afinidad, aproximadamente, de 240 a 250 veces superior a la del oxígeno, desplazando a la izquierda la curva de disociación de la hemoglobina y deteriorando, por tanto, el suministro de oxígeno a los tejidos. Los niveles de carboxihemoglobina (COHb) que puede presentar el paciente intoxicado dependen de muchos factores, entre los que destacan la cantidad de CO y de oxígeno en el entorno, la duración de la exposición y la ventilación por minuto.

> Los no fumadores pueden tener hasta un 3 % de COHb, mientras que los fumadores pueden tener niveles de entre el 10 % y el 15 %, cifras consideradas normales.

Su eliminación depende, en su mayor parte, del grado de oxigenación por encima del grado de ventilación, lo que constituye el pilar fundamental del tratamiento. y, en menor medida, de la ventilación minuto: la vida media del CO mientras un paciente respira aire ambiente (fracción de oxígeno inspirado [FiO$_2$] de 0,21) es, aproximadamente, de 250 a 320 minutos, mientras que al respirar oxígeno a bajo flujo y alta concentración a través de una mascarilla de no reinhalación es de unos 90 minutos y con oxígeno hiperbárico al 100 % es de alrededor de 30 minutos.

Manifestaciones clínicas

La sintomatología que puede presentar un paciente intoxicado por CO es muy variable e inespecífica, en ausencia de una sospecha clara de existencia de CO en el entorno: la cefalea es el síntoma más común, seguido de malestar general, náuseas y vómitos.

La afectación neurológica implica alteraciones del estado mental de diferente grado, desde el síncope hasta el coma y la afinidad cardíaca desencadena manifestaciones cardiovasculares y metabólicas como la isquemia miocárdica y arritmias ventriculares, lo que se asocia a un aumento de la mortalidad a largo plazo. Pese a que en mucha bibliografía aparece como signo de intoxicación por CO el aspecto *rojo cereza* de los labios y la piel, es importante aclarar que se trata de un signo muy poco sensible y, por tanto, no debe ser tenido en cuenta en la valoración. Lo mismo ocurre, como se verá más adelante, en la intoxicación por cianuro, en la que este signo clínico es muy poco específico, con muy poca incidencia, y destaca el color normal de la piel y la cianosis como los hallazgos cutáneos más comunes.

En la introducción se ha descrito brevemente la secuela neurológica retardada como la secuela más común: este síndrome neuropsiquiátrico puede aparecer hasta 240 días después de la exposición y posterior recuperación. El paciente puede mostrar diferentes grados de déficits cognitivos, cambios de personalidad, trastornos del movimiento y déficits neurológicos focales. Pese a que no están muy claros su origen y fisiopatología, parece que la mayoría de los casos se asocian a la pérdida de consciencia durante la intoxicación, y se correlaciona mal con los niveles de carboxihemoglobina (COHb) detectados.

Diagnóstico

La intoxicación aguda por CO debe sospecharse sobre la base de una historia sugestiva de exposición y la sintomatología asociada.

Un nivel elevado de carboxihemoglobina en una muestra de sangre arterial ayuda a confirmar el diagnóstico (en pacientes estables, las muestras de sangre venosa son precisas), pero no se correlacionan con el grado de intoxicación, sí de exposición, y no predicen secuelas neurológicas retardadas. Esto haría innecesario realizar analíticas seriadas. En este sentido y por esta misma razón, el uso de cooxímetros de pulso no invasivos de medición de la carboxihemoglobina ($SpCO_2$), ampliamente utilizada por los servicios de emergencias prehospitalarios, no está recomendado de manera sistemática al no haber una evidencia clara y una correlación precisa: una lectura negativa, especialmente en presencia de síntomas, no debe utilizarse para descartar la intoxicación por CO. Lo que sí es evidente es que la oximetría de pulso estándar (SpO_2) no puede detectar la exposición al CO, ya que no diferencia la carboxihemoglobina de la oxihemoglobina.

Una vez confirmado el diagnóstico de intoxicación por CO, se recomienda obtener un electrocardiograma (ECG) y, en caso de estar disponible, la evaluación de biomarcadores cardíacos, especialmente en pacientes con evidencia de isquemia en el ECG o con antecedentes de enfermedad cardíaca.

Tratamiento

Como ya se ha visto con anterioridad, el pilar fundamental del tratamiento de una intoxicación aguda por CO es la administración de oxígeno que, en función del nivel de consciencia, se llevará a cabo mediante una mascarilla de no reinhalación de bajo flujo y alta concentración o, en el caso de cumplir criterios de aislamiento de la vía aérea, a través de un tubo endotraqueal, junto a, evidentemente, la rápida retirada de la fuente de CO. Pero hay ocasiones en las que es preciso el uso de otro tipo de terapias, entre las que destaca el oxígeno hiperbárico.

La oxigenoterapia hiperbárica consiste en exponer a los pacientes al 100 % de oxígeno en condiciones supraatmosféricas. Esto da lugar a una disminución de la vida media de la COHb, que pasa de, aproximadamente, 90 minutos con el 100 % de oxígeno normobárico a alrededor de 30 minutos durante la terapia hiperbárica.

No obstante, el nivel de COHb al que debe realizarse esta terapia, independientemente del estado clínico, es controvertido; oscila entre cifras del 25 % al 40 % sin evidencia bibliográfica clara (**Fig. 41-1**).

La importancia del embarazo en la decisión de iniciar la terapia con oxígeno hiperbárico radica en la mayor afinidad y vida media más larga del CO unido a la hemoglobina fetal, la incapacidad de aumentar sustancialmente la perfusión placentaria y los efectos directos de la hipoxemia y la acidosis en el feto.

 Oxígeno, oxígeno y oxígeno.

Intoxicación por cianuro

El cianuro es un tóxico mitocondrial que se encuentra entre las sustancias más letales conocidas y que ha sido utilizado tanto en la antigüedad como en la actualidad como método de ejecución (Zyklon B®), pues provoca la muerte en minutos u horas tras la exposición.

 A pesar de la baja incidencia de intoxicaciones por cianuro, su letalidad y su corta vida media (inferior a una hora) implica que deba reconocerse rápidamente para garantizar la rápida administración de un antídoto y un tratamiento de soporte que garantice la vida.

El cianuro se absorbe rápidamente a través de las vías respiratorias y las mucosas, y también puede absorberse a través del tracto gastrointestinal y la piel. Los síntomas y signos de intoxicación comienzan a partir de concentraciones de cianuro en sangre de aproximadamente 40 mmol/L. Una vez absorbido, el cianuro se distribuye rápidamente en el cuerpo con un volumen de distribución estimado de 1,5 L/kg, aproximadamente el 60 % unido a las proteínas.

Manifestaciones clínicas

Pese a que las manifestaciones clínicas y su gravedad dependen de la vía, la fuente y el tiempo de exposición, las mani-

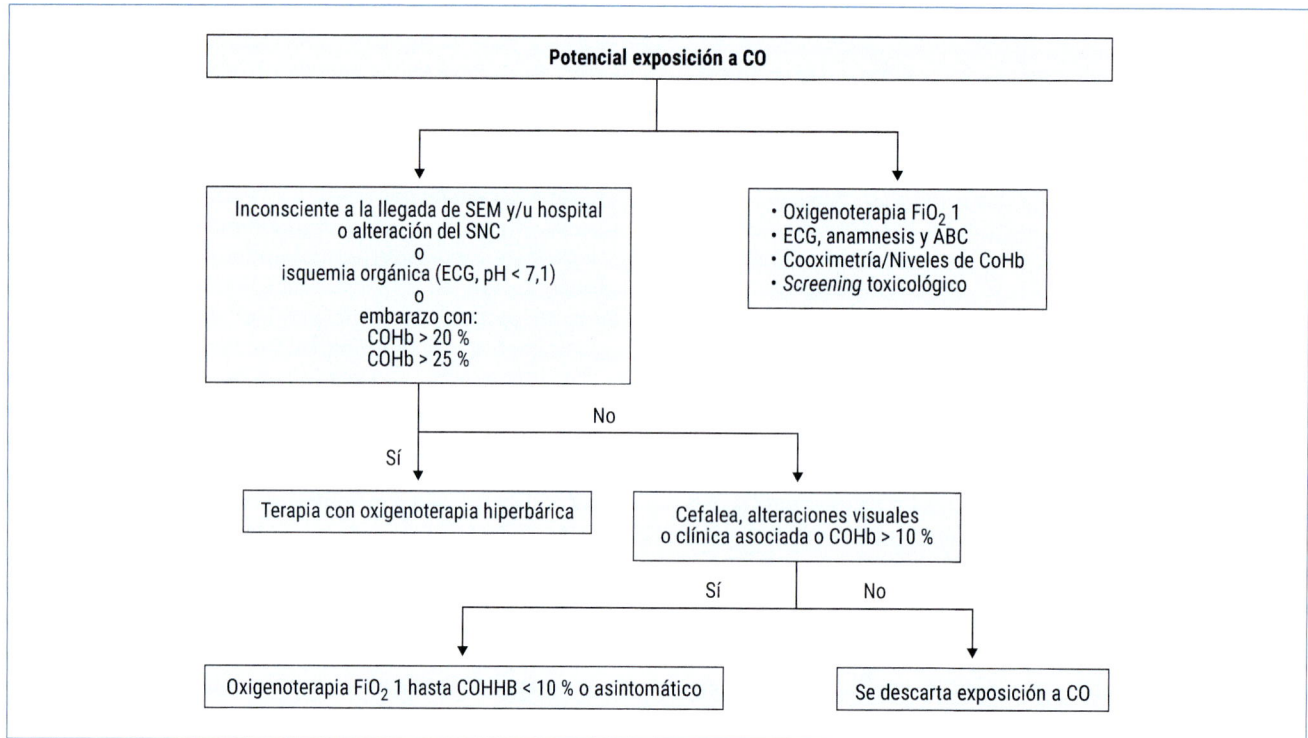

Figura 41-1. Potencial exposición a monóxido de carbono. CO: monóxido de carbono; COHb: carboxihemoglobina; ECG: electrocardiograma; Fio$_2$: fracción inspirada de oxígeno; SNC: sistema nervioso central.

festaciones neurológicas y cardiovasculares son las más destacadas:

- Sistema nervioso central: dolor de cabeza, ansiedad, confusión, vértigo, pérdida de consciencia, convulsiones.
- Sistema cardiovascular: inicialmente, taquicardia e hipertensión arterial y, posteriormente, bradicardia, hipotensión arterial y arritmias.
- Taquipnea inicial y, más tarde, bradipnea y edema agudo de pulmón.
- Náuseas, vómitos y dolor abdominal.
- Insuficiencia renal aguda.
- Necrosis hepática.
- Rabdomiólisis.
- Después de inhalar cianuro de hidrógeno (HCN), el paciente puede detectar un olor a almendra amarga (perceptible para, aproximadamente, el 60 % de la población).

Diagnóstico

Al igual que ocurría en la intoxicación aguda por CO, el diagnóstico se basa en un alto índice de sospecha y la clínica asociada.

Se deben considerar pacientes susceptibles a sufrir una intoxicación por cianuro a las víctimas de incendios e ingestiones objetivadas, aquellas personas expuestas a cianuro en el trabajo y los que han sido tratados recientemente con nitroprusiato de sodio. En ausencia de datos claros y objetivos, cualquier paciente con alteración del nivel de consciencia y una acidosis metabólica de etiología desconocida debe ser considerado susceptible de intoxicación por cianuro.

Tratamiento

Sin duda alguna, el *gold standard* del tratamiento de la intoxicación por cianuro es su fijación. Para ello, se cuenta con dos estrategias:

- **Hidroxocobalamina (Cyanokit®).** Precursor de la vitamina B$_{12}$, contiene una fracción de cobalto que se une al cianuro intracelular para formar cianocobalamina. Esta molécula es estable y se excreta fácilmente en la orina. Dado que la hidroxocobalamina actúa rápidamente, no afecta negativamente a la oxigenación de los tejidos y es relativamente segura, se considera el agente de primera línea en la intoxicación por cianuro. La dosis de hidroxocobalamina es de 70 mg/kg (adulto y pediatría) administrada por vía intravenosa. Esta dosis es eficaz para la mayoría de los pacientes adultos cuando la exposición al cianuro se produce por inhalación. Puede administrarse una segunda dosis completa dependiendo de la gravedad de la intoxicación (p. ej., en una parada cardiorrespiratoria [PCR]) o de la respuesta clínica al tratamiento. La vida media es de 24 a 48 horas. La hidroxocobalamina, cuando se administra en la dosis recomendada, puede causar una decoloración rojiza temporal de la piel, el plasma, la orina y las membranas mucosas. Estos cambios duran de 2 a 3 días.
- **Tiosulfato sódico**. Es una fuente de sulfuros con un proceso enzimático muy lento, lo que descarta su uso en un primer momento. Sin embargo, posteriormente, y en la intoxicación combinada con CO, se administrará de forma conjunta con la hidroxocobalamina, ya que actúan de forma sinérgica. La dosis es de 12,5 gramos por vía intravenosa en 50 mL a pasar en 10 minutos.

Otra estrategia de tratamiento consiste en la inducción de una metahemoglobinemia mediante el uso de agentes metahemoglobinizantes, como el nitrito de sodio. Sin embargo, su uso está contraindicado en casos de toxicidad concurrente por CO, lo que empeora aún más el transporte de oxígeno.

INTOXICACIÓN POR DISOLVENTES ORGÁNICOS

Los disolventes orgánicos son compuestos orgánicos volátiles (cuya estructura química tenga de base el elemento carbono) que se utilizan solos o en combinación con otros agentes, para disolver materias primas, productos o materiales residuales. Se utilizan como agentes de limpieza, para modificar la viscosidad, como agentes tensoactivos, como plastificantes, como conservantes y como portador de otras sustancias que, una vez depositadas, quedan fijadas y el disolvente se evapora. Comprenden múltiples sustancias de uso habitual en la vida cotidiana y, a diferencia de los gases, se encuentran en estado líquido, pero desprenden vapores, de ahí que, al igual que en la intoxicación por gases, la vía inhalatoria sea la vía de intoxicación más común seguida de la vía digestiva y cutánea.

 Es importante destacar que los disolventes orgánicos tienen bajos puntos de ebullición y se evaporan con facilidad, con el consecuente riesgo de explosión e incendio.

Manifestaciones clínicas

La principal afectación recae sobre el sistema nervioso central, y pueden aparecer diferentes grados de depresión del grado de consciencia junto con marcha inestable, temblores, debilidad muscular, visión borrosa o diplopía, irritación ocular, nistagmo y disminución de los reflejos unidos a un deterioro cognitivo de inicio eufórico que progresa en poco tiempo a una clínica más depresiva.

Diagnóstico

El diagnóstico se basa en un alto índice de sospecha y la clínica asociada.

Tratamiento

El tratamiento de la intoxicación aguda aislada por disolventes orgánicos es fundamentalmente de soporte, pero hay que añadir algún matiz:
- Retirar la ropa ante la posibilidad de absorción cutánea y lavado con abundante agua, previa comprobación de que el producto no reacciona a ella.
- Si hay intoxicación por vía cutánea, aplicar sobre la zona afectada Diphoterine, teniendo en cuenta que su efecto neutralizante depende del tiempo.
- Cuando se trata de derivados del petróleo, benceno o tolueno, la ingestión de dosis mayores de 1-2 mL/kg indica la necesidad de practicar medidas de descontaminación digestiva. En estas intoxicaciones no es útil el carbón activado.

- No deben administrarse fármacos simpaticomiméticos, ya que pueden provocar arritmias por sensibilización miocárdica a las catecolaminas.
- La hepatitis por tetracloruro de carbono debe tratarse precozmente con el antídoto acetilcisteína *(off label),* con una dosis similar a la utilizada en la intoxicación por paracetamol.

INTOXICACIÓN POR CÁUSTICOS

Como norma general, cuando se habla de intoxicaciones domésticas se hace referencia a las intoxicaciones mediadas por productos cáusticos que, en la mayor parte de los casos, forman parte del arsenal de productos de limpieza que hay en cualquier hogar. La facilidad para su obtención junto con un almacenamiento deficiente son factores que aumentan la incidencia de este tipo de intoxicaciones.

La palabra cáustico tiene varios significados, pero en este capítulo hace referencia a toda sustancia en estado sólido, líquido o gaseoso que puede quemar tejidos orgánicos o es corrosiva, que viene determinado por su situación extrema, por exceso o por defecto, respecto al potencial de hidrógeno (pH), de ahí que se puedan diferenciar en 2 grandes grupos, álcalis (pH > 12) y ácidos (pH < 12).

Pese a que el mecanismo de acción difiere ligeramente en ambos grupos, en general, el daño que produce es directo por la acción lesiva del propio producto y, de manera secundaria, por la acción de las reacciones químicas posteriores, bien por daño térmico o por la acción de subproductos derivados de la reacción con los líquidos orgánicos. En este sentido, la enorme variedad de productos cáusticos con diferente capacidad lesiva, en función de su concentración y la propia naturaleza del producto, hace imposible fijar dosis letales o tóxicas, por lo que lo recomendable, sin duda alguna, es ponerse en contacto con el Servicio de Información Toxicológica (SIT) (v. la introducción), pero considerando desde el principio grave toda intoxicación por cáusticos.

MANIFESTACIONES CLÍNICAS

Diagnóstico

El diagnóstico se basa en un elevado índice de sospecha de la ingesta y la clínica (principalmente local) asociada (**Tabla 41-1**).

Tratamiento

El tratamiento de la intoxicación aguda aislada por cáusticos es, fundamentalmente, de soporte, añadiendo algún matiz:

- Averiguar el producto causante de la intoxicación y su composición. En el caso de no conocer la composición o ante cualquier duda ponerse en contacto con el SIT.
- No provocar el vómito ni realizar lavado gástrico.
- La administración de agua o leche como diluyente es ampliamente utilizado, pero carece de evidencia científica que permita aconsejarlo.
- No intentar tamponar con otros compuestos de base ácida o básica.

Tabla 41-1. Manifestaciones clínicas	
Fase aguda	
Sintomatología local (daño directo)	**Sintomatología sistémica (variable)**
Lesiones a lo largo del tubo digestivo de aspecto blanquecino y eritematoso (quemaduras)	*Shock*
Quemaduras cutáneas	Hemólisis
Epigastralgia y vómitos/peritonismo	Insuficiencia respiratoria
Obstrucción alta de la VA, broncoespasmo	Insuficiencia renal
Fase subaguda	
Hasta 3-4 semanas	
Hemorragias agudas	
Abscesos	
Fístulas digestivas, esofagobronquiales, pleurales	
Pericarditis	
SDRA	
Hemotórax	
Fase tardía	
Estenosis	
Malignización	
Alteración de la motilidad intestinal	
Mucocele	

SDRA: síndrome de dificultad respiratoria aguda; VA: vía aérea.

- Si hay intoxicación por vía cutánea, aplicar sobre la zona afectada difoterina, sabiendo que su efecto neutralizante depende del tiempo.

INTOXICACIÓN POR PRODUCTOS FITOSANITARIOS

Los productos fitosanitarios son mezclas químicas utilizadas para el control de plagas, sea cual sea su origen, animal o vegetal, con el objetivo de protegerlos de organismos nocivos, por lo que contribuyen a aumentar el rendimiento de la agricultura. Bajo esta denominación se incluyen todos aquellos agentes biocidas (herbicidas, acaricidas, nematicidas, fungicidas, insecticidas, etc.) cuya característica principal radica en su elevada toxicidad y peligrosidad. Por tanto, son potencialmente peligrosos para la salud humana y medioambiental. De manera errónea, a los productos fitosanitarios se les denomina de manera genérica como plaguicidas o pesticidas, pero no es del todo correcto al incluir también sustancias reguladoras del crecimiento y productividad que presentan un potencial tóxico mucho menor.

En este sentido, la cantidad total comercializada de productos fitosanitarios fue de 75.397 toneladas en 2019 (un incremento del 2,9 % respecto a 2018), y son los fungicidas y los bactericidas los más comercializados (34.103 toneladas y el 45,2 % del total) seguidos de los herbicidas (17.023 toneladas y el 22,6 % del total). Los insecticidas y acaricidas representaron el 10,4 % al comercializarse un total de 7.812 toneladas. España se sitúan como el primer país de la UE-27 en venta de fungicidas y bactericidas y el segundo en insecticidas y acaricidas.

Con todo esto se puede justificar el interés que suscita el estudio de este tipo de intoxicaciones, centrándose en aquellos que afectan más directamente a la salud humana: los plaguicidas.

Plaguicidas

La Organización de las Naciones Unidas para la Alimentación y la Agricultura (FAO) define un plaguicida como «una sustancia o mezcla de sustancias destinadas a prevenir, destruir o controlar cualquier plaga, incluyendo vectores de enfermedad humana o animal, especies indeseadas de plantas o animales capaces de causar daños o interferir de cualquier otra forma con la producción, procesamiento, almacenamiento, transporte y mercado de los alimentos, otros productos agrícolas, madera y sus derivados o alimentos animales, o que pueden ser administrados a los animales para el control de insectos, arácnidos u otras plagas en sus organismos». A pesar de que su existencia se remonta a la antigüedad, el concepto moderno surge en el siglo XIX y XX con la síntesis de numerosas sustancias, como el dicloro difenil tricloroetano (DDT), o compuestos organofosforados o carbamatos.

La principal fuente de exposición de la población general son los alimentos, de ahí su estricta regulación, y la intoxicación por estos productos puede ser individual, de manera accidental y principalmente en el medio laboral, o como método con finalidad autolítica (especialmente en el medio rural por su elevado uso), o colectiva, muy habitual en la segunda mitad del siglo XX en el que casi todas las familias químicas de plaguicidas han producido episodios de este tipo.

Insecticidas organoclorados

Los insecticidas organoclorados fueron los primeros insecticidas químicos orgánicos utilizados de forma masiva a escala internacional, eficaces, económicos, pero con gran capacidad de bioacumulación y potencialidad cancerígena, de ahí su elevada restricción pese a que en España aún se comercializa alguno hoy en día. Esto implica que las intoxicaciones con este tipo de producto sean cada vez menos frecuentes.

Su alta liposolubilidad condiciona su cinética, de ahí que sean muy afines a tejidos grasos, donde tienden a acumularse. Además, también se concentran en otros tejidos ricos en grasas neutras como la glándula adrenal, por lo que manifiestan, además, un efecto estrogénico.

Las dosis tóxicas humanas son muy variables: DDT 5 g; metoxiclor 5 g; clordano 40 mg; aldrín > 15 mg, y hexaclorociclohexano (HCH) 20 g. En disoluciones con disolventes orgánicos que favorecen su absorción pueden producirse accidentes graves con cantidades inferiores de 1 g.

Manifestaciones clínicas

Los signos de intoxicación por organoclorados son expresión de hiperactividad neuronal.

Como norma general, en intoxicaciones por vía oral:

- **Fase inicial (entre 30 minutos y 6 horas):**
  - Hiperestesias en boca y parte inferior de la cara seguidas de parestesias, confusión, malestar, cefalea y fatiga.
  - Vómitos, dolor abdominal y diarrea.
  - Temblor y clínica en progresión (solo DDT).
- **Fase de estado:**
  Convulsiones y coma.
  - Hiperexcitabilidad miocárdica que puede desembocar en una fibrilación ventricular.
  - Insuficiencia hepática o renal (menor incidencia).

En intoxicaciones por vías diferente a la oral, se desarrollan manifestaciones propias de la vía de entrada.

Tratamiento

El tratamiento de la intoxicación aguda por organoclorados es fundamentalmente de soporte:

- Valorar la realización de lavado gástrico y carbón activado en ausencia de asociación con algún disolvente e intoxicación vía digestiva.
- Descontaminación rápida y eficaz si hay existencia de contacto vía cutánea.
- No existe ningún tratamiento con antídotos.

Insecticidas organofosforados

Los insecticidas organofosforados no solo son uno de los grupos más extensos y utilizados, sino también uno de los más tóxicos. Su alta liposolubilidad y elevada tensión de vapor, factor clave en la emisión de compuestos volátiles, a temperaturas no extremas permiten su penetración por todas las vías, digestiva, cutánea (absorción lenta) y respiratoria. Algunos de ellos, como el sarín (GH), tabún y somán (GD) han sido utilizados como gases de guerra, y son considerados gases nerviosos por su diana de acción (síndrome nicotínico).

Su mecanismo tóxico principal es la inhibición de la acetilcolinesterasa (AChEl), que provoca la acumulación de acetilcolina en los tejidos, medidor químico responsable de la transmisión fisiológica del impulso nervioso de los sistemas parasimpáticos y simpáticos, las fibras posganglionares simpáticas de las glándulas sudoríparas, los nervios motores del músculo esquelético y algunas terminaciones del sistema nervioso central. En consecuencia, causan un aumento en la concentración y duración de los efectos del neurotransmisor (acetilcolina) y desencadenan una serie de manifestaciones clínicas particulares asociadas a los receptores (muscarínicos y nicotínicos) que, en condiciones normales, responden a la unión con la acetilcolina.

Las dosis tóxicas son muy variables entre los compuestos, y oscilan entre 0,10 gramos en el caso del paratión y 10 gramos en el caso del fenitrotión, con cifras de entre el 10 % y el 25 %.

Manifestaciones clínicas

La clínica asociada a la intoxicación por organofosforados es independientemente de la vía de entrada. Se pueden distin-

guir en 2 grandes síndromes que no aparecen en función del tiempo postexposición, sino que se superponen:

- **Síndrome muscarínico:** se produce como consecuencia de la unión de la acetilcolina a los receptores muscarínicos o receptores metabotrópicos, lo que origina una acción inhibitoria que tiene como consecuencia:
  - Aumento del peristaltismo digestivo: dolor abdominal, vómitos y diarrea.
  - Aumento del tono y peristaltismo de la musculatura bronquial y urinaria: broncoespasmo y micción involuntaria.
  - Miosis y parálisis de la acomodación visual por contracción del músculo ciliar.
  - Aumento de las secreciones: sudor, lagrimeo e hipersalivación.
  - Alteraciones en la conducción auriculoventricular.
- **Síndrome nicotínico:** se produce como consecuencia de la unión de la acetilcolina a los receptores nicotínicos o receptores ionotrópicos, lo que desencadena una acción excitatoria que tiene como consecuencia:
  - Unión neuromuscular: astenia, fasciculaciones, sacudidas y parálisis musculares.
  - Ganglios simpáticos y suprarrenales: taquicardia, hipertensión arterial, hiperexcitabilidad miocárdica, hiperpotasemia, hiperglucemia e hiperlactacidemia.

Tratamiento

El tratamiento de la intoxicación aguda por organofosforados es, fundamentalmente, de soporte y antidótico:

- Valorar la realización de lavado gástrico y carbón activado en ausencia de asociación con algún disolvente e intoxicación vía digestiva.
- Descontaminación rápida y eficaz si hay existencia de contacto con la vía cutánea.
- En el caso de precisar un manejo avanzado de la vía aérea mediante aislamiento de esta, el uso de relajantes musculares despolarizantes está contraindicado.
- **Tramiento antidótico vagolítico:** administración de atropina con el objetivo de antagonizar los efectos muscarínicos (acción muscarínico-selectiva) de la acetilcolina, en dosis de 1 mg cada 5-10 minutos hasta atropinización (de referencia la aparición de midriasis).
- **Tratamiento antidótico de regeneración de colinesterasas:** administración de oximas, metalsulfato de pralidoxima, en dosis de 1 gramo en 250 mL de suero fisiológico en 30 minutos; se ha de repetir 1 hora después y cada 8 horas ante la persistencia del cuadro. Aunque su indicación no está clara y la evidencia no es fuerte, aún presenta indicaciones limitadas a algunos organofosforados del grupo alquilos.

Insecticidas carbamatos

Los insecticidas carbamatos son productos derivados del ácido carbámico. Alguno de ellos inhibe la acción de la colinesterasa (insecticidas), mientras que otros carecen de esta acción (herbicidas). Las intoxicaciones asociadas a carbamatos con capacidad de inhibición de la colinesterasa presentan manifestaciones clínicas similares a la intoxicación por organofosforados. Los primeros muestran un margen más amplio entre la dosis tóxica mínima y la dosis letal. Por el contrario, los herbicidas con base de carbamato tienen una toxicidad muy baja, y destacan los síntomas digestivos inespecíficos como la manifestación clínica más relevante en caso de intoxicación.

En consecuencia, el tratamiento de la intoxicación aguda es similar al indicado en los organofosforados y el tratamiento antidótico se restringe a la atropina.

Insecticida paraquat/diquat

La ingestión de paraquat es una de las principales causas de intoxicación mortal en muchos países de Asia, del Pacífico y de América. En el caso de Europa, el paraquat es una de las sustancias activas excluidas del Anexo I de la Directiva 91/414/CEE relativa a la comercialización de productos fitosanitarios, principalmente por la elevada tasa de mortalidad asociada a la ingestión oral, accidentada o deliberada, pese a que su uso en agricultura es relativamente seguro.

El paraquat se concentra dentro de muchas células donde se somete a una reacción de reducción-oxidación (ciclo rédox) y se genera un radical superóxido como subproducto de este proceso, una especie de oxígeno muy reactivo que puede causar daños celulares directos (disfunción mitocondrial, necrosis y apoptosis) o reaccionar para formar otras especies reactivas de oxígeno y radicales de nitrito, lo que conduce en horas o días a un fallo multiorgánico. Este es el motivo por el cual, como se verá más adelante, la administración de oxígeno como parte del tratamiento está muy limitada. Los órganos más afectados son los que tienen un elevado flujo sanguíneo y necesidades energéticas, como los pulmones, el corazón, los riñones y el hígado, mientras que el cerebro se ve afectado con poca frecuencia, ya que el paraquat no atraviesa fácilmente la barrera hematoencefálica. La eliminación del paraquat es, principalmente, por vía renal: la mayor parte del paraquat ingerido aparece en orina en las primeras 24 horas en intoxicaciones leves, mientras que en el caso de intoxicaciones graves se desarrolla insuficiencia renal, con el consiguiente enlentecimiento de su eliminación (la semivida de eliminación en estos pacientes puede superar las 100 horas).

El diagnóstico de la intoxicación por paraquat suele determinarse por los antecedentes de ingestión u otra exposición, junto con una fuerte evidencia de apoyo en el examen físico, especialmente la presencia de quemaduras orofaríngeas en el caso de exposición oral y el de lesión renal aguda, acidosis metabólica o Síndrome de dificultad respiratoria aguda (SDRA).

> ! La ingestión de más de 30 mL de concentrado de paraquat del 20 % al 24 % suele ser letal, y tan solo 10 mL pueden causar una enfermedad importante.

- Los síntomas orales y gastrointestinales son comunes. Los pacientes suelen tener dolor en la boca y odinofagia, junto con náuseas, vómitos y dolor abdominal.
- Refieren una sensación generalizada de quemazón en la piel que comienza durante el primer o segundo día tras de la exposición, y que se asocia con un riesgo de muerte considerablemente mayor.
- La dificultad respiratoria indica una afectación sistémica y se asocia a una mayor mortalidad.
- Las antecedentes personales y la edad del paciente son factores importantes: los antecedentes de enfermedad renal y la edad superior a 50 años se han relacionado con peores resultados.

Tratamiento

El tratamiento de la ingestión por paraquat o diquat es similar, pese a que hay mucha más experiencia con el paraquat. Sin embargo, ninguno de los tratamientos actuales ha demostrado ser eficaz en el caso de una intoxicación grave, y el pronóstico es desfavorable independientemente de la especialización del centro de referencia.

El tratamiento de la intoxicación aguda por paraquat/diquat es, fundamentalmente, de soporte:

- No se debe administrar oxigenoterapia a menos que haya una hipoxia confirmada.
- El lavado gástrico y la emesis forzada están contraindicados debido a la lesión cáustica inducida por el paraquat.
- Se recomienda la descontaminación gastrointestinal precoz (antes de las 2 horas tras la exposición) para limitar la exposición sistémica: carbón activado (1 g/kg en agua; dosis máxima de 50 g). Sin embargo, no debe excluirse el beneficio de administrar carbón hasta 12 horas después de la ingestión.
- La hemoperfusión y la hemodiálisis seguidas de hemodiafiltración continua o la hemoperfusión repetida pueden ser beneficiosas si se inician dentro de las 4 horas de la intoxicación.
- En intoxicaciones cutáneas, la piel expuesta debe lavarse con agua y jabón lo antes posible durante un máximo de 15 minutos. El riesgo de contaminación secundario es mínimo cuando se aplican las precauciones universales.
- Las exposiciones oculares deben descontaminarse utilizando los métodos estándar para exposiciones corrosivas. Se recomienda lavar el ojo durante 30 minutos con solución salina isotónica o difoterina.
- Se han propuesto muchos antídotos con mecanismos de acción conocidos y que, al menos en teoría, podrían ser efectivos, en particular terapias antiinflamatorias y antioxidantes. Sin embargo, hay pocos estudios muy limitados que los apoyen. Pese a ello, y dada la elevada mortalidad asociada, algunos centros especializados administran todos los tratamientos potencialmente compatibles.

PUNTOS CLAVE

- El conocimiento más integral y amplio de las sustancias químicas que provocan una mayor incidencia de intoxicaciones permite un manejo más eficaz y unos cuidados excelentes. Así, observando tanto la epidemiología global como la particular en el caso de España, se constata que las intoxicaciones no farmacológicas tienen un gran peso en la asistencia sanitaria, no solo por la mortalidad y morbilidad atribuible, sino también por su potencial capacidad de poner evidencia hasta el sistema sanitario más potente.

- La intoxicación por productos químicos ocurre, fundamentalmente, en el ámbito doméstico, por causas de tipo accidental, y se debe, en la mayoría de casos, a gases tóxicos y a la manipulación de productos de limpieza, lo que enfatiza la innegable relación con el estilo de vida de la sociedad y la patología urgente y emergente que el profesional sanitario atiende. Esto evidencia, de nuevo, la idea de que el profesional no solo debe aumentar y actualizar el conocimiento inherente a su profesión, sino correlacionarlo con la evolución de la sociedad.

- La seguridad del profesional sanitario continúa siendo el pilar fundamental clave en todos los escalones de la asistencia.

- Escuchar al paciente, aunque no diga nada debe ser la meta: una valoración exhaustiva y dirigida permitirá la priorización del tratamiento y la aplicación de cuidados de calidad, siempre basados en la evidencia.

BIBLIOGRAFÍA

Ballesteros D, Soto Oviedo A, Murillo Palacios J, García C. Intoxicación por paraquat y uso de terapias de remoción extracorpórea: reporte de 7 casos y revisión de literatura. Acta Colombiana de Cuidado Intensivo. 2021;21(1):94-104.

Clardy PF, Manaker S, Perry H. Carbon monoxide poisoning. Ed: Grayzel J. UpTodate. Disponible en: https://www-uptodate-com.m-hulp.a17.csinet.es/contents/carbon-monoxide-poisoning?search=Carbon%20monoxide%20poisoning.%20&source=search_result&selectedTitle=1~97&usage_type=default&display_rank=1

Desai SK, Su M. Cyanide poisoning. In M. Ganestsky [Internet]. UpToDate [consulta el 1 de junio de 2022]. Disponible en: https://www.uptodate.com/contents/cyanide-poisoning.

Gervilla Caño J, Otal Bareche J, Torres Justribó M, Durán Rabés J. Intoxicación por organofosforados. Medicina de Familia SEMERGEN. 2007;33(1):21-3.

Hampson NB, Piantadosi CA, Thom SR, Weaver LK. Practice recommendations in the diagnosis, management, and prevention of carbon monoxide poisoning. Am J Respir Crit Care Med. 2012;186(11):1095-101.

Hassanian-Moghaddam H, Zamani N, Roberts DM, Brent J, McMartin K, Aaron C, et al. Consensus statements on the approach to patients in a methanol poisoning outbreak. Clin Toxicol (Phila). 2019 Dec;57(12):1129-1136.

Loza V, André M. Manejo actual de las intoxicaciones agudas por inhibidores de la colinesterasa: conceptos erróneos y necesidad de guías peruanas actualizadas. An Fac Med. 2015;76(4):431-7.

O'Malley GF. Non-Invasive Carbon Monoxide Measurement is Not Accurate. Ann Emerg Med. 2006;48(4):477-8.

Rosen IM. Oxygen delivery and consumption. Ed: Finlay G. UpToDate. https://www.uptodate.com/contents/oxygen-delivery-and-consumption

Sivilotti M. Isopropyl alcohol poisoning. Ed: M. Ganestsky [Internet]. UpToDate [consulta el 1 de junio de 2022]. Disponible en https://www.uptodate.com/contents/isopropyl-alcohol-poisoning.

Sivilotti M. Methanol and ethylene glycol poisoning: management. Ed: Ganestsky M [Internet] UpToDate [consulta el 1 de junio de 2022]. Disponible en: https://www.uptodate.com/contents/methanol-and-ethylene-glycol-poisoning-management?topicRef=128389&source=related_link.

Sivilotti, M. (2022). Methanol and ethylene glycol poisoning: Pharmacology, clinical manifestations, and diagnosis. Ed: Ganestsky M [Internet] UpToDate [consulta el 1 de junio de 2022]. Disponible en: https://www-uptodate-com.m-hulp.a17.csinet.es/contents/methanol-and-ethylene-glycol-poisoning-pharmacology-clinical-manifestations-and-diagnosis?search=Methanol%20and%20ethylene%20glycol%20poisoning:%20Pharmacology&source=search_result&selectedTitle=1~66&usage_type=default&display_rank=1

Sun B, He Y. [Paraquat poisoning mechanism and its clinical treatment progress]. Zhonghua Wei Zhong Bing Ji Jiu Yi Xue. 2017;29(11):1043-6.

Suntres ZE. Role of antioxidants in paraquat toxicity. Toxicology. 2002;180(1):65-77.

Thom SR, Taber RL, Mendiguren II, Clark JM, Hardy KR, Fisher AB. Delayed Neuropsychologic Sequelae After Carbon Monoxide Poisoning: Prevention by Treatment With Hyperbaric Oxygen. An Emerg Med. 1995;25(4):474-80.

Touger M, Birnbaum A, Wang J, Chou K, Pearson D, Bijur P. Performance of the RAD-57 Pulse co-oximeter compared with standard laboratory carboxyhemoglobin measurement. An Emerg Med. 2010;56(4):382-8.

Use of Out-of-Hospital Ethanol Administration to Improve Outcome in Mass Methanol Outbreaks - ClinicalKey [Internet]. [citado 30 de mayo de 2022]. Disponible en: https://www-clinicalkey-es.m-hulp.a17.csinet.es/#!/content/playContent/1-s2.0-S0196064416000111?returnurl=https:%2F%2Flinkinghub.elsevier.com%2Fretrieve%2Fpii%2FS0196064416000111%3Fshowall%3Dtrue&referrer=https:%2F%2Flinksolver.ovid.com%2F

Wilks MF, Tomenson JA, Fernando R, Ariyananda Pl, Berry DJ, Buckley NA, et al. Formulation changes and time trends in outcome following paraquat ingestion in Sri Lanka. Clin Toxicol (Phila). 2011;49(1):21-8.

Atención de enfermería a las urgencias y emergencias traumatológicas

X

Valoración del paciente con traumatismo grave. Código Trauma

42

D. González Rodríguez

OBJETIVOS

- Conocer la conducta general de actuación ante emergencias: PAS.
- Comprender la importancia de la biomecánica de los accidentes a la hora de realizar la valoración del paciente traumático.
- Saber identificar las lesiones que suponen riesgo de muerte inminente.
- Realizar de forma sistemática una valoración primaria al paciente traumático.

INTRODUCCIÓN

Una persona que ha sufrido un accidente y es considerada como paciente politraumatizado tiene su supervivencia ligada al tiempo de actuación de los equipos de emergencias extrahospitalarios (llegada y detección de problemas principales), así como al tiempo de evacuación y a la adecuación del centro sanitario donde se le prestará la asistencia definitiva.

Se considera paciente politraumatizado o traumatizado grave a aquel herido con lesiones orgánicas múltiples producidas en un mismo accidente y con repercusión circulatoria o ventilatoria, que conlleven riesgo vital.

> **!** También se define paciente con traumatismo grave a aquel que presenta compromiso vital, cualquiera que sean sus lesiones (ya que puede ser una única lesión) y localización, con la única condición de que su origen sea traumático.

En este tipo de pacientes el objetivo es realizar un diagnóstico precoz de las lesiones principales, tratarlas por orden de importancia, conseguir una adecuada estabilización del paciente y acortar en todo lo posible el tiempo de actuación *in situ* para llevarle al centro útil y proporcionar el tratamiento definitivo a las lesiones que presente.

CONDUCTA PAS

La conducta PAS es el acrónimo de proteger-avisar-socorrer, una pauta de actuación útil en la intervención en las situaciones de emergencia. Aunque se puede extrapolar al ámbito profesional, es una pauta que generalmente se enseña a los primeros intervinientes para que actúen de una forma ordenada y segura.

- Proteger: después de producirse una emergencia puede persistir el peligro o la causa que lo originó, o pueden aparecer nuevos riesgos derivados del incidente. Debe actuarse garantizando la seguridad, tanto para el personal de emergencias o primer interviniente, como para el resto de los testigos que pueda haber en la zona y para la víctima o víctimas que se hayan producido como consecuencia de la emergencia. Antes de actuar, hay que valorar la escena y descubrir los riesgos que pueda haber. En casi todos los sucesos de origen traumático, el mecanismo lesional que ha herido al paciente es capaz de herir al rescatador. Por esto, antes de atender al paciente, se ha de valorar la escena, buscar posibles riesgos y retirarlos o minimizarlos para valorar y asistir al paciente con seguridad. En caso de que no haya la certeza de asistir con seguridad, no debe realizarse.

> **💡** El concepto de protección cuando se presta ayuda a víctimas en situaciones de emergencia ha de ser amplio y debe abarcar los siguientes aspectos:
> 1. Protección o autoprotección del primer interviniente o profesional de emergencias.
> 2. Protección del lugar de la emergencia.
> 3. Protección de las víctimas.

- Alertar: en esta fase, el primer interviniente debe intentar recabar todos los datos importantes en relación con el incidente: localización exacta, tipo de incidente, número de heridos aproximado, estado de gravedad, riesgos o complicaciones previsibles, etc. que sean posible para proceder a alertar a los servicios de emergencias. El número único de emergencias europeo es el 112. En algunos países de Europa conviven aún otros números de emergencia (como en España el 061). En la llamada se deben trasmitir todos los datos posibles para que la respuesta de los servicios de emergencias sea la más adecuada a las necesidades reales con relación al incidente y a los heridos, si los hay. Durante la llamada, además de informar y responder las preguntas que formulan desde el 112, es posible que un profesional sanitario le dé algunas indicaciones y recomendaciones relacionadas con la asistencia a los heridos.

- La fase de alerta para el profesional sanitario indica la necesidad de recabar datos de la escena y de los heridos de manera precoz para solicitar más recursos a su centro coordinador de emergencias si lo viera necesario, tanto sanitarios como equipos de rescate, fuerzas de orden público, etcétera.

 Aunque la escena sea insegura y el primer interviniente no haya podido acceder a los heridos, debe alertar a los servicios de emergencia e indicarles el peligro, para que puedan acudir prevenidos.

- Socorrer: una vez protegida la escena y alertados los servicios de emergencias (primer interviniente) o solicitados más recursos (profesional sanitario), es el momento de prestar la asistencia sanitaria en la medida de las posibilidades de los conocimientos y medios de los que se dispongan. El primer interviniente, como ya queda dicho, puede recibir apoyo telefónico de un profesional sanitario para unos primeros auxilios básicos.

BIOMECÁNICA DE LOS ACCIDENTES

La biomecánica trata de describir los mecanismos lesionales, explicando las lesiones producidas en el organismo humano mediante la integración de diferentes disciplinas, que incluyen la medicina, la epidemiología, la física y la ingeniería. Resumiendo, la biomecánica analiza los efectos lesivos causados en el cuerpo humano al interactuar con distintas fuerzas físicas con objeto de encontrar potenciales lesiones. Otro de los objetivos de esta ciencia es mejorar el diseño de los vehículos para hacerlos más seguros.

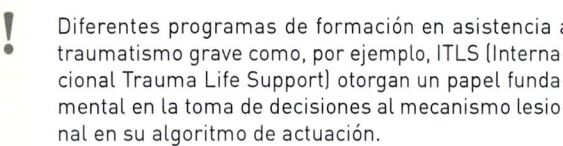 Diferentes programas de formación en asistencia a traumatismo grave como, por ejemplo, ITLS (Internacional Trauma Life Support) otorgan un papel fundamental en la toma de decisiones al mecanismo lesional en su algoritmo de actuación.

Es fundamental para el personal interviniente en incidentes traumáticos comprender los mecanismos lesivos y la biomecánica que rige la producción de estas lesiones, para actuar adecuadamente en su asistencia, aplicar medidas de soporte vital avanzado, orientar las pruebas diagnósticas oportunas a la patología del paciente y derivarlo al centro más adecuado.

En este sentido, se han desarrollado protocolos asistenciales a los accidentados de tráfico en Florida (EE.UU; Augenstein) que, en función de las características del impacto, la posición de la víctima en el vehículo, las deformaciones del vehículo, etc., establecen un riesgo de haber sufrido lesiones graves, por ejemplo, rotura traumática de aorta, y establecen prioridades asistenciales. La Escala SCENE se basa en los parámetros siguientes:

- S: *steering wheel deformation* o deformación del volante. Si, a pesar del airbag, el volante se deforma, quiere decir que el impacto fue de gran energía.
- C: *close proximity of driver to wheel, or frontal collisions*. Si el conductor está muy cerca del volante, se ocasionan lesiones cuando se activa el airbag; además, en algunos choques el cuerpo se va hacia adelante antes de que aquel se infle, con gran riesgo de lesiones internas en el tórax. Son de riesgo los conductores de pequeña estatura o circunferencia craneal grande, y los ancianos.
- E: *energy*, es decir, la energía de la colisión. En impacto frontal, 40 cm o más de hundimiento indican que probablemente el impacto fue de alta energía; en cambio, en impacto lateral se sospecha lo mismo con 25-32 cm.
- N: *no seat belt* o no tener puesto el cinturón de seguridad es un factor alto de riesgo.
- E: *eyewitness report*, si hay testigos presenciales o fotográficos de que la persona quedó inconsciente, aunque luego esté alerta, también es un factor de riesgo.

Principios de la biomecánica

Las leyes de Newton son el pilar fundamental en el que se apoyan los principios de la biomecánica para la reducción de las lesiones. Así, se citarán varias leyes de la energía que necesitan ser consideradas cuando se obtiene la historia de la fase del accidente:

- La energía no se crea ni se destruye, sin embargo, puede cambiar de forma.
- Un cuerpo en movimiento o un cuerpo en reposo tiende a permanecer en ese estado hasta que una fuente actúe sobre él.
- La energía cinética es igual a la masa multiplicada por la velocidad al cuadrado y dividida entre dos.
- La fuerza es igual a la masa por el tiempo de desaceleración (aceleración).

Las energías que se liberan en el traumatismo y que rigen la biomecánica de lesiones se basan en el movimiento del agente vulnerante y se interpretan según las mencionadas leyes de Newton.

Las lesiones se producen cuando una determinada estructura corporal ve superado su límite de resistencia por la energía a la que ha sido sometido. Teniendo en cuenta este concepto, al dejar caer un huevo al suelo se rompe la cáscara; sin embargo si se deja caer en unos almohadones o en una superficie elástica deformable, el impacto no rompe el huevo. ¿Por qué? Ocurre que parte de la energía cinética debida al movimiento del huevo al caer se disipará en una deformación de las moléculas de las almohadas y quedará una energía residual que es inferior a la resistencia de la superficie.

La energía de un objeto en movimiento, al perder velocidad, debe ser trasmitida a otro objeto. Esta trasferencia de energía ocurre también en caso de un accidente en el cuerpo humano.

La dispersión de la energía cinética, tanto en el espacio como en el tiempo, son determinantes para reducir la gravedad de las lesiones y pueden suponer la diferencia entre sobrevivir o no a un accidente.

Se suele considerar la velocidad del vehículo como el elemento más importante en la valoración de la energía que ha recibido un paciente, pero, en realidad, se debe valorar la deceleración. En primer caso, porque realmente nunca se sabrá a que velocidad ha sido el accidente, ya que un accidente en una autovía no significa que haya sido a 120 km/h ni que la velocidad a la que circulaba un vehículo sea la misma que cuando tiene el accidente, ya que suele modificarse al pisar el freno.

La deceleración se puede valorar evaluando la deformidad del vehículo y viendo la escena para descubrir el tipo de accidente.

Tanto el personal prehospitalario como el hospitalario que atiende a víctimas graves a consecuencia de un accidente de tráfico deben conocer y comprender estos conceptos ya que la mayoría de las lesiones se deben a traumatismos cerrados. Así, el equipo de emergencias debe hacer una breve pero concisa anamnesis de lo ocurrido, y recoger datos sobre los daños interiores y exteriores del vehículo para posteriormente poder orientarse respecto a las posibles lesiones que afectan a las víctimas del accidente.

> ! Los profesionales de emergencias deberían estar adiestrados en la valoración y observación de datos relacionados con la biomecánica, lo que les ayudará a comprender los mecanismos lesivos y orientar su asistencia y sospecha diagnóstica hacia un determinado tipo de lesiones.

Mecanismos de lesión

Los movimientos corporales de lesión básicos son los siguientes, y pueden aparecer solos o combinados:

- Flexión. Suelen producir fracturas transversales.
- Extensión. Pueden producir también fracturas transversales o luxaciones articulares.
- Tracción. Suele producir desgarros cutáneos, musculares, luxaciones, etcétera.
- Compresión. Se debe a la aplicación de una fuerza en sentido longitudinal.
- Torsión. Suele producir fracturas espiroideas.

Tipos de accidentes de tráfico

Los accidentes se pueden clasificar de diferentes formas:
- Según el número de unidades de tráfico/vehículos implicados:
  - Simple: cuando se ha visto implicada una unidad de tráfico.
  - Complejo: cuando se han visto implicadas dos unidades de tráfico.
  - En cadena: cuando se han visto implicadas más de dos unidades de tráfico.
- Según el resultado o gravedad:
  - Mortales: cuando se trata de un accidente con alguna víctima mortal. Como es sabido, en un accidente donde haya alguna víctima mortal, la energía que se ha producido es tan importante que el resto de los pasajeros de ese vehículo se consideran, en principio, graves, pues han estado expuestos a la misma intensidad de energía.
  - Graves: por el mismo principio que los mortales, si se ha producido un herido grave, el resto de los heridos tendrán la misma clasificación.
  - Leves: donde todos los heridos tienen esa consideración.
- Según el tipo de vía donde se producen:
  - Interurbanos: en carretera, donde la velocidad es mayor y la energía, por tanto, también es superior y puede producir mayores lesiones.
  - Urbanos: en los que la velocidad es inferior, con la consiguiente menor energía producida.
- Por el modo en el que se producen:
  - Choque: es el que se produce entre un vehículo y un objeto fijo, como podría ser un poste o un muro. Dos vehículos no chocan, sino que colisionan entre sí. Los choques pueden ser frontales, laterales o posteriores, dependiendo de la parte del vehículo que choca contra el objeto fijo (**Fig. 42-1**).
  - Salida de vía: se produce cuando un vehículo se sale de la calzada, es decir, del asfalto. Tienen un gran índice de mortalidad, pues el conductor pierde el control del vehículo al no estar sobre la calzada. En este tipo de accidente puede producirse un salto (el vehículo pierde el contacto con el suelo al caer a una superficie en distinto plano) como, por ejemplo, en las intersecciones de carreteras, donde un vehículo podría salirse de la vía y dar un salto hasta la calzada inferior (**Figs. 42-2** y **42-3**).
  - Vuelco: cuando un vehículo da vueltas en tonel (las da sobre su eje longitudinal, el más común y el que da al vehículo el aspecto de tonel) o vueltas de campana (gira

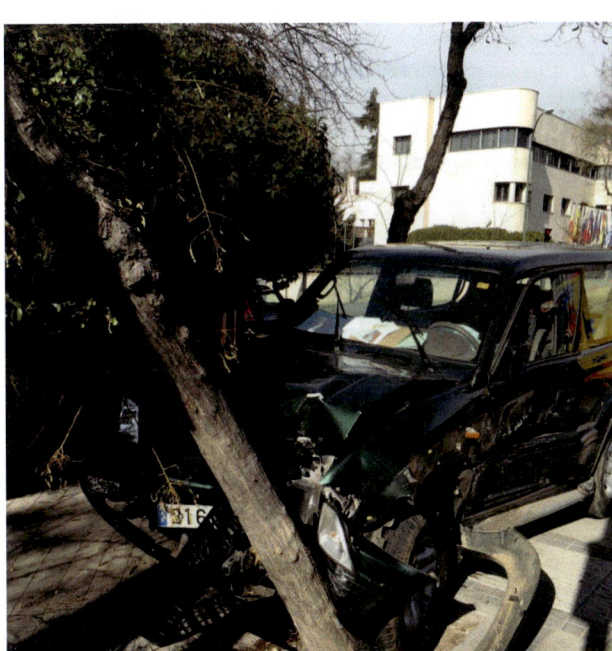

Figura 42-1. Salida de vía con choque frontal contra árbol.

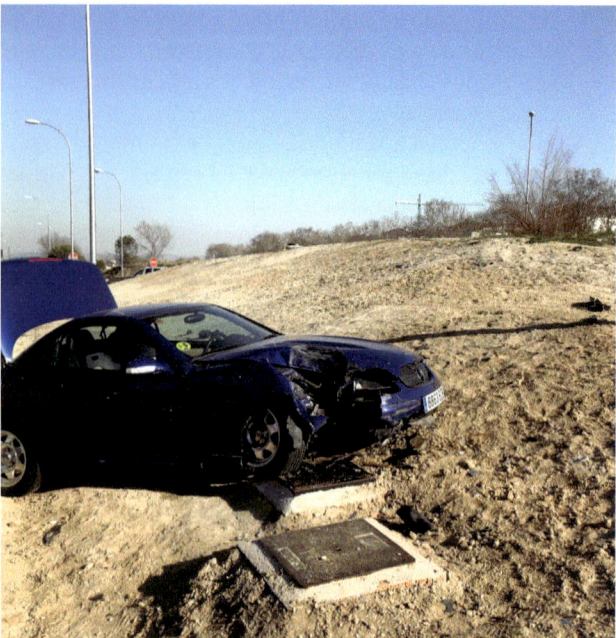

Figura 42-2. Salida de vía con choque frontal oblicuo contra poste.

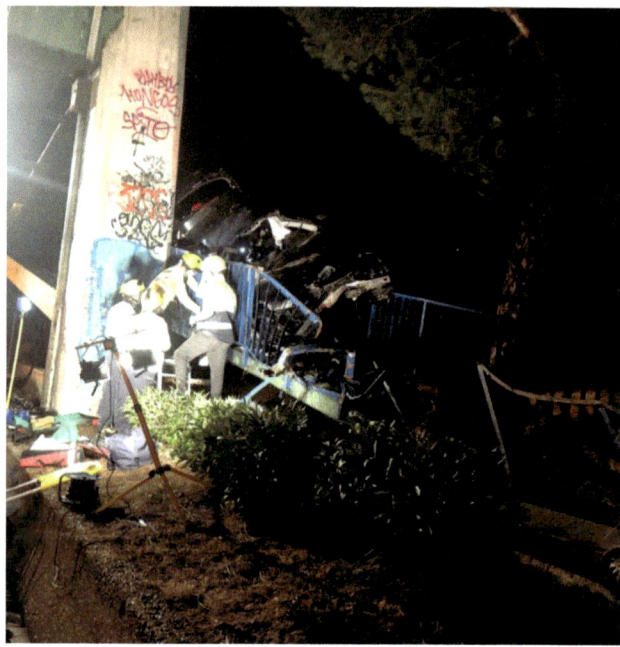

Figura 42-3. Salida de vía con salto y choque contra pasarela peatonal.

sobre su eje transversal, se deforma la parte delantera y trasera del vehículo, que es la que choca contra el suelo; estas estas sonlas más peligrosas). En cualquiera de los dos casos, es un accidente muy peligroso y las lesiones son impredecibles, pues es muy difícil conocer la trayectoria del paciente en el interior del vehículo y aumenta el riesgo de proyección al exterior. De cara a la biomecánica, sería interesante conocer el número de vueltas que ha dado el vehículo, pues no es lo mismo que dé ¼ de vuelta o tres vueltas sobre su eje (**Fig. 42-4**).

– Alcance: se produce cuando un vehículo colisiona contra otro por su parte posterior. En este caso, el vehículo que alcanza tiene daños en la parte delantera del vehículo y el alcanzado, en su parte trasera. Este tipo de accidente es muy común y ocasiona muchas lesiones por esguince cervical a los ocupantes de los vehículos alcanzados (**Fig. 42-5**).

– Colisión frontal: cuando dos vehículos colisionan de frente. Normalmente, se tiende a pensar que las veloci-

dades se suman, pero no es así, sino que transforman su velocidad hasta cero. Por ejemplo, si dos vehículos colisionan de frente a 70 km/h, la deceleración de ambos será de 70 a 0. Dependiendo del ángulo de impacto, puede denominarse frontal centrada, cuando coinciden ambos ejes longitudinales, o excéntrica, cuando no coinciden los ejes (**Fig. 42-6**). Si ambos ejes forman un ángulo, que siempre será inferior a 90 grados, se llamará frontal angular, comúnmente llamado frontolateral, aunque esta denominación realmente no existe. En el caso de que el ángulo sea superior a 90 grados, ya no se considera colisión frontal, sino embestida.

– Embestida: cuando un vehículo colisiona con otro por su parte lateral. El vehículo que embiste tendrá daños en su parte frontal y el embestido, en el lateral. En caso de que el vehículo embestido haya recibido el golpe en su parte delantera, será una embestida anterior; si lo es en su parte trasera será una embestida posterior, y si se

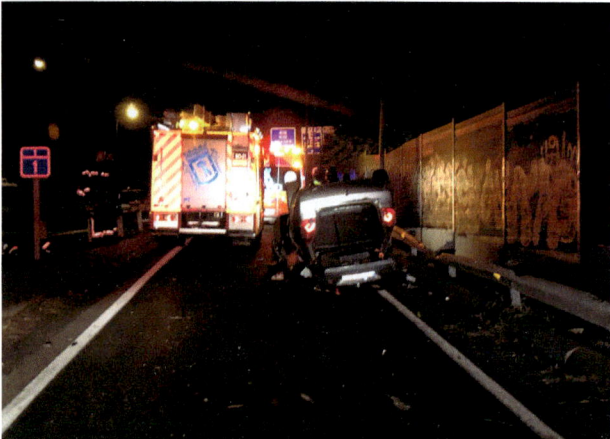

Figura 42-4. Vuelco en tonel tras choque contra quitamiedos.

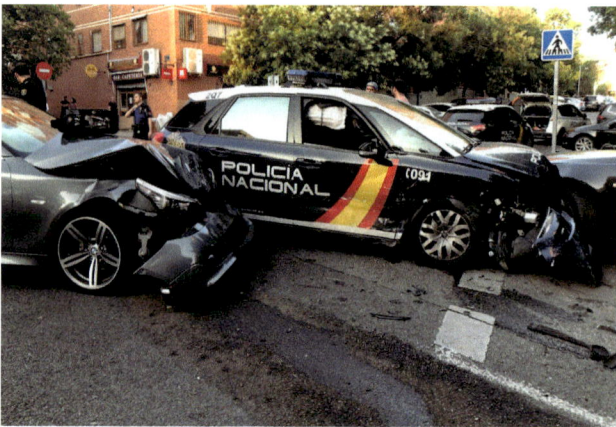

Figura 42-5. Embestida anterior derecha con choque con vehículo estacionado. Vehículo policial embestido.

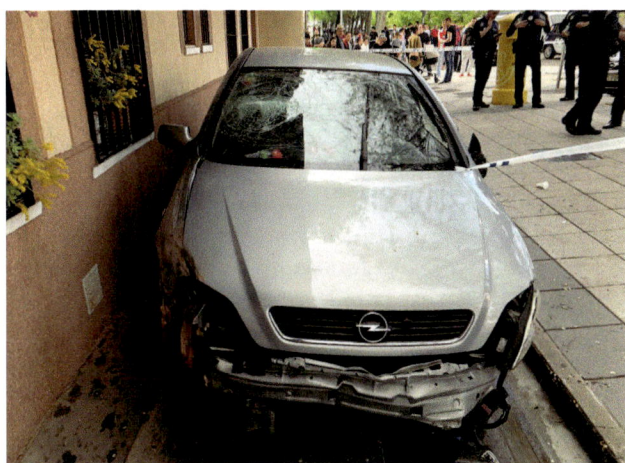

Figura 42-6. Salida de vía con choque frontal.

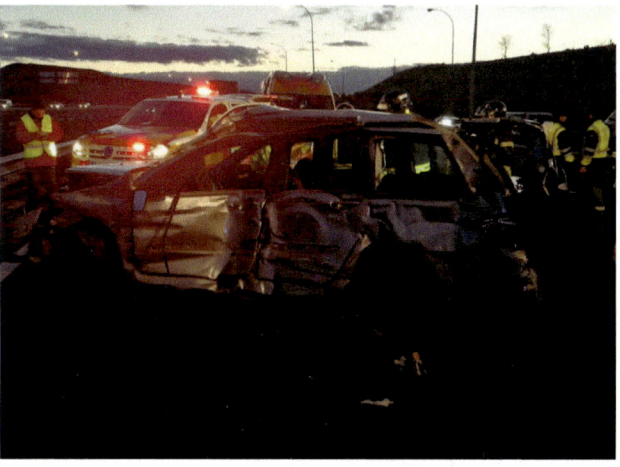

Figura 42-7. Embestida centrada. Turismo embestido.

trata de su parte central, será una embestida centrada. En este tipo de accidentes se suelen producir los heridos de mayor gravedad, debido a la menor protección que poseen los vehículos en el lateral comparado con la frontal. En el caso de que el vehículo que embiste lo haga con un ángulo diferente a 90 grados, se tratará de una embestida oblicua, lo que facilita el daño del habitáculo y aumentará las lesiones del ocupante (**Fig. 42-7**).

– Raspado: se produce cuando dos vehículos se rozan. El raspado puede ser positivo, cuando circulan en sentidos contrarios y su energía se suma, o negativo, si circulan en el mismo sentido y sus energías se restan.

Mecanismos lesivos según el tipo de accidente

Accidentes de tráfico

Como ya se ha visto, los accidentes de tráfico pueden producirse por diferentes mecanismos: colisión frontal, embestida, alcance, vuelco, etcétera.

La interacción entre la víctima y el vehículo depende del tipo de colisión. Así, siempre que haya una colisión por accidente de tráfico, se producen tres tipos de impacto:

• Impacto del vehículo contra un objeto u otro vehículo: se transforma la velocidad en energía que, dependiendo de los sistemas de seguridad del coche, hará que el vehículo

se deforme más o menos, y afectará en mayor o menor medida al habitáculo de los ocupantes, ya que es la estructura del coche la que absorbe la energía del impacto (esta es la causa de por qué los coches de hoy en día se deforman tanto) (**Fig. 42-8**).

• Impacto del cuerpo contra alguna parte del vehículo u objeto: los ocupantes chocan contra las estructuras que les rodean y se generan las lesiones traumáticas. Los mecanismos de seguridad pasivos, como el cinturón de seguridad, el airbag, o el reposacabezas, bien utilizados, hacen que estas lesiones sean menores (**Fig. 42-9**).

• Impacto de los órganos entre sí o con su continente: las estructuras internas también sufren movimientos dentro del cuerpo y, cuando la energía es muy alta, se producen desgarros y roturas (p. ej., rotura diferida de bazo). Este tipo de lesiones a veces no producen signos ni síntomas inmediatos, por lo que los servicios de emergencias deben anticiparse a ellos (**Fig. 42-10**).

Es importante reseñar que también los mismos ocupantes del vehículo que no utilicen adecuadamente los sistemas de retención, cinturones de seguridad, pueden actuar como proyectiles que impactan en la víctima, así como los objetos no colocados y sujetos correctamente dentro del habitáculo (en algunos textos se considera como cuarto impacto). El cinturón de seguridad también puede causar diferentes lesiones que deben tenerse en cuenta.

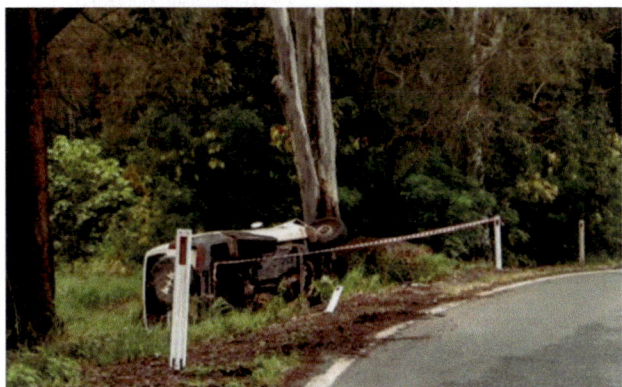

Figura 42-8. Salida de vía con choque frontal.

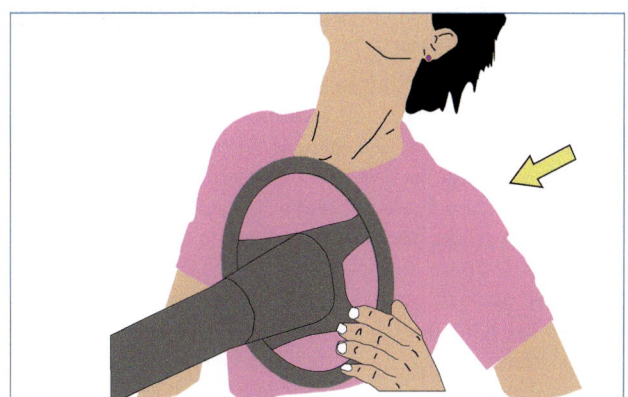

Figura 42-9. Embestida centrada. Turismo embestido.

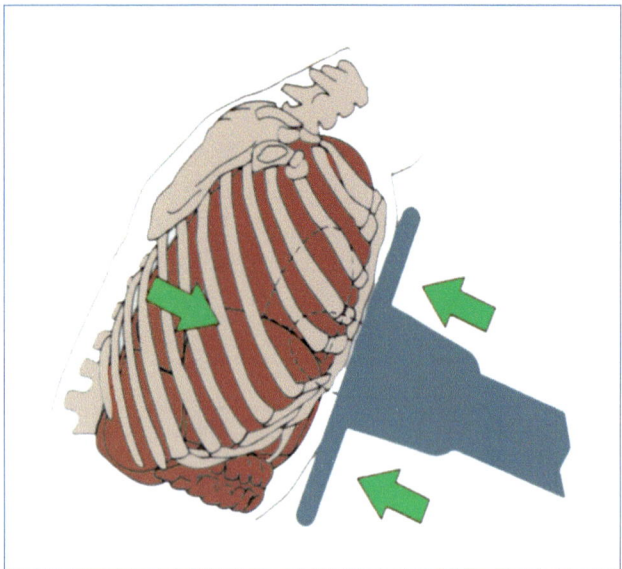

Figura 42-10. Impacto de los órganos contra estructuras del cuerpo.

- La colisión del vehículo contra un objeto o desaceleración brusca se refleja en la deformidad externa del vehículo.
- La colisión del cuerpo contra alguna parte del vehículo u objeto se refleja en la deformidad interna del vehículo.
- La colisión de los órganos entre sí o sus continentes se refleja en el patrón de lesiones de la víctima.

La deformidad exterior de un vehículo podrá informar de las energías que se han visto involucradas en un accidente y, por tanto, las que han afectado al ocupante. El factor fundamental en la energía que se produce en un accidente es la velocidad y tener una impresión sobre ella puede ser fundamental; para valorarla, hay que fijarse en las marcas de frenada (o en su inexistencia), la impresión de los testigos o el tipo de vía.

La valoración del habitáculo de un vehículo implicado en un accidente ayuda a conocer la trayectoria que ha descrito la víctima durante el accidente: esto podría adelantar las lesiones que pueda presentar, para ello es muy importante valorar los siguientes elementos:

- Elementos de seguridad pasivos que han actuado, como el cinturón de seguridad; si estaba colocado en el momento del accidente o no, ya que el cinturón reduce las lesiones y la mortalidad en caso de accidente. El cinturón de seguridad aumenta su eficacia gracias al pretensor, que lo tensa y evita las holguras que se producen entre el cuerpo y el asiento. En caso de los pretensores pirotécnicos, el cinturón queda fijo en esa posición y no permite que se recoja o se elongue de nuevo, por lo que es posible saber si los ocupantes lo llevaban colocado echando un vistazo, aunque hayan salido del vehículo. La colocación del cinturón también es importante, pues la cinta inferior debe estar apoyada sobre las apófisis de la cadera, no sobre el abdomen, ya que en esa posición el mismo cinturón producirá lesiones.

- Los airbags no siempre actúan, ya que depende del tipo de accidente. Es importante su uso combinado con el cinturón, pues si el ocupante invade el espacio que necesita el airbag en su expansión, puede producirle lesiones graves. Los airbags pueden ser frontales, laterales, de cortina, e incluso frontales traseros, para los ocupantes de los asientos de atrás. Su valoración es importante, tanto para conocer si la energía de impacto es grande (se habrán disparado), como por la propia seguridad del rescatador a la hora de acceder al vehículo para la extricación, pues los airbags que no se han activado tras el accidente podrían hacerlo posteriormente, al resultar dañados (**Fig. 42-11**).

- El reposacabezas, el gran olvidado de los elementos de seguridad y que tiene gran importancia en las lesiones cervicales. En muchos accidentes se observa que su colocación no es la correcta: el reposacabezas debe sobresalir ligeramente sobre la cabeza del ocupante para que, en caso de ser alcanzado y a pesar del movimiento ascendente y hacia atrás del cuerpo sobre el asiento, quede siempre la cabeza bien apoyada, y las cervicales queden protegidas de movimientos bruscos que las lesionen.

- Sillas infantiles. Protegen a los más pequeños de una forma muy eficaz. Hay que valorar si su colocación es la adecuada, de tal forma que estén en sentido contrario a la marcha (hasta los 18 kilos) en el asiento delantero o en los asientos traseros. En los vehículos actuales la colocación es más fácil gracias al sistema de fijación isofix, que estandariza el enganche de las sillas a la carrocería y evita que se use mal el cinturón de seguridad para su sujeción.

- El cristal parabrisas, en el que una rotura en forma de araña u ojo de buey indicará que el ocupante ha chocado contra él, y le habrá producido lesiones craneoencefálicas, faciales y cervicales. También puede producir este tipo de daños el peatón que es atropellado por un vehículo.

- El volante, cuya deformidad indica que el ocupante ha chocado contra él, y le habrá producido lesiones torácicas o faciales y cervicales, en función de la trayectoria. Es de reseñar que algunas marcas de vehículos han introducido mejoras en el diseño, que hacen que el volante se deforme y la columna de dirección se acorte para dificultar que el ocupante impacte contra ellos. Esto también debe ser valorado para evitar confusiones.

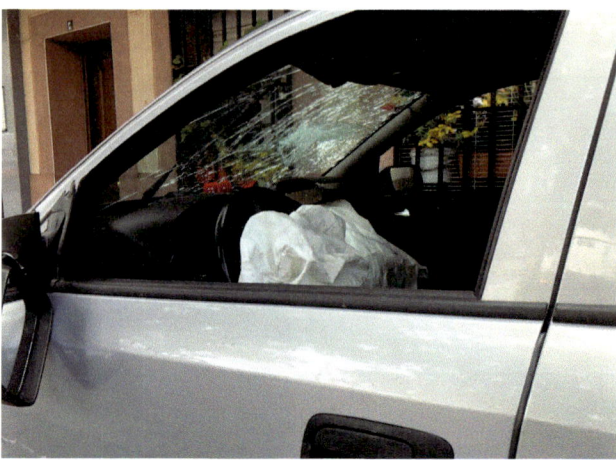

Figura 42-11. Araña producida por la tapa del airbag.

- Los pedales del conductor, que pueden producir el atrapamiento de los pies al quedar deformados, indicarán una trayectoria clara del ocupante en el vehículo.
- Deformaciones en el salpicadero. Si están en la zona del conductor, hacen sospechar lesiones en miembros inferiores; si están en la zona del acompañante, obligarán a descartar lesiones en tórax, faciales y cervicales o de miembros inferiores, en función de la trayectoria.

En general, el compromiso del habitáculo indicará zonas del vehículo que han podido lesionar al ocupante, como por ejemplo la deformidad en las puertas, que indican posibles lesiones en ese lado del ocupante, o el hundimiento del techo, que orientará hacia la posibilidad de lesión craneoencefálica y cervical. Una vez valorado el habitáculo del vehículo, el conocimiento de la trayectoria del ocupante ayudará a sospechar qué lesiones puede tener, para adelantarse a su posible evolución.

- Choque frontal. En este tipo de choque el desplazamiento de los ocupantes se produce hacia delante. Si no llevan cinturón de seguridad, seguirán su trayectoria hasta que topen con algún obstáculo que los frene (salpicadero, cristal) o saldrán disparados hacia el exterior del coche, dependiendo de la fuerza del impacto.
Se analizará el volante, buscando deformidad, la activación del airbag, así como la deformidad en los marcos, salpicadero y parabrisas o espejos interiores. Hay que tener en cuenta que el airbag es un dispositivo de un solo uso, con lo cual en colisiones múltiples solo actuará ante el primer impacto. Es recomendable levantar la bolsa desinflada del airbag para comprobar el estado del volante.
En el caso de los ocupantes, el desplazamiento sigue, en general, dos posibles trayectorias:
  - Trayectoria ascendente: se producirá en accidentes por choque frontal contra un objeto fijo, en colisión por embestida en el vehículo que embiste, en los alcances en el vehículo que alcanza o en una colisión frontal del tipo que sea. Durante la valoración del habitáculo puede encontrarse una deformidad en el parabrisas en forma de araña o de ojo de buey de dentro hacia fuera, y quizá una deformidad en el volante. Aunque el volante no esté deformado, si existe araña significa que el ocupante habrá chocado también con el volante. Son frecuentes los golpes contra el volante, que producen lesión en pelvis, abdomen y tórax como fracturas de pelvis, fractura de cadera, contusión, desgarro o rotura de algún órgano abdominal como hígado, bazo o asas intestinales, principalmente.
  - Las lesiones torácicas suelen ser fracturas costales y de esternón. Estas lesiones, en general, son poco urgentes, en cambio, las lesiones de los órganos dentro de la caja torácica pueden ser mortales; la más peligrosa es la disección aórtica, seguida por la rotura cardíaca, neumotórax, hemotórax o contusiones miocárdicas y pulmonares.
  - Por último, pueden producirse lesiones debido al impacto de la cabeza contra el parabrisas o contra el airbag, como fracturas craneales, hematomas epidurales o subdurales, hemorragias intracerebrales (todas ellas lesiones que pueden dejar secuelas importantes), fracturas faciales, lesiones oculares, fracturas de tabique nasal y daños cervicales y medulares (**Fig. 42-12**).

 En el desplazamiento tipo hacia arriba y por encima, el cuerpo tiende a salir en una dirección oblicua y hacia arriba. La cabeza puede impactar con el parabrisas, el marco interior de la puerta, etc. La columna cervical absorbe la energía y, dependiendo de la posición del cuello, se pueden producir lesiones cervicales de diverso tipo que condicionan lesiones inestables de columna o lesiones medulares altas.

  - Trayectoria descendente (también conocido como inmersión): se producirá también en accidentes de choque frontal contra objeto fijo, en una colisión por embestida en el vehículo que embiste, en los alcances en el vehículo que alcanza o en caso de colisión frontal contra otro vehículo. Durante la valoración del vehículo puede encontrarse una deformidad en el salpicadero y quizá en el volante y en los pedales. Entre las lesiones más frecuentes se encuentran las que se producen en rodillas y fémur, que pueden ir desde una simple contusión hasta fracturas de rótula, cóndilos femorales o diáfisis femoral, debido al golpe contra el salpicadero. Asimismo, pueden aparecer luxaciones de cadera con posible rotura de ceja de cotilo (pelvis) y lesión del nervio ciático en caso de los ocupantes delanteros. El conductor puede sufrir fractura de metatarsos del pie y maléolos debido a que sus pies pueden golpear fuertemente contra los pedales del coche; esto puede darse también en el resto de los ocupantes en el caso de no tener los pies bien colocados. Pueden existir lesiones en las vértebras torácicas, por aplastamiento, con posible fractura o desplazamiento que puede dar lugar a lesiones neurológicas en cualquiera de los ocupantes (**Fig. 42-13**).

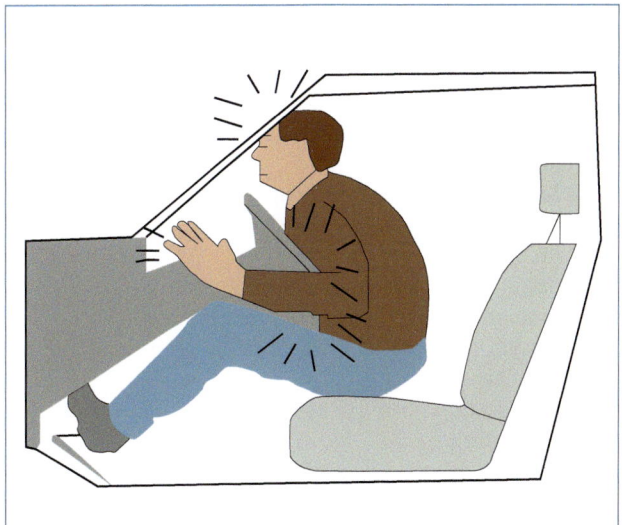

Figura 42-12. Impacto frontal. Trayectoria ascendente.

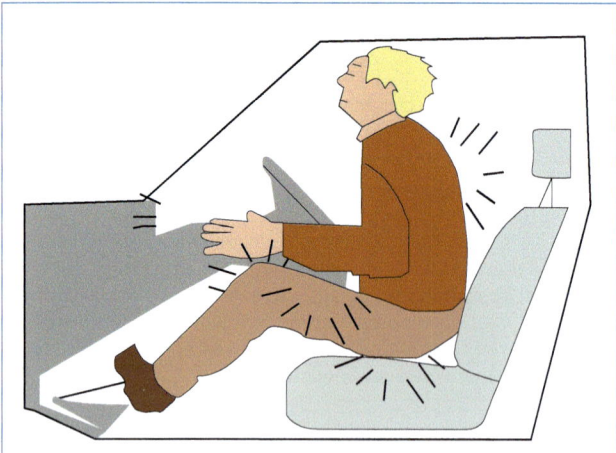

Figura 42-13. Impacto frontal. Trayectoria descendente.

 En el desplazamiento abajo y por debajo se produce un impacto inicial de las rodillas contra el salpicadero, que puede producir fracturas conminutas de rótula, fractura diafisaria a uno o más niveles de fémur, fractura de pelvis, fractura-luxación posterior de cadera, etcétera.

Las lesiones en los pies suelen producirse bien por atrapamiento de los pies y los tobillos contra los pedales o bien por deformación brusca del panel metálico.

• Choque lateral: se producirá en accidentes por embestida en el vehículo embestido, o en choques laterales contra objetos fijos. Durante la valoración del vehículo, especialmente en las embestidas centradas, hay que verificar el compromiso del habitáculo por la deformidad de las puertas, lo cual es directamente proporcional a las lesiones del ocupante. Generalmente las lesiones son más graves que en el choque frontal, al estar más próximo el cuerpo del conductor a la estructura del vehículo incidente o a las estructuras internas del vehículo (**Fig. 42-14**). Las lesiones están relacionadas con los golpes laterales, la posición del ocupante (conductor o pasajero) y la fuerza del impacto (intrusión o abollamiento). Las lesiones más frecuentes serían:
  – Cabeza y cuello: lesiones por golpe y contragolpe en el encéfalo y, en el cuello, lesiones espinales, que van desde la distensión muscular hasta fractura con déficit neurológico.
  – Lesiones en extremidad superior y hombro del lado golpeado.
  – Fracturas costales en el hemitórax golpeado con lesiones intratorácicas asociadas.
  – Fracturas de pelvis, cadera o fémur.
  – Rotura hepática (si el impacto es en el hemicuerpo derecho).
  – Rotura esplénica (si el impacto es el hemicuerpo izquierdo).
• Alcance: en este tipo de accidente el cuerpo tiende a dirigirse hacia delante por transmisión de la energía del vehículo incidente. El tórax es acelerado hacia delante junto con el respaldo del asiento; sin embargo, la cabeza retarda

este movimiento respecto al tronco (no es acelerada con el resto del cuerpo), por lo que se produce una hiperextensión de la región cervical si el respaldo de la cabeza no ha sido elevado adecuadamente; a este fenómeno se le conoce como «latigazo cervical». En este tipo de accidentes el riesgo de sufrir lesión cervical es alto. Es importante observar el estado de los vehículos así como el del asiento por la posibilidad de lesiones lumbares.

En el caso de accidentes de alta energía en los cuales se ve implicada la velocidad hay que descartar lesiones relacionadas con la aceleración en el vehículo que recibe el impacto, y según la velocidad y la masa de los vehículos implicados, se pueden presentar igualmente lesiones graves en el encéfalo, tórax, abdomen, pelvis y extremidades.

El vehículo que alcanza sufre el equivalente a un choque frontal, con las consecuencias anteriormente descritas para sus ocupantes.

• Vuelcos: muchas veces estos accidentes son causa de lesiones catastróficas debido a la mezcla de fuerzas y a la trasmisión de energía que llevan asociados, y sin la presencia del cinturón de seguridad, se ven enormemente agravados debido a que el cuerpo del ocupante golpea con cualquier cosa; incluso puede llegar a salir despedido del vehículo. La mayoría de las veces se produce hundimiento en el techo del coche, lo cual deriva en lesiones traumáticas en la cabeza, en las vértebras cervicales y en la médula espinal, que pueden causar incluso la muerte instantánea. En el caso de los coches descapotables, las consecuencias son devastadoras para los ocupantes si no disponen de dispositivos de seguridad antivuelco.

 La proyección al exterior del vehículo, que se produce en colisiones frontales, choques frontales contra objeto fijo o vuelcos en tonel o campana, aumentan la mortalidad del paciente enormemente, con unas lesiones que son impredecibles.

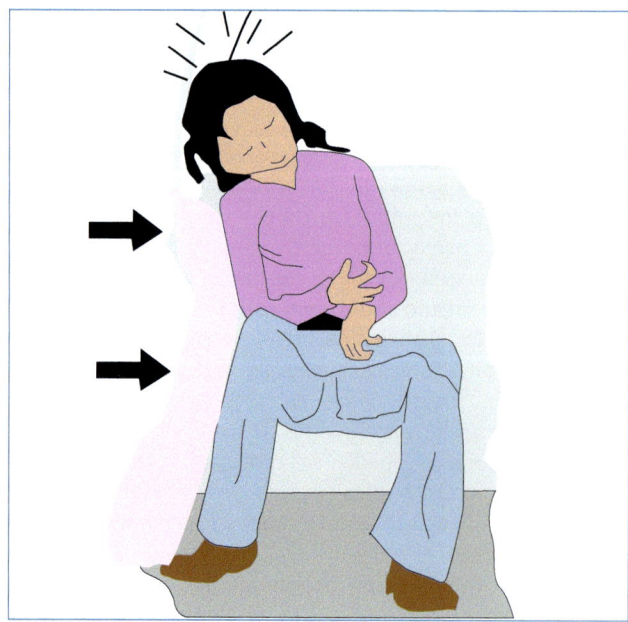

Figura 42-14. Lesiones por embestida lateral.

- Atropello: en este tipo de accidentes el vehículo implicado sufre un choque frontal, la mayoría de las veces con consecuencias físicas leves; el problema mayor lo sufre el peatón que es atropellado. En sus lesiones influye el tipo de vehículo que atropella y la velocidad que lleve. El tipo de lesión vehículo-peatón incluye un patrón de lesiones conocidas como tríada de las lesiones del peatón (**Fig. 42-15**):
  - 1ª fase: impacto contra el parachoques. El coche golpea al peatón con el parachoques y hace que el individuo caiga sobre el vehículo. Las lesiones dependerán de la altura del vehículo y de la estatura del individuo, pero siempre afectarán a miembros inferiores a diferente altura.
  - 2ª fase: impacto contra capó y parabrisas. El cuerpo del atropellado cae sobre el vehículo y se golpean caderas y tórax contra el capó y la cabeza contra el parabrisas. Este impacto depende mucho de la velocidad que lleve el vehículo (a mayor velocidad, lesiones más graves) y también de la estatura del individuo.
  - 3ª fase: impacto contra el suelo. Se produce por la caída del peatón al suelo. Suelen producirse posiciones atípicas que provocan fracturas o luxaciones articulares de diversos tipos. Las lesiones de la cabeza y la columna también son el resultado de la caída del paciente sobre el suelo.

Algunos autores describen una cuarta fase, que se produciría si el vehículo arrollase a la víctima. Pueden producirse cualquier tipo de lesiones: aplastamiento de miembros con consecuencias catastróficas, lesiones torácicas y abdominales, quemaduras por fricción, tatuajes del neumático sobre la piel, etcétera.

Existe una excepción a esta tríada y es el caso de los niños atropellados, ya que por su estatura no tiene lugar la 2ª fase de impacto contra capó y parabrisas, sino que en la 1ª fase golpean tórax y cabeza y después caen contra el suelo. Esto tiene peores consecuencias que en un adulto, ya que el impacto con más fuerza lo recibe la caja torácica en vez de los miembros inferiores.

> ❗ Los mecanismos lesivos se producen por movimientos de flexión, extensión, tracción, compresión y torsión, que pueden darse solos o combinados y, unidos a una alta energía (directamente proporcional a la velocidad del impacto), puede generar desde una pequeña erosión en la piel hasta una rotura en algún órgano vital.

Accidentes de vehículos de dos ruedas

Los accidentes de moto suponen en España el 15 % de las víctimas mortales en accidentes de tráfico. La información disponible señala que es de suma importancia la utilización de casco para prevenir las lesiones craneoencefálicas, que pueden suponer una alta morbimortalidad, pero no debe olvidarse que la columna cervical va desprotegida, con lo cual la incidencia de lesión medular puede estar presente.

Son frecuentes las abrasiones y heridas cutáneas por rozamiento y los desgarros amplios de piel con heridas profundas por impacto contra las barras de fijación de las barreras late-

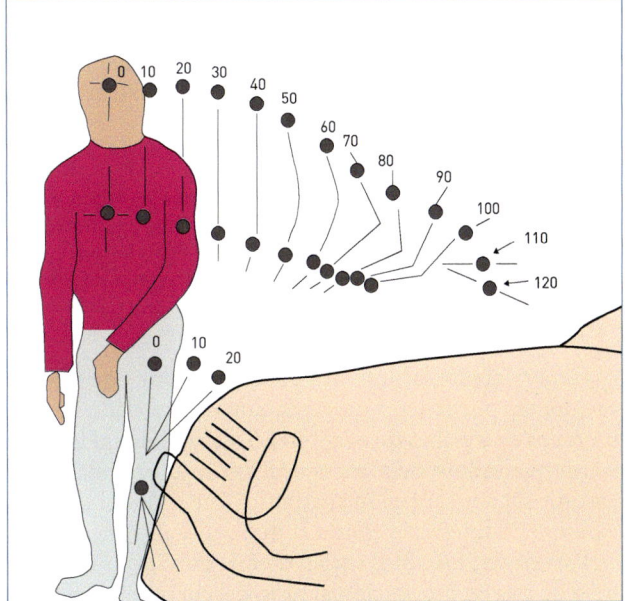

Figura 42-15. Tríada del peatón.

rales en las carreteras, así como lesiones de órganos internos como hígado, bazo y grandes vasos. Las amputaciones de miembros también tienen una importante relevancia. En este sentido, existe una movilización social de las asociaciones de motoristas de proteger o retirar los conocidos «quitamiedos» que resultan tan lesivos para estos usuarios.

Las lesiones que se pueden producir dependen del tipo de colisión que se produzca. En concreto:

- Caída de motocicleta: las lesiones derivadas son, sobre todo, abrasiones y erosiones dérmicas asociadas a algún tipo de fractura en miembros superiores o inferiores. En el peor de los casos se producen fracturas abiertas que deben recibir tratamiento quirúrgico inmediato. Las lesiones se agravan en función de la velocidad y la protección que lleve el motorista.
- Impacto directo contra otro vehículo: las lesiones son muy similares a las anteriormente descritas, siempre más graves cuanta más velocidad lleven ambos vehículos; incluso pueden dañar estructuras internas.
- Choque contra quitamiedos: las lesiones derivadas de este tipo de impactos son muy graves, ya que los quitamiedos no protegidos actúan a modo de cizalla y seccionan lo que choca contra ellos. Se pueden producir amputaciones en miembros inferiores y superiores. En el resto del cuerpo, las lesiones suelen ser mortales.
- Choque frontal contra objeto fijo: el conductor suele salir proyectado por encima del manillar, lo que produce lesiones en la cabeza al golpear contra el suelo. Pueden ser pequeñas contusiones o traumatismos craneoencefálicos graves, además de traumatismos faciales. Son típicas las fracturas de clavícula (al golpear contra el casco) y luxaciones de hombro, ya que es lo siguiente en golpear el suelo después de la cabeza. Además, pueden darse fracturas de cadera y de miembros inferiores si al salir despedido el motorista cae entre dos objetos (dos coches aparcados, por ejemplo).

Caídas a distinto nivel. Precipitados

Las lesiones se producen como consecuencia del impacto recibido contra una superficie tras caer al vacío desde cierta altura.

> **!** En general, en todos los tipos de accidentes de moto destacan, por gravedad y secuelas, los traumatismos craneoencefálicos; por ello es de vital importancia y obligado cumplimiento el uso del caso, ya que absorbe y amortigua parte del golpe.

Generalmente las lesiones producidas por este tipo de accidentes pueden ser de excepcional gravedad, incluso mortales en muchas de ocasiones. La altura de caída es un factor que influye de manera decisiva en la gravedad de la lesión, así como la región anatómica que recibe el impacto y el tipo de superficie contra la que choca.

Por edades, los niños suelen caer de cabeza por el mayor peso de esta en proporción al resto del cuerpo. Por ello, las lesiones suelen ser graves.

En los adultos, este tipo de caídas suelen suceder en un contexto de accidente laboral; en el sector de la construcción las caídas de altura representan más de la tercera parte de los accidentes mortales. Presentan un patrón diferente a los niños, ya que los adultos, al intentar controlar la caída, suelen caer de pie. Pueden presentarse las siguientes lesiones:

- Fracturas en pies y piernas.
- Lesiones en cadera y pelvis.
- Carga axial en la columna lumbar y cervical a la altura de las chanelas.
- Lesiones en órganos que sufran una desaceleración brusca.
- Fracturas de muñecas.

Si el paciente cae de espaldas, de cabeza o de lado, las lesiones serán diferentes según la región anatómica que impacte sobre la superficie. Hay que tener en cuenta que el traumatismo craneoencefálico suele estar presente, en función también de la forma de la caída y de la altura.

Ciertos estudios evidenciaron un aumento significativo de la mortalidad desde un tercer piso en caso de caída sobre suelo duro, pero se aumentó a un cuarto piso en caso de caída sobre suelo blando (como un jardín con césped).

Objetos punzantes y empalamientos

Los objetos capaces de producir estas heridas son diversos: trozos de metal, estructuras a pie de suelo, palos de madera, etc. Pueden ocasionar heridas en tronco, abdomen, extremidades, etc. y, según la energía con las que hayan sido despedidas, la angulación y la región anatómica, pueden ocasionar hemorragias, hemotórax, neumotórax, afectación de la vía aérea, etcétera.

Es importante conocer una regla de oro en el ámbito extrahospitalario que consiste en no retirar, en general, ningún elemento empalado a no ser que interfiera en la vía aérea del paciente o en la reanimación cardiopulmonar. Por ejemplo, si un trozo de madera atraviesa el cuello e impide la ventilación, deberá retirarse.

Lesiones por arma blanca

Estas lesiones en nuestro medio han ido en aumento y no son infrecuentes las reyertas con uno o varios heridos de este tipo. La gravedad de la lesión viene determinada por la longitud del arma, la trayectoria y el tipo de hoja del arma. El sexo del agresor (y su fuerza) también condiciona la gravedad de la lesión.

Lesiones por arma de fuego

Según la velocidad del proyectil se pueden clasificar en baja velocidad (pistolas) o de alta velocidad (rifles militares).

Los factores que influyen en la lesión, según criterios balísticos, son los siguientes:

- Tamaño del proyectil: a mayor tamaño, mayor lesión.
- Deformidad del proyectil: cuanta más deformidad, más lesión.
- Semicamisa del proyectil: recubrimiento del proyectil que se puede expandir.
- Rodamiento del proyectil: si lo tiene provoca una destrucción mayor.
- Oscilación del proyectil: puede hacerlo horizontal o verticalmente y afectar a más tejidos.

La herida que produce un arma de fuego se compone de tres partes:

- Orificio de entrada: generalmente más pequeño que el de salida; los bordes están dirigidos hacia dentro de la herida y pueden aparecer quemados, dependiendo de la distancia a la que fue realizado el disparo.
- Orificio de salida: puede que no exista porque no haya salido el proyectil; también puede haber varios, debido a la fragmentación (ya sea del propio proyectil o, por ejemplo, de un hueso). Las heridas de salida son generalmente con los bordes evertidos, estrellados y más grandes.
- Lesión interna o herida interna: es la que resulta de la interacción de la bala y su energía con las diferentes estructuras anatómicas. La lesión interna se divide en dos tipos de lesiones:
  Lesión causada por la cavidad temporal: cuando un proyectil entra en el cuerpo, debido a la transmisión de fuerza que realiza, cavita el cuerpo y provoca unas lesiones que luego no son visibles, pues el cuerpo recupera su anatomía previa. En esta cavitación, se pueden lesionar órganos que aparentaban no estar lesionados.
  Lesión causada por la cavidad permanente: el proyectil rompe las estructuras y deja un espacio físico permanente que ha de ser reparado.

Las heridas por arma de fuego en cacerías suelen ser por escopetas de perdigones, en la cuales va a desempeñar un papel importante la distancia al blanco, puesto que la velocidad y dispersión de los proyectiles pierde capacidad lesiva de forma inversamente proporcional a esta.

Lesiones por onda expansiva

Las explosiones producen lesiones por múltiples mecanismos. Las explosiones son reacciones físicas, químicas o nucleares que se producen por la liberación instantánea de grandes cantidades de energía en forma de calor y la rápida expansión de gases muy comprimidos capaces de proyectar fragmentos a velocidades extremadamente altas.

Una explosión pone en marcha una cadena de interacciones en los objetos y personas que se encuentran en su trayectoria.

Las lesiones por explosiones se clasifican, en general, en:

1. Lesión primaria. Es la que resulta del paso directo de la onda explosiva a través del cuerpo, con efectos disruptivos sobre los tejidos en la interfaz aerolíquida: estallidos celulares y tisulares. En general, ocurren destrucciones corporales mayores, traumatismo cerebral, fracturas y amputaciones. Si un individuo está lo suficientemente cerca, la onda de expansión inicial produce un aumento de presión en el cuerpo que afecta sobre todo a los órganos llenos de aire como los oídos, los pulmones y, en raras ocasiones, el intestino. Esas lesiones por explosión primarias son más prevalentes cuando la explosión se produce en un espacio cerrado, debido a que la onda expansiva rebota en las superficies, lo que aumenta el potencial destructivo de las ondas de presión. La forma más frecuente de lesión primaria por onda expansiva es la rotura de la membrana timpánica.
2. Lesión secundaria. La causan los fragmentos y objetos propulsados a distancia por la explosión que actúan como proyectiles que producen lesiones penetrantes, laceraciones y fracturas, generalmente, no son de carácter letal.
3. Lesión terciaria. Sobreviene por la propulsión o lanzamiento de objetos sobre el cuerpo o del propio cuerpo por la onda explosiva, lo cual suele resultar en lesiones contusas (trauma cerrado). Las lesiones por aplastamiento resultantes del desplome de estructuras vecinas al lugar de la explosión también se incluyen dentro de las lesiones terciarias.
4. Lesión cuaternaria: el calor, llamas, gas y humo generado durante las explosiones pueden producir quemaduras, lesiones por inhalación y asfixia. Se incluye el impacto psicológico y emocional.

> ❗ En el programa PHTLS, edición militar, se incluye un tipo más, las lesiones quinarias, que serían las producidas por aditivos específicos de los artefactos explosivos, como bacterias o radiación (bombas sucias).

LESIONES RIM

Las lesiones que preocupan en los pacientes politraumatizados son las que se conocen como lesiones de riesgo inminente de muerte (RIM), y son tres principalmente:

- Hemorragias exanguinantes.
- Neumotórax a tensión.
- Obstrucción de la vía aérea.

Trunkey describió en el año 1983 la clasificación trimodal de mortalidad para los pacientes politraumatizados, que separó en tres grupos:

- Primer pico: supone un 50 % del total y se conoce como mortalidad inmediata o *in situ*. Los pacientes que se engloban en este grupo sufren lesiones incompatibles con la vida (rotura traumática de aorta, lesión cerebral o rotura cardíaca, por ejemplo). En este grupo solo se puede actuar con la prevención (cinturón de seguridad en vehículos a motor, casco en vehículos de dos ruedas, etc.).
- Segundo pico: supone el 30 % del total y se conoce como mortalidad precoz. La supervivencia de este tipo de pacientes va ligada directamente a la rapidez de las medidas de reanimación iniciales aplicadas por los primeros servicios de emergencias que se hagan cargo del paciente. Incluye todas aquellas lesiones que suceden en los primeros minutos u horas por causas potencialmente evitables (obstrucción de vía aérea, neumotórax a tensión, *shock* hipovolémico, etc.). Este tipo de muertes son previsibles y tratables en cualquier punto de la cadena asistencial (atención extrahospitalaria e intrahopitalaria). La expresión hora de oro, acuñada por Cowley en el año 1991, recuerda la necesidad de una intervención temprana sobre estos pacientes, y destaca la evaluación y reanimación rápidas con el fin de reducir la incidencia de la muerte. Es vital contar con un sistema prehospitalario eficiente que cumpla con principios básicos en el manejo: valoración rápida de la gravedad, manejo apropiado de la vía aérea, control eficiente y temprano de la hemorragia, estabilización de fracturas y traslado en el menor tiempo posible al centro útil.
- Tercer pico: supone el 20 % del total y se conoce como mortalidad tardía. Este pico tiene relación con las medidas de reanimación iniciales que se ofrezcan. Este tercer pico ocurre en días o semanas después del traumatismo y suele ser secundario a sepsis o fallo multiorgánico.

Existen multitud de programas formativos sobre el manejo y la atención al paciente politraumatizado: PHTLS (*Prehospital trauma life support*, más orientado a técnicos y paramédicos), TCCC (*Tactical combat casualty care*, enfocado al primer interviniente en el mundo militar), TECC (*Tactical emergency casualty care, enfoque táctico con respuesta civil*), ATLS (*Advance trauma life support*, para equipos avanzados con aspectos especializados sobre estabilización, incluso en el ámbito hospitalario), ITLS (*International trauma life support*, para equipos profesionales que manejen pacientes traumatizados). Todos ellos enseñan de forma lógica, rápida y eficiente cómo se debe manejar un paciente e instaurar de forma paralela un tratamiento adecuado mediante una sistemática de evaluación inicial que permite identificar las situaciones que ponen en peligro inmediato la vida (lesiones RIM), para actuar sobre ellas con un tratamiento inmediato.

VALORACIÓN DEL PACIENTE POLITRAUMATIZADO

El manejo del paciente politraumatizado se basa en una evaluación primaria con detección y tratamiento de lesiones RIM, una evaluación secundaria y el traslado a centro útil para tratamiento definitivo. En todo este proceso es necesaria una reevaluación continua para controlar los resultados de las técnicas y tratamientos empleados y para estar al tanto de forma permanente de la aparición de signos y síntomas que hagan sospechar nuevas lesiones.

Como ya se ha dicho, en este tipo de pacientes es importante la anticipación, y es fundamental sospechar la existencia de ciertas lesiones sin síntomas, simplemente por el mecanismo lesional. La evacuación a centro útil se ha vuelto prioritaria, de tal manera que el «cargar y llevar» manteniendo la estabilización durante el traslado cuando se detecta una lesión tiempo-dependiente no solucionable en el lugar es también parte fundamental de la asistencia inicial al traumatizado grave.

Valoración de la escena

Hay que aproximarse al lugar del incidente manteniendo en todo momento las medidas de seguridad para proteger al equipo y al paciente. No se debe intervenir en aquellas situaciones en las que la seguridad del equipo no esté garantizada. Hay que utilizar material de protección que brinde seguridad (con cascos, gafas, chaleco reflectante, chaleco antifragmentos, guantes, traje NBQ, máscara anti gas, equipo de respiración autónomo, ropas de protección en situaciones de fuego cedidas por bomberos, etc.) en función de los riesgos detectados o sospechados. Si existe una sospecha de incidente NBQ, priorizar la información al centro coordinador de urgencias (o al que proceda en cada caso) y tomar las medidas de autoprotección de manera estricta (en caso de no poder, valorar la actuación y replantearla). Hay que evitar la visión en túnel (prestar atención a lo más evidente, dejando a otros pacientes o situaciones sin atender). Es imprescindible prestar atención al mecanismo lesional (información importante para el diagnóstico de lesiones, tratamiento e incluso pronóstico final) y dejarlo por escrito en el informe de asistencia. Se deben valorar los apoyos necesarios (policía, bomberos, otras unidades sanitarias...) e informar al centro coordinador del tipo de incidente, número aproximado de víctimas y su gravedad, accesos más favorables para apoyos solicitados, seguridad en la zona, etcétera.

Evaluación primaria

Se realizará en todo paciente traumatizado. Incluye un procedimiento secuencial de evaluación de las funciones vitales siguiendo un algoritmo basado en las letras del alfabeto ABCDE, según sus iniciales en inglés: se establecen distintas prioridades y se tratan simultáneamente las lesiones que comprometen la vida.

> ! Solo una vez completada la evaluación primaria, y siempre manteniendo una reevaluación continua del estado del paciente, se procederá a un reconocimiento secundario.

En la actualidad, en el paciente traumático existe un cambio de modelo del ABCDE hacia el C-ABCDE, donde se da prioridad al control de la hemorragia catastrófica (aquella que puede poner en riesgo la vida del paciente).

Control de hemorragia catastrófica (C)

Hay que comprimir inmediatamente los puntos de sangrado externos. Si no es suficiente, utilizar apósitos o vendajes hemostáticos y si no se pudiera controlar la hemorragia por estos medios, utilizar un torniquete.

Vía aérea y control cervical (A)

La vía aérea es una de las prioridades en la valoración y tratamiento de todo paciente traumatizado. La obstrucción total o parcial es habitual. hay que comprobar la permeabilidad de la vía aérea y mantener en todo momento el estricto control de la columna cervical. Para no «hipotecar» las dos manos en el control bimanual, colocar el collarín cervical rígido en este momento. Es importante recordar que la colocación del collarín no evita los movimientos de lateralización de la cabeza, por lo que, mientras sea posible, hay que mantener la inmovilización bimanual hasta colocar un inmovilizador tetracameral (conocido como «Dama de Elche»).

Son mecanismos de obstrucción de la vía aérea:

- Caída posterior de la lengua, ya sea por pérdida del tono muscular en pacientes con disminución del nivel de consciencia o por pérdida de anclajes en el trauma facial.
- Cuerpos extraños en orofaringe: dentaduras, vómitos, sangre, etcétera.
- Lesión de las estructuras de la vía aérea por el trauma.

La evaluación rápida para descartar signos de obstrucción de la vía aérea debe incluir la inspección (buscando cuerpos extraños y fracturas faciales, mandibulares, tráquea o laringe). Si el paciente es capaz de hablar, es muy probable que su vía aérea no tenga compromiso inmediato; sin embargo, es prudente realizar reevaluaciones de la permeabilidad. Los pacientes inconscientes precisan intervención inmediata sobre la vía aérea.

La maniobra aconsejada para permeabilizar la vía aérea consiste en la apertura de la boca con tracción hacia arriba de la mandíbula y la limpieza con el dedo de la cavidad orofaríngea, así como la utilización de dispositivos de aspiración. Una vez esté permeable, debe ser asegurada con la aplicación de cánulas orofaríngeas (Guedel) en pacientes con buena respuesta ventilatoria. En aquellas ocasiones en las que la cánula orofaríngea no sea suficiente para mantener o asegurar la permeabilidad de la vía aérea (hematoma cervical, lesión laríngea o traqueal, trauma maxilofacial intenso, lesión por inhalación de humo con riesgo de obstrucción), se deberá proceder a asegurarla mediante tubos endotraqueales, dispositivos supraglóticos, punción cricotiroidea o técnicas quirúrgicas alternativas.

Debe tenerse en cuenta que ante cualquier maniobra dirigida a permeabilizar la vía aérea es obligatorio mantener un estricto control cervical, por lo que si el collarín rígido impide dicha maniobra lo debe sustituirse momentáneamente por el control bimanual. Conviene mantener un alto índice de sospecha de lesión de columna cervical en todos los pacientes con bajo nivel de consciencia, en traumatismos craneoencefálicos, faciales o por encima de la clavícula, así como en las víctimas de accidentes a gran velocidad, en precipitados y en ahogados. En todos estos casos, hay que considerar que existe lesión de la columna cervical hasta que no se demuestre lo contrario.

Respiración (B)

La permeabilidad aislada de la vía aérea no asegura una ventilación satisfactoria. La ventilación necesita una función adecuada de los pulmones, de la pared torácica y del diafragma. Cada una de estas estructuras debe evaluarse y examinarse. Hay que explorar el tórax descubierto (inspección, palpación, percusión y auscultación) para descartar fundamentalmente la presencia de patología con RIM, la cual requiere resolución inmediata.

Inicialmente se verificará si la respiración está presente, ausente (apnea) o si tiene una respiración anormal; para ello hay que valorar la frecuencia respiratoria, ritmo y profundidad.

- Auscultación: auscultar ambos hemitórax para verificar el flujo de aire en los pulmones (roncus, sibilancias, crepitantes, roces pleurales, zonas de hipoventilación, etc.).
- Percusión: valorar el sonido mate o timpánico, masas sólidas o líquidas.
- Inspección: observar el número y profundidad de los movimientos, las asimetrías y defectos musculares, tiraje y retracción de los espacios supraclaviculares, intercostales y costales, respiraciones paradójicas (debidas a fatiga muscular e incapacidad del diafragma para contraerse).
- Palpación: buscar escalón óseo, crepitación, etcétera.

Las lesiones que pueden alterar la ventilación en forma aguda, que deben ser identificadas y tratadas en la valoración primaria son:

- Neumotórax a tensión.
- Neumotórax abierto.
- Hemotórax masivo.
- Tórax inestable.

Además, debe tenerse en cuenta que la ventilación puede alterarse por causas diferentes a lesiones torácicas o alteraciones pleuropulmonares, como las causas neurológicas (traumatismo craneoencefálico, lesión medular aguda).

Según el modelo ATLS (10ª edición, 2018), todo paciente con trauma grave debe recibir oxígeno suplementario. Si no está intubado, lo debe recibir mediante una mascarilla con reservorio para obtener una óptima oxigenación.

Algunos estudios recientes ponen en duda esta necesidad del uso de oxígeno suplementario en el traumatismo grave. Los datos indican que el oxígeno se debe administrar solo a los pacientes que presenten hipoxemia y el objetivo es conseguir una saturación de O_2 normal (94-98 %). La monitorización mediante pulsioxímetro permitirá el control adecuado de la oxigenación del paciente.

Circulación con control de la hemorragia (C)

La hemorragia externa no catastrófica debe ser identificada y controlada en este paso de la valoración primaria. Por tanto, hay que localizar y controlar rápidamente las hemorragias externas mediante compresión directa sobre los puntos de sangrado. En una primera asistencia prevalece la compresión sobre las medidas de asepsia, pero no se debe olvidar en ningún momento la relación entre el tiempo de asistencia quirúrgica y la infección de heridas y fracturas abiertas. La presión directa en muchos casos limita, al tener las manos ocupadas, por lo que en caso de necesidad, puede utilizarse un vendaje compresivo realizado con compresas y venda elástica, con o sin productos hemostáticos.

Ante signos de *shock* y ausencia de sangrado externo hay que sospechar hemorragia oculta: dentro de la cavidad torácica o abdominal, hacia tejidos blandos alrededor de una fractura de un hueso largo, espacio retroperitoneal por fractura de pelvis, etc. En estos casos hay que trasladar lo más pronto posible al centro hospitalario útil, con reposición durante el traslado.

La valoración del estado circulatorio incluye:

A. Piel
- Coloración
  - Rosada: indica un metabolismo aerobio y, por tanto, una adecuada oxigenación de los tejidos.
  - Violácea: indica una oxigenación incompleta.
  - Cianosis: la hemoglobina no está oxigenada; indica una alteración de la ventilación.
  - Palidez: se asocia a una perfusión periférica disminuida, que solo puede ser consecuencia de tres factores:
    - Vasoconstricción periférica, asociada generalmente a hipovolemia.
    - Anemia.
    - Interrupción del aporte sanguíneo a esa parte del cuerpo.
- Temperatura: la piel fría indica una perfusión disminuida y si está húmeda se asocia a hemorragia significativa.
- Relleno capilar: se valora comprimiendo las uñas de las manos. Si el tiempo de llenado capilar supera los dos segundos, muestra un estado de hipoperfusión, cuyo significado es indicativo de *shock*. Es importante recordar que esta prueba es mucho menos fiable si el paciente se encuentra hipotérmico, en *shock* neurogénico, o presenta vasculopatía periférica. Asociar siempre con otros hallazgos de la valoración, como por ejemplo la presión arterial.

> ! En la actualidad hay controversia sobre la fiabilidad del relleno capilar como signo de *shock*, ya que parece alterarse por muchos otros factores.

B. Presión arterial y frecuencia cardíaca
Los signos tradicionales no son específicos y sensibles para el *shock* hemorrágico. La taquicardia puede no presentarse en pacientes jóvenes y la alteración de la tensión arterial es un signo de aparición tardía; en estos pacientes puede no aparecer hipotensión significativa con una pérdida sanguínea del 30 % de su volumen circulante.

C. Presencia, calidad y características del pulso periférico

Los pulsos periféricos llenos, lentos y con ritmo regular generalmente indican una relativa normovolemia en un paciente que no esté en tratamiento con betabloqueantes. El pulso rápido y débil es signo temprano de hipovolemia, aunque también puede tener otras causas.

D. Auscultación cardíaca

En esta fase hay que colocar los accesos venosos, comenzar la infusión de líquidos o componentes sanguíneos y realizar la monitorización hemodinámica.

> ! El ácido tranexámico es una de las pocas intervenciones que ha mostrado disminuir la mortalidad en los traumatismos. A eso hay que añadirle que es un fármaco de fácil administración, con pocas complicaciones, universalmente disponible y de bajo costo. El ácido tranexámico debe administrarse lo antes posible al paciente traumatizado con hemorragia o riesgo de ella; en los pacientes que llevan más de tres horas desde el traumatismo, el ácido tranexámico podría ser dañino. Se debe administrar 1 gramo por vía intravenosa y luego 1 gramo en 8 horas por infusión intravenosa.

Además de la administración del ácido tranexámico, se está comenzando a emplear también el fibrinógeno en los servicios de emergencias extrahospitalarios, como tratamiento complementario al de la hemorragia grave no controlada. Generalmente se administran 1 o 2 gramos de inicio, aunque pueden requerirse dosis más elevadas (4-8 gramos) en caso de hemorragia grave.

Valoración del estado neurológico (D)

Se debe utilizar la escala de Glasgow desglosada para evaluar el nivel de consciencia. Simultáneamente, se debe valorar el tamaño y respuesta pupilar, así como identificar posibles signos de focalidad motora. Este examen neurológico básico sirve como punto de referencia para revaloraciones posteriores, imprescindibles en este tipo de pacientes.

Si existe alteración del nivel de consciencia, determinar la glucemia (si no se ha realizado en la C con la canalización venosa) y valorar antídotos ante sintomatología compatible con consumo de drogas. Si Glasgow desglosado es ≤8 está indicada la intubación orotraqueal. Si hay sospecha de hipertensión intracraneal HTIC (bradicardia, hipertensión arterial, alteración pupilar/anisocoria, patrón respiratorio irregular) valorar la administración de manitol o de suero salino hipertónico, según protocolo.

Exposición (E)

Por último, es recomendable retirar la mayor parte de la ropa del paciente para descubrir posibles lesiones ocultas y evaluar el máximo nivel de los daños. Esta exposición se debería hacer (si es posible) de forma rápida y guardando la máxima intimidad, aplicando los medios aislantes y ambientales disponibles para evitar la hipotermia.

La hipotermia es potencialmente mortal para un paciente traumatizado y deben aplicarse las medidas necesarias para prevenir la pérdida de calor o para restaurar la temperatura corporal; en ocasiones los equipos de emergencias extrahospitalarias son responsables directos de inducir accidentalmente esa hipotermia por la administración frecuente de líquidos a temperatura ambiente.

No olvidar la exploración de la parte posterior del paciente, siempre asegurando la adecuada inmovilización cervical y el mantenimiento del eje cabeza-cuello-columna.

Otras medidas

Llegados a este punto y si no se ha simultaneado ya por el resto de los integrantes del equipo, hay que proceder a monitorizar al paciente y a tomar las constantes que faltasen por determinar (presión arterial, frecuencia cardíaca, frecuencia respiratoria, temperatura, glucemia, saturación de oxígeno y capnometría).

Un electrocardiograma está indicado, especialmente si existe traumatismo torácico, y se mantendrá una monitorización electrocardiográfica continua. También se aprovechará para colocar sondas urinarias y gástricas si son precisas, teniendo en cuenta sus contraindicaciones y complicaciones.

La colocación de sonda vesical estará contraindicada en aquellos pacientes en los que se sospeche rotura uretral (sangre en meato urinario, equimosis perineal, hematoma en escroto, próstata elevada o no palpable y ante fractura pélvica). La sonda nasogástrica estará contraindicada si se sospecha fractura de la lámina cribosa del etmoides, para prevenir su paso a la cavidad craneal; en este caso, si debe realizarse una descompresión gástrica, se hará por vía orogástrica.

Evaluación secundaria

El reconocimiento secundario se basa en una evaluación completa del paciente de cabeza a pies. Solo se llevará a cabo después de contemplar la valoración primaria, identificar todas las causas de riesgo vital e iniciar la reanimación. Su objetivo es establecer el balance global de las lesiones existentes e identificar problemas, en teoría leves, obviados anteriormente (los graves deberían estar descartados en la primaria). Este reconocimiento debe ser sistemático y eficaz, incluyendo una historia clínica, examen físico detallado (inspección, auscultación y palpación) y estudios complementarios necesarios para diagnóstico de lesiones (laboratorio, radiografías, tomografía axial computarizada, ecografía, normalmente en el hospital).

Algunos autores plantean esta valoración durante la fase de transporte del paciente, para así disminuir el tiempo de atención prehospitalaria y dar «más oportunidades» al paciente politraumatizado grave. No obstante, hay que recordar que el transporte se debe realizar con el equipo asistencial sentado preferiblemente en el sentido de la marcha y con los cinturones de seguridad abrochados, por lo que dicha valoración in itinere se hace harto difícil. Como se viene diciendo en el capítulo, hay que trabajar de forma rápida, sistemática y evitando demoras innecesarias, con todas las medidas de autoprotección inherentes al trabajo.

Historia clínica

Aunque es recomendable incluir el mayor número de datos posible, a veces en el ámbito prehospitalario resulta complicado, por lo que una buena opción es basarse en la metodología AMPLIA (modelo ATLS) o SAMPLE (modelo PHTLS) (**Tabla 42-1**).

Se intentarán recabar los datos del paciente, siempre que sea posible. En su defecto, se interrogará a acompañantes, familiares, amigos o testigos.

Examen físico

Cabeza y cuello

La exploración visual revela presencia de contusiones, laceraciones, erosiones, asimetrías óseas, hemorragias, defectos óseos de la cara y del cráneo o anomalías oculares, de los párpados, pabellones auriculares, boca y mandíbula. Hay que investigar la presencia de salida de líquido cefalorraquídeo y los signos de fractura de base de cráneo (ojos de mapache, signo de Battle).

Valorar la agudeza visual, el tamaño y reactividad pupilar, movilidad ocular, presencia de hemorragia conjuntival. Comprobar si el paciente lleva lentes de contacto, en cuyo caso se recomienda retirarlas.

Para la inspección del cuello, debe retirarse el collarín cervical, manteniendo el control bimanual. Valorar la posición de la tráquea, el estado de las venas y la presencia de enfisema subcutáneo y edemas. Hay que ser cuidadosos ante la presencia de dolor, contractura o deformidad en el raquis cervical.

Repetir la valoración del nivel de consciencia mediante la escala de Glasgow.

Tórax

La exploración del tórax permite detectar lesiones inadvertidas y/o reevaluar las que requirieron tratamiento durante la valoración primaria. Inspeccionar, palpar de forma completa la caja torácica (clavículas, costillas, esternón), auscultar, percutir, revisar los drenajes y confirmar la correcta colocación de dispositivos de vía aérea, etcétera.

La presencia de ruidos cardíacos apagados junto a presión disminuida del pulso puede indicar un taponamiento cardíaco.

Hay que revisar los parámetros del ventilador. Si hay un objeto clavado, fijarlo si no se ha hecho aún. La existencia de fracturas múltiples o fracturas de la primera y segunda costillas son indicadores de traumatismo de alta energía, con posibilidad de lesiones subyacentes.

Abdomen

Las lesiones abdominales deben ser identificadas y tratadas de forma intensiva. El índice de sospecha de una lesión abdominal se debe basar en el mecanismo de producción del traumatismo y en la exploración física. El diagnóstico específico no es tan importante como el hecho de establecer si el tratamiento definitivo es o no quirúrgico.

- Inspección: contusiones, equimosis, heridas penetrantes, evisceraciones, dolor abdominal.
- Percusión: la matidez indica presencia de sangre y el timpanismo, de aire.
- Auscultación: escuchar la presencia de ruidos peristálticos y soplos.
- Palpación: las fracturas de las costillas inferiores deben hacer sospechar lesiones hepáticas o esplénicas. Se valora la presencia de hipersensibilidad, masas, defensa abdominal o signos de irritación peritoneal. Valorar la cintura pelviana cuidadosamente buscando signos de inestabilidad y, ante esta, fijar con inmovilizador. Si hay objetos clavados, fijarlos.

Frecuentemente la valoración del abdomen está interferida (bajo nivel de consciencia, íleo paralítico, lesiones distrayentes, etc.), por lo que es necesario recurrir a estudios complementarios en el hospital. No demorar el traslado.

Periné, recto, vagina

El periné debe ser examinado en busca de contusiones, de hematomas, de laceraciones y de sangrado uretral.

Se puede realizar el tacto rectal antes de colocar una sonda vesical. Si el examen rectal es necesario, el examinador debe buscar específicamente la presencia de sangre en la luz intestinal, una próstata ascendida, una fractura de pelvis, integridad de la pared rectal y el tono del esfínter anal.

El examen vaginal debe ser efectuado en las pacientes con riesgo de lesión genital. Deben buscarse hemorragias o laceraciones vaginales. En toda mujer en edad fértil se deben realizar estudios de laboratorio para descartar embarazo.

Extremidades

Se debe explorar la piel, la función neuromuscular, el estado circulatorio y la integridad ósea y ligamentosa. La presencia de compromiso vascular debe identificarse precozmente y

Tabla 42-1. Metodologías de anamnesis en la evaluación secundaria

AMPLIA	SAMPLE
	S: Síntomas
A: alergias	A: alergias medicamentosas
M: medicamentos tomados habitualmente	M: medicación habitual
P: patología previa/embarazo	P: antecedentes Personales
LI: libaciones y últimos alimentos	L: (*Last meal*) última ingesta
A: ambiente y eventos relacionados con el traumatismo	E: (*Events*) hechos relacionados con la lesión (mecanismo lesional, daños al vehículo, uso de sistemas de seguridad, inhalación de humos, intoxicación por CO, etc.)

tratarse como una emergencia ya que, aunque la necrosis muscular se inicia a las 6 horas, la lesión neurológica se produce en tiempos menores. Atención con los síndromes compartimentales y las lesiones por aplastamiento.

Valorar lesiones cutáneas y deformidades. Pulsos distales, coloración y movilidad. Debe compararse con la extremidad sana. La valoración se hará antes de alinear, después de alinear y después de inmovilizar. En lesiones de huesos largos se debe traccionar, alinear e inmovilizar. En zonas articulares, se inmoviliza en la posición en que se encuentre. En fracturas abiertas, colocar apósito humedecido con suero fisiológico y encima, apósito seco. Las férulas se colocan incluyendo la articulación distal y la proximal. No olvidar una adecuada analgesia y sedación ligera si fuese necesaria.

Espalda

Deben hacerse las mínimas movilizaciones posibles para valorar e inmovilizar. Valorar puntos dolorosos, deformidades, hematomas, heridas, etc. Las movilizaciones se hacen en bloque, el rescate y recogida con tablón espinal/camilla cuchara (suelo liso) y el transporte en colchón de vacío.

Otras acciones

Es necesaria una exploración neurológica completa. Reevaluar el nivel de consciencia con la escala de Glasgow y el tamaño, forma y reactividad de las pupilas.

La reevaluación del estado de consciencia del paciente, del estado hemodinámico y de los signos vitales será constante.

Traslado a centro útil

Con el paciente ya pendiente del traslado definitivo, si existe la posibilidad se debe avisar al hospital sobre el paciente que se traslada (estado, técnicas realizadas, principales lesiones encontradas, etc.); esto es importante de cara a la continuidad en los cuidados y permite al personal del hospital estar preparado para el tratamiento definitivo del paciente.

Este tipo de pacientes deben ser trasladados en recursos de soporte vital avanzado. Durante el traslado se debe hacer un buen manejo postural en las patologías que lo requieran: traumatismo craneoencefálico, traumatismo torácico, etc. El traslado debe hacerse a la velocidad más constante posible, por el camino más conveniente (que no tiene por qué ser el más corto), con las medidas diagnóstico-terapéuticas iniciadas, y reevaluando al paciente en caso de aparecer nuevos síntomas o un agravamiento de su estado (mantener siempre una evaluación continua). Si existe la posibilidad, se puede solicitar apoyo de fuerzas y cuerpos de seguridad encargados del tráfico para asegurar un traslado controlado a velocidad constante.

Una vez se llega al hospital, se debe hacer la transferencia de información sobre el paciente de forma verbal y escrita al personal que lo reciba.

 La fase del transporte comienza por la elección del centro hospitalario. Se considera centro útil el hospital que esté dotado de los recursos necesarios para el tratamiento integral del tipo de lesiones que presenta el paciente y no el hospital más próximo.

 PUNTOS CLAVE

- La conducta PAS es el acrónimo de proteger-avisar-socorrer, una pauta de actuación útil en la intervención en las situaciones de emergencia. Aunque se puede extrapolar al ámbito profesional, es una pauta que generalmente se enseña a los primeros intervinientes para que actúen de una forma ordenada y segura.
- La biomecánica trata de describir los mecanismos lesionales y de explicar las lesiones producidas en el organismo humano mediante la integración de diferentes disciplinas, que incluyen la medicina, la epidemiología, la física y la ingeniería.
- Los profesionales de emergencias deberían estar adiestrados en la valoración y observación de datos relacionados con la biomecánica, lo que les ayudará a comprender los mecanismos lesivos y orientar su asistencia y sospecha diagnóstica hacia un determinado tipo de lesiones.
- Siempre que haya una colisión por accidente de tráfico, se producen tres tipos de impacto:
  - La colisión del vehículo contra un objeto o desaceleración brusca se refleja en la deformidad externa del vehículo.
  - La colisión del cuerpo contra alguna parte del vehículo u objeto se refleja en la deformidad interna del vehículo.
  - La colisión de los órganos entre sí o sus continentes se refleja en el patrón de lesiones de la víctima.
- Los mecanismos lesivos se producen por movimientos de flexión, extensión, tracción, compresión y torsión, que pueden darse solos o combinados y, unidos a una alta energía (directamente proporcional a la velocidad del impacto), pueden generar desde una pequeña erosión en la piel hasta una rotura en algún órgano vital.
- El manejo del paciente politraumatizado se basa en una evaluación primaria con detección y tratamiento de lesiones RIM, una evaluación secundaria y el traslado a un centro útil para tratamiento definitivo.
- En la actualidad, en el paciente traumático existe un cambio de modelo del ABCDE hacia el C-ABCDE, donde se da prioridad al control de la hemorragia catastrófica (aquella que puede poner en riesgo la vida del paciente).
- Solo una vez completada la evaluación primaria, y siempre manteniendo una reevaluación continua del estado del paciente, se procederá a un reconocimiento secundario.
- El reconocimiento secundario se basa en una evaluación completa del paciente de cabeza a pies. Solo se llevará a cabo después de contemplar la valoración primaria, identificar todas las causas de riesgo vital e iniciar la reanimación.

BIBLIOGRAFÍA

ATLS Manual del curso para estudiante. 10ª edición. Chicago: Colegio Americano de Cirujanos, Comité de Trauma; 2018.

Canabal A, Perales N, Navarrete P, Sánchez-Izquierdo JA. Manual de soporte vital avanzado en trauma. 2ª edición revisada. Barcelona: Elsevier Masson; 2007.

Chico-Fernández M, Terceros-Almanza LL Mudarra-Reche CC. Innovación y nuevas tendencias en patología traumática crítica. Med Intensiva. 2015;39(3):179-88.

Cinemática de los traumatismos. Manual PHTLS. 9ª edición. Elsevier; 2017. Prehospital Trauma Life Support Committee of The National Association of Emergency Medical Technicians. Cinemática de los traumatismos. Manual PHTLS 9ª Edición. 2019.

Delgado Bueno S, Montes de Oca Hernández D, Pérez Mallada N. Biomecánica en la valoración médico legal de las lesiones. Madrid; Universidad de Comillas, ADEMAS Comunicación; 2011.

Egea-Guerrero JJ, Freire-Aragón MD, Serrano-Lázaro A, Quintana-Díaz M y Grupo de Trabajo de Trauma y Neurointensivismo de SEMICYUC. Objetivos y nuevas estrategias de resucitación en el paciente traumatizado grave. Med Intensiva. 2014;38(8):502-12.

González León M, Medina Díaz P, Abad Esteban F, Díaz Herrero A. Valoración primaria y secundaria del paciente traumatizado. Manual y procedimientos de enfermería SUMMA112; Madrid; 2012.

Guies d'actuació infermera en urgències i emergències prehospitalàries. Barcelona: Emergències mèdiques de Catalunya; 2015. Disponible en: http://www.coib.cat/uploadsBO/Noticia/Documents/GUIA D'ACTUACIÓ INFERMERA SEM.PDF

Hernando Lorenzo AE, García-Nieto Gómez-Guillamón F, Menchaca Anduaga A. Biomecánica de lesiones: utilidad en la valoración del daño corporal. Rev Port Dano Corporal. 2013;(24):41-55.

Ker K, Roberts I, Shakur H, Coats TJ. Antifibrinolytic drugs for acute traumatic injury. Cochrane Database Syst Rev. 2015 May 9;(5):CD004896. DOI: 10.1002/14651858.CD004896.pub4

NICE guideline. Major trauma: assessment and initial management. Short version. Draft for consultation. August 2015.

Nicolas J, Ruiz J, Jimenex X, Net A. Enfermo crítico y emergencias. Barcelona: Elsevier; 2011.

Tipos de traumatismo grave

43

F. López Pereira

OBJETIVOS

- Describir la fisiopatología del traumatismo craneoencefálico, traumatismo torácico y traumatismo abdominal.
- Identificar los mecanismos que provocan las lesiones encefálicas secundarias.
- Identificar las lesiones potencialmente mortales del traumatismo torácico.
- Describir el manejo prehospitalario de los diferentes tipos de traumatismos específicos.
- Diferenciar las lesiones abdominales contusas de las penetrantes y conocer las complicaciones que pueden presentar cada una de ellas.
- Conocer el manejo del paciente con evisceración u objeto clavado en el abdomen.
- Identificar las lesiones potencialmente mortales que presentan los pacientes con traumatismos musculoesqueléticos.

TRAUMATISMO CRANEOENCEFÁLICO

El traumatismo craneoencefálico (TCE) tiene una incidencia muy alta en los pacientes traumatizados, bien sea como único traumatismo o bien asociado a otros. El TCE es una de las principales causas de muerte, pero más preocupante aún es la alta incapacidad que puede generar en pacientes previamente sanos, lo que supone un alto coste para la sociedad. La prevención sigue siendo el mejor tratamiento para esta patología, pero, una vez sufrida, la rápida atención de los servicios de emergencias sanitarias, así como la evacuación del paciente a un centro adecuado, ayuda a disminuir la morbimortalidad que produce. En España se habla de unos 2.000 nuevos casos de TCE grave anuales, originados la gran mayoría por accidentes de tráfico. Las caídas o agresiones son otras causas de TCE.

Fisiopatología del traumatismo craneoencefálico

Se entiende por TCE cualquier lesión física o deterioro funcional del contenido craneal secundario a un traumatismo en el que se produce una liberación de energía mecánica que genera una repercusión neurológica en el paciente.

El TCE puede ser abierto o cerrado, dependiendo de si el objeto que causa el traumatismo ha producido una solución de continuidad en el cráneo y ha dejado expuesto o no el encéfalo.

El contenido craneal (cerebro, sangre y líquido cefalorraquídeo), según la doctrina de Monro-Kellie, se encuentra en un espacio cerrado, por lo que un aumento de volumen en alguno de los tres supone una disminución de volumen de alguno de los otros o de ambos (**Fig. 43-1**).

> La teoría de Monro-Kellie sostiene que, al ser el volumen total intracraneal constante y estar constituido por el cerebro, el líquido cefalorraquídeo y la sangre, un cambio en uno de los tres elementos tendrá que ser compensado por los otros dos componentes.

La presión intracraneal (PIC) está determinada por el volumen del tejido cerebral (85 %), el líquido cefalorraquídeo (10 %) y por el volumen de sangre que circula por dentro de la estructura ósea del cráneo (5 %).

En el TCE pueden darse dos tipos de lesiones:

- La lesión encefálica primaria: es el daño producido directamente en el tejido encefálico como consecuencia directa del propio impacto. Una vez producido este daño, poco se puede hacer sobre la lesión. Por tanto, la prevención es el mejor tratamiento para este daño. En las lesiones penetrantes, siempre estará presenta la lesión encefálica primaria. En las lesiones por desaceleración, el cráneo acaba golpeando contra una estructura fija y el encéfalo, que lleva la misma velocidad que el cráneo, impacta, inicialmente, contra la superficie interna del cráneo y después, al rebotar, golpea también en la parte opuesta del cráneo. Esto se denomina golpe-contragolpe del encéfalo en el TCE por desaceleración. La lesión por golpe se produce, por tanto, en el lugar del impacto y la lesión por contragolpe en el lado opuesto. Además, al ser la bóveda interna del cráneo rugosa, el movimiento del encéfalo sobre ella puede generar diferentes grados de lesión al propio tejido encefálico o a sus vasos sanguíneos.

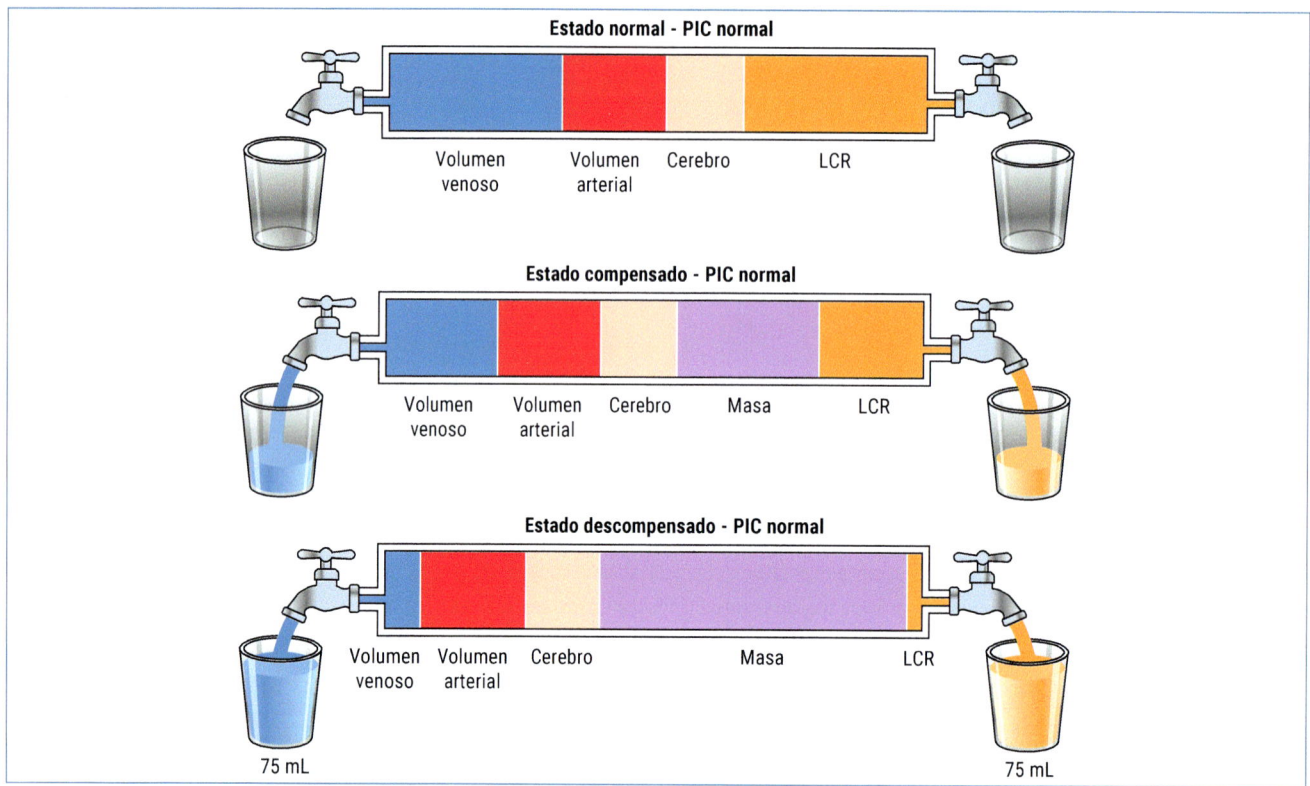

Figura 43-1. Teoría de Monro-Kellie.LCR: líquido cefalorraquídeo; PIC: presión intracraneal.

- La lesión encefálica secundaria se produce, principalmente, como consecuencia de la hipoperfusión del tejido cerebral y de la hipoxia, y puede presentarse minutos, horas o incluso días después del suceso traumático. La inflamación y el edema del tejido encefálico van a hacer, como respuesta a la afectación del tejido encefálico por la lesión primaria, que disminuya la perfusión. A su vez, la hipotensión o hipoxia que pueden estar presentes en la víctima debido a otro tipo de lesión traumática generarán un daño mayor en el tejido cerebral. Es en este punto donde se justifica la necesidad de un manejo adecuado de los profesionales de los servicios de emergencias extrahospitalarios del paciente, ya que en sus manos está el conseguir que no se aumente el daño por lesión encefálica secundaria (Tabla 43-1).

Tabla 43-1. Lesiones encefálicas

Lesiones primarias	
Lesiones óseas	Fracturas de la bóveda craneal
Lesiones encefálicas focales	Hemorragia intracraneal o subaracnoidea
	Hematoma subdural, epidural o subaracnoideo
	Contusión cerebral
Lesiones encefálicas difusas	Daño axonal difuso
Lesiones secundarias	
Origen intracraneal	Hipertensión intracraneal
	Isquemia cerebral
	Vasoespasmo cerebral
	Edema cerebral
	Hipotermia
	Convulsiones
	Infecciones
	Hematoma cerebral
Origen sistémico	Hipotensión arterial
	Hipotermia
	Acidosis
	Hipercapnia
	Hipoxemia

En esta lesión secundaria entra en juego la PIC, que se va a ver aumentada debido a la inflamación del tejido cerebral o al sangrado en el espacio cerrado que es la bóveda craneal. Este aumento de PIC va a llevar asociado una disminución del flujo sanguíneo cerebral, con lo que la lesión encefálica se va a ver agravada. El valor normal de PIC es de 10-15 mm Hg; por encima de los 20 mm Hg es patológico. El aumento de la PIC lleva asociado una diminución de la presión de perfusión cerebral (PPC), que es la presión de flujo sanguíneo que irriga al tejido cerebral. El valor de la PPC se obtiene de la resta entre la presión arterial media (PAM) y la PIC. El valor normal de la PPC es de 40-60 mm Hg; es patológico por debajo de los 40 mm Hg o por encima de los 70 mm Hg.

$$PAM = [\text{presión arterial sistólica} + (2 \times \text{presión arterial diastólica})] / 3$$
$$PPC = PAM - PIC$$

La inflamación del encéfalo tras un traumatismo o un sangrado intracraneal va a generar un aumento de la PIC y, en consecuencia, una disminución de la PPC, que produce una isquemia cerebral y, en consecuencia, hipoxia. Nuestro cuerpo dispone de un reflejo protector frente a esta situación (reflejo de Cushing) que intenta mantener la PPC constante. Ante un aumento de la PIC, se produce una respuesta simpática que produce un aumento de la presión arterial, así como de la frecuencia cardíaca y del gasto cardíaco. Esta elevación de la presión arterial se detecta en los barorreceptores aórticos, que activan una respuesta parasimpática a través del nervio vago para producir una bradicardia. La PIC elevada aumenta la presión en el tronco cerebral, lo que causa alteraciones respiratorias.

> ❗ La tríada de Cushing incluye hipertensión, bradicardia y alteraciones respiratorias y es un signo de hipertensión intracraneal, si bien es cierto que en la práctica clínica pocas veces aparecen los 3 signos.

Como se ha visto, cuando se edematiza el encéfalo tras un TCE se produce un aumento brusco de la PIC. Esto hace que el encéfalo sea empujado hacia la zona caudal, que produzca una obstrucción importante al flujo del líquido cefalorraquídeo y genere una gran presión sobre el tronco cerebral. Este fenómeno se conoce como síndrome de herniación cerebral. Esta situación es crítica para el paciente y si no se soluciona en poco tiempo puede conducir a la muerte. En la exploración, el paciente estará con una disminución del nivel de consciencia que rápidamente evoluciona al coma, dilatación de una pupila con anisocoria y desviación hacia fuera y hacia abajo de la mirada hacia el lado de la lesión; el paciente puede llegar a adoptar una postura de descerebración (extensión forzada de brazos y piernas).

Lesiones en el traumatismo craneoencefálico

La cabeza se compone de diferentes estructuras (cara, cuero cabelludo, cráneo y encéfalo) y en todas ellas se pueden presentar graves lesiones.

Lesiones faciales

En la cara se pueden encontrar diferentes tipos de lesiones, desde pequeñas abrasiones, laceraciones o contusiones, hasta heridas potencialmente mortales si comprometen la vía aérea o producen *shock*. En general, los sangrados son fácilmente controlables por compresión directa. La fractura de los huesos propios de la nariz es la más habitual y se suele asociar a un sangrado continuo, aunque no de abundancia relevante. Las fracturas de los huesos de la cara o de la mandíbula raramente son graves, a no ser que se asocien a problemas que comprometan la vía aérea del paciente. Las lesiones de los globos oculares no comprometen la vida, pero suponen una gran incapacidad para la víctima.

La clasificación más empleada para las fracturas maxilares es la del francés René Le Fort (1901), que distingue tres tipos: Le Fort I u horizontal, Le Fort II o piramidal, Le Fort III o disyunción craneomaxilar (**Tabla 43-2**) (**Fig. 43-2**).

Lesiones del cuero cabelludo

El cuero cabelludo está muy vascularizado, por lo que cualquier laceración va a suponer una importante hemorragia, aunque solo en los niños podría suponer un problema grave de hipovolemia. Estos sangrados pueden ser controlados en la escena mediante presión directa, siempre que no haya inestabilidad bajo la herida que haga sospechar de una fractura.

> ❗ En el caso de que un paciente con TCE presente signos de *shock* debe sospecharse que presenta un sangrado de otro origen.

Fracturas craneales

La complicación de las fracturas craneales está en tener conciencia de la gran energía que se ha precisado para producir la fractura y que esa energía se ha podido trasmitir al interior del cráneo y producir también lesiones encefálicas. Debe sospecharse una fractura craneal cuando esté presente una gran contusión o inflamación y un hematoma en el cuero cabelludo. En nuestro medio poco puede hacerse, excepto evitar que se produzca una presión directa sobre el punto de fractura. Los objetos penetrantes deberán ser fijados en la posición encontrada, sin retirarlos ni manejarlos de otra forma. En el caso de una herida craneal causada por un arma de fuego, siempre deben buscarse los orificios de entrada y salida, así como suponer que, si no ha salido el proyectil, este podrá estar alojado en cualquier sitio del encéfalo, ya que podría haber rebotado contra la estructura ósea del cráneo.

> ❗ Son signos clínicos de fractura de base de cráneo los ojos de mapache (equimosis en anteojos o periorbitaria), el signo de Battle (equimosis retroauricular), otorragia o hemotímpano (Fig. 43-3).

Tabla 43-2. Clasificación de fracturas Le Fort		
Fractura de Le Fort I	**Fractura de Le Fort II**	**Fractura de Le Fort III**
Dibuja un trazo horizontal, es transversal en la parte baja del tercio medio facial, parte de la espina nasal anterior y se dirige hacia la tuberosidad del maxilar superior (o borde posterior) bilateralmente, pasando por todo el reborde alveolar y paladar, incluso llega a las apófisis pterigoides o procesos pterigoideos	Dibuja un trazo piramidal que parte de la unión frontonasal y desciende por la cara interna de ambas órbitas hacia la porción antral de los maxilares, en forma oblicua, hasta terminar posteriormente en la tuberosidad del maxilar superior de ambos lados, incluso llega a los procesos pterigoideos	Disyunción craneofacial, es el trazo más alto del tercio medio facial y se inicia también en la zona frontonasal, se dirige transversalmente y a través de ambas órbitas hacia las uniones frontomalares, incluso llega a los arcos cigomáticos; así se produce la separación o disyunción entre el tercio medio facial y la base del cráneo; esta fractura es la más grave y compleja, produce mayor compromiso encefalocraneal y ocular, y puede cursar con la sección de uno o ambos nervios ópticos

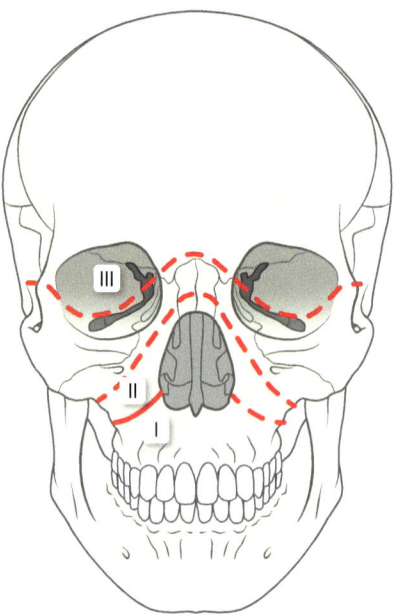

Figura 43-2. Clasificación de fracturas de Le Fort. I: fractura Le Fort I; II: fractura Le Fort II; III: fractura Le Fort III.

Lesiones encefálicas

Pueden ser de varios tipos:

- Conmoción cerebral. Consiste en una leve alteración de la función nerviosa, que se asocia a una disminución del nivel de consciencia. Se habla de conmoción cuando un TCE va seguido de un período variable de alteración del nivel de consciencia con posterior recuperación completa de la normalidad. Puede aparecer, como consecuencia del traumatismo, una amnesia que abarca hasta los momentos previos a la lesión, de modo que el paciente no recuerda lo ocurrido. Se ve afectada la memoria a corto plazo, por lo que el paciente puede estar reiterativo, ya que no entiende lo que le sucede. Además, se puede acompañar de mareos, cefalea, zumbido de oído o náuseas.

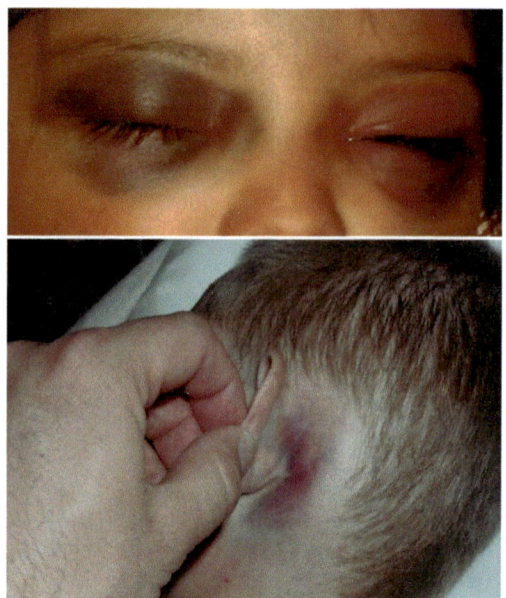

Figura 43-3. Ojos de mapache y signo de Battle.

- Contusión cerebral. Consiste en una lesión en el cerebro secundaria a un traumatismo, que se asocia a una alteración grave del nivel de consciencia y puede ir acompañada de confusión profunda, amnesia persistente o conducta anormal. En este caso, el traumatismo va a ser de mayor energía que en el caso de la conmoción cerebral y va a producir erosión en los vasos sanguíneos cerebrales. Puede producir un sangrado continuo intracerebral que ocasione una hemorragia o un hematoma intracraneal.
- Lesión axonal difusa. Es una lesión típica en el TCE grave. En este caso, el encéfalo se lesiona de una forma difusa, con un edema generalizado. En las pruebas de imagen no se aprecia lesión estructural. El paciente suele estar inconsciente y no se observa en él ningún déficit motor.
- Hemorragia intracraneal. Puede presentarse entre el cráneo y la duramadre, entre la duramadre y la aracnoides, o directamente sobre el tejido cerebral (**Fig. 43-4**).

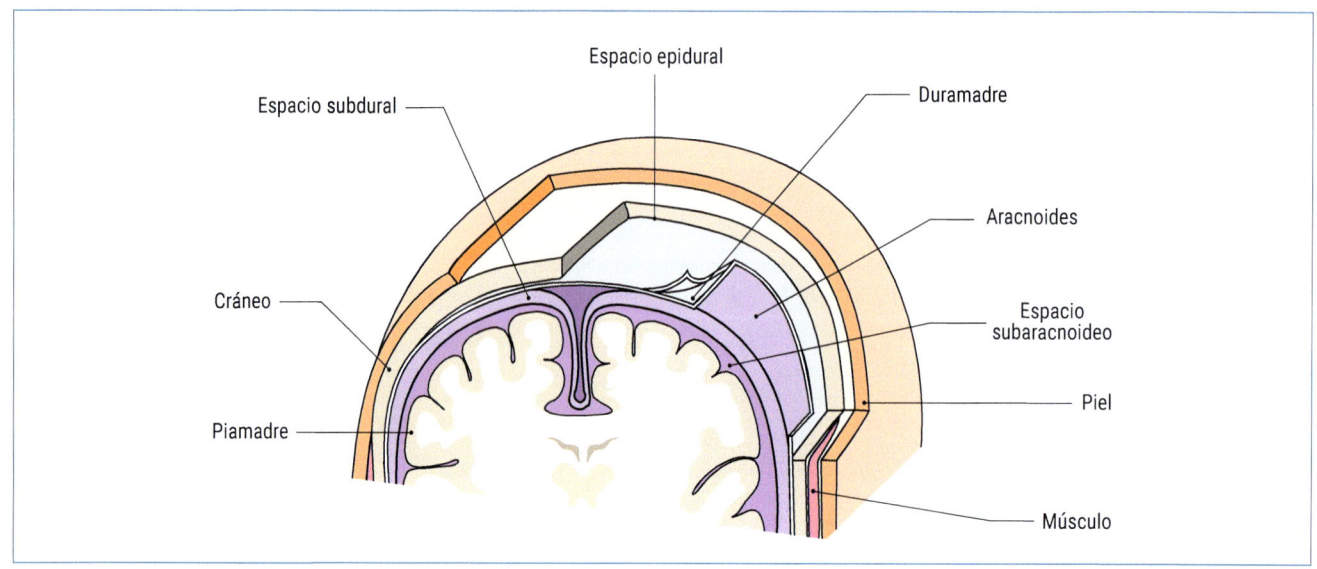

Figura 43-4. Anatomía del cerebro.

– Hemorragia subaracnoidea. En este caso, como consecuencia del traumatismo, la sangre invade el espacio subaracnoideo. Esta acumulación de sangre en el espacio extravascular hace que haya mayor inflamación. Se caracteriza por la presencia de cefalea intensa, vómitos (secundarios a la irritación meníngea) y alteración en el nivel de consciencia. Si la hemorragia es muy abundante puede llegar a darse el síndrome de herniación cerebral.

– Hematoma epidural agudo. Esta lesión suele ser consecuencia del desgarro de la arteria meníngea media, que discurre por la superficie interna del hueso temporal, aunque también se puede presentar por sangrado venoso al desgarrarse alguno de los senos durales. Este sangrado es de gran magnitud; la hemorragia y el aumento de la PIC se pueden presentar casi inmediatamente y pueden llevar a la muerte del paciente en muy poco tiempo.

La sintomatología de un hematoma epidural agudo incluye el antecedente de TCE con pérdida de consciencia, seguido de un período de lucidez del paciente, en el que está consciente, colaborador y coherente. Tras este período, de duración variable, se desarrollan signos de aumento de la PIC (vómitos repentinos, dolor de cabeza, alteración del estado mental) hasta que queda inconsciente. Al observar las pupilas, la del lado de la lesión estará fija, dilatada y no reaccionará ante la luz.

– Hematoma subdural agudo. En este caso el sangrado está ubicado entre la duramadre y la aracnoides y se asocia a una lesión del tejido subyacente. El sangrado normalmente es de origen venoso, por lo que el aumento de la PIC es paulatino y su diagnóstico se suele dar horas después del suceso traumático.

– La sintomatología de un hematoma subdural agudo incluye cefalea, alteración del nivel de consciencia y focalidad neurológica (p. ej., la alteración en el habla o la debilidad de las extremidades de un hemicuerpo).

> ! En caso de intoxicación etílica asociada al TCE, se debe descartar siempre un hematoma subdural en los pacientes con alteración del nivel de consciencia tras el traumatismo. Los pacientes de avanzada edad y aquellos que están tomando anticoagulantes también tienen mayor riesgo de presentar esta patología.

– Hemorragia intracerebral. Se produce cuando el sangrado es dentro del tejido cerebral. La hemorragia cerebral traumática es secundaria a traumatismos penetrantes o contusos en el cráneo. Dependiendo de la zona de sangrado habrá unos signos y síntomas u otros, aunque en la mayor parte de ellos esté presente la alteración del nivel de consciencia. En algunos otros, el paciente estará consciente y referirá únicamente cefalea o vómitos.

Clasificación y valoración del traumatismo craneoencefálico

Para valorar la gravedad del TCE se dispone de la Escala de Coma de Glasgow (GCS). Esta escala valora tres parámetros independientes: la apertura de ojos, la mejor respuesta verbal y la mejor respuesta motora. La mejor respuesta motora presenta, además, un valor pronóstico importante. La puntuación de la GCS está comprendida entre 3 y 15 puntos y se refleja siempre el mejor valor obtenido de cada parámetro (**Tabla 43-3**).

En función de la puntuación de la GCS, el TCE se clasifica en:

• TCE leve: GCS de 14 a 15 puntos y pérdida de consciencia menor de 5 minutos.
• TCE moderado: GCS de 9 a 13 puntos y pérdida de consciencia mayor de 5 minutos.
• TCE grave: GCS de 3 a 8 puntos.

El examen pupilar debe ser detallado, ya que las alteraciones de las pupilas son un buen y precoz indicador de daño encefálico. Hay que evaluar el tamaño, la simetría y la reactividad a la luz de las pupilas. La contracción pupilar se controla, parcialmente, por el tercer par craneal. Este nervio tiene un largo recorrido por el interior del cráneo y puede resultar comprimido fácilmente cuando hay edema intracraneal; por tanto, es un elemento que indica aumento de la PIC. Si ambas pupilas están dilatadas y con ausencia de reflejo a la luz puede significar que la lesión está en el tronco encefálico. Si las pupilas están dilatadas, pero aún son reactivas a la luz, la lesión puede ser reversible todavía. En el caso de presentar una única pupila dilatada frente a la otra de tamaño normal (midriasis) puede tratarse del signo más precoz de aumento de PIC.

Tabla 43-3. Escala de Coma de Glasgow

Apertura ocular		Respuesta verbal		Respuesta motora	
Espontánea	4	Orientada	5	Obedece órdenes	6
Al estímulo verbal	3	Confusa	4	Localiza el dolor	5
Al estímulo doloroso	2	Inapropiada	3	Retira al dolor	4
No tiene	1	Incomprensible	2	Flexión anormal al dolor	3
		No tiene	1	Extensión al dolor	2
				No tiene	1

! La presencia de dos pupilas pequeñas o medias reactivas indica encefalopatía metabólica o hemorragia transtentorial diencefálica; unas pupilas mióticas y arreactivas, un daño pontino o consumo de opiáceos. El hippus (dilatación y contracción rítmica de la pupila) no tiene ningún significado, y un síndrome de Horner unilateral (miosis, ptosis palpebral, anhidrosis) indica daño del sistema simpático y obliga a sospechar disección carotídea o traumatismo cervical (Fig. 43-5).

En la exploración física del paciente, hay que buscar laceraciones o heridas en el cuero cabelludo, bajo las cuales pueden encontrarse fracturas craneales. No deben comprimirse las heridas hasta que se descarte, mediante palpación cuidadosa, la ausencia de fractura bajo la herida.

En la cara, hay que buscar la presencia de sangre en oídos o nariz (otorragia o epistaxis, respectivamente) y si esta va acompañada de líquido cefalorraquídeo o solo existe salida de líquido cefalorraquídeo por nariz (rinolicuorrea) o por oídos (otolicuorrea). Se buscará equimosis detrás de las orejas (signo de Battle) o alrededor de los ojos (ojos de mapache). Los ojos de mapache son un signo característico de la fractura de la base anterior del cráneo. Esta fractura, si alcanza a la lámina cribosa, situada en la parte superior de la cavidad nasal, puede hacer que haya salida de líquido cefalorraquídeo o sangre por alguna o ambas narinas. El riesgo de que esta lámina esté rota en el TCE es el motivo de que esté contraindicado introducir una sonda o un tubo traqueal por la nariz en el paciente con TCE: al paciente se le debe sondar o intubar, si lo necesita, siempre por boca.

En el TCE es importante valorar la movilidad y sensibilidad de las extremidades. ¿Puede el paciente mover los

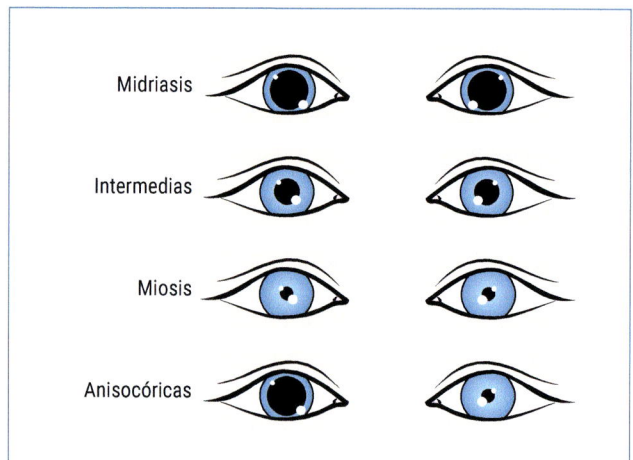

Figura 43-5. Alteraciones pupilares.

dedos de las manos o de los pies? ¿Puede el paciente sentir que se le están tocando las manos o los pies? Esas son las dos preguntas que hay que hacerse al valorarle. Si el paciente está inconsciente su movilidad y su sensibilidad se valorarán con un pequeño estímulo doloroso en la parte distal de cada extremidad para determinar si hay alguna respuesta. Si la respuesta es intentar localizar dónde está ese estímulo doloroso o retirar el miembro estimulado, la funciones motora y sensitiva están conservadas. Cuando este estímulo produzca una postura o rigidez de decorticación (brazos flexionados y piernas extendidas) o una postura o rigidez de descerebración (brazos y piernas extendidas) es indicativo de que existe una lesión profunda en el encéfalo o en el tronco encefálico. La postura de descerebración suele indicar que el paciente este sufriendo herniación cerebral (Fig. 43-6).

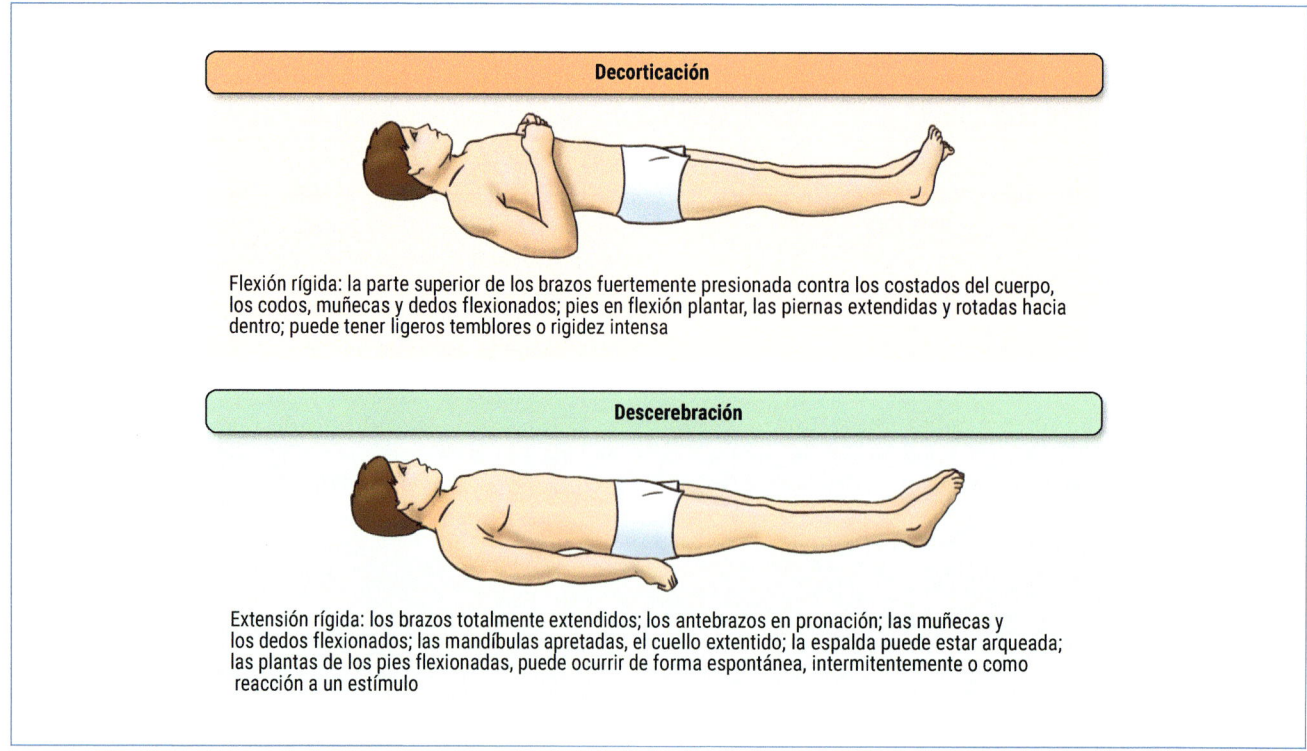

Decorticación

Flexión rígida: la parte superior de los brazos fuertemente presionada contra los costados del cuerpo, los codos, muñecas y dedos flexionados; pies en flexión plantar, las piernas extendidas y rotadas hacia dentro; puede tener ligeros temblores o rigidez intensa

Descerebración

Extensión rígida: los brazos totalmente extendidos; los antebrazos en pronación; las muñecas y los dedos flexionados; las mandíbulas apretadas, el cuello extentido; la espalda puede estar arqueada; las plantas de los pies flexionadas, puede ocurrir de forma espontánea, intermitentemente o como reacción a un estímulo

Figura 43-6. Posturas de decorticación y descerebración.

En el informe deben quedar reflejados todos los datos de la exploración neurológica inicial para que el centro receptor tenga una referencia ante cambios futuros, y más aún si el coma ha sido inducido mediante fármacos.

Actuación ante un paciente con traumatismo craneoencefálico

El paciente con TCE es muy susceptible de empeorar con la hipoxia e hipoperfusión cerebral por lo que hay que estar muy atentos a cualquier cambio en la ventilación y en la hemodinámica. A su vez, hay que detectar y tratar las lesiones que, *in situ* o en muy poco período de tiempo, puedan comprometer la vida del paciente. El paciente debe estar monitorizado de forma completa desde el inicio de la asistencia (frecuencia cardíaca, electrocardiograma, saturación de oxígeno, presión arterial, frecuencia respiratoria).

A la llegada, debe valorarse la escena para identificar el posible mecanismo lesional que ha sufrido el paciente y observar en qué postura se encuentra.

La valoración inicial rápida debe hacerse siguiendo la aproximación C-ABCDE.

En caso de que el paciente estuviera con bajo nivel de consciencia o inconsciente y en una postura diferente al decúbito supino, hay que movilizarle, manteniendo un adecuado control cervical, hasta ponerlo en esa posición. Si llevara casco (p. ej., un motorista) una vez volteado sería el momento de retirarlo. Todas las maniobras deben ejecutarse con control cervical bimanual.

Para asegurar una correcta ventilación del paciente es necesaria una adecuada apertura de la vía aérea. Si se necesita abrir la vía aérea del paciente, la técnica de la tracción o elevación mandibular son las indicadas, manteniendo estable el cuello, sin hiperextensión cervical. Si en la vía aérea hay sangre o secreciones que puedan interferir en la vía aérea o la ventilación, se aspirarán con un aspirador de secreciones. Si hubiera restos de comida o alguna pieza dental que se haya desprendido por el traumatismo, debería retirarse mediante la técnica del barrido digital o con unas pinzas de Magill. Una vez limpia la cavidad orofaríngea debe mantenerse permeable con una cánula de Guedel.

Al paciente se le colocará un collarín cervical si está indicado por el mecanismo lesional.

> ! La colocación de collarín no exime del control bimanual del cuello. Solo en el momento en el que la columna cervical esté inmovilizada mediante collarín + dispositivo tetracameral (tipo Dama de Elche) puede dejarse de realizar el control bimanual.

El paciente con TCE necesita una adecuada oxigenación cerebral, por lo que hay que administrarle oxígeno con el objetivo de mantener una saturación de oxígeno por encima del 95 % y evitando valores por debajo de 90 %.

La hiperventilación profiláctica no está indicada en el paciente con TCE. En la mayoría de los pacientes se prefiere la normocapnia, en los límites inferiores de la normalidad la presión arterial de dióxido de carbono ($PaCO_2$ de 35 mm Hg). La hiperventilación podría utilizarse para reducir la PIC en un paciente deteriorado con hipertensión intracraneal como medida temporal hasta que se realice la craneotomía de urgencia.

Si el paciente está bradipneico o en apnea lo indicado es iniciar soporte ventilatorio con bolsa mascarilla y presión positiva conectada a una fuente de oxígeno. El objetivo es mantener al paciente con 10-12 respiraciones por minuto. En caso de GCS menor de 9 puntos o si disminuye en 2 o más puntos la GCS, en la sospecha de hipoventilación o en la de hipoxemia habría que plantearse aislar la vía aérea del paciente. Para el aislamiento de la vía aérea lo ideal es una intubación orotraqueal, aunque existen otros dispositivos como los supraglóticos con los que se puede mejorar también la ventilación, aunque sin aislar la vía aérea. Todo paciente con TCE debe ser intubado como si tuviera el estómago lleno (secuencia rápida de intubación) y lesión cervical. La oclusión esofágica con presión cricoidea (maniobra de Shellick) también es útil para prevenir broncoaspiración y mejorar la visualización de la vía aérea (**Tabla 43-4**).

> La intubación está indicada en el paciente inconsciente (coma según GCS ≤8), con ventilación inadecuada, hipotensión, agitación psicomotriz o traumatismo maxilofacial grave.

El objetivo es conseguir, al menos, un acceso vascular periférico de gran calibre. Si no fuera posible o se estuviera retrasando su consecución, hay que plantear el acceso intraóseo. Lo ideal es disponer de dos accesos vasculares de gran calibre. Se comenzará a infundir suero fisiológico (20 mL/kg de peso del paciente, valorando cada 500 mL) con el objetivo de mantener una TAS entre 100 – 110 mm Hg, que se correspondería con una PAM de unos 80 mm Hg.

> La intubación está indicada en el paciente inconsciente (coma según GCS ≤8), con ventilación inadecuada, hipotensión, agitación psicomotriz o traumatismo maxilofacial grave.

En el TCE no es normal encontrar hipotensión arterial, por lo que ante un paciente con TCE e hipotensión hay que

Tabla 43-4. Intubación asistida con fármacos		
Sedación		
Etomidato	0,2-0,4 mg/kg	Inicio de acción en 20 s Duración de efecto 4-10 min
Midazolam	0,1-0,2 mg/kg	Inicio de acción en 30 s Duración de efecto 20-25 min
Relajación		
Succinilcolina	1-1,5 mg/kg	Inicio de acción en 45-60 s Duración de efecto 5-10 min
Rocuronio	1-1,2 mg/kg	Inicio de acción en 45-60 s Duración de efecto 30-60 min
Analgesia		
Fentanilo	0,5-2 µg/kg	

sospechar que está sangrando por algún sitio no visible (en ausencia de *shock* neurogénico). Con el objetivo de mantener la PAM en estos pacientes hipotensos, se ha venido utilizando el suero salino hipertónico, ya que supuestamente disminuye la PIC sin actuar como diurético. Sin embargo, hay que considerar que, según las últimas recomendaciones de la *Brain Foundation*, aunque la terapia hiperosmolar puede disminuir la presión intracraneal, no hay suficiente evidencia sobre los efectos del manitol al 20 % y del suero salino hipertónico en los resultados clínicos para apoyar una recomendación específica en pacientes con TCE e hipertensión intracraneal.

Si después de la reposición volumétrica aún no se alcanza una presión arterial sistólica (PAS) >90 mm Hg, puede administrarse noradrenalina en perfusión a dosis de 0,1-0,5 µg/ kg por minuto.

Aunque el paciente está inconsciente y no pueda comunicarse, también debe tratarse el dolor, administrando analgésicos potentes como puede ser el fentanilo (0,5-2 µg/kg intravenoso en bolo directo).

Procede hacer una valoración neurológica detallada, determinando el GCS del paciente, valorando el tamaño y la reactividad pupilar a la luz y valorando la movilidad y sensibilidad en las cuatro extremidades. También debe determinarse la glucemia del paciente.

Por último, no debe olvidarse la exposición completa del paciente para valorar posibles lesiones no detectadas previamente.

Si fuera posible una analítica sanguínea en el medio prehospitalario, la muestra de sangre debería obtenerse al canalizar el primer acceso venoso. Esta analítica debería repetirse a los 15-20 minutos para monitorizar los parámetros y ver si existe alguna tendencia o si se han corregido aquellos que estaban alterados. Igualmente, disponer de un ecógrafo, de camino al centro sanitario y sin demorar la salida, permitiría un examen ecográfico FAST (*focused assessment with sonogra-*

phy for trauma) para confirmar la presencia de líquido libre en abdomen.

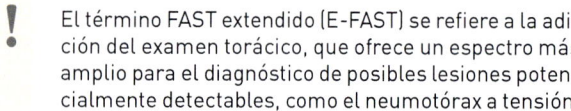 El término FAST extendido (E-FAST) se refiere a la adición del examen torácico, que ofrece un espectro más amplio para el diagnóstico de posibles lesiones potencialmente detectables, como el neumotórax a tensión.

Para optimizar la atención al paciente con TCE, si ha sido ventilado durante mucho tiempo con bolsa mascarilla, antes de la intubación orotraqueal, el paciente se puede beneficiar de una sonda gástrica por vía bucal, que disminuye la distensión gástrica. Además, con un diurético osmótico para el tratamiento del síndrome de herniación cerebral habrá que emplear sondaje vesical en el paciente para controlar su diuresis.

TRAUMATISMO TORÁCICO

En el tórax se encuentran órganos vitales, vasos vitales y de gran calibre y vísceras importantes que, si son lesionados por un traumatismo torácico, pueden resultar letales, fundamentalmente si no se identifican de una forma precoz.

El traumatismo torácico es muy habitual en el paciente traumatizado y es el responsable de la muerte del 20-25 % de ellos. Está presente en los accidentes de tráfico (de coche, de motocicleta o atropellos), en las caídas y los precipitados y en las agresiones. En este último tipo es en el que se da con frecuencia un traumatismo torácico no asociado a otro tipo de traumatismo.

Fisiopatología del traumatismo torácico

El traumatismo torácico es toda aquella lesión de origen traumático que afecta al tórax.

Los órganos torácicos se encuentran protegidos por 12 pares de costilla que se disponen perimetralmente entre la columna vertebral, en la parte posterior, y el esternón, en la parte anterior del tórax. Entre la pared muscular y los órganos torácicos hay dos membranas, las pleuras. Una de ellas está en contacto con la pared muscular (pleura parietal) y otra en contacto con las vísceras (pleura visceral) y entre ellas existe un espacio virtual irrigado por el líquido pleural que hace que se deslice la una sobre la otra. La parte inferior del tórax protege a los órganos abdominales superiores (hígado, estómago, bazo, páncreas y riñones), por lo que una lesión torácica puede ser también abdominal, y viceversa. Estos órganos se separan de los torácicos por el músculo diafragma (**Fig. 43-7**).

 Como ya se ha explicado, la mortalidad en el paciente traumático se distribuye de una forma trimodal (la inmediata, a las horas y a las semanas). Las lesiones torácicas son las causantes de la mayoría de muertes inmediatas y de muchas de las muertes de las primeras horas. Las muertes inmediatas son debidas a la rotura de un gran vaso o incluso a la rotura del músculo cardíaco.

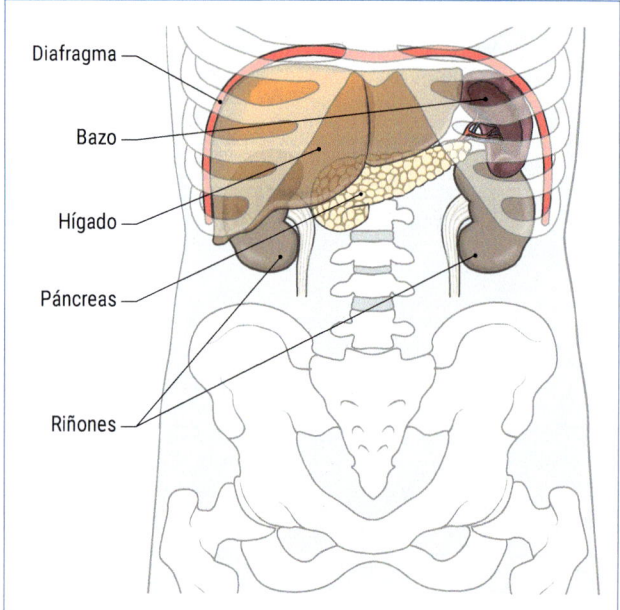

Figura 43-7. Abdomen intratorácico.

Dependiendo del tipo de traumatismo, el mecanismo lesional será diferente. Los traumatismos cerrados se producen frecuentemente por cizallamiento o por aplastamiento. En el traumatismo penetrante, las lesiones estarán en relación con el recorrido que hace el objeto dentro del cuerpo y los órganos que atraviesa.

Además, las lesiones intratorácicas pueden producir una inadecuada oxigenación y una hemorragia masiva incontrolada que conducen al paciente a un estado de hipoxia tisular (estado de *shock*) y a la muerte. Esta hipoxia tisular puede deberse a lo siguiente:

- Un inadecuado aporte de oxígeno a los tejidos por una obstrucción de la vía aérea,
- Una hipovolemia por sangrado interno incontrolado,
- una alteración en la ventilación/perfusión por lesión del parénquima pulmonar,
- Un compromiso de la ventilación o de la circulación por la presencia de un neumotórax a tensión,
- Un fallo de la bomba por lesión miocárdica grave,
- Un taponamiento cardíaco.

Lesiones potencialmente mortales en el traumatismo torácico

En la bibliografía médica aparecen doce lesiones potencialmente mortales que pueden presentar los pacientes con traumatismo torácico. De ellas, hay una primera media docena sobre la que se puede intervenir en el medio prehospitalario y una segunda media docena en la que no puede hacerse nada, pero que habrá que sospechar para manejar al paciente en caso de empeoramiento (**Tabla. 43-5**).

Obstrucción de la vía aérea

La muerte por hipoxia secundaria a la obstrucción de la vía aérea es una de las principales causas de muerte prevenible en el trauma. El manejo de la vía aérea en el paciente que ha sufrido un traumatismo es un gran reto en la asistencia de estos pacientes.

Tórax inestable

El tórax inestable o volet costal se produce cuando dos o más costillas se fracturan por dos o más puntos y eso genera un segmento libre o flotante que causa un movimiento paradójico en la pared torácica durante la respiración del paciente. En la espiración, el segmento se abomba hacia fuera y en la inspiración el segmento se mete hacia dentro. Si el segmento inestable es extenso, la capacidad del paciente para generar una presión negativa intratorácica está disminuida, aparte de generar un gran dolor, y esto puede comprometer la ventilación del paciente y conducirlo a una importante insuficiencia respiratoria.

La clínica que presenta el paciente incluye dolor intenso en la zona de la lesión, movimiento paradójico en la pared torácica, dificultad respiratoria, cianosis y signos de *shock*.

El manejo va a depender del estado ventilatorio y hemodinámico del paciente, así como del dolor. En cualquier caso, el

Tabla 43-5. Lesiones torácicas potencialmente mortales	
Docena mortal en el traumatismo torácico	
Media docena mortal inminente	**Media docena mortal diferida**
Obstrucción de la vía aérea	Contusión miocárdica
Tórax inestable	Rotura traumática de aorta
Neumotórax abierto	Rotura traqueal o del árbol bronquial
Hemotórax masivo	Desgarro diafragmático
Neumotórax a tensión	Contusión pulmonar
Taponamiento cardíaco	Lesiones por explosión

paciente se beneficiará de una fijación externa del segmento libre, que inicialmente puede hacerse de forma manual, y de una ventilación con presión positiva que hará que el movimiento del segmento libre deje de ser opuesto al del tórax. En los casos más graves el paciente precisara que se le intube. Son posibles complicaciones subyacentes como la aparición de signos de neumotórax o hemotórax que afecten al estado ventilatorio o hemodinámico del paciente, por lo que debe prestar especial atención.

Neumotórax abierto

El neumotórax abierto se produce por la acumulación de aire en el espacio pleural, que accede a él a través de una lesión existente en la pared torácica. La respiración normal se produce por una presión negativa al contraerse el diafragma. Si existe una herida en la pared torácica de un tamaño superior a dos tercios del diámetro de la tráquea, el aire encontrará más fácil acceder al interior de la caja torácica por la herida que por la vía aérea superior e irá haciendo que el pulmón del lado afectado se vaya colapsando, lo que se traduce en hipoxia e hipoventilación.

La clínica del neumotórax abierto incluye dificultad respiratoria, dolor, respiraciones superficiales y cianosis.

La prioridad en el manejo de un caso de neumotórax abierto va dirigida a impedir que siga entrando aire al espacio pleural por la herida de la pared torácica; esto se puede conseguir con dispositivos comerciales al efecto, como el parche de Asherman.

Aunque en muchos manuales se sigue recomendando para el tratamiento del neumotórax abierto la colocación de un apósito impermeable fijado por tres lados que permita la salida de aire en la espiración y que ocluya la herida en la inspiración, en la actualidad las guías NICE de Manejo y valoración del trauma grave y las guías TECC (*Tactical Emergency Casualty Care*) recomiendan la oclusión completa del defecto de la pared torácica y vigilar el desarrollo de un neumotórax a tensión, en cuyo caso se procedería a su drenaje (**Fig. 43-8**).

Hemotórax masivo

Un hemotórax es la presencia de sangre en el espacio pleural. El hemotórax masivo supone una acumulación de más de 1.500 mL de sangre en el espacio pleural. Cada hemitórax

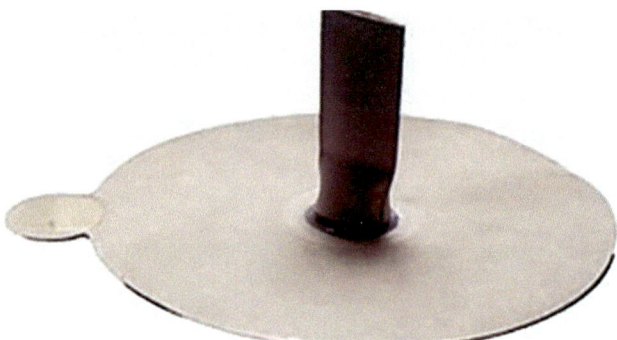

Figura 43-8. Parche torácico oclusivo comercial.

puede llegar a contener hasta 3.000 mL de sangre. El mecanismo de producción más habitual del hemotórax es un traumatismo penetrante. La acumulación de sangre producirá un colapso en el pulmón.

La sintomatología está relacionada con el compromiso respiratorio que tenga y con la afectación hemodinámica secundaria a la hipovolemia o a la compresión del corazón o de los grandes vasos. El paciente presentará hipotensión y signos de *shock*, con ansiedad o confusión, dificultad respiratoria, venas del cuello aplanadas por disminución de volumen (aunque pueden estar ingurgitadas si el hemotórax está muy evolucionado y hay compresión del mediastino). A la auscultación habrá disminución o ausencia de ruidos respiratorios en la zona donde esté el hemotórax y matidez a la percusión.

El manejo de los pacientes con hemotórax masivo incluirá el drenaje de la sangre acumulada cuando haya una repercusión ventilatoria o hemodinámica del paciente. Para ello se colocará un tubo torácico en el quinto espacio intercostal (por encima de la sexta costilla) de la línea media axilar. Además debe manejarse el estado de *shock* del paciente con el objetivo tensional de PAS > 90 mm Hg siempre que no haya TCE asociado. En un paciente con sospecha de sangrado y con signos de *shock* (hipotensión, taquicardia mantenida y otros signos analíticos o imagen de hemorragia) se debería añadir ácido tranexámico a su tratamiento (1 g en 100 mL de suero fisiológico para pasar en 10 minutos).

Neumotórax a tensión

El neumotórax a tensión se produce por entrada de aire al espacio pleural procedente del propio pulmón. Este aire se va acumulando y produce un aumento de la presión intratorácica, que llega incluso a desplazar el corazón y la tráquea al lado contrario, así como una dificultad del retorno venoso por compresión de la cava superior y de la inferior.

La sintomatología del neumotórax a tensión incluye disnea, agitación y ansiedad, taquipnea, enfisema subcutáneo y, en los casos más evolucionados, distensión de las venas yugulares y desplazamiento de la tráquea hacia el lado sano. En la auscultación habrá una disminución o una ausencia de los ruidos respiratorios y el sonido de la percusión será timpánico. Si no se resuelve esta situación y evoluciona, aparecerá hipotensión y otros signos de *shock*.

El manejo del neumotórax a tensión incluye la descompresión con aguja del lado afectado. Aunque tradicionalmente se ha recomendado la punción en el segundo espacio

intercostal, por encima de la tercera costilla, en la línea media clavicular, la evidencia reciente apoya la colocación de un catéter sobre aguja largo en el quinto espacio intercostal, ligeramente anterior a la línea media axilar. El consenso indica que la descompresión debe hacerse en caso de que el neumotórax produzca inestabilidad hemodinámica o compromiso respiratorio grave. La toracostomía con tubo es obligatoria después de la descompresión con aguja.

Taponamiento cardíaco

El taponamiento cardíaco consiste en la acumulación de sangre en el saco pericárdico (membrana no elástica que recubre el corazón). Cantidades pequeñas de sangre 75-100 mL pueden hacer que aparezcan signos de taponamiento cardíaco. La sangre acumulada en el saco pericárdico dificultará el llenado de los ventrículos al comprimir desde fuera la pared ventricular y esto hará que disminuya de una forma importante el gasto cardíaco.

La sintomatología del taponamiento cardíaco incluye dolor torácico, hipotensión, presencia de pulso paradójico, distensión de las venas yugulares por la dificultad de la sangre para entrar en el corazón y en la auscultación los tonos cardíacos se oirán apagados. Es característica para el diagnóstico del taponamiento cardíaco la presencia de la tríada de Beck (hipotensión, aumento de la presión venosa central con distensión de las venas yugulares y disminución de los tonos cardíacos).

 El pulso paradójico es el descenso anormal de la presión sistólica y de la amplitud de pulso durante la inspiración. Se considera pulso paradójico cuando la caída de presión es mayor de 10 mm Hg durante la inspiración. En condiciones normales, el descenso es menor de 10 mm Hg.

El tratamiento inmediato consistirá en el aporte de volumen para aumentar la precarga y el gasto cardíaco, mientras se prepara la pericardiocentesis para drenar la sangre acumulada en el saco pericárdico. La pericardiocentesis se debe realizar, siempre que sea posible, bajo control ecográfico, mediante abordaje subxifoideo con un catéter largo de grueso calibre, puncionando con un ángulo de 30° en dirección a la mamila y al hombro izquierdo.

 Una pequeña evacuación de sangre acumulada debería traducirse en una mejora clínica del paciente (mejora de la presión arterial y del gasto cardíaco).

Contusión miocárdica

El mecanismo lesional que produce la contusión miocárdica suele ser el traumatismo cerrado sobre la parte anterior del tórax (p. ej.,por el impacto del tórax sobre el volante). Esta lesión puede llegar a ser mortal en función de la energía implicada en el traumatismo. Generalmente se produce una contusión en la aurícula y el ventrículo derechos.

Clínicamente es variable: puede pasar desapercibida o manifestarse como arritmias graves y *shock* cardiogénico. En ocasiones puede aparecer daño miocárdico con alteraciones del segmento ST y elevación de troponinas. No obstante, la prueba diagnóstica de elección es la ecocardiografía.

> ! La valoración del paciente con contusión miocárdica incluye un electrocardiograma de 12 derivaciones, más las derivaciones derechas para ver el ventrículo derecho.

El manejo en el medio prehospitalario pasa por la analgesia para disminuir el dolor torácico y la observación. El taponamiento cardíaco puede presentarse como una complicación, por lo que hay que estar atentos a los signos de *shock* y a la aparición de la tríada de Beck.

En la mayoría de las ocasiones el tratamiento es conservador, mediante observación en la unidad de cuidados intensivos durante 24-48 h, seriación de enzimas cardíacas y electrocardiograma.

Rotura traumática de la aorta

La rotura traumática de la aorta se suele producir a la altura del ligamento arterioso o a la altura de la salida de la arteria subclavia izquierda. Un alto porcentaje de casos, en torno al 80 %, fallecen *in situ*, antes o a la llegada de los servicios de emergencia. En el resto de los casos, el desgarro queda contenido por los tejidos adyacentes y por la adventicia, lo que evita que el paciente muera exanguinado en los primeros minutos. En este caso no se puede demorar el traslado a un centro útil, durante el que se extremará el cuidado en la movilización y transporte del paciente.

> ! • Con traumatismo cerrado, el mecanismo habitual de la lesión es una desaceleración intensa; los pacientes a menudo tienen múltiples fracturas costales: primera o segunda costilla fracturadas u otras manifestaciones de traumatismo torácico grave.
> • Con traumatismo penetrante, la herida habitual atraviesa el mediastino (p. ej., entrando entre los pezones o los omóplatos).

El diagnóstico en la escena será de sospecha en cuanto se observe un mecanismo con una brusca y rápida desaceleración tras el impacto contra un objeto. En general, el paciente presentará un dolor transfixiante grave, con déficits del pulso del miembro superior, soplo sistólico sobre la región precordial o el espacio interescapular posterior, ronquera, y la evidencia de alteración del flujo sanguíneo a las extremidades inferiores (disminución de la fuerza del pulso o la presión arterial en las extremidades inferiores en comparación con las extremidades superiores).

Respecto al manejo específico, debe sospecharse la lesión y evacuar al paciente lo más precozmente posible, prestando especial atención a la movilización y a la fisiopatología propia del trasporte sanitario (conducción suave, sin frenazos y acelerones bruscos, etc.). El objetivo del tratamiento es el estricto control de la presión arterial entre 120 y 100 mm Hg o inferior, siempre que se asegure la perfusión de los órganos

vitales. Los fármacos de elección serían los bloqueantes beta y, en caso de estar contraindicados, los antagonistas de los canales del calcio.

El tratamiento definitivo ha sido tradicionalmente la reparación quirúrgica inmediata, pero la experiencia reciente señala que la colocación de un catéter intravascular es en la actualidad el tratamiento de elección. La reparación quirúrgica se puede retrasar mientras se evalúan y se tratan otras lesiones potencialmente mortales.

Lesión traqueal o del árbol bronquial

Esta lesión se puede presentar como una rotura parcial o completa de la vía aérea. El mecanismo de lesión puede ser un traumatismo penetrante o contuso.

• Lesiones de laringe y de la tráquea superior, clínicamente aparece estridor, crepitación a la palpación, enfisema subcutáneo e insuficiencia respiratoria. En el tratamiento, la prioridad inicial es tener la vía aérea permeable que permita una adecuada ventilación y oxigenación; pueden precisar intubación orotraqueal o traqueotomía de urgencia.
• Las lesiones del árbol traqueobronquial inferior se producen fundamentalmente en los grandes bronquios, en los 2,5 cm cercanos a la carina, por mecanismo de deceleración brusca. Se manifiestan como neumotórax recidivante, enfisema subcutáneo o mediastínico, fuga continua de aire por los drenajes pleurales o atelectasia pulmonar. El diagnóstico se realiza mediante fibrobroncoscopia.

> Las lesiones del árbol traqueobronquial requerirán un manejo quirúrgico definitivo, por lo que el equipo de emergencia no debe demorarse excesivamente en el lugar.

Desgarro diafragmático

El desgarro diafragmático se puede producir por un impacto grave en el abdomen, secundario a un aumento brusco y súbito de la presión intraabdominal, ocasionada, por ejemplo, por una compresión con el cinturón de seguridad. Este desgarro causará una herniación de los órganos abdominales a la cavidad torácica. Suele darse más frecuentemente en el lado izquierdo (el lado derecho está protegido por el hígado). También puede presentarse por traumatismos penetrantes por debajo del quinto espacio intercostal.

La identificación de esta lesión es compleja. La herniación de los órganos abdominales puede ser la causante del compromiso ventilatorio del paciente. En casos graves, el abdomen puede aparecer hundido si hay un gran contenido abdominal en el tórax.

Una forma de determinar esta patología puede ser insertando una sonda nasogástrica para identificar mediante auscultación el ruido aéreo en el tórax.

El diagnóstico radiológico puede dar imágenes inespecíficas, y suele ser precisa la tomografía computarizada para confirmarlo. El tratamiento definitivo es la reparación quirúrgica.

Contusión pulmonar

Constituye una lesión frecuente en traumatismos torácicos de mediana y gran intensidad, y es la principal causa de mortalidad del traumatismo torácico. Después de un impacto moderado/grave en la región torácica se puede producir una desestructuración de la arquitectura alveolar con hemorragia intersticial y colapso alveolar, lo que conlleva una alteración del intercambio gaseoso.

Clínicamente hay insuficiencia respiratoria progresiva, taquipnea, hemoptisis, dolor pleurítico y una disminución del murmullo vesicular en la auscultación. Matidez a la percusión.

Se puede apreciar un infiltrado alveolointersticial difuso en la radiografía de tórax; no obstante, en ocasiones, no son visibles hasta 24 horas desde el traumatismo. La tomografía computarizada torácica es mucho más sensible y específica para su diagnóstico.

El tratamiento consiste en la administración de oxígeno suplementario (como en todo paciente traumatizado) y control del dolor. Si no se consigue una oxigenación correcta, probablemente sea necesaria la intubación endotraqueal con presión positiva al final de la espiración para intentar abrir los espacios alveolares y mejorar la oxigenación. Se debe ser cuidadoso en el aporte de líquidos intravenosos para evitar aumentar el edema pulmonar.

Otras lesiones torácicas

La presencia de un objeto clavado en tórax puede causar lesiones graves. Nunca se debe retirar el objeto, excepto que suponga un impedimento para las maniobras vitales. Debe ser inmovilizado correctamente.

La asfixia traumática se produce por una grave compresión del tórax que hace que aumente la presión intratorácica, que se trasmite por el sistema venoso, provoca un retorno venoso súbito al cuello y produce una rotura capilar venosa. Es característico encontrar al paciente con cianosis, edema de labios, lengua, cuello y cabeza, y con una hemorragia conjuntival evidente.

El neumotórax simple puede acompañar a muchos traumatismos y no precisar tratamiento inicial porque no compromete la ventilación o la hemodinamia del paciente. Se caracteriza por un dolor torácico de tipo pleurítico, disnea, disminución de los ruidos respiratorios en el lado afectado y timpanismo a la percusión.

La fractura de esternón se produce por traumatismos con una gran trasmisión de energía, por lo que es frecuente que se asocie a una contusión miocárdica. Debido a que es dolorosa, afecta a la mecánica ventilatoria, por lo que hay que analgesiar bien al paciente para evitar una hipoventilación secundaria al dolor.

La fractura costal es la patología más común del traumatismo torácico, así como la más banal, pero que genera una incapacidad importante por el dolor que causa y la consecuente hipoventilación. Es habitual encontrar inestabilidad en el foco de fractura en la exploración. Se puede complicar si aparece un neumotórax.

Actuación ante un paciente con traumatismo torácico

Por la ubicación del aparato respiratorio y de parte del sistema circulatorio en el tórax debe estarse muy atento a alteraciones en la ventilación y en la situación hemodinámica del paciente.

Al acercarse al paciente, el personal de emergencia debe hacerse una idea del mecanismo lesional, ayudado por la información que puedan dar los testigos, para poder sospechar las lesiones que tiene el paciente.

Lo primero es una valoración inicial del paciente, atenta a las alteraciones en la ventilación (B) y en la circulación (C) del C-ABCDE.

- Control de hemorragia catastrófica mediante vendaje compresivo con o sin agente hemostático. Si la hemorragia es en una extremidad y lo anterior no fuera suficiente, estaría indicado el uso del torniquete.
- Confirmar que la vía aérea está y se mantiene permeable, siempre con control cervical. Tras limpiarla, si hubiera restos de alimento o de sangre en ella, se mantendrá permeable con una cánula de Guedel si el paciente estuviera inconsciente. Se mantendrá al paciente con un collarín cervical y con la fijación manual de la cabeza, hasta la inmovilización definitiva con el inmovilizador lateral.
- Valoración de la ventilación, atendiendo a la frecuencia respiratoria y saturación de oxígeno. Se auscultará al paciente. Se le administrará oxígeno para mantener cifras de saturación de oxígeno por encima del 94 %. En pacientes que están bradipneicos, se dará soporte ventilatorio con bolsa mascarilla para alcanzar las 10-12 respiraciones por minuto. En los pacientes taquipneicos, hay que sospechar hipoventilación averiguar su causa. En la inspección del tórax se buscarán heridas soplantes, objetos clavados, hematomas, hemorragias, etc. Se observarán los movimientos de la caja torácica para ver si son simétricos o si hay un hemitórax que no se mueve o se mueve menos, o si existe un segmento libre en la pared torácica. La palpación de la parrilla costal buscará zonas dolorosas, crepitación, enfisema subcutáneo, etcétera.
Si el paciente precisa soporte ventilatorio mediante intubación orotraqueal, hay que recordar que es un paciente con reflejos y que es preciso hacer una intubación asistida con fármacos.
Se tratarán ahora específicamente las lesiones de riesgo vital, como se ha visto a lo largo del capítulo.
- Para valorar la situación hemodinámica, se monitorizará al paciente y se comprobará que tiene una adecuada perfusión periférica mediante el pulso radial. El estado de perfusión tisular del paciente se valora viendo el aspecto de su piel, color y temperatura, así como el relleno capilar.
- Al menos se canalizará un acceso vascular periférico de gran calibre (preferiblemente dos) y se valorará la perfusión de suero salino fisiológico en función del estado hemodinámico del paciente y de la patología que presente. En general, las cifras de PAS deben estar en torno a los 90 mm Hg. Ante la sospecha de sangrado interno incontrolado con paciente hemodinámicamente inestable, se adminis-

trará ácido tranexámico (1g en 100 mL de suero salino fisiológico en 10 min).
- En la exploración neurológica detallada, se determinará el GCS, valorando tamaño y reactividad pupilar y valorando la movilidad y sensibilidad en las cuatro extremidades. Se obtendrá una muestra para determinar la glucemia del paciente.
- En la exposición se buscan lesiones que puedan comprometer la vida del paciente y que no se hayan visto previamente. Es importante valorar también la espalda.

En caso de parada cardiorrespiratoria de origen traumático se debe priorizar el tratamiento de las lesiones de riesgo vital a cualquier otra maniobra de soporte vital avanzado, incluso a las compresiones torácicas. La toracotomía de emergencia está indicada en la reanimación inicial de un paciente que se encuentre en parada cardiorrespiratoria secundaria a traumatismo penetrante en hemitórax izquierdo con posible afectación del músculo cardíaco. Esta técnica es muy intensiva, pero es quizá la única posibilidad que tiene el paciente de recuperar la circulación espontánea ya que tiene una herida que está haciendo que se exanguine con cada contracción del corazón.

TRAUMATISMO ABDOMINAL Y PÉLVICO

Las lesiones abdominales secundarias a traumatismos son de fácil sospecha, pero de difícil diagnóstico en la escena, aunque cada vez se dispone de más medios en los servicios de emergencia prehospitalarios para diagnosticarlas, como la ecografía portátil. Para tener un alto grado de sospecha hay que considerar el mecanismo lesional. Las lesiones penetrantes abdominales requerirán, por lo general, una intervención quirúrgica urgente. Las contusas, aunque puedan parecer más leves, pueden ser potencialmente igual de mortales.

> ! En torno al 15 % de la mortalidad por traumatismos se deben a traumatismo abdominal.

En general, los traumatismos abdominales no precisan grandes intervenciones en el medio prehospitalario, aparte de un adecuado control de la hemodinámica del paciente y de una serie de cuidados auxiliares en el caso de una evisceración o un objeto clavado. El tratamiento definitivo suele ser quirúrgico, por lo que debe trasladarse cuanto antes al paciente, sin perder tiempo con técnicas ni procedimientos banales.

Tipos de lesión

Los traumatismos abdominales se clasifican de forma general en contusos y penetrantes. La lesión contusa se produce bien por compresión directa del abdomen contra un objeto fijo, provocando desgarros o roturas, o bien por desaceleraciones graves que causen cizallamientos. Las lesiones penetrantes pueden ser debidas a lesiones por empalamientos, asta de toro, arma blanca o de fuego. Las lesiones por arma de fuego pueden causar un gran destrozo intraabdominal a pesar de que el orificio de entrada sea pequeño, por lo que no deben

subestimarse. Estas lesiones precisarán intervención quirúrgica urgente y se pueden complicar *in situ*, al presentar el paciente una evisceración.

Los traumatismos genitounitarios constituyen en torno al 10-15 % de los traumatismos abdominales. Se sospecha este tipo de traumatismo si el paciente presenta hematuria o sangre en el meato, laceraciones en el escroto, pene o labios mayores con presencia de hematomas, laceraciones o desgarros.

Actuación ante un paciente con traumatismo abdominal y pélvico

Como ante cualquier traumatismo, la información obtenida al valorar el mecanismo lesional ofrecerá datos muy importantes sobre las posibles lesiones que tiene y que puede desarrollar el paciente. La base de la atención a este tipo de traumatismos es extensible al resto: no perder excesivo tiempo en el lugar. La principal causa de muerte evitable en este tipo de traumatismo es el retraso en el diagnóstico y tratamiento.

> Se hará una valoración siguiendo el C-ABCDE, teniendo especial atención al estado cardiocirculatorio, ya que es frecuente que esté alterado, bien por dolor, bien por compromiso hemodinámico.

Para valorar el estado cardiocirculatorio, se monitorizará al paciente y se comprobará que tiene una adecuada perfusión periférica, valorando el pulso radial. El estado de perfusión tisular del paciente se valora viendo el aspecto de su piel, color y temperatura, así como el relleno capilar. En cuanto sea posible, se monitorizará la presión arterial.

Al menos hay que canalizar un acceso vascular periférico de gran calibre, intravenoso de elección, o intraóseo si el primero no es posible o se retrasa, y se perfundirá suero salino fisiológico en función del estado hemodinámico del paciente y de la patología que presente. En general, se buscan cifras de PAS en torno a los 90 mm Hg y se mantendrá una reanimación con hipotensión permisiva siempre que no haya un TCE asociado. Si no se alcanza esa cifra de PAS, se añadirá noradrenalina.

> Ante la sospecha de sangrado interno activo con paciente inestable, se administrará ácido tranexámico (1 g en 100 mL de suero salino fisiológico en 10 min).

En la exposición se buscan lesiones que puedan comprometer la vida del paciente y que no hayan sido detectadas previamente. Al exponer el abdomen, debe inspeccionarse y palparse de una forma rápida, por cuadrantes, buscando distensión, zonas aéreas dolorosas o signos de abdomen agudo (abdomen duro, no depresible). La presencia de signos de irritación peritoneal o dolor a la palpación debe entenderse como indicio de sangrado intraabdominal.

Si el paciente presenta una evisceración, se cubrirá el contenido abdominal expuesto con unas compresas estériles humedecidas en suero fisiológico templado. Nunca se reintroducirá el contenido al interior de la cavidad abdominal.

En el caso de un objeto clavado en el abdomen, nunca se extraerá: debe estabilizarse mediante una fijación externa para evitar que se mueva o desplace. Es importante ver si hay lesión también en la espalda. Si existe lesión, podrá afectar a las vísceras y órganos de la zona retroperitoneal.

Algunas técnicas complementarias pueden ayudar en el manejo de estos pacientes, pero siempre que no impliquen una demora en el inicio de la evacuación del paciente al centro útil. Entre ellas está la ecografía, que ha sustituido a la punción de lavado peritoneal en el diagnóstico del hemoperitoneo. En la asistencia prehospitalaria cada vez son más los servicios que cuentan con ecógrafos en sus ambulancias y, si bien no son claves para el diagnóstico, sí que pueden confirmar la presencia de líquido libre intraabdominal en el contexto de un paciente con un traumatismo abdominal e inestabilidad hemodinámica con signos de *shock* hemorrágico. En emergencias, se realiza una exploración tipo FAST, observando cuatro puntos (zona del pericardio, con abordaje subxifoideo), zona perihepática, zona periesplénica y retroperitoneo en el saco de Douglas.

TRAUMATISMOS MUSCULOESQUELÉTICOS

Los traumatismos musculoesqueléticos abarcan muchos tipos de lesiones de distinta consideración. En general, todas ellas pueden considerarse lesiones distrayentes porque pueden ser muy llamativas y causan bastante dolor pero, no suelen suponer riesgo vital para el paciente.

Una de las complicaciones que tienen las lesiones musculoesqueléticas es la potencial presencia de *shock* hemorrágico a consecuencia de la laceración de un vaso que circule junto al hueso, como en el caso del fémur o la pelvis. En estas zonas las hemorragias pueden no estar exteriorizadas y cuando se presenten los signos y síntomas puede estar ya establecido el cuadro de *shock*, por lo que habrá que estar muy atentos a los cambios o a las tendencias que presente el paciente en su situación hemodinámica. Otra complicación habitual en las lesiones musculoesqueléticas es la alteración nerviosa, por compresión de algún nervio en las luxaciones o por laceración de estos en las fracturas. Por todo lo anterior, hay que reevaluar y estar muy pendientes a los cambios en el pulso, en la movilidad y en la sensibilidad distal de toda extremidad afectada por una lesión de este tipo.

Tipos de lesiones musculoesqueléticas

Las lesiones musculoesqueléticas en los pacientes que han sufrido un traumatismo pueden ser las siguientes:

Herida

Una herida es una pérdida de solución de continuidad de la piel. Pueden ser superficiales o profundas.

La principal complicación de las heridas es el sangrado. Al hacer la valoración inicial del paciente, si hay un charco de sangre grande junto a él o si hay una hemorragia activa, debe controlarse en primer lugar mediante presión directa sobre el punto de sangrado y, si esto no es suficiente, mediante un vendaje compresivo.

 Como ya se ha comentado, el torniquete está indicado para el control de hemorragias exanguinantes en miembros que no se cohíben con la presión directa y vendaje compresivo, con o sin agentes hemostáticos.

Contusión

La contusión es una lesión causada al ser golpeada o presionada una parte del cuerpo, que no tiene manifestación al exterior porque no se aprecia lesión en la piel.

Una complicación que puede presentar la contusión es el síndrome compartimental. Se trata de la acumulación en un espacio muscular confinado (compartimento) de sangre y edema, de modo que se produce una compresión en vasos sanguíneos y nervios. Esto es más habitual que suceda de forma distal de las extremidades inferiores, pero también se da en muslo, antebrazo, manos y pies. Según avanza la inflamación, avanza la compresión de vasos y nervios, que impide la circulación arterial distal y el retorno venoso. Esta lesión precisa horas para establecerse y se caracteriza por presentar los siguientes signos y síntomas (las 6 P):

- Dolor (*pain* en inglés).
- Palidez.
- Pulso ausente.
- Parestesia.
- Parálisis.
- Presión.

Una vez establecido el síndrome compartimental, si no hay un quirófano disponible en poco tiempo, el manejo incluye la descompresión inmediata del compartimento afectado mediante una fasciotomía.

Esguince

El esguince es el estiramiento traumático de los ligamentos que forman parte de una articulación; en los casos más graves puede llegar a producirse un desgarro.

 A veces, el esguince o la rotura de un ligamento pueden arrancar un fragmento de hueso que solo se detectará radiológicamente; por eso es necesario llevar al accidentado a un centro sanitario.

La clasificación más utilizada y aceptada de los esguinces distingue tres grados:

- Esguince de primer grado. Se produce una distensión del ligamento, con algún desgarro microscópico. Se caracteriza por dolor moderado, escasa inflamación y motilidad normal.
- Esguince de segundo grado. Aparece rotura parcial de fibras del ligamento en todo su espesor. Hay dolor, pérdida moderada de función, inflamación y, a veces, inestabilidad ligera.
- Esguince de tercer grado. La rotura de las fibras del ligamento es total (en espesor y extensión). Es muy doloroso, con gran inflamación, pérdida importante de función e inestabilidad manifiesta.

Clínicamente se caracteriza por dolor intenso e inflamación. En el medio prehospitalario no se dispone de una herramienta diagnóstica para asegurar que no haya una lesión ósea asociada, por lo que inicialmente debe inmovilizarse en posición neutra, aplicar hielo y elevar el miembro afectado para disminuir el proceso inflamatorio. Dependiendo del dolor, se puede administrar analgesia al paciente.

El diagnóstico de los esguinces viene dado fundamentalmente por la historia clínica y la exploración.

- En los casos leves, no serán necesarias las pruebas complementarias, bastará un control evolutivo posterior.
- En los casos graves (grado II o III) hay que considerar la posibilidad de lesiones óseas, por lo que el estudio de estos pacientes en ocasiones debe completarse con un estudio radiológico.

Otras pruebas diagnósticas no suelen ser necesarias, aunque la ecografía permite obtener una comprobación de la lesión, su localización exacta y su gravedad, al tiempo que permite un estudio dinámico de las estructuras articulares.

El tratamiento debe ser personalizado, teniendo en cuenta la gravedad del esguince, edad del paciente, lesiones asociadas, esguinces previos, etc. Es aconsejable instaurar tratamiento antiinflamatorio y analgésico de rescate.

Medidas generales en el esguince leve:

- Vendaje compresivo elástico (muñequera, rodillera, tobillera).
- Frío local durante 10 min cada 2 horas durante 48-72 h.
- Antiinflamatorios no esteroideos (paracetamol) durante 3-5 días.
- Reposo de la articulación durante 48-72 h.

Luxación

Una luxación es la separación mantenida de las superficies articulares a consecuencia de un traumatismo de alta intensidad. Se caracterizan por presentar una deformidad anatómica evidente en la articulación afectada, acompañada de intenso dolor e inflamación de la zona.

> ! Las luxaciones suelen tomar el nombre del hueso más distal de la nueva región que ocupa el hueso luxado (infraglenoidea, infracotiloidea) o bien de la articulación luxada (del codo, de la cadera).

La luxación se convierte en una verdadera emergencia cuando al valorar la extremidad se observa que tiene alterada la circulación, la movilidad o la sensibilidad en la parte distal a la articulación luxada, por compresión de los vasos o de los nervios que recorren la articulación. Si esto no se soluciona en un plazo breve de tiempo, puede conducir a la pérdida de la extremidad o a secuelas importantes.

Como norma general, en la asistencia extrahospitalaria las luxaciones de origen traumático no se reducirán sin una valoración radiológica previa. Se inmovilizarán los huesos por encima y por debajo de la articulación luxada, se analgesiará al paciente y se derivará a centro hospitalario.

No obstante, se podrá intentar reducirla en caso de tener claro el tipo de luxación de que se trata y la técnica, así como en luxaciones recidivantes o con compromiso vascular o nervioso manifiesto. Se usará analgesia y sedación. Se comprobarán pulsos y función neurológica antes y después de la reducción.

Fractura

La fractura es la pérdida de solución de continuidad del tejido óseo. Al fragmentarse el hueso, este puede rasgar el tejido muscular y la piel y puede salir al exterior (fractura abierta). Las fracturas abiertas fueron clasificadas en tres tipos por Gustillo-Anderson en 1990. Si el hueso no está expuesto al exterior, será una fractura cerrada. Junto a la lesión ósea puede aparecer lesión vascular o lesión nerviosa, ya que estas estructuras discurren cerca del hueso (**Tabla 43-6**).

La clínica de las fracturas incluye:

- Dolor a la movilización.
- Deformidad.
- Acortamiento del miembro (en huesos largos).
- Inflamación local.
- Crepitación.
- Impotencia funcional.

Las fracturas cerradas pueden resultar más peligrosas incluso que las abiertas, ya que pueden enmascarar la cantidad de sangre perdida. Un fémur fracturado puede llegar a sangrar entre uno y dos litros. Para valorarla, se observará el diámetro del muslo y se valorará si va creciendo. Otra estructura ósea que sangra mucho es la pelvis. Una pelvis inestable, con dos focos de fractura, puede sangrar en torno a un litro de sangre. Este sangrado será intraabdominal o retroperitoneal, por lo que puede que cuando se manifieste clínicamente el volumen de sangre acumulado sea considerable.

El manejo prehospitalario se basa en la alineación, inmovilización y analgesia. El tratamiento definitivo depende del tipo de fractura (inmovilización con yeso, intervención quirúrgica para fijación interna o externa, etc.).

- Fracturas cerradas: antes de movilizar una fractura se debe verificar que no hay ningún problema previo vasculonervioso (que existen pulsos periféricos y sensibilidad

Tabla 43-6. Clasificación de Gustillo-Anderson de las fracturas abiertas

Tipo I	Si la herida es menor de 1 cm, puntiforme y afecta solo a piel
Tipo II	Herida de 1 a 5 cm, con daños en tejidos blandos pero sin daño vascular ni necrosis
Tipo III	Presenta un daño importante de tejidos blandos, músculo, piel y estructuras neurovasculares
	IIIa Mayor extensión, pero el hueso se recubre con partes blandas IIIb El foco de fractura no se recubre IIIc Existe una lesión vascular mayor y un alto grado de infección

cutánea conservadas) o, por el contrario, diagnosticarlo precozmente y no empeorarlo. Posteriormente, tras una analgesia adecuada se hará una correcta movilización. Para conseguir una buena alineación hay que hacer una tracción axial de la fractura: de esta manera se evita que durante el transporte se produzcan lesiones secundarias. Además, la alineación e inmovilización, una vez efectuadas, tienen efectos antiálgicos.

Si no se palpa pulso distal, habrá que considerar que hay una lesión vascular y, por tanto, habrá que priorizar al paciente hacia un centro útil, con cirugía cardiovascular.

Debe retirarse cualquier objeto que pueda comprometer la circulación distal de los miembros como anillos, relojes, etc. antes de colocar un material de inmovilización.

Tras colocar el dispositivo de inmovilización, se debe comprobar nuevamente la presencia de pulso, sensibilidad y temperatura del miembro al cual se le ha colocado. Se debe reevaluar la efectividad con cierta periodicidad y valorar la formación de edema en el miembro.

- Fracturas abiertas: se procederá a la compresión de los puntos sangrantes con apósitos y vendaje, o compresión directa en caso de ser necesario. Se limpiará la herida con suero fisiológico y se cubrirá con apósito limpio (gasas o compresas). No se intentará la reducción, tan solo el alineamiento cuando no haya exposición externa de los huesos fracturados. Se procederá a la inmovilización de la fractura con férulas, preferiblemente de vacío, y una adecuada analgesia. Se debe valorar el pulso, tanto antes como después de la inmovilización con la férula; en caso de perder el pulso, se recolocará la férula y se ajustará el hinchado o vacío.

Amputación

Se entiende por amputación traumática la separación estructural, total o parcial, de forma aguda por mecanismo de corte más o menos traumático de una parte del cuerpo.

Las amputaciones en ocasiones conllevan una importante pérdida de sangre, aunque en el medio extrahospitalario es posible que no haya una gran hemorragia debido a la vasoconstricción que se produce en el muñón.

Las amputaciones se clasifican en:

- Amputación total o completa: existe una separación entre el segmento proximal y el segmento distal. Por un lado, el muñón; por el otro, el segmento amputado.
- Amputación parcial o incompleta: mecanismo lesional que produce un corte, pero no llega a separar completamente del tronco o del segmento proximal. Presentan mejores expectativas funcionales, ya que quedan conexiones entre ambos extremos.

Los datos importantes que hay que valorar son:

- Tipo de amputación: el mecanismo lesional es importante para decidir la probabilidad de resultados favorables para la reimplantación, ya que extremidades catastróficas, por arrancamiento o lesiones en nervios importantes, son complejas. Por el contrario, amputaciones limpias y las sufridas en niños sanos tienen buen pronóstico.

- La escala *Mangled Extremity Severity Score* (MESS) permite establecer el nivel de gravedad en los traumatismos del miembro inferior. Sus principios se basan en el grado de lesión de los tejidos esqueléticos y blandos, el grado de isquemia en el miembro, el nivel de *shock* y la edad del paciente. Las puntuaciones oscilan entre 2 y 14; el rescate del miembro tiene más posibilidades cuando la puntuación es de 6 o menor (**Tabla 43-7**).
- Tiempo de isquemia: los tejidos tienen determinados tiempos de isquemia, que determinarán la tolerancia a situaciones de disminución de aporte de oxígeno y de nutrientes. En miembros con una gran cantidad de tejidos blandos, como el antebrazo, la tolerancia a la situación de isquemia es baja, por lo que no se debe superar las 6-8 horas hasta la reimplantación tras la lesión. En los dedos se puede tener resultados óptimos hasta las 8 horas después de la lesión si se mantiene caliente, y hasta 24 horas si se mantiene en frío. También influye la intensidad de la lesión en la zona afectada durante la conservación y su grado de contaminación.
- Localización anatómica: las lesiones en miembro superior tienen mejor pronóstico que las ocurridas en miembros inferiores, debido a la afectación de gran masa muscular.
- Existencia de enfermedades concomitantes: la existencia de situaciones nutricionales insuficientes, alteraciones psicológicas o fisiológicas (diabetes, vasculopatía periférica, depresión e hipertensión, entre otras muchas) dificultan la reimplantación. También la coexistencia de determinados hábitos como el consumo de cigarrillos dificultan la reimplantación, por las complicaciones, como el riesgo de formación de trombos en vasos reparados.
- Edad: el pronóstico o el éxito en un reimplante disminuye con la edad, ya que los pacientes mayores presentan múltiples patologías, retraso en el período de curación y alteraciones vasculares, lo que hace la rehabilitación más difícil.

El tratamiento irá encaminado a estabilizar el paciente y conseguir, con su traslado a un centro útil, la llegada del miembro amputado en las condiciones óptimas para su reimplantación. De la correcta actuación del equipo de emergencia dependerá el pronóstico funcional del paciente y del miembro.

Se realiza la valoración inicial (C-ABCDE) y la reanimación simultánea, evaluando las vías respiratorias, la ventilación y la circulación del paciente.

Para el abordaje específico de las amputaciones se establecen las siguientes actuaciones:

- Control de hemorragia.
- Cuidado y preparación del miembro y segmento amputado.
- Evacuación urgente.

El cuidado del miembro amputado ante una amputación traumática parcial o incompleta incluye:

- Irrigar la zona afectada con suero fisiológico o lactato de Ringer. No usar otras soluciones ni antisépticos, ni tratar de frotar o desbridar las porciones separadas.

Tabla 43-7. Escala *Mangled Extremity Severity Score* (MESS)

Parámetro	Hallazgo	Puntos
Lesión ósea y de tejidos blandos	• Baja energía (heridas penetrantes, fracturas cerradas simples, heridas por arma de fuego de pequeño calibre)	1
	• Energía media (fracturas múltiples o abiertas, luxaciones, lesiones por aplastamiento moderadas)	2
	• Alta energía (heridas por arma de fuego con proyectil disparado a corta distancia y elevada velocidad)	3
	• Lesiones por aplastamiento masivo	4
Shock	• Normotenso (presión arterial estable en la escena y en el quirófano)	0
	• Temporalmente hipotenso (presión arterial inestable en la escena, pero con buena respuesta a fluidoterapia)	1
	• Hipotensión prolongada (presión arterial sistólica <90 mm Hg en el escenario, pero responde a fluidoterapia solo en el quirófano)	2
Tiempo de isquemia ≤ 6 horas	• Ninguno (el miembro mantuo el pulso sin signos de isquemia)	0
	• Leve (pulsos disminuidos sin signos de isquemia)	1
	• Moderado (sin pulso utilizado Doppler, relleno capilar, enlentecido, parestesias, actividad motora reducida)	2
	• Grave (sin pulso en miembro paralizado y frío sin relleno capilar)	3
Tiempo de isquemia > 6 horas	• Ninguno (el miembro mantuvo el pulso sin signos de isquemia)	0
	• Leve (pulsos disminuidos sin signos de isquemia)	2
	• Moderado (sin pulso utilizado Doppler, relleno capilar, enlentecido, parestesias, actividad motora reducida)	4
	• Grave (sin pulso en miembro paralizado y frío sin relleno capilar)	6
Edad	• < 30 años	0
	• ≥ 30 y < 50 años	1
	• ≥ 50 años	2

Adaptada de Johansen K, *et al.*, Objetive criteria accuratelly predict amputation following lower extremity trauma. J Trauma 1990;30:568.

- Controlar la hemorragia por compresión directa.
- Colocar las partes amputadas en una posición funcional evitando torsiones y rotaciones y aplicar una cubierta protectora que envuelva el miembro con gasas estériles, pero con cuidado de no apretarlo tanto que comprometa el flujo sanguíneo.

Ante una amputación total o completa:

- Muñón
  - En caso de hemorragia, compresión directa y vendaje compresivo con o sin agentes hemostáticos. Si no se controla así la hemorragia, está indicado el uso del torniquete.
  - Lavar el segmento amputado con suero fisiólogo. No aplicar ninguna otra solución, ni medicación.
  - Secar suavemente la zona afectada y, sin usar ninguna solución antiséptica, aplicar gasas estériles humedecidas, envolver con un vendaje compresivo y elevar el miembro.
- Porción amputada
  - Lavar el segmento amputado con suero fisiológico. Secarlo cuidadosamente y cubrirlo con gasas estériles humedecidas previamente con suero fisiológico.
  - Envolverlo en un paño estéril y colocarlo en una bolsa impermeable o contenedor seco.
  - Poner esta bolsa o contenedor con la porción amputada dentro de un recipiente hermético u otra bolsa llena de hielo picado y agua. Hay que proteger las zonas amputadas del contacto directo con el hielo y nunca emplear hielo seco para evitar una lesión tisular irreversible que impediría la reimplantación del miembro.
  - La temperatura ideal que se debe conseguir es 4 °C.
  - Clausurar la segunda bolsa, etiquetarla con el nombre del paciente, identificar la porción amputada, fecha y hora de la amputación y del comienzo de la refrigeración. Enviar al hospital junto al paciente.
  - Conservar la bolsa a baja temperatura hasta el reimplante.

Hay que inmovilizar en la posición más anatómica posible y trasladar. Si hubiera que movilizar al paciente, se haría en bloque.

Comprobar que el paciente y la extremidad afectada están correctamente fijados a la camilla para evitar el desplazamiento o caídas de los miembros lesionados. Se fijan las extremidades con el colchón de vacío; puede utilizarse como material auxiliar férulas, sábanas enrolladas, vendas, etc. Al mismo tiempo, con estos dispositivos de inmovilización se mitiga el efecto de las vibraciones y se favorece el aislamiento térmico del paciente.

Al tratarse de una lesión tiempo-dependiente, se debe derivar a un centro asistencial especializado mediante transporte en unidades de soporte vital avanzado.

En este tipo de lesiones en las que existe un alto riesgo de compromiso vital o de pérdida funcional del miembro, se debe elegir como hospital receptor aquel que disponga de especialidades para el tratamiento quirúrgico; es decir, aquel que disponga de unidad de cirugía vascular o unidad de reimplantes, bien para prever que el paciente va a ser operado de urgencia o que precisa cuidados vitales avanzados continuados. Por ello se debe elegir correctamente el hospital receptor, cono toda la información útil disponible para así asegurarse una óptima recepción del paciente.

El objetivo del tratamiento en pacientes con lesiones graves de la extremidad es salvar una extremidad funcional. Cuando esto no es posible, una amputación temprana es más beneficiosa que repetidos intentos de salvamento, situación que puede destruir a una persona desde el punto de vista físico, psíquico y social.

Actuación general ante un paciente con traumatismo musculoesquelético

El manejo de estas lesiones comienza por conocer lo sucedido para poder intuir las lesiones que puede tener la víctima, ya que en muchas circunstancias el mecanismo lesional no es evidente.

Ya se ha referido que estas lesiones son, en general, muy dolorosas, y esto puede hacer que nuestra atención se centre en la demanda del paciente y se escapen lesiones potencialmente mortales por atender a lesiones más leves. Por ello, es crucial mantener la sistemática del C-ABCDE, con especial atención a heridas con sangrados profusos y aplicando medidas de hemostasia efectivas. Una vez controlado el sangrado de una forma inicial, se volverá al esquema básico de valoración.

En la exposición se buscan lesiones óseas que puedan comprometer la vida del paciente, fundamentalmente la fractura de pelvis y la fractura de uno o de ambos fémures. Para valorar la pelvis lo primero es preguntar al paciente si tiene dolor en esa zona. Si tiene dolor y el mecanismo lesional es compatible con una posible fractura de pelvis, se inmovilizará sin explorarla. Si no tiene dolor, se explorará. Para ello, se desnuda al paciente y se empieza por mirar si existe asimetría en las crestas ilíacas, se palpan, haciendo compresión en las crestas y nunca distensión, ya que provocaría un aumento del sangrado, si lo hubiera. Si la pelvis es inestable o dolorosa, no se vuelve a palpar sino que se procede a inmovilizar. Si es estable y no duele, se concluye palpando la sínfisis del pubis. Si en esa zona duele o es inestable, se indica la inmovilización de la pelvis.

Para valorar la fractura de fémur, se palpa en forma de tubo la extremidad, de la zona proximal a la distal, buscando deformidad, dolor o crepitación al paso de las manos. Si está presente alguno de estos signos o síntomas, inmovilizar el foco de fractura con una férula.

PUNTOS CLAVE

- La valoración inicial del paciente traumático, sea el traumatismo del origen que sea, se hace siguiendo el esquema C-ABCDE.
- La exploración neurológica del paciente traumático incluye la puntación de la GCS, la respuesta pupilar y la respuesta motora y sensitiva.
- La intubación está indicada en el paciente inconsciente (coma según GCS ≤ 8), con ventilación inadecuada, hipotensión, agitación psicomotriz o traumatismo maxilofacial grave.
- Son signos clínicos de fractura de base de cráneo los ojos de mapache (equimosis en anteojos o periorbitaria), el signo de Battle (equimosis retroauricular), otorragia o hemotímpano.
- La presencia de la tríada de Cushing (hipertensión, bradicardia y bradipnea) tiene que hacer sospechar una hipertensión intracraneal.
- La presencia de posiciones de decorticación o de descerebración, además, orientan a una herniación cerebral.
- El tratamiento del TCE busca asegurar una adecuada ventilación al paciente y un correcto estado hemodinámico.
- La presión de perfusión cerebral depende de la PAM y de la PIC. En caso de TCE con elevación de la PIC, hay que mantener la PAS entre 100 y 110 mm Hg para asegurar el flujo cerebral.
- La hiperventilación profiláctica no está indicada en el paciente con TCE.

- Conocer la sintomatología de las patologías incluidas en la docena mortal de lesiones del traumatismo torácico ayudará identificarlas y a manejarlas adecuadamente.
- El manejo del traumatismo torácico va encaminado a mantener una adecuada ventilación y un correcto estado hemodinámico del paciente.
- El manejo del neumotórax a tensión incluye la descompresión con aguja del lado afectado. Aunque tradicionalmente se ha recomendado la punción en el segundo espacio intercostal, por encima de la tercera costilla, en la línea media clavicular, la evidencia reciente apoya la colocación de un catéter sobre aguja largo en el quinto espacio intercostal, ligeramente anterior a la línea media axilar.
- En la actualidad, en el tratamiento del neumotórax abierto se recomienda la oclusión completa del defecto de la pared torácica, vigilando el desarrollo de un neumotórax a tensión, en cuyo caso se haría el drenaje.
- En el paciente de origen traumático, ante la sospecha de sangrado interno activo con paciente inestable, se administra ácido tranexámico (1 g en 100 mL de suero salino fisiológico en 10 min).
- El torniquete está indicado para el control de hemorragias exanguinantes en miembros que no se cohíben con la presión directa ni vendaje compresivo, con o sin agentes hemostáticos.

BIBLIOGRAFÍA

Campbell J. International trauma life support para proveedores de los servicios de emergencias médicas. 3ª edición [español]. Madrid: Adalia Farma S.L.; 2014.

Canabal Berlanga A, Perales Rodríguez de Viguri N, Sánchez-Izquierdo Riera JA, Navarrete Navarro P. Manual de soporte vital avanzado en trauma. 2ª edición revisada. Barcelona: Elsevier España, S.L.; 2007.

Comité del Soporte Vital en Trauma Prehospitalario de la National Association of Emergency Medical Technicians, Comité para el Trauma del American College of Surgeons. PHTLS. Soporte vital de trauma prehospitalario. 9ª edición. Burlington: Jones & Bartlett Learning; 2018.

González Jurado MA. Actuación de enfermería en urgencias y emergencia. Madrid: Aran Ediciones; 2010.

Manual de Procedimientos SAMUR – Protección Civil versión 2022 4.2 [Internet]. Disponible en: https://www.madrid.es/ficheros/SAMUR/index.html.

Moya Mir M. Normas de actuación en Urgencias. 3ª edición. Madrid: Editorial Médica Panamericana; 2005.

Lesiones por agentes físicos y ambientales. Traumatismos especiales

44

C. Casal Angulo

OBJETIVOS

- Conocer la fisiopatología de las quemaduras y del paciente quemado.
- Aprender el decálogo de actuaciones ante un paciente quemado.
- Distinguir las medidas diagnósticas y tratamiento de las quemaduras especiales.
- Conocer el tratamiento del golpe de calor.
- Reconocer las lesiones por frío y congelaciones.
- Distinguir las lesiones producidas por mordeduras y picaduras.

QUEMADURAS

Afortunadamente, el paciente quemado y, sobre todo, el paciente quemado grave es una patología que va disminuyendo con el paso del tiempo, posiblemente con la mejora en la prevención de riesgos laborales y la disminución de los accidentes domésticos y de los antecedentes de tráfico. En cualquier caso, cuando esta se produce, genera de forma especial, estrés y ansiedad en quien tiene que socorrer, así como caos asistencial.

Las quemaduras son lesiones que afectan a la piel producidas por distintos agentes como el calor, el frío, productos químicos, electricidad o radiaciones (como la solar, luz ultravioleta o infrarroja, etc.), y van desde un simple eritema hasta la destrucción de tejido cutáneo y subcutáneo.

> ! Es necesario resaltar la diferencia entre un paciente con quemaduras locales, sin afectación sistémica, y el síndrome del gran quemado, que es una patología crítica en la que las quemaduras pasan a un segundo plano: se trata de un paciente inestable con numerosas complicaciones tempranas y tardías. Otro aspecto importante es cuándo considerar un paciente como gran quemado, porque, aunque el pronóstico depende de la extensión y la profundidad de la lesión, hay ciertas zonas (manos, pies, cara, cuello y periné) que por sí solas producen incapacidad o pueden poner en grave riesgo al paciente si no son tratadas adecuadamente.

También se debería diferenciar de una forma clara la asistencia hospitalaria del paciente quemado propiamente dicha de la asistencia prehospitalaria, en la que deberían tenerse en cuenta muchos otros factores como la seguri-

dad de los rescatadores en situaciones muy inestables, el rescate adecuado de las víctimas, la inhalación de humo y, sobre todo, atender a este paciente grave en su conjunto, valorando todas sus lesiones y la gravedad de estas con prioridades en cada momento.

En muchos casos, el paciente quemado grave es un paciente politraumatizado que requiere en soporte vital avanzado previo estabilizar las lesiones que hacen correr peligro la vida para, posteriormente, cuando está estable, valorar la situación de sus quemaduras y decidir su traslado al punto final dentro de lo posible. Este tipo de actuaciones, por tanto, son uno de los pilares importantes dentro de la asistencia sanitaria en medicina de emergencias.

ETIOLOGÍA DE LAS QUEMADURAS

Las quemaduras térmicas, las más frecuentes (> 90 % de los casos), se clasifican en tres subgrupos:

a. Quemaduras por contacto, que a su vez pueden ser con un sólido caliente (en general limitadas aunque profundas) o con un líquido caliente (extensas, pero algo menos profundas).
b. Quemaduras por llama (más o menos extensas, pero casi siempre profundas) que, cuando se producen en espacios cerrados se asocian, a menudo, a lesiones pulmonares por inhalación de humos o sustancias tóxicas producidas en la combustión (monóxido de carbono, isoniacidas, cianuro, partículas en suspensión, gases a alta temperatura, etc.).
c. Quemaduras por radiación, fundamentalmente por los rayos ultravioleta tras exposiciones solares, también por radiaciones ionizantes.

Las quemaduras por llama y las escaldaduras por líquidos calientes son las más frecuentes. Las quemaduras afectan a pacientes de cualquier edad. No obstante, el mayor riesgo de sufrir quemaduras corresponde a niños, sobre todo menores de 10 años, y el 80 % de estos accidentes infantiles se producen en el domicilio del paciente.

Es de resaltar que, a pesar del predominio de quemaduras en las primeras décadas de la vida, se observa la tendencia en los últimos años a incrementarse el porcentaje de pacientes con quemaduras de más de 70 años, lo cual puede deberse, entre otras razones, al envejecimiento de la población, con inversión de la pirámide de edad.

Clasificación de las quemaduras

Pero, además de por la extensión, la gravedad y el tipo de tratamiento van a estar determinados, entre otros factores, por la profundidad de las quemaduras. Por ello, también es importante la evaluación minuciosa de la profundidad de las quemaduras, lo cual tiene importancia no solo para determinar el pronóstico vital, sino el funcional tras la quemadura. El diagnóstico de la profundidad plantea más dificultades que el de la extensión.

Existen distintas clasificaciones, con sus equivalencias. En España se emplea la de Converse-Smith, mientras que en Sudamérica la más utilizada es la de Benaim. Los países anglosajones prefieren la de la American Burn Association (Tabla 44-1).

- Primer grado: eritema, pequeñas flictenas intraepidérmicas y descamación. Histológicamente, hay destrucción de las capas epidérmicas superficiales, sin afectar al estrato de Malpighi, hay curación sin secuelas y puede, en un principio, aparecer un cambio de coloración. Se utilizarán siempre filtros solares elevados para evitar pigmentaciones. Tienen dolor, calor, rubor y edema, pues el agente etiológico penetra escasamente (Fig. 44-1).
- Segundo grado superficial: destrucción de la epidermis, pero conservando abundantes folículos pilosos y glándulas sebáceas y sudoríparas, se forman grandes flictenas; la regeneración suele ser espontánea prácticamente sin secuelas o pequeñas discromías. Presentan flictenas, en cuyo fondo se observa la zona vascularizada y húmeda, la cual, cuando se toca, es muy dolorosa (Fig. 44-2).
- Segundo grado profundo: destrucción de la epidermis y de gran parte de la dermis, aunque se conservan parte de folículos pilosos y glándulas sebáceas y sudoríparas. La regeneración cutánea es muy lenta y precaria y forma

cicatrices muy inestéticas y queloideas. Estas lesiones, en muchas ocasiones, acaban degenerando como quemaduras de tercer grado y, por tanto, se deben injertar.
- Tercer grado: destrucción de todo el espesor de la piel, con lo que la epitelización solo puede hacerse a partir de los bordes cuando la lesión es muy pequeña. De lo contrario, se deberán aplicar injertos para lograr su curación. Coloración gris perla o blanquecino, no se observa sangre y al tocarla no duele (Fig. 44-3).
- Cuarto grado: es el que se da en las quemaduras producidas por corriente eléctrica de alto voltaje, puesto que la quemadura abarca todas las estructuras profundas, músculos, paquete vasculonervioso y huesos. Presentan la piel seca, dura o momificada.

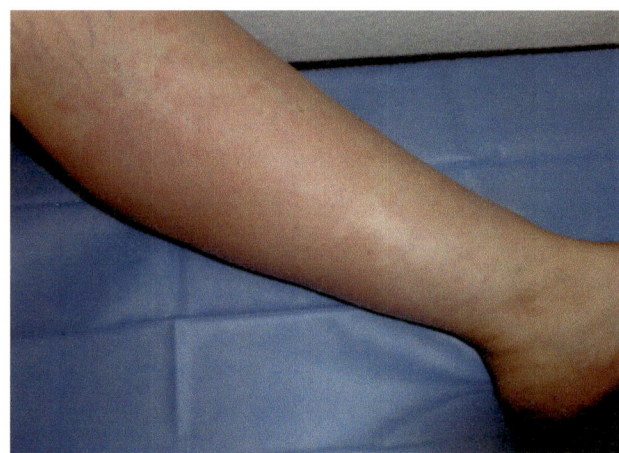

Figura 44-1. Quemadura de primer grado. Cortesía Hospital Universitario La Princesa.

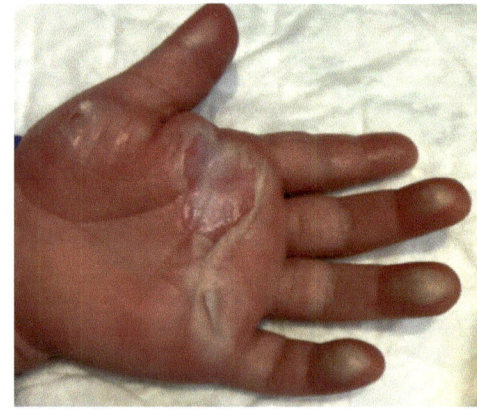

Figura 44-2. Quemadura de segundo grado superficial.

Tabla 44-1. Clasificación de las quemaduras según diferentes sistemas			
Converse-Smith	Benaim	Aba	Nivel histológico
Primer grado	Tipo A	Epidérmica	Epidermis
Segundo grado superficial	Tipo AB-A	Dérmica superficial	Epidermis y dermis papilar
Segundo grado profundo	Tipo AB-B	Dérmica profunda	Epidermis y dermis papilar y reticular sin afectar faneras profundas
Tercer grado	Tipo B	Espesor total	Epidermis. Dermis e hipodermis, pudiendo llegar al plano óseo

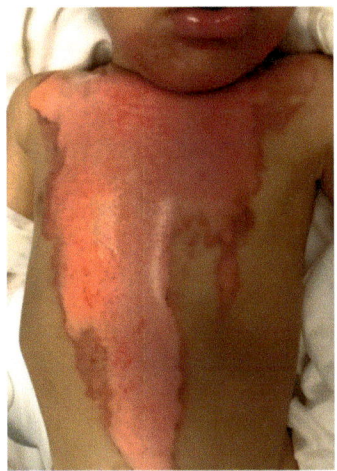

Figura 44-3. Quemadura de tercer grado.

Las quemaduras de primer y segundo grado son las más dolorosas porque las terminaciones nerviosas están irritadas y en el segundo grado profundo están expuestas. Las de tercer y cuarto grado suelen tener las terminaciones nerviosas quemadas y no duelen. Además, el folículo piloso se desprende con facilidad al estar el bulbo piloso quemado.

El porcentaje de superficie corporal quemada no es solamente un factor determinante del pronóstico del paciente quemado, sino que también se convierte en un valor importante para la estimación de los requerimientos de líquidos en la fase aguda de las quemaduras graves. Por ello, es importante realizar una estimación cuidadosa y precisa del porcentaje de superficie corporal afectada por la quemadura. La regla de los nueves de Wallace es el método más extendido para el cálculo rápido del porcentaje de superficie corporal quemada. No obstante, esta regla es poco fiable en la estimación de la superficie corporal quemada en niños, debido

a la importancia del extremo cefálico, que supone hasta el 18 % de la superficie corporal total en lactantes.

Hay numerosos patrones para calcular la superficie quemada (Wallace, Lund-Broweder). Todas son válidas, pero generalmente se utiliza la de la palma de la mano del paciente como el 1 % de la superficie corporal, y así, con una sencilla operación de superposición se puede conseguir un cálculo aproximado y muy fiable de la zona quemada. Cuando las superficies quemadas son muy grandes, es más fácil a veces valorar las superficies no quemadas (**Fig. 44-4**).

Regla de los nueves
Aplicable para > 15 años de edad:

- Cabeza y cuello .... 9 %.
- Brazos .... 18 %.
- Torso .... 36 %.
- Piernas .... 36 %.
- Periné .... 1 %.

La gráfica de Lund-Browder permite evaluar con mayor exactitud el área afectada por la quemadura, tanto en niños como en adultos (**Fig. 44-4**).

> 💡 la palma cerrada de la mano del paciente representa el 1 % de su superficie corporal; igual para todas las edades. Esta regla es especialmente útil si la superficie total afectada es menor del 10 % o bien si es superior al 85 %, dado que, en estos casos, se podría calcular la superficie sana fácilmente. También es útil en quemaduras parcheadas o irregulares.
>
> Ventaja: es fácil de estimar.
>
> Inconveniente: es menos exacta y poco útil en superficies extensas.

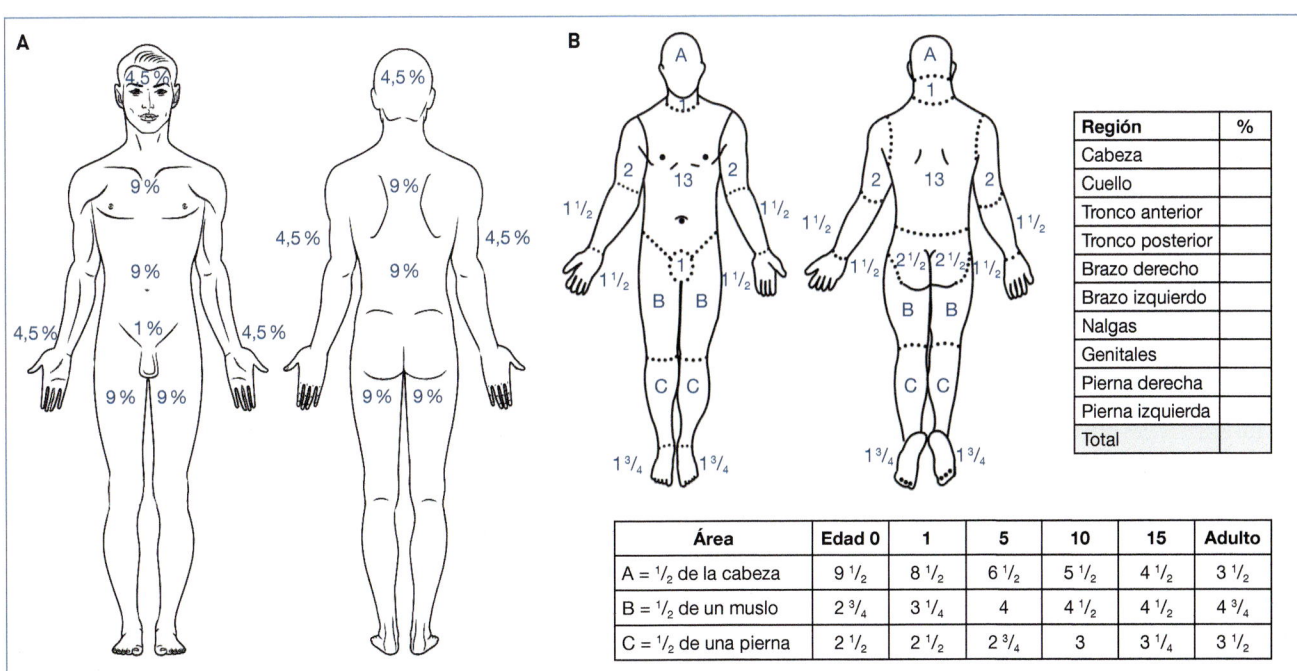

Figura 44-4. A. Regla de Wallace. B. Diagrama de Lund y Browder para el cálculo de la superficie corporal quemada.

PRONÓSTICO EN EL PACIENTE QUEMADO GRAVE

Son múltiples los factores que influyen en el pronóstico del paciente con quemaduras. Entre ellos destacan: edad del paciente, extensión de la quemadura, profundidad de la lesión, etiología, afectación de las vías respiratorias, enfermedades intercurrentes y localización de la quemadura. La mortalidad se convierte en factor multidependiente, pero de gran importancia en la toma de decisiones en el paciente quemado.

Los dos factores que se han relacionado más directamente con la mortalidad del paciente quemado han sido la edad y el porcentaje de superficie corporal quemada.

A pesar de que se siguen considerando la superficie corporal quemada y la edad como factores de riesgo directamente relacionados con el pronóstico del paciente, se ha podido constatar cómo en los últimos años ha disminuido el riesgo de muerte dependiente de la herida de la quemadura y se ha incrementado la mortalidad dependiente de la lesión pulmonar por inhalación.

Factores de riesgo:

- Edad del paciente.
- Extensión de la quemadura.
- Profundidad de la lesión.
- Causa de la quemadura.
- Afectación de las vías respiratorias.
- Localización de la quemadura.
- Patologías asociadas.

La edad del quemado es importante porque los ancianos y los niños tienen mayor riesgo de complicaciones en las quemaduras, debido a que tienen menos defensas, y empeora de forma muy notable el pronóstico de morbimortalidad.

Cuanto mayor sea la zona quemada, peor es el pronóstico y mayor es la gravedad de la quemadura.

La profundidad de la quemadura es muy importante, porque dependiendo de eso el paciente puede evolucionar favorablemente y llegar a epitelizar sin problema o precisar injertos.

La causa de la quemadura es importante, sobre todo en los eléctricos de alto voltaje por su evolución y el tratamiento que deben llevar en urgencias.

Se debe valorar si el hecho ha ocurrido en un local cerrado o abierto, por la posible inhalación de humos y quemadura respiratoria. Es preferible intubar al paciente y, si luego no lo precisa, retirar el tubo, que intentar ponerlo cuando aparece un edema de glotis.

Se vigilará la cavidad bucal por si la coloración negruzca pudiera indicar si ha habido inhalación de humos o si tuviese las vibrisas nasales quemadas, para vigilar más al paciente por si se complica con una obstrucción las vías aéreas.

Que la persona que sufra quemaduras tenga patología previa a las quemaduras va a ser un factor determinante de la evolución, añade un alto riesgo de complicaciones y aumenta el porcentaje de mortalidad.

La localización de la quemadura es muy importante. Las de alto riesgo son las localizadas en el cráneo, la cara, el cuello, las axilas, los pliegues de flexoextensión, las manos, la región perineal y los pies.

Según las recomendaciones de la European Burn Association, el paciente con quemaduras extensas debe ser tratado con un aporte importante de líquidos, según estimaciones basadas en el tamaño corporal y la superficie quemada. Recomienda, para ello, emplear la fórmula de Parkland, que indica reponer 4 mL de lactato de Ringer por cada kilogramo de peso por porcentaje de superficie corporal quemada (SCQ). Calculado este volumen, se perfunde la mitad durante las primeras 8 horas y la otra mitad durante las 16 restantes. Conviene señalar que cuando la superficie corporal quemada excede el 50 %, se computará como máximo la cifra de 50 unidades en el apartado de porcentaje de SCQ. El objetivo es mantener la diuresis en torno a 0,5 mL/kg a la hora en adultos, 1 mL/kg a la hora en niños de menos de 30 kg de peso, y entre 1 y 2 mL/kg a la hora en quemaduras eléctricas de alto voltaje.

Fórmula de Parkland:

$$4 \times \text{superficie quemada} \times \text{Kg de peso}$$

> **!** La última edición del programa Advanced Trauma Life Support (ATLS) (10ª edición) propone un cambio en el manejo de líquidos en el paciente quemado, basado en las guías de la American Burn Association. En ellas se recomienda una restricción de líquidos usando una fórmula de 2 mL de suero de Ringer por kilogramo de peso según el porcentaje de SCQ en quemaduras de segundo y tercer grado, excepto en las quemaduras eléctricas, para las que se sigue recomendando 4 mL.

Clasificación de la gravedad del paciente quemado

Por todo lo anteriormente mencionado, se puede establecer un pronóstico que permita valorar la gravedad de las lesiones del paciente quemado y en este sentido se hacen las siguientes consideraciones:

Según la American Burn Association, se clasifican de la siguiente manera:

- Leves: siempre que no afecten a ojos, orejas, cara ni genitales:
  - 15 % de SCQ o menos de primer o segundo grado en adultos.
  - 10 % de SCQ o menos de primer o segundo grado en niños.
  - 2 % SCQ o menos de tercer grado en niños y adultos.
- Moderadas: siempre que no afecten a ojos, orejas, cara ni genitales:
  - 15-25 % de SCQ de segundo grado en adultos.
  - 10-20 % de SCQ de segundo grado en niños.
  - 2-10 % de SCQ de tercer grado en niños y adultos.
- Graves:
  - > 25 % de SCQ de segundo grado en adultos.
  - > 20 % de SCQ de segundo grado en niños.
  - > 10 % de SCQ de tercer grado en niños y adultos.
  - Todas las quemaduras que involucran ojos, oídos, orejas, cara, manos, pies, periné y genitales.

- Todas las lesiones inhalatorias con o sin quemaduras.
- Las quemaduras eléctricas.
- Las quemaduras y traumatismos concurrentes.
- Quemaduras en pacientes de alto riesgo; diabetes, embarazo, enfermedad pulmonar obstructiva crónica, etcétera.

Fisiopatología del paciente quemado

Primera agresión. Daño celular

Tras la agresión térmica, se produce una respuesta del organismo proporcional a la agresión sufrida. Al efecto de la lesión directa de los tejidos destruidos directamente por la elevación de la temperatura, acompañan una serie de fenómenos inflamatorios y de modificaciones de la permeabilidad capilar que afectan no solamente al tejido quemado o cercano a la quemadura, sino que también producen una respuesta sistémica que afecta a todo el organismo.

Uno de los fenómenos iniciales más destacados es el trastorno de la permeabilidad capilar producida por el efecto directo de mediadores endógenos (histamina, leucotrienos, tromboxanos, etc.) sobre las estructuras intravasculares de las zonas quemadas e, incluso, de los capilares distantes de la zona de la quemadura. En la patogénesis de esta alteración de la permeabilidad capilar se implica la activación masiva de la cascada del complemento a través de la vía alternativa.

Se puede considerar fase inicial de las quemaduras el período de las primeras 48 horas tras la misma. En ese período la lesión térmica induce una alteración de la dinámica capilar que se caracteriza fundamentalmente por el incremento en el trasvase de líquidos y proteínas desde el compartimento vascular al intersticial. Este cambio es temporal y puede representarse mediante una función matemática que describe las alteraciones del coeficiente de permeabilidad capilar para las proteínas en la zona quemada.

Durante este período, la membrana capilar deja de comportarse como una barrera semipermeable, permitiendo el trasvase masivo de proteínas desde el compartimento plasmático al intersticial de la zona quemada. Mediante algoritmos apropiados se ha demostrado que este trasvase de proteínas es proporcional a la superficie dañada y, por tanto, a la extensión y profundidad de la herida.

Ese trasvase de proteínas se acompaña simultáneamente de una disminución de las proteínas plasmáticas. El incremento de la concentración de las proteínas intersticiales en la zona quemada produce simultáneamente un aumento de la presión oncótica intersticial que puede llegar a igualarse a la presión coloidosmótica del plasma.

Este incremento de la presión coloidosmótica en la zona quemada, junto con la disminución de la presión coloidosmótica plasmática, produce el trasvase de líquido desde el plasma hasta el intersticio de la zona quemada, variable que aumenta de forma proporcional a la superficie capilar dañada, y se produce un aumento considerable del agua intersticial y el desarrollo clínico de edema.

El aumento del líquido trasvasado desde el plasma al intersticio es responsable de la disminución del volumen plasmático eficaz y, en consecuencia, de la hipovolemia que acompaña a la fase aguda de las quemaduras graves.

Respuesta hemodinámica a las quemaduras. Shock en el paciente quemado

La hipovolemia por pérdida de líquidos en el espacio intravascular y la existencia de trastornos en la respuesta cardiovascular tras la quemadura son los dos componentes que en mayor grado participan en el compromiso de la función cardiocirculatoria después de quemaduras extensas.

Estudios hemodinámicos invasivos en pacientes con quemaduras extensas han analizado las respuestas cardiovasculares a la quemadura y se ha demostrado que tras quemaduras graves hay, en la mayor parte de los pacientes, cambios significativos en el índice cardíaco y las resistencias vasculares sistémicas. Mientras que el primero desciende inmediatamente tras la quemadura, para aumentar progresivamente hasta valores supranormales transcurridas 24 horas de la misma, las resistencias vasculares sistémicas siguen un proceso inverso. También se observan alteraciones en la hemodinámica pulmonar con incrementos de las resistencias pulmonares tras la quemadura, más intensas cuando a esta se le asocia inhalación de humo. La liberación de catecolaminas endógenas parece estar implicada en las modificaciones de las resistencias vasculares (pulmonares y sistémicas) anteriormente comentadas.

Independientemente de la disfunción miocárdica y de la respuesta vascular periférica que acontece tras la quemadura, la hipovolemia secundaria a la fuga de líquidos desde el espacio intravascular hacia el espacio intersticial o por fuga a través de los tejidos quemados produce un grave compromiso de la hemodinámica que, si no se controla precozmente, puede derivar en un fallo de órganos acompañado de deshidratación intracelular.

Respuesta endocrinometabólica en el paciente quemado

En los pacientes con quemaduras también se producen profundas alteraciones del ambiente hormonal interno. Así, se han detectado cambios significativos en las concentraciones plasmáticas de vasopresina (incrementos de hasta 50 veces los valores normales), catecolaminas (incrementos de hasta 20 veces los valores de epinefrina y norepinefrina) actividad de renina plasmática (incrementos hasta cuatro veces los valores basales al cuarto día tras la quemadura), angiotensina (incrementos de hasta siete veces los valores normales a las 48 horas de la quemadura) y aldosterona.

Las concentraciones de cortisol plasmático también aumentan después de las quemaduras en relación directa con la superficie corporal quemada. Su elevación puede ser transitoria (dos o tres días) en pacientes con quemaduras poco extensas o puede prolongarse durante semanas en pacientes con quemaduras graves.

La respuesta metabólica tras la quemadura, mediada en parte por el contexto hormonal antes descrito, se caracteriza, en líneas generales, por un hipermetabolismo, una importante disminución del contenido proteico corporal y un incremento de los requerimientos energéticos.

La respuesta fisiológica al traumatismo térmico es una amplificación de la reacción general a la agresión. Tras el período inicial de *shock*, aparece una respuesta de estrés metabólico, inducida por liberación masiva de mediadores junto con una respuesta hormonal exagerada, antes comentada. Esta respuesta de estrés tras la agresión térmica produce un aumento del gasto energético y del catabolismo proteico mayor y más sostenido que en cualquier otra situación de estrés (politraumatizados o cirugía mayor).

Respuesta inflamatoria sistémica en el quemado

Como cualquier agresión al organismo, la agresión térmica desencadena un proceso inflamatorio que, por la gravedad de la herida, escapa del ámbito local para inducir un síndrome de respuesta inflamatoria sistémica (SRIS).

A pesar de una reposición de volemia aparentemente adecuada (diuresis, gasto cardíaco, presión arterial), en el gran quemado es frecuente el desarrollo de hipoperfusión regional. Destaca por su importancia la hipoperfusión mesentérica, capaz de inducir lesión isquémica en la mucosa intestinal y translocación de bacterias y toxinas, lo que mantiene la activación del SRIS. Después de la agresión inicial, la infección es el principal promotor de esta respuesta inflamatoria generalizada. La presencia de tejidos desvitalizados puede iniciar y perpetuar también una respuesta inflamatoria incontrolada.

En definitiva, en el gran quemado concurren múltiples factores (agresión inicial, infección, *shock* e isquemia tisular, tejidos desvitalizados no retirados, fallo de la barrera mucosa intestinal, grave catabolismo proteico e inmunodepresión, etc.), que se imbrican en una compleja red de interrelaciones y se inicia y perpetúa una respuesta inflamatoria sistémica exagerada. De no establecer las medidas terapéuticas apropiadas, puede llegarse, con toda seguridad, a una situación de fallo multiorgánico irreversible.

Insuficiencia respiratoria en el paciente quemado

Las complicaciones respiratorias en el paciente quemado son, con frecuencia, graves, y junto con las infecciones, constituyen actualmente la principal causa de muerte en estos pacientes. Un tercio de los quemados que requieren ingreso hospitalario presentan lesión por inhalación. Esta incrementa hasta el 20 % la mortalidad de los quemados, y es un factor pronóstico de tanto o mayor peso que la edad y extensión de la quemadura. La lesión por inhalación se asocia, además, a una importante morbilidad, y constituye el principal motivo de ventilación mecánica del paciente quemado.

Es esencial considerar la lesión por inhalación en cualquier víctima rescatada de un incendio, particularmente si hay alteración del grado de conciencia o presenta quemaduras faciales. Los datos que deben hacer sospechar lesión por inhalación son:

1. Historia clínica con evidencia de exposición: entorno cerrado, atrapamiento, pérdida de consciencia, conocimiento de los combustibles o tóxicos presentes.
2. Signos o síntomas respiratorios en la asistencia inicial como disnea, ronquera, tos, estridor, sibilancias, cianosis, hemoptisis, expectoración de cilindros bronquiales, dificultad respiratoria (la mayoría de estos signos son tardíos, pues pueden tardar horas en aparecer).
3. Quemaduras cervicofaciales (ausentes en más del 20 % de pacientes con lesión por inhalación) u orofaríngeas, irritación conjuntival; quemaduras cutáneas muy extensas.
4. Esputos carbonáceos, los cuales están presentes en más de un tercio de pacientes con lesión por inhalación y pueden persistir hasta dos semanas.

Las complicaciones respiratorias en el quemado pueden aparecer a diferentes niveles. Así, se puede encontrar, lesión térmica de la vía aérea, lesión química pulmonar por tóxicos inhalados, restricción pulmonar por disminución de la distensibilidad de la pared torácica secundaria a la quemadura, toxicidad sistémica por la inhalación de tóxicos liberados durante la combustión e, incluso, fallecimientos inmediatos secundarios a la asfixia. En una fase clínica posterior pueden aparecer otras complicaciones como el edema pulmonar cardiogénico por sobrecarga de volumen, tromboembolismo pulmonar, infecciones pulmonares o bronquiales, etcétera.

La mayoría de los fallecimientos inmediatos que se producen por inhalación durante un incendio son debidos a asfixia al producirse una profunda hipoxemia motivada por la respiración de aire ambiente con muy baja concentración de oxígeno (puede alcanzar el 5-10 %), el cual es consumido en la combustión, o bien desplazado por otros gases como anhídrido carbónico, nitrógeno o metano. La hipoxemia generada se convierte en un estímulo para la respiración; en consecuencia, se incrementa la inhalación de productos tóxicos. Además, en los pacientes en los que se asocia un descenso del grado de conciencia, se pierden los mecanismos de defensa de la vía aérea y aumenta la exposición a gases tóxicos-irritantes, por lo que los efectos de la inhalación suelen ser mucho más graves.

La lesión directa por calor de la vía aérea suele limitarse al tracto respiratorio superior, ya que el aire seco tiene bajo calor específico y es enfriado de forma muy efectiva en la vía aérea superior. Además, el calor intenso provoca apnea refleja, que protege la vía aérea. La inhalación de vapor de agua, con un calor específico 4.000 veces superior al aire seco, sí puede dañar la vía aérea inferior.

La lesión térmica de la vía aérea produce inflamación y edema en la cara, la orofaringe y la laringe (especialmente en las cuerdas vocales) e induce laringoespasmo e incrementa la producción de secreciones. Estas lesiones inflamatorias progresan en las primeras 24-48 horas y pueden ser asintomáticas hasta generar un estrechamiento crítico de la vía aérea. La asociación con quemaduras en cara-cuello y con reposición agresiva de líquidos por quemaduras extensas en otras áreas favorece la formación de edema y distorsiona la anatomía de la zona, por lo que se incrementa notablemente el riesgo de obstrucción de la vía aérea, que se produce hasta en el 30 % de los pacientes. La inhalación de gases tóxicos hidrosolubles también favorece el edema en vías altas.

En los casos en que haya una afectación de la vía aérea, la intubación puede ser extraordinariamente difícil debido a la limitación de la abertura bucal, a la dificultad para la extensión cervical y al edema en la orofaringe-laringe. Por ello, en los pacientes con síntomas clínicos sugestivos de afectación de la vía aérea por lesión térmica, debe practicarse una intubación precoz a fin de mantener la permeabilidad de la misma. En ausencia de lesión del tracto respiratorio inferior la mayoría de los pacientes pueden ser extubados de forma segura entre tres y cinco días después.

La lesión química de la vía aérea, como se ha comentado, también presenta un papel relevante en la lesión por inhalación en el paciente quemado. El humo es una mezcla de gases, vapores, pequeñas gotas líquidas, humo propiamente y partículas carbonáceas (hollín), generadas mediante combustión (en presencia de oxígeno).

Los productos tóxicos generados en un incendio dependen del tipo de combustible, la temperatura y la presencia de oxígeno. Se han detectado más de 50 productos diferentes en las víctimas de incendios. Los más frecuentes son monóxido de carbono (CO), aldehídos (acroleína), ácido clorhídrico (HCl), cianuro, óxidos de nitrógeno y dióxido de carbono (CO_2). Existe un sinergismo entre la mayoría de estos productos, por lo que pueden provocar toxicidad aun en bajas concentraciones.

Las quemaduras extensas de segundo y tercer grado en el tórax, anterolaterales o circunferenciales, pueden producir una restricción torácica grave, con importante aumento del trabajo respiratorio, hipoventilación, dificultad para eliminar secreciones y formación de atelectasias. Esto puede provocar no solo insuficiencia respiratoria, sino incluso también dificultad para la ventilación mecánica, lo que genera presiones elevadas en la vía aérea por disminución de la distensibilidad torácica.

Las escarotomías en línea anterior-media axilar pueden ser necesarias para reducir la restricción de la pared torácica; deben abarcar todo el espesor de la escara. Las escarectomías precoces son también útiles en este sentido. En fases posteriores, la formación de cicatrices puede restringir también los movimientos torácicos y dificultar la respiración y la retirada de la ventilación mecánica.

El diagnóstico de lesión por inhalación es fundamentalmente clínico. No obstante, los exámenes complementarios como la radiografía de tórax, la gasometría arterial, la gammagrafía pulmonar y la fibrobroncoscopia pueden ser útiles en los casos de diagnóstico dudoso, así como para valorar la gravedad de la lesión.

La primera prioridad en el tratamiento de la lesión por inhalación es el control de la vía aérea. Son indicaciones de intubación la presencia de estridor o signos o síntomas iniciales de obstrucción de la vía aérea, quemaduras en superficies mucosas, quemaduras de tercer grado en labios, nariz o cuello y quemadura facial con deterioro del grado de conciencia. El tubo endotraqueal debe tener el mayor diámetro interno posible (preferiblemente > 8 mm) para facilitar la aspiración de secreciones y fibrobroncoscopias terapéuticas.

El tratamiento de la lesión pulmonar por inhalación es fundamentalmente de soporte, y está guiado por la gravedad de la insuficiencia respiratoria resultante. Inicialmente, todo paciente con lesión por inhalación debe recibir oxígeno al 100 %. Es fundamental una correcta humidificación de los gases inhalados para evitar la sequedad de las secreciones y una exquisita limpieza bronquial, con aspiración frecuente de secreciones.

Si el paciente precisa ventilación mecánica, el uso de presión positiva telespiratoria (PEEP) se ha generalizado en los pacientes quemados con inhalación. Los posibles efectos beneficiosos de la PEEP al disminuir la tendencia al colapso alveolar (frecuente en estos pacientes por la existencia de edema, tapones mucosos y lesión alveolar) la convierten en un elemento habitual en la ventilación de pacientes quemados en todos los casos en que no hay contraindicación. Por las mismas razones, el empleo de presión positiva continua (CPAP) podría ser de utilidad en pacientes con inhalación no sometidos a ventilación invasiva. Otra terapéutica esperanzadora en el tratamiento de la insuficiencia respiratoria con lesión pulmonar en el paciente quemado es el empleo de óxido nítrico inhalado, el cual puede participar en la disminución de las presiones de la vasculatura pulmonar, así como en la mejoría de la alteración de la relación ventilación perfusión presente en estos casos.

La inhalación de sustancias tóxicas con efecto sistémico presenta una trascendencia clínica relevante que debe tenerse en cuenta en todos los casos de inhalación. Entre las sustancias con mayor relevancia patógena destacan el monóxido de carbono y el cianuro.

La intoxicación por monóxido de carbono es la causa más común de muerte precoz en los incendios. El monóxido de carbono tiene una afinidad 240 veces mayor que el oxígeno por la hemoglobina, lo desplaza de esta para formar carboxihemoglobina, con lo que impide el transporte normal de oxígeno.

La gasometría arterial es un mal indicador de la intoxicación por CO. La presión parcial arterial de oxígeno (PaO_2) es frecuentemente normal, pues mide el oxígeno disuelto en sangre, no modificado por el CO. La saturación de oxígeno de la hemoglobina debe medirse directamente mediante cooximetría. La acidosis metabólica en un paciente adecuadamente resucitado habitualmente expresa una intoxicación grave por CO, aunque puede sugerir también toxicidad concomitante por cianuro.

El tratamiento de la intoxicación por CO incluye la retirada del paciente de la fuente de CO, soporte vital y, fundamentalmente, la administración lo más precoz posible de oxígeno al 100 %, sin esperar confirmación toxicológica. La administración de oxígeno al 100 % es obligada ante cualquier sospecha de intoxicación por CO, ya que reduce la semivida de la carboxihemoglobina de 4-5 horas (respirando aire ambiente) a 40-60 minutos.

La combustión de diversos materiales comunes que contienen nitrógeno puede producir concentraciones tóxicas de cianuro, lo que parece contribuir significativamente a la mortalidad precoz en las víctimas de incendio (muchas de estas presentan concentraciones en sangre en rango tóxico o letal). Es obligado considerar la intoxicación por cianuro siempre que haya inhalación de humo y ante niveles de carboxihemoglobina elevados.

El tratamiento actualmente puede ser la administración de hidroxocobalamina, que induce la formación de cianocobalamina (vitamina B_{12}, atóxica).

Tratamiento en el paciente quemado grave

Tratamiento inicial

La asistencia inicial al paciente quemado requiere, en primer lugar, llevar al paciente lejos del fuego y del ambiente de liberación de humos provenientes de aquel. Es necesario apagar el fuego de las ropas del paciente, bien con una manta, bien haciendo rodar al paciente por el suelo. La irrigación de agua sobre la zona quemada o, preferiblemente, la colocación de gasas empapadas en agua a temperatura corporal va a servir para disminuir la temperatura de la zona, y por tanto, a limitar los efectos de la quemadura. No obstante, es preciso tener en cuenta que una irrigación excesiva con agua puede inducir hipotermia grave, por lo que debe cesar la irrigación una vez conseguida la normalización de la temperatura de la quemadura. Solo en el caso de quemaduras químicas es preciso mantener largo tiempo la irrigación con agua, ya que el efecto lesivo de los productos químicos se mantiene hasta que son completamente eliminados.

La evaluación inicial del paciente quemado es igual que la de cualquier paciente traumático.

- C: control de hemorragia exanguinante, si la hubiera.
- A: vía aérea y control cervical.
- B: respiración y ventilación.
- C: circulación y control de hemorragias.
- D: déficit neurológico.
- E: exposición, con cuidado de la temperatura ambiental.

En el caso de quemaduras eléctricas, antes de iniciar la asistencia, es preciso comprobar que el paciente ya no se encuentra en contacto con la fuente de la descarga. Dado que frecuentemente estos pacientes presentan lesiones traumáticas asociadas, es necesario aplicar los principios generales de asistencia al traumatizado grave a fin de evitar añadir nuevas lesiones a las que ya presente el paciente.

Inicialmente, todos los pacientes con lesión inhalatoria deben recibir oxígeno con una fracción inspirada de oxígeno (FiO_2) de 1.

Hay que sospechar la posibilidad de intoxicación con monóxido de carbono si la víctima ha estado en un incendio o en un espacio cerrado con fuego. El tratamiento inicial sería con oxígeno al 100 %, sin olvidar que el monóxido de carbono no refleja alteraciones de la saturación de oxígeno.

En caso de inhalación de humo e incendios en espacios confinados, hay que valorar la posibilidad de intoxicación por ácido cianhídrico (HCN). En este caso, la administración de oxígeno no sería útil, ya que el ácido cianhídrico bloquea el uso del oxígeno en las mitocondrias y produce hipoxia tisular. El tratamiento debe hacerse con hidroxocobalamina.

La hidroxocobalamina es un antídoto para el ácido cianhídrico. Se trata de la forma natural de la vitamina B_{12} que inactiva directamente el cianuro y lo convierte en vitamina B_{12} no tóxica (cianocobalamina). La hidroxocobalamina ha demostrado ser útil en animales intoxicados experimentalmente por cianuro. Estudios franceses en humanos han mostrado su utilidad en víctimas de inhalación de humo, incluso en pacientes en paro cardiorrespiratorio y pacientes con exposición a monóxido de carbono.

La dosis recomendada de hidroxocobalamina son 5 gramos por vía intravenosa en 15 minutos, con una eventual segunda dosis de 5 gramos según la gravedad y la respuesta clínica. Su efecto adverso más común es la coloración roja de la piel y la orina, que dura varios días, pero parece no tener significación clínica. Se ha reportado hipertensión arterial (que puede ser grave, pero tratable), cefalea, náuseas y reacciones alérgicas leves. La hidroxocobalamina se comercializa como Cyanokit®.

En todos los casos, el traslado entre el centro hospitalario de asistencia inicial y el centro con unidad de quemados debe realizarse una vez que se ha conseguido la estabilización hemodinámica. Deberá también adecuarse el medio de transporte a la gravedad de los pacientes. En todos los casos de pacientes con quemaduras graves es recomendable el empleo de soporte vital avanzado para el traslado.

Fluidoterapia en el paciente quemado

La fluidoterapia de reanimación en el gran quemado tiene como objetivo la reposición del contenido hidroelectrolítico perdido a consecuencia de la fuga de líquidos por evaporación o por fuga entre los distintos compartimentos corporales a consecuencia del daño de las membranas capilares.

En general, la fórmula isotónica con cristaloides más empleada es la fórmula de Parkland, la cual emplea lactato de Ringer (formulación electrolítica similar a la plasmática) durante las primeras 24 horas. La fórmula de Parkland omite la administración de coloides durante las primeras 24 horas (en que la permeabilidad para los coloides está muy aumentada haciendo que no se retenga en el espacio intravascular) y solo la recomienda a partir de las 24 horas; en que la permeabilidad capilar tiende a normalizarse. Es una de las fórmulas que mayor eficacia han demostrado en adultos, aunque no así en niños.

Con ya se comentó que, en la mayor parte de los pacientes quemados, el flujo urinario horario es considerado un indicador razonable de la perfusión de órganos y es la clave principal para guiar la velocidad de infusión de líquidos. Así, una diuresis por encima de 50 mL/h en adultos o de 1 mL/kg/hora en niños se considera un indicador de una perfusión renal y esplácnica adecuadas.

Analgesia y sedación en el gran quemado

El adecuado manejo del dolor en el paciente quemado es extremadamente importante, aunque, en ocasiones, complejo.

Aunque el dolor es difícil de caracterizar al ser una experiencia subjetiva, la valoración precisa en cada momento (basal y durante manipulaciones) del paciente es clave para un correcto tratamiento. La forma más exacta es mediante el uso de escalas analógicas visuales que recogen la intensidad de dolor percibida por el paciente; en muchos casos, sin embargo, la sedación y la intubación impiden una adecuada comunicación con el paciente y habrá que utilizar escalas de dolor del observador (signos vitales, expresión facial, llanto, postura, tono muscular, agitación, etc.).

En la fase inicial de la quemadura el dolor generado puede ser tratado mediante una infusión continua de opioides. El más empleado es la morfina en perfusión continua en dosis de 2-10 mg/h; se pueden administrar dosis adicionales en caso necesario.

Para el tratamiento del dolor provocado durante manipulaciones y maniobras terapéuticas sobre el paciente, es necesario el establecimiento de pautas específicas de analgesia. Así, han sido empleados óxido nitroso y ketamina (1-2 mg/kg). También la meperidina ha sido empleada en algunos centros hospitalarios, aunque la larga duración de su acción, su acción vagolítica y la liberación de histamina que produce la convierten en un fármaco analgésico no apropiado para este tipo de analgesia.

Por su comienzo de acción, pico de acción y duración de efectos cortos (90 segundos, 3 minutos y 30 minutos, respectivamente), el fentanilo y el alfentanilo se convierten en la mejor opción terapéutica para la analgesia durante las maniobras terapéuticas en el paciente quemado.

Para la sedación del paciente quemado los agentes más útiles son las benzodiacepinas y el propofol. Las primeras ofrecen la ventaja de proporcionar, además de sedación, amnesia anterógrada aun en bajas dosis, de gran utilidad en las curas. El midazolan, por su corta semivida, es el agente más apropiado. El propofol es un agente hipnótico puro con un rápido comienzo de acción y aclaramiento, útil también para inducir una rápida y profunda hipnosis en procedimientos agresivos. El principal inconveniente de ambos es la depresión respiratoria, por lo que requieren una dosificación precisa en pacientes con ventilación espontánea; pueden también producir disminución de la presión arterial, especialmente tras bolos intravenosos. El excipiente graso del propofol exige un uso cauteloso en pacientes con dislipidemia en quienes se utilicen dosis elevadas.

Control térmico del paciente

Directamente proporcional a la superficie quemada es la evaporación que se produce de fluidos y el enfriamiento de la superficie corporal.

Por tanto, se debe minimizar en lo posible esta situación tapando al accidentado con mantas y, a ser posible, con mantas térmicas colocadas por su lado conservante del calor es decir, la plata hacia el paciente y el oro hacia el sol.

Se ha de evitar el enfriamiento con líquidos en superficies corporales superiores al 20%.

Se debe, por tanto, minimizar en lo posible esta situación tapando al paciente accidentado con mantas.

Si no se ha hecho antes, deben atenderse estos otros aspectos:

- Sonda nasogástrica conectada a sistema de aspiración si el paciente presenta náuseas, vómitos o distensión abdominal, o si las quemaduras involucran más del 20 % de la superficie corporal.
- Prevenir las úlceras de estrés con pantoprazol (40 mg por vía intravenosa).
- El traslado en ambulancia de pacientes con quemaduras de cara, cuello o parte superior del tórax o espalda se realizará en posición semisentada alrededor de 30 grados para limitar el edema de cara y cuello.
- La profilaxis antibiótica no está indicada en el manejo inicial del paciente quemado.

Historia clínica y decálogo del paciente quemado

Tras la estabilización primaria del paciente, parece fundamental realizar una correcta historia clínica que recoja datos de interés fundamental posteriormente como:

- Datos de filiación completo con nombre y edad.
- Superficie quemada y profundidad de las quemaduras.
- Signos externos de posible inhalación de humos.
- Situación en la que se produce la quemadura (por llama, eléctrica, en lugar cerrado, etc.).
- Punto 0 de quemadura (hora exacta de producción).
- Diuresis 0 y conseguida.
- Signos de dificultad respiratoria presentes.
- Grado de conciencia evolutivo.
- Constantes de frecuencia cardíaca (FC), respiratoria (FR), presión arterial (PA) y pulsioximetría.
- Fármacos administrados.
- Datos del personal sanitario que realiza la asistencia.
- Hospital de traslado.
- Quedarse con copia de lo trasmitido.

Decálogo de actuaciones en el paciente quemado grave

1. Proteger y protegerse. Realizar alerta temprana.
2. Control de la vía aérea.
3. Oxigenoterapia al 100 %.
4. Canalización de vías venosas calibre 18 o superior.
5. Fluidoterapia de reposición con lactato de Ringer.
6. Analgesia y sedación con cloruro mórfico y benzodiacepinas (valorar la posibilidad de ketamina).
7. Tras el enfriamiento de la quemadura, control de la hipotermia y deshidratación.
8. Monitorización de constantes vitales (FC, FR, TA, pulsioximetría, diuresis, etc.).
9. Realización de informe asistencial.
10. Evacuación a unidad de quemados mediante unidad de soporte vital avanzado previa estabilización hemodinámica.

QUEMADURAS ESPECIALES

Quemaduras eléctricas

El cuadro clínico que aparece como consecuencia de una lesión celular debido a una corriente eléctrica conforma un síndrome más que una lesión específica. Arbitrariamente, se han dividido las lesiones eléctricas en alto y bajo voltaje en función del voltaje que las ha producido. La línea divisoria son los 1.000 voltios. La corriente suele ser alterna y de 60 Hz o ciclos por segundo.

Las lesiones por bajo voltaje se asemejan a quemaduras térmicas y presentan zonas lesionadas que van desde la superficie hacia la profundidad. El síndrome de la lesión de bajo voltaje consiste en varios grados de quemadura cutánea combinada con destrucción «oculta» de tejidos profundos. La agresión eléctrica conduce a una necrosis tisular progresiva mucho mayor que el traumatismo aparente original y, a veces, se asemeja a la lesión de traumatismo por aplastamiento (*crash syndrome*). Sigue la controversia de cuándo es una manifestación menor de una lesión muscular irreversible secundaria al paso inicial de la corriente eléctrica o si es una activa necrosis isquémica progresiva secundaria que cursa por un compromiso microvascular o macrovascular.

Fisiopatología

Estas lesiones constituyen un síndrome, pues los mecanismos celulares que los provocan y que aparecen en el curso patológico pueden ser múltiples.

La magnitud de la lesión depende de:

- Tipo de corriente: más peligrosa la corriente alterna que la continua, produce tetania muscular del paciente y prolonga, así, el tiempo de exposición.
- Intensidad (a más amperaje, mayor lesión).
- Voltaje.
- Trayecto: las corrientes eléctricas que pasan de mano a mano se relacionan con una mayor mortalidad que la trayectoria mano-pie, por el paso a través del miocardio.
- Resistencia tisular local (a mayor resistencia, mayor destrucción tisular). El hueso es el más resistente y, por tanto, el que desprende más calor.
- Duración del contacto.

Se han postulado diversas teorías para explicar los cambios fisiopatológicos en estas lesiones. Esta es la razón por la que se describe la respuesta clínica como un síndrome.

El concepto que unifica dichas teorías es que en la agresión traumática conduce a un determinado grado de *shock* celular. El sistema intracelular de energía cambia el ATP almacenado por AMP, y la bomba de sodio se hace ineficaz, ya que la membrana celular se hace permeable al sodio y al calcio. Como parte de la lesión celular inmediata, se liberan proteasas que pueden disparar tanto la cascada de la coagulación como la degradación del complemento. Los productos de degradación inician la cascada inmunológica y los tejidos blandos responden con un aumento de la permeabilidad vascular y quimiotaxis.

Todo tejido traumatizado presenta estos efectos inmediatos, pero excepto en los casos más graves, estos efectos no conducen a una necrosis tisular. Es el caso de las lesiones eléctricas en que el tejido próximo al sitio de contacto, a menudo, aparece no lesionado. La causa principal de pérdida tisular en los diferentes cuadros clínicos del síndrome eléctrico se debe a efectos retardados.

Estos efectos retardados son la producción de tromboxano; prostanoide vasoactivo que en grandes cantidades conduce a una vasoconstricción, trombosis y una necrosis isquémica progresiva.

Así pues, la elevada producción de tromboxano por las células lesionadas parece ser la causa de convertir zonas de necrosis parcial en necrosis completa que conduce a una amputación.

El tratamiento con agentes bloqueadores del tromboxano produce un descenso del 30-40 % en el porcentaje de autoamputaciones. Más sorprendente que la modesta reducción del porcentaje de amputaciones es el cambio en los márgenes perilesionales.

Medidas diagnósticas

A menudo, las heridas cutáneas de una víctima con quemadura eléctrica son impresionantes. Clínicamente, se pueden distinguir tres tipos de lesiones cutáneas:

- Quemaduras en los puntos de contacto (entrada y salida de la corriente) con el cuerpo.
- Quemaduras por arco voltaico, al salir y volver a entrar la corriente en zonas vecinas. En alta tensión es frecuente.
- Quemaduras térmicas por ignición de la ropa, a causa del *flash* eléctrico o por el calor generado al paso de la corriente a través del cuerpo.

Es necesario realizar una historia sistemática y un completo examen físico.

La historia de un contacto eléctrico es de gran importancia. El lugar del accidente proporcionará una aproximación al voltaje de la lesión. En los hogares, suelen ser quemaduras por corriente alterna de 110-220 voltios, mientras que en zonas industriales o instalaciones eléctricas suelen ser de alta tensión.

Debe determinarse, ya que suele ser frecuente, si el paciente ha sufrido parada cardíaca en el escenario del accidente, tiempo de duración y tratamiento al que se le ha sometido. Igualmente debe constatarse si el herido ha sido lanzado a distancia o ha sufrido alguna caída, con o sin pérdida de consciencia.

El examen físico es similar al seguido ante cualquier traumatismo grave:

- Establecer la permeabilidad de la vía aérea y la expansión torácica, así como una buena ventilación pulmonar bilateral.
- Descartar un neumotórax.
- Valorar la frecuencia cardíaca y el ritmo cardíaco, monitorizando electrocardiográficamente.
- Circulación periférica: necesidad de escarotomía o fasciotomía. Son útiles las medidas de presión muscular compartimentales.
- Estado mental y neurológico: nivel de consciencia, orientación en tiempo, lugar y espacio. Búsqueda rápida de déficits motores focales y sensitivos.
- Búsqueda de lesiones asociadas, como hemorragias importantes por heridas vasculares, fracturas o traumatismo pulmonar o abdominal asociado. Reposición inmediata de volumen y no atribuir el estado de *shock* al trauma eléctrico no complicado.
- No es infrecuente encontrar parálisis respiratoria o de un miembro y, aunque muchas veces se recuperan espontáneamente, se ha demostrado que puede haber discapacidades residuales permanentes, como son hemiplejía, afasia, dis-

función cerebelosa y epilepsia. Se ha demostrado que puede darse el 25 % de secciones fisiológicas de médula espinal en pacientes con lesiones por alto voltaje. Son también frecuentes la aparición de náuseas, vómitos e íleo paralítico prolongado. Debe determinarse que estas lesiones no son consecuencia de una perforación de víscera hueca o lesión de la pared del colon. Si hay signos de irritación peritoneal, debe considerarse la necesidad de una laparotomía exploradora.

- Valorar la quemadura: extensión, grado y profundidad. Deben localizarse los puntos de entrada y salida de la corriente, por lo que debe inspeccionarse minuciosamente el cuero cabelludo y las plantas de los pies. Deben vigilarse zonas de potencial compromiso vascular o nervioso.
- Laboratorio:
  - Hemoglobinemia, como consecuencia de lisis de hematíes.
  - Mioglobinemia, como destrucción de masa muscular.
  - Ambos productos en la orina.
  - Creatinina y cretina fosfocinasa (lesión muscular).
  - AST (aspartato aminotransferasa) y lactatodeshidrogenasa (lesión muscular cardíaca).
  - Electrocardiograma (ECG): monitorización continúa.
  - Radiografías:
    - Tórax: descartar neumotórax, hemotórax y rotura aórtica.
    - Columna vertebral: hay un 10 % de fracturas óseas asociadas en lesiones eléctricas por caídas. Puede haber fractura por contracción tetánica.

Es frecuente el daño directo y la destrucción extensa de hueso en lesiones de alto voltaje.

Tratamiento

1. Si hay parada cardiorrespiratoria, realizar reanimación cardiopulmonar.
2. Vía aérea libre y funcional. Intubación y ventilación si es necesario.
3. Monitorización electrocardiográfica y tratamiento farmacológico de arritmias.
4. Reposición volumétrica: más difícil de evaluar que en una quemadura térmica (por la masa de tejido profundo lesionado y no visible). Se inicia con las fórmulas habituales de reanimación, pero debe obtenerse un rápido flujo de orina para evitar la obstrucción de túbulos renales (hemoglobinuria y mioglobinuria) y disminuir el riesgo de insuficiencia renal. Es útil el empleo de diuréticos osmóticos como el manitol. Debe analizarse una muestra de orina para obtener la cifra de cromógenos y mantener una diuresis superior a 100 mL/hora. Alcalinizar la orina puede ayudar a aumentar la solubilidad de estos pigmentos en orina, por lo que se administra bicarbonato en el líquido de reanimación. Cuando el pigmento se negativiza en la orina, la diuresis debe mantenerse en 0,5-1 mL/kg/hora.
5. Sonda nasogástrica con aspiración continua.
6. La acción de los metabolitos del ácido araquidónico se inicia inmediatamente tras la lesión y perduran unas 72-96 horas, por lo que está indicado un tratamiento farmacológico que bloquee sus efectos en este período inicial, así como una descompresión y un desbridamiento lo más exhaustivo posible con un cierre de la herida entre el tercer y el quinto día. Una herida abierta favorece mayor pérdida de tejido y solo la desecación estimula una mayor producción de tromboxano.
7. El cuidado no quirúrgico de la quemadura eléctrica implica el uso de antitromboxanos y antimicrobianos tópicos. La causa más frecuente de muerte es la infección sistémica, y el origen es la masa muscular necrótica, la invasión bacteriana de la quemadura térmica asociada o una perforación del tracto gastrointestinal. Siempre está indicado el uso local de antimicrobianos; el acetato de mafenida es útil por su mayor penetración en la escara.
8. El desbridamiento de quemaduras eléctricas de alto voltaje es difícil, porque es complicado calibrar la verdadera extensión de la lesión muscular. Es útil observar los músculos en el momento inicial de la fasciotomía y ver su viabilidad. Las pruebas más fiables para valorar la viabilidad del músculo son la hemorragia y la contracción.
9. Tras completar el desbridamiento, debe procederse con el cierre, que se hará con cobertura temporal, o definitiva con injertos cutáneos, colgajos locales o colgajos libres. En muchos casos, se llega a una amputación. Es preferible retrasar una amputación hasta que haya una amenaza de sepsis masiva, ya que incluso el hueso expuesto o infectado en superficie puede ser salvado mediante la cobertura con un colgajo microvascular. El método de amputación debe ser circular y abierto, manteniendo la máxima longitud y cerrarla con posterioridad.

Tratamiento tardío y secuelas

Un paciente que sobrevive a una quemadura eléctrica grave necesitará más rehabilitación debido a las amputaciones. Se necesita ayuda de especialistas en prótesis, que se encuentran con situaciones difíciles porque los muñones de amputación no suelen ser los ideales.

Se necesitará terapia ocupacional y reeducación laboral en la mayoría de los casos.

Complicaciones precoces incluyen daño miocárdico, necrosis de la pared vascular y rotura. Las arritmias cardíacas (10-30 % de los casos) también pueden aparecer más tarde y persistir (bloqueo de la rama derecha, taquicardia supraventricular y disritmias locales).

En el sistema nervioso central (SNC) puede aparecer encefalopatía cortical, hemiplejía con o sin afasia y, a veces, convulsiones. Síndromes espinales, como atrofia muscular progresiva, esclerosis lateral amiotrófica o mielitis transversa, pueden aparecer en un período de días a meses. Se han descrito lesiones de nervios periféricos hasta tres años después, y se han encontrado hemorragias perivasculares, desmielinización con vacuolización y muerte neuronal.

Una complicación importante de los traumatismos eléctricos es la aparición de cataratas, que pueden aparecer tras años, aunque el inicio de visión borrosa se inicia a los seis meses. Ocurre en casi el 30 % de lesiones eléctricas con punto de entrada por encima de las clavículas y, por ello, debe investigarse y explicar al paciente su probable aparición.

Quemaduras químicas

La mortalidad de estas lesiones es tres veces menor que las puramente térmicas, pues la piel actúa como sistema de defensa.

Tras el contacto con el producto aparecen reacciones locales y a distancia que no se deben olvidar cuando se está ante un paciente de estas características y que tanto el tiempo de exposición, como el agente productor, concentración y el mecanismo lesional son datos fundamentales para su posterior tratamiento.

Como norma general, los ácidos son sustancias que pueden disminuir el pH de 7 hasta 1, produciendo la desnaturalización proteica y formación de aminoácidos libres y las bases pueden variar el pH de 7 hasta 14, produciendo también desnaturalización proteica y formación de sales y jabones que precipitan aumentando el daño tisular.

La profundidad de las lesiones es un dato algo complejo, puesto que estas están íntimamente ligadas al tiempo de exposición y actuación del producto. Histológicamente, se puede decir que se observa necrosis celular con microtrombos en la microcirculación, así como la disminución de colágeno (**Tabla 44-2**).

Como normas generales:

- Rescate de la víctima adoptando las medidas de autoprotección y valoración primaria, con las medidas básicas de reanimación. Especial atención requieren los pacientes con sospecha de obstrucción de vía aérea, por inhalación de gases tóxicos.
- Desnudar al paciente con cuidado de no tener contacto con la sustancia química.
- Lavado con agua o suero salino (30 minutos) como norma general excepto en las lesiones por litio y sodio.
- Analgesia y mantenimiento de la temperatura corporal en 37 grados.
- Remitir al centro de quemados más próximo.

CUIDADOS DE ENFERMERÍA. CURAS LOCALES

La cura local de la quemadura en la puerta de urgencias del centro de quemados se hace siempre, pues hay que establecer el diagnóstico y pronóstico de la lesión y establecer las pautas de actuación y tratamiento en las horas y días siguientes de evolución.

El objetivo prioritario del tratamiento local en una quemadura leve es conseguir la curación de la herida sin complicaciones, con una correcta epitelización y con una buena recuperación funcional de la zona afectada.

Los principios básicos son la limpieza y la ayuda para la reparación de la superficie quemada.

Cura de quemaduras de primer grado

En muchos casos, la aplicación de agua fría es suficiente para su curación. Se pueden aplicar cremas hidratantes que, además de hidratar, refresquen y alivien el escozor que se produce. Si se aplica alguna crema que lleve en su composición dosis bajas de corticoide se mejorará el ligero edema que pueda haber. La cura es expositiva y se hará cada 12 horas como máximo. Estas quemaduras curan en 48 horas.

Cura de quemaduras de segundo grado superficial

Los flictenas o ampollas se cortan o se pinchan para vaciar el exudado de plasma que contienen, y se conserva la piel, que, en principio, servirá de apósito biológico (en sucesivas curas ya se retirará).

Se realiza cura oclusiva cada tres o cuatro días. Curan en un período de 7 a 15 días y no dejan secuelas.

En este tipo de quemadura se pueden utilizar los apósitos hidrocoloides como cura semioclusiva. El procedimiento a seguir es lavado de la quemadura con suero fisiológico y aplicación del apósito dejando un margen de dos centímetros alrededor de la lesión. El uso de estos apósitos ha demostrado que son:

- Fáciles de colocar y retirar.
- Los pacientes manifestaron ausencia o disminución considerable de dolor.
- Alargan el tiempo entre las curas.
- Acortan el periodo de epitelización.
- Proporcionan mayor libertad de movimientos.
- El epitelio neoformado es de mejor calidad.

Curas de segundo grado profundo y de tercer grado

Se realiza el mismo tipo de cura local a la espera del desbridamiento como tratamiento de elección.

La frecuencia de las curas será diaria e inclusive cada 12 horas, dependiendo de la fase de formación de escara. Esta se irá desprendiendo de forma química mediante la aplicación de pomadas o mecánicamente por parte del profesional recortándola a base de pinzas y tijera o bisturí. Si la escara está muy adherida, se hará incisiones para que penetre la pomada y facilite su desbridamiento en curas posteriores.

Una vez desprendida la escara y llegada la fase de granulación, las curas se volverán a espaciar cada tres o cuatro días y se utilizarán pomadas o apósitos hidrocoloides que eviten la contaminación y la hipergranulación y, así, poder conseguir una correcta epitelización y, por consiguiente, una cicatriz lo más estética y funcional posible.

Tabla 44-2. Diferencias clínicas entre quemadura por ácidos y álcalis	
Quemaduras por ácidos	**Quemaduras por álcalis**
Lesión muy dolorosa	Más profunda y grave
Dolor que persiste bastante tiempo	A menudo producen escaras blandas, húmedas, gelatinosas, friables y pardas
El color varía con la profundidad de las quemaduras, desde eritema hasta negro en las lesiones profundas	
Finalmente forma una escara seca retráctil y negruzca	

Si la cicatriz resultante por la quemadura fuera hipertrófica o queloidea, los cuidados para mejorarla serían: prendas de presoterapia, masajes con cremas hidratantes, láminas de silicona o infiltraciones con corticoides.

REHABILITACIÓN Y ATENCIÓN PSICOLÓGICA

Rehabilitación

La fisioterapia debe comenzar el mismo día del accidente o muy poco después. Incluso si el estado general del paciente impide cualquier medida activa, tiene enorme utilidad, ya que conocerá la profundidad, extensión, localización y pronóstico desde el primer momento.

Los objetivos del fisioterapeuta son:

- Impedir la contractura.
- Conservar el movimiento articular.
- Conservar el tono muscular.

Estos objetivos se logran con los cambios de posición y ejercicios activos y pasivos contra alguna resistencia y ejercicios isométricos.

Atención psicológica

Cuando se hospitaliza a una persona con graves quemaduras, además de sufrir el intenso dolor físico, también experimenta una serie de alteraciones emocionales intensas. Muchos quemados son difíciles de tratar, pues no pueden adaptarse a su incapacidad física y a su medio. La inestabilidad emocional se refleja en una conducta anormal; algunos tienen una conducta ruidosa, gritan y exigen, y otros están notablemente deprimidos y mortificados, lo que puede llevarles a no colaborar con el personal.

Los problemas de adaptación de los quemados vienen reflejados en el siguiente esquema (Tabla 44-3).

PATOLOGÍA INDUCIDA POR CALOR

Introducción

En condiciones normales, la temperatura corporal se mantiene dentro de mínimas oscilaciones, gracias al equilibrio existente entre los mecanismos fisiológicos de conservación y producción de calor y los mecanismos encargados de su eliminación. En general, la temperatura corporal es más elevada que la del ambiente, y el organismo disipa el calor sobrante mediante radiación, convección, conducción y evaporación. Sin embargo, si la temperatura ambiental es igual o superior a la de la superficie corporal, la transferencia de calor se invierte y el único medio eficaz para disminuir la temperatura corporal es la evaporación, mediante pérdidas insensibles a través de la respiración (hiperventilación) o a través de la piel (sudoración).

Hay distintas patologías inducidas por calor que van desde situaciones no graves, como los calambres, a auténticas emergencias, como el golpe de calor.

Edemas por calor

Los edemas por calor aparecen en los miembros inferiores durante la exposición en ambientes calurosos debido a vasodilatación periférica y dificultad del retorno venoso, dejan fóvea y mejoran con las medidas posturales y la aclimatación.

Tetania por calor

La tetania por calor puede aparecer en el contexto del agotamiento por calor, golpe de calor o sin presentar ninguna patología relacionada con el calor. La tetania es causada por la hiperventilación fisiológica al calor y se manifiesta con parestesias, tetania y alcalosis respiratoria. El tratamiento consiste en modificar las condiciones térmicas ambientales y controlar la hiperventilación del paciente.

Síncope por calor

El síncope por calor afecta fundamentalmente a personas mayores. La vasodilatación cutánea que conlleva la adaptación al calor, junto con la pérdida de líquidos, origina un inadecuado retorno venoso central, caída del gasto cardíaco y una perfusión cerebral inadecuada que provoca el síncope. El cuadro suele ser autolimitado y se puede considerar una forma peculiar de hipotensión ortostática.

Suele producirse en ambientes muy calurosos al mantenerse de pie por períodos prolongados.

El tratamiento consiste en medidas posturales, colocando al paciente en decúbito supino con las extremidades inferiores elevadas, para mejorar la perfusión cerebral. En caso de no mejorar, se canalizará vía periférica y se perfundirán cargas de 200-300 mL de suero fisiológico cada 15 minutos.

Golpe de calor

Los factores que predisponen al desarrollo de la enfermedad por calor son aumento de la temperatura con humedad, fatiga, obesidad, ejercicio fatigoso, enfermedad vascular, etc. Los factores ambientales desempeñan una función extremadamente importante.

Los calambres por calor se asocian a ejercicio físico intenso en ambiente caluroso, apareciendo generalmente en piernas, limitándose el tratamiento a la toma de constantes, reposición salina oral o intravenosa de líquidos, si procede y reposo en ambiente frío.

Tabla 44-3. Problemas de adaptación	
Problemas primarios	**Problemas secundarios**
Temor a no poder sobrevivir	Alejamiento de la satisfacción personal
Temor de desfiguración	Temor de rechazo
Molestias físicas	Dolor emocional por el accidente
Operaciones y curas repetidas	Efecto de la lesión en los planes futuros
Convalecencia larga	Conflicto respecto a la dependencia

El agotamiento por calor se produce por una exposición al calor asociada a un trastorno en la regulación cardiovascular, frecuentemente producida en ancianos. Las manifestaciones clínicas cursan con malestar, cefalea, náuseas, vómitos, sed intensa y calambres musculares. El tratamiento se limita a la toma de constantes y tratamiento sintomatológico; reposición i.v. con suero glucosalino.

En los calambres por calor y el agotamiento por calor no está afectado el centro termorregulador del organismo. Los pacientes con anormalidades más acentuadas del estado mental se considerarán afectados por el golpe de calor.

El golpe de calor se define como un síndrome, conjunto de signos y síntomas, de fracaso multiorgánico debido al fallo de los distintos mecanismos de regulación de la temperatura corporal. Como consecuencia, la temperatura orgánica alcanza niveles que pueden ocasionar graves lesiones celulares.

Hay dos tipos de golpe de calor:

- Golpe de calor clásico: se presenta en lactantes, pacientes ancianos y adultos enfermos. Se desarrolla habitualmente en períodos de varios días, con temperatura ambiental excesiva; pueden presentar deshidratación grave, por lo que suele faltar la sudoración.
- Golpe de calor por ejercicio físico: se presenta en personas jóvenes y sanas. Los síntomas se presentan en cuestión de horas; no suele presentar deshidratación intensa y es frecuente la sudoración profusa. Los síntomas más frecuentes son escalofríos, cefalea, náuseas, inestabilidad en la marcha, erección pilosa en brazos y tórax, parestesias de manos y pies, conducta extraña, síncope, convulsiones y coma.

Fisiopatológicamente, se produce un trastorno en la sudoración, lo que provoca un fallo en la microcirculación en presencia de hemoconcentración secundaria a deshidratación.

El cuadro clínico del golpe de calor cursa con alteraciones circulatorias, neurológicas y analíticas; hipertermia grave (superior a 41 grados en la zona rectal), piel seca, roja y caliente con anhidrosis, dificultad respiratoria, contracciones musculares, etc. Hemodinámicamente, aparece un aumento de la frecuencia cardíaca, disminución de la presión arterial (por vasodilatación periférica) y cianosis. Electrocardiográficamente, se producen arritmias supraventriculares (ASV), inversión de la onda T, infarto agudo de miocardio (IAM) y bloqueos de rama, entre otros.

Como alteraciones neurológicas destacan obnubilación, estupor, agitación, confusión, desorientación, convulsiones, coma, etcétera. A nivel sanguíneo y relacionado con la deshidratación aparece hipercalcemia, hipocalcemia inicial, insuficiencia renal aguda, aumento de la amilasa, de la bilirrubina, de transaminasa y de la creatina cinasa (CPK), por lesión de las fibras musculares, que se detectarán a nivel hospitalario con una analítica sanguínea.

Actuación y proceso ante un golpe de calor

- Desvestir al paciente, colocándolo en un lugar fresco, seco y a la sombra.
- Toma de temperatura central (idealmente rectal); posteriormente, control periódico.

- Enfriamiento inmediato a través de medios físicos: aspersiones por agua tibia, compresas frías, sábanas empapadas en agua, bolsa de hielo, etc., en ingles, cuello y axilas para disminuir así la temperatura de 0,1 a 0,2 grados/minuto, hasta alcanzar una temperatura rectal por debajo de 39 grados.
- No se recomiendan enemas de agua fría; habrá que evitar un enfriamiento excesivo, controlando la temperatura rectal, idealmente con una sonda termométrica, suspendiendo el proceso de enfriamiento cuando la temperatura alcance los 39 grados.
- Vía aérea: oxigenoterapia, Ventimask® 40 %.
- Control de las convulsiones: colocación de un tubo de Mayo para evitar que se muerda la lengua y para abrir la vía aérea y permitir el intercambio gaseoso. Tratamiento farmacológico, por indicación médica, en caso de no ceder.
- Colocación de una vía venosa periférica, inicialmente un 14-16 G, sobre todo si las convulsiones no ceden, ya que el acceso al paciente a través de la vía venosa y la administración del fármaco indicado ocasionará el cese de las mismas. Administración de sueros, fríos si procede. Perfusión de lactato de Ringer o suero glucosalino, por indicación médica.
- Mantenimiento hemodinámico: control de constantes, presión arterial, frecuencia cardíaca, frecuencia respiratoria, saturación de oxígeno y electrocardiograma.
- Glucemia digital y reposición de glúcidos según resultado.
- Transporte del paciente; posición lateral de seguridad (PLS), en caso de estar consciente.

LESIONES POR FRÍO

Congelaciones

La congelación es una lesión local debido a la acción directa del frío debajo de 0 grados. La congelación se clasifica generalmente en tres tipos de gravedad según su aspecto y evolución clínicos.

El primer grado se caracteriza por una palidez o una cianosis transitoria seguida de un eritema durante el recalentamiento, una sensibilidad entumecida y una curación completa dentro de algunas semanas. El segundo grado superficial es definido por el desarrollo de ampollas claras dentro de 12 horas; la evolución es igual; los problemas de sensibilidad pueden durar más. El segundo grado profundo se caracteriza por una anestesia completa, algunas ampollas hemorrágicas y un edema importante más arriba. Cuando estas lesiones profundas de congelación dan lugar a necrosis y, además, amputación, este se clasifica como tercer grado.

Varias condiciones promueven el desarrollo de la congelación: la temperatura externa, el viento, la humedad (conducción), una debilitación de la circulación (ropas y zapatos apretados, fracturas desplazadas), el estado de hidratación del paciente, la hipoxia, la hipoxia de altitud y la calidad del equipo. Toda la gente no es igual ante la congelación; los factores de riesgo más clásicos son los trastornos vasoespásticos, las enfermedades autoinmunitarias, el tabaquismo y, sobre todo, una congelación anterior.

El diagnóstico clínico es obvio, generalmente lo hace el paciente mismo, muy rápido para los dedos, más lento para los pies.

Fisiopatología

Fase primaria: efectos del enfriamiento y del hielo

Cuando se expone al frío, el organismo responde por una vasoconstricción periférica. Esta vasoconstricción causa una disminución del gradiente capilar de perfusión y del desarrollo de diversos fenómenos al nivel de las extremidades: hipoxia y acidosis.

El hielo afecta al espacio extracelular en primer lugar. En esta área, el crecimiento de los cristales del hielo causa un aumento de la osmolaridad y, entonces, una deshidratación intracelular por la difusión pasiva del agua a través de la membrana. La causa de la muerte celular depende de la rapidez del desarrollo de las lesiones. A menudo, debido a la agresión mecánica de cristales extracelulares, puede ser causado por los últimos efectos del mecanismo de la deshidratación.

Segunda fase: recalentamiento y necrosis progresiva

Durante el recalentamiento, la vasoconstricción arteriolar es sustituida por una hipertermia reaccional que facilita el movimiento de líquidos al intersticio y causa un aumento de la viscosidad de la sangre, seguida de un retraso del flujo microcirculatorio. La descamación de las células del endotelio y la alteración de la membrana básica provoca una activación y una adherencia de los leucocitos. La activación de la cascada del ácido araquidónico en las plaquetas causa el desprendimiento de tromboxano A2. Esta lesión de reperfusión termina en una interrupción total de la microcirculación dentro de algunas horas.

Última fase: lesiones establecidas

La necrosis vascular progresiva (edema, ampollas, necrosis) comienza 48 horas después del recalentamiento. Las lesiones son, entonces, irreversibles y si el tratamiento se comienza solamente en esta etapa, los resultados son decepcionantes.

Pronóstico

Es difícil de establecer clínicamente el pronóstico temprano. Tres o cuatro días suelen ser necesarios para saber si la congelación será superficial o profunda y, en este caso, será necesario esperar hasta la aparición de la línea de demarcación, más de 30 días después, para localizar el nivel de la amputación. Esta espera del veredicto es intolerable para el paciente; afortunadamente la gammagrafía ósea con tecnecio 99 permite acortar este plazo.

Tratamiento

El tratamiento se basa en la fisiopatología: es necesario recalentar, luchar contra los espasmos vasculares, la hiperviscosidad, la trombosis y prevenir la inflamación y la infección.

El tratamiento más eficaz es el recalentamiento inmediato en agua caliente (38 grados).

Para las congelaciones de primer grado y superficial de segundo grado, se asocia ácido acetilsalicílico (aspirina) (250 mg/día) y un antiinflamatorio no esteroideo.

La anticoagulación se mantiene por una heparina de bajo peso molecular. Una buena volemia es esencial, así como el respeto de las reglas de asepsia.

Las extremidades heladas deben ser mantenidas en una posición sobrealzada mientras persiste el edema (una semana).

Los baños antisépticos de remolino son repetidos dos veces un día; limpian las heridas, matan las bacterias y promueven el desbridamiento suave. Tan pronto como haya desaparecido el edema, el paciente debe hacer activamente ejercicios en el baño para prevenir las retracciones tendinosas. Las ampollas se respetan, excepto si son constrictivas o están infectadas; en este caso, se prescriben antibióticos.

La cirugía se comienza al final de la primera semana, con la escisión de las ampollas y la ablación de la necrosis superficial. Un buen estado nutritivo y psicológico debe mantenerse.

Las amputaciones se retrasan lo máximo posible, para dar un plazo a la necrosis seca.

Secuelas

Los problemas de sensibilidad (dolor, hipoestesia o hiperestesia), la hiperhidrosis, la anquilosis del dedo en flexión, los trastornos tróficos de la piel y del integumento se observan regularmente como secuelas y pueden persistir durante mucho tiempo. A largo plazo (varios años), la osteoporosis y la artrosis temprana aparecen causadas por lesiones del cartílago. En pacientes con amputaciones, la cirugía plástica permite, a menudo, una buena recuperación funcional.

 En las lesiones por frío, la estimación de la profundidad y de la extensión del tejido dañado generalmente no es posible hasta que la demarcación de la lesión sea evidente. Por lo general, esto requiere de varias semanas o de hasta meses de observación. A menos que haya infección con sepsis, el desbridamiento quirúrgico y la amputación rara vez están justificados.

HIPOTERMIA ACCIDENTAL

Se define hipotermia como la disminución de la temperatura central por debajo de 35 grados. Habitualmente, se clasifica como leve cuando la temperatura central está entre 35 y 32 grados, moderada entre 32 y 28 grados y grave cuando es inferior a 28 grados.

Fisiopatología

El descenso de la temperatura corporal induce distintas alteraciones fisiopatológicas en el organismo, como alteraciones del nivel de consciencia, deshidratación, *shock* y arritmias cardíacas. Hay que destacar los siguientes aspectos por la importancia que pueden tener a la hora de tratar al paciente en un medio extrahospitalario:

- Por debajo de los 28 grados hay una elevada probabilidad de arritmias letales y parada cardiorrespiratoria.

- Por debajo de los 32 grados, un cambio brusco de posición puede desencadenar una fibrilación ventricular.
- El consumo de oxígeno disminuye el 6 % por cada grado que disminuya la temperatura central. Esto hace que la hipotermia tenga un efecto preventivo sobre la hipoxia cerebral y medular, lo que permite recuperaciones neurológicas completas.
- Con una temperatura central de 18 grados el cerebro puede tolerar períodos de parada cardiorrespiratoria 10 veces más prolongados que con 36 grados.

Calentamiento

La primera medida en el calentamiento es colocar a la víctima en un ambiente cálido, retirar las ropas húmedas y abrigarla. Es importante cortar las prendas y no tirar de ellas para evitar en lo posible cambios de postura que desencadenen una arritmia maligna.

En el ámbito extrahospitalario son posibles distintas estrategias para proceder al calentamiento de la víctima:

- En hipotermias leves se puede calentar a la víctima mediante bebidas calientes y animándola a hacer ejercicio y a temblar.
- Colocar bolsas con líquidos calientes sobre zonas por donde pasan grandes vasos (cuello, axilas, tórax, abdomen e ingles).
- El recalentamiento *in situ* con líquidos intravenosos calientes, con calefacción y oxígeno caliente humidificado no es eficiente. La infusión de un litro de fluido caliente a 40 grados a un paciente de 70 kg que está a 28 grados eleva la temperatura central alrededor de 0,3 grados.
- Lavados con suero caliente de cavidades, como estómago o vejiga.

Estas medidas no deben retrasar el traslado del paciente a un centro útil.

En víctimas en parada cardiorrespiratoria se recomienda hacer el recalentamiento con circulación extracorpórea, por lo que este tipo de pacientes deberían ser trasladados a un centro útil que dispusiese de bomba de circulación extracorpórea u oxigenador de membrana extracorpórea.

Soporte vital avanzado en hipotermia

En una hipotermia grave los signos vitales pueden estar ausentes o no ser perceptibles. Por ello, antes de llegar a la conclusión de paro cardíaco, lo recomendable es la monitorización cardíaca durante, al menos, un minuto.

Por debajo de 24 grados la víctima suele estar aparentemente muerta, por lo que la ausencia de reflejos y la dilatación pupilar no deben considerarse signos de muerte. Se debe iniciar la reanimación cardiopulmonar inmediatamente y, una vez iniciada, no se debe interrumpir hasta llegar al hospital de referencia.

La reanimación cardiopulmonar en hipotermia tiene ciertos aspectos particulares:

- La reanimación cardiopulmonar debe ser intensiva y prolongada. Cobra especial importancia el axioma que dice que «nadie está muerto si no está caliente y muerto».

- Monitorización continua.
- Una oxigenación adecuada es esencial para estabilizar el miocardio, por lo que todas las víctimas deben recibir oxígeno suplementario.
- La ventilación mecánica debe afrontarse con una estrategia ventilatoria protectora, aplicando presión positiva al final de la espiración y usando un volumen corriente bajo.
- La fluidoterapia ha de hacerse con sueros calientes sin lactato, ya que este ion puede provocar una acidosis metabólica.
- Cuando la temperatura central no supera los 30 grados, la amiodarona y la adrenalina han de administrarse con prudencia, ya que los receptores adrenérgicos responden mal a bajas temperaturas y la disminución de su metabolismo puede llevar a concentraciones plasmáticas potencialmente tóxicas.
- Los expertos no recomiendan administrar fármacos en reanimación cardiopulmonar mientras el paciente esté por debajo de 30 grados.
- Cuando la temperatura central con el recalentamiento supere los 30 grados, los intervalos entre las sucesivas dosis de los fármacos se deben multiplicar por dos hasta que dicha temperatura sea próxima a la normal.
- Las arritmias no malignas tienden a resolverse espontáneamente al normalizar la temperatura central. La bradicardia sinusal se puede considerar fisiológica y no hace falta utilizar marcapasos, salvo que persista tras el recalentamiento.
- La desfibrilación no suele ser efectiva hasta que la temperatura central haya superado los 30 grados.
- Se administrarán un máximo de tres descargas a máxima dosis (360 J) y solo se volverá a intentar cuando supere los 30 grados.

MORDEDURAS DE ANIMALES Y HUMANOS

Las mordeduras de humanos y otros mamíferos (principalmente perros y gatos) son comunes y, en ocasiones, causan morbilidad importante e incapacidad. Las manos, los miembros inferiores y la cara son las áreas más frecuentemente afectadas, aunque las mordeduras de humanos a veces pueden involucrar las mamas y los genitales.

Las mordeduras por animales, como el perro, el gato, etc. constituyen heridas por desgarro y muy contaminadas, pues en su boca hay una gran cantidad de gérmenes y pueden transmitir, además, virus como el de la rabia y bacilos como el productor del tétanos.

Las heridas por mordeduras de serpientes y otros animales venenosos, además de ser heridas contaminadas, inoculan sustancias venenosas que pueden ocasionar cuadros muy graves, por lo que requieren tratamientos específicos. También pueden producir cuadros alérgicos igualmente graves. La boca de las serpientes está muy infectada, por lo que al riesgo del veneno más o menos tóxico, se asocia el peligro de infección y transmisión del tétanos.

Las heridas por mordedura humana son más raras y pueden producirse por agresión o como autolesión de lengua y labios, frecuentes en caídas, ataques epilépticos, etc. también son heridas muy contaminadas y la infección es la complicación más frecuente.

Todas requieren, por sus características, un tratamiento especial.

Las heridas por picadura son heridas punzantes en las que se inoculan sustancias venenosas y cuya importancia vendrá determinada más por los efectos del veneno sobre el organismo que por la lesión propiamente dicha. Un ejemplo son las picaduras de avispa, las picaduras de escorpión, etc. Estos efectos pueden ser:

- A nivel local:
  - Dolor.
  - Picor.
  - Enrojecimiento.
  - Inflamación.
  - Ampollas.
- A nivel general:
  - Reacciones alérgicas.
  - Efectos del propio veneno.

Actitud a seguir ante una herida

Las medidas que hay que seguir ante una herida son:

- Lavado de manos y utilización de guantes si se dispone de ellos.
- Lavar con agua y jabón o suero fisiológico dirigiendo el chorro hacia los bordes y «barriendo» con movimientos de dentro hacia fuera.
- Desinfectar con povidona yodada (Betadine®), soluciones alcohólicas o agua oxigenada.
- Cubrir con apósitos estériles.
- Si es una herida profunda y sangrante, contener la hemorragia y trasladar urgentemente a un centro sanitario. No dar de comer ni de beber.
- Si se trata de una herida penetrante en el tórax o el abdomen o por empalamiento, no extraer nunca el cuerpo extraño que pueda haber enclavado. Se ha de inmovilizar.
- Si se observa salida de aire en una herida en el tórax, se ha de colocar un apósito que selle la herida de forma parcial, de modo que permita la salida de aire, pero no su entrada. Actuará de válvula.
- Si se trata de una herida penetrante en el abdomen, se cubre con apósito estéril sin intentar reintroducir contenido intestinal si hubiese evisceración.
- Ante una amputación, además de vigilar el estado general del herido, se debe tratar la herida controlando la hemorragia y, si procede, colocar un torniquete. El miembro amputado se cubrirá con apósitos estériles, se colocará dentro de una bolsa de plástico o recipiente con hielo en su interior y se trasladará junto con el herido.
- Si se trata de una mordedura o picadura por un animal venenoso, además de tratar la herida, se debe controlar en todo momento el estado general y trasladar a un centro sanitario para que reciba el tratamiento específico.
- Vigilar siempre las constantes vitales.

Actitud a seguir ante una mordedura de serpiente u otro animal venenoso

En caso de mordedura de serpiente u otro animal venenoso se debe actuar de la siguiente forma:

- Acostar al accidentado y tranquilizarle. Evitar que realice movimientos.
- Acudir lo antes posible a un centro sanitario.
- Aportar la serpiente en caso de captura, para su identificación y confirmación como venenosa.
- Evitar remedios caseros, incisiones, succión de heridas, torniquetes, etcétera.
- Colocar una ligadura por encima de la herida, no sobre ella (entre la herida y el corazón), que impida únicamente el retorno venoso (compresor venoso).
- Mantener en reposo la zona afectada. Se inmovilizará la extremidad afectada y se colocará hielo o toallas frías en la zona mordida.
- Desinfectar la herida.
- Valorar el estado general de la víctima. Controlar el nivel de conciencia, respiración y pulso.

PROHIBICIONES ANTE CUALQUIER HERIDA

En caso de herida, no se han de realizar técnicas que no se conozcan con precisión:

- No tocar las heridas con las manos sucias, con la boca o con otro material sin esterilizar.
- No soplar sobre la herida.
- No tocar o intentar limpiar coágulos de sangre.
- No colocar algodón absorbente sobre una herida sangrante o sobre una quemadura.
- No aplicar apósitos adhesivos directamente sobre las heridas.
- No desprender con violencia la ropa de cubre una herida ni desprender objetos enclavados.
- No aplicar vendajes húmedos.
- No colocar vendajes demasiado apretados ni demasiado flojos sobre una herida.
- No lavar heridas producidas por la fractura de un hueso. Son heridas profundas que se deben tratar a nivel hospitalario.

PICADURAS DE INSECTOS

Las picaduras de los insectos son pequeñas heridas de carácter punzante producidas principalmente por insectos, artrópodos y animales marinos a través de las cuales inyectan o inoculan sustancias tóxicas que actúan bien a nivel local o en todo el cuerpo dependiendo del tipo de tóxico, la cantidad inoculada y la respuesta del organismo frente a este. No todas las personas reaccionan de la misma forma a estas picaduras. Los insectos más habituales inoculadores de veneno son abejas, avispas y abejorros.

Las manifestaciones pueden ser locales o generales.

- Locales: se presentan con mayor frecuencia y pueden ser:
  - Dolor.
  - Inflamación en forma de ampolla blanca, firme y elevada.
  - Enrojecimiento de la piel en el área de la picadura.
- Generales: se presentan como respuesta del organismo a la entrada del tóxico:

– Reacción alérgica.
– Picor generalizado.
– Inflamación de labios y lengua.
– Dolor de cabeza.
– Malestar general.
– Sudoración abundante.
– Dificultad para respirar.
– Ansiedad, pudiendo llegar al *shock*, coma y muerte.

Primeros auxilios ante picaduras:

- Reposo de la víctima, tranquilizarla e inmovilizar la zona afectada.
- Localizar la picadura.
- Quitar al herido todo elemento que pueda presionarle en caso de que se inflame la zona.
- Lavar y desinfectar la zona de la picadura. No utilizar desinfectantes que coloreen la herida.
- Retirar el aguijón si se tiene experiencia en la técnica con unas pinzas desinfectadas y sin comprimir el saco venenoso del extremo del aguijón.
- Aplicar frío sobre la zona.
- Mantener la zona afectada en reposo.
- Valorar periódicamente el estado de la víctima. Alertar en caso de signos de gravedad y traslado a centro asistencial.
- Si hay signos de gravedad por reacción alérgica generalizada, aplicar medidas de soporte vital.
- No hacer torniquetes.
- No hacer incisiones en la herida.
- No succionar la herida.

En caso de picadura de garrapata, se debe realizar la extracción de la garrapata con pinzas finas de borde liso introduciendo la pinza entre la cabeza y la piel (nunca sobre el cuerpo). Posteriormente, se debe aplicar una tracción constante y firme de forma perpendicular a la piel hasta que se extraiga el artrópodo. Si después de la extracción quedara alguna parte de la garrapata dentro de la piel, se debe realizar una biopsia del punto de inoculación, ya que existe el riesgo de que se produzca una parálisis neurotóxica al quedar las glándulas salivales y la neurotoxina en el paciente.

Tras la extracción se debe aplicar un desinfectante local (povidona yodada) y vigilar la posible aparición de otras complicaciones, ya sean infecciones locales o infecciones secundarias por *Staphilococcus aureus* o *Streptococcus* del grupo A, granuloma o alopecia en el punto de la picadura.

Las enfermedades que con mayor frecuencia se pueden producir tras la picadura de una garrapata en España son la fiebre botonosa mediterránea, la borreliosis de Lyme y la fiebre recurrente.

Los síntomas más frecuentes de la picadura son picor, enrojecimiento e hinchazón de la piel que rodea la zona donde está agarrada la garrapata. Las garrapatas pueden quedarse adheridas a la piel durante varias semanas y se van hinchando a medida que chupan sangre. A veces, la garrapata se ha caído y lo que se ve es una costra redondeada de color marrón oscuro, casi negro.

Picaduras de escorpión

En España solo hay dos especies con peligro potencial para el ser humano: el escorpión amarillo o alacrán y el escorpión negro. En cualquier caso, el riesgo de casos graves es mucho menor que en el caso de las arañas. En general, se tratan como otras picaduras.

Los escorpiones pican e inoculan su veneno a través del aguijón situado al final de la cola. Para evitar la absorción del veneno, se recomienda elevación del miembro afectado y aplicar frío local. Como analgésico, puede ser útil la administración de anestésico local y, al igual que con las arañas, se deber valorar la administración de la vacuna antitetánica.

PUNTOS CLAVE

- El grado de la lesión (profundidad de la quemadura) es el resultado de la intensidad del efecto del agente y la duración de la exposición.
- El método más empleado para calcular la extensión del área corporal quemada es la regla de los nueve o de Wallace. Solamente se aplica en las quemaduras de segundo y tercer grado.
- Ante la sospecha de lesión inhalatoria, debe hacerse una intubación orotraqueal cuanto antes.
- Cualquier paciente con quemaduras en más del 20 % de la superficie corporal requiere reanimación con líquidos.
- Ante una víctima de accidente eléctrico la prioridad es la propia seguridad del equipo de rescate.
- En las quemaduras por agentes químicos, la descontaminación deberá realizarse en un área ventilada, mediante lavado de arrastre con abundante agua, a poder ser mezclada con jabón, durante 10 minutos como mínimo.

- La base del tratamiento del golpe de calor es el manejo siguiendo el esquema ABCDE y enfriar rápidamente al paciente.
- La gravedad de las lesiones por frío depende de la temperatura, de la duración de la exposición, de las condiciones ambientales, del uso de ropa adecuada y del estado general del paciente.
- Las temperaturas bajas, la inmovilidad, la exposición prolongada, la humedad, la presencia de enfermedades vasculares periféricas y las heridas abiertas incrementan la gravedad del daño general.
- Tras producirse la picadura de garrapata, lo más importante es su extracción lo antes posible. Todos los métodos son eficaces, pero la manipulación, impregnación en aceite y la extracción manual se asocian a un mayor número de complicaciones; la retirada con pinzas es el método de elección, pues disminuye el riesgo de transmisión de enfermedades al conseguir extraer al artrópodo completo.

BIBLIOGRAFÍA

Arriagada C. Manejo multidisciplinario del gran quemado. Revista Médica Clínica Las Condes. 2016;27(1):38-41.

Avellanas Chavala ML, Ayala Gallardo M, Soteras Martínez Í, Subirats Bayego E. Management of accidental hypothermia: A narrative review. Med Intensiva (Engl Ed). 2019 Dec;43(9):556-568. English, Spanish.

Avellanas ML, Ricart A, Botella J, Mengelle F, Soteras I, Veres T, Vidal M. Manejo de la hipotermia accidental severa [Management of severe accidental hypothermia]. Med Intensiva. 2012 Apr;36(3):200-12.

Bartolomé RT. Plan de cuidados de enfermería en el paciente gran quemado. Trabajo de fin de grado. Universidad de Zaragoza; 2019.

Del Peral Samaniego MP, Costa Roig A, Diéguez Hernández-Vaquero I, Lluna González JM, Vila Carbó JJ. Mordeduras de perro, un problema vigente en nuestro entorno. Cir Pediatr. 2019 Oct 1;32(4):212-6.

Estefanía Díez M, Alonso Peña D, García Canoa P, López Gamo A. Tratamiento de la mordedura por víbora en España. Semergen. 2016;42(5):320-6.

European Burns Association. European practice guidelines for burn care. Versión 4. 2017. Disponible en: https://www.euroburn.org/wp-content/uploads/EBA-Guidelines-Version-4-2017.pdf

Julián Jiménez A. Manual de protocolos y actuación en urgencias. 4ª edición. Toledo: Complejo Hospitalario de Toledo-Bayer Healthcare; 2014.

Las Heras Mosteiro J, González Luna J. Actitud ante la picadura de garrapata. Revisión. SEMG. 2011;140:492-8.

Maguiña-Vargas C, Chincha-Lino O, Vilcapoma-Balbín P, Morante D. (2020). Actualización en clínica y terapia de mordedura de serpiente (ofidismo). Revista Médica Herediana. 2020;31(1):48-55.

Morales Torres J. Plan de cuidados de enfermería para el adulto gran quemado en el servicio de urgencias hospitalaria. Tesis doctoral. Facultad de Enfermería y Nutrición. Universidad Autónoma de San Luis Potosí; 2017.

Tapia F.L. Cuidados enfermeros en la unidad de quemados. Editorial Vértice; 2008.

Vázquez Outeiriño M, Fernández de Prado P. Cuidados de enfermería en la unidad de quemados críticos; 2020.

Movilización e inmovilización del paciente traumático

45

Ó. Estraviz Paz

OBJETIVOS

- Conocer las distintas técnicas de movilización del paciente traumático.
- Diferenciar la técnica de movilización más adecuada según las necesidades del paciente traumatizado.
- Conocer los métodos de inmovilización disponibles para el paciente traumatizado.
- Adquirir los conocimientos necesarios para la aplicación del método de inmovilización más adecuado según las necesidades del paciente traumatizado.
- Relacionar los conocimientos adquiridos en los capítulos anteriores de esta sección con lo expuesto en este capítulo para dar una atención integral al paciente traumatizado.

INTRODUCCIÓN

La enfermedad traumática sigue siendo la primera causa de muerte en personas menores de 45 años en el mundo occidental, lo que da una idea de la importancia de la actuación y estabilización inicial abordada por los integrantes de los servicios de emergencias sanitarias.

 La distribución trimodal en la mortalidad de la enfermedad traumática, y el concepto de hora de oro o diez minutos de platino.

Una de las primeras actuaciones en el paciente traumatizado es la inmovilización y movilización, medidas que, de ser aplicadas correctamente, ayudarán a la prevención de lesiones secundarias y mejorarán el bienestar del paciente.

Es importante conocer los siguientes conceptos:

- Movilización: es el conjunto de técnicas destinadas al desplazamiento del paciente desde el lugar donde se encuentra (domicilio, hospital, lugar del accidente) hasta un lugar más seguro (ambulancia, camilla, etc.) o hasta su lugar de destino, sin que ello suponga un agravamiento de su patología o lesiones.
- Inmovilización: procedimiento o técnica que limita, de manera temporal o permanente, los movimientos de todo el cuerpo o de una parte (hueso, articulación, etc.) con el objetivo principal de no empeorar las lesiones existentes y de contribuir a mejorar el dolor.
- Extracción: evacuación reglada de un paciente desde el lugar del incidente hasta la posición definitiva de trabajo de decúbito supino.

- Extricación: liberación de un paciente que no puede salir por sus medios y que se encuentra atrapado por alguna estructura como consecuencia del accidente.
- Alinear: colocar las extremidades y el cuerpo en la posición más anatómica posible, con la intención de formar un bloque a partir del cual movilizar al afectado con los mínimos riesgos, o como paso previo a la inmovilización de una extremidad.
- Tracción: maniobra reglada de tirar distalmente con suavidad, pero con firmeza, de una extremidad lesionada que debe ser inmovilizada para separar discretamente los dos extremos del foco de la fractura e intentar evitar que se sigan lesionando los tejidos blandos circundantes o que se afecte la circulación.
- Reducción: movimiento o técnica que pretende devolver a su situación original una fractura o luxación.

Por otra parte, hay que saber que cualquiera de estas técnicas y métodos aplicados de forma inadecuada pueden agravar o provocar lesiones añadidas a las que ya presenta el paciente, por lo que es imprescindible que los enfermeros que se dedican a la atención de urgencias y emergencias, tanto de forma extrahospitalaria como hospitalaria, conozcan y sepan aplicar estos métodos y técnicas adecuadamente.

REGLAS GENERALES DE LA MOVILIZACIÓN E INMOVILIZACIÓN

A la hora de movilizar e inmovilizar a un paciente traumático hay que preguntarse por qué inmovilizar, con qué movilizar e inmovilizar y cuándo hacerlo, por las posibles complicaciones que una mala movilización o inmovilización pueden conllevar.

Entre los objetivos de la inmovilización cabe destacar:

- Evitar el dolor.
- Disminuir la yatrogenia.
- Mejorar el bienestar del paciente.
- Corregir las deformidades.
- Limitar el movimiento.

De la misma manera, antes de movilizar a un paciente hay que plantearse el material y el personal necesarios, así como tener perfectamente clara una serie de cuestiones:

- ¿A dónde?
- ¿Por dónde?
- ¿Con qué?
- ¿Cuándo?
- ¿Quiénes?

A pesar de que el dispositivo ideal de inmovilización o movilización no existe, hay un consenso general sobre las características que deben cumplir los materiales destinados a tal fin:

- Permitir el acceso rápido a la vía aérea.
- No dificultar las maniobras de reanimación.
- Ser de fácil aplicación.
- Almacenamiento fácil que ocupe poco espacio.
- Conseguir la inmovilización deseada.
- Acomodable a todo tipo de pacientes.
- Ser radiotransparente.
- No provocar yatrogenia.
- Ligero, transportable y sencillo.
- De fácil lavado y reutilizable.
- Económico.

 Siempre hay que inmovilizar al paciente antes de movilizarlo.

Asimismo, debe tenerse en cuenta que la movilización e inmovilización del paciente traumático no se limita solo a la

escena inicial en el punto del accidente. También se inmoviliza para el trasporte en ambulancia, en la transferencia del paciente en el hospital y en los traslados interhospitalarios.

En agosto de 2016 se publicó un documento de consenso (*Spinal motion restriction in the trauma patient. A joint position statement*) firmado por el Comité de Trauma del Colegio Americano de Cirujanos, el Colegio Estadounidense de Médicos de Emergencia y la Asociación Nacional de Médicos de Servicios de Emergencias en relación con el papel de los tableros espinales y la inmovilización espinal en el ámbito prehospitalario.

 Si bien las técnicas actuales limitan o reducen el movimiento no deseado de la columna vertebral, no proporcionan una verdadera inmovilización espinal. Por esta razón, el término «restricción de la movilidad espinal» (RME o *spinal motion restriction*, SMR)» se prefiere al de «inmovilización espinal», aunque ambos términos se refieren al mismo concepto. El objetivo de la restricción de la movilidad espinal y de la inmovilización espinal en el paciente traumatizado es minimizar el movimiento no deseado de la columna vertebral potencialmente lesionada.

En líneas generales, existe consenso en recomendar la inmovilización espinal previa a la movilización en los siguientes supuestos:

- Nivel de consciencia alterado de forma aguda (p. ej., Escala de coma de Glasgow < 15, evidencia de intoxicación).
- Dolor en la línea media del cuello o la espalda o alteración de la sensibilidad.
- Signos o síntomas neurológicos focales (p. ej., entumecimiento o debilidad motora).
- Deformidad anatómica de la columna vertebral.
- Circunstancias o lesiones distractoras (p. ej., fractura de huesos largos, lesiones por aplastamiento, quemaduras grandes, angustia emocional, barrera de comunicación, etc.) o cualquier lesión similar que afecte la capacidad del paciente para colaborar a un examen válido.

 No hay indicación para la restricción de la movilidad espinal en el trauma penetrante (de manera rutinaria).

DISPOSITIVOS DE INMOVILIZACIÓN

Collarín cervical

Los collarines rígidos son los indicados en el manejo del paciente con traumatismo grave. Cuentan con cuatro puntos de apoyo (mentoniano, esternal, occipital y cervicodorsal) y un orificio anterior que permite comprobar el pulso carotídeo, observar el cuello y el acceso a la vía aérea. Tienen diferentes tallas dependiendo del fabricante (**Fig. 45-1**).

 El collarín cervical tipo Philadelphia también se conoce como SOMI, que son las siglas en inglés de *sternooccipital mandibular immobilizer*.

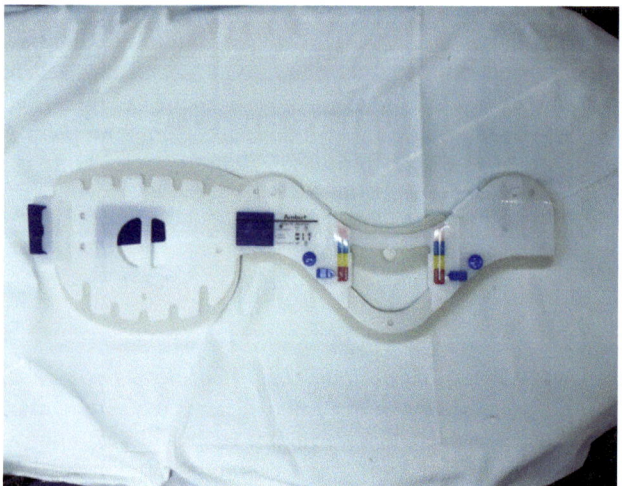

Figura 45-1. Collarín cervical rígido.

Para la adecuada inmovilización de la columna cervical, esta debe estar en posición neutra y alineada. Los collarines limitan la flexión en un 90 % y la extensión, rotación y flexión lateral en un 50 %, lo que hace necesarios elementos complementarios como la inmovilización manual o un inmovilizador de cabeza que impida los movimientos de rotación (**Fig. 45-2**).

 La mayoría de los fabricantes recomiendan el almacenamiento plano de los collarines cervicales para prevenir su deterioro.

En muchas situaciones clínicas puede ser complicado discernir en qué pacientes es necesaria la colocación de un collarín cervical, máxime cuando se sabe que una inmovilización excesiva puede también conllevar riesgos para los pacientes.

Se puede utilizar un algoritmo basado en el *Maine EMS Spinal Assessment Protocol* para la toma de decisiones en estos pacientes (**Fig. 45-3**).

No obstante, las guías NICE de 2016 sobre valoración y manejo inicial del traumatismo espinal recomiendan evaluar si la persona tiene un alto, bajo o ningún riesgo de lesión cervical utilizando la regla canadiense de valoración espinal de la siguiente manera (**Fig. 45-4**):

La persona tiene un alto riesgo si presenta al menos uno de los siguientes factores:

- Tiene 65 años o más.
- Mecanismo lesional peligroso (caída de más de un metro o 5 pasos, carga axial en la cabeza, colisión de vehículos a alta velocidad, vuelco, expulsión de un vehículo a motor, accidente con vehículos recreativos motorizados, colisión de bicicleta, accidentes de equitación).
- Parestesias en extremidades superiores o inferiores.

La persona tiene un bajo riesgo si presenta al menos uno de los siguientes factores:

- Está involucrada en un accidente por alcance de menor importancia.
- Está cómoda en posición sentada.

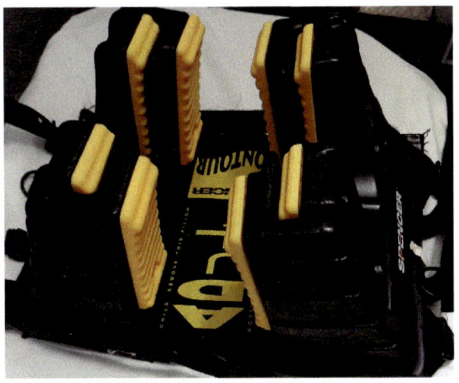
Figura 45-2. Inmovilizador de cabeza.

- Ha deambulado en algún momento desde el accidente.
- No presenta dolor ni aumento de la sensibilidad en la línea media de la columna cervical.
- Retraso en la aparición de dolor en el cuello.

La persona se mantiene en bajo riesgo si:

- No puede girar activamente el cuello 45° a la izquierda y la derecha (el rango de rotación del cuello solo puede evaluarse con seguridad si la persona tiene un riesgo bajo y no existen factores de alto riesgo).

La persona no tiene ningún riesgo si:

- Presenta algún factor de bajo riesgo de los anteriormente citados.
- Es capaz de realizar una rotación activa de 45° del cuello a derecha e izquierda.

! - Tener en cuenta que para la aplicación de la regla canadiense el paciente debe estar alerta (Glasgow = 15), estable (presión arterial sistólica ≥ 90 mm Hg y frecuencia respiratoria entre 10 y 24 rpm a la llegada) y cooperador (sigue órdenes y no está agitado).
- El traumatismo debe ser agudo (sucedido en las últimas 8 h), el paciente >16 años, con traumatismo no penetrante, sin parálisis, ni enfermedad vertebral.

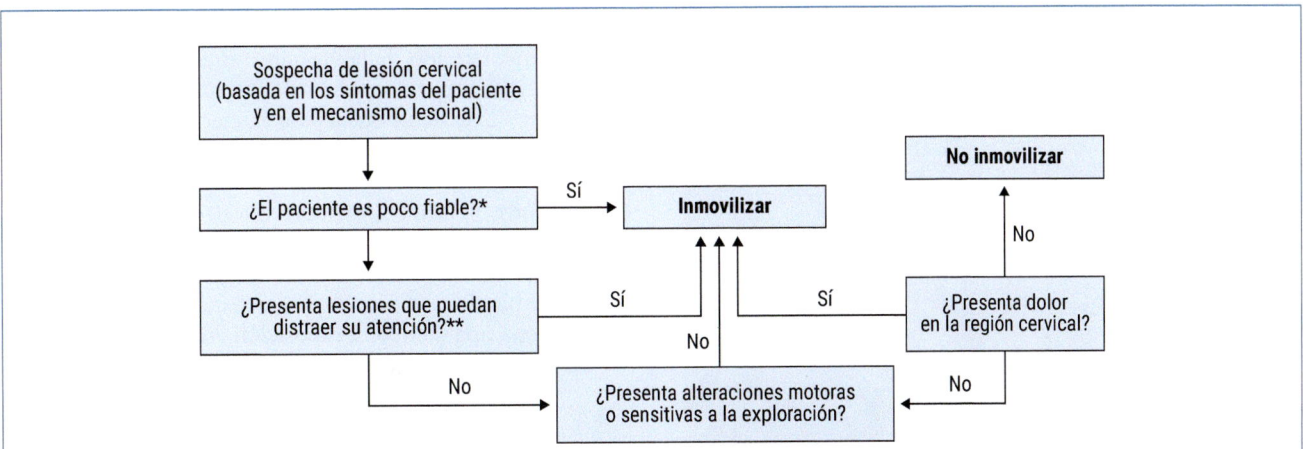
Figura 45-3. Algoritmo para la toma de decisiones de inmovilización cervical. *Lo es si no está tranquilo, cooperador, sobrio y alerta; **Se incluyen todas aquellas que, por ser dolorosas, puedan enmascarar un posible dolor a nivel cervical.

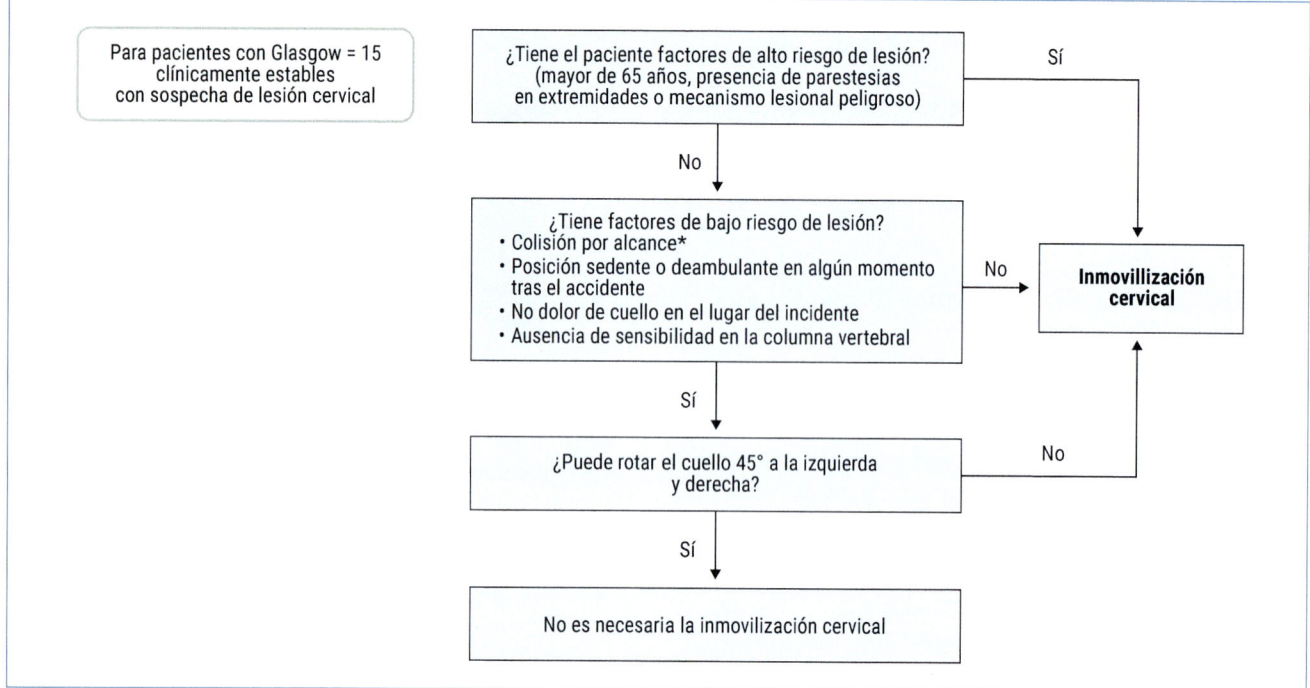

Figura 45-4. Regla canadiense de valoración espinal. *De las colisiones por alcance como factores de bajo riesgo se excluyen: los alcances que proyectan al vehículo contra tráfico que circula en otra dirección, los alcances por vehículos a alta velocidad, camiones o autobuses y los que producen vuelco del vehículo.

Colocación del collarín

Para colocar el collarín se han de seguir los siguientes pasos:

1. Colocación de la columna cervical en posición neutra, siempre que no origine contracciones dolorosas de la musculatura del cuello, déficit neurológico o complicaciones de la vía aérea.
2. Decidir la talla del collarín, midiendo la distancia entre el trapecio (o hueco supraclavicular) y el borde infe-

rior de la mandíbula sin olvidar retirar la ropa, el pelo, etcétera.
3. Mientras un rescatador mantiene la inmovilización de la columna cervical en posición neutra, el otro pondrá el collarín. Si el paciente está tumbado en decúbito supino, primero se debe colocar la parte posterior y luego la anterior, asegurándose de la adecuada posición de las cintas de sujeción. Si el paciente está sentado, primero se coloca la parte anterior y luego la posterior.
4. En el caso de que el paciente fuera portador de un casco, este será retirado antes de poner el collarín: para ello son necesarios dos rescatadores (**Fig. 45-5**).

Técnica de retirada de casco

El casco debe retirarse al principio del proceso de evaluación para conseguir:
- Manejo adecuado de la vía aérea: si es un casco integral, no permite hacer maniobras de apertura de la vía aérea, ni acceder a la cavidad bucal para extraer un cuerpo extraño. Tampoco permite medir el tamaño del Guedel, ni aplicar ventilación a presión positiva con balón resucitador.
- Una correcta inmovilización cervical: el casco no permite colocar una posición cervical neutra. Impide también una correcta inmovilización cervical y colocar un collarín.
- Una exploración óptima: para detectar posibles lesiones, es precisa una completa exposición craneal.
- Un traslado adecuado con una correcta inmovilización.

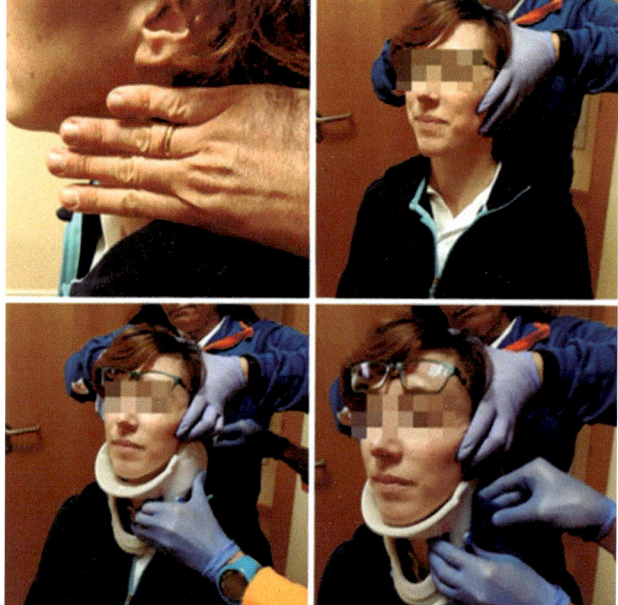

Figura 45-5. Técnica de colocación de collarín cervical.

 La retirada del casco se considera indispensable para el correcto manejo inicial del paciente politraumatizado.

La técnica de retirada del casco debe realizarse por dos profesionales entrenados, de la siguiente forma (**Fig. 45-6**):

1. La extracción se hace una vez colocado el paciente en decúbito supino y correctamente alineado. En caso de encontrar al paciente en decúbito prono, habrá que realizar el giro en bloque.
2. Una vez en decúbito supino, el interviniente situado en la cabeza del paciente mantiene la alineación de la cabeza de manera continua, situando ambas manos a los lados del casco, con los dedos en la mandíbula del accidentado, mientras el segundo suelta la correa de fijación.
3. El segundo rescatador pasa a inmovilizar la columna cervical, colocando una mano en la región occipital, apoyando el antebrazo en el suelo, y la otra mano en la mandíbula, fijando el cuello como si fuera un collar.
4. El primer interviniente introduce las manos en los bordes laterales y desliza lentamente el casco efectuando pequeños movimientos basculantes, levantando ligeramente la parte anterior para superar la nariz y la posterior para pasar el occipucio.
5. En el momento de la extracción hay que coordinarse para mantener la posición neutra y evitar una hiperextensión cervical por la caída brusca del peso de la cabeza.
6. Después de retirar completamente el casco, el primer interviniente releva al segundo en la inmovilización cervical: coloca las palmas de las manos a cada uno de los lados de la cabeza, manteniendo ligera tracción y la alineación, y apoya los antebrazos sobre sus propios muslos.
7. El segundo interviniente mide el cuello y ajusta el tamaño del collarín. Retira cabello, joyas o ropa que puedan dificultar la técnica, coloca el collarín y lo ajusta con el sistema correspondiente.
8. A continuación, si fuera necesario, se rellena el hueco que queda entre la cabeza y el suelo.
    9. El control manual debe mantenerse hasta que se complete la inmovilización con el dispositivo tetracameral (tipo Dama de Elche).

Inmovilizador de cabeza

El inmovilizador tetracameral es un dispositivo complementario al uso del collarín cervical. Generalmente se compone de 5 piezas:

- Una base almohadillada de forma rectangular, que se fija a la camilla de cuchara o tablero espinal.
- Dos limitadores laterales tridimensionales, de aspecto trapezoidal en la mayoría de los modelos, con un orificio circular en el medio destinado a facilitar la comunicación con el paciente y a controlar una posible otorragia.
- Dos cintas, una mentoniana y otra frontal, para fijar bien las piezas entre sí y limitar el movimiento de flexoextensión y lateralización cervical.

Todos sus componentes son de superficie plástica y van unidos mediante velcros, lo que facilita su colocación, desmontaje y lavado.

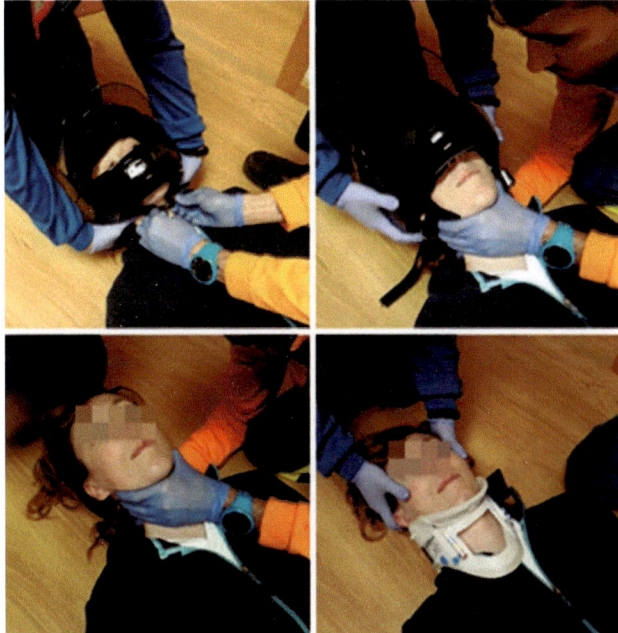

Figura 45-6. Técnica de retirada de casco.

Inmovilizador pélvico

Las fracturas pélvicas son consecuencia de impactos de alta energía. Pueden provocar hemorragias masivas y amenazantes para la vida. La reducción anatómica y estabilización de fracturas pélvicas previene la pérdida de sangre mediante la reducción del volumen pélvico y la limitación del sangrado en el foco de fractura, lo que reduce la necesidad de transfusiones y la estancia hospitalaria. La estabilización externa de la pelvis ha demostrado mejorar la supervivencia en pacientes con fracturas pélvicas inestables (**Fig. 45-7**).

Los inmovilizadores pélvicos son compatibles con todas las pruebas de imagen (radiología convencional, tomografía axial computarizada, resonancia magnética nuclear, etc.). Crean una presión circunferencial igual y simétrica en todos los puntos de la pelvis por medio de un sistema de poleas (**Fig. 45-8**).

Técnica de colocación:

1. El cinturón se coloca debajo de la pelvis, movilizando al paciente en bloque si es necesario.
2. Si es necesario, se dobla o se corta el cinturón, procurando dejar unos 6-8 cm entre los extremos.
3. Tras colocar el sistema de poleas con velcro, se tira de la polea para crear una presión circunferencial en toda la pelvis.
4. Después de fijar el sistema, se anota la fecha y hora de colocación.

!
- Si se va a colocar una sonda vesical, debe hacerse antes de colocar el inmovilizador pélvico.
- Evaluar antes la presencia de heridas y el estado de la piel.
- El inmovilizador no debería permanecer colocado más de 24 horas.
- No se recomienda su uso en niños de menos de 24 kg.

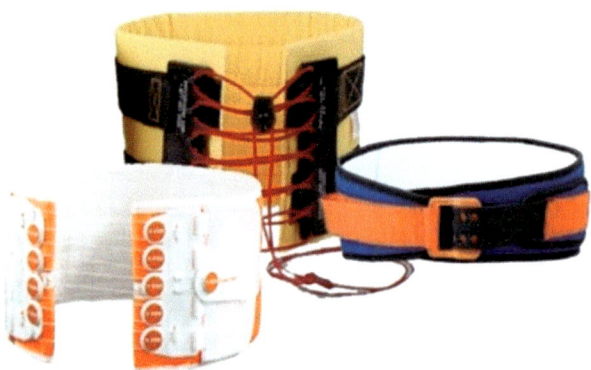

Figura 45-7. Distintos tipos de inmovilizadores pélvicos.

Férulas de inmovilización de miembros

Son unos dispositivos de urgencias destinados a la inmovilización de extremidades superiores e inferiores. Hay de varios tipos:

- Férulas de Kramer. Son férulas rígidas deformables, de acero maleable que se forran con vendas para colocarlas a los pacientes. Se pueden moldear fácilmente para adaptarlas a las diferentes angulaciones. Sirven para entablillar y mantener inmovilizada la extremidad de un paciente en todo tipo de fracturas, incluso con luxación. No son muy prácticas en el ambiente extrahospitalario ya que ocupan mucho sitio en la ambulancia.
- Férulas hinchables o neumáticas. Son de plástico o de caucho que, al inflarse, se adaptan a la forma de la extremidad y la inmovilizan. Suelen ser transparentes. Se ajustan mediante una cremallera. Para inflarlas y desinflarlas tienen una válvula. Están formadas por varias cámaras de aire que permiten una mejor adaptación a la extremidad afectada. Las hay específicas para extremidades superiores y para inferiores. No se amoldan bien a las deformidades de las fracturas, pero permiten visualizar si el miembro fracturado presenta sangrado durante el traslado si son transparentes. Además, la presión del hinchado facilita el control de hemorragias. Su inconveniente es que se pinchan con facilidad y que no son versátiles, hay que llevar una para cada cosa (codo, antebrazo, tobillo, rodilla).
- Férulas de vacío. Están fabricadas con un material plástico, opaco, duro y aislante, con una doble cámara interior rellena de unas bolas de poliespán que se compactan al hacer el vacío y se adaptan al miembro. Poseen una válvula de apertura y cierre a través de la cual se hace el vacío con una bomba o con el aspirador. Inmovilizan y se adaptan a la extremidad respetando su deformidad. Son muy útiles cuando no puede alinearse la extremidad para inmovilizarla, ya sea en fracturas o luxaciones. Una vez moldeadas y colocadas, se ajustan mediante cinchas de velcro. Normalmente en las ambulancias se suelen llevar de los dos tipos, para los miembros superiores y para los inferiores. Las de los miembros superiores también suelen utilizarse en fracturas de tobillo. Son radiotransparentes. Son de las férulas más utilizadas en el ambiente extrahospitalario (**Fig. 45-9**).

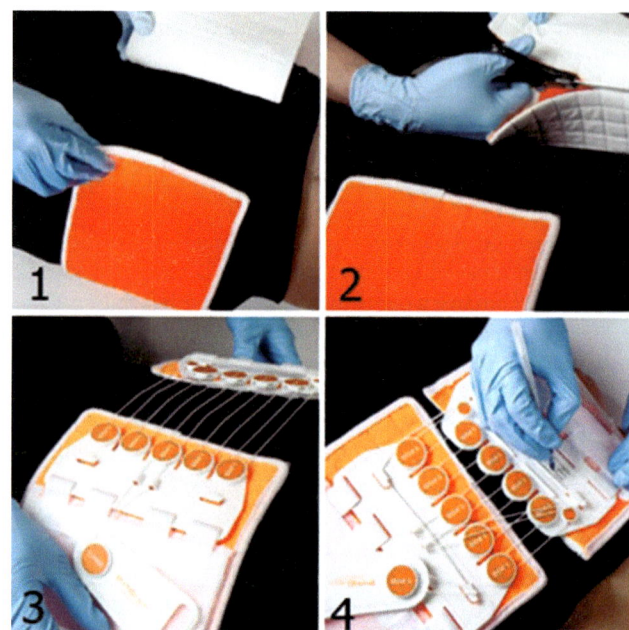

Figura 45-8. Técnica de colocación del inmovilizador pélvico.

- Férulas SAM Splint. Están fabricadas en aluminio ligero, recubierto de una capa de polivinilo. Se pueden moldear y doblar fácilmente para dar forma e inmovilizar el miembro en la posición adecuada. Indicadas para inmovilización de extremidades superiores y partes distales de las extremidades inferiores. Son reutilizables y radiotransparentes (**Fig. 45-10**).
- Férulas de tracción. Tienen forma de doble barra metálica, con un apoyo en la ingle del paciente y con un sistema de rueda dentada que permite hacer la tracción. Hay diferentes modelos (Hare, Thomas, Davis o Sager). Se utilizan para hacer tracción en las fracturas de la parte media o distal del fémur y pueden usarse con precaución en la fractura proximal de la tibia, cuando necesitan de una tracción fija y constante del eje de la extremidad; de esta forma se estabilizan los fragmentos, se disminuye el dolor y se evitan lesiones secundarias.

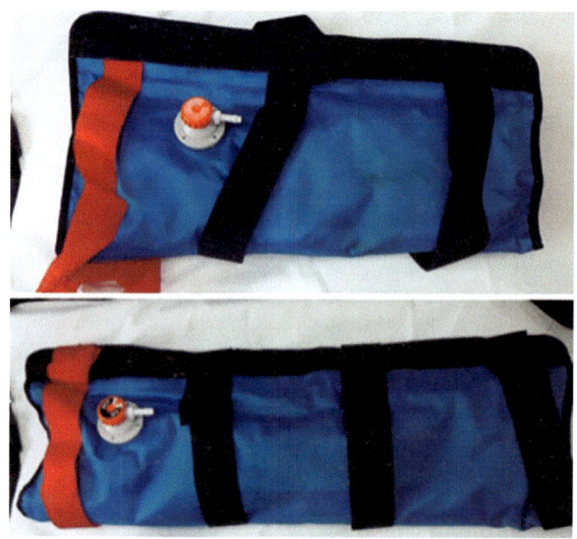

Figura 45-9. Férulas de vacío de miembro superior e inferior.

La férula de tracción no debe utilizarse en las fracturas de tercio proximal de fémur, ya que la banda de apoyo isquiático puede coincidir con el foco de fractura y ocasionar más daño que beneficio.

- Férulas de Matrix. Son de espuma semirrígida. Se adaptan a la medida del paciente. Tiene diferentes formas y tamaños para adaptarse a la extremidad afectada. Tienen unas cinchas de velcro para ajustarlas a la extremidad que hay que inmovilizar. Son lavables y transparentes a rayos X. Para uso con adultos y niños (**Fig. 45-11**).
- Férulas de neopreno (tipo Spencer Blue Splint). Llevan unas láminas interiores de aluminio que les confieren rigidez. Esta base semirrígida es parcialmente flexible y moldeable, lo que permite su adaptación a la posición de la extremidad que inmovilizar. Una vez colocada, se fija y se cierra por medio de unas bandas de velcro. Son reutilizables.

En general, para la colocación de las férulas de miembros se debe:

- Inspeccionar la lesión, retirar la ropa, relojes, anillos, etc., evitando manipulaciones intensivas (si es necesario, cortar la ropa).
- Comprobar la presencia de pulsos distales y la movilidad de los dedos.
- En fracturas abiertas, limpiar la herida con suero y cubrirla con apósitos o gasas estériles antes de inmovilizarlas.
- Seleccionar la férula del tamaño adecuado.
- Deslizar la férula por el miembro afectado mientras un ayudante mantiene una ligera tracción distal. Si la extremidad está muy angulada, se intentará alinear. Si al hacerlo se encuentra alguna resistencia, se altera la exploración o los pulsos distales, se debe inmovilizar en la posición encontrada. Resultan necesarias, en este caso, las férulas de vacío.
- La férula debe abarcar una articulación por debajo y otra por encima de la fractura.
- Manteniendo el miembro alineado en posición neutra se procederá a inflar o a hacer el vacío, comprobando que la presión aplicada no perjudica la perfusión del miembro.

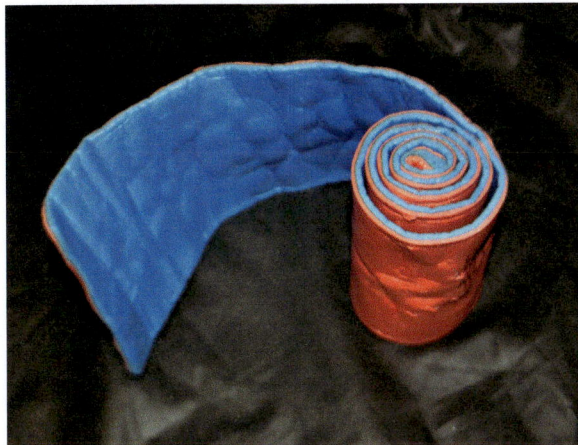

Figura 45-10. Férula de SAM Splint.

- Controlar pulsos, coloración y sensibilidad distal y vigilar el estado de la férula de manera periódica.
- Elevar el miembro para disminuir la inflamación y el edema, si es posible.

DISPOSITIVOS DE MOVILIZACIÓN

Tablero espinal largo

Uno de los elementos más utilizados en la movilización y transferencia del paciente en la atención extrahospitalaria es la tabla o tablero espinal.

 El tablero espinal no se recomienda ni para la inmovilización ni para el traslado de pacientes. Es un dispositivo para inmovilizar durante la movilización.

Hay varios modelos disponibles en el mercado, pero, en general, son tablas de superficie dura y lisa, de unos 4 cm de espesor, de diferentes materiales (madera o plástico principalmente), radiotransparentes y que tienen unas aberturas en las partes anterior, posterior y laterales para facilitar la fijación y transferencia del paciente. Se utilizan como complemento del collarín cervical y del inmovilizador de cabeza para mantener una buena alineación e inmovilización del eje cabeza-cuello-espalda. La fijación del paciente al tablero espinal mediante correas individuales o tipo araña es esencial antes de cualquier movilización con el paciente encima.

Pueden ser de dos tipos (**Fig. 45-12**):

- Cortos: sirven de apoyo de la cabeza, cuello y tronco; su principal uso se da durante la extricación.
- Largos: se utilizan para tumbar al paciente encima.

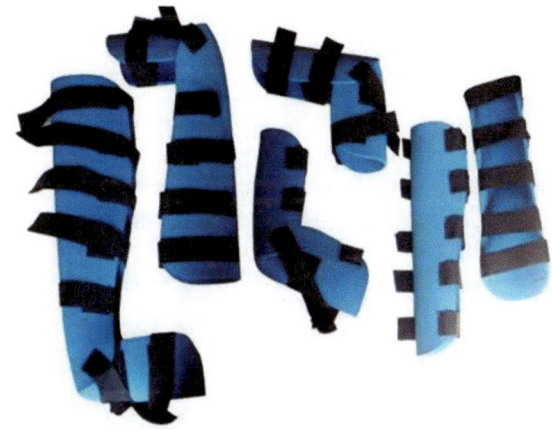

Figura 45-11. Férulas de tipo Matrix.

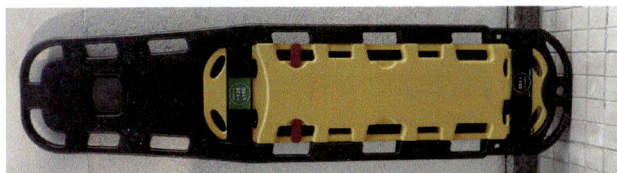

Figura 45-12. Tablero espinal largo.

Camilla de palas, de tijera, telescópica o de cuchara

Se trata de un soporte metálico formado por dos ramas radiotransparentes y simétricas longitudinalmente, ligeramente cóncavas, articuladas en sus extremos que, por medio de un sistema telescópico con anclajes, permite adaptarse a las diferentes longitudes. Tradicionalmente fabricada en aluminio.

Esta camilla es útil para la recogida, movilización y traslado del paciente hasta la camilla de la ambulancia; no es apta para su uso durante el transporte (**Fig. 45-13**).

Técnica de colocación (**Fig. 45-14**):

1. Ajustar las palas a la longitud del paciente con los anclajes telescópicos poniendo la camilla en paralelo.
2. Separar las dos mitades. La parte más ancha recogerá la cabeza y el tronco y la más estrecha, las piernas. No pasar las palas por encima del paciente.
3. Introducir cada una de las palas por un lateral del paciente mediante un mínimo volteo, primero de un lado y después del otro.
4. Ajustar la ropa del paciente para no dificultar el cierre de la camilla.
5. Cerrar la camilla (primero la cabeza y luego los pies) con cuidado de no pellizcar la piel del paciente.
6. Comprobar el correcto cierre, por el riesgo que conlleva de abrirse durante el traslado, lo que provocaría la caída del paciente.
7. Fijar el paciente a la camilla mediante cinturones individuales o tipo araña.
8. Retirarla antes de iniciar el traslado, ya que transmite, aumentadas, las vibraciones de la carretera y podría agravar las lesiones.

 Durante la colocación de la camilla de cuchara hay que evitar que empujar la ropa hacia el centro, lo que impediría el cierre de la camilla, ya que las ramas tienen que aproximarse hasta que el cierre coincida con la línea media del paciente. Puede utilizarse la nariz como guía.

DISPOSITIVOS DE INMOVILIZACIÓN

Férula espinal, férula de Kendrick o corsé de extricación

La férula de Kendrick es un dispositivo utilizado para la inmovilización de la columna vertebral durante el rescate de pacientes en el interior de vehículos o en sedestación.

Figura 45-13. Camilla de palas.

Se trata de un corsé o chaleco de nailon revestido de vinilo semirrígido fabricado con unas tablas rígidas articuladas, colocadas en posición vertical que envuelven e inmovilizan correctamente en una unidad el tronco, el cuello y la cabeza del paciente. Resulta necesario el uso complementario del collarín cervical.

 Este tipo de dispositivo de inmovilización se usa cuando está indicada la estabilización de la columna en un paciente traumático en sedestación sin problemas potencialmente mortales (lesiones RIM).

Tiene una serie de correas de distintos colores, que permiten el cierre del chaleco como si fuera un arnés. Tiene además tres asas, dos laterales y una superior, para girar y tirar de la víctima durante la extracción. Va dotada de accesorios, como una almohadilla para el hueco occipital y dos cinchas que se usan para fijar la cabeza de la víctima (**Fig. 45-15**).

Para una correcta colocación de este dispositivo serán necesarios, al menos, dos rescatadores (idealmente tres), que deberán seguir los siguientes pasos (**Fig. 45-16**).

1. Colocar del collarín, manteniendo alineados cabeza, cuello y tronco en posición neutra. Si es posible, desde detrás del paciente, manteniendo el control cervical, echar al paciente ligeramente hacia delante para pasar el dispositivo por detrás de su espalda.
2. Introducir la férula espinal entre la espalda del paciente y el asiento, evitando la falsa colocación sobre la cinturilla de la ropa. Ajustar el chaleco a las axilas del paciente, tirando del dispositivo hacia arriba.
3. Las primeras cintas que se abrochan son las que pasan por los muslos, que pueden ser abrochadas de forma ipsilateral o contralateral; evitar comprimir los genitales del paciente.

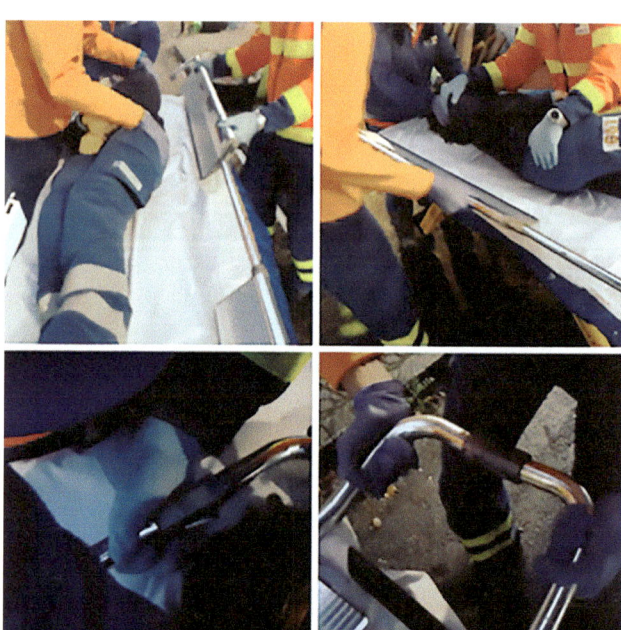

Figura 45-14. Técnica de colocación de camilla de palas.

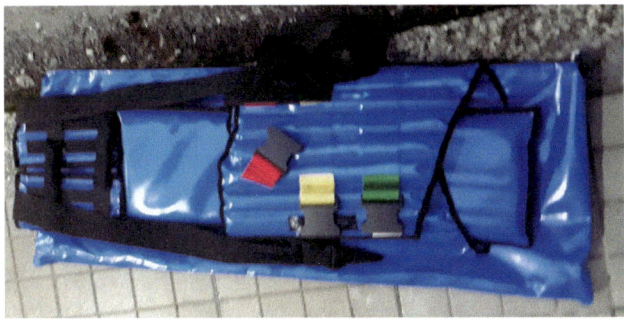

Figura 45-15. Férula espinal.

4. Colocar las alas del tronco, dejando los brazos fuera, para abrochar posteriormente las cintas torácicas de abajo a arriba.
5. Por último, se colocan las dos alas superiores a ambos lados de la cara, rellenando el hueco del occipucio y sujetando todo con las cinchas de la frente y el mentón.
6. Antes de mover a la víctima, hay que comprobar que todas las cintas están ajustadas correctamente. Una vez esté el paciente bien inmovilizado, se coloca la tabla espinal para su extracción lateral o posterior, y se desliza por encima con ayuda de las asas del chaleco.
7. En cuanto se coloque al paciente sobre el tablero en decúbito supino, deben soltarse las cinchas de los miembros inferiores para que pueda estirar las piernas.
8. Una vez el paciente en un ambiente más favorable, este dispositivo debería ser retirado ya que entorpece la evaluación del paciente y puede favorecer alteraciones ventilatorias importantes.

Un aspecto a tener en cuenta es que invertir el sentido del chaleco espinal y colocar la parte del tronco en el abdomen inferior y la pelvis, y la parte del cuello y cabeza en la extremidad inferior afectada, permite utilizarlo excepcionalmente para la inmovilización de la cadera y del cuello del fémur.

Colchón de vacío

El colchón de vacío es un sistema de inmovilización ideal tanto para el trasporte terrestre como aéreo, puesto que absorbe gran parte de las vibraciones, aísla térmicamente al paciente e inmoviliza las lesiones en la posición en la que se realice el vacío.

Se trata de un colchón herméticamente cerrado, relleno hasta sus 2/3 partes de bolas de poliespán, con una válvula a la que se aplica una bomba para hacer el vacío. El colchón es moldeable y, tras hacer el vacío, toma la forma que se le haya dado previamente, consiguiendo así un soporte rígido que se adapta a las curvaturas fisiológicas y patológicas de todo el cuerpo.

Para una adecuada inmovilización, el colchón debe ser el doble de ancho que la camilla de transporte y su uso debe complementarse con unos cinturones para fijar al paciente.

El colchón deberá ser movilizado con una superficie rígida debajo (tablero espinal), ya que de lo contrario podría producirse su arqueamiento (**Fig. 45-17**).

TÉCNICAS DE INMOVILIZACIÓN Y MOVILIZACIÓN

Pese a que la técnica ideal de inmovilización no existe, la secuencia de inmovilización más recomendable incluirá:

1. Colocación sistemática de collarín rígido.
2. Utilización durante la extricación de tablero espinal corto o corsé espinal.
3. Tableros espinales largos o camillas de palas para el levantamiento.
4. Uso de colchón de vacío para el transporte.

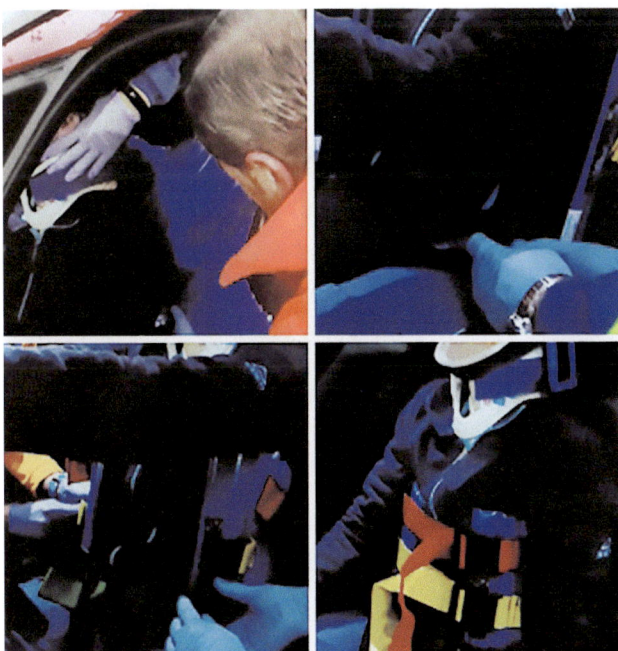

Figura 45-16. Técnica de colocación de férula espinal.

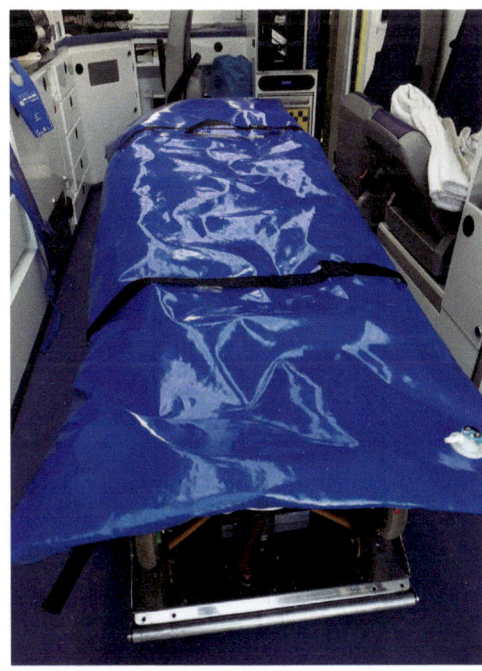

Figura 45-17. Colchón de vacío.

Una vez decidida la movilización del paciente, es necesario tener en cuenta factores como:

- Características del lugar donde se encuentra.
- Riesgos existentes para el paciente y para el equipo asistencial.
- Localización, posición y situación clínica del herido.
- Posibilidad de contar con servicios de rescate dotados de material específico.
-

Una vez valorados estos factores, se puede proceder a lo siguiente:

1. Movilización rápida de emergencia.
2. Extracción del paciente sentado.
3. Movilización del paciente en decúbito.

Movilización rápida de emergencia

Indicada en situaciones en las que las condiciones de la escena o la situación clínica del paciente requiere una extricación rápida, sin perder tiempo en la colocación de dispositivos de inmovilización. Ejemplos de esta situación podrían ser:

- Cuando el paciente presenta problemas potencialmente mortales identificados en la valoración primaria y que no se pueden asistir en el lugar con eficacia.
- Cuando debe moverse al paciente rápidamente para acceder a otras víctimas con lesiones más graves.
- Cuando el escenario no es seguro y existe un peligro para el paciente o para el equipo y se requiere un traslado rápido a un lugar más seguro (riesgo de incendio, explosión, derrumbamiento, riesgo químico, intoxicación por vía inhalatoria, situación de violencia o amenaza de violencia).

La técnica va a depender de la posición del paciente y del número de rescatadores. Siempre se moviliza en bloque y se recomienda, siempre que sea posible, el uso del collarín.

Maniobra de Rautek

En caso de un rescatador y de un paciente sentado en el interior de un vehículo, se utilizará la maniobra de Rautek, basada en apoyo facial, biaxilar y antebraquial. Si hay más rescatadores, estos realizarán un giro del paciente en bloque, enfrentando la espalda del paciente a la puerta para así poder colocarlo sobre un soporte rígido.
La técnica es como sigue (**Fig. 45-18**):

- Comprobar que las extremidades inferiores no están atrapadas.
- Introducir los antebrazos bajo las axilas del paciente.
- Con una mano, coger el mentón y con la otra, el antebrazo contralateral.
- Apoyar la cara contra la víctima.
- Elevar y girar la espalda del paciente para que quede alineada con el tronco del rescatador.
- Arrastrar al paciente fuera del vehículo

Técnica de la boa o anaconda

En esta técnica, se realizará una inmovilización cervical con collarín:

- Se coloca una sábana enrollada de antemano o dispositivo comercial específico de modo que la parte central de la sábana coincida con la parte central del collarín.
- Se rodea el collarín con los extremos, cruzando la sábana por la nuca y volviéndola a pasar por delante y por debajo de las axilas hacia la espalda.
- Tirar de los extremos de la sábana levantando y girando al paciente hasta centrarlo en la puerta del vehículo.
- Un rescatador tira de los extremos de la víctima mientras el otro desplaza la parte inferior del tronco, la pelvis y las piernas.
- Un tercer rescatador coloca el tablero espinal sobre el asiento y desliza al paciente sobre él.

Técnica de cuchara

Únicamente está indicada cuando haya que trasladar al paciente a un lugar seguro y no sea posible usar material de movilización (**Fig. 45-19**):

- Los rescatadores se colocarán en el lado accesible del paciente, con la rodilla flexionada.
- El rescatador 1 sujetará con una mano el cuello y con la otra los hombros y liderará la maniobra. Si hay cuatro rescatadores, el 1 sujetará la cabeza y el 4 los hombros.
- El rescatador 2 sujetará con una mano la zona lumbar y con la otra la pelvis, pasando los antebrazos por debajo del paciente, como si fuera una cuchara o pala.

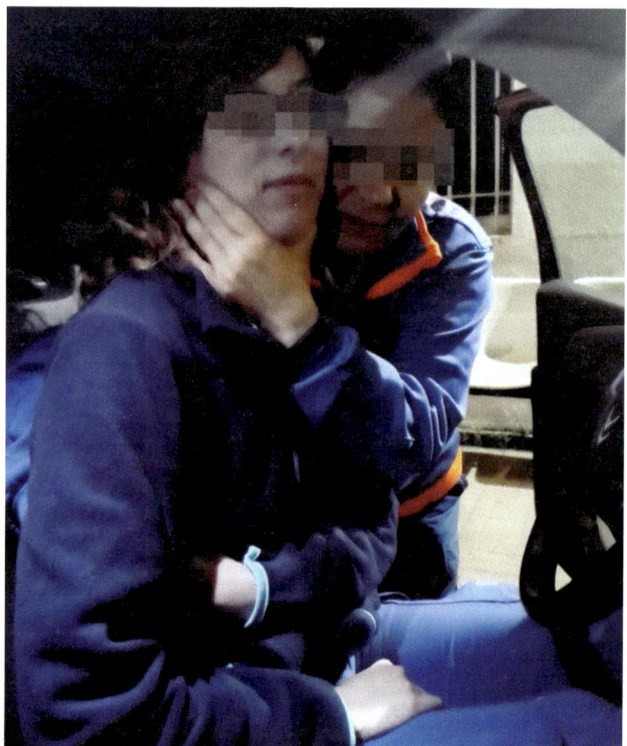

Figura 45-18. Maniobra de Rautek.

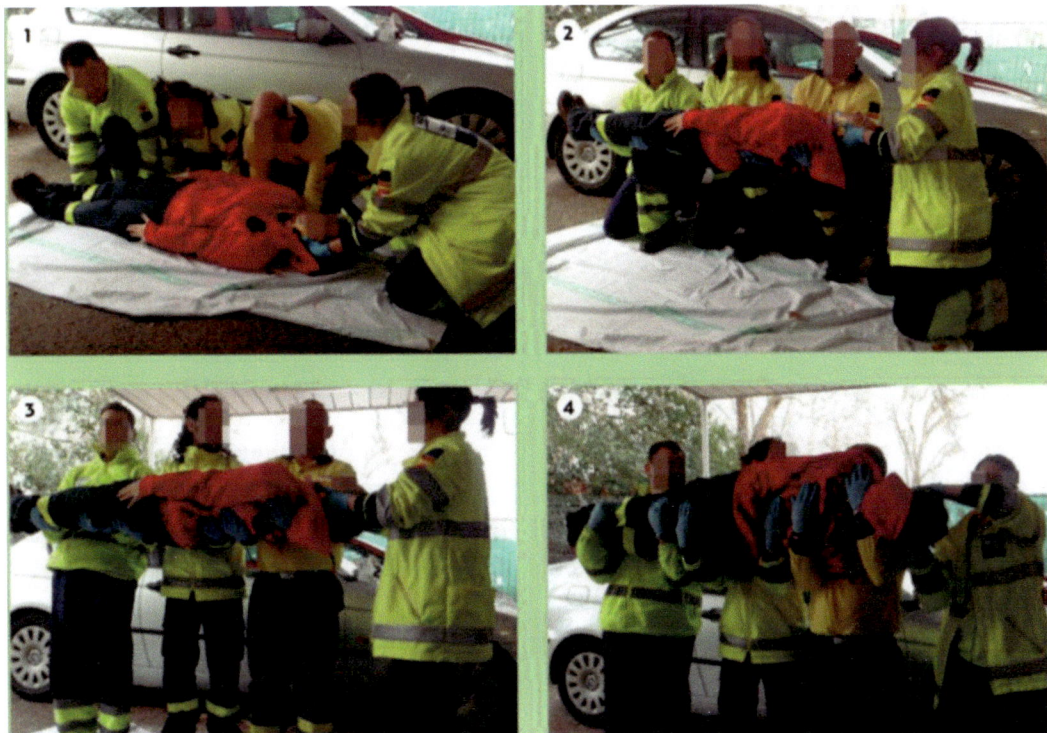

Figura 45-19. Técnica de movilización en cuchara.

- El rescatador 3 sujetará con una mano los muslos y con la otra los gemelos de la misma manera, pasando los antebrazos por debajo.
- Levantar al paciente hasta la rodilla flexionada.
- Llevar al paciente al pecho de los rescatadores, quienes se pondrán en pie.
- Movilizar al paciente hasta un lugar seguro. Realizar todos los movimientos descritos en orden inverso para depositarlo.

Técnica del puente

El paciente queda entre las piernas de los rescatadores, que hacen un mínimo levantamiento, mientras una cuarta persona desliza la camilla por debajo del paciente.

Esta técnica tiene algunos inconvenientes. En primer lugar, el peso y la envergadura del paciente pueden dificultar la maniobra. En segundo lugar, en los casos de fractura de columna dorsolumbar, se aprecia un mayor desplazamiento en sentido posterior y una mayor rotación de los fragmentos.

La técnica consiste:

- El rescatador 1 se sitúa a la cabeza del paciente. Sujeta la cabeza y el cuello. Liderará la maniobra.
- El rescatador 2 se sitúa con las piernas abiertas sobre el paciente mirando al rescatador 1 y sujeta los hombros.
- El rescatador 3 se sitúa con las piernas abiertas sobre el paciente detrás del rescatador 2 y sujeta la pelvis.
- El rescatador 4 se coloca igual que el rescatador 3 y sujeta las piernas.
- Levantar al paciente en bloque mientras el rescatador 5 desliza el tablero desde los pies a la cabeza.

- En un segundo paso, se baja al paciente en bloque para colocarlo sobre el tablero.
- La técnica sufre pequeñas modificaciones en función de si se realiza con tres o cinco rescatadores (puente holandés o puente modificado) (**Fig. 45-20**).

 Con todas estas técnicas no instrumentalizadas debe tenerse en todo momento un especial cuidado con la inmovilización manual de la columna cervical.

Extracción del paciente sentado

Antes de cualquier intento de movilización se inmovilizará al paciente para evitar que se agraven o produzcan lesiones en la columna o extremidades.

La técnica de elección es:

- Colocar el collarín cervical. El primer rescatador será el que inmoviliza manualmente el cuello por detrás, mientras un segundo rescatador lo coloca.
- Manteniendo la inmovilización del cuello, se coloca el tablero espinal corto o férula espinal, especialmente diseñada para esto.
- Se examinarán los miembros antes de la extracción, por si existieran fracturas. La inmovilización de los miembros dentro del vehículo puede ser dificultosa: mejor evitar el uso de férulas neumáticas, que pueden romperse.
- Se rotará en bloque al paciente, enfrentando la espalda con el hueco de la puerta, y se le tumbará sobre el tablero espinal largo o la camilla de palas. Otra posibilidad es reclinar el asiento hasta la horizontal y tumbar al paciente directamente en el tablero espinal para sacarlo por el portón trasero.

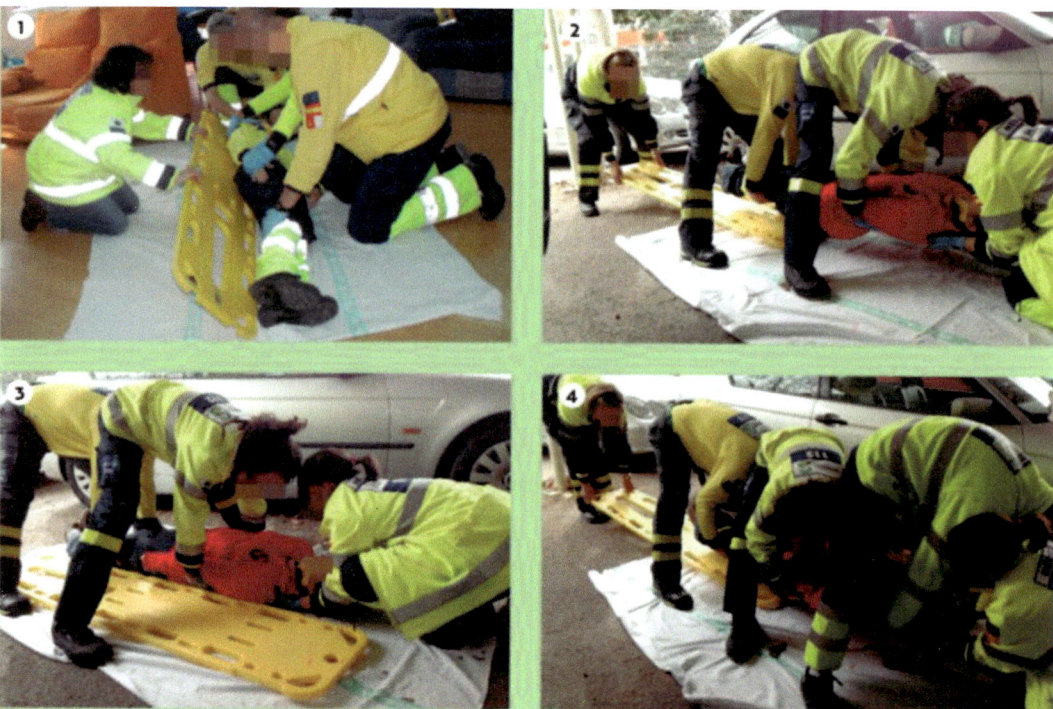

Figura 45-20. Técnica del puente.

- Posteriormente, colocar al herido sobre el colchón de vacío, retirar el tablero espinal y hacer entonces el vacío al colchón.

Movilización del paciente en decúbito

Esta es la técnica:

- Colocar al paciente en decúbito supino sobre una superficie rígida, salvo que se interfiera en la permeabilidad de la vía aérea, y proceder a colocar el collarín.
- Para movilizar al paciente, se colocará sobre el tablero espinal largo o la camilla de palas.
- Posteriormente, colocarlo sobre el colchón de vacío, retirando el tablero espinal o la camilla de palas antes de hacer el vacío.

NANDA-NOC-NIC

Los diagnósticos de enfermería más ajustados a la movilización e inmovilización del paciente traumático son los siguientes:

[00086] Riesgo de disfunción neurovascular periférica.
[00249] Riesgo de úlcera por presión.
[00046] Deterioro de la integridad cutánea.

[00044] Deterioro de la integridad tisular.
[00085] Deterioro de la movilidad física.
[00228 Riesgo de perfusión tisular periférica ineficaz.
[00047] Riesgo de deterioro de la integridad cutánea.

Un ejemplo de actividades, dentro del NIC [0910] Inmovilización, serían:

- Monitorizar la circulación (p. ej., pulso, relleno capilar y sensibilidad) en la parte corporal lesionada.
- Monitorizar la movilidad en la zona distal a la lesión.
- Monitorizar la presencia de hemorragia en la zona de lesión.
- Cubrir las heridas abiertas con un apósito y controlar la hemorragia antes de aplicar una férula.
- Minimizar el movimiento del paciente, sobre todo de la parte corporal lesionada.
- Identificar el material más apropiado para la férula (p. ej., rígido, blando, anatómico o tracción).
- Almohadillar las férulas rígidas.
- Inmovilizar las articulaciones proximal y distal al punto de la lesión.

Otra intervención de enfermería que se puede plantear es la NIC [0940] Cuidados de tracción/inmovilización.

 PUNTOS CLAVE

- Considerar la inmovilización como el primer analgésico que se va a administrar al paciente.
- Las consecuencias de una mala inmovilización pueden agravar el cuadro clínico del paciente.
- A pesar de que existen muchas escalas o criterios para determinar la necesidad de inmovilización del paciente traumatizado, recuerde que, ante la duda, se debe inmovilizar.
- Existen multitud de dispositivos y técnicas de inmovilización e inmovilización, y es responsabilidad de los enfermeros estar familiarizados con el material y los métodos usados en su medio de trabajo.

BIBLIOGRAFÍA

Fisher PE, Perina DG, Delbridge TR, Fallat ME, Salomone JP, Dodd J, et al. Gestring (2018) Spinal Motion Restriction in the Trauma Patient – A Joint Position Statement. Prehospital Emergency Care, 2018;22; 659-661.

Fischer PE, Perina DG, Delbridge TR, Fallat ME, Salomone JP, Dodd J, et al. Spinal Motion Restriction in the Trauma Patient - A Joint Position Statement. Prehosp Emerg Care. 2018 Nov-Dec;22(6):659-661SAMUR-Protección Civil. Técnicas de inmovilización en traumatizados.

Guerrero López F, et al. Atención al trauma grave. Proceso Asistencial Integrado. Consejería de Salud y Familia. Junta de Andalucía. 2ª Ed. Sevilla, 2020.

García García JJ. Inmovilización cervical selectiva basada en la evidencia. Zona TES - Revista de formación para Técnicos en Emergencias Sanitarias. 01-2014, p. 6-9

Gorjón E. Nuevo consenso sobre Restricción del Movimiento Espinal en el paciente traumático [Internet]. [Visitado el 11/11/2018]. Disponible en: http://signosvitales20.com/nuevo-consenso-sobre-restriccion-del-movimiento-espinal-en-el-paciente-traumatico/

Guinot García M. Técnicas de movilización, inmovilización y traslado del paciente. 1ª ed. Vigo: Ideaspropias Editorial; 2007.

Herramienta online para la consulta y diseño de Planes de Cuidados de Enfermería. [Internet]. NNNConsult. Elsevier; 2015 [visitado 14/11/2018]. Disponible desde: http://www.nnnconsult.com/

Lott C, Truhlář A, Alfonzo A, Barelli A, González-Salvado V, Hinkelbein J, et al. European Resuscitation Council Guidelines 2021: Cardiac arrest in special circumstances. Resuscitation [Internet]. 2021 [citado 21 de julio de 2022];161:152-219. Disponible en: https://www.resuscitationjournal.com/article/S0300-9572(21)00064-2/fulltext

Manual de Procedimientos SAMUR-Protección Civil, edición 2012 3.2 [Internet] [consulta el 13 de noviembre de 2018]. Disponible en: https://www.madrid.es/ficheros/SAMUR/index.html

McSwain Jr NE, Frame S. PHTLS. Soporte vital básico y avanzado en el trauma prehospitalario. 7ª Ed. Madrid: Elsevier; 2011

Nieto Puértolas E., Canals Aracils M. Movilización e inmovilización espinal y de miembros. AMF 2015;11(8):468-475.

Parga Pérez LM, López Unanua MC. Movilización e inmovilización En: Méndez Casares JM, Méndez Gallart R. Chayán Zas ML, coordinadores. Curso de soporte vital avanzado en trauma. Manual del alumno: 061 Urxencias Sanitarias de Galicia; 2010, p. 117-128.

SAMUR-Protección Civil. Técnicas de inmovilización en traumatizados. Manual de Procedimientos SAMUR-Protección Civil · edición 2012 3.2 [Internet]. [Visitado el 13/11/2018]. Disponible en: https://www.madrid.es/ficheros/SAMUR/index.html

Control de la hemorragia externa en entorno prehospitalario

46

V. González Alonso, M. C. Usero Pérez y S. Hossain López

◉ OBJETIVOS

- Definir las indicaciones técnicas y las manifestaciones clínicas del uso de torniquetes en entornos seguros e inseguros.
- Definir los elementos terapéuticos no isquémicos y el modo de empleo correcto para un control de la hemorragia externa exanguinante en miembros y puntos de unión o plexos.
- Definir, indicar y ejecutar el procedimiento de transición del torniquete de modo seguro y correcto.
- Elegir el agente hemostático ideal en función del tipo de herida, del paciente, del entorno y de las capacidades del primer interviniente.
- Conocer el modo de empleo más seguro del torniquete, del vendaje de emergencia y de los agentes hemostáticos de 1ª, 2ª y 3ª generación.

INTRODUCCIÓN

La hemorragia externa exanguinante está considerada como la mayor causa de muerte prevenible en combate según el Comité del Tactical Combat Casualty Care (CoTCCC). La inclusión del uso de nuevas herramientas para el tratamiento de la hemorragia externa en dichas guías ha supuesto una mejora en la supervivencia del combatiente en los actuales conflictos armados y una disminución de las muertes por exanguinación provocadas por traumatismos vasculares graves en extremidades. La experiencia en zonas de conflicto sobre el manejo de este tipo de lesiones se está trasladando, poco a poco, al entorno de las emergencias extrahospitalarias, como se demostró en los atentados de Boston. En nuestro país, diversos equipos de emergencias ya han recibido la formación necesaria para afrontar incidentes con múltiples víctimas intencionados y, como consecuencia de dichas acciones formativas, han incluido estos dispositivos en sus procedimientos asistenciales e incluso han modificado los protocolos de asistencia de pacientes con hemorragia externa tras adoptar el modelo militar. Los avances en su tratamiento demuestran la necesidad de un inmediato control dentro del manejo del soporte vital, anteponiendo la C (*circulation*) al ya conocido ABCDE.

En 2005, las prioridades en la asistencia inicial al herido del *Advanced Trauma Life Support*, consistentes en el acrónimo archiconocido ABCDE, fueron reemplazadas por C-ABCDE, en el que la prioridad (C) es el control de la hemorragia catastrófica, ya que la hemorragia externa es la causa más común de muerte prevenible en el campo de batalla. Por lo tanto, parece recomendable que, ante una sospecha de *shock* hipovolémico, se priorice el control de la hemorragia frente a la reanimación con fluidos, más aún cuando las condiciones de seguridad puedan ralentizar la evacuación del herido. Un programa equivalente para incidentes con múltiples víctimas intencionados en el medio militar, como el *Battlefield Trauma Life Support* (BTLS), ya definió la necesidad de este cambio y la instauración de las cuatro fases de asistencia sanitaria a heridos en entornos de combate: *care under fire, tactical field care, field resuscitation* y *advanced resuscitation*, modificando las iniciales que proponía el CoTCCC.

En el desarrollo de acciones en entornos hostiles o con reducidas medidas de seguridad, tanto para el herido como para el equipo sanitario, la elevación del miembro sangrante es impracticable: la oscuridad en operaciones nocturnas y la falta de medios humanos ante situaciones de muchas bajas convierten el torniquete en una medida más apropiada que la presión directa en puntos definidos y que la aplicación de un vendaje compresivo para reducir la hemorragia externa grave o exanguinante y permite una movilización rápida del paciente hacia una zona segura.

DISPOSITIVOS PARA EL CONTROL DE LA HEMORRAGIA EXTERNA EN COMBATE Y EN ENTORNOS PREHOSPITALARIOS HOSTILES

En 2012, Eastbridge *et al.* manifestaban que el 24,3 % de las muertes que se producen en el campo de batalla pueden ser fácilmente tratadas. La mortalidad en entornos de combate (extrapolable a entornos hostiles prehospitalarios como incidentes con múltiples víctimas intencionados) se distribuye del siguiente modo: el 87,3 % de las muertes se producen en el entorno prehospitalario, antes de que el herido tenga posibilidad de ser atendido por personal sanitario cualificado. De ese porcentaje, el 75,7 % se clasifica como irreversible y un 24,3 % como potencialmente reversible. El 90,9 % de las muertes se asoció directamente a hemorragia debida a traumatismo vascular grave. Respecto a la localización: el 67,3 % se dio en el tronco, seguido de hemorragias en los puntos de unión (19,2 %) y de extremidades (13,5 %). En 2016, Sims *et al.* confirmaron que el 19 % de las muertes en combate se deben a heridas exanguinantes localizadas en los puntos de unión (cuello, axila e ingle).

El incremento de las acciones de grupos terroristas internacionales por todo el mundo ha provocado un aumento de la incidencia de patrones lesionales poco frecuentes en el entorno civil y que con frecuencia son observados en zonas de operaciones. La existencia de este tipo de lesiones, con graves repercusiones vasculares y que generalmente se presentan con sangrados de nivel II III y IV (**Tabla 46-1**), recomienda el uso de estos dispositivos para un control rápido, seguro y eficaz de la hemorragia externa de estos pacientes, como se ha observado en la actuación sanitaria en diversos atentados terroristas.

 Actualmente se dispone de una amplia gama de dispositivos y elementos terapéuticos para un control efectivo y precoz de la hemorragia externa en ambientes tácticos u hostiles: con ellos puede evitarse el 24,3 % de las muertes de etiología potencialmente reversible.

Torniquetes

En la actualidad, se recomienda el uso del torniquete para el control de hemorragias exanguinantes en extremidades en el entorno prehospitalario civil si la presión directa no es capaz de detener el sangrado. Las indicaciones para el uso de estos dispositivos siguen dos tipos de criterios: tácticos o técnicos y clínicos:

• Entre las indicaciones tácticas o técnicas está la imposibilidad de hacer una valoración inicial adecuada tanto del paciente como de la lesión debido: a) a un entorno hostil bajo amenaza directa, b) a situaciones o incidentes de múltiples víctimas (sean intencionados o no) o c) a condiciones de luminosidad baja o nula.
  – Incidentes de múltiples víctimas o *masive casualties* (MASCAL). El uso del torniquete en este tipo de incidentes, en los que los recursos humanos y materiales son superados por el número de bajas, es imperativo el uso precoz del torniquete. El mismo operario que realiza el triaje puede aplicar maniobras salvadoras, entre las que se encuentra el control de la hemorragia externa. En menos de un minuto, con personal bien entrenado, se puede hacer un triaje inicial y maniobras salvadoras, entre las que se incluyen el control de la hemorragia externa con torniquete, la apertura de vía aérea y la colocación del individuo en posición lateral de seguridad. Todo ello siempre y cuando se disponga de la seguridad mínima en la zona de triaje.
  – Operaciones nocturnas. En este tipo de intervenciones y debido a que no está indicado el uso de luz, no se puede valorar correctamente el alcance y la gravedad del sangrado, por lo que se procederá a colocar el torniquete en la zona proximal del miembro afectado, hasta que la víctima sea evacuada a una zona segura donde hacer la valoración inicial de las lesiones.
  – Acciones bajo fuego (*care under fire*) o en entornos hostiles. El uso del torniquete para el control del sangrado es la única maniobra sanitaria que se permite en zona bajo fuego, siempre y cuando no suponga una mayor amenaza para el rescatador. En caso contrario y si se está cerca de una zona a cubierto del fuego enemigo, se procederá a la evacuación rápida de la zona caliente.
• Las indicaciones clínicas son las fáciles de imaginar:
  – Hemorragia exanguinante en miembros superiores e inferiores de cualquier etiología.
  – Amputación traumática de alguna extremidad con sangrado.
  – Importante sangrado de múltiples focos que no permita la adecuada aplicación de presión directa.
  – Pacientes graves con hemorragias externas en miembros que precisan urgentemente soporte ventilatorio o un manejo avanzado de la vía aérea.
  – Hemorragias exanguinantes por objeto penetrante.

Tabla 46-1. Pérdida sanguínea y grado de hemorragia				
	Grado I	**Grado II**	**Grado III**	**Grado IV**
Pérdida sanguínea (mL)	Hasta 750 mL	750-1.500 mL	1.500-2.000 mL	> 2.000 mL
(% volumen sanguíneo)	Hasta 15 %	15-30 %	30-40 %	> 40 %
Frecuencia de pulso	< 100	> 100	> 120	> 140
Presión arterial	Normal	Normal	Disminuida	Disminuida
Presión de pulso (mm Hg)	Normal o aumentada	Disminuida	Disminuida	Disminuida
Frecuencia respiratoria	14-20	20-30	30-40	> 35
Diuresis (mL/h)	< 30	20-30	5-15	Insignificante
Sistema nervioso central/ estado mental	Ansiedad leve	Ansiedad moderada	Ansiedad, confusión	Confusión, letargo
Fluidoterapia (regla 3:1)	Cristaloides	Cristaloides	Cristaloides y sangre	Cristaloides y sangre

Adaptada del Colegio Americano de Cirujanos. *Advanced Trauma Life Support* o ATLS.

– Lesiones que no permitan el control de la hemorragia bajo compresión directa o fallo en el control de la hemorragia mediante vendaje compresivo con compresión directa.

 En una situación bajo fuego enemigo, las medidas convencionales para detener la hemorragia no serán posibles por motivos de seguridad obvios. Es de vital importancia tener claro el concepto de no arriesgar la vida del herido o la propia aplicando tratamientos innecesarios.

A pesar de la existencia de detractores de dicho dispositivo, Rossaint *et al.* en 2014 establecieron un nivel de recomendación 1B para el uso del torniquete en sangrados exanguinantes en extremidades en el entorno prehospitalario. Las últimas recomendaciones de la American Heart Association y las del European Resucitation Council, ambas de 2015, refuerzan también el concepto de un rápido control de la hemorragia mediante el uso del torniquete o agentes hemostáticos, si las medidas de compresión directa no son efectivas, y descartan también el procedimiento de elevar la extremidad o de aplicar presión en puntos predefinidos para el control de la hemorragia. Se recalca el concepto erróneo de que la aplicación de presión en puntos predefinidos para el control de la hemorragia es una medida eficaz, ya que la circulación colateral se activa en pocos segundos. Por ello, no se debe tratar de controlar una hemorragia externa grave mediante presión proximal o elevación de la extremidad afecta.

Alonso-Algarabel *et al.* en 2018 concluyeron en su revisión sistemática que los torniquetes son efectivos para detener la hemorragia exanguinante. Sus complicaciones son escasas y la mayoría son atribuibles al estado crítico de los pacientes y no a su colocación.

En el ámbito extrahospitalario, el torniquete debería utilizarse en pacientes con traumatismo grave si la presión directa no es suficiente para controlar una hemorragia exanguinante que amenace la vida, considerando que el retraso en su aplicación influye negativamente. El uso determinante del torniquete se asocia a una menor pérdida hemática, una necesidad menor de transfusión y menor aporte de fluidos durante la reanimación.

Para ser más efectivo, el torniquete debe aplicarse antes de que la víctima haya perdido un volumen de sangre suficiente como para sufrir un *shock* hemorrágico. A pesar de las reticencias previas a aplicar isquemia en las extremidades mediante este dispositivo, el estudio realizado en 232 pacientes en los que se aplicaron torniquetes en 309 extremidades permite concluir que no se produjo la pérdida de ninguna extremidad como resultado de su aplicación.

 Hay que cambiar el concepto de que el torniquete se usa como último recurso: estos dispositivos son herramientas de fácil manejo y realizan un control de la hemorragia rápido, seguro y eficaz.

Emergency and military tourniquet (torniquete militar y de emergencia) (EMT)

Desarrollado por la empresa DELFI Solutions (**Fig. 46-1**), este torniquete obtuvo la mejor puntación en una valoración realizada por la Navy Experimental Diving Unit en el año 2007 sobre diversos modelos de torniquetes de empleo táctico.

El torniquete militar y de emergencias (*emergency and military tourniquet*) es un dispositivo neumático, dotado de una banda hinchable, que permite colocarlo alrededor del miembro afectado, y una pinza (*clamp*) que limita la porción de inflado del dispositivo, a la vez que mantiene sujeta la banda neumática al lugar en que se coloca.

A pesar de que este dispositivo es el que ofrece una mayor eficacia en la oclusión arterial (92 %), es el más caro (300 $), el más frágil, al ser neumático, y el que mayor tiempo de entrenamiento requiere, por lo que no constituye el mejor dispositivo para cualquier soldado. Es el torniquete de elección para los vehículos de transporte sanitario, equipos quirúrgicos avanzados y hospitales de campaña.

Combat aplication tourniquet (torniquete de combate) (CAT)

Este dispositivo forma parte de la dotación del *individual first aid kit* del ejército estadounidense desde el año 2000 (**Fig. 46-2**). Es uno de los torniquetes recomendados por el CoTCCC en sus guías para el control de la hemorragia externa en combate, junto con el torniquete de las fuerzas de operaciones especiales. En un estudio comparativo realizado por la *Navy Experimental Diving Unit*, es catalogado como uno de los torniquetes más efectivos en la oclusión del flujo arterial.

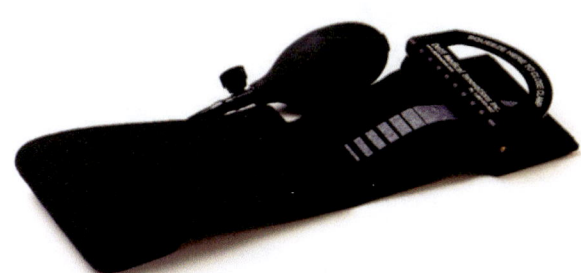

Figura 46-1. *Emergency and military tourniquet* (EMT).
Fuente: www.specialmedics.com.

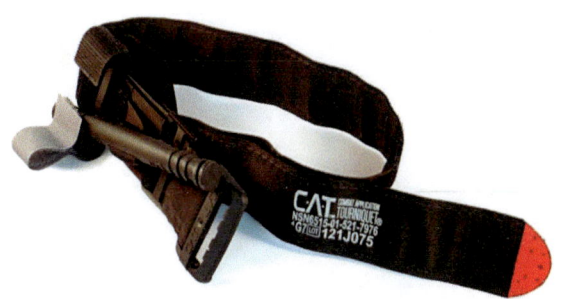

Figura 46-2. *Combat aplication tourniquet* (CAT).
Fuente: elaboración propia.

Es de fácil manejo y no genera excesivo dolor al colocarlo; la instrucción necesaria para su correcto uso requiere poco tiempo (3 sesiones de entrenamiento por mes), para disponer de una adecuada habilidad en su manejo. El torniquete de combate obtuvo los mejores resultados en cuanto a tiempo de aplicación y efectividad en el control del sangrado en diversos escenarios respecto al torniquete de las fuerzas de operaciones especiales.

Special operations forces tourniquet (torniquete de las fuerzas de operaciones especiales) (SOFT)

Este torniquete es otro de los recomendados por el CoTCCC en sus guías para el control de la hemorragia externa en combate (**Fig. 46-3**).

Dispone de una cinta ancha con un bastón de aluminio, de superficie rugosa que permite una fácil manipulación, incluso empapado en sangre, al evitar que se deslice de la mano. Al girar el bastón se ejerce una presión circunferencial sobre la superficie, bien sea el brazo o la pierna. Una vez conseguida la presión deseada, puede asegurarse mediante un anclaje triangular metálico y prevenir que se pierda la tensión durante el acarreo o el arrastre del herido hasta una zona segura.

Este dispositivo, a diferencia de otros torniquetes similares, es reutilizable y está configurado con materiales de alta resistencia.

Estudios realizados le atribuyen un grado de eficacia del 66 % en la oclusión arterial, y lo seleccionan como opción viable cuando el torniquete de combate no está disponible o ha sido usado.

Ratcheting medical tourniquet (torniquete médico) (RMT)

Es un dispositivo mecánico de varios usos, de sencillo manejo y fácil colocación (**Fig. 46-4**).

Entre sus ventajas, cabe señalar un menor tiempo de colocación que el resto de los torniquetes, una retirada más rápida y sencilla (puede retirarse con una sola mano tanto en el miembro inferior como en el miembro superior), es

reutilizable y no requiere destrezas manuales finas durante su colocación y fijación.

Entre los inconvenientes, cabe destacar que su colocación puede llegar a ser más molesta que la del resto de los dispositivos, pues se produce un marcado pliegue cutáneo. Con este dispositivo se gradúa mejor la presión durante la colocación, ya que por cada trinquete que se avanza se ejercen aproximadamente 22 mm Hg de presión, mientras que con el sistema de torsión de un torniquete convencional se ejercen aproximadamente 58 mm Hg de presión en cada vuelta.

TIE in emergency. El torniquete de dotación de las Fuerzas Armadas españolas

Este torniquete forma parte de la dotación del botiquín individual del combatiente desde el año 2010, con sucesivas modificaciones en su diseño y en la composición de los materiales (**Fig. 46-5**). Es de fácil aplicación y uso, requiere de mínima formación para su uso adecuado.

Las ventajas en el diseño de este dispositivo sobre el torniquete de combate es que posee una banda de 2-3 mm más ancha y un velcro de mayor calidad. En cuanto a los inconvenientes, el principal es que este torniquete dispone aún de limitada evidencia en su uso, ya que solo existen dos estudios publicados sobre su eficacia frente a los más de 50 estudios descritos en PubMed sobre el torniquete de combate en los últimos 10 años.

 En este tipo de dispositivos, gran parte de la eficacia en la oclusión arterial depende del grado de adherencia de la cinta de velcro, por lo que es de vital importancia transportarlos protegidos de todo tipo de suciedad.

SAM X tourniquet (torniquete SAM X)

Este dispositivo de reciente fabricación está generando expectativas muy altas en cuanto a su manejo y, sobre todo, en cuanto a las medidas de seguridad que ofrece.

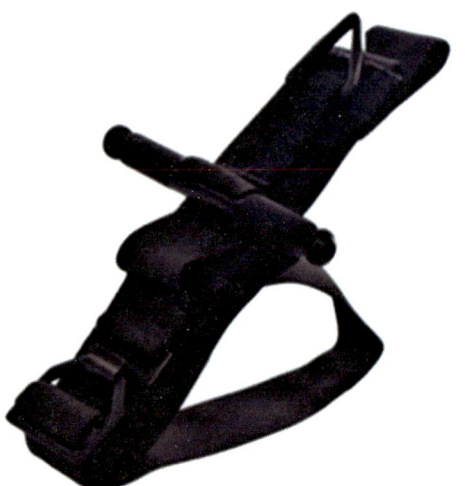

Figura 46-3. *Special operations tourniquet* (SOFT). Fuente: elaboración propia.

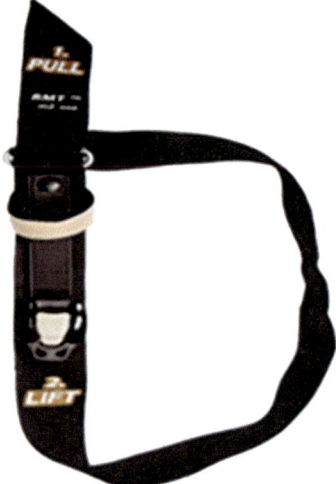

Figura 46-4. *Ratcheting medical tourniquet* (RMT). Fuente: elaboración propia.

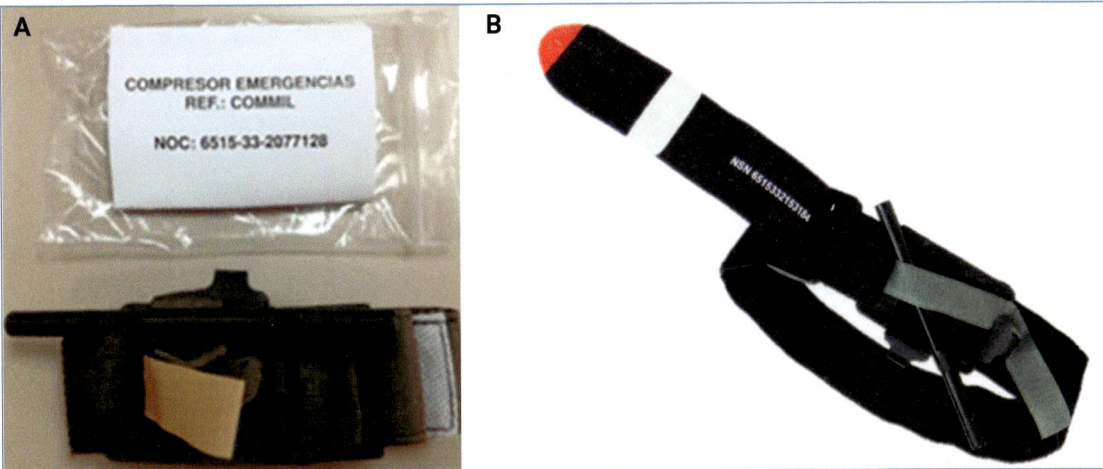

Figura 46-5. Torniquete TIE de dotación de las Fuerzas Armadas españolas. Fuente: elaboración propia.

Está diseñado para una aplicación rápida, ya que su diseño innovador requiere menos vueltas de molinete, y permite un entrenamiento más fácil, más rápido y un uso más intuitivo (**Fig. 46-6**).

El sistema de orificios a intervalos hecho de malla de una sola capa, de nailon 100 %, se autobloquea con la hebilla *truforce* para aumentar la resistencia y la seguridad, lo que impide sueltas accidentales durante el ajuste o durante el rescate o movilización del herido: así se evita que toda la efectividad del dispositivo recaiga sobre el velcro de la cinta. Es un mecanismo adicional que supone una mejora sustancial en la seguridad respecto a otros dispositivos.

Es mucho más voluminoso que el resto de los dispositivos, característica que le confiere una mayor versatilidad de uso y manejabilidad con equipos de protección NBQ encapsulados, ya que los guantes de butilo impiden el empleo de un tacto fino para reconocer elementos.

El principal inconveniente es que no se dispone de suficiente evidencia sobre su uso, ya que los pocos estudios realizados consisten en pruebas en laboratorio y aún son escasos los estudios sobre el terreno y con pacientes reales.

Vetris en 2018, en un estudio comparativo, determinó que el torniquete SAM X no es eficaz en el tratamiento de la hemorragia en pacientes pediátricos con un diámetro del miembro tratado inferior a 5,08 cm. Son necesarios estudios que determinen con la debida precisión científica, el nivel de eficacia en la oclusión arterial de este dispositivo en los diversos posibles entornos de uso (prehospitalario, atención primaria, entornos tácticos, etc.). Hasta entonces solo cabe considerarlo como una potencial opción de tratamiento muy prometedora.

> **!** El uso del torniquete en la atención de pacientes con hemorragias exanguinantes salva vidas y previene el *shock*, aumenta la supervivencia y disminuye la morbimortalidad del paciente secundaria al sangrado.

Vendaje de emergencia o israelí

Consiste en un vendaje elástico con un apósito estéril, envasados al vacío y diseñados para mantener la presión ejercida de modo ininterrumpido, de un modo más efectivo que los vendajes elásticos convencionales empleados en los medios prehospitalario y hospitalario.

Su apósito estéril tiene una capacidad de absorción de hasta 500 mL de sangre. Gracias a su diseño, la presión que se ejerce por debajo de la pestaña proporciona un adecuado control de la hemorragia externa en el punto exacto, sin ejercer una presión innecesaria sobre otras áreas cubiertas por el vendaje.

Puede, en un determinado momento y según el modo de aplicación, convertirse en un torniquete de circunstancias, que permitirá cohibir la hemorragia externa de un modo efectivo, seguro y rápido. Este tipo de vendaje tiene múltiples usos y se ha convertido en un elemento indispensable en cualquier botiquín táctico (**Fig. 46-7**).

Entre las ventajas de este tipo de vendaje cabe señalar:

- Amplio espectro de regiones del cuerpo donde es aplicable.
- La variedad de usos: desde la cobertura de una herida, pasando por el control de la hemorragia externa en múltiples puntos del cuerpo, hasta gran variedad de vendajes de inmovilización.
- La aplicación de dicho vendaje requiere un mínimo entrenamiento.

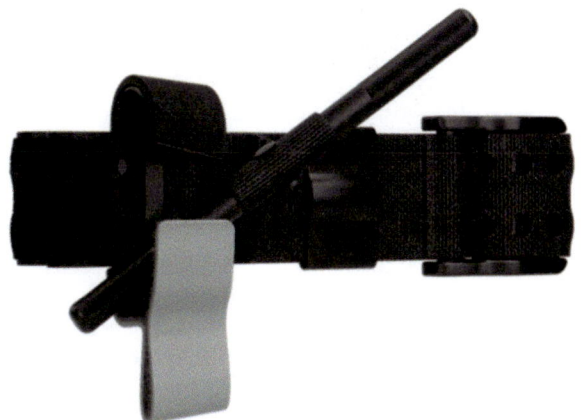

Figura 46-6. *SAM extremity tourniquet.*
Fuente: www.Adaro.es

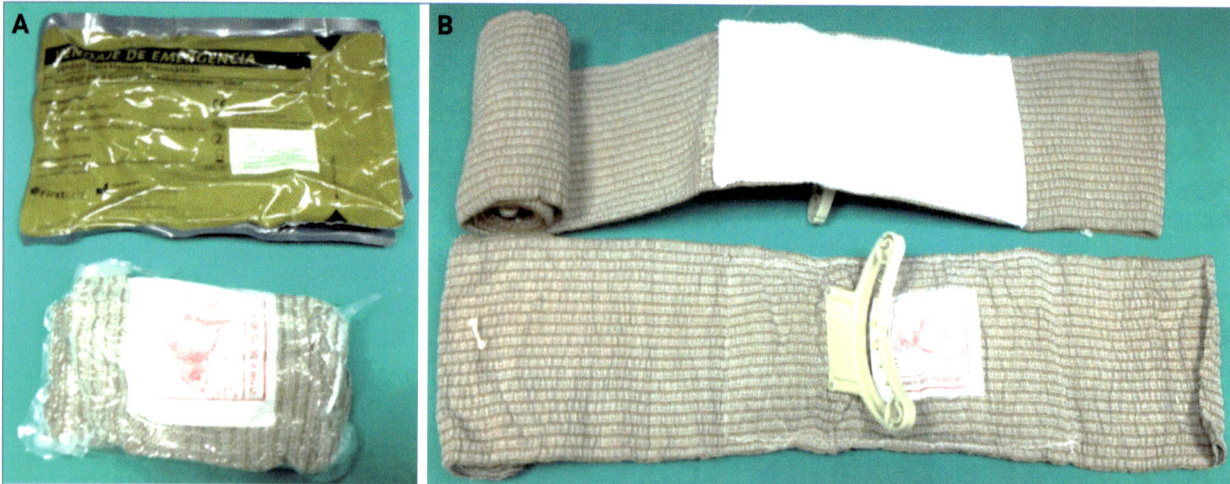

Figura 46-7. Vendaje de emergencia o vendaje israelí. Fuente: elaboración propia.

- No se adhiere a la herida, lo que disminuye el riesgo de dolor y de reapertura accidental de la herida en el cambio de vendaje, crea una presión directa en el punto de aplicación que permite un rápido control del sangrado externo, mantiene una presión uniforme durante largos períodos de tiempo sin causar isquemia, es aplicable prácticamente en todas las partes del cuerpo y permite la autoaplicación de un modo rápido, sencillo y seguro.
- Su coste no es elevado (8,90 €) y no requiere medidas especiales de almacenamiento. Su envoltorio es robusto e impermeable. Es poco voluminoso y de poco peso.
- La pinza de presión debe situarse encima del punto sangrante para que la compresión directa se ejerza de modo adecuado. La presión ejercida mediante este dispositivo es mucho más eficaz que la presión directa.
- Está disponible en diversos tamaños para su aplicación sobre tronco, abdomen, miembro superior e inferior.

El principal inconveniente es que se ha de monitorizar continuamente al herido, ya que el movimiento o la fricción durante el transporte puede provocar un resangrado.

La mayoría de los agentes hemostáticos carecen de un medio de aplicación, lo que requiere que el sanitario ejerza la presión directa sobre el punto de aplicación del agente hemostático hasta que se realiza la hemostasia. Esta compresión directa puede no ser factible en situaciones tácticas dinámicas en las que el nivel de seguridad puede verse comprometido inmediatamente. En estas situaciones, el vendaje de emergencia permite al sanitario no tener que ejercer la presión directa sobre el punto de la lesión y centrarse en ejecutar otras acciones salvadoras.

Agentes hemostáticos

Se ha producido un gran avance en el desarrollo de este tipo de productos en la última década. Las características que definen al agente hemostático ideal son las siguientes: que precise escaso entrenamiento para su aplicación correcta, que no sea perecedero, que sea flexible, manejable, de poco peso y que no requiera unas condiciones de almacenaje especiales, que sea barato, de fácil producción masiva, que se adhiera

fácilmente a la herida y no represente un riesgo directo de enfermedad; que sea hipoalergénico, que no produzca reacción tisular en su aplicación y que controle de un modo rápido y seguro la hemorragia arterial y venosa.

Han aparecido nuevos agentes hemostáticos tópicos para el control de las hemorragias que actúan según el tipo de sangrado, mecanismo de acción, interacción con el entorno y anomalías de coagulación de la sangre del paciente, y que pueden afectar a la eficacia de los agentes hemostáticos en su mecanismo de acción y el modo de administración. Por este motivo es importante conocer el mecanismo de acción de los agentes hemostáticos que se tengan en dotación, porque la elección tiene que ir supeditada al entorno, a una serie de factores como son:

- Tipo de entorno de trabajo. Los agentes hemostáticos en gránulos son de difícil aplicación en un entorno no controlado, como puede ser el prehospitalario. Con una pequeña brisa la cantidad de agente hemostático que se desperdicia es considerable. Es más recomendable en estos entornos el uso de agentes hemostáticos con aplicador o en forma de venda.
  - El tipo de paciente y el tipo de lesión que presenta. En un medio de montaña o en un medio naval, los pacientes tienden a sufrir hipotermia y no todos los agentes hemostáticos son eficaces cuando el paciente presenta una hipotermia moderada o grave. En estos casos, se recomienda el uso de agentes hemostáticos mucoadhesivos, como es el caso del chitosán.
  - Muchos de nuestros pacientes pueden estar antiagregados o anticoagulados y esto puede suponer un problema con los agentes hemostáticos procoagulantes. En estos casos, se recomienda disponer de agentes hemostáticos mucoadhesivos.

Recientemente el *Consenso Hartford* recomienda el uso del torniquete en el entorno civil para el manejo de la hemorragia externa en incidentes con tirador activo. En hemorragias localizadas en los puntos de unión (la ingle, la axila, el cuello y el perineo), que presentan un problema al personal sanitario, ya que son áreas donde no es factible colocar un torniquete, se recomienda el uso de agentes hemostáticos tópicos, en combinación con presión directa, para el control de la hemorragia exanguinante en el entorno prehospitalario.

No se recomienda su empleo en cavidad pleural y abdominal, porque para que el agente hemostático sea efectivo ha de estar en contacto íntimo con el punto sangrante. Si se aplicaran a ciegas estos productos en la cavidad pleural y abdominal, además de no conseguir una hemostasia eficaz, con derroche de gran cantidad de producto, tampoco podría ejercerse una presión directa sobre el punto de sangrado efectivo.

Quikclot combat gauze

Es el agente hemostático recomendado por el CoTCCC desde sus directrices de 2009 hasta la actualidad como agente hemostático de elección en situaciones donde no fuera posible el control de la hemorragia mediante el uso del torniquete (**Fig. 46-8**).

Este agente se compone de en un rollo de gasa quirúrgica impregnada con polvo de caolín blanco, potente activador de la vía intrínseca de la coagulación. Este tipo de agente se considera procoagulante, ya que su capacidad hemostática depende en gran modo de la capacidad de coagulación del individuo, por lo que puede verse afectada su eficacia en pacientes con coagulopatía.

HemCon

El apósito HemCon tiene como principio activo chitosán (quitosano) liofilizado y está diseñado para optimizar la densidad superficial mucoadhesiva y la integridad estructural del chitosán en el sitio de la lesión (**Fig. 46-9**). Este apósito hemostático sirve para el control de heridas con sangrado moderado y grave y para controlar hemorragias en los pacientes después de hemodiálisis.

Se comercializa en un apósito cuadrado de 10 cm × 10 cm de espesor de 2 mm y está empaquetado al vacío en una bolsa de aluminio.

En el 97 % de los casos empleados fue eficaz en el control completo de la hemorragia o disminuyó significativamente el sangrado.

Xstat

Es uno de los agentes de 4ª generación más novedosos y de más reciente incorporación. Consta de un aplicador de diversos calibres de 30 y 12 mm de diámetro relleno de microesponjas impregnadas de chitosán y dotadas de una marca radiopaca, con el fin de efectuar un control más efectivo y seguro en su retirada.

Recomendado por el CoTCCC en sus últimas guías, constituye una herramienta terapéutica rápida, de fácil manejo y eficaz para el control de la hemorragia externa (tanto de etiología venosa como arterial) (**Fig. 46-10**).

Está indicado en el control prehospitalario de hemorragias graves tanto en los puntos de unión (ingle y axilas) como en extremidades, donde la colocación del torniquete no es efectiva. Por las características de su aplicador, se recomienda su uso en el control de la hemorragia de lesiones por arma blanca, por arma de fuego, por asta de toro y lesiones penetrantes por metralla, principalmente.

Permite la aplicación contra gravedad, lo que le confiere una ventaja sobre otro tipo de agentes granulados en escenarios de grandes catástrofes o en el tratamiento de pacientes en medios agrestes.

Es importante resaltar que su uso está indicado durante las 4 horas antes de llegar a un centro útil con capacidad quirúrgica. No está indicado su uso en ciertas localizaciones como:

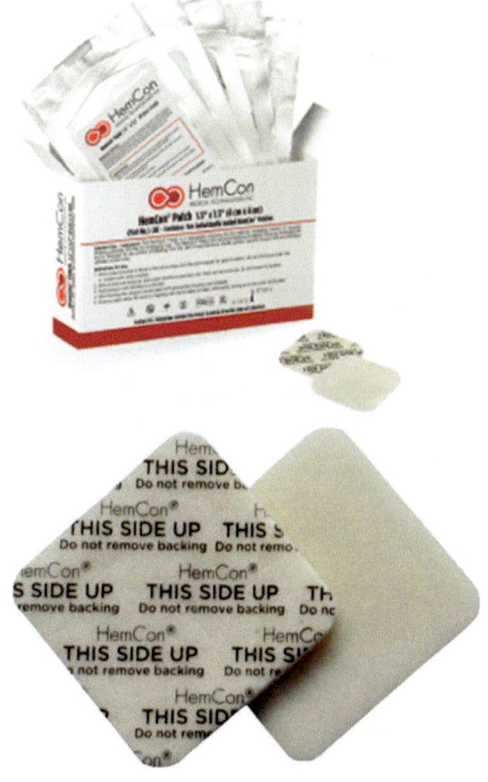

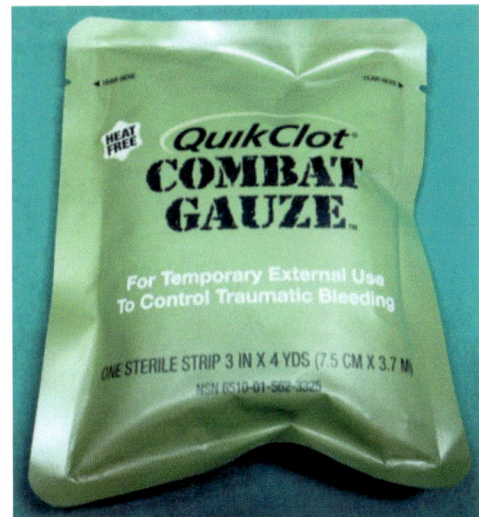

Figura 46-8. *SAM extremity tourniquet.* Fuente: elaboración propia.

Figura 46-9. Agente hemostático HenCom.

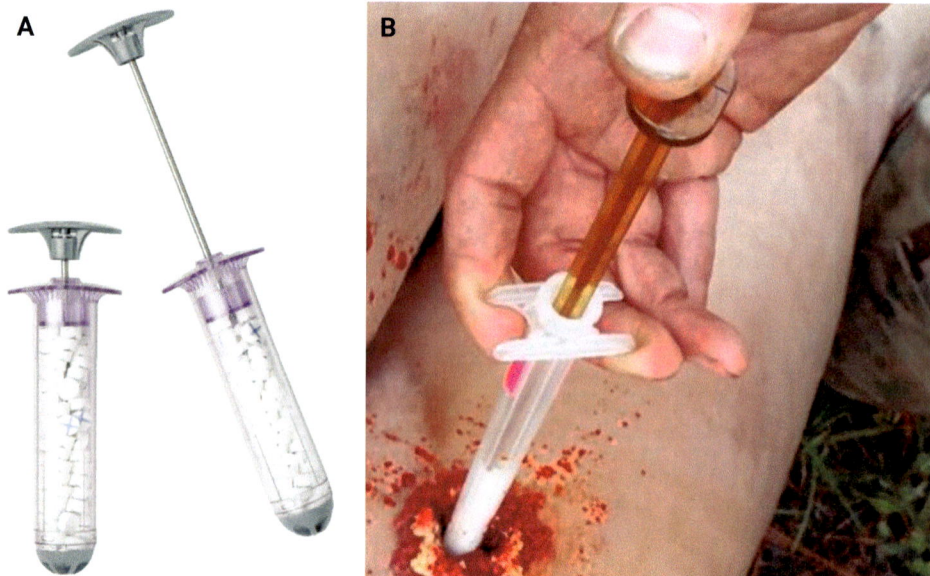

Figura 46-10. XStat 12 agente hemostático. Fuente: RevMedx y MedLife S.L.

tórax, cavidad pleural, abdomen, espacio retroperitoneal ni en lesiones supraclaviculares.

Una vez localizada la herida e introducidas las microesponjas dentro de la lesión, estas, en contacto con el agua del plasma, aumentan 6-8 veces su tamaño y ejercen un efecto hemostático a la vez que su aumento de tamaño provoca un efecto expansivo que aumenta la presión sobre el punto sangrante con un efecto mecánico. Esto evita la compresión directa tras su aplicación, con lo que reduce significativamente el tiempo dedicado al control de la hemorragia. Sin embargo, el CoTCCC recomienda la presión directa durante 3 minutos tras su aplicación.

Celox

Es uno de los agentes más efectivos en el tratamiento del sangrado externo en miembros y en los puntos de unión o plexos (**Figs. 46-11, 46-12** y **46-13**).

Es un agente hemostático cuyo principio activo se basa en un derivado altamente purificado del exoesqueleto del camarón (chitosán), disponible en el mercado en una amplia gama de formatos. No se han reportado casos de reacción alérgica en pacientes con alergia al marisco.

Su mecanismo de acción se basa en que los gránulos de chitosán cargados positivamente se entrelazan con los eritrocitos y las plaquetas, que están cargadas de forma negativa. Celox también deshidrata la sangre absorbiendo el agua y, de este modo, contribuye a una rápida formación del coágulo sin intervenir en la cascada de coagulación. Es uno de los agentes de tercera generación de los denominados mucoadhesivos.

Desde el año 2012 es uno de los elementos terapéuticos integrado en el botiquín individual del combatiente en las Fuerzas Armadas españolas (**Fig. 46-14**). Su fácil manejo con mínimo entrenamiento, su precio, sus reducidas dimensiones, la eficacia demostrada en el tratamiento de hemo-

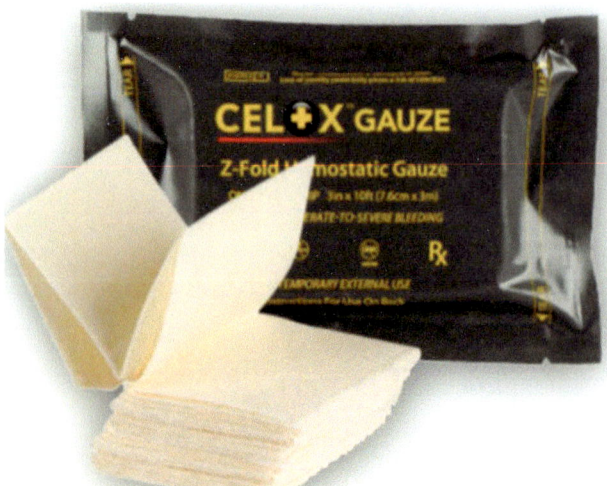

Figura 46-11. Celox granulado. Fuente: Adaro Tecnología.

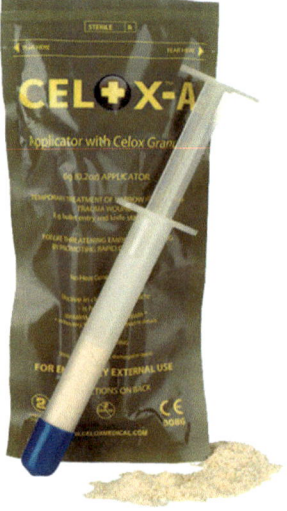

Figura 46-12. Celox A. Fuente: Adaro Tecnología.

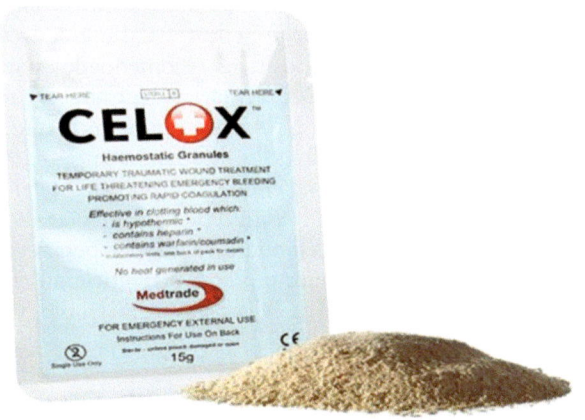

Figura 46-13. *Celox gauze*. Fuente: Adaro Tecnología.

rragias graves y la posibilidad de una coagulación efectiva en pacientes hipotérmicos y tratados con anticoagulantes, coloca al Celox en una posición aventajada respecto al resto de los agentes hemostáticos, tanto para su empleo en operaciones militares como en servicios de emergencias en un entorno civil.

Este agente ha sido empleado con éxito en el control del sangrado de diversa etiología como hemorragia posparto incontrolable, sangrado en cirugías cardíacas y sangrado esternal incontrolable en pacientes tras el empleo de oxigenador de membrana extracorpórea (post-ECMO). Numerosos estudios informan sobre la eficacia superior de este agente en comparación con la gasa u otros agentes hemostáticos de segunda generación.

Celox rapid

Agente hemostático que ha demostrado una menor pérdida hemática y un 100 % de eficacia en el control de la hemorragia en comparación con otros tipos de agentes como el *Quikclot combat gauze* o en comparación con el vendaje compresivo tradicional. Reconocido por la Agencia Americana del Medicamento (FDA), también se comercializa en Europa

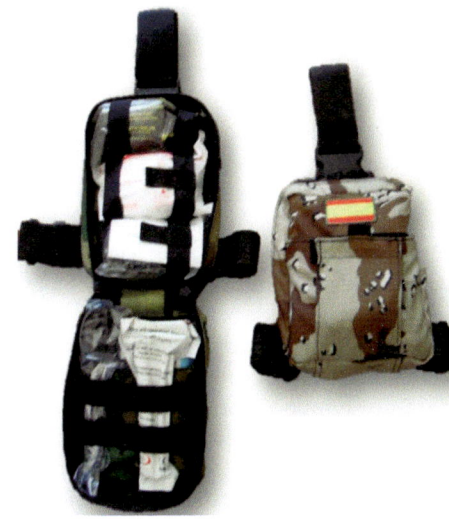

Figura 46-14. Botiquín individual del combatiente. Fuente: elaboración propia.

con el sello de CE y es uno de los agentes recomendados por las directrices del CoTCCC.

Este tipo de agente hemostático también es efectivo en el control de la hemorragia externa en pacientes hipotérmicos y se emplea de igual modo, con la salvedad de que solo requiere un minuto de presión directa, propiedad que lo convierte en uno de los vendajes hemostáticos de mayor rapidez de acción.

Es uno de los agentes hemostáticos de 4ª generación. Su mecanismo de funcionamiento es la acción mucoadhesiva, independientemente de la capacidad de coagulación del paciente. En contacto con la sangre, el producto genera un gel que se adhiere a la lesión y que provoca la rápida formación de un coágulo por acción mecánica (**Fig. 46-15**).

Quikclot ACS+

Es un agente hemostático cuyo principio activo es de origen mineral altamente poroso: la zeolita (**Fig. 46-16**). Este agente actúa como un tamiz molecular, absorbe rápidamente

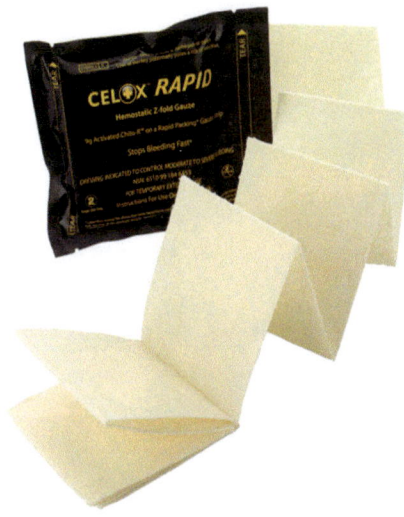

Figura 46-15. Celox rapid. Fuente: Adaro Tecnología.

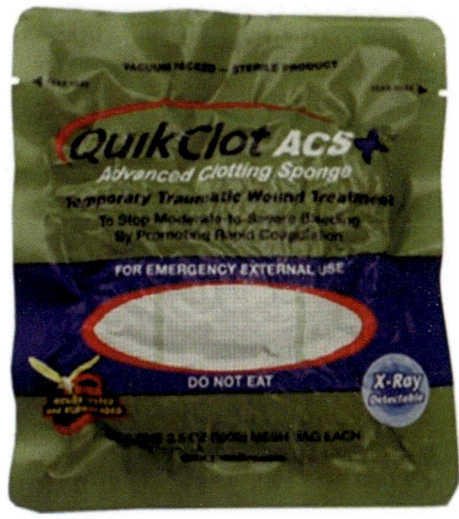

Figura 46-16. Sobres de Quikclot. Fuente: elaboración propia.

el agua del plasma y provoca la concentración de plaquetas y factores de coagulación, lo que genera la formación rápida de un coágulo. Este proceso genera una reacción exotérmica que en las primeras versiones del producto podía llegar a los 61,3 °C. En la versión posterior de Quikclot ACS+, la reacción exotérmica que se generaba era similar a la temperatura corporal, aproximadamente unos 40 °C, aunque no existen datos contrastados de que a fecha de hoy dicho producto no genere daños o lesión térmica en los pacientes.

Este tipo de agente hemostático presentaba fallos en el control del sangrado debido, en la mayoría de los casos, a que el tipo de herida sangrante no facilitaba la inserción de dicho agente e impedía un contacto directo de este con el punto sangrante. Tampoco conseguía resultados satisfactorios en aquellos casos en los que los pacientes presentaban coagulopatía de consumo y hemodilución de los factores de coagulación, ya que su mecanismo de acción se basa en la concentración de los factores de coagulación, una acción procoagulante.

Torniquetes del punto de unión

Los puntos de unión son zonas del cuerpo en las que las extremidades y la cabeza se unen al tronco, y en las que no es posible el uso de un torniquete para el control de la hemorragia.

Esos puntos son 7 y están distribuidos de la siguiente forma: 3 en la base del cuello, 2 en la zona axilar y 2 en la zona inguinal (**Fig. 46-17**).

Según el CoTCCC, las características deseables de los torniquetes de unión incluyen: que realice un control efectivo de la hemorragia de las áreas de unión, que sea apto para entornos tácticos y zona de operaciones, ligero de peso, barato, seguro y de fácil manejo, de rápida aplicación y que ofrezca estabilidad una vez fijado sobre el paciente. Hasta la fecha no existe ningún estudio que documente los efectos a medio o largo plazo que generan este tipo de dispositivos.

El control de la hemorragia traumática troncal y en los puntos de unión en el entorno prehospitalario está evolucionando y los nuevos dispositivos recomendados por el CoTCCC pueden ofrecer una ventaja potencialmente elevada de supervivencia para el paciente y prevenir la muerte por exanguinación. Debido a las diferencias en el patrón de lesiones, el tiempo de atención definitiva, los diferentes escenarios prehospitalarios y el nivel de competencia de los proveedores de la asistencia sanitaria, hay que esperar el uso exitoso de varias aplicaciones militares a la situación civil, porque, en general, el nivel de evidencia en los estudios revisados es extremadamente bajo.

Combat ready clamp

Fue el primer dispositivo recomendado por el CoTCCC para el control de la hemorragia en la zona inguinal (**Fig. 46-18**).

El tiempo de colocación de este dispositivo se establece entre 55 y 90 segundos, en función de las condiciones físicas de la superficie y del tipo de herida. Kragh *et al.* en 2015 determinaron que este dispositivo junto con el *SAM junctional tourniquet* eran los dispositivos más rápidos en la colocación y los que menos dolor generaban al paciente. Este fue el más tolerado por los voluntarios en los que se probaron los torniquetes de unión que fueron objeto de este estudio. Sus ventajas son las siguientes:

- La eficacia en la oclusión arterial no se ve afectada por las condiciones del entorno de tratamiento (altitud, temperatura, etc.).
- Los materiales que lo forman son resistentes al óxido y a la corrosión.
- Presentó un 100 % de eficacia en el control del sangrado axilar en estudios de laboratorio sobre cadáver.
- Debería ser usado principalmente sobre tres superficies diferentes:
  - Dura y plana como el suelo o el terreno.
  - Blanda y lisa como la superficie de una cama de hospital.
  - Blanda y curva como la superficie de una cama o camilla durante una evacuación médica.

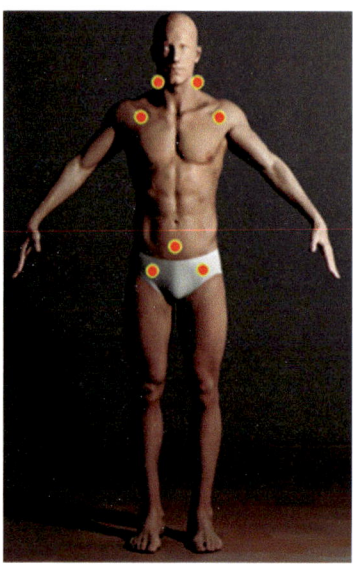

Figura 46-17. Localización de los puntos de unión o plexos. Fuente: elaboración propia.

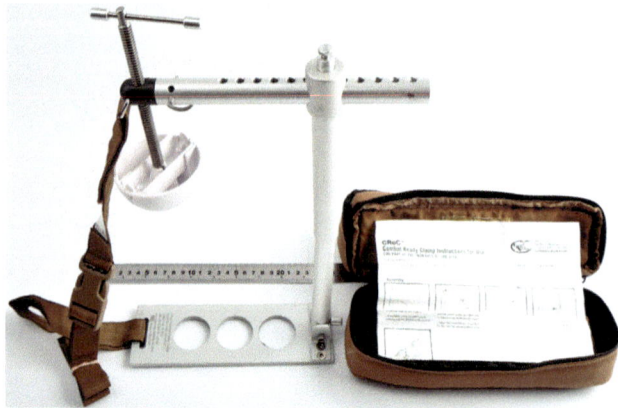

Figura 46-18. *Combat ready clamp* (CRoC). Fuente: Aptechka.pro. Disponible en: https://xn--80aaouxs0b.xn--80asehdb/store/other/crock-combat-ready-clamp/

! La aplicación mantenida del *combat ready clamp* en la zona inguinal durante dos horas provoca efectos secundarios y lesiones isquémicas que revierten a los pocos días.

Abdominal aortic and junctional tourniquet

El *abdominal aortic and junctional tourniquet* (AAJT) es un cinturón neumático, aprobado por la FDA y que ya cuenta con el sello CE, indicado para el control de la hemorragia en región inguinal, pelvis y axila (**Fig. 46-19**).

Una reciente revisión de las bajas de las tropas norteamericanas indicaba que el 44 % de las muertes ocasionadas por un traumatismo pélvico tenían asociada una lesión de la arteria femoral. Es el único torniquete de unión indicado para el tratamiento de sangrados pélvicos, con uso axilar exitoso y eficaz a presiones tisulares más bajas que otros dispositivos disponibles.

El tiempo de aplicación es inferior a 60 segundos y ejerce una presión constante sobre la porción distal del abdomen de un modo seguro y efectivo durante al menos 60 minutos. El rango de presión oscila entre los 150 mm Hg y los 230 mm Hg, con un promedio de 180 mm Hg. En estudios previos se observó que la aplicación externa de presión en la porción distal de la arteria abdominal provoca el cese del flujo arterial de la arteria aorta y de la vena cava inferior, sin que se produzcan daños en los vasos ni un incremento de potasio significativo. Con presiones cercanas a 180 mm Hg, se produjo la oclusión de la arteria abdominal en 7 de los 10 sujetos estudiados, con una valoración en la escala de dolor de 7 sobre 10, cuando el dispositivo provocaba la disminución del flujo arterial y con cese de la molestia cuando se retiraba el dispositivo. El AAJT puede ser empleado simultáneamente con inmovilizadores pélvicos sin que se resten mutuamente eficacia y con disminución de la pérdida hemática del herido.

Aunque se debe aplicar sobre el abdomen en la región periumbilical, existe documentado un caso de su uso no convencional para el control de una hemorragia axilar, mientras que simultáneamente se aplicaba compresión bimanual sobre las heridas. Se determinó una presión media necesaria de 180 mm Hg para la oclusión del flujo de la arteria axilar.

Cuando se aplica a la ingle, el AAJT es eficaz utilizando menos presión que la que requiere el *combat ready clamp, el junctional emergency tool tourniquet* o el *SAM junctional tourniquet* para trabajar. La sección neumática de este dispositivo aplica presión sobre un área superficial mayor, lo que permite presiones de tejidos, en general, más bajas. El *combat ready clamp* se ha usado para ejercer presiones de tejido de hasta 800 mm Hg y el *SAM junctional tourniquet* también ejerce presiones de tejido de hasta 790 mm Hg, mientras que el AAJT es eficaz por debajo de 230 mm Hg. Esto genera un menor riesgo de lesión de los tejidos y nervios que otros dispositivos.

Los efectos fisiológicos que provoca son: aumento de la frecuencia cardíaca, aumento de la presión intratorácica de modo diferido, aumento de la presión intraabdominal, aumento de la presión arterial, gran molestia al herido durante su colocación y uso y dificultad respiratoria con taquipnea.

Las principales ventajas del AAJT son:

- Es uno de los dispositivos más fáciles de usar y requiere un mínimo entrenamiento.
- El tiempo de aplicación suele ser inferior a 45 segundos.
- Puede usarse en triaje durante la asistencia en incidentes de múltiples víctimas intencionados.
- Una vez fijado sobre el herido, no existe desplazamiento ni pérdida de presión.

Las contraindicaciones de su uso son las siguientes:
- Probabilidad o existencia de aneurisma.
- Embarazo.
- Pérdida de integridad de la pared abdominal por traumatismo penetrante o evisceración.

Junctional emergency treatment tool

Este dispositivo consta de un cinturón pélvico y de dos dispositivos de compresión en forma de T (**Fig. 46-20**).

El *junctional emergency treatment tool* es capaz de reducir eficazmente una lesión de tipo de compresión anteroposterior (APC III), interrupción y lesión del anillo pélvico. Tal grado de reducción sugiere que este dispositivo puede ser conveniente en el ajuste agudo para la estabilización pélvica provisional.

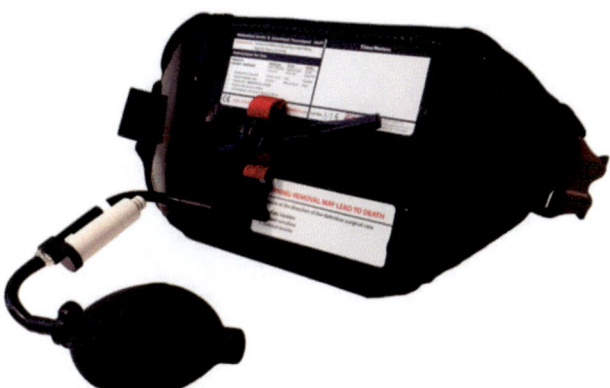

Figura 46-19. *Abdominal aortic junctional tourniquet* (AAJT). Fuente: elaboración propia.

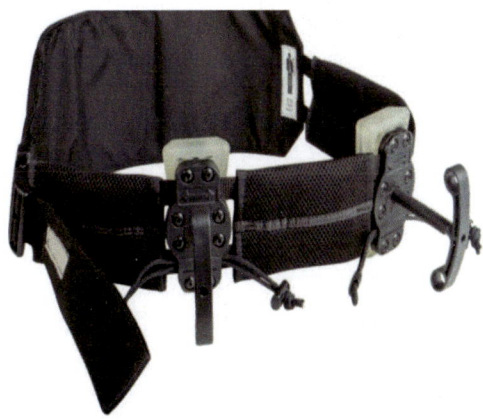

Figura 46-20. *Junctional emergency treatment tool* (JETT). Fuente: elaboración propia.

Entre sus características está su rápida colocación con entrenamiento previo, el tiempo empleado para su colocación adecuada fue de 25 segundos frente a los 37 segundos del *combat ready clamp*. Si bien es más difícil su aplicación y no ha demostrado ser más eficaz que este último. Por otro lado, demostró una tasa de fallo del 9 % en la oclusión unilateral de la arteria femoral. Además, hay que tener en cuenta que la eficacia del *junctional emergency treatment tool* para ocluir una arteria femoral puede comprometerse si el cinturón pélvico del dispositivo no está suficientemente apretado tras posicionar el dispositivo de compresión en T.

SAM junctional tourniquet

Este dispositivo obtuvo tiempos de efectividad significativamente más cortos que el *combat ready clamp*. Sus indicaciones de uso según la FDA son las siguientes:

- Control de hemorragias graves en la zona inguinal y axilar.
- Inmovilización de fracturas pélvicas.

El *SAM junctional tourniquet* dispone de múltiples indicaciones:

- Inmovilización pélvica.
- Control de hemorragias externas inguinales y axilares.

Un tiempo de aplicación inferior a 25 segundos, mínimo peso (488 g) y su fácil uso (aplicación en 4 sencillos pasos), así como su versatilidad, lo convierten en uno de los dispositivos más apreciados por el personal de emergencias civil y por los sanitarios militares. El dispositivo consta de un cinturón pélvico, una perilla de inflado, dos elementos neumáticos de compresión de alta resistencia y una cinta auxiliar para su aplicación axilar (**Fig. 46-21**).

Este dispositivo ha demostrado ser seguro y eficaz en control de las hemorragias en un modelo de cadáver en áreas axilares e inguinales. Fueron necesarias presiones aproximadamente iguales o inferiores a la presión manual para lograr la hemostasia en estas regiones.

¿CÓMO COLOCAR UN TORNIQUETE? NORMAS GENERALES

Por regla general, y salvo que se recomiende lo contrario, se seguirán las siguientes recomendaciones para la colocación del torniquete:

- En la medida de lo posible se aplicará sobre la piel. Obviamente en ambientes hostiles es inviable y se aplicará sobre la ropa; hay que asegurarse de que ningún objeto rígido se encuentre entre la piel y el torniquete al ejercer la presión.
- Ante varias hemorragias externas simultáneas en varios miembros afectados, primero se colocará el torniquete en el miembro afectado que más sangre genere; en general, se prioriza el miembro inferior sobre el miembro superior.
- En entornos hostiles, el torniquete se colocará en la porción proximal del miembro.

- Se ha de observar siempre si existe indicación tanto táctica como clínica para la colocación del dispositivo.
- Es norma internacional que, una vez colocado, se marque en la frente del herido una T mayúscula y, al lado, la hora de inicio de la isquemia en formato de 24 horas. Esto no tiene por qué hacerse necesariamente en una zona de amenaza directa, ya que todo segundo pasado en una zona caliente incrementa el riesgo de ser herido o muerto. Se puede posponer a la llegada a zona segura.
- Nunca se cubre un torniquete con un vendaje de emergencia ni con otro tipo de vendajes. Deben permanecer visibles siempre.
- Los tiempos de seguridad del torniquete se estima en 2-2,5 horas: es el tiempo de isquemia quirúrgico seguro empleado a diario en todos los quirófanos. Aunque se han reportado casos en zona de operaciones con isquemias mantenidas durante 6 horas, sin perder el miembro lesionado.
- Hay que asegurar siempre el torniquete tras su aplicación, no debe interrumpirse su colocación porque el paciente sienta dolor. Dejar un torniquete sin la adecuada presión permitirá una pérdida lenta y continua de sangre, lo que no beneficiará en nada al herido.
- Es importante que los dispositivos no estén expuestos a las inclemencias meteorológicas y que se conserven protegidos en su funda de transporte.
- La aplicación correcta del torniquete inicial no garantiza el mantenimiento de la oclusión arterial. Las aplicaciones de torniquete deben reevaluarse cada 5 o 10 minutos después de la aplicación, para estar dentro de 5 mm Hg o 1 mm Hg de pérdida de presión máxima. Todo paciente que porte uno o varios torniquetes debe ser monitorizado periódicamente por personal sanitario hasta su llegada a un centro de tratamiento definitivo. Es prioritario que todo herido que porte un torniquete sea evaluado cuanto antes por un facultativo. La demora no justificada en la evacuación de estos heridos es una grave negligencia y puede suponer consecuencias nefastas para el herido.

COMPLICACIONES DEL USO DEL TORNIQUETE

El uso del torniquete en sus diversas modalidades no está exento de complicaciones, generalmente debidas a la mala

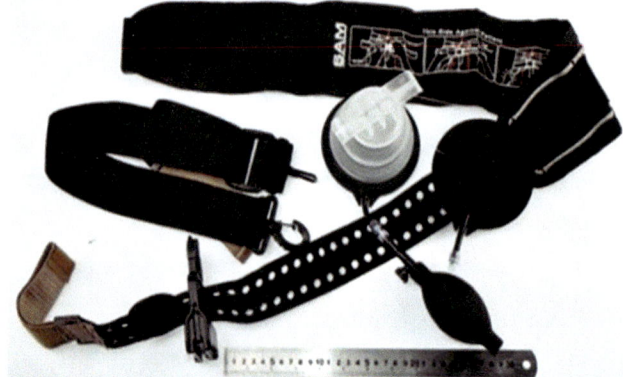

Figura 46-21. *SAM Junctional tourniquet* (SJT). Fuente: Adaro tecnología.

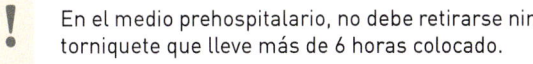

colocación del dispositivo o al empleo de materiales inadecuados. Es importante adiestrar en su manejo al primer interviniente y al personal de sanidad de los servicios de emergencias y atención primaria, con el fin de disminuir al máximo la aparición de dichas complicaciones.

Los efectos sistémicos suelen estar relacionados con el inflado y desinflado del torniquete en el caso de los torniquetes neumáticos, y las fases de isquemia y reperfusión, respectivamente. Los efectos locales están directamente relacionados con la compresión que ejerce el dispositivo. Se pueden observar cambios en el pH venoso, pO_2 y PCO_2 de forma sustancial. En la mayoría de las cirugías en las que se prepara al paciente con exanguinación de miembro y tras un tiempo de isquemia quirúrgica que oscila entre 2 y 3 horas, las complicaciones que se observan se limitan a parestesias, pérdida de motricidad y alguna otra que tiene carácter temporal y todas ellas desaparecen en aproximadamente entre 2 y 5 días.

PROCEDIMIENTO DE CONVERSIÓN DEL TORNIQUETE

Este procedimiento consiste en sustituir el torniquete por un agente hemostático o un vendaje de emergencia, y su objetivo es intentar disminuir el tiempo de isquemia y la extensión de tejido sometido a ella.

Esta técnica debe ser ejecutada por personal sanitario y puede realizarse con seguridad durante las 2 primeras horas tras comenzar la isquemia y debería hacerse:

- Tan pronto como fuera posible, pero no más tarde de las 2 horas de iniciada la isquemia.
- Debería intentar hacerse con cada movimiento progresivo a un escalón asistencial superior, pero nunca, cuando el torniquete lleve puesto más de 6 horas, a menos que sea en el escalón de tratamiento definitivo.
  La conversión del torniquete hecha:
- Antes de 2 horas tras la colocación del torniquete es considerada segura.
- Entre 2 y 4 horas es moderadamente segura, aunque el tiempo de seguridad en los miembros inferiores no ha sido determinado con evidencia científica.
- Entre 4-6 horas el riesgo de aparición de complicaciones es alto.

> **!** En el medio prehospitalario, no debe retirarse ningún torniquete que lleve más de 6 horas colocado.

La decisión de sustituir el torniquete va en relación directa con los tiempos de evacuación a un escalón sanitario con capacidad quirúrgica. Es decir, que si el paciente tardara más de 6 horas en llegar a un centro quirúrgico, el sanitario debería plantearse sustituir el torniquete por un agente hemostático y vendaje de emergencia, si sangrara, o por un vendaje compresivo, si no sangrara.

Los torniquetes son herramientas esenciales en el tratamiento inicial de las lesiones con hemorragia externa exanguinante en extremidades, pero los efectos adversos pueden incrementar la morbilidad de los heridos; por ello, la conversión del torniquete se recomienda siempre y cuando la situación táctica lo permita y el personal que la realice tenga el entrenamiento y los conocimientos necesarios para solventar las complicaciones que pueden aparecer durante el procedimiento.

Además, según el CoTCCC, deberá hacerse la sustitución excepto cuando se cumplan uno o varios de los siguientes puntos:

- El paciente está en *shock*.
- El torniquete se está empleando para el control de la hemorragia externa en una amputación.
- El paciente no pueda ser vigilado de manera continua.

ESTIMACIÓN DE PÉRDIDA DE SANGRE

Para una estimación aproximada en el entorno prehospitalario en función al área de sangre depositada sobre una superficie, se emplea el método MAR. Este método determina que el sanitario, para estimar la pérdida hemática del herido, debe proyectar sobre la mancha de sangre su puño cerrado tantas veces como le sea posible, intentando cubrir la totalidad de la mancha.

Por cada puño se estima una pérdida hemática de 20 mL. El tiempo de cálculo suele ser inferior a un minuto aproximadamente. Según un estudio, con esta técnica de estimación, el error en la evaluación de grandes volúmenes de sangre se redujo en un 76 % y para pequeños volúmenes en un 45 % (**Fig. 46-22 A** y **B**).

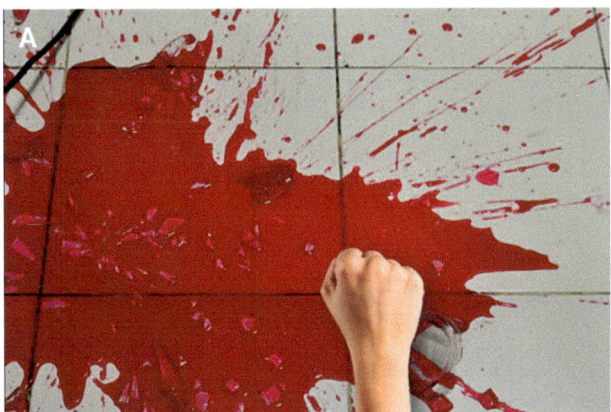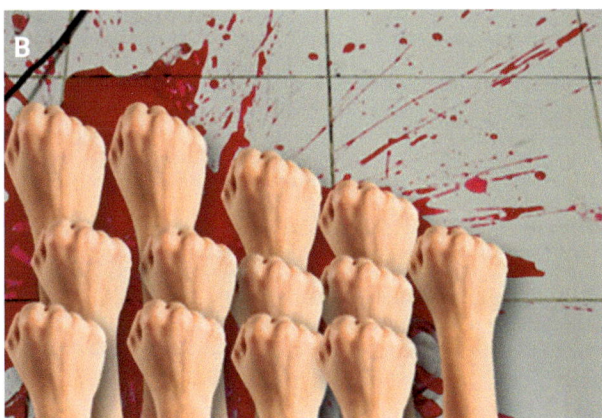

Figura 46-22. Determinación del método MAR. Fuente: Elaboración propia.

PUNTOS CLAVE

- El incremento de las acciones de grupos terroristas internacionales alrededor del mundo ha provocado un aumento de la incidencia de patrones lesionales poco frecuentes en el entorno civil y que con frecuencia son observados en zonas de operaciones.
- La necesidad de un inmediato control de las hemorragias dentro del manejo del soporte vital hace necesario anteponer la C (circulation) al ya conocido ABCDE.
- Ante un paciente con una sospecha de *shock* hipovolémico, debe priorizarse el control de la hemorragia frente a la reanimación con fluidos.
- Actualmente se recomienda el uso del torniquete para el control de hemorragias exanguinantes en extremidades en el entorno prehospitalario civil si la presión directa no es capaz de detener el sangrado.

- Los torniquetes son efectivos para detener la hemorragia exanguinante. Sus complicaciones son escasas y la mayoría son atribuibles al estado crítico de los pacientes, no a su colocación.
- La elevación del miembro y la aplicación de presión en puntos predefinidos no se recomiendan como medidas para el control de las hemorragias.
- Las hemorragias localizadas en los puntos de unión (la ingle, la axila, el cuello y el perineo) presentan problemas al personal sanitario, ya que son áreas en las que no es factible la colocación de un torniquete. En ellas se recomienda el uso de agentes hemostáticos tópicos, en combinación con presión directa, para el control de la hemorragia exanguinante en el entorno prehospitalario.

BIBLIOGRAFÍA

Alonso-Algarabel M, Esteban-Sebastià X, Santillán A, Vila-Candel R. Utilización del torniquete en la asistencia extrahospitalaria: revisión sistemática. Emergencias. 2019;31:47-54.

American Heart Association. Aspectos destacados de la actualización de las guías de la AHA para RCP y ACE de 2015 [Internet]. Disponible en: http://www.cercp.org/guias-y-documentos/guias/guias-2015.

Arnaud F, Parreño-Sadalan D, Tomori T, et al. Comparison of 10 hemostatic dressings in a groin transection model in swine. J Trauma. 2009;67:848-55.

Beaucreux C, Vivien B, Miles E, Ausset S, Pasquier P. Application of tourniquet in civilian trauma: Systematic review of the literature. Anaesthesia Critical Care & Pain Medicine. 2018;37(6):597-606.

Bulger EM, Snyder D, Schoelles K, et al. An evidence-based prehospital guideline for external hemorrhage control: American College of Surgeons Committee on Trauma. Prehosp Emerg Care. 2014;18:163-173.

Canadian Agency for Drugs and Technologies in Health. Junctional Tourniquets for Controlling Hemorrhage from Wounds in Adults: A Review of Clinical Effectiveness, Cost-Effectiveness, Safety, and Guidelines [Internet]. CADTH Rapid Response Reports. Disponible en: https://www.ncbi.nlm.nih.gov/pubmedhealth/PMH0071987/.

Dayan L, Zinmann C, Stahl S, Norman D. Complications associated with prolonged tourniquet application on the battlefield. Mil Med. 2008;173(1):63-6.

Drew B, Bird D, Matteucci M, Keenan S. Tourniquet Conversion: A Recommended Approach in the Prolonged Field Care Setting. Journal of Special Operations Medicine. 2015;15(3):81-5.

Ferreri TG, Weir AJ. EMS, Improvised Explosive Devices And Terrorist Activity. [Updated 2018 Jan 26]. En: StatPearls [Internet]. Treasure Island (FL): StatPearls Publishing; 2019. Disponible en: https://www.ncbi.nlm.nih.gov/books/NBK482191/.

González V, Orbañanos L, Gómez JM, Hossain S, Pérez JJ, Usero C. Estudio del torniquete de dotación del Ejército de Tierra. Sanidad Militar. 2016;72(2):87-94.

González V, Usero MC, Orbañanos L, Colmenar G, Gómez JM, Hossain S. ¿Mejora el torniquete la supervivencia del combatiente en zonas en conflicto? Sanidad Militar. 2015;71(1)22-28.

González V. Control de la hemorragia externa en combate. En: Manual de soporte vital táctico. 1a edición. Sevilla: Punto Rojo Libros; 2016. p. 63-88.

González V. Control de la hemorragia externa en combate. En: Manual de soporte vital táctico. 1a edición. Sevilla: Punto Rojo Libros; 2016. p. 71-95.

Hirsch M, Carli P, Nizard R et al. The medical response to multisite terrorist attacks in Paris. Lancet. 2015;386(10012):2535-8.

Journal of Special Operations Medicine. Tactical Combat Casualty Care Guidelines [Internet]. Disponible en: www.jsomonline.org.

Kragh JF Jr, O'Neill ML, Walters TJ, et al. Minor morbidity with emergency tourniquet use to stop bleeding in severe limb trauma: research, history, and reconciling advocates and abolitionists. Mil Med. 2011;176:817-23.

Leonard J, Zietlow J, Morris D, Berns K, Eyer S, Martinson K, et al. A multi-institutional study of hemostatic gauze and tourniquets in rural civilian

trauma. J Trauma Acute Care Surg. 2016 Sep;81(3):441-4. Disponible en: https://doi.org/10.1097/TA.0000000000001115.

Littlejohn L, Bennett BL, Drew B. Application of current hemorrhage control techniques for backcountry care: part two, hemostatic dressings and other adjuncts. Wilderness and Environmental Medicine. 2015;26(2):246-54. Disponible en: https://doi.org/10.1093/milmed/161.suppl_1.3

Merlin MA, Alter SM, Raffel B, Pryor PW. External blood loss estimation using the MAR Method. The American Journal of Emergency Medicine. 2009;27(9):1085-90.

Monsieurs KG, Nolan JP, Bossaert LL, et al. European Resuscitation Council Guidelines for Resuscitation. Resuscitation. 2015;95:1-80.

Ochoa-Anaya G, Méndez-Hernández AZ. Implicaciones anestésicas mediante el uso del torniquete arterial neumático. Revista Mexicana de Anestesiología. 2015;38:44-48.

Ode G, Studnek J, Seymour R, Bosse MJ, Hsu JR. Emergency tourniquets for civilians: Can military lessons in extremity hemorrhage be translated? J Trauma Acute Care Surg. 2015;79:586-91.

Pasos E, Dingley B, Smith A, et al. Tourniquet use for peripheral vascular injuries in the civilian setting. Injury. 2014;45(3):573-7.

Rossaint R, Bouillon B, Cerny V, et al. The European guideline on management of major bleeding and coagulopathy following trauma: fourth edition. Critical Care. 2016;20:100.

SAMUR Protección Civil del Ayuntamiento de Madrid. Manual de procedimientos de SAMUR 2018 [Internet]. Disponible en: https://www.madrid.es/UnidadesDescentralizadas/Emergencias/Samur-PCivil/Samur/ApartadosSecciones/01_AcercaSAMURProteccionCivil/Ficheros/manualSamur.pdf.

Scerbo MH, Mumm JP, Gates K, et al. Safety and Appropriateness of Tourniquets in 105 Civilians. Prehospital Emergency Care. 2016;20(6):712-722.

Schroll R, Smith A, McSwain NE Jr, et al. A multi-institutional analysis of prehospital tourniquet use. J Trauma Acute Care Surg. 2015;79:10-4.

Sims K, Montgomery HR, Dituro P, Kheirabadi BS, Butler FK. Management of External Hemorrhage in Tactical Combat Casualty Care: The Adjunctive Use of XStat™ Compressed Hemostatic Sponges: TCCC Guidelines Change 15-03. J Spec Oper Med. 2016;16(1):19-28.

Usero C, et al. El torniquete: Uso en Zona de Operaciones. Valoración del nuevo modelo de dotación individual en el Ejército de Tierra. Póster presentado en el VII Congreso de Enfermería de la Defensa durante el Congreso de Enfermería Militar 2010. San Fernando. España.

Vretis J. Comparison of Commercial Tourniquets in a Pediatric Trauma Patient Model. Abstracts for the 2018 NAEMSP Scientific Assembly, Prehospital Emergency Care, 2018; 22:1, 123. https://doi.org/10.1080/10903127.2017.1377791.

Zhang YJ, Gao B, Liu XW. Topical and effective hemostatic medicines in the battlefield. Int J Clin Exp Med. 2015;8(1):10-9. Disponible en: https://pubmed.ncbi.nlm.nih.gov/25784969.

Urgencias nefrourológicas

47

F. Estudillo González y C. Pol Balado

OBJETIVOS

- Conocer los principales trastornos del sistema genitourinario que pueden constituir una urgencia.
- Distinguir entre las peculiaridades de las distintas alteraciones de la función renal, trastornos de las vías urinarias y excretoras.
- Identificar aquellos signos y síntomas de alarma que forman parte de una valoración enfermera del patrón funcional de eliminación.
- Reconocer los principales tratamientos y problemas de colaboración en los cuidados a pacientes con trastornos renales o urinarios.

INSUFICENCIA RENAL AGUDA

La insuficiencia renal aguda se define como un deterioro brusco de la función renal, al ser los riñones incapaces de filtrar los desechos metabólicos de la sangre, lo que provoca la retención de productos nitrogenados (urea y creatinina). Suele ir acompañada de lo siguiente:

- Insuficiencia cardíaca por sobrecarga de volumen.
- Oliguria (excreción inferior a 400 mL de orina en 24 horas), oligoanuria (diuresis inferior a 100 mL en 24 horas), anuria (ausencia total de diuresis).
- Alteraciones del equilibrio ácido-base: acidosis metabólica.
- Alteraciones hidroelectrolíticas, como la hiperpotasemia.
- Anorexia, náuseas, vómitos, aliento urémico y gingivitis.

Normalmente los riñones recuperan su función normal, pero puede ser letal si no se trata, sobre todo en pacientes de edad avanzada y con morbilidades asociadas (diabetes *mellitus*, hipertensión arterial, vasculopatías). Por esta razón, hay que saber identificar tanto a este tipo de pacientes como la causa que provoca la oliguria o anuria, para impedir un reflujo de orina hacia los riñones que provoque una lesión y para ayudar a que recuperen su función renal.

Clasificación

El fracaso renal agudo se clasifica en:

Prerrenal

Supone el 70 % de los fracasos renales agudos. Se produce una insuficiente perfusión renal, con parénquima renal conservado. Suele estar causado por:

- Hipovolemia: hemorragias, deshidrataciones, hipertermia, vómitos, diarrea, malnutrición, síndrome nefrótico.
- Redistribución del líquido extracelular: grandes quemaduras, politraumatismos.
- Disminución del gasto cardíaco: infarto agudo de miocardio, tromboembolia pulmonar, arritmias, taponamiento cardíaco.
- Vasoconstricción renal: síndrome hepatorrenal, hipercalcemia.
- Vasodilatación sistémica: *shock* séptico o anafiláctico.
- Fármacos: inhibidores de la enzima conversora de la angiotensina, antiinflamatorios no esteroideos.

Se debe tratar la causa.

Parenquimatoso (necrosis tubular aguda)

Corresponde al 20 % de los fracasos renales agudos. Es una lesión de los túbulos renales, que puede ser directa o indirecta.

- Directa:
  - *Lesión tóxica* por acumulación de hemoglobina (hemólisis), bilirrubina (colestasis) o mioglobina. Rabdomiólisis por traumatismos muy intensos, aplastamiento, drogas, tóxicos exógenos (contrastes yodados, algunos antibióticos, arsénico, plomo).
  - *Lesión isquémica*: fracaso renal agudo prerrenal no solucionado.
- Indirecta: infarto de grandes vasos, coagulación intravascular diseminada (CID).

El tratamiento es sintomático, en última instancia: diálisis.

Obstructivo

Representa el 10 % de los fracasos renales agudos. Es secundario a la obstrucción brusca de la vía urinaria. Cursa con oliguria si es bilateral o con diuresis mantenida con dolor si es incompleta. El tratamiento es la descompresión de la vía urológica, según dónde se encuentre el obstáculo:

- Uréteres: litiasis, coágulos, tumores, patología de retroperitoneo ya sea fibrosis traumática o tumoral, aneurismas.
- Vejiga y uretra: patología prostática (lo más frecuente), patología vesical, infecciones, estenosis uretral.

Diagnóstico

Para el diagnóstico, se ha de tener en cuenta lo siguiente:

- Antecedentes personales: nefropatías, diabetes *mellitus*, hipertensión arterial, litiasis renal, toma de fármacos nefrotóxicos, transfusión sanguínea reciente, cirugías o administración de contrastes yodados recientes, situaciones que hayan provocado pérdida de volumen circulante.
- Exploración física:
  - Signos de depleción de volumen: sequedad de piel y mucosas, palidez, hipotensión, taquicardia (fracaso renal agudo prerrenal).
  - Signos de insuficiencia cardíaca: edema, ingurgitación yugular, *livedo reticularis*, infartos distales.
  - Hipertensión arterial maligna con retinopatía. Fracaso renal agudo parenquimatoso: puede llegar a asociar importante repercusión visceral (insuficiencia cardíaca).
  - Exploración abdominal: descartar globo vesical, circulación colateral abdominal, ascitis, hepatomegalia.
  - Respiración de Kussmaul, que indicaría acidosis metabólica.
- Exploraciones complementarias:
  - Parámetros sanguíneos: hemograma, coagulación, ionograma (detectar hiperpotasemia tóxica: K^+ superior a 6,5); bioquímica: urea y creatinina en sangre, albúmina y proteínas totales, perfil hepático, creatina-fosfocinasa (CPK). Gasometría venosa: alteraciones equilibrio ácido-base (acidosis).
  - Sistemático de orina: obtener muestra antes de sondar al paciente. Valoración de hematuria, proteinuria, leucocituria, aparición de cilindros y cristales.
  - Índices urinarios: concentración de sodio urinario y excreción fraccional de sodio. Osmolalidad urinaria y cociente creatinina orina/creatinina plasma y aclaramiento de creatinina.
- Pruebas de imagen:
  - Ecografía: constituye la prueba principal y es la menos invasiva para la valoración de la afectación renal.
  - Tomografía axial computarizada abdominal: valorar el uso de contraste por nefrotoxicidad. Es la prueba más fiable para valoración de la etiología.
  - Radiografía simple de tórax y abdomen, electrocardiograma y ecografía cardíaca.

Tratamiento

- Suspensión de fármacos nefrotóxicos y ajuste de dosis de antibióticos.
- Restricción hídrica.
- Monitorización estrecha del paciente con electrocardiograma (posibilidad de arritmias por la hiperpotasemia), control de constantes, presión arterial y diuresis horaria, con sondaje vesical si fuera preciso y valoración de la ventilación pulmonar: manifestaciones clínicas y radiológicas.
- Fluidoterapia, evitando la sobrecarga hídrica: iniciar a un ritmo de 100 mL/h (2.400 mL/día) con suero salino fisiológico al 0,9 %.
- Tratamiento farmacológico:
  - Bicarbonato intravenoso 1 M o 1/6 M si acidosis grave o necesidad de alcalinización de orina (rabdomiólisis).
  - Antihipertensivos para el control de la presión arterial.
  - Gluconato cálcico, glucosa con insulina si hay hiperpotasemia.
  - Noradrenalina (fracaso renal agudo tras *shock* séptico).
  - Diuréticos (en estados edematosos, evitar ahorradores de K^+ usar mejor furosemida).
  - Tratamiento renal sustitutivo con diálisis si no se consiguen correctas diuresis tras reposición volumétrica y uso de diuréticos tras la adecuada reposición hídrica.

 Es importante el diagnóstico y tratamiento precoz de las urgencias vitales relacionadas con la insuficiencia renal aguda: edema agudo de pulmón, hiperpotasemia tóxica y acidosis grave.

Cuidados de enfermería

Los cuidados de enfermería deben ir encaminados a resolver el mayor problema de balance de líquidos, lo que implica el control de varios indicadores, como son:

- Presión arterial.
- Presión venosa central.
- Entradas y salidas de líquidos.
- Control de ruidos respiratorios anormales.
- Edemas periféricos.
- Confusión.
- Sed.
- Poliuria-oliguria-anuria.
- Densidad de la orina.
- Electrólitos en analítica.
- Presencia de calambres.

 Con respecto a los problemas de función renal y su manejo, según el modelo de valoración utilizado (dominios y clases, necesidades, patrones funcionales), lo más esperable es identificar estos diagnósticos de enfermería:

- [00025] Riesgo de desequilibrio de volumen de líquidos.
- [00026] Exceso de volumen de líquidos.
- [00195] Riesgo de desequilibrio electrolítico.

En cuanto a las intervenciones:

- Manejo de líquidos/monitorización de líquidos.
- Terapias de hemofiltración/hemodiálisis (unidad de cuidados intensivos-diálisis).
- Administración de la medicación citada.
- Interpretación de resultados de laboratorio.
- Manejo de electrólitos.
- Manejo de la hipervolemia.
- Control y vigilancia de los signos vitales.

RABDOMIÓLISIS

La rabdomiólisis es un síndrome clínico en el cual se produce una lesión del músculo esquelético y la liberación de mioglobina, electrólitos y enzimas musculares al torrente circulatorio.

Etiología

Las causas pueden ser traumáticas o no traumáticas:

- Causas directas, traumáticas: politraumatismo asociado a síndrome de aplastamiento, quemaduras, congelaciones, electrocución, isquemia por cirugía previa, inmovilización prolongada.
- Causas no traumáticas: ejercicio extremo, estado convulsivo y asmático, *delirium tremens*, agitación psicótica, hipertermia maligna, feocromocitoma, alteraciones electrolíticas y hormonales, drogas y tóxicos (veneno de serpiente), infecciones, origen idiopático.

Manifestaciones clínicas

La tríada clásica: elevación de CPK (se eleva progresivamente 2 horas después del daño, con pico a los 2-3 días y descenso posterior), mialgias y mioglobinuria (orina marrón); aparece en pocos casos.

- Síntomas habituales: malestar general, náuseas y vómitos, debilidad, calambres, convulsiones, parestesias, fiebre, *shock*, coma y parada cardíaca.
- Hipovolemia y síndrome compartimental (aumento de volumen del tercer espacio muscular creado).
- Hiperpotasemia, hiperfosfatemia.
- Fracaso renal agudo: por depósito intratubular de mioglobina que provoca una necrosis tubular aguda. Existe mayor riesgo en pacientes ancianos, deshidratados, o con hiperuricemia.

Tratamiento

El tratamiento debe consistir en lo siguiente:

- Monitorización de constantes.
- Tratamiento etiológico si se conoce la causa y, si se asocia síndrome compartimental, realizar fasciotomía urgente.
- Fluidoterapia intensiva suero salino fisiológico al 0,9 %: 1-2 litros por hora de forma precoz (en menos de 6 horas) para corregir la volemia y aumentar la diuresis, hasta descenso de CPK a 5.000 U/L, manteniendo diuresis de 200-300 mL/h.
- Bicarbonato intravenoso para alcalinización de la orina. Primer día: 200-300 mEq.
- Gluconato cálcico al 10 % si hipocalcemia asociada a hiperpotasemia.
- Resincalcio oral: 15 g cada 8 h si hiperpotasemia aislada.
- Manitol si CPK superior a 30.000 U/L: 50 mL de manitol al 20 % por cada litro de suero salino fisiológico. Furosemida si mala respuesta.
- Diálisis como última opción terapéutica.

 Un litro de bicarbonato 1 M, contiene 1.000 mEq/L.
Un litro de bicarbonato 1/6 M contiene 160 mEq/L.

CRISIS RENOURETERAL: LITIASIS RENAL

La crisis renoureteral se produce por la obstrucción aguda supravesical, que da lugar a una distensión retrógrada aguda del sistema calicial. Se traduce en un síndrome doloroso agudo y paroxístico de localización en el área renoureteral, por un brusco aumento de presión dentro del uréter o del riñón. La causa más frecuente es la litiasis.

La crisis renoureteral representa el 50 % de las urgencias urológicas. Se debe a la incapacidad de evacuar la orina, lo que causa irritación y distensión de la vía urinaria por obstrucción. El cólico nefrítico es la presentación clínica más frecuente de la litiasis renal y una de las principales urgencias urológicas. Hasta un 10-20 % de los varones y un 3-5 % de las mujeres sufrirán al menos un episodio de cólico nefrítico durante su vida.

Cualquier obstrucción aguda de la vía urinaria supravesical produce una distensión aguda de la vía urinaria por encima de la obstrucción, lo cual se traduce clínicamente en un cólico nefrítico. En la mayoría de los casos, dicha obstrucción se debe a una litiasis renal o ureteral, aunque también puede deberse a infecciones y estenosis de la unión pieloureteral o del uréter. Hay que tener en cuenta que este tipo de dolor cólico puede tener otras causas de origen no urológico, como trastornos gastrointestinales o una disección de un aneurisma de aorta, por lo que es importante hacer siempre el diagnóstico diferencial con esta entidad (masa pulsátil a la exploración abdominal con alteración de pulsos periféricos).

Exploración física y manifestaciones clínicas

En la exploración, debe buscarse:

- Dolor agudo, intenso, generalmente unilateral, que empieza en la zona lumbar y se irradia hacia fosa ilíaca, región inguinal y genitales, dependiendo del lugar de la obstrucción. El dolor no mejora en ninguna postura y va aumentando paulatinamente.
- Suele acompañarse de sintomatología refleja (agitación psicomotriz, sudoración, taquicardia, hipertensión arterial, náuseas y vómitos).
- Hematuria y síntomas de irritación vesical (disuria, polaquiuria, urgencia miccional) sobre todo cuando la obs-

trucción se produce en el último sector del uréter, en su entrada a la vejiga.

- Íleo paralítico y paresia intestinal, con distensión abdominal y defensa voluntaria asociada.
- A veces se presenta de forma atípica, por lo que puede confundirse con el dolor producido por anexitis, colelitiasis, apendicitis, torsiones de quistes ováricos, oclusión intestinal, etcétera.
- Puño-percusión renal positiva.

Pruebas complementarias

Las pruebas complementarias son:

- Ecografía (primera prueba de elección): puede realizarse en la urgencia con ecógrafo portátil para valorar la dilatación de la vía urinaria y posible etiología como las litiasis (**Fig. 47-1**).
- Analítica sanguínea: valoración de signos de infección y función renal.
- Sistemático de orina: puede aparecer hematuria, leucocituria, piuria y cristaluria.
- Radiografía de abdomen: para saber dónde se encuentra la litiasis (el 90 % son radiopacas) (**Fig. 47-2**).
- Tomografía computarizada sin contraste o urografía intravenosa si no se localiza la obstrucción.

Tratamiento

El tratamiento consistirá en:

- Sueroterapia (la mayoría de los pacientes están deshidratados). No se aconseja la ingesta abundante de líquidos en las crisis de dolor ya que contribuirá al aumento de líquido y, por tanto, de presión en la vía urinaria.
- Antieméticos y analgesia intravenosa con antiinflamatorios no esteroideos; si el dolor es muy intenso, puede ser necesario subir al escalón de analgesia de opioides, como la Dolantina®.

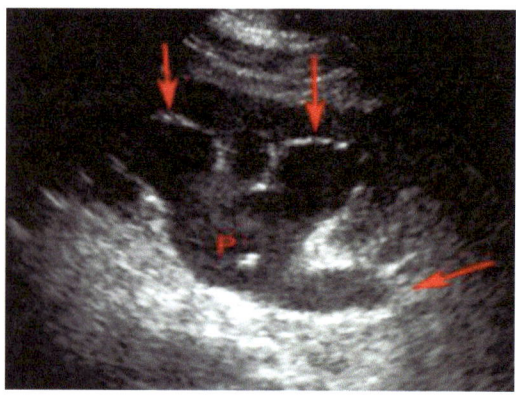

Figura 47-1. Ecolitiasis.

- Antitérmicos y antibioterapia (si signos de infección).
- Derivación urinaria: consiste en la colocación de catéter doble J (catéter que va desde la vejiga al riñón salvando la obstrucción) y, si con esto no se soluciona, nefrostomía percutánea (catéter colocado a través del flanco del paciente mediante punción dirigida por ecografía y radio), que comunica la pelvis renal con el exterior. Esta está indicada en pacientes con dolor no controlable a pesar de tratamiento intravenoso, con obstrucción bilateral, sepsis de origen obstructivo, en caso de monorrenos o trasplantados con anuria (**Figs. 47-3 y 47-4**).
- Tratamiento expulsivo: se utilizarán β-bloqueantes (tamsulosina, alfuzosina); estos son fármacos que relajan los músculos en las vías urinarias y pueden hacer que el cálculo pase más rápido hacia la vejiga. Se administrarán ambulatoriamente si la litiasis es menor de 5 mm tras la resolución del episodio agudo.

RETENCIÓN AGUDA DE ORINA

La retención urinaria se define como la incapacidad para vaciar la vejiga. Puede ser aguda cuando es de instauración brusca, el paciente deja de orinar y lleva unas horas sin hacerlo, o crónica, cuando es el resultado final de un proceso obstructivo crónico mediante el cual el músculo detrusor va perdiendo su capacidad de contraerse por sobredistensión y no es capaz, de conseguir el vaciado vesical; este tipo de retención es de instauración lenta y paulatina y, paradójicamente, el paciente refiere incontinencia urinaria por rebosamiento. La retención urinaria, por tanto, puede ser con acumulación total de orina (aguda) o con micción ligeramente efectiva (crónica).

La retención urinaria crónica suele presentar mayores complicaciones que la aguda al descomprimir bruscamente la vejiga (hemorragia ex vacuo y trastornos electrolíticos).

La retención puede asociarse con goteo por rebosamiento.

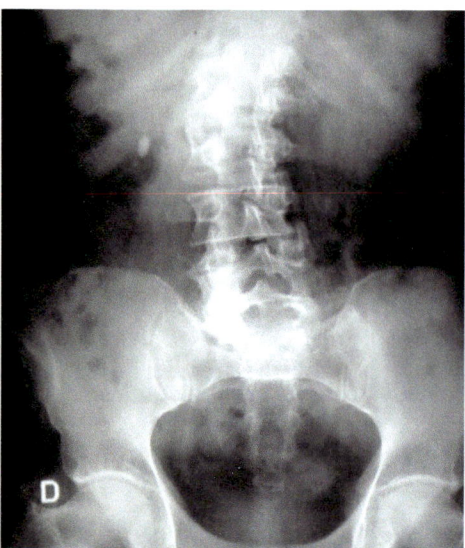

Figura 47-2. Litiasis renal.

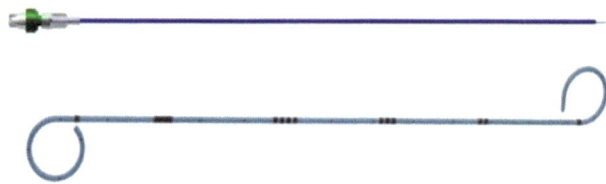

Figura 47-3. Catéter doble J.

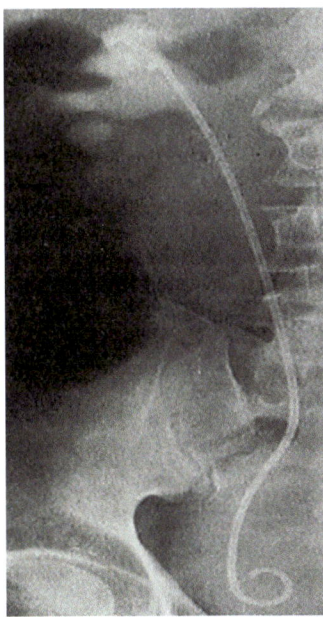

Figura 47-4. Radiografía de catéter doble J.

 La retención aguda de orina (RAO) es una patología muy frecuente que se considera una urgencia. Consiste en la repentina incapacidad para vaciar la vejiga por diversos trastornos.

Etiología

La retención aguda de orina se clasifica en cuatro grupos, cuya frecuencia se representa en la **tabla 47-1**.

 La causa más frecuente de RAO en hombres es la patología prostática. En mujeres la causa suele ser de origen ginecológico.

Manifestaciones clínicas

Los pacientes refieren dolor en hipogastrio, ocasionalmente molestias en genitales, anuria u oliguria de varias horas de evolución, sensación de angustia, dolor lumbar, fiebre, exantema y, a veces, hematuria.

En la exploración física, el globo vesical puede ser palpable. Es recomendable inspeccionar los genitales y realizar un tacto rectal.

Exploraciones complementarias

Están indicadas:

- Radiografía simple de abdomen o ecografía (diagnóstico confirmatorio de la existencia de globo vesical: volumen igual o superior a 300 mL).
- Analítica sanguínea con bioquímica (valorar fracaso renal agudo) si se prevé la necesidad de un procedimiento quirúrgico o para identificar criterios de ingreso: insuficiencia renal, signos de infección o estado febril. Otro criterio es la hematuria *ex vacuo*.

Tratamiento

El tratamiento consistirá en lo siguiente:

- Analgesia: el dolor mejora tras drenar la orina vesical; normalmente es necesaria la analgesia presondaje o punción percutánea, así como una pauta para los días posteriores. También se suelen usar espasmódicos abdominales puntuales, como la butilescopolamina para mejorar el dolor de los espasmos vesicales causados por la sonda vesical.
- Sueroterapia y manejo de iones: tras resultados de bioquímica sanguínea, si existen alteraciones iónicas graves como la hiperpotasemia, se precisa tratamiento inmediato y observación.
- Tratamiento etiológico: tras el episodio agudo de retención agudo de orina, si se conoce la etiología, se puede iniciar un tratamiento dirigido, como en la hipertrofia benigna de próstata con β-bloqueantes como la tamsulosina o la asociación de este con un inhibidor 5-α-reductasa (Duodart), que relajan el músculo liso de la uretra prostática y del cuello vesical y disminuyen la resistencia en la uretra.

Tabla 47-1. Etiología de las retenciones agudas de orina

Causa obstructiva (con detrusor contráctil)	HOMBRES • Extrínseca: hipertrofia benigna de próstata (causa más frecuente), cáncer de próstata • Luz uretral: fimosis, parafimosis, estenosis de meato MUJERES • Causa ginecológica (más frecuente), cistocele, prolapso uterino, útero grávido en retroversión, masa pélvica (neoginecológica) AMBOS • Litiasis o neoplasias vesicales, fecalomas, rectoceles, masas retroperitoneales o abdominales
Causa farmacológica	• Anticolinérgicos y antidepresivos tricíclicos (↓contracción del músculo detrusor) • Antipsicóticos (haloperidol), relajantes musculares (diazepam) • Algunos antihipertensivos y antihistamínicos • Antiparkinsonianos (levodopa), hormonas • α-Adrenérgicos (adrenalina, fenilefrina) y β-adrenérgicos • Otros: dopamina, anfetaminas, analgésicos opioides, anestésicos locales
Causa infecciosa/ inflamatoria (edema uretral)	HOMBRES: prostatitis aguda, absceso prostático MUJERES: vulvovaginitis, liquen plano
Causa neurológica	• Accidente cardiovascular, alcoholismo crónico, virus del herpes zóster, cirugía o traumatismo pélvico, enfermedad de Lyme • Vejiga neurogénica: accidente cardiovascular, esclerosis múltiple, enfermedad de Parkinson, neuropatía diabética • Discopatía, traumatismo, estenosis, hematoma, tumor o absceso de médula espinal

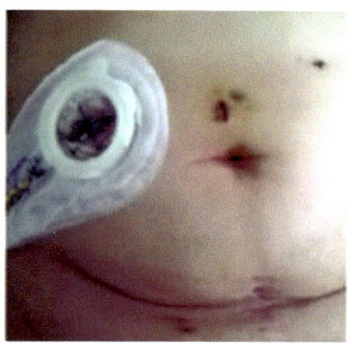
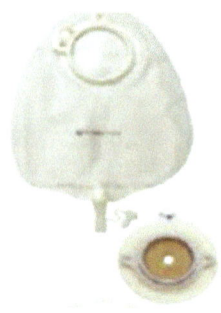
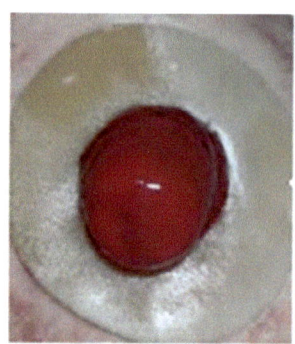

Figura 47-5. Ureteroileostomía tipo Bricker.

Cuidados de enfermería

Con respecto a los problemas exclusivamente de las vías urinarias y su manejo, según el modelo de valoración utilizado (dominios y clases, necesidades, patrones funcionales), los diagnósticos más habituales serán:

- [00016] Deterioro de la eliminación urinaria.
- [00017] Incontinencia urinaria de esfuerzo.
- [00018] Incontinencia urinaria refleja.
- [00019] Incontinencia urinaria de urgencia.
- [00020] Incontinencia urinaria funcional.
- [00022] Riesgo de incontinencia urinaria de urgencia.
- [00023] Retención urinaria.
- [00166] Disposición para mejorar la eliminación urinaria.
- [00176] Incontinencia urinaria por rebosamiento.

El tratamiento ante una retención aguda de orina es derivar la vía urinaria inferior con la colocación de un drenaje vesical:

- 1ª opción: vía uretral mediante catéter con balón de retención.
- 2ª opción: sonda suprapúbica por estenosis uretral que imposibilita el sondaje o por las siguientes contraindicaciones:
  - Prostatitis, uretritis aguda o abscesos periuretrales para evitar la diseminación de la infección.
  - Sospecha de rotura uretral.
  - Alergia a anestésicos locales o componentes de la sonda conocidos.

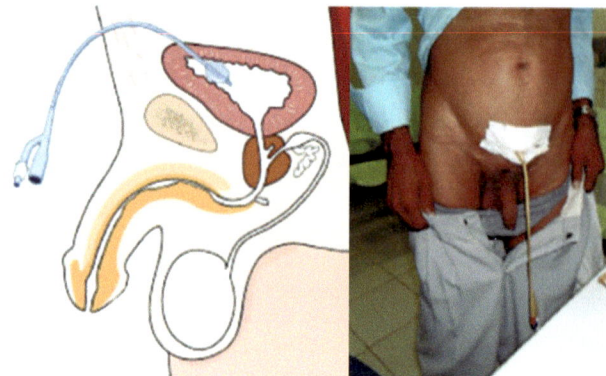

Figura 47-6. Cistostomía (talla suprapúbica).

Las complicaciones del drenaje vesical pueden ser:

- Lesión uretral o falsa vía: existe dificultad para el paso de la sonda y sensación de desgarro; suele acompañarse de uretrorragia. Probar con una sonda de menor calibre, progresando muy cuidadosamente.
- Estenosis uretrales secundarias a sondaje traumático, abscesos.
- Hematuria *ex vacuo* debido a la descompresión aguda de la vejiga. No hay ningún estudio que apoye la descompresión gradual, aunque se recomienda liberarla lentamente (500 mL cada 3 horas). El vaciado rápido y completo de la vejiga obstruida es seguro y eficaz.

Derivaciones urinarias

Las derivaciones urinarias son procedimientos quirúrgicos que redirigen fuera de la vía urinaria normal el flujo de orina de forma temporal o definitiva hasta su expulsión.

No continentes (apertura al exterior)

Hay cuatro tipos:

- Ureteroileostomía tipo Bricker: aislamiento de un asa ileal como reservorio, donde se abocarán ambos uréteres a la fosa ilíaca derecha. Es la técnica más usada en Europa. En el postoperatorio se mantienen los catéteres ureterales hasta su caída espontánea. Complicaciones: estenosis del estoma o unión ureterovesical, fístulas, íleo paralítico precoz (**Fig. 47-5**).
- Cistostomía (talla suprapúbica): derivación de la orina directamente de la vejiga a la piel por una sonda suprapúbica. Los recambios se hacen igual que un sondaje convencional. Complicaciones: infección de la herida, caída u obstrucción del catéter (**Fig. 47-6**).
- Ureterostomía cutánea: derivación de uno o ambos uréteres directamente a piel, fijados a ella con un punto de seda. Se realizan recambios mensuales de los catéteres, cambio de bolsa de diuresis diaria y del disco cada 3-4 días o si se pierde la estanqueidad a la piel. Bolsa de urostomía para proteger el catéter conectada a una bolsa de diuresis, introduciendo el catéter sin traccionarlo. Complicaciones: infección, estenosis, necrosis, salida del catéter (**Fig. 47-7**).
- Nefrostomía percutánea: colocación bajo control radiológico de un catéter percutáneo hasta el sistema pielocalicial.

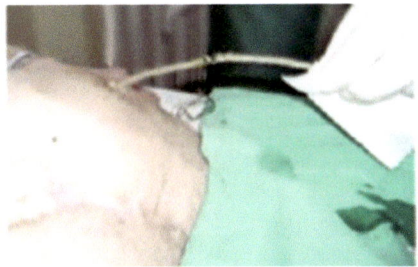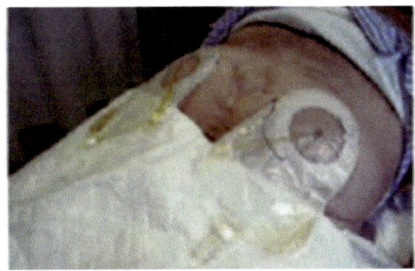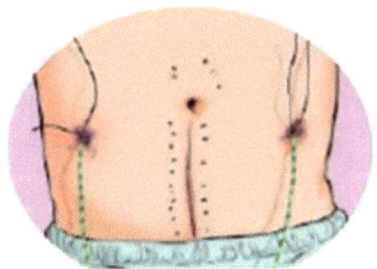

Figura 47-7. Ureterostomía cutánea.

Permite drenaje urgente de orina o de forma programada. Complicaciones: dolor local, salida del catéter, obstrucción, infección (**Fig. 47-8**). Se debe tapar con gasas y fijar a piel con esparadrapo para evitar que se salga. El catéter se une a un dispositivo con grifo por donde se puede lavar y comprobar su permeabilidad introduciendo 5 mL de suero salino fisiológico o hasta que el paciente sienta dolor por distensión renal. Ante dudas de la correcta colocación, realizar radiografía de abdomen; puede introducirse contraste diluido en suero salino fisiológico.

Continentes

Las derivaciones urinarias continentes permiten el control voluntario de la salida de la orina con reservorio intraabdominal.

TRASTORNOS INFLAMATORIOS. ESCROTO AGUDO

El escroto agudo supone una urgencia urológica de diversa etiología, caracterizado por dolor agudo e intenso del contenido escrotal, acompañado a menudo de signos locales y síntomas generales.

Las causas más comunes son las orquiepididimitis y la torsión testicular (torsión del cordón espermático), la cual es una urgencia quirúrgica que puede condicionar la viabilidad del testículo afectado, por lo que es muy importante un diagnóstico precoz.

El diagnóstico diferencial entre las dos entidades más comunes de escroto agudo se recoge en la **tabla 47-2**.

- Signo de Prehn: al elevar el testículo hacia el abdomen, disminuye el dolor (signo positivo). En patologías como la orquiepididimitis aumenta; el dolor no se modifica en las torsiones.
- Reflejo cremastérico: al estimular la piel de la cara interna del muslo, se produce un ascenso del testículo ipsilateral (positivo), o no se produce respuesta (negativo). En el caso de las torsiones es negativo.
- Un tercer signo es el de Governeur, presente en la torsión, que consiste en encontrar el testículo torsionado ascendido y doloroso debido a que, al estar enrollado el cordón espermático, disminuye su longitud y produce esa retracción.

Torsión testicular (torsión del conducto espermático)

Se caracteriza por un dolor brusco con ascenso del testículo y horizontalización (signo de Governeur), acompañado de náuseas y vómitos; el paciente puede haber sufrido episodios previos de seudotorsión autolimitados.

El diagnóstico debe realizarse en menos de 6 horas. Actualmente la prueba de elección será la ecodoppler testicular, que muestra la presencia o ausencia de flujo sanguíneo hacia el testículo. Tiene una alta sensibilidad y especificidad y un escaso número de falsos positivos.

El pronóstico depende del tiempo: si se diagnostica y soluciona antes de 6 horas, será bueno, con posible atrofia en menos del 10 % de los pacientes; si han transcurrido entre 6 y 12 horas, aparecerá atrofia en aproximadamente el 35 % de los pacientes; esta cifra será de más de un 60 % en los intervenidos entre las 12 y 24 horas siguientes a la torsión.

El tratamiento es quirúrgico de urgencia. Se puede realizar detorsión manual por un urólogo previamente al procedimiento quirúrgico; si no es posible, se destorsionará quirúrgicamente y se debe fijar en el mismo acto quirúrgico el testículo contralateral, para evitar que se produzca torsión en un futuro en ese otro lado. Si el testículo está necrosado, será extirpado.

> **!** La mayoría de los autores coinciden en que es mejor operar una orquiepididimitis que dejar sin intervenir una torsión, ya que si esta última evoluciona, la pérdida del testículo será segura.

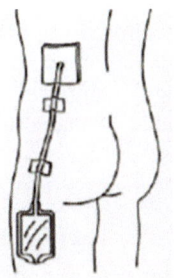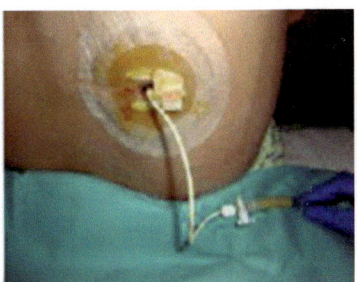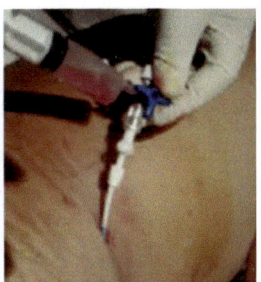

Figura 47-8. Nefrostomía percutánea.

Tabla 47-2. Diagnóstico diferencial de escroto agudo

	Aparición	Dolor	Signo de Prehn	Reflejo cremastérico	Manifestaciones clínicas acompañantes
Torsión testicular	Agudo	Todo el teste	Negativo	Positivo	Ascenso testicular, horizontalización
Orquiepididimitis	Subagudo	Epidídimo	Positivo	Negativo	Fiebre, induración, clínica miccional

En ocasiones se produce la torsión de un apéndice testicular situado en el polo superior del testículo, que no es más que un vestigio embrionario, que se denomina *hidatide sesil* de Morgagni. Se presenta con mayor frecuencia en niños y su forma de aparición varía desde una molestia escrotal hasta un cuadro agudo parecido al de la torsión testicular. Se puede palpar en el polo superior del testículo un nódulo blando y doloroso e incluso, a veces, es visible a través de la piel (signo del punto azul). El reflejo cremastérico está presente y el testículo es móvil.

Si se confirma el diagnóstico, no es una urgencia quirúrgica y el cuadro se resuelve con reposo, analgésicos, antiinflamatorios y observación. En caso de duda, está indicada la exploración quirúrgica y la extirpación de dicho apéndice.

Orquiepididimitis

La orquiepididimitis aguda es un síndrome que consiste en dolor, tumefacción e inflamación que suele comenzar en la cola del epidídimo y se difunde por él resto y llega al testículo.

Supone la causa más común de escroto agudo en mayores de 18 años. Hasta los 35 años se suele relacionar con enfermedades de transmisión sexual, y cuando aparece en niños o mayores de 35 años, se asocia a infecciones de la vía urinaria, por lo que las manifestaciones clínicas suelen incluir disuria, polaquiuria, fiebre, inflamación y dolor testicular que disminuye al elevar el testículo (signo de Prehn negativo). Siempre hay que hacer diagnóstico diferencial con la torsión testicular.

A la exploración, hay un aumento de tamaño del hemiescroto afectado y se acompaña de signos locales de inflamación; además suele haber hidrocele reaccional (líquido entre el testículo y sus envueltas).

Las pruebas complementarias indicadas son el sedimento de orina y analítica sanguínea, ambos con datos de infección. Ecografía testicular con aumento de la vascularización (justo lo contrario a la torsión, en la que se aprecia isquemia).

Es importante hacer el diagnóstico diferencial con la torsión testicular, en la que el dolor se instaura de forma brusca, a diferencia de la orquiepididimitis, en la que aparece de forma paulatina y se acompaña de fiebre y síntomas inflamatorios locales. Así mismo, los signos de Prenh y los reflejos cremastéricos referidos con anterioridad pueden servir de gran ayuda.

El tratamiento es reposo en cama, analgésicos y antiinflamatorios, frío local, elevación del testículo, uso de calzoncillo ajustado o suspensorio, antibioterapia empírica, si bien antes se debe tomar muestra de orina y secreción de uretra (caso de contacto sexual sospechoso o uretritis).

El cuadro suele mejorar en 48 horas pero a veces puede evolucionar a absceso testicular, que requerirá drenaje y, en casos extremos, orquiectomía.

Otras causas de escroto agudo

Otras causas menos comunes de escroto agudo son:

- Orquitis sin epididimitis, la más común: orquitis urliana tras un cuadro de parotiditis.
- Abscesos de la pared escrotal, gangrena de Fournier por lesiones tróficas de la piel en diabéticos (lo más común).
- Tumores testiculares: en un 10 % de los pacientes con tumor testicular que refieren dolor agudo, este suele ser debido a hemorragias dentro del tumor.
- Hernia inguinoescrotal: aparece dolor agudo por compresión del contenido del saco herniario sobre el cordón espermático.
- Infarto testicular: es raro y más frecuente en adultos. Suele afectar a un segmento del testículo y cursa con dolor brusco e intenso sin fiebre ni otros síntomas generales.

HEMATURIA

El concepto de hematuria hace referencia a la presencia de sangre en la orina, procedente de cualquier nivel de la vía urinaria, desde el glomérulo hasta el esfínter urinario externo.

> **!** Se denomina microhematuria al sangrado que solo es evidente al examen microscópico, considerándose límite superior 2-3 hematíes por campo, y macrohematuria al que se aprecia simple vista, lo que suele ocurrir a partir de 100 hematíes por campo.

Es importante distinguirla de la uretrorragia, que consiste en la emisión espontánea de sangre por la uretra, lo que ocurre cuando el origen es distal al esfínter estriado, por tanto, independiente de la micción. También hay que descartar la posibilidad de una mezcla de sangre procedente de la vagina u otros órganos con la orina.

La seudohematuria es la pigmentación de la orina por sustancias endógenas (hemoglobina en la hemólisis intravascular, mioglobinuria asociada a un ejercicio violento, etc.) o exógenas, simulando hematuria. Determinados fármacos (fenotiazinas, rifampicina, laxantes con fenolftaleína) o algunos alimentos (remolacha, setas, moras) pueden causarla.

Una hematuria macroscópica debe ser evaluada siempre para excluir patología oncológica, dado que su sensibilidad para detectar patología maligna es relativamente alta: 83 % para tumores vesicales, 66 % para tumores ureterales y 48 % para tumores renales.

Signos y síntomas

La emisión de coágulos suele ser indicativa de etiología urológica. Coágulos alargados y finos suelen ser de origen ureteral o renal, mientras que grandes coágulos, a veces obstructivos, suelen deberse a patología prostática o vesical.

Abordaje diagnóstico

Es importante destacar que la atención de la hematuria en urgencias no siempre debe estar dirigida a llegar a un diagnóstico final. Aunque es un síntoma claro de alarma, que en un porcentaje alto de pacientes pone de manifiesto la presencia de una enfermedad de importancia, la disponibilidad de un ágil acceso a consulta hace que el diagnóstico final pueda realizarse de manera ambulatoria en la mayoría de los enfermos, sin que ello repercuta en el pronóstico (**Tabla 47-3**).

Anamnesis

Los antecedentes personales del paciente serán fundamentales en la orientación diagnóstica del proceso: debe indagarse sobre los fármacos que toma (especial atención a los anticoagulantes). Los antecedentes urológicos, la presencia de nefropatías médicas, tumores, discrasias sanguíneas, antecedentes ocupacionales, tiempo desde la aparición del sangrado, relación con alguna actividad o con el ciclo menstrual, etc. darán información para la orientación diagnóstica. La sintomatología acompañante puede orientar sobre la etiología.

También es importante preguntar sobre el tipo de la hematuria: inicial (uretral), terminal (vesical) o total. Sintomática o no. Debe preguntarse por la presencia de coágulos y por su tamaño.

Exploración física

La exploración del abdomen es fundamental, no solo para detectar masas abdominales sino también para descartar la presencia de globo vesical, frecuente en hematurias con coágulos que impidan la micción y que, en determinados pacientes (ancianos, pacientes con demencias, etc.), puede pasar desapercibido.

Tabla 47-3. Etiología de la hematuria

Neoformaciones malignas (renales, ureterales, vesicales, prostáticas y uretrales)
Infecciones del aparato urinario
Litiasis urinaria
Hiperplasia benigna de próstata
Traumatismos
Cistitis hemorrágica
Enfermedades nefrológicas: nefropatías glomerulares, tubulointersticiales o renovasculares
Endometriosis vesical o uretral
Hematuria posquirúrgica
Trastornos de la coagulación o terapia antiagregante o anticoagulante
Malformación arteriovenosa o tumoraciones benignas, como el angiomiolipoma
Hematuria idiopática benigna

Pruebas complementarias

Están indicadas las siguientes:

- Análisis elemental de orina (si se sospecha pseudohematuria): confirmará la presencia de hematuria. La presencia de cilindros hemáticos, proteinuria intensa y hematíes dismórficos indica un origen parenquimatoso (infrecuente en hematuria macroscópica). La piuria y bacteriuria orientarán hacia infección del tracto urinario. la eosinofilia orientará hacia patología tubulointersticial.
- Hemograma y estudio de coagulación: orientarán sobre la intensidad del sangrado, la necesidad de transfusión y la posibilidad de que una alteración de la coagulación sea causa determinante o contribuyente del problema.
- Bioquímica: para evaluar la función renal.
- Citología, ecografía, cistoscopia, ureteroscopia: serán pruebas ambulatorias en la mayoría de los pacientes.

Estratificación del riesgo y nivel de cuidados iniciales

La estratificación del riesgo se hará teniendo en cuenta varios aspectos:

- ¿Es macroscópica?: la hematuria microscópica no precisa atención urgente.
- ¿Presenta emisión de coágulos con tendencia a la obstrucción?
- ¿Causa inestabilidad hemodinámica o precisa transfusión?

Una hematuria sin coágulos, de reciente aparición, de intensidad leve, presentación ocasional, sin signos de anemización en la exploración (coloración mucocutánea) ni trastornos hemodinámicos, en enfermo sin patología añadida importante, tendrá un manejo ambulatorio, remitido de manera preferente a consultas externas de urología o al urólogo de referencia.

De sospecharse anemización o presentar patología concomitante (cardiopatías, enfermedad pulmonar obstructiva crónica, etc.), deberá realizarse previamente un hemograma y valorar la necesidad de transfusión o tratamiento con sulfato ferroso.

En las hematurias con coágulos, el hemograma deberá ser sistemático, para valorar la gravedad del sangrado y la necesidad de transfusión.

El siguiente factor que determinará la actitud será la presencia de dificultad para la emisión de orina. La presencia de coágulos de moderado o gran tamaño que puedan dificultar la micción obligará al ingreso del paciente en urgencias.

Tratamiento

El tratamiento será etiológico.

Si el paciente presentase una patología hematológica que pudiera ser responsable del sangrado, se tomarán las medidas oportunas (vitamina K, transfusión plaquetaria, paso de anticoagulación oral a heparina de bajo peso molecular).

Si el paciente presenta buena evolución, con emisión de orina clara o levemente teñida tras haberse retirado el lavado vesical continuo y sin problemas analíticos destacados, el manejo podrá ser ambulatorio.

Si tras unas horas de evolución no se consigue la resolución del cuadro deberá contactarse con el urólogo de guardia:
- Tratamiento conservador sin sondaje vesical: reposo absoluto con control de constantes vitales y estado cardiovascular. Indicado en hematurias sin coágulos sin signos de obstrucción de la vía urinaria y autolimitadas.
- Sondaje uretral: en caso de hematuria franca con coágulos, se debe hacer un sondaje vesical (calibre 20-22 Fr) con lavado vesical para la evacuación de coágulos (preferentemente con sonda de Couvelaire y jeringa urológica de cono ancho). Tras la maniobra anterior, se coloca una sonda de Foley de triple vía con lavado vesical continuo, para evitar la formación de coágulos, que debe mantenerse permeable en todo momento.
- Inhibidores de la fibrinólisis: como el ácido épsilon amino caproico en caso de hematurias de difícil control con las medidas anteriores. Puede dar lugar a una formación de coágulos organizados de difícil extracción. No está demostrada su utilidad.
- Medidas antihematurias incoercibles de origen vesical: se hará lavado continuo y reposición de volumen según indique la hemodinámica del paciente hasta la toma del mando por el urólogo de guardia.
- Medidas específicas:
  - Cistitis hemorrágica por ciclofosfamida: mesna parenteral u oral.
  - Cistitis hemorrágica postirradiación pélvica: inyecciones de orgoteína o pentosán.

Criterios de ingreso hospitalario

Son los siguientes:

- Compromiso cardiovascular.
- Sepsis urinaria o dolor incontrolado.
- Fallo renal agudo o coagulopatía.
- Retención urinaria por coágulos.
- Comorbilidad importante o circunstancias sociales que impiden un control adecuado.

INFECCIONES DE LA VÍA URINARIA

El término infección de la vía urinaria engloba una serie de patologías que afectan a diversas partes del aparato urinario, con características y enfoques terapéuticos distintos.

Consiste en una respuesta inflamatoria del epitelio urinario, secundaria a la invasión por microorganismos, que se acompaña de piuria y bacteriuria.

Al hablar de infecciones del aparato urinario hay que tener claras estas definiciones:

- Bacteriuria asintomática: presencia de más de 100.000 unidades formadoras de colonias (UFC)/mL en 2 urocultivos consecutivos en mujeres o uno en varones, en pacientes sin sintomatología urinaria.
- Infección no complicada: infección del aparato urinario que se da en pacientes sin anomalías estructurales ni fun-

cionales de la vía urinaria y sin historia de instrumentalización o infección en las semanas anteriores. Generalmente incluye las cistitis y pielonefritis no complicadas en mujeres jóvenes, no gestantes y sin patología previa.
- Infección complicada: la asociada a alguna condición que aumente el riesgo de complicación o fracaso terapéutico. Los principales factores de riesgo asociados a complicaciones son: anomalías anatómicas o funcionales, manipulación urológica reciente o sondaje vesical, antibioterapia en el mes previo, adquisición nosocomial, inmunodepresión, embarazo, mayores de 65 años o paciente varón. Aunque habitualmente se considera toda infección urinaria en el varón como complicada, es posible encontrar infecciones no complicadas en varones jóvenes.
- Infección urinaria recurrente: 3 episodios de infección urinaria en los últimos 12 meses o 2 episodios en los últimos 6 meses. Puede tratarse de recidivas o reinfecciones: recidiva si es el mismo microorganismo y reinfección si es un microorganismo diferente.

En urgencias, las más frecuentes son: cistitis, pielonefritis aguda y prostatitis aguda.

Etiología

Los microorganismos más frecuentes en las infecciones adquiridas en la comunidad son los bacilos gramnegativos: *Escherichia coli* es el más implicado (80 % casos en infecciones urinarias no complicadas), en segundo lugar aparecen los cocos grampositivos (*Staphylococcus saprophyticus*) y otras enterobacterias como *Klebsiella* spp y *Proteus mirabilis*.

En el medio hospitalario es más frecuente la infección polimicrobiana, con predominio de las siguientes bacterias: *Enterobacter* spp, *Serratia* spp, *Pseudomonas* spp, hongos (hasta en un 5 % son los patógenos implicados, con *Candida* spp como el más frecuente).

Anamnesis

Se deben identificar factores de riesgo que ocasionen infecciones urinarias complicadas:

- En varones.
- En embarazadas.
- De la vía urinaria superior (pielonefritis).
- Producidas por microorganismos inusuales o resistentes (*Proteus* spp, *Pseudomonas*, hongos, etc.).
- En situación de anomalías genitourinarias (litiasis, obstrucción, derivaciones, reflujo vesicoureteral, vejiga neurógena y sonda vesical).
- En pacientes con enfermedades de base como diabetes *mellitus*, insuficiencia renal crónica e inmunodeficiencias.

Sintomatología

Es importante identificar síntomas que ayuden a concluir si se trata de una infección de la vía urinaria superior o inferior.

- Vía superior: pielonefritis, que cursan con fiebre y dolor en fosa lumbar.

- Vía inferior:
  - Cistitis, con sintomatología miccional inespecífica en la que puede aparecer disuria, polaquiuria, urgencia miccional, tenesmo, dolor suprapúbico no irradiado y, en ocasiones, hematuria.
  - Prostatitis aguda: suele cursar con escalofríos, fiebre elevada, dolor perineal y puede acompañarse de disuria y polaquiuria; en algunas ocasiones produce una retención aguda de orina.

Exploración física

Además de la toma de signos vitales (presión arterial, frecuencia cardíaca, frecuencia respiraroria, temperatura), habrá determinados datos de la exploración que orienten el diagnóstico, como por ejemplo, el examen vaginal, ante la sospecha de vulvovaginitis, la exploración de genitales externos en el varón, para descartar orquiepididimitis y el tacto rectal, en el que una próstata dolorosa a la palpación, con aumento de temperatura, orientará hacia prostatitis aguda. La presencia de puñopercusión renal positiva puede indicar la existencia de pielonefritis aguda.

Pruebas complementarias

Están indicadas las siguientes pruebas:

- Sistemático de orina: la presencia de leucocitos en la orina orienta hacia el diagnóstico. También puede aparecer bacteriuria, pero es menos sensible que la leucocituria. Puede acompañarse de microhematuria o macrohematuria o de la presencia de nitritos (junto con leucocituria tiene un elevado valor predictivo positivo para la infección urinaria). La existencia de cilindros leucocitarios indica diagnóstico de infección de la vía superior.
- Analítica: cuando se sospeche sepsis o infección de la vía superior debe realizarse un hemograma para valoración de la fórmula leucocitaria, estudio de coagulación, bioquímica básica con urea y creatinina para valorar la función renal. Además, en situación de sepsis o sospecha de gravedad, los valores elevados de procalcitonina y proteína C reactiva pueden orientar y ayudar en la toma de decisiones.
- La obtención de un urocultivo se considera prioritario. Tras una correcta obtención de la muestra de orina (limpieza, a mitad de la micción) se considera que un urocultivo es positivo si el recuento es superior a 100.000 UFC/mL o cualquier recuento si es extraído por punción suprapúbica o si es > 100 UFC/mL obtenido por sondaje.

 Un urocultivo puede ser negativo bajo tratamiento antibiótico previo, micción reciente, obstrucción o un pH urinario muy bajo.

- Si hay fiebre, se deben extraer hemocultivos, que son positivos en el 20-30 % de los casos.
- La radiografía de abdomen es útil para descartar litiasis y observar la silueta renal y determinar la presencia de gas en su interior.

- La ecografía abdominal debe practicarse con carácter urgente en caso de *shock* séptico, insuficiencia renal aguda, mal control del dolor, hematuria franca, presencia de una masa renal o persistencia de la fiebre al tercer día de un tratamiento antibiótico correcto. Será programada en casos de infección recidivante y ante la sospecha de enfermedad urológica asociada (litiasis, hematuria).
- La tomografía computarizada con contraste y sin él es más sensible que la ecografía para identificar abscesos de pequeño tamaño (menos de 2 cm de diámetro) y áreas de nefritis focal aguda.

 Se debe realizar una analítica general básica con hemograma, bioquímica con pruebas de función renal y PCR, salvo en las cistitis y algunas orquiepididimitis no complicadas en las que la clínica compatible, exploración y tira de orina positiva pueden ser suficientes para llegar al diagnóstico.

Tratamiento

Se distingue entre medidas generales y tratamiento antibiótico.

Medidas generales

Abundante ingesta hídrica (2-3 litros al día), higiene adecuada, evitando el contacto de los microorganismos perineales y de la región anal con el aparato urinario, prevenir estreñimiento, orinar frecuentemente, antes y, sobre todo, después del coito, toma de proantocianidinas (extracto de arándano rojo que evita la adhesión de *Escherichia coli* al epitelio vesical; recomendado en el caso de infección recurrente).

En los pacientes con infecciones urinarias de repetición se debe recomendar valoración en consulta especializada.

Tratamiento antibiótico

Debe iniciarse un tratamiento antibiótico empírico en función del perfil de susceptibilidad en nuestro medio de los microorganismos a los antibióticos disponibles. Por ello, las recomendaciones deben revisarse según el servicio de microbiología y ajustarse al patrón de sensibilidades y resistencias propio.

En las pielonefritis agudas se debe iniciar tratamiento parenteral y valorar la respuesta al cabo de 12-24 horas. Si la evolución es favorable y el paciente no presenta comorbilidad, se puede continuar el tratamiento por vía oral de forma ambulatoria. Si se inicia el tratamiento por vía parenteral, se debe pasar a vía oral (tratamiento secuencial) cuando se considere que la situación del paciente es estable.

Si se aisla un microorganismo en el urocultivo, se debe proceder a ajustar el tratamiento (desescalando) en función del resultado del antibiograma.

 En función de la evolución clínica y aislamientos en urocultivo y hemocultivos se ajustará el tratamiento.

Criterios de ingreso hospitalario en las infecciones del aparato urinario

Son los siguientes:

- Imposibilidad de tomar líquidos o medicación por vía oral, por lo que es necesario tratamiento intravenoso.
- Si no se pueda asegurar el cumplimiento terapéutico.

- Si existen criterios de sepsis.
- Existencia de obstrucción del aparato urinario.
- Infección urinaria no complicada que no responde al tratamiento.
- Pacientes embarazadas.
- Si se acompaña de insuficiencia renal aguda.
- Existencia de comorbilidades que predispongan a evolución complicada.

PUNTOS CLAVE

- La insuficiencia renal aguda se produce por un deterioro brusco de la función renal, en la que los riñones son incapaces de filtrar los desechos metabólicos de la sangre, lo que provoca la retención de productos nitrogenados (urea y creatinina). Normalmente los riñones recuperan su función normal, pero puede ser letal si no se trata, sobre todo en pacientes de edad avanzada y con morbilidades asociadas (diabetes *mellitus*, hipertensión arterial, vasculopatías).
- Es importante el diagnóstico y tratamiento precoz de las urgencias vitales relacionadas con la insuficiencia renal aguda: edema agudo de pulmón, hiperpotasemia tóxica y acidosis grave.
- Tríada clásica de la rabdomiólisis: elevación de CPK (se eleva progresivamente 2 horas después del daño, con pico a los 2-3 días y descenso posterior), mialgias y mioglobinuria (orina marrón); aparece en pocos casos.

- La crisis renoureteral representa el 50 % de las urgencias urológicas, se debe a la incapacidad de evacuar la orina, lo que causa una irritación y distensión de la vía urinaria por una obstrucción. El cólico nefrítico es la presentación clínica más frecuente de la litiasis renal y una de las principales urgencias urológicas.
- Cualquier obstrucción aguda de la vía urinaria supravesical produce una distensión aguda de la vía urinaria por encima de la obstrucción, lo cual se traduce clínicamente en un cólico nefrítico.
- La retención aguda de orina es una patología muy frecuente que se considera una urgencia. Consiste en la repentina incapacidad para vaciar la vejiga por diversos trastornos.
- Ante un escroto agudo, siempre debe descartarse la torsión testicular.

BIBLIOGRAFÍA

Broseta E, Budía A, Burgués JP. Urología práctica 2011. Valencia: Hospital Universitario y Politécnico La Fe; 2011.

Burgher SW. Acute scrotal pain. Emerg Med Clin North Am. 1998;16:781-809.

Chatzizisis YS, Misirli G, Hatzitolios AI, Giannoglou GD. The syndrome of rhabdomyolysis: complications and treatment. Eur J Intern Med. 2008;19:568-74.

Chávez LO, León M, Einav S, Varón J. Beyond muscle destruction: a systematic review of rhabdomyolysis for clinical practice. Crit Care. 2016;20:135.

Chun-Yu C, Lin YR, Zhao LL, Yang WC, Chang YJ, Wu HP. Clinical factors in predicting acute renal failure caused by rhabdomyolysis in the ED. Am J Emerg Med. 2013;31:1062-6.

Curhan GC, Aronson MD, Preminger GM. Diagnosis and acute management of suspected nephrolithiasis in adults. UpToDate. 2017.

EAU Guidelines. Edn. presented at the EAU Annual Congress London 2018.

Esposito P, Estienne L, Serpieri N et al. Rhabdomyolysis-associated acute kidney injury. Am J Kidney Dis. 2018;71:xii-xiv.

Feehally J, Floegue J, Johnson R. Comprehensive clinical nephrology. 4ª ed. Philadelphia: Mosby Elsevier; 2011. pp. 183-206.

Fito Jordán F, Fraile González JL, Garrido Dorronsoro J. Infecciones del tracto urinario. Manual de urgencias. 3ª ed. Madrid: Grupo SANED; 2018.

Gerber G, Brendler C. Evaluation of the urologic patient. En: Campbell-Walsh Urology. 10ª edición. Philadelphia: Elsevier Saunders; 2012. p. 73-98.

Hanno P, Wein AJ, Malkowicz B. Penn Clinical Manual of Urology, Philadelphia: Elsevier, 2007; p. 259-281.

Hertzberg D, Ryden L, Pickering JW, Sartipy U, Holzmann MJ. Acute kidney injury: an overview of diagnostic methods and clinical management. Clin Kidney J. 2017;10:323-31.

Hicks D, Li CY. Management of macroscopic haematuria in the emergency department. Emerg Med J. 2007;24:385-90.

Lamiere N, van Biesen W, Vanholder R. Acute renal failure. Lancet. 2005; 365:417-30.

Melgar Borregoa AB, López Moreda M, Martín Méndeza L, Julián Viñalsa R. Gangrena de Fournier. A propósito de un caso. Fourniers Grangrene. A case report. Centro de Salud Doctor Castroviejo. Madrid.

Milla Castellanos M, Losada Galván I, Gutiérrez Martínez E. Manual de diagnóstico y terapéutica. Fracaso renal agudo. 8ª ed. Madrid: MSD; 2016. p. 1081-96.

Mills L, Morley EJ, Soucy Z, Vilke GM, Lam SH. Ultrasound for the diagnosis and management of suspected urolithiasis in the emergency department. J Emerg Med. 2018;54:215-20.

Molitoris BA. Acute kidney injury. In: Goldman L, Schafer AI, eds. Goldman-Cecil Medicine. 26th ed. Philadelphia, PA: Elsevier, 2020; chap 112.

Molokwu CN, Somani BK, Goodman CM. Outcomes of scrotal exploration for acute scrotal pain suspicious of testicular torsion: a consecutive case series of 173 patients. BJU Int. 2011;107:990-3.

Oh MS, Briefel G. Evaluation of renal function, water, electrolytes, and acid-base balance. En: McPherson RA, Pincus MR, eds. Henry's Clinical Diagnosis and Management by Laboratory Methods. 23rd ed. St Louis, MO: Elsevier, 2017; chap 14.

Pettit K, Welch JL. Are nonsteroidal anti-inflammatory drugs safe and effective for treatment of acute renal colic? Ann Emerg Med. 2018 Aug;72(2):145-146. DOI: 10.1016/j.annemergmed.2018.03.036.

Roehrborn CG, McConnell JD. Benign Prostatic Hyperplasia: Etiology, Pathophysiology, Epidemiology, and Natural History. Wein AJ, Kavoussi LR, Novick AC, Partin AW, Peters CA (eds). Campbell-Walsh Urology. 9th ed. Philadelphia, Pa: Saunders Elsevier, 2007; chap 86.

Rottenstreich M, Glick Y, Gofrit ON. The clinical findings in young adults with acute scrotalpain. Am J Emerg Med. 2016;34:1931-3.

Srinath H. Acute scrotal pain. Aust Fam Physician. 2013;42:790-2.

Tenorio Cañamas MT, Galeano Álvarez C, Rodríguez Mendiola N, Liaño García F. Diagnóstico diferencial de la insuficiencia renal aguda. Nefro Plus. 2010;3:16-32.

Urgencias urológicas. Hematuria, cólico nefrítico, obstrucción de vías urinarias. En: Manual de Urgencias. Sevilla: Hospital Virgen del Rocío; 2009.

Wampler SM, Llanes M. Common scrotal and testicular problems. Prim Care. 2010;37:613-26.

Wein AJ, Kavoussi LR, Campbell MF, Wein AJ (editores). Campbell-Walsh urology. 10ª ed. Philadelphia, PA: Elsevier Saunders; 2012. p. 4.

Weisbord SD, Palevsky PM. Prevention and management of acute kidney injury. En: Yu ASL, Chertow GM, Luyckx VA, Marsden PA, Skorecki K, Taal MW, eds. Brenner and Rector's The Kidney. 11th ed. Philadelphia, PA: Elsevier, 202; chap 29.

Yu K-J, Wang T-M, Chen H-W, Wang H-H. The dilemma in the diagnosis of acute scrotum: clinical clues for differentiating between testicular torsion and epididymo-orchitis. Chang Gung Med J. 2012;35:38-45.

Zeidel MK, O'Neill C. Clinical manifestations and diagnosis of urinary tract obstruction and hydronephrosis, UpToDate. 2017.

Zimmerman JL, Shen MC. Rhabdomyolysis. Chest. 2013;144:1058-65.

Urgencias psiquiátricas

48

A. Durán Rivas y D. Núñez Arias

OBJETIVOS

- Conocer los factores generales de la patología psiquiátrica.
- Describir las principales patologías psiquiátricas.
- Valoración de un paciente con una urgencia de patología psiquiátrica.
- Valoración y atención al paciente con conducta suicida.
- Atención al paciente con agitación psicomotriz.

TRASTORNOS MENTALES ORGÁNICOS: DELÍRIUM Y DEMENCIAS

Delírium o síndrome confusional agudo

El delírium o síndrome confusional agudo se caracteriza por una alteración del nivel de consciencia de inicio agudo y evolución breve. El delírium es un síndrome, no una enfermedad, y tiene múltiples causas (todas ellas orgánicas) que se manifiestan clínicamente de forma similar.

El delírium o síndrome confusional agudo es un síndrome que se caracteriza por una alteración del nivel de consciencia de inicio agudo y evolución breve.

Epidemiología

Se trata de un trastorno muy frecuente. Se estima que su prevalencia puntual es del 0,4 % para los mayores de 18 años y del 1,1 % para los mayores de 55 años. Entre el 10 % y el 30 % de los pacientes hospitalizados por enfermedades médicas presentan delírium.

Etiología

Las principales causas del delírium son:

- Las enfermedades del sistema nervioso central, como la epilepsia.
- Las enfermedades sistémicas, como la insuficiencia cardíaca.
- La intoxicación o abstinencia de fármacos o agentes tóxicos.

Cuando se evalúa a un paciente con delírium, cualquier fármaco que este haya tomado debe ser tenido en cuenta como posible factor causal.

Manifestaciones clínicas y diagnóstico

El diagnóstico del delírium es eminentemente clínico. Las principales características son:
- Disminución del nivel de consciencia.
- Reducción de la atención.
- Desorientación temporal y espacial.
- Alteración del ciclo de sueño-vigilia.
- Hiperactividad o hipoactividad psicomotora.
- Ideas delirantes y alucinaciones (característicamente visuales).

Todo ello de inicio rápido (horas o días) y duración breve (días o semanas). Su curso es fluctuante, con períodos de mejoría que alternan con otros de intensa gravedad. Es frecuente el empeoramiento nocturno.

El diagnóstico del delírium es eminentemente clínico. Es de inicio rápido (horas o días) y de duración breve (días o semanas).

Pronóstico

El delírium es un síntoma de mal pronóstico. La tasa de mortalidad a los 3 meses de un episodio se ha estimado en un 23-33 %, y al año hasta en un 50 %. El pronóstico es bueno cuando se identifica y se trata la patología orgánica subyacente, tras lo cual el cuadro suele ceder en unos pocos días.

Tratamiento

El objetivo principal debe ser encontrar y tratar la causa subyacente.

- Soporte físico: acompañamiento por familiar, evitar la estimulación excesiva, reorientar con frecuencia, realizar la contención mecánica si la precisa por riesgo de autoagresividad o heteroagresividad.
- Desde el punto de vista farmacológico, pueden ser útiles los antipsicóticos (haloperidol por vía oral, intramuscular o intravenosa; quetiapina) y las benzodiacepinas (lorazepam).

Demencias

Se puede definir la demencia como un cuadro crónico de instauración progresiva, caracterizado por el deterioro de las funciones cognitivas que se presenta sin alteración del nivel de consciencia (todo ello la diferencia claramente del delírium).

 La principal diferencia entre la demencia y el delírium o síndrome confusional agudo es que en la demencia se presenta un cuadro crónico de instauración progresiva.

Epidemiología

La prevalencia de la demencia aumenta con en el envejecimiento de la población. Se calcula que afecta al 5 % de los mayores de 65 años. Esta cifra asciende hasta el 20-40 % en los mayores de 85 años.

Etiología

Las causas más frecuentes de demencia son la enfermedad de Alzheimer (50-60 %), la demencia vascular (15-30 %) y la demencia mixta Alzheimer y vascular (10-15 %). Hasta un 15 % de las demencias son potencialmente tratables y reversibles: la hidrocefalia normotensiva, el hipotiroidismo, el déficit de vitamina B_{12} o folato, los tumores cerebrales, los fármacos (como los anticolinérgicos) o la seudodemencia depresiva.

Manifestaciones clínicas y diagnóstico

El diagnóstico de la demencia se basa en una cuidadosa exploración clínica. La pérdida de memoria es una característica habitualmente temprana (sobre todo en la de tipo Alzheimer). Inicialmente, se afecta la memoria para los acontecimientos recientes y solo tardíamente se ve afectada la información aprendida a edades tempranas. Se produce una progresiva desorientación en el tiempo, el espacio y la persona, pero sin deterioro del nivel de consciencia. Un 25 % de quienes la padecen presentan alucinaciones; hasta un 40 %, ideas delirantes paranoides o persecutorias, sobre todo en las primeras etapas de la enfermedad. La violencia física es común en los pacientes demenciados que presentan síntomas psicóticos. En el 50 % de los casos, están pre-sentes síntomas ansiosos y depresivos. Entre el 10 % y el 20 % padece un trastorno depresivo. Los síntomas neurológicos son frecuentes: crisis epilépticas, reflejos primitivos (succión, prensión, hociqueo, reflejo palmomentoniano), mioclonías, etcétera.

 La pérdida de memoria es una característica habitualmente temprana. Inicialmente, se afecta la memoria para los acontecimientos recientes y solo tardíamente se ve afectada la información aprendida a edades tempranas.

Evolución y pronóstico

La demencia debuta entre los 50 y los 70 años. Provoca un deterioro gradual. La supervivencia media oscila entre 5 y 10 años. Cuanto mayores son la inteligencia y la educación (es decir, la reserva cognitiva premórbida), mayor es la capacidad para compensar el déficit.

Tratamiento

En la demencia vascular, es importante el control de los factores de riesgo cardiovascular (la dieta, el ejercicio, el tabaco, la hipertensión arterial, la diabetes, etc.). Los tratamientos psicosociales –como la psicoterapia de apoyo y educacional– podrían enlentecer la progresión de la enfermedad.

El tratamiento farmacológico es fundamentalmente sintomático: benzodiacepinas (para la ansiedad y el insomnio), antidepresivos (para la depresión) y antipsicóticos (para las alucinaciones y los delirios). Se han usado inhibidores de la colinesterasa (rivastigmina, donepezilo, galantamina y tacrina) y antigabaérgicos (memantina) para frenar la progresión de la demencia, pero tienen una eficacia muy limitada.

TRASTORNOS RELACIONADOS CON EL USO DE SUSTANCIAS

El consumo, dependencia y abstinencia de drogas (tanto legales como ilegales) se asocia a una alta prevalencia de trastornos del comportamiento y problemas de salud.

El consumo de sustancias provoca o agrava otros trastornos psiquiátricos, en cuyo caso se hablará de *patología dual*. El alcohol, la marihuana, los alucinógenos (como el LSD y la fenciclidina), los inhalantes, los opiáceos (como la heroína), los sedantes (como las benzodiacepinas) y los estimulantes (como las anfetaminas y la cocaína) se asocian a la aparición o agravamiento de la ansiedad, la depresión, la psicosis, los trastornos de la memoria, los trastornos de la conducta, la agresividad, el delírium, etc. El consumo a largo plazo de sustancias se asocia en muchos casos al deterioro del rendimiento intelectual, los trastornos de la conducta, la irritabilidad, los cambios persistentes de la personalidad e incluso a la agresividad.

 El consumo de sustancias provoca o agrava otros trastornos psiquiátricos, en cuyo caso se hablará de *patología dual*.

Epidemiología. Se trata de trastornos muy frecuentes que afectan hasta al 10 % de la población de los países occidentales. La droga más utilizada es el alcohol, y se estima que el 65 % de los adictos lo son solo a alcohol, el 13 % lo son a alcohol y drogas ilegales y el 22 % solo a drogas ilegales. Cuanto más temprana es la edad del primer consumo, mayor riesgo de llegar a ser un adicto. Es una patología más frecuente en hombres que en mujeres.

Alcohol. La prevalencia del consumo de alcohol en nuestra sociedad es muy elevada. El consumo de esta droga se asocia con mucha frecuencia a trastornos depresivos y ansiosos. Es posible que el efecto euforizante y ansiolítico inicial del alcohol sea el responsable de dicha asociación. Sin embargo, el efecto sobre el sistema nervioso central (SNC) del alcohol es depresor, por lo que el efecto a largo plazo es agravar dicha patología psiquiátrica; de hecho, en depresión el consumo de alcohol se asocia claramente con un aumento de riesgo de suicidio consumado. Debe extremarse la precaución cuando se prescriben fármacos con efecto depresor del SNC a pacientes con alcoholismo. La abstinencia de alcohol, que sobreviene en las primeras 72 horas, puede ser grave e incluso mortal sin tratamiento (los fármacos de elección son las benzodiacepinas), se manifiesta con temblor, sudoración taquicardia, crisis convulsivas y delirio.

Opiáceos. Se trata de sustancias depresoras del SNC. El síndrome de abstinencia se caracteriza por ansiedad, calambres musculares, dolor óseo, diarrea profusa, náuseas, vómitos, rinorrea, lagrimeo, piloerección, midriasis pupilar, hipertensión arterial, taquicardia, alteraciones de la termorregulación (hipotermia o hipertemia), etc. Hay que destacar que muy rara vez se produce la muerte. Una de las urgencias más peligrosas que un sanitario se puede encontrar durante su jornada laboral es la sobredosis de opiáceos. Es muy importante sospecharla en todo paciente que presente la sintomatología que se comenta a continuación. La importancia de este cuadro radica fundamentalmente en que, si se emite un adecuado diagnóstico, tiene un antídoto que puede salvar la vida del paciente. La sobredosis de opiáceos es una urgencia vital que se manifiesta con falta de reactividad a estímulos, coma, miosis, bradipnea, hipotermia, hipotensión arterial y bradicardia y la muerte puede sobrevenir por parada respiratoria. El tratamiento consiste en medidas de soporte respiratorio y naloxona (un antagonista de los opiáceos) vía intravenosa en ritmo lento.

Benzodiacepinas. Son los ansiolíticos más ampliamente usados y se calcula que lo consumen de forma habitual (esporádica o crónica) hasta el 25 % de la población, aunque solo un pequeño porcentaje presenta problemas serios de adicción. Al contrario que sus antecesores, los barbitúricos, son relativamente seguros en caso de sobredosis, salvo que se asocien a otros depresores del SNC o haya patología orgánica sobreañadida. El tratamiento consiste en lavado gástrico, carbón activo, medidas de soporte y perfusión intravenosa de flumazenilo (antagonista específico de las benzodiacepinas).

Estimulantes. Anfetamina y cocaína son estimulantes del SNC. La abstinencia de estas substancias provoca depresión, ansiedad, somnolencia, cansancio, cefalea, calambres y hambre insaciable. Durante las intoxicaciones es frecuente la aparición de delirio y síntomas psicóticos (alucinaciones auditivas e ideas paranoides, sobre todo, y, con menor frecuencia, alucinaciones visuales y táctiles). El consumo de cocaína se asocia a complicaciones potencialmente muy graves: infartos cerebrales (sobre todo de tipo no hemorrágico), crisis convulsivas (es la droga de abuso que más se asocia a convulsiones, seguida de la anfetamina), infarto de miocardio, arritmias y, en dosis altas, incluso la muerte.

TRASTORNOS PSICÓTICOS

Trastorno delirante

El trastorno de ideas delirantes persistentes se diferencia de la esquizofrenia en la ausencia de alucinaciones y la presencia de delirios no extravagantes. Dichos delirios se corresponden a situaciones que podrían suceder en la vida real, como ser perseguido, estar infectado o ser amado en secreto. Por tanto, aunque no son situaciones reales, sí son posibles al menos.

Epidemiología

Se ha estimado en torno a un 0,2 % de la población.

Manifestaciones clínicas y diagnóstico

Lo más destacable durante la exploración psiquiátrica es la normalidad, a excepción de un sistema delirante bien estructurado, sistematizado y completamente inamovible. Al igual que en la esquizofrenia, la conciencia de enfermedad es inexistente. La actitud puede ser a veces de suspicacia y recelo.

En función de la naturaleza del delirio, el trastorno delirante se clasifica en diferentes tipos. El más habitual es el tipo persecutorio, en el que los pacientes creen ser perseguidos, vigilados y perjudicados. También puede haber delirios de celos, erotomaníacos o de grandeza (megalomanía). En función del contenido del delirio, puede existir riesgo de suicidio, agresividad u homicidio.

Esquizofrenia

La esquizofrenia es la enfermedad mental por excelencia. Se trata de una enfermedad crónica y muy incapacitante que debuta en adolescentes o adultos jóvenes. Sus síntomas se clasifican en positivos y negativos.

Los síntomas positivos son las alucinaciones (sobre todo auditivas, en forma de voces que comentan el comportamiento, critican e insultan) y los delirios extravagantes, mal estructurados, pobremente sistematizados y no factibles (de persecución, de grandeza, religiosos, somáticos, fenómenos de eco, de robo y de difusión del pensamiento).

Los síntomas negativos son la apatía (desgana), la abulia (incapacidad de realizar una actividad dirigida a un fin), la anhedonia (incapacidad de experimentar placer), el aplanamiento afectivo, la disminución del rendimiento intelectual y la retracción social.

Epidemiología

Una de cada 100 personas padece esquizofrenia a lo largo de su vida. Es igual de frecuente en ambos sexos. Sin embargo, el inicio de la enfermedad es más precoz en los varones (15-25 años) que en las mujeres (25-35 años, con un segundo pico de incidencia después de los 40).

Manifestaciones clínicas y diagnóstico

No existe ningún síntoma o signo patognomónico (exclusivo) de este trastorno. En función de la sintomatología predominante, la esquizofrenia se clasifica en varios subtipos. La esquizofrenia paranoide es la forma más habitual: se caracteriza por el predominio de ideas delirantes de perjuicio y alucinaciones (sobre todo de tipo auditivo). El deterioro del rendimiento intelectual es menor que en otros subtipos (la desorganizada, la catatónica y la residual).

En la esquizofrenia no se objetivan alteraciones en la orientación, la memoria o el nivel de consciencia. La falta de conciencia de enfermedad es muy frecuente. Por ello, también lo es la tendencia a abandonar el tratamiento. Pese a ser más la excepción que la regla (los esquizofrénicos son más veces víctimas que agresores), el comportamiento violento sucede en caso de descompensación psiquiátrica y ausencia de tratamiento farmacológico.

Evolución y pronóstico

Su evolución y pronóstico es mejor en las mujeres que en los varones. Cuanto más precoz es el inicio de la enfermedad, peor será el pronóstico. Si la enfermedad aparece después de los 45 años, se habla de *esquizofrenia de inicio tardío*.

Los esquizofrénicos viven de media entre 15 y 20 años menos que la población general. Esto se debe a varios factores, entre los que destacan la tasa de suicidio elevada (hasta un 10 % de los pacientes con esquizofrenia se quitan la vida), las dificultades para el acceso a los servicios sanitarios como consecuencia de la enfermedad, los efectos secundarios de los psicofármacos, la dependencia de la nicotina (se estima en torno a un 90 %), un estilo de vida sedentario y una dieta inadecuada. El consumo de drogas, muy habitual en esta enfermedad, ensombrece el pronóstico.

Tratamiento

El tratamiento ideal consiste en la combinación del tratamiento farmacológico (fundamentalmente con antipsicóticos) y el psicosocial (rehabilitación, psicoterapia, psicoeducación, etc.). En los episodios de descompensación, puede ser necesario el ingreso hospitalario, lo cual conlleva en ocasiones un ingreso involuntario con autorización judicial, dada la falta de conciencia de enfermedad.

Trastorno esquizofreniforme

El trastorno esquizofreniforme es similar a la esquizofrenia, pero tiene una duración superior a un mes e inferior a seis meses, con una recuperación completa.

Trastorno psicótico breve

El trastorno psicótico breve tiene una duración de un día al menos, pero menos de un mes, con recuperación completa. Aparece con frecuencia en los trastornos de personalidad (histriónico, paranoide, esquizotípico y límite, sobre todo).

Trastorno mixto esquizoafectivo

El trastorno mixto esquizoafectivo reúne características de la esquizofrenia y de los trastornos del estado de ánimo.

TRASTORNOS DEL ESTADO DE ÁNIMO

Depresión mayor

La depresión mayor es un trastorno que se caracteriza por la presencia de la tristeza patológica (tanto por su elevada intensidad como por su prolongada duración). Se objetivan también cambios en el apetito y el sueño, falta de energía, pérdida de esperanza, sentimientos de culpa, dificultades para tomar decisiones y pensamientos recurrentes de muerte o suicidio.

 La depresión mayor es un trastorno que se caracteriza por la presencia de tristeza patológica (tanto por su elevada intensidad como por su prolongada duración).

Epidemiología

Según un estudio, la prevalencia vida oscila entre el 5 % y el 17 %. Es decir, es la patología psiquiátrica más habitual. En todas las culturas y países, la prevalencia de depresión mayor es el doble en las mujeres que en los varones. La edad media de inicio se sitúa en torno a los 40 años. Aumenta el riesgo de padecer trastornos de ansiedad y de abuso de sustancias.

Manifestaciones clínicas y diagnóstico

Los pacientes pueden presentar un único episodio depresivo o varios. Este último caso se denomina *depresión mayor recidivante*. La presencia de síntomas psicóticos indica una enfermedad grave y de mal pronóstico. Estos síntomas psicóticos son congruentes con el estado de ánimo. Así, se observarán ideas delirantes de ruina, culpa e hipocondría (los pacientes creen padecer una enfermedad terminal).

Lo habitual es que se presenten los síntomas característicos de la melancolía: anhedonia, insomnio de despertar precoz, pérdida de peso, sentimientos intensos de culpa, incapacidad para llorar, disminución de la libido e ideación suicida.

Evolución y pronóstico

Estos trastornos tienden a la evolución prolongada, a la recidiva y a la cronicidad. Un episodio no tratado se prolonga entre 6 y 13 meses, y uno tratado 3 meses. En la depresión mayor recidivante, los pacientes tienden a tener episodios más frecuentes y largos con los años.

Tratamiento

La combinación de psicofármacos y psicoterapia parece ser más eficaz que cada una por separado. El tratamiento de elección psicofarmacológico son los antidepresivos, a los que se debe sumar antipsicóticos si aparecen síntomas psicóticos. El tratamiento es muy eficaz para tratar los episodios depresivos. Los antidepresivos tardan entre 3 y 4 semanas en ejercer sus efectos terapéuticos y una vez estabilizado el cuadro deben mantenerse al menos 6 meses.

Trastorno bipolar

El trastorno bipolar es una enfermedad mental que produce cambios de ánimo poco comunes. Se caracteriza por la presencia de episodios de manía o hipomanía. La manía consiste en un estado de ánimo persistentemente elevado, expansivo o irritable, y puede presentar síntomas psicóticos. Los episodios de hipomanía son iguales que los de la manía, pero de menor duración e intensidad, y no presentan síntomas psicóticos.

Epidemiología

La prevalencia del trastorno bipolar es inferior al 1 %. Es igual de frecuente en ambos sexos. La edad de inicio va desde la infancia hasta los 50 años. El riesgo de padecer trastornos de ansiedad y de abuso de sustancias es superior al de la depresión mayor.

Manifestaciones clínicas y diagnóstico

Hay dos tipos de trastorno bipolar:

- El trastorno bipolar tipo I se caracteriza por la presencia de al menos un episodio de manía. Puede haber episodios depresivos (o no).
- El trastorno bipolar tipo II se caracteriza por la presencia de episodios hipomaníacos y depresivos.

En los episodios depresivos, es frecuente encontrar los síntomas melancólicos descritos en la depresión mayor y, ocasionalmente, los síntomas atípicos. Los síntomas catatónicos son excepcionales. Los episodios depresivos del trastorno depresivo mayor y del trastorno bipolar son virtualmente indistinguibles.

En los episodios maníacos e hipomaníacos, además de la euforia, son frecuentes la irritabilidad (los pacientes pasan rápidamente de la alegría al enfado u hostilidad cuando se les contradice), la conducta social desinhibida, la verborrea (hablan sin cesar, pasan de un tema a otro sin solución de continuidad), los gastos excesivos (pueden llevar a sus familias a la ruina) y la hipersexualidad. El 75 % de los pacientes muestran delirios congruentes con el estado de ánimo y creen ser portadores de gran riqueza, conocimientos o poderes

extraordinarios. Los maníacos tienen un elevado riesgo de presentar conductas violentas.

Evolución y pronóstico

Dos tercios de los pacientes debutan con un episodio depresivo. La mayor parte de los bipolares alternan episodios depresivos y maníacos, pero un 10-20 % solo presenta episodios de manía. La mitad de los pacientes con un episodio maníaco tienen un segundo episodio en el plazo de 2 años. Solo un 50 % logra la estabilización con litio.

Tratamiento

El tratamiento de la manía aguda se aborda con fármacos eutimizantes, también llamados *estabilizantes del ánimo* (litio, ácido valproico y carbamazepina). Normalmente, están asociados a benzodiacepinas (clonazepam y lorazepam) y antipsicóticos. Los estabilizantes del ánimo son los fármacos más usados en el tratamiento de mantenimiento del trastorno bipolar. Si se usan antidepresivos en las fases depresivas, hay que extremar la precaución, ya que se corre el riesgo de provocar una fase maníaca.

Distimia

Se trata de una forma menos grave de depresión mayor. En este caso, la sintomatología depresiva no es tan grave como en la depresión mayor, pero el trastorno se prolonga durante más de 2 años. Es una patología con una alta prevalencia, que afecta al 5 % de la población. Se trata de un proceso subafectivo crónico, de curso fluctuante con períodos de mejoría y empeoramiento, y respuesta limitada a los antidepresivos y a la psicoterapia.

TRASTORNOS DE ANSIEDAD

Todos los seres humanos tienen experiencia directa sobre la ansiedad. Un cierto grado de ansiedad es normal y tiene una función adaptativa, al preparar al organismo para responder a las amenazas. Se describen a continuación los trastornos por ansiedad patológica, cuya prevalencia a lo largo de la vida es muy alta, más en las mujeres (30 %) que en los varones (17 %).

 Un cierto grado de ansiedad es normal y tiene una función adaptativa, al preparar al organismo para responder a las amenazas.

Trastorno de angustia y agorafobia

El trastorno de angustia se caracteriza por la presencia repetida de crisis de angustias intensas y agudas. El número de crisis es oscilante: puede haber varias en un solo día o solo unas pocas al año. Con mucha frecuencia, se asocia a la agorafobia, que consiste en el miedo a exponerse a situaciones en un lugar público del que resultaría difícil escapar si, por ejemplo, se sufriese una crisis de angustia.

Epidemiología

La prevalencia a lo largo de la vida del trastorno de angustia varía entre el 1 % y el 4 %. Es tres veces más frecuente en las mujeres que en los varones. Para la agorafobia, la prevalencia se calcula entre un 2 % y un 6 %.

Manifestaciones clínicas y diagnóstico

La crisis de angustia se inicia de forma brusca y alcanza su máximo en 10 minutos. Dura habitualmente unos 20-30 minutos, y solo excepcionalmente más de 1 hora.

Pueden aparecer los siguientes síntomas:
- Palpitaciones.
- Sudoración.
- Temblor.
- Sensación de falta de aire.
- Sensación de atragantamiento.
- Dolor torácico.
- Náuseas y mareo.
- Desrealización (sensación de irrealidad) y despersonalización (sensación de estar separado de uno mismo).
- Miedo a volverse loco, miedo a morir.
- Parestesias y escalofríos.

Ante esta sintomatología, resulta evidente la importancia de realizar el diagnóstico diferencial con algunas patologías somáticas, como el infarto agudo de miocardio y la tromboembolia pulmonar.

Evolución y pronóstico

Se inicia en la juventud y presenta una evolución crónica en un 20 % de los casos.

Tratamiento

El alprazolam sublingual es muy efectivo en las crisis de angustia. En el trastorno de angustia, se combinan los antidepresivos inhibidores selectivos de la recaptación de serotonina (ISRS) y las benzodiacepinas.

Fobias específicas y fobia social

La fobia específica es un miedo intenso y persistente a un objeto específico o a una situación concreta. La exposición al objeto fóbico puede desencadenar una crisis de angustia. El paciente trata de evitar la exposición al objeto o situación fóbicos o los soporta a cambio de un intenso malestar. La fobia específica es uno de los trastornos más frecuentes en psiquiatría, pero la mayor parte de ellas ni son incapacitantes ni necesitan ser tratadas. En caso de precisar tratamiento, la psicoterapia cognitivo-conductual (terapia de exposición) sería de elección. Las benzodiacepinas y los betabloqueantes pueden resultar útiles.

La fobia social es un miedo intenso y persistente a situaciones que pueden resultar humillantes o embarazosas, como hablar en público, orinar en un lavabo público o hablar en una cita. La exposición a dichas situaciones puede desencadenar una crisis de angustia. El sujeto desarrolla conductas de evitación de las situaciones temidas.

La fobia específica es un miedo intenso y persistente a un objeto o situación específicos.

La fobia social es un miedo intenso y persistente a situaciones que pueden resultar humillantes o embarazosas, como hablar en público.

Trastorno obsesivo-compulsivo

El trastorno obsesivo-compulsivo (TOC) se caracteriza por la presencia de obsesiones, compulsiones o de ambas. Las obsesiones son pensamientos, sentimientos o ideas recurrentes e intrusivas que generan una gran ansiedad en quienes las padecen. Las compulsiones son conductas conscientes, estandarizadas y recurrentes dirigidas a reducir la ansiedad que una idea obsesiva provoca. Los pacientes con TOC son conscientes de la irracionalidad de la obsesión. No desean ni esta ni la compulsión, y las perciben como algo desagradable. Tratan de resistirse a la realización de las compulsiones, pero la ansiedad que esto genera los lleva a repetir una y otra vez la conducta compulsiva. El TOC presenta un parecido superficial con el trastorno de personalidad obsesiva, pero ambas entidades son claramente diferentes: este trastorno de la personalidad no es la personalidad de base característica de un TOC.

Las obsesiones son pensamientos, sentimientos o ideas recurrentes e intrusivas que generan una gran ansiedad. Las compulsiones son conductas conscientes, estandarizadas y recurrentes dirigidas a reducir la ansiedad que provoca una idea obsesiva.

Epidemiología

La prevalencia a lo largo de la vida es de un 2-3 %. Su inicio sucede en torno a los 20 años y es igualmente frecuente en los varones y las mujeres.

Manifestaciones clínicas y diagnóstico

Aproximadamente, el 75 % de los TOC presentan tanto obsesiones como compulsiones; el 25 % restante, solo obsesiones. Las dos obsesiones más típicas del TOC son los pensamientos sobre contaminación («tengo las manos sucias») o las dudas («olvidé cerrar la puerta», «olvidé apagar la cocina»). El primero genera la compulsión de la limpieza y la evitación de objetos presuntamente contaminados; el segundo, compulsiones de comprobación.

El tercer patrón sintomático más frecuente son los pensamientos intrusivos sin compulsiones asociadas (con frecuencia se trata de pensamientos repetitivos sobre un acto sexual o agresivo que el paciente teme llegar a realizar). Frecuentemente, los pacientes con TOC tratan de resistirse a la realización de las compulsiones, pero la ansiedad que esto les genera los conduce a repetir una y otra vez la conducta compulsiva, en un intento de aliviar la tensión que la obsesión les provoca.

Evolución y pronóstico

Inicio brusco, generalmente en la adolescencia o en los adultos jóvenes. La solicitud de ayuda en la consulta de psiquiatría se suele demorar entre 5 y 10 años. La evolución es prolongada, fluctuante en intensidad y variable (el 30 % de los pacientes mejoran de forma significativa, el 40 % de forma moderada. El restante 30 % o no mejora o empeora).

Tratamiento

Se ha demostrado que el tratamiento farmacológico (ISRS y clomipramina, sobre todo), el psicoterapéutico (terapia conductual: la exposición y prevención de la respuesta parece especialmente eficaz) o la combinación de ambos tienen una notable eficacia en el tratamiento del TOC.

Trastorno por estrés postraumático

El trastorno por estrés postraumático se caracteriza por la aparición de sintomatología ansiosa tras la exposición a acontecimientos vitales traumáticos lo suficientemente sobrecogedores para afectar a cualquiera (guerras, tortura, agresiones, violación, catástrofes naturales o accidentes). Afecta al 8 % de la población. Es más frecuente en las mujeres, los niños y los ancianos. Frecuentemente, coexiste con trastornos depresivos y por abuso de sustancias.

Desde el punto de vista del cuadro clínico, se caracteriza por una reexperimentación dolorosa del acontecimiento traumático (con *flashbacks* y sueños angustiantes), conductas de evitación, embotamiento emocional e hiperexcitabilidad.

El tratamiento consiste en la combinación de psicoterapia (grupal, cognitivo-conductual con técnicas de imagen o exposición en vivo, desensibilización y reprocesamiento por movimientos oculares) y psicofármacos (antidepresivos, fundamentalmente ISRS).

Trastorno de ansiedad generalizada

Los pacientes con trastorno de ansiedad generalizada presentan ansiedad y preocupación excesivas. Ambas son difíciles de controlar y sostenidas en el tiempo. La ansiedad se acompaña de síntomas fisiológicos:

- Tensión motora (temblores, nerviosismo y cefaleas).
- Hiperactividad autonómica (disnea, sudoración, palpitaciones y síntomas digestivos).
- Vigilancia cognitiva (irritabilidad y facilidad para sobresaltarse).

Estos usuarios tienden a los trastornos del sueño y a la somatización. La ansiedad es excesiva e interfiere en su vida, y está presente la mayor parte de los días durante al menos 6 meses. Se trata de un trastorno muy frecuente que suele iniciarse en la adolescencia y afecta más a las mujeres que a los varones.

Por definición, se trata de un trastorno crónico que puede durar toda la vida. Presenta una elevada comorbilidad con el episodio depresivo mayor. El tratamiento consiste en la combinación de psicoterapia (cognitivo-conductual y de apoyo, orientada a la introspección) y psicofármacos (antidepresivos, sobre todo ISRS, y benzodiacepinas).

TRASTORNOS DE PERSONALIDAD

Se trata de trastornos crónicos y frecuentes (10-20 % de la población). Estas personas presentan unas conductas inapropiadas e inadaptadas que son evidentes para su entorno, pero no para el propio paciente. Quienes padecen estos trastornos no se sienten enfermos, así que es poco frecuente que soliciten ayuda. Sin embargo, presentan un patrón de conducta rígido e inadaptado que provoca un malestar o un perjuicio tanto a ellos como a las personas de su entorno.

Se pueden clasificar en 3 grupos:

- Grupo A. Los raros o excéntricos (esquizotípico, esquizoide y paranoide).
- Grupo B. Los hiperemotivos y los pacientes con conductas erráticas (límite, antisocial, narcisista e histriónico).
- Grupo C. Los ansiosos (obsesivo compulsivo, dependiente o evitativo).

Debido a sus particulares características, los trastornos del grupo C y el paranoide pueden tener conductas violentas hacia los demás.

Trastorno paranoide de la personalidad

El trastorno paranoide de la personalidad se caracteriza por la desconfianza excesiva en los demás y por una tendencia generalizada a interpretar las acciones de los otros como deliberadamente humillantes, malévolas, amenazantes o dirigidas a explotar o engañar.

Trastorno esquizoide de la personalidad

Las personas que sufren un trastorno esquizoide de la personalidad son frías, distantes, reservadas e introvertidas. Están poco interesadas en las relaciones sociales y tienen una afectividad sosa y escasa. Son vistos por los demás como individuos excéntricos, aislados y solitarios.

Trastorno esquizotípico de la personalidad

Se trata de personas muy extravagantes y raras. Presentan un discurso peculiar o característico que solo tiene sentido para ellas. Pueden ser pacientes muy supersticiosos, y tener pensamiento mágico, ideas peculiares, ideas de referencia, ilusiones y desrealización. Se considera la personalidad premórbida de los esquizofrénicos.

Trastorno antisocial de la personalidad

El trastorno antisocial de la personalidad consiste en la incapacidad para adaptarse a las normas sociales. La mentira, el robo, la delincuencia, las peleas, las drogas y las actividades ilegales se encuentran presentes desde la niñez. Quienes tienen este trastorno carecen de remordimientos por los actos antisociales que cometen (se podría decir que no tienen conciencia) y parecen faltos de sentimientos, pero no presentan ideas delirantes o un pensamiento irracional.

Trastorno límite de la personalidad

La principal característica del trastorno límite de la personalidad es la inestabilidad afectiva, del estado de ánimo, de la conducta, de las relaciones interpersonales y de la autoimagen. Se encuentran en permanente crisis: cambian rápida y frecuentemente de humor (en cuestión de minutos). Su conducta es imprevisible, impulsiva y, frecuentemente, autodestructiva. En muchas ocasiones se autolesionan. No es infrecuente que se produzcan episodios de agresividad.

Trastorno histriónico de la personalidad

Se trata de personas excitables y emotivas que se comportan de forma pintoresca, dramática y extrovertida. Su aspecto suele ser llamativo y tienen grandes dificultades para establecer y mantener relaciones interpersonales profundas y duraderas. Su conducta persigue ser en todo momento el centro de atención. Cuando no lo consiguen, se enrabietan, lloran y acusan a todo el mundo.

Trastorno narcisista de la personalidad

Las personas que padecen un trastorno narcisista de la personalidad tienen un exagerado sentido de su propia importancia y unos sentimientos grandiosos sobre sus capacidades. Se consideran especiales. Por tanto, esperan recibir un trato especial, toleran mal las críticas y su capacidad para la empatía es limitada. Establecen relaciones interpersonales frágiles y superficiales, puesto que tienden a aprovecharse de forma egoísta de quienes les rodean. Su autoestima es frágil y presentan episodios depresivos con facilidad.

Trastorno de personalidad por evitación

El rasgo básico de este trastorno es la hipersensibilidad al rechazo, lo que puede conducir al aislamiento y la soledad. Quienes lo padecen son personas tímidas, pero no asociales. Tienen grandes deseos de mantener relaciones sociales, pero necesitan garantías sólidas de que serán aceptados sin crítica de ningún tipo.

Trastorno de personalidad por dependencia

Las personas con este trastorno subordinan sus necesidades a las de los demás, dejan que estos asuman su responsabilidad en las principales áreas de su vida y carecen de confianza en sí mismas. Suelen sentirse incómodas cuando están solas, por lo que tienden a buscar a alguien de quien puedan depender. De manera excesiva, son incapaces de tomar decisiones sin recabar el consejo de los demás. Evitan los puestos de responsabilidad y liderazgo. Necesitan reafirmarse a partir de los otros.

Trastorno obsesivo-compulsivo de la personalidad

Quienes presentan un trastorno obsesivo-compulsivo de la personalidad expresan poco sus emociones. Son metódicos, perseverantes, rígidos, obstinados e indecisos. La característica básica de este trastorno es el perfeccionismo y la inflexibilidad. Se preocupan de forma excesiva por las normas, las reglas, el orden, la limpieza y los detalles, todo ello con el objetivo de alcanzar la perfección.

TRASTORNOS SOMATOMORFOS

Se trata de un grupo de enfermedades en las que se presentan unos síntomas somáticos, pero no se encuentra una enfermedad que los justifique.

Trastorno de somatización

Se caracteriza por la presencia de múltiples síntomas somáticos que afectan a diferentes órganos. Estos síntomas aparecen a lo largo de varios años. Provocan un deterioro significativo y una búsqueda constante de diagnósticos y tratamientos médicos, pero nunca se encuentra una patología orgánica que los justifique.

Trastorno de conversión

Consiste en la presencia de sintomatología neurológica, que normalmente está precedida por un factor estresante claramente identificable. Los síntomas más frecuentes son la parálisis, la ceguera, el mutismo y las crisis convulsivas (que se denominan *seudocrisis*).

TRASTORNOS DISOCIATIVOS

Implican una restricción y disociación de la conciencia (es decir, una ruptura del flujo normal de las ideas, el pensamiento y las percepciones) y una conducta aparentemente normal. Se suelen relacionar con acontecimientos vitales traumáticos. Se encuentran en esta categoría la amnesia disociativa, el trastorno de despersonalización, la fuga disociativa y el trastorno de identidad disociativo.

TRASTORNOS ADAPTATIVOS

Se trata de un conjunto de trastornos caracterizados por la presencia de una sintomatología ansiosa o una sintomatología depresiva, o de ambas simultáneamente. Dichos síntomas son reactivos a acontecimientos vitales estresantes, se inician temporalmente cerca de dichos acontecimientos y son de duración corta (inferior a 6 meses).

TRASTORNOS DE LA CONDUCTA ALIMENTARIA

Anorexia nerviosa

Se define como el miedo obsesivo que el paciente tiene a engordar, y su negativa persistente a mantener un peso corporal adecuado para su edad y constitución. Todo ello conduce a una inanición autoinducida con graves repercusiones para la salud física del sujeto. Los pacientes con anorexia restringen la ingesta calórica, y aplican medidas purgativas (laxantes, diuréticos o vómitos) o compensatorias (ejercicio físico).

Bulimia

Se caracteriza por los atracones periódicos de comida muy calórica, con pérdida de control y sensación de culpa posterior. Son frecuentes las purgas y las medidas compensatorias. Al contrario de lo que sucede con la anorexia, los pacientes bulímicos no suelen presentar un peso bajo.

ATENCIÓN AL PACIENTE CON AGITACIÓN PSICOMOTRIZ

Principios generales de la agitación psicomotriz

El episodio de agitación psicomotriz es una urgencia médica que requiere asistencia inmediata en la mayoría de los casos. La valoración del paciente agitado o violento puede ser complicada, debido a la ausencia de una historia clínica completa y a la falta de cooperación del sujeto. Es de gran importancia realizar un diagnóstico etiológico.

Simplificando, hay que distinguir entre las agitaciones orgánicas y las psiquiátricas, como se desarrolla a continuación.

Agitación orgánica. Quienes la padecen presentan alteración de la consciencia, desorientación temporoespacial, confusión mental, discurso incoherente, dificultad para la marcha, hiperexcitabilidad muscular, etc. El paciente se muestra inquieto y sudoroso; por la desorientación, suele demandar sus pertenencias y exige que se le deje marchar; vocifera y demanda ayuda. Se quita las vías y las sondas. Pueden existir alucinaciones visuales (signo bastante específico de organicidad), y puede haber actividad delirante y ocupacional. Un signo bastante frecuente en las agitaciones orgánicas es la fluctuación a lo largo del día en el nivel de consciencia.

Agitación psiquiátrica. Se caracteriza por presentar la psicopatología propia de alguna entidad psiquiátrica. La consciencia está clara y limpia. Pueden existir alucinaciones auditivas (muy raramente visuales), ideación delirante de perjuicio, alteraciones de la afectividad, hostilidad o agresividad. No suele haber desorientación temporoespacial ni fluctuación en el nivel de consciencia. Los pacientes suelen tener antecedentes psiquiátricos.

No detectar la causa orgánica y no actuar sobre estas agitaciones puede tener consecuencias mortales. La clave para sospechar una etiología orgánica es la suma de los siguientes síntomas:

- Alteración de consciencia.
- Desorientación temporoespacial.
- Fluctuación.
- Ausencia de antecedentes psiquiátricos.

 La clave para sospechar una etiología orgánica es la suma de los siguientes síntomas: alteración de consciencia, desorientación temporoespacial, fluctuación y ausencia de antecedentes psiquiátricos.

Contención verbal de la agitación psicomotriz

Cuando un paciente tiene agitación psicomotriz, la contención verbal es la primera pauta de actuación siempre que sea posible. En ocasiones, es suficiente para prevenir la progresión *agitación-agresividad-violencia*. La contención verbal consiste en evitar mediante la verbalización que el paciente pase a la acción, y puede ser llevada a cabo por diferentes profesionales. Es una medida terapéutica útil en aquellos casos en los que la pérdida de control es moderada (no total). Cuando las medidas de contención verbal son insuficientes para controlar la agitación, estas se deben complementar con otras medidas de contención (medicación y contención mecánica).

Objetivos

Los objetivos de la contención verbal son los siguientes:

- Lograr una alianza terapéutica con el paciente.
- Conseguir el «enfriamiento» de la situación.
- Disminuir la ansiedad, la hostilidad y la posible agresividad del paciente.
- Potenciar el autocontrol e informar al sujeto del carácter transitorio de la crisis que sufre.

Pautas

Si se quiere mantener la seguridad del profesional, del paciente y de los que lo rodean, hay que seguir las siguientes pautas:

- Antes de entrar en contacto con el paciente, hay que recabar información sobre sus antecedentes, su situación clínica actual y el tratamiento que recibe.
- Se ha de asegurar una vía de salida tanto para el profesional como para el usuario (hay que evitar que el paciente se interponga entre el profesional y la puerta).
- No se debe realizar esta intervención a solas.
- Se han de seguir ciertas medidas ambientales: hay que invitar y conducir al paciente a un área privada donde poder hablar (si es posible); se han de eliminar o reducir los estímulos provocadores de respuestas agresivas o violentas (el exceso de luz o de ruido, etcétera).
- Hay que sacar del entorno a las personas que provoquen al paciente o lo irriten.

A veces, es conveniente introducir una figura de autoridad cuya presencia impida la aparición de determinadas respuestas. En otros casos, es preferible la presencia de alguna persona significativa que inspire confianza al paciente, con el fin de disminuir la tensión y aliviar el temor.

Procedimiento

Las líneas generales de lo que se debe y no se debe hacer se encuentran descritas a continuación. Como complemento a las líneas generales, se describen a continuación las actuaciones concretas que se han de realizar ante el riesgo de violencia inmediata:

- Hay que comunicar al paciente el comportamiento esperado. Hay que animarle a que controle los impulsos violentos.
- Se advertirá al paciente que la violencia no es aceptable. Se le propondrá la resolución del problema por la vía del diálogo.
- Hay que hacerle entender que no se le rechaza a él, sino a su conducta.
- No hay que buscar la confrontación de ideas, razones, etc., sino alianzas sencillas que tranquilicen al sujeto. Si el paciente está delirando, el profesional no puede discutir sus falsas ideas: ha de hacerle ver que es consciente de su sufrimiento y que le quiere ayudar.
- Se han de establecer límites, y hay que explicárselos al sujeto de forma clara y concreta para que no los malinterprete. El paciente debe tener claro que no puede traspasar estos límites.
- Hay que ofrecerle tratamiento farmacológico, e informarle de que se recurrirá a la contención mecánica si es preciso.
- Tiene que hacerse una exhibición de fuerza: si es necesario, el paciente ha de ver al personal sanitario y al de seguridad.

Contención farmacológica

No se pueden utilizar rutinariamente los fármacos como el primer escalón en el manejo de la agitación psicomotriz. Siempre que sea posible, hay que restringir su uso a una medida coadyuvante de la contención verbal. Tan solo en las situaciones excepcionales (en las que el cuadro clínico del paciente lo incapacita para todo tipo de diálogo y reflexión) se planteará la utilización de los fármacos y de la contención mecánica desde el primer momento.

En cuanto a la vía de administración, es importante recordar lo siguiente:

- Siempre que sea posible, es preferible utilizar la vía oral después de haber pactado el tratamiento con el paciente, al que se le explicará qué medicación se le va a proporcionar y cuáles son sus efectos.
- Si el paciente no acepta la vía oral y se niega a colaborar en la toma de la medicación (o no puede hacerlo), hay que recurrir a la vía intramuscular (y, en algún caso, a la vía intravenosa).

En la medida de lo posible, es importante tener en cuenta las preferencias del sujeto. Por supuesto, también es fundamental no obviar el diálogo y el pacto con el usuario siempre que se pueda.

El uso de fármacos en la agitación debe perseguir la tranquilidad rápida, nunca la sedación. Para que el paciente pueda colaborar de forma activa en el imprescindible diagnóstico etiológico de la agitación orgánica (o en la explora-

ción del estado mental, en el caso de la agitación de causa psiquiátrica), este debe estar tranquilo pero no dormido.

 El uso de fármacos en la agitación debe perseguir la tranquilidad rápida, nunca la sedación.

Los fármacos que se usan para el tratamiento de la agitación pertenecen a dos grandes familias: los antipsicóticos y las benzodiacepinas.

Tratamiento de la agitación de causa orgánica (síndrome confusional / demencias)

Los fármacos de elección son los antipsicóticos. El más usado en las situaciones agudas es el haloperidol, que tiene un rango terapéutico muy amplio merced a un excelente perfil de tolerabilidad y efectos adversos.

Tratamiento de la agitación en los trastornos psiquiátricos

En los trastornos psiquiátricos, el tratamiento de la agitación es el siguiente:

- Trastornos psicóticos. Los fármacos de elección son los antipsicóticos.
- Crisis de angustia o reactivas. Los medicamentos de elección son las benzodiacepinas. Por vía sublingual aportan una gran rapidez de acción (lorazepam y alprazolam). Por vía oral o intramuscular hay múltiples opciones (diazepam, midazolam o clorazepato). Por vía intramuscular, la absorción es errática; por ello, es una mala opción.
- Intoxicación por alcohol o sedantes. El haloperidol en dosis bajas es el fármaco de elección. Por el riesgo de depresión respiratoria, deben evitarse las benzodiacepinas. Para evitar el riesgo de desarrollar el síndrome de Wernicke-Korsakoff, debe administrarse siempre tiamina (vitamina B_1) por vía intramuscular.
- Intoxicación por estimulantes del sistema nervioso central (cocaína, anfetaminas o fenciclidina). Están indicadas las benzodiacepinas. En el caso de que se presenten síntomas psicóticos, hay que añadir haloperidol con precaución (por el riesgo de desarrollar una crisis convulsiva).
- Síndrome de abstinencia al alcohol. El fármaco de elección son las benzodiacepinas de vida media larga en dosis altas. No hay que olvidar pautar tiamina (vitamina B_1) intramuscular para minimizar el riesgo de desarrollar el síndrome de Wernicke-Korsakoff. Se desaconsejan los antipsicóticos porque aumentan el riesgo de crisis convulsiva.

Contención mecánica

Se trata de una prescripción médica. Es una medida terapéutica excepcional dirigida a la inmovilización de un paciente mediante su sujeción a una cama o camilla mediante correas. La contención mecánica es aconsejable en los pacientes que presentan conductas violentas (hacia sí mismos o hacia los demás) que no pueden ser controladas por medio de la contención verbal. Esta medida se emplea en aquellos casos en los que la sedación farmacológica no está indicada o no es efectiva.

Objetivos

Los objetivos de la contención mecánica son los siguientes:

- Prevenir la agresividad o la agitación cuando existan antecedentes de conductas incontroladas o un peligro inminente para el paciente o el entorno.
- Prevenir posibles daños al paciente y a las demás personas.
- Garantizar la integridad del personal asistencial y de las instalaciones sanitarias.

Procedimiento

El procedimiento es el siguiente:

- Nombrar a una persona del equipo para que sea la portadora de las indicaciones que se le dan al paciente a partir de que se decida la sujeción. No hay que dispersar la atención.
- Mantener una actitud profesional, amable pero firme y respetuosa, sin cólera.
- Una vez tomada la decisión de contener, no se puede seguir discutiendo. No se puede dudar ni dar marcha atrás.
- Hay que quitarse todos los objetos potencialmente peligrosos (gafas, relojes, anillos, cadenas, bolígrafos, etc.).
- Se solicitará la colaboración del paciente sin engañarle. En el caso de que acepte colaborar, se procederá a la contención de forma rápida y eficiente.

Si el paciente no colabora, se realizarán las siguientes acciones:

- Los miembros del equipo pasarán inmediatamente a sujetar y reducir al paciente según el plan establecido. Idealmente, debería haber 5 personas, una por cada miembro y otra para la cabeza.
- Cada miembro del personal sujetará firmemente una extremidad del paciente (que debería haber sido asignada con anterioridad) por la parte más distal (las muñecas y los tobillos).
- La sujeción se realiza primero por la cintura. Después, se sujetan los miembros inferiores. Por último, los miembros superiores.
- Hay que asegurarse de que el paciente quede lo más cómodo y seguro que sea posible.
- Hay que asegurarse de que las correas estén seguras y no estén demasiado apretadas.
- Se han de valorar los pulsos.

VALORACIÓN DEL PACIENTE CON URGENCIA PSIQUIÁTRICA

Probablemente, cuando se recibe un aviso de atención a una urgencia psiquiátrica, se encienden todas las alarmas. Además de la connotación médica de toda urgencia, la urgencia psiquiátrica conlleva una serie de características generadas por el fantasma de la peligrosidad, el miedo, el temor y la ansiedad

que el paciente con un trastorno mental despierta en los demás. Es necesario remarcar que una actuación asistencial efectuada con estos pensamientos de fondo no se realiza en las condiciones óptimas para dispensar un servicio de máxima calidad.

Uno de los objetivos de este capítulo es eliminar estos prejuicios. De esta manera, se acudirá a este tipo de atención con seguridad personal, y se tendrán claros ciertos datos objetivos que contribuirán a que se enfoque el caso de la mejor manera posible. Todo ello exige un gran conocimiento y una adecuada formación por parte del personal de atención, así como el control de las habilidades necesarias para llevar a cabo una comunicación interpersonal, es decir, para proporcionar respuestas empáticas que indiquen que se comprende lo que el enfermo dice, que expresen una actitud de cuidado dentro de la relación de ayuda.

La seguridad es un elemento clave en el manejo de cualquier urgencia, independientemente de su etiología. Este concepto tiene una doble vertiente: por un lado, es necesario garantizar que los profesionales sanitarios se encuentran en condiciones adecuadas de seguridad; por otro, es necesario garantizar la seguridad del usuario o paciente. Para garantizar la seguridad del equipo, hay una serie de recomendaciones generales que se pueden aplicar. Por ejemplo, nunca se debe acudir a una urgencia a solas, siempre deben ir como mínimo dos personas. Además, si se sabe o se intuye que puede haber una situación de agresividad o violencia, hay que contar con el apoyo de las fuerzas del orden público que sean competentes según la localización geográfica del aviso.

A grandes rasgos, en el lugar de la atención, el abordaje no se diferencia del de cualquier otra patología. En una urgencia psiquiátrica, el esquema básico de atención se centraría en tres puntos fundamentales, que se deben poner en práctica exactamente en el siguiente orden:

1) Presentación.
2) Valoración.
3) Plan de acción.

En la presentación, lo primero que hay que hacer es identificarse por el nombre y la categoría profesional, y preguntar al paciente cómo hay que dirigirse a él. Este sencillo paso puede servir para iniciar una relación de confianza que facilite el transcurso de la intervención, sobre todo en situaciones de tensión.

Después de que el profesional se haya presentado, la valoración se debería centrar en el ofrecimiento de ayuda. En un primer momento, no es posible realizar un juicio clínico exacto, y tampoco es lo más importante. No es necesario que se realice un diagnóstico diferencial entre un episodio depresivo mayor o menor, un episodio ansioso-depresivo endógeno o reactivo, un episodio psicótico en el contexto de una esquizofrenia o del consumo de sustancias, etcétera.

Para llegar a estos diagnósticos son necesarias dos variables que no juegan a favor del profesional en el momento de la atención urgente: el tiempo y la observación. En este caso, tiempo quiere decir semanas; y observación, varias consultas u observación directa a través de un ingreso hospitalario. Sí se puede obtener una impresión diagnóstica, y la mejor manera de conseguirla es la entrevista.

En un sentido práctico, lo primero que se podría hacer después de la presentación es preguntar al paciente: «¿Qué le ocurre?». Si se introduce en esta pregunta un dato tan sencillo como el nombre del sujeto (información que se tiene habitualmente), se aporta un tono de cercanía que puede facilitar la atención. Si no se sabe, se le puede preguntar al propio usuario. Un ejemplo práctico de abordaje inicial es decirle al paciente: «Cuénteme, ¿qué es lo que le ocurre?». Una vez que haya respondido a esta pregunta, la segunda sería la siguiente: «¿Cómo le puedo ayudar?». Con estas dos preguntas, se obtiene información muy útil, ya que se va a conocer de primera mano el motivo de la demanda de asistencia desde el punto de vista del paciente. Además, así se conoce cuáles son las expectativas de este ante la presencia del profesional en el lugar de la atención.

En la atención a domicilio de una urgencia psiquiátrica, puede haber dos situaciones:

- Que el paciente esté dispuesto a colaborar y quiera ser trasladado a un centro hospitalario para una valoración más exhaustiva (opción más frecuente).
- Que el paciente se niegue a ser trasladado. En este caso, sería necesaria una valoración rápida por parte de un médico o un enfermero para determinar la necesidad de realizar un traslado a un centro hospitalario contra la voluntad del sujeto. Este supuesto se podría aplicar en los contados casos en los que el usuario no esté capacitado para tomar una decisión razonada (intoxicación por sustancias o descompensaciones psicóticas con pérdida de juicio de realidad).

Tan importante como la pregunta que se hace es la actitud que se toma ante ella. En el paciente con trastorno mental, el expresar afecto, sinceridad y preocupación (de forma que el usuario entienda que se reconoce su sufrimiento) es valorado de una manera especial. Además, supone un gran catalizador que facilita enormemente el trabajo en el ámbito extrahospitalario.

Aunque el paciente consulte o solicite atención por una patología psiquiátrica, no se debe descuidar la valoración física. A grandes rasgos, es importante medir las constantes vitales y efectuar una valoración general del aspecto y las lesiones corporales. En función del motivo de la asistencia, esta valoración física se puede realizar a la vez que la *psicopatológica* (término que se utiliza para hacer referencia a la exploración del estado mental) o de manera diferida. Existen muchas patologías no psiquiátricas que cursan con síntomas psiquiátricos, por lo que no hay que quedarse simplemente con la primera impresión. No es infrecuente que un infarto agudo de miocardio pueda confundirse en los primeros momentos con un ataque de pánico, por lo que la toma de las constantes y una adecuada anamnesis pueden contribuir a distinguir los dos posibles escenarios.

Aunque se considera que no es el objetivo primordial de la atención a la urgencia psiquiátrica, se desglosarán a continuación algunos de los términos comúnmente utili-

zados por los especialistas en salud mental, para adaptarlos al entendimiento del personal sanitario que no esté familiarizado con ellos.

 Existen muchas patologías no psiquiátricas que cursan con síntomas psiquiátricos, por lo que no hay que quedarse simplemente con la primera impresión.

Algoritmo de exploración psicopatológica básica

A continuación, se describen de forma breve y esquemática los aspectos más relevantes que suelen ser analizados por los especialistas en salud mental para realizar una correcta aproximación diagnóstica y terapéutica de un caso. El objetivo no es alcanzar la capacitación para llevar a cabo esta aproximación, sino adquirir conocimientos sobre los términos técnicos más frecuentemente utilizados en la práctica clínica de estos profesionales.

Patrón de percepción-control de la salud. Consta de los siguientes elementos:

- Aspecto general: apariencia adecuada, extravagante o descuidada, sujeto meticuloso.
- Actitud hacia el entrevistador: colaboración, negativismo, disempatía.
- Actitud frente a la enfermedad: aceptación, rechazo, actitud reivindicativa, sobrevaloración, indiferencia, trivialización.

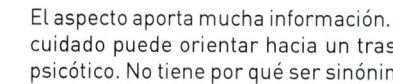 El aspecto aporta mucha información. Un aspecto descuidado puede orientar hacia un trastorno afectivo o psicótico. No tiene por qué ser sinónimo de pasotismo por parte del usuario.

Patrón cognitivo-perceptivo. Se observan los siguientes elementos:

- Nivel de consciencia o vigilia y actitud respecto al entorno:
  - Obnubilación. Estado de somnolencia que generalmente fluctúa y se valora por el umbral de respuesta del enfermo a los estímulos. El paciente presenta una percepción borrosa del entorno, junto a un déficit de orientación y dificultades graves para fijar en su memoria los acontecimientos presentes. Generalmente, se debe a cuadros de tipo tóxico, farmacológico, metabólico o de anoxia cerebral.
  - Confusión. El sujeto presenta una disminución (a veces poco ostensible) del nivel de vigilancia, a la que se sobreañaden trastornos ideativos (delirios) y perceptivos (alucinaciones o ilusiones). Aunque parezca despierto, mostrará dificultad para mantener la atención durante la entrevista. Elementos frecuentes son las alucinaciones, generalmente visuales, y las ideas delirantes poco sistematizadas, además de la agitación y la ansiedad (p. ej., el *delirium tremens*).

En los ancianos con alteración del nivel de consciencia, se deben buscar cuadros subyacentes febriles, metabólicos, farmacológicos, problemas hidroelectrolíticos, etcétera.

- Orientación espacio-tiempo-persona.
  - La orientación en el tiempo es la más vulnerable, por ser esta una variable cambiante. Depende de la integración adecuada de tres sistemas de referencia:
    - Tiempo oficial: año, mes, fecha.
    - Tiempo deducido. Depende del reconocimiento correcto de la información externa (el clima, el vestido, el horario de las comidas) e interna (frío o calor, oscuridad).
    - Tiempo personal: experiencia subjetiva de duración.
  - La desorientación espacial se pone de manifiesto ante la dificultad del paciente para:
    - Responder a preguntas de orientación espacial. Por ejemplo, sobre la habitación, el hospital, el domicilio.
    - Orientarse en su propio ambiente o en el hospital.
- Alteraciones de la percepción:
  - Ilusiones. Percepciones deformadas de una experiencia sensorial.
  - Alucinaciones. Auténticas percepciones sin estímulo externo, vivenciadas como verdaderas por el sujeto. Pueden ser:
    - Psicosensoriales. Tienen una gran riqueza sensorial localizada en el espacio exterior. Sus características son la viveza, la claridad y el colorido. Más frecuentemente pertenecen al área visual (zoopsias, delírium). En el área auditiva, el paciente puede notar voces extrañas con frecuencia insultantes, y es posible que acuda él mismo a paredes y puertas para localizar su origen. Generalmente, aparecen en alteraciones orgánico-cerebrales (tóxicas también) y más en trastornos en la vigilia, a veces poco ostensibles.
    - Alucinaciones psíquicas (seudoalucinaciones). Tienen una escasa riqueza sensorial y están localizadas en el espacio subjetivo interno. Carecen de la claridad y viveza de las anteriores. Surgen con mayor frecuencia en el área auditiva. El paciente cree que le hablan desde dentro de su cabeza. Típicamente, aparecen en cuadros psicóticos, sobre todo en la esquizofrenia.
  - Alucinosis. Son verdaderas percepciones sin objeto. Tienen todas las características de la alucinación, pero son adecuadamente criticadas por el sujeto.
  - Ideas delirantes. Se caracterizan por ser ideas equivocadas (no siempre imposibles), sobrevenidas por vía patológica e irreversibles a la argumentación lógica. El manejo de la idea delirante en la atención en una urgencia extrahospitalaria es similar al de la alucinación. Por definición, el delirio es irreductible a la argumentación lógica. El paciente considera que esas ideas son reales. Por esta razón, un profesional no habituado a esta situación que intente rebatirlas en un medio no controlado generará únicamente recelo y ansiedad en el usuario.
  - Ideas obsesivas. Pensamientos parásitos que aparecen sin la voluntad del sujeto, que los considera absurdos y no se los puede quitar de la cabeza.
  - Fobias. Miedos patológicos e irracionales a objetos, fenómenos o situaciones.

Respecto a la desorientación, hay que destacar que el nivel de consciencia y orientación es vital a la hora de conocer el juicio de realidad del paciente o usuario. En función de cómo se encuentre en este sentido, se podrá continuar la entrevista o no. En caso de que el paciente esté desorientado, es importante intentar que se centre, para lo que se le indicará pausadamente dónde está (ubicación física) y en qué fecha se halla. Si el paciente se muestra disconforme con esta información, no es recomendable entrar en conflicto. Esta sintomatología exige siempre el traslado a un centro sanitario para efectuar una valoración más completa. Por eso, desde un punto de vista asistencial, ante un paciente con estas características, la clave es garantizar un traslado en condiciones óptimas de seguridad a un centro hospitalario.

Por lo que se refiere a las alteraciones de la percepción, no es frecuente que un paciente comente directamente en la entrevista inicial que está escuchando voces en el interior de su cabeza o que está viendo imágenes que otras personas no ven. Esto obedece a que, en el contexto de un trastorno mental, las alucinaciones auditivas o visuales suelen ser identificadas inicialmente por el paciente como hechos normales. El paciente con trastorno mental puede considerar que estas voces en el interior de su cabeza también las escuchan las demás personas. Lo mismo ocurre con las alucinaciones visuales: el paciente no las reconoce como extrañas e interpreta que quienes lo rodean también las están viendo. Por lo tanto, ante un paciente que indica que está viendo cosas (que los demás no ven) o escuchando cosas (que los que lo rodean no escuchan), la nota práctica no es entrar en contradicción con él. Muy probablemente, este usuario tendrá que ser trasladado a un centro hospitalario para que lo valoren. Discutir si esas voces o esas imágenes son reales solo generaría un aumento de su ansiedad, lo que podría dificultar la realización de una exploración adecuada.

Expresión del lenguaje. Según la velocidad, cantidad, volumen, tono y modulación, se clasifican de la siguiente manera: mutismo (ausencia de lenguaje), taquifemia, bradifemia, musitación, tartamudez, disfemia distónica del párkinson, parafemia o balbuceo neurótico, disartria, disfonía, dislalia, estereotipia verbal, coprolalia, ecolalia (descrita como peculiar en la esquizofrenia), estados catatónicos, oligofrenia, demencias, afasias y enfermedades extrapiramidales.

Humor y afecto. Se analizan los siguientes elementos:

- La cualidad e intensidad del afecto y su proporcionalidad
- El grado de concordancia entre la expresión verbal y la no verbal.
- La irradiación afectiva.
- La reactividad emocional.
- La labilidad emocional (frecuentemente en cuadros orgánicos).
- La incontinencia emocional.
- La indiferencia afectiva (apatía).

Pautas de actuación

Las pautas de actuación son las siguientes:

- Establecer una relación terapéutica. Aceptar al paciente como es significa comprender su comportamiento. No es aprobación ni resignación.
- Expresar afecto, sinceridad y preocupación, de forma que el sujeto entienda que se reconoce su sufrimiento.
- La verdadera explicación de la conducta del paciente nunca es lo que se propone como evidente o por sentido común. Es necesario comprender la demanda real que subyace a la aparente. Sería un modelo de abordaje al enfermo indicado desde el paradigma pedagógico.
- Obtener una adecuada anamnesis si el paciente se muestra tranquilo y colaborador, siempre teniendo en cuenta la información aportada por los acompañantes.
- Estimular al paciente para que hable. Dejar que hable sin interrumpirle, sin cortarle para cuestionarle, aconsejarle o criticarle.
- Garantizar la seguridad del paciente, de sus acompañantes y del personal sanitario.
- No dejar solo al paciente.
- Evitar la sobreestimulación. Si es posible, se debe realizar la entrevista en una habitación tranquila, libre de objetos peligrosos, donde el usuario no se sienta amenazado, pero pueda ser reducido si su conducta se torna violenta o amenazante.
- Si es preciso, se usará la contención mecánica como medida terapéutica de seguridad para él y el entorno.

CONDUCTA SUICIDA

El suicidio es toda aquella conducta dirigida a poner fin a la propia vida de forma voluntaria. Representa un problema de salud pública de primera magnitud, con alrededor de un millón de muertes anuales en todo el mundo. El problema adquiere mayor magnitud si se tiene en cuenta que por cada suicidio consumado se realizan al menos 20 intentos. Las repercusiones de la conducta suicida en el entorno son muy importantes: las vidas de los allegados se ven profundamente afectadas a nivel emocional, social y económico.

La Organización Mundial de la Salud considera que el suicidio es una cuestión prioritaria, y compromete a los Estados miembros a trabajar con el objetivo de reducir la tasa mundial del suicidio un 10 % para el año 2020.

Los datos disponibles actualmente confirman que el suicidio es prevenible, y que se precisa de un enfoque multisectorial para que las estrategias de prevención sean eficaces. En muchas ocasiones, los servicios de atención extrahospitalaria son el primer contacto que los pacientes con tentativa o ideación autolítica tienen con los servicios de salud. Este primer contacto es de vital importancia de cara a la futura evolución del usuario.

Antes de abordar el manejo práctico de la conducta suicida, es recomendable analizar algunos mitos y prejuicios que de la conducta suicida se tienen, y reflexionar sobre ellos (Tabla 48-1). Si se consigue interiorizar que estas cuatro ideas son erróneas, será mucho más sencillo atender adecuadamente a un paciente con conducta suicida:

- Quien expresa el deseo de acabar con su vida no lo hace.
- Hablar sobre el suicidio con una persona en riesgo de cometerlo puede desencadenar el paso al acto.
- El suicida siempre desea morir y por eso lo conseguirá.
- Solo las personas con problemas graves se suicidan.

A pesar de que quienes trabajan habitualmente en los servicios de urgencias están muy acostumbrados a atender casos de pacientes reincidentes, este hecho concreto no se debe hacer extensible a toda tentativa que llegue a estos servicios. Lo más sencillo es abordar cada caso con la idea de que no se está ante una manipulación, de que probablemente haya un trasfondo afectivo, de que la intervención del profesional –si se lleva a cabo adecuadamente– puede salvar una vida en ese caso concreto.

Actualmente, el suicidio no se puede considerar un fenómeno que se deba a una única causa: hay muchos factores de origen diverso que entran en juego (sociológicos, psiquiátricos y psicológicos, en su perspectiva social y clínica). Según estos datos, es prioritario y necesario que la conducta suicida sea prevenida y atendida eficazmente.

En un medio intrahospitalario o extrahospitalario, se pueden dar dos situaciones a la hora de atender a un paciente de que se sospecha una conducta suicida. Se desarrollan a continuación.

Que el paciente reconozca abiertamente que la intencionalidad del acto era suicida. En ese momento, lo primero

Tabla 48-1. Mitos y prejuicios sobre la conducta suicida	
Mito o prejuicio	**Explicación**
Quien expresa el deseo de acabar con su vida no lo hace	Se trata de uno de los mitos más repetidos. Sin embargo, las investigaciones sugieren que nueve de cada diez personas que se suicidan verbalizaron previamente sus propósitos, y que la otra dejó entrever la intención de acabar con su vida. Por lo tanto, estas señales nunca pueden ser consideradas a priori como un chantaje o una manipulación para la obtención de un fin determinado
Hablar sobre el suicidio con una persona en riesgo de cometerlo puede desencadenar el paso al acto	Muy al contrario, se ha demostrado que hablar sobre las ideas de suicidio alivia, reduce la tensión y minimiza el peligro de consumarlo. En ocasiones, puede constituir la única posibilidad que se le ofrece al paciente para analizar de forma serena sus propósitos autodestructivos
El suicida siempre desea morir y por eso lo conseguirá	Este mito pretende liberar de responsabilidad a la sociedad ante el hecho del suicidio. Sin embargo, el suicida suele presentar una ambivalencia entre morir si continúa la misma situación vital o vivir si se producen pequeños cambios en ella
Solo las personas con problemas graves se suicidan	El suicidio es multicausal. La valoración que hacen distintas personas de algunas situaciones puede ser muy diferente. Además, la acumulación de pequeños problemas puede llegar a ser intolerable para algunos individuos

que hay que hacer es garantizar la propia seguridad y la del paciente, y solicitar su colaboración para trasladarlo a un servicio de urgencias, donde se realizará una doble valoración (física y psiquiátrica). Por un lado, es necesario un exhaustivo análisis médico desde el punto de vista físico (erosiones, cortes, datos de consumo o inhalación de sustancias, etc.). Posteriormente, se realizará un análisis desde el punto de vista psiquiátrico. Si se confirma que la justificación del acto era un deseo expreso de morir, este paciente no debería abandonar el circuito asistencial de urgencia sin una valoración psiquiátrica.

Que el paciente indique que la finalidad del acto no era autolítica. No es infrecuente que los pacientes con un intento frustrado de autólisis e ideación suicida persistente nieguen su intencionalidad suicida. El objetivo de esta negativa puede ser muy diverso: evitar que se descubra su plan, temer que se genere ansiedad en el terapeuta, creer que pone la relación terapéutica en riesgo, etc. En este caso, el papel del profesional es recomendar al paciente que lo acompañe a un centro sanitario para efectuar una valoración más exhaustiva. Si se mantiene una entrevista con él, se pueden observar datos indirectos de intencionalidad, para lo cual conviene detectar aquellos signos más o menos evidentes de ideación suicida que aparezcan en el transcurso de la conversación (**Tabla 48-2**). Para este segundo escenario, la conclusión es que se ha de garantizar el traslado a un centro sanitario. En caso de dudas, no hay que temer preguntar abiertamente sobre las ideas de suicidio. Si el paciente se niega a hablar del tema inicialmente, se pueden utilizar los datos de la **tabla 48-2** sobre los signos de alarma para preguntar de una manera más indirecta.

Tabla 48-2. Signos de ideación suicida

Mito o prejuicio	Explicación
El paciente verbaliza directamente la idea o posibilidad de suicidarse	Frases como «Quiero quitarme de en medio», «La vida no merece la pena», «Lo que quisiera es morirme», «Para vivir de esta manera, lo mejor es estar muerto». Es posible que las verbalizaciones de algunos pacientes sean menos completas, por lo que es imprescindible mantenerse atentos cuando aparecen otras más sutiles: «Esto no durará mucho», «Pronto aliviaré mi sufrimiento», «Dejaré de ser una carga». También las dirigidas hacia él mismo, el futuro o la vida: «No valgo para nada», «Esta vida no tiene sentido», «Estaríais mejor así», «Estoy cansado de luchar», «Quiero terminar con todo», «Las cosas no van a mejorar nunca»
El paciente piensa a menudo en el suicidio y no puede dejar de darle vueltas	Si esto ocurre, se requiere diferenciar la posibilidad de suicidarse del miedo a perder el control en un problema de ansiedad u obsesión. El usuario amenaza con suicidarse o se lo comenta a personas cercanas, lo cual se podría entender como una petición de ayuda. Es frecuente que se comente la insatisfacción y la poca voluntad de vivir a otras personas cercanas antes que al profesional sanitario, por lo que puede ser de gran utilidad obtener información adicional de la familia y de las relaciones íntimas siempre que sea posible
El paciente lleva a cabo determinados preparativos relacionados con su desaparición	Por ejemplo, arreglar documentos, cerrar asuntos, preparar el testamento, regalar objetos o bienes y llamar a otras personas para despedirse
El paciente reconoce sentirse solo, aislado y se ve incapaz de aguantar su situación o de solucionarla	Piensa en ello constantemente y no ve ninguna salida a su situación. Se puede notar que transmite sentimientos de impotencia, indefensión, depresión y, especialmente, desesperanza
El paciente pierde interés por sus aficiones, obligaciones, familia, amigos, trabajo y apariencia personal. Comienza a aislarse personal y socialmente	Por ejemplo, deja de ir a clase, salir los fines de semana o llamar a sus amigos. Se encierra en su cuarto más de lo habitual
El paciente está muy deprimido, pero mejora de forma repentina e inesperada	Es el momento en el que puede sentirse con fuerzas suficientes para llevar a cabo sus planes de suicidio
Aparece un cambio repentino en la conducta del paciente	Por ejemplo, un aumento significativo de la irascibilidad, irritabilidad, ingesta de bebidas alcohólicas (además, con una frecuencia inusual); calma o tranquilidad repentina cuando previamente ha presentado una gran agitación, etcétera
Se observa que el paciente se autolesiona, o se obtiene información de que se autolesiona	Independientemente de que parezcan más o menos relevantes

PUNTOS CLAVE

- La psiquiatría es una rama de la medicina que estudia los trastornos mentales. Como tal rama, debe regirse por los mismos procedimientos que el resto de sus disciplinas. Fomentar el conocimiento y el estudio de todos los aspectos relativos a la salud mental contribuye a eliminar el estigma que sufren estos pacientes y a darles una atención sanitaria global e interdisciplinar de calidad. Para cumplir este objetivo, todos los agentes implicados en las actuaciones sanitarias desempeñan un papel vital.

BIBLIOGRAFÍA

Alutiz Cantabrana L. Efectividad de la de-escalada verbal en el manejo de la agitación psicomotriz de origen psiquiátrico [Internet]. Escuela Universitaria de Enfermería de Vitoria-Gasteiz. Disponible en: https://addi.ehu.es/bitstream/handle/10810/35335/TFG_Alutiz.pdf?sequence=3

Burga LV, Hidalgo CC, Macía JA. El papel y la actuación de enfermería en las urgencias psiquiátricas en pacientes adultos. En: Revisión e innovación en la actuación de los profesionales de la salud: hacia la excelencia práctica 2021. Asociación Universitaria de Educación y Psicología (ASUNIVEP), 2021; p. 243-250.

Fernández Manzano E. Contención mecánica de pacientes agitados en urgencias: protocolo e intervención formativa enfermera. Universidad de Valladolid; 2018.

Gallego-Gómez JI, Fernández-García N, Simonelli-Muñoz AJ, Rivera-Caravaca JM. Manejo inicial del paciente con afectación psiquiátrica en urgencias hospitalarias: revisión sistemática. En: Anales del Sistema Sanitario de Navarra 2021;44(1):71-81.

Garrigós GC, Pablo CL, Villarroya SR, Poyato AM, Mateu EG, Curto MP. Factores de riesgo asociados a los intentos de suicidio en un servicio de urgencias psiquiátricas de una zona rural. Revista Portuguesa de Enfermagem de Saúde Mental. 2021 Jun 25;9-16.

Urgencias endocrinometabólicas e hidroelectrolíticas

49

M. Gil Mosquera

OBJETIVOS

- Identificar los tipos de diabetes *mellitus* que hay y sus características definitorias.
- Reconocer las complicaciones agudas de la diabetes *mellitus,* así como, el tratamiento adecuado de cada una de ellas.
- Actualizar conceptos de educación diabetológica y cuidados generales del paciente diabético.
- Conocer las patologías de la glándula tiroides más prevalentes en los servicios de urgencias.
- Reconocer las principales alteraciones hidroelectrolíticas y su tratamiento.
- Reconocer las alteraciones del equilibrio acidobásico, identificando cada una de ellas y relacionándolas con su etiología.

INTRODUCCIÓN

Según la Federación Internacional de Diabetes (IFD) en la actualidad hay 463 millones de personas con diabetes *mellitus* en el mundo, cifra que se estima que se incrementará hasta unos 578 millones para 2030 y alrededor de 700 millones en 2045. En España se estaría hablando de alrededor de 7 millones de personas diabéticas en 2030 (alrededor del 13,8 % de la población adulta).

Se calcula que entre el 30 % y el 40 % de los pacientes que consultan en los servicios de urgencias o emergencias lo hacen por causas endocrinometabólicas. Por tanto, se debe conocer y saber identificar no solo las complicaciones agudas de cada uno de dichos trastornos, sino también su tratamiento.

No se va a entrar en profundidad en cada una de las patologías, pero se repasará las más prevalentes en urgencias y, sobre todo, las que precisan un tratamiento urgente por ser patologías en las que el tiempo de actuación es importante. Asimismo, la importancia de un buen manejo del paciente con diabetes influye directamente en la evolución y pronóstico de la patología por la que acude al servicio de urgencias, independientemente de la causa subyacente.

La información que se detalla a continuación es fundamental para el manejo de las patologías endocrinometabólicas, así como el paciente crítico con alteraciones iónicas y del equilibrio ácido-base. Asimismo, se centrará en la identificación de dichas patologías, en las técnicas a realizar y en la vigilancia, cuidados y tratamiento de estas.

Desde hace años, las enfermeras de los servicios de urgencias y emergencias se forman y actualizan en múltiples patologías, técnicas y procedimientos que sirven para atender mejor a los pacientes. El estudio de este capítulo permitirá actualizar los conceptos ya conocidos y ampliar conocimientos.

DIABETES *MELLITUS*

Según la Organización Mundial de la Salud (OMS) «la diabetes es una enfermedad crónica que aparece cuando el páncreas no produce insulina suficiente o cuando el organismo no utiliza de manera eficaz la insulina que produce. El efecto de la diabetes no controlada es la hiperglucemia (aumento del azúcar en la sangre)» (http://www.who.int/topics/diabetes_mellitus/es/).

La diabetes *mellitus* (DM) es un conjunto de enfermedades causadas por una alteración en el metabolismo de los hidratos de carbono y que presentan hiperglucemia como característica común. Dicha hiperglucemia puede ser secundaria a un déficit total o relativo de insulina o por algún tipo de alteración en la secreción o mecanismo de acción de dicha insulina (resistencia a la insulina). Asimismo, la hiperglucemia puede ser debida a una disminución del efecto incretina (hormonas intestinales que participan en la homeostasis de la glucemia), por aumento en la producción hepática de glucosa, en la secreción de glucagón, en la lipólisis o en la reabsorción de glucosa en el riñón.

La DM es la enfermedad más frecuente dentro de las patologías del sistema endocrinológico. La prevalencia de esta patología en los servicios de urgencias se estima en más del 40 %, aunque es difícil de confirmar, dado que un porcentaje de pacientes no están diagnosticados de DM, pero que cumplen criterios clínicos. Como ya se ha comentado, hay varios tipos de DM, pero este capítulo se centra en los dos más prevalentes, que son la DM tipo 1 y la DM tipo 2. Esta última representa el 95 % de los casos.

Clasificación

Hay distintos tipos de diabetes:

• **DM tipo 1**: causada por la ausencia total de secreción de insulina por destrucción de la célula β pancreática. Existen dos subtipos; el tipo 1A con autoinmunidad positiva y el tipo 1B que es idiopática. Es típico el inicio en la infancia o la adolescencia, casi siempre antes de los 30 años. Se presenta de forma brusca con presencia de síntomas cardinales y deshidratación, debidos a la insulinopenia (poliuria, polidipsia, polifagia y pérdida de peso), de intensidad y evolución variables. En la mayoría de los casos el debut de la diabetes *mellitus* tipo 1 se presenta en forma de cetoacidosis diabética.

Dado que el paciente presenta un déficit absoluto de insulina el tratamiento para este tipo de DM es siempre insulina exógena (administrada por vía subcutánea), por lo que es fundamental una completa educación diabetológica para que el paciente consiga tener un control total de su patología. Deben conocer todo lo relacionado con su enfermedad, desde la alimentación en la que deberán contar en raciones los alimentos que ingieran en cada comida para luego ajustar la dosis de insulina a administrarse, pasando por las técnicas de medición de glucemia capilar y administración subcutánea de insulina, y sin ninguna duda, la identificación y tratamiento de las complicaciones tanto agudas como crónicas asociadas a la DM.

 Los síntomas cardinales de la diabetes son poliuria, polidipsia, polifagia y pérdida de peso.

• **DM tipo 2:** es la más frecuente. Puede deberse a dos causas, secundaria a alteraciones en la secreción de insulina por parte del páncreas o bien por resistencia insulínica. La presentación de la DM tipo 2 suele ser más tardía, alrededor de la quinta década de la vida. No obstante, el aumento de obesos y la occidentalización de los hábitos de vida en las últimas décadas, también en países en desarrollo, ha conducido a un incremento en la incidencia a edades cada vez más jóvenes. Se relaciona, en la mayoría de los casos, con estilos de vida no saludables. Suelen ser pacientes obesos o con sobrepeso y mal control dietético. La aparición de la clínica es mucho más lenta que en la DM tipo 1; los síntomas pueden tardar semanas, incluso meses en presentarse. Esto se debe a que en este tipo de DM, el déficit de insulina es relativo, es decir, el páncreas es capaz de producir insulina, pero o bien lo hace en cantidad insuficiente o el organismo no puede usar dicha insulina por resistencia a la misma. En algunos casos el diagnóstico es un hallazgo casual en una analítica de control.

El tratamiento difiere de la DM tipo 1, ya que, aunque la prioridad es la normalización de los niveles de glucosa en sangre, en este caso el primer paso a dar es la modificación de los estilos de vida del paciente. Se debe insistir en que el paciente adquiera hábitos dietéticos saludables y practique ejercicio físico regular adaptado a sus circunstancias clínicas. En muchos de los pacientes que debutan con DM tipo 2, la modificación de estos dos parámetros es suficiente para mantener sus niveles de glucemia dentro de los límites normales. En otras ocasiones, al inicio de la clínica, es necesario comenzar tratamiento con hipoglucemiantes orales, hipoglucemiantes no insulínicos o, incluso, insulina.

 En algunos casos el diagnóstico de la diabetes tipo 2 es un hallazgo casual en una analítica de control.

• **Diabetes *mellitus* gestacional (DG)**: por lo general, aparece durante el segundo o tercer trimestre del embarazo en mujeres sin antecedentes de DM y se resuelve al finalizar el mismo. Se debe a la incapacidad del páncreas de compensar, por una parte, la resistencia a la insulina creada por las hormonas contrainsulares secretadas por la placenta durante el embarazo, y por otra, el aumento del consumo energético necesario para abastecer las necesidades de madre y feto de forma simultánea. Corresponde al 5-7 % de los casos de DM (Tabla 49-1).

Criterios diagnósticos

Para el diagnóstico de DM se emplean los criterios definidos por la OMS y la Asociación de Diabetes Americana (ADA) de 2021, que pueden ser consultadas en las siguientes figura y tabla (Fig. 49-1 y Tabla 49-2).

Tabla 49-1. Otros tipos de diabetes

Diabetes tipo LADA *(latent autoinmune diabetes in adults)*, que es la diabetes tipo 1 de aparición tardía. Es autoinmunitaria. Hay destrucción inmunológica de células beta del páncreas en adultos

Secundarias a defectos de funcionamiento de la célula β pancreática: son la diabetes tipo MODY *(maturity onset diabetes of the young)*, que presenta características de diabetes tipo 2, pero se presenta en edad joven, generalmente en menores de 25 años, y la diabetes mitocondrial (MIDD), que es una enfermedad mitocondrial que se caracteriza por presentar diabetes y sordera neurosensorial de transmisión materna

Provocadas por defectos en la acción de la insulina: diabetes lipoatrófica, Rabson-Mendenhall, leprechaunismo y la resistencia insulínica tipo A

Asociadas a endocrinopatías: acromegalia, síndrome de Cushing, glucagonoma, feocromocitoma, hipertiroidismo, somatostatinoma y aldosteronoma

Enfermedades del páncreas exocrino: pancreatitis, pancreatectomía, tumores, fibrosis quística y hemocromatosis

Inducidas por medicamentos: como los glucocorticoides, tratamiento del VIH, la fenitoína, anticonceptivos orales, ciclosporina, clozapina y las tiazidas

Secundarias a infecciones: rubéola, citomegalovirus

Asociadas a síndromes genéticos: síndrome de Down y síndrome de Turner

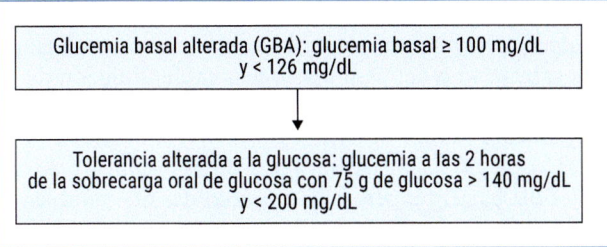

Figura 49-1. Criterios diagnósticos de prediabetes.

Tabla 49-2. Criterios diagnósticos de diabetes *mellitus*
Glucemia basal ≥ 126 mg/dL (7 mmol/L) al menos en dos mediciones
Glucemia al azar ≥ 200 mg/dL (11,1 mmol/L) asociada a clínica cardinal (poliuria, polidipsia, polifagia y pérdida de peso)
Glucemia ≥ 200 mg/dL (11,1 mmol/L) 2 horas después de sobrecarga oral con 75 g de glucosa anhidra disuelta en agua (recomendaciones de la OMS)
Hemoglobina glucosilada (HbA1c) ≥ 6,5 %: da una estimación de la glucemia de los 3 meses previos a la extracción de la muestra

OMS: Organización Mundial de la Salud.
https://diabetesjournals.org/care/article/45/Supplement_1/S17/138925/2-Classi-fication-and-Diagnosis-of-Diabetes

Prevalencia

Cada día son más las personas que padecen DM; el número total de datos registrados probablemente esté infraestimado, dado que un porcentaje de pacientes (alrededor del 43 %) no están diagnosticados y, por tanto, no pueden ser incluidos en dichos registros. Entre 2008 y 2010 se llevó a cabo la primera fase del estudio di@bet.es, elaborado por el Centro de Investigación Biomédica en Red de Diabetes y Enfermedades Metabólicas Asociadas (CIBERDEM), cuyo objetivo fue registrar la prevalencia e incidencia de la DM tipo 2 en España. La prevalencia de DM tipo 2 encontrada fue del 13,8 %, que corresponde a cerca de cuatro millones de personas. En el año 2019 se presentó la segunda fase del estudio di@bet.es, realizado durante los años 2016 y 2017. Los datos muestran que 386.003 personas desarrollan DM tipo 2 cada año en España (11,58 casos/1.000 habitantes), mientras que el 13 % de los casos diagnosticados de DM, lo son del tipo 1, lo que representa alrededor de 1.100 casos nuevos por año. Dicho estudio también confirma que el 12,6 % de la población, más de 4,8 millones de personas, tienen intolerancia a la glucosa o glucosa basal alterada, lo que se considera prediabetes.

Los datos publicados en el Informe Anual del Sistema Nacional de Salud de 2018 en los servicios de urgencia hospitalarios del Sistema Nacional de Salud confirman que se atienden alrededor de 6 millones de consultas en atención prehospitalaria y más de 30,3 millones de urgencias hospitalarias al año, de las cuales entre el 30 % y el 40 % del total de pacientes atendidos tienen DM (entre 7,8 y 10 millones/año). Estas cifras hacen que para los que trabajan en los servicios de urgencias y emergencias la DM sea un problema extraordinariamente importante por su elevada prevalencia.

Manejo de la diabetes en urgencias

En la actualidad la recomendación de la ADA (basado en experiencia clínica y recomendaciones de expertos) para pacientes hospitalizados no críticos es que la glucemia durante el ingreso se mantenga en < 180 mg/dL. Es recomendable (aunque no imprescindible) que los niveles de glucemia en mediciones aleatorias o postprandiales sea de entre 140-180 mg/dL. Para conseguir dicho objetivo el tratamiento debe ajustarse a las características de cada paciente, considerándose de elección los antidiabéticos orales (si no están contraindicados en el momento del ingreso) en pacientes con dieta oral, y la insulina subcutánea en pauta bolo-basal (recomendación de la mayoría de las sociedades) en el resto de casos.

En el caso del paciente crítico, el rango de glucemias de 140-180 mg/dL es el objetivo principal. Para conseguir dicho objetivo, diversos protocolos mayoritariamente basados en las recomendaciones de la ADA, se decantan por el tratamiento con insulina intravenosa en perfusión continua, con monitorización de glucemia capilar y ajuste de la velocidad de infusión en función de los niveles de glucemia capilar. Basándose en estas recomendaciones, el Grupo de Trabajo en Diabetes, Endocrinología y Metabolismo de la Sociedad Española de Medicina de Urgencias y Emergencias (SEMES-Diabetes, Endocrinología y Metabolismo) estableció en 2012 un protocolo para el manejo de la glucemia en el paciente crítico.

Monitorización de la glucemia

Se deben monitorizar las concentraciones de glucemia en todos los pacientes con diagnóstico previo de DM sea cual sea la causa que motive su ingreso hospitalario. Además, se debe monitorizar dicha glucemia a los pacientes en tratamiento activo con glucocorticoides, nutrición parenteral y pacientes que presentan hiperglucemia > 180 mg/dL en el momento del ingreso. Las recomendaciones de monitorización de glucemia en el ámbito hospitalario son cuatro, aunque difieren los horarios dependiendo del tipo de dieta. En caso de dieta oral, las mediciones se deben realizar antes de las comidas principales (desayuno, comida y cena) y una determinación a las tres de la madrugada. Esta última aporta mucha información para el diagnóstico etiológico en caso de que el paciente presente hiperglucemia antes del desayuno, que puede ser debida a dos causas: al efecto de Somogyi o bien al fenómeno del alba.

En caso de que el paciente esté en dieta absoluta con perfusión continua de sueroterapia, es recomendable que las mediciones se realicen cada 6 horas, lo que corresponde al cambio de la sueroterapia, y lo que permite mejor ajuste entre la dosis de insulina y el aporte de glucosa que requiera el paciente. Dependiendo del control glucémico previo del paciente, de la patología por la que consulta o del tratamiento que administrar, varias situaciones requieren la insulinización del paciente desde el servicio de urgencias. Quedan reflejadas en las siguientes tablas (**Tabla 49-3** y **49-4**).

Hay dos situaciones excepcionales en las que no es necesario comenzar con tratamiento insulínico: pacientes sin tratamiento farmacológico, solo en tratamiento con dieta y

Tabla 49-3. Criterios de insulinización *de novo*

Debut diabético como hiperglucemia simple > 350 mg/dL (SEMES-Diabetes*), > 300 mg/dL (Red GDPS**)

Cuando haya datos de insulinopenia (síntomas cardinales), debut como cetoacidosis diabética (CAD) o como situación hiperosmolar (SHO) o cetonuria/cetonemia

Insuficiencia cardíaca, renal o hepática que contraindique el tratamiento con antidiabéticos orales (ADO)

*SEMES-Diabetes, Endocrinología y Metabolismo: https://diabetes.gruposemes.org/wp-content/uploads/2020/01/20150408_Triptico-Protocolo-al-alta-v5.pdf
**Red GDPS: https://www.redgdps.org/algoritmo-insulinizacion-2022

ejercicio, que previamente presentaban buen control glucémico (glucemia < 180 mg/dL o HbA$_{1c}$ < 7 %) se mantiene pauta de monitorización de glucemia antes de las comidas y ajustar dosis de insulina rápida según pauta correctora. Asimismo, aquellos pacientes en tratamiento con hipoglucemiantes no insulínicos con buen control glucémico previo (v. criterios citados en el caso anterior) y cuya patología en el momento del ingreso hospitalario no contraindique mantener su tratamiento de base, pueden ser monitorizados de la misma forma que en el supuesto anterior.

El tratamiento insulínico en pacientes diabéticos que van a permanecer con dieta oral debe realizarse, preferiblemente, en forma de pauta bolo-basal. Se reparte la dosis total de insulina del día de la siguiente forma: el 50 % en forma de insulina basal de acción lenta o ultralenta (protamina neutra de Hagedorn [NPH], glargina U100, glargina U300, detemir o degludec) y el otro 50 % repartido en tres dosis preprandiales de insulina de acción rápida o ultrarrápida (cristalina, aspart, faster aspart, lispro o glulisina, repartidos el 30 % antes del desayuno, el 40 % antes de la comida y el 30 % antes de la cena) (**Fig.49-2**).

> ! Los pacientes con DM tipo 2 que ingresan con dieta absoluta siempre deben ser tratados con insulina y en ningún caso con hipoglucemiantes no insulínicos ni antidiabéticos orales.

Pautas de corrección

Dado que el cálculo inicial de las dosis de insulina, en especial en pacientes que son insulinizados por primera vez, es aproximado, es fundamental monitorizar la glucemia capilar para ir realizando ajustes de las dosis de insulina, tanto

basales como prandiales. La corrección con más o menos unidades depende no solo de las concentraciones de glucemia capilar, sino del peso del paciente, o en función de las unidades de insulina totales que el paciente se administraba previamente (**Tabla 49-5**).

La **tabla 49-5** sirve para el ajuste de las insulinas preprandiales del paciente, pero hay que recordar que también se debe modificar la pauta de insulina diaria programada. La corrección se hace del siguiente modo:

Si la hiperglucemia se presenta exclusivamente en la medición de la glucemia basal, se deberá aumentar la dosis de insulina basal en un 20 %.

Si la hiperglucemia se presenta en varias o todas las mediciones de glucemia preprandial, se suman todas las unidades de rescate administradas el día previo y se añade el 50 % del total a la dosis de insulina basal.

Si la hiperglucemia solo se presenta en una de las mediciones preprandiales (exceptuando el desayuno), se deberá aumentar una o dos unidades de insulina a la dosis preprandial previa (p. ej., si la hiperglucemia se presenta en la cena, se deberá aumentar de una a dos unidades la insulina preprandial de la comida).

En caso de hipoglucemia basal o en todas las mediciones de glucemia preprandial, se deberá disminuir el 20 % la dosis de insulina basal. En caso de hipoglucemia en una sola determinación, se ha de reducir la dosis preprandial de la comida anterior.

> ! Si el paciente presenta hipoglucemia preprandial, se deberá corregir según el protocolo y, a continuación, administrar la dosis de insulina correspondiente previa a la ingesta (se mantiene la dieta prescrita).

Complicaciones agudas

A continuación, se detallan las complicaciones agudas que se pueden dar de forma más habitual en urgencias.

Hiperglucemia simple

Según los criterios de la ADA y el consenso de varias sociedades, en el paciente hospitalizado o atendido en los servicios de urgencias se define la hiperglucemia como una glucemia mayor de 140 mg/dL en ausencia criterios de cetoacidosis diabética (CAD) o síndrome hiperosmolar (SH), es decir, en

Tabla 49-4. Criterios para la insulinización transitoria

Enfermedades intercurrentes. Cuando esté contraindicado, ya sea por la patología aguda o por patologías crónicas concomitantes

Cuando la terapéutica previa sea la causa de la consulta actual (por efectos secundarios)

Descompensación hiperglucémica aguda, es decir, hiperglucemia esporádica muy elevada (> 350 mg/dL) o persistentemente elevada (> 250 mg/dL) y sea la causa de consulta en urgencias por el paciente

Embarazo y lactancia en pacientes con DM tipo 2

Diabetes gestacional no controlada con dieta y ejercicio

Tratamiento con glucocorticoides en paciente con diabetes *mellitus*

Cuando se tenga la certeza de un mal control glucémico previo: hemoglobina glucosilada (HbA$_{1c}$) mayor del 8,5 %, controles glucémicos elevados durante su ingreso, descontrol en los perfiles glucémicos aportados por el paciente

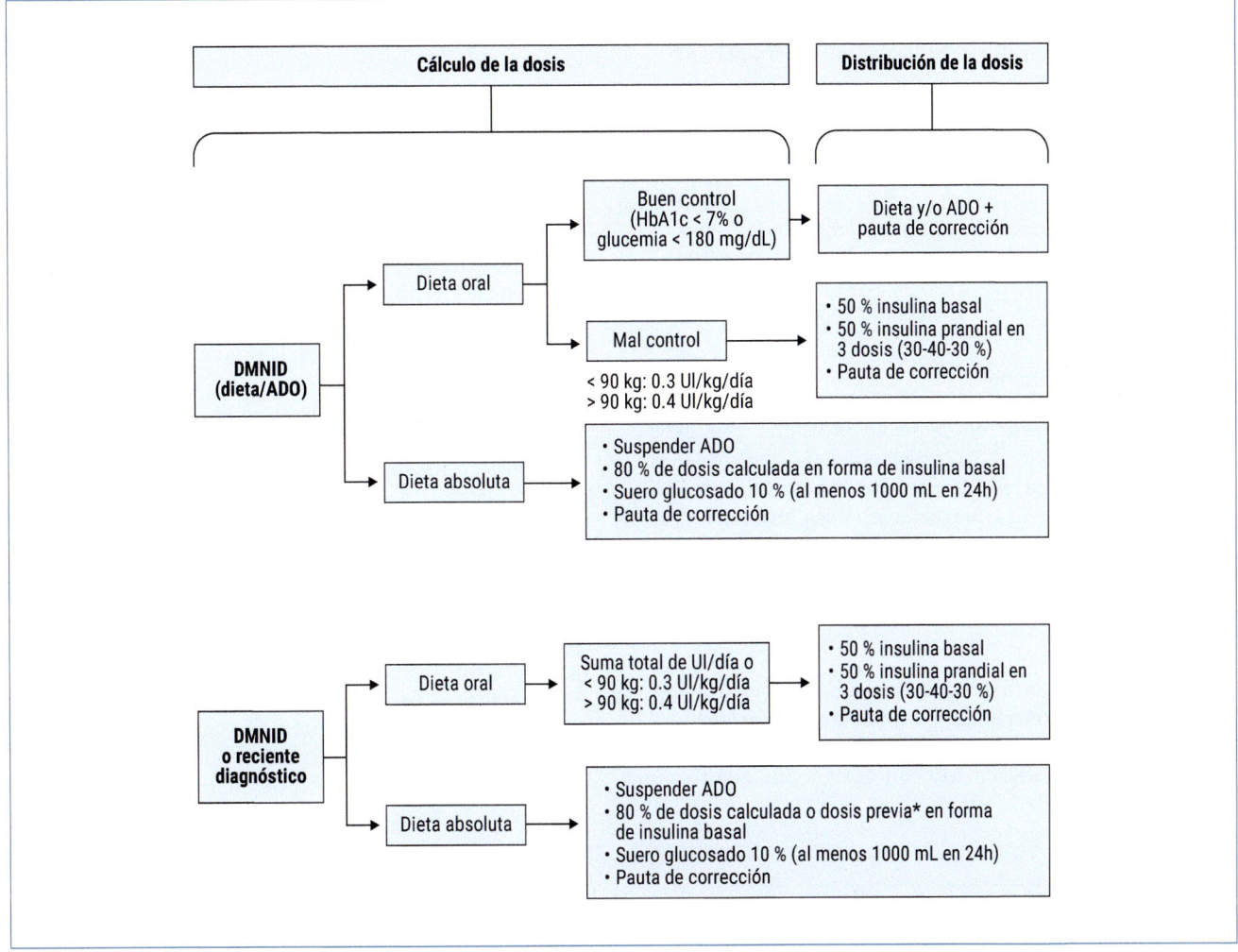

Figura 49-2. Cálculo y distribución de la dosis de insulina en DM tipo 2. *Dosis previa: insulina basal + insulina prandial.

ausencia de acidosis o hiperosmolaridad. Esta hiperglucemia no es sinónimo de DM; puede deberse a una descompensación de la DM previa del paciente, a una DM no diagnosticada o relacionada con una situación de estrés agudo como puede ser el proceso por el que el paciente requiera hospitalización (se denomina hiperglucemia de estrés).

En un estudio publicado en 2015, se comprobó que el 21 % de los pacientes atendidos en urgencias presentaban hiperglucemia y, además, se relacionaba con un aumento de la estancia hospitalaria, mayor número de ingresos en las unidades de cuidados intensivos y mayor mortalidad. La hiperglucemia de estrés aparece por un aumento de las hormonas contrarreguladoras en respuesta al estrés, asociado a una disminución de la sensibilidad a la insulina secundaria a una situación de enfermedad aguda. Puede acompañarse de alteración de la secreción de insulina, pero no necesariamente.

Aparte de la hiperglucemia de estrés, varias situaciones alteran el control glucémico en los pacientes diabéticos y causan hiperglucemia, entre otras por abandono del tratamiento antidiabético previo (ya sea por decisión propia del paciente, como por incompatibilidad con el tratamiento prescrito durante el ingreso hospitalario del paciente), por prescripción previa de fármacos antidiabéticos insuficiente

o por tratamientos que favorezcan la descompensación de la glucemia, como los glucocorticoides, los vasopresores y la nutrición artificial (tanto enteral como parenteral).

EL organismo responde a una situación de enfermedad aguda aumentando la secreción de glucocorticoides y adrenalina por parte de las glándulas suprarrenales. Dichas hormonas estimulan la producción de glucosa y su liberación desde el glucógeno hepático y muscular, además de aumentar la resistencia a la acción de la insulina y originar la situación de hiperglucemia.

Tabla 49-5. Pautas de corrección de hiperglucemia según glucemias capilares preprandiales

Glucemia capilar	Pauta A (<40 UI/día o < 60 kg peso)	Pauta B (40-80 UI/día o 60-90 kg peso)	Pauta C (>80 UI/día o >90 kg peso)
150-199	0	+2	+3
200-249	+2	+3	+5
250-299	+4	+5	+7
300-349	+4	+7	+10
> 349	+5	+8	+12

UI: unidades internacionales.

> **!** La hiperglucemia simple se suele presentar con clínica cardinal (poliuria, polifagia, polidipsia y pérdida de peso), aunque también puede ser asintomática. La poliuria se produce por la pérdida de agua que acompaña al exceso de glucosa filtrada por el riñón para intentar compensar la hiperglucemia, lo que provoca, a su vez, polidipsia. Por otra parte, la ausencia o ineficacia de la acción de la insulina en el paciente diabético inicia los procesos de lipólisis (degradación de los ácidos grasos) y proteólisis (degradación de proteínas) para la obtención de energía, lo que causa la pérdida de peso que intenta ser compensada por la polifagia.

Pruebas complementarias

Como ya se ha comentado, la medición de glucemia debe realizarse cuatro veces al día (preprandiales y a las tres de la madrugada) en todos los pacientes con diabetes, así como en todos aquellos pacientes que presenten una glucemia mayor de 140 mg/dL al ingreso o estén con tratamiento con corticoides o nutrición artificial.

Tratamiento

El tratamiento de la hiperglucemia simple se realiza con insulina rápida/ultrarrápida vía subcutánea o intravenosa en perfusión continua, dependiendo de la cifra de glucemia de la que se parta de acuerdo con el siguiente algoritmo (**Fig. 49-3**).

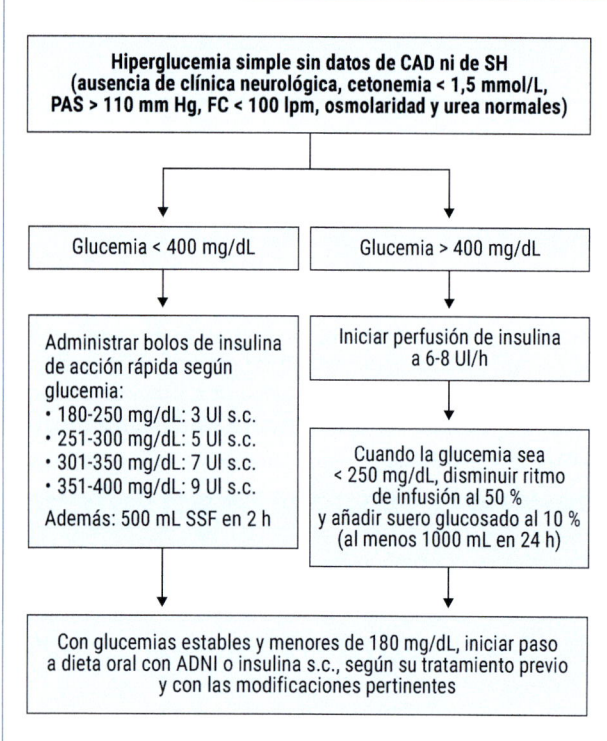

Figura 49-3. Tratamiento de la hiperglucemia simple. ADNI: antidiabetico no insulínico; ADO: antidiabéticos orales; CAD: cetoacidosis diabética; FC: frecuencia cardiaca; PAS: tensión arterial sistólica; s.c.: subcutánea; SH: síndrome hiperosmolar: SSF: suero salino fisiológico.

Cetoacidosis diabética

La cetoacidosis diabética (CAD) es la complicación más grave de la diabetes *mellitus* tipo 1 (DM1), aunque, de forma excepcional, puede aparecer en la DM tipo 2. En uno de cada cuatro pacientes es la forma de inicio de DM en menores de 20 años. A pesar de que la mortalidad es del 1 %, en ancianos con comorbilidades puede ascender hasta el 5 %. La CAD es la principal causa de mortalidad en niños y adolescentes con DM1. Esta complicación se diagnostica y trata de forma habitual en los servicios de urgencias, pero hasta el 25 % de los pacientes (1 de cada 4) pueden requerir ingreso en la unidad de cuidados intensivos.

LA CAD se produce por un desequilibrio en el metabolismo y acción de la glucosa/insulina. El aumento de las hormonas contrarreguladoras genera un incremento de la glucosa plasmática. En el caso de la DM1, el déficit absoluto de insulina impide que la glucosa sea utilizada por las células para producir energía, por lo que se activan otras vías como generadoras de energía. Estos mecanismos son la glucogenólisis hepática y muscular y la gluconeogénesis, que se lleva a cabo a través de sustratos obtenidos antes de la lipólisis de los ácidos grasos y del catabolismo muscular.

Si persiste el déficit de insulina, la glucosa seguirá sin poder utilizarse, por lo que se activa una nueva vía de producción de energía que sustituirá a la glucosa como sustrato energético; es la producción de cuerpos cetónicos (CC) a partir de la degradación de los ácidos grasos. Los CC producen consumo del tampón bicarbonato (ya que son ácidos) y se desencadena la acidosis metabólica con brecha aniónica elevada, característica de la CAD.

Las causas que desencadenan la aparición de la CAD son variadas. La infección es la más frecuente, aunque también puede deberse a otras enfermedades como la pancreatitis, el síndrome coronario agudo y el ictus. En los adolescentes con DM1 el abandono del tratamiento con insulina y los fallos de la bomba de infusión subcutánea de insulina (ISCI) son las dos causas más frecuentes de aparición de la CAD en estas edades. También puede presentarse de forma secundaria a tratamientos farmacológicos como los corticoides. Los síntomas suelen desarrollarse en menos de 24 horas.

Los síntomas son: náuseas, vómitos, dolor abdominal, sudoración profusa, hipotensión, signos de deshidratación, fetor cetósico (aliento con olor a manzanas), respiración de Kussmaul, astenia, malestar general, diaforesis, alteración en la termorregulación, calambres musculares, polidipsia, poliuria, pérdida de peso y alteración del nivel de consciencia como somnolencia, confusión y coma.

Pruebas complementarias

La glucemia suele ser mayor de 300 mg/dL, con presencia de cetonemia (cuerpos cetónicos en sangre) mayor de 5 mmol/L, pH menor de 7,3 y bicarbonato por debajo de 15 mEq/l.

La brecha aniónica está elevada por la acumulación de los CC en plasma. Los valores normales son de 7 a 9 mEq/L; las cifras mayores de 10-12 mEq/L indican CAD con brecha aniónica elevada. Se calcula con la siguiente fórmula:

$$\text{Brecha} = [\, Na^+ - (Cl^- + HCO_3^-)\,]$$

Otro de los iones que hay que tener en cuenta es el potasio. Inicialmente, la concentración de potasio en plasma puede ser normal, pero se debe tener en cuenta que dicha concentración se ve influida por la acidosis. Para la corrección de la acidosis y la hiperglucemia presentes en la CAD, se utiliza perfusión de insulina intravenosa, lo que favorece la entrada de potasio en la célula y el desarrollo de hipopotasemia. Por tanto, deberán ser monitorizadas las concentraciones de potasio. Asimismo, la realización de un electrocardiograma y la monitorización cardíaca en estos pacientes es imprescindible, dado el potencial arritmogénico tanto de la acidosis como de las alteraciones del potasio. El resto de los iones (Na^+, Mg^{2+} y P) suelen estar bajos debido a la hiperglucemia.

Tratamiento

El objetivo principal del tratamiento de la CAD no es resolver la hiperglucemia, sino revertir la producción de CC. Por ello, el tratamiento se llevará a cabo en varias fases:

- Fase de ataque y estabilización: se inicia la administración de insulina intravenosa en perfusión continua a un ritmo de infusión de 6 a 8 UI/h; esto permite que el organismo comience a utilizar la glucosa. A su vez, se deberá comenzar con sueroterapia para favorecer la rehidratación. El tipo de suero a administrar dependerá del sodio plasmático. Habitualmente, se utilizan soluciones salinas al 0,9 %, pero pueden ser sustituidas por soluciones hipotónicas al 0,45 % en caso de natremias normales o elevadas. Hay que acordarse de monitorizar las concentraciones de potasio plasmático, ya que, en caso de estar descendido, se deberá detener la perfusión de insulina hasta la corrección de la hipopotasemia. En caso de que sean normales, se deberá añadir potasio a la sueroterapia para prevenir la aparición de hipopotasemia. La administración de bicarbonato en estos pacientes está reservada para acidosis extremas con niveles de pH menor de 7 o de bicarbonato por debajo de 9 mEq/L.
- Fase de mantenimiento: la glucemia plasmática se corrige rápidamente, pero la cetogénesis tarda más en revertir, por lo que cuando la glucemia esté por debajo de 250 mg/dL se deberá realizar una serie de modificaciones en el tratamiento. En esta fase se disminuye a la mitad el ritmo de infusión de la insulina y se añaden soluciones glucosadas al 10 % para prevenir la hipoglucemia. Además, se deben mantener las soluciones salinas junto con la administración de potasio.
- Fase de resolución: comienza cuando el pH sea mayor de 7,30, el bicarbonato esté por encima de 18 mEq/L, la cetonemia menor de 1 mmol/L y el paciente se encuentre hemodinámicamente estable (**Fig. 49-4**).

En esta fase hay que plantearse el paso a dieta oral e insulina subcutánea, que se realiza siguiendo el esquema de la **figura 49-4**.

Síndrome hiperosmolar

El síndrome hiperosmolar (SHO), o situación hiperosmolar, es una complicación típica del paciente con diabetes tipo 2 que se produce por una hiperglucemia intensa y mantenida que favorece una deshidratación hiperosmolar. La mortalidad está entre el 5 % y el 20 % de los pacientes, debido al mayor número de comorbilidades asociadas y a la elevada edad de los pacientes. Las causas que desencadenan el SHO son similares a las de la CAD. En el 60 % de los casos, las infecciones son el desencadenante más habitual, aunque cualquier enfermedad que favorezca la deshidratación puede provocar la aparición de la situación hiperosmolar en los pacientes con DM2.

Habitualmente, esta complicación aparece en pacientes con DM previa, pero en raras ocasiones puede presentarse como debut diabético. Por tanto, se recomienda descartar la presencia de SHO en todos los pacientes que presenten clínica neurológica. Las manifestaciones clínicas son variadas y dependen, en gran parte, del tiempo de evolución del cuadro y del grado de deshidratación del paciente. El comienzo suele ser insidioso, con aparición de los síntomas de forma gradual e inespecífica, por lo que es frecuente el retraso en la búsqueda de atención médica. La sintomatología es la siguiente: poliuria, polidipsia, oliguria, hipotensión, taquicardia, ortostatismo, retraso en el relleno capilar, sequedad de la piel y mucosas y alteración del grado de conciencia como síndrome confusional, somnolencia, estupor o coma.

Pruebas complementarias

El SHO se caracteriza por presentar glucemia mayor de 600 mg/dL y osmolaridad mayor de 320 mmol/L. El pH suele ser normal, aunque puede llegar a 7,30 si está relacionado con una acidosis respiratoria o metabólica secundaria a la causa desencadenante del SHO. Con respecto a los iones y debido a la gran deshidratación que presentan estos pacientes, los valores que presentarán son elevados. Por tanto, habrá hipernatremia y valores aumentados de hematócrito y creatinina (por insuficiencia renal prerrenal).

Tratamiento

El tratamiento de estos pacientes va orientado principalmente a la rehidratación, pero también a la corrección de la glucemia. En consecuencia, se comienza el tratamiento con sueroterapia intensa (ajustando cantidad de volumen a infundir en función de las patologías previas del paciente) y perfusión de insulina intravenosa en perfusión continua como en la CAD. La elección de la sueroterapia se realizará en función de las cifras de sodio. Se utilizarán soluciones salinas al 0,9 % o al 0,45 % en caso de hipernatremia. Simultáneamente, debe iniciarse la perfusión continua de insulina a 6-8 UI/h. El rango de glucemia recomendado para estos pacientes es 140-180 mg/dL. Se recomienda la monitorización cardiaca, de la diuresis y de la presión venosa central de estos pacientes. El estado neurológico del paciente mejora a medida que va mejorando la osmolaridad. Al igual que en la CAD, las concentraciones de potasio deben ser monitorizadas mientras se mantenga la perfusión continua de insulina (**Fig. 49-5**).

Tanto en la CAD como en el SHO se deben seguir unas pautas para el paso del tratamiento intravenoso de insulina a la dieta oral y la insulina subcutánea; se realizará siguiendo el esquema de la **figura 49-6**.

Hipoglucemia

La hipoglucemia es una emergencia endocrinológica que depende del tiempo que se tarde en tratar. La ADA define la hipoglucemia como: glucemia capilar baja (glucemia venosa menor de 60 mg/dL o glucemia capilar por debajo de 70 mg/dL), glucemia baja acompañada de síntomas compatibles o síntomas compatibles que remiten tras la administración de glucosa (tríada de Whipple). Los síntomas se clasifican en:
• Adrenérgicos: ansiedad, hambre imperiosa, sudoración fría, temblor, debilidad, palpitaciones y náuseas.

• Neuroglucopénicos: irritabilidad o alteración del comportamiento, visión borrosa, cefalea, afasia transitoria, falta de coordinación, confusión, estupor y coma.

En función de la forma de resolución, la hipoglucemia se considera leve si el propio paciente es capaz de identificarla y tratarla por sí mismo, con lo que la glucemia remonta fácilmente. Es moderada si el paciente puede tratarla por sí mismo. En este caso el organismo reacciona produciendo síntomas autonómicos que permiten tomar la decisión adecuada. Y es grave si el paciente presenta síntomas tan graves que le imposibilitan para revertirla, por lo que precisa ayuda de terceros para su tratamiento.

 También se considera grave si la hipoglucemia se ha producido durante el descanso nocturno.

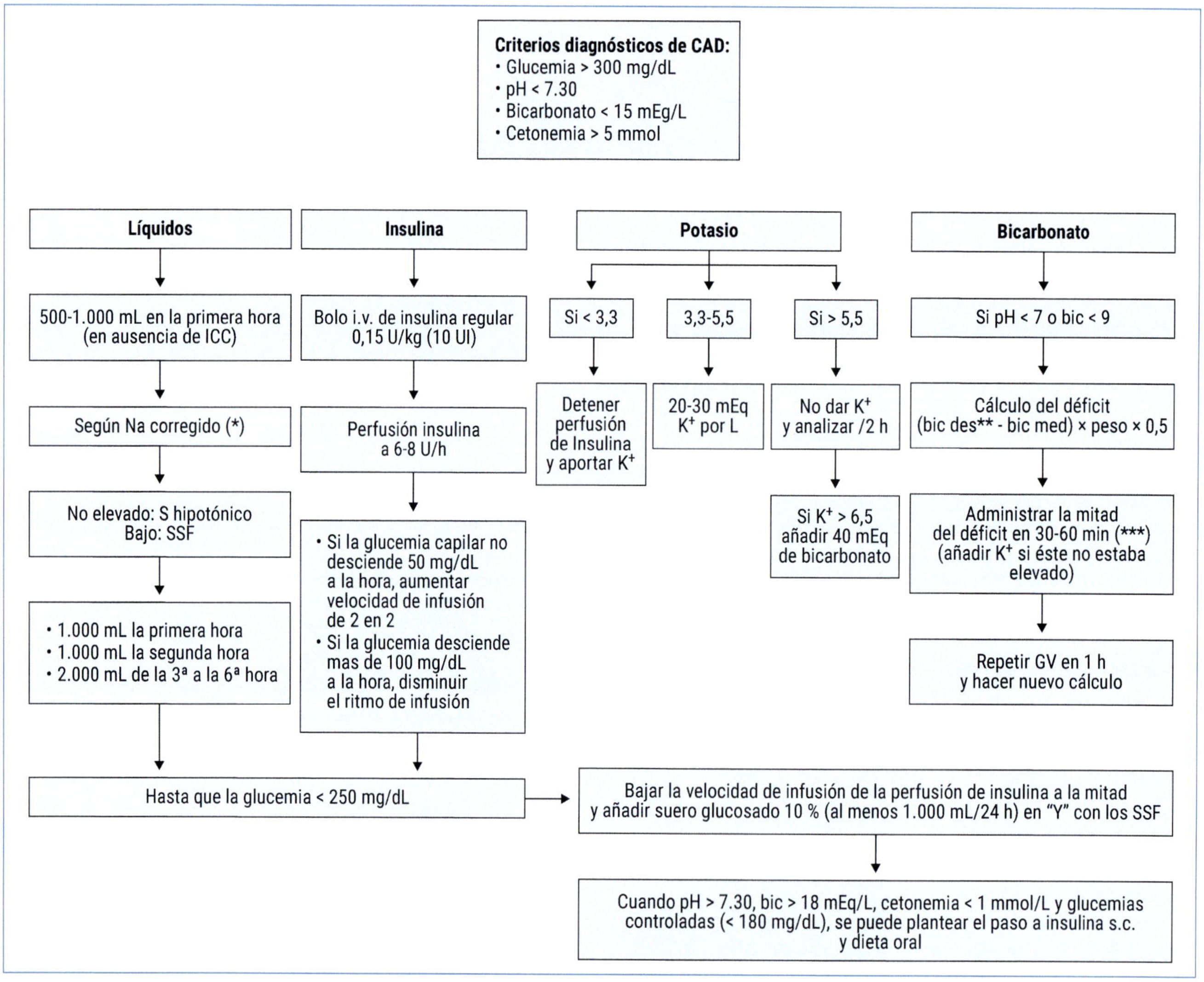

Criterios diagnósticos de CAD:
• Glucemia > 300 mg/dL
• pH < 7.30
• Bicarbonato < 15 mEg/L
• Cetonemia > 5 mmol

Líquidos

500-1.000 mL en la primera hora (en ausencia de ICC)

Según Na corregido (*)

No elevado: S hipotónico
Bajo: SSF

• 1.000 mL la primera hora
• 1.000 mL la segunda hora
• 2.000 mL de la 3ª a la 6ª hora

Hasta que la glucemia < 250 mg/dL

Insulina

Bolo i.v. de insulina regular 0,15 U/kg (10 UI)

Perfusión insulina a 6-8 U/h

• Si la glucemia capilar no desciende 50 mg/dL a la hora, aumentar velocidad de infusión de 2 en 2
• Si la glucemia desciende mas de 100 mg/dL a la hora, disminuir el ritmo de infusión

Potasio

Si < 3,3 | 3,3-5,5 | Si > 5,5

Detener perfusión de Insulina y aportar K⁺

20-30 mEq K⁺ por L

No dar K⁺ y analizar /2 h

Si K⁺ > 6,5 añadir 40 mEq de bicarbonato

Bicarbonato

Si pH < 7 o bic < 9

Cálculo del déficit (bic des** - bic med) × peso × 0,5

Administrar la mitad del déficit en 30-60 min (***) (añadir K⁺ si éste no estaba elevado)

Repetir GV en 1 h y hacer nuevo cálculo

Bajar la velocidad de infusión de la perfusión de insulina a la mitad y añadir suero glucosado 10 % (al menos 1.000 mL/24 h) en "Y" con los SSF

Cuando pH > 7.30, bic > 18 mEq/L, cetonemia < 1 mmol/L y glucemias controladas (< 180 mg/dL), se puede plantear el paso a insulina s.c. y dieta oral

Figura 49-4. Tratamiento de la cetoacidosis diabética (CAD). bic: bicarbonato; CAD: cetoacidosis diabética; GV: gasometría venosa; SSF: suero salino fisiológico 0,9 %. (*) Na⁺ medido + 1,6 mEq por cada 100 mg/dL de glucosa por encima de 100 mg/dL; (**) Bicarbonato deseado: habitualmente entre 10 y 12 mEq/L; (***) Forma de administración del bicarbonato:
• Para administrar 40 mEq de bicarbonato: 250 mL de suero bicarbonatado 1/6M + 10 mEq de ClK.
• Para administrar 80 mEq de bicarbonato: 500 mL de suero bicarbonatado 1/6M + 20 mEq de ClK.
• Para administrar 250 mEq de bicarbonato: 250 mL de suero bicarbonatado 1M + 10 mEq de ClK.

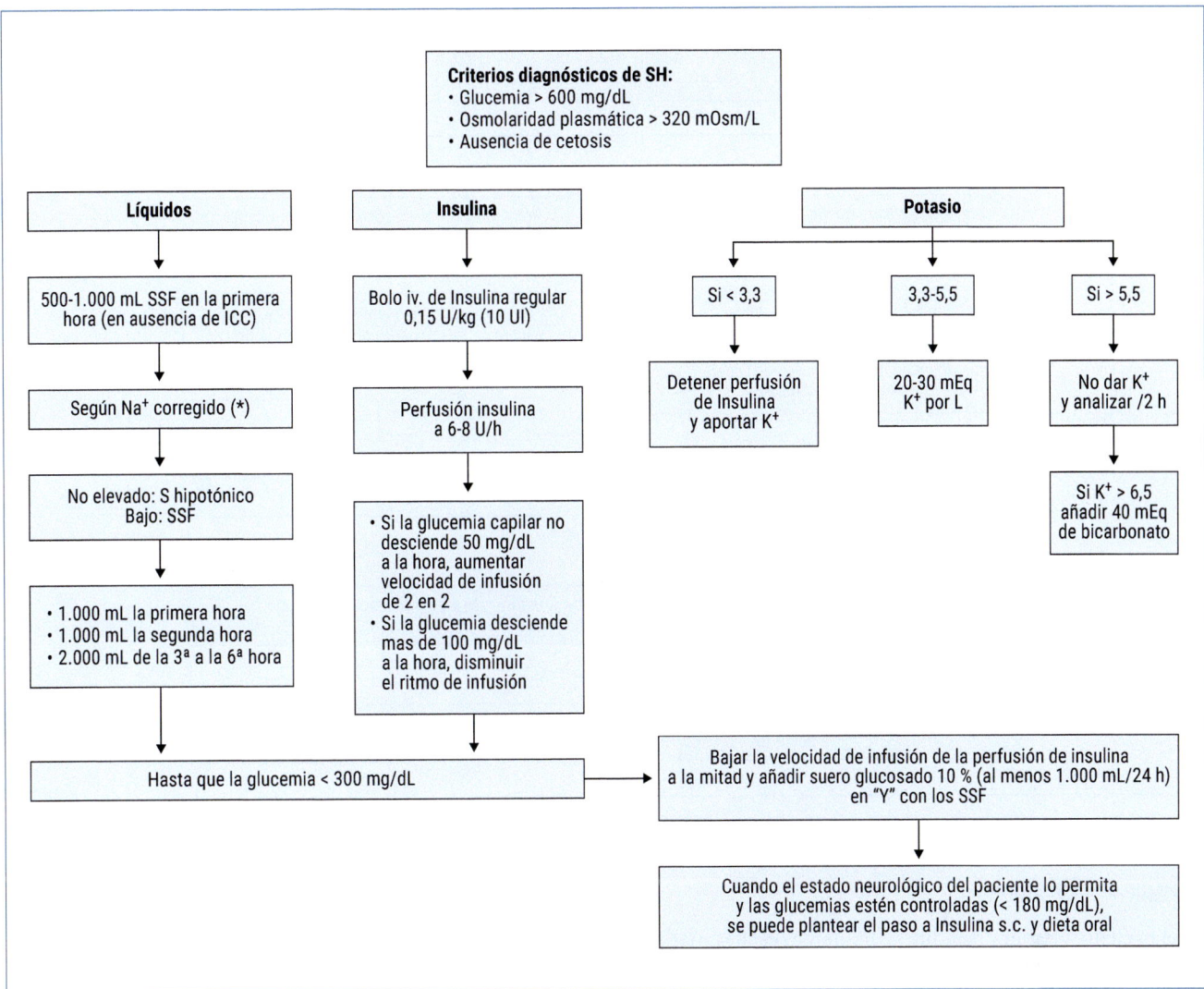

Figura 49-5. Tratamiento del síndrome hiperosmolar (SH). (*) Na+ medido + 1,6 mEq por cada 100 mg/dL de glucosa por encima de 100 mg/dL. SH: síndrome hiperosmolar; S. hipotónico: suero hipotónico 0,45 %; SSF: suero salino fisiológico 0,9 %.

Más de un tercio de los pacientes con DM1 presentarán al menos un episodio de hipoglucemia grave al año, mientras que la incidencia en DM2 es de 1 a 3/100 pacientes al año. La hipoglucemia es más frecuente en pacientes mayores de 75 años y es directamente proporcional al tiempo de duración de la DM y del tratamiento con insulina. El 90 % de las hipoglucemias se producen por causas exógenas; la mayoría de ellas se deben a tratamientos con insulina (principalmente de acción rápida e intermedia) y a antidiabéticos orales, sobre todo sulfonilureas o glinidas, pero hay otras causas como son: la disminución, retraso u omisión de una ingesta; el aumento del consumo de glucosa, por aumento de la actividad física sin variar la pauta de insulina; errores en la dosis de insulina, por exceso o por error en el tipo de insulina; mala técnica de inyección o la ingesta excesiva de alcohol. El 10 % restante se debe a alguna enfermedad orgánica sistémica (necrosis hepática aguda, *shock* séptico, insuficiencia cardíaca, insuficiencia renal crónica o toxinas) o endocrinometabólicas (insulinoma, hipopituitarismo, insuficiencia suprarrenal, defecto de hormonas contrarreguladoras, etc.).

Para evitar la aparición de hipoglucemia, el médico debe tener especial cuidado en la prescripción del tratamiento antidiabético, pero enfermería tiene un papel fundamental en la educación diabetológica del paciente, sobre todo el que tiene tratamiento con insulina. Se deben realizar recomendaciones para proporcionar al paciente un buen conocimiento y manejo de su enfermedad, de forma que puedan ajustar la dosis de insulina en función de la ingesta y el ejercicio que realicen, tanto en el reconocimiento de los síntomas de hipoglucemia como en la corrección de esta.

Actualmente, cada vez más pacientes con DM cuentan con sistemas de monitorización continua de glucosa intersticial (MCG). Estos dispositivos miden la glucosa en el líquido intersticial, aportan información sobre las cifras de glucosa intersticial en tiempo real y envían los datos a un monitor externo cada 5 minutos. Se debe tener en cuenta la existencia de un retraso «fisiológico» entre la glucosa capilar y la intersticial de, al menos, 10 minutos. En situación de hipoglucemia, se debe realizar una medición de glucosa capilar para confirmar la cifra (debido a ese retraso fisiológico). Además, permite descartar un posible fallo del sensor.

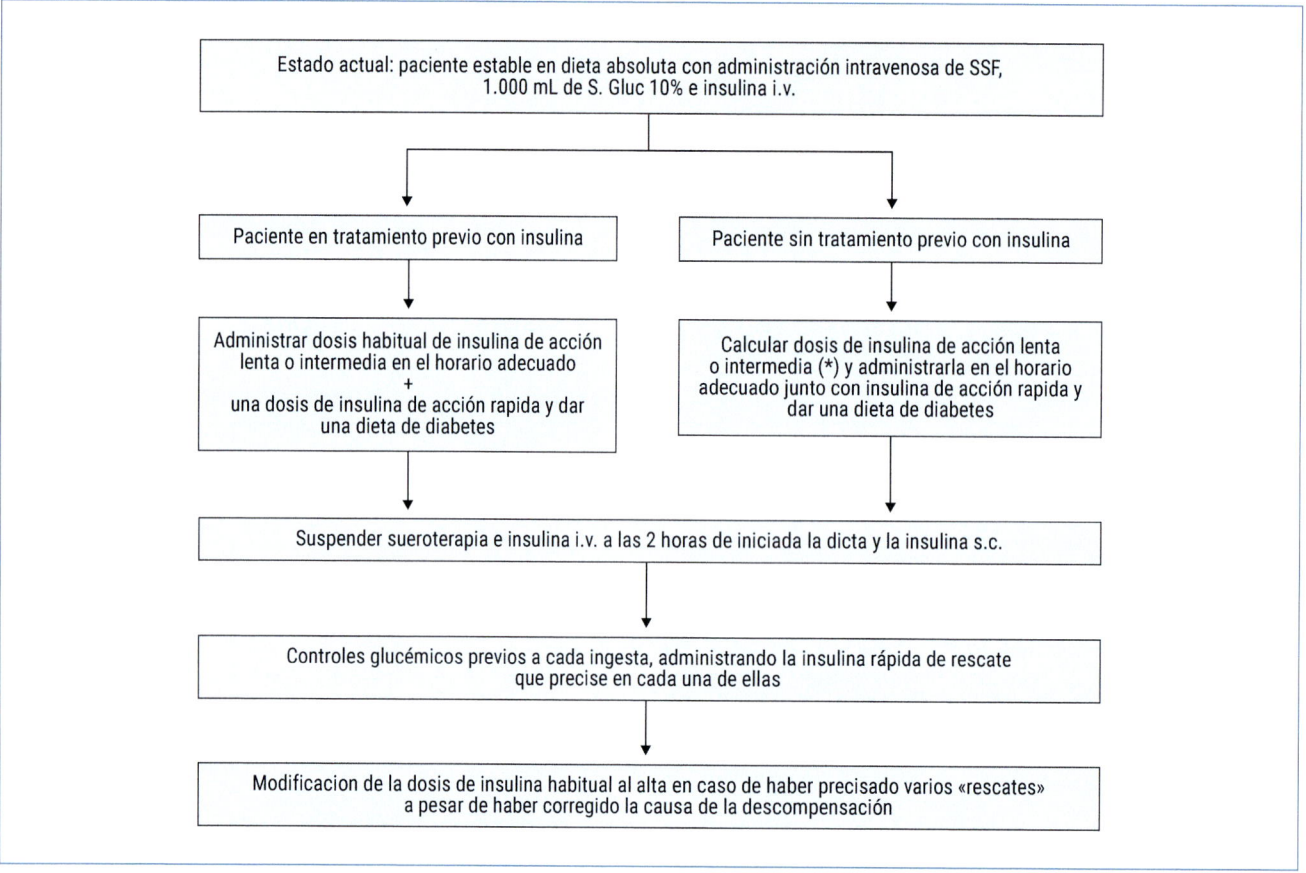

Figura 49-6. Paso de dieta absoluta e insulina intravenosa a dieta oral e insulina subcutánea. i.v.: intravenoso; s.c.: subcutáneo; SSF: suero salino fisiológico. S. Gluc.: suero glucosado.

Hipoglucemia nocturna

Si el paciente presenta pesadillas, inquietud, cefalea matinal o glucemia elevada en ayunas, se deberá sospechar la presencia de hipoglucemias nocturnas. Estas pueden ser debidas a múltiples causas, como una ingesta insuficiente o a una dosis elevada de insulina. En los pacientes diabéticos con mal control de glucemia pueden aparecer desde hiperglucemias reactivas a hipoglucemias nocturnas. Esto se debe al fenómeno del alba y al efecto de Somogyi, respectivamente.

El fenómeno del alba se debe a un aumento normal de la glucosa plasmática entre las 3 y las 8 de la mañana provocado por la liberación de hormonas (hormona de crecimiento, cortisol y catecolaminas) por parte del organismo, de cara al despertar matutino. El hígado, a su vez, responde a dicha liberación hormonal incrementando la producción de glucosa, por lo que la hiperglucemia es más intensa. El organismo, para compensar dicha hiperglucemia, libera insulina, pero en los pacientes con diabetes insulinodependientes, la liberación de insulina es insuficiente o inexistente, por lo que requerirán un aumento en la dosis de insulina diaria. Este fenómeno es más frecuente en niños sobre todo durante la infancia. El efecto de Somogyi se produce por aumento de la liberación de hormonas contrarreguladoras (cortisol, catecolaminas y hormona de crecimiento) en respuesta a una hipoglucemia nocturna que provoca la liberación hepática de glucosa para contrarrestar la hipoglucemia. En este caso, el paciente necesita menor cantidad de insulina.

Tratamiento

La vía de elección en el tratamiento de la hipoglucemia es la oral. En caso de hipoglucemia leve con buen nivel de consciencia y adecuada tolerancia oral se aplica la regla de los 15: se debe ingerir 15 g de glucosa oral (dos sobres de azúcar de 7-8 g cada uno o el equivalente a 15 g) disueltos en agua y repetir la medición a los 15 minutos. Si persiste la hipoglucemia, se ha de repetir ingesta y nueva medición 15 minutos después. Además de la vía oral, se podría usar la administración bucal o sublingual o una combinación de vías oral y bucal, pero siempre teniendo en cuenta el riesgo de broncoaspiración secundario a la administración en caso de deterioro del nivel de conciencia.

En la hipoglucemia grave con bajo nivel de consciencia o intolerancia oral, la vía de elección es la intravenosa mediante soluciones glucosadas. En caso de no tener posibilidad de acceso venoso, la recomendación es la administración de un vial de glucagón intramuscular/subcutáneo o en la nueva formulación nasal (misma efectividad en las tres vías de administración).

El aumento de la glucosa sérica tras la administración de glucagón se debe a la estimulación de la glucogenólisis (degradación del glucógeno en glucosa) lo que conlleva un aumento transitorio de las concentraciones de glucosa circulante a los pocos minutos de su administración. Una vez recuperada la consciencia, se deberá dar de comer al paciente inicialmente hidratos de carbono de absorción rápida para reposición del glucógeno hepático y, posteriormente, hidratos de absorción lenta para prevenir la aparición de una nueva hipoglucemia.

En caso de que el paciente sea portador de una bomba de infusión subcutánea continua de insulina (ISCI), se deberá suspender la bomba hasta la corrección de la hipoglucemia. Una vez resuelto el cuadro, y según las posibles modificaciones en el tratamiento definitivo, se podrá comenzar de nuevo la infusión con bomba.

Es importante averiguar la causa que motivó la hipoglucemia, ya que las debidas a excesos de fármacos pueden repetirse hasta la eliminación total del mismo. A continuación, se detalla el tratamiento en el siguiente esquema (**Fig. 49-7**).

Situaciones especiales

Las situaciones especiales engloban, entre otras, hiperglucemia en el paciente crítico e hiperglucemia reactiva a corticoides.

Hiperglucemia en el paciente crítico

El control de la glucemia en el paciente crítico agudo (principalmente en pacientes en *shock*, de cualquier tipo) en urgencias debe realizarse de forma diferente. Esto se debe a que dichos pacientes presentan como característica común

la hipoperfusión periférica y una tendencia a la hiperglucemia secundaria a la acción de las hormonas contrainsulares y, en algunos casos, también al tratamiento administrado en fase aguda. Se ha comentado con anterioridad que la hiperglucemia es un factor de mal pronóstico, que aumenta la morbilidad, la mortalidad y la estancia hospitalaria. Esto es especialmente significativo en el paciente crítico. Por tanto, es fundamental un control glucémico desde el primer momento en que el paciente es atendido por un servicio de urgencias o emergencias. El objetivo de glucemia en estos pacientes debe estar en 140-180 mg/dL de glucemia capilar.

Debido a la hipoperfusión tisular, la administración subcutánea (s.c.) de insulina está contraindicada, ya que la acción de la insulina se verá modificada por la errática absorción y difusión de esta por parte de los tejidos. En estos casos, el control de la glucemia se deberá realizar mediante perfusión intravenosa continua de insulina. La dilución de la bomba es de 100 UI de insulina rápida/ultrarrápida en 100 mL de suero salino fisiológico (SSF) al 0,9 %. Por tanto, el número de UI/h que administrar coincidirá con el número de mL/h (**Fig. 49-8**).

La infusión de insulina se inicia siempre en pauta 1 excepto en pacientes a quienes se administre previamente más de 80 UI de insulina al día. En este caso se comenzará en pauta 2. La tabla muestra la cantidad de unidades a la hora que se deben administrar según la cifra de glucemia.

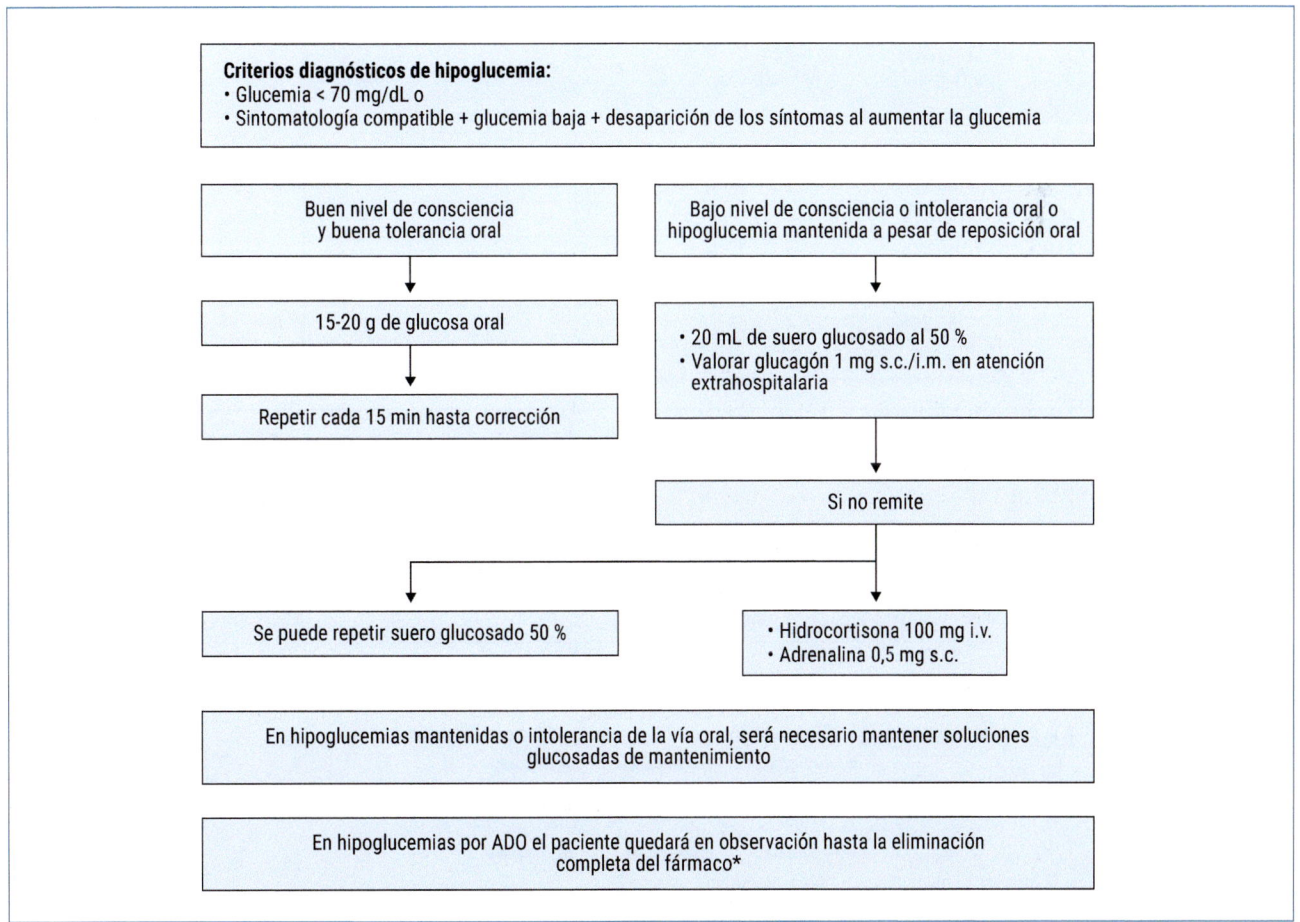

Figura 49-7. Tratamiento de la hipoglucemia. *Con sulfonilureas: valorar en función de la vida media de cada una de ellas, como norma general pueden considerarse, aproximadamente, 24 horas para estos fármacos. ADO: antidiabético oral; S: suero.

Dicha glucemia debe ser monitorizada cada hora hasta que permanezca en rango (140-180 mg/dL) durante, al menos, 4 horas consecutivas. En caso de glucemias estables pasadas las primeras 4 horas, la monitorización se realizará cada 4 o 6 horas. En caso de pacientes con inestabilidad hemodinámica, el control de las cifras de glucemia debe ser horario. El cambio de pauta se realizará en función de las mediciones de glucemia capilar, subiendo de pauta si las glucemias son menores de 180 mg/dL durante más de 2 horas o no bajan más de 60 mg/dL cada hora. En caso de que la glucemia sea menor de 140 mg/dL durante más de 2 horas, se debe bajar a la pauta anterior.

Hiperglucemia reactiva a corticoides

La hiperglucemia secundaria al tratamiento con glucocorticoides se presenta, sobre todo, en pacientes con historia de DM o prediabetes, aunque puede presentarse en pacientes sin DM conocida. En los servicios de urgencias las pautas y dosis de corticoides son mayores que en otras situaciones clínicas. Estos tratamientos favorecen la aparición de hiperglucemia porque aumentan la resistencia a la insulina por parte de la célula. Por tanto, es recomendable la monitorización de la glucemia de estos pacientes mientras continúen con el tratamiento esteroideo (**Tablas 49-6** y **49-7**).

Indicaciones: paciente crítico, hiperglucemia que no se ha controlado con pauta s.c., en todo diabético tipo 1 en situación de ayuno o perioperatorio

Objetivo: glucemia entre 140-180 mg/dL

Preparación

Dos líneas de suero «en Y»
• SC 10 % (al menos 1.000 mL/24 h)
• SSF 1.000 mL/24 h (individualizar si es preciso)

Perfusión de 100 UI de insulina acción rápida en 100 mL de SSF (1 UI de insulina/mL)

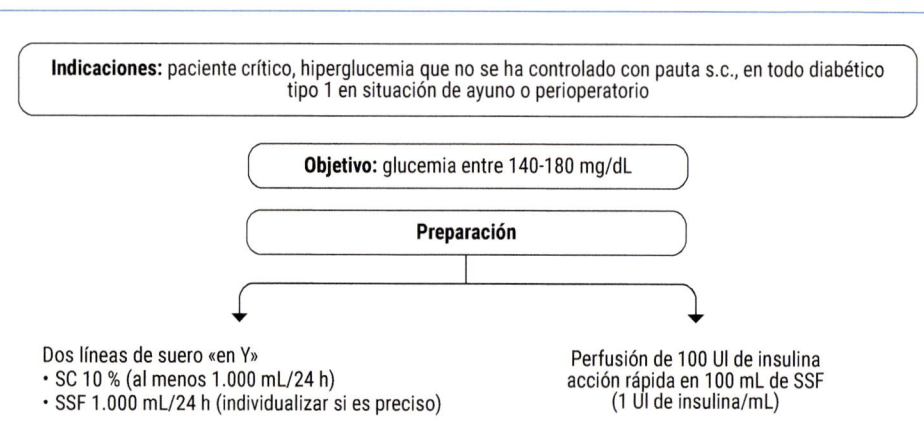

Glucemia (mg/dL)	Pauta 1 (inicial)	Pauta 2	Pauta 3	Pauta 4
< 70	Protocolo de hipoglucemia			
70-139	0	0	0	0
140-179	1	1	2	2
180-219	1	2	3	4
220-259	2	4	6	8
260-299	3	5	7	10
300-349	4	6	8	12
> 350	5	7	10	15

Comienzo:
Pauta 1 excepto en pacientes con requerimientos previos de insulina > 80 UI/día

Monitorización de glucemia capilar:
• Cada hora hasta que permanezca en intervalo (140-180 mg/dL) durante 4 h consecutivas
• Posteriormente cada 2 h y, si sigue estable, cada 4 h o 6 h
• En pacientes inestables seguir con controles horarios

Cambio de pauta:
A la superior: si glucemias > 180 durante más de 2 h o no baja > 60 mg/dL cada hora

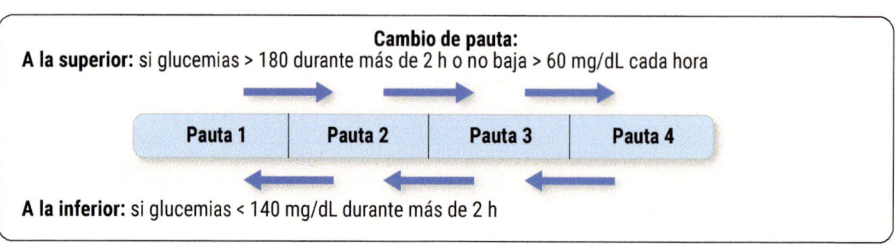

A la inferior: si glucemias < 140 mg/dL durante más de 2 h

Figura 49-8. Tratamiento de la hiperglucemia en el paciente crítico. SG: suero glucosado; SSF: suero salino fisiológico.

Tabla 49-6. Tratamiento recomendado en función del tipo de corticoide y del tratamiento hipoglucemiante previo del paciente

	Corticoides de acción corta en monodosis matutina	Resto de corticoides y posologías
Sin diabetes *mellitus* previa conocida	Si los controles glucémicos están alterados en las primeras 24 h, iniciar insulinoterapia en dosis de 0,2-0,3 UI/kg + pauta correctora	
Diabetes *mellitus* tratadas únicamente con HNI en domicilio	Si los controles glucémicos están alterados en las primeras 24 h, iniciar insulinoterapia en dosis de 0,4-0,5 UI/kg + pauta correctora	
Diabetes *mellitus* tratadas con insulina basal en domicilio	Aumentar el 15 % su insulina basal + calcular e iniciar una pauta de bolos prandiales (solo si mantiene dieta oral) + pauta correctora	Aumentar el 20 % su insulina basal + calcular e iniciar una pauta de bolos prandiales (sólo si mantiene dieta oral) + pauta correctora
Diabetes *mellitus* tratadas con insulina basal + bolo en domicilio	Aumentar el 15 % su insulina basal y sus bolos habituales (solo si mantiene dieta oral) + pauta correctora	Aumentar el 20 % su insulina basal y sus bolos habituales (solo si mantiene dieta oral) + pauta correctora

Tabla 49-7. Clasificación de los corticoides según su vida media biológica

Tiempo medio de acción biológica	Tipos de corticoides	Potencia glucocorticoide	Potencia mineralo-corticoide	Dosis equivalente (mg)
Acción corta: 8-12 h	Hidrocortisona: Actocortina®, Hidroaltesona®	1	1	20 mg
Acción intermedia: 18-36 h	• Deflazacort: Dezacort®, Zamene®	4	0,5	6-7 mg
	• Prednisolona: Estilsona® sol	4	0,8	5 mg
	• Prednisona: Prednisona®, Dacortin®	4	0,8	5 mg
	• Metilprednisolona: Urbason®, Solumoderin®	5	0,5	4 mg
	• Triamcinolona: Trigon depot® 40 mg	5	0	4 mg
	• Parametasona: Cotidene depot®40 mg	10	0	2 mg
	• Fludrocortisona: Astonin® 0,1 mg	10	250	2 mg
Acción prolongada: 36-45 h	Dexametasona: Fortecortin®	25	0	0,75
	Betametasona: Celestone®	30	0	0,6 mg

TRASTORNOS DE LA GLÁNDULA TIROIDES

Las enfermedades de la glándula tiroides pueden deberse a neoplasias, déficit nutricional (yodo) o pueden ser autoinmunitarias. La secreción de hormonas tiroideas está regulada por el eje hipotálamo-hipofisario. El hipotálamo secreta la hormona liberadora de la tirotropina (TRH), estimulando la hipófisis para que libere hormona tiroestimulante o tirotropina (TSH), que induce la producción de hormonas tiroideas por parte de la glándula tiroides, así como la transformación de T4 en T3 en los tejidos.

Hipertiroidismo

El aumento de la actividad hormonal de la glándula tiroides se denomina tirotoxicosis y engloba varias patologías. El hipertiroidismo se caracteriza por la presencia de niveles elevados de hormonas tiroideas. Puede ser de dos tipos: hipertiroidismo primario, por hiperfunción la propia tiroides, o secundario, por hiperfunción secundaria al exceso de TSH, hormona foliculoestimulante (FSH) u hormona luteinizante (LH), o bien por estimulación tiroidea por autoanticuerpos frente al receptor tiroideo de TSH, que al interaccionar con la glándula estimulan la producción de hormonas tiroideas (enfermedad de Graves-Basedow). Otras causas de tirotoxicosis son la tiroiditis (destrucción de la glándula tiroides provocada por agentes biológicos, físicos o inmunológicos), la producción de hormonas tiroideas de forma ectópica (tumores ováricos) y el tratamiento con hormonas tiroideas.

La sintomatología típica del hipertiroidismo son la plétora facial, el nerviosismo, debilidad muscular, labilidad emocional, polifagia, taquicardia, trastornos del ritmo cardíaco, sudoración excesiva e intolerancia al calor. En mujeres, altera la fertilidad y puede provocar oligomenorrea. En varones, altera el recuento espermático y puede producir impotencia. El tratamiento puede ser farmacológico, quirúrgico o con radioyodo.

Hipotiroidismo

El descenso de la actividad hormonal tiroidea se denomina mixedema. Se clasifica según su origen en: hipotiroidismo primario (por hipofunción del propio tiroides), secundario (fallo en la secreción de TSH), terciario (alteración en la secreción de TRH) o por resistencia a la acción de las hormonas tiroideas en las alteraciones de los receptores de las células diana. La sintomatología característica consta de: fascies embotada; pelo frágil; intolerancia al frío; piel pálida y amarillenta, seca, áspera y edematosa; aumento de peso por acumulación de líquido intersticial; anorexia; bradicardia e hipertensión arterial por vasoconstricción; estreñimiento; bradipsiquia; apatía, y somnolencia.

Crisis tirotóxica

La crisis tirotóxica o tormenta tiroidea es una situación de emergencia. Consiste en una tirotoxicosis de instauración aguda que se manifiesta como una descompensación multiorgánica que afecta al sistema cardiovascular, al sistema digestivo, al sistema nervioso central y a la termorregulación del organismo. Clásicamente se ha descrito con la tríada de hipertermia, taquicardia (100-120 lpm) y alteración del estado mental. También aparecen síntomas como irritabilidad, delirio o coma, palpitaciones, hipotensión, intolerancia al ejercicio, disnea, vómitos y diarrea. La mortalidad en horas o días es de alrededor del 20-30 % de los casos.

Las causas que la desencadenan son variadas, aunque, en muchas ocasiones, es secundaria a una exacerbación de la enfermedad de Graves. Otras causas son cirugía tiroidea reciente, suspensión de tratamiento antitiroideo, administración de contrastes yodados y el tratamiento con radioyodo. Causas menos frecuentes son las infecciones, la cetoacidosis diabética y la toma de ciertos fármacos como los antiinflamatorios no esteroideos (AINE), salicilatos, antidepresivos tricíclicos, amiodarona y tiazidas (Tabla 49-8).

Pruebas complementarias

El diagnóstico se basa en criterios clínicos, ya que no hay consenso en los valores de T3 y T4 que definan la crisis tirotóxica. En la analítica pueden aparecer alteraciones como elevación de creatinina y urea, hiperglucemia secundaria al aumento de catecolaminas, leucocitosis, hipertransaminasemia, hiperbilirrubinemia o hipercalcemia por aumento de la resorción ósea.

Tratamiento

El tratamiento debe instaurarse de forma precoz, ya que como se ha comentado, la tormenta tiroidea es una emergencia médica en la que el tiempo de reacción es básico. En el tratamiento en pacientes sin contraindicaciones se debe administrar sueroterapia, antitiroideos, corticoides, betabloqueantes, antitérmicos y sales de yodo. El tratamiento debe realizarse de forma simultánea prestando atención a tres focos:

- Control de los factores desencadenantes.
- Tratamiento de los trastornos hidroelectrolíticos y de las complicaciones de cada órgano: sueroterapia para reposición hidroelectrolítica, oxigenoterapia, control de la frecuencia cardíaca (betabloqueantes o digoxina), control de la presión venosa central en pacientes con riesgo de insuficiencia cardíaca, antitérmicos (medidas físicas, paracetamol, meperidina, clorpromazina). Se han de evitar los salicilatos porque pueden desplazar las hormonas tiroideas de sus proteínas transportadoras, debe hacerse reposición de glucosa y vitamina B_1 (tiamina), se han de tratar la hiperglucemia y la hipercalcemia en caso de aparecer y administrar heparina de bajo peso molecular como profilaxis de complicaciones tromboembólicas.
- Medidas para disminuir la síntesis, liberación y efectos de las hormonas tiroideas:
  - Inhibición de la síntesis de hormonas tiroideas: propiltiouracilo o PTU (dosis de carga de 600-1.000 mg y, posteriormente, 300 mg/6 h), carbimazol y metimazol (ambos con dosis de carga de 60-100 mg seguida de 30 mg/6 h).

Tabla 49-8. Escala de Burch y Wartofsky para el diagnóstico de la tormenta tiroidea

Parámetro diagnóstico	Puntos
Alteración de la termorregulación (temperatura en ºC)	
37,2-37,7	5
37,8-38,3	10
38,4-38,8	15
38,9-39,3	20
39,4-39,9	25
> 40	30
Alteraciones del sistema nervioso central	
Ausente	0
Leve: agitación	10
Moderado: delirio, psicosis, letargia extrema	20
Grave: convulsiones, coma	30
Disfunción cardiovascular (taquicardia/lpm)	
90-109	5
110-119	10
120-129	15
130-139	20
≥ 140	25
Fibrilación auricular	
Ausente	0
Presente	10
Disfunción gastrointestinal	
Ausente	0
Moderada: diarrea, dolor abdominal, vómitos	10
Grave: ictericia	20
Insuficiencia cardíaca congestiva	
Ausente	0
Leve	5
Moderada	10
Grave	15
Evento precipitante *	
Ausente	0
Presente	10

*Aunque la tormenta tiroidea se puede desarrollar en pacientes con historia de hipertiroidismo no tratado, se precipita más a menudo por daños sistémicos, como cirugía, traumatismo, infarto miocárdico, tromboembolismo pulmonar, cetoacidosis diabética, parto, infección grave o estrés

≥ 45 Tormenta tiroidea.
25-44 Tormenta tiroidea inminente.
≤ 25 Tormenta tiroidea poco probable.
Vista de tormenta tiroidea: revisión de dos casos en el Hospital de San José, Bogotá [Internet]. revistaendocrino.org. Disponible en: https://revistaendocrino.org/index.php/rcedm/article/view/50/92.

- Bloqueo de la liberación hormonal: mediante la administración de yodo (yoduro potásico 2 gotas/8 h, solución de lugol 10 gotas/8 h, yoduro sódico 1 g/8-12 h o contrastes yodados de 0,5 g/12 h, todos ellos vía oral) o sales de litio (carbonato de litio 600 mg de carga seguidos de 300 mg/6 h) en pacientes alérgicos al yodo.
- Inhibición de la conversión periférica de T4 a T3: mediante la administración de contrastes yodados (0,5 g/12 h vía oral) o con corticoides (dexametasona 2 mg/6 h o hidrocortisona 100 mg/8 h).
- Bloqueo de los efectos periféricos de las hormonas tiroideas: betabloqueantes (preferentemente propranolol en bolos intravenosos de 1 mg/5 min hasta 7 mg, seguido de 80 mg/8 h vía oral; como alternativa atenolol o metoprolol), en caso de que el tratamiento con betabloqueantes esté contraindicado, la alternativa es la reserpina (1 mg/6 h vía intramuscular) que es un fármaco que agota los depósitos de catecolaminas.
- Inhibición de la circulación enterohepática de las hormonas tiroideas mediante colestiramina 1-4 g/12 h, que facilita que los productos resultantes de la degradación de las hormonas tiroideas sean excretados por vía biliar.

> ! En pacientes con deterioro clínico importante y resistentes al tratamiento, la alternativa es la plasmaféresis o la hemofiltración.

Coma mixedematoso

El coma mixedematoso es la consecuencia de un hipotiroidismo grave no tratado y es potencialmente mortal. Se presenta, sobre todo, en población anciana y, aunque la causa es la ausencia de tratamiento del hipotiroidismo, hay factores que pueden desencadenar la aparición del coma mixedematoso como la presencia de infecciones, ictus, síndrome coronario agudo, hemorragias digestivas y fármacos. Las manifestaciones clínicas típicas son la hipotermia, la bradicardia, la depresión respiratoria, la somnolencia y el coma. También pueden presentarse bloqueos, prolongación del intervalo QT, *torsade de pointes,* desorientación, alucinaciones, depresión y apatía. En casos excepcionales la acumulación de mucopolisacáridos puede desencadenar un taponamiento cardíaco.

Pruebas complementarias

Por una parte, hay presencia de hiponatremia que puede causar síntomas neurológicos. Por otro lado, en la analítica se ven niveles bajos de T4 y muy elevados de TSH, hipoxemia e hipercapnia, hipoglucemia, elevación de creatinina, elevación de creatina fosfocinasa (CPK), hipertransaminasemia e hipercolesterolemia. Puede haber, además, coagulopatía por descenso de varios factores de la coagulación (V, VII, VIII, IX y X).

Tratamiento

El inicio de las medidas de soporte hemodinámico debe ser la prioridad, así como el tratamiento de la causa del coma mixe-

dematoso. Este tipo de patología requiere monitorización hemodinámica y, en la mayoría de los casos, soporte ventilatorio con ventilación mecánica invasiva. El tratamiento de soporte se basará en sueroterapia, control de glucemias con aporte de glucosa intravenosa (si precisa), levotiroxina vía intravenosa (500 μg en dosis única seguida de 50 a 100 μg/24 h) e hidrocortisona vía intravenosa (300 mg en dosis única seguidos de 100 mg/6-8 h) para prevenir la aparición de insuficiencia suprarrenal. La hipotermia se resolverá con la administración de levotiroxina. El calentamiento activo del paciente puede favorecer la hipotensión, por lo que no está recomendado.

TRASTORNOS HIDROELECTROLÍTICOS

Se van a abordar ocho trastornos de este tipo.

Hiponatremia

La hiponatremia se define como niveles de sodio en plasma inferiores a 135 mEq/L. La hiponatremia se debe a una retención renal de agua. Es el trastorno electrolítico más frecuente en la práctica clínica. La gravedad de los síntomas derivados de la hiponatremia depende de la velocidad de instauración de esta y del nivel de hiponatremia. De esta forma, se puede clasificar la hiponatremia en función del tiempo de evolución como aguda (menor de 48 horas) o crónica (mayor de 48 horas) (Tabla 49-9).

Según ha quedado reflejado en las tablas anteriores, la hiponatremia puede clasificarse en función de varios factores. Los síntomas de la hiponatremia grave y moderada o hiponatremia sintomática, son fundamentalmente neurológicos. Predomina la cefalea, el déficit de atención, anorexia,

Tabla 49-9. Clasificación de la hiponatremia

En función del nivel de sodio sérico	
Leve	130-134 mmol/L
Moderada	125-129 mmol/
Grave	< 125 mmol/L
Según la sintomatología	
Leve	Cefalea, déficit de atención, anorexia, bradipsiquia, alteraciones de la marcha (caídas), alteraciones de memoria
Moderada	Náuseas, vómitos, desorientación, somnolencia, confusión
Grave	Distrés respiratorio, convulsiones, estupor, coma
Según la osmolaridad plasmática	
Hiponatremia isotónica	Normal: osmolaridad 280-295 mOsm/kg
Hiponatremia hipotónica	Hipoosmolar: osmolaridad menor de 280 mOsm/kg
Hiponatremia hipertónica	Hiperosmolar: osmolaridad mayor de 295 mOsm/kg

Manejo agudo de los trastornos electrolíticos y del equilibrio ácido-base [Internet]. Semesandalucia.es. Disponible en: http://www.semesandalucia.es/wp-content/uploads/2016/05/libro-electrolitos-segunda-edicion.pdf

bradipsiquia, alteraciones de la marcha (caídas) y del comportamiento, disminución del nivel de consciencia desde somnolencia hasta el coma, y pueden darse también síntomas respiratorios o musculares.

Para el diagnóstico se deberá realizar una anamnesis y una exploración física completas, sin olvidar que la hiponatremia suele acompañar a la patología por la que se consulta en urgencias. Se deberá hacer hincapié en los tratamientos previos del paciente: diuréticos (fundamentalmente tiazidas), inhibidores de la enzima convertidora de la angiotensina (IECA), inhibidores selectivos de la recaptación de serotonina, clorpropamida, ciclofosfamida, AINE, amitriptilina y haloperidol.

Pruebas complementarias

Será necesaria una analítica completa con hemograma (el hematócrito estará aumentado en caso de deshidratación por pérdidas renales y extrarrenales, y disminuido por hemodilución), bioquímica (glucosa, urea, creatinina para descartar insuficiencia renal aguda o crónica, sodio, potasio, cloro), osmolalidad plasmática y gasometría venosa. Asimismo, se deberá realizar una determinación de iones en orina (osmolalidad, sodio y potasio).

Tratamiento

El objetivo del tratamiento será normalizar los valores de sodio plasmático. En el caso de la hiponatremia leve hipervolémica, el tratamiento va orientado a tratar la causa subyacente junto con la administración de diuréticos y la restricción de agua y sal. En caso de que la hiponatremia leve sea hipovolémica, la dieta será con sal y se deben administrar suplementos de cloruro sódico con las comidas (hasta 3-4 g/8 h). En los casos de insuficiencia suprarrenal, se administrarán 50 mg de hidrocortisona i.v. con posterior perfusión de 60-150 mg de hidrocortisona en 24 horas. El aporte se suero salino isotónico se restringe a concentraciones séricas de sodio menores de 125 mmol/L. El algoritmo de tratamiento varía cuando la hiponatremia es grave o moderada. Se deben corregir los niveles de sodio a un ritmo máximo de 8 mEq/24 horas y 18 mEq/l en 48 horas. En pacientes con hiponatremia crónica se deberá corregir a menor ritmo (6-8 mEq/L en 24 h), para evitar la sobre corrección (**Fig. 49-9**).

Como medida de corrección, se puede emplear también desmopresina 2 µg s.c. o i.v. Tras su administración, no podrá emplearse otro tratamiento salvo la restricción hídrica y el aporte de sal hasta pasadas 24 horas, salvo en los casos de insuficiencia cardíaca, en los que se añadirá furosemida.

Hipernatremia

La hipernatremia se define por una concentración de sodio plasmático por encima de 145 mEq/L, con osmolaridad plasmática por encima de 290 mOsm/kg. Se produce por un déficit de agua con respecto al sodio, con aumento de la osmolalidad. En condiciones normales, la hipernatremia no se mantiene, puesto que estimula los osmorreceptores y, por tanto, la sed y la secreción de hormona antidiurética.

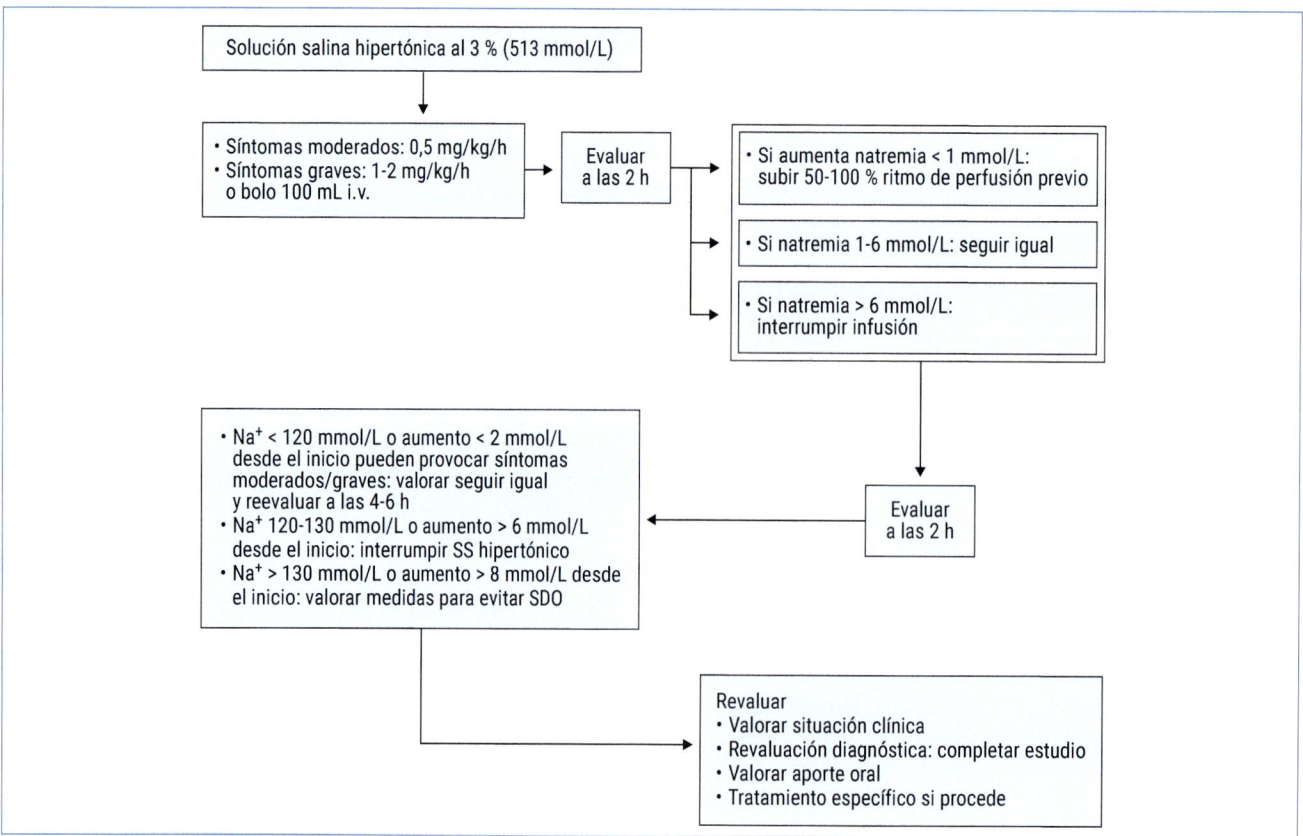

Figura 49-9. Esquema de tratamiento agudo de la hiponatremia sintomática. SDO: síndrome de desmielinización osmótica secundario a un cambio súbito en los niveles de sodio en el organismo.

Tabla 49-10. Clasificación de la hipernatremia en función de la sintomatología		
Hipernatremia aguda (< 48 h)	Náuseas, vómitos, anorexia, inquietud, irritabilidad, somnolencia	
Hipernatremia crónica (> 48 h)	Espasticidad, ataxia, hiperreflexia, temblor	
En función de la volemia		
Hipovolémica (sodio en orina < 10 mmol/L)	Pérdidas de agua y sodio (mayor proporción de pérdida de agua)	Secundaria a vómitos, diarrea osmótica, quemaduras, sudoración excesiva (extrarrenales) o diuresis osmótica con poliuria, postrasplante renal o tratamiento con diuréticos (renal)
Normovolémica (osmolaridad < 700 mOsm/kg)	Pérdida de agua libre sin pérdida de sodio	A través de la piel, por enfermedades que afecten al hipotálamo, diabetes insípida (por resistencia a la acción o secreción de hormona antidiurética o vasopresina [ADH])
Hipervolémica (sodio en orina > 100 mmol/L)	No hay pérdida de agua	Secundaria a ingesta de agua salada, diálisis con baño hipertónico, nutrición parenteral, exceso de mineralocorticoides

Manejo agudo de los trastornos electrolíticos y del equilibrio ácido-base [Internet]. Semesandalucia.es. Disponible en: http://www.semesandalucia.es/wp-content/uploads/2016/05/libro-electrolitos-segunda-edicion.pdf

La sintomatología de la hipernatremia varía en función del tiempo de evolución. De esta forma, se clasifica en aguda cuando la instauración es menor de 48 horas y en crónica cuando es superior a 48 horas. De la misma manera que la hiponatremia, también se puede clasificar según la volemia (Tabla 49-10).

Los síntomas, al igual que en la hiponatremia, son predominantemente neurológicos, y consisten en alteraciones en el grado de consciencia, irritabilidad, déficit focal por pequeñas hemorragias intraparenquimatosas y subaracnoideas, convulsiones e, incluso, coma y muerte. También se puede encontrar polidipsia, poliuria y sed. Al igual que la hiponatremia, será más grave cuanto más aguda sea su instauración (< 48 horas).

El diagnóstico se basará en una anamnesis y exploración física del paciente que permitirá la sospecha etiológica (vómitos, diarrea, poliuria, grandes quemados, ancianos con deterioro cognitivo con pobre acceso al agua, toma de fármacos). En la exploración física se deberá valorar el estado de hidratación del paciente, la presencia de hipotensión arterial, disminución de la presión venosa central y la presencia de ortostatismo.

Pruebas complementarias

Al igual que en la hiponatremia, se deberá extraer analítica completa con hemograma, bioquímica con glucosa, urea (elevada en fallo renal agudo y en casos de deshidratación), creatinina (descartar insuficiencia renal aguda o crónica), sodio, potasio y cloro, osmolaridad plasmática y gasometría venosa. Asimismo, se debe cursar orina para valorar osmolalidad[1], sodio y potasio.

Tratamiento

El objetivo del tratamiento es normalizar los valores de sodio plasmático. Al igual que en la hiponatremia, la sobrecorrección puede tener consecuencias fatales a nivel neurológico, ya que puede causar edema cerebral. No se debe corregir más de 10-12 mEq/L al día. La velocidad y la agresividad en la corrección dependerán también de la velocidad de instauración del cuadro.

- Hiponatremia hipovolémica: se administrará inicialmente suero fisiológico al 0,9 % hasta reponer volemia; posteriormente suero hipotónico (glucosado al 5 % o hipotónico 0,45 %).
- Hiponatremia hipervolémica: diuréticos y reposición de agua libre con suero glucosado al 5 %. Si hay insuficiencia renal se debe valorar hemodiálisis.
- Hiponatremia normovolémica: si es secundaria a acceso al agua o hipodipsia primaria se ha de forzar ingesta de agua o administrar agua libre (glucosada al 5 %) en caso de no ser posible la vía oral. En caso de hiperaldosteronismo primario, se ha de administrar espironolactona (se debe vigilar el potasio). En caso de diabetes insípida: desmopresina i.v. o s.c. en dosis de 1-2 µg/12-24 horas en los casos agudos. En casos crónicos la dosis es 0,1 µg cada 8 horas v.o., titulando según respuesta hasta un máximo de 1,2 µg al día o 10-20 µg al día en una o dos dosis intranasal; se puede incrementar a 40 µg al día.

Hipopotasemia

La hipopotasemia se define como niveles de potasio en plasma inferiores a 3,5 mEq/L. Los efectos más graves se deben a la alteración de la conducción cardíaca por la influencia del potasio sobre los mecanismos de activación de los tejidos excitables del corazón. La hipopotasemia puede deberse a cualquiera de las siguientes causas:

- **Pérdidas de potasio**:
  - Extrarrenales (K^+ en orina < 20 mEq/L): diarrea, fístulas, laxantes, grandes quemados.
  - Renales (K^+ en orina > 20-25 mEq/L): por acidosis tubular renal, cetoacidosis diabética, hiperaldosteronismo, hipercortisolismo, diuréticos, síndrome de Bartter, hipomagnesemia, poliuria postobstructiva o tras fallo renal agudo.

---

[1] La osmolaridad plasmática es la concentración molar del conjunto de moléculas osmóticamente activas en un litro de plasma. La osmolalidad es lo mismo, pero referido a 1 kg de agua. En el laboratorio, los osmómetros miden la osmolalidad, puesto que suelen emplear el descenso crioscópico del plasma para su determinación. Por ello, si se quiere emplear la osmolaridad, hay que multiplicar la osmolalidad medida por 0,93.

- **Redistribución del potasio:** paso de potasio extracelular a intracelular. Por alcalosis metabólica o corrección de acidosis metabólica (a tener siempre en cuenta en el tratamiento de la cetoacidosis diabética), fármacos (insulina, betaadrenérgicos, teofilina, tratamiento con vitamina B_{12} o factor estimulante de colonias de granulocitos y monocitos [GM-CSF]), hipotermia o intoxicación por cloroquina.
- **Falta de aporte:** anorexia nerviosa, alcoholismo, sueroterapia sin aporte de potasio.

❗ Las manifestaciones clínicas suelen aparecer con cifras de potasio < 2,5 mEq/L.

La sintomatología es variada, aunque como se ha comentado, las principales alteraciones se producen a nivel cardíaco, con enlentecimiento de la conducción, bradicardia, aplanamiento e inversión de la onda T, ondas U prominentes (falso QT alargado), alargamiento del QT, ensanchamiento del QRS, arritmias ventriculares y paro cardíaco.

A nivel muscular produce debilidad muscular, fundamentalmente de extremidades inferiores, parálisis respiratoria, arreflexia, irritabilidad y rabdomiólisis en hipopotasemia grave. Puede inducir encefalopatía hepática. En el metabolismo provoca hiperglucemia por inhibición de la secreción de insulina, alcalosis metabólica e inhibición de la secreción de aldosterona.

Como en el resto de alteraciones iónicas, la anamnesis y la exploración física pueden orientar hacia la etiología. A la hora de la recogida de datos clínicos se deberá insistir en la toma de fármacos, fundamentalmente diuréticos y laxantes.

Pruebas complementarias

Las analíticas de sangre y orina permitirán confirmar el diagnóstico de hipopotasemia, pero en estos pacientes se deberá valorar especialmente la función renal, dado que, en general, la insuficiencia renal suele ser la causa de la hipopotasemia grave. Además, siempre se realizará un electrocardiograma para valorar las posibles alteraciones derivadas de la hipopotasemia.

Tratamiento

La vía oral será la de elección en el tratamiento de la hipopotasemia (ascorbato de potasio 1 comprimido/8 h) siempre que no haya intolerancia oral. En caso de hipopotasemia grave (< 2,5 mEq/l) o alteraciones electrocardiográficas, se deberá administrar cloruro potásico vía intravenosa. La dosis de carga es 40 mEq de cloruro potásico (ClK) en 500 mL de suero salino al 0,9 %, a pasar en 2 horas. Posteriormente, se ha de mantener sueroterapia con suero salino al 0,9 %, con un aporte de hasta 120 mEq de ClK/día (dependiendo del nivel de potasio del que se parte). En casos graves o arritmia maligna con riesgo de parada cardíaca, se ha de administrar 10 mEq i.v. en 5-10 minutos por vía central (**Tabla 49-11**).

 Si el paciente presenta hipomagnesemia asociada a la hipopotasemia, se deberá corregir con sulfato magnésico intravenoso (1,5 g en 100 mL de suero glucosado al 5 % en 15 minutos).

Hiperpotasemia

Se habla de hiperpotasemia cuando los niveles séricos de potasio son superiores a 5,5 mEq/L. Al igual que en el caso anterior, las alteraciones más graves son cardíacas, pues puede haber bradicardia, taquicardia ventricular, fibrilación ventricular, actividad eléctrica sin pulso y asistolia en algunos casos. La hiperpotasemia se clasifica en función de las concentraciones plasmáticas de potasio y de su etiología (**Tabla 49-12**).

La clínica predominante en la hiperpotasemia son las alteraciones electrocardiográficas, que varían en función del grado de hiperpotasemia; por tanto, los pacientes precisarán monitorización hemodinámica continua. Con concentraciones de potasio superiores a 6,5-7,5 mEq/L el electrocardiograma presentará ondas T picudas. Con concentraciones superiores a 7-8 mEq/L aumenta el intervalo PR, se ensancha el QRS, se alarga el intervalo QT y se aplana la onda T. Cuando los niveles de potasio son superiores a 8 mEq/L aparecen las arritmias ventriculares y la posibilidad de parada cardíaca. Una concentración superior a 10 mEq/L suele ser letal. Puede presentarse debilidad muscular, parálisis ascendente fláccida y parestesias. A nivel hidroelectrolítico, puede presentarse acidosis.

Pruebas complementarias

Las pruebas complementarias son analítica completa (hemograma, bioquímica y orina), gasometría venosa (arterial en caso de insuficiencia respiratoria) y electrocardiograma. Por norma general, se deben monitorizar los niveles de potasio en 1-2 horas, a las 6 horas y a las 12 horas.

Tratamiento

El tratamiento inicial deberá ir encaminado a evitar los efectos sobre la conducción cardíaca. Por tanto, los fármacos de elección pretenderán desplazar el potasio al interior de las células

Tabla 49-11. Clasificación de la hipopotasemia en función de su etiología	
Por pérdidas de K	Diarrea, laxantes, grandes quemados, cetoacidosis diabética, diuréticos
Por redistribución del K	Alcalosis metabólica, corrección de acidosis metabólica, fármacos (insulina, betaadrenérgicos, teofilina vitamina B_{12}), hipotermia o intoxicación por cloroquina
Por falta de aporte de K	Anorexia nerviosa, alcoholismo, sueroterapia sin aporte de K

Manejo agudo de los trastornos electrolíticos y del equilibrio ácido base [Internet]. Semesandalucia.es. Disponible en: http://www.semesandalucia.es/wp-content/uploads/2016/05/libro-electrolitos-segunda-edicion.pdf

Tabla 49-12. Clasificación de la hiperpotasemia según las concentraciones séricas de potasio

Leve	K de 5,5 a 6 mEq/L
Moderada	K entre 6,1 y 7 mEq/L
Grave	K mayor de 7 mEq/L
En función de su etiología	
Por aumento de aporte de K	ClK, transfusión de hemoderivados
Por salida de K de la célula	Acidosis, déficit de insulina, digoxina, betabloqueantes, relajantes musculares, hemodiálisis, rabdomiólisis grave
Por déficit de excreción de K	Insuficiencia renal, hipoaldosteronismo, fármacos (AINE, diuréticos ahorradores de K, IECA, ARA II, ciclosporina, tacrólimus), insuficiencia suprarrenal, depleción de volumen circulante

AINE: antiinflamatorios no esteroideos; ARA II: antagonistas del receptor de la angiotensina II; IECA: inhibidor de la enzima convertidora de la angiotensina. Manejo agudo de los trastornos electrolíticos y del equilibrio ácido-base [Internet]. Semesandalucia.es. Disponible en: http://www.semesandalucia.es/wp-content/uploads/2016/05/libro-electrolitos-segunda-edicion.pdf

y eliminar el exceso de potasio del organismo. En casos de hiperpotasemia grave (K$^+$ > 6,5 mEq/L) con clínica de debilidad o parálisis muscular, alteraciones electrocardiográficas, hemorragia gastrointestinal o acidosis tanto metabólica como respiratoria, se administrará una ampolla de gluconato cálcico (1.000 mg en 10 mL al 10 % en 100 mL de suero salino al 0,9 % en 2-3 minutos) o de cloruro de calcio (entre 500 mg y 1 g en 10 mL al 10 %, en 100 mL de suero salino al 0,9 % en 2-3 min). Por sí solo el calcio no disminuye la concentración de potasio en plasma, por lo que debe acompañarse de tratamientos que introduzcan el potasio extracelular al interior de la célula. En consecuencia, debe ir asociado a salbutamol (vía intravenosa: 0,5 mg en 100 mL de glucosa al 5 % en

15 minutos; inhalado: 10-20 mg nebulizado en 10 minutos) y la perfusión de glucosa con insulina (10 UI de insulina de acción rápida en 500 mL de suero glucosado al 10 % a pasar en 60 min). También puede administrarse un bolo de 10 UI de insulina regular seguida de un bolo de 20 mL glucosa al 50 %. Este régimen reduce las concentraciones de potasio de forma más temprana, pero presenta mayor riesgo de hipoglucemia. Durante las 6 horas posteriores a la administración de insulina, se deben monitorizar las concentraciones de glucosa. El bicarbonato se administrará en casos de acidosis. La administración de furosemida es efectiva para eliminar potasio, pero solo debe administrarse en pacientes con función renal normal. En casos de insuficiencia renal, puede ser necesaria la hemodiálisis.

En caso de que la hiperpotasemia sea leve (K de 5,5-6 mEq/L) o moderada sin alteraciones electrocardiográficas (K de 6,1 a 7 mEq/L), se deberá restringir el potasio de la dieta, perfusión de insulina en caso necesario, administrar diuréticos del asa y tiazidas en pacientes con función renal normal o insuficiencia renal de leve a moderada. Para eliminar el exceso de potasio del organismo también se dispone de fármacos, como los intercambiadores de cationes intestinales (patiromer, ciclosilicato de zirconio y sodio) y las resinas de intercambio iónico (poliestireno sulfonato sódico o cálcico) (**Tabla 49-13**), así como el protocolo propuesto por SEMES-Diabetes, Endocrinología y Metabolismo (**Fig. 49-10**).

Hipocalcemia

La hipocalcemia se caracteriza por concentraciones plasmáticas de calcio inferiores a 8,8 mg/dL (< 2,2 mmol/L) o de la fracción de calcio iónico por debajo de 4,7 mg/dL (< 1,7 mmol/L) que causan un aumento de la excitabilidad de las células musculares (**Tabla 49-14**).

La clínica depende del valor del calcio y de la velocidad de instauración del cuadro. La hipocalcemia produce gran

Tabla 49-13. Farmacoterapia en el tratamiento de la hiperpotasemia

Fármaco	Dosis y forma de administración	Efecto Inicio/duración	Mecanismo de acción
Gluconato cálcico (10 %)	10 mL en 50 mL de SG 5 % en 2-5 min Repetible cada 5-10 min	5-10 min/30-60 min	Antagoniza el efecto cardiaco de la hiperpotasemia
Betaadrenérgicos (salbutamol)	0,5 mg en 100 mL SG 5 % en 15 min i.v. o 10-20 mg nebulizados	5-8 min/2-3 horas	Introduce potasio en la célula
Glucosa + insulina	10-12 UI de insulina en 500 mL de SG 10 %	15-30 min/6-8 horas	Introduce potasio en la célula
Bicarbonato sódico	250-500 mL de bicarbonato 1/6 M o 50 mL de bicarbonato 1 M	30-60 min/6-8 horas	Introduce potasio en la célula
Resinas de intercambio iónico: poliestireno sufonato Ca (Resincalcio®)	Oral 15-60 g/4-6 horas Enema: 30-100 g/4-6 h (diluídos en 250 mL)	1-2 horas/6-12 horas	Elimina potasio Intercambia calcio por cationes
Otros intercambiadores de cationes intestinales	• Patiromer (Veltassa®): 8,4-25,2 g/día • Ciclosilicato de zirconio (Lokelma®): 5 g/48 h a 15 g/día	• 7 horas • 1 hora	• Intercambia potasio por calcio • Intercambia potasio por sodio
Diuréticos del asa	Furosemida 40-200 mg i.v. Torasemina 10-100 mg i.v. Según función renal	30 min/4 horas	Elimina potasio
Diálisis	Hemodiálisis, diálisis peritoneal	Inmediato	Elimina potasio

SG: suero glucosado. De Sequera Ortíz P, Alcázar Arroyo R, Albalate Ramón M. Nefrología al día. Trastornos del Potasio. Hipopotasemia. Hiperpotasemia. Disponible en: https://www.nefrologiaaldia.org/383. Manejo agudo de los trastornos electrolíticos y del equilibrio ácido-base [Internet]. Semesandalucia.es. Disponible en: http://www.semesandalucia.es/wp-content/uploads/2016/05/libro-electrolitos-segunda-edicion.pdf

cantidad de alteraciones. Quedan reflejadas en la siguiente tabla (**Tabla 49-15**).

Hay dos signos característicos de la tetania por hipocalcemia. Son los signos de Chvostek y Trousseau:

• Signo de Chvostek: contracción involuntaria de los músculos faciales desencadenada por un golpe sobre el nervio facial.
• Signo de Trousseau: espasmo del carpo por reducción del riego de la mano tras toma de presión arterial o aplicación de torniquete. Este signo aparece en personas sanas en menos del 10 % de casos. También puede aparecer en caso de hipopotasemia, hiperpotasemia e hipomagnesemia.

Pruebas complementarias

Como en las situaciones anteriormente descritas, se realizará extracción de analítica sanguínea (se ha de revisar la función renal), gasometría venosa y electrocardiograma.

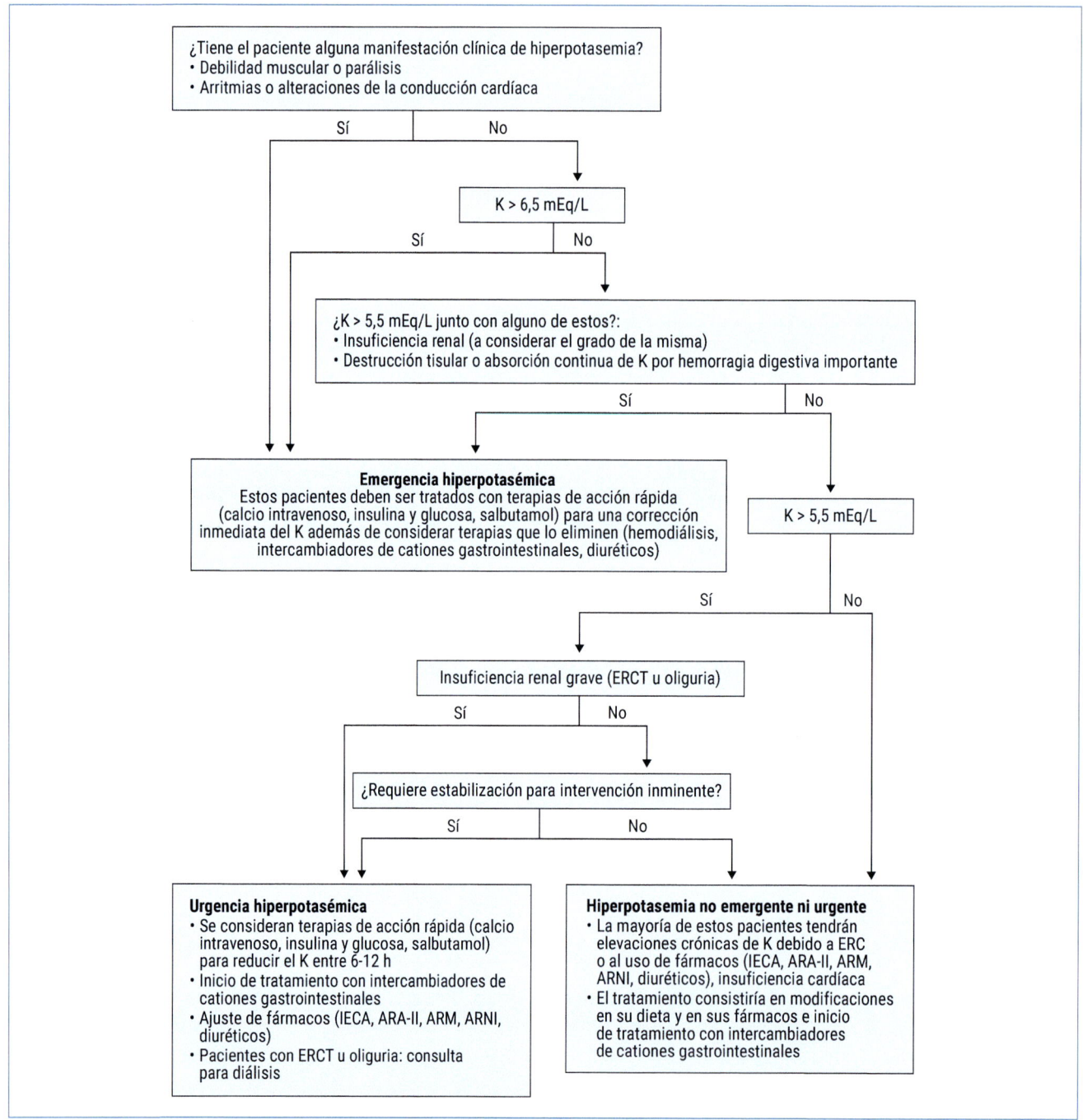

Figura 49-10. Manejo de la hiperpotasemia en urgencias. ARA II: antagonistas del receptor de la angiotensina II; ARM: antagonistas del receptor mineralocorticoide; ARNI: inhibidores de la neprilisina y del receptor de angiotensina; ERC: enfermedad renal crónica; ERCT: enfermedad renal crónica terminal; IECA: inhibidores de la enzima convertidora de la angiotensina. En: Urgencias Álvarez-Rodríguez E, Mendibil O, Martín Díez S, Sánchez B, Esteban-Fernández A, Álvarez S. Recomendaciones para el manejo de la hiperpotasemia.

Tabla 49-14. Clasificación de la hipocalcemia en función de su etiología

PTH descendida	Cirugía de tiroides y paratiroides, hipomagnesemia grave (< 1 mg/dL) radiación, neoplasias, autoinmunitaria
Por déficit de vitamina D	Falta de aporte en la dieta, malabsorción o falta de exposición al sol, insuficiencia hepática o renal
Por depósito extravascular de Ca	Hiperfosfatemia, rabdomiólisis, metástasis osteoblásticas, pancreatitis
Por patología grave	Sepsis, quemaduras graves
Por politransfusión de sangre	Debido al citrato usado como anticoagulante
Por alteraciones en el metabolismo del Mg	Hipermagnesemia, hipomagnesemia graves

PTH: hormona paratiroidea. Lewis JL III. Hipocalcemia. Manual MSD versión para profesionales [consulta el 11 de julio de 2022]. Disponible en: https://www.msdmanuals.com/eses/professional/SearchResults?query=Hipocalcemia+(concentraci%c3%b3n+baja+de+calcio+en+la+sangre)&icd9=275.41%3b775.4

Tabla 49-15. Sintomatología de la hipocalcemia

Tetania	Síntomas desde parestesias y calambres hasta laringoespasmo y convulsiones
Alteraciones cardiovasculares	Hipotensión, alargamiento del intervalo QT, arritmias, parada cardíaca
Alteraciones neurológicas	Convulsiones, confusión
Alteraciones psiquiátricas	Ansiedad, alucinaciones, depresión
Papiledema	Por hipertensión intracraneal

Lewis JL III. Hipocalcemia. Manual MSD versión para profesionales [consulta el 11 de julio de 2022]. Disponible en: https://www.msdmanuals.com/eses/professional/SearchResults?query=Hipocalcemia+(concentraci%c3%b3n+baja+de+calcio+en+la+sangre)&icd9=275.41%3b775.4

Tratamiento

El tratamiento depende de la gravedad de los síntomas que presente el paciente. La hipocalcemia grave (Ca < 7,5 mg/dL) es una emergencia en la que el tiempo de actuación básico. El tratamiento debe iniciarse de forma inmediata. Se administrará calcio por vía intravenosa (2 ampollas de gluconato cálcico [180 mg] al 10 % en 100 mL de suero glucosado al 5 % en 20 minutos o, alternativamente, 1 ampolla de cloruro cálcico (270 mg) en 100 mL de suero salino fisiológico en 20 minutos).

Hipercalcemia

La hipercalcemia se caracteriza por concentraciones de calcio sérico por encima de 10,5 mg/dL (> 2,60 mmol/L) o calcio iónico superior a 5,6 mg/dL (> 1,30 mmol/L). La clasificación depende de la etiología, y puede ser por neoplasias, alteraciones hormonales, hipoparatiroidismo, insuficiencia renal crónica, enfermedades granulomatosas, inmovilización prolongada, rabdomiólisis y tratamientos farmacológicos (tiazidas, litio, estrógenos) (**Tabla 49-16**).

La clínica, como en todos los trastornos electrolíticos, dependerá de la velocidad de instauración y de la concentración plasmática de calcio (**Tabla 49-17**).

Tratamiento

El tratamiento de la hipercalcemia se resume en la **tabla 49-18**.

Hipermagnesemia

La hipermagnesemia se caracteriza por la presencia de concentraciones séricas de magnesio mayores de 2,4 mg/dL. De las alteraciones iónicas es de las menos frecuentes, ya que casi siempre va asociada a insuficiencia renal o toma de fármacos que contengan magnesio.

Las manifestaciones clínicas varían en función del grado de hipermagnesemia. Pueden causar desde síntomas leves como debilidad muscular, cefalea, mareo o náuseas, hasta cuadros clínicos más graves que incluyen depresión del sistema nervioso central, hipotensión, depresión respiratoria, hipotermia y parada cardíaca. Esta última, en caso de hipermagnesemia grave, puede haber concentraciones de magnesio superiores a 18 mg/dL. Esto se debe a que la hipermagnesemia produce alteraciones cardíacas (prolongación del

Tabla 49-16. Clasificación de la hipercalcemia en función de la concentración de calcio sérico (en mg/dL)

Leve	Ca > 10,5 mg/dL
Moderada	Ca 12-14 mg/dL
Grave	Ca > 14 mg/dL

Tabla 49-17. Sintomatología de la hipocalcemia

Generales	Astenia, anorexia, poliuria, debilidad muscular.
Alteraciones cardiovasculares	Hipertensión, bradicardia, acortamiento del intervalo QT, bloqueos AV, aplanamiento onda T, arritmias graves
Alteraciones neurológicas	Confusión, letargia, estupor, coma
Alteraciones psiquiátricas	Ansiedad, alucinaciones, depresión, falta de atención

AV: auriculoventriculares. Lewis JL III. Hipercalcemia [Internet]. Manual MSD versión para profesionales. Disponible en: https://www.msdmanuals.com/es-es/professional/trastornos-endocrinol%C3%B3gicos-y-metab%C3%B3licos/trastornos-electrol%C3%ADticos/hipercalcemia

Tabla 49-18. Tratamiento de la hipercalcemia

Fármaco	Dosis y forma de administración	Efecto Inicio/duración	Indicaciones
Hidratación	Suero salino fisiológico al 0,9 % 200-300 mL/h de inicio	Ajustar en función de resultados	Todas
Zolendronato Pamidronato	4 mg en 100 mL de suero salino fisiológico al 0,9 % por vía intravenosa	A pasar en 15 minutos	Hipercalcemia grave
	60-90 mg en 500 mL de suero salino fisiológico	A pasar en 4 horas	
Calcitonina	4-8 UI/kg por vía subcutánea o intramuscular de inicio	Repetir cada 6-12 h en función de resultados	Hipercalcemia secundaria a hiperparatiroidismo
Glucocorticoides	Hidrocortisona: 100-300 mg en 100 mL de suero salino fisiológico	Cada 8-12 horas Cada 6-8 horas	Hipercalcemia grave
	Metilprednisolona 40-80 mg		
Diálisis	Hemodiálisis	Inmediato	Hipercalcemia grave o clínica neurológica

Lewis JL III. Hipercalcemia [Internet]. Manual MSD versión para profesionales. Disponible en: https://www.msdmanuals.com/es-es/professional/trastornos-endocrinol%C3%B-3gicos-y-metab%C3%B3licos/trastornos-electrol%C3%ADticos/hipercalcemia

intervalo PR, ensanchamiento del QRS y prolongación del intervalo QT) cuando las concentraciones oscilan entre 6 y 12 mg/dL.

El tratamiento de la hipermagnesemia grave será, principalmente, de soporte hemodinámico y respiratorio (oxígeno suplementario o ventilación mecánica en casos graves). Con respecto al tratamiento farmacológico, se administrarán 10-20 mL de gluconato cálcico al 10 % vía intravenosa, asociado a expansores de volumen y diuréticos si la función renal del paciente está preservada. La hemodiálisis es el tratamiento de elección en la hipermagnesemia grave.

Hipomagnesemia

La hipomagnesemia se define por valores séricos de magnesio inferiores a 1,8 mg/dL (< 1,8 mmol/L). La etiología suele estar relacionada con la falta de aporte de magnesio, secundaria a la toma de algunos fármacos (diuréticos, digital, anfotericina, aminoglucósidos y ciclofosforina), por consumo crónico de alcohol, o bien por un aumento de las pérdidas de magnesio.

La clínica puede presentarse como anorexia, debilidad, náuseas o vómitos, temblores y síntomas neurológicos de etiología desconocida. Se deberá realizar corrección de la hipomagnesemia cuando sea sintomática (arritmias, alteración en la conducción cardíaca, toxicidad por digital, debilidad muscular), o bien cuando los niveles sean inferiores a 1 mg/dL o vayan asociados a hipocalcemia o hipopotasemia. En estos casos, se deberá administrar sulfato de magnesio vía intravenosa comenzando con 1-2 g en 20 minutos seguido de dosis de mantenimiento de 1 g/h diluido en suero glucosado al 5 % en perfusión continua hasta la normalización de las concentraciones séricas de magnesio. Hay que recordar monitorizar hemodinámicamente al paciente por el riesgo potencial de arritmias y depresión respiratoria.

TRASTORNOS DEL EQUILIBRIO ACIDOBÁSICO

Para que los órganos y tejidos realicen sus funciones debe haber un equilibrio en la concentración de hidrogeniones

(ácidos y bases) en el líquido extracelular. El mantenimiento de este equilibrio viene dado por los valores de pH (7,35-7,45) e hidrogeniones presentes, que deberán mantenerse estables dentro de unos límites. En ocasiones, dicho pH se ve alterado, por lo que a nivel orgánico se activan varias respuestas homeostáticas que intentarán compensar dichas alteraciones. En primer lugar, se pondrán en marcha los tampones químicos (fundamentalmente el bicarbonato), seguidos de ajustes en la ventilación pulmonar (modificando las concentraciones de CO_2 que, a su vez, modifican la presión parcial de dióxido de carbono [$PaCO_2$]) y, por último, la activación del riñón que permite modificaciones en el equilibrio acidobásico a través del aumento o disminución de la excreción de ácidos o bases, en función del desequilibrio que presente (Tabla 49-19).

Acidosis metabólica

La acidosis metabólica es el trastorno más frecuente del equilibrio acidobásico. Se caracteriza por presentar en la gasometría un pH < 7,35, HCO_3 < 22 mEq/L y $PaCO_2$ < 35 mm Hg. El pH se reduce a consecuencia de un descenso del bicarbonato, lo que provoca disminución de $PaCO_2$ como mecanismo de compensación. La acidosis metabólica puede presentarse con brecha aniónica elevada o normal (v. la fór-

Tabla 49-19. Parámetros de referencia en la gasometría

	Arterial	Venosa
pH	7,35-7,45	7,31-7,41
PaO_2	80-108 mm Hg	
$PaCO_2$	35-45 mm Hg	40-50 mm Hg
HCO_2	22-26 mEq/L	22-26 mEq/L
EB	± 2	± 2
Lactato	0,3-1,25 mmol/L	0,90-1,90 mmol/L

EB: exceso de bases; HCO_3: bicarbonato; $PaCO_2$: presión parcial de dióxido de carbono: PaO_2: presión parcial de oxígeno.

mula para calcular la brecha aniónica en el capítulo sobre cetoacidosis diabética). La brecha aniónica elevada es consecuencia de un aumento de ácidos a nivel plasmático. Dicho aumento se produce en casos de cetoacidosis diabética, acidosis láctica (por hipoperfusión tisular, anemia isquemia o intoxicaciones) o por intoxicaciones por fármacos (metformina, isoniazida) o alcoholes (metanol, etilenglicol). En caso de presentarse con brecha aniónica normal, la acidosis se produce por disminución en la eliminación de ácidos, como diarrea, uso de laxantes o problemas de causa renal.

En casos de acidosis metabólica grave se deberá monitorizar hemodinámicamente al paciente. El fármaco a emplear será bicarbonato en caso de pH inferior a 7,20 en general, o inferior a 7 en caso de CAD. Se administrará en forma de HCO_3 1 molar, corrigiendo la mitad del déficit calculado (0,3 × peso × exceso de bases) en 30 minutos, y se revaluará cada hora hasta la resolución del cuadro. Asimismo, se debe corregir el déficit de potasio asociado a la acidosis (v. el tratamiento de la hipopotasemia).

La pCO_2 disminuye de 1-1,3 mm Hg por cada reducción de 1 mEq/L de HCO_3 en suero. La pCO_2 esperada se puede calcular mediante la fórmula de Winter: $pCO_2 = 1,5 \times HCO_3^- + 8 \pm 2$ o, alternativamente, de Bushinsky *et al.*, $pCO_2 = 1,2 * HCO_3 + 11,2$.

Acidosis respiratoria

La acidosis respiratoria se define como pH < 7,35, $PaCO_2$ > 45 mm Hg y HCO_3^- > 26 mEq/L. Se debe a hipoventilación alveolar con retención de CO_2 y, por tanto, aumento de $PaCO_2$ (hipercapnia) secundaria a enfermedades del parénquima, edema agudo de pulmón, obstrucción de la vía aérea, alteraciones musculares o enfermedades del sistema nervioso central. En este caso el HCO_3^- realiza la función de mecanismo compensador con aumento de sus cifras en la gasometría.

El tratamiento de la acidosis respiratoria consta de oxigenoterapia, broncodilatadores y ventilación mecánica (invasiva y no invasiva) en caso de hipercapnia grave o alteración del grado de conciencia.

Alcalosis metabólica

La alcalosis metabólica se define como pH > 7,45, $PaCO_2$ > 45 mm Hg y HCO_3^- > 26 mEq/L. Es de etio-

logía variada y se puede clasificar en función de si es por pérdida de hidrogeniones (por pérdidas renales o digestivas) o por cúmulo de álcalis (tras transfusiones de sangre o expansores de plasma con citrato). En condiciones normales el riñón es capaz de compensar la acidosis excretando el exceso de HCO_3^-, pero, en caso de deterioro de la función renal por reducción del volumen circulante, hipopotasemia o reducción de la filtración glomerular, esta compensación no es posible, por lo que la alcalosis irá progresivamente en aumento, y es potencialmente mortal si el pH es superior a 7,55 (mortalidad ± 40 %).

Las pruebas complementarias son las mismas que en los casos anteriores, con la salvedad de que en la alcalosis metabólica se deberá valorar la concentración del cloro en orina (permite valorar el estado de la volemia) para realizar el posterior ajuste del tratamiento. Concentraciones en orina de Cl^- (< 20 mmol/L) y Na^+ (< 20 mmol/L) bajos orientan hacia vómitos o pérdidas digestivas no activas. Por el contrario, si el Cl^- es bajo y el Na^+ es alto (> 20 mmol/L) orienta hacia vómitos activos o eliminación de hidrogeniones. La hipercloremia sugiere uso de diuréticos, hipopotasemia o administración reciente de álcalis.

El tratamiento inicial se encaminará a tratar la causa desencadenante de la alcalosis, así como a reducir las concentraciones de bicarbonato plasmático a cifras por debajo de 30 mmol/L. La administración de sueroterapia se ajustará en función del déficit de cloro y el ritmo de administración en función de la diuresis y la presión arterial. Se deberá tratar simultáneamente la hipopotasemia en caso de que esté presente y administrar inhibidores de la bomba de protones o anti-H_2 para disminuir la pérdida de ácidos. En caso de alcalosis grave o con escasa o nula respuesta al tratamiento se deberá valorar la diálisis.

Alcalosis respiratoria

La alcalosis respiratoria se define por pH > 7,45, $PaCO_2$ < 35 mm Hg y HCO_3 < 24 mEq/L. La alcalosis respiratoria se produce por hipocapnia secundaria a hiperventilación, lo que provoca un descenso de la $PaCO_2$, acompañado de un descenso en los niveles séricos de HCO_3^-. La etiología más frecuente es la ansiedad, pero también puede deberse a trastornos del sistema nervioso central, infecciones, intoxicaciones por salicilatos y exceso de ventilación mecánica.

Tabla 49-20. Tipos de trastornos mixtos del equilibrio acidobásico según su etiología	
Tipo	**Etiología**
Acidosis respiratoria + acidosis metabólica	Parada cardiorrespiratoria, enfermedad pulmonar obstructiva crónica, hipoxemia, edema agudo de pulmón, intoxicaciones graves
Acidosis respiratoria + alcalosis metabólica	Broncoaspiración. Diuréticos
Alcalosis respiratoria + alcalosis metabólica	Enfermedad pulmonar obstructiva crónica hiperventilada. Insuficiencia hepática crónica
Alcalosis respiratoria + acidosis metabólica	Intoxicación por salicilatos, sepsis grave y *shock* séptico. ICC. Insuficiencia renal
Alcalosis metabólica + acidosis metabólica	Insuficiencia renal crónica, vómitos o diarreas abundantes. Diuréticos
Acidosis metabólica mixta	Acidosis láctica, cetoacidosis diabética, diarrea. Acidosis tubular renal y acidosis urémica

La alcalosis respiratoria grave (pH > 7,42) puede provocar arritmias ventriculares y supraventriculares, además de reducción del flujo sanguíneo coronario a nivel cardiovascular. En el aspecto metabólico puede provocar hipocalcemia, hipopotasemia, hipomagnesemia e hipofosfatemia.

El tratamiento irá orientado hacia la resolución de la causa que motiva la alcalosis. En caso de ansiedad se recomienda la rerrespiración en bolsa cerrada.

Trastornos mixtos del equilibrio acidobásico

Se habla de trastornos mixtos del equilibrio acidobásico cuando se presentan dos o más trastornos de forma simultánea. Pueden ser dos alteraciones metabólicas, una alteración de cada tipo o tres alteraciones en la gasometría, y dos de ellas son metabólicas y una respiratoria. Los cambios de concentración del bicarbonato implican como mecanismo de compensación cambios en la concentración de la $PaCO_2$ (v. **Tabla 49-20**).

PUNTOS CLAVE

- La hiperglucemia se define como una glucemia mayor de 140 mg/dL en ausencia de criterios de CAD o de SHO. Puede presentarse en pacientes no diabéticos. El tratamiento es la insulina rápida/ultrarrápida vía subcutánea o intravenosa en perfusión continua.

- En la cetoacidosis diabética la glucemia suele ser mayor de 300 mg/dL, con presencia de cetonemia (cuerpos cetónicos en sangre) mayor de 5 mmol/L, pH menor de 7,3 y bicarbonato menor de 15 mEq/L. El objetivo principal del tratamiento es revertir la producción de cuerpos cetónicos y, secundariamente, disminuir la concentración de glucosa en sangre.

- La realización de un electrocardiograma y la monitorización cardíaca en el paciente con cetoacidosis es imprescindible, dado el potencial arritmogénico tanto de la acidosis como de las alteraciones del potasio.

- El síndrome hiperosmolar, situación hiperosmolar o coma diabético es una complicación típica del paciente con diabetes tipo 2. Se caracteriza por presentar glucemia mayor de 600 mg/dL y osmolaridad mayor de 320 mmol/L. Al contrario que en la cetoacidosis, los valores de los iones plasmáticos suelen estar elevados debido a la gran deshidratación que presentan estos pacientes.

- La hipoglucemia es una emergencia en la que el tiempo de actuación es básico. Se define como glucemia capilar baja (glucemia venosa menor de 60 mg/dL o glucemia capilar menor de 70 mg/dL), glucemia baja acompañada de síntomas compatibles o síntomas compatibles que remiten tras la administración de glucosa (tríada de Whipple). Es una complicación típica en los pacientes con DM1.

- Siempre que sea posible, el tratamiento de la hipoglucemia debe hacerse por vía oral, mediante la administración de glucosa oral. En caso de hipoglucemia grave con bajo nivel de consciencia o de intolerancia oral, la vía de elección es la intravenosa.

- El diagnóstico de las alteraciones hidroelectrolíticas se basa en la exploración física y en los resultados de la analítica sanguínea. El manejo incluye la corrección de los iones alterados y el tratamiento de la causa desencadenante.

BIBLIOGRAFÍA

Alcázar Arroyo R, Albalate Ramón M, Sequera Ortiz P, Corchete Prats E. Puerta Carretero M, Ortega Díaz M. Algoritmos en Nefrología. En: Trastornos hidroelectrolíticos y del equilibrio ácido-base. Badalona (Barcelona): Grupo Editorial Nefrología de la Sociedad Española de Nefrología; 2011.

Álvarez-Rodríguez E, Agud M, Caurel Z, Gallego I, Carballo C, Juan A, et al. Recomendaciones de manejo de la diabetes, de sus complicaciones metabólicas agudas y de la hiperglucemia relacionada con corticoides en los servicios de urgencias. Emergencias. 2016;28:400-17.

Álvarez-Rodríguez E, Laguna I, Rosende A, Tapia R, Martín A, López P, et al. Frecuencia y manejo de diabetes mellitus y de hiperglucemia en urgencias: Estudio GLUCE-URG. Endocrinol Diabetes Nutr. 2017;64:67-74.

Álvarez-Rodríguez E, Olaizola Mendibil A, San Martín Díez MA, Burzako Sánchez A, Esteban-Fernández A, Sánchez Álvarez E. Recomendaciones para el manejo de la hiperpotasemia en urgencias. Emergencias. 2021;33:00-00.

American Diabetes Association. Classification and Diagnosis of Diabetes. Diabetes Care. 2015;38(Suppl.1):S8-S16.

American Diabetes Association. Diabetes care in the hospital, nursing home and skilled nursing facility. Diabetes Care. 2015;38:S80-S85.

American Diabetes Association. Hyperglycemic crises in patients with diabetes mellitus. Diabetes Care. 2001;24:1988-96.

American Diabetes Association. Standards of Medical Care in Diabetes-2022. Diabetes Care. 2021;45:S1-S2.

Bahn RS, Burch HB, Cooper DS, Garber JR, Greenlee MC, Klein I, et al. Hyperthyroidism and other causes of thyrotoxicosis: management guidelines of the American Thyroid Association and American Association of Clinical Endocrinologists. Thyroid.2011;21(6):606-7.

Barranco RJ, Gómez-Peralta F, Abreu C, Delgado M, Palomares R, Romero F, et al. Incidence and care-related costs of severe hypoglycemia requiring emergency treatment in Andalusia (Spain): the PAUEPAD project. Diabet Med. 2015;32:150-6.

Bochicchio GV, Bochicchio KM, Joshi M, IIahi O, Scalea TM. Acute glucose elevation is highly predictive of infection and outcome in critically injured trauma. Ann Surg. 2010;252:597-602.

Bode BW, Braithwaite SS, Steed RD, Davidson PC. Intravenous insulin infusion therapy: indications methods, and transition to subcutaneous insulin therapy. Endocr Pract. 2004;10:71-80.

Burch HB, Wartofsky L. Life-threatening thyrotoxicosis. Thyroid storm. Endocrinol Metab Clin North Am. 1993;22:263-77.

Bushinsky DA, Coe FL, Katzenberg C, Szidon JP, Parks JH. Arterial PCO2 in chronic metabolic acidosis. Kidney Int. 1982;22:311-4.

Català M, Gilsanz A, Tortosa F, Zugasti A, Moreno B, Halperín I, et al. Diagnóstico y tratamiento de trastornos de la neurohipófisis. Endocrinol Nutr. 2007;54(1):23-33.

Ceballos Guerrero M, De la Cal Ramírez MA, Dueñas Jurado JM, Fernández-Cañadas Sánchez JM, Muñoz Guillén NM, Parias Ángel MN, Poch López de Briñas E. Manejo agudo de los trastornos hidroelectrolíticos y del equilibrio ácido-base, 2ª ed. Digital Asus SL; 2016.

Chiha M, Samarasinghe S, Kabaker AS. Thyroid storm: An Updated Review. J Intensive Care Med. 2015;30:131-40.

Claraco LM, Bustamante E, Franco JM. Crisis tirotóxica. En: Moya MS, Piñera P, Mariné M, eds. Tratado de Medicina de Urgencias, 1ª ed. Ergón, 2011; pp. 865-8.

Clement S, Braithwaite S, Magee MF, Ahmann A, Smith EP, Schafer RG, et al. Management of diabetes and hyperglycemia in hospitals. Diab Care. 2004;27:553-91.

Clore JN, Thurby-Hay L. Glucocorticoid-induced hyperglycemia. Endoc Pract 2009;15:469-74.

Cloudfront.net [conculta el 11 de marzo de 2022]. Disponible en: https://d2q8uh6bd0ohj9.cloudfront.net/wp-content/uploads/2021/07/07121235/Guia_Asa_Cerrada_version_web.pdf

Cuervo R, Rodríguez E, Domínguez C, Chaparro D, Martín Sánchez FJ, González J. Efecto del ajuste del tratamiento al alta en los resultados a 30 días en los pacientes con diabetes mellitus atendidos en un servicio de urgencias hospitalario. An Sist Sanit Navar. 2016;39;99-104.

De Sequera Ortiz P, Alcázar Arroyo R, Albalate Ramón M. Trastornos del potasio [Internet]. Disponible en: http://www.revistanefrologia.com/es-monografias-nefrologia-dia-pdf-monografia-20.

Díaz-Cadórniga FJ, Delgado E. Guías de actuación clínica de la diabetes mellitus: Algoritmo diagnóstico y terapéutico del coma hiperglucémico hiperosmolar. Endocrinol Nutr. 2006;53:19-22.

Duhon B, Attridge RL, Franco-Martínez AC, Maxwell PR, Hughes DW. Intravenous sodium bicarbonate therapy in severely acidotic diabetic ketoacidosis. Ann Pharmacother. 2013;47(7-8):970-5.

Fernández Rojo. Alteraciones del equilibrio del potasio. Manual de protocolos y actuación en urgencias, 3ª ed. Toledo, 2010; p. 935-47.

García Martínez T, Montañés Pauls B, Reig Valero R, Roch Ventura MA, Ibáñez Benages E. Ácido clorhídrico en el tratamiento de la alcalosis metabólica severa. Farm Hosp. 2013;37(4):335-8.

Gil Mosquera M, Matías Soler P, Estrada Carmona J, Cozar López G, López Mesa F, Álvarez-Rodríguez E. Manejo de la hipoglucemia en atención prehospitalaria por técnicos en emergencias sanitarias. REUE, 2022; p. 1-7

Gluck SL. Acid-base. Lancet. 1998;352(9126):474-9.

Hampton J. Thyroid Gland Disorder Emergencies: Thyroid Storm and Myxedema Coma. Adv Crit Care. 2013;24(3):325-32.

Hipercalcemia [Internet]. Manual MSD versión para profesionales [consulta el 5 de mayo de 2022]. Disponible en: https://www.msdmanuals.com/es-es/professional/trastornos-endocrinol%C3%B3gicos-y-metab%C3%B3licos/trastornos-electrol%C3%ADticos/hipercalcemia

Kitabchi AE, Umpiérrez GE, Murphy MB, Kreisberg RA. Hyperglycemic crises in adult patients with diabetes. Diabetes Care. 2006;29:2739-48.

Lewis JL III. Hipocalcemia [Internet]. Manual MSD versión para profesionales [consulta el 11 de julio de 2022]. Disponible en: https://www.msdmanuals.com/es-es/professional/trastornos-endocrinol%C3%B3gicos-y-metab%C3%B3licos/trastornos-electrol%C3%ADticos/hipocalcemia

Mahoney BA, Smith WAD, Lo DS, Tsoi K, Tonelli M. Clase CM Intervenciones de emergencia para la hiperpotasemia (Revisión Cochrane traducida). Biblioteca Cochrane Plus, 2008. Oxford: Update Software Ltd. Disponible en: http://www.bibliotecacochrane.com

Manual de protocolos y actuación en urgencias, 3ª ed. Toledo, 2010; p. 927-33.

Bruno CM, Valenti M. Acid-base disorders in patients with chronic obstructive pulmonary disease: a pathophysiological review. J Biomed Biotechnol. 2012;2012:915150.

Nares-Torices MA, González-Martínez A, Martínez-Ayuso FA, Morales-Fernández MO. Hipoglucemia: el tiempo es cerebro. ¿Qué estamos haciendo mal? Med Interna Méx. 2018;43.

Ortigosa Agustín O, Gil de Bernabé J, Franco Sorolla JM. Trastornos del equilibrio ácido base. En: Moya Mir MS, Piñera Salmerón P, Marine Blanco M (eds). Tratado de Medicina de Urgencias. Madrid: Ergón, 2011; p. 879-84.

Ortiz A. Alcalosis Metabólica. En: Ayus JC, Caramelo C, Tejedor A (eds). Agua, electrolitos y equilibrio ácido-base. Aprendizaje mediante casos clínicos. Madrid: Panamericana, 2007; p. 253-69.

Pérez A, Conthe P, Aguilar M, Bertomeu V, Galdós P, García G, et al. Tratamiento de la hiperglucemia en el hospital. Documento de consenso. Med Clin (Barc). 2009;132:465-75.

Pinés Corrales PJ, Arias Lozano C, Jiménez Martínez C, López Jiménez LM, Sirvent Segovia AE, García Blasco L, Botella Romero F. Prevalence of severe hypoglycemia in a cohort of patients with type 1 diabetes. Endocrinol Diabetes Nutr (Engl Ed). 2021 Jan;68(1):47-52.

REDGDPS [Internet]. Redgdps.org [consulta el 1 de junio de 2021]. Disponible en: https://www.redgdps.org/guia-de-diabetes-tipo-2-para-clinicos/22-hipoglucemia20180917

Rodríguez-Villar S, Do Vale BM, Fletcher HM. The arterial blood gas algorithm: Proposal of a systematic approach to analysis of acid-base disorders. Rev Esp Anestesiol Reanim (Engl Ed). 2020 Jan;67(1):20-34.

Ruiz González C, Acevedo Ribó M, Sentenac Merchán JG. Alteraciones del equilibrio del sodio. En: Manual de Protocolos y Actuación en Urgencias, 3ª ed; 2010. Runkle I, Gómez-Hoyos E, Cuesta-Hernández M, Chafer-Vilaplana J, de Miguel P. Hyponatraemia in older patients: a clinical and practical approach. Rev Clin Gerontol [Internet]. 2015;25(01):31-52.

Runkle I, Villabona C, Navarro A, Pose A, Formiga F, Tejedor A, Poch E. The treament ofhyponatremia secondary to the syndrome of inappropriate antidiuretic hormone secretion. Med Clin (Barc). 2013; 141(11):507.e1-507.e10

Satoh T, Isozaki O, Suzuki A, Wakino S, Iburi T, Tsuboi K, et al. 2016 Guidelines for the management of thyroid storm from The Japan Thyroid Association and Japan Endocrine Society (First edition). Endocr J. 2016 Dec 30;63(12):1025-64.

Sequera Ortiz P, Albalate Ramón M, Alcázar Arroyo R. Trastornos electrolíticos y desequilibrio ácido-base. En: Lorenzo V, López Gómez JM, De Francisco ALM, Hernández D(eds.). Nefrología al Día. Barcelona: Plusmedical, 2010; p. 161-242.

Sociedad Española de Medicina Intensiva (Semicyuc). Recomendaciones del panel de expertos en el manejo de pacientes críticos con hiponatremia. Junio 2016.

The Nice-SUGAR investigators. Intensive versus conventional glucose control in critical ill patients. N Engl J Med. 2009;360:1283-97.

Umpierrez GE, Hellman R, Korytkowski MT, Kosiborod M, Maynard GA, Montori VM, et al; Endocrine Society. Management of hyperglycemia in hospitalized patients in non-critical care setting: an endocrine society clinical practice guideline. J Clin Endocrinol Metab. 2012 Jan;97(1):16-38.

Umpiérrez GE, Isaacs SD, Bazargan N, You X, Thaler LM, Kitabchi AE. Hyperglicemia: an independent marker f in-hospital mortality in patients with undiagnosis diabetes. J Clin Endoc Metab. 2002;87:978-82.

Van den Berghe G, Schetz M, Vlasselaers D, Hermans G, Wilmer A, Bouillon R, Mesotten D. Clinical review: Intensive insulin therapy in critically ill patients: NICE-SUGAR or Leuven blood glucose target? J Clin Endocrinol Metab. 2009 Sep;94(9):3163-70.

Van den Berghe G, Wouters P, Weekers F, Verwaest C, Bruyninckx F, Schetz M, et al. Intensive insulin therapy in critically ill patients. N Engl J Med. 2001 Nov 8;345(19):1359-67.

Verbalis JG. Clinical Guidelines for the use of Tolvaptan in patients with hyponatremia and SIADH. Congreso de la Sociedad Española de Endocrinología y Nutrición. Salamanca; 26-28 de mayo de 2010.

Urgencias inmunológicas e infecciosas

50

P. Dacal Pérez

OBJETIVOS

- Identificar la situación de reacción anafiláctica.
- Reconocer las principales reacciones anafilácticas.
- Valorar y tratar al paciente con una reacción anafiláctica.
- Conocer los signos y síntomas de la sepsis.
- Actuación del Código Sepsis.
- Medidas de autoprotección ante la patología infecciosa.

ANAFILAXIA

Un antígeno es cualquier sustancia a la que el sistema inmunológico reconoce como extraña. Los antígenos inducen un estado de sensibilidad y de respuesta al sistema inmunitario, es decir, la creación de anticuerpos. Un alérgeno es cualquier sustancia que actúa como un antígeno, capaz de causar una reacción alérgica.

Normalmente el sistema inmunitario protege al cuerpo frente a la invasión de elementos extraños, como bacterias, virus y tóxicos. La reacción excesiva frente a una sustancia se denomina hipersensibilidad o reacción alérgica. La reacción alérgica puede desencadenarse casi por cualquier cosa que establezca contacto con el cuerpo.

La anafilaxia es la reacción alérgica más grave que puede ocurrir, sobre todo en su manifestación más extrema y grave, que es el *shock* anafiláctico, el cual tiene una mortalidad de hasta el 6,5 % de los pacientes que la sufren.

Es de vital importancia reconocer los signos y síntomas de una anafilaxia en el momento agudo para aplicar el mejor tratamiento disponible y a la mayor brevedad. La anafilaxia es una patología tiempo-dependiente, por lo que la atención de los profesionales de los servicios de emergencias es clave para una rápida recuperación del paciente.

Desde el punto de vista clínico, se trata de un síndrome complejo, que puede ser desencadenado por mecanismos inmunitarios o no, con aparición de síntomas y signos tanto en la piel (eritema, prurito generalizado, urticaria, angioedema) como en otros órganos (gastrointestinal, respiratorio o cardiovascular).

 La anafilaxia es una reacción alérgica grave de instauración rápida que puede ocasionar la muerte.

Conceptos

Para simplificar la comprensión de los conceptos, se agrupan en tres entidades, que son las siguientes:

- Urticaria: enfermedad de la piel, caracterizada por lesiones cutáneas edematosas, de contornos delimitados y con un halo eritematoso. La urticaria va acompañada, generalmente, de prurito (**Fig. 50-1**).
- Angioedema: se caracteriza por la rápida tumefacción de la piel, mucosas y tejidos submucosos. Esta hinchazón se presenta bajo la piel, en lugar de darse en la superficie (**Fig. 50-2**).
- Anafilaxia: se define como una reacción alérgica grave, de instauración rápida y potencialmente mortal (**Fig. 50-3**).

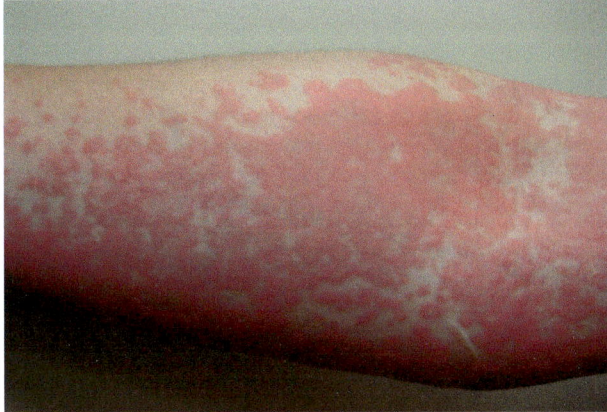
Figura 50-1. Urticaria. Wikimedia Commons contributors. File: EMminor2010.JPG [consultado 3 sept 2019]. Disponible en: https://commons. wikimedia.org/w/index.php?title=File:EMminor2010.JPG&oldid=356679324.

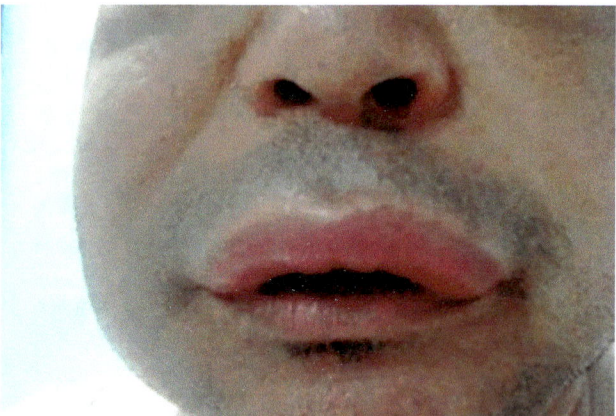

Figura 50-2. Angioedema. Wikimedia Commons contributors. File: Angioedema of the face.jpg [consultado 3 sept 2019]. Disponible en: https://commons.wikimedia.org/w/index.php?title=File:Angioedema_of_the_face.jpg&oldid=330147777.

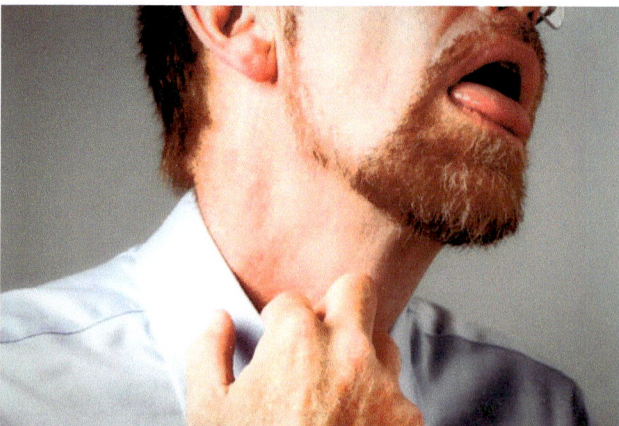

Figura 50-3. Anafilaxia. Tomado de: Díaz S. Los primeros auxilios [consultado 3 sept 2019]. Disponible en: https://losprimerosauxilios.net/shock-anafilactico/

Etiología

Las causas de la anafilaxia son de gran diversidad. La causa más frecuente de anafilaxia son los medicamentos (clásicamente penicilinas y, en la actualidad los antiinflamatorios no esteroideos), los alimentos y las picaduras de insectos (himenópteros). Con menor frecuencia las reacciones debidas a factores físicos, al látex y las de naturaleza idiopática (**Tabla 50-1**).

Si se separan las causas por edades, en los pacientes adultos la causa más frecuente será la farmacológica y en los pacientes pediátricos, los alimentos.

Los alimentos con frecuencia más implicados en la anafilaxia son:

- Huevo.
- Leche.
- Frutos secos.
- Pescado y marisco.

En España, la alergia al *Anisakis* es causa frecuente de reacciones alérgicas.

En cuanto a los fármacos que con mayor frecuencia aparecen implicados, se encuentran los antiinflamatorios no esteroideos, los antibióticos betalactámicos, y los medios de contraste radiológico, entre otros.

El látex constituye una causa que considerar en el medio hospitalario y extrahospitalario, dada su presencia en muchos materiales usados en la atención a pacientes. También es cierto que cada vez son más los centros y servicios que cuentan en sus áreas de atención con material fungible adaptado a pacientes con potencial alergia al látex (sin látex).

Tipos de reacciones anafilácticas

La anafilaxia se puede clasificar en dos grupos, grave y moderada.

Las anafilaxias graves se caracterizan por:

- Presencia de cianosis.
- Saturación de O_2 ≤ 92 % (≤ 95 % en niños).
- Hipotensión.
- Hipotonía.
- Pérdida de consciencia o incontinencia.

Las anafilaxias moderadas presentan los siguientes signos y síntomas:

- Afectación respiratoria: disnea, estridor, sibilancias.
- Afectación cardiovascular.
- Afectación gastrointestinal: náuseas, vómitos, dolor abdominal.
- Mareo.
- Sudoración.
- Sensación de garganta ocupada.

Diagnóstico

El diagnóstico es meramente clínico.

La dificultad en el diagnóstico de la anafilaxia reside en que no hay un conjunto de signos y síntomas patognomónicos; lo que es típico es que se produzca una rápida progresión de la gravedad o de la intensidad de los síntomas. Esta característica es válida tanto en niños como en adultos. El diagnóstico de la anafilaxia en niños puede pasar, en principio, desapercibido, debido a las limitaciones en la comunicación. En la sospecha clínica hay que tener en cuenta que la alergia alimentaria es la causa más frecuente de anafilaxia en niños y que la atopia aumenta el riesgo de anafilaxia.

 La dificultad del diagnóstico de la anafilaxia reside en que no hay un conjunto de signos y síntomas patognomónicos; lo típico es que se produzca una rápida progresión de la gravedad o la intensidad de los síntomas.

Tabla 50-1. Etiología de la anafilaxia

Medicamentos y medios diagnósticos	30,95-62 %
Alimentos: cacahuetes, nueces, mariscos (crustáceos), pescado, huevos y leche	22,6-34,23 %
Picaduras de insecto (himenóptero)	8,6-13,9 %
Factores físicos (ejercicio, frío, calor)	3,4-4 %
Otros (incluye látex)	7,26 %
Idiopática	3,4-21,73 %

Los criterios clínicos para el diagnóstico de la anafilaxia, o para que esta sea muy probable, incluyen al menos uno de los siguientes:

Criterio 1

Una reacción de inicio agudo (de minutos a horas) en la que se observan lesiones específicas cutáneo-mucosas como urticaria, angioedema, eritema, prurito, acompañado con al menos uno de los siguientes síntomas:

- Dificultad respiratoria: disnea, sibilancias, estridor, disminución del flujo espiratorio pico o hipoxemia.
- Hipotensión arterial: presión arterial sistólica (PAS) < 90 mm Hg o descenso del 30 % de la PAS habitual, mala perfusión orgánica, como por ejemplo hipotonía, síncope e incontinencia.

En este primer criterio, generalmente la piel está implicada. Con este criterio se estaría manejando el diagnóstico del 80 % de los cuadros anafilácticos. Sin embargo, existen cuadros menos típicos que no quedarían incluidos en estos criterios, al menos un 20 %, como las reacciones anafilácticas que cursan sin afectación cutánea y las que solo producen hipotensión.

Criterio 2

Una reacción rápida (de minutos a horas) tras la exposición a un antígeno sospechoso para el paciente, con dos o más de los siguientes síntomas:

- Lesiones cutaneomucosas como urticaria, angioedema, eritema, o prurito.
- Dificultad respiratoria: disnea, sibilancias, estridor, disminución del flujo espiratorio pico o hipoxemia.
- Hipotensión arterial o síntomas de mala perfusión orgánica. En adultos PAS < 90 mm Hg o descenso del 30 % de la PAS habitual.
- Síntomas gastrointestinales persistentes, como dolor abdominal, vómitos o diarrea.

Los síntomas cutáneos no están tan claros. Con este segundo criterio se estaría manejando el 20 % de la población restante, en la cual no está presente o no es reconocida. Se introducen criterios de sintomatología gastrointestinal, es un criterio de aplicación a pacientes que sufren exposición a algún estímulo al que probablemente sean alérgicos.

Criterio 3

Una exposición a algún estímulo conocido al que el paciente es alérgico, como, por ejemplo, la picadura de una avispa en un paciente con diagnóstico confirmado de alergia al veneno de himenópteros, que provoca:

- Lactantes y niños: presión arterial baja o descenso superior al 30 % de la sistólica. Cabe recordar que la PAS es baja en la infancia: < 70 mm Hg de 1 mes a 1 año de edad, (< 70 mm Hg + [2 × edad]) de 1 a 10 años y < 90 mm Hg de 11 a 17 años).
- Adultos: PAS inferior a 90 mm Hg o descenso superior al 30 % respecto a la basal.

Con este tercer criterio se pretende afinar el diagnóstico en el caso de los pacientes alérgicos conocidos y en los casos de reacciones anafilácticas que no tengan una implicación multisistémica (**Fig. 50-4**).

 Es importante reforzar el concepto de que, si bien la secuencia temporal será importante para un diagnóstico de presunción, la presencia o ausencia de factor alergénico externo no será en ningún caso criterio de diagnóstico o de exclusión.

Se han postulado diversas situaciones en la atención de emergencias sanitarias, todas ellas generadoras de ansiedad y de necesidad percibida de rápida atención por el usuario, e incluso interpretadas por este o por operadores de emergencias como criterios de anafilaxia, que finalmente no lo son. Entre ellas, las reacciones locales por una picadura, o una reacción cutánea que no va acompañada de otra sintomatología.

La prueba de laboratorio para apoyar el diagnóstico clínico de anafilaxia es la determinación de las concentraciones plasmáticas de triptasa. Debe solicitarse sistemáticamente ante la sospecha clínica de anafilaxia, de forma similar a como se realiza una curva enzimática en caso de sospecha de infarto de miocardio. Puede elevarse en muestras obtenidas entre 15 y 180 minutos (3 horas) después del comienzo de los síntomas. Se aconseja la extracción de un mínimo de 3 muestras seriadas, pues mejora la sensibilidad y especificidad:

- La primera tras la instauración del tratamiento.
- La segunda alrededor de 2 horas desde el comienzo de la crisis.
- La tercera a partir de las 24 horas para tener un nivel basal del paciente, ya que los valores normales suelen recobrarse entre 6 y 9 horas tras la reacción, o suero basal (p. ej., muestras congeladas para estudio).

La muestra debe recogerse en un tubo vacío o con coagulante, indicado para la obtención de suero (bioquímica general). Debido a la alta estabilidad de la triptasa, puede almacenarse temporalmente en el frigorífico hasta el procesamiento de la muestra. La extracción de muestras nunca ha de retrasar la instauración del tratamiento.

 La extracción de una muestra sanguínea debe ser realizada entre los 15 minutos y las 3 horas desde el comienzo de los síntomas. Se utilizará un tubo de plasma (bioquímica general) y debe ser conservada en frío hasta su procesado.

Diagnóstico diferencial. Factor de confusión

La anafilaxia se puede confundir con unas 40 entidades clínicas con las cuales es necesario establecer un diagnóstico

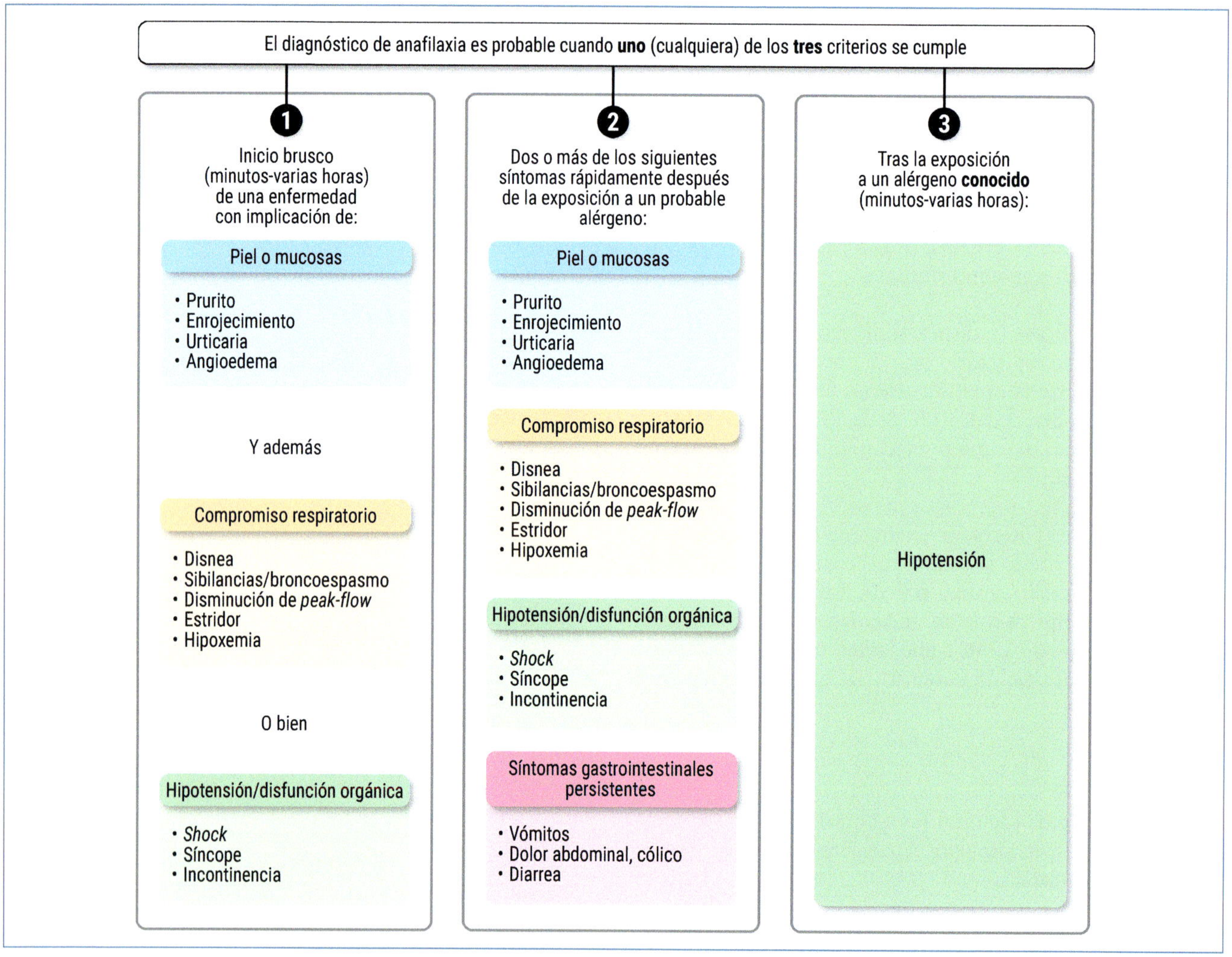

El diagnóstico de anafilaxia es probable cuando **uno** (cualquiera) de los **tres** criterios se cumple

1

Inicio brusco
(minutos-varias horas)
de una enfermedad
con implicación de:

Piel o mucosas

- Prurito
- Enrojecimiento
- Urticaria
- Angioedema

Y además

Compromiso respiratorio

- Disnea
- Sibilancias/broncoespasmo
- Disminución de *peak-flow*
- Estridor
- Hipoxemia

O bien

Hipotensión/disfunción orgánica

- *Shock*
- Síncope
- Incontinencia

2

Dos o más de los siguientes
síntomas rápidamente después
de la exposición a un probable
alérgeno:

Piel o mucosas

- Prurito
- Enrojecimiento
- Urticaria
- Angioedema

Compromiso respiratorio

- Disnea
- Sibilancias/broncoespasmo
- Disminución de *peak-flow*
- Estridor
- Hipoxemia

Hipotensión/disfunción orgánica

- *Shock*
- Síncope
- Incontinencia

Síntomas gastrointestinales persistentes

- Vómitos
- Dolor abdominal, cólico
- Diarrea

3

Tras la exposición
a un alérgeno **conocido**
(minutos-varias horas):

Hipotensión

Figura 50-4. Diagnóstico de la anafilaxia.

diferencial, distinto y adecuado según la edad adulta y pediátrica, sobre todo cuando faltan manifestaciones cutáneas o se produce un colapso vascular aislado y se puede obtener la historia (**Tablas 50-2** y **50-3**).

Entre estas entidades clínicas se encuentran reacciones vasovagales, isquemia miocárdica, arritmias, broncoespasmo, crisis comiciales, obstrucción de la vía aérea por un cuerpo extraño, etc., que, conforme a la presentación clínica (más de 40 síntomas combinados entre sí), dejan poco espacio para la precisión. La patología que más frecuentemente causa confusión con la anafilaxia en el medio extrahospitalario, y que suele asimilarse con patología banal, son los cuadros vagales.

El cuadro vagal se presenta con hipotensión, palidez, bradicardia, diaforesis, debilidad y, en algunas ocasiones, alteración del nivel de consciencia. No es infrecuente situar dicho cuadro vagal en el contexto de una indisposición por mala digestión o intolerancias alimentarias, asociada con frecuencia con un florido síndrome emético, y pasar por alto lo que sería el comienzo de una reacción anafiláctica.

Errores en el diagnóstico

Como se ha visto, la anafilaxia no es fácil de identificar ni de diagnosticar. A pesar de ello, algunos profesionales sanitarios continúan siendo reticentes a diagnosticar anafilaxia sin la presencia de la hipotensión, aun cuando se ha visto que no es indispensable para el diagnóstico. La hipotensión no es habitual en niños, ni tampoco en la anafilaxia inducida por alimentos.

Del mismo modo, la manifestación clínica cutánea podría haber desaparecido en el momento de producirse la asistencia sanitaria. También haber tomado algún antihistamínico puede enmascarar la manifestación cutánea.

 La manifestación clínica cutánea no aparece en el 20 % de las reacciones anafilácticas.

Por otro lado, los pacientes asmáticos pueden enmascarar una anafilaxia que podría pasar bajo la etiqueta de una exacerbación asmática si no se está atento a los síntomas acompañantes como prurito, eritema, edema en lengua y mucosas, mareo y bajo nivel de consciencia.

Los pacientes que sufren un primer episodio de anafilaxia pueden no fijarse en ciertos síntomas o concentrarse en uno solo, como, por ejemplo, un paciente con dolor abdominal y vómitos que requiere asistencia, es probable que no comente si ha tenido un leve prurito antes del comienzo de esa manifestación clínica.

Tabla 50-2. Diagnóstico diferencial de la anafilaxia

Urticaria/angioedema

- Urticaria idiopática
- Déficit de C1 inhibidor hereditario o adquirido
- Angioedema por inhibidores de la enzima convertidora de angiotensina

Enfermedades que simulan edema de la vía respiratoria alta

- Reacciones distónicas por metoclopramida, proclorperazina o antihistamínicos
- Reflujo gastroesofágico agudo

Síndromes que cursan con eritema o *flushing*

- Carcinoide
- Posmenopáusico
- Inducido por alcohol
- Carcinoma medular de tiroides
- Vipomas
- Síndrome del hombre rojo

Síndromes neurológicos

- Epilepsia
- Accidente cerebrovascular

Otras causas de *shock*

- Séptico, cardiogénico, hemorrágico

Distrés respiratorio agudo

- Asma
- Embolia pulmonar aguda
- Crisis de pánico
- Globo histérico
- Laringoespasmo
- Disfunción de cuerdas vocales
- Aspiración de cuerpo extraño en niños

Otros

- Reacciones vagales
- Escombroidosis
- Síndrome del restaurante chino
- Reacciones por sulfitos
- Enfermedad del suero
- Feocromocitoma
- Síndrome de hiperpermeabilidad capilar generalizado
- Enterocolitis inducida por proteínas
- «Munchausen anafiláctico»
- Anafilaxia somatoforme (síntomas sin signos)

Tabla 50-3. Diagnóstico diferencial de anafilaxia en niños

Otras causas de síntomas cutaneomucosos/urticaria aguda

- Viral
- Comida
- Medicación
- Otro desencadenante
- Angioedema hereditario (raro en niños)

Otras causas de distrés respiratorio agudo

- Malformaciones congénitas de vía aérea superior/inferior
- Alteraciones adquiridas en la vía aérea (cuerpo extraño, broncoaspiración, crup, asma, bronquiolitis)

Otras causas de síntomas gastrointestinales agudos

Los pacientes con patología neuropsiquiátrica o psicológica, consumo de alcohol o fármacos que afectan al sistema nervioso central y drogas de abuso son menos fiables a la hora de interpretar este cuadro clínico.

Factores de riesgo

Son colectivos de especial vulnerabilidad ante la anafilaxia:

- Las pacientes embarazadas.
- El paciente infantil (dificultad inherente de exploración e historia en esas edades).
- El paciente adolescente (por la predisposición a conductas de riesgo, así como no llevar consigo autoinyectores de adrenalina).
- El paciente con edad media-avanzada (por el consumo de medicaciones de forma ordinaria y por la patología vascular infradiagnosticada y la broncopatía [asma y enfermedad pulmonar obstructiva crónica]).

La medicación que previamente toma los pacientes puede tener un papel importante en la gravedad de signos y síntomas, así como en la respuesta al tratamiento posterior. Algunos de estos medicamentos son los β-bloqueantes y los bloqueadores α-adrenérgicos, así como los inhibidores de la enzima convertidora de angiotensina y los antagonistas del receptor de angiotensina II. También se ha descrito este fenómeno con antiinflamatorios no esteroideos y opiáceos.

Curso clínico y evolución

Una de las características que tiene la reacción a la anafilaxia es su naturaleza imprevisible. Se suele decir que *cuanto más rápido progresan los síntomas, más grave es la reacción*; no obstante, en algunos casos reacciones moderadas se han resuelto de forma espontánea.

Aunque lo habitual es que rapidez y gravedad se correlacionen con reacción grave, no hay nada que permita predecir la gravedad de una reacción anafiláctica cuando empieza: si se va a resolver, si se va a producir un fenómeno bifásico o un fenómeno prolongado. De ahí, la necesidad urgente de medidas salvadoras.

La anafilaxia puede manifestarse a través de unos 40 signos y síntomas distintos. El inicio habitual es con una manifestación clínica dérmica, con prurito, eritema y urticaria, a lo cual se asocia una sensación de plenitud en la garganta, ansiedad, sensación de opresión torácica, disnea y mareos.

En un paciente con síntomas de anafilaxia, la sensación de «nudo» o «bola» en la garganta, así como la ronquera deben hacer sospechar de un posible edema laríngeo y de una situación de riesgo vital inminente.

A este cuadro se le puede acompañar síntomas gastrointestinales, respiratorios, rinorrea, conjuntivitis o hipotensión. Según avanza el cuadro, la hipoperfusión de órganos se hace manifiesta con efectos neurológicos (síncope, hipotonía), distrés respiratorio, nivel de consciencia alterado y, en su estado final, colapso cardiorrespiratorio y paro cardíaco.

El inicio de la anafilaxia suele ser súbito, habitualmente dentro de los primeros segundos o minutos (rara vez horas) tras la exposición. El 50 % de las muertes por anafilaxia ocurren en la primera hora (**Fig. 50-5**).

Tras los síntomas iniciales, y una vez el episodio comienza a resolverse, todavía existe riesgo de recurrencia; este fenómeno se denomina anafilaxia bifásica. En algunos casos, la reacción anafiláctica puede manifestarse en dos tiempos, en los que se producen dos episodios con un intervalo asintomático entre ambos. Se estima que el intervalo de tiempo asintomático entre ambos episodios, oscila entre 1 y 72 horas, pero en la mayoría de los casos descritos ocurre con 8 horas de diferencia entre ambos.

El riesgo de anafilaxia bifásica se ha cuantificado inicialmente hasta en un 21 % de los casos; de un 15 % en niños.

 La anafilaxia bifásica es la reaparición de los síntomas sin reexposición al antígeno desencadenante. Suele ser grave y resistente al tratamiento.

Manejo y tratamiento de la anafilaxia

Del mismo modo que se aporta una visión de «alta sensibilidad» en el diagnóstico, ahora se debe hablar del «tratamiento precoz», dado que la mediana de tiempo desde la exposición hasta que se produce la parada cardiorrespiratoria en anafilaxia es corta.

El éxito del tratamiento de una reacción anafiláctica depende de varios factores:

- De la preparación del profesional que atiende al paciente.
- Del reconocimiento temprano de la anafilaxia.
- Del tratamiento precoz y enérgico.

En la aproximación al paciente, su postura es importante. Es preferible mantenerlo en posición de Trendelenburg o en decúbito supino con las piernas elevadas, salvo que presente vómitos o dificultad respiratoria, ya que lo fundamental será mantener la vía aérea permeable.

En caso de que el paciente se encuentre inconsciente y respirando, se le colocará en posición lateral de seguridad, cuidando de hacerlo en decúbito lateral izquierdo para las pacientes embarazadas.

 La mayor prioridad en el manejo de la reacción anafiláctica será mantener la vía aérea permeable.

Los datos de rápida progresión, como el distrés respiratorio, los vómitos que no ceden, las manifestaciones cardiovasculares y el bajo nivel de consciencia, deben poner al profesional en alerta sobre la posibilidad de una parada cardiorrespiratoria. Aunque la anafilaxia no es por sí sola una causa muy frecuente de parada cardiorrespiratoria, sí que es en gran medida reversible y su tratamiento no es otro que el de soporte vital básico de calidad y el soporte vital avanzado precoz.

Los pasos ideales en el manejo de una anafilaxia son:

- Asegurar la vía aérea. Esta será la mayor prioridad en el manejo de la anafilaxia. Para ello se examinará la boca del

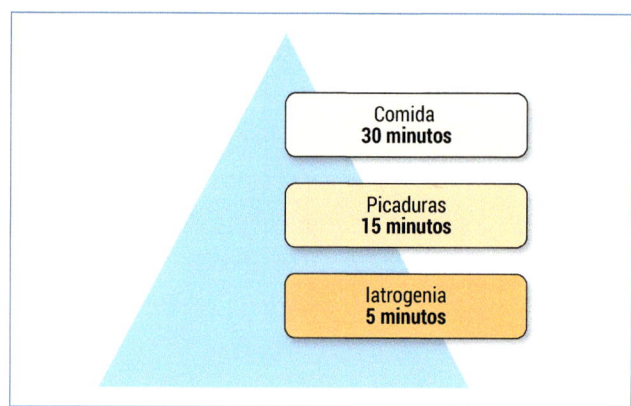

Figura 50-5. Tiempo desde la exposición hasta la parada cardiorrespiratoria según el agente.

paciente en busca de signos o síntomas de angioedema. En caso de encontrar dichos signos, lo más probable es que el paciente termine con una intubación orotraqueal, pues la demora y progresión del angioedema puede ocasionar una oclusión completa.

- Se debe mantener la saturación O_2 por encima del 90 %, aplicando para ello oxigenoterapia a un alto flujo (100 %, 15 lpm en mascarilla facial con reservorio).
- Tras esta intervención, sigue la «descontaminación» del paciente, entendiendo por esto la retirada del alérgeno en la medida de lo posible. Nunca se debe demorar el tratamiento del paciente por limpiar o descontaminar el alérgeno si esto no va a ser fácil.
- Para la descontaminación, en caso de que se trate de una picadura de un insecto, prima la rapidez en la extracción del aguijón frente a las precisiones técnicas, ya que el aguijón seguirá inoculando veneno aun cuando se haya separado del animal.
- En caso de tratarse de un alimento, la primera opción será la descontaminación de la boca, eliminando los restos del alimento, pero nunca provocar el vómito. Tampoco estará indicado el lavado gástrico, ya que se ha visto asociado a una mayor tasa de complicaciones.
- El tratamiento farmacológico de elección para la anafilaxia es la adrenalina. La adrenalina es un fármaco que tiene un efecto vasoconstrictor que incrementa la presión arterial, dilata las vías respiratorias y potencia la función cardíaca. Su inicio de acción es rápido. Es el mejor agente farmacológico para el tratamiento de las reacciones alérgicas graves y la anafilaxia. La aplicación de la adrenalina se realiza mediante inyección intramuscular. Mediante esta vía se obtienen unas concentraciones plasmáticas más rápidas y elevadas que la vía subcutánea. Presenta un mayor margen de seguridad que la administración intravenosa. El mejor sitio de administración es en la cara anterolateral del muslo. Dosis (**Tabla 50-4**):
  - Adultos: 0,5 mg por dosis, repetir cada 5-15 min.
  - Niños/lactantes: 0,01 mg/kg, máximo 0,3 mg, repetir cada 5-15 min.
- La vía intravenosa solo debe ser aplicada por personal experimentado, en medio hospitalario y con estrecha monitorización cardíaca. Presenta un mayor riesgo de efectos adversos graves (taquiarritmias, isquemia miocárdica).

Tabla 50-4. Perfusión intravenosa de adrenalina

Preparación

- Monitorizar constantes antes de la administración
- Emplear vía de grueso calibre
- Diluir 1 mg de adrenalina en 100 mL de suero salino fisiológico = 0,01 mg/mL (1/100.000)
- 1 mL/kg por hora equivale a 0,01 mg/kg por hora (0,17 µg/kg por minuto)

Dosis de inicio

- Comenzar con 0,5-1 mL/kg por hora (30-100 mL/h en adultos) en función de la gravedad del cuadro
- Modificar la dosis en función de la respuesta con el objetivo de conseguir la mínima dosis eficaz
- La aparición de taquicardia, temblor, palidez con presión arterial normal o aumentada son signos de toxicidad; en estos casos, reducir o suspender la perfusión
- La dosis máxima recomendada es de 6 mL/kg por hora

Suspensión de la perfusión

El cese debe ser tan pronto como sea posible para evitar toxicidad. Cuando se resuelva la reacción, disminuir la dosis a la mitad y ver respuesta; 60 minutos después de la resolución, suspender la perfusión y observar la aparición de recurrencias

Está indicada en pacientes que no responden a la inyección intramuscular repetida de adrenalina y reposición de volumen, en caso de hipotensión grave refractaria o con síntomas de *shock*.

 El tratamiento de elección para la anafilaxia es la adrenalina, debido a su rápida acción una vez aplicada. El tiempo medio de acción a través de una inyección intramuscular es de 8 minutos, mientras que su aplicación a través de la vía subcutánea es de 34 minutos.

No existen contraindicaciones absolutas en el uso de adrenalina y es el tratamiento de elección en situación de anafilaxia.

Los pacientes que presentan mayor riesgo de efectos adversos son los siguientes:

- Ancianos o pacientes con patologías asociadas (cardiopatía isquémica, arteriopatía periférica, hipertensión arterial, hipertiroidismo, cirugía intracraneal reciente, aneurisma aórtico).
- Pacientes en tratamiento con inhibidores de la monoaminooxidasa, antidepresivos tricíclicos, β-bloqueantes (respuesta parcial de la adrenalina), aminofilina, salbutamol intravenoso u otros fármacos vasoconstrictores o arritmogénicos.
- Intoxicación por cocaína, anfetaminas.

En estos casos se debe monitorizar exhaustivamente al paciente y vigilar signos de toxicidad, utilizando la mínima dosis eficaz.

Los pacientes con riesgo de reacciones de anafilaxia deben llevar consigo autoinyectables de adrenalina, con el fin de que los utilicen en caso de sufrir una reacción. Las jeringas autoinyectables de adrenalina suelen comercializarse con dosis de adulto y pediátricas. En la **tabla 50-5** se muestran diferentes autoinyectores de adrenalina disponibles en España.

Este fármaco debe conservarse alejado de la luz solar y a temperatura ambiente. Se debe tener en cuenta que en ambientes cálidos la degradación de la adrenalina es más rápida.

Para el uso del autoinyector de adrenalina se deben seguir los siguientes pasos:

- Antes de su uso se debe comprobar su fecha de caducidad.
- La inyección se hará preferiblemente en la cara externa del muslo. En caso de inyectar en los miembros superiores, será en la zona del hombro, en la región deltoidea.
- Exponer el muslo u hombro del paciente siempre que sea posible y limpiar con solución alcohólica antes de la administración. En caso de no poder descubrir la zona, se puede administrar por encima de la ropa.
- Retirar el mecanismo de seguridad de la jeringa.
- Colocar sobre el muslo con un ángulo de 90° y apretar de forma enérgica contra el muslo. La aguja se dispara de forma automática. Esta acción se debe mantener al menos durante 10 segundos.

Tabla 50-5. Diferentes autoinyectores de adrenalina disponibles en España

Nombre comercial	Paciente	Dosis	Color de la presentación	Presentación
Altellus®*	Adultos	300 µg/0,3 mL	Amarillo	Plumas precargadas
	Niños	150 µg/0,3 mL	Verde	
Jext®	>30 kg	300 µg/0,3 mL	Rojo	
	<30 kg	150 µg/0,3 mL	Amarillo	
Anapen®	Adultos	300 µg/0,3 mL	Verde	
	Niños	150 µg/0,3 mL	Amarillo	
Emerade®	Adultos	500 µg 0,3 mL	Rojo	
		300 µg/0,3 mL	Verde	
	Niños	150 µg/0,15 mL	Amarillo	

* Altellus® es la única presentación en la que el amarillo se usa para la dosificación de adultos y el verde para niños. Es muy frecuente encontrársela.

- Una vez pasados los 10 segundos, se retira el autoinyector. A continuación, se debe dar un masaje en la zona de inyección durante otros 10 segundos.
- El autoinyector, una vez utilizado, debe ser depositado en el recipiente de residuos adecuado.

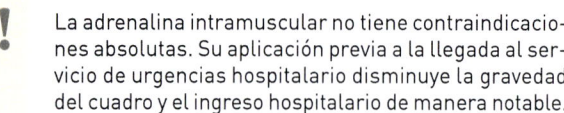 La adrenalina intramuscular no tiene contraindicaciones absolutas. Su aplicación previa a la llegada al servicio de urgencias hospitalario disminuye la gravedad del cuadro y el ingreso hospitalario de manera notable.

Otros fármacos

Otros fármacos que pueden estar indicados son los siguientes:

- Broncodilatadores: los broncodilatadores β-adrenérgicos deben utilizarse siempre que el paciente presente broncoespasmo durante una anafilaxia. Además, están indicados en el tratamiento del broncoespasmo refractario a adrenalina. Inicialmente se usará salbutamol por vía inhalada (inhalador dosificador más cámara, 4-6 inhalaciones cada 10 minutos), o en nebulización (2,5-5 mg diluidos en 3 mL de solución salina fisiológica). Puede repetirse a los 30-60 minutos si hace falta. La vía parenteral se reserva para cuando no puede utilizarse la vía inhalada, para pacientes con ventilación mecánica y para aquellos que no responden al tratamiento inhalado: 250 µg (4 µg/kg) por vía intravenosa o 500 µg (8 µg/kg) por vía intramuscular o subcutánea. La asociación con bromuro de ipratropio (0,5 mg) puede ser útil en pacientes con broncoespasmo.
- Glucagón: los pacientes que reciben β-bloqueantes pueden ser resistentes al tratamiento con adrenalina y desarrollar hipotensión refractaria y bradicardia prolongada. En estos casos, el glucagón está indicado debido a que su acción inotrópica y cronotropa no está mediada por los receptores β-adrenérgicos. También puede plantearse su uso en pacientes cardiópatas en los que la utilización de adrenalina pueda conllevar riesgo. Los efectos secundarios más frecuentes son las náuseas y los vómitos. Dosis:
  - Adultos: 1-2 mg (hasta un máximo de 5 mg). Vía intramuscular o intravenosa. Se puede repetir la dosis a los 5 min.
  - Niños: 20-30 µg/kg (máximo 1 mg) Vía intramuscular o intravenosa. Se puede repetir la dosis a los 5 min.
- La atropina está indicada en caso de bradicardia prolongada. En pacientes con hipotensión refractaria, a pesar de la administración de adrenalina y reposición de volumen, estaría indicado el tratamiento adyuvante con dobutamina, noradrenalina o vasopresina. Dosis de atropina:
  - Adultos: 0,5-1 mg en bolo, repetir hasta 3 mg como máximo.
  - Niños: 0,02 mg/kg.

Otras medidas de soporte

Se debe administrar oxígeno de forma precoz, manteniendo una saturación de $O_2 > 95\%$, utilizando para ello mascarillas tipo Venturi a alto flujo (FiO_2 50-100%; 10-15 L/min) para evitar el colapso de la vía aérea.

Todos los pacientes con reacción anafiláctica requieren la administración de fluidos de forma precoz, debido al incremento de la permeabilidad vascular y a la gran extravasación de plasma al espacio intersticial. Ante la persistencia de hipotensión tras la administración de adrenalina, se asumirá que existe una depleción intravascular, por lo que se deberá reponer volumen enérgicamente antes de repetir la dosis de adrenalina. La solución salina isotónica es la indicada al inicio de la reposición. Debe prestarse especial atención en pacientes cardiópatas o nefrópatas, en los que se debe controlar cuidadosamente la respuesta clínica y los signos de sobrecarga de volumen.

Tras la reanimación inicial, se deben administrar antihistamínicos y corticosteroides.

Los antihistamínicos (anti-H1) constituyen la segunda línea de tratamiento de una reacción anafiláctica. Aunque son escasos los datos que demuestren su eficacia en la anafilaxia, son lógicas las razones para su utilización, ya que pueden contribuir a tratar algunas acciones de la histamina. Su utilización aislada es insuficiente como tratamiento de una anafilaxia.

Los corticoesteroides pueden ser útiles para prevenir o acortar reacciones prolongadas. En el caso de asma asociada, el tratamiento precoz con corticosteroides es beneficioso tanto en adultos como en niños. No hay evidencia sobre la dosis óptima de hidrocortisona para tratamiento de anafilaxia.

SEPSIS

La sepsis es una auténtica emergencia sanitaria y un problema de salud grave en nuestro medio. En España la asistencia a los servicios de urgencias por enfermedades infecciosas se cifra en el 15% de los pacientes, con una estancia media en el servicio de urgencias hospitalario de unas 5 horas. De estos pacientes, entre un 5 y un 10% cumple criterios de sepsis, lo que supone unos 85.000 pacientes anuales. Muchos de estos pacientes van a requerir el ingreso en una unidad de cuidados intermedios o incluso en una unidad de cuidados intensivos.

La sepsis es una enfermedad que tiene una mortalidad de hasta un 20%, incluso del 40% al 50% en el *shock* séptico correctamente tratado y hospitalizado. En España mueren cada año 17.000 personas por sepsis, más que por cáncer de mama, cáncer de colon o cáncer de páncreas y 14 veces más que por accidentes de tráfico. La incidencia de la sepsis sigue aumentando año a año, debido, sobre todo, al envejecimiento de la población, dado que el cuadro de sepsis es más prevalente en población de edades avanzadas. Se estima que este cuadro es 100 veces más frecuente en pacientes mayores de 85 años respecto a niños de 10 a 14 años.

 La sepsis es una enfermedad con una tasa de mortalidad elevada, de hasta un 20%, incluso llega al 50% en el caso del *shock* séptico correctamente tratado en paciente hospitalizado.

Desde principios de los años 90 se ha evolucionado mucho en el campo de la investigación de la sepsis. Con cierta periodicidad se reúnen expertos y especialistas en la materia para consensuar definiciones, procedimientos de actuación y actualizar terapias. La última conferencia respecto a consensos sobre sepsis fue la 3ª Conferencia Internacional de Consenso en Sepsis y *Shock* séptico y tuvo lugar en el año 2016.

Tanto la sepsis como el *shock* séptico tienen una gran importancia en la asistencia prehospitalaria, dado que se consideran patologías tiempo-dependientes. La rapidez en la aplicación del tratamiento es básica. Cada hora de retraso en la administración del tratamiento adecuado aumenta un 8 % la probabilidad de fallecer.

El Código Sepsis se refiere al plan que protocoliza la actuación clínica, ordena y normaliza los procesos, y en el que el tiempo marca de forma decisiva la actuación sanitaria. Del mismo modo que sucede en el infarto agudo de miocardio o en el ictus, la finalidad de esta herramienta es reducir el tiempo necesario hasta llegar al diagnóstico temprano y a la instauración del tratamiento eficaz en una fase en la que se pueda mejorar el pronóstico y ser de utilidad al paciente.

El que la sepsis tenga unos síntomas mucho más vagos y dispersos que otras patologías tiempo dependientes como el infarto agudo de miocardio o el ictus hace más difícil su identificación en las fases precoces, justamente cuando más se van a beneficiar los pacientes del tratamiento. El objetivo último es proporcionar a estos pacientes un abordaje coordinado y multidisciplinar desde todos los niveles asistenciales e implantar las medidas que han demostrado aumentar la supervivencia en el caso de la sepsis.

 El Código Sepsis es un plan que protocoliza la actuación clínica, ordena y normaliza los procesos en la atención a pacientes con sepsis. Su finalidad es reducir el tiempo hasta llegar al diagnóstico y al tratamiento eficaz, persiguiendo el mayor beneficio y el aumento de la supervivencia.

Definiciones

Se desarrollan los siguientes conceptos:

Infección

Por infección se entiende la invasión de microorganismos de tejidos normalmente estériles, lo que deriva en patología infecciosa. El origen de dicha infección no se identificará en el 30 % de los casos y los hemocultivos solo serán positivos en el 25-50 % de los casos. En cuanto al microorganismo responsable, serán mayoritariamente bacterias (80-90 %),

aunque también pueden estar implicados virus, hongos o micobacterias (**Tabla 50-6**).

Bacteriemia

Por bacteriemia se entiende la presencia de bacterias viables en sangre.

Sepsis

Las definiciones de sepsis, basadas en la respuesta inflamatoria del huésped, han variado poco desde su introducción allá por el 1991. Sin embargo, el conocimiento científico actual ha acercado a una perspectiva más amplia, que no solo incluye las respuestas proinflamatorias y antiinflamatorias del organismo sino también modificaciones en vías no inmunológicas (cardiovascular, autonómica, neuronal, hormonal, energética, metabólica y de coagulación). De este modo, el consenso «Sepsis-3» ha actualizado las definiciones para sepsis y *shock* séptico, introduciendo como modificación principal la eliminación del concepto anteriormente usado de sepsis grave.

La sepsis es un síndrome clínico que se caracteriza por una respuesta desproporcionada a la infección que provoca en un individuo (huésped) alteraciones fisiológicas, biológicas y bioquímicas. Es un síndrome heterogéneo que se caracteriza por inflamación generalizada y daño orgánico. No se sabe muy bien el porqué de esta respuesta exagerada, que tiene una compleja explicación multifactorial. Incluso se ha observado en ciertos sujetos susceptibilidad genética a padecer sepsis.

Expertos en sepsis de la European Society of Intensive Care Medicine y de la Society of Critical Care Medicine en 2016 hablan claramente de riesgo vital al definir la sepsis como la «disfunción orgánica causada por una respuesta anómala del huésped a la infección que supone una amenaza para la supervivencia».

Ante esta agresión grave al huésped, se produce el llamado síndrome de respuesta inflamatoria sistémica, que se da en caso de dos de los siguientes síntomas (**Fig. 50-6**):

Tabla 50-6. Microorganismos causantes de sepsis	
Bacterias grampositivas (GRAM +)	30-50 %
Bacterias gramnegativas (GRAM -)	25-35 %
Hongos	3-5 %
Virus	2-4 %
Parásitos	1-3 %

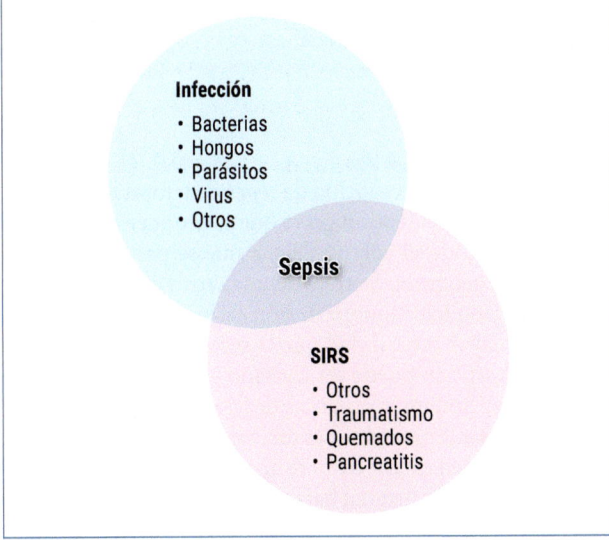

Figura 50-6. Relación entre sepsis, infección y síndrome de respuesta inflamatoria sistémica (SIRS).

- Temperatura central mayor de 38 °C o menor de 36 °C.
- Frecuencia cardíaca elevada (por encima de 90 lpm o 2 desviaciones estándar ajustada por la edad).
- Taquipnea (>20 rpm).
- Alteraciones de la serie blanca en la analítica de sangre (leucocitosis > 12.000; leucopenia < 4.000 o recuento normal con >10 % de cayados). No es exclusivo de la sepsis, al darse también en otras patologías.

La sepsis precoz no es un concepto en sí mismo, pero todas las guías de práctica clínica ponen de relevancia la importancia de su identificación precoz para evitar la progresión y disminuir la mortalidad. Dado que los criterios de síndrome de respuesta inflamatoria sistémica no son exclusivos para la sepsis, puesto que se dan en otras situaciones críticas, como por ejemplo en pancreatitis, grandes quemados, etc., se usarán herramientas de clasificación predictivas, como la escala *Quick Sequential Organ Failure Assessment* (qSOFA), que solo incluye criterios clínicos y rápidamente mensurables. Los criterios del qSOFA son:

- Frecuencia respiratoria ≥ 22 rpm.
- Alteración del nivel de consciencia (puntuación en la Escala de Coma de Glasgow ≤ 13).
- PAS ≤ 100 mm Hg.

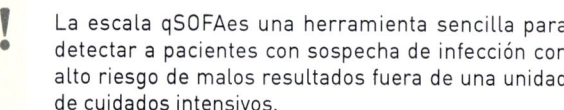

> ! La escala qSOFA es una herramienta sencilla para detectar a pacientes con sospecha de infección con alto riesgo de malos resultados fuera de una unidad de cuidados intensivos.

Cuando al menos 2 de los 3 criterios están presentes, presenta una validez similar al SOFA para la detección de aquellos pacientes con sospecha de infección y probabilidad de presentar una evolución desfavorable. La escala qSOFA se ha demostrado como útil fuera de las unidades de cuidados intensivos, como son en los servicios de emergencias y en los servicios de urgencias hospitalarios. Es necesario destacar que esta escala no sirve para las pacientes embarazadas, para las que se ha propuesto una clasificación propia, denominada *Sepsis in Obstetrics Score*.

Shock séptico

El *shock* séptico es un subtipo de *shock* distributivo por vasodilatación. Es una afección grave que se produce cuando una infección en todo el cuerpo lleva a que se presente presión arterial baja peligrosa. Se trata de una sepsis que asocia daño celular/metabólico e hipoperfusión de los tejidos y que conlleva una mayor mortalidad que la sepsis sin *shock*.

El *shock* séptico puede ser causado por cualquier tipo de bacteria. Los hongos y, en pocas ocasiones, los virus pueden también causar la afección. Las toxinas liberadas por bacterias u hongos pueden causar daño tisular. Esto puede llevar a que se presente presión arterial baja y funcionamiento deficiente de órganos. Algunos investigadores creen que los coágulos sanguíneos en las pequeñas arterias ocasiona la falta de flujo de sangre y el funcionamiento deficiente de los órganos.

> El *shock* séptico es un subtipo de *shock* distributivo por vasodilatación, cuya manifestación más grave es una presión arterial baja. Es una complicación grave de la sepsis que asocia daño celular/metabólico e hipoperfusión de los tejidos.

Clínicamente incluye a los pacientes con criterios de sepsis que más adelante se desarrollan, con niveles de lactato en sangre > 2 mmol/L (>18 mg/dL) y además que precisen –aun a pesar de una correcta fluidoterapia de reanimación– soporte con medicación vasopresora para mantener una presión arterial media ≥ 65 mm Hg. Los pacientes que según la escala qSOFA cumplan criterios de *shock* séptico tendrían un incremento de la mortalidad de un 30 % (de ≥10 % a ≥40 %).

Síndrome de disfunción multiorgánica o fallo multiorgánico

Se produce con el fallo progresivo de un órgano, cuya homeostasis se altera en estos pacientes críticos, en los que no se pueda mantener su función sin una intervención terapéutica. Esta es siempre de las últimas fases de las manifestaciones críticas de cualquier enfermedad, infecciosa o no. Existen dos tipos de fallo multiorgánico:

- Primario: cuando el fallo orgánico es precoz y es el resultado directo de una agresión bien definida (p. ej., una rabdomiólisis o destrucción muscular) en la que se produce un fallo renal.
- Secundario: cuando el fallo orgánico no es el resultado directo de la agresión, sino que es una consecuencia de la respuesta del huésped (p. ej., en el desarrollo de insuficiencia respiratoria en un paciente con pancreatitis).

La hipoperfusión inducida por sepsis es aquella en la que se dan cualquiera de los siguientes criterios en un contexto de sepsis:

- PAS < 90 mm Hg o presión arterial media < 65 mm Hg.
- Lactato > 4 mmol/L.
- Diuresis < 0,5 mL/kg a la hora.

Factores de riesgo para el desarrollo de sepsis

Los factores de riesgo reconocidos para el desarrollo de sepsis son los siguientes:

- Hospitalización en cuidados intensivos: alrededor del 50 % de estos pacientes desarrollarán una infección hospitalaria (nosocomial) y están expuestos de forma intrínseca a un mayor riesgo de sepsis.
- Bacteriemia: los pacientes con bacterias viables en sangre tienen más riesgo de sepsis. Hasta el 95 % de los pacientes con hemocultivos positivos desarrollarán sepsis o *shock* séptico.
- Edad ≥ 65 años: la incidencia de sepsis está exageradamente aumentada con las edades avanzadas. La edad es un factor predictivo independiente en la muerte por sepsis.
- Inmunodeficiencia: las comorbilidades que disminuyen la respuesta inmunitaria como cáncer, fallo hepático, fallo

renal, sida, o pacientes sin bazo y las medicaciones inmunosupresoras son comunes en los pacientes con sepsis o *shock* séptico.
- Diabetes y obesidad: ambas pueden alterar el sistema inmunitario e incrementar el riesgo de sepsis. Tanto la obesidad como la diabetes *mellitus* tipo 2 se asocian a infecciones secundarias, recurrentes y nosocomiales que pueden progresar a una sepsis. Los obesos tienen más incidencia de neumonía, enfermedad biliar, infecciones cutáneas y neumonía aspirativa durante la aspiración. En la unidad de cuidados intensivos tienen mayor riesgo de infecciones, sepsis y una mortalidad aumentada con respecto a individuos de peso normal.
- Cáncer: es una de las comorbilidades más frecuentes entre los pacientes con sepsis.
- Neumonía adquirida en la comunidad: hasta el 5 % de los pacientes con neumonía desarrollarán un *shock* séptico.
- Ingresos previos: el ingreso altera al individuo y su flora, sobre todo si se le han administrado antibióticos. Los ingresos están asociados a un riesgo 3 veces superior de sepsis los siguientes 90 días a la hospitalización. Los ingresados por causa infecciosa tienen peor pronóstico.
- Genética: estudios experimentales y ensayos clínicos han demostrado que algunos factores genéticos incrementan el riesgo de sepsis.

 Los factores de riesgo para el desarrollo de sepsis son: hospitalización en unidad de cuidados intensivos, edad ≥ 65 años, inmunodeficiencia, diabetes, obesidad, cáncer, neumonía, ingresos previos y factores genéticos.

Manifestaciones clínicas de sepsis. Signos y síntomas

Los pacientes con sepsis sospechada o conocida normalmente presentan hipotensión, taquicardia, fiebre y leucocitosis. A medida que la enfermedad progresa se desarrollan signos de *shock* (como la piel fría y cianosis) y fallo multiorgánico con oliguria, fallo renal y estado mental alterado. Se trata de una presentación no específica y que puede darse en otras circunstancias como la pancreatitis y la insuficiencia respiratoria aguda.

Son signos y síntomas de sepsis:

- Signos y síntomas específicos de la causa infecciosa como tos y disnea en la neumonía, dolor y presencia de pus en una herida quirúrgica.
- Hipotensión arterial: menos de 90 mm Hg de PAS, menos de 70 mm Hg de presión arterial media, descenso en 40 mm Hg de la sistólica o 2 desviaciones estándar para la edad. En el ámbito prehospitalario, una toma de presión con un esfigmomanómetro será suficiente. Por las limitaciones de estos últimos, en los pacientes hipotensos, idealmente se prefiere monitorización invasiva con cateterización arterial.
- Temperatura >38,3 o <36 °C.
- Frecuencia cardíaca mayor de 90 lpm o 2 desviaciones estándar para la edad.
- Taquipnea >20 respiraciones por minuto.

- Signos de hipoperfusión de órgano diana:
  - En fases precoces, la piel puede estar caliente y enrojecida; no obstante, conforme la sepsis progresa a *shock*, esta se vuelve fría debido a la redistribución vascular que manda sangre a los órganos internos. El relleno capilar enlentecido (>2 segundos), la cianosis y el moteado cutáneo pueden ser signos de *shock*.
  - Estado mental alterado, obnubilación y agitación.
  - Oliguria y anuria son otros signos de hipoperfusión.
  - Íleo paralítico (parálisis intestinal) y ausencia de sonidos intestinales suelen ser un signo de hipoperfusión presente en estadios finales.

 Los pacientes sépticos presentan hipotensión, taquicardia, fiebre y leucocitosis. A medida que la enfermedad progresa se desarrollan signos de *shock* (como piel fría y cianosis) y fallo multiorgánico (oliguria, fallo renal, estado mental alterado).

En cualquier caso, hay que adaptar estos signos y síntomas a cada paciente en particular y a su patología en concreto o a la medicación que recibe. Un paciente hipertenso puede desarrollar hipoperfusión crítica en unos rangos de presión arterial mayores que los de una persona sana (hipotensión relativa). Los pacientes mayores, diabéticos y aquellos que toman β-bloqueantes pueden no responder taquicardizándose como deben cuando la presión arterial cae. Del mismo modo, los jóvenes saludables pueden aguantar mucho más tiempo sin hipotensarse gracias a que lo compensan con taquicardias mantenidas en el tiempo, hasta que se produce el deterioro y la descompensación aguda (habitualmente brusca).

Pruebas complementarias

Entre los hallazgos de laboratorio, hay toda una serie de alteraciones analíticas que pueden estar causadas por la causa primaria de la sepsis o por la propia hipoperfusión que provoca la sepsis en su evolución (**Tabla 50-7**).

Clásicamente se ha hablado del lactato como indicador pronóstico. El lactato elevado se ha asociado en múltiples estudios a un peor pronóstico. Un valor mayor de 2 mmol/L indica hipoperfusión de los tejidos, aun cuando no haya hipotensión. El valor mayor de 4 mmol/L es habitualmente coincidente (aunque no es diagnóstico) con el *shock* séptico.

La procalcitonina se ha usado en los últimos años, aunque datos recientes indican que no ayuda a distinguir si el proceso inflamatorio que afecta al sujeto es de naturaleza infecciosa o no infecciosa. Con la proteína C reactiva sucede algo similar: su determinación tampoco sirve para excluir sepsis.

 Aunque no es diagnóstico, el lactato elevado se asocia con peor pronóstico. Un lactato > 2 mmol/L se asocia con hipoperfusión y > 4 mmol/L con *shock* séptico. Es empleado también para valorar la evolución.

Las pruebas radiológicas no son específicas más allá de la propia causa de la sepsis como puede ser una neumonía

Tabla 50-7. Alteraciones analíticas en la sepsis

1. Leucocitosis (> 12.000) o leucopenia (< 4.000)

2. Leucocitos normales con > 10 % de formas inmaduras

3. Hiperglucemia > 140 mg/dL en paciente sin diabetes

4. Proteína C reactiva (PCR) > 2 desviaciones estándar de su valor normal

5. Procalcitonina plasmática (PCT) > 2 desviaciones estándar de su valor normal

6. Lactato sérico elevado (> 2 mala perfusión orgánica y mal pronóstico, ≥ 4 *shock* séptico)

7. Creatinina elevada (> 2 mg/dL o incremento de 0,5 respecto al valor basal)

8. Bilirrubina elevada (> 4 mg/dL)

9. Región media proadrenomedulina (MR-ProADM)

10. Alteraciones en la coagulación (INR > 1,5; TTPa > 60 segundos)

11. Trombopenia (plaquetas < 100.000)

12. Hipoxemia arterial (presión arterial oxígeno [PaO_2]/fracción inspirada de oxígeno [FiO_2] < 300)

13. Hiponatremia (sodio bajo)

14. Hiperpotasemia (potasio alto)

que causa sepsis y el hallazgo de una condensación en una radiografía de tórax.

La identificación de un microorganismo en un cultivo de un paciente con criterios de sepsis apoya el diagnóstico, aunque no es un requisito. Deben obtenerse al menos 2 hemocultivos de sitios de punción distintos, si es posible.

Diagnóstico de sepsis

El diagnóstico de sepsis se suele hacer de forma empírica a la cabecera de la cama cuando la enfermedad comienza, o de forma retrospectiva cuando llegan resultados de laboratorio o se ve la respuesta adecuada al antibiótico. Esto es así porque se requiere toda una variedad de información clínica, de laboratorio, imagen médica y microbiológica para alcanzar el diagnóstico de sepsis o *shock* séptico. No se trata en ningún caso de un diagnóstico fácil o que pueda hacerse con herramientas sencillas.

Aunque cualquier infección puede causar sepsis, las que más frecuentemente se asocian a esta entidad son: neumonía, pielonefritis, infección intraabdominal, meningitis, infección profunda de piel y partes blandas, infecciones relacionadas con catéteres e infecciones en pacientes inmunodeprimidos.

Tratamiento de la sepsis

El tratamiento de la sepsis descansa básicamente en dos grandes pilares: la administración de fluidos por vía intravenosa (30 mL/kg de suero salino al 0,9 % –también debe valorarse la administración de cristaloides balanceados como el lactato de Ringer– en las primeras 3 horas) y la administración del antibiótico empírico durante la primera hora. A veces se requieren hasta 3-4 litros de volumen en estas primeras horas. No está de más pensar en estos casos en la administración de albúmina.

Para los casos que no responden al tratamiento se reservan opciones excepcionales como los vasopresores (noradrenalina), glucocorticoides cuando todo lo anterior falla, y finalmente fármacos inotrópicos para aumentar el gasto cardíaco (dobutamina) y transfusiones de concentrados de hematíes.

A continuación se expone un abordaje de la sepsis desde el entorno asistencial extrahospitalario que reúne nociones de todo lo que se puede hacer por estos pacientes antes de llegar al hospital, y qué hacer a la llegada al centro receptor para garantizar la mejor asistencia a esta patología.

Manejo prehospitalario del paciente con sospecha de infección potencialmente grave

La detección precoz de pacientes con sepsis debe ser una prioridad en cualquier nivel de asistencia sanitaria. El objetivo es reducir los tiempos hasta el diagnóstico, el inicio de la reanimación y de la antibioterapia para, así, mejorar la supervivencia de este tipo de pacientes.

Tal y como se ha comentado, la sepsis no presenta un síntoma o signo definitivo, por lo que no es posible definir una alerta que garantice la detección precoz de todos los pacientes. La creación de sistemas de alerta más o menos automatizados no excluye la valoración subjetiva de la gravedad hecha por el personal sanitario a cargo del paciente.

La atención deberá ser coordinada y continuada en los diferentes niveles asistenciales, poniendo especial atención en pacientes con mayor riesgo, como son:

- Pacientes con edades extremas de la vida.
- Pacientes inmunodeprimidos.
- Pacientes con múltiples comorbilidades.

A la hora de prestar atención a pacientes con disfunción orgánica de causa desconocida o sospecha de infección potencialmente grave, deberá incluirse una anamnesis detallada, una exploración física dirigida a la búsqueda del foco infeccioso, así como la monitorización y registro de constantes vitales (presión arterial, frecuencia cardíaca, frecuencia respiratoria, temperatura, saturación de O_2 y nivel de consciencia).

Tal y como se ha visto, cualquier infección puede causar una sepsis: se ha de tener en cuenta que las infecciones que se asocian con mayor frecuencia son:

- Neumonía.
- Pielonefritis.
- Infección intraabdominal.
- Meningitis.
- Infección profunda de la piel y partes blandas.
- Infección relacionada con catéter.
- Infección en inmunodeprimidos.

En este grupo de pacientes se deberá activar el Código Sepsis si cumple cualquiera de los siguientes criterios:

- Una puntuación qSOFA ≥ 2 puntos. Un qSOFA = 1 punto se valorará de manera individualizada.

- *Shock*: PAS < 90 mm Hg o signos clínicos de hipoperfusión (sudoración, cianosis, palidez, disminución del nivel de conciencia).
- Saturación de O_2 < 90 %; sin oxígeno en pacientes sin hipoxemia crónica conocida (**Fig. 50-7**).

Una vez activado el Código Sepsis, la actuación dependerá del recurso asistencial a cargo:

- Tras comunicar con el centro coordinador de urgencias la activación del Código Sepsis, se procederá a progresar en la asistencia al paciente.
    - Garantizar en todo momento el ABC (vía aérea permeable, ventilación y circulación).
    - Informar al centro coordinador de cualquier cambio en el estado del paciente o que afecte al tiempo de llegada al destino.
- Canalización venosa, que será esencial para la administración de suero y antibióticos. Se prefieren 2 vías periféricas de grueso calibre en caso de *shock*.
    - Iniciar reanimación por volumen en pacientes hipotensos (PAS < 90 mm Hg).
    - Los cristaloides son el fluido de elección inicial en la reanimación de la sepsis grave y el *shock* séptico.
    - No se recomienda el uso de hidroxietil almidón en la reanimación de sepsis grave y *shock* séptico.
    - El aporte inicial de fluidos en pacientes con hipoperfusión tisular inducida por sepsis con sospecha de hipovolemia debe alcanzar un mínimo de 30 mL/kg de cristaloides. En algunos pacientes puede ser necesaria una administración más rápida y con mayor cantidad de fluido.
    - La administración de fluido se continúa mientras haya una mejora hemodinámica, ya sea basada en variables dinámicas (p. ej., cambios en la presión del pulso, variación del volumen sistólico) o estáticas (presión arterial o frecuencia cardíaca).
- Vasopresores. Se recomienda tratamiento con vasopresores inicialmente para conseguir una presión arterial media de 65 mm Hg.
    - La noradrenalina es el vasopresor de primera elección.
    - Se recomienda adrenalina (añadida y potencialmente sustitutiva de la noradrenalina) cuando se necesite un agente adicional para mantener una adecuada presión arterial.

- La fenilefrina no se recomienda en el tratamiento de *shock* séptico, excepto en terapia de rescate o en asociación de arritmias graves por noradrenalina.
- Tratamiento inotrópico. Se probará una infusión de dobutamina hasta 20 mg/kg por minuto añadida a un vasopresor (si se está usando) en presencia de disfunción miocárdica, como indica la elevación de las presiones de llenado cardíaco y el gasto cardíaco bajo, o signos de hipoperfusión, a pesar de lograr un volumen intravascular adecuado y una presión arterial media adecuada.
- Corticosteroides. No usar hidrocortisona intravenosa para el tratamiento de pacientes adultos con *shock* séptico si la reanimación adecuada con líquidos y vasopresores restaura la estabilidad hemodinámica. En caso de que esto no fuera posible, se recomienda hidrocortisona intravenosa a dosis de 200 mg por día e interrumpirla cuando los vasopresores ya no sean necesarios.
- Administración de productos hemáticos, de la siguiente forma:
    - Una vez se haya resuelto la hipoperfusión tisular y en ausencia de circunstancias extenuantes, tales como isquemia miocárdica, hipoxemia grave, hemorragia aguda o enfermedad isquémica del corazón, se recomienda la transfusión de hematíes solo cuando la concentración de hemoglobina descienda por debajo de 7,0 g/dL para obtener una concentración de hemoglobina de 7,0-9,0 g/dL.
    - En los pacientes con sepsis grave, administrar profilácticamente plaquetas cuando el recuento sea <10.000/mm^3 (10×10^9/L) en ausencia de sangrado aparente.
- Ventilación mecánica del síndrome de distrés respiratorio agudo (SDRA) inducido por la sepsis. En ese caso:
    - Pautar un volumen corriente de 6 mL/kg de peso corporal teórico en pacientes con SDRA inducido por la sepsis (vs 12 mL/kg).
    - Las presiones meseta deben medirse en pacientes con SDRA y el límite superior inicial en un pulmón pasivamente inflado será ≤ 30 cm H_2O. Se recomienda usar estrategias basadas en niveles altos de presión positiva al final de la espiración en pacientes con SDRA moderado o grave inducido por sepsis.
    - Se utilizarán maniobras de reclutamiento en pacientes sépticos con hipoxemia refractaria grave.
    - La posición de decúbito prono se utilizará en pacientes con SDRA inducido por sepsis con PaO_2/FiO_2 ≤ 100

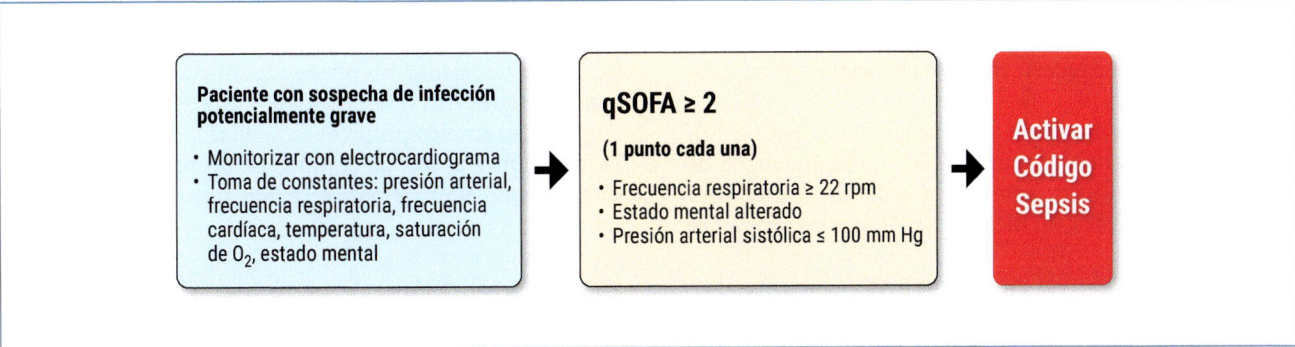

Figura 50-7. Escala qSOFA y su relación con el Código Sepsis. Actuación en Emergencias.

mm Hg en instalaciones que tengan experiencia con tales prácticas.

– Se recomienda que los pacientes con sepsis y ventilación mecánica se mantengan con la cabecera elevada a 30-45 grados para limitar el riesgo de aspiración y prevenir el desarrollo de neumonía asociada al ventilador.

– Se recomienda utilizar ventilación mecánica no invasiva en una minoría de pacientes con SDRA inducido por sepsis, en quienes los beneficios se consideren mayores que los riesgos.

– Se recomienda disponer de un protocolo de destete.

• Sedación, analgesia y bloqueo neuromuscular en la sepsis. Debe tenerse en cuenta:

– La sedación continua o intermitente debe ser minimizada en pacientes sépticos en ventilación mecánica.

– Los bloqueantes neuromusculares deben ser evitados, si es posible, en el paciente séptico sin SDRA, debido al riesgo de bloqueo neuromuscular prolongado después de la suspensión (si se utilizan, se recomienda uso corto de no más de 48 horas).

• Control de glucemia. Se recomienda un control protocolizado para el manejo de la glucemia en pacientes de unidad de cuidados intensivos con sepsis grave, comenzando con insulina cuando 2 niveles consecutivos de glucosa en sangre sean superiores a 180 mg/dL.

• Terapia de reemplazo renal. Las terapias continuas de reemplazo renal y la hemodiálisis intermitente son equivalentes en pacientes con sepsis grave e insuficiencia renal aguda. Se recomienda su uso para facilitar el manejo del balance hídrico en pacientes sépticos hemodinámicamente inestables.

• Terapia con bicarbonato. No usar bicarbonato de sodio con el fin de mejorar la hemodinámica o la reducción de los requerimientos de vasopresores en pacientes con acidosis láctica inducida por hipoperfusión, con pH ≥ 7,15.

• Profilaxis de trombosis venosa profunda. Los pacientes con sepsis grave deben recibir profilaxis diaria contra la enfermedad tromboembólica venosa, combinándola siempre que sea posible con compresión neumática intermitente. Si hay contraindicación para el uso de heparina, utilizar tratamientos profilácticos mecánicos, tales como medias de compresión graduada o dispositivos de compresión intermitente.

• Profilaxis de úlcera de estrés. Utilizar profilaxis de úlcera de estrés con bloqueador H2 o inhibidores de la bomba de protones en sepsis grave/*shock* séptico con factores de riesgo de sangrado.

• Nutrición. Deben tenerse en cuenta los siguientes supuestos:

– Administrar nutrición oral o enteral (si es necesario), según tolerancia, en lugar de ayuno completo, o de solo glucosa intravenosa dentro de las primeras 48 horas después de un diagnóstico de sepsis grave/*shock* séptico.

– Administrar glucosa intravenosa y nutrición enteral en lugar de nutrición parenteral total sola, o nutrición parenteral junto con nutrición enteral en los primeros 7 días tras el diagnóstico de sepsis grave/*shock* séptico.

 El manejo de la sepsis en el medio extrahospitalario se puede resumir en estos cuatro puntos:
1. Valorar al paciente, buscando posibles focos.
2. Si la escala qSOFA es ≥ 2, activar el Código Sepsis.
3. La progresión en la asistencia (garantizar ABC, notificar cambios, canalización e inicio de reanimación intravenosa).
4. Efectuar una correcta transferencia hospitalaria, de forma oportuna.

• Antibióticos. La administración de antibioterapia empírica en la primera hora de evolución u «hora de oro» es fundamental y mejora el pronóstico de la sepsis. Se ha documentado hasta el 50 % de reducción de la mortalidad en los casos en los que el germen es sensible al tratamiento. Se suelen administrar en monoterapia y existen distintas pautas según se conozca el foco o no. Para su elección ha de tenerse en cuenta el estado del paciente y su edad, así como la inmunodepresión, alergias y posibles fallos hepático y renal. También es importante saber si el paciente ha recibido antibióticos los 90 días previos, puesto que en este caso se ha demostrado que el desarrollo de resistencias complica el pronóstico y aumenta la mortalidad.

 La antibioterapia empírica administrada en la primera hora mejora el pronóstico. Para escogerla se tendrá en cuenta el estado del paciente, su edad, estado inmunológico, alergias y posibles fallos hepático y renal.

MEDIDAS DE PROTECCIÓN ANTE LA PATOLOGÍA INFECCIOSA

En el ámbito de trabajo de las urgencias y emergencias sanitarias es frecuente el contacto con patología infectocontagiosa. Desde el punto de vista de la prevención de riesgos laborales, los accidentes no son episodios fortuitos, ya que existen siempre factores controlables y evitables. El campo de los riesgos biológicos no es una excepción, de ahí que se deban establecer procedimientos de trabajo adecuados y se deban adoptar medidas de protección (individuales o colectivas) de cara a evitar estos accidentes o, cuando no sea posible, a minimizar el riesgo. Claro ejemplo de esto sería la manipulación, almacenamiento y recogida o destrucción de los residuos resultantes.

Las medidas de protección colectiva, o en su defecto individual (autoprotección), se adoptan cuando la exposición no puede evitarse de otras formas. El concepto ampliamente extendido de «precauciones estándar» se basa en el concepto de que el trabajador no puede identificar fácilmente a los pacientes que están infectados o en riesgo de estarlo. En este contexto, el empleo protocolizado de técnicas de control de la infección y el uso de equipos de protección individual durante todo el proceso de atención al paciente son fundamentales.

Tipos de exposición

Se detallan a continuación los tipos de exposición según sea la vía de entrada del patógeno:

- Vía percutánea (piel): suponen las de mayor riesgo para los patógenos sanguíneos. Los pinchazos con aguja y las heridas por material cortopunzante son la gran mayoría de los casos. Las actividades de más riesgo son la canalización de vías, la sutura y el manejo o administración de medicación.
- Exposición a mucosas: suele ser por salpicaduras o espray de secreciones o sangre. Las actividades con más riesgo son el cuidado de heridas (hemostasia, exploración, irrigación, desbridamiento), el manejo de vía aérea (aspiración de secreciones/intubación) y el sondaje nasogástrico u orogástrico.
- Exposición respiratoria: inhalación de microgotas o aerosoles en suspensión. El riesgo se incrementa ante el contacto con pacientes que tosen, estornudan o expectoran durante períodos de tiempo prolongados y en ambientes confinados o mal ventilados.
- Vía dérmica: se produce por contacto directo con la piel de un paciente infectado o por contacto indirecto con superficies contaminadas o materia infecciosa. El riesgo aumenta a mayor superficie de contacto y con piel no intacta (desgastada, agrietada, excoriaciones). Las actividades dentro de nuestro espectro laboral que se asociará a esta vía de contagio será la movilización de pacientes, su exploración y cura de heridas, mayoritariamente.

Control de la infección

Con el control de la infección se busca limitar la transmisión de los agentes microbianos y proporcionar al personal sanitario un amplio margen de seguridad. Si son simples, están integradas en la rutina de trabajo de la organización y diseñadas para funcionar de manera uniforme, es mucho más probable que se vayan a cumplir. Estas prácticas incluyen las siguientes, aunque no se limitan a ellas:

- Lavado de manos.
- Uso de equipos de protección individual.
- Limpieza, desinfección y esterilización de material o superficies.
- Lavado y descontaminación de uniformes usados, sábanas y ropa de los pacientes.
- Desechar material cortopunzante y de riesgo biológico.
- Gestión adecuada de la localización del paciente.

En los últimos tiempos la ingeniería de materiales ayuda evitando que el profesional sanitario esté expuesto a un riesgo, o disminuyendo los efectos de dicho riesgo. El diseño de agujas antipinchazos, contenedores de residuos de riesgo biológico, material desechable de vía aérea, jeringas de lavado antisalpicaduras y muchos otros equipos de protección individual son buenos ejemplos de esto.

Un equipo de protección individual incluye guantes de examen, pantalla de protección facial, protección ocular (gafas), batas impermeables, cubrepantalón y calzas. Intenta mitigar la exposición al germen. En la **tabla 50-8** se detalla una serie de prácticas estándar para el uso de equipos de protección para diferentes tareas (**Figs. 50-8**, **50-9** y **50-10**).

Actuar sobre el entorno laboral puede modificar la forma de ejecutar tareas para minimizar la exposición: prácticas seguras con las agujas, circuitos para la lencería contaminada

Tabla 50-8. Recomendaciones específicas para el uso de material de autoprotección según tareas

Actividad de cuidado al paciente	Guantes desechables	Mascarilla desechable y protección ocular	Bata de protección impermeable
Toma de presión arterial	x[a]	X	X
Tomar el pulso	x[a]	X	X
Tomar la temperatura	x[a]	X	X
Explorar paciente que sangra	✓	x[b]	x[b]
Curas, manejo de heridas	✓	x[b]	x[b]
Control de hemorragias menores	✓	x[b]	x[b]
Control de hemorragias mayores	✓	✓	✓
Reanimación cardiopulmonar	✓	x[b]	x[b]
Canalizar vías venosas periféricas	✓	X	X
Medicación intramuscular, intravenosa, subcutánea	✓	X	X
Cricotirotomía, punción de neumotórax	✓	✓	X
Vía aérea (intubación, supraglóticos, aspiración secreciones)	✓	✓	x[b]
Parto normal	✓	✓	✓
Sondaje nasogástrico u orogástrico	✓	✓	x[b]
Manejo de muestras	✓	X	X

[a] Usar guantes si se prevé contacto con sangre, secreciones o fluidos corporales del paciente.
[b] Usar mascarilla, protección ocular y bata impermeable si existe la posibilidad de salpicaduras de sangre, secreciones o fluidos del paciente.

y residuos infecciosos, desinfección de equipos y restricción de movimientos del trabajador en ciertas zonas donde hay más probabilidad de exposición.

Los grupos de expertos y la formación son imprescindibles. Esta última debe incluir información acerca de la causa (agentes microbiológicos), epidemiología, transmisión, signos, síntomas, actividades de riesgo, estrategias de reducción de dicho riesgo y manejo postexposición. El momento de impartir la formación es cuando el trabajador se incorpora a la tarea y después, de forma recurrente.

Manejo de la exposición

El riesgo de contagio después de un accidente con riesgo biológico por pinchazo o corte se evalúa en un 30 % para el virus de la hepatitis B, un 3 % para el virus de la hepatitis C y un 0,3 % para el virus de inmunodeficiencia humana. En caso de contacto con las mucosas o con la piel herida (el accidente más probable en la actividad diaria de urgencias), el riesgo de contaminación es del 0,04 % para el virus de la inmunodeficiencia humana; no se ha cuantificado para los virus de las hepatitis B y C.

En caso de heridas como cortes, pinchazos o la proyección de líquido en los ojos y mucosas, se recomienda llevar a cabo de forma inmediata las siguientes actuaciones:

La primera actuación debe ser la desinfección y cura tópica de la herida, a pesar de que no existen datos que documenten la influencia que dicha medida puede tener sobre el riesgo de infección. No está demostrado que la excesiva manipulación o expresión de la zona lesionada intentando «retirar» fluidos sea efectiva. La recomendación general indica que debe limpiarse la herida con agua y jabón concienzudamente y a continuación puede desinfectarse la superficie cutánea con una solución de povidona yodada al 10 %, lejía (dilución 1/10 recientemente preparada) o alcohol al 70 %, entre otros desinfectantes.

Si la salpicadura se produce en la mucosa conjuntiva, esta deberá irrigarse con una copiosa cantidad de suero fisiológico durante 15 minutos. Cabe recordar que las instrucciones habituales en el caso de salpicaduras en los ojos con productos químicos hacen referencia a un tiempo de lavado de 20 minutos. Si la exposición se produce en cualquier otra mucosa, bastará con enjuagar con agua copiosamente.

En todos los casos debe procederse a la identificación del origen o de la procedencia del material contaminado, comunicarlo al servicio de prevención, cumplimentar el correspondiente parte de accidente y proceder a la investigación de las causas que lo han originado, por pequeño que sea el accidente o por remotas que aquellas pudieran parecer.

En algunos casos, tras un accidente laboral con riesgo biológico se puede optar por ofrecer un tratamiento de profilaxis postexposición. Suelen ser regímenes prolongados y no exentos de efectos secundarios (especialmente en el caso del virus de la inmunodeficiencia humana), por lo cual, el facultativo que los prescribe siempre hace de una detenida valoración riesgo-beneficio individualizada. En la actualidad, para el virus de la hepatitis B existen inmunoglobulinas específicas y para el virus de la inmunodeficiencia humana antirretrovirales. En el momento actual no hay profilaxis para el virus de la hepatitis C.

Por último, cabe reseñar que, en caso de verse involucrado en un accidente de riesgo biológico, no es recomendable donar sangre/plasma/semen/tejidos durante el período de seguimiento posterior a la exposición.

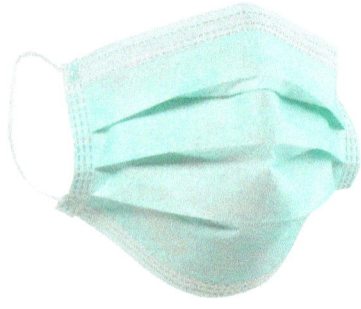

Figura 50-8. Mascarilla quirúrgica.

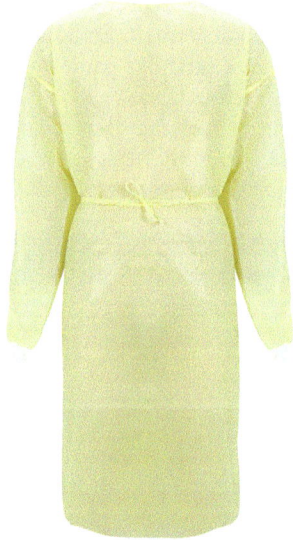

Figura 50-9. Bata.

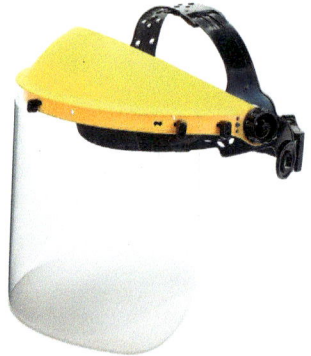

Figura 50-10. Pantalla de protección.

PUNTOS CLAVE

- La anafilaxia es una reacción alérgica grave, de instauración rápida, que puede provocar la muerte. Se pueden clasificar en dos grupos: moderadas o graves.
- La causa más frecuente de anafilaxia en pacientes adultos es debida a fármacos, mientras que en pacientes pediátricos es debida a alimentos.
- La anafilaxia se puede manifestar a través de una variedad de unos 40 signos y síntomas.
- La prioridad en el manejo de la anafilaxia es la permeabilidad de la vía aérea.
- El tratamiento de elección en la anafilaxia es la adrenalina, preferiblemente por vía intramuscular.
- La sepsis es un síndrome clínico que se caracteriza por una respuesta desproporcionada a la infección que provoca en un individuo (huésped) alteraciones fisiológicas, biológicas y bioquímicas. Se caracteriza por una inflamación generalizada y daño orgánico.
- El *shock* séptico es un subtipo de *shock* distributivo por vasodilatación, cuya manifestación más grave es una presión arterial baja. Es una complicación grave de la sepsis que asocia daño celular/metabólico e hipoperfusión de los tejidos.
- El Código Sepsis es un plan que protocoliza la actuación clínica, ordena y normaliza los procesos en la atención a pacientes con sepsis. Su finalidad es reducir el tiempo hasta llegar al diagnóstico y al tratamiento eficaz, persiguiendo el mayor beneficio y el aumento de la supervivencia.
- La escala qSOFA es una herramienta sencilla para detectar a pacientes con sospecha de infección con alto riesgo de malos resultados fuera de una unidad de cuidados intensivos.
- La detección precoz de pacientes con sepsis tiene por objetivo reducir los tiempos hasta el diagnóstico, el inicio de la reanimación intravenosa y la antibioterapia, con el fin de mejorar la supervivencia de estos pacientes. Si la escala qSOFA es ≥ 2 se debe activar el Código Sepsis.
- El empleo protocolizado de técnicas de control de la infección así como el uso de equipos de protección individual durante todo el proceso de atención al paciente son fundamentales.
- Las «prácticas estándar» se fundamentan en la dificultad de reconocer fácilmente los pacientes con una enfermedad infectocontagiosa.
- Las prácticas de control de la infección incluyen lavado de manos, uso de equipo de protección individual, limpieza y desinfección más esterilización de material o superficies, lavado y descontaminación de uniformes usados, sábanas y ropa de los pacientes y el desecho de material cortopunzante y de riesgo biológico.
- En caso de contacto con las mucosas o con la piel herida, la primera actuación debe ser la desinfección y cura tópica: debe limpiarse la herida con agua y jabón concienzudamente y a continuación puede desinfectarse la superficie cutánea.
- La conjuntiva deberá irrigarse durante 15 minutos continuamente con suero fisiológico.
- Acerca de la profilaxis postexposición no hay recomendaciones universales: debe valorarse en cada caso. Muchos efectos secundarios. Existen inmunoglobulinas para el virus de la hepatitis B y antirretrovirales para el de la inmunodeficiencia humana.

BIBLIOGRAFÍA

Albright CM, Has P, Rouse DJ, Hughes BL. Internal validation of the sepsis in obstetrics score to identify risk of morbidity from sepsis in pregnancy. Obstet Gynecol. 2017;130(4):747-55.

Caligaris H, Cabañes N, Rubio R, Martínez A. Anafilaxia. En: Julian-Jiménez A. Manual de Protocolos y Actuación en Urgencias, 5ª edición. Madrid: Grupo Saned, 2021; p. 1489-1494.

Cardona Dahl V, Ansotegui I, Ebisawa M, Thong B, Turner P, Worm M, et al. World Allergy Organization Anaphylaxis Guidance 2020. World Allergy Organ J. 2020; 13:100472.

Cardona Dahl V, Cabañes Higuero N, Chivato Pérez T, De la Hoz Caballer B, Fernández Rivas M, Gangoiti Goikoetxea I, et al. Guía de actuacion en anafilaxia, GALAXIA; 2016.

Elke G, Bloos F, Wilson DC, Brunkhorst FM, Briegel J, Reinhart K, et al. The use of mid-regional proadrenomedullin to identify disease severity and treatment response to sepsis - a secondary analysis of a large randomised controlled trial. SepNet Critical Care Trials Group. Crit Care. 2018;22(1):79. Epub 2018 Mar 21.

Estévez González R, Pérez MJ, González del Castillo J. Bacteriemia, Sepsis y shock séptico. En Julian-Jiménez A. Manual de Protocolos y Actuación en Urgencias, 5ª ed. Madrid: Grupo Saned, 2021; p. 717-36.

Fleming JT, Clark S, Camargo CA, Rudders SA. Early treatment of food-induced anaphylaxis with epinephrine is associated with a lower risk of hospitalization. J Allergy Clin Immunol Pract. 2015;3:57-62.

Jiménez-Murillo L, Montero-Pérez FJ, González del Castillo J. Guía Diagnóstica y protocolo de actuación de medicina de urgencias y emergencias. 6ª edición. Elsevier; 2020.

Jones GR, Lowes JA. The systemic inflammatory response syndrome as a predictor of bacteraemia and outcome from sepsis. QJM. 1996;89(7):515-22.

Kumar A, Roberts D, Wood KE, Light B, Parrillo JE, Sharma S, et al. Duration of hypotension before initiation of effective antimicrobial therapy is the critical determinant of survival in human septic shock. Crit Care Med. 2006; 34(6):1589-96.

Marqués Amat L, Alfaya Arias T. Alergia a veneno de himenópteros: aspectos básicos y clínica. En: Dávila González I. Tratado de Alergología, 2ª edición. Madrid: Ergón, 2015; p. 1241-8.

Martin GS, Mannino DM, Moss M. The effect of age on the development and outcome of adult sepsis. Crit Care Med. 2006;34(1):15-21.

Medimecum 2022. Guía de Terapia Farmacológica. 27ª edición. Springer Healthcare Ibérica- Eviscience Publications.

Meyhoff TS, Hjortrup PB, Wetterslev J, Sivapalan P, Laake JH, Cronhjort M, et al. Restriction of Intravenous Fluid in ICU Patients with Septic Shock. N Engl J Med. 2022 Jun 30;386(26):2459-70.

Murano A, Roberts G, Worm M, Bilo MB, Brockow K, Fernández Rivas M, et al. Anaphylaxis: guidelines from the European Academy of Allergy and Clinical Inmunology. Allergy. 2014;69;1026-45.

Nevot Falcó S, Ferré Ybarz L. Hipersensibilidad a veneno de himenópteros. Protocolo diagnóstico terapéutico pediátrico. 2013;1:135-44.

Prescott HC, Dickson RP, Rogers MA, Langa KM, Iwashyna TJ. Hospitalization Type and Subsequent Severe Sepsis. Am J Respir Crit Care Med. 2015 Sep;192(5):581-8.

Rhodes A, Evans LE, Alhazzani W, Levy MM, Antonelli M, Ferrer R, et al. Surviving Sepsis Campaign: International Guidelines for Management of Sepsis and Septic Shock: 2016. Crit Care Med. 2017 Mar;45(3):486-552.

Sands KE, Bates DW, Lanken PN, Graman PS, Hibberd PL, Kahn KL, et al. Epidemiology of sepsis syndrome in 8 academic medical centers. Academic Medical Center Consortium Sepsis Project Working Group. JAMA. 1997;278(3):234-40.

Simons FER, Ardusso LRF, Bilo MB, El-Gamal YM, Ledford DK, Ring J, et al. for the World Allergy Organization. World Allergy Organization guidelines for the assessment and management of anaphylaxis. J Allergy Clin Immunol. 2011;127:587-93.

Stone C, Humphries RL. Eds. C. Keith Stone, and Roger L. Humphries eds. Diagnóstico y tratamiento en medicina de urgencias, 7ª edición. LANGE. McGraw-Hill.

Tang BM, Eslick GD, Craig JC, McLean AS. Accuracy of procalcitonin for sepsis diagnosis in critically ill patients: systematic review and meta-analysis. Lancet Infect Dis. 2007;7(3):210-7.

Tintinalli J, John Ma O, Yealy DM, Meckler GD, Stapczynski JS, Cline DM, et al. Tintinalli's Emergency Medicine. A comprehensive study guide, 9ª edición. McGraw-Hill Education; 2020.

Urgencias otorrinolaringológicas

51

Ó. del Valle Cuadrado

OBJETIVOS

- Identificar y reconocer los principales signos y síntomas, para un mejor cuidado, en las urgencias más frecuentes de otorrinolaringología (ORL).
- Conocer las diferentes técnicas y procedimientos en los cuidados de enfermería en urgencias de ORL.
- Saber actuar adecuadamente ante la presencia de un cuerpo extraño en el oído.
- Identificar las maneras de comunicarse eficazmente con personas que tienen alteración auditiva.

EPIGLOTITIS

La epiglotitis es la inflamación de la epiglotis, un cartílago ubicado en la parte posterior de la lengua que cierra el conducto laríngeo durante la deglución.

La epiglotitis es una enfermedad potencialmente mortal, poco común en la actualidad, que se presenta generalmente en niños entre los 2 y 6 años de edad.

La función principal de la epiglotis es evitar el paso de partículas de alimentos a la tráquea. Sin embargo, cuando se inflama, puede bloquear y obstruir el paso de aire a las vías respiratorias, causando asfixia e incluso la muerte. La epiglotitis rara vez ocurre en adultos, pero los niños corren el riesgo de desarrollar esta afección compleja debido a una infección que conduce al cierre de la tráquea.

Al igual que el crup vírico y la traqueítis bacteriana, la epiglotitis se presenta con estridor repentino precedido por fiebre, tiraje inspiratorio y una característica salivación y babeo. El diagnóstico es fundamentalmente clínico, aunque radiografías de cuello lateral pueden ayudar a visualizar la obstrucción de la tráquea. En la mayoría de los casos, la intubación endotraqueal debe ser realizada de inmediato por un profesional calificado de la salud.

Etiología

La causa más frecuente de inflamación de la epiglotis son las bacterias *Haemophilus influenzae*, aunque puede ser ocasionada por otras bacterias como *Streptococcus pneumoniae*, *Neisseria meningitidis* y *Staphylococcus aureus* y, raramente,

por algunos virus como el virus del herpes simple y el virus parainfluenza. En adultos ocurre muy rara vez, y su incidencia general ha disminuido gracias a la vacuna anti-*Haemophilus influenzae*.

Manifestaciones clínicas

A la inspección, la epiglotis se muestra edematosa, eritematosa y de color rojo cereza, así como las zonas circundantes, incluyendo los músculos aritenoideos y los pliegues aritenoepiglóticos. Ocasionalmente, se ven úlceras, abscesos y otras lesiones supraglóticas.

En los niños, los síntomas aparecen de repente y el estrechamiento mortal de la laringe puede ocurrir en pocas horas desde el inicio de los síntomas, que consisten en dolor de garganta intenso, dificultad y dolor al deglutir, fiebre, babeo y voz gangosa. Puesto que la infección afecta la epiglotis, la parte posterior de la garganta no suele estar infectada. Cuando la inflamación de la epiglotis comienza a estrechar las vías respiratorias, el niño primero emite un sonido estridente al respirar (estridor) y luego evoluciona hacia una dificultad respiratoria cada vez más grave. La afección progresa rápidamente.

En los adultos, los síntomas son similares a los de los niños, incluyendo dolor de garganta, fiebre, dificultad para deglutir y babeo, pero suelen tardar más de 24 horas en aparecer. Como la vía respiratoria del adulto es mayor, la obstrucción de la vía aérea es menos común y menos repentina.

Tratamiento

Los niños con epiglotitis son hospitalizados de inmediato, por lo general en una unidad de cuidados intensivos, donde recibirán asistencia ventilatoria, oxígeno húmedo y terapia intravenosa.

Intubación por la vía nasotraqueal. Excepcionalmente, cricotiroidectomía o traqueotomía.

Antibioterapia: ceftriaxona (75 mg/kg al día) o cefotaxima (150-200 mg/kg al día).

Profilaxis frente a *H. influenzae* con rifampicina.

Actividades de enfermería

Corresponde a enfermería:

- Proporcionar un ambiente tranquilo.
- Controlar las constantes.
- Posición de Fowler a 45°.
- Mantener la vía aérea permeable.
- Oxigenoterapia, si precisa.
- Canalización de vía periférica.
- Control de líquidos, evitar deshidratación.
- Preparar equipo para intubación orotraqueal, si precisa.
- Preparar equipo para canalización de vía central, si precisa.
- Administración de medicación de urgencia, si precisa.

ABSCESO PERIAMIGDALINO

El absceso periamigdalino es la infección más frecuente de los tejidos profundos del cuello y la complicación más usual de la faringoamigdalitis aguda. Un 10-20 % de los pacientes tienen antecedentes de amigdalitis frecuentes. Ocasionalmente, ocurre en pacientes sin amigdalitis y en amigdalectomizados. El tabaco parece ser un factor de riesgo. Es más frecuente en la adolescencia.

Se produce por invasión bacteriana del espacio periamigdalino (entre la cápsula amigdalar y los músculos constrictor superior de la faringe y palatofaríngeo). Inicialmente, es una celulitis o flemón, con posterior formación de una colección purulenta (absceso). Suele ser unilateral (3 % bilateral). La mayoría se localizan en el polo superior de la amígdala.

Dada la localización del proceso, requiere un diagnóstico y tratamiento precoces, ya que puede producir compromiso de la vía aérea por compresión, drenaje espontáneo y broncoaspiración. También puede extenderse a otras zonas por proximidad: espacio parafaríngeo, prevertebral y mediastino.

 La recurrencia del absceso se produce en el 10-15 % de los pacientes, 4 veces más frecuentemente en niños con antecedentes de amigdalitis de repetición.

Manifestaciones clínicas

Tras una faringoamigdalitis aguda (ocasionalmente, sin ella), con o sin tratamiento antibiótico, aparece fiebre, odinofagia acusada e irradiada al oído, disfagia más o menos intensa (babeo), voz gangosa, apagada, halitosis, adenopatía dolorosa cervical homolateral y trismo, que está presente en 2/3 de los pacientes.

En la exploración se ve un abultamiento asimétrico y eritematoso y fluctuante de la amígdala con o sin exudado, que está desplazada hacia la línea media, y la úvula hacia el lado opuesto.

 Los síntomas claves del diagnóstico son el trismo y la odinofagia.

Diagnóstico

El diagnóstico es clínico, se recomienda valoración por otorrinolaringología (ORL). En ocasiones, se requiere aspiración con aguja o incisión y drenaje para comprobarlo. La analítica (reactantes fases agudas, hemograma, iones, cultivo faríngeo y del material drenado) no es necesaria para el diagnóstico, pero sirve para valorar la gravedad y la actitud terapéutica.

Las pruebas de imagen generalmente no son necesarias. La ecografía o la tomografía computarizada están indicadas para el diagnóstico diferencial con otras infecciones profundas del cuello y para guiar el drenaje.

Tratamiento

La infección está causada la mayoría de las ocasiones por flora mixta (aerobios y anaerobios). El germen más frecuente es *Streptococcus pyogenes*. El antibiótico de elección es la amoxicilina con ácido clavulánico. En alérgicos a la penicilina se recomienda el uso de la clindamicina.

La mayoría de los casos precisan ingreso hospitalario para tratamiento antibiótico parenteral y analgesia. En general, la mayoría de los pacientes responden bien una vez instaurado el tratamiento. En caso de que se inicie el tratamiento de forma ambulatoria será precisa una nueva valoración a las 24 horas.

 En la mayoría de los casos, la intervención ORL de elección es la aspiración con aguja. La amoxicilina con ácido clavulánico continúa siendo la mejor opción en el tratamiento. En función de la prevalencia de *Staphylococcus aureus* resistente a meticilina, sería conveniente modificar el tratamiento empírico para dar cobertura a este patógeno.

CUERPO EXTRAÑO LARÍNGEO

Si el cuerpo extraño es laríngeo, el paciente presentará disfonía, accesos de tos y, dependiendo del tamaño y de su localización, puede aparecer disnea, incluso asfixia.

Si el paciente presenta signos claros de asfixia se ha de seguir el protocolo de obstrucción de la vía aérea por cuerpo extraño, y no perder tiempo en una exploración física.

Si hay buen estado general y la obstrucción no es completa, se debe instaurar tratamiento corticoideo y derivar al paciente para la extracción por personal y material especializado.

CUERPO EXTRAÑO EN EL OÍDO

Los cuerpos extraños en el oído suelen localizarse en el conducto auditivo externo (CAE). Rara vez perforan el tímpano y se alojan en el oído medio.

Son más frecuentes en niños.

Pueden ser asintomáticos o producir otorrea, otorragia, hipoacusia, acúfenos, otalgia o vértigo.

 El cuerpo extraño en oído es una patología frecuente en niños y en pacientes psiquiátricos. El paciente se quejará de otalgia o hará repetidas sacudidas de la cabeza para intentar que el cuerpo extraño salga espontáneamente. Es habitual que lo nieguen para evitar reprimendas.

Para el diagnóstico es necesaria una otoscopia.

Para el tratamiento, lo primero que ha de hacerse es considerar si se trata de un objeto animado, generalmente insectos, o inanimado.

- Cuerpos extraños animados: insectos. Deben matarse o inmovilizarse, instilando alcohol, anestesia tópica con lidocaína al 2 %, vaselina o aceite y después extraerse como objetos inanimados.
- Cuerpos extraños inanimados: cerumen, vegetales, semillas. Si no hay sospecha de perforación timpánica, se procederá a un lavado suave del CAE con agua templada a 37 °C. Si el cuerpo extraño es de origen vegetal, sobre todo semillas o madera, se debe evitar el lavado con agua, ya que, en caso de fallar la extracción y demorarse por traslado al hospital, el cuerpo extraño puede absorber agua y aumentar su tamaño, con lo que se enclavará más en el CAE y se dificultará su extracción.
- Si existen dudas de la integridad del tímpano o si se trata de un cuerpo extraño vegetal, se extraerá el cuerpo extraño con un ganchito, sobrepasándolo por encima, girando el ganchito y arrastrando después suavemente. Esta maniobra se realiza a través del otoscopio. Las maniobras deben ser suaves para evitar lesionar las paredes del CAE, que tienen una gran inervación sensitiva. También puede intentarse la extracción directa impregnando con pegamento para reparar heridas (cianoacrilatos) la punta de una sonda y aproximarla hasta contactar con el cuerpo extraño, con cuidado de no tocar el CAE. Se esperan 20 segundos y se tracciona suavemente para extraerlo.

En caso de que el paciente no colabore, puede ser necesaria la extracción del cuerpo extraño en quirófano bajo anestesia general. Si la extracción ha sido atraumática, se dará el alta al paciente, pero si se ha producido alguna lesión en CAE o en tímpano como consecuencia de las maniobras de extracción, se deberán pautar antibióticos tópicos.

 Para el lavado del CAE se instila agua tibia (37 °C) a presión con jeringa de lavado o con jeringa de 50 mL conectada a angiocatéter de 14-16 G, retirando el fiador.

El paciente se debe derivar a ORL, si hay antecedentes de perforación timpánica, cirugía otológica previa y otorrea.

CUERPO EXTRAÑO FARÍNGEO

Son la segunda causa de urgencia endoscópica. Es frecuente encontrarlos en niños y adultos con retraso mental, con enfermedades psiquiátricas y en reclusos.

La mayoría atraviesan todo el aparato digestivo hasta ser expulsado por la vía rectal sin producir problemas. Las monedas son más frecuentes en los niños, mientras que en los adultos lo más frecuente es la impactación del bolo alimenticio, espinas de pescado o huesos.

Para el diagnóstico de cuerpo extraño en faringe es muy importante una correcta anamnesis (relación o no con la ingesta, tipo de espina, tiempo que ha pasado desde la ingesta, etc.). Lo primero es tranquilizar al paciente para facilitar tanto la anamnesis como la exploración y la extracción del cuerpo extraño, en caso necesario.

Las manifestaciones clínicas pueden incluir:

- Disfagia (lo más frecuente), disfonía, odinofagia, sialorrea y sensación de atragantamiento al comer o beber (alojamiento en la luz).
- Dolor cervical o faríngeo (enclavamiento en hipofaringe o en esófago cervical).
- La fiebre, el dolor interescapular y la crepitación cervical indican perforación y mediastinitis.

Se debe sentar al paciente en el sillón de ORL y pedirle que no trague saliva y que señale dónde nota el cuerpo extraño para hacerse una idea de su localización. Si el paciente puede localizar la molestia a punta de dedo y la define como sensación de pinchazo que se acentúa con la deglución, la sospecha de presencia de cuerpo extraño es alta. Si el paciente la refiere como molestia difusa en una zona amplia, la sospecha de que haya un cuerpo extraño es baja.

Se debe inspeccionar de forma minuciosa la faringe con ayuda de un depresor lingual y un fotóforo y, si no se consigue visualizar el cuerpo extraño, se realizará una laringoscopia indirecta usando un espejillo laríngeo o incluso radiografía posteroanterior/lateral, si es radioopaco.

Se debe extraer el cuerpo extraño, sin dejar ningún resto, con pinzas adecuadas. En el caso de laringoscopia indirecta, se aplicará previamente anestesia tópica.

Si el cuerpo extraño es grande y está en el tercio superior del esófago, el paciente presentará disfagia total, mucho dolor, babeo y regurgitación total. En estos casos es prácticamente imposible que se pueda extraer el cuerpo extraño sin recurrir a una endoscopia.

CUERPO EXTRAÑO NASAL

Se produce con mayor frecuencia en niños y en personas con discapacidad psíquica. El cuerpo extraño puede llevar mucho tiempo en la fosa nasal o ser de reciente introducción. En el caso de ser de reciente introducción, suele haber una certeza de la presencia del cuerpo extraño porque o se ha visto al paciente introducirse el objeto en la nariz o él lo dice. En caso de cuerpo extraño de larga evolución, el diagnóstico se suele sospechar por la presencia de rinorrea purulenta maloliente unilateral, con insuficiencia respiratoria nasal de ese lado.

La exploración se hará mediante una rinoscopia anterior. En el caso de no localizar el cuerpo extraño, se debe descartar que no haya entrado en un seno paranasal mediante estudio radiológico de los senos paranasales si el cuerpo extraño es radioopaco.

La ubicación más habitual de los cuerpos extraños en fosa nasal es el meato inferior. La extracción del cuerpo extraño nunca debe hacerse con pinzas porque se corre el riesgo de empujar el cuerpo más atrás en la fosa nasal.

La correcta extracción se realiza con una sonda de Itard o un gancho de cuerpo extraño. Se sienta al paciente en el sillón de ORL, se introduce en la fosa nasal un algodón con anestesia tópica. Después, se introduce la sonda por la fosa nasal hasta la coana, sobrepasando el cuerpo extraño por encima; se gira la sonda o el gancho y se va arrastrando suavemente el cuerpo extraño de atrás hacia delante.

Si el paciente no colabora, puede ser necesaria la extracción en quirófano bajo anestesia general. Tras la extracción, si el cuerpo extraño era reciente, se tratará al paciente con antibiótico tópico (pomada en fosa nasal) y si es de larga evolución, se añadirá un antibiótico sistémico.

EPISTAXIS

El término epistaxis se refiere a toda hemorragia originada en las fosas nasales. Suele ser unilateral aunque, si es muy abundante, puede existir emisión de sangre por ambas fosas. La nariz es una parte muy vascularizada del cuerpo, por lo que puede sangrar fácilmente.

Aunque puede ser un proceso banal y ser tratado en atención primaria, pueden existir circunstancias y factores que lo conviertan en un proceso grave, que pueda comprometer el estado general del paciente, sobre todo si el sangrado es muy abundante o el paciente es muy mayor.

Etiología

Entre las causas generales, es la hipertensión arterial la que más casos de epistaxis produce.

Dentro de las causas locales, se debe mencionar la epistaxis esencial benigna como la forma más frecuente de epistaxis (**Tabla 51-1**). Suele aparecer en gente joven de modo espontáneo o por manipulación digital del vestíbulo. A veces, aparece en ancianos favorecida por un área ateromatosa vascular subyacente.

Cuando la hemorragia se debe a un traumatismo, puede aparecer de modo simultáneo a la producción del traumatismo o de modo diferido. Puede deberse a un mínimo traumatismo o a un traumatismo más importante.

El mecanismo que puede determinar la epistaxis en el curso de una infección de vías respiratorias altas es el aumento de la vascularización local que produce la infección,

Tabla 51-1. Etiología de las epistaxis

Causas locales	Causas generales
Epistaxis esencial benigna	Hipertensión arterial
Infección de vías respiratorias altas	Arterioesclerosis
Sequedad de mucosa nasal	Diabetes
Constitucional	Discrasias sanguíneas
Traumatismo nasal	Factores hormonales
Poliposis nasal	Embarazo
Malformación vascular local	Alergias
Tumor nasosinusal	

junto con la alteración de la capa mucosa protectora. Esto permitiría el sobrecrecimiento de cepas virulentas que dan lugar a gran sequedad de la zona junto con la formación de costras y hemorragias.

Situaciones que producen determinados cambios hormonales, como la menstruación (en este caso se denominan epistaxis vicariantes o catameniales), la pubertad o el embarazo pueden favorecer la aparición de epistaxis debido a un aumento de vascularización de la mucosa de las fosas nasales.

 La epistaxis es una hemorragia originada en las fosas nasales, de etiología local (traumatismo, cuerpo extraño, lesión vascular, telangiectasias, tumores) o sistemática (coagulopatía). La hipertensión arterial puede prolongar el sangrado.

Clasificación

Es importante conocer la localización del sangrado para realizar, posteriormente, un taponamiento eficaz. Según la localización de la hemorragia, esta puede ser anterior o posterior.

- Anterior: la más frecuente. El punto sangrante está en el tercio anterior del tabique. La hemorragia se visualiza a través del vestíbulo nasal.
  - Por un posible sangrado en el plexo de Kiesselbach.
  - Es más frecuente en niños y adultos jóvenes.
  - Muchas veces tiene buena evolución y pronóstico, ya que el sangrado no suele ser excesivamente abundante.
- Posterior: la hemorragia se visualiza en la pared posterior de la faringe. Los síntomas dependen de la causa desencadenante.
  - El origen suele estar en las áreas vascularizadas por la arteria esfenopalatina y las etmoidales.
  - Su pronóstico y evolución es reservado, ya que, al ser un sangrado más abundante, suele ser más difícil su control.

Diagnóstico diferencial

Se hará con las siguientes entidades:

Hematemesis

Es la emisión de sangre por la boca, de origen gástrico. La sangre puede ser de color rojo o negro («en posos de café»), lo cual quiere decir que se trata de sangre ya digerida.

Hemoptisis

Es la expulsión de sangre con la tos, por la boca, procedente de las vías respiratorias. La sangre, aunque es roja, puede tener apariencia de espumosa, ya que se mezcla con aire y con moco.

Tumores sangrantes

Pueden ser procedentes de orofaringe, laringe y rinofaringe.

Diagnóstico

Se debe realizar:

- Anamnesis: valorar cuantía del sangrado, duración, enfermedades previas, tratamientos y traumatismos.
- Toma de constantes: presión arterial y frecuencia cardíaca.
- Exploración física de las fosas nasales (con rinoscopio), cavidades anexas y rinofaringe.
- Pruebas de laboratorio: especialmente hemograma (para recuento de hematíes en sangre, plaquetas, hemoglobina y hematócrito), y coagulación (por si existiera algún problema con la coagulación sanguínea).
- Radiografía cuando exista antecedente traumático.

Una rinoscopia posterior prácticamente es imposible y su utilidad en el diagnóstico topográfico del sangrado es nulo. Puede realizarse una faringoscopia para valorar si existe caída de sangre o hay algún coágulo en la nasofaringe. Es necesario cuantificar el volumen de la hemorragia.

Tratamiento

Deberá tenerse en cuenta lo siguiente:

- Tranquilizar al paciente.
- Reposo absoluto.
- Colocar al paciente en posición semisentada, con el cuerpo ligeramente inclinado hacia delante para evitar la deglución de la sangre.
- Aplicar frío en el cuello, nuca o en el dorso nasal.
- Valorar la cuantía del sangrado mediante el examen clínico: palidez mucocutánea, frecuencia cardíaca y presión arterial. La rinoscopia anterior permite la localización de la fosa sangrante y la faringoscopia mediante un depresor lingual permite ver si existe o no sangrado activo.

Es importante hacer un control hemodinámico:

- Ante una crisis hipertensiva se debe bajar la presión arterial, preferiblemente tras el control del sangrado para evitar que el paciente se hipotense durante el taponamiento.
- Si se produce hipovolemia, lo primero es asegurar una vía adecuada para iniciar fluidoterapia.
- Valorar un ajuste de la medicación en pacientes anticoagulados.

> **!** El tratamiento dependerá de la gravedad de la hemorragia, la localización del punto sangrante (será más importante en localización posterior) y el estado hemodinámico del paciente. El tratamiento ha de ser progresivo, empleando la técnica menos agresiva e invasiva posible.

Cuando se trata de una epistaxis leve, la presión en ambos lados de la pirámide nasal durante varios minutos puede frenar la hemorragia.

En caso de sangrado activo, se insertará en la fosa sangrante una mecha de algodón embebida en lidocaína u otro anestésico local, con o sin adrenalina, para anestesiar la mucosa nasal e intentar localizar el punto sangrante. Si es posible, se cauterizará con nitrato de plata. Esta técnica está desaconsejada si la hemorragia es bilateral por riesgo de perforación del tabique nasal y en caso de discrasia sanguínea por el posible aumento del sangrado. Si la hemorragia no cede así, se procederá a hacer un taponamiento nasal, que deberá ser lo menos intensivo posible.

Si durante la exploración con rinoscopio se localiza el punto sangrante, se puede cauterizar con nitrato de plata. Para ello se seguirán los siguientes pasos.

- Limpiar.
- Anestesia local.
- Identificar punto de sangrado.
- Realizar toques y giros con nitrato de plata hasta conseguir una escara de 1 cm de diámetro.
- Verificar la hemostasia.
- Colocar un tapón de algodón durante 24 horas.

Taponamiento nasal

Antes de hacer un taponamiento, debe prepararse el material (**Fig. 51-1**).

- Esponja sintética (Merocel®), sonda de taponamiento o gasa mechada de 2-3 cm.
- Rinoscopio.
- Luz frontal o espejo.
- Batea.
- Aspiración y sondas de aspiración.
- Tijeras.
- Pinzas de Kocher.
- Pinzas de bayoneta.
- Guantes.
- Suero fisiológico, agua oxigenada.
- Lubricante, vaselina.
- Anestesia tópica y vasoconstrictores.
- Algodón.
- Compresas.
- Gasas.
- Hilo de seda.
- Esparadrapo.

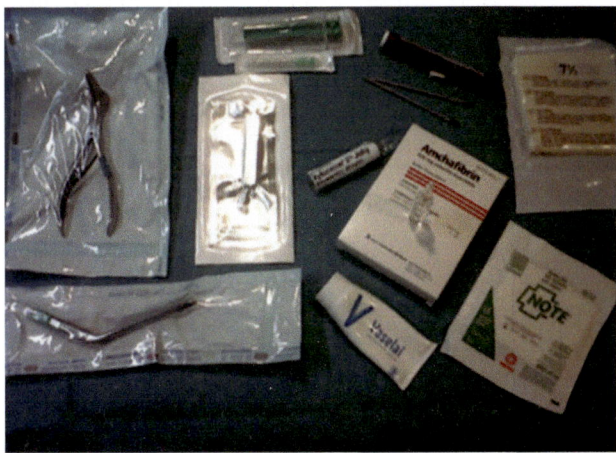

Figura 51-1. Material para taponamiento.

Compresión

Esta técnica está indicada en pequeñas hemorragias del área vascular del tabique. Para ejecutarla:

- Un algodón ligeramente más grande que la fosa nasal impregnado en agua oxigenada u otro medicamento vasoconstrictor (lidocaína con adrenalina al 2 %, o adrenalina 1:1.000), se introduce en la fosa correspondiente siguiendo su suelo (sin empujar hacia arriba).
- Hacer compresión externa durante unos 10 minutos.
- Si se comprime el punto de sangrado y la hemorragia no es abundante, se cauterizará.
- Si no es así, se procederá al taponamiento anterior.

Taponamiento anterior

Indicado en epistaxis anteriores o difusas, sin foco hemorrágico localizado. Hay varias técnicas:

- Con tira de gasa:
  - Tras inspeccionar la fosa sangrante, se procede a la aplicación de un anestésico local con pulverizador.
  - En este caso, en vez de algodón, se usará tira de gasa o gasa mechada, impregnada previamente con vaselina o agua oxigenada. Hay quien prefiere impregnarla en pomada antibiótica, pero no se ha demostrado que los resultados sean mejores.
  - Introducir la gasa, con ayuda de una pinza acodada, hacia la parte posterior de la fosa nasal, de abajo arriba y de dentro hacia fuera, haciendo la máxima presión posible.
  - Una vez completada la fosa nasal, se rellena el vestíbulo nasal con una torunda de algodón.
  - En el exterior, todo ello se sujeta mediante una banda de esparadrapo, para evitar la expulsión del tapón.
  - Explorar la faringe para asegurarse que ya no sangra.
  - Mantener el taponamiento 48-72 horas.
  - Remitir a su médico de atención primaria.
- Con esponja sintética (Merocel®):
  - Inspeccionar la fosa nasal sangrante.
  - Aplicar anestésico local.
  - Impregnar la esponja Merocel en lubricante e introducir inmediatamente hasta la porción posterior de la fosa.
  - Una vez colocado en su sitio, impregnar suero fisiológico (también se utiliza a veces Amchafibrin®), para que aumente su tamaño, ocupe todo el espacio de la fosa nasal y haga presión sobre el punto sangrante.
  - Explorar la faringe para comprobar si la hemorragia ha cedido.
  - Mantener 48-72 horas.
  - Remitir a su médico de atención primaria.

Una vez que se ha expandido tras humedecerlo con suero fisiológico, el material sintético puede seguir impregnándose con sangre. Un inconveniente que presenta es que se satura antes que la gasa mechada, es decir, cuando se llena de sangre deja de absorber, por lo que se desaconseja su uso en epistaxis muy abundantes.

- Otra opción del taponamiento anterior es utilizar una sonda nasal tipo RapidRhino®, que es una sonda con un globo que se introduce en la fosa nasal sangrante y se hincha para que la ocupe y haga compresión.

Taponamiento posterior

Indicado si fracasa el taponamiento anterior, o si el origen del sangrado es muy posterior. Este tipo de taponamiento es bastante doloroso y molesto para el paciente por lo que siempre que sea posible, se aplicará analgesia previa.

Tradicionalmente se ha utilizado una sonda nasogástrica de pequeño calibre a la que se fijan dos hilos de seda. Se introduce por la fosa nasal sangrante hasta que el cabo distal rebasa el velo del paladar. Se saca entonces por la boca. En este extremo se coloca un rodete de gasas de tamaño apropiado atadas a los hilos de seda, y se tira del extremo proximal de la sonda, dirigiendo el rodete de gasas con la otra mano dentro de la cavidad oral hasta su enclavamiento en las coanas. Se completa con un taponamiento anterior de la fosa sangrante. Los hilos de seda de la sonda se fijan sobre una compresa delante del orificio de las narinas para estabilizar el taponamiento. Para facilitar la extracción posterior, se dispone en la torunda de gasas un hilo de seda corto que cae a lo largo de la faringe o bien un hilo más largo exteriorizado por la boca y fijado fuera de esta.

Otra forma de taponamiento posterior es sustituir la sonda nasogástrica por una sonda vesical, que se pasa por la fosa sangrante hasta que asome por el velo del paladar en la boca. Se infla el globo distal de la sonda y se tira de ella hasta que quede enclavada en las coanas. Se completa también con un taponamiento anterior.

Actualmente, se usa un sistema de neumotaponamiento, consistente en una sonda bibalonada (**Fig. 51-2**). De la siguiente manera:

- Comprobar el buen estado de los balones, mediante su inflado, previo a su colocación.
- Lubricar la sonda.
- Limpiar la fosa nasal de posibles restos hemáticos.
- Introducir la sonda por el suelo de la fosa nasal sangrante.
- Inflar el balón posterior con 10 mL de aire o suero fisiológico y traccionar de la sonda, para que el balón se quede anclado en la nasofaringe.

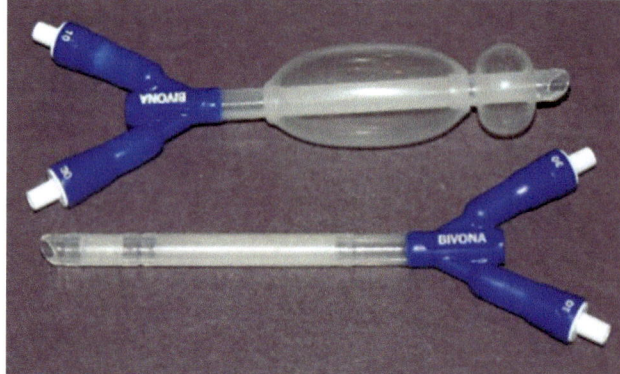

Figura 51-2. Sonda bibalonada.

- Llenar el balón proximal con 30 mL de aire o suero fisiológico, hasta que la fosa quede ocluida y la hemorragia sea controlada.
- Explorar la faringe para comprobar que la hemorragia ha cedido.

Se debe vigilar todos los días, pues tiene tendencia a su desinflado, al perder presión. Se retirará a los 3-5 días en el hospital.

 Cuando se coloque un taponamiento nasal, anterior o posterior, ha de pautarse una profilaxis antibiótica para evitar que se produzca una sinusitis.

Técnicas invasivas

Si a pesar de todo la epistaxis no es controlada, se aplicaría alguna de las siguientes técnicas invasivas que se exponen a continuación.

Ligaduras arteriales

Pueden ligarse alguna de las siguientes arterias:

- Arteria maxilar interna: si el punto sangrante está situado por debajo del borde libre del cornete medio.
- Arteria esfenopalatina: si el punto sangrante está localizado en una región limitada por el cornete medio, cornete inferior y el arco coanal.
- Arteria etmoidal anterior: cuando el punto sangrante está situado por encima del cornete medio.

Embolización arterial

Muy efectiva en la localización exacta del punto sangrante a través de una arteriografía, no requiere anestesia general y, si es preciso, puede repetirse.

Información al paciente. Cuidados

Se le aconsejará al paciente lo siguiente:

- Guardar reposo relativo.
- Tumbarse con inclinación en la cama de como mínimo 35°.
- Dieta blanda y fría.
- Evitar el consumo de aspirina, tabaco y alcohol.
- Evitar los estornudos enérgicos y, si estornuda, hacerlo con la boca abierta.
- No sonarse la nariz en 48 horas.

OTORRAGIA

Se denomina otorragia a la emisión de sangre por el CAE. Es un signo muy inespecífico que puede tener su origen en procesos de distinta y variada etiología:

- Traumatismos de CAE (desgarros provocados por el uso de bastoncillos y otros objetos para limpiar el oído o rascarse).
- Perforación traumática de la membrana timpánica (por bastoncillos y otros objetos y barotraumas).
- Otitis media aguda.
- Pólipos del CAE.
- Tumores vasculares del oído.
- Carcinoma epidermoide del CAE o del oído medio.
- Fracturas de peñasco.

Los traumatismos son la causa más frecuente de otorragia. Algunos traumatismos por impacto sobre el mentón presentan otorragia por desgarro de la piel del CAE, arrastrada por el cóndilo mandibular. En estos casos hay que valorar una posible fractura de la articulación temporomandibular.

Suelen ser las fracturas de base de cráneo, concretamente las longitudinales del hueso temporal debidas a un traumatismo craneal, las que producen otorragia. Suele ser una hemorragia abundante, facilitada por el desgarro timpánico. Aquí se puede ver otolicuorrea, lo que indicaría presencia de líquido cefalorraquídeo. Las fracturas transversales del peñasco suelen ser más graves, pero no se acompañan de otorragia sino de hemotímpano, ya que la membrana no se desgarra.

La historia clínica y la exploración son fundamentales para establecer una orientación diagnóstica. Es necesario recoger los antecedentes (traumáticos, infecciosos), edad, y presencia de otalgia y de hipoacusia, así como cuantificar el volumen del sangrado.

En la exploración hay que intentar localizar el punto sangrante mediante otoscopia, lo que puede resultar imposible si el sangrado es muy abundante. Hay que explorar el nervio facial y la audición si la situación lo permite.

Generalmente las lesiones del CAE dejan de sangrar espontáneamente en pocos minutos. En el caso de rotura timpánica por lesión directa o barotrauma, lo habitual es la resolución espontánea y, desde el punto de vista de la asistencia de urgencias extrahospitalarias, sería necesario derivar al paciente a un nivel hospitalario para valoración por ORL. Si la otorragia es secundaria a un traumatismo craneal, se ha de sospechar una fractura de base de cráneo y se tratará como un traumatismo craneoencefálico grave. No se recomienda hacer taponamiento de la hemorragia en estos casos.

HIPOACUSIA AGUDA

Se considera hipoacusia súbita a la pérdida de audición generalmente unilateral en un período menor de 72 horas. La mayoría de las veces es idiopática, aunque puede relacionarse con infecciones, traumatismos, causas vasculares, autoinmunitarias o medicamentosas, que deben determinarse de forma dirigida.

Manifestaciones clínicas

Hipoacusia de aparición brusca, de menos de 3 días, unilateral en el 70 % de los casos y profunda, que puede asociarse a vértigo periférico o a acúfenos.

Exploración

Debe ir orientada a descartar otras causas, como cuerpos extraños, perforación timpánica, otitis externa y colesteatoma, entre otras.

Diagnóstico

Ante una sospecha clínica de hipoacusia aguda, y antes de plantear un posible tratamiento, en un nivel de atención primaria o en urgencias son necesarias dos pruebas: otoscopia y acumetría (diapasones).

La otoscopia debe ser normal en los dos oídos. El hecho de encontrar un tapón de cerumen no excluye una posible hipoacusia aguda. Hay que retirar el tapón y preguntar por la normalización de la audición.

La acumetría dará un patrón neurosensorial o de percepción: Rinne positivo en el oído enfermo y Weber lateralizado al oído sano. Esto permite descartar causas de hipoacusia aguda por patologías del oído medio que causarían un patrón de hipoacusia de transmisión: Rinne negativo en oído enfermo y Weber hacia el oído sano. Sin embargo, en hipoacusias agudas graves, cofosis, puede darse el llamado falso Rinne negativo (el paciente no oye el diapasón en absoluto).

En el ámbito extrahospitalario, una vez confirmada la sospecha de hipoacusia aguda, debe derivarse a un centro hospitalario con capacidad de atender urgencias de ORL, ya que el estudio diagnóstico ha de completarse con audiometría tonal y verbal, y un timpanograma. Además, es preciso un estudio analítico que incluya al menos hemograma, velocidad de sedimentación globular, serología luética y anticuerpos antinucleares.

Tratamiento

El tratamiento de la hipoacusia aguda es muy controvertido, debido a la ausencia de evidencia científica sólida que avale claramente alguna de las opciones planteadas; además, las dosis empleadas son muy variables. Las medidas generales, como el reposo absoluto o la dieta con restricción de sal, no han demostrado efectividad, por lo que el ingreso hospitalario para guardar reposo es discutible. Por ello, no hay acuerdo sobre la necesidad de una primera fase de tratamiento hospitalario seguida de un tratamiento ambulatorio.

El uso de corticoides ha sido tradicionalmente recomendado debido a distintos estudios que demostraron un efecto beneficioso, si bien ha habido algún estudio que no encontró efectos significativos.

Respecto al tratamiento antivírico, distintos estudios no han podido demostrar evidencias estadísticamente significativas de su utilidad frente a placebo.

Otros tratamientos muy utilizados, sobre la base de la etiología vascular, como los vasodilatadores, el carbógeno o el oxígeno hiperbárico, han sido revisados sin poder destacar una efectividad significativa en la hipoacusia aguda.

En la actualidad se recomienda el uso de corticoides sistémicos como base del tratamiento de la hipoacusia aguda, apoyados por corticoides intratimpánicos como rescate. Tanto si se llega al diagnóstico antes de 30 días desde el inicio de la hipoacusia, como si se hace entre los 30 y los 90 días, se recomienda un tratamiento con corticoides en pauta descendente durante un mes. Si el diagnóstico se confirma más allá de los 90 días, el tratamiento se discutirá de manera individualizada.

Las dosis iniciales de corticoides serán las siguientes:

- Prednisona: 1 mg/kg al día.
- Metilprednisolona: 1 mg/kg al día.
- Deflazacort: 1,5 mg/kg al día.

Durante el mes que dure el tratamiento con corticoides, se administrará profilaxis gastroduodenal con inhibidores de la bomba de protones, tipo omeprazol, a dosis de 40 mg/día. En pacientes mayores de 65 años será necesario asociar vitamina D (800 UI/día) y calcio (800-1.000 mg/día), como pauta preventiva de la pérdida de masa ósea y osteoporosis.

En cualquier caso, el tratamiento debe iniciarse una vez confirmado el diagnóstico en un nivel hospitalario por el especialista en ORL.

 Todo paciente que inicie un tratamiento con algún fármaco ototóxico debe ser informado de que ante cualquier inicio de vértigo, pérdida de equilibrio, acúfenos o hipoacusia debe acudir al centro sanitario.

PERFORACIÓN TIMPÁNICA

La rotura del tímpano (o la perforación de la membrana timpánica,) es un orificio o un desgarro del tejido fino que separa el conducto auditivo del oído medio (tímpano).

Según el remanente de membrana existente, las perforaciones timpánicas se clasifican en:

- Centrales: si alrededor de toda la perforación existe membrana.
- Marginales: si en algunos de sus bordes no existe membrana y está en contacto con la pared del CAE.

La rotura del tímpano puede causar la pérdida de la audición. También puede hacer que el oído medio sea vulnerable a infecciones o lesiones.

Generalmente se cura en pocas semanas y sin tratamiento. Sin embargo, a veces son necesarios un procedimiento o una reparación quirúrgica para que sane.

Etiología

Las causas de la rotura o la perforación del tímpano pueden comprender:

- Infección en el oído medio (otitis media). A menudo, una infección en el oído medio provoca la acumulación de líquidos en esta parte del oído. La presión de estos líquidos puede causar la rotura del tímpano.
- Barotraumatismo: es la fuerza que se ejerce en el tímpano cuando existe un desequilibrio entre la presión del aire en el oído medio y la presión del aire del ambiente. Si la presión es elevada, el tímpano puede romperse. A menudo, el barotraumatismo resulta de los cambios de la presión del aire relacionados con los viajes en avión.
- Existen otros sucesos que pueden provocar cambios repentinos de presión (y, posiblemente, la rotura del tímpano), entre los que se incluyen bucear y un golpe directo al oído, como el impacto de la bolsa de aire de un automóvil.

- Sonidos fuertes o explosiones (traumatismo acústico). Un sonido fuerte o un estallido, como el de una explosión o un disparo (en esencia, una onda sonora fortísima), puede provocar un desgarro en el tímpano.
- Objetos extraños en el oído. Objetos pequeños, como un hisopo o una horquilla para el cabello, pueden perforar o desgarrar el tímpano.
- Traumatismo craneal grave. Las lesiones graves, como las fracturas de cráneo, pueden provocar la luxación o el daño de las estructuras del oído interno y el oído medio, incluido el tímpano.

Manifestaciones clínicas

Pueden aparecer las siguientes:

- Dolor de oído que desaparece rápidamente.
- Secreción transparente, con pus o con sangre del oído.
- Pérdida de la audición.
- Zumbido en los oídos (*tinnitus*).
- Sensación de mareo (vértigo).
- Náuseas o vómitos que pueden ser producidos por el vértigo.

Tratamiento

La mayoría de las perforaciones timpánicas tienden a cerrar por sí solas. El tratamiento está dirigido al control de la supuración, lo que se hace a través de gotas antibióticas y, según sea el caso, también se asociarán antibióticos orales.

El tratamiento quirúrgico está indicado en casos de pacientes muy sintomáticos o de nadadores. Dentro del tratamiento quirúrgico existen varias opciones de menor a mayor complejidad:

- Cauterización química de los bordes de la perforación.
- Desbridamiento de los bordes y oclusión de la perforación con un pequeño parche a base de colágeno.
- Desbridamiento de los bordes de la perforación y colocación de un injerto de grasa del propio paciente en forma de tapón.

- Miringoplastia (timpanoplastia tipo I), que suele ser el método más utilizado en la actualidad.

Complicaciones

El tímpano (membrana timpánica) tiene dos funciones principales:

- Audición: cuando las ondas sonoras lo golpean, el tímpano vibra: el primer paso que siguen las estructuras del oído interno y el oído medio para convertir las ondas sonoras en impulsos nerviosos.
- Protección: el tímpano también actúa como una barrera que protege al oído medio del agua, las bacterias y otras sustancias extrañas.

Si el tímpano se rompe, se pueden producir complicaciones, como las que siguen:

- Pérdida de la audición. Por lo general, la pérdida de la audición es temporal, dura solo hasta que se cura el desgarro o el orificio en el tímpano. El tamaño y la ubicación del desgarro pueden afectar el grado de la pérdida de audición.
- Infección en el oído medio (otitis media). Un tímpano perforado puede permitir la entrada de bacterias en el oído. Si el tímpano perforado no se cura o no se repara, puede ser vulnerable a infecciones continuas (crónicas), que pueden provocar la pérdida permanente de la audición.
- Quiste en el oído medio (colesteatoma). Un colesteatoma es un quiste en el oído medio que está compuesto de células de la piel y otros restos. Normalmente, los restos que se encuentran en el conducto auditivo se desplazan hacia el oído externo con la ayuda de la cera que protege los oídos. Si el tímpano se rompe, los restos de piel pueden pasar al interior del oído medio y formar un quiste. El colesteatoma ofrece un entorno favorable para las bacterias y contiene proteínas que pueden dañar los huesos del oído medio.

 PUNTOS CLAVE

- La epiglotis es una enfermedad potencialmente mortal, poco común, que se presenta en niños entre los 2 y 6 años de edad. En adultos ocurre muy rara vez, y su incidencia general ha disminuido gracias a la vacuna anti-*Haemophilus influenzae*.
- Los niños con epiglotitis son hospitalizados de inmediato, por lo general en una unidad de cuidados intensivos pediátrica, donde recibirán asistencia ventilatoria, oxígeno húmedo y terapia intravenosa.
- El absceso periamigdalino es una infección faríngea aguda más frecuente entre los adolescentes y los adultos jóvenes. Los síntomas son dolor de garganta intenso, trismo, voz gangosa y desviación de la úvula. El diagnóstico se basa en la aspiración con aguja. El tratamiento consiste en antibióticos de amplio espectro, drenaje del pus, hidratación, analgésicos y, en ocasiones, amigdalectomía inmediata.

- Es importante descartar complicaciones en la localización de cuerpo extraño en ORL. Siempre hay que evaluar que no haya compromiso de vía aérea en cuerpo extraño en cavidad ORL.
- Es importante la correcta manipulación de los cuerpos extraños en el proceso de extracción.
- La epistaxis es una hemorragia que puede descompensar hemodinámicamente a un paciente, lo que puede evitarse con un adecuado manejo. El sangrado anterior suele ceder bien. Para el posterior se requiere de una técnica específica: el taponamiento nasal posterior o el neumotaponamiento (sonda de Brighton y otras). No se mantendrá un taponamiento más de 48 horas.
- Se considera hipoacusia súbita a la pérdida de audición generalmente unilateral en un período menor de 72 horas. La mayoría de las veces es idiopática, aunque

(Continúa)

PUNTOS CLAVE (Cont.)

puede relacionarse con infecciones, traumatismos, causas vasculares, autoinmunitarias o medicamentosas, que deben determinarse de forma dirigida.

• El personal de enfermería tiene la responsabilidad de comunicarse con las personas con deterioro de la audición y proporcionar la información necesaria acerca del cuidado de la salud. Debe informarse a todo paciente que inicie un tratamiento con algún fármaco ototóxico de que, ante cualquier inicio de vértigo, pérdida de equilibrio, acúfenos o hipoacusia, debe acudir al médico.

• La rotura del tímpano (o la perforación de la membrana timpánica) es un orificio o desgarro del tejido fino que separa el conducto auditivo del oído medio (tímpano).

• La rotura del tímpano puede causar pérdida de la audición. También puede hacer que el oído medio sea vulnerable a infecciones o lesiones. Generalmente se cura en pocas semanas y sin tratamiento. Sin embargo, a veces son necesarios un procedimiento o una reparación quirúrgica para solucionar el problema.

BIBLIOGRAFÍA

Caravaca García A. Manual de cuidados en otorrinolaringología para personal sanitario. Liberlibro.com.AC; 2015.

Fernández Ayuso D, Del Campo C, Pérez-Olmo J, Serrano A. Manual de enfermería en emergencia prehospitalaria y de rescate, 3ª ed. Editorial Aran; 2021.

Jiménez Murillo L, Montero Pérez FJ. Medicina de urgencias y emergencias. Guía diagnóstica y protocolos de actuación, 6ª ed. Elsevier; 2018.

Llorente Pendas JL, Álvarez Marcos C, Núñez Batalla FJ. Otorrinolaringología: manual clínico de SEORL. Sociedad Española de Otorrinolaringología y Patología Cérvico-facial. Editorial Médica Panamericana; 2021.

Moratal R. Emergencias extrahospitalarias, 5ª ed. Edición Handbook; 2021.

Moya Mir M. Guía rápida de actuación en urgencias, 1ª ed. Editorial Médica Panamericana; 2021.

Renton S, McGuinness C, Strachan E. Procedimiento de enfermería clínica, 6ª ed. Elsevier.

Rivas M. Manual de Urgencias, 5ª ed. Editorial Médica Panamericana; 2022.

Sheehy. Enfermería de Urgencias, 7th ed. Emergency Nurses Asociation; 2020.

Vázquez Lima MJ, Casal Codesido JR. Guía de actuación en urgencias, 5ª ed. Editorial Médica Panamericana; 2017.

Urgencias oftalmológicas

52

C. M. Molina Azorín

OBJETIVOS

- Identificar los principales signos y síntomas que deben hacer sospechar una urgencia oftalmológica potencialmente grave.
- Saber cuál debe ser la primera actuación ante una emergencia oftalmológica.
- Conocer las técnicas de la exploración oftalmológica, así como el registro en la historia clínica de una situación de urgencia.
- Comprender las actuaciones que se deben evitar para que no aparezcan complicaciones en las urgencias oftalmológicas.

EDUCACIÓN SANITARIA

Es necesario incidir sobre la importancia de una buena educación sanitaria a los pacientes, para que sepan identificar la aparición de síntomas oculares urgentes y acudir al sitio idóneo de urgencias y, así, no demorar su asistencia.

VALORACIÓN OFTALMOLÓGICA

Triaje

Para evitar errores y retrasos en el diagnóstico y tratamiento de una urgencia neurooftalmológica es recomendable, en la manera de lo posible que la enfermera de triaje, ante la llegada de un paciente con síntomas oculares, realice toma de constantes (presión arterial [PA]) y electrocardiograma (ECG) en caso de pérdida de visión.

Historia clínica

A la hora de la valoración de los pacientes que acuden por una urgencia oftalmológica es importante obtener los siguientes datos:

- Datos personales: edad, sexo, profesión. Antecedentes *oculares*, como defectos de refracción, estrabismo, ambliopía, infecciones o inflamaciones oculares, traumatismo, cirugía, tratamientos previos. Antecedentes *sistémicos*, como alergias medicamentosas, tratamientos previos y actuales, diabetes *mellitus*, hipertensión arterial, infecciones, enfermedades del tejido conectivo.
- Antecedentes familiares: *oculares* como glaucoma, distrofias corneales o retinianas. Antecedentes *no oculares* como enfermedades metabólicas, neurológicas, etcétera.

- Motivo de consulta: síntoma principal por el que acude a urgencias.
- Enfermedad actual: descripción detallada del síntoma principal, tiempo de evolución, cómo empezó, intensidad, factores agravantes o atenuantes, síntomas y signos asociados, afectación de la visión, etcétera.

La historia clínica detallada orienta sobre el diagnóstico y la exploración necesaria.

Exploración

Corresponde explorar:

- Pupilas: forma, tamaño, posición, color. Deben ser iguales, redondas y reaccionar rápidamente a la luz, aunque en el anciano son más pequeñas y reaccionan más lentamente.
- Reflejos pupilares:
  - *Fotomotor directo y consensual*. Repuesta normal binocular a la luz (respuesta directa y consensual). Al iluminar directamente un ojo, su pupila se contrae (reacción directa) y la del otro ojo, también (reacción consensual).
  - *Reflejo acomodativo*: al acercar un objeto las pupilas de contraen a la vez.
  - *Reflejo pupilar aferente*: cuando se acerca una luz y la pupila se dilata más de lo que se contrae. Dirigir una luz sobre un ojo dos segundos y luego sobre el otro. Si una pupila se dilata cuando le llega la luz, existe un defecto aferente.
- Paralelismo de los ejes oculares y motilidad ocular: para valorar los pares craneales.

- Agudeza visual: con gafas o lentillas, si las utiliza de continuo.
- Agujero estenopeico: si la agudeza visual mejora con él, puede ser debido a un defecto de refracción.
- Inspección de párpados y globo ocular:
  - Párpados: borde libre y pestañas, cierre y apertura palpebral, región del saco lagrimal y los puntos lagrimales superiores e inferiores.
  - Conjuntiva y esclera: valorar hiperemia, hemorragia y secreción. Evertir ambos párpados para visualizar la conjuntiva tarsal y los fondos de saco.
  - Córnea: transparencia y regularidad en su superficie.
  - Cámara anterior: transparencia, profundidad y apariencia de los elementos en su interior. Es muy importante valorarla porque la medicación utilizada para dilatar la pupila puede causar un aumento peligroso de la presión intraocular en pacientes con ángulos estrechos. **Prueba de la linterna**: colocar una linterna paralela al ojo derecho a la altura del limbo en la zona temporal iluminando en dirección a la nariz. En un ojo normal, la zona del iris temporal será igual que la nasal, pero en un ojo con cámara anterior estrecha y ángulo cerrado, cerca de dos tercios de la zona del iris se verá sombreada.
  - Iris: color, pigmentación, regularidad, neoformaciones y neovasos.
- Tonometría digital: no realizar en caso de sospechar perforación ocular. El paciente debe estar con los ojos abiertos y mirando hacia abajo; el explorador apoya los dedos índices sobre el párpado superior ejerciendo una ligera presión alternante sobre el globo suficiente como para deprimirlo y transmitir al otro dedo esta presión. Primero un ojo y luego otro, comparando la dureza entre ambos.
- Campo visual por confrontación: compara los límites del campo visual del paciente con los del examinador, quien presumiblemente tiene un campo visual normal. Primero se hace con un ojo y luego con el otro. El examinador se sienta enfrente del paciente, a un metro. El examinador le pide al paciente que se tape el ojo derecho con la mano, sin hacer presión y que le mire al ojo (si se está explorando el derecho, que mire al ojo izquierdo del examinador). El paciente debe mantener la mirada fija y, sin moverla, tiene que avisar cuándo empieza a ver el dedo índice del examinador, que habrá extendido el brazo a la altura del hombro y lo irá llevando despacio hasta la nariz a la misma distancia entre los dos. Después, debe repetir el movimiento en las posiciones horarias 2, 4, 8 y 10.
- Fondo de ojo: con el oftalmoscopio directo debe observar tres regiones:
  - Disco óptico: valorar la excavación, palidez, edema y hemorragia.
  - Retina central: hemorragias, palidez, atrofia y acumulación de pigmentos.
  - Retina periférica: hemorragias, aspecto de los vasos y desprendimiento de retina.
- Puede ser difícil visualizar algunos detalles por causa de una pupila muy pequeña, catarata o hemorragia vítrea, pero la dilatación farmacológica proporciona mejor visualización a través de medios opacos como cataratas, opacidades corneales y hemovítreo.

- Cada ojo se valorará por separado y se comparará con el contralateral.
- La exploración de las pupilas debe hacerse antes de aplicar ningún colirio para evaluar fondo de ojo, etcétera.
- Antes de la instilación de midriáticos para ver el fondo de ojo, explorar la cámara anterior y no aplicar si es estrecha.

DOLOR OCULAR AGUDO

Ante un ojo con dolor agudo hay que consultar con el oftalmólogo.

Las principales patologías que producen dolor ocular agudo están producidas por inflamación, infección, traumatismos, quemaduras, aumento brusco de la presión intraocular, cuerpos extraños, problemas neurológicos o vasculares. Se debe valorar la presencia de ojo rojo, historia de traumatismo, ojo en contacto con alguna sustancia, exposición lumínica, disminución de la agudeza visual, historia de sinusitis, diabetes, hipertensión, migraña, etcétera.

- Escleritis: inflamación grave de todas las capas de la esclera.
- Iridociclitis o uveítis anterior: inflamación del iris y cuerpo ciliar.
- Queratitis: inflamación de la córnea.
- Traumatismos.
- Cuerpos extraños.
- Quemaduras químicas (causticaciones): por ácidos o álcalis.
- Neuritis óptica: papila edematosa, suele existir defecto pupilar aferente.
- Glaucoma agudo: elevación brusca de la presión intraocular.
- Neuralgia: después de un herpes zóster oftálmico (descartar uveítis y aumento de la presión intraocular) o debida a un traumatismo.
- Isquemia: la isquemia ocular normalmente se debe a una enfermedad carotídea. Auscultar las carótidas para descartar soplos, aunque a veces están ausentes por una estenosis importante. Buscar la presencia de hemorragias retinianas, especialmente si hay asimetría entre ambos.
- Migraña: dolor unilateral que puede durar varios días. Puede haber náuseas y aura visual. Hay una pérdida de visión brusca y transitoria que afecta a todo el campo visual o a una parte, y puede hacerse permanente debido a espasmo arterial retiniano o cerebral. Suele estar asociado a anovulatorios, chocolate, queso o estrés. Si hay edema del disco óptico, cefalea y pérdida visual transitoria, cabe considerar una lesión intracraneal o un aumento de la presión intracraneal. Si hay un edema de papila debe ser valorado por el neurólogo urgentemente. Deben valorarse los movimientos oculares y las pupilas porque un aneurisma cerebral se puede presentar con cefalea de inicio brusco sin otros signos neurológicos.
- Neuropatía diabética: valorar los movimientos oculares y preguntar si ve doble en alguna posición, porque la neu-

Tabla 52-1. Diagnóstico diferencial de ojo rojo

	Agudeza visual	Pupila	Córnea	Hiperemia	Dolor
Hiposfagma	Normal	Normal	Normal	Colección hemática debajo de la membrana conjuntival	No
Conjuntivitis	Normal	Normal	Normal	Difusa > en fondos de saco	Sensación de cuerpo extraño
Epiescleritis	Normal	Normal	Normal	Focal	Sí
Escleritis	Alterada	Normal	Normal	Violácea	Sí
Queratitis	Alterada	Normal	Dendrítica/puntiforme	Periquerática o mixta	Sí
Uveítis anterior	Alterada	Miosis	Normal	Difusa > en limbo	Sí
Glaucoma agudo	Alterada	Midriasis	Edema	Difusa > en limbo	Sí

ropatía diabética puede ser dolorosa y afectar a los pares craneales III, IV y VI. Tratamiento: analgesia y se resuelve espontáneamente en algunos días.
- Sinusitis: valorar agudeza visual, pupilas y movimientos oculares. Golpear con el dedo índice sobre los senos frontales y maxilares, porque el dolor apoya el diagnóstico. Si hay visión doble o defecto pupilar, remitir al oftalmólogo.
- Arteriopatía de la temporal.

OJO ROJO

El ojo rojo es el conjunto de entidades clínicas caracterizadas por un enrojecimiento o hiperemia que puede afectar parcial o totalmente al segmento anterior del ojo. Las características acompañantes permitirán el diagnóstico diferencial (**Tabla 52-1**).

- Hemorragia subconjuntival o hiposfagma: sangrado en sábana (sin patrón vascular) de un vaso conjuntival. Asociado a Valsalva, traumatismo, hipertensión arterial, uso de anticoagulantes. Asintomática, desaparece espontáneamente sin tratamiento pero hay que hacer control de tensión y de la coagulación en pacientes en tratamiento con anticoagulantes (**Fig. 52-1**).
- Conjuntivitis (**Fig. 52-2**):
  - Bacteriana: secreción mucopurulenta con legañas de predominio matutino; hiperemia conjuntival, sensación de escozor y picor. Tratamiento: limpieza con suero fisiológico y antibiótico tópico.

- Vírica: secreción serosa, hiperemia conjuntival, folículos tarsales y adenopatía preauricular. Tratamiento: limpieza con suero fisiológico y compresas frías y antibiótico tópico.
  - Alérgica: lagrimeo, fotofobia, picor intenso y papilas en conjuntiva tarsal. Tratamiento: lágrimas artificiales y compresas frías, antihistamínicos y antiinflamatorios tópicos.
- Epiescleritis: inflamación banal de la capa más superficial de la esclera. Es unilateral, molestias leves, sin secreción y blanquea parcial o totalmente con fenilefrina. Muchas veces idiopática y otras debida a enfermedades inflamatorias sistémicas (**Fig. 52-3**).
- Escleritis: inflamación grave de todas las capas de la esclera. Focal o difusa, color rojo violáceo unilateral. No blanquea con fenilefrina. Produce dolor intenso, visión borrosa y epífora. Asociada a enfermedades autoinmunitarias y tuberculosis. En las formas graves es posible la perforación y la ceguera. Precisa derivación inmediata al oftalmólogo.
- Pingueculitis o pinguécula: acumulación blanquecina amarillenta de tejido conectivo degenerado en la conjuntiva interpalpebral, inmediatamente nasal o temporal a la córnea. No invade la córnea. Puede causar molestias por roce con el párpado. Tratamiento: antiinflamatorios no esteroideos tópicos y lágrimas artificiales (**Fig. 52-4**).
- Queratitis: inflamación de la córnea. Produce dolor ocular, fotofobia y disminución de la visión. Pueden ser infecciosas (bacterianas, herpéticas, micóticas, *Acanthamoeba*) y no infecciosas (traumáticas, físicas, químicas, por exposi-

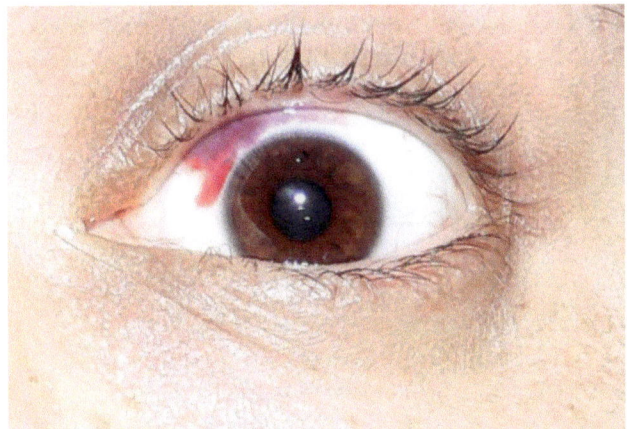

Figura 52-1. Hemorragia subconjuntival.

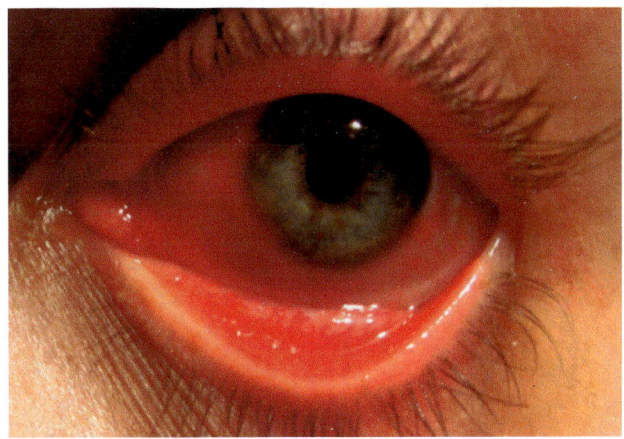

Figura 52-2. Conjuntivitis.

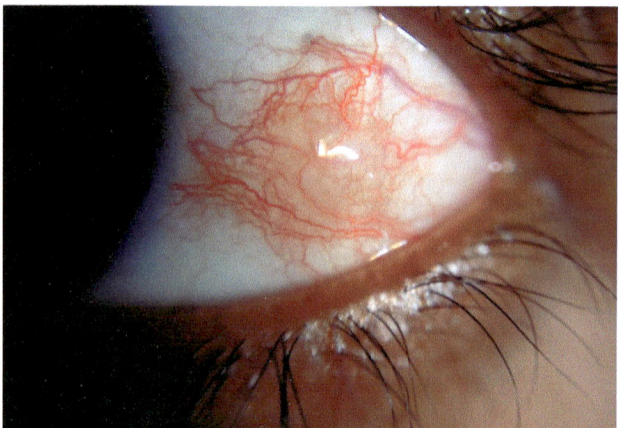

Figura 52-3. Epiescleritis.

ción). Se observa inyección ciliar o mixta, tinción positiva con fluoresceína variable según etiología: lesión dendrítica (herpética), puntiforme (queratitis punctata o punteada superficial, característica de ojo seco) (**Fig. 52-5**).

- Iridociclitis o uveítis anterior: la mayoría idiopáticas y algunas por procesos sistémicos (sarcoidosis, espondilitis anquilosante, etc). Aparece dolor, blefaroespasmo, fotofobia y disminución de la agudeza visual. Pupila miótica, poco reactiva e inyección ciliar. Puede aparecer en la zona inferior de la cámara anterior un exudado (hipopión). Hay sinequias o adherencias del iris con estructuras vecinas. Tratamiento: corticoides tópicos y colirio ciclopléjico (**Fig. 52-6**).
- Glaucoma agudo.

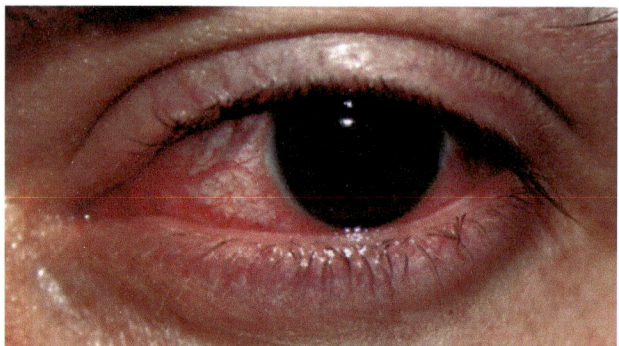

Figura 52-5. Queratitis.

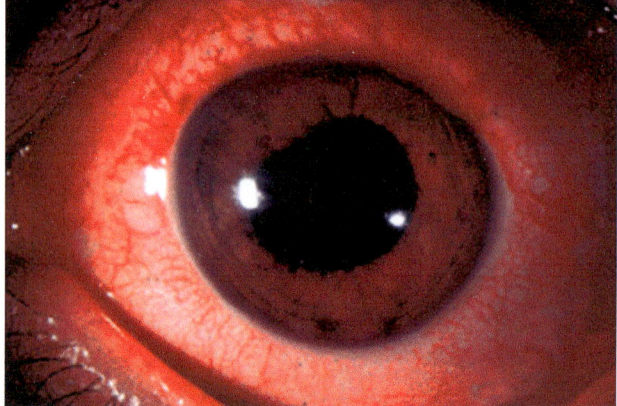

Figura 52-6. Uveítis anterior.

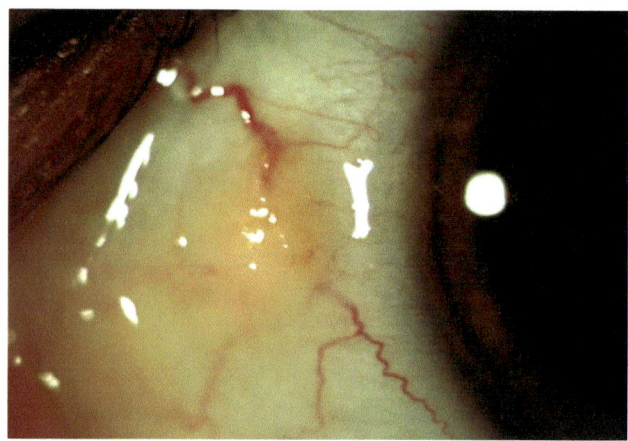

Figura 52-4. Pingueculitis.

> **!** En un ojo rojo hay que explorar la presencia de dolor o escozor, la disminución de la agudeza visual, la presencia de secreciones y la pupila para hacer un diagnóstico diferencial.
>
> Se recomienda evertir el párpado superior para descartar cuerpo extraño corneal.
>
> El test de fluoresceína es fundamental para detectar lesiones corneales y cuerpos extraños.

PÉRDIDA AGUDA DE AGUDEZA VISUAL

Se debe valorar la agudeza visual de cada ojo por separado. En ausencia de optotipos y de forma rápida se le dirá al paciente que identifique objetos de diferente tamaño, lejos y próximos, y contar dedos. Explorar el reflejo fotomotor directo y consensual y las modificaciones del aspecto del globo ocular en ambos ojos.

Las principales enfermedades oculares que originan una pérdida brusca de la visión son la oclusión arterial retiniana, la obstrucción venosa retiniana, la neuritis óptica, la arteritis de la temporal, la hemorragia vítrea, el desprendimiento de retina y la uveítis posterior (**Tabla 52-2**).

- Oclusión arterial retiniana: es la oclusión de la arteria central de la retina o de alguna de sus ramas de origen embó-

Tabla 52-2. Diagnóstico diferencial de patologías que cursan con pérdida brusca de visión	
	Fondo de ojo
Oclusión arterial retiniana	Aspecto lechoso y mácula color rojo cereza
Obstrucción venosa retiniana	Congestivo, hemorrágico con alguna dilatación venosa
Neuritis óptica	Papila edematosa
Arteritis de la temporal	Común a otras patologías
Hemorragia vítrea	Suele ser imposible de visualizar
Desprendimiento de retina	Retina móvil de color grisáceo, a veces con una superficie ondulada
Uveítis posterior	Vasos inflamados y retina con manchas blancas y amarillas

lico (carotídeo o cardíaco). Se produce una pérdida brusca de la visión, indolora, que puede afectar a todo el campo visual central o a una porción. Defecto pupilar aferente. La zona retiniana afectada es de aspecto lechoso y sobre ella resalta la mácula de aspecto rojo cereza. Requiere ingreso urgente y tratamiento precoz para evitar una pérdida irreversible de la visión.

- Obstrucción venosa retiniana: es la obstrucción de la vena central de la retina o de algunas de sus ramas. Fondo de ojo de aspecto congestivo, hemorrágico, con gran dilatación venosa en alguna región. Identificar posibles causas de la obstrucción como hipertensión arterial, diabetes *mellitus*, enfermedad cardiovascular, obesidad o tratamiento hormonal sustitutivo.
- Neuritis óptica: pérdida de la visión de diferente grado con dolor retrobulbar al movilizar el ojo. Papila óptica edematosa, con defecto pupilar aferente. Descartar esclerosis múltiple y arteritis de la temporal.
- Arteritis de la temporal: pacientes mayores de 50 años, antecedentes de cefalea, claudicación mandibular, hiperestesia del cuero cabelludo, etc. Instaurar tratamiento sistémico inmediato con metilprednisolona. Es una emergencia porque retrasar el tratamiento puede producir una pérdida de visión irreversible.
- Hemorragia de vítreo: pérdida de visión de forma más o menos aguda por ocupación de la cámara vítrea por sangre. Percepción brusca de puntos negros, de mayor o menor intensidad, con pérdida visual de grado variable. Entre sus causas destacan los desgarros retinianos, la rotura de neovasos en pacientes diabéticos o los traumatismos. El fondo de ojo suele ser imposible de visualizar.
- Desprendimiento de retina.
- Uveítis posterior: la inflamación de la coroides (coroides y coriorretinitis) puede afectar a la mácula o a las regiones próximas y producir graves pérdidas de visión. El fondo de ojo aparece con vasos dilatados y la retina con manchas blancas y amarillas. Es imprescindible realizar diagnóstico diferencial con las enfermedades sistémicas que pueden producirla, como la tuberculosis.

> 💡 La obstrucción de la arteria central de la retina y la arteritis de la temporal son emergencias en las que no se puede demorar la atención por riesgo de pérdida irreversible de la visión.

> ❗ Es muy importante precisar la rapidez con la que se ha instaurado la pérdida de visión y los síntomas acompañantes.

TRASTORNOS INFLAMATORIOS INFECCIOSOS

Los procesos inflamatorios infecciosos de los anejos son:

- Dacriocistitis aguda: es la infección del saco lagrimal, normalmente secundaria a una obstrucción de la vía lagrimal. Eritematoso y tumefacto, muy doloroso al tacto, puede drenar contenido purulento a través de los conductos lagrimales o puede provocar un absceso y drenar a través de la piel. Tratamiento: antibiótico (oral y tópico) y antiinflamatorios orales. Puede ser necesaria la cirugía.
- Orzuelo: infección de las glándulas sebáceas palpebrales de Moll o Zeiss (orzuelo externo) o de Meibomio (orzuelo interno). Primero aparece en el borde externo del párpado inflamación local y dolorosa, para luego abscesificarse y drenar a la piel o conjuntiva tarsal. Tratamiento: calor local, antibióticos tópicos; a veces es necesario drenaje quirúrgico (**Fig. 52-7**).
- Chalación: puede estar provocado por la obstrucción de una glándula de Meibomio y posterior transformación granulomatosa o por la cronificación de un orzuelo, del que queda un nódulo indoloro bien definido. Tratamiento: calor local con compresas calientes, inyección de corticoides intralesional y, si no cede, intervención quirúrgica (**Fig. 52-8**).
- Blefaritis: es una inflamación crónica de los bordes palpebrales; la forma clínica más frecuente es la disfunción de las glándulas de Meibomio (causa de ojo seco). Otras formas clínicas son la infecciosa estafilocócica y la seborreica descamativa. Tratamiento: calor local con compresas calientes, fomentos y lavado de pestañas, antibióticos tópicos y lágrimas artificiales (**Fig. 52-9**).
- Celulitis orbitaria y preseptal:

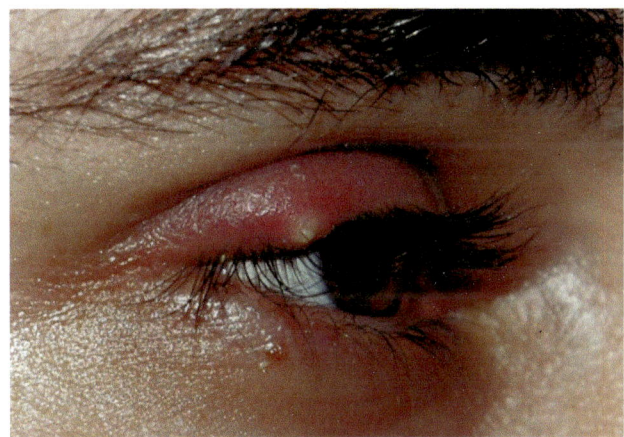

Figura 52-7. Orzuelo.

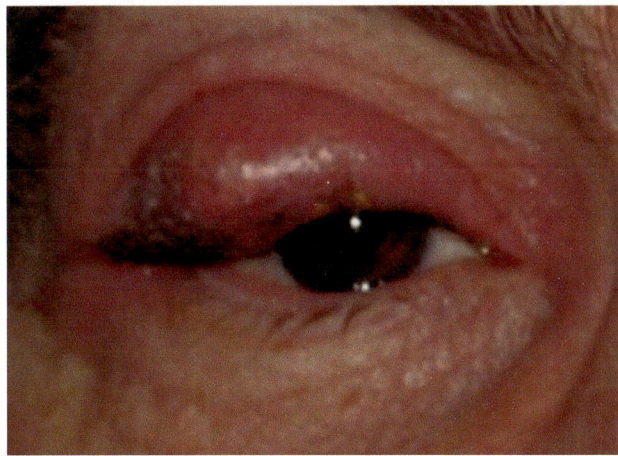

Figura 52-8. Chalación.

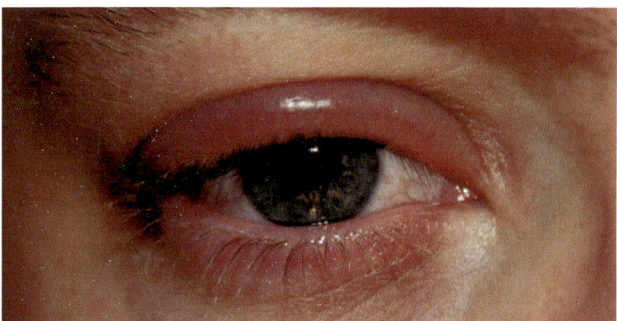

Figura 52-9. Blefaritis.

– Celulitis orbitaria: inflamación de las partes blandas de la órbita por infección de los tejidos periorbitarios; aparece proptosis aguda, dolor que aumenta al tacto y a la movilización, inflamación ocular y palpebral. En los casos graves puede afectar a la motilidad ocular (ojo fijo) y a la visión por compresión del nervio óptico. Tratamiento: ingreso hospitalario y antibioterapia intravenosa, analgésicos, antiinflamatorios y, a veces, es necesario el drenaje quirúrgico.

– Celulitis preseptal: inflamación que solo afecta al tejido subcutáneo, no hay exoftalmos ni alteración de la motilidad ocular. Tratamiento: antibiótico oral, analgésicos y antiinflamatorios. Vigilar la aparición de infección intraorbitaria o de signos meníngeos.

 El orzuelo es un proceso agudo y doloroso y el chalación crónico y no doloroso.
La celulitis orbitaria necesita ingreso y tratamiento hospitalario.

URGENCIAS NEUROOFTALMOLÓGICAS Y TRASTORNOS VASCULARES

Las entidades que dan origen a una urgencia son las siguientes:

• Obstrucción arterial retiniana: pérdida indolora, brusca y grave de la agudeza visual unilateral si hay una afectación central o altitudinal si la afectación es de una rama. Normalmente con defecto pupilar aferente. Puede ir precedida de episodios de amaurosis fugaz. Suele aparecer en ancianos por causa embólica con antecedentes de obstrucción de carotídea o de arteritis de células gigantes. La lesión es irreversible a los 90 minutos de isquemia; debe intentarse tratamiento si han transcurrido menos de 24 horas: paracentesis de cámara anterior y acetazolamida para disminuir la presión intraocular.

• Obstrucción venosa retiniana: puede ser asintomática, con alteración visual altitudinal o pérdida completa de la visión (la mayoría de las veces unilateral) repentina o gradual. La causa más frecuente es la compresión de la vena central de la retina por arterioesclerosis de la arteria central. Factores de riesgo: mayores de 64 años, hipertensión arterial, sexo masculino, enfermedad cardiovascular, tabaquismo, diabetes y glaucoma.

• Neuropatía óptica isquémica anterior no arterítica: pérdida visual monocular de leve a grave, indolora, súbita y en pacientes de más de 40-50 años. Suele notarse al despertar, con factores asociados a la arterioesclerosis, hipertensión arterial y diabetes *mellitus*. Los episodios de hipotensión arterial son la causa más frecuente y asociados a cambios de fármacos hipotensivos más potentes o de acción más prolongada. Hay que descartar arteritis de la temporal y lúes.

• Patología óptica isquémica anterior arterítica (arterítica de células grandes): pérdida visual rápida y grave de uno o de los dos ojos. Suele ocurrir en mayores de 60 años. Puede presentarse con cefalea, hipersensibilidad del cuero cabelludo y claudicación mandibular y acompañarse de pérdida de peso, artralgias, mialgias e, incluso, asociarse a polimialgia reumática. El ojo contralateral puede afectarse en un 65 % de los casos sin tratamiento. Tratamiento inmediato con grandes dosis de corticoides.

• Neuritis óptica: en niños la forma más frecuente es la de papilitis, bilateral y asociada a procesos víricos o posvacunales y en los adultos es la relacionada con la esclerosis múltiple, que causa pérdida visual monocular en adultos jóvenes. Dolor que empeora con los movimientos oculares. Disminución de la agudeza visual variable, pero la mayoría tiene alteración de la sensibilidad al color o contraste; puede existir escotoma central o defecto altitudinal. Defecto pupilar aferente relativo. Tratamiento: corticoides.

• Neuropatías tóxicas y nutricionales: pérdida de visión bilateral y simétrica, central y lenta por alcoholismo y tabaco asociadas a un déficit de vitaminas. Tratamiento: folatos, vitamina B_{12} y tiamina y eliminación del consumo de tóxicos.

• Neuropatía óptica traumática: pérdida visual grave e inmediata. Defecto pupilar aferente relativo ipsilateral.

• Papiledema: edema de papila bilateral debido al aumento de la presión intracraneal. Causas: expansión de tumores cerebrales e hipertensión intracraneal idiopática, que produce episodios de pérdida visual transitoria, cefalea, diplopía, náuseas, vómitos y raramente disminución de la agudeza visual. Hay que descartar la asociación a trastornos tiroideos, diabetes *mellitus* y anemias. Necesaria valoración neurológica.

• Parálisis oculomotora: produce diplopía, generalmente después de una parálisis nerviosa o de una masa orbitaria o de traumatismos por isquemia en la microvasculatura del par craneal afectado. Realizar *cover-test* y fondo de ojo. Si hay edema de papila, derivar al neurólogo.

GLAUCOMA AGUDO

Es la elevación brusca de la presión intraocular debido al cierre súbito y completo del ángulo iridocorneal.

Existen pródromos de halos de colores alrededor de puntos luminosos y luego dolor súbito e intenso, disminución de la agudeza visual, lagrimeo, blefaroespasmo, con cortejo vegetativo. Pupila en midriasis arreactiva con hiperemia conjuntivociliar, edema corneal (córnea turbia) y cámara anterior estrecha. Suele ser unilateral, con presión intraocular (normalmente más de 35-40 mm Hg).

Es necesario descartarlo en el diagnóstico diferencial con cualquier patología que curse con ojo rojo; también puede ocurrir como resultado de un traumatismo, uveítis, tumores, diabetes avanzada u oclusiones venosas retinianas (glaucoma neovascular).

Precisa derivación urgente al oftalmólogo.

Tratamiento: colirio de pilocarpina (miótico), diuréticos intravenosos, analgésicos y antieméticos intravenosos, antiinflamatorios no esteroideos y corticoides tópicos. Como tratamiento definitivo iridotomía con láser YAG y se aplica también de forma preventiva en el ojo contralateral.

> No utilizar midriáticos por peligro de agravamiento del cuadro.
>
> Dar analgesia intensiva.

DESPRENDIMIENTO DE RETINA

Es una urgencia quirúrgica que consiste en la separación entre el neuroepitelio y el epitelio pigmentario de la retina. Suele ser ocasionada por desgarros o roturas retinianas por las que se introduce el humor vítreo licuado, que separa las capas. Suele ir asociada a traumatismos, ser secundaria al desprendimiento de vítreo o ser de origen desconocido. Existe mayor riesgo en miopes magnos y pacientes con patología ocular de base.

El paciente puede presentar síntomas previos: miodesopsia (moscas volantes) o fotopsia (destellos luminosos). Y, posteriormente, pérdida no dolorosa de la visión y del campo visual, generalmente como una cortina, que es el reflejo de la zona de retina desprendida.

Si el desprendimiento es grande, puede haber un defecto pupilar aferente. En el fondo de ojo puede observarse una retina móvil, de color grisáceo, a veces con una superficie ondulada.

El tratamiento es quirúrgico mediante criopexia, indentación con cerclaje, inyección de gas, drenaje líquido retiniano, vitrectomía posterior vía *pars plana* asociada a fotocoagulación láser, cerclaje, inyección de gas, etc. Después del tratamiento, hacer reposo y, si se ha inyectado gas, tratamiento postural para que la burbuja aplane la retina. El pronóstico depende del tiempo de evolución, número y extensión de los desgarros y afectación o no de la mácula.

CUERPO EXTRAÑO EN EL OJO

Cuerpo extraño corneoconjuntival

> Ante un cuerpo extraño, lo primero que hay que determinar es si hay herida penetrante o no, descartando el signo de Seidel o salida de humor acuoso o vítreo.

El paciente refiere sensación de arenilla y sospecha que se le ha metido algo en el ojo, bien del ambiente o por un accidente laboral al estar trabajando con metales, soplete etc. Suele presentar dolor, fotofobia y blefaroespasmo reflejo, lo que hace difícil la exploración, por lo que hay que administrar colirio anestésico local para hacerla en condiciones.

Hay que explorar la conjuntiva a nivel del párpado superior y el fondo de saco superior e inferior para descartar cualquier cuerpo extraño enclavado. Preguntar por la naturaleza del cuerpo extraño (metal, madera o de origen vegetal).

Hay veces que el cuerpo extraño sale solo con las lágrimas o el propio roce, pero hay que asegurarse de que ya no está y comprobar también que no hay ninguna pestaña hacia dentro que sea la que produzca la lesión. Se hará tinción con fluoresceína para visualizar la zona y valorar la existencia de cuerpo extraño o lesión corneal, administrar anestésico tópico, irrigación con suero y extracción con un bastoncillo o aguja si no está muy adherido.

Diagnóstico diferencial con ulceraciones corneales no traumáticas como queratitis vírica ulcerada, queratitis punteada o queratitis herpética (forma dendrítica).

Tratamiento: localización y extracción del cuerpo extraño, pomada antibiótica y colirio cicloplejico, apósito oclusivo para evitar cualquier sobreinfección durante 24-48 horas y hacer una nueva valoración de la cicatrización con fluoresceína.

Cuerpo extraño intraocular

Es una de las situaciones de peor pronóstico, se debe sospechar tras un traumatismo con hemorragia subconjuntival, porque puede enmascarar una puerta de entrada escleral. Se puede localizar en cámara anterior, cristalino o en vítreo. Ante sospecha, derivar a centro especializado con parche en el ojo pero sin presión para antibioticoterapia intravenosa y extracción quirúrgica.

> Derivar al oftalmólogo si la lesión fue producida a gran velocidad, el cuerpo extraño está muy adherido a la córnea, el dolor no se calma con el anestésico local, hay abrasión de más del 60 % de la córnea, anillos de óxido, pupila asimétrica, hemorragia subconjuntival o cuerpo extraño intraocular.

LESIONES OCULARES

Dentro de las lesiones oculares están las quemaduras químicas o físicas y dentro de los traumatismos los contusos o incisos.

- Quemaduras químicas o causticaciones: bien por ácido o álcalis.
- Quemaduras físicas: quemadura térmica y eléctrica.
  - Térmica: *por llama*: frecuente en cara y párpados, pero menos en el ojo porque los párpados con los reflejos y el lagrimeo lo protegen. Tratamiento: lavado y pomada antibiótica. *Por contacto*: lo más común son las quemaduras por cigarrillo. Tratamiento: lavado ocular, retirar el epitelio corneal desvitalizado, colirio cicloplejico, antibiótico y, en ocasiones, vendaje compresivo 24 horas.
  - Fotoeléctrica (queratitis actínica): producida por efecto de la radiación ultravioleta sobre la córnea, normalmente debido a utilizar soldadura o lámpara solar sin protección ocular. Síntomas más intensos a las 6-12 horas como dolor de moderado a intenso y blefaroespasmo. Para la exploración, usar anestésico tópico y tinción con fluoresceína, que muestra una queratitis punteada superficial confluente en la zona interpalpebral. A

veces, hiperemia conjuntival, edema palpebral variable y edema corneal leve. Tratamiento: colirio cicloplégico, antibiótico tópico, analgesia oral y vendaje compresivo opcional 24 horas. Suele curar a las 24-48 horas.

 Ante un traumatismo ocular, se deben investigar sus circunstancias y valorar fondo de ojo para descartar lesión de vítreo o de retina.

- Traumatismo contuso: preguntar por la naturaleza del objeto y la intensidad de la contusión. Presentan equimosis palpebral y edema importante que impide la apertura del ojo. Suele aparecer hemorragia subconjuntival y es necesario descartar lesión escleral subyacente. En la córnea pueden aparecer erosiones y úlceras. Valorar en la cámara anterior células (fenómeno de Tyndall) y turbidez del humor acuoso que hagan sospechar uveítis anterior traumática. Hacer estudio para descartar lesiones del polo posterior. Se pueden apreciar una o varias incisuras del esfínter iridiano que indican su desgarro, subluxación del cristalino, hemorragia vítrea, en cuyo caso hay que descartar desprendimiento de retina, edema retiniano traumático. Como consecuencias tardías, puede aparecer desprendimiento de retina o glaucoma.
- Traumatismos incisos
- Pueden ser (Tabla 52-3):

- Abrasión corneal: es un defecto en el epitelio corneal que se tiñe con la fluoresceína. Evertir el párpado superior para descartar la existencia de cuerpo extraño. Tratamiento: cicloplégico colirio y antibiótico tópico. Normalmente no se ocluye.
- Laceración corneal: son lesiones de la córnea con hemorragia subconjuntival. Pueden ser de espesor parcial de la córnea con integridad de las capas más profundas, pero puede ocurrir que la laceración sea de grosor total, para ello hay que ver si existe el signo de Seidel, que es la prueba utilizada para descartar la presencia de una comunicación entre la cámara anterior del ojo y la exterior. Consiste en verificar el lavado del colirio de fluoresceína, previamente instilado, por la salida del humor acuoso, observando sinequias iridocorneales o desviación de pupila. Derivar a centro especializado.
- Laceración conjuntival y escleral: descartar cuerpos extraños. Tinción con fluoresceína. Las conjuntivales no suelen requerir sutura, solo antibiótico tópico y oclusión 24 horas, pero las esclerales se suturan en el quirófano.
- Laceración palpebral: se debe hacer valoración ocular completa y asegurarse de que no hay lesión del globo ocular. Cuando afecte al borde del párpado, derivar al especialista. Descartar cuerpo extraño o rotura del globo ocular.
- Cuerpo extraño intraocular.

Tabla 52-3. Clasificación de las lesiones oculares

Quemadura	Química	Por ácido	Sulfúrico, acético, fluorhídrico
		Por álcalis	Amoníaco, lejía, sosa cáustica, cal
	Física	Térmica	Llama o contacto
		Fotoeléctrica: queratitis actínica	Soldadura, lámpara solar
Traumatismo	Contuso	Abrasión	Corneal
		Laceración	Corneal, conjuntival, escleral, palpebral
	Inciso	Cuerpo extraño intraocular	

PUNTOS CLAVE

- Es necesaria una atención especializada urgente ante un paciente que presenta: causticaciones químicas, ojo rojo con dolor agudo importante, pérdida visual brusca y significativa, traumatismo ocular significativo, visión doble de aparición aguda, anisocoria de aparición brusca, anomalías pupilares.

- No utilizar colirios anestésicos como medida terapéutica para no empeorar el cuadro.
- Las causticaciones deben ser lavadas sin demora con agua abundante, suero fisiológico o lactato de Ringer.
- No manipular ni presionar ningún ojo en el que exista una herida abierta o se sospeche perforación.

BIBLIOGRAFÍA

Aguilar F, Bisbal O, Gómez C et al. Manual de diagnóstico y terapéutica médica. Hospital Universitario 12 de Octubre. 7ª ed. Madrid: Merck Sharp & Dohme de España (MSD); 2013.

Cabrera F, Domínguez D. Urgencias médicas. Madrid: Marbán; 2016.

Castellanos L, Galbis MJ. Nuevas perspectivas en oftalmología. Urgencias oftalmológicas. Barcelona: Glosa; 2004.

García D, Mensa J, Domingo MB. Terapéutica médica en urgencias. 3ª ed. Madrid: Médica Panamericana; 2012-2013.

Lantigua Dorville Y, Valpuesta Martín M. Guía clínica de manejo de las urgencias oftalmológicas en Atención primaria. Barcelona: Laboratorios Dr. Esteve; 2016.

Manual de manejo y tratamiento de pacientes con patologías agudas y urgentes. ResiUrgencias. Madrid: Semergen S.L.; 2016.

Muro-Fuentes EA, Stunkel L. Diagnostic Error in Neuro-ophthalmology: Avenues to improve. Curr Neurol Neurosci Rep. 2022;22:243–56.

Rivas Giménez M. Manual de urgencias. 2ª ed. Madrid: Médica Panamericana; 2010.

Vázquez MJ, Casal JR. Guía de actuación en urgencias. 5ª ed. Madrid: Médica Panamericana; 2018.

Webb LA. Manual de urgencias oftalmológicas. Diagnóstico y tratamiento. 2ª ed. Madrid: Elsevier; 2005.

Zumieta JA. Urgencias en oftalmología. Madrid: Novartis; 2018.

El paciente terminal en urgencias

53

C. Abellás Álvarez

OBJETIVOS

- Conocer los conceptos clave y principios básicos sobre la asistencia al paciente terminal en urgencias.
- Describir las complicaciones más frecuentes del paciente terminal y su manejo en urgencias.
- Describir los cuidados básicos de enfermería en el paciente terminal.
- Establecer unas recomendaciones básicas para el proceso de comunicación e información sobre el paciente terminal en urgencias.

INTRODUCCIÓN

El número de pacientes que acuden a urgencias con una enfermedad avanzada y compleja, en los que el objetivo final de su tratamiento es el control de los síntomas y mejora de su calidad de vida, ha aumentado de manera exponencial en los últimos años. Los avances tanto en medicina como en salud pública han provocado un incremento significativo de la esperanza de vida en los países desarrollados, lo que conlleva un envejecimiento de la población, un aumento de las enfermedades oncológicas y una mayor supervivencia de estos pacientes.

 Los servicios de urgencias, debido a su especial idiosincrasia, no disponen del entorno más adecuado para cubrir las demandas de confort y los requerimientos emocionales o psicosociales que generan estos pacientes y sus familias.

Los profesionales de urgencias deben poseer los conocimientos sobre tratamientos paliativos, habilidades emocionales y de comunicación adecuados para dar un respuesta científica, asistencial y humana a las necesidades que estos pacientes terminales presentan durante su estancia en los servicios de urgencias.

CONCEPTOS. DEFINICIONES

Se desarrollan los siguientes conceptos:

- Enfermedad terminal: aquella enfermedad avanzada, incurable y progresiva, sin posibilidad razonable de respuesta al tratamiento específico, que presenta síntomas multifactoriales, intensos y cambiantes; que produce un gran impacto emocional en enfermos, familiares y equipos, con un pronóstico de vida limitado (inferior a 6 meses); que genera una gran demanda de atención, y en la que el objetivo fundamental consiste en la promoción del bienestar y de la calidad de vida del enfermo y de la familia, basada en el control de síntomas, el soporte emocional y la comunicación (*Plan nacional de Cuidados Paliativos, bases para su desarrollo*).
- Paciente paliativo: es aquel que presenta una enfermedad terminal. Estos pacientes se pueden clasificar en oncológicos y no oncológicos.
  - *Paciente paliativo oncológico*: aquel que presenta una enfermedad oncológica avanzada, progresiva e incurable, con diagnóstico histológico demostrado (excepto en aquellos pacientes que, por su situación clínica, no se considere adecuado estudiar de forma exhaustiva su neoplasia) con expectativa de vida inferior a 6 meses.
  - *Paciente paliativo no oncológico*: aquel que presenta una enfermedad avanzada, progresiva e incurable que no responde al tratamiento médico ni quirúrgico específico. Dentro de estos se incluirían: insuficiencias crónicas cardíacas, respiratorias, hepáticas y renales; demencias avanzadas y esclerosis lateral amiotrófica.
- Cuidados paliativos: son aquellos que se encargan de prevenir y aliviar el sufrimiento, de brindar la mejor calidad de vida posible a los pacientes que padecen una enfermedad terminal, tanto para su bienestar como el de su familia. Consisten en la asistencia total, activa y continuada ofrecida por un equipo multiprofesional cuando la expectativa médica no es la curación (Subcomité Europeo de Cuidados Paliativos).
- Situación de últimos días o agonía: la palabra agonía procede del término griego «agón» (lucha o combate). Se ha

definido como el estado que precede a la muerte, que aparece en aquellas enfermedades en que la vida se extingue gradualmente. Es un proceso que puede ser identificado en el tiempo, con una duración inferior a una semana.

- Confort: percepción subjetiva de bienestar. Requiere una serie de medidas específicas para lograrlo que precisan de una atención especial para controlar las situaciones de disconfort, medidas que deben instaurarse de forma precoz en los servicios de urgencias.

CONSIDERACIONES Y PRINCIPIOS BÁSICOS DE BIOÉTICA CLÍNICA

En los servicios de urgencias se producen a diario situaciones que requieren la toma de decisiones rápidas y consistentes, en las que en ocasiones la práctica clínica no parecería adecuada si no fuera acompañada de la decisión moral acorde con los principios básicos de la bioética clínica.

Los pacientes, como seres autónomos, deben tomar decisiones respecto a su salud y los profesionales sanitarios deben hacerlo bajo los principios fundamentales de la práctica clínica:

- Principio de no maleficencia o *primun non nocere*: se traduce al castellano por «lo primero es no hacer daño»; evitar el daño al paciente mediante el uso de los medios disponibles con prudencia y pericia.
- Principio de autonomía: todas las personas son seres libres y responsables de sus actos. Esta libertad debe ser respetada por todos los que toman parte en la relación clínica. En el caso del paciente, debe existir un conocimiento y consentimiento libre e informado de su situación. Por parte de los profesionales, una valoración sobre la capacidad cognitiva del paciente para establecer y personalizar su plan terapéutico.
- Principio de beneficencia: proporcionar el mayor bien del paciente. Siempre bajo el total respeto a la autonomía del paciente.
- Principio de justicia distributiva: a todos los pacientes se les deben asignar las mismas deliberaciones morales, con igual peso para las mismas acciones. Los profesionales, en ausencia de la información completa sobre el paciente o del conocimiento necesario, no pueden dejar de adoptar medidas terapéuticas ni pueden abandonarlas hasta que exista una decisión global argumentada tanto desde el punto de vista médico como familiar. En caso de existir diferencias, se deben encontrar soluciones de consenso con otros especialistas implicados (en cuidados paliativos) que garantizarán la calidad asistencial al paciente.

Otros conceptos que tener en cuenta en la asistencia al paciente terminal son:

- Intervención fútil: cualquier acción terapéutica o diagnóstica que no beneficia al paciente. El profesional, tras una valoración exhaustiva de la situación clínica, no tiene por qué iniciarla y, si ya se ha iniciado, puede retirarla.
- Limitación del esfuerzo terapéutico: es la decisión de la supresión progresiva, o el no inicio, de terapias o pruebas diagnósticas útiles en pacientes con pronóstico nefasto a corto plazo, al considerar que no aportarían mayor supervivencia o lo harían a costa de una calidad de vida no aceptable. En los servicios de urgencias, esta decisión tiene unas características especiales, debido al contexto, incertidumbre y coste emocional que representa. Debería ser un equipo multidisciplinar, de médicos de urgencias y de cuidados intensivos, los que decidieran conjuntamente el no ingreso de estos pacientes en áreas de críticos. A su vez, deben informar a las familias, sin dejarles a ellas la responsabilidad de esta decisión.
- Obstinación o empecinamiento terapéutico: la continuación o instauración de terapias cuyo objetivo es prolongar la vida del paciente a pesar de que este esté abocado a una muerte irreversible.

> **!** La desproporción injustificada en las medidas terapéuticas solo prolonga la agonía.

- Órdenes de no reanimación: el no aplicar o iniciar maniobras de reanimación vital avanzada es éticamente aceptable y apropiado en estos pacientes cuando el pronóstico inmediato no ofrece esperanzas. Es una decisión compatible con la continuación de los demás tratamientos.
- Doctrina del doble efecto: aplicar acciones que tienen un doble efecto, se busca intencionadamente el positivo, pero como consecuencia de ello se produce además el negativo. Son medidas o terapias que, además de tener un efecto deseado, pueden acelerar la muerte, a pesar de no ser esto la primera intención.
- Rechazo de tratamiento: el paciente tiene derecho a rechazar una prueba diagnóstica o tratamiento tras haber sido informado de manera comprensible de las consecuencias que pueden derivar de su negativa. (principio de autonomía).
- Documento de instrucciones previas: también conocido como voluntades anticipadas o testamento vital.
  Es el documento en el que una persona mayor de edad, capaz y libre manifiesta anticipadamente su voluntad sobre los cuidados y tratamientos que podría precisar en el futuro y sobre el destino final de su cuerpo, con el fin de que esta voluntad sea conocida y respetada en el momento en que no tenga capacidad para manifestarla.
- Voluntades anticipadas o testamento vital: documento en el que el paciente manifiesta su voluntad, de manera libre y capaz, que establece de antemano su criterio respecto a la toma de decisiones, por si llegado el momento final de su vida no pudiera hacerlo. Tiene que ser firmado ante notario o ante tres testigos, de los que al menos dos no pueden tener relación de parentesco ni patrimonial con el interesado. El declarante puede prohibir que se le mantenga la vida por medios artificiales, pero no puede pedir que se le acelere la muerte. Si existe este documento, debe ser respetado. Si no existe, pero las familiares conocen su voluntad, serán ellos los que decidan. En caso de que no exista y los familiares se inhiban, le corresponde al médico la decisión.
- Distanasia: inicio o continuación de medidas terapéuticas desproporcionadas que prolongan la agonía en enfermos desahuciados.

- Eutanasia: actuación que produce la muerte de una persona de forma directa e intencionada mediante una relación causa-efecto única e inmediata, a petición informada, expresa y reiterada en el tiempo por parte de dicha persona, en un contexto de sufrimiento físico o psíquico constante e intolerable para quien lo padece debido a una enfermedad grave e incurable o a un padecimiento grave, crónico e imposibilitante.
  En España existe la Ley Orgánica 3/2021, de 24 de marzo, de regulación de la eutanasia (LORE).
  Esta nueva ley regula la eutanasia o el suicidio médicamente asistido.
  Esta ley establece la autodeterminación de los pacientes y su calidad de vida —por encima de la beneficencia y la cantidad de vida— como los valores fundamentales que deben presidir el ejercicio de la práctica médica.
- Eutanasia: provocar la muerte del paciente por petición expresa de él mismo de forma directa mediante el uso de terapias con una relación causa-efecto única e inmediata, en un contexto de una enfermedad incurable que el paciente vive como inaceptable y que no ha podido ser mitigada por otros medios.
- Suicidio médicamente asistido: el profesional sanitario facilita los medios al paciente para que sea él mismo quien se produzca la muerte.

COMPLICACIONES URGENTES DEL PACIENTE TERMINAL

Dolor

Es uno de los síntomas más frecuentes y que produce mayor incomodidad en el paciente y más angustia a las familias y acompañantes. Suele ser de intensidad que va de moderada a grave, no responde bien a los tratamientos de base ni de rescate pautados y con frecuencia tiene asociado un componente neuropático.

 Hay que recordar que morir sin dolor es morir con dignidad.

Para el control se debe pautar un tratamiento de base para el dolor continuo y una pauta de rescate para los episodios de crisis. La dosis ideal es la mínima que se requiere para obtener el efecto farmacológico deseado, por lo que no se deben utilizar dosis extras de analgésicos opioides de primer o segundo escalón; lo correcto es utilizar opioides potentes de tercer escalón. Se deberá hacer un ajuste terapéutico progresivo para satisfacer las necesidades analgésicas del paciente hasta la desaparición total del dolor.

Los fármacos más utilizados y aceptados son la morfina y el fentanilo.

La situación clínica del paciente guiará qué vía de administración será la más adecuada para estos fármacos (oral, intravenosa, subcutánea, transmucosa, intranasal).

Las dosis de rescate se pueden repetir hasta que se consiga un adecuado control del dolor, dependiendo de la vía de administración (intravenosa cada 5-10 min, subcutánea cada 15-30 min), ya que estos analgésicos no tienen techo terapéutico. Esta dosis se calculará entre 1/6 y 1/10 de la dosis total diaria.

En los servicios de urgencias es frecuente que se comentan errores, por el relativo desconocimiento existente entre los profesionales en cuidados paliativos:

- Temores y errores de concepto sobre el uso de opioides.
- Prescripciones de dosis bajas o demasiado altas, que no alcanzan el objetivo terapéutico.
- Falta de uso de técnicas no farmacológicas de control del dolor.
- Usar vías de administración de los opioides no adecuadas.
- Utilizar pautas generales sin considerar las características individuales de cada paciente.
- Falta de control para el dolor intercurrente.
- No tener en cuenta los efectos secundarios de los opioides de manera profiláctica (p. ej., estreñimiento, náuseas).
- No utilizar opioides hasta fases muy avanzadas de la enfermedad.
- No determinar la verdadera causa del dolor y, por tanto, no administrar el mejor tratamiento.
- No reconocer el posible deterioro de la función renal secundaria a la toxicidad que puede producir el uso de estos fármacos.

Cuando el dolor no responde a los tratamientos con opioides potentes, se debería valorar la posibilidad de la existencia de un componente neuropático (dolor neuropático). En este caso se debe valorar el uso de medicación coadyuvante, para lograr el control total del dolor:

- Corticoides.
- Anticomiciales.
- Antidepresivos.
- Ketamina.
- Metadona.

Cuando se va a dar el alta, se debe tener en cuenta que estos pacientes, sobre todo los oncológicos, toleran bien las dosis altas de estos fármacos. Por lo que se recomienda aumentar el uso de dosis de rescate, en vez de aumentar la dosis del tratamiento de base, para disminuir el riesgo de sobredosificación en el domicilio.

Disnea

Sensación subjetiva de falta de aire. Puede no guardar relación directa con la taquipnea o pulsioximetría que presenta. Síntoma de difícil control que genera un alto nivel de ansiedad tanto en el paciente como en su familia.

Tratamiento recomendado:

- Farmacológico: corticoides (intravenosos o nebulizados).
- Si utiliza la musculatura respiratoria accesoria: morfina (normalmente en dosis más altas).
- Si utiliza la musculatura abdominal: midazolam.
- Si hipoxemia o ansiedad: O_2 a demanda por gafas nasales, evitando el uso de mascarillas para reducir la sensación de ahogo que producen.

- Si insuficiencia cardíaca refractaria en situación terminal, se valorará la sedación del paciente.
- En todos los casos, colocar al paciente en una posición confortable, que el mismo decida, intentando favorecer el drenaje postural con ejercicios respiratorios. Se recomienda elevar la cabeza con el cuello ligeramente flexionado, manteniendo las fosas nasales limpias con suero salino.

> ! Si el paciente está inconsciente, la semipronación evita la aspiración; si está consciente, la posición de Fowler favorece la ventilación pulmonar. En caso de existencia de derrame pleural, se colocará en decúbito lateral sobre el lado afectado.

- Mantener un ambiente lo más tranquilo posible.

Estertores y respiración ruidosa

Respiración ruidosa producida por las oscilaciones de las secreciones en el aparato respiratorio. Suelen aparecer en las 24-48 h *premortem,* en la mayoría de los pacientes agónicos. Generan una gran angustia en el entorno familiar por lo que la información que se le proporcione es de vital importancia para lograr un buen manejo de la situación.

Como tratamiento recomendado, se propone:

- Farmacológico: anticolinérgicos (hioscina o escopolamina).
- Colocar al paciente en decúbito lateral con la cabeza elevada.
- Limitar la ingesta hídrica.
- No realizar aspirado de secreciones porque aumenta su producción.
- Cuidados de la boca, retirar la dentadura postiza (si no está bien adaptada) e hidratarla frecuentemente con agua.

Ataque de pánico respiratorio

Es una situación urgente en la que aparece disnea asociada a una crisis de pánico, en la que el paciente experimenta una sensación de muerte inminente que agrava la taquipnea, por lo que la ventilación se vuelve ineficaz y la ansiedad aumenta progresivamente.

Como tratamiento se propone:

- Farmacológico: morfina + midazolam. Aumentando la dosis de manera progresiva hasta obtener la respuesta deseada y mantener después una infusión continua, y valoración tras 24 horas.
- No dejar solo al paciente.
- Transmitir tranquilidad y confianza tanto al paciente como a sus familiares.

Náuseas y vómitos

Se tratarán de la siguiente manera:

- Farmacológico: neurolépticos (haloperidol o levomepromazina). Pueden utilizarse tanto en infusión continua subcutánea como en bolo.

- En caso de que sean producidos por hipertensión intracraneal, el fármaco de elección será la dexametasona, por su eficacia demostrada en el bienestar del paciente.

Estreñimiento

Se debe hacer una valoración de la posible causa del estreñimiento: secundario a la medicación, al propio tumor, a la disminución de la ingesta de líquidos y sólidos, etcétera.

Tratamiento farmacológico: uso de laxantes (lactulosa, polietilenglicol, administración de enemas).

En caso de que se produzca una obstrucción intestinal: levopromazina, escopolamina, butilbromuro de hisocina. En estos casos se recomienda asociar midazolam para disminuir la agitación que produce la escopolamina.

Convulsiones y mioclonías

Pueden aparecer en pacientes con antecedentes previos o en presencia de lesiones ocupantes de espacio. Se debe prevenir la aparición de las crisis con un tratamiento pautado. Hay que recordar que la morfina puede provocar mioclonías como signo de neurotoxicidad. En estos casos, se sustituyen los anticomiciales por las benzodiacepinas.

Tratamiento farmacológico: midazolam, clonazepam. En estos casos, se sustituyen los anticomiciales por las benzodiacepinas.

Compresión medular

Se produce cuando hay una afectación de la médula espinal o saco dural, que produce una pérdida en la transmisión del sistema nervioso central a las extremidades.

Se debe sospechar cuando estos pacientes presentan dolor de espalda, sensaciones parestésicas en miembros inferiores o dificultad para orinar.

- Tratamiento farmacológico: dosis altas de dexametasona.
- Valoración oncológica urgente, para determinar la posibilidad de tratamiento radioterápico o cirugía.
- Si el índice de Karnofsky (**Tabla 53-1**) es menor del 40 %, debe adoptarse como primera opción el tratamiento farmacológico.

Delírium

Se trata de un trastorno de comienzo brusco, en el que es fundamental el papel del enfermero y el soporte familiar para tratar los cambios que se producen en la atención y la percepción del paciente, para reorientarlo en tiempo, espacio y persona. Suele aparecer por la noche, el paciente está agitado, intenta levantarse, quitarse todo, pero no significa que haya un sufrimiento o malestar, sino que es la expresión de que existe un mal funcionamiento cerebral.

> Está totalmente desaconsejada la contención mecánica de los pacientes con delírium en el contexto del paciente terminal.

Tabla 53-1. Escala de Karnofsky

100	Normal, no quejas referidas, no evidencia de enfermedad
90	Capaz de desarrollar actividades normales, signos y síntomas leves de enfermedad
80	Actividad normal con esfuerzo, con algunos signos y síntomas de enfermedad
70	Capaz de cuidarse, es incapaz de desarrollar actividades normales o trabajo activo
60	Requiere asistencia ocasional, es capaz de atender la mayoría de sus necesidades
50	Requiere asistencia considerable y frecuente cuidado médico
40	Discapacitado, requiere asistencia y cuidados especiales
30	Gravemente discapacitado, hospitalización es indicada, aunque la muerte no es inminente
20	Muy enfermo, hospitalización y tratamiento de soporte activo son necesarios
10	Moribundo, proceso mortal rápidamente en progresión
0	Fallecido

Antes de iniciar cualquier pauta farmacológica se debe descartar la presencia de factores intercurrentes como el dolor, existencia de globo vesical u obstrucción intestinal.

Su aparición constituye un factor de mal pronóstico que dificulta la correcta valoración de estos pacientes. Es muy frecuente (más del 80 %) en la situación de agonía.

Como tratamiento se propone:

- Eliminar las posibles causas reversibles.
- Farmacológico: haloperidol, midazolam. En caso de que el síntoma sea refractario, se valorará la sedación.

Trastornos adaptativos

Aparecen como síntomas emocionales o trastornos del comportamiento, normalmente en los primeros meses del diagnóstico de estos pacientes. Según la sintomatología que se presente, los más frecuentes son trastornos depresivos, ansiosos o mixtos e insomnio.

El tratamiento se ajustará según el trastorno que se diagnostique en cada caso: antidepresivos, benzodiacepinas.

RECOMENDACIONES Y CUIDADOS GENERALES DE ENFERMERÍA

La atención de enfermería en los servicios de urgencias implica llevar a cabo una serie de actuaciones que engloban, además de intentar solucionar la sintomatología que *a priori* sea más urgente, una serie de medidas que mejorarán el bienestar de estos pacientes. El objetivo o éxito del tratamiento no es siempre mantenerlo con vida por encima de todo, sino que la mejor atención va a ser la que consiga ofrecerle la posibilidad de aumentar su bienestar o facilitarle una muerte digna con una asistencia paliativa adecuada.

Al atender al paciente terminal y a su familia, es importante transmitir tranquilidad y confianza, para lo que es fundamental la comunicación que se establezca con ellos.

Se deben ajustar los tratamientos farmacológicos, utilizando fármacos de eficacia demostrada, con pautas sencillas que controlen los síntomas y se debe valorar de manera estricta la adecuación de las pruebas diagnósticas cruentas y molestas para el paciente.

Cambios posturales

Es conveniente hacerlos con frecuencia, pero valorando la situación, ya que cuando el paciente está en situación de últimos días puede que ejecutarlos altere su propio bienestar. Siempre hay que realizarlos con suavidad y ayudarse de almohadas para obtener posturas antiálgicas, previniendo la aparición de eritemas por presión y úlceras por decúbito. La posición más cómoda recomendada es decúbito lateral izquierdo con las piernas flexionadas.

Es importante recordar que la prevención es la clave del tratamiento en las úlceras por presión.

Boca seca

La boca seca es un síntoma que genera un alto grado de malestar en el paciente, por lo que se debe indicar la necesidad de una correcta higiene e hidratación de la boca, que mantenga la cavidad oral húmeda y limpia, disminuyendo así el riesgo de infecciones.

En caso de dentadura postiza, valorar el riesgo de que se desplace y que pueda provocar una obstrucción de la vía aérea, en las situaciones en que el paciente no esté del todo consciente. No se deben utilizar colutorios que contengan alcohol ni vaselinas porque producen más sequedad de las mucosas. Si es posible, se recomienda chupar caramelos sin azúcar o piña natural, para aumentar la salivación.

Ostomías

Tanto las ostomías como las traqueotomías constituyen una medida paliativa frecuente en estos pacientes, por lo que deben conocerse las posibles complicaciones urgentes que pueden aparecer.

Las retracciones, estenosis, prolapsos y las hernias son complicaciones que van a requerir en la mayoría de los casos una solución quirúrgica, que se valorará dependiendo de la situación del paciente. En el caso de que existiera una obstrucción, se administrarán enemas a través de ellas.

La obstrucción de una traqueotomía es una de las complicaciones más graves, para lo que deben tenerse preparados equipos de aspiración y recordar que el aspirado excesivo y continuo generará mayor mucosidad.

En situación de agonía, la sedación del paciente es la medida más aconsejable, que evita sufrimiento y molestias al enfermo.

Sueroterapia

En los estadios finales, la administración de sueroterapia no aporta ningún beneficio al paciente, porque la hidratación no va a contribuir a la mejora de muchos de los síntomas y sí puede resultar incómoda para el paciente porque en la mayoría de los casos el acceso venoso no es fácil, puede suponer la inmovilización parcial o total de algún brazo, riesgo de flebitis, extravasaciones del fluido, necesidad de sondaje vesical, aumento de secreciones y de edemas.

Sedación paliativa

La sedación paliativa consiste en la administración de fármacos para reducir la conciencia de un paciente terminal con el objetivo de aliviar los síntomas. Se puede realizar con su consentimiento expreso o con el de su familia o representante legal, en el caso de que el paciente no sea competente para tomar esta decisión.

Elección de la vía de administración

En el paciente terminal las vías de elección son la subcutánea y la oral.

- Vía subcutánea: es de fácil acceso, muy bien tolerada, no limita los movimientos del paciente y tiene pocos efectos secundarios. Permite la administración tanto en bolo como en infusión continua a través de bombas.
- Vía oral: se debe utilizar hasta que el estado de alerta del paciente lo permita. Valorando siempre el posible riesgo de aspiración.
- Vía intravenosa: se utilizará solo en los casos en que sea absolutamente imprescindible, por existencia de anasarca, con fármacos que solo permitan esta vía de administración, ante riesgo de hemorragias o imposibilidad de utilizar otras vías.
- Vía espinal o transdérmica: se utilizarán cuando alguno de los síntomas esté controlado a través de ella (p. ej., dolor).

Ubicación del paciente en el servicio de urgencias hospitalario

Los servicios de urgencias hospitalarios deberían disponer de boxes individuales con unas camillas o camas con colchones adecuados para favorecer la comodidad en estos pacientes, que permitan la intimidad y el acompañamiento familiar, con un horario de visitas flexible, y que facilite el respeto tanto de este paciente como de los demás pacientes que se encuentran en urgencias. Estos boxes deberían estar situados en las zonas más tranquilas del servicio, alejadas de las zonas de más actividad (salas de triaje, salas de críticos, pediatría, traumatología, etc.).

COMUNICACIÓN E INFORMACIÓN

El manejo y conocimiento de técnicas de comunicación con estos pacientes y sus familiares es fundamental para la correcta asistencia, ya que en la mayoría de los casos habrá que enfrentarse a situaciones con un componente emocional elevado. Comunicar una mala noticia en un servicio de urgencias hospitalario es una tarea compleja pero frecuente que requiere una atención especial y delicada en la comunicación que se establezca. Siempre hay que tener en cuenta que tanto el paciente como sus familiares se encuentran en una situación de gran sufrimiento y con percepción de amenaza vital.

En cuanto a las recomendaciones:

- Hay que ser asertivos, empáticos, claros y sinceros, asegurándose siempre de que la información que se ha dado ha sido entendida.
- Utilizar un lenguaje verbal conciso y asequible, con un tono pausado, utilizando frases cortas y evitando el uso de tecnicismos.
- La información se debe dar de manera continua, asequible, intentado mantener siempre la confidencialidad e intimidad.
- Hay que prestar mucha atención al lenguaje no verbal y respetar siempre los silencios, para permitir la expresión de emociones y sentimientos.
- Mantener siempre el contacto físico con el paciente, optimizando la satisfacción de todas sus necesidades.
- No ser demasiado estricto con las normas y protocolos del servicio de urgencias hospitalario, hay que ser flexibles, según las situaciones que se presenten para fomentar el bienestar.
- La información se debe dar en un espacio físico apropiado, evitando los pasillos y los boxes compartidos. Lo más recomendable es disponer de una sala de duelo, con espacio físico y mobiliario adecuado (mesa redonda y sillas/sofá), que no tenga ni ordenadores ni aparataje médico, que disponga de una alarma conectada al servicio de seguridad para preservar a los profesionales ante posibles reacciones violentas.

PUNTOS CLAVE

- Los servicios de urgencias, debido a su especial idiosincrasia, no disponen del entorno más adecuado para poder cubrir las demandas de bienestar y los requerimientos emocionales o psicosociales que generan los pacientes en situación terminal y sus familias.

- Los profesionales de urgencias deben poseer los conocimientos sobre tratamientos paliativos, las habilidades emocionales y de comunicación para dar un respuesta científica, asistencial y humana a las necesidades que estos pacientes terminales presentan durante su estancia en los servicios de urgencias.

BIBLIOGRAFÍA

Camargo R. Transición de los cuidados curativos a cuidados paliativos en el enfermo con patología terminal crónica no transmisible o en el enfermo crítico crónico. Medicina. 2014;36(1):80-84.

Fernández-Sola C, Cortés M, Hernández-Padilla J, Torres C, Terrón, Granero-Molina J. Defining dignity in end-of-life care in the emergency department. Nursing Ethics. 2016;24(1):20-32.

Iglesias Lepine ML, Echarte Pazos JL. Asistencia médica y de enfermería al paciente que va a fallecer en urgencias. Revisión. Emergencias. 2007;19:201-10.

Ley 41/2002, básica reguladora de la Autonomía del Paciente. Artículo 11, Instrucciones previas. Boletín Oficial del Estado. Disponible en :https://www.boe.es/buscar/pdf/2002/BOE-A-2002-22188-consolidado.pdf

Ley Orgánica 3/2021, de 24 de marzo, de regulación de la eutanasia. Boletín Oficial de Estado. Disponible en: https://www.boe.es/boe/dias/2021/03/25/pdfs/BOE-A-2021-4628.pdf

López Lallave S, Cano Carrero L, Pacheco Puig R. Control de síntomas en el paciente paliativo en urgencias. En: Bibiano Guillén C. Manual de Urgencias,3ª ed. Grupo Saned, 2018; p. 1412-1419.

Manual para el manejo de paciente en cuidados paliativos en urgencias extrahospitalarias. SUMMA 112. Barcelona: Arrow Concept; 2011.

Pepper Cruz I. Integración de cuidados paliativos en los servicios de urgencias hospitalarios. Universidad de Almería; 2018.

Rodríguez Maroto O, Llorente Álvarez S, Casanueva Gutiérrez M, Álvarez Álvarez B, De la Riva Miranda G. ¿Son los servicios de urgencias hospitalarios un lugar adecuado para morir? An Med Interna (Madrid). 2004;21(12):19-23 .

Atención de enfermería en incidentes de múltiples víctimas

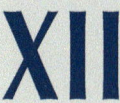

Gestión de incidentes de múltiples víctimas y catástrofes

54

J. J. Giménez Mediavilla, M. C. Castillo Ruiz de Apodaca y D. González Rodríguez

 OBJETIVOS

- Conocer las características propias de los incidentes que se engloban bajo el término incidentes con múltiples víctimas.
- Aprender los puntos importantes a la hora de diseñar un plan preventivo considerado de riesgo.
- Definir las diferentes zonas delimitadas en un incidentes con múltiples víctimas, así como sus características específicas.
- Conocer las áreas de influencia de los equipos intervinientes y el despliegue de estructuras.
- Comprender la importancia de clasificar a los pacientes según su estado de gravedad para el posterior planteamiento de recursos.
- Detallar las diferentes evacuaciones que pueden existir en un incidentes con múltiples víctimas y sus peculiaridades.

CONCEPTOS GENERALES

El mayor reto al que se puede enfrentar un sistema de emergencias sanitario extrahospitalario u hospitalario es la resolución de un incidente de múltiples víctimas (IMV) o la gestión de una catástrofe. Es imprescindible la planificación previa ante este tipo de situaciones con procedimientos concretos que sean ensayados por los servicios a modo de entrenamiento para detectar fallos, incluir mejoras y conseguir que todo el personal que integre el servicio de emergencias esté familiarizado. Los profesionales sanitarios suponen que enfrentarse a una situación de estas a lo largo de su vida profesional es improbable debido a su poca frecuencia, pero la preparación es primordial, por lo que la conciencia general de los profesionales de la emergencia es estar formados y preparados. No suelen darse cuenta de que en múltiples ocasiones se ven envueltos en situaciones de estas características, como puede ser un accidente de tráfico entre dos vehículos con todas las plazas ocupadas al que atiende una única ambulancia y entre las víctimas aparecen tres heridos graves, por ejemplo.

Teniendo esto en cuenta, se puede definir un IMV como aquella situación que aparece de forma brusca e inesperada que, por su magnitud, genera una saturación rápida de cualquier sistema de emergencias y que obliga a tomar medidas extraordinarias para su resolución, dado que existe un elevado número de víctimas que implicará la participación de un gran número de intervinientes, no solo sanitarios (rescate, salvamento, seguridad, etc.).

> ❗ Siempre que exista una situación de IMV, por definición, existirá una desproporción inicial importante entre el número de víctimas y los recursos necesarios para solventarla, tanto en cantidad como en calidad de recursos (p. ej., hay 10 pacientes graves y solo se cuenta con una unidad de soporte vital avanzado y 9 unidades de soporte vital básico: esto no sería una asistencia ideal).

El personal interviniente se verá obligado a gestionar y, sobre todo, a optimizar los recursos materiales y humanos que estén en un primer momento a su disposición hasta que llegue el resto de la ayuda organizada.

Esta desproporción debe estar limitada en el tiempo, y solucionarse en un breve período, ya que si no es así, se hablaría del concepto de *catástrofe*, que cumple las mismas características, pero se diferencia del IMV en el tiempo de resolución.

Tanto las situaciones de catástrofe como las de IMV necesitan una cantidad especial de recursos para solucionarse, así como una organización exquisita por el elevado número de profesionales que van a intervenir desde el momento de la llegada hasta el de la última evacuación realizada. Todo ello apoyado por una logística importante, que dependerá de las circunstancias concretas del suceso, con mayores o menores despliegues, pero siempre necesaria para su total resolución.

En el mundo actual, los actos terroristas y los incidentes provocados (que generan también un gran número de víctimas pero sin la característica de accidental) han hecho aparecer un nuevo concepto ya muy extendido: el de los incidentes de múltiples víctimas intencionados (IMVI). Un aspecto que hay que tener muy en cuenta es la posibilidad de que hospitales o centros sanitarios sean el objetivo del ataque. Estos IMVI suman al suceso una inseguridad añadida y un escenario en continua evolución, en el que los intervinientes sanitarios dejan de desempeñar el papel fundamental a favor de las fuerzas y cuerpos de seguridad del Estado. Esto obliga en ocasiones a actuar en escenarios en los que la seguridad no está completamente garantizada, lo que va a implicar modificar equipos de protección individual y formas de trabajo y a dar prioridad a la evacuación con mínimas medidas asistenciales, sin grandes estabilizaciones *in situ*.

Independientemente de cómo haya sucedido el incidente, serán tres aspectos los que resultarán esenciales en la organización de una respuesta ante una situación con un elevado número de víctimas: el sistema operativo del servicio de emergencias extrahospitalario, la coordinación en el lugar del suceso con el resto de los servicios que intervienen y con los hospitales de destino de las víctimas y, por último, el procedimiento de actuación (**Fig. 54-1**):

- La operatividad de un servicio de emergencias extrahospitalario garantiza la respuesta en los tiempos y con los medios que cada situación va a requerir y viene determinado por el número de recursos y las isócronas de cada servicio, de tal forma que, si existe un servicio local con capacidad y competencias, siempre será el primero en intervenir.
- La coordinación de todos los intervinientes es esencial para el buen funcionamiento y resolución de cualquier IMV. Esta coordinación no debe establecerse sobre la marcha, sino que debe estar ensayada en el día a día para que resulte más fluida en un momento de estrés y fuerte carga emocional como es una situación de estas características. Debe existir coordinación dentro del propio servicio sanitario extrahospitalario, así como con el resto de los servicios que puedan intervenir (principalmente personal de rescate y salvamento, personal de seguridad, protección civil y voluntarios y personal específico según donde se haya situado el IMV, por ejemplo si fuese en un centro comercial, con el personal de seguridad del propio centro). Es imprescindible también la coordinación y comunica-

ción con los servicios sanitarios hospitalarios, ya que será siempre el lugar de destino de las víctimas, y deben estar avisados para recibir el mayor número posible de pacientes en las mejores condiciones posibles; en ocasiones es necesario activar planes especiales en los propios centros. La comunicación debe ser fluida y debe ser actualizada siempre que sea necesario.
- El procedimiento de actuación debe ser conocido por todo el personal que integre el servicio de emergencias sanitario y por todos los que se vean implicados en él. El procedimiento debe ensayarse con cierta frecuencia, desde el inicio del suceso hasta la solución final (incluyendo las evacuaciones y recopilaciones de datos finales).

Es importante que cualquier procedimiento que deba ponerse en marcha en una situación de estrés y en el que la optimización del tiempo y de recursos sea una prioridad sea simple, y que para ponerlo en marcha no sea necesaria una persona concreta, sino que haya una figura responsable que siempre esté presente, independientemente de qué persona sea (en el caso de los hospitales, el jefe médico de la guardia, que va rotando a diario, debe conocer su procedimiento interno en caso de catástrofe y debe ser capaz de activarlo, de hacerlo funcionar a la perfección y de conocer todos los recursos de los que disponga).

 Cualquier procedimiento dirigido a situaciones de este tipo debe estar preparado y disponible 24 horas al día los 365 días del año.

ORGANIZACIÓN, PREPARACIÓN DE DISPOSITIVOS PREVENTIVOS PARA EVENTOS DE ALTO RIESGO

Dentro de las funciones de los servicios de urgencias y emergencias sanitarias se encuentran la cobertura de distintos acontecimientos (deportivos, lúdicos, festivos, reivindicativos, culturales, etc.).

 El servicio preventivo sanitario de un evento tiene como objetivo conseguir una respuesta asistencial más rápida que la que se daría con el operativo ordinario.

¿Por qué y cuándo es necesario un servicio sanitario preventivo en un suceso?

En algunas ocasiones, lo que se busca con el servicio preventivo es una primera respuesta para que valore la situación y adopte las primeras medidas. En otros momentos, el objetivo del preventivo es asumir las asistencias de una zona o suceso determinado para así liberar al operativo de este trabajo. Por ejemplo, se puede destinar una unidad de soporte vital básico a las fiestas de un barrio. Esa unidad posicionada en la zona, dará la primera respuesta: atenderá a los pacientes que se produzcan en esa actividad y solicitará ayuda a otras unidades si lo precisa, bien porque sean varios los pacientes, lo que supera su capacidad asistencial, o bien

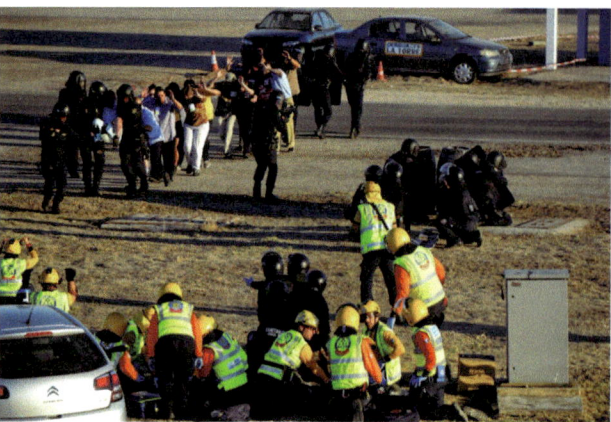
Figura 54-1. Simulacro de entrenamiento.

porque el paciente necesita los cuidados de una unidad de soporte vital avanzado.

Otro ejemplo podría ser un despliegue mayor que se genera como consecuencia de un concierto con gran afluencia de público. Pueden desplegarse varias unidades asistenciales, incluyendo puestos sanitarios avanzados, varias unidades para el trasporte de pacientes, equipos asistenciales a pie, incluso equipos para la logística del preventivo. El objetivo de este despliegue no es solo dar una primera respuesta: el objetivo es asumir la demanda asistencial, sin que el suceso absorba unidades del operativo, ni en cantidad ni en tiempo de ocupación. Es también importante destacar que las unidades que se encuentran dentro de un preventivo grande, están integradas en él, por lo que conocen accesos y posibles movimientos.

Otro de los puntos clave es determinar cuándo hay que plantearse el despliegue de un servicio preventivo en una actividad. Los criterios para decidir sobre el despliegue de un preventivo son muy diversos. En algunas ocasiones hay legislación específica que obliga a la cobertura del evento (carreras ciclistas). El más importante, aunque en algunas ocasiones es imposible contar con él, es el análisis de ese mismo preventivo en ocasiones anteriores. Otros factores que tener en cuenta son: la afluencia de público o de participantes, el tipo de actividad, el colectivo que acude a participar o como público, las condiciones sociopolíticas del momento y las condiciones meteorológicas. Las características del local o de la zona son analizadas al dar la autorización para el desarrollo del acontecimiento, así que no suelen influir (**Fig. 54-2**). La fórmula mágica es conocer: actividad a realizar, participantes/público y tiempo de duración del evento; la meteorología y las condiciones sociopolíticas del momento completan la fórmula.

- Actividad: no es lo mismo una carrera que un paseo.
- Participantes: público en general y profesionales.
- Público: el número de personas que se concentran en el lugar.
- Tiempo de duración: 15 minutos al sol no es lo mismo que 3 horas.
- Condiciones sociopolíticas: un partido de fútbol de selecciones enfrentadas a nivel internacional es de mayor riesgo.

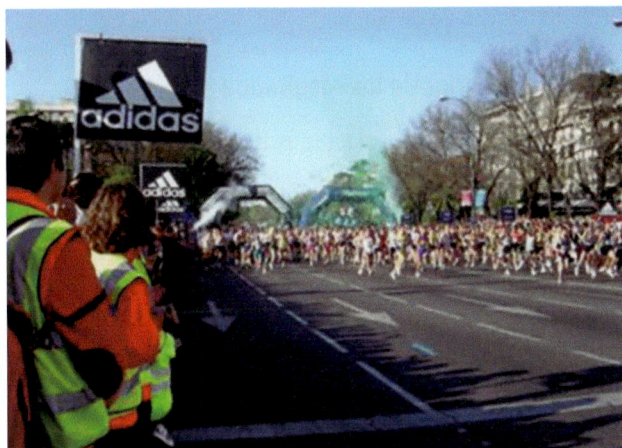

Figura 54-2. Cobertura de servicio programado.

Tipos de servicios preventivos

Cabe diferenciar tres tipos distintos de acontecimientos: los que se celebran de manera periódica, los que se celebran de manera puntual y los sobrevenidos, es decir despliegues que hay que acometer de forma inmediata, sin planificación previa, o porque teniendo planificación previa no se consideraba necesaria su cobertura.

De los que se realizan de manera periódica (fiestas patronales, cabalgatas de Reyes, desfiles de carnaval, procesiones de Semana Santa, etc.), conviene tener un histórico de lo acontecido en años anteriores. Si no se ha cubierto el servicio preventivo con anterioridad, puede acudirse a los datos de demanda asistencial, reflejada en los archivos del servicio sanitario competente territorialmente. Si ya se ha cubierto el servicio antes, el estudio de los tiempos de respuesta, número de asistencias, hora de la demanda asistencial, tipo de patologías y nivel de capacidad asistencial necesario (soporte vital básico, soporte vital avanzado, etc.) dará una importante información para el diseño del preventivo.

 Es muy importante realizar estudios posteriores de análisis sobre el desarrollo de los preventivos, así como un informe, y que los datos queden reflejados para posteriores estudios.

Para la gestión de los servicios sobrevenidos es necesario contar con un sistema ágil para diseñar el despliegue de forma rápida. Contar en la organización con personal específico para las tareas de planificación es importante y ayuda a solventar todo tipo de preventivo, pero especialmente los sobrevenidos. La cobertura inicial de estos se hará con las unidades disponibles en el operativo, si bien deben sustituirse (si es posible y hay tiempo) por unidades específicas que se encarguen de la cobertura del preventivo.

Los preventivos que responden a acontecimientos que se desarrollan de forma puntual, carecen de histórico, si bien podrán ser comparados con otros parecidos.

 Para la correcta cobertura de servicios preventivos, es necesaria una correcta planificación.

Planificación

La planificación tiene como objetivo diseñar el despliegue adecuado para responder ante las necesidades sanitarias. Decir adecuado es decir eficaz y eficiente; esto es: una respuesta adecuada con los recursos necesarios.

La planificación tiene un proceso con distintas fases:

- Análisis del riesgo:
  - Antecedentes.
  - Condiciones ambientales.
  - Situación sociopolítica.
  - Actividad que se desarrolla y duración del evento.
  - Público y participantes.
  - Amenazas sobre el acontecimiento.
- Reuniones de coordinación.

- Diseño del dispositivo.
- Planes especiales o de contingencia y análisis posterior.

Análisis de riesgo

Aporta una serie de datos que van a dar una idea de la complejidad del acontecimiento, así como de las consideraciones respecto a los recursos que van a necesitarse.
- Antecedentes: si el acontecimiento ya ha tenido lugar en otras ocasiones, o si se han producido preventivos parecidos.
- Condiciones ambientales: en algunos preventivos es un factor muy importante. Por ejemplo, en los maratones, las temperaturas altas para la época del año, o las subidas en el mismo día pueden duplicar el número de asistencias. Si las actividades son al aire libre, un dato muy importante es la cantidad de polen en el aire.
- Situación sociopolítica: una situación conflictiva puede alterar todos los preventivos.
- Actividad que se desarrolla y duración: en qué consiste la actividad. No es lo mismo un maratón que un paseo.
- Público/participantes: cantidad y condiciones físicas. No es lo mismo una carrera de personal entrenado que una carrera popular. Puede ser que la actividad esté orientada hacia personas con cierta patología médica. El número de participantes también es básico.
- Amenazas sobre el acontecimiento: quizá hay alguna organización que intente evitar su desarrollo.

Una vez analizado el riesgo, es posible tener una idea de si la actividad va a requerir una cobertura más o menos amplia o de si hay razones para reforzarla por motivos externos (condiciones ambientales, amenazas, etc.).

Reuniones de coordinación

En la reunión deben participar los organizadores y todos los servicios de seguridad y emergencia que vayan a participar. Para que el contacto sea más eficaz, es deseable que en la reunión participen los responsables que luego van a estar en el preventivo. A esta reunión hay que llevar una primera propuesta de despliegue, para que los otros servicios estén informados. Quedará definido el modo de comunicación entre servicios así como las responsabilidades y la cadena de decisión. Si participa más de un servicio sanitario, debe quedar claro el reparto de funciones (áreas funcionales de trabajo diferentes, reparto funcional según capacidad asistencial, etc.). Contar con un centro de coordinación operativa (CECOR) específico para el preventivo resulta de gran ayuda para la correcta gestión. En él deben estar integrados todos los servicios participantes, con un responsable que pueda asumir, por lo menos, decisiones inmediatas sobre incidentes cotidianos.

Diseño del dispositivo

Tras la reunión, se define el operativo para el preventivo: cantidad y tipo de unidades, puestos sanitarios, equipos asistenciales, unidades especiales (para intervenir en distur-

bios, incidentes nucleares, radiológicos, biológicos o químicos [NRBQ] o IMV), accesos y salidas, hospitales para la evacuación. Deben quedar reflejados los horarios de la actividad, así como la estructura de mando y coordinación del preventivo. Es necesario el apoyo con planos y mapas para gestionar los recursos.

Planes especiales o de contingencia

Deben estar diseñados los planes para posibles complicaciones o incidencias graves. En los últimos años, el terrorismo ha atacado en multitud de escenarios. Es obligación de los servicios de emergencias contar con planes por si se diera esta trágica circunstancia.

Ejecución del servicio preventivo

El servicio preventivo se ejecuta en diferentes fases:

- Puesta en marcha del dispositivo.
- Desarrollo del dispositivo.
- Seguimiento y modificaciones.
- Finalización.
  - Puesta en marcha del dispositivo. El preventivo debe iniciarse, siempre que sea posible, con una reunión de los participantes. Se señala la hora de despliegue y la hora en la que las unidades tienen que estar situadas y operativas.
  - Desarrollo del dispositivo. Se hace el seguimiento del preventivo según lo inicialmente planificado. Es importante analizar el desarrollo de manera continua, intentando anticiparse con medidas correctivas a los posibles incidentes.
  - Seguimiento y modificaciones. Con el seguimiento continuo de la evolución, se pueden detectar deficiencias o nuevas necesidades. Las modificaciones tienen que ser conocidas y, en algunos casos, autorizadas por los otros servicios. Se debe realizar un análisis dinámico del riesgo, con datos periódicos de afluencia y de posible colapso de accesos.
  - Finalización. Con el repliegue progresivo de las unidades. Una vez retiradas todas, se debe informar al operativo para que sepa que debe hacerse cargo ya de las demandas de esa zona.

Análisis posterior de los resultados

El análisis de resultados dará información sobre lo acertado de la planificación. Estos datos son muy útiles para servicios próximos iguales o similares.

PLANES DE EMERGENCIA

Tienen como fin tener preparada la respuesta ante emergencias. Existen distintos tipos de planes de emergencia, por lo que inicialmente se dividen en dos grupos: los planes de Protección Civil territoriales y especiales y los que forman parte del plan de autoprotección de una instalación o empresa y del evento que se va a desarrollar.

La estructura de un plan de emergencia es, básicamente:

- Ámbito de aplicación.
- Análisis de riesgos.
- Estructura y organización.
- Operatividad.
- Interacción con otros planes de emergencia.
- Implantación del plan.
- Catálogo de recursos.
  - Ámbito de aplicación. Especifica dónde se aplica el plan (centro comercial, municipio concreto, etc.).
  - Análisis de riesgos. Quedan reflejados los riesgos naturales (terremotos, volcanes, etc.) y los antrópicos (relacionados con el desarrollo de las actividades humanas). Queda marcado si cuentan con industria, vías de comunicación (túneles, aeropuertos).
  - Estructura y organización. Se define la cadena de mando y la constitución de los grupos de intervención. Por lo general, se habla de los siguientes grupos: seguridad, extinción y rescate, sanitario, psicosocial y logístico. Queda definido también el centro de coordinación que asume los incidentes en los que se activa el plan. En cada grupo de intervención queda reflejado el responsable.
  - Operatividad. En este punto se fijan los niveles de activación del plan. Por lo general, se parte del nivel 0, que es la respuesta de los servicios de seguridad y emergencia en el operativo diario. Si el plan de emergencia territorial es local, será la localidad la que asumirá el nivel 1 de activación con sus recursos de servicio normales. En el nivel 2, es la comunidad autónoma la que asume la dirección del incidente e implementa la respuesta con sus recursos. En el nivel 3, es el Estado el que asume esa dirección e igualmente, implementa con sus recursos la respuesta ante la emergencia.
  - El paso de un nivel al superior se puede hacer de dos formas: a petición del responsable del plan de ámbito territorial inferior (el alcalde de una localidad solicita subir a nivel 2 para que la comunidad autónoma se haga cargo de la gestión del incidente), o a petición del responsable del plan de ámbito territorial superior (el presidente de la comunidad autónoma decide asumir el control de una emergencia). Esta es la estructura general de los planes, según la competencia territorial. Además, se cuenta con planes para un riesgo específico, por ejemplo, ante inundaciones. Aquí pueden coexistir la activación de varios planes de manera simultánea; la Comunidad de Madrid puede activar su plan de inundaciones y, a la vez, el Ayuntamiento de Madrid activar el suyo. La activación de cada plan supone distintas medidas. Si las inundaciones en la ciudad de Madrid fueran muy importantes, la Comunidad podría asumir el papel de su gestión.

> ❗ El plan territorial autonómico es un plan director. Eso significa que asume la gestión de los incidentes en las localidades que carezcan de plan territorial. Asimismo, se hace cargo de la elaboración de los planes especiales o específicos (riesgo químico, por ejemplo).

- Interacción con otros planes de emergencia. Debe quedar reflejado cómo se produce la integración entre planes. Cuando una emergencia la asume un plan territorial de ámbito superior, las unidades de la respuesta local no se retiran; siguen integradas para dar respuesta a la emergencia.
- Implantación del plan. Para implantar un plan, debe estar aprobado por las distintas comisiones y debe hacerse un simulacro con participación de todos los grupos.
- Catálogo de recursos. Es una relación de los recursos propios de la administración (o de otras administraciones) pero que están integrados dentro de la respuesta diaria a las urgencias y emergencias, así como de los recursos privados movilizables en caso de necesidad. Que para la respuesta local se cuente con recursos correspondientes a servicios o a cuerpos de administraciones superiores no significa que el plan tenga que subir de nivel: si como primera respuesta se cuenta con un equipo de la Guardia Civil, no significa que al ser un recurso del Estado haya que activar el nivel 3 (nivel territorial de competencia estatal).

Planes de Protección Civil

Los elabora la Administración. En ellos queda reflejada la estructura para la respuesta a situaciones de emergencia. Dentro de ellos hay dos tipos de planes: los territoriales y los especiales o específicos.

- Territoriales: locales, autonómicos o nacionales.
- Especiales: sobre un riesgo en concreto (riesgo químico, de inclemencias invernales, etc.).

Planes de autoprotección

Los elaboran las empresas o los organizadores del acontecimiento en cuestión. Dentro de los locales u organismos que deben contar con planes de autoprotección están los hospitales.

Dentro del plan de autoprotección, está el plan de emergencia, que concreta las acciones del personal de la empresa o entidad; también queda reflejado cuándo se solicitan ayudas externas o la integración de estas.

COMUNICACIONES

La gestión de un IMV o de una catástrofe tiene dos grandes líneas de gestión: desde el punto de vista de la gestión sanitaria, la organización de la escena (funciones, zonificación, instalación de estructuras, etc.) y la organización de la asistencia. Tanto en una como en la otra, las comunicaciones desempeñan un papel fundamental. Todos los servicios de emergencia extrahospitalarios cuentan con una red de comunicaciones para la gestión de su flota. Los hospitales cuentan también con una red intrahospitalaria para comunicar las distintas dependencias.

Es importante recordar que la red telefónica puede verse afectada. No es adecuado utilizar esta red como soporte para las comunicaciones: debería utilizarse otro sistema.

Las situaciones de IMV y catástrofe necesitan procedimientos especiales para su resolución. Dentro de estos procedimientos hay que contar con un plan de comunicaciones específico, ya que no es posible utilizar el sistema habitual de comunicaciones por dos motivos: la gran cantidad de recursos implicados y la necesidad de organizar la escena. Para organizar la escena es preciso clasificar, filiar, organizar los vehículos para el traslado y organizar el traslado de los pacientes. Otro punto que tener en cuenta es determinar el centro de coordinación que se hará cargo del incidente. Es recomendable que sea un centro distinto al que trabaja con el operativo diario (la demanda asistencial continúa pese al incidente grave), aunque puede estar dentro de la misma instalación. Pueden tenerse preparados distintos puestos de radio para este tipo de incidentes, separados o que se puedan diferenciar. Aparte del centro de coordinación para los incidentes especiales, esta misma figura se debe utilizar para los servicios preventivos de grandes dimensiones. Si de forma habitual los servicios extrahospitalarios necesitan coordinación con los hospitales, en caso de IMV o catástrofe la coordinación debe ser mayor. Es recomendable contar con un gestor de camas de hospital, para que vaya informando de camas disponibles de las distintas especialidades. Los hospitales deberían tener preparada una red de comunicaciones (a poder ser no telefónica) para la coordinación dentro del hospital.

En los grandes servicios preventivos, es buena la puesta en marcha de un centro de coordinación específico; allí deberán permanecer los responsables de los distintos servicios y cuerpos con poder de decisión (no es adecuado que en este centro estén operadores de radio o telefonía, ya que se puede necesitar tomar decisiones de manera rápida). Puede ser que las unidades se coordinen desde este punto o desde otro (**Fig. 54-3**).

SECTORIZACIÓN

En situaciones complicadas, es necesario organizar la escena; sectorizar ayuda a la organización del incidente, y al reparto de tareas. Además, existe una situación con cierta alteración y una fuerte carga emocional y de estrés entre los intervinientes; es de máxima prioridad dividir el terreno en áreas funcionales de trabajo para comenzar los despliegues organizativos y contribuir así a la organización de la escena. Esto es lo que se conoce como sectorización o zonificación y es un proceso fundamental para la resolución de una catástrofe. Con esta división sobre el terreno se garantiza un despliegue efectivo de todos los recursos que hay en ese momento y de los que puedan incorporarse después, optimizándolos al máximo. De la misma forma, otro objetivo de la sectorización es evitar o limitar las tensiones en el trabajo de cada interviniente, ya que todos necesitan espacio y seguridad para trabajar y el riesgo se disminuirá significativamente en el caso de que existan zonas peligrosas sobre el terreno por cualquier causa (edificios inestables, posibilidad de explosiones o de incendios, etc.).

 En resumen, la finalidad de sectorizar y dividir el terreno en varias zonas de trabajo va a perseguir dos fines:
- Crear espacios seguros de intervención.
- Facilitar que cada equipo pueda trabajar en lugares concretos y adecuados.

Cualquier situación de IMV o de catástrofe provoca en la población la ruptura de la normalidad por la que se rige, lo cual hace que se desoriente y pueda estorbar el trabajo de los equipos e incluso agravar el problema. A esto se le añade la ocasional pérdida de comunicaciones, el cierre o destrucción de vías de acceso, la aparición de riesgos potenciales y otras situaciones que puedan darse. Con una buena sectorización, la población se dirige a una zona en la que no solo no interrumpe las labores de trabajo sino que, si está en condiciones de ayudar, esa ayuda se puede canalizar hacia donde más útil sea, hacia donde no genere riesgos y donde realmente sea eficaz.

La sectorización va a tener una serie de objetivos (**Fig. 54-4**):

- Distribuir los recursos.
- Dimensionar el incidente de forma objetiva para hacerse realmente a la idea de los recursos que van a ser necesarios para solventarla.
- Impedir su extensión, delimitando la zona de riesgo y paliándola, si procede.
- Neutralizar todos los riesgos que haya o que puedan aparecer.

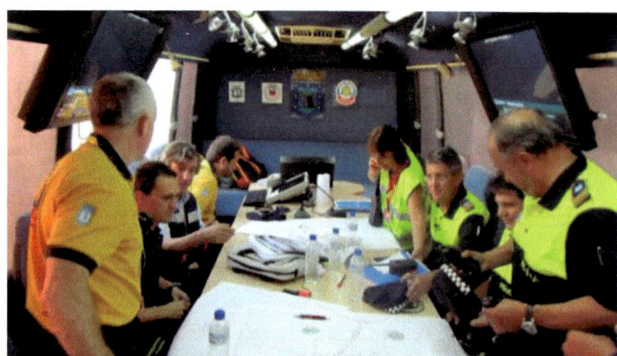

Figura 54-3. Centro de coordinación.

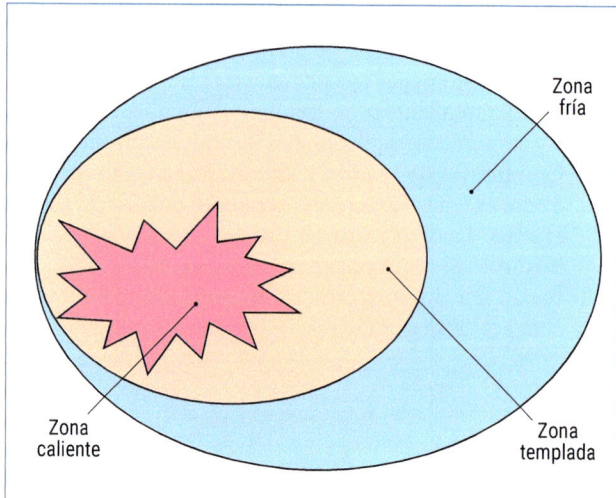

Figura 54-4. Esquema de zonificación.

- Identificar a los afectados por el incidente filiándolos y registrando dónde se destinan.
- Identificar los lugares de despliegue de cada grupo de intervención para que puedan empezar con sus labores lo antes posible.
- Preservar la intimidad de las víctimas y controlar el acceso a los espectadores para que no supongan un problema o corran un riesgo.
- Señalar y controlar accesos y salidas de vehículos hasta la fase de evacuación.
- Impedir la evacuación salvaje de víctimas sin control, lo que provoca saturaciones de los centros sanitarios cercanos, con consecuencias terribles para las labores de evacuación regladas.

Teniendo en cuenta estos objetivos y sabiendo que sectorizar es dividir el terreno en áreas funcionales de trabajo, se dividirá en tres zonas principales:

- Zona o área caliente.
- Zona o área templada.
- Zona o área fría.

Estas zonas se van a ir situando de dentro hacia fuera, comenzando por la zona donde se encuentra el foco del incidente, y ampliando en radio de terreno hasta situarse en una zona alejada y segura. La colocación puede ser concéntrica o en forma de abanico, según sea cada situación, aunque lo más operativo es esto último, ya que es fácil conseguir una visión global de todo el despliegue dependiendo de la extensión que se utilice, mientras que de forma circular hay una zona que siempre va a estar menos controlada.

Zona o área caliente

Se conoce también como zona cero, zona de impacto, zona roja, área de salvamento o de rescate. Lo primero que hay que tener en cuenta es que, por definición, es una zona insegura, sobre todo en los primeros momentos. Es esta área la desestructuración del sistema es máxima y los límites marcados suelen ser imprecisos y virtuales hasta que los intervinientes encargados de la seguridad los delimiten correctamente. El personal interviniente que principalmente va a trabajar en esta zona es el destinado al rescate y salvamento y suelen ser los encargados del mando en esta zona. Como excepción, en actos terroristas e intencionados, los cuerpos policiales son los responsables de la seguridad y los que asumen el mando. Aquí se encontrarán los supervivientes, con diversas heridas y patologías, por lo que es necesario acceder en cuanto sea posible para iniciar las tareas de evacuación hasta agrupación y posterior la asistencia, comenzando por el triaje y la estabilización. Los servicios de seguridad, tanto Fuerzas y Cuerpos de la Seguridad del Estado, como las Policías Locales y Autonómicas, son las encargadas de aislar esta zona de espectadores y facilitando la salida de ilesos hacia la zona templada.

En la zona caliente, los equipos sanitarios solo entrarán a petición de los equipos de salvamento y rescate, principalmente en tres situaciones: *a)* para la valoración de una víctima en concreto porque está atrapada y se necesita valorar la viabilidad del rescate, *b)* para realizar el primer triaje por personal sanitario, el triaje debe ser más específico (p. ej., en intervenciones NRBQ) o *c)* porque para una actuación concreta necesiten cobertura sanitaria para ellos mismos por el riesgo que conlleva.

En múltiples ocasiones, para la localización de supervivientes se utilizan perros de búsqueda; el personal que acceda a esta zona debe ser lo más limitado posible para evitar interferir y contaminar esa búsqueda.

Las principales funciones en la zona caliente son:

- Controlar el siniestro y evitar las evacuaciones salvajes que surgen en los primeros momentos por la situación de estrés.
- Trasladar a zona segura de las víctimas para agruparlas.
- Iniciar las labores de triaje con una primera clasificación. Esta primera clasificación suele ser de personas vivas y de personas claramente muertas.
- Búsqueda y localización de posibles personas atrapadas, con su posterior rescate.
- Evacuación ordenada de la zona, dado que es potencialmente no segura, a no ser que exista un peligro inminente, que obligará a una evacuación improvisada.
- Mantener informado al puesto de mando avanzado de las necesidades y de la evolución en la zona.

Para desarrollar bien estas funciones es importante distribuir los recursos y el personal interviniente de una forma rápida (con ello se evitarán las evacuaciones salvajes de las personas afectadas), de una forma lo más visible posible, para convertirse en punto de referencia entre los afectados y optimizar desplazamientos, ya que las personas que puedan moverse acudirán por sí solas a donde se les oferte ayuda. El despliegue debe hacerse de forma segura para no convertirse en parte del problema que ya existe, y debe hacerse de la forma más próxima posible para reforzar ese punto de referencia, ya que cuanto más próximo sea, más visible será.

En esta zona, si fuese necesaria una intervención sanitaria (ya se ha dicho que la entrada de los servicios sanitarios a la zona caliente queda limitada a unas situaciones concretas) sería para acciones básicas y rutinarias como control de hemorragias, permeabilización de vía aérea e inmovilización rápida y manual para priorizar la evacuación hasta una zona segura. En pacientes atrapados y tras valorar la seguridad, se pueden desarrollar tareas más complejas para su estabilización.

Zona o área templada

Se denomina también área de socorro, relativamente segura, amarilla, naranja. Es la siguiente área limítrofe de la zona caliente y siempre será una zona de transición entre la zona afectada y la zona libre de riesgo. Debe ser una zona relativamente segura, ya que se desplegarán los equipos sanitarios para comenzar las tareas asistenciales y de estabilización. La intervención terminará antes cuanto mayor sea la capacidad de resolución de los equipos sanitarios y mayor sea su capacidad de despliegue, si es necesario, mediante estructuras eventuales de asistencia.

La localización de las tiendas asistenciales (popularmente conocidas como hospitales de campaña, aunque la denominación precisa es *puestos sanitarios avanzados* o PSA) se dirigirá desde el puesto de mando avanzado, ya que para decidir su ubicación debe estar establecida la coordinación entre los diferentes intervinientes, puesto que son estructuras que ocupan mucho espacio y deben situarse cerca de rutas de acceso y salida para las posteriores evacuaciones.

La zona templada siempre es de acceso restringido por la intimidad de las víctimas y por todas las labores que se desarrollan en ellas. En intervenciones NRBQ en esta área es donde se realizan las labores de descontaminación. Los accesos a esta zona deben permanecer siempre permeables para facilitar la coordinación, el transporte y la pronta llegada de ayuda, si es necesaria.

La asistencia sanitaria prestada en una catástrofe sobre esta zona consiste en:

- La filiación y el control de las personas atendidas.
- Clasificar de forma rápida, eficaz y sencilla mediante un segundo triaje.
- Proporcionar soporte vital básico o avanzado según proceda.
- Favorecer la evacuación de forma controlada a los diferentes centros hospitalarios.
- Llevar a cabo una distribución proporcionada, sobre todo, de los pacientes más graves, a los distintos centros sanitarios disponibles previo aviso.

Dentro de esta zona, la más reseñable es la zona de agrupación de heridos o punto de reunión de víctimas, que es el área en el que se van a agrupar todas aquellas personas que van saliendo o que son rescatadas de la zona caliente, para hacer un recuento del número de víctimas total, así como para abordar un triaje más específico, optimizando tiempo y recursos.

Al igual que en el área caliente, es necesario mantener al puesto de mando avanzado informado tanto de la evolución del trabajo, como del número y clasificación de víctimas, de la necesidad de recursos materiales o humanos y de los problemas que surjan. Las listas con las personas afectadas son muy importantes y deben ser realizadas por el personal sanitario (encargado de filiación). Esta lista la maneja personal sanitario y debe llegar hasta el responsable del incidente en el Puesto de Mando Avanzado (PMA).

En los accidente de aeronaves la compañía gestora, tiene que entregar la lista de pasajeros y tripulación a una persona designada por la Comunidad Autónoma correspondiente, o Delegación del Gobierno. Tenemos que cotejar la lista de heridos con la de personas que viajaban en la aeronave.

Zona o área fría

Es conocida también como área base, zona blanca, verde, de apoyo, área segura o de estacionamiento. Es el espacio limítrofe con el área templada y siempre será zona segura. En esta zona se situarán las ayudas disponibles para asistir al rescate y socorro de los afectados.

Aquí se situarán todos los recursos disponibles a la espera, por si fuera necesaria su actuación tanto de salvamento y rescate, como de seguridad y de recursos sanitarios. De la misma forma se va a situar el puesto de mando avanzado, ya que desde esta zona se desarrollan las tareas de mando y coordinación para organizar todas las actuaciones y centralizar toda la información reportada por las demás áreas de trabajo.

Si fuera necesario establecer una zona de descanso por las características propias del incidente, sería aquí donde se situaría, así como los almacenes o zonas de avituallamiento.

Esta zona debe ser bastante amplia, con capacidad para albergar vehículos en apoyo o todos aquellos necesarios para las diferentes norias de evacuación, así como la zona de espera de ambulancias destinadas a esta tarea.

Los encargados de los medios de comunicación deben tener también una zona destinada para ubicarse en el área fría, en la que serán informados de forma objetiva por el responsable del puesto de mando avanzado.

Una vez definida la sectorización y las tres áreas de trabajo, queda claro que son fundamentales para la resolución de cualquier IMV o catástrofe. Es evidente que cada incidente tendrá sus características concretas y particulares, pero esta distribución siempre se debe realizar. En ocasiones, puede ser necesaria la división de subsectores para distribuir las funciones de una forma eficiente, por ejemplo, en grandes extensiones geográficas. En estos casos, para una misma zona caliente puedan existir varias zonas templadas cada una con su zona fría. Habrá que tener cuenta que, si esto sucede, los diferentes puestos de mando deberían estar informados de las labores de avance, sobre todo en la zona caliente, y de la filiación de las víctimas, por posibles búsquedas de supervivientes y desaparecidos.

Sectorización en incidentes con múltiples víctimas intencionados

En los casos de los IMVI, cabe destacar una sectorización un poco diferente, en la que la zonificación y el despliegue de equipos de trabajo y estructuras sufre una modificación importante. En este tipo de casos, la sectorización va a dividir el terreno en dos áreas añadiendo una posterior:

- Zona de amenaza directa: es la zona en la que la situación que está causando las víctimas se mantiene activa o puede activarse en cualquier momento (como tiradores activos, atropellos masivos intencionados, etc.). El acceso está limitado exclusivamente a las fuerzas y cuerpos de seguridad del Estado, que se encargarán de repeler las agresiones y conseguir la calma, controlando el foco de los incidentes.
- Zona de amenaza indirecta: es una zona limítrofe con la anterior e insegura, donde la labor fundamental es la evacuación de las víctimas a zona segura con la única intervención sanitaria de control de hemorragias masivas con torniquete, abertura de la vía aérea u oclusión de orificios en el tórax o el abdomen. Aquí intervendrán las fuerzas y cuerpos de seguridad del Estado y los sanitarios con capacidad para ello (dotados con unos equipos específicos y bajo procedimiento coordinado y concreto) manteniendo el objetivo fundamental de evacuar a las víctimas a zona segura con los mínimos cuidados, tras clasificar la gravedad y localizar a los pacientes críticos. Estos equipos sanitarios

portarán, aun así, material para estabilización para actuar en caso de quedarse aislados durante un tiempo, siempre escoltados por personal de seguridad.

- Zona segura: es una zona alejada y totalmente aislada del resto, en la que sí se desplegarán las estructuras sanitarias de asistencia, los puestos de mando, los equipos de apoyo y en la que se estará preparado para la evacuación de los afectados que lo necesiten. En esta zona se trabajará bajo el procedimiento habitual.

DESPLIEGUE Y LOGÍSTICA. CONCEPTOS DE SEGURIDAD EN LA INTERVENCIÓN. AUTOPROTECCIÓN

La logística, en general, es un procedimiento infravalorado y desconocido para muchos intervinientes y resulta imprescindible para resolver cualquier tipo de intervención diaria o para evitar aumentarla, como puede ser un IMV o una catástrofe. Los aspectos que abarca la logística y que hacen de ella un amplio campo, en concreto en el mundo sanitario, al llevar incluidos aspectos relacionados con la intervención sanitaria, recibirá el nombre de logística sanitaria. Será tan importante contar con recursos materiales y humanos a la hora de solucionar una situación de estas características como contar con organización y entrenamiento adecuados para darles el mejor uso. Para ello se define la logística sanitaria como un conjunto de procedimientos técnicos y de gestión que organizarán, calcularán y situarán sobre el terreno de trabajo cualquier medio necesario para hacer frente a la situación que acontezca de forma suficiente, optimizando todo lo necesario.

Se define despliegue como la distribución de las diferentes estructuras sanitarias eventuales y la preparación de todas aquellas dotaciones materiales y de recursos humanos que sean necesarios para prestar los cuidados y la atención a las víctimas que se hayan podido generar en una situación de IMV.

La cronología adecuada de las actuaciones vendrá determinada en la planificación previa de cualquier intervención de forma global, con un plan logístico básico al que solo haya que añadir las características de la situación concreta cuando surja. Para ello hay que tener en cuenta una serie de principios básicos necesarios para desarrollar una logística sanitaria adecuada, que son:

- Oportunidad: debe ponerse en marcha en el momento en que sea necesario, sin demoras ni preparativos. Es imprescindible para este aspecto contar con una preparación previa.
- Economía: usar únicamente aquellos recursos que sean necesarios y suficientes para conseguir el máximo rendimiento de cada uno de ellos y manteniendo lo prescindible preparado para futuras necesidades.
- Sencillez: siempre deben ser procedimientos de fácil implantación y ejecución, independientemente de la situación que exista y del personal que esté presente.
- Continuidad: debe ponerse en marcha desde el inicio del proceso hasta su final, y volver a la normalidad y recuperar la operatividad lo antes posible.
- Flexibilidad: no debe ser nunca un procedimiento cerrado, debe poder adaptarse a necesidades e imprevistos que sur-

jan en un momento puntual. Todos los recursos empleados deben ser versátiles y con varias aplicaciones con capacidad de adaptación a cambios.
- Seguridad: todos los elementos usados deben funcionar en situaciones dificultosas, con meteorología adversa y con mantenimiento básico; preferentemente deben ser elementos robustos y fiables.

A este plan logístico le sigue una sectorización del incidente concreto para después hacer un buen despliegue de medios en el que deben respetarse una serie de condiciones para que cumpla los objetivos. Por tanto, el despliegue debe ser *ordenado y metódico* (junto con el resto de los intervinientes que deben seguir las mismas condiciones), *escalonado* (según vayan incorporándose recursos a la emergencia, se irán poniendo a trabajar de forma gradual si hacen falta), *proporcional* (todos los recursos que no sean necesarios permanecerán en una zona de espera; su uso se hará de manera razonable, por ejemplo no se emplearán vehículos colectivos para evacuar si todos los pacientes que están estabilizados son graves y deben ir en soporte vital avanzado) y siempre debe estar *coordinado* (puesto que van a trabajar en una misma zona varios equipos de trabajo de diferentes clases, no solo sanitarios).

De una forma global, la gestión logística de un incidente IMV para un buen despliegue se basa en cinco pilares fundamentales que engloban todas las necesidades:

- Gestión de personal: deben tener un perfil competente, cualificado y capacitado, estar entrenados en situaciones de estas características y saber cumplir con una disciplina de trabajo y una jerarquía.
- Transporte: la logística trata de situar recursos en áreas alejadas donde sean necesarios. Abarca desde el transporte de estructuras y recursos materiales hasta evacuaciones de pacientes.
- Asistencia sanitaria: encaminada a salvar el mayor número posible de vidas y dar la mejor calidad asistencial dentro de las posibilidades que existan.
- Abastecimientos: uno de los pilares más importantes del desarrollo logístico, directamente proporcional al tiempo necesario para solventar la emergencia: a más tiempo, mayor necesidad de abastecimiento, no solo de cara a recursos sanitarios, sino de mantenimiento del personal (avituallamiento, por ejemplo).
- Transmisiones: las comunicaciones son imprescindibles para mantener contacto entre los diferentes intervinientes, las diferentes zonas y las ayudas externas.

Para tener éxito y atender de forma global un IMV o una catástrofe, antes de comenzar con la intervención sanitaria siempre hay que organizarse tanto en el terreno como con los recursos que existan.

Con todos estos aspectos definidos y una vez sectorizado el terreno, se puede llevar a cabo el despliegue de las estructuras en los sectores asistenciales, sin olvidarse de que la capacidad para resolver una catástrofe o IMV es directamente proporcional al número y potencial de las estructuras eventuales desplegadas. De esta forma, hay que tener en cuenta que en la zona caliente no va a desplegarse nada (por definición, es una zona insegura), mientras que en la zona templada o área de socorro los equipos sanitarios tienen su máximo desarrollo.

En la zona templada se establecerá (**Fig. 54-5**):

- Zona de agrupación de heridos: se conoce también como punto de reunión de víctimas, zona de refugio seguro o nido de heridos. Es un lugar seguro fuera de la zona caliente, donde se va a juntar de manera provisional a todas las víctimas que van saliendo para tener una idea clara de qué número de personas se está manejando y, desde ahí, iniciar las tareas de clasificación. Debe ser un lugar muy visible al que acuden las personas que salen por su propio pie o las que son ayudadas por los equipos de salvamento y rescate. Será un lugar solo de concentración de personas, no de asistencia; solamente si fuera necesario se llevarían a cabo medidas básicas y gestos salvadores. Agrupar en esta área a las víctimas tiene como objetivo, además de contarlas para plantear recursos, alejarlas de la zona de riesgo.
- Área de triaje o de clasificación: es la zona intermedia entre el área de agrupación de heridos y el puesto sanitario avanzado (PSA). Su función principal es la de no saturar el PSA, puesto que los pacientes saldrán con orden de prioridad de esta zona. El triaje que se desarrolla aquí será específico, realizado por personal sanitario entrenado, que tratará de localizar a aquellos pacientes más graves que necesitan asistencia inmediata. Este lugar será el de primer contacto organizado de los equipos sanitarios con las víctimas. Debe establecerse de forma rápida en una zona accesible, visible y de fácil acceso y en él se llevará a cabo el control de víctimas, con tareas administrativas bien de numeración o de filiación de pacientes, según tenga establecido el servicio de emergencias prehospitalario.
- Puesto sanitario avanzado: es el protagonista en el despliegue del área templada, puede ser una estructura montada de forma provisional o algún lugar físico aprovechable sobre el terreno (polideportivo, local, etc.). En él se llevará a cabo la estabilización y asistencia sanitaria de todos los pacientes que lo necesiten. Se trabajará el tiempo indispensable y con los mínimos recursos posibles para evacuar a los pacientes pronto al hospital, donde se les dará solución definitiva. Se distribuirá a los pacientes según la gravedad y el tipo de asistencia necesaria (**Fig. 54-6**).

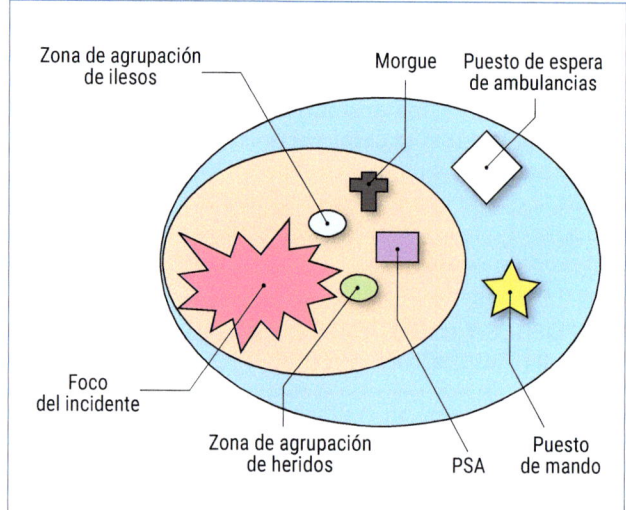

Figura 54-5. Esquema de despliegue. PSA: puesto sanitario avanzado.

- Puesto de carga de ambulancias: se situará a la salida del PSA y será el lugar destinado para que las ambulancias carguen a los pacientes estabilizados según la prioridad establecida y comiencen la evacuación. En esta zona se debe continuar con las tareas administrativas y tener monitorizadas todas las evacuaciones. Debe ser un lugar amplio con capacidad para tránsito de vehículos sin excesivas maniobras.
- Centro médico de evacuación o puesto de evacuación: es un lugar donde se centralizan las funciones de coordinación para evacuación. Es un lugar intermedio entre el PSA y el centro definitivo de atención, donde se concentran los pacientes, se continúan los cuidados iniciados y se garantiza el tratamiento hasta la evacuación definitiva, que no puede realizarse en esos momentos. (Un ejemplo: una gran catástrofe en un país donde la desestructuración ha sido máxima y la evacuación se hace una vez al día por barco hasta otro lugar con hospitales con capacidad para asumir el volumen de pacientes.)
- Punto de reunión de ilesos: se sitúa siempre en la zona templada, por intimidad y para tenerla controlada. Es el lugar en el que se van a concentrar todas aquellas personas que se han visto afectadas por el incidente, pero no presentan lesiones y, por tanto, no van a precisar ningún tipo de cuidado. Los ilesos deben ser siempre filiados y, según la circunstancia, serán trasladados para observación y seguimiento en vehículos colectivos con prioridad indefinida. Esta zona debe ser atendida por personal sanitario (al menos un equipo) por si alguno de los catalogados como ilesos precisara asistencia.
- Morgue: será un lugar destinado a la agrupación de fallecidos, bien rescatados de la zona caliente o que no han sobrevivido pese a las medidas de soporte vital. Debe ser un lugar adecuado a las necesidades en cuanto a espacio e intimidad y controlado por personal de seguridad.
- Puesto de mando sanitario: se situará en lugar visible, en el que se ubicará el mando sanitario médico que controla a todo el personal sanitario. Debe tener contacto con el puesto de mando avanzado y, si existen varios servicios

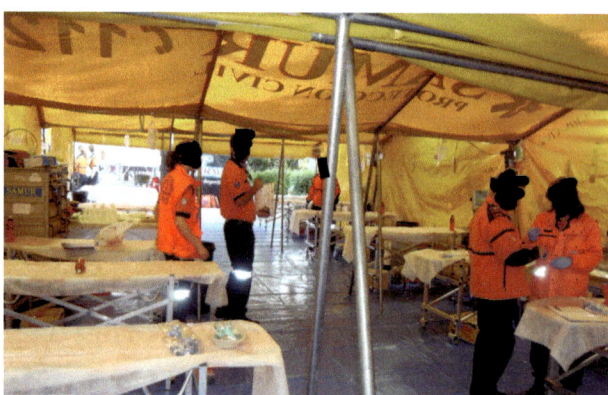

Figura 54-6. Puesto sanitario avanzado (PSA).

sanitarios trabajando en el mismo lugar, habrá un responsable de cada uno coordinándose con el resto, con un mando único responsable de toda la tarea asistencial.

En la zona fría se situarán:

• Puesto de espera de ambulancias: se aparcarán las ambulancias a la espera de ser llamadas, catalogadas por tipo de recurso y preparadas para salir en cuanto sea necesario. En ocasiones, la necesidad es individual; otras veces las solicitudes son mayores y el desplazamiento es en convoy, para lo cual debe existir una organización, sobre todo para no saturar la zona de carga de ambulancias y poder maniobrar con facilidad (**Fig. 54-7**).
• Puesto de mando avanzado: debe estar en esta zona para tener una visión global de toda la emergencia y ser accesible al personal que pueda o deba incorporarse, como prensa, políticos, etc. No debe interrumpir las tareas que se estarán desarrollando en el resto de las áreas. En este puesto se encuentra la figura de mando de cada servicio interviniente. El responsable del PMA debe estar definido por las características del incidente y en él debe estar englobada toda la información existente en los diversos puntos de la intervención. Desde aquí se dirige y se ordenan las diferentes tareas y se solucionan las diferentes necesidades que puedan surgir (**Fig. 54-8**).
• Los aspectos fundamentales que hay que tener en cuenta en el PMA son:
  – La seguridad.
  – La operativa de los servicios.
  – La logística.
  – La anticipación a posibles problemas.

Los riesgos existentes en una situación de IMV o de catástrofe son múltiples, derivados del propio incidente (que genera espacios inseguros de intervención, lo cual se solucionará con una buena sectorización que diferencie las zonas de trabajo adecuadas de las que suponen un riesgo) y de todos los recursos existentes que se ponen en marcha para resolver la situación. La primera tarea en cualquier tipo de actuación, sobre todo en IMV o catástrofes, es situarse rápidamente en el entorno e identificar los riesgos que puede haber, incluso antes de situarse en el terreno de trabajo, en la fase de aproximación a la escena, para ir prevenidos y actuar antes de que aparezca cualquier suceso que suponga un peligro para la seguridad del interviniente o la de terceros.

A la hora de asegurar un escenario se cuenta con varios tipos de material:

• Material de autoprotección.
• Material propio de señalización.
• Material de fortuna.

La forma principal de conseguir un entorno seguro de trabajo durante una intervención es la autoprotección. Se debe olvidar la idea de «zona segura», por lo que siempre se debe intensificar la autoprotección. Según el tipo de escenario sobre el que haya que trabajar, las medidas de autoprotección serán diferentes y se adaptarán a cada caso. Por tanto, las medidas de autoprotección son el conjunto de acciones encaminadas a la protección adoptadas por uno mismo y para sí mismo. Se deben tomar medidas para evitar generar riesgos y para no exponerse a ellos, y actuar según las indicaciones de los equipos encargados de la seguridad de la intervención (normalmente cuerpos de salvamento o fuerzas y cuerpos de seguridad). Algunos ejemplos de medidas de autoprotección: uso de chaleco reflectante (por la necesidad de actuar en vías abiertas con tránsito de vehículos), portar casco de protección (en situaciones de derrumbe, explosiones, extricación en vehículos), uso de guantes (tanto los de protección habitual que usan los sanitarios frente al contacto biológico como los específicos para el manejo de objetos contundentes), usar protección en la vía aérea con elementos de filtrado o equipos de respiración autónoma en casos de no poder asegurar un aire limpio respirable (intervenciones NRBQ, incendios), portar chalecos de protección antitrauma, antifragmento o antibala según necesidades (en caso de proyección de elementos que puedan golpear a los intervinientes), gafas antisalpicaduras, etc.

En cuanto a la seguridad de la escena, una vez identificados los riesgos, es importante señalizar las zonas peligrosas y las zonas aptas para el trabajo.

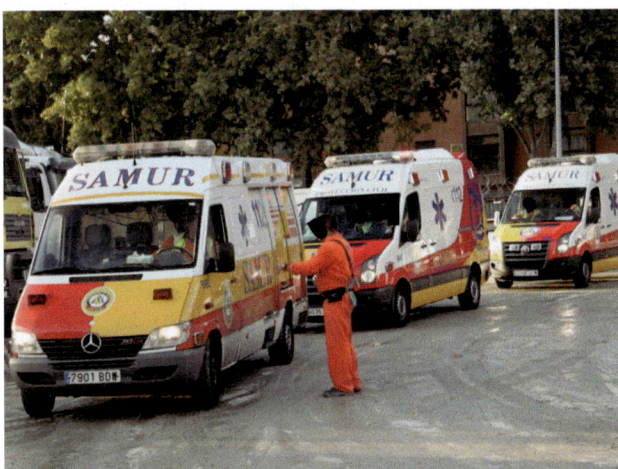

Figura 54-7. Puesto de espera de ambulancias.

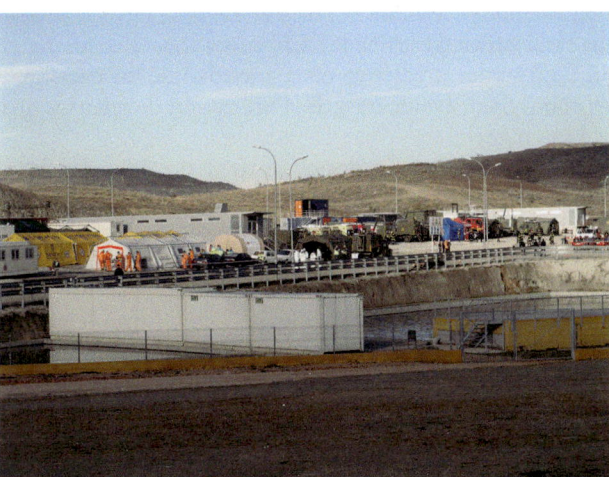

Figura 54-8. Esquema de despliegue.

TRIAJE

En los primeros momentos de cualquier situación que implique un IMV, con la desproporción que lleva implícita la definición, surge la necesidad de organizar no solo el escenario de trabajo sino a todas las víctimas. Una idea fundamental que ayudará a solventar este problema es conseguir limitar ese número de víctimas, para lo cual es fundamental agruparlas en una zona dentro de la sectorización y, a partir de ahí, separarlas.

La palabra triaje es un neologismo inglés *triage*, que tiene su origen en el término francés *trier*, cuyo significado es escoger, seleccionar, elegir o clasificar. Una vez está hecho esto, es posible comenzar a priorizar la atención sanitaria y los cuidados.

Este concepto surge en el mundo militar en el siglo XVIII y desde entonces es utilizado en el contexto sanitario para determinar la gravedad de los pacientes, así como para conocer la prioridad necesaria en lo referente al nivel de atención, tratamiento y los cuidados que requieren tanto en el ámbito hospitalario como en el extrahospitalario.

Dentro del mundo de las catástrofes tiene vital importancia, puesto que es uno de los pasos fundamentales, junto con la zonificación, para organizar los escenarios y ordenar la intervención.

A la hora de realizar un triaje se deberían tener en cuenta varios aspectos:

- Categorización de pacientes.
- Métodos de clasificación.
- Formas de identificación en la clasificación.

Con base en estos aspectos y en las circunstancias que rodeen cada situación concreta, se debe elegir un tipo u otro de triaje, ya que el mismo método no se adecúa siempre a las mismas circunstancias.

Una vez se ha decidido qué método de triaje es el más adecuado, debe realizarse de forma continua, dinámica, segura, completa, rápida, breve, precisa y, a ser posible, por personal experimentado. El triaje vendrá determinado por la relación que exista en ese momento entre recursos y necesidades, por tanto, dependiendo de cada situación y de cada circunstancia se realizará de una u otra forma. Debido a todas sus características, se puede decir que el triaje debería tener un fuerte valor predictivo de la gravedad de los pacientes, así como de su evolución y de la utilización de recursos que exija su manejo.

Actualmente existen dos clases de triaje: de urgencias y emergencias, y de catástrofes. El triaje de urgencias y emergencias es el que se utiliza en el ambiente intrahospitalario y, además del valor predictivo expuesto anteriormente, debería usarse para definir la ubicación más adecuada de los pacientes y contribuir así a la gestión de un servicio de urgencias.

De cara al triaje de catástrofes, los objetivos cambian: pasan a tener una filosofía en la que prima salvar el mayor número de vidas, y se da más importancia a la colectividad que a la individualidad.

Se use uno u otro tipo de triaje, las categorías en las que clasificar a los distintos pacientes pueden ser:

- Dos categorías: vivos o muertos (este triaje tiene un uso poco extendido, pero es el que los primeros intervinientes que presencian una catástrofe in situ ponen en marcha, a veces, sin ser conscientes).
- Tres categorías: ambulantes (leves e ilesos que pueden andar), no ambulantes (heridos graves que no pueden andar) y muertos.
- Cuatro categorías: es el más extendido y habla de leves (verdes), graves sin compromiso vital (amarillos), graves con compromiso vital (rojos) y muertos (negros).
- Cinco categorías: a la anterior se añade una categoría que es la de aquellos pacientes con pronóstico incierto a pesar de la atención o lesiones supravitales. Se clasifican dentro de la categoría de pacientes *dépassé* (traducido del francés, excedido o desfasado) y se les coloca habitualmente el color gris o azul. Si se usasen cuatro categorías, este tipo de pacientes se incluirían dentro de los amarillos en un primer triaje, para no destinar recursos antes de tener a todos los pacientes rojos atendidos.

Una duda que siempre genera ansiedad en los intervinientes sanitarios es si van a hacer bien esta clasificación o si van a pasar por alto un paciente grave o van a gastar recursos en un paciente clasificado de mayor gravedad. Esto es lo que se conoce como sobretriaje o supratriaje (se tría a pacientes como rojos que no lo son), o infratriaje o subtriaje (no clasificar a pacientes rojos que sí lo son). Aunque siempre cabe esta posibilidad, si se el triaje se efectúa de forma continua y en varias ocasiones durante la intervención, los riesgos quedan minimizados. El objetivo fundamental del triaje es localizar aquellos pacientes (generalmente catalogados como rojos), a los que hay que realizar técnicas inmediatamente para mantenerlos con vida.

Para clasificar a los heridos en las diferentes categorizaciones existen multitud de tipos de triajes, cada uno con sus ventajas y con sus inconvenientes, pero todos ellos se pueden agrupar en diferentes métodos de clasificación:

- Métodos funcionales: la prioridad asistencial que se le da a los pacientes se basa en sus funciones vitales básicas (nivel de consciencia, respiración, pulso). Dentro de estos métodos, el más conocido y extendido en catástrofes es el método START (*Simple Triage and Rapid Treatment*), así como el *Trauma Score*, el *Revised Trauma Score* o el *Pediatric Trauma Score* (**Fig. 54-9** y **Tabla 54-1**).
- Métodos lesionales: el grado de prioridad de cada víctima se basa en el tipo y gravedad de lesiones que presente. Aquí cabe destacar el *Injury Severity Score* o el *Abbreviated Injury Score*.
- Métodos mixtos: es el método más completo, pero debe llevarse a cabo por personal especializado y entrenado. La prioridad de atención se va a establecer con base en los dos métodos anteriores asociados, es decir, según el estado de las constantes vitales y el tipo de lesiones que presenta cada víctima. En este grupo son reseñables el *Trauma Index* y el TRISS (*Trauma Score Revised + Injury Severity Score* + Edad) (**Tabla 54-2**).

En función de las características del incidente, el tipo de escenario, el entrenamiento de la persona encargada, el posi-

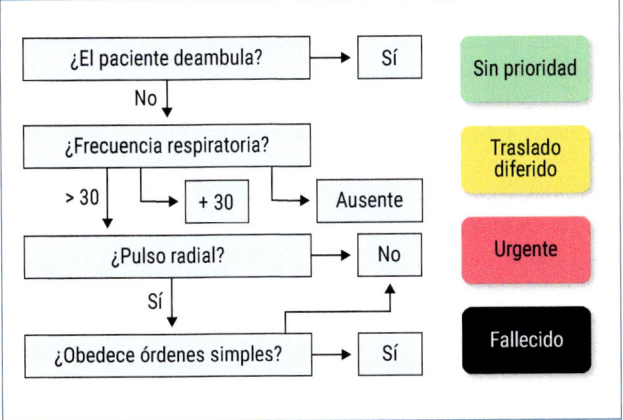

Figura 54-9. Triaje START (*Simple Triage and Rapid Treatment*).

ble número de víctimas, el tiempo que se le pueda dedicar y en los recursos existentes se utilizará un método u otro de triaje. Por ejemplo, ciertos tipos de triaje necesitan formación sanitaria para su aplicación (*Trauma Score* y *Revised Trauma Score*), mientras que otros pueden ser usados por personal sanitario o no (START) e incluso, una vez que la víctima ha sido clasificada, se pueden ejecutar técnicas sobre ella (como control de la vía aérea en personas inconscientes y control de hemorragias graves con torniquetes o vendajes de emergencia).

Vistas las categorías en las que se dividen los heridos y los métodos de triaje que se pueden emplear, solo queda definir la forma de identificación del triaje, o lo que es lo mismo, elegir con qué elementos se va a identificar. Existen multitud de formas de identificación o clasificación del triaje, la más extendida y conocida es la utilización de tarjetas de triaje, con la que la categorización de heridos queda marcada con solapas desprendibles de colores que ayudan a su rápida visualización, o mediante la marcación con un bolígrafo. Otro forma es usar algún elemento con símbolos o colores

Tabla 54-1. *Revised Trauma Score*

Parámetro clínico	Categoría	Puntuación
Frecuencia respiratoria (respiraciones/minuto)	10-24	4
	25-35	3
	>35	2
	<10	1
	0	0
Esfuerzo respiratorio	Normal	1
	Anormal	0
Presión arterial sistólica (mm Hg)	>90	4
	70-90	3
	50-69	2
	<50	1
	0	0
Relleno capilar	Normal	2
	Retrasado	1
	Ausente	0
Escala de coma de Glasgow	15-14	5
	11-13	4
	8-10	3
	5-7	2
	3-4	1

Fuente: Moreno Lázaro J, Vásquez Rodríguez H. Score trauma del adulto [consultado 23 de octubre de 2019]. Disponible en: https://es.slideshare.net/lingotito/score-trauma-del-adulto.

que porte el paciente en algún lugar visible (pinzas, brazaletes, mantas de colores, pulseras identificativas, etc.).

En situaciones en las que no existan elementos de identificación, se puede hacer una marca sobre cada paciente en un lugar visible (p. ej., en la frente), con letras o números (aunque este tipo de identificaciones improvisadas debe conocerlas todo el personal interviniente en la emergencia) (**Figs. 54-10** y **54-11**).

Cualquiera de estos elementos permite, de un vistazo rápido, saber la categoría que se ha otorgado a las víctimas, pero lleva cierto tiempo aplicarla sobre cada una.

Para mayor comodidad, a la hora de organizar los escenarios, los afectados pueden ser agrupados en zonas diferentes también identificadas con banderines de colores, alfombras, carpas o lonas de colores, etc. de manera que la organización y el planteamiento de recursos sean más sencillos y óptimos.

Tabla 54-2. *Trauma Index*

Parámetro	Hallazgo	Puntos
Presión arterial sistólica	>100	0
	86-100	1
	78-85	2
	0-74	5
Pulso	51-119	0
	≧120	3
	≦50	5
Respiración	Normal	0
	Superficial	3
	<10/min o intubado	5
Consciencia	Normal	0
	Confuso o combativo	3

Fuente: Castro Delgado R, Arango A, Álvarez T, Arcos González P. Conceptual basis of prehospital triage in mass casualty incidents. Evidentia. 2016;12:51-2 [consultado 23 de octubre de 2019]. Disponible en: https://www.researchgate.net/figure/Figura-7-Prehospital-Trauma-Index-20_fig7_301764216

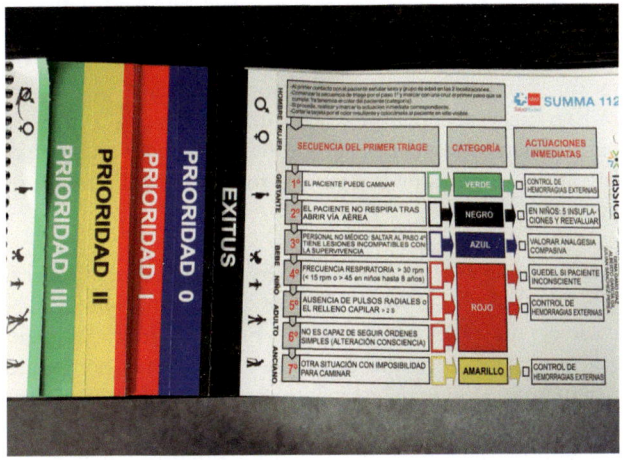

Figura 54-10. Tarjeta de triaje.

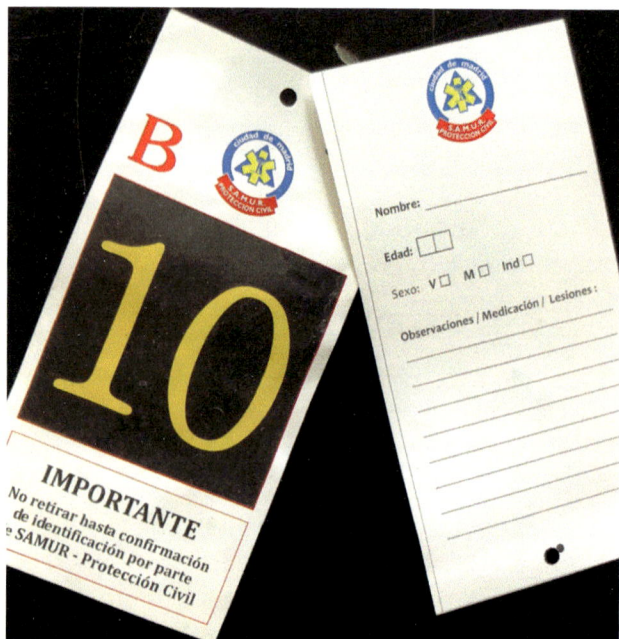

Figura 54-11. Tarjeta de número de hierro.

Con todo lo anteriormente planteado, queda claro que un triaje no es una tarea fácil, sobre todo teniendo en cuenta que la situación más urgente en la que se debe poner en práctica es en la resolución de una catástrofe.

Debido a la urgencia y complejidad de este tipo de situaciones, a la hora de plantear un triaje es difícil definir cuál es método que mejor se adapta a la situación y, más aún, en cuántas categorías se va a agrupar a las víctimas, puesto que el escenario de una catástrofe es variable y los recursos existentes, también.

Por lo tanto, teniendo en cuenta la zonificación básica de cualquier catástrofe (zona roja, de salvamento o de máximo riesgo, zona amarilla, templada o de socorro y zona verde, fría o segura) se puede concluir que, en cada zona, el triaje debe ser diferente, no solo en método sino en categorización, y que el sistema de identificación de triaje no se podrá utilizar en todas las zonas, ya que las tarjetas llevan implícito un tiempo en su utilización y, dependiendo del número de víctimas, su uso puede no ser operativo. Lo mismo sucede con la identificación del terreno donde se colocará a las víctimas, porque en una primera clasificación, la zona roja, destinada a extraer atrapados, por ejemplo, no se podría utilizar, por ser una zona insegura por definición.

Extraída esta conclusión, y recordando una de las principales características del triaje, que lo definía como un proceso continuo, se propone la siguiente forma de clasificación de pacientes:

- Primer triaje, el realizado en la zona de riesgo, que debe ser muy rápido, y puede pecar de sobreestimación (clasificación por exceso de gravedad). Este tipo de triaje puede llevarlo a cabo personal de rescate y salvamento, por lo que el método elegido debe ser apto para personal no sanitario, sabiendo que posteriormente se hará otro tipo de triaje.
- Segundo triaje, en la zona templada, donde están los equipos sanitarios con sus recursos desplegados y donde se

puede llevar a cabo de forma más precisa y con algo más de tiempo, incluso aplicando ciertas medidas sanitarias antes de la estabilización.

En el primer triaje, el método usado suele ser el funcional, de rápida aplicación, pero menos preciso que los otros dos.

El segundo triaje ya trata de estimar el pronóstico y la necesidad inmediata de cuidados hospitalarios, para lo cual se suelen usar métodos lesionales o mixtos. Este triaje es muy importante para identificar a aquellos pacientes que necesiten una estabilización urgente en el ámbito hospitalario (intervención quirúrgica, necesidad inminente de transfusión sanguínea, situaciones en las que la optimización del tiempo es primordial para su supervivencia).

Con todo esto expuesto, una buena opción es la de utilizar un triaje tipo START en el inicio de una catástrofe (primer triaje), para pasar a utilizar el método RTS o TRISS (segundo triaje) en la resolución de una catástrofe (que incluye la evacuación).

ATENCIÓN SANITARIA: PUESTO SANITARIO AVANZADO

La atención sanitaria propiamente dicha se hará en el PSA, que es un lugar de paso obligatorio de cualquier víctima de un IMV. Debe cumplir con su función: ser un lugar seguro (desplegado en estructura provisional o aprovechando espacios físicos que se adapten), amplio (con capacidad para el movimiento dentro de él a pesar de la colocación de los pacientes en camilla), confortable dentro de las posibilidades, con una puerta de entrada diferente a la puerta de salida para tener un correcto tránsito de pacientes y llevar a cabo de forma correcta las tareas de recogida de datos de filiación (en la entrada) y datos de evacuación (en la salida). La distribución de los pacientes en el interior va a depender de cada caso concreto, sobre todo, tras el primer triaje, teniendo en cuenta el número que va habiendo de cada tipo de paciente respecto al espacio físico disponible (**Fig. 54-12**).

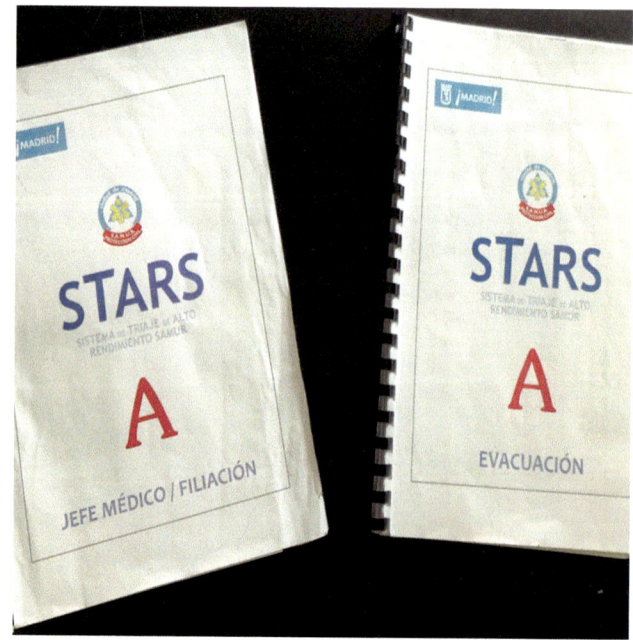

Figura 54-12. Cuadernos de filiación y evacuación.

El objetivo fundamental que persigue la asistencia sanitaria en el PSA es estabilizar lo antes posible a los pacientes que lo necesiten antes de ser evacuados al hospital, donde recibirán la atención definitiva. También aquí se identificará rápidamente a aquellos pacientes que necesiten estabilización quirúrgica para priorizar la evacuación y el traslado urgente con cuidados *in itinere*.

Dentro del PSA debe haber equipos multidisciplinares, formados por médicos (siempre), con mayor número de personal enfermero (que facilitará los cuidados oportunos) y técnico que ayuden a la estabilización y apoyen en todo lo necesario. Debe existir un responsable, que ejercerá de jefe de PSA, que dirigirá los recursos humanos a donde sean más necesarios, ordenará y planificará las evacuaciones, mantendrá comunicación con el puesto de mando avanzado, gestionará los recursos y planteará las necesidades que surjan. Todos los recursos materiales estarán distribuidos con un orden prefijado que todo interviniente debe conocer, para localizarlo rápidamente y para detectar su desabastecimiento y solicitar, en su caso, la reposición.

Dentro de los pacientes dentro del PSA, se trabajará sobre todo con aquellos que con poca atención se beneficiarán mucho y con aquellos que fallecerán se haga lo que se haga, a quienes se les proporcionará confort y analgesia. Las principales actuaciones en estas situaciones en un PSA son: control de hemorragias, preservar la vía aérea, asegurar control hemodinámico, control de neumotórax a tensión, sueroterapia, tratamientos avanzados sobre la vía aérea, manejo de traumas diversos con inmovilizaciones, tratamientos de quemaduras, control de heridas, etc. Los traumatismos graves torácicos, abdominales, medulares o craneoencefálicos deben valorarse bien y de forma rápida para averiguar si se beneficiarían de un transporte temprano.

EVACUACIÓN

La evacuación sanitaria se va a definir como el traslado de un paciente desde el lugar donde se encuentra hacia un escalón superior en el recurso más apropiado a sus características.

Existen varios tipos de evacuación en el escenario de un IMV o de catástrofe. Aunque siempre se denomine *evacuación* al desplazamiento del herido una vez estabilizado hacia el hospital, existen varios movimientos más de pacientes que recibirán el mismo nombre.

El traslado de los pacientes será siempre en un único sentido: el desplazamiento de la víctima a una zona con mayor capacidad asistencial, sin que pueda volver a una zona cuya capacidad sea menor. En un primer momento, esto podrá parecer un caos, pero habrá que organizar las diferentes norias de evacuación lo antes posible para ordenar la escena y trasladar a los pacientes de unas áreas a otras, evitando el flujo de afectados que, de forma improvisada y por sí mismos, se desplazan en una zona de trabajo. La noria de evacuación se define como un sistema de traslado de heridos que genera un circuito de recogida, transporte, entrega y vuelta para cerrar el circuito, con unas normas y una disciplina establecidas previamente y conocidas por todos los intervinientes. La resolución del IMV o de la catástrofe depende de la fluidez en la evacuación: puede demorarse mucho la intervención o

puede ponérsele fin lo antes posible a partir de que el último herido abandone la zona del PSA.

Se pueden definir varias norias de evacuación:

- Primera noria o noria de rescate: abarca el recorrido desde la zona caliente hasta el punto de agrupación de heridos en la zona templada. Es la primera noria que emprenden los servicios de emergencia. Tiene mayor organización que la noria cero. Normalmente esta noria la ejecutan equipos de rescate y salvamento, sin ningún tipo de vehículo y acompañados de forma puntual por los equipos sanitarios, si es preciso (siempre con medidas de protección adecuadas al trabajo en la zona caliente). El orden de evacuación de esta zona puede determinarse mediante un primer triaje realizado por personal no sanitario para marcar el orden de salida, siempre que la situación lo permita. Solo ante peligro o riesgo inminente se evacuaría de la forma más rápida posible, sin atender a criterios de prioridad.
- Segunda noria: consiste en el traslado de pacientes desde el punto de agrupación de heridos pasta el PSA. En esta fase, algunos de los heridos pueden tener ya alguna medida sanitaria aplicada (por ejemplo, control de hemorragias masivas con torniquete) que deberán ser revisadas y, a su llegada al destino final de esta noria, reevaluadas. A la llegada al PSA, los pacientes serán clasificados igualmente. Esta noria siempre estará a cargo de los servicios sanitarios.
- Tercera noria, noria de evacuación menor o primera evacuación: con la que se desplazarán los heridos desde el PSA hasta el centro médico de evacuación, en caso de que exista. Si no se ha desplegado el centro médico de evacuación, esta noria no existe. El traslado de esta noria siempre correrá a cargo de personal sanitario y deberá hacerse garantizando el mantenimiento de todas las medidas asistenciales y de estabilización aplicadas hasta el momento, puesto que en esta noria los pacientes ya están estabilizados.
- Cuarta noria, noria de evacuación mayor o noria final: es el último traslado que va desde el centro médico de evacuación (o PSA en caso de que el otro no exista) hasta el hospital definitivo correspondiente. Esta noria se coordina entre el jefe del PSA o del centro médico de evacuación y el jefe de evacuación, que solicitará los recursos. El destino fijado será un hospital útil a cada caso, al que si es posible se avisará, si se trasladan pacientes graves. Esta noria puede emplear otro tipo de recursos que no había en el resto, como medios de transporte aéreo o acuático, dadas ciertas circunstancias de terreno y distancia.

> **!** Noria de evacuación mayor: este traslado es el más especializado y siempre debe hacerse por personal sanitario, ya que los pacientes habrán sido ya estabilizados totalmente o estarán en estado crítico y su manejo se hará en marcha, de camino al hospital.

- Noria de ambulancias: se define como el movimiento de vehículos desde la zona de espera de ambulancias hasta la zona de carga de ambulancias para recoger a los pacientes estabilizados y emprender la cuarta noria. En esta noria participarán las distintas clases de vehículos, que serán reclamadas según las necesidades de cada paciente. Esta noria y las posteriores deben estar a cargo de conductores sanitarios especializados que conozcan la fisiología del transporte sanitario.

- Noria cero: es similar a la noria primaria o de rescate, pero se va a producir de forma totalmente desorganizada y espontánea. Será la gente que se encuentre en el punto de impacto (heridos y espectadores) la que intentará ponerse a salvo por sus propios medios, alejándose del foco hacia la que consideran una zona segura. En esta noria, algunos pacientes acudirán por sus propios medios a los hospitales cercanos sin recibir asistencia sanitaria previa ni control de filiación como afectado del suceso, con el riesgo que eso conlleva, además de suponer un problema potencial si se llegan a saturar los hospitales más cercanos por desplazamientos indiscriminados y sin control de los pacientes que marchan solos (**Fig. 54-13**).

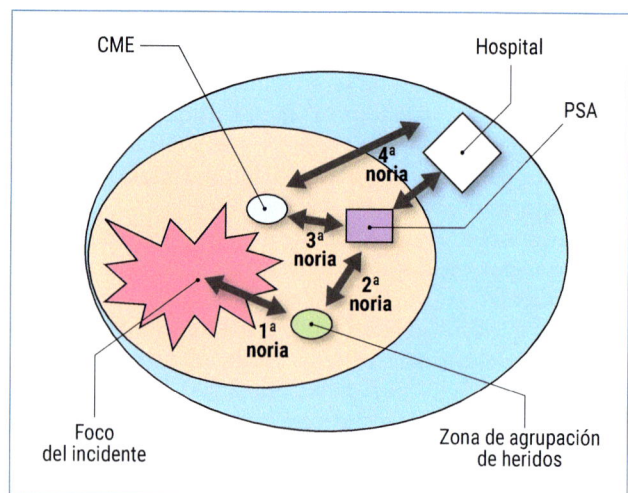

Figura 54-13. Esquema de norias. CME: centro médico de evacuación; PSA: puesto sanitario avanzado.

 PUNTOS CLAVE

- En cualquier tipo de IMV antes de asistir hay que organizar.
- Se debe dejar poca opción a la improvisación y contar con planificación previa, planes logísticos preparados, procedimientos ensayados y entrenados, una buena sectorización y un buen despliegue sanitario.
- Hay que tener en cuenta las peculiaridades propias que tendrá el triaje para detectar a aquellos pacientes que se beneficiarán de los cuidados sobre el terreno y trasladar con urgencia a aquellos que necesitan tratamiento hospi-

talario especializado (los pacientes quirúrgicos), todo ello finalizado con evacuaciones a los centros sanitarios útiles adecuados a cada caso.
- Ninguna situación de IMV es igual, cada una cuenta con sus peculiaridades. Por ello, es importante conocer la base del procedimiento de actuación, tener una buena planificación y, con todo ello, estar preparados para detectar los problemas y necesidades que surjan y actuar lo antes posible para solventarlos.

BIBLIOGRAFÍA

Álvarez Leiva C. Logística sanitaria en emergencias. Madrid: Ed. Arán; 2009.

Calvo Manuel E, del Río Gallegos F. Guía práctica de urgencias y emergencias. Madrid: Ed. Aymon Solutions; 2008.

Chapleau W. Técnico en emergencias sanitarias. Barcelona: Ed. Elsevier; 2008.

Corral Torres E, de Elías Hernández R. Evacuación y traslado de pacientes. Madrid: Ed. Arán; 2009.

de Elías Gómez R, Corral Torres E. Logística Sanitaria en situaciones de atención a múltiples víctimas y catástrofes». En: Fernández Otero CA. Madrid: Ed. Ideas propias; 2007.

Fernández Fernández P, Suárez Bustamante R. Actuación de enfermería en urgencias y emergencias. Madrid: Ed. Arán; 2010.

Giménez Mediavilla JJ. Logística sanitaria en emergencias. Madrid: Ed. Arán; 2013.

Noto R, Humenard P, Larcan A. Manual de medicina de catástrofes. Barcelona: Ed. Masson; 1989.

Simó Meléndez S. Manual de accidentes de múltiples víctimas y catástrofes. Barcelona: Ed. FUB; 2013.

55

Gestión de incidente con múltiples víctimas en servicios de urgencias hospitalarias

C. Abellás Álvarez

OBJETIVOS

- Describir el procedimiento de respuesta ante incidentes con múltiples víctimas recomendado para los servicios de urgencias hospitalarios.
- Enumerar los componentes de la comisión de catástrofes de un hospital, así como las funciones de cada uno de ellos.
- Conocer las fases de actuación de un plan de respuesta a incidente con múltiples víctimas en un servicio de urgencias hospitalarias.
- Diferenciar los aspectos particulares para las emergencias de carácter interno.

INTRODUCCIÓN

La existencia de planes de respuesta ante los posibles incidentes con múltiples víctimas (IMV), sean genéricos o intencionados, afectan a todos los eslabones de la cadena de supervivencia asistencial, entre los que se encuentran los servicios de urgencias hospitalarios.

Los servicios de urgencias hospitalarios van a constituir un elemento de atención sanitaria en varias etapas de la asistencia al IMV, bien como primer eslabón a demanda de las víctimas por iniciativa propia, bien como recurso intermedio por derivación de los medios de evacuación o bien como dispositivo de recepción de víctimas de otros hospitales, por ser centros de referencia para según qué tipo de lesiones.

El servicio de urgencias presenta unas particularidades que obligan a disponer de un plan específico de actuación dentro del plan general de emergencias.

Todas las medidas deben ir encaminadas a cumplir la normativa vigente, entre otras:

- La Ley 31/1995, de 8 de noviembre, de Prevención de Riesgos Laborales, en su artículo 20 sobre medidas de emergencia establece los principios generales relativos a analizar las posibles situaciones de emergencia y a adoptar las medidas necesarias en materia de primeros auxilios, lucha contra incendios y evacuación de los trabajadores, como obligación expresa que recae en la empresa.
- El Real Decreto 393/2007, por el que se aprueba la norma básica de autoprotección de los centros, establecimientos y dependencias dedicados a actividades que puedan dar origen a situaciones de emergencia, establece los principios que han de regir en la elaboración, implantación, mantenimiento y responsabilidad de los planes, cuya obligación

expresa recae en el titular de la actividad. Respecto al plan de autoprotección, se establecen los criterios para el mantenimiento de su eficacia con la realización periódica de simulacros de evacuación.

Para cumplir lo anterior se debe tener presente la complejidad de la actividad asistencial que se lleva a cabo en el servicio de urgencias, que implica la gestión a tres niveles muy diferenciados:

- Recursos humanos:
  - Gestión de pacientes con diferentes niveles de gravedad y dependencia, así como diferentes capacidades de movilización.
  - Gestión del personal sanitario y de administración y servicios (que incluye médicos, enfermeros, auxiliares, técnicos de radiología, celadores, administrativos, limpiadores y conserjes), que difieren en su actividad laboral y en la responsabilidad sobre los pacientes.
- Recursos materiales: capacidad interna, tomas de oxígeno, sistemas de aspiración, monitores y sistemas de electromedicina, equipos de protección individual (EPI), sillas de ruedas, camillas, camas, gestión de residuos, medicación, etcétera.
- Gestión del medio físico: por sus dimensiones y localización.

En ocasiones, el volumen asistencial en un corto espacio de tiempo supera las posibilidades que tiene el servicio o centro en condiciones normales. La denominación en estos casos es «IMV» o «aflujo masivo de víctimas» y puede llegar a ocurrir que, como en el caso de las epidemias, suponga un aumento desproporcionado de la presión asistencial.

Asimismo, el hospital está expuesto a diferentes tipos de amenazas o peligros de origen natural, intencionado o sanitario que pueden ser:

- Externas: afectan al entorno de referencia o influencia del hospital, generan una sobrecarga de atención que puede superar su capacidad de respuesta (desastre), o afectar de manera más o menos temporal a su capacidad total (catástrofe).
- Internas: afectan directamente la infraestructura, los equipos y las personas que forman parte del propio hospital, a uno o a varios servicios. Los propios hospitales pueden ser los que hayan sufrido este tipo de incidentes como objetivo primario (intencionadamente contra él) o como objetivo secundario o de oportunidad (a consecuencia del desarrollo del incidente).

> **!** En todo plan de contingencia se debe contemplar un análisis de riesgos, en función de la localización geográfica del centro, tipo de población, estructuras de riesgo cercanas, etcétera.

Los efectos de los diferentes tipos de sucesos pueden generar daños e interrumpir la atención de salud, dejando a la población sin acceso a los servicios de salud durante situaciones de emergencias y desastres.

Por tanto, existen una serie de objetivos que debe cumplir todo servicio de urgencias hospitalario ante esta posibilidad:

- Disponer de un plan de contingencia ante posibles situaciones de múltiples víctimas, bien sea externo o interno.
- Contemplar en los procedimientos internos la posibilidad de afluencia masiva de víctimas por ser, en una primera instancia, el servicio más afectado y con mayor carga de trabajo.
- Dotar al personal de urgencias y otros servicios implicados (unidad de cuidados intensivos, quirófanos, traumatología, etc.) de la formación necesaria para afrontar este tipo de sucesos.
- Contemplar la necesidad de contar con equipos de protección individuales para según qué tipo de víctimas en procedimientos especiales.
- Concienciar a los intervinientes sobre aspectos de seguridad, para detectar posibles amenazas internas.
- Tener revisado periódicamente tanto el funcionamiento y procedimientos de actuación como el material necesario para actuar.
- En caso de intervenir en un incidente de este tipo, se necesita una revisión en caliente de los procedimientos para establecer lo aprendido y mejorar el procedimiento, así como proporcionar asistencia psicológica a los intervinientes.

> Para la gestión, preparación y elaboración de los planes de respuesta y movilización de los recursos existentes cuando se active el plan se debe constituir una comisión de catástrofes.

COMISIÓN DE CATÁSTROFES

La respuesta de un hospital está directamente relacionada con la respuesta extrahospitalaria, lo que hace necesario, como primera idea fundamental, que ambos sistemas estén habituados a trabajar en los mismos términos y bajo el mismo plan.

La composición de la comisión de catástrofes variará en función de las capacidades y dotación de cada centro, pero, como modelo, estaría formada por:

- Gerencia/dirección como máximo responsable.
- Dirección médica.
- Dirección económica.
- Dirección de enfermería.
- Subdirección de área médica.
- Subdirección de área quirúrgica.
- Jefatura de servicio de urgencias.
- Jefatura de servicio de unidad de cuidados intensivos.
- Jefatura de personal mantenimiento y subalterno.
- Jefatura de equipo de seguridad.

Cada hospital deberá, en función de sus recursos, establecer mediante su comité de crisis o catástrofes la respuesta para cada caso.

Las funciones de esta comisión deben ser:

- Elaboración de un plan de respuesta a emergencias internas y externas.
- Puesta en marcha y actualización del plan, con periodicidad anual y de forma específica cuando concurran circunstancias internas de cambios en la dirección, la estructura o el personal.
- Establecer periódicamente un circuito de control de caducidades y revisión del resto de material, si el plan incluye disponer de material para tal efecto.
- Coordinar con otros planes de emergencia de otros sistemas de su entorno o área de influencia, especialmente los equipos de asistencia extrahospitalaria.
- Coordinar, efectuar y evaluar simulacros o ejercicios prácticos.
- Supervisar la formación del personal del hospital al respecto.
- Mantener el sistema de alerta 24/7/365.
- Cumplir el listado de tareas del plan de respuesta (**Tabla 55-1**).

FASES DEL PLAN DE RESPUESTA

Son cuatro las fases.

Fase de alerta: fase «latente»

Es la fase en la cual el suceso todavía no se ha producido y durante ella se deben ejecutar las acciones preventivas, de formación y de preparación.

La fase de alerta incluye la descripción, explicación y distribución del plan a todo el personal para su conocimiento y la realización de los ejercicios prácticos de integración del plan.

Tabla 55-1. Listado de chequeo para la elaboración del plan de contingencia de crisis

Preparación

- Crear equipo de trabajo responsable de la elaboración del plan
- Establecer las funciones y responsabilidades del equipo de trabajo
- Preparar el organigrama y cronograma para cumplir los objetivos del plan
- Recopilar documentos, planes y procedimientos existentes para el manejo de emergencias y desastres y adaptarlos a las peculiaridades del centro

Elaboración del plan

- Información general del establecimiento de salud

Análisis de riesgo, que incluye:
- Identificación y valoración de los peligros
- Determinación y valoración de vulnerabilidades
- Estimación del riesgo

Análisis de impacto, que incluye:
- Identificación de los servicios críticos del hospital
- Valoración del impacto de la interrupción de los servicios críticos
- Determinación del personal esencial
- Determinación de los recursos críticos
- Determinación de los alcances y las premisas del plan
- Identificación y selección de las estrategias de continuidad para aquellas funciones consideradas como críticas que pueden corresponder a la parte clínica o asistencial, docencia e investigación, y administración
- Determinación de los equipos de recuperación indicando su conformación y responsabilidades

Fase de alerta:
- Procedimiento de activación y alerta
- Cadena de llamadas

Fase de respuesta:
- Procedimientos operativos de respuesta
- Procedimientos de manejo de incidentes

Fase de recuperación:
- Procedimientos clínicos o asistenciales
- Gestión de suministros médicos y personal, registros médicos, medidas para la operación de funciones de soporte como laboratorio, diagnóstico por imágenes y otros procedimientos para la provisión de servicios, entre otros
- Procedimientos para la docencia e investigación: utilización de sede alterna, gestión de personal, documentación y otras medidas
- Procedimientos administrativos, logísticos y de servicios generales: evaluación de las instalaciones y operación de equipos, identificación de requerimientos, provisión de insumos médicos y materiales, comunicaciones, gestión de personal, entre otros

Fase de regreso a la normalidad:
- Procedimientos de fin de la activación del plan y medidas de retorno a la operación normal del establecimiento
- Revisión del alineamiento de los procedimientos del plan de negocios y plan de respuesta del establecimiento de salud

Prueba y mantenimiento del plan
- Estrategias para la validación del plan
- Ajustes al plan con base en la validación (simulación o simulacro)
- Aprobación del plan por la dirección o gerencia
- Difusión y socialización del plan
- Revisión y actualización periódicas

Se deben desarrollar todas las acciones recogidas en el plan de catástrofes del centro, que debe incluir análisis de los riesgos debidos a la zona, ubicación, servicios del hospital, etcétera.

El análisis de riesgo es la estimación de la probabilidad de ocurrencia de un suceso que genera una emergencia o desastre en un hospital, la identificación de las consecuencias que este tiene sobre la operación del servicio y el potencial incremento de la demanda de atención. Este análisis se basa en la identificación y valoración de las amenazas (peligros) y vulnerabilidades ante un suceso natural, antrópico (causado por el ser humano) o sanitario.

Los pasos para el análisis de riesgo son:

- Identificación de amenazas o peligros: naturales, antrópicos o sanitarios (epidemias y plagas) o de seguridad

(intencionados) que impliquen algún tipo de riesgo para el establecimiento de salud. Se deben enumerar los peligros que tienen efectos sobre la salud de la población y que ocasionen un incremento en la demanda de atención (**Fig. 55-1**). Los sucesos identificados pueden tener un origen interno o externo al hospital.
- Es recomendable que cada peligro identificado tenga una pequeña descripción que incluya, al menos:
  - Fuente de información.
  - Datos del desarrollo del suceso.
  - Daños potenciales al sector de la salud.
  - Otros datos de interés.
  - Esta información servirá para establecer el alcance del plan y las hipótesis de los escenarios de emergencia.
- Estimación de las probabilidades de las amenazas o peligros. Se podrá describir en el plan de contingencia a través

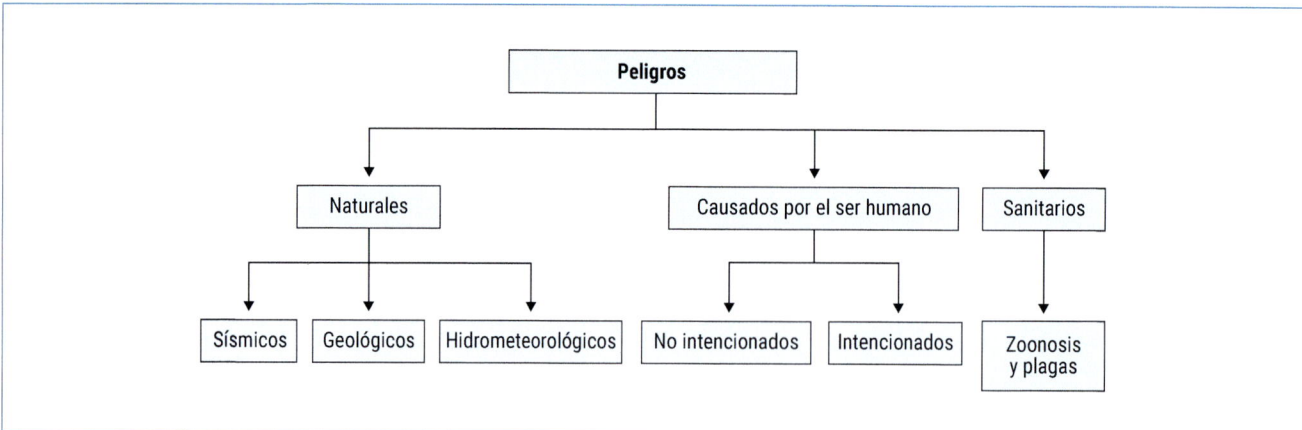

Figura 55-1. Análisis de riesgo. Adaptada de Organización Panamericana de la Salud (OPS/OMS). Planeamiento hospitalario ante desastres. Guía para el diseño de planes. Perú: SINCO diseño; 2014.

de códigos numéricos (1-alto, 2-medio, 3-bajo) o de colores (verde-bajo, amarillo-medio, rojo-alto) a fin de tener prevista esa posible incidencia.

- La mayor probabilidad será cuando el suceso natural o provocado es seguro que va a ocurrir, en cuyo caso no hay espacio para la negación.
- El riesgo intermedio suele ser cuando hay antecedentes históricos de que ha ocurrido.
- El resto de riesgo (bajo) se da cuando no hay razones históricas ni científicas para que ese suceso ocurra.
- Estimación de las vulnerabilidades. Una organización o sistema puede presentar defectos y fortalezas en varios aspectos de su estructura, pero se deben analizar en torno a:
  - Las personas: se valoran los aspectos de gestión, organización, capacitación y preparación del personal para enfrentar las situaciones de emergencias y desastres. Es importante considerar la existencia de equipos internos de respuesta emergencias. Se debe revisar si los pacientes, personal de salud, familiares de los pacientes, estudiantes y profesionales en entrenamiento y visitantes cuentan con información sobre seguridad y evacuación del hospital, a través de folletos, *briefings*, explicaciones, etcétera.
  - Los recursos: se evaluará la estructura física, el equipamiento, los medicamentos y suministros en el recinto sanitario. Se deben revisar y analizar las características del edificio (estructura, elementos arquitectónicos, disposición física) con respecto a su capacidad de resistencia ante situaciones de emergencia. Se debe valorar el estado y grado de seguridad de los equipos biomédicos esenciales para la atención de pacientes y los medios de transporte de pacientes. Además, se revisará la disponibilidad de fármacos y material sanitario para la atención de las víctimas generadas por el episodio adverso y el procedimiento de revisión de estado, caducidades, integridad, etc., si procede.
  - Los procesos: se valora la existencia de sistemas que garanticen la continuidad asistencial, la separación entre procedimientos/procesos propios del suceso adverso y los de las urgencias habituales, lo cual incluye el abastecimiento de agua, energía eléctrica y comunicaciones, aparte del personal y material.

Además, la institución debe tener identificados los procesos claves o vitales para su funcionamiento y debe contar con los mecanismos necesarios para garantizar que el servicio se continúe prestando ante la presencia de sucesos adversos.

 Es fundamental la existencia de planes y procedimientos específicos para funcionar de manera paralela a la urgencia convencional.

- Estimación del riesgo. Al sumar la puntuación obtenida en las fases anteriores (identificación de amenaza, cálculo de probabilidades, equilibrio entre vulnerabilidades y fortalezas de los recursos humanos, materiales y de procesos), se asignará un riesgo que determinará las medidas tanto preventivas como de respuesta que se deben adoptar. Esta estimación de riesgos, se puede expresar mediante código de colores (rojo-amarillo-verde) o código numérico (nivel I, II, III, etc.).

Fase de alarma

El responsable de catástrofe transmitirá la información al subdirector, servicio de urgencias, jefe o supervisor de enfermería de guardia, SETEC, seguridad y admisión. Establecerá *a priori* tres niveles de alarma (**Tabla 55-2**).

- Nivel I: existe capacidad de respuesta con los medios disponibles en el momento en que se produce la alarma. Se incluyen en este nivel los servicios de guardias alertadas.
- Nivel II: capacidad de respuesta con los recursos activables. Exige medidas de localización y movilización del personal.

Tabla 55-2. Niveles de respuesta en la fase de alarma

Nivel de alarma	
I	Buena capacidad de respuesta
II	Exige medidas especiales de activación
III	No hay capacidad de respuesta

- Se utilizará un sistema escalonado de llamada y se tendrán en cuenta, en lo posible, las características de las lesiones de los afectados.
- El sistema de llamadas será selectivo. La afluencia en masa de personal sanitario puede llegar a dificultar la atención.
- En caso de que la inmediatez lo requiera, la cadena de llamadas podrá activarse por un escalón superior hasta el nivel inferior que se precise.
- Cada escalón superior limitará la llamada a los efectivos de los escalones inferiores según la previsión del IMV: número y gravedad de las víctimas.
- Nivel III: capacidad de respuesta incompleta con los recursos movilizables. Exige la comunicación al centro coordinador del IMV a fin de evacuar a las víctimas a otros centros o de gestionar la llegada de recursos al hospital.

Fase de activación y respuesta

La fase de respuesta se inicia con la comunicación del efecto adverso o incidente a través del centro coordinador o de cualquier fuente oficial, e implica la activación de toda la cadena de intervinientes previstos en el plan a través del responsable de la comisión de catástrofes o de la persona habilitada para ello fuera de horario laboral, según lo estipulado en cada reglamento o libro de régimen interior del centro.

> ! La comunicación de un IMV al hospital puede producirse por diferentes vías. El objetivo inicial es hacer llegar la información al responsable de la activación del plan.

En la centralita del hospital y en el servicio de urgencias, los lugares con más posibilidad de recibir la alerta, se establecerá como primera medida la llamada al responsable de la activación del plan (director o el coordinador del hospital fuera del horario laboral).

En la primera comunicación se recabará la siguiente información:

- Identificación de la institución o persona que realiza la llamada.
- Si existen dudas: número de teléfono desde el que se realiza la llamada o llamada posterior de comprobación al 112.
- Naturaleza del IMV: accidente de tráfico, bomba, heridos por arma de fuego, etcétera.
- Número aproximado de víctimas totales y previsión de colaboración del propio centro.
- Hora probable de llegada del primer herido al hospital.
- Línea de comunicación con el centro coordinador del incidente para seguimiento de las actuaciones que se requieran e identificación de interlocutores (cargos y responsabilidades).

> ! Una vez establecida la declaración del incidente, el responsable debe asegurar comunicaciones fluidas y operativas y establecer un puesto de mando avanzado, preferiblemente en el servicio de urgencias.

Una vez configurado el equipo de crisis o equipo de respuesta, los pasos en caso de emergencia general son:

- Valoración de la situación.
- Movilizar al personal necesario.
- Declarar el nivel de alarma I, II o III.
- Proteger a la población.
- Asegurar las transmisiones (enlace eficaz y fluido).
- Comprobar las redes y sistemas de comunicaciones (acceso rápido).
- Garantizar la continuidad de la asistencia sanitaria.
- Iniciar el sistema de triaje preestablecido. Lo más sencillo posible, que deberá ser coherente con los sistemas de triaje extrahospitalarios.
- Ordenar la evacuación ordenada, si procede.
- Categorizar los servicios.
  Funciones del equipo de crisis tras la activación del plan:
- Apertura del plan de emergencia del centro.
- Control de llamadas por centralita telefónica.
- Asegurar el mantenimiento de las vías de acceso al hospital despejadas.
- Cese de determinadas actividades: urgencias, bloque quirúrgico, suspensión de consultas o aceleración de actividades (como intervenciones iniciadas), etcétera.
- Preparar la posible evacuación, según normas.
- Activación del equipo de información, para ello el servicio de admisión facilitará un listado de los enfermos ingresados en la zona afectada.
- Preparación del área de información a familiares.
- Preparación de la oficina de información a la prensa.
- Alerta a los servicios centrales y generales del hospital:
  - Banco de sangre. Laboratorios.
  - Plantas de hospitalización.
  - Radiología.
  - Laboratorios.
  - Quirófanos.
  - Reanimación.
  - Centralita.
  - Resto de los servicios administrativos.
- Redistribución interna de los recursos humanos existentes en el centro.

La secuencia de actuación del equipo de crisis empieza con las instrucciones oportunas para la localización y movilización del personal que, en función de su horario, no se encuentre físicamente en el centro.

- La movilización del personal médico se hará de forma selectiva según las dimensiones del siniestro y el área afectada. El comité de catástrofes decidirá su número para la atención de enfermos evacuados y la posibilidad de dar altas. La dirección médica deberá tener previsto su propio sistema de localización del personal.
- Los criterios para la movilización del personal de enfermería están en función de su adscripción al área afectada, sobre todo por el conocimiento de los enfermos y la continuación de cuidados en el área a la que han sido evacuados. Cada unidad de enfermería tendrá establecido su propio sistema de localización de personal fuera de servicio. Es

recomendable que, en principio, sea movilizado el turno de trabajo siguiente a aquel en que se produce la catástrofe. Asimismo, se organizará un sistema de relevo para garantizar el necesario descanso.

- La jefatura de personal subalterno tendrá establecida la movilización de celadores, con criterios generales similares a los descritos para el personal de enfermería.
- El servicio de mantenimiento igualmente tendrá que prever la movilización de su personal, de tal forma que se garanticen las necesidades adicionales de oxígeno, puntos de luz, etcétera.
- La dirección de gestión tendrá su propio sistema preestablecido de movilización de personal auxiliar administrativo.

El sistema de localización será telefónico; por tanto, será necesario que el primer refuerzo se haga en la centralita telefónica. Es recomendable que todos los teléfonos de personal estén en lugar accesible a cualquier hora del día. El lugar más adecuado será la centralita telefónica o el centro de mando que designe el hospital. En todo caso, se dispondrá del adecuado sistema de custodia, para garantizar que el acceso a dichos datos queda restringido al responsable del comité de catástrofes y solo en circunstancias especiales justificadas.

Es recomendable igualmente que en los hospitales exista una posible alternativa a la central telefónica, por si el siniestro la afectase directamente. La sustitución podría venir por teléfonos «punto-punto» o emisoras de radio, para cuyo emplazamiento se recomienda el lugar elegido como centro de mando o el área de urgencias.

Aunque el hospital deberá continuar atendiendo a las urgencias vitales, el comité de catástrofes dará orden de desviar a aquellos pacientes que lleguen a urgencias y que estén en condiciones clínicas que permitan su derivación a otro centro sanitario previamente designado o a elección del centro coordinador.

Evaluar la necesidad de expansión del hospital. Para ello el hospital deberá contar previamente con determinadas zonas de seguridad que puedan ser utilizadas para su posible expansión. Igualmente se contemplará la utilización de zonas adyacentes a estas.

 Es recomendable que la comisión de catástrofes del centro, en su plan de catástrofes internas, incluya una guía de zonas contiguas de seguridad y ampliación como jardines, aparcamientos, etc. como posibles zonas de expansión.

A pesar de que normalmente se tiende a aprovechar cualquier mínimo espacio en las instalaciones hospitalarias para todos los fines imaginables, tanto para la colocación de despachos como de instalaciones, camillas, sillas y objetos varios, se ha de ser muy consciente de que su ocupación no limite o excluya los mínimos niveles de seguridad a los que todos los profesionales y usuarios del centro tienen derecho. Por ello, es recomendable que antes de utilizar un lugar aparentemente sin función se analicen las consecuencias, desde el punto de vista de la seguridad, por si ello pudiera representar

un obstáculo en el traslado o evacuación de pacientes, especialmente en lugares de paso, salidas de emergencia, etcétera.

 En todo caso, el comité de catástrofes se supeditará a la decisión de los bomberos u autoridad competente en materia de seguridad para la evacuación de pacientes, cuya metodología deberá estar adecuadamente sistematizada.

Actuaciones en urgencias

La entrada de ambulancias se hará por el acceso indicado en el plano del hospital en el plan de contingencia.

Si la afluencia de vehículos sanitarios pudiera colapsar la llegada al servicio de urgencias, se establecerá un punto de espera con un vigilante de seguridad para dar paso gradualmente a los vehículos. La salida de ambulancias se efectuará por una puerta alternativa.

Excepcionalmente puede habilitarse un segundo punto de recepción de víctimas, localizado en una puerta alternativa al acceso principal al hospital. Esta entrada la abrirá el personal de seguridad, que colocará una rampa para el acceso de camillas. En el punto de espera se situará un vigilante de seguridad que preguntará al personal de la ambulancia por el color de triaje del paciente. Se dará paso exclusivo a las que evacúen víctimas con el color de triaje rojo.

La salida de estas ambulancias será una puerta que no colapse el circuito.

El responsable de urgencias informará a los pacientes de que se espera la llegada de un número de enfermos que va a impedir la asistencia habitual. Les pedirá que, si consideran que el motivo por el que acudieron no es suficientemente grave, abandonen el servicio y la sala de espera de urgencias. Se despejarán los pasillos de todo el mobiliario que entorpezca el paso.

Se habilitarán dos puestos de triaje rápido, cada uno asistido por un profesional enfermero, en la entrada de urgencias.

En función de la disponibilidad de personal y en ausencia de protocolos asistenciales aprobados y consensuados, se valorará la presencia de un médico del servicio de urgencias en el puesto de triaje. Se considerará válido el triaje establecido por los servicios extrahospitalarios de emergencias. Por este motivo, el equipo asistencial del servicio de urgencias debe conocer la tarjeta de triaje empleada por el sistema de emergencias correspondiente.

Esta tarjeta forma parte de la historia clínica del paciente y, por tanto, debe acompañar la documentación que genere la asistencia.

El triaje en urgencias o el extrahospitalario determinará el circuito de atención que siga el paciente (**Fig. 55-2**).

- Circuito verde: pacientes capaces de andar y que no presentan datos clínicos de gravedad. Los pacientes se dirigirán a la sala de espera o espacio habilitado. Se atenderán de forma escalonada en el área de observación o en las propias salas de espera según la patología que presentan y la disponibilidad de espacio.

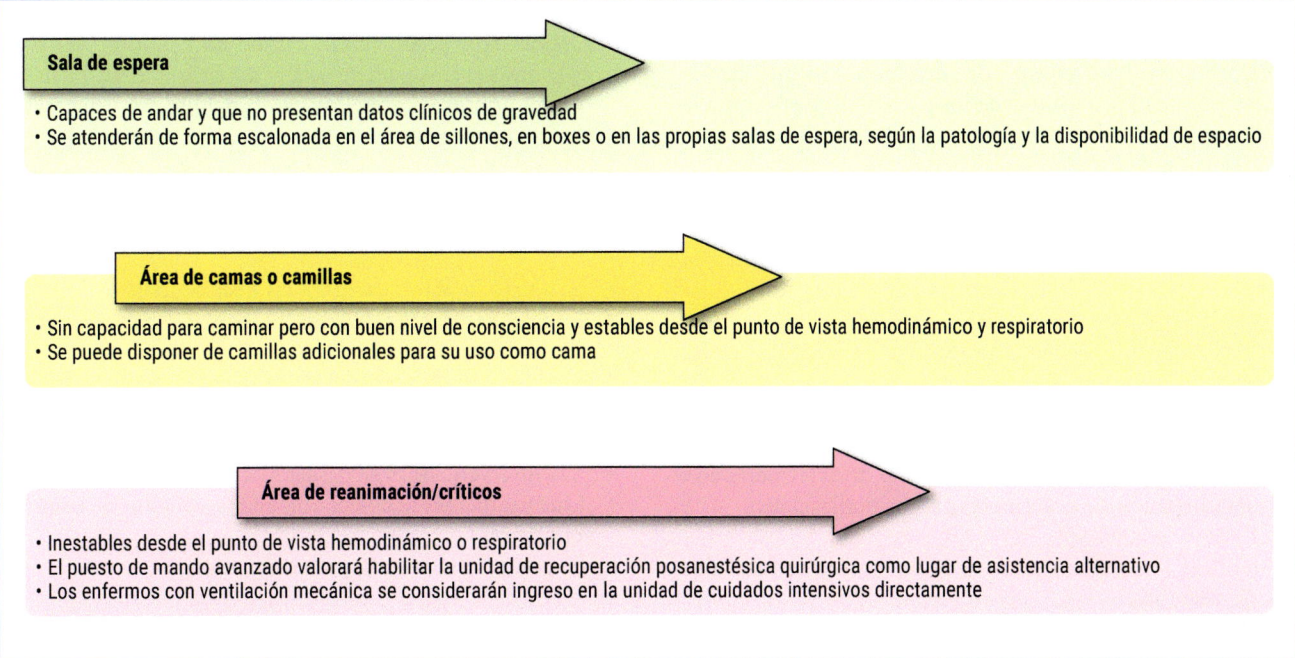

Figura 55-2. Rutas del triaje.

• Circuito amarillo: sin capacidad para caminar, pero con buen nivel de consciencia y estables desde el punto de vista hemodinámico y respiratorio. Se atenderán en el área de camas o en las camillas existentes en los *boxes*. Se puede disponer de camillas adicionales para su uso como cama.
• Circuito rojo: inestables desde el punto de vista hemodinámico o respiratorio. Accederán a los *boxes* de reanimación o a los espacios delimitados previamente para atender a los pacientes críticos.

El responsable de urgencias indicará, mediante la jefatura correspondiente, que se personen en urgencias los celadores de las plantas. Esos acudirán con las sillas de ruedas disponibles en la planta. Las sillas de ruedas se colocarán en el espacio habilitado para ese fin.

A la espera de la llegada de personal activable, el responsable de urgencias y el supervisor de urgencias podrán requerir la colaboración de profesionales sanitarios de otras áreas de hospitalización.

 La distribución del personal en urgencias la decidirá el puesto de mando avanzado.

Actuaciones en el resto del hospital

La llegada desorganizada de personal sanitario al servicio de urgencias puede resultar más inconveniente que provechosa. Por este motivo, el puesto de mando avanzado determinará la misión y ubicación del personal sanitario al que se alerta y acude al hospital.

A. El jefe del departamento quirúrgico:
• Ubicará a los miembros de su departamento en los puestos que se determinen.

• Será responsable de organizar la prioridad de las cirugías y la composición de los equipos quirúrgicos en función de la gravedad de las víctimas y del personal disponible.
• Tendrá previsto utilizar el máximo número de quirófanos disponibles.
• Asignará los servicios en los que ingresarán los pacientes con patología quirúrgica.
B. El jefe del departamento de medicina:
• Atenderá la petición de refuerzo del jefe de urgencias con facultativos de especialidades médicas, que se ubicarán en función de las necesidades detectadas por el puesto de mando avanzado.
• Establecerá el apoyo médico necesario para las víctimas ingresadas.
• Se mantendrá informado de las necesidades y disponibilidad de sangre a través del servicio de hematología.
• Atenderá la petición del comité de catástrofe sobre altas precoces de los enfermos ingresados.
C. El jefe del departamento de imagen:
• Valorará la necesidad de equipos de rayos portátiles en el área de urgencias.
• Ordenará el flujo de pacientes hacia el área de radiología.
D. Los jefes de los departamentos de farmacia y laboratorio:
• Se asegurarán de que desde la farmacia hospitalaria se atiendan los recursos solicitados.
• Coordinarán las necesidades del laboratorio general.
E. El jefe del departamento de psiquiatría y salud mental:
• Valorará la necesidad de apoyo psicológico y de acompañamiento a los familiares.
F. El jefe del servicio de la unidad de cuidados intensivos:
• Será responsable de la administración de sus recursos.
• Se podrá plantear el apoyo de médicos de la unidad de cuidados intensivos a enfermos críticos localizados en la unidad de recuperación postanestésica.
G. Jefe del servicio de admisión:

- Establecerá un sistema de identificación rápida de pacientes.
- Valorará crear un equipo de identificación que asigne una identidad provisional de los pacientes que permita la petición de pruebas complementarias sin que se demore la atención de las víctimas más graves.
- Se mantendrá informado de las necesidades de camas de ingreso de las víctimas.
- Será el encargado de anular los ingresos programados si se toma esta decisión en el comité de catástrofes.

H. El supervisor de urgencias:
- Ubicará el personal de enfermería y a los celadores en las áreas que considere oportunas.
- El comité de catástrofe decidirá si se aumentan las camas de hospitalización con la apertura de alguna planta. Esta acción exigirá la coordinación del jefe de enfermería con la subdirección de enfermería de hospitalización.

I. El jefe de seguridad:
- Atenderá a las normas de circulación interna de vehículos y de personas.
- Mantendrá contacto con los cuerpos de seguridad.
- Tendrá prevista la necesidad de transporte en ambulancia medicalizada desde el helipuerto a urgencias.
- Dirigirá a los familiares de las víctimas que pudieran acudir al hospital al servicio de seguridad de la puerta principal de entrada. Se restringirá el paso de familiares a la sala de espera de urgencias.
- Ubicará a los medios de comunicación en el espacio habilitado.

Fase de recuperación y desactivación

A medida que los flujos de afluencia al servicio de urgencias vayan disminuyendo, se procederá a la retirada escalonada de los diferentes dispositivos extraordinarios.

El jefe de la comisión de catástrofes coordinará que los relevos de personal se realizan respetando los tiempos de actividad/descanso intentando en lo posible mantener los horarios «naturales» del servicio, sin que esto afecte a la asistencia a las víctimas ni al desarrollo de la emergencia.

! Esta fase de desactivación tiene lugar cuando acaba el suceso y se ha estabilizado a todas las víctimas.

Los diferentes miembros del equipo multidisciplinar deben hacer un recuento del material empleado y proceder a su recuperación para que vuelva a estar operativo por si hubiera otro incidente o fuese necesario para otra intervención fuera del contexto del IMV.

La secuencia de desactivación debería ser:

- Análisis de la situación por el comité de catástrofes en el puesto de mando.
- Informe actualizado con novedades de cada jefatura implicada.
- Asignación de personal de «refresco» para la continuidad de cuidados y tratamientos.
- Recuento de bajas atendidas y prioridad asignada.

- Elaboración de informe de asistencia.
- Elaboración de un juicio crítico en caliente (*hot wash up*), que servirá para revisar y actualizar el dispositivo, recogiendo en él aquellos cambios que sean necesarios según la experiencia.

En el análisis y la evaluación, se tienen en cuenta entre otras, las siguientes cuestiones:

- ¿Se ajustó la planificación a las necesidades?
- ¿Los recursos planificados fueron suficientes para la demanda asistencial?
- ¿La dotación de personal de cada categoría ha sido suficiente?
- ¿Las comunicaciones funcionaron correctamente?
- ¿Las intervenciones se desarrollaron correctamente?
- ¿Qué problemas se detectaron en la ejecución de las intervenciones?
- ¿Se cumplió el cronograma diseñado?

Se recomienda que se haga un seguimiento psicológico de los intervinientes, ya que podrían aparecer cuadros de estrés postraumático y de bloqueo emocional tras un incidente de este tipo que pueden afectar al retorno al ritmo normal de trabajo y tener repercusiones personales.

PREVISIÓN Y FORMACIÓN PREVIA A LA ACTIVACIÓN DEL PLAN DE CATÁSTROFE EXTERNA

Catástrofe externa

Un plan de respuesta a catástrofes o plan de contingencia debe de ser divulgado y conocido por todos los profesionales del hospital.

En el ámbito asistencial, los profesionales médicos y enfermeros del servicio de urgencias deberán conocer la tarjeta de triaje extrahospitalaria de uso en su sistema de emergencias.

Debe haber disponible, según el nivel de responsabilidad, un listado actualizado con teléfonos de los profesionales activables.

El jefe del servicio de urgencias, en coordinación con la dirección de enfermería de dicho servicio y los supervisores de quirófanos, deberá disponer de un stock de material sanitario, productos farmacéuticos y medicamentos necesario para hacer frente a un IMV.

La ubicación y el acceso a esos lotes de material de respuesta debe ser conocido y practicado por todo el personal implicado en la posible activación del dispositivo.

Se establecerá una distribución aproximada de recursos humanos para una organización tipo del servicio, que puede ser modificada a criterio de las necesidades observadas por el puesto de mando avanzado.

Peculiaridades en caso de emergencia general interna

Es el accidente que precisa de la actuación de todos los equipos y medios de protección del centro sanitario y de la ayuda exterior.

La emergencia general podrá comportar la evacuación o aislamiento de determinadas áreas del hospital y el traslado de pacientes.

El comité de catástrofes desarrollará las acciones siguientes:

- A propuesta de los bomberos, o de la autoridad competente en materia de evacuación por motivos de seguridad, pondrá en marcha la evacuación parcial o total del hospital.
- Dará instrucciones para crear un cordón de seguridad en torno al hospital e impedir la entrada de personas ajenas a él.

- Vigilará que se han tomado las medidas habituales para controlar el siniestro.
- Suspenderá el funcionamiento de los ascensores (salvo el declarado para uso de bomberos).
- Mandará cortar los suministros de gases y fluidos al servicio de mantenimiento, previa consulta y valoración de las zonas afectadas.
- Podrá limitar la entrada de vehículos al hospital.

PUNTOS CLAVE

- El servicio de urgencias presenta unas particularidades que obligan a disponer de un plan específico de actuación dentro del plan general de emergencias.
- En todo plan de contingencia se debe contemplar un análisis de riesgos, en función de la localización geográfica del centro, del tipo de población, de las estructuras de riesgo cercanas, etcétera.
- Para la gestión, preparación y elaboración de los planes de respuesta y movilización de los recursos existentes cuando se active el plan, se debe constituir una comisión de catástrofes.

- Las fases del plan de respuesta ante un IMV son:
  - Fase de alerta: fase «latente».
  - Fase de alarma.
  - Fase de activación y respuesta.
  - Fase de recuperación y desactivación.
- Una vez establecida la declaración del incidente, el responsable debe asegurar comunicaciones fluidas y operativas y establecer un puesto de mando avanzado, preferiblemente en el servicio de urgencias.

BIBLIOGRAFÍA

Alquézar A, Piñera P. Impacto organizativo de la pandemia COVID-19 de 2020 en los servicios de urgencias hospitalarios españoles: resultados del estudio ENCOVUR. Emergencias. 2020;32:320-33.

Bucher J, Donovan CM, Eisenstein R, Lacy CR. Future developments in the management of explosive incidents. Ann Emerg Med. 2017;69(1S):S46-51.

Cocco C, Thomas-Boaz W. Preparedness planning and response to a mass-casualty incident: A case study of Sunnybrook Health Sciences Centre. J Bus Contin Emer Plan. 2019 1;13(1):6-21.

Courtney B, Hodge JG Jr, Toner ES, Roxland BE, Penn MS, Devereaux AV et al. Task force for mass critical care. Legal preparedness: Care of the critically ill and injured during pandemics and disasters: CHEST consensus statement. Chest. 2014;146(4 SUpp):e134S-44S.

Cybulski P. Evacuation of a critical care unit. Dynamics. 2003;14:21-3.

De Cauwer H, Somville F, Sabbe M, Mortelmans LJ. Hospitals: Soft target for terrorism? Prehospital and disaster medicine. Cambridge University Press. 2017;32(1):94-100.

Donovan CM, Bryczkowski C, McCoy J, Tichauer M, Eisenstein R, Bucher J et al. Organization and operations management at the explosive incident scene. Ann Emerg Med. 2017;69(1S):S10-9.

Echevarría-Zuno S, Cruz-Vega F, Elizondo-Argueta S, Martínez-Valdés E, Franco-Bey R, Méndez-Sánchez LM. Atención en emergencias y desastres en las unidades de terapia intensiva del Instituto Mexicano del Seguro Social: triaje y evacuación. Cir Cir. 2013;8:246-55.

El Sayed M, Chami AF, Hitti E. Developing a hospital disaster preparedness plan for mass casualty incidents: Lessons learned from the downtown Beirut bombing. Disaster Med Public Health Prep. 2018;12(3):379-85.

Golabek-Goldman M. Adequacy of US hospital security preparedness for mass casualty incidents: Critical lessons from the Israeli experience. J Public Health Manag Pract. 2016;22(1):68-80.

Goolsby C, Strauss-Riggs K, Rozenfeld M, Charlton N, Goralnick E, Peleg K et al. Equipping public spaces to facilitate rapid point-of-injury hemorrhage control after mass casualty. Am J Public Health. 2019;109(2):236-41.

Goralnick E, Halpern P, Loo S, Gates J, Biddinger P, Fisher J et al. Leadership during the Boston marathon bombings: A qualitative after-action review. Disaster Med Public Health Prep. 2015;9(5):489-95.

Grabo D, Strumwasser A, Remick K, Briggs S. A pilot registry of traumatismo surgeons willing and ready to respond to disasters. J Trauma Acute Care Surg. 2018;84(2):393-6.

Hammad KS, Arbon P, Gebbie K, Hutton A. Moments of disaster response in the emergency department (ED). Australas Emerg Nurs J. 2017;20(4):181-5.

Haverkort JJ, Biesheuvel TH, Bloemers FW, de Jong MB, Hietbrink F, van Spengler LL et al. Hospital evacuation: Exercise frente a reality. Injury. 2016;47(9):2012-7.

Hojman H, Rattan R, Osgood R, Yao M, Bugaev N. Securing the emergency department during terrorism incidents: Lessons learned from the Boston Marathon Bombings. Disaster Med Public Health Prep. 2019;13(4):791-8.

Instituto Nacional de Tecnología de la Comunicación. Guía práctica para PYMES: como implantar un plan de continuidad de negocio. España: Instituto de Tecnología de la Comunicación; 2010.

Jacobs-Wingo JL, Cook HA, Lang WH. Rapid patient discharge contribution to bed surge capacity during a mass casualty incident: Findings from an exercise with New York City hospitals. Qual Manag Health Care. 2018;27(1):24-9.

Kao HK, Loh CYY, Kou HW, Kao KC, Hu HC, Chang CM et al. Optimizing mass casualty burns intensive care organization and treatment using evidence-based outcome predictivos. Burns. 2018;44(5):1077-82.

Kim J, Kim CH, Shin SD, Park JO. Prehospital response time delays for emergency patients in events of concurrent mass casualty incidents. Disaster Med Public Health Prep. 2018;12(1):94-100.

King MA, Niven AS, Beninati W, Fang R, Einav S, Rubinson L; on behalf of the Task Force for Mass Critical Care. Evacuation of the ICU: Care of the critically ill and injured during pandemics and disasters: Chest consensus statement. Chest. 2014;146:e44S-e60S.

Koka PM, Sawe HR, Mbaya KR, Kilindimo SS, Mfinanga JA, Mwafongo VG et al. Disaster preparedness and response capacity of regional hospitals in Tanzania: A descriptive cross-sectional study. BMC Health Serv Res. 2018;18(1):835.

Lesaffre X, Tourtier JP, Violin Y, Frattini B, Rivet C, Stibbe O et al. Remote damage control during the attacks on Paris: Lessons learned by the Paris Fire Brigade and evolutions in the rescue system. J Trauma Acute Care Surg. 2017;82(6S Suppl 1):S107-13.

Ley 31/1995 de 8 de noviembre de 1995 de Prevención de Riesgos Laborales. BOE núm. 269 de 10 de noviembre de 1995.

Marlow R, Singleton S, Campeau D, Russell T, Hunt R, Hick JL, Harvey M, Ryan J. The evolution of healthcare disaster preparedness and response training at the FEMA Center for Domestic Preparedness. Am J Disaster Med. 2019;14(1):5-8.

Murphy GR, Foot C. ICU fire evacuation preparedness in London: A cross-sectional study. Br J Anaesth. 2011;106:695-8.

Organización Panamericana de la Salud. Curso de planeamiento hospitalario para desastres. Tercera edición. Washinton: OPS; 2010.

Organización Panamericana de la Salud. Programa de hospitales seguros frente a desastres. [consultado 24 de octubre de 2019]. Disponible en: http://new.paho.org/disasters/index.php?option=com_content&task=blogcategory&id=1026&Itemid=911

Pino L. Guía de desarrollo de un plan de continuidad de negocio [tesis doctoral]. Madrid: Escuela Universitaria de Informática; Universidad Politécnica de Madrid; 2007.

Quinn JS. #VegasStrong, One year later. Health Secur. 2018;16(5):350-5.

Real Decreto 393/2007, por el que se aprueba la norma básica de autoprotección de los centros, establecimientos y dependencias dedicados a actividades que puedan dar origen a situaciones de emergencia. BOE núm. 72 de 23 de marzo de 2007.

Russo RM, Galante JM, Jacoby RC, Shatz DV. Mass casualty disasters: Who should run the show? J Emerg Med. 2015;48(6):685-92.

Sanchez L, Young VB, Baker M. Active shooter training in the emergency department: A safety initiative. J Emerg Nurs. 2018;44(6):598-604.

Sánchez-Palacios M, Lorenzo-Torrent R, Santana-Cabrera L, Martín-García JA, Campos SG, Carrasco-de-Miguel V; Grupo de Trabajo del Plan de Autoprotección para el Servicio de Medicina Intensiva. Plan de evacuación de la unidad de cuidados intensivos: un nuevo indicador de calidad. Med Intensiva. 2010;34:198-202.

Shartar SE, Moore BL, Wood LM. Developing a mass casualty surge capacity protocol for emergency medical services to use for patient distribution. South Med J. 2017;110(12):792-5.

Shea JM, Wei G, Donovan CM, Bryczkowski C, Chapleau W, Shah CN et al. Medical management at the explosive incident scene. Ann Emerg Med. 2017;69(1S):S20-8.

TariVerdi M, Miller-Hooks E, Kirsch T. Strategies for improved hospital response to mass casualty incidents. Disaster Med Public Health Prep. 2018;12(6):778-90.

Toerper MF, Kelen GD, Sauer LM, Bayram JD, Catlett C, Levin S. Hospital surge capacity: A web-based simulation tool for emergency planners. Disaster Med Public Health Prep. 2018;12(4):513-22.

Toida C, Muguruma T, Hashimoto K. Hospitals' preparedness to treat pediatric patients during mass casualty incidents. Disaster Med Public Health Prep. 2019;13(3):429-32.

Veenema TG, Boland F, Patton D, O'Connor T, Moore Z, Schneider-Firestone S. Analysis of emergency health care workforce and service readiness for a mass casualty event in the Republic of Ireland. Disaster Med Public Health Prep. 2019;13(2):243-55.

Wachira BW, Abdalla RO, Wallis LA. Westgate shootings: An emergency department approach to a mass-casualty incident. Prehosp Disaster Med. 2014;29(5):538-41.

Waxman DA, Chan EW, Pillemer F, Smith TW, Abir M, Nelson C. Assessing and improving hospital mass-casualty preparedness: A no-notice exercise. Prehosp Disaster Med. 2017;32(6):662-6.

Wexler B, Flamm A. Lessons learned from an active shooter full-scale functional exercise in a newly constructed emergency department. Disaster Med Public Health Prep. 2017;11(5):522-5.

Zhang JJ, Wang TB, Fan D, Zhang J, Jiang BG. Medical response to the Tianjin explosions: Lessons learned. Disaster Med Public Health Prep. 2018;12(3):411-4.

Zhong S, Clark M, Hou XY, Zang YL, Fitzgerald G. Development of hospital disaster resilience: conceptual framework and potential measurement. Emerg Med J. 2014;31(11):930-8.

Asistencia sanitaria integral en incidentes con múltiples víctimas intencionados

56

V. González Alonso, M. C. Usero Pérez y S. Hossain López

OBJETIVOS

- Definir la situación actual de estos tipos de incidentes y su repercusión en la sociedad occidental actual.
- Conocer el perfil del agresor en incidentes con tirador activo.
- Definir los principales objetivos del consenso Hartford y conocer su aplicación al entorno de las emergencias sanitarias.
- Clasificar el personal interviniente en este tipo de incidentes según el consenso Hartford y el documento de consenso Victoria I.
- Definir el patrón lesional de las víctimas de un incidente con múltiples víctimas intencionado dependiendo de su naturaleza (tirador activo, artefacto explosivo improvisado, etc.).

ANTECEDENTES HISTÓRICOS Y SITUACIÓN ACTUAL

Lamentablemente, la oleada de atentados terroristas acontecidos en Europa durante los últimos años ha puesto a prueba a los servicios de inteligencia, a sus cuerpos y fuerzas de seguridad y a los servicios de emergencia de los países donde se han perpetrado.

Esta nueva amenaza para la seguridad en Europa mantiene en un elevado de estado de alerta antiterrorista a varios países europeos en los que el DAESH ha fijado su punto de mira, entre ellos, España.

Con los hechos dados en una breve reseña histórica, es más fácil comprender mejor el alcance de dicha amenaza y el patrón de actuación de los terroristas en esas acciones criminales:

- **11 de marzo de 2004**. Varias bombas colocadas en tres trenes de cercanías en Madrid mataron a 191 personas e hirieron a otras 1.858, en el peor ataque extremista islámico del continente. La autoría del atentado la asumió una célula terrorista que la policía tenía cercada apenas 23 días después. Antes de ser detenidos, cuatro terroristas vinculados con Al Qaeda se inmolaron en un piso, usando los explosivos allí almacenados; causaron, además, la muerte de un policía nacional de los GEO y heridas a otros 11 agentes.
- **7 de julio de 2005**. En Londres, 56 pasajeros fallecieron y 700 fueron heridos cuando cuatro suicidas inspirados en Al Qaeda se inmolaron detonando sus mochilas explosivas en tres trenes de metro y un autobús. Los cuatro suicidas fueron identificados y, tras interrogar a sus vecinos, se concluyó que nadie los tenía por fanáticos: ni la policía,

ni sus vecinos. Ninguno de ellos visitó nunca ninguno de los sitios más frecuentados por los fanáticos yihadistas.
- **22 de julio de 2011**. En Noruega se produjo un doble atentado que costó la vida a 77 personas, la mayoría de ellos jóvenes que asistían a un campamento, y dejo casi un centenar de heridos. El autor fue el extremista antimusulmán Anders Behring Breivik. El terrorista, tras hacer explosionar un artefacto explosivo en el centro de la ciudad, se desplazó a la isla de Utoya y, una vez allí, disfrazado de policía disparó contra los jóvenes que se encontraban en un campamento juvenil. La policía tardó 47 minutos en llegar a la isla desde que recibió la primera llamada de auxilio, al no disponer de los medios adecuados para acceder a ella. Esta circunstancia y una cadena de desaciertos y problemas de coordinación permitió al agresor causar un mayor número de heridos y víctimas mortales.
- **24 de mayo de 2014**. Cuatro personas fueron asesinadas en el museo judío de Bruselas por un terrorista armado con un fusil Kalashnikov que irrumpió en el museo a primera hora de la tarde y abrió fuego contra varias ellas. El atacante era un excombatiente francés ligado al Estado Islámico en Siria.
- **7 de enero de 2015**. París. Hacia las 11.30 horas de la mañana tres terroristas armados con fusiles automáticos modelo AK-47 entraron en el edificio de una editorial y amenazaron a un empleado en la entrada, al que ordenaron que los llevara ante unos periodistas concretos, cuyos nombres tenían apuntados. Después, los asaltantes entraron hasta la sala de reunión (donde estaban todos los redactores, preparando los contenidos del semanario) y abrieron fuego en un intenso tiroteo que duró al menos diez minutos. Para asegurarse la huida, los atacantes tomaron

a un rehén y robaron un vehículo aparcado en la puerta del edificio. En su huida, los presuntos autores atropellaron a un peatón a la altura de la Puerta de Pantin y mataron a dos policías (uno de ellos fue rematado en el suelo). Más tarde, las investigaciones revelaron que los hermanos Chérif y Said Kouachi, autores de la matanza en Charlie Hebdo, habían recibido entrenamiento militar en Yemen en 2011. El primero también había sido condenado en 2008 por reclutar a yihadistas.

• **13 de noviembre de 2015**. París fue el escenario de una serie de ataques terroristas que tuvieron como saldo 130 fallecidos y 352 heridos. Tres explosiones tuvieron lugar en Saint Denis, en los alrededores del estadio de Francia, donde se disputaba un partido entre Francia y Alemania al que asistía el presidente François Hollande. Los terroristas hicieron explotar sus cinturones cargados de explosivos. Además de en el estadio, el restaurante Le Petit Cambodge, el local Belle Équipe, el bar Le Carillon, el Boulevard Fontaine y la sala de espectáculos Bataclan también fueron escenario de otros tantos ataques perpetrados por varios terroristas armados con fusiles de asalto que, al grito de «¡Alá es grande!» dispararon a quemarropa contra todo el que se cruzara en su camino. Los terroristas estaban coordinados en tres grupos y evocaron tanto a Siria como a Iraq antes de atacar. El único terrorista que escapó con vida, Salah Abdeslam, sospechoso clave en el ataque, fue arrestado en Bruselas el 18 de marzo de 2016.

• **22 de marzo de 2016**. Bruselas. Un doble atentado reivindicado por el Estado Islámico (DAESH) dejó al menos 30 muertos y más de 230 heridos, tras un ataque suicida en el aeropuerto de Zaventem (uno de los más concurridos de Europa) y una explosión en una céntrica estación de metro, a un paso de las instituciones europeas. Investigaciones posteriores desvelaron que en los planes de emergencia del aeropuerto no se contemplaba un apartado dedicado a un ataque terrorista. Además, ningún miembro del personal de los equipos de socorro había recibido formación al respecto. Las investigaciones policiales determinaron la vinculación de varios autores de este atentado con el sufrido en París el 13 de noviembre de 2015.

• **29 junio de 2016**. Estambul. Un ataque terrorista golpeó el aeropuerto internacional Atatürk (Estambul), uno de los más transitados del mundo. Fuertes explosiones y tiroteos sacudieron la terminal aérea y el saldo fue de 41 muertos y 239 heridos. Los tres terroristas del ataque habían previsto tomar como rehenes a decenas de viajeros dentro de la terminal antes de hacer estallar sus cargas explosivas.

• **14 de julio de 2016**. Niza. Mohamed Lahouaiej Bouhlel mató a 84 personas e hirió a otras 200, tras embestir con un camión a las cientos de personas que disfrutaban de los fuegos artificiales en el Paseo de los Ingleses de Niza antes de ser abatido por los disparos de la policía.

• **17 de agosto de 2017**. Barcelona. El Estado Islámico se atribuyó el atentado en las Ramblas de Barcelona, en el que murieron 10 personas y otras 100 fueron heridas por un atropello múltiple realizado con una furgoneta. El vehículo recorrió un tramo de unos 500 metros con una forma de operar similar a la de los atentados de Berlín, Niza y Estocolmo. La inexistencia de pilonas en el paso de peatones facilitó que la furgoneta subiera a la calzada central del bulevar.

• **27 de enero de 2018**. Se produce una explosión de una ambulancia bomba en Kabul que provocó la muerte de 103 personas y un total de 235 heridos. Dicho atentado fue reivindicado por los talibanes.

• **14 de febrero de 2018**. Incidentes con tirador activo en la escuela secundaria de Stoneman Douglas, en Parkland (Florida). Un alumno expulsado causa la muerte de 17 alumnos y hiere a otros 15 con un fusil de asalto modelo AR15, por lo que supera la masacre de Columbine en 1999. Atentado con tirador activo en la mezquita de Christchurch (Nueva Zelanda). El tirador emitió en directo la masacre, en la que acabó con la vida de 51 personas que se encontraban en el lugar.

• **10 de diciembre de 2019**. Un individuo entra en la sala de traumatología de un hospital en Ostrava, (República Checa) y asesina a 6 personas con un arma de fuego.

• **El 21 de abril de 2019**. En la mañana de Pascua se registraron 8 explosiones en Sri Lanka cerca de hoteles e iglesias católicas que provocan 259 muertes y centenares de heridos. El atentado fue reivindicado por el terrorismo islámico.

• **3 de agosto de 2019**. Un hombre de 21 años asesinó a tiros a 22 personas en un supermercado en El Paso (Texas).

• **24 de agosto de 2020**. Insurgentes que se cree que eran yihadistas de Abu Sayyaf detonaron dos bombas en Jolo, Sulu (Filipinas). Mataron a 14 personas e hirieron a otras 75.

• **26 de agosto de 2021**. Se produjeron dos atentados (un ataque suicida y una explosión) en el Aeropuerto Internacional Hamid Karzai de Kabul (Afganistán) que arrojaron un saldo de 183 fallecidos, aproximadamente, y más de 150 heridos. Entre los muertos se cuentan 13 militares estadounidenses que apoyaban la evacuación de civiles en el aeropuerto. La facción afgana del grupo terrorista Estado Islámico reivindicó los ataques.
La masacre del Gymnasium de Kazán fue un tiroteo escolar ocurrido el 11 de mayo de 2021 en Kazán (Tartaristán) al oeste de Rusia. Un total de 9 personas (7 estudiantes y 2 profesores) murieron, mientras que otras 23 resultaron heridas.

• **7 de abril de 2022**. Murieron 3 personas y 11 resultaron heridas en un tiroteo masivo en la calle Dizengoff en la ciudad israelí de Tel Aviv.

• **12 de abril de 2022**. Sobre las 8:30 de la mañana se produjo un atentado en el cual al menos 13 personas recibieron disparos en la estación de la Calle 36 en Brooklyn (Nueva York). El tirador vestía un chaleco naranja de construcción y una máscara antigás y empleó un dispositivo de humo como parte del ataque. Se recuperaron varios dispositivos sin detonar en la escena del incidente.
Durante 2022 se han registrado más de 107 incidentes con tirador activo, de los que el 54 % estaban relacionados con violencia doméstica. Se han registrado 65 menores fallecidos y 147 heridos y 280 adolescentes muertos y 658 heridos. La cifra de fallecidos por causa de armas de fuego es hasta el momento de 4.035 en Estados Unidos.

Todo esto demuestra que la amenaza puede presentar diversos *modus operandi*, desde el tirador activo hasta el uso de explosivos, el atropello masivo o combinaciones de ambos. El nivel de alerta por atentado terrorista en Europa se mantiene elevado, lo que supone que la población no debe vivir atemorizada pero sí preparada. No se sabe dónde ni cuándo se producirá el próximo atentado terrorista, pero se trabaja con la certeza de que ocurrirá. Por ello, los responsables de las diversas instituciones que intervienen en la resolución de este tipo de incidentes deben desarrollar, planificar y ejecutar planes de contingencia para que la respuesta sea rápida, coordinada y eficaz.

COMPRENDER LA AMENAZA: EL PERFIL DEL AGRESOR

No existe un perfil de tirador activo determinado para este tipo de agresores; no obstante, la Unidad de Análisis del Comportamiento (*Behavior Analysis Unit*) del FBI ha determinado una serie de factores previos a un ataque terrorista que pueden hacer sospechosas a algunas personas que los muestran, ya que sugieren un perfil de riesgo:
- Conducta inapropiada y reciente adquisición de armas.
- Conducta inapropiada e interés creciente por prácticas de tiro y armas de fuego.
- Conducta inapropiada y creciente interés o fascinación por ataques terroristas con tiradores activos recientes.
- Tener previamente descritas una o varias consultas de apoyo psicológico o psiquiátrico.
- Haber experimentado una pérdida real (muerte de personas allegadas, divorcio, roturas sentimentales, despidos del lugar de trabajo, etc.).

> **!** Pocos terroristas que protagonizaron este tipo de incidentes tenían antecedentes o detenciones previas por crímenes violentos.

En el año 2007 el servicio secreto americano, el Departamento de Educación y el FBI colaboraron en un informe relacionado con ataques a campus universitarios y violencia dirigida a instituciones de educación superior tras el estudio de diversos ataques con tiradores activos a universidades e institutos americanos desde el año 1900 hasta 2008. Se observaron varias claves en los comportamientos de dichas personas en el período preataque, entre las que se encontraban:

- Solamente en el 13 % de los casos los terroristas lanzaron amenazas verbales o escritas para atemorizar al objetivo.
- En el 19 % de los casos se dio un comportamiento de acecho o amenazante previo al ataque. Dichos comportamientos abarcaron llamadas telefónicas, comunicaciones convencionales o electrónicas y conductas amenazantes contra el objetivo, sus familiares y amigos. Estos sujetos también siguieron, visitaron o dañaron propiedades pertenecientes a sus objetivos o a sus familias antes del ataque.
- Solo en el 10% de los casos el sujeto sospechoso había estado implicado en actos violentos y agresivos dirigidos a sus objetivos.
- En cuanto a los comportamientos observados por familiares, amigos, profesores o agentes de policía, en el 31 % de los casos incluyeron: comportamientos paranoicos, cambios en la personalidad y de comportamiento, problemas disciplinarios en el campus, comportamiento depresivo,

ideas con tendencias suicidas, amenazas violentas no específicas, incremento del aislamiento social, comportamiento extraño y un intenso interés por las armas de fuego.

En otro estudio publicado en el *Annals of Emergency Medicine*, se revisaron 154 incidentes con tirador activo localizados en centros hospitalarios, de los cuales:

- El 59 % (91) fueron dentro del hospital y un 41 % (60) fuera, pero en sus proximidades.
- 235 víctimas, heridas o muertas.
- El servicio de urgencias fue el lugar con mayor incidencia de dichos ataques (29 %), seguido por el aparcamiento (23 %) y las habitaciones de los pacientes (19 %).
- La mayoría de estos incidentes fue originado por un tirador activo motivado por el rencor (27 %), tendencias suicidas (21 %), la «eutanasia» de un familiar enfermo (14 %) o la escapada de un convicto (11 %).
- El aumento de la violencia social (9 %) y de los pacientes con enfermedad mental inestable (4 %) fueron comparativamente infrecuentes.
- La víctima que se daba con mayor incidencia fue el tirador activo (45 %), seguida por el personal del centro sanitario (20 %), de los cuales el 3 % fueron médicos y el 5 % enfermeras.
- En el 23 % de los incidentes hospitalarios con tirador activo ocurridos en el servicio de urgencias, el arma con la que se produjo el tiroteo había sido sustraída por el tirador activo al vigilante de seguridad de urgencias.

No obstante, ante un incidente con múltiples víctimas intencionado (IMVI), no le corresponde al personal sanitario clasificar el tipo de atentado o su etiología. Siempre debe pensarse en la peor de las situaciones y considerar la existencia de la combinación de uso de explosivos y la situación de tirador activo (como en los atentados de Mumbai en 2008). A partir de la experiencia, durante este tipo de incidentes, es obligado enfocar la actuación de emergencia en medidas rápidas y eficaces para el control de la hemorragia externa de las víctimas y en tener previsto el nivel de protección adecuado de los intervinientes dependiendo del lugar en el que brinden la asistencia sanitaria. Se contempla el máximo nivel de protección en las zonas de amenaza directa o zona caliente y de amenaza indirecta o zona templada, con casco y chaleco con protección balística, entre otros elementos.

EL CONSENSO HARTFORD

El 2 de abril de 2013, representantes de un grupo selecto de organizaciones que englobaban cuerpos y fuerzas de seguridad estatales, militares, organizaciones médicas, de enfermería, paramédicas, de técnicos de emergencias, de personal sanitario de servicios de emergencia, de personal sanitario hospitalario, de bomberos y de sistemas de rescate se reunieron en Hartford (Connecticut, EE. UU.), para elaborar un consenso sobre las estrategias necesarias para mejorar la supervivencia de los heridos en incidentes con tirador activo (ITA) o en IMVI.

Esta reunión dio como fruto un documento denominado Consenso Hartford en el que se incluye un acrónimo para definir la respuesta necesaria en ITA o IMVI. El acrónimo es el THREAT (**Fig. 56-1**).

El objetivo principal de este consenso es el de mejorar la supervivencia de las víctimas de los ITA o IMVI a partir de la colaboración mutua, reforzada y coordinada entre todos los organismos que intervienen en la resolución de este tipo de ITA.

PERFIL LESIONAL DE LAS VÍCTIMAS EN UN INCIDENTE CON MÚLTIPLES VÍCTIMAS INTENCIONADO

El patrón lesional varía mucho en función del *modus operandi* de los terroristas; no se manifiesta el mismo patrón en ITA que en otros en los que el mecanismo lesional es un coche bomba o un chaleco con explosivos o el empleo de agentes nucleares, biológicos o químicos (NBQ).

En una revisión de 12 incidentes con tirador activo, Reed *et al.* describieron el siguiente patrón lesional de 371 lesiones por armas de fuego en 139 heridos:

- Cada herido sufrió una media de 2,7 impactos de bala.
- El 58 % de las víctimas sufrió al menos una herida en la cabeza y otra en el tórax. El 77 % de las muertes fue consecuencia de impactos en cabeza y tórax. Únicamente el 7 % de las víctimas tenían lesiones con supervivencia potencial. El 89 % de estas lesiones se localizó en el tórax.
- El 20 % de las víctimas sufrió impactos de proyectil en los miembros inferiores. No hubo muertes por exanguinación en dichos miembros.
- El 13,5 % de las víctimas sufrieron heridas en abdomen y periné.

Por regla general, los incidentes con tirador activo en entornos civiles presentan una mayor mortalidad que las acciones en entornos tácticos de combate. El FBI informó de una tasa de mortalidad del 46,5 % en los ITA acontecidos del 2000 al 2013 en Estados Unidos, frente a la mortalidad de entre un 10,04 % y un 9,11 % registrada en las operaciones militares de Iraq y Afganistán, respectivamente.

Cuando el terrorista hace uso de explosivos (coche bomba, chaleco explosivo, artefactos explosivos improvisados) el patrón lesional se modifica y se producen lesiones más graves que las ocasionadas por las armas de fuego. Los patrones lesionales relacionados con atentados con explosivos dependen de variables tales como: el medio ambiente, la cantidad de explosiones, la naturaleza, la potencia, la cantidad de explosivo y el tipo de artefacto utilizado.

En explosiones en espacio abierto predominan más las lesiones traumáticas penetrantes en tejidos blandos por metralla y en espacios cerrados la mortalidad aumenta debido a que existe mayor incidencia de neumotórax, lesión por estallido pulmonar, quemaduras y lesiones de órganos internos. Es importante resaltar que la lesión timpánica no es indicador de existencia de lesiones graves por onda expansiva, ni exposición a onda de hiperpresión. Puede existir lesión timpánica asociada a lesiones internas graves (pulmonares e intestinales) o aparecer de modo aislado; asimismo, pueden presentarse lesiones graves independientemente de que exista o no lesión de la membrana timpánica.

 Las explosiones en espacios confinados y con colapso estructural están asociadas con una mayor morbilidad y mortalidad.

García-Núñez *et al.* documentaron en su estudio las siguientes lesiones por el empleo de explosivos:

- El órgano más frecuentemente lesionado fue la piel: el 100 % de los casos.
- La membrana timpánica en el 77 %.
- El sistema osteomuscular en el 77 % de los casos; las extremidades superiores se afectaron en mayor proporción (60 %) que las inferiores (40 %).
- El pulmón, en el 36 % de los casos.
- La pared torácica (23 %) y la pared abdominal (15 %).
- Cabe destacar que la lesión pulmonar por explosión obedeció a barotraumatismo o traumatismo contuso en el 93 % (13/14) de los casos y solo en un caso de lesión por granada de mano (7 %) se presentó una lesión pulmonar penetrante. Se computó una media de 3,8 lesiones por paciente).

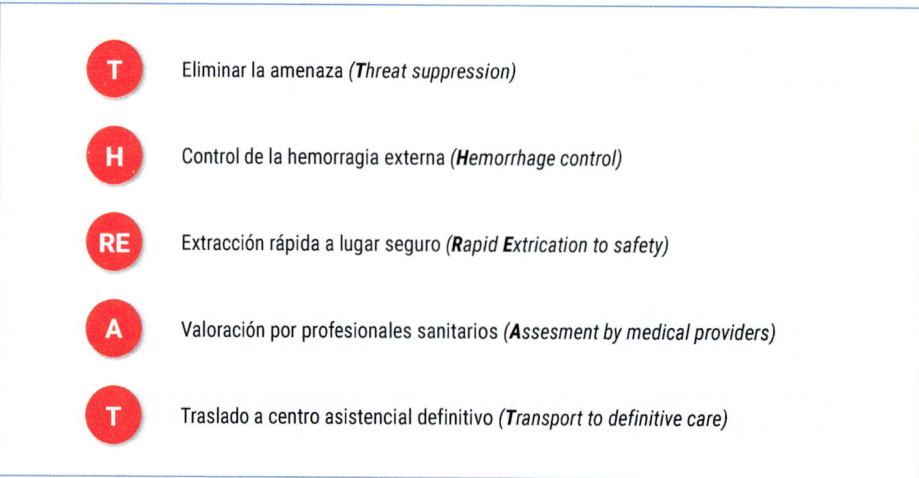

Figura 56-1. Acrónimo de atención en IMVIS. Adaptada del consenso Hartford.

NIVELES DE INTERVINIENTES

El objetivo fundamental de la asistencia a ITA o IMVI es mejorar la supervivencia de los heridos. Para ello, debe existir una continuidad en la asistencia a este tipo de víctimas, desde la respuesta inicial hasta la asistencia definitiva en centros asistenciales. Para ello es imprescindible que todas las instituciones que participan en este tipo de incidentes sean conscientes de la importancia de las políticas necesarias para el desarrollo e implantación de una doctrina que defina procedimientos conjuntos que aseguren una respuesta rápida, coordinada, segura y eficaz.

En la actualidad no existe ningún procedimiento estandarizado en España para su aplicación en IMVI entre los diferentes servicios de emergencias médicas y las fuerzas y cuerpos de seguridad de estado. Por tanto, es necesaria una propuesta de actuación específica. Tomando el Consenso Hartford como referente internacional, el grupo de trabajo de enfermería militar de la Sociedad Española de Medicina de Urgencias y Emergencias (SEMES) tomó la iniciativa de elaborar un documento de consenso de actuación en IMVI adaptado a la realidad de nuestro país: el Consenso Victoria I. En él han participado un total de 32 expertos pertenecientes a 6 grupos de trabajo de SEMES y a 15 instituciones públicas, todos ellos con reputada experiencia en diferentes ámbitos, desde la asistencia sanitaria de emergencias prehospitalarias hasta diferentes perfiles de las fuerzas y cuerpos de seguridad del estado, fuerzas armadas, asistencia hospitalaria e investigadores expertos en la gestión de recursos humanos.

Los puntos clave del documento Victoria I son:
- La promoción de un sistema de respuesta integrada público y sin fisuras que implique a la población, fuerzas de seguridad, fuerzas armadas, servicios de emergencias y centros de atención al paciente con traumatismo.
- El desarrollo de estrategias formativas de cada uno de los intervinientes implicados en el incidente.
- El análisis de las amenazas.

El procedimiento debe comenzar con las acciones de los ciudadanos testigos de este tipo de ataques (primeros intervinientes no profesionales), bien ilesos o bien con heridas leves, y se extiende hasta la asistencia por los primeros intervinientes profesionales (policía, bomberos y servicios de emergencias), hasta la asistencia definitiva en un centro asistencial especializado. Nadie debería morir a consecuencia de una hemorragia externa: es una de las primeras causas de muerte prevenible en combate, como ya se ha comentado.

Las características propias de los IMVI obligan a un cambio asistencial de la atención de estos incidentes, y es preciso adaptar las definiciones y los procedimientos, lo que debe desembocar en una formación específica, captada a la rápida evolución de este tipo de amenazas.

Existen tres niveles de intervinientes, cada uno debe estar instruido y coordinado para ejecutar una serie de acciones que culminen en la consecuencia del objetivo principal, como se determina en el Consenso Hartford y en el documento de Consenso Victoria I:

- Intervinientes inmediatos: son aquellos individuos que han presenciado o se encuentran presentes en el lugar del ITA o IMVI, que pueden controlar la hemorragia externa de manera inmediata con las manos o con el equipo que se encuentre disponible, generalmente con medios de fortuna. A esta categoría suelen pertenecer los ciudadanos que se encontraban en las inmediaciones del incidente o a las propias víctimas del atentado con lesiones leves, que pueden brindar los primeros auxilios.
- Primeros intervinientes profesionales: miembros de los servicios de emergencias, policías y bomberos que acuden al lugar del incidente con el entrenamiento y el equipo necesario. Dentro de este grupo y según el documento de Consenso Victoria I se incluyen:
  - Los equipos de asalto y los equipos de primera respuesta en seguridad: equipos de las fuerzas de seguridad o de las fuerzas armadas designados por procedimiento a tal efecto. Entre las competencias de este personal, se destaca:
    - Triaje: bipolar consciente/inconsciente, autónomo o con movilidad/sin movilidad.
    - Acarreos y arrastres.
    - Control de hemorragias exanguinantes externas mediante uso de torniquetes y agentes hemostáticos.
    - Manejo básico de la vía aérea. Apertura manual y posición lateral de seguridad.
  - Los equipos tácticos de rescate: personal no facultativo (sanitario táctico) de las fuerzas de seguridad o de las fuerzas armadas designados por procedimiento específicamente para ello. Su función sanitaria fundamental será la extracción segura de la baja hasta la zona de amenaza indirecta, aplicando las medidas básicas salvadoras de vida preceptivas y estableciendo los nidos de heridos tácticos necesarios. Entre las competencias de los equipos de primera respuesta en seguridad y equipos tácticos de rescate, están:
    - Triaje: bipolar consciente/inconsciente, autónomo o con movilidad/sin movilidad.
    - Triaje: START (*Simple Triage and Rapid Treatment*).
    - Control de hemorragias exanguinantes mediante colocación de torniquetes y uso de agentes hemostáticos.
    - Valoración y manejo de vía aérea. Apertura manual, posición lateral de seguridad y colocación de cánula nasofaríngea.
    - Manejo básico de lesiones penetrantes y contusas en tórax. Detección precoz del neumotórax a tensión. Colocación de parche oclusivo de tórax. Descompresión mediante punción torácica.
    - Valoración circulatoria. Detección precoz del *shock* hipovolémico de tipo hemorrágico.
    - Medidas de prevención de hipotermia.
    - Inmovilización y movilización de bajas.

- Apoyo al soporte vital avanzado.
- Equipo médico táctico avanzado. Personal facultativo (enfermero y médico) y no facultativo (técnicos en emergencias sanitarias) de las fuerzas de seguridad o de las fuerzas armadas designados específicamente. El equipo médico táctico avanzado podrá ser apoyado por el equipos tácticos de rescate si la situación lo permite. Entre las competencias de los equipos médicos tácticos avanzados están:
  - Triaje START.
  - Control de hemorragias exanguinantes mediante colocación de torniquetes y uso de agentes hemostáticos.
  - Manejo avanzado de vía aérea. Apertura manual, posición lateral de seguridad, colocación de cánula nasofaríngea, manejo de dispositivos supraglóticos, intubación orotraqueal y cricotiroidotomía.
  - Valoración y manejo avanzado respiratorio. Oclusión mediante parche torácico, punción de descompresión, inserción de tubo de tórax.
  - Valoración y manejo circulatorio. Canalización de vías intravenosas e intraóseas.
  - Antifibrinólisis. Administración de ácido tranexámico.
  - Analgesia.
  - Antibioterapia precoz.
  - Administración de antídotos ante IMVI bajo entorno NRBQ (nuclear, radiológico, biológico y químico).
- Equipos médicos de apoyo a entornos tácticos: personal facultativo (enfermero y médico) y no facultativo (técnico en emergencias sanitarias) de los servicios de emergencias médicas designados y equipados específicamente para estos puestos. Podrán estar apoyados por los equipos médicos tácticos avanzados o los equipos tácticos de rescate si la situación lo permite. Las competencias de este personal incluyen:
  - Triaje START.
  - Control de hemorragias exanguinantes mediante colocación de torniquetes y uso de agentes hemostáticos.
  - Manejo avanzado de vía aérea. Apertura manual, posición lateral de seguridad, colocación de cánula nasofaríngea, manejo de dispositivos supraglóticos, intubación orotraqueal y cricotiroidotomía.
  - Valoración y manejo avanzado respiratorio. Oclusión mediante parche torácico, punción de descompresión de neumotórax a tensión, inserción de tubo de tórax.
  - Valoración y manejo circulatorio. Canalización de vías intravenosas e intraóseas.
  - Antifibrinólisis. Administración de ácido tranexámico.
  - Analgesia.
  - Antibioterapia precoz.
  - Administración de antídotos ante IMVI bajo entorno RNBQE.
  - Medidas de prevención de hipotermia.
  - Inmovilización y movilización de bajas.
  - Establecimiento de nido de heridos.

- Profesionales de trauma: profesionales de ciencias de la salud en centros asistenciales especializados, con la preparación, competencias y equipo necesario para proporcionar un tratamiento definitivo. Este tipo de profesionales deben tener en cuenta los siguientes factores:
  - Han de estar preparados para la llegada de un gran número de heridos en un corto período de tiempo al servicio de urgencias. Han de poder ofrecer recursos humanos y materiales, en un corto espacio de tiempo, para asegurar un adecuado tratamiento tanto a las víctimas del incidente como a los pacientes que siguen acudiendo al servicio de urgencias por otra patología no relacionada con el incidente.
  - Han de conocer los elementos terapéuticos con los que los servicios de emergencias médicas atienden a sus pacientes para dar una adecuada continuidad de tratamiento y de los cuidados.
  - Deben ser conocedores de los planes de emergencia del hospital para incidentes con múltiples víctimas, y deben poder activar al personal auxiliar de otros turnos como refuerzo puntual a la avalancha de heridos durante las primeras horas tras el incidente.
  - Deben tener conciencia de las medidas de autoprotección básicas y tener presente que el hospital puede ser un posible objetivo de los terroristas.
  - Activar y reforzar los servicios más demandados tras un IMVI, como son los servicios de cirugía, traumatología, cuidados intensivos, banco de sangre, laboratorio y servicio de radiología.
  - Disponer de un plan de movilización de pacientes a otras plantas u hospitales, para conseguir liberar camas de las plantas asociadas a los servicios de mayor demanda en las primeras horas.
  - Deben contar con procedimientos de apoyo logístico (farmacéutico y de componentes sanguíneos) con otros centros hospitalarios de la zona en caso necesario.

> ! La coordinación y cooperación de los eslabones de la cadena asistencial en este tipo de incidentes (bomberos, policía, servicios de emergencia, centros coordinadores y hospitales) favorece el aumento de la supervivencia de las víctimas en los IMVI.

> 💡 Las lesiones en este tipo de incidentes son muy parecidas a las de entornos tácticos o de combate. Por este motivo, desde hace unos años se ha incrementado la demanda de formación en materia de medicina táctica en los servicios de emergencia y personal policial en nuestro país.

Intervinientes inmediatos

Uno de los principales objetivos del Consenso Hartford es el de capacitar a los ciudadanos para realizar una primera asistencia de emergencias a las víctimas de este tipo de incidentes. Toda aquella persona que se encuentre presente en el lugar de la lesión tiene a menudo un valor inestimable a la hora de un control inicial de una hemorragia externa en miembros a los heridos. A estos intervinientes inmediatos no se les debe considerar como observadores pasivos, ya que pueden efectuar acciones básicas salvadoras de vida en primera línea hasta la llegada de la policía, servicios de emergencias médicas y bomberos.

Cabe recordar que entre las principales causas de muerte prevenibles en combate en primer lugar está la muerte por hemorragia externa en miembros, en segundo lugar el neumotórax a tensión y en tercer lugar la obstrucción de la vía aérea. Todas estas causas de muerte pueden ser reconocidas rápidamente y tratadas con medidas terapéuticas sencillas y que requieren una formación básica y un entrenamiento adecuado.

Estos intervinientes contribuyen en gran medida al aumento de la supervivencia de las víctimas de ITA o IMVI controlando la hemorragia externa crítica en el lugar de la lesión antes de la llegada de los primeros intervinientes profesionales, como se ha demostrado en los últimos incidentes en Europa. No obstante, el Consenso Hartford, a pesar de reconocer el vital papel que pueden desempeñar los intervinientes inmediatos, no anima a que se adentren en zonas con amenaza directa o con peligro inminente.

Para que los primeros intervinientes sean capaces de actuar en estas situaciones hay que tomar determinadas medidas, entre ellas:

- Reconocer que la respuesta durante los primeros minutos de un ITA o IMVI la van a brindar inicialmente los testigos ilesos o los heridos leves que se encuentren en el lugar del incidente.
- Distribuir equipos con configuraciones especiales en el lugar adecuado (por ejemplo, equipos para el control de hemorragias), si el nivel de amenaza así lo sugiere.
- Diseñar o adaptar programas formativos, como el programa internacional CITIZEN AID (www.citizenaid.org), destinado a la población en general, con el objetivo principal de aumentar la supervivencia de las víctimas en IMVI, con los que se enseña al ciudadano conceptos sencillos de autoprotección y primeros auxilios.

Primeros intervinientes profesionales

Los primeros intervinientes profesionales incluyen a los cuerpos y fuerzas de seguridad del estado, seguridad privada, servicios de emergencias y bomberos. Como se indica en el acrónimo THREAT, es la policía la encargada de eliminar o neutralizar cuanto antes la amenaza, asegurar el perímetro y prevenir la entrada a la escena de toda persona ajena a la intervención. Después, ya que ellos son los primeros intervinientes en el lugar del incidente, y sin menoscabo del mantenimiento de la seguridad en la escena, deben brindar la primera asistencia para controlar la hemorragia externa hasta la llegada del servicios de emergencias médicas. Los heridos con sangrado externo que suponga riesgo vital deben ser atendidos de forma inmediata en el lugar de la lesión.

Todos los intervinientes deben estar formados y disponer del material necesario para efectuar un adecuado control la de la hemorragia externa. Se debe continuar poniendo énfasis en la integración de los intervinientes inmediatos, policías, miembros del sistema de emergencias médicas y bomberos para optimizar una evaluación, tratamiento y traslado rápido de las víctimas para su tratamiento definitivo en un centro asistencial especializado adecuado más cercano.

- Policía y bomberos: en un documento de la National Tactical Officer Association (NTOA) se argumenta que la formación en materia de *tactical combat casualty care* (TCCC) es necesaria para los equipos especiales de la policía, ya que tienen que trabajar en nuevos escenarios en los que el entrenamiento estándar de los equipos de intervención es insuficiente. Debe implementarse la formación de este colectivo para capacitarlos para un adecuado control inicial de la hemorragia externa en el lugar de la lesión, ya que son los primeros en llegar a este tipo de incidentes. Para ello es necesario:
  - Implementar programas de formación reglada y adecuada para el personal de los cuerpos y fuerzas de seguridad estatales, autonómicos y locales, así como de seguridad privada.
  - Asegurarse de que el equipo (torniquetes, agentes hemostáticos y vendajes de emergencias) se encuentra accesible para cualquier agente y dotar a las patrullas de kits de primeros auxilios con dichos elementos.
  - Valoración y triaje de víctimas con un posible sangrado interno para favorecer un rápido traslado al centro hospitalario.
  - Formación en procedimientos de rescate y extracción rápida de heridos en colaboración con los servicios de emergencias médicas y los bomberos.
  - Actualización periódica en procedimientos de seguridad y en las tácticas policiales más eficaces para neutralizar con mayor rapidez la amenaza, dotando de medios materiales y humanos necesarios para neutralizar o eliminar eficazmente al tirador. No es posible salir de la escena del suceso y esperar a que las víctimas salgan del perímetro. Cuanto más se tarde en neutralizar o eliminar la amenaza, mayor número de muertos y heridos se generarán.
  - Formación específica basada en técnicas para el control de la hemorragia externa mediante el empleo de torniquetes, agentes hemostáticos y vendajes de emergencia. Dicha formación debería incluir el contenido de los siguientes programas formativos, que han demostrado su eficacia en entornos tácticos hostiles:
    - *Tactical combat casualty care* (TCCC).
    - *Tactical emergency casualty care* (TECC).
    - *Law enforcement and first responder* TCCC (LEFRT).
    - Asistencia sanitaria en atentados terroristas con tirador activo (ASATTAC).
    - Proyecto *Stop the bleed*.
    - Proyecto Salvar una vida está en tus manos (MACTAC).
- En la actualidad, en nuestro país se ha implementado la necesidad de incluir en la dotación de los coches patrulla de varias policías municipales y autonómicas un kit de hemorragias para dar cumplimiento a lo expuesto. De hecho, la Guardia Urbana de Barcelona es una de las primeras en configurar, adquirir y dotar de un kit de control de

hemorragia con torniquete tipo *combat aplication tourni-quet*, vendaje de emergencia y agente hemostático (Celox Gauze) a todos sus coches patrullas.
- Servicios de emergencias: la respuesta tiene que estar coordinada e integrada y las limitaciones de los funciones deben ser revisadas. Hay que tener en cuenta los siguientes apartados:
  - Elaboración de protocolos y procedimientos conjuntos con todas las entidades intervinientes, realistas en cuanto a capacidades, colaboraciones, medios y competencias.
  - El personal del sistema de emergencias médicas debe estar formado y preparado para dar la respuesta adecuada según el nivel de amenaza (aproximarse a la escena de modo seguro, disponer de material de autoprotección adecuado, conocer sus propiedades y correcto modo de empleo).
  - Policía, bomberos y servicios de emergencias médicas deberían programar y ejecutar entrenamientos conjuntos. Esto permite una mayor concienciación, poner en marcha procedimientos operativos, integrar de un modo real la respuesta y detectar los posibles fallos de coordinación, procedimientos y comunicación. La «memoria muscular» generada con entrenamientos es vital para trabajar en escenarios de gran dinamismo, de alta carga de estrés. Los entrenamientos deben ser frecuentes y de alto realismo. Ya hay servicios de emergencias que han adaptado la asistencia sanitaria a este tipo de incidentes y que de un modo periódico trabajan y entrenan con la policía en dar una mejor respuesta a estas situaciones especiales. Probablemente el más famoso sea el SAMUR de Madrid, con la unidad DEPAS, que recibe formación conjunta con la Unidad de Intervención Policial de la Policía Nacional. Pero aunque es menos popular, probablemente el más preparado en esta materia sea el Servicio de Emergencias Médicas (Sistema d'Emergències Mèdiques) catalán, con sus equipos ORCAS (Unidad de Intervención y Soporte), que entrena con los *Mossos d'Esquadra* para dar respuesta a este tipo de situaciones. Dichos equipos disponen de una formación y equipos de protección individuales específicos, con la capacidad de intervenir con la Policía en la entrada en zona caliente y templada, que ofrecen al paciente grave una extracción rápida y una atención mucho más inmediata.
  - Formación específica basada en técnicas para el control de la hemorragia externa mediante el empleo de torniquetes, agentes hemostáticos y vendajes de emergencia.
  - Establecer un idioma común para facilitar la asistencia a los heridos y mejorar la comunicación institucional.
  - Desarrollar una respuesta inmediata y establecer los riesgos a los que los intervinientes van a enfrentarse para aumentar la seguridad en el rescate durante la extracción rápida a lugar seguro, en el tratamiento y en la asistencia sanitaria definitiva tanto en los puestos médicos avanzados como en los servicios de urgencia de los centros hospitalarios.
  - Los servicios de emergencias médicas, bomberos y los agentes del orden deberían asegurarse de que las medidas básicas de autoprotección, transmisiones, protoco-

los y procedimientos asistenciales y de rescate han sido correctamente entrenados antes de cualquier incidente. Estos protocolos y procedimientos también deberían contemplar competencias particulares para este tipo de incidentes.

Profesionales de trauma

Son los profesionales de la salud de los centros hospitalarios involucrados en el tratamiento definitivo de este tipo de pacientes. Han de contar con la formación y los medios materiales necesarios para brindar la asistencia sanitaria pertinente a las víctimas.

Este personal debe optimizar la asistencia sanitaria a los heridos sin ningún tipo de fisura o error. Para ello es necesario:

- Proporcionar una adecuada gestión a los recursos disponibles (humanos y materiales) y establecer estrategias de mitigación que reconozcan las limitaciones del centro.
- Evitar la saturación o el colapso funcional del centro sanitario mediante la elaboración de planes de contingencia para este tipo de incidentes dentro del plan de emergencia de las instituciones sanitarias.
- Formar al personal de la red sanitaria y dotar de los recursos materiales y humanos adecuados para hacer frente a la llegada masiva de heridos como consecuencia de este tipo de ataques.
- Concienciar al personal sanitario sobre las normas de autoprotección a la hora de activar dicho plan de emergencia cuando trabajen sobre pacientes derivados del lugar del incidente.
- Conocer los elementos terapéuticos que los primeros intervinientes profesionales emplean en el tratamiento de los pacientes para dar una continuidad a los cuidados y al trabajo iniciado por estos.

LA FORMACIÓN COMO HERRAMIENTA CLAVE

La formación debe ser impartida por profesionales con experiencia en asistencia en entornos tácticos y con la cualificación profesional necesaria para actuar como docente. Dicho personal debe tener conocimientos y experiencia acreditados en la aplicación de medicina táctica en entornos hostiles, siguiendo las directrices de los diversos programas antes mencionados.

La formación a todos los grupos de intervinientes, cada uno a su nivel, es un pilar fundamental que puede asegurar el éxito a la hora de enfrentar este tipo de amenaza. Entre los objetivos principales sobre los que se orienta dicha formación, cabe destacar:

- Aumentar la supervivencia de las víctimas y evitar muertes prevenibles.
- Incrementar las habilidades necesarias para responder efectivamente a los IMVI.
- Desarrollar las bases de nuevos procedimientos que incrementen la seguridad intervinientes y la supervivencia de las víctimas.

- Recuperar al mayor número de heridos.
- Dar la mejor medicina en la peor de las situaciones.
- Potenciar la interoperatividad de los equipos y mejorar la comunicación interinstitucional.

La formación debe adaptarse al nivel del interviniente y debe estar centrada en el acrónimo THREAT e incluir:

- Técnicas para el control de la hemorragia externa mediante el empleo de torniquetes, agentes hemostáticos y vendajes de emergencia.
- Control de la hemorragia interna: mediante el reconocimiento precoz tras una adecuada valoración inicial, traslado rápido a centro hospitalario, acceso temprano a quirófano, conceptos de cirugía de control de daños y conocimiento de los procedimientos de medicina táctica.

 La educación en el control de la hemorragia externa puede presentar varios formatos y debe ofertarse empleando varios modelos, siempre adaptados al nivel de cada interviniente.

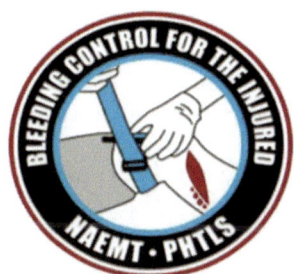

Figura 56-2. Logotipo del curso BCon. Fuente: www.prehospitale-mergencycare.es

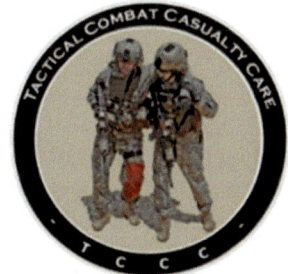

Figura 56-3. Logotipo del curso TCCC. Fuente: www.tccc.es

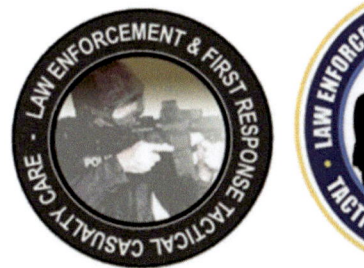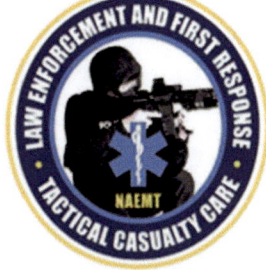

Figura 56-4. Logotipo del curso LEFT. Fuente: www.tacticalemeren-cycare.es

En nuestro país se han desarrollado varios programas que imparten dicha formación, entre ellos:

- Curso de control de la hemorragia para el lesionado (*Bleeding control for the injuried*, BCon) ofertado por la Asociación Nacional de Técnicos de Emergencias Médicas (*National Association of Emergency Medical Technicians*, NAEMT) (**Fig. 56-2**). Curso orientado a todo primer respondiente.
- Curso de tratamiento de heridos de combate (Tactical combat casualty care) ofertado por la Asociación Nacional de Técnicos de Emergencias Médicas (NAEMT) (**Fig. 56-3**). Curso orientado a personal de las fuerzas armadas y personal sanitario perteneciente al cuerpo militar de sanidad.
- Curso *Law Enforcement and First Responder in TCCC* (LEFT) de la NAEMT (**Fig. 56-4**). Dicho curso está orientado a personal de cuerpos y fuerzas de seguridad.
- *Tactical Emergency Care* (TECC) de la NAEMT (**Fig. 56-5**). Curso orientado a todo el personal interviniente en incidentes en los que hay implícita una amenaza activa en el lugar del incidente.
- Curso de Primer Interviniente en Ambientes Tácticos Policiales (PITACPOL) ofertado por la Sociedad Española de Atención al Paciente Crítico (SEAPC) (**Fig. 56-6**). Curso orientado principalmente a personal policial, con el fin de formar intervinientes profesionales en la primera asistencia sanitaria en entornos hostiles.
- Curso de Asistencia Sanitaria en Atentados Terroristas con Tirador Activo, avalado por la Sociedad Española de Atención al Paciente Crítico (SEAPC) (**Fig. 56-7**). Curso orientado a todos los intervinientes, profesionales o no, que brindan asistencia en este tipo de incidentes, ya que adapta su currículo formativo a las capacidades y competencias de cada uno de ellos.

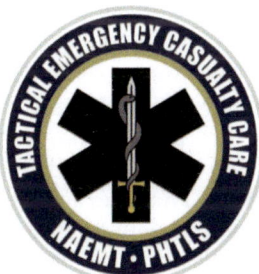

Figura 56-5. Logotipo del curso TECC. Fuente: www.tacticalemeren-cycare.es

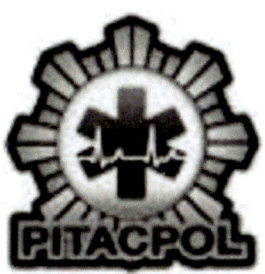

Figura 56-6. Logotipo del curso PITACPOL. Fuente: www.pitacpol.es

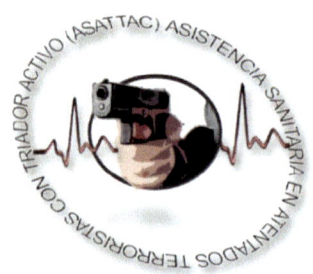

Figura 56-7. Logotipo del curso ASSATAC. Fuente: elaboración propia.

- Proyecto Evitar una muerte está en tus manos. La formación a toda la población en el manejo de heridos en atentados terroristas con múltiples víctimas y muy especialmente a aquellas personas sin formación sanitaria específica por motivos laborales que, por estar casualmente en la escena del incidente, podrían iniciar las medidas control de la hemorragia masiva y permeabilización de vía aérea hasta la llegada de los primeros intervinientes (**Fig. 56-8**).
- Proyecto *Stop the bleed*: promovido por el *Committee of Trauma*, el Consenso Hartford, NAEMT y el Colegio Americano de Cirujanos. Dispone de cobertura formativa en todo el mundo y es uno de los proyectos más ambiciosos en el ámbito internacional en la formación de primeros intervinientes en el control efectivo de la hemorragia externa en IMVI (**Fig. 56-9**).

Todos estos cursos persiguen el mismo objetivo principal: conseguir que todos los intervinientes reciban la formación y la capacitación adecuadas para realizar maniobras salvadoras, cada uno en el entorno en el que desarrollan principalmente su ejercicio profesional (ambiente prehospitalario, ambientes tácticos, entornos policiales, etc.). Esta formación debe incluirse como parte de la formación para situaciones bajo amenaza directa e indirecta, incluyendo los incidentes del día a día en los que se pueda producir también lesión traumática y una hemorragia exanguinante. Por regla general, todos ellos se basan en las directrices del Consenso Hartford, del Comité de TCCC (CoTCCC) o del Comité de TECC (CoTECC).

Para los primeros intervinientes no profesionales se deben ofertar cursos con carácter gratuito, en los que se ofrezca una formación reglada con la finalidad de prepararlos para que brinden la primera asistencia hasta la llegada de los servicios de emergencias. Toda formación debe reglada, estandarizada, sencilla, estar basada en objetivos específicos y formar en competencias básicas en primeros auxilios y autoprotección.

Para los primeros intervinientes profesionales, la formación debe ser eficiente y económica o gratuita, y orientarse dentro del marco de la formación continuada institucional con el fin del reciclaje y la actualización de conocimientos y procedimientos. Por último, la formación debe completarse y, en la medida de lo posible, basarse en escenarios tácticos y clínicos en los que se incluyan todos los niveles asistenciales y ambientados en el entorno en el que el primer interviniente desarrolla su labor profesional.

De forma genérica, los contenidos de los diversos niveles de intervinientes se definen a continuación:
- Para los intervinientes inmediatos no profesionales:
  - Acciones para asegurar la seguridad personal, medidas de autoprotección.
  - Interacción adecuada con la Policía, servicios de emergencias, bomberos y personal sanitario.
  - Cómo identificar una hemorragia que amenace la vida.
  - Uso de las manos para la ejercer una presión directa.
  - Ejecución adecuada de la técnica de compresión directa.
  - Uso correcto de torniquetes efectivos.
  - Uso correcto de agentes hemostáticos seguros y efectivos.
  - Uso adecuado de vendajes de emergencia.
  - Uso de torniquetes de circunstancias como último recurso.
- Para los primeros intervinientes profesionales:
  - Acciones para asegurar la seguridad personal, medidas de autoprotección, movimiento de personal en entornos hostiles.
  - Coordinación e integración de todos los intervinientes.
  - Comunicación entre todos los intervinientes.
  - Interacciones adecuadas con los intervinientes inmediatos.
  - Aplicación de los principios THREAT.
  - Uso correcto de la presión directa.
  - Uso correcto de torniquetes efectivos.
  - Uso correcto de agentes hemostáticos seguros y efectivos.
  - Uso adecuado de vendajes de emergencia.
  - Uso de torniquetes de circunstancias como último recurso.
  - Técnicas de extricación de heridos de entornos tácticos con medios manuales o instrumentalizados.

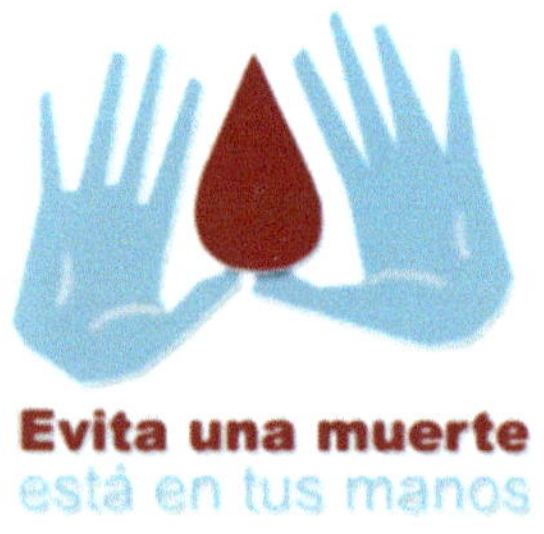

Figura 56-8. Proyecto formativo Evitar una muerte está en tus manos.

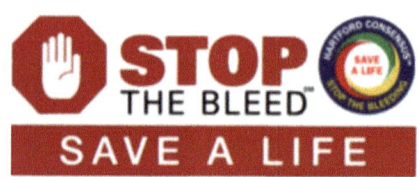

Figura 56-9. Logotipo de la campaña *Stop the bleed.* Fuente: www.controlbleeding.org

ZONIFICACIÓN

La asistencia sanitaria se verá supeditada al nivel de seguridad establecido de las diversas zonas. En varios documentos, entre ellos el documento de consenso Victoria I se determina la siguiente zonificación según el nivel de seguridad para este tipo de incidentes:

A. Cuidados bajo amenaza directa. Describe la fase en la que existe amenaza hostil directa y en la que el riesgo de que tanto la víctima como el rescatador sufran heridas es muy alto, por lo que las intervenciones sanitarias serán mínimas, orientadas al control de la hemorragia externa de riesgo vital. La prioridad en esta fase será neutralizar la amenaza y reducir daños colaterales al público.

B. Cuidados bajo amenaza indirecta. En esta fase se establecen prioridades asistenciales en el traumatismo en una zona de mayor seguridad tanto para la víctima como para el rescatador, se centra la asistencia en el control de hemorragias externas exanguinantes, el manejo de la vía aérea, la ventilación adecuada, el estado hemodinámico, el manejo de la hipotermia y el estado neurológico (MARCH) y en un rápido traslado a centro asistencial una vez hecha la estabilización inicial.

C. Evacuación. En esta fase se establecen los cuidados durante la evacuación al centro de atención sanitaria definitivo; el riesgo para el rescatador y la víctima es bajo en esta fase.

D. Actuación terciaria. Orientada a la prestación de tratamientos definitivos en centros hospitalarios y a la recuperación de secuelas físicas y psicológicas de los afectados. En la actuación terciaria resulta fundamental la designación y acreditación oficial de centros de referencia para traumatizados según niveles (I, II, III y IV) así como la implementación de los códigos o procesos de trauma en los servicios de emergencias prehospitalarios.

ASPECTOS GENERALES DE UN IMVI

En estudios en los que se analizaron 33 IMVI se produjeron 1.156 víctimas. Solo el 57 % (506) de las 1.123 ambulancias disponibles y movilizadas fueron necesarias para realizar 612 evacuaciones. Los equipos de rescate llegaron al lugar de los hechos en < 5 minutos y evacuaron al último herido urgente en 15-20 minutos. La mayoría de los pacientes no urgentes y urgentes fueron transportados a centros asistenciales cercanos al evento. Menos de la mitad de los heridos urgentes fueron evacuados a centros traumatológicos más lejanos. Las variables independientes que predecían la evacuación a un centro de trauma eran que fuera el hospital más cercano al suceso (OR 249,2, p < 0,001), la evacuación en un plazo de < 10 minutos tras el suceso (OR 9,3, p = 0,003) y que hubiera un paciente urgente en la ambulancia (OR 5,6, p < 0,001). Por regla general, los centros de trauma más alejados solo recibieron algo más de la mitad de los pacientes graves.

En este tipo de incidentes suele haber una elevada incidencia de lesiones penetrantes múltiples y un gran número de lesiones multiorgánicas y multisistémicas. Los mecanismos de lesión suelen ser múltiples: lesiones por explosión, lesiones penetrantes por metralla, heridas por arma de fuego, quemaduras, traumatismos diversos, etc.

Las fases que generalmente se acontecen en este tipo de incidentes son las siguientes: una fase de caos seguida de la reorganización, la limpieza del lugar y una fase tardía. Experiencias recientes sugieren que la secuencia de gestión en el lugar de los atentados terroristas con víctimas masivas contra una población civil debería incluir, de hecho: (1) un rápido triaje primario en el lugar de los hechos, en los segundos o minutos siguientes a la llegada, por parte de equipos médicos de emergencia experimentados y con una intervención médica mínima; (2) la evacuación inmediata de los heridos graves al hospital más cercano para su reanimación y estabilización primaria (concepto de hospital de evacuación), y (3) la evacuación de todos los demás heridos al resto de centros médicos para evitar que se sobrepase la capacidad de cualquier hospital. El análisis de los acontecimientos en el lugar de los hechos muestra que, durante el proceso de evacuación, las limitaciones de tiempo no permiten organizar ni realizar intentos de control de multitudes. La ejecución adecuada de estas medidas, que requieren un alto nivel de coordinación y comunicación, puede dar lugar a la supervivencia de víctimas que podrían haberse considerado no salvables en un escenario militar. En el escenario civil, estas víctimas pueden tener una buena oportunidad de sobrevivir si se proporciona una rápida evacuación a un centro asistencial cercano, bien preparado y equipado.

Este tipo de incidentes generan una demanda exhaustiva e inmediata de recursos, y puede sobrepasar con facilidad, en la mayoría de los casos, las capacidades de los sistemas sanitarios más organizados.

El triaje se convierte en una acción predeterminante para el tratamiento adecuado de las víctimas en IMVI. Diversos estudios revelan que solo el 20 % de las víctimas con lesiones críticas requieren atención urgente. Esto lleva a una inundación de los escasos recursos médicos con cientos de víctimas que no requieren atención inmediata (sobretriaje), lo que amenaza con retrasar el reconocimiento y la atención de esa pequeña minoría con lesiones urgentes y salvables que amenazan la vida y corren un riesgo inmediato de muerte (infratriaje). Varios autores subrayan la necesidad de evitar la atención a los supervivientes «expectantes» con lesiones tan graves que su salvación final es improbable, ya que esta forma de sobretratamiento desperdicia recursos limitados y puede poner en peligro la vida de aquellos con lesiones menos graves. Por ello hay que centrarse en los heridos de gravedad moderada en lugar de en los de mayor gravedad.

Suelen generarse problemas por falta de mando, coordinación o falta de integración de las organizaciones de emergencia que intervienen. La presencia de varios representantes de organizaciones de emergencia similares y de varios intervinientes en posición de liderazgo también ha también ha generado confusión, órdenes contradictorias y complicaciones en la gestión de la escena. El establecimiento temprano de una imagen operativa común con todos los organismos implicados reunidos en un puesto de mando multidisciplinar y unificado en un puesto de mando de incidentes o en un centro coordinador es fundamental para la sincronización y la eficacia de las operaciones de rescate.

Suele producirse una sobrecarga de las comunicaciones o bloqueo de las frecuencias de telefonía móvil en determinadas áreas donde se sospecha existencia de dispositivos explosivos secundarios.

Los errores que con mayor frecuencia se han observado antes, durante y después de este tipo de incidentes relativos a la actuación de los servicios de seguridad y emergencias son los siguientes:

- Antes del incidente:
  - Existencia de un sistema de alerta mejorado.
  - Comunicación clara, organización y toma de decisiones.
  - Formación de la población en general ante la posible amenaza.
  - Actualización de los planes de catástrofe e IMVI. Revisiones periódicas.
  - Entrenamiento en triaje y formación estandarizada y de calidad para los sistemas de emergencias.
  - Disponer de stock de material.
  - Competencia a través de la planificación, formación y simulacros periódicos.
  - Importancia de la planificación, coordinación, formación, apoyo financiero y servicios médicos bien equipados.
  - Formación en los nuevos patrones de lesiones. Cooperación con militares en la formación del personal sanitario civil en medicina de combate.
  - Mayor inversión, integración y estandarización de la medicina de catástrofes.
  - Formación pública y a primeros intervinientes en control de hemorragia externa y primeros auxilios.
  - Proceso nacional de debriefing y lecciones aprendidas.
  - Normas estandarizadas de formación.
  - Contemplar la posibilidad de que los hospitales puedan ser objetivos de ataques terroristas.
- Durante el incidente:
  - Problemas de comunicaciones y retrasos de transmisión de información crucial durante el incidente. Importancia de una información fiable. Existen importantes fallos de comunicación entre el lugar del incidente, los servicios de emergencia y los centros asistenciales.
  - Ausencia de información temprana desde el lugar del incidente para evaluar la gravedad.
  - Actualización constante de los recursos y las limitaciones de todos los centros hospitalarios.
  - Ausencia de roles claros entre los intervinientes.
  - Fallos de comunicación intrahospitalaria e interhospitalaria.
  - Los escenarios múltiples generaron problemas de mando y de comunicación difíciles de solventar.
  - Gestión de crisis basada en el conocimiento y la recopilación de información fidedignos.
  - Puesto de mando táctico y puesto médico avanzado en zona segura.
  - Triaje sencillo y temprano. Evitar el sobretriaje y el infratriaje. Reevaluación y triajes frecuentes. Triaje fuera de la zona caliente. No hay terapia en la zona caliente si no se está capacitado, formado e instruido.
  - La seguridad del personal interviniente es la máxima prioridad.
  - Distribución primaria y equilibrada de pacientes. Creación de centros de recepción de supervivientes para aliviar a los hospitales.
  - Cooperación entre hospitales para reconocer los límites y la transferencia de pacientes.
  - Identificación de pacientes y seguimiento de los mismos en los centros asistenciales.
- Entre las principales lecciones aprendidas están:
  - La comunicación y el paso de información entre todos los equipos intervinientes es de vital importancia.
  - La telefonía móvil se colapsa en este tipo de incidentes. Se deben utilizar sistemas de comunicación capaces de mantenerse en este tipo de circunstancias.
  - Establecer centros de información pública cerca de los hospitales y una buena gestión de la información de las víctimas, supervivientes no heridos y de los familiares. No debería haber medios de comunicación en los hospitales; se han de centralizar en los centros de información.
  - Apagar las líneas de telefonía móvil no críticas durante el incidente (implementación gubernamental).
  - Mejora de la formación del personal interviniente.
  - Desbloquear áreas de tratamiento en hospitales para pacientes críticos.
  - Centro alternativo de atención de las bajas del incidente.
  - Evacuación primaria de los heridos leves a hospitales más alejados del incidente.
  - Restricción de pruebas de laboratorio y radiología.
  - Mejora en los sistemas de identificación de víctimas, necesidad de un sistema nacional de identificación de víctimas.
  - Conocimiento y puesta en práctica de una conciencia de autoprotección para el personal interviniente.
  - Necesidad de aumentar la capacidad quirúrgica de los hospitales, solo cirugía de control de daños.
  - Evaluación continua de la seguridad en la escena.

CREACIÓN DE CAPACIDADES DE EQUIPO

Los intervinientes inmediatos deben tener claro que ejercer una presión directa sobre un vaso sangrante es la primera acción adecuada y que sus manos son el primer recurso disponible. En la mayoría de los casos, el control de la hemorragia externa se puede hacer por medio de presión directa durante al menos 10 minutos sobre el punto sangrante. No obstante, en entornos no seguros es una técnica que no se recomienda, por razones de seguridad obvias. En estos casos, el uso de torniquetes comercializados y con eficacia probada es más recomendable.

Para un adecuado y seguro control de la hemorragia externa en el lugar de la lesión se precisará de elementos diseñados a tal efecto como los torniquetes, los vendajes de emergencia y los agentes hemostáticos. Por ello, el Consenso Hartford recomienda:

- Que todo miembro de los cuerpos y fuerzas de seguridad estatales, miembros del cuerpo de bomberos y de los servicios de emergencias médicas porte en su equipación

inmediata al menos torniquete, un vendaje hemostático y guantes.
- Que los medios de evacuación terrestre o aéreo lleven varios agentes hemostáticos y torniquetes, con base en las necesidades locales.
- Los centros de gran concentración de personas como aeropuertos, estaciones de ferrocarril, estaciones de autobuses, museos, hospitales, colegios, universidades deberían contar con mochilas equipadas con los medios necesarios para el control de la hemorragia externa. Todos los torniquetes y agentes hemostáticos empleados deben ser de eficacia manifestaciones clínicas demostrada y documentada mediante estudios científicos. El contenido de dichas mochilas, al menos, debería ser el siguiente (**Fig. 56-10**):
  - Vendajes compresivos o de emergencia.
  - Agentes hemostáticos (en forma de venda) seguros y efectivos.
  - Torniquetes efectivos.
  - Guantes de protección personal.
  - Dichas bolsas o mochilas deberían cumplir estas especificaciones:
    - Estar cerca de los desfibriladores externos semiautomáticos, según las necesidades locales.
    - Estar colocadas de forma que fueran localizables de forma inmediata visualmente o vía aplicación web.
    - Estar en lugares seguros pero accesibles.
    - Con capacidad de uso en menos de tres minutos.

CARACTERÍSTICAS DE LA RESPUESTA INTEGRAL A ESTE TIPO DE INCIDENTES

Como se ha dicho, las nuevas amenazas han moldeado no solo la capacidad de la respuesta sino la respuesta en sí misma. Actualmente la respuesta a los nuevos peligros que acechan es dinámica y está en constante evolución. Cuando parece que la solución es adecuada, el problema cambia y hace necesario que la respuesta vuelva a adaptarse o así debería ocurrir. Esto ocurre en todos los sectores en el de la seguridad, en el sanitario, etc. Sin una evaluación continuada de la amenaza y un desarrollo constante de las herramientas necesarias para neutralizarla, los efectos devastadores en todos los aspectos se incrementarán: mayor número de pérdidas humanas, gran impacto social negativo, imagen corporativa pulverizada, pánico, miedo, etcétera.

Conocida la naturaleza de la amenaza, es posible adaptar la respuesta de diversos modos:

- Adecuar los niveles de protección al nivel de riesgo probable.
- Adaptar o modificar los procedimientos operativos para no ser sorprendidos (tener siempre previsto lo peor).
- Se deben determinar las competencias que ha de tener el personal interviniente. En principio, cuanto mayor sea la capacidad de respuesta mayor dinamismo adquirirá la operación. Para ello, la legislación debe modificarse en pro de agilizar la respuesta y no de retardarla, como está ocurriendo ahora, con el fin de dotar a los profesionales de la cobertura legal que precisan para realizar su trabajo adecuadamente. De nada sirve disponer de equipos de última

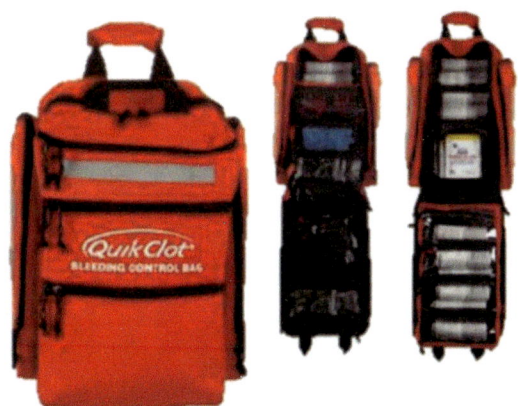

Figura 56-10. Kit para el control de la hemorragia externa *Quick clot control bleeding bag.* Fuente: http://stopheartattack.com/quik-clot-bleeding-control-bag-12-injury/

generación si no sé usarlos o si la legislación vigente limita su uso.
- Adquisición de nuevos materiales y equipos que favorezcan la misión, aumenten la seguridad y faciliten el apoyo brindado por los intervinientes. Es indispensable adaptar y actualizar las dotaciones de los equipos intervinientes. Esta deberá confeccionarse teniendo en cuenta una serie de factores externos que influyen de modo decisivo en la asistencia que se brinda a las víctimas y en el modo de trabajo de los equipos operativos: tipo de incidente y de misión, la situación táctica, la capacidad de movimiento de los individuos del equipo operativo, el nivel de aislamiento o los tiempos de respuesta y la llegada de recursos, el grado de formación de los intervinientes y la competencia profesional dentro de un marco legal.
- Modificar la forma de entrenar o de integrar los nuevos modelos de entrenamiento. En esta área, la simulación clínica ha avanzado muchísimo y pueden recrearse situaciones de alta realidad en entornos seguros y controlados. Estos nuevos modelos, además del desarrollo de múltiples técnicas de caracterización, permiten sumergir al alumno en el estrés de una situación muy semejante a una intervención real.
- Cambio de paradigma asistencial mediante la aplicación de los principios asistenciales de medicina táctica para ITA.
- Adaptar lo aprendido cuanto antes. Hasta ahora, se ha sido lento a la hora de integrar lo aprendido con sangre, a pesar de que la información en pleno siglo XXI se mueve a gran velocidad.

Hay evidencia científica suficiente para afirmar que los principios de la medicina táctica aplicada a la asistencia sanitaria en entornos hostiles han mejorado la supervivencia y disminuido la morbimortalidad de los combatientes en el campo de batalla. Si se trasladara esta realidad al entorno de la emergencia civil, con una adecuada preparación mediante una formación basada en competencias con carácter reglado, una cobertura legal de todo profesional que interviene, una coordinación eficaz y real entre los intervinientes, una adecuada proporción de medios materiales y humanos y la correspondiente adaptación de los procedimientos a la realidad social, las posibilidades de que la actuación en este tipo de incidentes fuera efectiva, coordinada, proporcionada y rápida se multiplicarían.

Las experiencias vividas en diversas zonas de operaciones y el reconocimiento de los fallos y aciertos sirven para reforzar lo que se está haciendo bien y para mejorar lo que no se está haciendo tan bien. El inmovilismo y la falsa aceptación de posturas que no quieren cambiar y modificar procedimientos o formas de actuar conlleva, con total seguridad, el fracaso en futuras intervenciones. El entrenamiento y la formación continuada o el perfeccionamiento son pilares fundamentales en la formación de profesionales en todos los sectores y no se deben descuidar bajo ningún concepto.

Y aquí llega la eterna dicotomía: ¿entrenar a un táctico en medicina o a personal sanitario en táctica? Partiendo de la idea de que ningún extremo es adecuado, se proponen las siguientes opciones como adecuadas:

• Formar a personal de las fuerzas de seguridad en determinados procedimientos básicos de medicina táctica para dar una respuesta más efectiva a su intervención y aumentar el nivel de seguridad de los equipos intervinientes. Ningún operativo quedará sin asistencia en zona caliente hasta la llegada de los equipos de emergencia, que tardarán unos minutos vitales en acudir al punto de extracción del herido. Minutos vitales tras la lesión en los cuales el táctico sanitario, una vez neutralizada la amenaza, tendrá tiempo de intervenir y de brindar una asistencia adecuada.
• Formar a personal sanitario en medicina táctica. La sanidad militar ha sido pionera en España, incluso en Europa, en diseñar campañas de formación de personal sanitario y policial. La sanidad militar ha formado a más de 1.400 profesionales del SAMUR y a más de 200 del SUMMA 112 en procedimientos básicos de medicina táctica y de autoprotección en atentados terroristas con tirador activo.
• Lo ideal es disponer de tácticos con los suficientes conocimientos de medicina táctica y amparados por la ley (creando una figura profesional con competencias profesionales reguladas) para este tipo de incidentes dentro de los cuerpos y fuerzas de seguridad del estado, como los de las unidades de operaciones especiales de los ejércitos. Tal vez sería interesante plantearse la actuación combinada de dichos equipos especializados en incidentes graves, como actualmente ya lo hacen determinados servicios de emergencia en varias ciudades de España (SAMUR PC Madrid, SUMMA 112, SEM Cataluña).

CARACTERÍSTICAS DE LA ASISTENCIA SANITARIA EN INCIDENTES CON TIRADOR ACTIVO

Los servicios de emergencia europeos están adaptando su respuesta según procedimientos de sanidad táctica empleados por los ejércitos para hacer frente a los IMVI del nuevo siglo, en sus múltiples manifestaciones.

Es de vital importancia tener en cuenta los siguientes conceptos dentro de la elaboración de las nuevas respuestas y los cambios de paradigma que están experimentando actualmente los servicios de emergencias:

• La adaptación se basa en ser capaces de aprender de los errores a la hora de afrontar dichas situaciones, fortaleciendo los «talones de Aquiles». De no entenderlo así, se está abocado a cometer una y otra vez los mismos fallos, tanto en la planificación, como en la organización y ejecución de los planes de respuesta. La adaptación de los procedimientos operativos que están experimentando los servicios de emergencia de nuestro país no ha hecho nada más que empezar. Actualmente se están adaptando los conceptos de medicina táctica al entorno civil, proceso que ya lleva años en otros países a los cuales se ha tachado de alarmistas.
  – Las nuevas herramientas terapéuticas empleadas en el campo de batalla por los ejércitos más modernos del mundo y que han demostrado su eficacia con evidencia científica en los últimos conflictos bélicos se han incorporado a las dotaciones de los servicios de emergencia civiles de varios países europeos y se han introducido en los procedimientos asistenciales. Así, elementos como el torniquete, los vendajes de emergencia y los agentes hemostáticos tópicos (**Figs. 56-11, 56-12 y 56-13**) han pasado a formar parte de las dotaciones no solo de los equipos de emergencia en nuestro país, sino también de las dotaciones oficiales de los coches patrullas policiales.

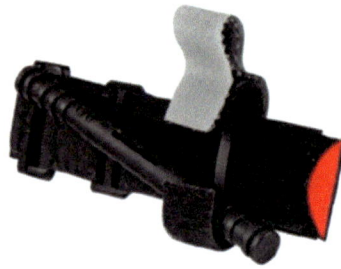

Figura 56-11. Combat aplication *tourniquet* (CAT).

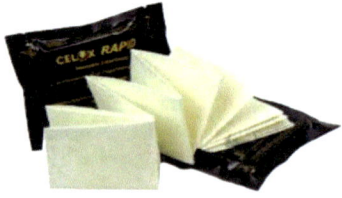

Figura 56-12. Agente hemostático *celox rapid*.

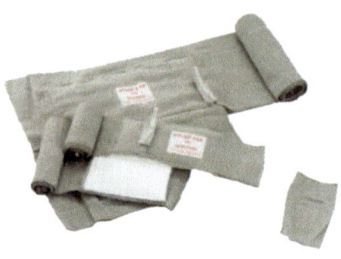

Figura 56-13. Vendaje de emergencia o vendaje israelí.

- Desde el año 1996 en que se publicó en la revista *Military Medicine* el artículo «*Tactical combat casualty care* in special operations (TCCC)» el número de muertes en zona de combate ha disminuido drásticamente. A partir de la publicación de las recomendaciones TCCC, la atención sanitaria se enfocó en las principales causas de muerte prevenible en zona de combate (hemorragia externa, neumotórax a tensión y obstrucción de vía aérea), pero lo que marcó la diferencia en la atención al herido frente a la administrada en conflictos previos fue la importancia de la situación táctica como factor determinante de la asistencia a la baja. En 2005 germinó lo que se llamó *tactical emergency casualty care* (TECC): el fin es extrapolar aquellas recomendaciones del TCCC que sean útiles al ámbito civil. En 2011 se publicaron las primeras recomendaciones TECC. Las directrices están basadas en los principios del TCCC, pero tienen en cuenta las características propias del entorno civil, como la situación y disponibilidad de recursos, las variaciones en la población asistida y los ámbitos de práctica asistencial.

- Los centros coordinadores desempeñan un papel fundamental en los primeros momentos con su labor de coordinación, activación de recursos y alerta temprana a centros hospitalarios receptores de los heridos. No debe olvidarse que son los primeros en contactar con las víctimas o sus acompañantes y que son la primera referencia de información para ellos, de los que reciben indicaciones de actuación claras y concisas.

- La respuesta a este tipo de incidentes ha de ser rápida, flexible, coordinada y eficaz, con el objeto de neutralizar la amenaza lo antes posible y reducir el tiempo de actuación del agresor: esto contribuye de forma directa a disminuir el número de muertos y heridos.

- Se ha de instruir al personal de bomberos y de los servicios de emergencias médicas a ubicar los vehículos especiales y asistenciales a una distancia prudencial establecida por la policía. Dichos vehículos deben ser protegidos debidamente con barreras arquitectónicas, lo mismo que el personal, con sus equipos de protección individual específicos. A la vez, deben situarse en la ubicación adecuada hasta ser activados por los equipos policiales operativos.

- Serán los cuerpos y fuerzas de seguridad del estado los que tomarán el control de la situación y coordinarán a los otros profesionales, dando las instrucciones de seguridad pertinentes e indicando el momento en el que el resto de los profesionales podrán acceder a la zona caliente y prestar sus servicios.

- Nadie excepto los cuerpos y fuerzas de seguridad del estado entrará en la zona caliente. Los demás profesionales aguardarán en la ubicación segura con sus equipos de protección individual hasta las indicaciones de los equipos policiales operativos. El nivel de protección establecido para los servicios de emergencia sería el siguiente: chalecos balísticos de nivel II/III capaces de detener los proyectiles de la mayoría de las armas de baja velocidad y de alguna de alta velocidad de los calibres 5,56 y 7,62 mm, casco y protección ocular. Dicho personal debe estar familiarizado con estos equipos de protección. Con estos elementos no están protegidos ni contra los fragmentos o la metralla, ni contra la onda expansiva o de sobrepresión de un artefacto explosivo improvisado y hay que recordar que sus extremidades siguen siendo vulnerables (**Fig. 56-14**). Si se contempla la opción de que los equipos de emergencias entren en la zona caliente, solo se hará cuando dichos equipos cuenten con la formación y entrenamientos específicos y con los elementos de protección adecuados a los riesgos derivados de la amenaza. En la zona caliente no puede entrar personal no entrenado ni formado en estos entornos tan específicos: supondría un grave riesgo para el personal de seguridad y para el propio equipo de emergencias.

- Una vez neutralizada la amenaza, el personal de emergencias se integrará en las formaciones de los equipos policiales para la extracción de los heridos. Dicho personal quedará subordinado al jefe del equipo policial en todo momento y mientras dure la operación de rescate de todas las víctimas. Todo personal que trabaje en zona caliente o templada o de amenaza directa o indirecta deberá utilizar un equipo de protección adecuado al nivel de amenaza y estar familiarizado con su uso y capacidades de protección (**Fig. 56-15**).

- Los equipos del personal sanitario deben ser adecuados y reducidos, y los procedimientos asistenciales modificados con base en los conceptos de la medicina táctica y no en

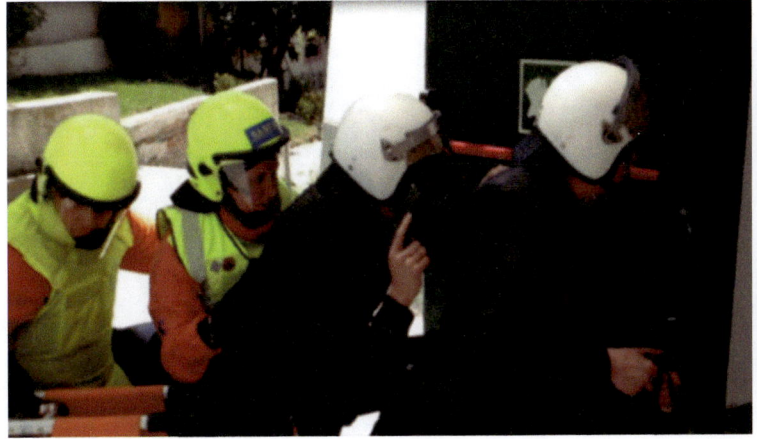
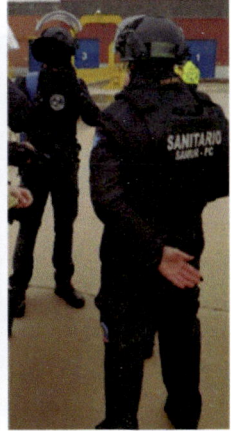

Figura 56-14. Equipo policial con equipo de emergencias empotrado protegidos en posición de espera. Fuente: elaboración propia del autor y cortesía de equipos DEPAS SAMUR PC MADRID.

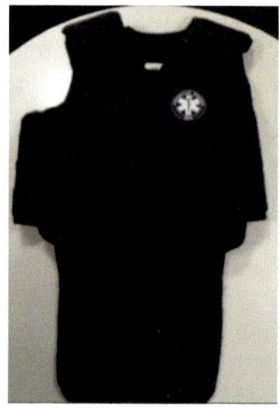
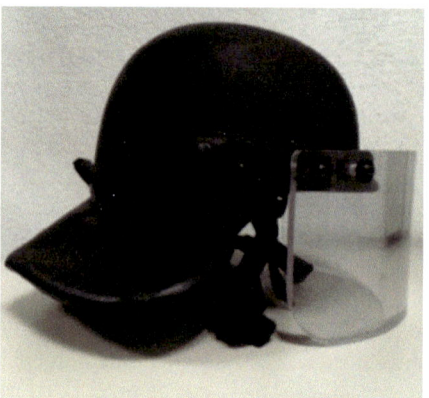
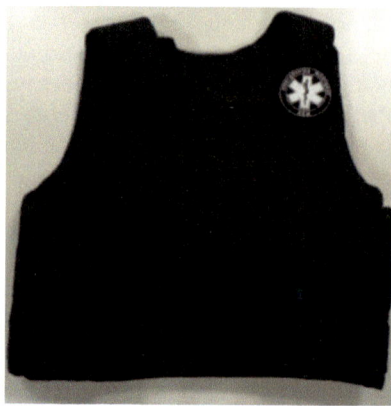

Figura 56-15. Equipo de protección individual de los equipos ORCA del SEM de Cataluña. Fuente: cortesía del Servicio de Emergencias Médicas de Cataluña.

los IMV convencionales. Se podrá pasar de uno a otro procedimiento cuando los cuerpos y fuerzas de seguridad del estado declaren la zona segura (**Fig. 56-16**).

- Las tareas del equipo asistencial integrado en los equipos tácticos dependerán de la zona en la que se encuentren. En líneas generales, serán las siguientes:
  - Zona caliente (*care under fire* según el TCCC o *direct threat care* según TECC): solo harán el control de hemorragias externas que comprometan la vida. Adoptarán las medidas de seguridad oportunas y realizarán una extracción rápida de los heridos de la zona de peligro. Se seguirá la máxima *scoop and run*.
  - Zona templada (*tactical field care* según TCCC o *indirect threat care* según TECC): en esta fase el herido será transferido al puesto sanitario avanzado, situado en una zona de mayor seguridad fuera de la zona caliente. Se aplica el procedimiento estándar de actuación en emergencias modificado (C-ABCDE), en el que la primera C abarca el control inicial (si no se ha realizado antes) de la hemorragia externa exanguinante siguiendo las directrices del CoTCCC.
  - Zona fría (*tactical evacuation care* según TCCC o *evacuation care* según TECC): es la zona de mayor seguridad, donde se situarán las norias de ambulancias medicalizadas para el traslado de los heridos, una vez estabilizados y triados en el puesto sanitario avanzado, hacia los centros de tratamiento definitivo. Durante

esta fase el personal sanitario continúa los cuidados de los heridos durante la evacuación.

- Se extraerá al herido inmediatamente, solo se hará control de hemorragias con torniquete, si se precisa. No se utilizará ninguna otra técnica que demore la evacuación hasta una zona segura con la ayuda de soporte de evacuación táctica o acarreos manuales (**Figs. 56-17** y **56-18**).

Las víctimas serán extraídas según se vayan encontrando, y se irán asegurando los emplazamientos en los se ha producido el incidente. Los sistemas de extracción pueden ser instrumentalizados o manuales, basados en técnicas de medicina táctica de movilización de heridos. El triaje

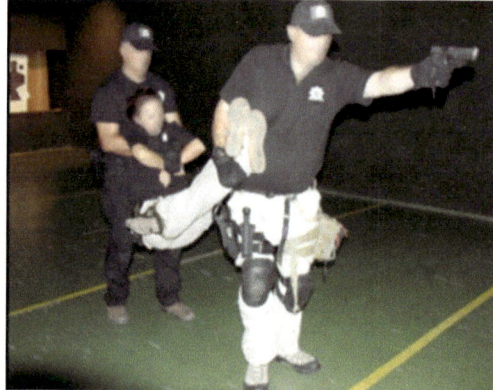

Figura 56-17. Acarreo táctico de un herido.

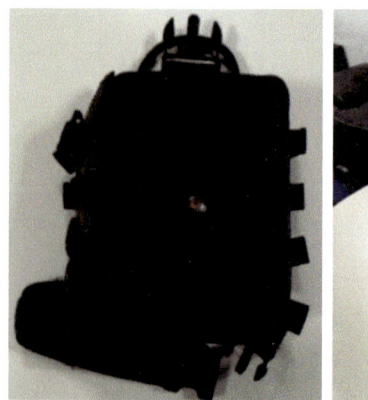
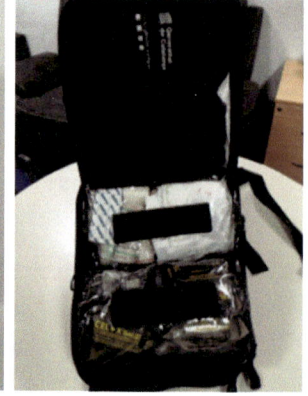

Figura 56-16. Equipo de asistencia. Fuente: cortesía de los equipos ORCA del SEM de Cataluña.

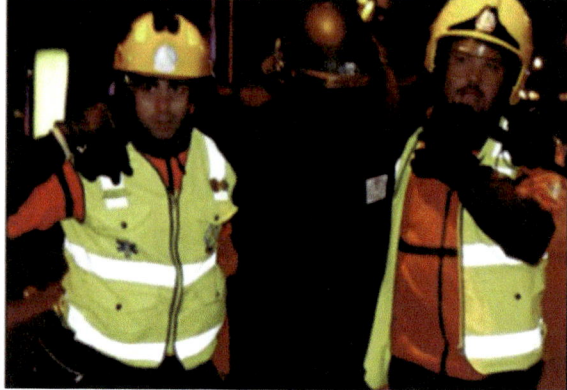

Figura 56-18. Acarreo de policía herido por miembros de los equipos DEPA de SAMUR Protección Civil.

se hará en el puesto sanitario avanzado que estará situado en la zona templada, protegido con estructuras arquitectónicas y con la policía (**Fig. 56-19**).

- Todo paciente que sea extraído debe ser cacheado, filiado e identificado por los cuerpos y fuerzas de seguridad del estado una vez se encuentre en zona segura. En algunos ITA, a la llegada de la policía, el tirador activo se camufla entre las víctimas e incluso llega a lesionarse para ser evacuado a un centro hospitalario y así escapar más fácilmente del cerco policial. Es muy importante recabar información de las víctimas sobre las características físicas de los tiradores para identificarlos rápidamente.
- Una vez activada la alerta por IMVI, los centros hospitalarios de referencia deberían activar sus protocolos de IMV y poner en marcha los procedimientos oportunos para contar con los medios necesarios tanto humanos como materiales, movilizar pacientes a otras plantas temporalmente y reforzar los servicios más demandados, con un sistema de alerta temprana y de activación inmediata. Es importante tener en cuenta que los centros hospitalarios pueden convertirse en objetivo de los terroristas, por lo que desde el primer momento se deben reforzar las medidas de seguridad.
- La información a los medios de comunicación debe ser clara, concisa y actualizada, no alarmista y ofrecida por los portavoces de los diversos servicios que intervienen

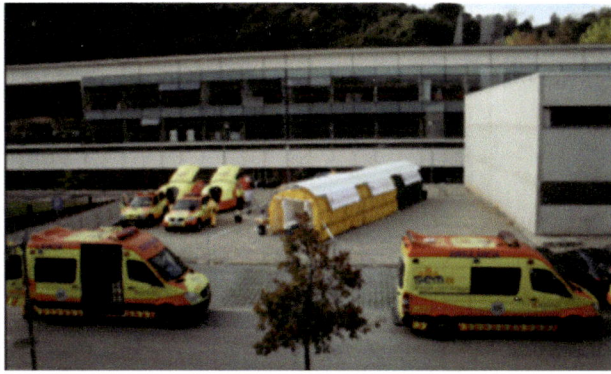

Figura 56-19. Puesto de mando avanzado protegido por barreras arquitectónicas.

en el incidente o por el portavoz del gabinete de crisis. El impacto social actual de las diversas redes sociales determina que en las cuentas oficiales de las instituciones (en Twitter, Facebook, Instagram, etc.) puedan emitirse alertas y boletines periódicos con el fin de cubrir la demanda de información de la sociedad y de los medios. Hay que asegurarse de que en las declaraciones, entrevistas en directo o en redes sociales, se haga uso de un lenguaje y una terminología adecuados y respetuosos tanto con las víctimas como con los familiares y el resto de la sociedad. Asimismo, la información debe ser veraz, actualizada y relevante.

 PUNTOS CLAVE

- Los incidentes con tirador activo en entornos civiles presentan una mayor mortalidad que las acciones en entornos tácticos de combate.
- Cuando el terrorista hace uso de explosivos (coche bomba, chaleco explosivo, artefacto explosivo improvisado) el patrón lesional se modifica: las lesiones son más graves que las ocasionadas por las armas de fuego.
- En la actualidad no existe ningún procedimiento estandarizado en España para su aplicación en IMVI entre los diferentes servicios de emergencias médicas (SEM) y las fuerzas y cuerpos de seguridad de estado.
- Las características propias de los IMVI obligan a un cambio asistencial de la atención de estos incidentes. Se precisa una adaptación de las definiciones y de los

- procedimientos que debe desembocar en una formación específica, adaptada a la rápida evolución de este tipo de amenazas.
- Los heridos con sangrado externo de riesgo vital deben ser atendidos inmediatamente en el lugar de la lesión.
- Todos los intervinientes deben estar formados y deben disponer del material necesario para un adecuado control de la hemorragia externa.
- La formación sobre IMVI debe ser impartida por profesionales con experiencia en asistencia en entornos tácticos y con la cualificación necesaria tanto profesional como docente.
- La asistencia sanitaria se verá supeditada al nivel de seguridad establecido de las diversas zonas.

BIBLIOGRAFÍA

Alfici R, Ashkenazi I, Kessel B. Management of victims in a mass casualty incident caused by a terrorist bombing: treatment algorithms for stable, unstable, and in extremis victims. Mil Med. 2006 Dec;171(12):1155-62.

American College of Emergency Physicians. Atentados con explosivos: patrones de las lesiones y atención médica. Módulo sobre lesiones por onda expansiva [consultado 30 de octubre de 2019]. Disponible https://emergency.cdc.gov/masscasualties/word/blast_curriculum_1h_spanish.doc

Auerbach PS. Wilderness medicine. Tactical Medicine and Combat Casualty Care. Estados Unidos: Elsevier; 2007.

Belmont PJ, McCriskin BJ, Sieg RN, Schoenfeld AJ. Combat wound in Irak and Afghanistan from 2005 to 2009. J Trauma Acute Care Surg. 2012;73:3-12.

Butler FK, Hagmann J, Butler GE. Tactical combat casualty care in special operations. Mil Med. 1996;161(Suppl 3):1-16.

Castelvi JL. Intervención sanitaria en atentados terroristas [consultado 30 de octubre de 2019]. Disponible en: https://delodivinoylohumano.wordpress.com/2016/09/19/intervencion-sanitaria-en-atentados-terroristas/

Department of Health and Human Services USA. Explosions and blast injuries: A primer for clinicians [consultado 30 de octubre de 2019]. Disponible en: https://www.cdc.gov/masstrauma/preparedness/primer.pdf

Einav S, Feigenberg Z, Weissman C, Zaichik D, Caspi G, Kotler D, Freund HR. Evacuation priorities in mass casualty terror-related events: implications for contingency planning. Ann Surg. 2004 Mar;239(3):304-10.

Frykberg ER. Principles of mass casualty management following terrorist disasters. Ann Surg. 2004 Mar;239(3):319-21.

García Núñez LM, García-Chávez LI, Núñez Cantú O, Cabello Pasini R, Delgado Arámburo JL, Rivera Cruz JM. Lesión por explosión: El escenario urbano como modelo práctico y epidemiológico del trauma en operaciones militares. Cirujano Gen. 2009; 31(1).

Gerold K, Gibbons M, Mckay S. The relevance of tactical combat casualty care (TCCC). Guidelines to civilian law enforcement operations [consultado 30 de octubre de 2019]. Disponible en: http://ntoa.org/site/images/stories/tccc_guidelines_ntoa.pdf.

González-Alonso V, Usero Pérez MC, Hossain López S, Gómez Crespo JM, Orbañanos Peiro L. La sanidad táctica en los servicios de emergencia: un programa formativo pionero en España. Comunicación en el Congreso Internacional de Enfermería, del 27 de mayo al 1 de junio de 2017 en Barcelona.

González-Alonso V. Control de la hemorragia externa en combate. Manual de soporte vital táctico. Sevilla: Editorial Punto Rojo Libros; 2016. pp. 63-88.

Heck J, Isakov A, Bozeman W. Emergency medical services: Special operations. Tactical Emergency Medical Support. 2001. p. 204-15.

Hick JL, Hanfling D, Evans B, Greenberg S, Alson R, McKinney S et al. Discussion paper. Health and Medical Response to Active Shooter and Bombing Events. Estados Unidos: National Academy of Medicine; 2016.

Holgersson A. Review of on-scene management of mass-casualty attacks. J Human Security. 2016;12(1):91.

Homeland Security. Emergency response to terrorism: tactical considerations in emergency medical services. ERT: TC: EMS-Student Manual. 2nd edition. 2000.

Jacobs LM. Joint Committee to create a national policy to enhance survivability from mass casualty shooting events: Hartford Consensus II. J Am Coll Surg. 2014;218(3) [consultado 30 de octubre de 2019]. Disponible en: http://www.naemt.org/Files/LEFRTCC/Hartford%20Consensus%20Call%20to%20Action.pdf.

Jacobs LM. The Hartford consensus III: Implementation of bleeding control. Conn Med. 2015;79(7):431-5.

Lenworth MJ and the Joint Committee to Create a National Policy to Enhance Survivability from Intentional Mass Casualty and Active Shooter Events. The Hartford Consensus IV: A call for Increased National Resilence. Bulletin American College of Surgeons. March 2016;17-24.

Martín Ibáñez L, Pérez Martínez J, Zamora Mínguez D, Alcón Rubio F, González Alonso V, Aroca García-Rubio S, et al. Consenso Victoria I: la cadena de supervivencia táctica civil ante incidentes de múltiples víctimas intencionados. Emergencias. 2019;31:195-201.

Reed Smith E, Shapiro G, Sarani B. The profile of wounding in civilian public mass shooting fatalities. J Trauma Acute Care Surg. 2016 Jul;81(1):86-92. DOI: 10.1097/TA.0000000000001031.

Schorscher N, Kippnich M, Meybohm P, Wurmb T. Lessons learned from terror attacks: thematic priorities and development since 2001-results from a systematic review. Eur J Trauma Emerg Surg. 2022 Aug;48(4):2613-2638.

Schwartz R, Mcmanus J, Croushorn J, Piazza G, Coule P, Gibbons M, et al. Tactical Medicine. Competency-Based Guidelines. Prehosp Emerg Care. 2011;15:67-82. DOI: 10.3109/10903127.2010.514092.

Skryabina E, Betts N, Reedy G, Riley P, Amlôt R. UK healthcare staff experiences and perceptions of a mass casualty terrorist incident response: a mixed methods study. Skryabina E, et al. Emerg Med J. 2021;38:756-764.

Smith R, Callaway DW. Tactical emergency casualty care. The need for & evolution of civilian high threat medical guidelines. JEMS. 2014;Suppl:10-5.

Tactical Combat Casualty Care Guidelines [en castellano]. Disponible en: www.jsomonline.org.

Tactical Emergency Casualty Care Guidelines 2014. Committee for Tactical Emergency Casualty Care [Internet] [consultado 30 de octubre de 2019]. Disponible en: http://www.c-tecc.org/images/content/TECC_Guidelines_-_JUNE_2014_update.pdf.

Incidentes nucleares, radiológicos, biológicos y químicos

57

J. J. Giménez Mediavilla, M. C. Castillo Ruiz de Apodaca y D. González Rodríguez

OBJETIVOS

- Conocer los diversos niveles de amenaza y riesgos nucleares, radiológicos, biológicos y químicos, así como las características de cada uno de ellos.
- Definir los diferentes elementos de protección que componen los niveles de protección individual.
- Aprender a gestionar este tipo de incidentes.
- Manejar la descontaminación de víctimas contaminadas válidas e inválidas y conocer las bases de la descontaminación de los intervinientes.
- Conocer el tratamiento de las emergencias más comunes en los incidentes nucleares, radiológicos, biológicos y químicos.

RIESGOS NUCLEARES, RADIOLÓGICOS, BIOLÓGICOS Y QUÍMICOS

En los últimos años las siglas NRBQ (nuclear, radiológico, biológico, químico) se han hecho habituales para los servicios de emergencias. La primera pregunta es ¿qué es un incidente NRBQ?, ¿qué es el riesgo NRBQ? Un incidente NRBQ es aquel en el que está presente «algo» que está lesionando o puede lesionar a las personas que están expuestas a él. Esa capacidad de lesionar incluye a los servicios de emergencia que acuden a resolver el incidente. Al atender a un paciente con un infarto, no existe la posibilidad de que el infarto afecte al profesional. En un incidente NRBQ, es posible pasar muy rápidamente de ser personal que está atendiendo, a ser personal que tiene que ser atendido. En esto existe algo de parecido con los incidentes en los que el personal interviniente corre cierto riesgo (accidentes de tráfico, incendios). Es importante saber dónde está el riesgo.

Los incidentes NRBQ suponen, además, otro problema: si el agente causante de la agresión no es retirado de los pacientes y se traslada al hospital, el personal del hospital se verá afectado por él. Por lo tanto, es básico el control del riesgo.

Por otra parte, los pacientes expuestos al agente agresor pueden ser portadores y, por tanto, una fuente de riesgo para los sanitarios que los atienden.

¿Qué es ese «algo»? El agente agresor puede tener tres orígenes: productos químicos de distinta composición (origen químico), microorganismos o sus productos (origen biológico) o elementos que producen radiaciones ionizantes (origen nuclear-radiológico). Se irán analizando por separado cada una de las siglas: riesgo nuclear-radiológico, riesgo biológico y riesgo químico.

Riesgo nuclear-radiológico (NR)

El riesgo NR lo genera la presencia de elementos radiactivos que producen radiaciones ionizantes; es decir, que tienen la capacidad de alterar la estructura molecular o las condiciones internas de las células de los seres vivos.

La diferencia entre nuclear (N) y radiológico (R) está en relación con la cantidad de radiación liberada; el incidente nuclear se vincula con centrales nucleares o instalaciones con reactores y el incidente radiológico con elementos radiactivos en cantidades más pequeñas.

Las radiaciones ionizantes pueden ser de dos tipos: con emisión de partículas o con emisión de energía. Las partículas que se pueden emitir partículas son alfa (α), beta (β) y neutrones de manera genérica. Esta radiación será, por tanto, radiación alfa o radiación beta. Al hablar de energía se suele denominar radiación gamma (γ).

Respecto a los efectos de las radiaciones sobre los seres vivos, cabe señalar que cuando las radiaciones ionizantes inciden sobre los tejidos, golpean las estructuras moleculares. Algunas pueden llegar a atravesarlas sin incidir sobre ninguna estructura molecular. Las lesiones que producen van desde rotura de moléculas hasta la alteración del equilibrio iónico del interior celular. Por lo general, la célula queda dañada y muere en los casos en los que la dosis radiactiva es grande. Con dosis radiactiva menor, las lesiones pueden no llevar a la muerte celular, pero sí puede quedar dañada y perder parte de su funcionalidad. Si las lesiones estructurales afectan al material genético de la célula, pueden ocurrir tres cosas: *a)* que al iniciarse el ciclo de división celular (mitosis), las células sean incapaces de realizarlo y mueran; *b)* que la célula consiga dividirse con lesiones importantes que mermen su correcto funcionamiento y *c)* que la lesión afecte al material genético (cambio o sustitución de bases) y, por tanto, las células hijas estén alteradas genéticamente: son células con una mutación.

Las lesiones dependientes de la cantidad de dosis que incide sobre el tejido se llaman determinísticas. A partir de cierta dosis, todas las personas presentan lesiones: 500 (milisievert mSv).

Cuando la dosis de radiación recibida no llega a los valores de lesiones determinísticas, se habla de probabilidad de presentar lesiones: lesiones estocásticas.

Respecto a la resistencia de los tejidos, hay que decir que cada tejido tiene una radiosensibilidad y que los que se encuentran en continua división celular son los más sensibles.

Según la dosis de radiación absorbida por una persona, esta desarrollará los denominados síndromes de radiación: hematopoyético, gastrointestinal o del sistema nervioso central. En todos ellos se da una fase inicial con síntomas leves, seguida de la fase prodrómica, en la que desaparecen los síntomas, y a la que sigue la fase en la que se desarrollan los signos y síntomas de las lesiones provocadas por la radiación.

Dos conceptos muy importantes al hablar de este riesgo son el de irradiado y el de contaminado. La persona irradiada es la sometida a los efectos de la energía o de las partículas que emiten los elementos radiactivos. La persona contaminada tiene esos elementos en muy pequeña cantidad (polvo, por lo general) sobre la superficie de su cuerpo, si bien sigue siendo irradiada mientras no se le retire el material radiactivo.

Riesgo biológico (B)

El riesgo biológico viene generado por la capacidad de los microorganismos para provocar enfermedades o afectar el correcto funcionamiento del organismo.

Este riesgo va fundamentalmente ligado a los virus y las bacterias, aunque existen otros productos de origen biológico que se consideran dentro de este riesgo, como el ricino.

Tanto los virus como las bacterias son considerados seres vivos; (la consideración de los virus como «seres vivos» está en duda por su incapacidad para reproducirse sin contar con el metabolismo de una célula a la que han infectado) como tales, intentan vivir y la infección de distintos tipos de células del organismo humano es su método de propagación.

Los microorganismos tienen un ciclo infectivo, durante el cual deben entrar en un organismo, llegar hasta las células, donde realizan la primera infección, y después, multiplicarse y diseminarse por todo el organismo.

Para enfrentarse a un microorganismo es preciso conocer una serie de datos para controlar la infección: cómo se inicia la infección y cómo se trasmite, sus características, cuándo se dan los primeros síntomas, el rango de población al que afecta y su nivel de agresividad (virulencia). Para controlar su dispersión, así como para proteger al personal, lo más importante es conocer la vía de transmisión y cuándo empieza a transmitirse: si la enfermedad se empieza a transmitir antes o después de los primeros síntomas.

Al hablar de riesgo biológico es muy importante recordar que en muchas ocasiones el foco de riesgo es el paciente; por tanto, ese foco se traslada hasta el hospital, donde se le continúa atendiendo, con el consiguiente riesgo.

Aparte de las infecciones producidas por el metabolismo bacteriano o como parte de la estructura de la bacteria, en este riesgo están incluidas las toxinas. Son moléculas de origen biológico perjudiciales para la salud humana. Su acción es más rápida que un proceso infectivo. Hay dos tipos de toxinas: las exotoxinas, de origen peptídico, expulsadas por la bacteria como desecho; las endotoxinas forman parte de la estructura bacteriana y producen su efecto con la lisis. *Staphylococcus aureus* produce distintas enfermedades por efecto de su exotoxina, por ejemplo.

Otro elemento que considerar es la toxina extraída de las semillas de la ricina: el ricino. Este compuesto se puede extraer con cierta facilidad de las semillas, y utilizarse como agresor en un acto intencionado.

Para el correcto control del riesgo biológico, es básico conocer el modo de dispersión. Existen tres modos básicos de trasmisión: de persona a persona por vía respiratoria u otros fluidos corporales, a través de vectores (animales) y mediante contaminación de una superficie, el agua, los alimentos, etcétera.

Riesgo químico (Q)

En este riesgo entra todo el variado y diverso mundo de los productos químicos. Las diferentes familias producirán distintos o ningún efecto sobre el organismo. Es la concentración de los productos químicos lo que produce su toxicidad; por ejemplo, el cloro se encuentra entre los iones presentes en nuestro organismo; también lo está en el agua potable, pero si la concentración es muy elevada, produce lesiones sobre los tejidos con los que contacta.

- Irritantes: son todos los compuestos que irritan los tejidos por contacto. Estos tejidos son las mucosas y la piel. Por lo general, actúan en todos los tejidos, sin tener especificidad por unos o por otros. Las lesiones sí pueden ser de distinta consideración. Según la vía de contacto o de entrada, los irritantes actúan sobre la piel, sobre la vía aérea y sobre el aparato digestivo por ingestión. Las lesiones más comunes son las producidas por contacto con la piel, si bien las más graves suelen ir relacionadas con la inhalación del irritante. De entre los productos irritantes, los ácidos y las bases son los que suelen generar de manera accidental más lesiones.
- No irritantes: son una serie de compuestos que generan lesiones diferentes a las irritantes (aunque algunos también generan lesiones irritantes, pero no como único tipo de lesión).
  - Productos que actúan alterando la trasmisión de impulsos nerviosos: son los neurotóxicos, que engloba a los organofosforados (pesticidas generalmente) y a los agentes de guerra (sarín, somán, tabún y VX). Su acción es el bloqueo de la acetil-colinesterasa, enzima encargada de eliminar el neurotransmisor acetilcolina. El aumento del neurotransmisor mantiene la transmisión del impulso, con la consiguiente hiperactividad de

los órganos afectados (hipersecreción, hiperactividad muscular, etc.).

- Productos que alteran la respiración celular: el monóxido de carbono bloquea de manera competitiva el punto de unión de la molécula de oxígeno en la hemoglobina e impide que el oxígeno llegue a la célula, aunque la respiración a nivel fisiológico funcione sin problemas (vía aérea permeable, intercambio gaseoso correcto y movimientos respiratorios correctos); el ácido cianhídrico o cianuro de hidrógeno (HCN) bloquea la cadena trasportadora de electrones en la mitocondria, por lo que las células que pueden iniciar la ruta alternativa sin oxígeno. El aumento de lactato en sangre es un buen indicador de la utilización de la vía metabólica alternativa y, por tanto, en muchas ocasiones, de la presencia de cianuro de hidrógeno.

• El estado físico de los productos químicos va relacionado con su estructura molecular y las condiciones del medio, por lo que dichos productos pueden encontrarse en los tres estados o, incluso, podrán cambiar según las condiciones del medio (paso de líquido a gas, de sólido a líquido, etc.).

La amenaza nuclear, química y biológica

El peligro que supone la utilización de productos o agentes con la intención de causar daño, es decir, en actos terroristas, es una posibilidad que todos los servicios de emergencia deben contemplar. Estos agentes se han utilizado en conflictos bélicos, en los que ha quedado demostrado su poder destructor y el pánico que producen en la población.

Con respecto al riesgo NR, existe la posibilidad de dispersar elementos radiactivos directamente, o en combinación con explosivos. Esta última forma, denominada bomba sucia, podría utilizar la combinación de explosivos y productos químicos, esporas o toxinas (si bien al usar elementos biológicos, la potencia del explosivo tiene que ser muy baja para no destruir el producto biológico por calor).

También cabe la posibilidad de dispersar toxinas o esporas de manera directa (la dispersión de esporas de ántrax se ha utilizado y sigue produciendo alarmas), o de la dispersión de productos químicos, generalmente en estado gaseoso, ya que su radio de alcance es mayor.

La dispersión de virus o bacterias es más compleja, al tratarse de microorganismos vivos. Sí es posible infectar a varias personas y que ellas se encarguen de la dispersión por los medios naturales.

Por todo ello, los equipos de emergencia deben tener presente, siempre, esta amenaza y contar con procedimientos especiales para afrontar este tipo de incidentes y ofrecer la primera respuesta NRBQ operativa de forma permanentemente.

NIVELES Y EQUIPOS DE PROTECCIÓN

Uno de los pilares básicos en la intervención ante agentes NRBQ es la protección de los intervinientes. La utilización de un nivel u otro de protección dependerá del tipo de agente o del tipo de exposición. En realidad, generalizar al hablar de los niveles de protección es un error, ya que cada servicio instaura unos niveles de protección distintos dependiendo de la amenaza a la que suela enfrentarse, a sus capacidades técnicas o, incluso, al material o equipos de protección que tenga disponibles. Todos los elementos de protección están regulados por normas UNE, que indican qué productos son capaces de soportar y que sirven de guía. Para que un equipo sea considerado EPI, tiene que cumplir con las normas.

Un nivel de protección se compone de:
• Elemento de protección de vía aérea.
• Elemento de protección corporal (trajes).
• Complementos:
  - Guantes. (pueden ir incorporados en el traje).
  - Botas. (pueden ir incorporadas en el traje).
  - Cinta de sellado.

Elementos de protección de la vía aérea

Para la protección de la vía aérea los elementos se pueden dividir, básicamente, en dos tipos: los filtrantes y los que aportan aire.

Son elementos filtrantes las mascarillas FF, y dentro de estas, están las FFP, que filtran polvo y aerosoles y protegen boca y nariz (**Fig. 57-1**). La mascarilla FFP-1 es la que menor protección aporta, mientras que la FFP-3 es la mascarilla de mayor protección. Esta última es la que recomiendan diversos fabricantes frente los agentes patógenos en el riesgo de tipo biológico (virus, bacterias, esporas).

> ! Precaución: las mascarillas FFP no filtran los elementos químicos ni los gases.

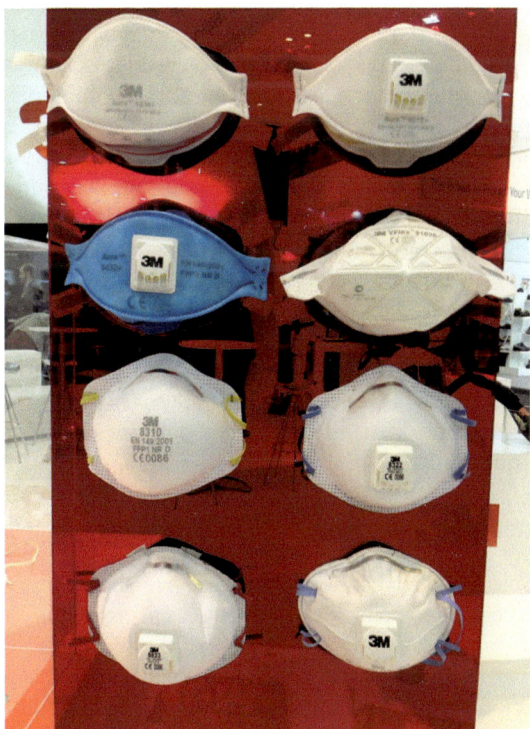

Figura 57-1. Elementos filtrantes.

La semimáscara es un elemento que protege boca y nariz y en el que se pueden poner diferentes filtros, que son el verdadero elemento protector. Los filtros pueden ser eficaces para uno o varios productos; el fabricante lo indica con bandas de colores y referencias numéricas. Cada color corresponde a una familia de productos, que se identifica con una letra, y su eficacia con un número (del 1 al 3, donde el número 3 indica la mayor eficacia). Por ejemplo, el color verde indica eficacia frente a amoníaco y sus derivados; la letra K indica lo mismo, por lo que un filtro muy eficaz para amoníaco indicará K3 y una banda de color verde.

La máscara es un elemento que protege ojos, boca y nariz y a la que se le pueden añadir diferentes filtros, similares a los de las semimáscaras, con las mismas indicaciones; puede cambiar el sistema de unión del filtro a la máscara. En el mercado se dispone de capuchas que llevan un sistema de entrada de aire, previamente filtrado. Esos elementos son de gran utilidad, sobre todo ante un riesgo biológico, en algunas se puede incorporar un motor de impulsión de aire al filtro, de tal forma que la inspiración se ve favorecida por la presión ejercida por el motor. Esto hace que resulte más cómoda la inspiración al no tener que vencer la resistencia del filtro, pero los filtros durarán menos tiempo (**Fig. 57-2**).

Cabe resaltar la precaución que requieren todos los elementos filtrantes con la presencia de oxígeno. Los filtros solo filtran el aire existente, no aportan oxígeno, así que es preciso asegurar que hay suficiente con una detección previa en lugares cerrados o utilizarlos siempre en exterior. Por otra parte, los filtros tienen una capacidad máxima de filtración, ya sea por cantidad de partículas de producto por millón (que viene indicado en las instrucciones) o por saturación debida a la exposición al producto durante su uso. Esto último hace que varíe enormemente el tiempo de uso seguro según la cantidad de producto existente, la capacidad pulmonar del usuario, el número de respiraciones por minuto, etcétera.

Los elementos que aportan aire extra aseguran la presencia de oxígeno y no se ven sobrepasados por la cantidad de producto presente, pero tienen un tiempo de uso menor.

Los equipos de respiración autónoma de circuito abierto constan de una o dos botellas de aire comprimido que llevan un sistema más complejo que, tras ser respirado, sale al exterior. Los equipos de respiración autónoma cerrados o recicladores enriquecen el aire expirado, lo humidifican para que vuelva a ser respirado por el usuario. Su duración es mayor, pero dependen también del uso, del ejercicio, etc., que realice el interviniente (**Fig. 57-3**).

Elementos de protección corporal (trajes)

Para elegir adecuadamente el traje de protección idóneo se deben considerar sus dos características principales:

• Penetración: es la capacidad del traje para soportar la penetración o entrada del producto. Está dividido en tipos: si va acompañado de la letra B, es que está diseñado para riesgo biológico; en caso de no llevarla, significa que está

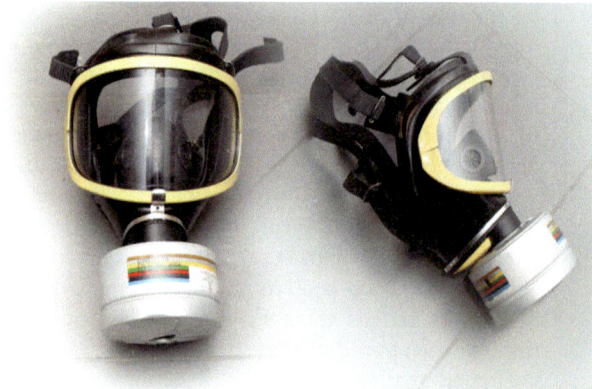

Figura 57-2. Máscara con filtro.

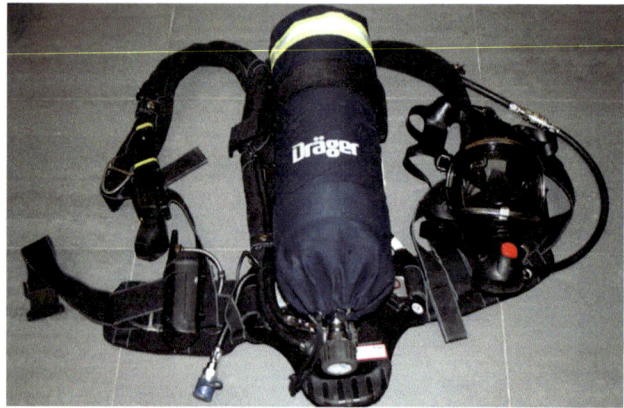

Figura 57-3. Equipo de respiración autónomo.

diseñado para riesgo químico. Excepto en el tipo 1 (que puede llevar asociada una A, B o C), que se refiere al diseño del traje y a las posibilidades del elemento de protección de la vía aérea. El tipo 1 será más pesado y ofrecerá mayor protección; el tipo 6 será el más ligero y aportará menor protección (**Tabla 57-1**).

• Permeación: es la capacidad del traje de soportar la entrada de un producto en el tiempo. Una vez el tejido del traje está expuesto a un producto, es cuestión de tiempo que ese producto pase al interior. Se divide en clases: la clase 6 es la que mayor tiempo soporta y la clase 1 la que menor tiempo soporta (**Tabla 57-2**).

Los trajes de protección NRBQ están diseñados para soportar estos agentes, pero no para aguantar tracción o fricción mecánica, así que hay que tener especial cuidado en no arrastrarlos por el suelo, ponerse de rodillas, etc., ya que se deteriorarán rápidamente y se romperán.

Tabla 57-1. Tabla de penetración
Tejido
• Tipo 1: barrera estanca a gases
• Tipo 2: barrera a vapores que emanan de líquidos (no gases)
• Tipo 3: barrera a líquidos a baja presión
• Tipo 4: barrera a la pulverización de líquidos
• Tipo 5: barrera a partículas
• Tipo 6: barrera a salpicaduras de intensidad limitada

Tabla 57-2. Tabla de permeación	
Tiempo de paso en minutos	**Clase**
≥10	1
≥30	2
≥60	3
≥120	4
≥240	5
≥480	6

Complementos

Los guantes, que deben de ser largos para superponerse al traje. Dependiendo del riesgo que se afronte, se elegirá entre protección contra riesgo biológico o diferentes capacidades de penetración y permeación de productos químicos. Siempre debe tenerse en cuenta su capacidad de resistencia a la tracción mecánica.

Para la protección de los miembros inferiores están los cubrebotas, fabricados con el mismo tejido que los trajes y, por tanto, sometidos a la misma normativa. Tienen los mismos tipos y clases que las botas de protección, que suelen ser plásticas y de protección química.

La cinta de sellado se emplea para unir los diferentes elementos, para que no haya espacio entre unos y otros en los que pueda acceder el producto y para convertir la equipación *en un único elemento*. Tiene que estar acorde al resto de los elementos de protección que se emplean.

Niveles de protección básicos

Una vez conocidas las características de los diferentes elementos se pueden diseñar diferentes niveles de protección básicos (puesto que se pueden modificar dependiendo de la intervención) como, por ejemplo:

• Nivel 1: máscara con filtro polivalente, traje de tipo 5, botas de protección química, guantes de protección quí-

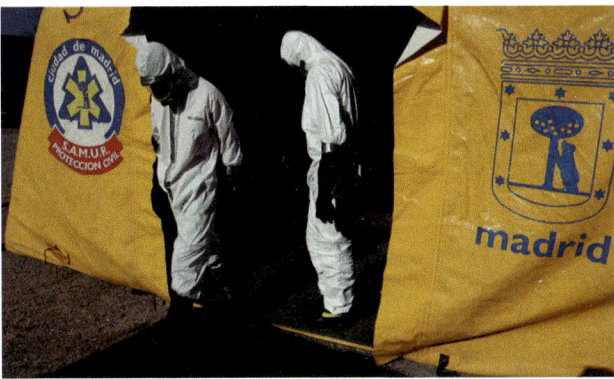

Figura 57-4. Nivel 1.

mica, cinta de protección química. Se emplearía en zonas de riesgo bajo, tras la descontaminación (**Fig. 57-4**). El traje que se ha utilizado para la protección frente a la covid-19 ha sido un nivel 1, con FFP.
• Nivel 2: equipo de respiración autónomo, traje de tipo 2, botas de protección química, guantes de protección química, cinta de protección química. Se emplea en zonas de riesgo medio, como en la descontaminación de afectados y heridos (**Fig. 57-5**).
• Nivel 3: equipo de respiración autónoma, traje de tipo 1 (lleva guantes y botas incorporados), no hace falta cinta de sellado. Se emplea en zonas de riesgo alto, como en el interior de la zona caliente, con una exposición directa al producto (**Fig. 57-6**).

La colocación de los equipos de protección según el nivel debe hacerse de forma metódica y ser entrenada. No es una tarea individual, sino que tiene que ser hecha con la colaboración de un interviniente que ayude a colocar los diferentes elementos y de una tercera persona, responsable de seguridad, que inspeccione que la colocación es correcta antes de acceder a la zona. Es muy útil disponer de una guía visual para colocarlos correctamente.

Estos niveles se pueden modificar dependiendo del riesgo. En una intervención compleja, es el responsable de seguridad

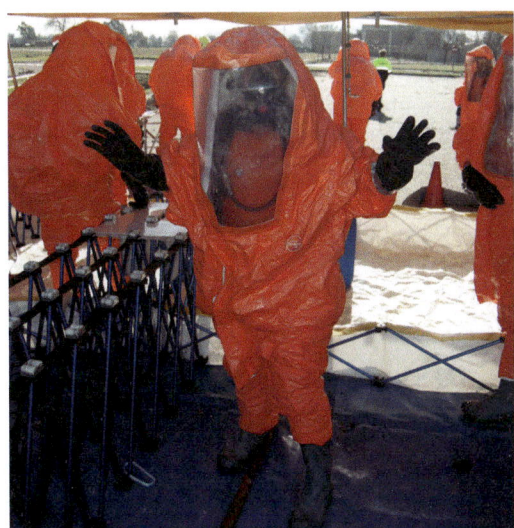

Figura 57-5. Nivel 2.

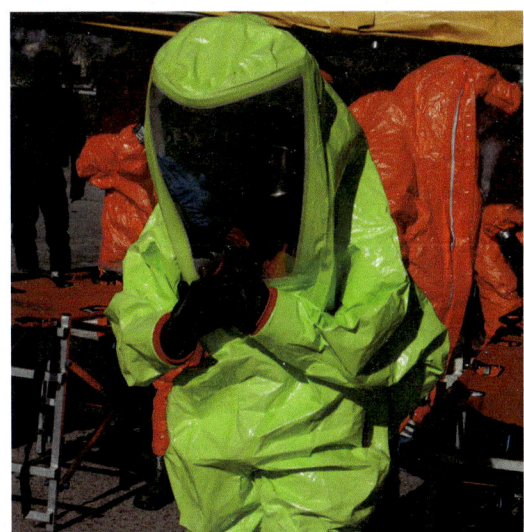

Figura 57-6. Nivel 3.

quien puede tomar dicha iniciativa. Por ejemplo, frente a un riesgo biológico bajo, como puede ser una tuberculosis, bastaría emplear un nivel 1, modificando el elemento de protección de vía aérea a una FFP3, añadiendo unas gafas antisalpicaduras para proteger los ojos y cambiando a unos guantes de protección de biológica.

> ❗ Si el riesgo no es bajo, antes de retirar el traje siempre hay que proceder a su descontaminación. En estos casos, es la descontaminación la que va a marcar la protección mínima.

Cuando se realizan descontaminaciones de intervinientes, estos llevarán equipos de protección. No todos los EPI se pueden descontaminar. La descontaminación de un traje siempre va ligada a una neutralización del agente NRBQ con un producto químico, ya sea como neutralizante en caso de un químico o como desinfectante en el caso de un biológico, con lo que el equipo de protección será de nivel que deberá soportar:

- Productos químicos: quedan excluidos los trajes con tipos con la letra B.
- Líquido a alta presión, para la ducha de descontaminación.
- Protección de vías aéreas que soporten el producto químico recomendado. Por supuesto, quedan excluidas las FFP y los filtros específicos de biológico.
  Ejemplo de nivel mínimo descontaminable:
- Protección de vías aéreas: máscara con filtro polivalente. Podría ser válido el uso de cualquier equipo de respiración autónoma.
- Protección corporal: traje de tipo 3. Por supuesto, los niveles superiores (tipo 2 y tipo 1) también son válidos.
- Complementos: guantes de protección química, botas de protección química (serían válidas unas calzas del tipo 3) y cinta de sellado resistente a químicos.

GESTIÓN DE INCIDENTES NUCLEARES, RADIOLÓGICOS, BIOLÓGICOS Y QUÍMICOS (INTRAHOSPITALARIOS Y EXTRAHOSPITALARIOS)

Ya se ha mencionado que los incidentes con riesgo NRBQ tiene como característica que el producto o agente puede afectar a los servicios de emergencia, o incluso al personal del centro sanitario de referencia. Por ello, este tipo de intervenciones necesitan tres pilares básicos: un procedimiento especial, material suficiente para desempeñar la función y personal especializado para llevar a cabo la intervención (si bien todo el personal de los distintos operativos tiene que tener formación básica).

Ante cualquier incidente NRBQ se plantean cuatro preguntas básicas, que llevan relacionadas acciones:

- ¿Dónde está el riesgo?
- ¿Puede medirse cómo es de intenso ese riesgo?
- ¿Se necesita equipo de protección?, ¿cuál se necesita para intervenir en el incidente?
- ¿Es necesario tomar medidas para evitar que el producto o agente agresor salga de la zona del incidente?

La primera pregunta se contesta con la zonificación; la segunda con la detección; la tercera con la protección; la cuarta con la descontaminación.

Zonificación

Consiste en definir las zonas en relación con la presencia de riesgo.

La zona de exclusión, caliente o roja, es el lugar donde se encuentra el riesgo. Evidentemente, al estar presente el riesgo, de la naturaleza que sea (NRBQ), el acceso a esta zona está restringido, así como el tiempo de permanencia. Por lo general, aquí no acceden los servicios sanitarios. Es muy importante desplazar a los afectados desde aquí hasta un lugar cercano, pero donde no estén en contacto con el agente agresor. Ese punto se denomina punto de refugio seguro y debe ser limítrofe con la zona caliente. No se puede dejar a las personas expuestas que sigan dentro de la zona donde se encuentra el tóxico, porque las lesiones serán cada vez mayores.

La zona que se encuentra libre de la presencia del agente agresor y lo suficientemente alejada para no verse afectada por este, es la zona libre, fría, o verde. Aquí se concentra el poder asistencial, incluso pueden colocarse estructuras para la asistencia (puestos sanitarios).

Entre la zona de exclusión y la zona libre, estará la zona de reducción de la contaminación, zona templada o naranja. Aquí se sitúan las líneas para la descontaminación. El acceso y la permanencia en esta zona deben ser controlados (**Fig. 57-7**).

Detección

La detección sirve para saber de qué tipo de producto se trata y cómo de agresivo es. La detección de elementos radiactivos es sencilla; la de productos químicos es más compleja por la variedad de compuestos y la presencia de estos en distintos estados; la de microorganismos es, *a priori*, sencilla, pero cualquier cambio (mutación) puede alterar la detección, ya que se basa en reacciones antígeno-anticuerpo, o de análisis del material genético mediante PCR.

Con la detección radiológica se conoce el tiempo de exposición al que puede estar expuesto el equipo interviniente. En la detección química interesa también el tiempo de exposición y la cantidad de tóxico. Existen valores tabulados que permiten la permanencia desde 15 minutos hasta 8 horas del personal sin equipo de protección.

La detección biológica solo indica la presencia, ya que aspectos sobre la naturaleza de la infección o de la acción tóxica dependen de otros factores.

Protección

Al estar el personal de los equipos sanitarios expuesto al contacto con el producto o agente agresor, son necesarios equipos de protección para realizar algunas funciones. Por lo general, la protección que deben llevar los equipos sanitarios va en relación con el contacto con los afectados. La cantidad y el tipo de contaminante será lo que marque los equipos

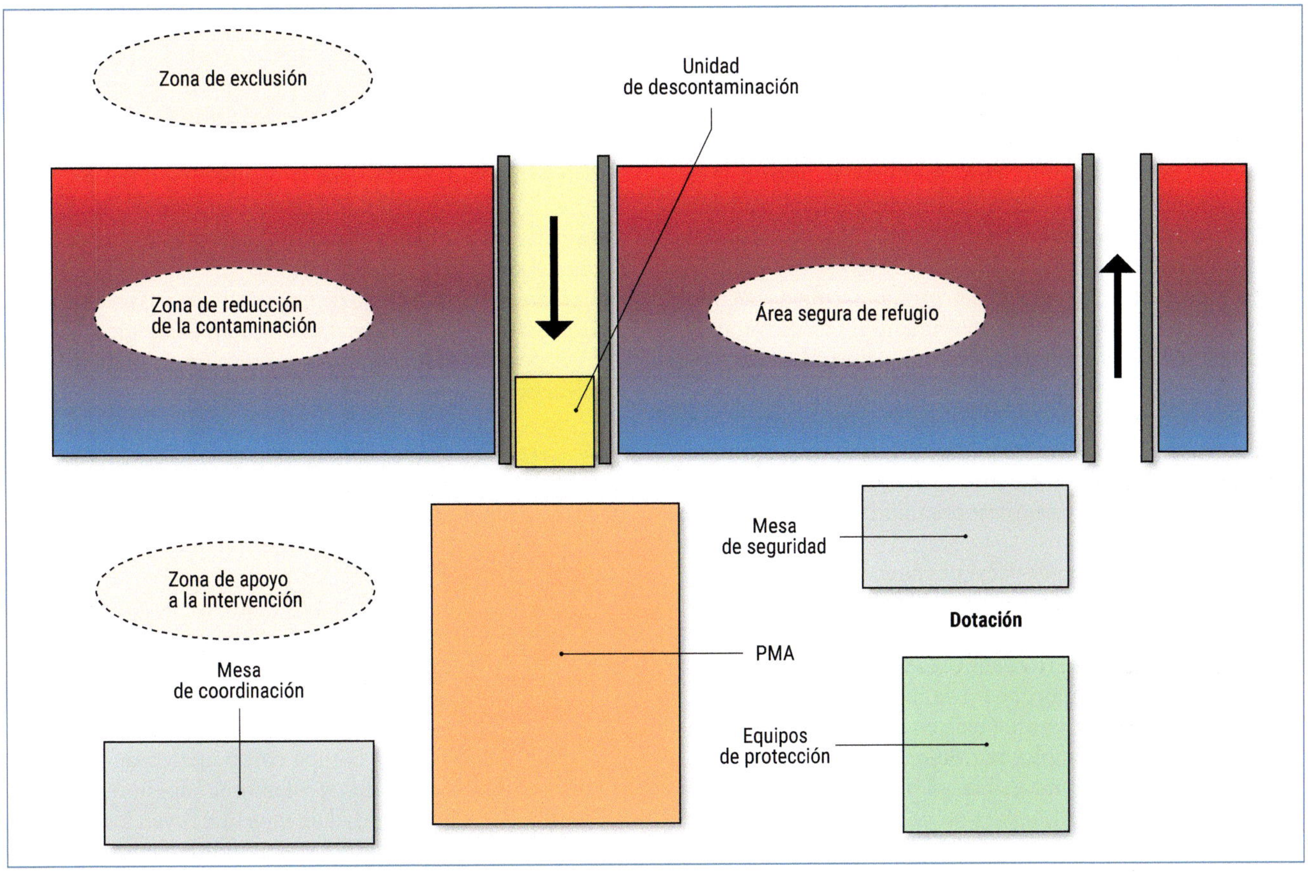

Figura 57-7. Zonificación de incidente NRBQ.

necesarios. En algunas ocasiones no llevarán ninguno. Por ejemplo, a un afectado por una intoxicación por monóxido de carbono no es necesario atenderlo fuera de la zona de presencia del producto con equipos de protección.

Descontaminación

La descontaminación es un proceso que consiste en retirar el contaminante de la superficie corporal del paciente. La contaminación puede ser externa o interna, según esté contaminada la superficie corporal o el contaminante esté en el interior del organismo por ingestión o inhalación. Otra clasificación es la contaminación primaria o secundaria, según sea por contacto con el producto o por contacto con personas u objetos contaminados.

El procedimiento de descontaminación debe ser minucioso y realizarse los antes posible; por eso, en algunas ocasiones procede efectuar descontaminaciones de urgencia.

Gestión de incidente nucleares, radiológicos, biológicos y químicos intrahospitalario y extrahospitalario

La gestión del incidente es muy similar en ambos medios. Los pilares y las cuatro preguntas básicas de los incidentes se mantienen. Para responder en el medio extrahospitalario hay que contar con equipos, material y formación; lo mismo que en el medio intrahospitalario. Sin embargo, existen tres diferencias importantes:

- En el medio hospitalario las estructuras para intervenir están fijas dentro del hospital, generalmente en urgencias.
- En el medio hospitalario los pacientes pueden llegar por su cuenta, por lo que hay que diseñar un sistema para derivarlos rápidamente hacia la zona preparada para atenderlos.
- Los hospitales son los lugares donde se atiende a las personas afectadas por riesgo biológico: deben contar con unidades especializadas con personal, material y formación.

PROCEDIMIENTO DE DESCONTAMINACIÓN

Uno de los pilares básicos en la intervención ante incidentes NRBQ es la descontaminación. Este proceso trata de reducir la contaminación exterior hasta unos niveles permitidos para salir de la zona contaminada con seguridad y evitar la contaminación interna y la contaminación secundaria.

> ! La contaminación externa es aquella alojada en la piel, en el exterior del individuo. Esta es la que se puede retirar en la atención extrahospitalaria, con el proceso de descontaminación. La contaminación interna es aquella que ha entrado al interior del cuerpo humano, ya sea por vía respiratoria, digestiva...

La contaminación secundaria es aquella en la que un paciente contaminado transmite esa contaminación a un interviniente o a otra persona no contaminada.

La descontaminación más habitual es la de productos químicos. En los casos de la descontaminación de riesgo biológico o nuclear, la descontaminación debe ser exhaustiva: no puede permitirse que salga absolutamente nada a la zona limpia debido a su capacidad contaminante. En cambio, en el caso de los productos químicos, la prioridad es el tiempo, puesto que cuanto más tiempo esté el paciente contaminado y expuesto a un producto químico, mayores serán sus lesiones.

Hay que diferenciar entre la descontaminación de pacientes y la descontaminación de intervinientes. La descontaminación de pacientes es un tratamiento y, como tal, es responsabilidad de los servicios sanitarios. La descontaminación de los intervinientes, como parte del control de la expansión de la amenaza, es responsabilidad de los equipos de bomberos. En caso de que el incidente NRBQ sea provocado, la dirección del incidente será responsabilidad de los cuerpos y fuerzas de seguridad.

La descontaminación de pacientes puede hacerse a pacientes válidos o inválidos. Un paciente válido es aquel que puede resistir el proceso de descontaminación de pie, andando por las diversas fases. Un paciente inválido es aquel que no la resistirá de pie, ya sea porque no caminaba antes de la descontaminación ya sea porque existen posibilidades de que no la aguante, por ejemplo, por dolor o posible mareo. En cuanto haya una duda razonable, es preferible considerar a un paciente como inválido para no correr el riesgo de tener que detener el proceso y cambiarlo a la línea de inválidos si hay una incidencia en mitad de la descontaminación. Para descontaminar a un paciente inválido hay que disponer de un sistema de camillas o similar para pasar al paciente de una fase a otra.

Pasos básicos de la descontaminación

En la medida de lo posible, cada paso se hará en un lugar anexo al paso anterior, aunque en caso de pequeñas descontaminaciones o de determinadas circunstancias pueden unirse ciertos pasos en un mismo lugar.

Medidas básicas de la reducción de la contaminación

Son las medidas que se adoptan antes de pasar a un paciente o afectado por la línea de descontaminación; por tanto, el lugar elegido es el punto de agrupación de pacientes. Estas medidas pretenden comenzar una pequeña descontaminación de puntos críticos antes de la descontaminación reglada. Esta descontaminación no tiene prioridad sobre la descontaminación reglada, pero permite comenzar el proceso cuando las líneas están saturadas y no admiten más pacientes.

En caso de que el paciente precise asistencia sanitaria para superar el proceso de descontaminación, será en este mismo momento y lugar donde se le proporcionará el tratamiento necesario.

Las medidas básicas de la reducción de la contaminación son:

- Retirada de prendas exteriores. Al quitar las prendas exteriores, que han estado expuestas al producto, ya se retira una

gran cantidad de producto que afecta al paciente. En caso de productos que emanen vapores, al retirar las prendas exteriores, también se elimina una gran parte de esos vapores.
- Lavado de ojos, cara y pelo: zona crítica puesto que es muy limitante para el paciente. Si esta zona se descontamina con prontitud, se favorece la recuperación del paciente. Además, al proporcionarle cierto bienestar, el profesional se ganará la confianza y la futura colaboración del paciente para el resto del proceso.
- Lavado de nariz: sonado de nariz con una gasa o compresa.
- Lavado de boca: enjuagado con suero fisiológico.
- Si es posible, se ofrecerá una protección mínima de la vía aérea del paciente, con una mascarilla FFP.

Desvestido

Retirada de prendas de forma protocolizada. Si es necesario, se puede cortar la ropa para evitar que, al retirarla, se pase por la cara. En el caso de los pacientes válidos, un corte craneocaudal por el centro de la espalda permite sacar las prendas superiores hacia adelante. En el caso de los pacientes inválidos, se necesitará de, al menos, dos intervinientes para girarlo a decúbito lateral y sacar la ropa cortada. En este caso, al estar el paciente en decúbito supino en una camilla, se tendrán que hacer en la ropa cortes craneocaudales en el centro del pecho y en ambos miembros superiores.

En función de la cantidad de ropa que lleven los pacientes contaminados y del producto, el responsable de seguridad indicará a los intervinientes cuánta ropa hay que retirar para proceder a la descontaminación. Así, en el supuesto de un producto en estado líquido, en época veraniega, cuando el paciente portará menos capas de ropa, es probable que el responsable indique una retirada de prendas total. Sin embargo, si es un producto en estado sólido, en época invernal, cuando se portan varias capas de ropa, se puede indicar que los pacientes queden con las capas interiores.

Neutralizado/enjabonado

Si se trata de una descontaminación de un producto oleoso, no hidrosoluble, se añade este paso del enjabonado para emulsionar el producto y facilitar su posterior retirada con agua. Se enjabona haciendo especial hincapié en las zonas más expuestas al producto, como son la cara o las manos.

Normalmente se emplea jabón neutro, aunque es posible que se empleen tensoactivos en caso de algunos agentes químicos de guerra. Nunca se emplea ningún otro producto que no sea jabón o agua sobre la piel desnuda de un paciente. El uso de neutralizantes, lejía o cloro sobre la piel solo producirá quemaduras, con excepción de Diphoterine® o Hexafluorine®, que se verán posteriormente.

Cuando el producto es hidrosoluble, este paso no es necesario.

Aclarado

Una vez el paciente ha sido enjabonado, hay que proceder al aclarado del jabón y del producto con agua. En los casos en los que el producto sea hidrosoluble y no haya enjabonado, se duchará al paciente con agua para diluir el producto y arrastrarlo. En los casos de pacientes válidos, un interviniente indicará al paciente cómo ha de moverse bajo un flujo intenso del agua, haciendo especial hincapié en las zonas más expuestas al producto. En los casos de pacientes inválidos, el profesional duchará al paciente en la camilla, lo volteará de forma similar a la movilización del paciente encamado, para arrastrar el producto que quede en su espalda. El agua no puede estar caliente, puesto que eso abriría los poros de la piel y facilitaría la entrada del patógeno, pero tampoco ha de estar totalmente fría, para no provocar una hipotermia en el paciente.

El tiempo que se emplea en este paso es un tema muy debatido y dependerá de muchos factores, como puede ser el tipo de producto y el tiempo y forma de exposición.

Secado

Una vez aclarado y arrastrado el producto, se secan la piel y el pelo. Teniendo ya al paciente seco, antes de proceder a vestirlo, hay que realizar un test para comprobar que la descontaminación ha sido eficaz. En el caso de pacientes contaminados con un producto químico, se usan detectores específicos de ese producto. En el caso de pacientes contaminados en un incidente nuclear, se emplea un detector de partículas radioactivas, con el sensor de partículas α.

Si la contaminación no ha sido eficaz, el paciente repetirá todo el proceso de descontaminación nuevamente y, si ha sido eficaz, irá al siguiente paso.

Vestido

Una vez superado el test de detección, el paciente se vestirá con ropa que se le proporcionará y pasará al puesto sani-

tario, donde el equipo sanitario procederá a su valoración (**Fig. 57-8**).

Consideraciones

En el caso de encontrar un producto que reaccione con el agua, no podrá emplearse para la descontaminación, por lo que habrá que hacer la retirada del producto en seco. En caso de productos líquidos, se emplean absorbentes, como compresas, con la precaución de no arrastrarlas sobre la piel, sino de absorber el producto mediante toques. En caso de productos sólidos, en polvo, sirve el aire a presión para retirarlo.

Existen en el mercado descontaminantes de productos químicos como Diphoterine®, que permite la descontaminación de todo tipo de productos químicos (ácidos o bases), excepto del ácido fluorhídrico, para el que se empleará Hexafluorine®. Si se emplean estos descontaminantes, que se pueden usar sobre piel y mucosas (ojos, boca), debe tenerse la precaución de no usar agua, puesto que baja su efectividad (**Fig. 57-9**). En algunas ocasiones de poca exposición al agente agresor, se puede hacer una descontaminación parcial de calzado y manos.

Un problema habitual en la descontaminación son los objetos personales de las víctimas. Hay objetos que no deben retenerse y que son fácilmente descontaminables como, por ejemplo, el documento nacional de identidad o las tarjetas de crédito. Deben descontaminarse en el momento y entregárselas a las víctimas (**Fig. 57-10**).

Descontaminación de intervinientes

La descontaminación de intervinientes suelen realizarla los bomberos. Tiene unas características comunes a la descon-

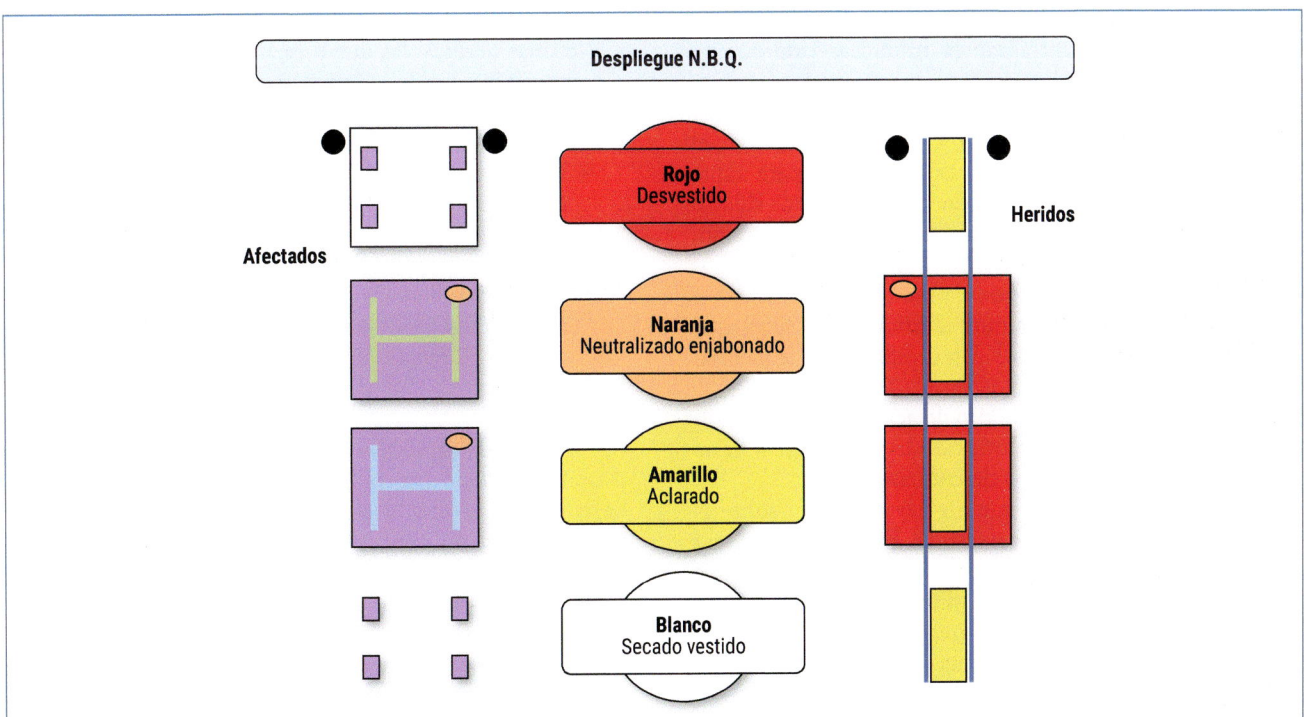

Figura 57-8. Esquema de pasos de la descontaminación.

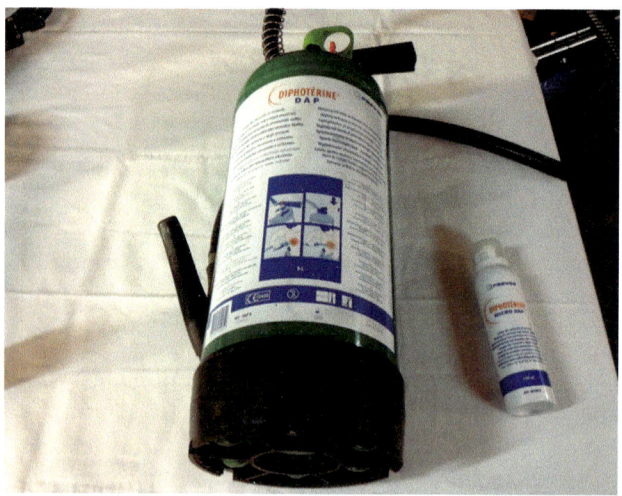

Figura 57-9. Diphoterine®.

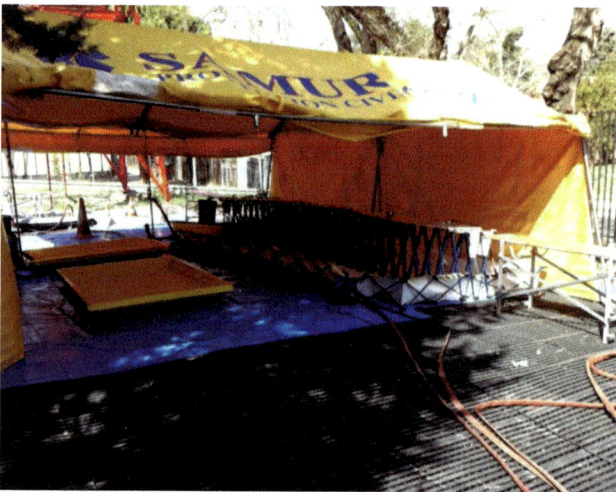

Figura 57-10. Línea de descontaminación.

taminación de los pacientes, aunque no es necesario que el profesional esté acompañado: debe conocerla para efectuarla estando solo.

La principal diferencia es que no se descontamina la piel, sino que se descontamina el traje de protección.

 Siempre que se emplea un equipo de protección ante incidentes NRBQ, hay que descontaminar todos sus elementos posibles antes de retirarlo.

Los pasos varían ligeramente de la descontaminación de pacientes:
- Neutralizado/enjabonado: es el primer paso, ya que no hay desvestido. Es factible un cepillado previo para retirar el grueso del producto de los equipos de protección. Después, se pulveriza un neutralizante sobre la superficie del equipo; pueden emplearse neutralizantes químicos, dado que no se aplican sobre la piel.
- Zona de espera: algunos neutralizantes necesitan un tiempo para hacer efecto. Por ello, una vez pulverizado, el interviniente debe aguardar en una zona de espera a que el producto sea neutralizado. Se pueden colocar sillas o bancos. Si el neutralizante no necesite tiempo de acción, este paso no es necesario.
- Aclarado: una vez neutralizado el producto, el interviniente se coloca bajo un chorro muy abundante de agua, que arrastrará y diluirá los restos. Un cepillado puede facilitar el arrastre.
- Test: una vez aclarado, es preciso detectar si la descontaminación de los equipos de protección ha sido correcta; si no lo ha sido, deberá repetir la descontaminación.
- Desvestido: confirmado que no hay producto sobre la protección, se procede al desvestido. El interviniente será desvestido por otro interviniente mientras un responsable de seguridad supervisa el procedimiento. La cara y la vía aérea serán lo último en desproteger, para garantizar una mayor seguridad en el desvestido.

En caso de no disponer de líneas de descontaminación, se harán descontaminaciones de urgencia, para lo cual tan solo es preciso un chorro de agua corriente, disponible en domicilios y en toda clase de edificios, y un recipiente que contenga el agua contaminada tras terminar.

TRATAMIENTO DE EMERGENCIA EN INCIDENTES NUCLEARES, RADIOLÓGICOS, BIOLÓGICOS Y QUÍMICOS

Las víctimas o pacientes de un incidente NRBQ deben ser clasificados para ofrecerles una asistencia sanitaria eficaz. Para ello, se dividen en:

- Víctimas expuestas: las que han estado expuestas a un agente NRBQ pero que, en el momento actual, no presentan sintomatología derivada de dicha exposición.
- Víctimas afectadas: las que han estado expuestas a un agente NRBQ y presentan síntomas compatibles con la exposición al producto.
- Víctimas heridas: las que presentan lesiones que no son compatibles con la exposición al producto NRBQ que han sido producidas por otro mecanismo, habitualmente traumático, en el transcurso del incidente. Se dividen en:
  - Heridos expuestos o de tipo 1: aquellos que han estado expuestos al producto, no presentan síntomas compatibles y sí presentan lesiones ocasionadas por otro mecanismo.
  - Heridos afectados o de tipo 2: aquellos que han estado expuestos al producto, presentan sintomatología compatible y, además, lesiones producidas por otro mecanismo.

Las víctimas expuestas precisan descontaminación, pero no estabilización previa. Las víctimas afectadas precisan descontaminación y, dependiendo de las lesiones, precisarán estabilización previa. Los heridos, ya sean del tipo 1 o del tipo 2, precisarán siempre estabilización previa antes de la descontaminación.

Es preciso estabilizar a las víctimas antes de la descontaminación puesto que, si su estado empeora o se inestabiliza en mitad del proceso, obligará a pararlo, y esto afectaría a todas las víctimas que estuvieran en la línea de descontaminación.

Las lesiones que pueden aparecer en estas víctimas son muy variadas, como lo son los productos que las ocasionan. Se exponen las más importantes.

Lesiones provocadas por productos químicos

Los productos químicos pueden ocasionar:

- Quemaduras producidas tanto por ácidos como por bases y por agentes vesicantes. Aunque su mecanismo de producción es distinto, el tratamiento es similar y se centra en la irrigación de suero salino fisiológico o agua en las quemaduras. Hay algunos tratamientos específicos, como el uso de polietilenglicol para eliminar el fenol en la piel. Diphoterine® se puede aplicar de manera genérica; tiene muy buen efecto sobre las quemaduras químicas de ácidos y de bases. Es precisa la reposición de líquidos, el tratamiento del dolor y evitar la hipotermia de una forma más intensiva de lo habitual ya que el paciente aún tiene que soportar una descontaminación con agua que estará templada, no caliente.
- Irritación de las vías aéreas, edemas de glotis, edema laríngeo, edema agudo de pulmón. Son producidos, en general, por químicos en estado de vapor o gaseoso. Un producto muy hidrosoluble producirá las lesiones en las vías respiratorias altas, mientras que si es poco hidrosoluble producirá las lesiones en las vías respiratorias bajas. El tratamiento consistirá en la aplicación de oxigenoterapia a altas concentraciones, canalización de vía venosa periférica o intraósea y permeabilización de la vía aérea mediante intubación. En caso de edema agudo de pulmón, además, hay que administrar furosemida, morfina y nitroglicerina. La postura adecuada de los pacientes durante la descontaminación es sentada con las piernas colgando, lo que dificulta las maniobras.
- Irritantes ingeridos: producirán quemaduras en el aparato digestivo con dolor bucal, retroesternal, disfagia, náuseas y vómitos. En pacientes más graves, abdomen doloroso, en tabla e hipotensión. El tratamiento consiste en la administración de protectores gástricos y antieméticos, principalmente. El sondaje nasogástrico está desaconsejado por la posibilidad de crear una falsa vía por perforación.
- Alteraciones de la respiración celular: se puede producir por la interferencia en la disponibilidad del oxígeno. Pueden suceder en situaciones en las que un producto tenga tanta concentración que desplace al oxígeno, lo que hace imposible el paso del oxígeno alveolar a la corriente sanguínea por su escasa cantidad o presión. También pueden producirlas productos que impidan el transporte del oxígeno, como por ejemplo el monóxido de carbono, que ocupa el lugar destinado al oxígeno en la hemoglobina. Por último, puede ser resultado de interferir en el uso que hace la célula del oxígeno, como por ejemplo, el ácido cianhídrico, que bloquea el uso del oxígeno en la mitocondria celular. El tratamiento va dirigido principalmente a aplicar oxigenoterapia a altas concentraciones, con intubación endotraqueal en pacientes graves, si lo precisan. Hay agentes, como el cianhídrico, que tienen

antídoto: la hidroxicobalamina. La detección de este producto es algo compleja, ya que solo se puede realizar con detectores químicos y el producto es muy volátil. Otros, como el monóxido de carbono, tienen una detección muy sencilla, ya que solo se necesita un cooxímetro (aunque también se pueden emplear detectores químicos).
- Alteraciones del sistema nervioso. Los neurotóxicos presentan síntomas como miosis, sudoración y salivación excesiva, diarreas, vómitos y convulsiones. El tratamiento, básicamente, es la atropina como antídoto y, en caso de convulsiones, diazepam. Los incapacitantes provocan sequedad de boca, estupor, alucinaciones y confusión. El tratamiento es sintomático; hay que tener especial cuidado con el golpe de calor. Se puede administrar fisostigmina.

Lesiones provocadas por productos radiológicos

La exposición a radioactividad provoca el síndrome de radiación agudo, cuyos síntomas en un primer momento son náuseas, vómitos y diarreas. Si la exposición es muy intensa, la víctima presentará ya quemaduras en la piel. Las medidas adoptadas van orientadas al tratamiento sintomático de las náuseas y vómitos, del dolor provocado por las quemaduras y al control de la volemia debida a la pérdida de líquidos.

Lesiones provocadas por productos biológicos

Los afectados por productos biológicos raramente presentan síntomas en los primeros momentos, puesto que precisan un ciclo infeccioso previo. Las toxinas, que sí pueden producir síntomas rápidamente, suelen producirlos en el aparato digestivo; excepto la toxina botulínica, cuyos síntomas serán respiratorios. Se aplicará tratamiento sintomático.

Técnicas de soporte vital en incidentes nucleares, radiológicos, biológicos y químicos

La ejecución de todas las técnicas requiere un entrenamiento previo que considere las condiciones en las que se trabajará. Así, en la extrahospitalaria se entrenan las diferentes técnicas (accesos venosos, intubación, inmovilización) en condiciones de oscuridad, de lluvia o de movimiento en el interior de una ambulancia en marcha.

En el caso de los incidentes NRBQ la situación no cambia: deben entrenarse las técnicas con los elementos de protección colocados, para ser capaces de desenvolverse con fluidez el día de la intervención real.

Hay técnicas que son virtualmente imposibles en estas situaciones: la auscultación, la toma de pulso, la toma de presión arterial manual.

Otras técnicas, como la carga y preparación de medicación, es perfectamente factible, pero sería más conveniente que se preparase en el exterior y fuera introducida una vez cargada. Esto evitará un riesgo importante de pinchazo del traje o de los guantes y, por tanto, el riesgo de una exposición al producto.

Hay técnicas, como el acceso venoso periférico que, al ser imposible la palpación, resulta muy compleja en estas situaciones, pero que tienen alternativas perfectamente válidas y sencillas de entrenar con los elementos de protección colocados: por ejemplo, la canalización intraósea.

La intubación endotraqueal es otra de esas técnicas necesaria de ejecutar en el lugar que requieren de entrenamiento por la pérdida de visión que ocasionan los elementos de protección respiratoria y los trajes encapsulados.

La aplicación de oxigenoterapia, vendajes, lavado de quemaduras, ventilación con balón resucitador, monitorización con pulsioximetría, con electrocardiografía o la inmovilización son técnicas fácilmente realizables con un mínimo entrenamiento con los equipos de protección.

PUNTOS CLAVE

- Los incidentes NRBQ han ido aumentando en paralelo a la industrialización. En este momento, además el riesgo está aumentado debido a la posibilidad de incidentes provocados. Por esto, los servicios de emergencias prehospitalarios deben estar preparados, ya que es responsabilidad de los equipos sanitarios la atención al paciente.

- Los cuatro pilares de la intervención NRBQ son la detección de productos para conocer qué hay que afrontar y en qué cantidades; la zonificación, para proporcionar seguridad y espacios de trabajo a los diferentes intervinientes; la protección, para trabajar con seguridad y evitar la contaminación secundaria; la descontaminación, para eliminar el contaminante y trasladar al paciente a un centro hospitalario en condiciones de seguridad.

BIBLIOGRAFÍA

Cique A. Emergencias NRBQ. Pautas de intervención sanitaria. Madrid: Ed. Marban; 2009.

Giménez Mediavilla JJ, Castillo Ruiz de Apodaca MC, González Rodríguez D. Actuación sanitaria en incidentes NRBQ". Madrid: Ed. Awwe; 2012.

Guyton A, Hall J. Tratado de fisiología médica. Madrid: Ed. McGraw-Hill; 2005.

Murray P, Rosenthal K, Pfaller M. Microbiología médica. Barcelona: Ed. Elsevier; 2009.

Pita R, Ishimatsu S, Robles R. Actuación sanitaria en atentados terroristas con agentes químicos de guerra: más de diez años después de los atentados con sarín en Japón. Emergencias. 2007;19:337-46.

Rovira Gil E. Actuación sanitaria frente a riesgos específicos NBQ: nucleares, biológicos y químicos. Urgencias en enfermería II. Madrid: Ed DAE; 2006.

Urgencias sociales

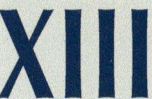

Maltrato de género. Agresión sexual. Maltrato infantil. Maltrato geriátrico

58

P. Huertas López

OBJETIVOS

- Conocer el término de «violencia» en nuestra sociedad.
- Diferenciar la violencia de género y la violencia sexual.
- Conocer los aspectos legales que protegen dichas agresiones.
- Conocer todos los términos y conductas que puede englobar una «violencia de género».
- Conocer el manejo general en la asistencia a la víctima de agresión sexual.

INTRODUCCIÓN

La violencia es el tipo de interacción humana que se manifiesta en aquellas conductas o situaciones que, de forma deliberada, provocan o amenazan con hacer un daño o con un sometimiento grave (físico, sexual o psicológico) a un individuo o una colectividad o los afectan de tal manera que limitan sus potencialidades presentes o futuras.

El elemento esencial en la violencia es el daño, tanto físico como psicológico.

La Asamblea General de Naciones Unidas de 1993 definió la violencia de género como «todo acto de violencia basado en la pertenencia al sexo femenino que tenga o pueda tener como resultado un daño o sufrimiento físico, sexual o psicológico para la mujer, así como las amenazas de tales actos, la coacción o la privación arbitraria de la libertad, tanto si se producen en la vida pública como en la vida privada».

Por violencia sexual se entiende cualquier acto de naturaleza sexual realizado sin consentimiento de la mujer, con independencia de que el agresor guarde o no relación conyugal, de pareja, afectiva o de parentesco con ella (OMS 2002). Otras veces, este tipo de violencia se ejerce en el ámbito de una relación de pareja y suele permanecer oculta, por lo que su detección resulta más difícil.

> **!** Las Naciones Unidas, en 1976, reconocieron que la violencia que se ejerce contra las mujeres y las niñas es el atentado más habitual contra los derechos humanos, el que afecta a un mayor número de personas y es, a la vez, el menos conocido del mundo. Además, se puede decir que esta crueldad está presente en todas las sociedades, independientemente de su sistema político o económico y no sabe de culturas, de clases sociales, ni de etnias.

La violencia sexual es una forma de violencia de género que encuentra sus raíces en el sexismo, en la construcción social de la sexualidad femenina y masculina basada en el mito de la sexualidad afectiva y vinculada al amor romántico de las mujeres frente a la sexualidad irrefrenable y compulsiva de los hombres. En la mayoría de los casos, los diferentes tipos de violencia, física, psicológica, económica y sexual van unidos. La violencia tiene una función de refuerzo y reproducción del sistema de desigualdad sexual; así, la violación forma parte de un proceso de intimidación del que son víctimas todas las mujeres, no solo las que han sido violadas. El miedo a la violación condiciona el comportamiento cotidiano de todas las mujeres y funciona como un mecanismo eficaz para limitar su autonomía y personalidad en el espacio público y retenerlas en el espacio que siempre se les ha asignado socialmente: el espacio privado.

Otros aspectos que hay que tener en cuenta sobre la violencia de género es que no necesariamente se trata de algo consumado y confirmado; la violencia puede manifestarse también como una amenaza sostenida y duradera en el tiempo, causante de daños psicológicos a quienes la padecen y con repercusiones negativas en la sociedad. Es un comportamiento deliberado que provoca, o puede provocar, daños físicos o psicológicos a otros seres, y se asocia muchas veces con la agresión física, aunque no es necesariamente así, ya que también puede ser solo psicológica o emocional a través de amenazas, ofensas o acciones.

> **!** En España, la Ley Orgánica 10/95 de 23 de noviembre, del Código Penal define los delitos contra la libertad e indemnidad sexual y, entre ellos, incluye la agresión sexual –definida como cualquier atentado contra la libertad sexual de otra persona, realizado con violencia o intimidación– y el abuso sexual, definido

como cualquier atentado contra la libertad sexual de otra persona, realizado sin violencia o intimidación, pero sin que medie consentimiento, es decir, mediante engaño, seducción, abuso de confianza, autoridad o superioridad manifiesta del abusador que coarta la libertad de la víctima.

Los delitos contra la libertad e indemnidad sexuales se hallan tipificados en el título VIII del libro II del Código Penal (Ley Orgánica 10/95, de 23 noviembre) y se definen, de forma resumida, de la siguiente manera:

- Agresión sexual: cualquier atentado contra la libertad sexual de otra persona, realizado con violencia o intimidación. Cuando la agresión sexual consiste en acceso carnal por vía vaginal, anal o bucal, o introducción de miembros corporales u objetos por alguna de estas vías, se considera una violación.
- Abuso sexual: cualquier atentado contra la libertad sexual de otra persona, realizado sin violencia o intimidación, pero sin que medie consentimiento. Se consideran abusos sexuales:
  - Los que se ejecuten sobre menores de 16 años, salvo que se trate de relaciones consentidas con una persona próxima al menor por edad y grado de desarrollo o madurez.
  - Los que se ejecuten sobre personas que se hallen privadas de sentido o que tengan algún trastorno mental.
  - Cuando el consentimiento se obtenga prevaliéndose el responsable de una situación de superioridad manifiesta que coarte la libertad de la víctima.
  - Los que se cometan anulando la voluntad de la víctima mediante el uso de fármacos, drogas o cualquier otra sustancia natural o química idónea.
- Acoso sexual: cuando se solicitan a la mujer (para sí o para un tercero) favores de naturaleza sexual, en el ámbito laboral, docente o de prestación de servicios, provocando con ello en la víctima una situación objetiva y gravemente intimidatoria, hostil o humillante.

VIOLENCIA DE GÉNERO

En el año 1993, la Asamblea General de las Naciones Unidas declaró, a través de la aprobación de la Declaración sobre la Eliminación de la Violencia Contra la Mujer, que este tipo de conducta es «cualquier acción de violencia ejercida sobre la mujer que tenga como consecuencia un daño o sufrimiento físico, sexual o psicológico de la mujer. Se entiende, a su vez, como violencia contra la mujer las amenazas de realizar estos actos, así como la coacción o la privación de libertad, y es indiferente que esto se produzca en la vida privada o en la pública». Esta declaración recogió la primera definición del término violencia de género.

Así, en la 4ª Conferencia Mundial sobre la Mujer, celebrada en 1995, se aprobó la Declaración de Beijing y la Plataforma de Acción, dedicada al problema de la violencia sobre la mujer, y ratificó el concepto dado por las Naciones Unidas. En la Declaración de Beijing se recogió que la violencia de género engloba:

- La violencia física, sexual y psicológica en la familia.
- El abuso sexual a niñas dentro del ámbito familiar.
- La violencia perpetrada por el marido.
- La mutilación genital u otras prácticas.
- La violencia llevada a cabo por personas distintas al marido.
- La explotación a mujeres, las violaciones, los abusos sexuales, el hostigamiento, la violencia sexual en el trabajo, como podría ser la intimidación dentro de este.
- El tráfico de mujeres o la prostitución forzada, sin olvidar cualquier violencia física, sexual o psicológica que sea aceptada por parte de un Estado.

La primera ley que en España ha pretendido ofrecer un concepto sobre esta cuestión ha sido la Ley Orgánica 1/2004, de 28 de diciembre, sobre Medidas de Protección Integral contra la Violencia de Género. En ella se define este tipo de violencia de forma más limitada y restrictiva. En concreto, el artículo 1º conceptuó la violencia de género como «la violencia que, como manifestación de la discriminación, la situación de desigualdad y las relaciones de poder de los hombres sobre las mujeres, se ejerce sobre estas por parte de quienes sean o hayan sido sus cónyuges o de quienes estén o hayan estado ligados a ellas por relaciones similares de afectividad, aun sin convivencia».

 La forma más común de violencia contra la mujer es la infligida por su marido o pareja masculina.

La violencia de género incluye:

- Agresiones físicas: puñetazos, patadas, etc.
- Maltrato psíquico: intimidación, humillación, etc.
- Relaciones sexuales forzadas.
- Comportamiento dominante: aislamiento, restricción de movimientos o de información, control, etc.

Los sucesos que desencadenan la violencia masculina en la pareja son varios:

- Contestar mal.
- No obedecer en todo al hombre.
- No tener comida a tiempo cuando se le exige.
- No atender adecuadamente el hogar o a los hijos.
- Que les hagan preguntas sobre dinero o amantes.
- Salir a la calle sin permiso del hombre.
- Negarse a tener relaciones sexuales.
- Celos infundados.
- Querer salir con amigas.

AGRESIÓN SEXUAL

La agresión sexual comprende tres fases que se pueden repetir en ocasiones una y otra vez:

- **Acumulación de tensión**: se caracteriza por un aumento gradual de la tensión del agresor sin motivo aparente. Se intensifica la violencia verbal y pueden aparecer los primeros indicios de violencia física. Son episodios aislados que la mujer cree poder controlar.

- **Agresión**: primer estallido de violencia que produce agresión física, psicológica o sexual. En esta fase, la mujer suele denunciar o pedir ayuda.
- **Reconciliación o luna de miel**: cuando el agresor se arrepiente y pide perdón. Utiliza estrategias de manipulación afectiva para que la mujer no se separe: regalos, caricias, promesas, etc. Le hace creer a la mujer que él es la víctima y ella es culpable. La mujer puede creer que él cambiará y puede que, en ocasiones, retire la denuncia y se llegue a cuestionar si realmente ocurrió la violencia o si no fue para tanto, e incorpore en su identidad el rol de histérica.

 En la medida en que los comportamientos violentos se van afianzando, la fase de reconciliación tiende a desaparecer y las agresiones son más frecuentes.

CONSECUENCIAS DURANTE EL PROCESO DE LA VIOLENCIA

En la mayoría de los casos de violencia de género la mujer sufre una pérdida progresiva de autoestima, pierde también las esperanzas de cambio de la situación, aumenta la sumisión y, sobre todo, el miedo hacia su agresor. En cambio, para el hombre maltratador será la ratificación de que su estrategia funciona. Todo esto hace difícil que la mujer rompa la relación. Por eso, cuando una mujer pide ayuda, debe recibir en todas las ocasiones apoyos concretos y rápidos para cambiar su situación, respetando y no culpabilizándola por sus decisiones. Es importante que comprenda que la violencia continuará e irá en aumento y que no podrá corregir la conducta de su agresor, para que sea consciente del peligro que corre.

La agresión sexual es una forma especial de ataque violento, altamente estresante, que es vivido por la víctima con un miedo intenso a sufrir un grave daño físico, o incluso la muerte, al que se añaden sensaciones de vejación extrema, repugnancia, rabia, impotencia y desesperanza por incapacidad para escapar o evitarlo. Las agresiones sexuales provocan daños a corto y largo plazo en el bienestar físico, psíquico y social de la mujer, pueden impedir o limitar el desempeño personal, laboral y social, así como la capacidad de disfrutar de las relaciones sociales y de una vida sexual satisfactoria.

Los efectos sobre la salud estarán condicionados o agravados por una serie de variables:

- Naturaleza de la agresión: grado de violencia, lesiones causadas, duración, lugar donde ocurrieron los hechos.
- Características del agresor: conocido de la mujer o desconocido, uno o más agresores.
- Características personales: historia de vida de la mujer, edad, etapa del ciclo vital en la que se encuentra, habilidades para afrontar situaciones difíciles.
- Acogida y atención prestada en los servicios sanitarios: el plan de acción planteado puede condicionar la respuesta colaboradora o de bloqueo inicial de la mujer y la repercusión posterior.
- Respuesta a la atención recibida por otros recursos no sanitarios.

- Respuesta del entorno familiar y social: de creer y apoyar a la mujer o bien de cuestionar los hechos o culpabilizarla.

Consecuencias físicas

Pueden darse las siguientes:

- La muerte de la mujer es la consecuencia más extrema de las agresiones sexuales.
- Lesiones debidas a la agresión directa o al forcejeo con el agresor, tanto en la zona genital como en otras.
- Embarazos, decisión sobre la continuidad o la interrupción voluntaria del embarazo.
- Enfermedades de transmisión sexual (ETS) e infección por el virus de la inmunodeficiencia humana (VIH).
- Hemorragias e infecciones vaginales y urinarias de repetición.
- Disfunciones sexuales, dispareunia, dolor pélvico y disminución del deseo sexual, entre otras.

Consecuencias psicológicas

Entre ellas:

- Miedo, inseguridad, desconfianza, reacciones fóbicas.
- Sentimientos de humillación, vergüenza, culpabilidad y rabia.
- Crisis emocionales, somatizaciones, insomnio, pesadillas, baja autoestima.
- Depresión, ansiedad, confusión, inquietud.
- Riesgo de suicidio y de sufrir trastornos psicopatológicos.
- Síndrome de estrés postraumático.

Consecuencias sociales

Pueden darse las siguientes:

- Absentismo laboral, pérdida del empleo.
- Abandono del domicilio habitual (especialmente si la agresión se produjo en él).
- Si tiene pareja sus relaciones pueden verse afectadas.
- Aislamiento social (de amistad, compañerismo, vecindad) y familiar.

PROTOCOLO INICIAL EN LA ASISTENCIA A LA VÍCTIMA DE AGRESIÓN SEXUAL

Toda mujer que ha sufrido un ataque contra su libertad sexual precisa de una atención y una asistencia adecuada e integral en condiciones de privacidad, seguridad y confidencialidad.

Se trata de una persona que ha vivido una situación de peligro con un gran choque emocional, por ello se considera la agresión sexual como una urgencia sanitaria de atención hospitalaria e implicación legal, por lo que debe ser atendida en el servicio de urgencias de ginecología del hospital de referencia. En el caso de menores de 16 años, la atención se realizará en el servicio de urgencias pediátricas del hospital de referencia. El período de tiempo desde que sucede la agresión hasta que se realiza el reconocimiento debe ser el mínimo posible, ya que transcurrido un lapso de tiempo más o menos largo pueden desaparecer algunos de los signos de la agresión.

El personal sanitario de atención primaria u otro dispositivo sanitario no hospitalario, salvo en supuestos de gravedad y riesgo vital que obliguen a tratamiento inmediato, debe realizar el traslado de la víctima lo más rápidamente posible y en ambulancia al servicio de urgencias de ginecología del hospital de referencia, sin que medien lavados ni cambios de ropa y evitando que la víctima tome líquidos o alimentos. La mujer víctima de una agresión sexual precisa de una asistencia integral y especializada en un ambiente capaz de preservar su intimidad.

> ! Las mujeres que han sufrido una agresión sexual pueden acudir al servicio de urgencias hospitalario por iniciativa propia, llegar acompañadas por las fuerzas de seguridad (policía nacional, guardia civil, policía local, etc.) o ser derivadas desde otro nivel asistencial (atención primaria, urgencias extrahospitalarias).

Ya en el hospital correspondiente, se realizará el procedimiento de acogida y asistencia a la víctima de agresión sexual (puede variar según el centro sanitario):

- La mujer será recibida por el personal de enfermería/matrona en un espacio acogedor e independiente, donde pueda estar acompañada de la persona que desee. Se le indicará que se le prestará apoyo y acompañamiento continuo durante toda su estancia en el servicio de urgencias.

> Una víctima de cualquier tipo de violencia sexual o de género no debe permanecer en la sala de espera, sino que debe ser atendida inmediatamente por el personal sanitario y debería ser ubicada en una habitación adaptada especialmente para su atención.

- Se avisará al adjunto de ginecología de guardia. La intervención comienza con una toma de contacto donde, en un ambiente de confianza, confidencialidad y empatía, la mujer pueda relatar lo que le ha ocurrido y sentirse escuchada, sin miedo a ser juzgada o a no ser creída.
- Se tranquilizará a la mujer y se le explicarán todas las actuaciones que, según la agresión sufrida, sean convenientes y la utilidad de cada una de ellas. Se le pedirá su consentimiento para realizarlas.
- El reconocimiento debe realizarse conjuntamente con el médico y el forense. De esta manera, se evitarán reconocimientos posteriores y se asegura la recogida adecuada de las muestras.
- En el caso de menores de 16 años de edad, la evaluación clínica se realizará también a solas después de haber oído la versión de la madre, padre o tutores. Se debe tener siempre precaución, ya que alguno de ellos puede estar implicado en el abuso. Se utilizará un lenguaje sencillo y se transcribirán literalmente las palabras de la menor.
- Se realizará siempre una anamnesis muy meticulosa, recogiendo datos sobre hora de la agresión, circunstancias, sospecha de sumisión química, etc.

- La historia clínica debe incluir todos los datos de la historia médica y ginecológica, además de los siguientes:
  - Fecha, hora, lugar y circunstancias de la agresión, especificando quién es el agresor.
  - Anotar persona que la acompaña.
  - Tipo de violencia sexual: tipo de contacto físico mantenido, si hubo penetración vaginal, anal u oral, si hubo eyaculación o no, así como el uso de objetos.
  - Si hubo intimidación o uso de armas durante la agresión.
  - Si la mujer, tras la supuesta agresión y antes de la exploración se bañó, duchó, efectuó irrigación vaginal, orinó, defecó, se cambió de ropa o tomó algún medicamento.
  - Fecha de la última regla, hemorragia o secreción vaginal reciente, uso de anticonceptivos, momento de la última relación sexual voluntaria y posibles ETS recientes.
  - Estado inmunitario frente al virus de la hepatitis B (VHB) y tétanos.
  - Posible consumo asociado de alcohol y drogas.
  - Descartar posible embarazo preexistente.
  - Antecedentes personales de episodios de violencia.

> ! El médico actuará en presencia de un profesional de enfermería, al menos uno de ellos debería ser una mujer. Se actuará de forma amable, objetiva, sin prejuicios y sin prisas. Se explicarán a la víctima las actuaciones que se van a realizar y que siempre se harán bajo su consentimiento. Se debe enfocar desde un punto de vista multidisciplinario que implique la atención sanitaria, legal y psicológica.

De manera general se cumplirán los protocolos de atención a la paciente que ha sufrido una agresión sexual y ha sido trasladada al hospital:

- Valoración emocional.
- Exploración física.
- Recogida de muestras.
- Tratamiento profiláctico.
- Anticoncepción de emergencia.
- Cumplimentación del parte de lesiones.
- Se valorará criterio de hospitalización de la paciente.
- Actuaciones al alta.
- Seguimiento y controles posteriores.

> Todos los profesionales que participan en la atención a la víctima de violencia sexual deben comprender la importancia de una adecuada asistencia a su salud y una correcta recogida de pruebas forenses, lo que necesariamente implica la excelencia en la coordinación de profesionales asistenciales y forenses. Y ello es tan crítico como el trato sensible, digno y centrado en la víctima, puesto que la experiencia con los sistemas de atención a la salud y el sistema judicial condicionará en gran medida su recuperación tras una vivencia tan sumamente devastadora.

Exploración física

Es necesario crear un ambiente adecuado para la paciente, preferiblemente con un personal femenino que no sea identificado como posible agresor. Se le explicará con palabras sencillas y claras la actuación médica que corresponda.

- Será prioritaria la toma de constantes vitales y la evaluación del nivel de consciencia.
- Exploración general: se deben reseñar datos acerca del estado de la ropa, de la forma más descriptiva posible, con máxima atención a las señales de violencia, sobre todo en el área genital, cara, boca, manos, cara interna de muslos, muñecas y nalgas. Investigar posibles lesiones extragenitales genéricas de violencia: contusiones, impresiones digitales, mordeduras, heridas, fracturas, derrames, lesiones por arma blanca o de fuego, etc. y detallar su tipo y localización. Es importante explicitar la ausencia de estas en caso de que no existan. Puede ser útil la utilización de soporte fotográfico si la mujer lo autoriza y con medidas que impidan que pueda ser identificada (tapar el rostro, los ojos, etc.).
- Exploración ginecológica: inspección vulvar, monte de Venus, vello púbico, labios mayores y menores, clítoris. Se realizará especuloscopia para visualizar el cuello uterino y la vagina. El único lubricante permitido es el suero salino fisiológico para evitar alterar las posibles muestras. Se buscarán signos de coito vaginal o anal (desgarros, paralización del esfínter anal, etc.).

Recogida de muestras

Es imprescindible realizar una adecuada recogida de pruebas y muestras, que la efectuará el médico forense. Se deben recoger muestras de distintos tipos, previa información a la paciente, de la cual se requerirá su máxima colaboración para obtenerlas. Cabe señalar que el objetivo principal es atender a la paciente sin crear mayores traumas.

Las tomas dependerán del tipo de agresión que haya sufrido. Se dará prioridad a las tomas de esperma. Todas las muestras deben ser correctamente identificadas, mantenidas en recipientes para su correcto traslado y entregadas al juez de guardia previo recibo. Se deben recoger:

- Muestras de esperma: se mantendrá sin conservantes, refrigeradas (4-8 °C) y rotuladas. Toma vaginal o anal o bucal con hisopo seco y estéril. Lavado vaginal o anal o bucal con 10 mL de suero fisiológico que se recogerá en tubo estéril.
- Muestras de exudado microbiológico vaginal, cervical, anorrectal u oral para la detección de ETS, tanto en la asistencia de urgencias como en la consulta de ginecología posterior.
- Muestras de pruebas físicas del posible agresor: vello púbico, semen, sangre, saliva, piel y fibras textiles. La lámpara de Wood puede ser útil en la identificación de muestras de semen. Raspado inferior de las uñas para la recogida de posibles restos de piel. Si hubo penetración oral, recoger saliva que, en un alto porcentaje, permite identificar el grupo sanguíneo y material para la identificación de ADN.

- Peinado púbico sobre sábana blanca (posibles pelos del agresor).
- Recogida de ropas de la paciente.
- Muestras de sangre de la víctima para serología de VHB, VIH y sífilis. También coriogonadotropina humana (B-HCG sérica), si es posible.

Tratamiento

El tratamiento debe dirigirse de manera prioritaria a la profilaxis de las ETS y embarazo, así como el tratamiento de las lesiones y las secuelas psíquicas.

- Profilaxis ETS. Los centros para el control y la prevención de enfermedades (CDC) y otras asociaciones recomiendan la profilaxis empírica de las ETS, debido a que muchas de las víctimas no cumplen el tratamiento posterior y el basado en los resultados de los cultivos puede resultar problemático.
  - Gonococia, clamidias, tricomonas y sífilis en posible incubación.
  - VIH.
  - VHB.
- Profilaxis de embarazo: en el caso de que la mujer esté usando un método anticonceptivo fiable, no será necesaria la profilaxis. Si han transcurrido menos de 72 horas tras la agresión, puede recurrirse a la contracepción hormonal poscoital. Si han transcurrido más de 72 horas y menos de 5 días desde la agresión, el procedimiento anterior no se considera y se debe valorar la inserción de un dispositivo intrauterino. Se debe informar a la mujer de que en el caso de embarazo puede optar por su interrupción según los supuestos legales.
- Traumatismos físicos: tratar las heridas y prevenir su infección y, si precisa, hacer profilaxis del tétanos en función de la historia vacunal de la agredida.
- Tratamiento psicológico.

Informe asistencial

El informe debe ser objetivo y lo más detallado posible, con datos de filiación (nombre, domicilio, fecha de nacimiento). Es recomendable reseñar con quién viene acompañada la paciente y transcribir literalmente lo que dice, para evitar segundas interpretaciones que tergiversen lo dicho por la víctima. Debe quedar claro si la paciente identifica al agresor, y describir de forma detallada los rasgos físicos del supuesto agresor. Si se realiza bajo la presencia de un médico forense, el ginecólogo se limitará a emitir un informe de la asistencia médica.

Parte de lesiones

Una vez realizada toda la actuación clínica, el personal facultativo emitirá el parte de lesiones que será remitido al juzgado de guardia. La confección del parte de lesiones es obligatoria, independientemente de que la mujer quiera o no presentar denuncia. El parte de lesiones se hace por triplicado: una copia se envía al juzgado, otra permanece en la historia clínica y otra deberá ser entregada a la mujer.

El médico forense elaborará su informe específico para el juzgado.

Destino final de la paciente

Los criterios de ingreso de las pacientes que son víctimas de agresión sexual son:

- Necesidad de cuidados hospitalarios postevaluación urgente (cuidados posquirúrgicos, medicación por vía intravenosa, imposibilidad para la deambulación, etc.).
- Tratamiento psicológico urgente.
- Necesidad de exploración bajo anestesia.
- Necesidad de exploración o estudios posteriores.
- Demanda de la paciente.
- Asegurar la protección de la víctima.

! La paciente tendrá un seguimiento posterior ambulatorio a las dos semanas por un agente o personal para el apoyo psicológico. Seguimiento de las ETS y test de gestación para las pacientes con síntomas o que no hayan tomado profilaxis. Prueba de VIH a las 6 semanas. Determinación de RPR y VIH a los 12 y a los 24 meses.

Recomendaciones al alta

- No mantener relaciones sexuales hasta la próxima valoración.
- Remitir copia del informe de alta hospitalaria al médico de atención primaria de la paciente, para que realice el seguimiento y controles posteriores. Informar a la paciente e insistir en la importancia de dichos controles.
- Informar de que la legislación ofrece una protección integral a la víctima, y que existe la posibilidad de solicitar una orden de alejamiento.
- Informar de los recursos sociales disponibles.

ACTITUDES EVITABLES Y OTRAS QUE POTENCIAR ANTE VÍCTIMAS DE VIOLENCIA DE GÉNERO

Actitudes y comportamientos que evitar:

- Adoptar excesivo dramatismo con el que la mujer podría sentirse presionada.
- Pedir reiteradamente a la mujer que relate a distintos profesionales el proceso de malos tratos.
- Criticar la actitud o ausencia de respuestas.
- Racionalizar, banalizar o justificar la violencia del agresor.
- Infravalorar la sensación de peligro de la mujer.
- Prescribir fármacos que disminuyan la capacidad de reacción de la mujer.

Actitudes y respuestas que se deben potenciar:

- Crear un clima de confianza.
- Preguntar de forma directa y clara.
- Escuchar el relato de la paciente sin interrupciones ni juicios.
- Ofrecerle mensajes positivos.
- Apoyar decisiones.

PUNTOS CLAVE

- Es muy importante dar un apoyo inmediato y seguro a la persona que sufre una agresión o violencia de género, y que tenga todas las herramientas a su alcance para salir cuanto antes de esa situación.
- Es interesante e importante analizar el medio en el que se mueve el sujeto que produce dicha agresión, dado que el ambiente biológico y social repercute en las respuestas de los diferentes organismos.
- Es importante rehabilitar a las personas agresoras, para reconducir esas conductas intensivas y hostiles en pro de una buena convivencia social.

BIBLIOGRAFÍA

Alonso Fernández-Martos M. El maltrato en los ancianos : teorías, factores de riesgo, consecuencias y papel de la enfermería en su prevención. UCrea Repositorio abierto de la Universidad de Cantabria; 2022. Disponible en: http://hdl.handle.net/10902/25004

Archer, J. Sex differences in aggression in real-world settings: A meta-analytic/review. Rev Gen Psychol 2004;8:291-322.

Blanco Prieto P, Ruiz-Jarabo C, editoras. La prevención y detección de la violencia contra las mujeres desde la atención primaria de salud. Madrid: Asociación para la Defensa de la Sanidad Pública; 2002.

Comunidad de Madrid. Consejería de Sanidad. Hospital Clínico San Carlos. Comisión contra la Violencia. Guía de detección clínica de la sumisión química. 2016.

España. Consejo General del Poder Judicial. Informe al anteproyecto de Ley Orgánica integral de medidas contra la violencia ejercida sobre la mujer, 24 de junio de 2004.

España. Consejo General del Poder Judicial. Observatorio contra la violencia doméstica y de género. Resumen del informe sobre muertes violentas en el ámbito familiar 2001-2005.

García-Caballero C, Cruz-Landeira A, Quintela-Jorge Ó. Sumisión química en casos de presuntos delitos contra la libertad sexual analizados en el Instituto Nacional de Toxicología y Ciencias Forenses (Departamento de Madrid) durante los años 2010, 2011 y 2012. Rev Esp Med Legal 2014;40(1):11-8. Disponible en: http://dx.doi.org/10.1016/j.reml.2013.07.003.

García-Moreno C. Dilemas and opportunities for an appropriate health-service response to violence against women. Lancet 2002;359:1509-14.

Ley 1/2021, de 24 de marzo, de medidas urgentes en materia de protección y asistencia a las víctimas de violencia de género.

Ley Orgánica 1/2015, de 30 de marzo, por la que se modifica la Ley Orgánica 10/1995, de 23 de noviembre, del Código Penal. BOE número 77 de 31/03/2015.

Llorente R. Impacto del COVID-19 en el mercado de trabajo: un análisis de los colectivos vulnerables. Universidad de Alcalá; 2020. Disponible en: http://www.iaes.es/uploads/2/0/8/6/20860996/dt_02_20.pdf

López-Ossorio JJ, González-Álvarez JL, Loinaz I, Martínez-Martínez A, Pineda D. Intimate partner homicide risk assessment by police in Spain: the dual protocol VPR5.0-H. Psychosocial Intervention [Internet]. 2021;30(1):47-55. Disponible en: http://scielo.isciii.es/scielo.php?script=sci_arttext&pid=S1132-05592021000100005&lng=es.

Organización de las Naciones Unidas. IV Conferencia Mundial sobre la Mujer. 1995. [consultado 21 de enero de 2007].

Padilla Varona D. Maltrato infantil: una revisión y un análisis de la situación actual por medio de entrevistas a pediatras y un caso judicializado. 2022. Disponible en: http://hdl.handle.net/10810/54889

Revista Electrónica de Psicología Iztacala. Facultad de Estudios Superiores Iztacala. Universidad Nacional Autónoma de México. 2012;15(1):82. Disponible en: www.iztacala.unam.mx/carreras/psicologia/psiclin

Siendones Castillo R, Perea-Milla E, Arjona JL, Aguera C, Rubio A, Molina M. Violencia doméstica y profesionales sanitarios: conocimientos, opiniones y barreras para la infradetección. Emergencias 2002;14:224-32.

Sierra Leguia LA, Salazar Trujillo S, Suárez García E, Suárez Romero R, Valdez

Cerdà V, Villadiego Ospino C. Humanización en los servicios de urgencia: revisión narrativa. rhe [Internet]. 2022;33(1):83-95. Disponible en: https://horizonteenfermeria.uc.cl/index.php/RHE/article/view/41153

Velasco Rodríguez J. Efectos psicoemocionales de la exposición profesional al sufrimiento humano: revisión sistemática y metaanálisis. Universidad de Córdoba; 2022. Disponible en: https://helvia.uco.es/xmlui/handle/10396/22514?show=full#:~:text=https%3A//creativecommons.org/licenses/by%2Dnc%2Dnd/4.0/

Worchel S, Cooper J, Goethals G, Olson J. Psicología social. México: Thomson; 2002.

Aspectos ético-legales esenciales de la atención de enfermería de urgencias y emergencias. Donación en asistolia

59

M. García Estévez y J. M. Antequera Vinagre

OBJETIVOS

- Conocer los aspectos jurídicos más relevantes en las urgencias y emergencias.
- Interiorizar la necesidad profesional de objetivar las variables jurídicas en la atención sanitaria.
- Integrar las variables jurídicas en los procedimientos asistenciales.
- Armonizar con normalidad la evaluación jurídica postatención asistencial.

INTRODUCCIÓN

Uno de los retos profesionales de la moderna asistencia sanitaria es la incorporación de las variables jurídico-legales en la actividad asistencial: la calidad jurídica de los procesos asistenciales. Hay que recordar siempre que no respetar las previsiones constitucionales y legales en todo acto sanitario lo convierte de plano en mala praxis. De ello brota una conclusión profesional básica: todo acto sanitario asistencial y de cuidados debe integrar las variables jurídicas; lo jurídico es tan sanitario como el propio acto técnico-profesional.

En el ámbito de las urgencias y emergencias estas cuestiones jurídicas adquieren una especial relevancia en el contexto clínico-asistencial-cuidados que confluyen en las urgencias y emergencias. Los errores y daños a pacientes se pueden dar con mayor frecuencia; pero esto no supone que todo daño o error genere responsabilidad jurídico-profesional.

Por todo ello, en este capítulo se plantearán de manera somera y muy pedagógica algunas áreas específicas del derecho sanitario que tiene implicaciones en este ecosistema asistencial: naturaleza jurídica del soporte vital avanzado enfermero (SVAE), confidencialidad-intimidad, prescripción de medicamentos por los enfermeros, atención al paciente psiquiátrico, aspectos clínico-asistenciales de cuidados y jurídicos de las contenciones mecánicas a pacientes, aspectos jurídicos de la autólisis y la responsabilidad del equipo sanitario en las urgencias y emergencias.

LA CARTERA DE SERVICIOS DE LA ATENCIÓN DE URGENCIAS

La atención de urgencias y emergencias no es solo una actuación sanitaria: es un derecho prestacional que deriva del artículo 43 de la Constitución española (el derecho a la protección de la salud) y que ha sido desarrollado por el Real Decreto 1030/2006, por el que se *establece la cartera de servicios comunes del Sistema Nacional de Salud,* más concretamente, en su anexo IV.

 La atención de urgencia es aquella que se presta al paciente en los casos en que su situación clínica obliga a una atención sanitaria inmediata. Se dispensará tanto en centros sanitarios como fuera de ellos, incluyendo el domicilio del paciente y la atención *in situ*, durante las 24 horas del día, mediante la atención médica y de enfermería, y con la colaboración de otros profesionales (Anexo IV, Real Decreto 1030/2006).

Esta prestación, que anteriormente no constituía una modalidad de prestación por sí misma, puede ser regulada por cada comunidad autónoma, en el ámbito de sus competencias y ofrecer servicios sanitarios complementarios, que se añaden al conjunto de prestaciones mínimas estatales. Así se garantiza a los ciudadanos el derecho a recibir, en todas las comunidades autónomas, un mínimo de prestaciones, con las mismas condiciones e idénticas garantías.

En este mismo decreto, se describe cómo debe establecerse y regularse el acceso a la atención de urgencia:

El procedimiento y el modelo organizativo para la atención de urgencia serán establecidos por las administraciones sanitarias competentes, de manera que el acceso a la prestación se realice en el tiempo y lugar adecuados para facilitar una atención adaptada a las necesidades de cada paciente. La atención de urgencia se entiende como una atención integral y continua que se presta por atención primaria y especializada, y por los servicios específicamente dedicados a la atención urgente.

La coordinación de los diferentes intervinientes en la atención de urgencia se realizará, a través de los teléfonos 112, 061 u otros, por los centros coordinadores de urgencias y emergencias sanitarias, que garantizarán, las 24 horas, la accesibilidad y la coordinación de los recursos disponibles para este tipo de atención.

Asimismo se potenciará la coordinación de los servicios sanitarios en los planes de catástrofes y la colaboración con los servicios de urgencias y emergencias dependientes de distintas administraciones e instituciones, como Protección Civil, Cuerpos de Prevención y Extinción de Incendios, Cuerpos y Fuerzas de Seguridad del Estado u otras, en las situaciones que se precise.

Y se define la cartera de servicios comunes de la prestación de atención de urgencia del Sistema Nacional de Salud, que comprende:

- La atención telefónica, a través de los centros coordinadores de urgencias sanitarias, que incluye la regulación médica de la demanda asistencial, asignando la respuesta más adecuada a cada urgencia sanitaria, la información y la orientación o consejo sanitario.
- La evaluación inicial e inmediata de los pacientes para determinar los riesgos para su salud y su vida y, en caso de ser necesaria, su clasificación para priorizar la asistencia sanitaria que precisen. La evaluación puede completarse derivando a los pacientes a un centro asistencial, si fuera necesario, para las exploraciones y procedimientos diagnósticos precisos con los que establecer la naturaleza y el alcance del proceso y determinar las actuaciones inmediatas para atender la situación de urgencia.
- La aplicación de los procedimientos diagnósticos precisos y de los procedimientos terapéuticos médico-quirúrgicos necesarios para atender adecuadamente cada situación de urgencia sanitaria.
- La monitorización, la observación y la reevaluación de los pacientes, cuando su situación así lo requiera.
- El transporte sanitario, terrestre, aéreo o marítimo, asistido o no asistido, según lo requiera la situación clínica de los pacientes, en los casos en que sea preciso para su adecuado traslado al centro sanitario que pueda atender de forma óptima la situación de urgencia.
- La información y asesoramiento a los pacientes o, en su caso, acompañantes, sobre la atención prestada y las medidas que adoptar al finalizar dicha atención, de acuerdo con la legislación vigente.
- Una vez atendida la situación de urgencia, se procederá al alta de los pacientes o a su derivación al nivel asistencial más adecuado y, cuando la gravedad de la situación así lo requiera, al internamiento hospitalario, con los informes clínicos pertinentes para garantizar la continuidad asistencial.
- La comunicación a las autoridades competentes de aquellas situaciones que lo requieran, especialmente en el caso de sospecha de violencia de género o de malos tratos en menores, ancianos y personas con discapacidad.

ASPECTOS JURÍDICOS RELEVANTES DEL SOPORTE VITAL AVANZADO ENFERMERO

Cualquier ámbito profesional, cualquier competencia profesional, desarrollo, aplicación, etc. requiere ser situado en un marco jurídico de referencia. Todo acto profesional existe frente a la sociedad y tiene eficacia en la medida en que una norma jurídica le da cobertura y lo legitima legalmente.

 Todo algoritmo competencial debe integrar las diferentes variables jurídicas; aún más en el ámbito profesional de las urgencias y emergencias.

El núcleo jurídico básico de la actuación de los enfermeros en las unidades de SVAE lo recogen las siguientes normas:
- La Ley 44/2003 de Ordenación de las profesiones sanitarias: en cuyo artículo 7.2.a) se expone que:
  Enfermeros: corresponde a los diplomados universitarios en enfermería la dirección, evaluación y prestación de los cuidados de enfermería orientados a la promoción, mantenimiento y recuperación de la salud, así como a la prevención de enfermedades y discapacidades.
  Además, lo anterior debe complementarse con otros aspectos relevantes prescritos en la misma Ley 44/2003. Así, el artículo 4.7 reconoce el baluarte competencial de la «autonomía científico-técnica» sin más limitaciones que las que establezca la propia Ley 44/2003, el resto de la normativa y el código deontológico profesional.

 El enfermero que desempeña su actividad profesional en un SVAE tiene como garantía legal de su actuación profesional su «autonomía científico-técnica».

- El Anexo IV del Real Decreto 1030/2006 por el que se establece la cartera de servicios comunes del Sistema Nacional de Salud: núcleo básico de las prestaciones de la atención sanitaria (prestación pública) en urgencias y emergencias. De él puede inferirse que los enfermeros, a través y mediante todas sus actuaciones y recursos disponibles, deben garantizar dicha prestación sanitaria, plenamente habilitados por su autonomía científico-técnica y la responsabilidad en la dirección de los cuidados.

La Ley de Ordenación de las profesiones sanitarias establece los elementos clave de la actuación profesional de los sanitarios, que, por supuesto, hay que integrar en las unidades SVAE:

- Derecho irrenunciable del enfermero para anotar todas sus actuaciones profesionales en la historia o documentación clínica.
- Necesidad de que las unidades de urgencias y emergencias trabajen con un reglamento interno que establezca los derechos y obligaciones de todos los integrantes del equipo.
- Orientar el trabajo al modelo de equipo sanitario, con la existencia de protocolos o guías de actuación institucionalmente aprobados. En el diseño deben participar todos los profesionales sanitarios que se vean afectados.

En definitiva, acerca de los servicios sanitarios que tengan integrados unidades de SVAE (es una determinada concreción de un derecho prestacional) hay que aquilatar desde el punto de vista jurídico varias ideas claves:

- Las SVAE son estructuras que dinamizan competencias profesionales de los enfermeros, cuyo marco normativo se conforma por lo que previamente se ha indicado como Estatuto Jurídico del Enfermero en SVAE.
- Las SVAE son estructuras administrativas prestacionales: aquí, un principio clave es la denominada «potestad de autoorganización» que la ley reconoce a las Administraciones públicas (en este caso, a las consejerías de sanidad de las diferentes comunidades autónomas).

La organización, diseño, estructura, etc. de las unidades de urgencias y emergencias en las que se integran las SVAE corresponde en exclusiva a las consejerías de sanidad. La «autonomía científico-técnica» otorga facultades plenas a los enfermeros, pero esta nunca puede sustituir la facultad de una consejería de sanidad para organizar con toda libertad un servicio.

Uno de los grandes conflictos profesionales que tienen los enfermeros sobre los SVAE es la posible discordancia entre la previsión legal y los requisitos técnicos y profesionales de dichos soportes sanitarios: en este caso prima la decisión de la organización, pues la ley presume que la decisión administrativa es la que mejor preserva el interés público y, por lógica, un enfermero nunca puede demorar una atención sanitaria porque considere que el diseño del recurso sanitario debería ser otro.

Finalmente, los enfermeros en SVAE deben integrar las siguientes competencias otorgadas en su estatuto jurídico:

- Dirección de los cuidados.
- Evaluación de la asistencia.
- Garantía de la prestación pública sanitaria de urgencias y emergencias definida en la ley como derecho.
- Ejercicio de las competencias «extraenfermeras» para las que les habilita el estado de necesidad y la tutela del derecho a la vida e integridad física, por encima de cuestiones competenciales dentro del equipo asistencial.
- Solicitud de reglamentos internos de las unidades y de protocolos o guías de atención.
- Prescripción de medicamentos en situaciones de riesgo vital.

EL RESPETO DE LA INTIMIDAD Y LA CONFIDENCIALIDAD DE LOS PACIENTES Y USUARIOS

El respeto a la intimidad personal y el respeto a la confidencialidad son derechos reconocidos por la Constitución como derechos fundamentales que persiguen garantizar al individuo un ámbito propio y reservado de su vida frente a la acción y conocimiento de los demás.

Así, el artículo 18.1 de la Constitución española prescribe como derecho fundamental el derecho a la intimidad personal y familiar.

Véase que hay dos dimensiones:

- La intimidad personal: vinculada a la dignidad de la persona.
- La intimidad familiar: una protección colectiva de la dimensión familiar del individuo.

Este ámbito personal está protegido por el ordenamiento jurídico que, por un lado, limita el acceso a la esfera íntima de las personas y, por otro, reconoce el derecho a la confidencialidad de los datos personales, de modo que quienes hayan entrado en conocimiento de datos íntimos de otra persona no pueden revelarlos ni utilizarlos sin la autorización expresa del interesado o de una ley.

En el ámbito asistencial, el respeto por la intimidad y la confidencialidad de los datos sanitarios adquiere una especial relevancia, ya que la información sobre los pacientes es una herramienta fundamental para proporcionar una asistencia de calidad.

En este contexto, ser respetuosos con la intimidad y con la confidencialidad de los datos de los pacientes, implica asumir una serie de obligaciones para no vulnerarlos: por un lado, los centros sanitarios deberán adoptar una serie de medidas de protección y, por otro, los profesionales tendrán que mantener la reserva o secreto de los datos obtenidos de los pacientes.

En el ámbito legal, se exponen las referencias legales sobre el necesario respeto de la intimidad y la confidencialidad.

Ley 14/1986 General de Sanidad

Artículo 10: *Todos tienen los siguientes derechos con respecto a las distintas administraciones públicas sanitarias:*
Apartado 1) *Al respeto a su personalidad, dignidad humana e intimidad, sin que pueda ser discriminado por su origen racial o étnico, por razón de género y orientación sexual, de discapacidad o de cualquier otra circunstancia personal o social.*

Ley 41/2002, básica reguladora de la autonomía del paciente y de derechos y obligaciones en materia de información y documentación clínica

Artículo 7: *El derecho a la intimidad:*
Apartado 1) *Toda persona tiene derecho a que se respete el carácter confidencial de los datos referentes a su salud, y a que nadie pueda acceder a ellos sin previa autorización amparada por la Ley.*
Apartado 2) *Los centros sanitarios adoptarán las medidas oportunas para garantizar los derechos a que se refiere el apartado anterior, y elaborarán, cuando proceda, las normas y los procedimientos protocolizados que garanticen el acceso legal a los datos de los pacientes.*
Artículo 16: *Usos de la historia clínica:*
Apartado 1) *La historia clínica es un instrumento destinado fundamentalmente a garantizar una asistencia adecuada al paciente. Los profesionales asistenciales del centro que realizan el diagnóstico o el tratamiento del paciente tienen acceso a la historia clínica de este como instrumento fundamental para su adecuada asistencia.*
Apartado 6) *El personal que accede a los datos de la historia clínica en el ejercicio de sus funciones queda sujeto al deber de secreto.*
Apartado 7) *Las comunidades autónomas regularán el procedimiento para que quede constancia del acceso a la historia clínica y de su uso.*

Ley 44/2003, de Ordenación de las profesiones sanitarias

Artículo 5: Principios generales de la relación entre los profesionales sanitarios y las personas atendidas por ellos:
Apartado 1.c) Los profesionales tienen el deber de respetar la personalidad, dignidad e intimidad de las personas a su cuidado y deben respetar la participación de las mismas en las tomas de decisiones que les afecten. En todo caso, deben ofrecer una información suficiente y adecuada para que aquellas puedan ejercer su derecho al consentimiento sobre dichas decisiones.

Ley 55/2003, del Estatuto marco del personal estatutario de los servicios de salud

Artículo 19: Deberes:
Apartado i) Respetar la dignidad e intimidad personal de los usuarios de los servicios de salud, su libre disposición en las decisiones que les conciernen y el resto de los derechos que les reconocen las disposiciones aplicables, así como a no realizar discriminación alguna por motivos de nacimiento, raza, sexo, religión, opinión o cualquier otra circunstancia personal o social, incluyendo la condición en virtud de la cual los usuarios de los centros e instituciones sanitarias accedan a los mismos.
Artículo 72: Clases y prescripción de las faltas:
Apartado 2.c) Son faltas muy graves: el quebranto de la debida reserva respecto a datos relativos al centro o institución o a la intimidad personal de los usuarios y a la información relacionada con su proceso y estancia en las instituciones o centros sanitarios.
Artículo 73: Clases, anotación, prescripción y cancelación de las sanciones:
Apartado 1) Las faltas serán corregidas con las siguientes sanciones:

a. *Separación del servicio. Esta sanción comportará la pérdida de la condición de personal estatutario y solo se impondrá por la comisión de faltas muy graves. Durante los seis años siguientes a su ejecución, el interesado no podrá concurrir a las pruebas de selección para la obtención de la condición de personal estatutario fijo, ni prestar servicios como personal estatuario temporal. Asimismo, durante dicho período, no podrá prestar servicios en ninguna Administración pública ni en los organismos públicos o en las entidades de derecho público dependientes o vinculadas a ellas ni en las entidades públicas sujetas a derecho privado y fundaciones sanitarias.*
b. *Traslado forzoso con cambio de localidad, sin derecho a indemnización y con prohibición temporal de participar en procedimientos de movilidad para reincorporarse a la localidad de procedencia hasta un máximo de cuatro años. Esta sanción solo podrá imponerse como consecuencia de faltas muy graves.*

Ley Orgánica 10/1995 del Código Penal

Título X, Capítulo primero: Delitos contra la intimidad, el derecho a la propia imagen y la inviolabilidad del domicilio: Del descubrimiento y revelación de secretos: artículos 197-200.

En los artículos señalados se definen los delitos de descubrimiento de secretos (acceder sin causa legítima a los datos de un paciente) y de revelación de secretos (divulgar de manera consciente datos sanitarios de un paciente) y establecen las penas de prisión e inhabilitación correspondientes.

El personal sanitario en el desempeño de su labor asistencial debe limitarse a acceder a aquellos datos de los pacientes a los que atiende, es decir, solo si participa en el diagnóstico y tratamiento puede consultar la historia clínica.

No respetar la intimidad de los pacientes tanto en el plano asistencial como en plano documental-clínico no es solo una mala praxis, sino que, además, es, en muchos supuestos, un delito muy grave que puede acarrear penas privativas de libertad (prisión).

PRESCRIPCIÓN ENFERMERA EN SITUACIONES DE EMERGENCIA: EL ESTADO DE NECESIDAD COMO HABILITACIÓN UNIVERSAL PROFESIONAL

Es importante delimitar los usos de un determinado sustantivo (prescripción), que puede tener diferentes significados según el contexto en el cual se aplica. No es lo mismo su uso técnico en el ámbito de los cuidados que su uso coloquial o en el contexto de la prestación farmacéutica. Es decir, los términos prescripción o prescribir no están excluidos del ámbito de los cuidados de enfermería.

Uno de los valores esenciales del ordenamiento jurídico es el derecho fundamental a la vida y a la integridad física (artículo 15 de la Constitución española), y toda actuación profesional sanitaria debe estar orientada a proteger dichos valores.

Desde el punto de vista jurídico-sanitario se puede definir el «estado de necesidad» como una habilitación profesional universal que faculta a todo profesional sanitario a actuar con plena autonomía si su actuación profesional es determinante para proteger la vida y la integridad física de un paciente. Frente a la vida y a la integridad física, lo demás es accesorio (jerarquía, delimitación competencial, etc.); es evidente que dicha habilitación universal profesional se produce cuando hay un riesgo grave e inminente para la salud de las personas.

Por tanto, un profesional de enfermería de urgencias y emergencias, como responsable en la dirección y prestación de los cuidados, y legitimado por la citada habilitación profesional universal del estado de necesidad, puede, en un determinado momento clínico-asistencial, prescribir y administrar medicamentos de manera autónoma si con ello protege la vida y la integridad física del paciente. Todas estas circunstancias deberán luego describirse y registrarse de manera profusa en la documentación clínica.

Lo normal es la existencia de protocolos asistenciales en urgencias y emergencias (avalados por los responsables institucionales). Es dentro de estos protocolos en los que el personal enfermero debe desarrollar su competencias profesionales en coordinación y cooperación con otros profesionales sanitarios.

Un tema más controvertido es el verdadero significado de la prescripción enfermera del Real Decreto 954/2015, por el que *se regula la indicación, uso y autorización de dispensación de medicamentos y productos sanitarios de uso humano por parte de los enfermeros* (conocido como el Real Decreto de Prescripción Enfermera). Este texto normativo no es relevante en las urgencias y emergencias, pues su ámbito de aplicación es exclusivamente la prestación farmacéutica, entendida como el derecho de un paciente o usuario a que un farmacéutico, en una oficina de farmacia, le dispense un medicamento o producto sanitario. Por tanto, no es aplicable esta norma al resto de los ámbitos asistenciales de los enfermeros. Este decreto regula una nueva competencia de los enfermeros en Atención Primaria o gestoras de casos para rellenar un documento (denominado orden de dispensación) para que un paciente o usuario reciba de su farmacéutico un medicamento o producto sanitario.

El Real Decreto 954/2015 fue modificado por el Real Decreto 1302/2018, de 22 de octubre, mediante el que se modifica el Real Decreto 954/2015, de 23 de octubre, por el que se regula la indicación, el uso y la autorización de dispensación de medicamentos y productos sanitarios de uso humano por parte de enfermería.

Se han aprobado los siguientes protocolos de prescripción de medicamentos sujetos a prescripción médica por parte del colectivo de enfermería:

1. Resolución del 8 de julio de 2022, de la Dirección General de Salud Pública, por la que se valida la *Guía para la indicación, uso y autorización de dispensación de medicamentos sujetos a prescripción médica por parte de las/os enfermeras/os: Quemaduras.* https://www.boe.es/diario_boe/txt.php?id=BOE-A-2022-11945
2. Resolución de 22 de diciembre de 2022, de la Dirección General de Salud Pública, por la que se valida la *Guía para la indicación, uso y autorización de dispensación de medicamentos sujetos a prescripción médica por parte de las/los enfermeras/os de Ostomías.* https://www.boe.es/diario_boe/txt.php?id=BOE-A-2022-23740
3. Resolución de 30 de junio de 2022, de la Dirección General de Salud Pública, por la que se validan las *Guías para la indicación, uso y autorización de dispensación de medicamentos sujetos a prescripción médica por parte de las/los enfermeras/os de: Hipertensión, y la de: Diabetes mellitus tipo 1 y tipo 2.* https://www.boe.es/diario_boe/txt.php?id=BOE-A-2022-11127

ANÁLISIS JURÍDICO-PROFESIONAL DE LA ATENCIÓN DE URGENCIAS Y EMERGENCIAS AL PACIENTE PSIQUIÁTRICO

La persona con enfermedad mental es un ciudadano y, como tal, merece una asistencia sanitaria de calidad y respetuosa con sus derechos. La enfermedad mental es una enfermedad más, por lo que los mecanismos de atención a la urgencia y a la crisis que los sistemas sanitarios pongan en marcha deben ser los mismos que para cualquier otra patología.

Cuando una persona con enfermedad mental demanda una actuación urgente genera una situación preocupante en el ámbito en el que se desarrolla, no solo por el peligro para ella misma sino también para todos los demás.

Sin duda, son muchas las dudas legales que se plantean a diario los enfermeros en el ámbito sanitario de la urgencia y emergencia sobre la atención a los pacientes psiquiátricos.

En este punto, hay que tener en cuenta una serie de situaciones:

• Paciente psiquiátrico con clara alteración de la capacidad (trastorno psíquico grave):
En esta situación el margen de actuación del equipo sanitario es amplio, pues incluso pueden tomar medidas excepcionales como el *internamiento por razón de trastorno psíquico grave* que regula el artículo 763 de la Ley de Enjuiciamiento Civil.
Además, el equipo sanitario debe tener en cuenta que puede tomar las decisiones clínicas, de asistencia o de cuidados indispensables sin el consentimiento de la persona (supuestos reconocidos en los artículos 9.2.b y 9.3.a de la Ley de Autonomía del Paciente). Estos supuestos están pensados para que el profesional sanitario actúe con seguridad jurídica, pues debe preservar la vida y la integridad física del paciente en un contexto clínico de patología mental.

> **!** Sin duda, las situaciones de intento de autólisis son un claro ejemplo de este tipo de asistencia, que generan un gran estrés entre los miembros de los equipos sanitarios que acuden al aviso. En estos supuestos, además de existir una coordinación imprescindible entre el equipo sanitario y los profesionales de otras áreas de actuación pública (bomberos, fuerzas y cuerpos de seguridad el estado, etc.), es básico que el equipo tenga claro el artículo 763 de la Ley de Enjuiciamiento Civil.

• Paciente psiquiátrico con capacidad plena para tomar sus decisiones:
Una cuestión clave es que la enfermedad mental no supone que el paciente no tenga derecho a decidir sobre todas las actuaciones sanitarias que le afectan. En la medida en que pueda entender su situación clínica, debe ser partícipe activo en la toma de decisiones. Todas las decisiones adoptadas deben serlo en beneficio del paciente psiquiátrico: así se determina en el artículo 9.5 de la mencionada Ley de Autonomía del Paciente:
– *La prestación del consentimiento por representación será adecuada a las circunstancias y proporcionada a las necesidades que haya que atender, siempre en favor del paciente y con respeto a su dignidad personal. El paciente participará en la medida de lo posible en la toma de decisiones a lo largo del proceso sanitario.*
En este punto, es esencial realizar algunas consideraciones sobre las denominadas «contenciones físicas y farmacológicas», que generan gran inseguridad y inquietud y dudas en los enfermeros.
De manera muy pedagógica las consideraciones jurídicas sobre las «contenciones» en urgencias y emergencias son las siguientes:

• En modo alguno toda «contención» es una vulneración del derecho a la libertad o atenta contra la dignidad de las personas.

- La cuestión jurídica clave es la indicación, que hace que una decisión de un profesional sanitario la convierta en un pleno y total acto sanitario.
- La contención física o farmacológica debe estar justificada y ser el último recurso (que no haya otra alternativa sanitaria viable desde el punto de vista asistencial).
- La habilitación universal profesional sanitaria es plenamente aplicable en este caso.
- Además de estos supuestos excepcionales, el profesional sanitario tiene otra herramienta jurídica: el *estado de necesidad terapéutica de no informar*, regulado en el artículo 5.4 de la Ley de Autonomía del Paciente, que limita el derecho de información del paciente cuando el conocimiento de ciertos datos sanitarios pueda perjudicar en su atención sanitaria; esta prerrogativa es excepcional, limitada en el tiempo y debe ser motivada en la historia clínica.

> ❗ Fuera de la indicación sanitaria, las contenciones físicas y farmacológicas serían mala praxis, y pueden generar responsabilidad disciplinaria y penal.

LA RESPONSABILIDAD PROFESIONAL DEL EQUIPO SANITARIO EN URGENCIAS Y EMERGENCIAS

Respecto a la responsabilidad jurídica a la que se exponen los profesionales sanitarios derivada de su actuación incorrecta, por unos u otros motivos, y a las posibles responsabilidades disciplinarias o deontológicas en las que pudieran incurrir por infracción del Código Deontológico de la Enfermería Española, se expone lo siguiente:

Se entiende por responsabilidad la obligación de reparar un daño causado. Toda actuación profesional sanitaria está sometida a la exigencia de responsabilidad jurídica. Dentro del ámbito sanitario y de forma esquemática, estos son los tipos de responsabilidad jurídica exigible:

- Responsabilidad penal: es el último nivel de responsabilidad jurídica. Deriva de las acciones u omisiones contempladas en la ley penal: cuando un profesional sanitario ha provocado intencionada o imprudentemente peligros o lesiones a bienes o intereses protegidos por el derecho penal. Es decir, dicha responsabilidad surge cuando se realiza alguna de las conductas tipificadas en el Código Penal. Algunos de los delitos en los que se puede incurrir como profesional sanitario son el homicidio, las lesiones por imprudencia profesional, el descubrimiento o la revelación de secretos.

> ❗ El Código Penal tipifica como delitos o faltas determinadas formas de actuar y, también, determinadas formas de abstenerse de actuar.
> Se puede causar una lesión a un paciente actuando incorrectamente o no actuando cuando debiera hacerse.

No todo daño es sinónimo de responsabilidad penal. Para que la responsabilidad penal de un enfermero en urgencias y emergencias sea sancionable, se deben dar unas características en su actuación: que sea irreflexiva, sin adoptar las medidas generalizadas, con abandono de paciente y otros supuestos análogos o similares.

Es fundamental conocer un principio sacrosanto del derecho penal: el «principio de intervención mínima». No todo error profesional supone una sanción penal; el derecho penal debe ser la última razón a la hora de reprochar una conducta profesional sanitaria.

Al enjuiciar la conducta de un enfermero desde el prisma penal por una actuación en urgencias y emergencias, el elemento clave es el denominado «contexto». Por definición, toda actuación sanitaria en urgencias y emergencias se caracteriza por la excepcionalidad, el factor tiempodependiente (carácter vital) y la urgente priorización.

En definitiva, el contexto y las características propias de la urgencias y emergencias hace que el reproche penal sea más excepcional.

- Responsabilidad civil: es una responsabilidad derivada, también, de una conducta incorrecta, no adaptada a la *lex artis*, que pretende la reparación indemnizatoria del daño ocasionado. Se trata de una responsabilidad que genera, normalmente, la obligación de reparar de forma económica el daño producido por la actuación.

Para quienes ejercen privadamente, es la vía judicial por la que los pacientes pueden dirigirse contra ellos para solicitar una indemnización reparadora de un daño o lesión que consideren que se les ha ocasionado. La responsabilidad en la asistencia privada es la responsabilidad civil en el sentido estricto.

- Responsabilidad patrimonial de la Administración pública: la responsabilidad civil en la asistencia sanitaria pública se regula en la Ley 39/2015 del Procedimiento Administrativo Común y la Ley 40/2015 del Sector Público. Es un tipo de responsabilidad jurídica que analiza el funcionamiento de un servicio público (sanitario, en este caso) y la responsabilidad, si existe, es del servicio público (en este caso de las consejerías de sanidad).

La exigencia de responsabilidad patrimonial es un derecho de los ciudadanos (pacientes o usuarios) a ser indemnizados cuando sufren un daño (sanitario) por el mal funcionamiento de un servicio público (sanidad).

La exigencia de responsabilidad patrimonial consta de dos fases:
  - Administrativa: ante la consejería de sanidad correspondiente.
  - Judicial: demanda ante los jueces y tribunales del orden jurisdiccional contencioso-administrativo.

> ❗ La mayor parte de las reclamaciones sanitarias se canalizan por el procedimiento de responsabilidad patrimonial.

Algunos ejemplos de responsabilidad patrimonial sanitaria son: la demora en la atención sanitaria en los servicios de urgencias en un contexto de gran afluencia, el error o la demora en un diagnóstico tras biopsia, la demora en el envío de una unidad de soporte vital básico o avanzado por falta de coordinación o error en la priorización. Cuando una consejería de sanidad asigna de manera inadecuada recursos sanitarios en urgencias y emergencias, los daños que sufra un paciente le serán imputados a ella.

- Responsabilidad disciplinaria: entre un empresario (público o privado) y un trabajador (laboral, funcionario, estatutario) existe un vínculo jurídico que determina una serie de derechos y obligaciones para ambas partes. Si un enfermero en el ámbito de un servicio sanitario público vulnera alguna de sus obligaciones o deberes, puede incurrir en responsabilidad disciplinaria. En concreto, en el sector público sanitario el mencionado *Estatuto marco del personal estatutario de los servicios de salud* define con claridad las faltas disciplinarias, el procedimiento y las sanciones concretas. La responsabilidad disciplinaria es independiente de la responsabilidad penal y de la responsabilidad patrimonial: se pueden acumular.

Es decir, un enfermero, una vez condenado penalmente, también puede ser sancionado disciplinariamente.

- Responsabilidad deontológica/corporativa: en España, la colegiación de los enfermeros en un colegio de enfermería provincial es obligatoria (Ley 2/1974 de Colegios Profesionales y Ley 44/2003 de *Ordenación de las profesiones sanitarias*). De hecho, la colegiación es una condición previa al ejercicio profesional. Esto supone que los colegios de enfermería tienen plena jurisdicción sobre la actuación profesional de los enfermeros y, si se produce alguna vulneración del Código de Deontología de Enfermería se puede sancionar deontológicamente, previo expediente disciplinario.

 No obstante, es cierto que sería una verdadera excepción que un colegio de enfermería abriera un expediente sancionador por alguna actuación profesional en el ámbito de la urgencia y emergencia.

 PUNTOS CLAVE

- La atención enfermera en urgencias y emergencias presenta siempre muchas connotaciones de naturaleza jurídica. Sencillamente, porque el contexto impone celeridad, rapidez, incertidumbres, carácter vital, etc. y, en consecuencia el profesional enfermero y el resto del equipo no tienen espacio mental para una sosegada reflexión sobre los conflictos jurídicos que se puedan plantear.
- Consentimiento informado, intimidad, confidencialidad de datos, responsabilidad jurídica, atención a pacientes con patología mental, a modo de ejemplo, son muchos de los temas que generan controversias y conflictos jurídicos.
- Los profesionales de enfermería deben conocer el marco normativo básico que afecta a su ámbito profesional, puesto que no hacerlo situará toda su actuación profesional en un estatus de inseguridad jurídica. La formación legal debe ser obligatoria y continua.
- Además de los aspectos jurídicos que afectan al núcleo profesional tutelado por su «autonomía científico-técnica», es necesario incidir en la importancia, vital sin duda, de un mayor conocimiento del denominado Estatuto jurídico de los enfermeros de urgencias y emergencias. Resulta del todo incomprensible que se quiera desarrollar plenamente

el rol de enfermero en estructuras sanitarias como las SVAE desconociendo dicho estatuto jurídico.
- Como corolario jurídico-sanitario algunas ideas-fuerza:
  - La clave de la seguridad jurídica en la atención enfermera en urgencias y emergencias es una amplia formación jurídica.
  - Los enfermeros en SVAE son enfermeros, no jueces, abogados ni asesores jurídicos. En todo momento deben centrar su fuerza competencial en la actuación sanitaria.
  - Las urgencias y emergencias son ámbitos en los que la exigencia de responsabilidad penal es menor. Los tribunales han indicado que la atención sanitaria es una actividad de riesgo, no de resultado.
  - Existe el principio jurídico denominado «principio de intervención mínima» del derecho penal, que debe tenerse en cuenta ante las dudas jurídicas sobre una determinada atención.
  - Las delimitaciones competenciales de los diferentes integrantes del equipo sanitario ceden en situaciones de urgencia vital (riesgo grave e inmediato).

BIBLIOGRAFÍA

Constitución española. BOE núm. 311, de 29 de diciembre de 1978.

Ley 1/2000, de 7 de enero, de Enjuiciamiento Civil. BOE núm. 7, de 08 de enero de 2000.

Ley 14/1986, de 25 de abril, General de Sanidad. BOE núm. 102, de 29 de abril de 1986.

Ley 2/1974, de 13 de febrero, sobre Colegios Profesionales. Jefatura del Estado. BOE núm. 40, de 15 de febrero de 1974.

Ley 39/2015, de 1 de octubre, del Procedimiento administrativo común de las Administraciones públicas. BOE núm. 236, de 2 de octubre de 2015.

Ley 40/2015, de 1 de octubre, de Régimen Jurídico del Sector Público. BOE núm. 236, de 2 de octubre de 2015.

Ley 41/2002, de 14 de noviembre, básica reguladora de la autonomía del paciente y de derechos y obligaciones en materia de información y documentación clínica. BOE núm. 274, de 15 de noviembre de 2002.

Ley 44/2003, de 21 de noviembre, de Ordenación de las profesiones sanitarias. BOE núm. 280, de 22 de noviembre de 2003.

Ley 55/2003, de 16 de diciembre, del Estatuto marco del personal estatutario de los servicios de salud. BOE núm. 301, de 17 de diciembre de 2003.

Ley Orgánica 10/1995, de 23 de noviembre, del Código Penal. BOE núm. 281, de 24 de noviembre de 1995.

Real Decreto 1030/2006 por el que se establece la cartera de servicios comunes del Sistema Nacional de Salud. Ministerio de Sanidad y Consumo. BOE núm. 222, de 16 de septiembre de 2006.

Real Decreto 954/2015, por el que se regula la indicación, uso y autorización de dispensación de medicamentos y productos sanitarios de uso humano por parte de los enfermeros. Ministerio de Sanidad y Consumo. BOE núm. 306, de 23 de diciembre de 2015.

Real Decreto 1302/2018, de 22 de octubre, por el que se modifica el Real Decreto 954/2015, de 23 de octubre, mediante el que se regula la indicación, el uso y la autorización de dispensación de medicamentos y productos sanitarios de uso humano por parte de los enfermeros.

Otros aspectos destacados de la atención de enfermería en urgencias y emergencias

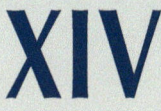

Proceso de enfermería en urgencias y emergencias

60

M. Álvarez Murias, I. Martínez García y B. del C. García Trigo

OBJETIVOS

- Conocer la importancia de la aplicación de un método científico en el proceso de atención de enfermería.
- Indicar la necesidad de uso de un lenguaje propio para lograr una disciplina autónoma y el desarrollo de la profesión enfermera.
- Describir la normativa actual sobre informes de continuidad de cuidados y de alta de enfermería.
- Exponer las fases del proceso de enfermería como fundamento de la realización de un plan de cuidados.
- Desmitificar la dificultad de aplicar un método enfermero y una terminología enfermera en las urgencias y emergencias.

JUSTIFICACIÓN LEGAL

Históricamente se ha considerado la labor de enfermería como una labor técnica, no facultativa y de apoyo a otros profesionales en el objetivo de un tratamiento. Sin embargo, la realidad asistencial indicaba que, en la toma de decisiones, la enfermera aplicaba un método científico y se apoyaba en fuentes teóricas propias de esa especialidad y de otras disciplinas.

En nuestro país, es en 2003, con la publicación de la Ley 44/2003 de 21 de noviembre de Ordenación de las Profesiones Sanitarias cuando realmente se reconoce la capacidad facultativa de la enfermería al mismo nivel que la de otras profesiones sanitarias.

Esta ley en una primera publicación reconocía en su artículo 7.2:

Sin perjuicio de las funciones que, de acuerdo con su titulación y competencia específica, corresponda desarrollar a cada profesional sanitario, ni de las que puedan desarrollar otros profesionales, son funciones de cada una de las profesiones sanitarias de nivel diplomado las siguientes: a) enfermeros: corresponde a los diplomados universitarios en Enfermería la dirección, evaluación y prestación de los cuidados de enfermería orientados a la promoción, mantenimiento y recuperación de la salud, así como a la prevención de enfermedades y discapacidades.

La creación de asociaciones como la Asociación Española de Nomenclatura, Taxonomía y Diagnósticos de Enfermería (AENTDE) y el desarrollo normativo en el ámbito de la autonomía y seguridad del paciente han contribuido a que la necesidad de implantación de los lenguajes enfermeros como base del proceso enfermero esté fuera de toda duda.

Así, el Real Decreto 1093/2010, de 3 de septiembre, por el que se aprueba el conjunto mínimo de datos en los informes clínicos en el Sistema Nacional de Salud, establece que el informe de cuidados de enfermería debe expresar los diagnósticos enfermeros, reales o potenciales, según la taxonomía de la Asociación Norteamericana de Diagnósticos de Enfermería (*North American Nursing Diagnosis Association*, NANDA), los resultados de enfermería a través de la *Nursing outcomes classification* (NOC) y las intervenciones de enfermería a través de la *Nursing interventions classification* (NIC).

 Se ha pasado de una discusión, más o menos subjetiva, sobre el uso de lenguajes enfermeros en el proceso y método científico de enfermería a la obligación legal de realizarlo.

PROCESO ENFERMERO. FASES

El proceso enfermero como razonamiento clínico es:
- Centrado en los objetivos, organizado y sistemático; las etapas están diseñadas para pensar de manera sistemática y organizada, sin que se pase por alto ningún aspecto importante.

 El uso del proceso enfermero es la base del razonamiento clínico; es lo que dota a la disciplina de enfermería de autonomía profesional y de lenguaje propio, y es la base para la aplicación del método científico a los cuidados.

- Humanístico: basado en la creencia de que debemos considerar valores, intereses, necesidades y cultura únicos de cada persona. Cada etapa está dirigida a considerar los problemas de salud en el contexto de cómo afectan al bienestar de cada persona y a su capacidad de independencia (cada persona que sufre un proceso isquémico coronario lleva detrás un proceso lineal de recuperación y de readaptación a la situación, y se debe tener en cuenta).

- Ciclo dinámico: no es un proceso lineal con inicio y fin; en ocasiones, si la ejecución no funciona, se debe volver a valoración.
- Proactivo: no solo se trata de afrontar problemas, sino también de anticiparse a las complicaciones que puedan surgir del proceso.
- Basado en evidencias: fundamenta sus principios en las bases del conocimiento y en la evidencia científica.

El proceso de atención de enfermería suele tener una serie de etapas (Fig. 60-1).

Valoración

En esta etapa se realiza inicialmente una recogida de datos del paciente para conocer su situación. Las fuentes de información para obtener los datos suelen ser las siguientes: el

historial sanitario del paciente, el propio paciente, su familia o alguna persona relacionada con él. Esta información va a ser la base para la toma de decisiones que se lleve a cabo posteriormente.

Objetivos de esta fase:

- Predecir, detectar, prevenir, manejar o eliminar problemas de salud.
- Predecir, detectar, prevenir, manejar o eliminar factores de riesgo.
- Clarificar los resultados esperados (o los beneficios medibles).
- Identificar las intervenciones para lograr los resultados, promover la salud y lograr la función y la independencia óptimas.

Diagnóstico

En esta etapa se llega a una conclusión, basada en la valoración de los datos llevada a cabo en la fase anterior, desde el

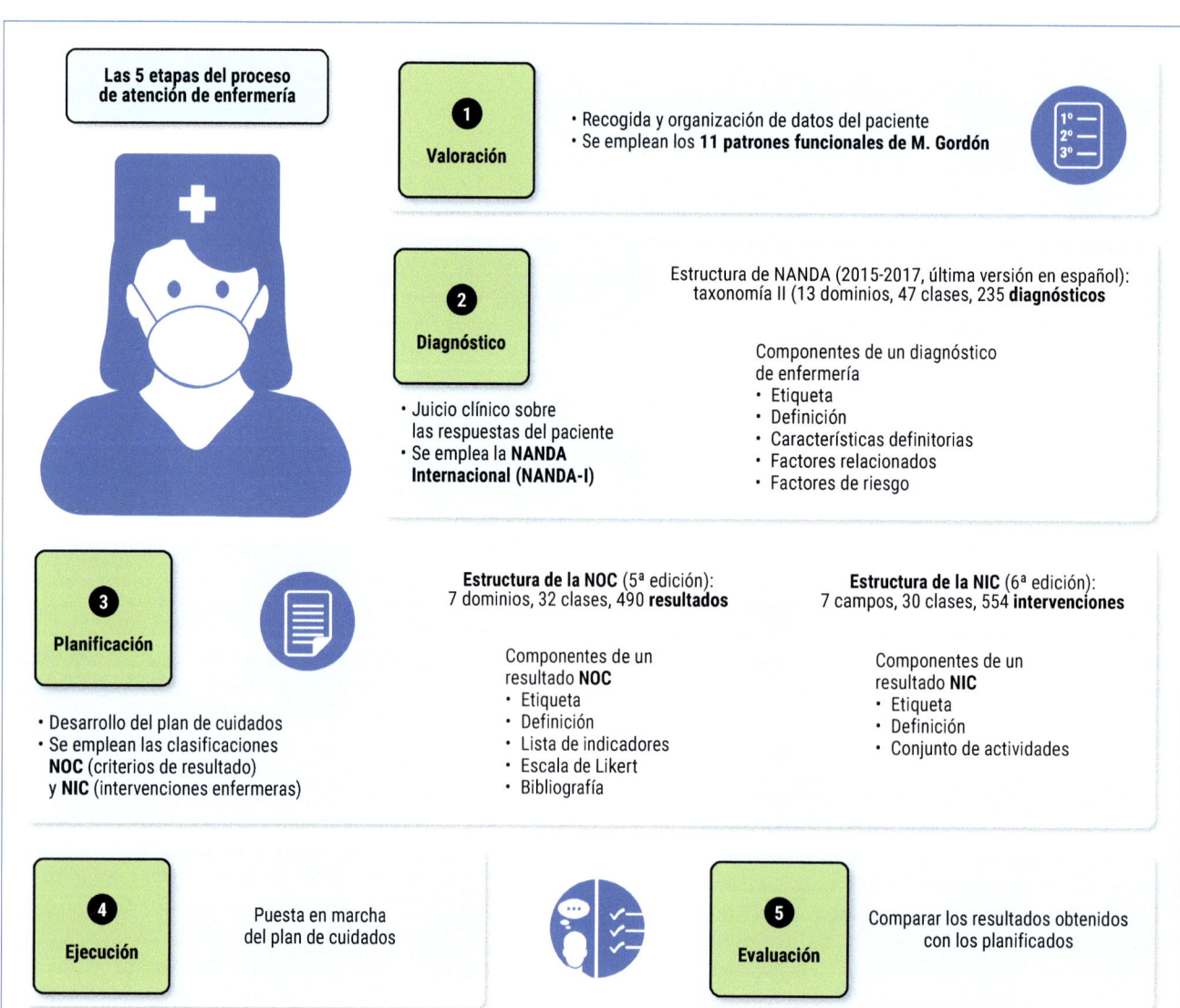

Figura 60-1. Las etapas del proceso de atención de enfermería.

punto de vista de la enfermería. El diagnóstico de enfermería puede ser distinto del diagnóstico médico.

Objetivos de esta fase:

- Identificar los signos y síntomas que puedan indicar la necesidad de derivar a otro profesional.
- Identificar patrones y generar una lista de problemas reales o potenciales.
- Identificar los factores de riesgo (factores asociados).
- Identificar las características definitorias del problema.
- Determinar recursos, fortalezas y conductas saludables.
- Reconocer estados de salud mejorables.
- Asegurarse de que se identifican las necesidades de aprendizaje, comunicación y seguridad.

Planeación

En esta tercera fase, una vez valorada la información proveniente de las diversas fuentes mencionadas y elaborado un diagnóstico de enfermería, se establecen los cuidados de enfermería que se van a aplicar, estableciendo prioridades y determinando intervenciones.

Objetivos de esta fase:

- Detectar, prevenir y gestionar los problemas de salud y los factores de riesgo.
- Promover el funcionamiento óptimo, la independencia y la sensación de bienestar.
- Lograr los resultados esperados de manera eficiente y segura.

Ejecución

Esta etapa es decisiva dentro del proceso de atención de enfermería y supone la puesta en práctica de las decisiones que se hayan tomado en la etapa anterior. Es decir, se ejecutan los cuidados que se ha decidido aplicar. En esta fase es muy importante la recogida de datos para poder valorarlos en la fase siguiente.

Objetivos de esta fase:

- Valorar a la persona para determinar su situación actual y si las intervenciones siguen siendo adecuadas (una situación de urgencia/emergencia es dinámica por definición y podemos tener la necesidad de replantear la ejecución o no de una acción).
- Llevar a cabo las intervenciones.
- Determinar los objetivos finales (resultados) según la valoración.
- Registrar acciones enfermeras y respuestas de la persona.

Evaluación

En la fase de evaluación, una vez aplicados los cuidados al paciente, se determina si el estado del paciente se corresponde con los resultados que se esperaban. En esta fase del proceso se valora si la evolución es correcta o se deben introducir cambios en las decisiones tomadas. La evaluación requiere el control de varios aspectos como: el

examen físico del paciente, el análisis del historial clínico y la entrevista con el paciente, entre otros, así como la puntuación de los resultados esperados en la formulación de objetivos (v. en Planeación-ejecución: objetivos NOC, intervenciones NIC).

Objetivos de esta fase:

- Reevaluar de forma detallada a la persona para ver si se han cumplido los objetivos establecidos en el plan.
- Decidir si se da por terminado el plan o no.
- Planificar la mejora continua o una nueva valoración para resolver problemas derivados (en el alta de enfermería o en el registro de transferencia del paciente).

APLICACIÓN DEL PROCESO ENFERMERO EN URGENCIAS Y EMERGENCIAS

Valoración enfermera en urgencias y emergencias

A pesar de lo que insinúan los detractores del uso de herramientas estandarizadas de valoración, estas no son elementos rígidos doctrinales que se tienen que seguir al pie de la letra, ni mucho menos, sino una guía de actuación para que no se pase por alto ningún elemento importante de esta primera etapa del proceso, que es esencial para la formulación diagnóstica posterior.

> En ocasiones, los enfermeros de urgencias y emergencias alegan falta de tiempo o situación de necesidad para evitar posicionarse a favor de las etapas del proceso enfermero, pero lo que jamás se podrá alegar es falta de necesidad de hacer una buena valoración del paciente.

Para promover un razonamiento clínico sólido, la valoración debe ser y debe contener:

- Un fin: debe estar dirigida a un aspecto concreto en un contexto concreto, no se debería realizar una valoración de todo el estado biopsicosocial del paciente si se trata de una situación de urgencia, por ejemplo.
- Jerarquizada: se debe centrar en las necesidades, patrones o elementos más relevantes y que afecten a salvaguardar la vida, el miembro o la función.
- Integral: a pesar de enfocarse en los aspectos relevantes para la situación de urgencia y emergencia, se deben tener en cuenta todos los aspectos que afecten a su estado y que tengan que ver con datos e inferencias más allá de lo estrictamente físico o de respuesta inmediata (situación familiar, seguridad de la escena, tiempos de evacuación, etcétera).
- Sistemática: seguir un modelo o una guía de referencia para no saltarse ningún aspecto relevante, en especial si no se está familiarizado con el proceso. Es aquí donde es recomendable hacer referencia a un modelo estandarizado de enfermería (patrones funcionales de Marjory Gordon, necesidades básicas de Maslow-Henderson, CABC de traumatismo grave, etc.).
- Registrada: se debe obtener un registro escrito de la valoración, tanto por causas legales como de continuidad de

cuidados y de evaluación del proceso en la última etapa (comprobación del resultado de una intervención).

Recopilación de datos de la valoración

Afortunadamente, no existe una única forma de recopilar los datos y de agruparlos, y esto va a condicionar la elección de un modelo teórico de enfermería que permita cumplir con los requisitos ya explicados de una valoración (**Fig. 60-2**).

En urgencias y emergencias, lo más utilizado históricamente han sido modelos biomédicos, centrados en aparatos, sistemas y respuestas fisiológicas encaminados a la resolución inmediata del problema de salud en su aspecto físico. La valoración más empleada en la actualidad, a fin de tener en cuenta aspectos más amplios desde enfermería, se basa en los patrones funcionales.

 La valoración sistemática y premeditada es el proceso intencionado basado en un plan para recoger y organizar la información. No solo constituye la primera fase del proceso que llevará a la formulación del diagnóstico enfermero, sino que también será necesaria en la última fase (evaluación de resultados).

Teorías enfermeras

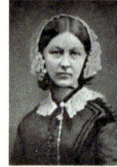
Nightingale
- Interacción paciente-entorno
- Enfermedad = proceso reparador

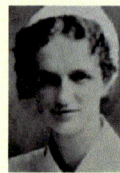
H. Peplau
- Influencia de teorías de relaciones interpersonales de Sullivan
- Reflejo modelo psicoanalítico contemporáneo
- Primera autora que trasladó teorías de otros campos a la enfermería

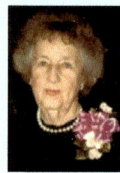
Henderson
- Paciente = persona que necesita ayuda para lograr la autosuficiencia
- Señaló 14 necesidades humanas básicas 14NB

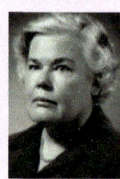
Dorothea Orem
- Autocuidado = necesidad humana
- Evolución continuada de sus ideas en 3 teorías

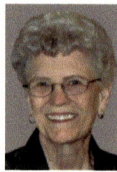
Martha Rogers
- Influenciada por teoría general de los sistemas y teoría de los campos
- Nociones centrales: ser humano unitario y entorno
- Ha servido como base para otras teorías

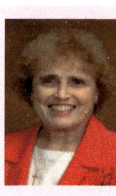
Callista Roy
- Se basó en la teoría de adaptación de Helson
- Ha sintetizado varias teorías en una visión conjunta que explica interacciones persona-medio
- Su modelo de adaptación ha sido objeto de un desarrollo sólido

Figura 60-2. Teorías enfermeras. Adaptación infográfica por cortesía de Mónica L. Ventoso (@Moni_Ventoso) a partir del texto de Marriner Tomey A y Raile Alligood M. Modelos y teorías en enfermería. Elsevier España; 1999. p. 55-57. Disponible en: quironautas.com.

La valoración enfermera tiene una gran importancia para conocer la respuesta del paciente a procesos vitales o los problemas de salud, reales o potenciales, que puedan ser tratados por el personal enfermero para llegar al diagnóstico enfermero. Para llevar a efecto esta valoración se puede optar por una herramienta que puede ser usada independientemente del modelo enfermero seguido: la valoración por patrones funcionales, que todos los seres humanos tienen en común y que contribuyen a su salud, calidad de vida y logro de su potencial humano. Estos patrones comunes son el eje de la valoración enfermera.

Los pacientes están críticamente enfermos y con graves problemas y son incapaces de responder a una valoración completa de patrones funcionales. Tampoco es apropiado obtener una historia completa en situaciones de urgencia. En estas fases críticas los objetivos de los cuidados enfermeros y médicos son la estabilización de los procesos fisiológicos y prevenir posteriores complicaciones y lesiones.

Los principales métodos de valoración utilizados en la fase crítica de una enfermedad son el examen físico y la recogida de datos.

Patrones de valoración

Los patrones funcionales son una configuración de comportamientos, más o menos comunes a todas las personas, que contribuyen a su salud, calidad de vida y al logro de su potencial humano, y que se dan de una manera secuencial a lo largo del tiempo. La utilización de estos permite una valoración enfermera sistemática y premeditada, con la que se obtiene una importante cantidad de datos relevantes del paciente (físicos, psíquicos, sociales y del entorno) de una manera ordenada, lo que facilita, a su vez, su análisis. Es decir, cumple todos los requisitos exigibles de una valoración correcta. La valoración por patrones funcionales enfoca su atención sobre 11 patrones con importancia para la salud de los individuos, familias o comunidades y se adapta a cualquier modelo de cuidados.

Esta teoría, desarrollada por Marjory Gordon en los 70, se relaciona con los dominios y las clases que clasifican los diagnósticos enfermeros en la etapa de diagnóstico.

Estos patrones surgen de la evolución entre el paciente y su entorno y están influidos por factores biológicos, del desarrollo, culturales, sociales y espirituales. La valoración por patrones funcionales tiene como objetivo determinar el perfil funcional del individuo, buscando si existe alteración o riesgo de alteración de alguno de ellos para, posteriormente, determinar un diagnóstico enfermero que describa esa situación y que ayude a eliminar o disminuir la disfuncionalidad. El juicio sobre si un patrón es funcional o disfuncional se hace comparando los datos obtenidos en la valoración con datos de referencia del individuo, normas establecidas según la edad del individuo, normas sociales o culturales, etc. Un patrón disfuncional puede aparecer con una enfermedad o puede conducir a ella. Toda esta dinámica busca determinar el perfil funcional del individuo y localizar aquellos patrones funcionales que están alterados o en riesgo de alteración, en alguna medida, para después elaborar un diagnóstico enfermero que describa esa situación.

Patrón 1: Percepción - Manejo de la salud:

Describe cómo el individuo percibe su salud y bienestar y cómo maneja su salud, respecto a su mantenimiento o recuperación.

Asimismo describe la adherencia a las prácticas terapéuticas y las prácticas preventivas (hábitos higiénicos, vacunaciones, etc.)).

Patrón 2: Nutricional - Metabólico:

Describe la ingesta en relación con las necesidades metabólicas e incluye la referencia a cualquier lesión de la piel.

Patrón 3: Eliminación:

Describe la función excretora del intestino, vejiga y piel.

Patrón 4: Actividad - Ejercicio:

Describe su actividad, ejercicio, tiempo libre y recreo. Se incluyen los factores que interfieren en las actividades esperadas para el individuo, como deficiencias y compensaciones realizadas.

Patrón 5: Sueño - Descanso:

Describe el patrón de sueño y descanso.

Patrón 6: Cognitivo - Perceptivo:

Describe las actividades cognitivas y sensoperceptivas, incluida la percepción del dolor y las habilidades cognitivas, como el lenguaje y la memoria.

Patrón 7: Autopercepción - Autoconcepto:

Describe el patrón de autoconcepto y las percepciones del estado de ánimo. Comprende las actitudes sobre sí mismo y la percepción de habilidades (cognitivas, afectivas o físicas). Se incluyen movimiento corporal, contacto ocular, voz y tipo de habla.

Patrón 8: Rol - Relaciones:

Describe el desempeño de roles y relaciones. Incluye la percepción individual sobre las responsabilidades en la situación vital actual.

Patrón 9: Sexualidad - Reproducción:

Describe la satisfacción o no con la sexualidad y el patrón reproductivo. Se incluye cualquier problema subjetivo.

Patrón 10: Afrontamiento - Tolerancia al estrés:

Describe el afrontamiento y su eficacia, en términos de tolerancia al estrés. Comprende la capacidad del individuo para resistir un desafío a la integridad personal, el manejo del estrés, sistemas de apoyo familiar y la habilidad de controlar situaciones estresantes.

Patrón 11: Valores - Creencias:

Describe los valores, objetivos o creencias que guían la elección o las decisiones. Se incluye cualquier conflicto subjetivo en valores, creencias o expectativas de tipo sanitario.

Diagnósticos enfermeros

La taxonomía II de la Asociación Norteamericana de Diagnósticos de Enfermería (NANDA) proporciona un modo de clasificar y categorizar áreas de responsabilidad enfermera, como es el caso de los focos diagnósticos. Un diagnóstico enfermero es un juicio clínico en relación con la respuesta humana a afecciones de salud/procesos vitales, o con una vulnerabilidad para esa persona, individuo, familia, grupo o comunidad. Cada diagnóstico enfermero se agrupa en dominios, considerando cada uno de ellos una esfera de conocimiento; los dominios se dividen en clases, considerando estos como grupos que comparten atributos comunes (**Tabla 60-1**).

 Al hablar de patrones funcionales de salud se está hablando de valoración.

Al hablar de dominios y clases NANDA se refiere a la clasificación taxonómica. Es decir, en qué sitio de la taxonomía se localizan los diagnósticos enfermeros.

Los diagnósticos enfermeros se caracterizan por estar centrados en respuestas humanas. Esto hace que la valoración deba ser individualizad: dos pacientes con la misma clínica y diagnóstico médico pueden presentar distintas respuestas y, por tanto, diferentes diagnósticos enfermeros.

Algunas de estas respuestas podrán ser abordadas por enfermería directamente. En caso de que ninguna intervención enfermera pueda solucionar el problema de salud o la respuesta humana, estaríamos ante un problema de colaboración o interdependiente (como es el caso de muchas de las situaciones de urgencias).

Hay diagnósticos de cuatro tipos: reales o focalizados; de riesgo; de promoción de la salud (estos menos usados en urgencias) y síndrome diagnóstico (juicio clínico que describe una agrupación específica de diagnósticos enfermeros que ocurren juntos y que se abordan mejor juntos a través de intervenciones parecidas).

Los diagnósticos enfermeros se deberían enunciar en formato PES (problema, etiología, sintomatología) (**Tabla 60-2**).

- P de problema: etiqueta diagnóstica, definición según listado.
- E de etiología: se definen los agentes causales o factores de riesgo (según sean diagnósticos reales o de riesgo) y se suele describir en la forma R/C (relacionado con).
- S de síntomas: características definitorias (se manifiesta por una serie de signos y síntomas) y se describe en la forma M/P (manifestado por...).

En ocasiones, si la valoración es demasiado extensa, se podría esperar que hubiera demasiada formulación diagnóstica, lo que implica seleccionar los más relevantes o prioritarios para la urgencia.

Mediante el modelo de Análisis de Resultado del Estado Actual (AREA) se identificarán los diagnósticos, estableciendo una estructura para el razonamiento clínico que incluya los problemas, centrándonos en los resultados esperados en la práctica enfermera.

Este modelo implica pensar cuidadosamente en los beneficios obtenidos al enfocar el cuidado en los resultados de enfermería actuales, los esperados y los obtenidos realmente. Está considerado como la tercera generación de proceso enfermero y cambia el enfoque de detección de problemas, al centrarse en un enfoque basado en los resultados.

Cuando los pacientes tienen muchos diagnósticos y problemas de colaboración asociados, el proceso de identifica-

Tabla 60-1. Taxonomía II de la Asociación Norteamericana de Diagnósticos de Enfermería (NANDA)

Dominio 1: Promoción de la salud
Clase 1: Toma de conciencia de la salud
Clase 2: Gestión de la salud

Dominio 2: Nutrición
Clase 3: Ingestión
Clase 4: Digestión
Clase 5: Absorción
Clase 6: Metabolismo
Clase 7: Hidratación

Dominio 3: Eliminación e intercambio
Clase 8: Función urinaria
Clase 9: Función gastrointestinal
Clase 10: Función tegumentaria
Clase 11: Función respiratoria

Dominio 4: Actividad/reposo
Clase 12: Sueño - Reposo
Clase 13: Actividad/ejercicio
Clase 14: Equilibrio de la energía
Clase 15: Respuestas cardiovasculares/pulmonares
Clase 47: Autocuidado

Dominio 5: Percepción/cognición
Clase 16: Atención
Clase 17: Orientación
Clase 18: Sensación/percepción
Clase 19: Cognición
Clase 20: Comunicación

Dominio 6: Autopercepción
Clase 21: Autoconcepto
Clase 22: Autoestima
Clase 23: Imagen corporal

Dominio 7: Rol/relaciones
Clase 24: Roles de cuidador
Clase 25: Relaciones familiares
Clase 26: Desempeño del rol

Dominio 8: Sexualidad
Clase 27: Identidad sexual
Clase 28: Función sexual
Clase 29: Reproducción

Dominio 9: Afrontamiento/tolerancia al estrés
Clase 30: Respuestas postraumáticas
Clase 31: Respuestas de afrontamiento
Clase 32: Estrés neurocomportamental

Dominio 10: Principios vitales
Clase 33: Valores
Clase 34: Creencias
Clase 35: Congruencia entre valores/creencias/acciones

Dominio 11: Seguridad/protección
Clase 36: Infección
Clase 37: Lesión física
Clase 38: Violencia
Clase 39: Peligros del entorno
Clase 40: Procesos defensivos
Clase 41: Termorregulación

Dominio 12: Confort
Clase 42: Confort físico
Clase 43: Confort del entorno
Clase 44: Confort social

Dominio 13: Crecimiento/desarrollo
Clase 45: Crecimiento
Clase 46: Desarrollo

Tabla 60-2. Componentes de un diagnóstico enfermero	
Etiqueta	Proporciona un nombre al diagnóstico. Es un término o frase concisa que representa un patrón de claves relacionadas. Puede incluir modificaciones
Características definitorias	Proporciona una descripción clara y precisa, delinea su significado y ayuda a diferenciarlo de diagnósticos similares
Factores de riesgo	Factores ambientales y elementos fisiológicos, psicológicos, genéticos o químicos que incrementan la vulnerabilidad de una persona, familia o comunidad ante un evento no saludable
Factores relacionados	Factores que parecen mostrar algún tipo de patrón de relación con el diagnóstico enfermero. Pueden describirse como antecedentes a, asociados con, relacionados con, contribuyentes a o coadyuvantes al diagnóstico

ción de los problemas principales se convierte en un trabajo complicado. Con este modelo, se establecen redes de razonamiento lógicas que ayudan a identificar los diagnósticos y problemas más importantes y que habría que tratar en primer lugar, determinando la relación que hay entre cada diagnóstico mediante flechas que, a su vez, indican el sentido de la relación. El problema que tenga más flechas, es decir, que esté relacionado con más diagnósticos, será el que haya que tratar primero, pues así estaremos resolviendo o mejorando, además, todos aquellos con los que se relaciona. Su uso, además, es compatible con la utilización del lenguaje estandarizado.

En caso de no estar habituado a la utilización del método AREA, se priorizarán los diagnósticos en función de la valoración CABC del traumatismo en urgencias, o ABCDE estándar (problemas de vía aérea, problemas respiratorios, problemas circulatorios, problemas neurológicos, resto).

Planeación-ejecución: objetivos NOC, intervenciones NIC

Obtenidos y formulados los diagnósticos, se buscan en la Clasificación de objetivos enfermeros (*Nursing outcomes classification*, NOC) los criterios de resultados que pretenden conseguirse tras la aplicación de las intervenciones descritas en la Clasificación de intervenciones enfermeras (*Nursing interventions classification*, NIC). Para cada criterio de resultado, se buscan indicadores con una escala de valoración de 1 (gravemente comprometido o grave) a 5 (no comprometido o ninguno). La aplicación de estos indicadores en el paciente físico asegura una puntuación detallada que nos permitirá evaluar de forma continua el éxito obtenido con cada intervención (**Tabla 60-3**).

 Para hacer más comprensible los NOC, un truco es anteponer la frase «quiero mejorar... + NOC» y así se entenderá mejor el objetivo enfermero.

La ejecución es la aplicación de intervenciones y tratamientos basados en el razonamiento clínico y en la evidencia científica con la que se pretende conseguir los objetivos marcados como resultado de la valoración.

Las intervenciones (NIC) están clasificadas igual que los diagnósticos en dominios y clases, y tienen asociadas una serie de actividades que constituyen la parte más tangible/práctica del proceso: «el hacer».

Evaluación

Tras la ejecución del plan de cuidados, el profesional enfermero de urgencias y emergencias deberá comprobar la respuesta del paciente a fin de determinar el cumplimiento de los objetivos planteados en la fase de planificación.

Tras esta determinación, y dado lo cíclico del proceso, se procederá de la siguiente manera:

- Toma de datos concordante con la valoración inicial.
- Reevaluación de los objetivos NOC formulados de manera acorde a los indicadores.
- Medir el grado de cumplimiento de los objetivos.
  - Se cumplieron totalmente.
  - Se cumplieron parcialmente.
  - No se cumplieron en absoluto.

Tabla 60-3. Diferentes escalas e indicadores	
Escala a: Desde gravemente comprometido hasta no comprometido • Gravemente comprometido • Sustancialmente comprometido • Moderadamente comprometido • Levemente comprometido • No comprometido	**Escala b: Desde desviación grave del rango normal hasta sin desviación del rango normal** • Desviación grave del rango normal • Desviación sustancial del rango normal • Desviación moderada del rango normal • Desviación leve del rango normal • Sin desviación del rango normal
Escala f: Desde inadecuado hasta completamente adecuado • Inadecuado • Ligeramente adecuado • Moderadamente adecuado • Sustancialmente adecuado • Completamente adecuado	**Escala g: Desde mayor de 10 hasta ninguno** • Mayor de 10 • 7-9 • 4-6 • 1-3 • Ninguno

(Continúa)

Tabla 60-3. Diferentes escalas e indicadores (*Cont.*)

Escala h: Desde extenso hasta ninguno
- Extenso
- Sustancial
- Moderado
- Escaso
- Ninguno

Escala k: Desde nunca positivo hasta siempre positivo
- Nunca positivo
- Raramente positivo
- A veces positivo
- Frecuentemente positivo
- Siempre positivo

Escala m: Desde nunca demostrado hasta siempre demostrado
- Nunca demostrado –
- Raramente demostrado –
- A veces demostrado –
- Frecuentemente demostrado –
- Siempre demostrado

Escala n*: Desde intenso hasta ninguno
- Intenso
- Sustancial
- Moderado
- Ligero
- Ninguno

Escala s: Desde no del todo satisfecho hasta completamente satisfecho
- No del todo satisfecho
- Algo satisfecho
- Moderadamente satisfecho
- Muy satisfecho
- Completamente satisfecho

Escala u: Desde ningún conocimiento hasta conocimiento extenso
- Ningún conocimiento
- Conocimiento escaso
- Conocimiento moderado
- Conocimiento sustancial
- Conocimiento extenso

Escala i: Desde ninguno hasta extenso
- Ninguno
- Escaso
- Moderado
- Sustancial
- Extenso

Escala l: Desde muy débil hasta muy intenso
- Muy débil
- Débil
- Moderado
- Intenso
- Muy intenso

Escala n: Desde grave hasta ninguno
- Grave
- Sustancial
- Moderado
- Leve
- Ninguno

Escala r: Desde escasa hasta excelente
- Escasa
- Justa
- Buena
- Muy buena
- Excelente

Escala t: Desde siempre demostrado hasta nunca demostrado
- Siempre demostrado
- Frecuentemente demostrado
- A veces demostrado
- Raramente demostrado
- Nunca demostrado

 PUNTOS CLAVE

- La representación del empleo del método científico en enfermería se plasma en el PAE: proceso de atención de enfermería o «proceso enfermero».
- La aplicación del PAE es la expresión de muchos siglos de transformación de la profesión desde la tradición hacia la existencia como profesión autónoma.
- En las urgencias y emergencias, la inmediatez de la intervención y la necesidad de preservar la vida, miembro y función no es incompatible con la aplicación de manera implícita de un procedimiento científico.

- La inclusión en los planes de cuidados estandarizados de un lenguaje enfermero propio permite que, en la práctica diaria, a pie de paciente, en la urgencia y emergencia, se pueda reivindicar la autonomía profesional sin necesidad de tener que hacer todo el proceso de manera lenta.
- El registro de los cuidados permite la trazabilidad, la cuantificación del trabajo para mejorar la gestión de enfermería en urgencias y emergencias.

BIBLIOGRAFÍA

Alfaro-Lefevre R, varios autores. Aplicación del proceso enfermero: fundamento del razonamiento clínico. España: Lippincott, Williams and Wilkins. Wolters Kluwer Health; 2014.

Arribas Cahá AA, Arejula Torres JL, Borrego de la Osa R, Domingo Blázquez M, Morente Parra M, Robledo Martín J, et al. Valoración enfermera estandarizada. Clasificación de los criterios de valoración de enfermería. Madrid: FUNDEN; 2006.

Butcher H, Bulecheck G, Dochterman J, Wagner C. Clasificación de Intervenciones de Enfermería (NIC). Barcelona: Elsevier España; 2018.

Echevarría Pérez P, Romero Sánchez JM, Giró Formatger D, Giménez Fernández M. Investigación en metodología y lenguajes enfermeros. Barcelona: Elsevier España; 2016.

González Castillo M, Monroy Rojas A. Proceso enfermero de tercera generación [Internet]. Enfermería Universitaria. 2016;13(2):124-9. Disponible en: https://www.sciencedirect.com/science/article/pii/S1665706316000270

Herdman HT, Kamitsuru S (eds.). Diagnósticos enfermeros. Definiciones y clasificación. 2021-2023. Barcelona: Elsevier España; 2021.

Johnson M, Moorhead S, Bulechek G, Butcher H, Maas M, Swanson E. Víncu-
los de NOC y NIC a NANDA-I y diagnósticos médicos, 3ª ed. Barcelona:
Elsevier España; 2012.

Majory G. Manual de diagnósticos de enfermería. Madrid: McGraw-Hill Interamericana; 2007.

Moorhead S, Swanson E, Johnson M, Bulecheck G, Butcher H, Maas M.
Clasificación de resultados de enfermería (NOC). Barcelona: Elsevier
España; 2018.

Rifá Ros R, Pérez Pérez I. Aplicación del modelo AREA en un caso clínico de
enfermería pediátrica en atención primaria de salud [Internet]. Enferm

Clin. 2011;21(3):168-72. Disponible en: https://www.sciencedirect.com/
science/article/abs/pii/S113086211100057X

Rifá Ros R. Diagnósticos enfermeros y migración. Propuesta del nuevo diagnóstico: riesgo de transición migratoria complicada. En: X Simposium Internacional de la Asociación Española de Nomenclatura, Taxonomía y Diagnósticos de
Enfermería. Sevilla, 3 y 4 de abril de 2014. Asociación Española de Nomenclatura, Taxonomía y Diagnósticos de Enfermería (AENTDE); p. 37-42.

Rubio Sevilla JC. Papel de enfermería en el juicio clínico. La valoración y
el diagnóstico [Internet]. Enferm Cardiol. 2014;(62):25-31. Disponible
en: https://enfermeriaencardiologia.com/wp-content/uploads/62_02.pdf

Gestión de la información y de la comunicación en urgencias y emergencias

61

C. Casal Angulo

OBJETIVOS

- Entender la comunicación como un proceso dentro del equipo sanitario.
- Conocer la comunicación eficaz y la importancia dentro del trabajo en equipo.
- Gestionar la información ante situaciones de alarma social.
- Comunicar malas noticias de manera eficaz.
- Utilizar el *debriefing* después de una situación clínica.

INTRODUCCIÓN

Para poder comprenderse, el ser humano debe ser comprendido por el otro y, para ser comprendido por el otro, debe también comprenderse. Una de las dificultades de este proceso reside en el aspecto complejo y multidimensional de la comunicación.

La comunicación es un proceso continuo y dinámico formado por una serie de acontecimientos variados y continuamente en interreacción. La esencia de una comunicación eficaz es la respuesta comprensiva a esta serie de variables. La comunicación no es una transferencia de informaciones de un individuo a otro.

La comunicación y el comportamiento son prácticamente sinónimos, pues todo comportamiento es comunicación y toda comunicación afecta al comportamiento. A través de la comunicación se puede deducir el tipo de relación existente.

Hasta hace poco se consideraba que unas personas contaban de manera natural con habilidades de comunicación, mientras que otras no las disfrutaban de la misma forma, y era prácticamente imposible llegar a alcanzarlas, por lo que tenían que conformarse sin ellas.

En la actualidad, sin embargo, se tiene la certeza de que la comunicación se puede aprender y que este aprendizaje está estrechamente relacionado con las características de la propia persona que aprende y, por tanto, con una serie de rasgos de personalidad.

Al margen de la presencia o no de estos rasgos facilitadores, con un entrenamiento adecuado, motivación, tiempo y esfuerzo, se pueden llegar a aprender las claves de la comunicación; se puede llegar a ser unos buenos comunicadores o, al menos, a ser mejores comunicadores, y a resolver con facilidad situaciones tanto profesionales como personales.

Por tanto, toda comunicación presenta dos aspectos: el contenido y la relación, de tal manera que el segundo engloba el primero y, por consiguiente, se convierte en una metacomunicación.

Algunos factores que influyen en la comunicación son:

- La percepción.
- Los valores, las creencias.
- Los aspectos sociales y culturales.
- Los aspectos familiares.
- El estado anímico de cada persona.

EL TRABAJO EN EQUIPO

Según el *Diccionario de la lengua Española* de la Real Academia Española, la palabra equipo se define como un grupo de personas organizado para un objetivo común: una investigación o servicio determinado.

En el ámbito del trabajo médico, de la atención a un paciente, «equipo» engloba a todo el personal sanitario y requiere de una organización bien estructurada para llevar a cabo un fin común.

 Para que un grupo de trabajadores se convierta en un equipo de trabajo es necesario que se den ciertas condiciones organizacionales mínimas y que sus integrantes modifiquen sustancialmente tanto la forma en la que conciben y realizan su trabajo como el estilo de relación interpersonal con sus compañeros.

Siguiendo el marco conceptual de Salas, cabe identificar cinco componentes básicos para lograr un trabajo en equipo eficaz:

- Liderazgo.
- Orientación colectiva.
- Rendimiento.
- Comportamiento.
- Capacidad de adaptación.
La interacción entre estos cinco elementos sugiere que:
- El liderazgo afecta directamente a la orientación colectiva, la supervisión del rendimiento y a un comportamiento seguro.
- La orientación colectiva y la supervisión de la conducta influyen en el rendimiento.
- La supervisión del rendimiento y del comportamiento seguro generan adaptabilidad y confianza mutua.

Del campo de las habilidades y capacidades necesarias en la actuación de todo líder, se debe resaltar la comunicación eficaz, transparente y con una expresión clara de los objetivos. De esa manera, se proporciona un buen ambiente de trabajo y un clima de confianza y credibilidad, y se promueve, además, la motivación y la productividad en el trabajo, lo que repercute en una mayor garantía en un buen resultado de la acción o acciones emprendidas por el grupo. La comunicación es probablemente el elemento más importante, pues une entre sí al resto de los elementos del trabajo en equipo.

> ! La comunicación es tanto el intercambio de información entre dos o más miembros del equipo (bidireccional) como la información que un miembro del equipo transmite al resto (unidireccional).

Al hablar de la orientación colectiva del equipo se hace referencia a las actitudes que los miembros del equipo tienen, no solo hacia cada uno de los otros, sino hacia la tarea del equipo y su liderazgo. De algún modo, se incluye la conciencia de pertenecer a un equipo y la cohesión del grupo. El liderazgo del equipo incluye la dirección y estructura que proporcionan los líderes formales y los otros miembros. El liderazgo del equipo implica que la planificación y organización de las actividades permite a los miembros responder en función de las conductas de los otros.

Para tener éxito, los equipos tienen que adaptarse y aprender de su funcionamiento. Para ello, se necesita que los miembros del equipo den, busquen y reciban retroalimentación. El comportamiento de ayuda supone un apoyo para que los otros miembros del equipo puedan realizar sus tareas. Esto requiere que, de alguna manera, las tareas se puedan intercambiar entre los miembros y que exista una predisposición a buscar y proporcionar ayuda.

Por tanto, el trabajo en equipo necesita que sus miembros tengan actitudes positivas, reciban dirección y apoyo para lograr los objetivos del equipo, conozcan sus propias tareas y las de los otros miembros con los que interaccionan. Todo ello permite que coordinen sus actividades mediante la monitorización del funcionamiento de los otros miembros, con los que se comunican y a quienes proporcionan retroalimentación y ayuda cuando sea necesario. Como resultado, los líderes y miembros del equipo centran su atención en mejorar el trabajo en equipo más que en el rendimiento y el éxito individual.

LA COMUNICACIÓN EFICAZ

La prestación de una atención de calidad por parte de los profesionales sanitarios no solo requiere tener una correcta preparación científica-técnica a la hora de realizar su trabajo, sino que además, hoy en día es imprescindible disponer de unas habilidades comunicativas que permitan enfrentarse con ciertas garantías de éxito a cualquier situación.

La comunicación es un proceso aprendido y complejo, que requiere unas habilidades que se pueden aprender, practicar y mejorar. Se aprende de los procesos internos, de los cuidados, del propio servicio o institución. Sin embargo, hay que tener en cuenta también que, cuando alguien se forma en comunicación, lo primero a lo que se enfrenta es al autoconocimiento, es decir, se aprende de la persona propiamente dicha (del yo).

> ! Los profesionales de enfermería tienen un papel clave para asegurar en el equipo un rendimiento eficaz a través de la transferencia de la información crítica y, por tanto, han de reconocer e identificar las señales importantes tanto clínicas como ambientales y nombrarlas en la comunicación de la situación a los otros miembros del equipo.

Estas acciones, a menudo, requieren una gran dosis de asertividad, pero el liderazgo de enfermería y la comunicación deben ser empleados con el fin de que los equipos logren una alta fiabilidad en la atención al paciente.

La Joint Commission on Accreditation of Health Care Organization (JCAHO) documentó en el año 2003 que las anomalías en la comunicación fueron las responsables de casi un 60 % de los errores médicos, de los cuales, un 75 % acabaron en muerte. Los estudios nacionales ENEAS (2005), APEAS (2007) y EVADUR (2009) también demostraron que una gran parte de las causas de los efectos adversos son los problemas de comunicación entre los profesionales y con los pacientes.

Las recomendaciones de la mayoría de las investigaciones estudiadas suelen hacer referencia a puntos críticos como:

- La comunicación de la información durante las transferencias del paciente, ya sea dentro del mismo servicio (cambio de turno o traslados), ya sea entre los distintos servicios u organizaciones diferentes (traslados interhospitalarios).
- La estandarización de abreviaturas, acrónimos, símbolos y medidas.
- La comunicación en el momento en que se ha producido un efecto adverso.

• La Ley 41/2002 de autonomía del paciente y de derechos y obligaciones en materia de información y documentación clínica hace referencia a que «la compresión del riesgo es básica para estar en disposición de tomar decisiones». La información debe ser adecuada y conveniente al proceso y, por supuesto, entendible para el paciente en todo momento.

Por tanto, la seguridad del paciente mejora cuando la comunicación es clara, precisa, completa y oportuna. Es tal la importancia otorgada a la calidad de la comunicación entre los miembros del equipo, que la Joint Comission la destaca en la Acreditación de las Organizaciones Sanitarias de sus Objetivos Nacionales de Seguridad del Paciente de 2007, al especificar que las instrucciones deben «instrumentar un enfoque normalizado para las comunicaciones de traspaso o transferencia, incluyendo la oportunidad de preguntar y responder a preguntas».

Debido a que la atención de salud involucra múltiples disciplinas (sanitarias y no sanitarias), se necesita, por tanto, un medio de comunicación estandarizado y un modelo mental compartido que permita a todos los miembros del equipo comunicar su situación individual, sabiendo que su información será entendida por el resto de los miembros del equipo con el fin de llegar a un acuerdo común sobre el estado del paciente y su plan de cuidados.

En situaciones de transferencia del paciente se puede utilizar cualquier modelo: ISOBAR/SBAR/IDEAS; mientras que en situaciones de pacientes críticos o de urgencia/emergencia se emplea una comunicación profesional-profesional de «lazo cerrado» o *closed loop*.

> ❗ Uno de los momentos clave en los que la comunicación eficaz es esencial es en la transferencia del paciente, considerada un proceso de alto riesgo, pues es cuando se presentan hasta el 70 % de los sucesos centinela que se notifican.

LOS MODELOS SBAR, ISOBAR E IDEAS

Es importante definir la transferencia como la comunicación entre profesionales sanitarios en la que se transmite información clínica de un paciente y se traspasa la responsabilidad del cuidado a otro profesional sanitario o grupo de profesionales, bien de forma temporal (relevo, cambio de turno), o definitiva (cambio de unidad o de nivel asistencial). Por tanto, es un proceso de alto riesgo que puede comprometer la seguridad del paciente.

El SBAR es un modelo de comunicación que sigue los procedimientos militares navales y que fue adaptado a la asistencia sanitaria por Michael Leonard, Doug Bonacum y Suzanne Graham, de Kaiser Permanente (uno de los operadores de salud más importantes de los Estados Unidos), para lograr una comunicación estandarizada que mejorase la comunicación entre el personal sanitario. Este modelo es una simple forma de planificar y estructurar la comunicación, ya que ayuda a que no se olvide información vital y a reconocer todas las tareas, que se han organizado mediante un plan y un reconocimiento de roles.

Las siglas SBAR hacen referencia a:

S (*Situation*) Situación e identificación paciente.
B (*Background*) Antecedentes. Alergias.
A (*Assessment*) Asesoramiento. Acordar tratamiento o evaluación.
R (*Recommendation*) Recomendaciones. Determinar roles.

El modelo ISOBAR es la versión que en 2009 elaboraron Porteus *et al.,* que se puede aplicar a la comunicación tanto verbal como escrita, y que consta de seis componentes.

Las siglas ISOBAR hacen referencia a:

I (Identificación del paciente) Identificación del paciente o de los profesionales responsables de la asistencia a quienes se transfiere el paciente.
S (Situación) Situación de lo que está sucediendo en la actualidad, es decir, el motivo de la asistencia sanitaria, cambios en el estado del paciente, posibles complicaciones y aspectos que vigilar.
O (Observación) Constantes vitales lo más recientes posibles, pruebas realizadas, evaluación del paciente.
B (*Background*) Antecedentes de interés y alergias. Información que pone la situación en su contexto y explica las circunstancias que han llevado al estado actual.
A (Acordar) un plan. Ver qué se ha realizado en cuestión de tratamiento, medidas terapéuticas y cuidados, y ver qué queda pendiente. Tratamiento, medidas terapéuticas, cuidados, etcétera.
R (*Recommendation-read-back*/requerimientos) Confirmar la recepción de la información y establecer roles y responsabilidades. Qué se debe hacer para corregir el problema, cuándo y quién debe hacerlo.

Estos autores añaden la I con el fin de que se identifique al paciente y al profesional que lo atiende: sitúan la identidad del paciente, en lugar del diagnóstico, en la posición primera y proporcionan un método de introducción (esta consideración es especialmente importante cuando los equipos se encuentran distribuidos en distintos lugares). La O de observaciones se incluyó para proporcionar una línea de base adecuada de información fáctica sobre la que idear un plan de atención. La S de situación y la B de *background* se mantuvieron, pero la A de evaluación fue sustituida por plan acordado y la R de recomendación se cambió a *releer* con el fin de reforzar la transferencia de información y distribución de roles.

En España se ha propuesto otra lista de comprobación para la estandarización de la transferencia del paciente, con el acrónimo IDEAS, que consta de cinco puntos y presenta una alternativa simple y de fácil de memorización, que trata de abarcar los elementos esenciales que garanticen la continuidad de la asistencia (**Fig. 61-1**).

> Cualquiera de estas herramientas crea un marco para la comunicación efectiva entre los miembros del equipo de atención médica.

EL *CLOSED LOOP* O COMUNICACIÓN EN «LAZO CERRADO»

Este sistema de comunicación resulta muy importante durante una atención de emergencia. La comunicación en bucle, lazo o circuito cerrado es un modelo de comunicación en el que la retroalimentación es el elemento clave. El líder debe asegurarse de que todos los miembros del equipo comprenden la situación del paciente y pueden resolver sus dudas en relación con ello.

La pregunta que realiza el líder se dirige a uno de los miembros del equipo, que tiene que demostrar que está prestando atención al dar una retroalimentación al líder; a ser posible, con contacto visual con el miembro del equipo. El líder luego cierra el círculo al confirmar que el mensaje se ha entendido bien. El propósito de esta comunicación en bucle cerrado es mejorar la comunicación y minimizar los sucesos adversos (**Tabla 61-1**).

Son formas de comunicación en circuito cerrado:

- Mirar directamente a los ojos cuando se habla.
- Asentir con la cabeza para demostrar que se han comprendido las órdenes.
- *Check-back* o verificación: el receptor repite la información recibida para hacer ver que la ha recibido y comprendido adecuadamente.

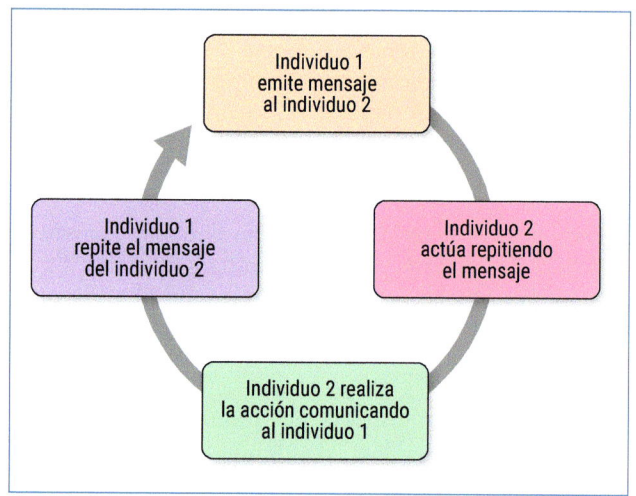

Figura 61-1. Comunicación en lazo cerrado.

- *Call-out* o llamar en voz alta, que consiste en expresar en voz alta la información que se considera importante para que todos los miembros del equipo la oigan y entiendan.

De esta manera, la información llega a todos los miembros del equipo, aunque solo vaya a ser utilizada por alguno de sus componentes, porque el objetivo es lograr que todos ellos estén al corriente de la situación.

Tabla 61-1. Transferencia del paciente según el método IDEAS		
Identificación	• Nombre y apellidos • Sexo • Edad • Localización • Nacionalidad • Idioma • Raza • Religión	• Estilo de vida, hábitos tóxicos, etc. • Profesional responsable o de referencia
Diagnóstico	• Enfermedades crónicas, intervenciones quirúrgicas, accidentes, etc.	
Estado	• Función respiratoria	Frecuencia y patrón respiratorio, ventilación mecánica, oxigenoterapia, cianosis, expectoración, etc.
	• Función hemodinámica	Frecuencia cardíaca, ritmo, presión arterial, presión venosa central, relleno capilar, pulsos, edemas, etc.
	• Función neurológica	Nivel de consciencia, orientación, estado mental, focalidad neurológica, movilidad, sensibilidad, reflejos, etc.
	• Función renal-metabólica	Diuresis, continencia, pH, alteraciones electrolíticas
	• Función digestiva-endocrina	Nutrición, dieta, peso, glucemia, etc.
	• Función locomotora-piel	Motricidad, autonomía, lesiones, heridas (tipo, localización, etc.)
	• Función inmunológica-hematológica	Signos de infección, anemia, coagulopatía, etc.
	• Dolor	Nivel, tipo, duración, localización, etc.
Actuaciones	• Soporte respiratorio • Fármacos • Vías • Sondas • Técnicas e instrumental • Pruebas diagnósticas • Cuidados	Oxigenoterapia, modo ventilatorio, etc. Perfusiones, interacciones, etc. Accesos venosos, arteriales, etc. Digestivo, urológico, etc. Hemofiltración, diálisis, humidificadores, etc. Analíticas, cultivos, radiografías, etc. Cambios posturales, curas, drenajes, etc.
Signos y síntomas de alarma		Alergias

Los miembros del equipo deben estar capacitados para apoyar al líder, pero también tienen la responsabilidad de hablar cuando sienten que el líder toma una decisión equivocada.

Desde el año 2005, los cursos de *Advanced Cardiac Life Support* de la American Heart Association incorporan una técnica de comunicación denominada *constructive intervention* (intervención constructiva). Este modelo, basado en el respeto, pide a los participantes, con el fin de garantizar una seguridad óptima del paciente crítico, que intervengan o tomen medidas cuando se percaten de que un compañero no está actuando de forma correcta. No importa cuál es el papel que desempeñan, solo que deben intervenir si saben que se va a cometer un error.

La intervención constructiva es necesaria, pero debe hacerse con mucho «tacto», ya que algunos miembros del equipo pueden no tener la confianza suficiente para corregir a un compañero de trabajo con más formación o experiencia, pero deberían hacerlo en una situación real.

EL *DEBRIEFING* (FEEDBACK)

El *debriefing* es un proceso de reflexión riguroso que ayuda a los profesionales a reconocer y resolver los dilemas clínicos y de comportamiento puestos de relieve al cuidar de un paciente. Esta práctica reflexiva surge como una conversación entre dos o más personas para revisar un episodio, real o simulado, en el que los participantes exploran y analizan sus acciones y sus procesos de pensamiento, sus habilidades psicomotrices y estados emocionales, con el objetivo de mejorar o mantener su rendimiento.

Durante este proceso, los participantes comentan lo que ha pasado durante un caso clínico, mientras que la persona responsable de llevar a cabo la reflexión (*debriefer* o facilitador) conduce a un pensamiento reflexivo. Se recomienda hacerlo inmediatamente después de finalizar la situación clínica, aunque también se podría realizar en cualquier momento, pero no es conveniente dejar pasar mucho tiempo, ya que se produce el olvido de algunas actuaciones, comentarios y situaciones.

El objetivo principal de *debriefing* es, por tanto, fomentar la reflexión de los integrantes del equipo, comentando los puntos fuertes, los puntos débiles y aquellos que necesitan mejorar. Entender las percepciones e interpretaciones como una estrategia metacognitiva permite evaluar los procesos de pensamiento y mejorar las sentencias y decisiones futuras.

> ! El aprendizaje sistemático, construido sobre experiencias vividas, tiene su origen en la industria de la aviación en los años 70, como respuesta al hecho de que numerosas aeronaves tripuladas por pilotos muy experimentados se estrellaban en ausencia de fallos técnicos.

Dreifuerst proporciona una descripción más completa de los atributos de este proceso interrogatorio añadiendo la reflexión, la liberación emocional, la retroalimentación y la integración en un marco conceptual. Para él, un *debriefing* mal ejecutado tiene el riesgo potencial de producir un aprendizaje erróneo o un juicio clínico pobre, sin fundamento.

Durante este proceso, el facilitador debe estar concentrado en el proceso. No deben darse conferencias ni exposiciones. Es fundamental fomentar el intercambio de ideas entre los participantes y propiciar la reflexión acerca de sus experiencias, de modo que se analicen en grupo. Esta figura del facilitador puede desempeñarla cualquiera de los componentes del equipo sanitario, sabiendo que nunca se debe utilizar para hacer reproches ni críticas destructivas.

Las habilidades del facilitador son fundamentales para garantizar el mejor aprendizaje posible: un instructor o un guía equivocado podría dar lugar a errores que se repitan o podría destacar únicamente lo negativo o, quizá, no elaborar un *feedback* estimulante.

Para lograr los resultados deseados es importante una puesta en común efectiva y, para ello, este *debriefing* debe:

• Ser dirigido por una persona competente en el proceso (con experiencia) y que ha observado ciertas cuestiones que se deben hablar con el fin de mejorarlas.
• Utilizar las metodologías basadas en evidencias.
• Estar basado en un marco estructurado en los objetivos y en los resultados esperados (todo el equipo debe estar motivado con un fin común).
• Llevarse a cabo en un ambiente que apoye la confidencialidad, la confianza, la comunicación eficaz, el autoanálisis y la reflexión.

Una vez visto cómo debe ser el *debriefing* «ideal» hay que estructurarlo con el fin de llevar una línea objetiva y continua en todos los casos clínicos. A pesar de que distintas escuelas de *debriefing* tienen diferente número de fases, la mayoría de los enfoques promueven una estructura lógica basada en las siguientes:

• Introducción: en la que se releerá el aviso, la anamnesis del paciente o la situación clínica, de forma que se presente a los participantes.
• Reacción personal: es sumamente importante conocer cómo se han sentido los participantes durante la consecución del caso, reforzando las virtudes y paliando los defectos.
• Discusión del suceso: se revisarán los momentos específicos de la situación clínica, intentando ejercer la reflexión y siendo respetuosos, curiosos y corteses respecto a los pensamientos y acciones de los otros (**Tabla 61-2**).
• Resumen: se enfatizarán los puntos clave, transformando lo aprendido en el *debriefing* en principios memorizables que los participantes pueden llevarse consigo para mejorar su práctica clínica.

> El *debriefing* es una reflexión guiada posterior a un episodio clínico, cuyo objetivo es analizar, dar sentido y aprender de la experiencia vivida.

Para lograr los objetivos planteados, el facilitador o persona que está guiando este interrogatorio constructivo debe seguir unas ciertas normas y tener ciertas actitudes como son:

Tabla 61-2. Preguntas para reflexionar durante el *debriefing*

¿Cómo se ha sentido durante la simulación?

¿Cuáles han sido sus primeras impresiones cuando empezó el caso?

Si pudiera hacer algo diferente; si tuviera que hacer esta simulación de nuevo, ¿qué sería?

¿Recibió un informe de traspaso adecuado?

¿Qué ha aprendido? ¿Qué le ayudará a cuidar a los pacientes en el entorno clínico?

¿Quién era el líder?

¿Pidió ayuda? Sí/No ¿por qué?

¿Tenía controlada la situación?

Si pudiera hacer algo diferente o si fuera hacer esta simulación de nuevo, ¿qué sería?

¿Que han aprendido de este caso?

- Respetar las actuaciones y el punto de vista de los integrantes del equipo, evitando actitudes correctoras.
- Ayudar a reflexionar sobre lo ocurrido y sobre las distintas formas de actuar.
- Incitar a que expresen sus reacciones, comportamientos y sentimientos.
- Provocar una discusión participativa: utilizar ejemplos concretos y los resultados como base para la discusión; revelar razonamientos y juicios propios acerca de lo ocurrido.
- Proporcionar un *feedback* sobre lo ocurrido y sobre el rendimiento objetivo.

 La experiencia y la formación de los facilitadores o instructores es de suma importancia para que la técnica sea exitosa. Liderar una reflexión de este tipo es una habilidad que se aprende y que puede ser mejorada con práctica y *feedback*.

LA GESTIÓN DE LA INFORMACIÓN ANTE SITUACIONES DE ALARMA SOCIAL

En situaciones de emergencia y catástrofes se pueden distinguir dos tipos de comunicación, que introducirán variaciones en el acto comunicativo y, por tanto, mensajes diferenciados en cada caso: la comunicación preventiva y la comunicación en emergencias. Ambas mantienen una característica común: la imposibilidad de improvisar.

- La comunicación preventiva: puede darse en cualquier momento, sin impedimentos aparentes, e incluso programarse, estableciendo un calendario de mensajes a la población.
  Su objetivo es formar a la población sobre aspectos que la conciernen directamente y consolidar conceptos o conocimientos que pueden ser útiles ante una situación de emergencia.
- La comunicación en emergencias: está sujeta a variaciones producidas por la propia situación de emergencia y la información está influida por las actuaciones de los inter-

vinientes: policías, bomberos, miembros de Cruz Roja, de Protección Civil, etcétera.
Sus objetivos son: movilizar a la población de forma integral y operativa, emitir información concreta sobre determinadas pautas de acción y comportamientos que debe seguir la población y remitir a la información facilitada anteriormente en la fase preventiva.

A la hora de transmitir información deben adoptarse una serie de medidas y tener en cuenta algunos hechos:

- Evitar fenómenos desajustados «en masa». Si los procedimientos de información son adecuados, se controlan mejor las actitudes psicológicas de la población.
- Valorar la información recibida por la población. Detectar y contener rumores, bulos, etcétera.
- Programar los mensajes y secuencializarlos. Deben establecerse los procedimientos adecuados, dando información actualizada de forma periódica: antes, durante y después de la emergencia.
- Seguimiento adecuado: para valorar si se están cumpliendo los objetivos de actuación, si hay que introducir modificaciones o iniciar nuevas acciones ante posibles situaciones que hayan surgido.

Por tanto, la gestión de la emergencia debe comenzar con un plan de información previo a la situación crítica, que permita establecer unos objetivos (informar, tranquilizar, dar recomendaciones, etc.) y proporcionar unos mensajes adaptados a las características de la situación y a dichos objetivos.
Para ello se deben establecer unas normas de procedimiento, entre las cuales estarían:

- Designar al responsable del centro de coordinación informativa y a su equipo.
- Designar al portavoz, experto en comunicación en situaciones de crisis.
- Definir las formas de relación con los medios de comunicación y la política informativa.
- Concretar los procedimientos de relación con Policía, Guardia Civil, Protección Civil y otras entidades públicas y privadas que puedan verse implicadas.

 Lo que nunca debe hacerse es ocultar información, porque esto genera fácilmente insumisión o rebelión. Para controlar el riesgo hay que darlo a conocer.

En una situación de emergencia o catástrofe, los mensajes destinados a la población han de reunir las siguientes características (**Tabla 61-3**):

- Ser claros y comprensibles. Deben ser entendidos fácilmente por todas las personas, con independencia de su edad o nivel cultural.
- Ser concretos. Deben aportar información esencial, sin detalles innecesarios.
- Ser contundentes. Deben explicar brevemente lo ocurrido y qué ha de hacerse.

Tabla 61-3. Reglas básicas para tratar las situaciones catastróficas en el ámbito de la comunicación

- Reaccionar de forma inmediata y ejecutar el plan de gestión de comunicación de crisis en las instituciones
- Intentar conseguir que autoridades responsables de la gestión acudan con prontitud al escenario de la crisis
- Informar a los medios de todo lo que se conozca, ateniéndose siempre a los hechos. No especular con las causas de la crisis, ni con el número de víctimas
- Preparar información con antecedentes de situaciones similares, para ofrecerla a los medios, hasta que puedan establecerse los hechos del incidente con total seguridad
- Atender con respeto a los familiares de la víctima
- Convocar una conferencia de prensa tan pronto como se tengan noticias concretas a la que debe asistir una autoridad del centro de coordinación operativa
- Corregir la información anterior cuando la evolución de los acontecimientos agrava los datos iniciales
- Respetar los plazos de respuesta ante demandas de la prensa
- Desmentir cuando aparecen informaciones incorrectas de otras fuentes
- Informar sobre las decisiones adoptadas y medios que se emplean para atender los problemas ocasionados por la emergencia
- Reaccionar inmediatamente ante la propagación de rumores, para neutralizarlos, mediante información verídica constante. Es uno de los aspectos que más dificultades puede ocasionar, porque distorsiona las informaciones oficiales y puede originar alarma social

- Ser coordinados. Deben transmitir que hay un acuerdo entre instituciones implicadas y una coordinación o reparto de tareas entre ellas.

LA COMUNICACIÓN DE MALAS NOTICIAS

Comunicar una mala noticia es una de las tareas más difíciles de los sanitarios, ya que el hecho de hacerlo, en ocasiones, genera una ansiedad que puede comprometer su competencia técnica y humana, necesarias para comunicar de forma adecuada.

Una mala noticia suele asociarse a algo que compromete la vida de la persona que la recibe: padecer un cáncer, una situación grave o una situación terminal. Sin embargo, la información de un proceso tan habitual para los médicos como un asma, una diabetes o una artritis es recibida por algunos pacientes con mayor impacto que si se le comunicara un proceso más grave a corto plazo: la magnitud del impacto emocional depende de la persona o de la familia que la sufre.

 Una mala noticia se define como «la que va a cambiar de forma grave o adversa las perspectivas del paciente sobre su futuro».

En general, es recomendable que sea el profesional que atiende directamente al paciente y el que tenga mayor información sobre el proceso y las alternativas terapéuticas el que informe al paciente. Puede hacerlo solo o con la ayuda de otros profesionales de su equipo.

A veces, el paciente pide que se informe a la familia y que sea esta la que le informe a él. En ese caso, el profesional acordará con ella el seguimiento de la información y se ofrecerá para seguir informando de los cambios que se vayan dando a lo largo del proceso.

Si el profesional es poco hábil al informar de las malas noticias, puede generar un sufrimiento añadido al paciente o a su familia y, como consecuencia, deteriorar la relación posterior. Por el contrario, saber manejar las malas noticias puede disminuir el impacto emocional sobre el paciente en

ese momento y permitirle ir asimilando la nueva realidad poco a poco y, al mismo tiempo, afianzar la relación sanitario-paciente (**Tabla 61-4**).

Es importante buscar un lugar adecuado, donde la intimidad, la comodidad y la falta de interrupciones estén garantizadas. Es preferible tardar un poco más en comunicar una mala noticia que hacerlo en un lugar inadecuado. Cuando el entorno es desfavorable, se puede tratar de modificar para que sea más propicio: sentándose a la altura del paciente o de los familiares, corriendo la cortina de una habitación compartida, etcétera.

Tabla 61-4. Habilidades de comunicación de malas noticias

Habilidades	Contenido
Comunicación verbal	Pocos conceptos cada vez
	Lenguaje neutro y sin tecnicismos
	No por vía telefónica
Comunicación no verbal	Cercanía física, posición cómoda
	Los ojos de ambos a la misma altura
	Mirada directa, cálida y serena
	Voz pausada y suave
Empatía	«Tiene que ser duro que le ocurra esto»
	«Entiendo que esté abatido con esto»
Escucha activa	Asentir con la cabeza y decir «siga»
Repetir afirmativamente	«No sabe si se va a curar»
Pedir clarificación	«¿A qué se refiere cuando dice...?
Señalamiento emocional	«Le noto triste, cansado, enfadado...»
Asertividad	«Está en buenas manos»
	«Lo estudiaremos en el equipo y luego estaré con usted»
Baja reactividad	No interrumpir
Silencio	Si no sabemos qué decir, es mejor callar y el paciente lo agradecerá

También es conveniente buscar el momento adecuado; además, es preciso que quien dé la noticia esté preparado tanto técnica, como emocionalmente para ejecutar dos tareas importantes:

- Dar la información clara y concisa, fácil de asimilar.
- Apoyar emocionalmente al paciente.

La adecuación del momento pasa porque el profesional no tenga prisa: informar de algo trascendente en la vida de los pacientes es uno de los actos más difíciles, pero también más importantes de la vida profesional. Si lo hace de forma sensible, contribuye en gran medida a disminuir su impacto, a apoyar y acompañar al paciente, y a la satisfacción profesional.

Del mismo modo que hay variedad de malas noticias, no hay una única manera de abordarlas, pero existe un protocolo de seis pasos, descrito por Buckman, como guía para dar malas noticias al que denominaron SPIKES. Una traducción reciente al castellano lo ha dado a conocer en España con el acrónimo EPICEE y este protocolo, junto a una serie de habilidades encuadradas en el *counseling*, o relación de ayuda, permiten al sanitario comunicar las malas noticias de manera más adecuada para el paciente y con menor coste emocional para él, personalizando la información, adaptándola a la nueva situación y acompañando al afectado tras la comunicación.

La estrategia de Buckman

Este protocolo (SPIKES/EPICEE) consta de seis pasos escalonados y concatenados para dar una mala noticia:

- E (entorno): preparar el entorno de la entrevista.
  Las malas noticias deben darse en un lugar privado de forma que solo estén presentes el paciente, sus familiares o las personas más allegadas y los miembros del equipo asistencial necesarios. Para la entrevista, hay que tener en cuenta la privacidad que la situación requiere, sentarse, crear un vínculo con el paciente, gestionar las restricciones de tiempo y las interrupciones, familiarizarse con la información clínica y prepararse emocionalmente.
- P (percepción) del paciente: ¿qué sabe el paciente?
  Se hacen preguntas indirectas abiertas y se escucha de forma activa con técnicas de apoyo narrativo, concentrando la atención no solo en la narración del enfermo, sino también en su comunicación no verbal. Hay que averiguar el nivel de información con que cuenta el paciente previamente para partir desde ese punto. Algunas preguntas pueden ser: ¿qué piensa sobre su enfermedad?, ¿cómo considera que es de grave?, para después preguntarle por su preocupación con interrogantes como: ¿está preocupado por…? También hay que determinar si el paciente presenta algún tipo de negación de la enfermedad o de la fase de duelo: el deseo, la omisión de los detalles médicos esenciales pero desfavorables de la enfermedad, o expectativas poco realistas de tratamiento.
- I (invitación): ¿qué quiere saber?
  Se trata de averiguar hasta dónde quiere saber el paciente. Mientras que la mayoría (95 %) de los pacientes expresan

el deseo de obtener información completa sobre su diagnóstico, pronóstico y detalles de su enfermedad, un 5 % no quieren saber. Es importante determinar si el paciente que se tiene delante quiere saber o no y hasta qué punto.
- C (conocimiento): compartir la información.
  Una vez determinado cuánto quiere saber el paciente, se le comunica la información, partiendo de su nivel de conocimiento previo y de su capacidad de asimilación, en función de cómo haya ido reaccionando en las fases anteriores. Es necesario que el paciente entienda qué está pasando y darle la información en pequeñas dosis, evitando que sea demasiado directa. Hay que permitir el silencio y las lágrimas, respetando su ritmo.
- E (empatía): responder a las reacciones y sentimientos del paciente.
  Las reacciones emocionales de los pacientes pueden variar desde el silencio hasta la incredulidad, el llanto, la negación o la ira. Reconocerlas e identificarlas en esta fase de acompañamiento es de vital importancia y puede que la más difícil para el profesional.
- E (estrategia): plan de cuidados y seguimiento.

Tras dar las malas noticias, para minimizar la angustia del paciente es conveniente:

- Resumir todo lo hablado.
- Comprobar qué es lo que ha comprendido y ofrecerse a responder todas las dudas que tenga.
- Formular un plan de actuación, detallando las estrategias para hacer frente a la nueva situación: hablar sobre el tratamiento, de las opciones y, si las condiciones lo permiten, de las posibilidades de decisión. El seguimiento deberá ser consensuado, con una determinada estrategia respecto al número de visitas, las fases del tratamiento, etcétera.

> **!** Es conveniente hacer con el paciente un resumen de la situación, establecer el plan de seguimiento, explicar qué hacer cuando las cosas no ocurran como estaban previstas y a dónde y a quién tiene que dirigirse en esas situaciones. Todo esto disminuye la ansiedad y la incertidumbre en la persona que recibe la mala noticia.

Además de las fases reseñadas anteriormente, se recomienda abordar las siguientes cuestiones adicionales:

- Responder a los sentimientos del paciente.
- Planificar el futuro y el seguimiento.
- Decir siempre la verdad.
- Transmitir continuidad en el cuidado.
- Usar los silencios adecuadamente.
- Evitar la distancia emocional.
- Evaluar repetidamente las necesidades de información.
- Escuchar más que hablar.
- Dar muestras de que se ha escuchado al enfermo.
- Conocer al enfermo como persona.
- Observar el comportamiento no verbal propio y el del enfermo.
- Emplear material escrito, dibujos, etc. para completar la información verbal.

PUNTOS CLAVE

- Con un entrenamiento adecuado, motivación, tiempo y esfuerzo, se pueden llegar a aprender las claves de la comunicación.
- Para que un grupo de trabajadores se convierta en un equipo de trabajo, es necesario que se presenten ciertas condiciones organizacionales mínimas y que sus integrantes modifiquen sustancialmente tanto la forma en la que conciben y realizan su trabajo, como el estilo de relación interpersonal con sus compañeros.
- El trabajo en equipo necesita que sus miembros tengan actitudes positivas, reciban dirección y apoyo para lograr los objetivos del equipo, conozcan sus propias tareas y las de los otros miembros con los que interaccionan.
- La seguridad del paciente mejora cuando la comunicación es clara, precisa, completa y oportuna.
- En situaciones de transferencia del paciente se puede utilizar cualquier modelo: ISOBAR, SBAR, IDEAS.
- La comunicación en bucle, lazo o circuito cerrado es un modelo de comunicación en el que la retroalimentación es el elemento clave.

- El *debriefing* es un proceso de reflexión riguroso que ayuda a los profesionales a reconocer y resolver los dilemas clínicos y de comportamiento puestos de relieve al cuidar de un paciente.
- El objetivo principal del *debriefing* es, por tanto, fomentar la reflexión de los integrantes del equipo, comentando los puntos fuertes, los puntos débiles y aquellos que necesitan mejorar.
- Comunicar una mala noticia es una de las tareas más difíciles de los sanitarios.
- Es recomendable que sea el profesional que atiende directamente al paciente y el que tenga mayor información sobre el proceso y las alternativas terapéuticas el que informe al paciente.
- Si el profesional es poco hábil al informar de las malas noticias, puede generar un sufrimiento añadido al paciente o a su familia y, como consecuencia, deteriorar la relación posterior.

BIBLIOGRAFÍA

Abdelhadi A. Patients' satisfactions on the waiting period at the emergency units. Comparison study before and during COVID-19 pandemic. J Public Health Res. 2021 Mar 2;10(1):1956.

Álvarez Aparicio AI. Comunicación de malas noticias en el ámbito sanitario en tiempos de COVID-19. La comunicación telefónica. Revista de Comunicación y Salud. 2020;10(2):211-248.

Belli LF. Recomendaciones para la comunicación de malas noticias por teléfono durante la pandemia por SARS-CoV-2 [Recommendations for communicating bad news by phone during the SARS-CoV-2 pandemicRecomendações para a comunicação de más notícias por telefone durante a pandemia do SARS-CoV-2]. Rev Panam Salud Publica. 2020 May 18;44:e69. Spanish.

BOE-A-2002-22188 Ley 41/2002, de 14 de noviembre, básica reguladora de la autonomía del paciente y de derechos y obligaciones en materia de información y documentación clínica [Internet]. Boe.es. Disponible en: https://www.boe.es/buscar/act.php?id=BOE-A-2002-22188

Cara Rodríguez R, Avilés Sáez Z, López Trinidad LM. Nursing staff communication and active listening to patients with gynecological cancer: A bibliographic review. Revista Española de Comunicación en Salud. 2018;9(2):221.

Casal MC. La simulación como metodología para el aprendizaje de habilidades no técnicas en Enfermería. Tesis doctoral, julio 2017.

Creese J, Byrne JP, Matthews A, McDermott AM, Conway E, Humphries N. "I feel I have no voice": hospital doctors' workplace silence in Ireland. J Health Organ Manag. 2021 May 7;ahead-of-print(ahead-of-print):178-94.

Cuadra Giménez L, Fernández Peñarroya R. El síndrome de burnout entre los profesionales sanitarios. Comunicación breve [Internet]. Revista Sanitaria de Investigación. 2021. Disponible en: https://www.revistasanitariadeinvestigacion.com/el-sindromede-burnout-entre-los-profesionales-sanitarios-comunicacion-breve/

Delgado Morales R. IDEAS para mejorar la transmisión de la información clínica. REMI. 2013;13(4).

Forguione-Pérez VP. Comunicación entre médico y paciente: Más allá de una consulta, un proceso educativo. Médicas UIS. 2015;28(1):7-13.

Fuertes MC, Aranda G, Arroyo MP. Communication and mindfulness to prevent burnout. Anales Del Sistema Sanitario de Navarra. 2016;39(2)331-333.

Jacobsson M, Hargestam M, Hultin M, Brulin C. Flexible knowledge repertoires: communication by leaders in trauma teams. Scand J Trauma Resusc Emerg Med. 2012 Jul 2;20:44.

Moule P, Wilford A, Sales R, Lockyer L. Student experiences and mentor views of the use of simulation for learning. Nurse Educ Today. 2008 Oct;28(7):790-7.

Landete Belda L. La comunicación, pieza clave en enfermería. Enfermería Dermatológica, 2012;16:16-19.

Leal-Costa C, Tirado González S, Ramos-Morcillo A, Díaz Agea J, Ruzafa Martínez M, Van der Hofstadt Román C. Validation of the Communication Skills Scale in nursing professionals. Anales Del Sistema Sanitario de Navarra. 2019;42(3):291-301.

Organización Mundial de la Salud. Nueve soluciones para la seguridad del paciente a fin de salvar vidas y evitar daños [Internet], 2007. Disponible en: https://www.who.int/mediacentre/news/releases/2007/pr22/es/

Pearson E, McLafferty I. The use of simulation as a learning approach to non-technical skills awareness in final year student nurses. Nurse Educ Pract. 2011 Nov;11(6):399-405.

Porteus J, Stewart-Vynne E, Connoly M, Crommelin P. ISoBAR. A concept and handover checklist: the National Clinical Handover Institute. MJA. 2009;109(11): S152-S156.

Rosenzweig M, Hravnak M, Magdic K, Beach M, Clifton M, Arnold R. Patient communication simulation laboratory for students in an acute care nurse practitioner program. Am J Crit Care. 2008 Jul;17(4):364-72.

Yoo HJ, Lim OB, Shim JL. Critical care nurses' communication experiences with patients and families in an intensive care unit: A qualitative study. PLoS One. 2020 Jul 9;15(7):e0235694.

Yuguero O, Forné C, Esquerda M, Pifarré J, Abadías MJ, Viñas J. Empathy and burnout of emergency professionals of a health region: A cross-sectional study. Medicine (Baltimore). 2017 Sep;96(37):e8030.

Woods M. The DUN factor: How communication complicates the patient safety movement [Internet]. Psqh.com; 2006. Disponible en: http://www.psqh.com/mayjun06/dun.html

Gestión de riesgos laborales en los servicios de urgencias y emergencias

62

Ó. Redondo Hernández

OBJETIVOS

- Adquirir los conocimientos básicos en salud laboral y prevención de riesgos laborales.
- Identificar los tipos de riesgos laborales existentes y los posibles daños que de ellos se deriven.
- Conocer los riesgos específicos del personal sanitario de urgencias y emergencias.

INTRODUCCIÓN

La Organización Mundial de la Salud (OMS) define salud como: «El estado completo de bienestar físico, psíquico y social, y no solo la ausencia de afecciones o enfermedades». El estado de salud dependerá de las variables que actúen sobre ella. Entre estas variables, destacan los factores genéticos, la edad de la persona, estilos de vida, hábitos y conductas de higiene, condiciones de la vivienda, medio ambiente social, cultural y laboral, etcétera.

El trabajo tiene una gran importancia sobre la vida del ser humano, ya que un tercio del día se dedica a la jornada laboral. Por ello, las condiciones en las que este se desarrolle van a influir en el bienestar y, por tanto, en la salud.

Todos los trabajadores tienen derecho a una protección eficaz en materia de seguridad y salud en el trabajo y este derecho supone la existencia de un correlativo deber del empresario o de las Administraciones públicas respecto del personal a su servicio.

Dentro del sector sanitario, el personal de los servicios de urgencias y emergencias está constituido por trabajadores muy especializados que se ven sujetos a diario, directa o indirectamente, a una gran cantidad de riesgos laborales; entre ellos: riesgos biológicos, químicos, físicos, ergonómicos, psicosociales, etc. Riesgos que, de forma inadvertida, rodean y pueden provocar accidentes de trabajo, ocasionar enfermedades profesionales y acarrear otro tipo de enfermedades relacionadas con el trabajo, causadas por los peligros de origen ergonómico y psicosocial: la carga física, la carga mental, la insatisfacción, la turnicidad, la nocturnidad, los elevados ritmos de trabajo, la precariedad laboral, etc. cuyas consecuencias no suelen aparecer de manera inmediata, sino, a veces, años después de haber desempeñado una determinada actividad.

El medio ambiente de trabajo se encuentra dentro de las variables que pueden afectar a la salud de las personas, fundamentalmente a través de las condiciones de trabajo, ya que estas pueden deteriorar la salud del trabajador. Por ello, es necesario contar con una normativa que garantice unas condiciones mínimas de seguridad y salud laboral.

LA LEY DE PREVENCIÓN DE RIESGOS LABORALES

Si los centros de trabajo deben ser lugares seguros para los trabajadores, se necesita una normativa que defina qué actividades y medidas se precisan con el fin de evitar o minimizar los riesgos laborales. En España, para ello, se aprobó la Ley 31/1995, de 8 de noviembre, de Prevención de Riesgos Laborales, que tiene por objeto promover la seguridad y salud de los trabajadores.

Esta ley emana de tres fuentes:

- La Constitución Española de 1978: en cuyo artículo 40.2 se encomienda a los poderes públicos velar por la seguridad e higiene en el trabajo.
- El Convenio de la Organización Internacional del Trabajo C155/OIT de 1981: sobre Seguridad y Salud de los Trabajadores y medio ambiente de trabajo.
- La Directiva Marco del Consejo de las Comunidades Europeas 89/391/CEE de 1989: cuyo objeto es la aplicación de medidas para promover la mejora de la seguridad y salud de los trabajadores en el trabajo.

Su ámbito de aplicación lo constituyen:

- Los trabajadores por cuenta ajena.
- Los trabajadores de carácter administrativo o estatutario del personal civil al servicio de las Administraciones Públi-

cas (Real Decreto 1488/1998, de 10 de julio, de adaptación de la legislación de prevención de riesgos laborales a la Administración General del Estado).

Principios de la acción preventiva

La Ley de Prevención de Riesgos Laborales (LPRL), en su artículo 15, define los siguientes nueve principios generales como los principios por los que se deben regir todas las empresas en su acción preventiva:

1. Evitar los riesgos.
2. Evaluar los riesgos que no se pueden evitar.
3. Combatir los riesgos en su origen.
4. Adaptar el trabajo a la persona.
5. Tener en cuenta la evolución de la tecnología.
6. Sustituir lo peligroso por lo que entrañe poco o ningún peligro.
7. Planificar la prevención.
8. Adoptar medidas que antepongan la protección colectiva a la individual.
9. Dar las debidas instrucciones a las personas trabajadoras.

 Todos los trabajadores deben conocer estos principios porque se trata de las obligaciones y deberes que los empresarios y las Administraciones públicas tienen para proteger y garantizar la seguridad y la salud en el trabajo y, que, a su vez, son un derecho de los trabajadores, contemplado en el artículo 14 de la LPRL.

Derecho a la protección frente a los riesgos laborales

Los trabajadores tienen derecho a una protección eficaz en materia de seguridad y salud en el trabajo. La LPRL establece como derechos:

- La información de los riesgos del puesto de trabajo, consulta y participación en las decisiones de la empresa en materia de prevención de riesgos en el trabajo.
- La formación en materia de prevención centrada específicamente en el puesto de trabajo.
- Los equipos de trabajo y medios de protección.
- Las medidas de emergencia.
- El abandono del puesto de trabajo en caso de riesgo grave e inminente de la vida o salud del trabajador.
- La vigilancia de la salud de forma periódica en función de los riesgos inherentes al trabajo, respetando la intimidad, dignidad y confidencialidad de las personas.
- La documentación relativa al plan de prevención de riesgos laborales.
- La coordinación de las actividades empresariales.
- La protección de trabajadores especialmente sensibles.
- La protección de la maternidad y de la lactancia natural.
- La protección a menores.
- El mismo nivel de protección en materia de seguridad y salud laboral en los trabajadores de las empresas de trabajo temporal.

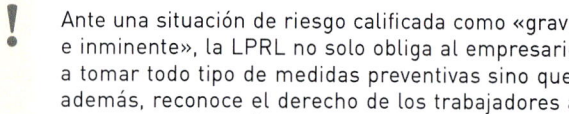 Ante una situación de riesgo calificada como «grave e inminente», la LPRL no solo obliga al empresario a tomar todo tipo de medidas preventivas sino que, además, reconoce el derecho de los trabajadores a paralizar el trabajo (LPRL, art. 21.).

Hacen falta dos condiciones para que un riesgo pueda ser considerado grave e inminente: (LPRL, art. 4.4):
- Que la exposición al riesgo se pueda producir de forma inmediata.
- Que esa exposición suponga un daño grave para la salud de los trabajadores, aunque este daño no se manifieste de forma inmediata.

El propio trabajador podrá interrumpir su actividad y abandonar el lugar de trabajo si considera que dicha actividad entraña un riesgo grave e inminente. Solo podrán ser sancionados los trabajadores si se demuestra mala fe o negligencia grave por su parte.

Obligaciones de las personas empleadas

Pero los trabajadores, además de tener derechos, tienen una serie de obligaciones, según las instrucciones de la empresa, como son:
- Velar por la seguridad y salud en el trabajo.
- Usar correctamente máquinas, herramientas y sustancias peligrosas.
- Utilizar correctamente los medios y equipos de protección.
- No poner fuera de funcionamiento y utilizar correctamente los dispositivos de seguridad.
- Informar de cualquier situación que implique riesgo para la seguridad.
- Contribuir al cumplimiento de las obligaciones establecidas por la autoridad competente.
- Cooperar con la empresa para garantizar unas condiciones seguras.

El incumplimiento de estas obligaciones tiene la consideración de «incumplimiento laboral» y puede ser sancionado conforme a la normativa.

Con la entrada en vigor de la Ley de Prevención de Riesgos Laborales, se desarrollan las acciones necesarias para garantizar la seguridad y salud en el trabajo. El trabajador no solo tiene derechos, también tiene obligaciones. Es importante que el personal sanitario de urgencias y emergencias conozca los riesgos a los que está expuesto y los instrumentos tenemos para combatirlos.

¿Cómo se lleva a cabo la prevención de riesgos laborales?

En la **figura 62-1** se presenta el esquema en el que se sintetizan los puntos clave para llevar a cabo la prevención riesgos laborales.

Plan de prevención de riesgos laborales

En el artículo 16 de la LPRL se especifica que la prevención de riesgos laborales deberá integrarse en el sistema gene-

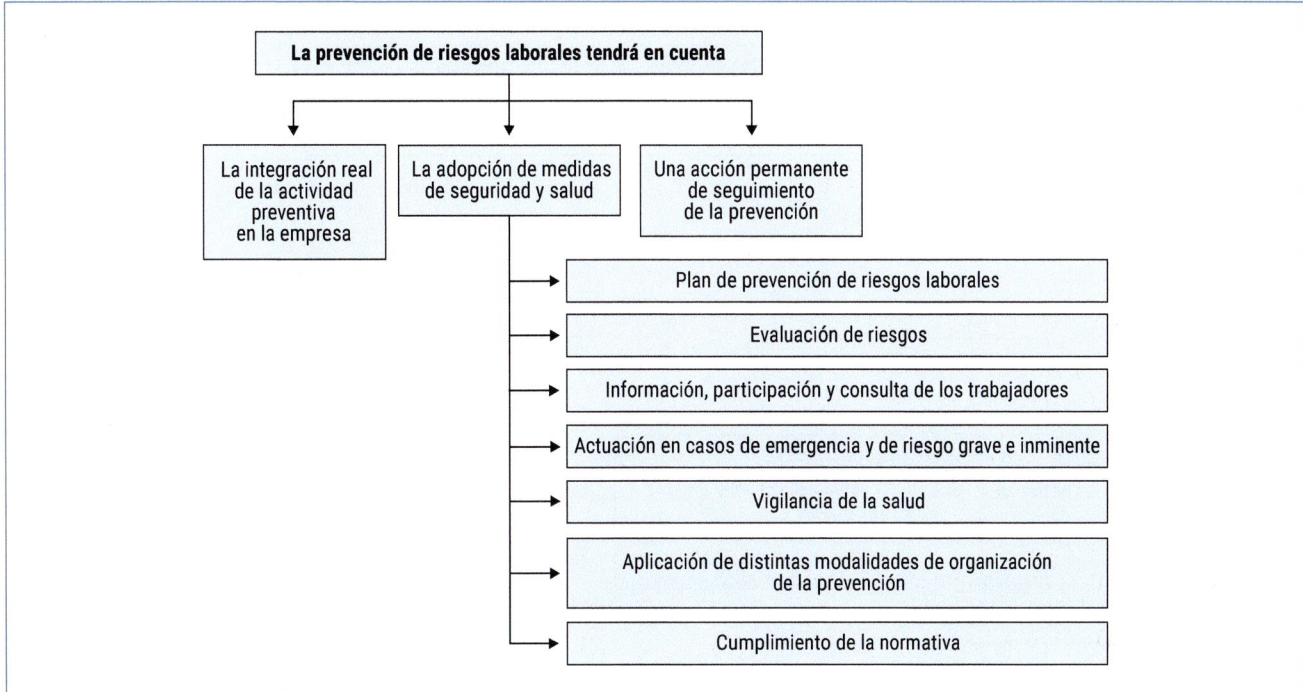

Figura 62-1. Esquema de la prevención de riesgos laborales.

ral de gestión de la empresa. Se desarrollará a través de la implantación y aplicación de un plan de prevención de riesgos laborales.

Este plan de prevención de riesgos laborales deberá incluir el modelo organizativo preventivo, las personas designadas con responsabilidad en materia de prevención, las prácticas, procedimientos y procesos de las actividades preventivas, qué recursos son necesarios para llevar acabo la acción y facilitar los mecanismos de participación y consulta.

Los instrumentos esenciales para la gestión y aplicación del plan de prevención de riesgos son:

• La evaluación de riesgos laborales. El empresario deberá hacer una evaluación inicial de los riesgos laborales para la seguridad y salud de los trabajadores, teniendo en cuenta la naturaleza de la actividad, las características de los puestos de trabajo existentes y de los trabajadores que deban desempeñarlos, la elección de los equipos de trabajo, el acondicionamiento de los lugares de trabajo y otras actuaciones que se dispongan en la normativa sobre protección de riesgos específicos y actividades de especial peligro. La evaluación será actualizada cuando cambien las condiciones de trabajo, por ejemplo, al cambiar de puesto de trabajo, de equipos de trabajo o de sustancias químicas. Se revisará la evaluación, para un puesto de trabajo, cuando en él se produzcan daños para la salud.

• La planificación de la actividad preventiva. Si los resultados de la evaluación pusieran de manifiesto situaciones de riesgo, el empresario realizará aquellas actividades preventivas necesarias para eliminar o reducir y controlar tales riesgos. Dichas actividades serán objeto de planificación, incluyendo para cada actividad preventiva:
  – Plazo para llevarla a cabo.
  – Designación de responsables que las realizarán.

  – Recursos humanos y materiales necesarios para su ejecución.

Se asegurará la efectiva ejecución de tales actividades preventivas (**Fig. 62-2**).

Información, participación y consulta de los trabajadores

El empresario deberá adoptar las medidas adecuadas para que los trabajadores reciban toda la información necesaria relativa a los siguientes aspectos:

• Los riesgos para la seguridad y salud, tanto del conjunto de la empresa como de cada tipo de puesto de trabajo.
• Las medidas de protección aplicables a los riesgos.
• Las medidas de emergencia.

La LPRL ha previsto que antes de que el empresario adopte decisiones relativas a la seguridad y salud de los trabajadores, lo consulte con ellos. Esta consulta no requiere aprobación de estos. Las decisiones serán relativas a lo siguiente:

• La planificación y organización del trabajo en la empresa.
• La organización y desarrollo de las actividades de protección de la salud y de prevención de riesgos.
• La designación de los trabajadores encargados de las medidas de emergencia.
• El procedimiento de información y documentación.
• El proyecto y organización de la formación en materia de prevención.
• Cualquier otra acción que pueda tener efectos importantes sobre la seguridad y salud de los trabajadores.

Para que todo esto se pueda hacer efectivo y se canalice el derecho de los trabajadores a la protección en materia de

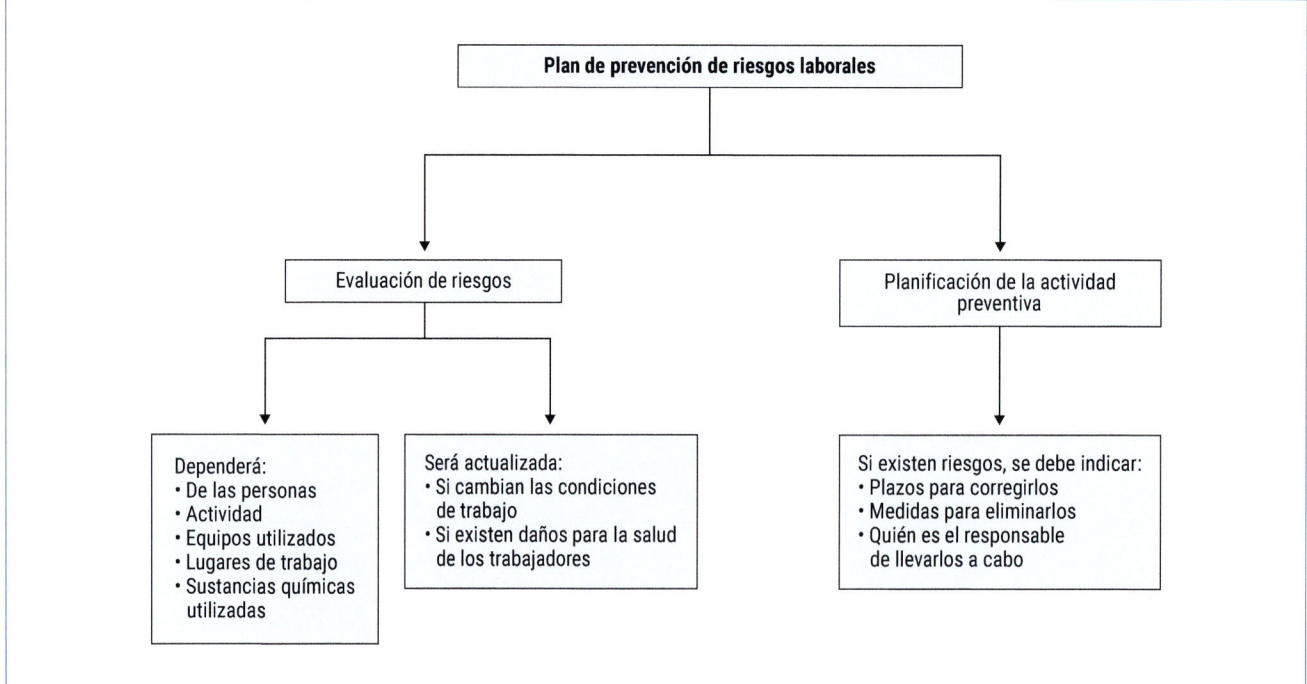

Figura 62-2. Plan de prevención de riesgos laborales.

seguridad y salud, es necesaria la existencia de los representantes de los trabajadores. Esta representación se da a través de las siguientes figuras:

- Los delegados de prevención, que son los representantes de los trabajadores con funciones específicas en materia de prevención de riesgos en el trabajo. Serán designados por los representantes del personal y entre elegidos entre ellos, con arreglo a su número.
- El Comité de Seguridad y Salud, que es el órgano de participación, paritario y colegiado, destinado a la consulta, regular y periódica, de las actuaciones en materia de prevención de riesgos que se producen en la empresa.

Vigilancia de la salud

La expresión «vigilancia de la salud de los trabajadores» engloba una serie de actividades, referidas tanto a individuos como a colectividades y orientadas a la prevención de los riesgos laborales, cuyos objetivos generales tienen que ver con la identificación de problemas de salud y la evaluación de intervenciones preventivas.

La vigilancia de la salud debe ser:

- Garantizada: según artículo 22 de la LPRL, «el empresario garantizará a los trabajadores a su servicio la vigilancia periódica de su estado de salud en función de los riesgos inherentes al trabajo».
- Voluntaria: esta vigilancia solo podrá llevarse a cabo cuando el trabajador preste su consentimiento, excepto en los supuestos en los que los reconocimientos sean imprescindibles para evaluar los efectos de las condiciones de trabajo sobre la salud de los trabajadores o para verificar si el estado de salud del trabajador puede constituir un

peligro para él mismo, para los demás trabajadores o para otras personas relacionadas con la empresa.
- Específica: debe basarse en los riesgos identificados en la evaluación de riesgos. El contenido mínimo de los reconocimientos incluirá una historia clínico-laboral, en la que, además de los datos de la anamnesis, la exploración física, el control biológico y los exámenes complementarios realizados, se hará constar una descripción detallada del puesto de trabajo, del tiempo de permanencia, de los riesgos detectados y de las medidas de prevención adoptadas.
- Confidencial: los resultados de la vigilancia serán comunicados a los trabajadores afectados. El acceso a la información médica de carácter personal se limitará al personal médico y a las autoridades sanitarias que lleven a cabo la vigilancia de la salud de los trabajadores. No obstante, el empresario y las personas u órganos con responsabilidades en materia de prevención serán informados de las conclusiones que se deriven de los reconocimientos efectuado respecto a la aptitud del trabajador para el desempeño del puesto de trabajo.
- Ética: los datos relativos a la vigilancia de la salud de los trabajadores no podrán ser usados con fines discriminatorios ni en perjuicio del trabajador.
- Especializada: las medidas de vigilancia y control de la salud de los trabajadores se llevarán a cabo por personal sanitario con competencia técnica, formación y capacidad acreditada; es decir por médicos y enfermeros especialistas en medicina del trabajo o diplomados en medicina de empresa.
- Gratuita: el coste económico de cualquier medida relativa a la seguridad y salud en el trabajo y, por tanto, el derivado de la vigilancia de la salud, no deberá recaer nunca sobre el trabajador (LPRL art. 14.5.). Una consecuencia de lo anterior es la realización de los reconocimientos médicos dentro de la jornada laboral o el descuento del tiempo invertido.

> ❗ La vigilancia de la salud deberá abarcar:
>
> - Una evaluación de la salud de los trabajadores inicial, después de la incorporación al trabajo o después de la asignación de tareas específicas con nuevos riesgos para la salud.
> - Una evaluación de la salud periódica específica, por trabajar con determinados productos o en determinadas condiciones reguladas por una legislación específica que así lo exija o según los riesgos determinados por la evaluación de riesgos, o a petición del trabajador, cuando él mismo crea que las alteraciones de su salud son producidas por la actividad laboral. La periodicidad no tiene por qué ajustarse a intervalos regulares; cada caso se establece en los protocolos específicos y también dependerá de la historia natural de la enfermedad y de las condiciones de exposición.
> - Una evaluación de la salud después de una ausencia prolongada por motivos de salud.

EVALUACIÓN DE RIESGOS DEL PERSONAL DE URGENCIAS Y EMERGENCIAS

Con la evaluación de riesgos se busca identificar y eliminar los riesgos presentes en el entorno de trabajo, así como valorar la urgencia de actuar.

La evaluación de riesgos laborales es una obligación empresarial y una herramienta fundamental para la prevención de daños a la salud y de la seguridad de los trabajadores.

Su objetivo es identificar los peligros derivados de las condiciones de trabajo para:

- Eliminar de inmediato los factores de riesgo que puedan suprimirse fácilmente.
- Evaluar los riesgos que no van a eliminarse inmediatamente.
- Planificar la adopción de medidas correctoras.

La evaluación de riesgos laborales engloba los siguientes pasos:

- Identificar los peligros presentes, por áreas o por puestos de trabajo.
- Identificar quién puede sufrir daños, contemplando la posibilidad de que haya colectivos especialmente sensibles a determinados riesgos.
- Evaluar los riesgos e identificar medidas que se deben adoptar.
- Documentar los hallazgos, detallando las medidas ya adoptadas y las pendientes.
- Planificar las medidas pendientes e implementarlas.
- Revisar la evaluación y actualizarla cuando sea necesario.

Los centros hospitalarios son grandes centros de trabajo cuya actividad se centra, sobre todo, en el diagnóstico, tratamiento y cuidado de los enfermos. Dentro de ellos, en los servicios de urgencias hospitalarios, los pacientes reciben una atención, a menudo con carácter urgente, que se presta muchas veces a expensas de la comodidad y la seguridad del propio trabajador. Los servicios de urgencias hospitalarios son organizaciones altamente cualificadas, con un importante abanico de riesgos en sus instalaciones, que pueden afectar tanto a los trabajadores sanitarios que desempeñan una actividad asistencial en el centro como a otros trabajadores auxiliares (personal administrativo, de limpieza, seguridad, etc.) y que deben tenerse en consideración para la aplicación de unas medidas preventivas correctas.

Los servicios de emergencias médicas tienen como misión la coordinación y atención sanitaria extrahospitalaria de las urgencias, emergencias y catástrofes sanitarias y mantienen desplegados dispositivos por toda la geografía de su ámbito de actuación: unidades de soporte vital básico y avanzado móviles, vehículos de intervención rápida y helicópteros, para acceder de manera rápida a zonas de difícil acceso o alejadas. Cuentan, además, con personal en los centros de coordinación de urgencias y emergencias, y pueden contar con dispositivos especiales, como los puestos médicos avanzados o las unidades de descontaminación NRBQ (nuclear, radiológico, biológico y químico) para casos de accidentes en industrias o atentados terroristas con armas biológicas y químicas.

Todo ello conlleva, desde el punto de vista de la prevención de riesgos laborales, un gran abanico de riesgos a los que los trabajadores de los servicios de urgencias y emergencias pueden estar expuestos: biológicos, químicos, físicos, ergonómicos, accidentes de tráfico, turnicidad, nocturnidad, trabajo bajo condiciones climáticas adversas, etcétera.

Desde el punto de vista preventivo, en el personal sanitario que trabaja en los servicios de urgencias y emergencias, se dan dos tipos de riesgos laborales en función de su origen:

- Riesgos asociados al lugar de trabajo: originados por el estado material de la construcción, dependiente tanto de su diseño como de su instalación y mantenimiento.
- Riesgos específicos originados por las actividades y equipos propios del sector sanitario.

> ❗ En cuanto a los riesgos propios de todo lugar de trabajo, hay que tener en cuenta que una gran parte de la actividad sanitaria de urgencias y emergencias se realiza en edificios cerrados y, frecuentemente, con cierta complejidad estructural, tanto en dimensiones como en distribución. Sin embargo, otra gran parte se realiza en el exterior, incluyendo el domicilio del paciente y la atención *in situ* (calles, carreteras, montañas, playas, etc.).

Algunos de los riesgos ligados a las características del espacio, y a los que los servicios de prevención prestan especial atención, podrían ser las caídas a distinto nivel, caídas de objetos, atrapamientos, accidentes de circulación ocasionados in itinere y en misión, contactos eléctricos, contactos con agentes químicos peligrosos en tareas de limpieza, iluminación inadecuada, condiciones termohigrométricas deficientes, incendio, explosión, etcétera.

En cuanto a los riesgos originados específicamente por la actividad sanitaria, podría pensarse que, debido a que la actividad principal del personal sanitario es el tratamiento de enfermedades y accidentes, el único riesgo es, ineludible-mente, la posible transmisión de enfermedades infectocon-tagiosas por la exposición a diversos agentes biológicos. Sin embargo, aunque es uno de los más significativos, deben tenerse en cuenta algunos otros.

Los riesgos a los que el personal de urgencias y emergen-cias están expuestos son los siguientes.

Fuente de riesgo: zonas de circulación o tránsito

Entre ellas:

- Accidentes *in itinere*: al ir y venir del trabajo a su domicilio pueden ocurrir accidentes: tropiezos, resbalones, choques con vehículos o atropellos.
- Golpes o atropellos con vehículos: mientras suben o bajan al paciente de la ambulancia y durante su transporte, el personal está en zona de circulación de vehículos, expuesto a golpes y atropellos.
- Exposición a la intemperie: en las situaciones en las que es necesario realizar parte del trabajo en el exterior, el personal está expuesto a las inclemencias del tiempo.

Fuente de riesgo: lugares de trabajo

Cinco tipos:

- Caídas de personas al mismo nivel: posibilidad de caídas y resbalones por la existencia de restos de líquidos en el suelo o por suelo resbaladizo. También pueden ocurrir tropiezos con objetos situados en las zonas de paso.
- Choques con elementos fijos: riesgo por choque con el mobiliario, equipos fijos, etc., que ocasionan normalmente pequeñas lesiones. También aparece este riesgo en el tras-lado en la ambulancia.
- Caída de objetos por desplome o derrumbe: el exceso de carga en las estanterías (piezas, filtros o repuestos), la mala colocación (objetos pesados en las baldas superiores y lige-ros en las inferiores) junto con la ausencia de anclajes que sujeten las estanterías a la pared y al suelo son algunas de las causas por las que puede aparecer este riesgo.
- Caída de objetos en manipulación: riesgo de caída de obje-tos, derivado de su manipulación (p. ej., maletín asisten-cial, balas de oxígeno, etc.).
- Contactos eléctricos: riesgo de contacto eléctrico por uti-lizar aparataje eléctrico variado.

Fuente de riesgo: manipulación de materiales o productos

Entre ellas:

- Golpes/cortes por objeto o herramienta: golpes o cortes provocados por el manejo de los distintos equipos.
- Exposición a citostáticos: riesgo derivado de la atención a enfermos a los que se les ha aplicado tratamiento con citostáticos.
- Manipulación de cargas: se considera que la manipulación manual de cargas puede entrañar riesgos dorsolumbares cuando son superiores a 3 kg. Puede aparecer este riesgo en la manipulación del maletín de urgencias, en la movi-lización de pacientes, etcétera.
- Carga estática por posturas: en el transporte en ambulancia son causas el espacio insuficiente para variar la posición de las piernas y las rodillas, la adopción de posturas inadecua-das en el trabajo o los movimientos repetitivos de manos y piernas. La tensión muscular estática, dinámica o repetitiva produce dolor de cervicales, tirantez en la nuca, dorsalgias y lumbalgias.

Fuente de riesgo: contaminantes

Cuatro tipos:

- Exposición a sustancias químicas: se evalúa este riesgo por la posibilidad de utilizar productos químicos (para la limpieza y desinfección de materiales o superficies) o medicamentos en sus tareas cotidianas.
- Exposición a radiaciones ionizantes: debidas a las técnicas de radiodiagnóstico con equipos portátiles, que se solicitan cuando los pacientes no se pueden transportar de forma segura al servicio de radiodiagnóstico y se realizan *in situ*: se incrementan las dosis de radiación al trabajador expuesto ya que no hay barreras estructurales interpuestas. Puede darse, además, al tener que acompañar a pacientes portadores de isótopos radioactivos procedentes de medicina nuclear.
- Ruido: se considera ruido, y no sonido, la frecuencia sonora de más de 80 decibelios (dBA). Por debajo de ese nivel, se habla de parámetros de confort. A partir de una expo-sición a 80 dBA durante la jornada laboral, podrían darse problemas auditivos, por lo que es recomendable el uso de protección auditiva. Si se superan los 85 dBA durante la jornada laboral y no se puede disminuir el nivel con medidas estructurales u organizativas, es obligado el uso de protectores auditivos. En urgencias, el ruido no suele alcanzar niveles dañinos para el oído, aunque a veces exis-tan sonidos estresantes e incómodos. Sin embargo, en el ámbito extrahospitalario, el empleo de la señalización acús-tica, con valores por encima de los 120 (dBA) en sonido diurno, supera ampliamente los niveles establecidos.

> ❗ El hecho de llevar la ventanilla bajada genera que las propias corrientes o turbulencias del aire generadas por la ambulancia en marcha produzcan ruido (el cual afecta más a uno de los oídos), lo que sumado al propio sonido de la señalización acústica puede ocasionar hipoacusia del oído más próximo a la ventanilla a largo plazo.

- Exposición a contaminantes biológicos: entre los que des-tacan:
  - Riesgo de salpicadura de material biológico a la piel o mucosas.
  - Exposición a patógenos aerotransportados, proveniente de enfermos infectocontagiosos y oncológicos.
  - Utilización inadecuada de los contenedores de residuos.

Si bien, se dispone de equipos de protección individual con mascarilla quirúrgica, mascarilla FFP2 y gafas de protección.

Fuente de riesgo: ritmos y horarios de trabajo

Entre ellas:

- Agresiones, sabotajes, atracos, intrusismo: se considera agresión cuando un empleado es objeto de alguna de las siguientes conductas en el interior o fuera del lugar de trabajo como consecuencia del desarrollo de su actividad profesional:
  - Conductas intimidatorias.
  - Violencia física.
  - Vandalismo: se deterioran o destruyen las pertenencias del trabajador o el mobiliario o instalaciones del centro.
- Carga de trabajo mental: se analiza este riesgo debido a los ritmos de trabajo. Esta actividad supone la realización de trabajo extraordinario a la jornada habitual. El trabajo puede ser en cualquier turno (mañana, tarde o noche) si el trabajador está disponible. Puede aparecer fatiga mental (sensorial y cognitiva relacionadas con las características de las tareas): estrés, insatisfacción laboral, sobrecarga de trabajo, monotonía, etcétera.

EXPOSICIÓN A RIESGOS BIOLÓGICOS

Se entiende por riesgo biológico cualquier infección, alergia o toxicidad causada por microorganismos (bacterias, virus, protozoos, hongos y parásitos o gusanos), que pueda contraer un trabajador motivada por su actividad laboral.

Los agentes biológicos presentan cuatro características que los identifican:

1. Contagiosidad: es la capacidad que tiene un agente patógeno para propagarse.
2. Patogenicidad: es la capacidad de un agente infeccioso de producir la enfermedad en un huésped susceptible.
3. Virulencia: es el grado de patogenicidad de un agente infeccioso, indicado por la tasa de letalidad y por su capacidad de invadir y lesionar los tejidos del huésped.
4. Poder de invasión: es la aptitud del agente para propagarse después de su penetración en el organismo.

>
> Accidente con riesgo biológico: el contacto con sangre, tejidos u otros fluidos corporales potencialmente contaminados por agentes biológicos (semen, secreciones vaginales, líquido cefalorraquídeo, pleural, sinovial, amniótico, peritoneal y pericárdico), a través de inoculación percutánea o mediante contacto con una herida abierta, piel no intacta o mucosas, durante el desarrollo de una actividad laboral.

Las vías de entrada de los microorganismos pueden ser:

- Digestiva: la transmisión por esta vía tiene lugar como consecuencia de la práctica de malos hábitos de trabajo (al comer o beber alimentos contaminados, fumar en el lugar de trabajo, falta de higiene de manos, etc.).
- Parenteral: propiciada por pinchazos, mordeduras, cortes, erosiones, salpicaduras, etcétera.
- Dérmica: por contacto con la piel; la posibilidad de infección aumenta cuando hay heridas o la piel está mal conservada.

- Respiratoria: los agentes biológicos susceptibles de transmitirse por esta vía se encuentran habitualmente en forma de aerosoles producidos por centrifugación de muestras o agitación de tubos y por aspiración de secreciones (tos, estornudos, etc.).

> Los biológicos constituyen uno de los principales riesgos laborales a los que están expuestos los trabajadores sanitarios y afectando a todas las categorías. La vía de transmisión principal es la sanguínea.
>
> Algunos pueden prevenirse a través de vacunación del personal (virus de la hepatitis B, gripe, sarampión, varicela, meningitis bacteriana, etc.) y otros aún no (VIH, VHC y VHB).

Recomendaciones preventivas

- Precauciones universales:
  - Higiene personal.
  - Lavado de las manos antes y después de atender a los pacientes.
  - Protección individual.
  - Vacunas.
  - Eliminación adecuada de residuos.
  - Precaución con elementos cortopunzantes.
  - Material y equipo de trabajo.
  - Orden y limpieza.
- Vigilancia de la salud.
- Utilización de instrumental de bioseguridad.

Actuación ante un accidente con riesgo biológico

El protocolo de actuación frente a una exposición a agente biológico puede variar de un servicio de salud a otro, pero hay unas pautas que son comunes en todas (**Fig. 62-3**).

BIOSEGURIDAD

Cuando se habla de bioseguridad, se hace referencia a todos aquellos conocimientos, técnicas o equipamientos que ayudan a prevenir los riesgos biológicos. Las normas de bioseguridad están, por tanto, destinadas a reducir el riesgo de transmisión de microorganismos, de fuentes reconocidas o no reconocidas de infección, vinculado a los accidentes por exposición a sangre y otros fluidos corporales.

La bioseguridad como parte constitutiva de la prevención ha de integrarse en el sistema de gestión de la empresa o administración e incluirla en todos los niveles de organización, en todas las actividades con riesgo de accidente biológico que se realicen y ordenen y en todas las decisiones que se adopten.

>
> Para los profesionales sanitarios dedicados a las labores asistenciales, el riesgo de exposición a sangre y otros fluidos corporales humanos potencialmente contaminados por gérmenes patógenos sigue siendo el más frecuente y el mayor de los riesgos laborales evitables.

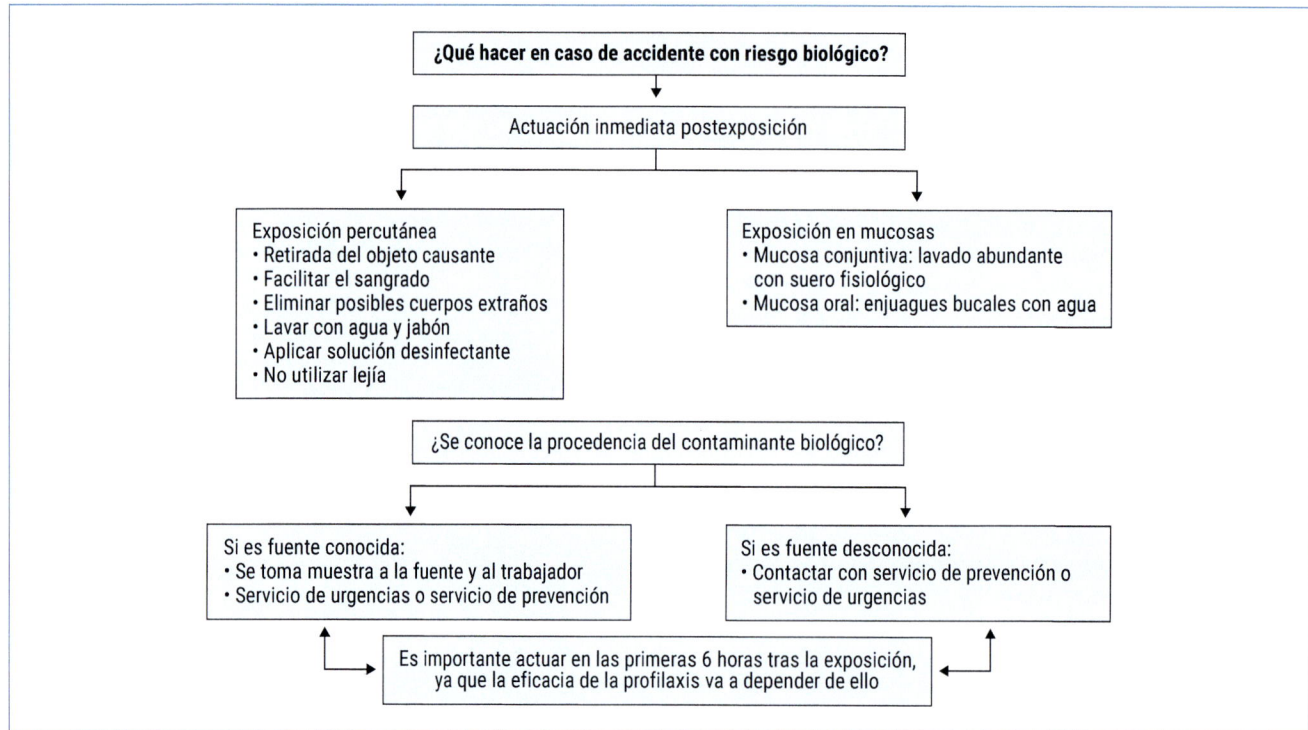

Figura 62-3. Medidas en caso de accidente con riesgo biológico.

Los principios de bioseguridad se pueden resumir en:

- Universalidad:
  - Las medidas deben ser aplicadas por todo el personal que tenga relación con los materiales que conllevan un riesgo biológico.
  - Todo el personal debe seguir las precauciones estándares rutinariamente para prevenir la exposición de la piel y de las membranas mucosas, en todas las situaciones que puedan dar origen a accidentes, esté o no previsto el contacto con sangre o con cualquier otro fluido corporal del paciente.
  - Estas precauciones deben ser aplicadas para todas las personas, independientemente de presentar o no patologías, de conocer o no su serología.
- Uso de barreras sanitarias:
  - Este concepto comprende el uso de elementos protectores que ayuden a evitar la exposición directa a sangre y otros fluidos orgánicos potencialmente contaminantes, al evitar el contacto y así disminuir la posibilidad de contraer una infección.
  - La utilización de elementos barrera (p. ej., guantes, batas, mascarillas, etc.) no evita los accidentes de exposición a estos fluidos, pero sí disminuye las consecuencias.
  - El empleo de dispositivos de bioseguridad, es decir, de aquellos equipos, instrumentos o materiales sanitarios que incorporan sistemas de seguridad o de protección y que están diseñados con la finalidad de reducir, minimizar o, en su caso, eliminar, la posibilidad de sufrir una exposición percutánea y mucocutánea derivada, entre otros, del uso de agujas y objetos cortopunzantes (**Figs. 62-4** y **62-5**).

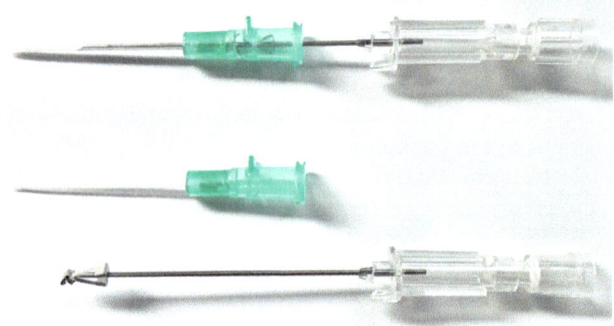

Figura 62-4. Sistema de seguridad en catéteres intravenosos.

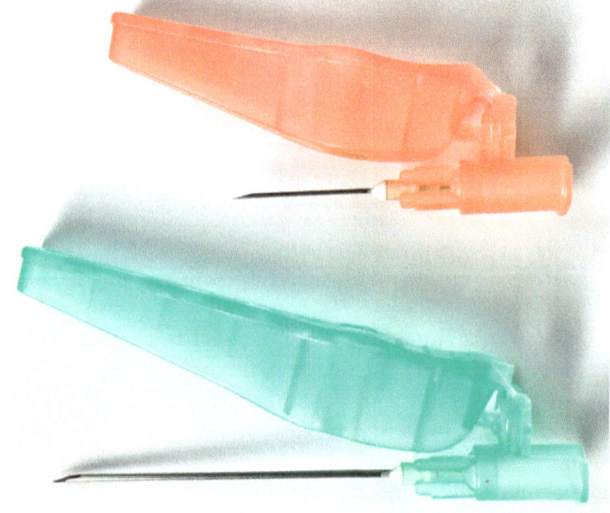

Figura 62-5. Sistemas de seguridad en agujas.

- Estos dispositivos se pueden dividir en dos grupos principales:
  - Los materiales pasivos o dispositivos automáticos: que no requieren ningún acto específico del usuario para la activación de la seguridad ni ningún cambio en el procedimiento.
  - Los materiales activos: que requieren la intervención del propio usuario para activar la seguridad.
- Empleo de medios de eliminación de material contaminado:
  - Comprende el conjunto de dispositivos y procedimientos adecuados a través de los cuales los materiales utilizados en la atención de pacientes son depositados y eliminados sin riesgo.

> **!** El riesgo asociado al uso o a la manipulación del material propio de la actividad sanitaria (agujas, gasas empapadas en sangre en una cura o una intervención quirúrgica, tejidos extirpados, pipetas de laboratorio, etc.) no tiene nada que ver con el riesgo asociado a los residuos. Solo cuando este material es rechazado (porque su utilidad o manejo clínico se dan por acabados) y solo a partir de este momento se convierte en residuo.

- Los residuos generados por actividades sanitarias se pueden clasificar en:
  - Residuos sanitarios asimilables a residuos municipales o de tipo I: son los no específicos de la actividad propiamente asistencial. Utilizan las bolsas negras (para papel, cartón y residuos procedentes de pacientes no infecciosos). La evacuación de estos residuos se hará, como mínimo, una vez al día. Diariamente se llevará a cabo una limpieza y desinfección de la zona de almacenamiento y de los contenedores.
  - Residuos sanitarios no específicos o de tipo II: todos los producidos como resultado de la actividad clínica y que no están incluidos en la categoría de residuos especiales. Se meten en bolsas verdes. Incluyen material de curas, yesos, ropa y material de un solo uso contaminados con sangre, secreciones o excreciones. La evacuación de estos residuos se realizará como mínimo una vez al día. Diariamente se llevará a cabo una limpieza y desinfección de la zona de almacenamiento y de los contenedores.
  - Residuos sanitarios específicos o de riesgo o tipo III: son aquellos con capacidad potencial de producir contagio y toxicidad. Se almacenan en contenedores rígidos amarillos, se incluyen residuos infecciosos, anatómicos, agujas y material cortopunzante. Se pueden clasificar en:
    - Traumáticos (cortantes o punzantes): después de cada uso se introducirán sin ninguna manipulación (no volver a encapuchar las agujas) en recipientes de un solo uso que sean de estructura rígida y biodegradable. El volumen de estos recipientes será de un máximo de cinco litros y, una vez llenos, se cerrarán herméticamente y serán depositado en los recipientes rígidos.
    - No traumáticos (cortantes o punzantes): recipientes rígidos construidos en polietileno de alta densidad o en otro material que garantice la impermeabilidad y estanqueidad, tanto interna como externa. Con una tapa equipada con un cierre tal que permita abrir y cerrar repetidamente el recipiente hasta su llenado, así como quedar herméticamente encajada con una simple presión. El volumen de dicho recipiente será de 30 o 60 litros.
  - Residuos tipificados en normativas singulares o de tipo IV: son los residuos cuya gestión está sujeta a requerimientos especiales desde el punto de vista higiénico y medioambiental, tanto dentro como fuera del centro generador. Se almacenan en contenedores rígidos azules y se incluyen residuos citostáticos, productos químicos, medicamentos caducados, etcétera.

VACUNACIÓN DEL PERSONAL SANITARIO

Alcanzar un estado inmunitario adecuado del personal que trabaja en el medio sanitario, mediante la administración de vacunas u otros productos biológicos, es uno de los pilares preventivos en los que se asientan los programas de salud laboral.

> **!** Para que los programas de vacunación en el medio laboral obtengan los resultados deseados, es fundamental que las personas implicadas en su desarrollo conozcan los aspectos básicos de las vacunas que manejan y estén adecuadamente formadas sobre sus pautas, dosis, vías de administración e intervalos entre distintos productos inmunobiológicos.

Los objetivos de la vacunación del personal sanitario son:

- Autoprotección: proteger a los trabajadores del riesgo de contraer determinadas enfermedades transmisibles. Y, en especial, proteger la salud del trabajador en caso de que, por determinadas circunstancias (inmunodepresión, enfermedad crónica, etc.), presente un riesgo superior de contagio o de complicaciones derivadas de la adquisición de ciertas enfermedades infecciosas en el lugar de trabajo.
- Principio ético: evitar que los trabajadores puedan ser fuente de contagio para los pacientes a los que atienden, para otros trabajadores sanitarios, para su propia familia y para la comunidad.
- Ejemplaridad: predicar con el ejemplo, pues difícilmente se puede proponer un tratamiento preventivo a la población que, al mismo tiempo, los profesionales de la salud rechazan (**Fig. 62-6**).
- Protección social: evitar el absentismo laboral como consecuencia de enfermedades infecciosas adquiridas por los trabajadores en el desempeño de sus funciones. Pues, además, al formar parte de un servicio público, han de estar disponibles para atender a los que están enfermos.

Las vacunas recomendadas para el personal sanitario pueden clasificarse de la siguiente forma (**Tabla 62-1**).

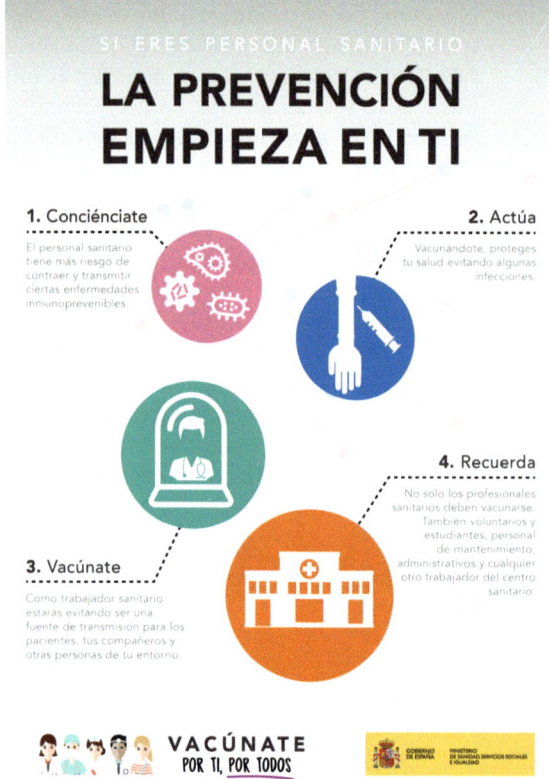

Figura 62-6. Campaña «Por ti por todos. Vacúnate. La prevención empieza en ti» del Ministerio de Sanidad, Servicios Sociales e Igualdad (2017).

Vacunas recomendadas específicamente para el personal sanitario

Para las siguientes enfermedades:

- Hepatitis B: en el medio laboral el problema más importante es la transmisión a través de la inoculación o el contacto de la piel o mucosas de material contaminado con sangre, hemoderivados o fluidos corporales de portadores de virus.
  - La pauta general es 0-1-6 meses o también 0-2-6 meses.
  - La pauta rápida, 0-1-2 meses y recuerdo a los 12 meses.
  - Tras la aplicación de la pauta general, se detectan niveles protectores de anticuerpos (AntiHbs > 10 mUI/mL) en el 90 % de los adultos. Si no se alcanza el nivel protector, se debe repetir otra pauta de vacunación completa y el control serológico.

- Sarampión, rubéola y parotiditis: la denominada triple vírica es una vacuna muy inmunógena, con unos porcentajes de seroconversión del 95-98 % con la primovacunación, pero debe administrarse una segunda dosis para alcanzar el 100 % de seroconversión.
- Varicela: la transmisión del virus de la varicela zóster puede ocurrir en el medio sanitario. La fuente de infección pueden ser tanto los pacientes como el personal sanitario u otras personas de la comunidad durante el período de incubación de la enfermedad. Aunque la enfermedad suele ser leve en la edad infantil y casi el 95 % de la población adulta está inmunizada, la transmisión nosocomial del virus de la varicela zóster puede causar importante morbimortalidad en pacientes de alto riesgo. Se administrarán dos dosis de vacuna frente a la varicela con un intervalo de, al menos, 4 semanas. No hay necesidad de marcadores posvacunales.
- Gripe: la vacunación frente a la gripe ha demostrado ser la estrategia preventiva más efectiva para reducir la morbimortalidad de esta enfermedad en los grupos de riesgo. La pauta de vacunación es de una dosis anual en otoño.
- Tétanos: es un toxoide (no son agentes vivos); la vía es intramuscular en hombro-deltoides. La primovacunación son tres dosis 0-1 y 6-12 meses.
  - Las personas que hayan recibido 5 dosis de tétanos a lo largo de su vida están correctamente inmunizadas. Los adultos que desconozcan el número de dosis que han recibido de tétanos o tétanos-difteria deben comenzar o completar dicha serie. La primovacunación del adulto consiste en tres dosis con pauta 0-1 y 6-12 meses.
  - En caso de primovacunación incompleta, no es necesario reiniciar la pauta, se puede completar la serie con vacuna tétanos-difteria hasta alcanzar un total de 3 dosis. En personas primovacunadas, se administrarán 2 dosis de recuerdo con un intervalo de 10 años hasta completar las 5 dosis. A las personas que tengan completo su calendario vacunal infantil (6 dosis de vacuna frente al tétanos y la difteria), se les administrará una única dosis de recuerdo, en torno a los 60 años (Tabla 62-2).

Vacunas con indicación limitada a ciertas circunstancias

Las indicaciones de vacunación en los trabajadores sanitarios deben realizarse de manera individualizada en función de las características personales, de la actividad laboral y de los riesgos a los que estén expuestos. Los servicios sanitarios de los servicios de prevención del centro sanitario deben hacer la

Tabla 62-1. Vacunas recomendadas para el personal sanitario	
Vacunas recomendadas a todo el personal sanitario	**Vacunas indicadas en ciertas situaciones**
Coronavirus (COVID)	Enfermedad meningocócica invasora
Gripe	Fiebre tifoidea
Hepatitis B	Hepatitis A
Sarampión, rubéola y parotiditis*	Poliomielitis
Tétanos y difteria	Tosferina
Varicela	

* Vacuna triple vírica (TV).

Tabla 62-2. Vacunación antitetánica en caso de herida					
Antecedentes de vacunación	**Herida limpia**			**Herida tetanígena**	
	Vacuna (Td)	**IGT**		**Vacuna (Td)**	**IGT**
< de 3 dosis o desconocido	Sí (completar vacunación)	No		Sí (completar vacunación)	Sí
3 o 4 dosis	No (administrar una dosis si hace más de 10 años de la última dosis)	No		No (administrar una dosis si hace más de 5 años de la última dosis)	No
5 o más dosis	No	No		No (si hace más de 10 años de la última dosis, valorar la administración de una única dosis adicional en función del tipo de herida)	No

IGT: inmunoglobulina antitetánica; Td: tétanos y difteria.

valoración y la vacunación del personal sanitario al inicio de su actividad y revisarla periódicamente. Algunos colectivos que deben incluirse también son los estudiantes, el personal en formación y los voluntarios sociales.

- Hepatitis A: la hepatitis A es una enfermedad poco frecuente en el personal sanitario. Con un adecuado cumplimiento de las medidas higiénicas básicas de control de la infección, la infección por este virus es excepcional. La pauta de administración son 2 dosis de vacuna frente a la hepatitis A administradas con un intervalo de 6-12 meses.
- Poliomielitis: en general, puede considerarse que los adultos nacidos en España son inmunes a la poliomielitis, la mayoría como resultado de la vacunación durante la infancia. Y, por tanto, solo se recomienda la revacunación entre aquellos profesionales sanitarios con mayor riesgo de exposición que la población general. Es decir, el personal de laboratorio que manipula muestras que pueden contener el virus.
- Meningococo: la transmisión nosocomial de *Neisseria meningitidis* es muy infrecuente, por lo que no se recomienda la vacunación de forma sistemática en el personal sanitario.
  Solo estaría indicada en personal que:
  - Trabaje con muestras que potencialmente puedan contener meningococo (técnicos de laboratorio y microbiólogos).
  - Tiene un mayor riesgo individual de enfermedad invasora: bien sea porque padece una deficiencia de alguna de las proteínas del sistema del complemento, porque

padezcan una asplenia o disfunción esplénica grave o porque hayan sufrido un episodio de enfermedad meningocócica invasora previo.
La pauta de administración sería una única dosis de la vacuna que contiene protección frente a los serogrupos A, C, W e Y. Si el riesgo continúa, se administrará una dosis de recuerdo cada 5 años.
Para el serogrupo B, existe una vacuna concreta, de la cual deberían administrarse 2 dosis con un intervalo mínimo de un mes.
- Tosferina: es una enfermedad altamente contagiosa y su transmisión en centros sanitarios está bien documentada. La vacunación contra *Bordetella pertussis* está muy recomendada entre el personal sanitario que trabaja en las áreas de urgencias, pediatría y obstetricia, así como entre los profesionales que hayan tenido contacto estrecho con casos documentados.
El preparado vacunal de elección, en estos momentos, para el personal sanitario frente a la tosferina es la vacuna Tdpa (que, a diferencia de la estándar DTPa, tiene una carga antigénica baja). Todo el personal que deba ser vacunado debería recibir una dosis única de Tdpa (que no está admitida para múltiples dosis), siempre que haya completado la primovacunación con 3 dosis previas.

 Lo ideal es hacer una serología de control si no se conoce el estado del trabajador, en la que se pedirá hepatitis B y marcadores, hepatitis A, triple vírica y varicela.

 PUNTOS CLAVE

- Todos los trabajadores tienen derecho a una protección eficaz en materia de seguridad y salud en el trabajo y este derecho supone la existencia de un correlativo deber del empresario o de las Administraciones públicas respecto del personal a su servicio.
- La Ley de Prevención de Riesgos Laborales (LPRL), en su artículo 15, define los siguientes nueve principios generales, como los principios por los que se deben regir todas las empresas en su acción preventiva:
  - Evitar los riesgos.
  - Evaluar los riesgos que no se pueden evitar.
  - Combatir los riesgos en su origen.
  - Adaptar el trabajo a la persona.
  - Tener en cuenta la evolución de la tecnología.

  - Sustituir lo peligroso por lo que entrañe poco o ningún peligro.
  - Planificar la prevención.
  - Adoptar medidas que antepongan la protección colectiva a la individual.
  - Dar las debidas instrucciones a las personas trabajadoras.
- Con la entrada en vigor de la Ley de Prevención de Riesgos Laborales, se desarrollan las acciones necesarias para garantizar la seguridad y salud en el trabajo. El trabajador no solo tiene derechos, también tiene obligaciones. Es importante que el personal sanitario de urgencias y emergencias conozcan los riesgos a los que están expuestos y los instrumentos para combatirlos.

BIBLIOGRAFÍA

Consejo de las Comunidades Europeas. Directiva 89/391/CEE del Consejo: medidas para promover la mejora de la seguridad y de la salud de los trabajadores en el trabajo. Diario Oficial n.º L 183 de 29/06/1989 [Internet] [consultado 30 de julio de 2018]. Disponible en: https://eur-lex.europa.eu/legal-content/ES/AUTO/?uri=celex:31989L0391

Constitución Española. BOE núm. 311, de 29 de diciembre de 1978 [Internet] [consultado 30 de julio de 2018]. Disponible en: https://www.boe.es/diario_boe/txt.php?id=BOE-A-1978-31229.

Gestal Otero, JJ. Riesgos laborales del personal sanitario. 3ª ed. Madrid: Mc-Graw-Hill/Interamericana; 2003.

Grupo de trabajo de la Ponencia de Programa y Registro de Vacunaciones. Vacunación en trabajadores sanitarios. Comisión de Salud Pública del Consejo Interterritorial del Sistema Nacional de Salud. Ministerio de Sanidad, Servicios Sociales e Igualdad [Internet]. 2017 [consultado 30 de julio de 2018]. Disponible en: https://www.mscbs.gob.es/profesionales/saludPublica/prevPromocion/vacunaciones/docs/Vacunacion_sanitarios.pdf.

Instituto Nacional de Seguridad e Higiene en el Trabajo. Guía técnica para la evaluación y prevención de los riesgos relacionados con la exposición a agentes biológicos. Madrid: Ministerio de Trabajo y Asuntos Sociales; 2014.

Instituto Nacional de Seguridad e Higiene en el Trabajo. Medicamentos peligrosos. Medidas de prevención para su preparación y administración. Madrid: Ministerio de Trabajo y Asuntos Sociales; 2016.

Ley 31/1995, de 8 de noviembre, de Prevención de Riesgos Laborales. BOE núm. 269, de 10 de noviembre de 1995 [Internet] [consultado 30 de julio de 2018]. Disponible en: https://www.boe.es/buscar/act.php?id=BOE-A-1995-24292

Ministerio de Sanidad, Servicios Sociales e Igualdad. Guía de bioseguridad para los profesionales sanitarios. 1ª edición. Madrid: Ministerio de Sanidad, Servicios Sociales e Igualdad. [Internet]. 2015 [consultado 30 de julio de 2018]. Disponible en: https://www.mscbs.gob.es/ciudadanos/saludAmbLaboral/docs/guiabioseg1.pdf

Orden TES/1180/2020, de 4 de diciembre, por la que se adapta en función del progreso técnico el Real Decreto 664/1997, de 12 de mayo, sobre la protección de los trabajadores contra los riesgos relacionados con la exposición a agentes biológicos durante el trabajo. Disponible en: https://www.boe.es/buscar/doc.php?id=BOE-A-2020-15871

Organización Internacional del Trabajo. Convenio sobre seguridad y salud de los trabajadores, 1981 (núm. 155) [Internet]. 2002 [consultado 30 de julio de 2018]. Disponible en: http://www.ilo.org/dyn/normlex/es/f?p=1000:12100:0::NO::P12100_ILO_CODE:C155

Real Decreto 1154/2020, de 22 de diciembre, por el que se modifica el Real Decreto 665/1997, de 12 de mayo, sobre la protección de los trabajadores contra los riesgos relacionados con la exposición a agentes cancerígenos durante el trabajo. Disponible en: https://www.boe.es/diario_boe/txt.php?id=BOE-A-2020-16833

Real Decreto 486/1997, de 14 de abril, por el que se establecen las disposiciones mínimas de seguridad y salud en los lugares de trabajo. BOE núm. 97, de 23 de abril de 1997 [Internet] [consultado 22 de julio de 2018]. Disponible en: https://www.boe.es/buscar/doc.php?id=BOE-A-1997-8669

Real Decreto 664/1997, de 12 de mayo, sobre la protección de los trabajadores contra los riesgos relacionados con la exposición a agentes biológicos durante el trabajo. BOE núm 124, de 24 de mayo de 1997 [Internet] [consultado 30 de julio de 2018]. Disponible en: https://www.boe.es/buscar/act.php?id=BOE-A-1997-11144

SGS TECNOS. Departamento de Desarrollo de Proyectos e Innovación. Guía técnica preventiva de buenas prácticas en seguridad y salud laboral para los empresarios y trabajadores del sector del transporte sanitario. Fundación para la Prevención de Riesgos Laborales. [Internet]. 2010 [consultado 30 de julio de 2018]. Disponible en: HYPERLINK "http://www2.fsc.ccoo.es/comunes/recursos/15693/doc29930_Guia_tecnica_preventiva_de_seguridad_y_salud_laboral_para_empresarios_y_trabajadores_en_el_sector_del_transporte_sanitario.pdf

Seguridad clínica en los servicios de urgencias y emergencias. ECRM - SEMES

63

C. Casal Angulo

OBJETIVOS

- Reconocer los acontecimientos adversos que puede sufrir un paciente en urgencias.
- Distinguir todos los elementos que interfieren en la seguridad del paciente.
- Aprender las características de la cultura de seguridad en el paciente.
- Aprender la metodología CRM para disminuir los eventos adversos en la emergencia.

INTRODUCCIÓN

Los servicios de urgencias y emergencias, junto con las unidades de cuidados intensivos y las áreas quirúrgicas, son las áreas asistenciales donde existe un mayor riesgo de incidentes y acontecimientos adversos, que afectan, por tanto, a la seguridad del paciente.

El coste de estos acontecimientos es muy elevado (en términos de estancias hospitalarias e indemnizaciones) y, además, desencadena un elevado desgaste que se traduce en pérdida de confianza, seguridad y satisfacción de los pacientes.

Los errores humanos son la causa o factor contribuyente de la mayoría de los accidentes o incidentes de seguridad.

> ! Error sanitario: no realizar una acción tal como se planeó, o utilizar un plan equivocado para alcanzar un objetivo.
>
> Acontecimiento adverso: lesión relacionada con la asistencia sanitaria y no con la enfermedad subyacente. Se traduce en incapacidad, muerte o prolongación de la estancia.
>
> Acontecimiento adverso prevenible: un suceso adverso atribuible a un error.
>
> Incidente: acción u omisión que podría haber dañado al paciente, pero no lo dañó como consecuencia del azar, de la prevención o de la mitigación.

El «error» se define como el hecho de no llevar a cabo una acción prevista según se pretendía o de aplicar un plan incorrecto; puede manifestarse como un error de comisión (al hacer algo erróneo) o por omisión (al no hacer lo correcto). Se debe diferenciar el error de la infracción o incumplimiento, por ser esta es un desvío deliberado de las normas, reglas o procedimientos operativos.

La clasificación de los errores se expone en la **tabla 63-1**.

Errar es propio e inherente a la conducta del ser humano y debe ser entendido como algo normal en cualquier sistema donde interaccionen ser humano y tecnología. Por tanto, es importante comprender que los errores no pueden ser absolutamente evitados, pero, por medio de la implementación de determinadas estrategias, pueden llegar a ser controlados.

> ! Muchos errores no conducen necesariamente a una situación peligrosa, pero incrementan la posibilidad de riesgo.

A la hora de analizar errores, existen dos aproximaciones contrapuestas: centrarse en la persona (buscando un culpable) o centrarse en el sistema (dando por supuesto que el ser humano comete errores por un mal sistema).

Fomentar una buena cultura sobre seguridad del paciente es clave para evitar en lo posible la aparición de efectos adversos, fomentar la notificación y aprendizaje de los errores e implantar las estrategias para evitar su repetición.

Tabla 63-1. Tipos de error

- Procedimiento: cuando no se sigue el procedimiento establecido por equivocación, distracción u olvido
- De comunicación: ya sea entre los miembros del equipo o con externos
- De competencia: por la falta de capacidad o de conocimientos técnicos adecuados
- De impericia: dada por la falta de entrenamiento o adiestramiento
- Decisiones operativas inadecuadas: cuando el equipo toma una decisión equivocada en una determinada situación, no contemplada en los procedimientos operativos normales establecidos
- De negligencia: cuando se decide ignorar el cumplimiento de un procedimiento por considerarlo innecesario

FACTORES HUMANOS

Los factores humanos son un conjunto de elementos que tienen una directa relación con el desempeño del ser humano en su entorno laboral y social.

Como factores humanos facilitadores de cualquier error en la asistencia sanitaria se pueden considerar los siguientes:

- Recurrir a la memoria.
- Excesivo número de traslados de los pacientes.
- Procedimientos no normalizados.
- Turnos de trabajo prolongados.
- Sobrecarga de trabajo, estrés.
- Escasez de *feedback*.
- Procesamiento rápido de múltiples fuentes de datos para la toma de decisiones.

El modelo SHELL de los factores humanos es un modelo conceptual de explicación de la realidad laboral que fue propuesto por el psicólogo Elwyn Edwars en 1972 y modificado por Frank Hawkins en 1975 en el ámbito de la aviación. Es una herramienta eficaz para explicar y entender la interacción múltiple entre los distintos componentes de cualquier sector (**Fig. 63-1**).

- *Software* (soporte lógico): es la parte inmaterial, formada por procedimientos, documentación, reglas, etc. Puede entenderse que es el «conocimiento».
- *Hardware* (soporte físico): es la parte material pura y dura. La estructura física del lugar de trabajo, los materiales y equipos empleados en el proceso.
- *Environment* (entorno): es el ambiente, entendido como las condiciones naturales (luz, ruido, temperatura, etc.), las condiciones sociales y laborales.

- *Liveware* (ser humano central): es el ser humano responsable de operar el sistema.
- *Liveware* (otros seres humanos): son las otras personas con las que se interactúa en el lugar de trabajo.

En este modelo, la persona está en el centro y se interrelaciona imperfectamente con el resto de los elementos y, por tanto, los otros componentes del sistema se deben hacer coincidir con cuidado con las personas si se desea evitar el estrés en el sistema.

La clave de este modelo es colocar al ser humano como centro de referencia, reconociendo que las personas tienen una serie de limitaciones propias, que inciden en el desempeño de sus tareas y que imponen un ajuste al resto de los componentes; es decir, el ambiente y la máquina son los que han de acomodarse a la persona, y nunca a la inversa. Es un sistema complejo en el que hay una parte, el ser humano, de la que se espera que supla las carencias de todos los demás componentes al mismo tiempo que se le achacan todos los errores.

De ahí la importancia que se le ha dado a la inteligencia emocional, que obliga al ser humano tanto a desarrollar habilidades que sirven para alcanzar el dominio de uno mismo (confianza, autoconocimiento, autocontrol, compromiso, motivación, etc.) como las habilidades interpersonales que determinan el manejo de las relaciones entre las personas (comunicación, empatía, conciencia social, liderazgo, influencia, trabajo en equipo, etc.). Asimismo, también debe preocuparse de dominar sus relaciones con los otros elementos del modelo SHELL: ser humano-entorno; ser humano-equipos; ser humano-procedimientos, ya que todos los elementos interactúan entre sí, generando resultados exitosos o fallidos.

CADENA DEL ERROR

En los años 90 se empieza a abandonar el modelo del *fallo humano* para explicar los errores de seguridad y se empieza a considerar el *fallo organizacional*.

El principal responsable es James Reason y su célebre modelo de múltiples capas de seguridad. Según este modelo, el error humano no es el factor que provoca los accidentes, sino, por el contrario la consecuencia (o síntoma) de una multiplicidad de deficiencias más profundas del sistema, que deben ser buscadas en tiempo y espacio alejados del suceso desencadenado.

El análisis del error humano, según James Reason, permite examinar el gran espectro de causas que contribuyen a la generación de un accidente, reemplazando la perspectiva individual por una organizacional y sistémica. A su vez, establece una «defensa» basada en acciones preventivas aplicables en todos los niveles que trata de evitar los accidentes.

El modelo de Reason se basa en dos conceptos relevantes: la cadena de errores y el modelo del queso suizo.
- La *cadena de errores* es un concepto que describe los accidentes atribuidos al error humano como una secuencia encadenada de hechos que culminan en un accidente o desastre. Se considera que el número promedio de eslabones es siete, por lo que la presencia de uno o dos no

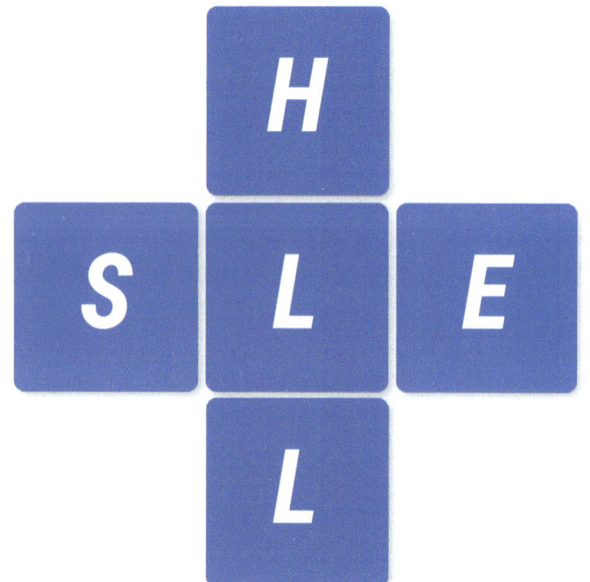

Figura 63-1. Modelo SHELL.

significa la ocurrencia de un accidente, sino que el riesgo de que este ocurra se está incrementando.

- El *modelo del queso suizo* de causalidad de los accidentes (también llamado modelo del efecto acumulativo) es utilizado en el análisis de riesgos y gestión de riesgos, y compara los sistemas humanos con varias lonchas de queso suizo.
- El sistema pone barreras y mecanismos de protección y seguridad con la finalidad de que no ocurran daños para los pacientes. Dichas barreras están representadas por lonchas de queso suizo. En ocasiones, estas barreras presentan fallos, representados por los agujeros del queso.

La casualidad o el alineamiento de varios agujeros de seguridad puede dar lugar a la aparición de una cadena de fallos que, aisladamente podrían no haber tenido relevancia, pero que en conjunto han formado una cadena que ha causado un resultado desastroso (**Fig. 63-2**).

 Las mejoras en las comunicaciones interpersonales, el trabajo en equipo, la reducción de errores y un entrenamiento integral del equipo ofrecen resultados altamente mejorados, con la consecuente reducción de accidentes.

CULTURA DE SEGURIDAD

La cultura de la seguridad como concepto fue introducido originalmente por la International Atomic Energy Authority tras el accidente de Chernóbil en 1986, para ayudar a clasificar deficiencias organizativas que contribuyeron directamente al accidente.

La seguridad del paciente se define como «la ausencia de lesiones o complicaciones evitables, producidas o potenciales como consecuencia de la atención a la salud recibida». Es consecuencia de la interacción y el equilibrio permanente de múltiples actuaciones del sistema sanitario y de sus profesionales; mejorarla depende de un aprendizaje continuo sobre cómo interaccionan los diferentes componentes del sistema y supone desarrollar sistemas y procesos encaminados a reducir la probabilidad de aparición de fallos y errores y a aumentar la probabilidad de detectarlos cuando ocurren o mitigar sus consecuencias.

Por tanto, se define cultura de seguridad como un patrón integrado de comportamiento individual y de la organización, basado en creencias y valores compartidos, que busca

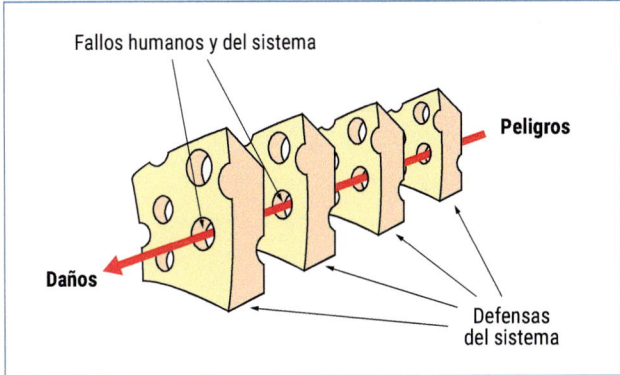

Fallos humanos y del sistema

Peligros

Daños

Defensas del sistema

Figura 63-2. Modelo de Reason.

continuamente reducir al mínimo el daño que podría sufrir el paciente como consecuencia de los procesos de prestación de atención sanitaria.

En España, el Ministerio de Sanidad, como responsable de mejorar la calidad del sistema sanitario en su conjunto, considera la seguridad del paciente como un componente clave, y la desarrolla en la *Guía de estándares y recomendaciones en la unidad de urgencias hospitalaria* del 2010. Para mejorar dicha seguridad se recomiendan unas actuaciones, como promover y desarrollar el conocimiento y la cultura de seguridad del paciente entre los profesionales y el paciente; diseñar y establecer sistemas de información y notificación de efectos adversos para el aprendizaje e implantar prácticas seguras recomendadas en los centros del Sistema Nacional de Salud.

Para minimizar los errores hay dos caminos: el primero es reducir el error cuando todavía está en fase inicial y el segundo es controlar los errores. Los errores deben ser detectados con la suficiente antelación como para permitir gestionarlos y es preciso asegurarse de que no llegarán a ser una catástrofe.

 Es necesario aceptar el hecho de que errar es inevitable, pero es importante asegurarse de que el error humano no va a tener resultados catastróficos, como en los accidentes de aviación.

Con relación a esta modalidad de cultura de seguridad, en el ámbito nacional están los estudios ENEAS (*Estudio Nacional sobre Efectos Adversos ligados a la Salud*), APEAS (*Estudios sobre los efectos adversos asociados a atención primaria*) y, por último, el estudio EVADUR (*Efectos adversos en los servicios de urgencias*), gracias a los cuales se pudieron extraer y concretar las condiciones latentes de riesgo en los servicios de urgencia y emergencia, que se recogen en la siguiente **tabla 63-2**.

Tras los resultados obtenidos en el estudio EVADUR se marcaron nuevas directrices para aumentar y promover la seguridad en los servicios de urgencia y emergencia, con base en unas áreas de riesgo:

- Seguridad relacionada con la medicación.
- Seguridad relacionada con la infección.
- Seguridad relacionada con la comunicación/información.
- Seguridad relacionada con la prevención de riesgos específicos.
- Promoción de una cultura de seguridad.

Los estudios EVADUR, ENEAS y APEAS son los más recientes sobre seguridad del paciente en el ámbito nacional.

ESTRATEGIAS PARA MEJORAR LA SEGURIDAD EN EL PACIENTE

La seguridad del paciente es, desde hace ya algunos años, un objetivo esencial de los sistemas de atención sanitaria, que se identifica claramente como un factor clave en los procesos de

Tabla 63-2. Condiciones latentes de riesgo en los servicios de urgencias y emergencias

Pacientes

Afluencia
Tipología y gravedad
Complejidad clínica:
- Pluripatología
- Envejecimiento
- Enfermedades crónicas
- Variabilidad clínica

Profesionales

Médicos y de enfermería:
- Formación heterogénea
- Plantilla, guardias, personal eventual, residentes, etc.
- Falta de seguimiento del paciente
- Motivación (*burnout*)
- Experiencia

Problemas de comunicación

Profesional-paciente
Profesional-profesional
Cambios de turno o guardia

Errores de medicación

Reacciones adversas a la medicación (RAM)
Medicación de alto riesgo
Comunicación:
- Órdenes verbales
- Mala letra: órdenes médicas, recetas
- Prescripción informática: fenómenos de «copia y pega»
- Falta de revisión por farmacia

Condiciones de trabajo

Escasa información sobre el paciente:
- Paciente desconocido
- Dificultad de acceso a historia clínica
Interrupciones y distracciones
Turnos de trabajo:
- Guardias: cansancio, interrupción del sueño
- Turnos: intercambios de información; mayor número de intervenciones por paciente
Presión asistencial:
- Ratio médico-enfermero/paciente
- Sobrecarga asistencial
Cambio de ubicación del enfermo
Cartera de servicios heterogénea

---

mejora de los servicios sanitarios para lograr un incremento efectivo de la calidad.

Las estrategias de seguridad del paciente requieren esfuerzos en diferentes ámbitos:

- Ámbito político y social: se trata de una cuestión que debe formar parte de la agenda de los organismos encargados de la organización y la gestión de los servicios de salud en todos sus niveles.
- Ámbito institucional: ello implica que los escenarios en que se desarrolla la atención a la salud (servicios de urgencias, ambulancias, etc.) deben estar diseñados y organizados para reducir los riesgos para los pacientes atendidos.
- En el plano profesional: dado que la seguridad del paciente es un componente esencial de la buena práctica.

Prevenir la aparición de errores y evitar los sucesos adversos ligados a la atención sanitaria incluye un amplio rango de actividades y procedimientos conducentes a evitar y proteger a los pacientes. Entre ellos, cabe señalar los siguientes:

- Crear una cultura de seguridad en los distintos servicios (urgencias, emergencias extrahospitalarias, etc.).
- Desarrollar una cultura de la comunicación abierta y directa: se debe perder el temor al reconocimiento del error. En esta comunicación, se debe progresar de la preocupación del enfermo y su situación. La comunicación abierta incluye no solo al paciente, sino a sus familiares, otros profesionales involucrados en su atención y, por supuesto, a las autoridades hospitalarias y gubernamentales.
- Diseñar e implantar herramientas proactivas para la detección de riesgos.
- Impulsar estrategias o programas específicos basados en los riesgos detectados.
- Romper las barreras profesionales entre departamentos y especialidades, entre médicos y residentes, entre profesionales enfermeros y médicos, etc. De esta manera, cada profesional que participa en el cuidado de un paciente formará parte de un equipo capaz de prevenir problemas que se pueden presentar durante el período de tratamiento.
- Crear una cultura del trabajo en equipo: trabajar en equipo demanda un compromiso de trabajo interdisciplinario y multidisciplinario, con una responsabilidad compartida, con agradecimiento y reconocimiento de la calidad humana, a la vez que se promueve el respeto profesional. Evidentemente los beneficios del trabajo en equipo permiten reducir el error, mejorar la satisfacción personal, incrementar la satisfacción del paciente, mejorar la medición del proceso y, sobre todo, reducir efectos adversos.

En esta línea, el Ministerio de Sanidad y Consumo en el año 2005 importó, de la Agencia Nacional para Seguridad del Paciente (NPSA) del Sistema Nacional de Salud del Reino Unido, la estrategia denominada «La seguridad del paciente en siete pasos», que permitía establecer la planificación y el seguimiento de las actividades ligadas a la seguridad del paciente que cualquier organización del sistema nacional de salud debería abordar para lograr sus objetivos de gestión del riesgo (**Tabla 63-3**).

Tabla 63-3. La seguridad del paciente en siete pasos

PASO 1	Construir una cultura de seguridad
PASO 2	Liderazgo del equipo de personas
PASO 3	Integrar las tareas de gestión de riesgos
PASO 4	Promover que se informe
PASO 5	Involucrar y comunicarse con pacientes y público
PASO 6	Aprender y compartir lecciones de seguridad
PASO 7	Implementar soluciones para prevenir daños

Este mismo año, la Organización Mundial de la Salud acababa de lanzar la Alianza Mundial para la Seguridad del Paciente, designando a la agencia norteamericana de acreditación, la *Joint Comission* y su división internacional, la *Joint Comission International* como centros colaboradores sobre soluciones para la seguridad del paciente, a fin de iniciar y coordinar los trabajos de investigación para identificar y priorizar los problemas de seguridad que hay que atender y para estudiar toda solución existente que pueda ser adoptada, adaptada o desarrollarse aún más para su difusión internacional.

Dichas comisiones identificaron y priorizaron los problemas de seguridad que se exponen a continuación.

Medicamentos de aspecto o nombre parecidos (isoapariencia)

La existencia de medicamentos que tienen aspecto o nombre parecidos es una de las causas más comunes de error de medicación y es una preocupación en todo el mundo.

Las recomendaciones se centran en asegurar la legibilidad de las órdenes de tratamiento, en la aclaración de las órdenes verbales, en exigir que se incluyan tanto la marca como el nombre genérico, la forma de dosificación y la concentración; todo ello puede resultar útil para diferenciar los medicamentos de aspecto o nombre parecidos.

Aun así, los profesionales pueden sufrir una confusión por una caligrafía ilegible, el conocimiento incompleto de los nombres de los medicamentos, la aparición constante de productos nuevos en el mercado, los envases o etiquetas similares, el uso clínico similar, las concentraciones similares, las formas de dosificación, la frecuencia de administración, la falta de reconocimiento por parte de fabricantes y organismos de reglamentación del potencial de error y la falta de evaluaciones rigurosas de riesgo.

También están implicados en los errores de medicación aspectos como las alergias pasadas por alto, la administración de fármaco erróneo o paciente erróneo y sitio de administración inapropiado. Todos esos errores se ven afectados por las distracciones ambientales, falta de comunicación y por todo lo ya comentado.

El personal de enfermería suele ser el último filtro humano dentro del circuito del medicamento y el responsable final de la administración de la medicación a los pacientes. El empleo de sistemas de comprobación, como el denominado «Los cinco correctos» en la administración de un medicamento permite verificar y asegurar que el paciente correcto reciba la dosis de medicación correcta.

Los cinco correctos son los siguientes:

1. El medicamento correcto: ¿se está administrando el medicamento correcto?
2. La dosis correcta: ¿son la cantidad y la concentración del medicamento correctas?
3. El paciente correcto: ¿el medicamento se le está administrando al paciente correcto?
4. La hora correcta: ¿es el momento correcto para administrar el medicamento?
5. La vía de administración correcta: ¿se está administrando el medicamento de la manera correcta?

Identificación de pacientes

La identificación incorrecta de los pacientes continúa dando como resultado errores de medicación, errores de transfusión, errores diagnósticos, procedimientos a la persona incorrecta e incluso altas de recién nacidos que se entregan a las familias equivocadas.

Para ello, la Organización Mundial de la Salud hace hincapié en la necesidad de verificar la identidad de los pacientes y propone, entre varias medidas, el fomento del uso de, al menos, dos identificadores inequívocos (p. ej., nombre y apellidos y fecha de nacimiento) para verificar la identidad de un paciente en el momento de la admisión o de la transferencia a otro hospital o entorno de atención y de forma previa a cualquier tipo de proceso, dentro de la asistencia sanitaria.

Comunicación durante el traspaso de pacientes

La transferencia de pacientes tiene lugar en muchos entornos dentro de la totalidad de la atención sanitaria, desde el cambio de médicos en una guardia, pasando por el informe de cambio de turno de enfermería, el informe de enfermería en la transferencia de un paciente entre unidades o servicios, la comunicación entre el personal del servicio de emergencias y el personal de la institución que recibe al paciente transferido, etcétera.

Es tal la importancia que se le proporciona a la calidad de la comunicación entre los miembros del equipo que la Joint Comission la incorporó desde el año 2003 dentro de sus *National Patient Safety Goals*, especificando que las instrucciones deben «instrumentar un enfoque normalizado para las comunicaciones de traspaso o transferencia, incluyendo la oportunidad de preguntar y responder a preguntas».

La comunicación efectiva implica la transmisión de mensajes de forma que todos los miembros del equipo puedan entender con claridad lo que requiere una comunicación estandarizada en términos de estructura y nomenclatura. También es importante verificar que el mensaje ha sido recibido y entendido.

El desarrollo de procedimientos operativos estándar y la ejecución de listas de control reducen la probabilidad de una omisión inadvertida en los pasos importantes de cualquier tarea. Si bien puede parecer redundante tener documentación escrita de los procedimientos que se realizan habitualmente, estas medidas han demostrado ser muy útiles en la reducción de errores.

El momento más «crítico» de la comunicación ocurre durante la transferencia de los pacientes. Para ello es posible utilizar distintos modelos de transferencia. Entre ellos, están los modelos norteamericanos ISOBAR/SBAR y el español IDEAS.

Realización del procedimiento correcto en el lugar del cuerpo correcto

 La seguridad del paciente se mejora cuando se realiza una comunicación clara, precisa, completa y oportuna.

Se trata de lo siguiente:

- Controlar las soluciones concentradas de electrólitos.
- Asegurar la precisión de la medicación en las transiciones asistenciales.
- Evitar los errores de conexión de catéteres y tubos.
- Usar una sola vez los dispositivos de inyección.
- Mejorar la higiene de las manos para prevenir las infecciones asociadas a la atención a la salud. Se trata de una acción muy simple que reduce las infecciones y mejora la seguridad del paciente en todos los ámbitos. Por ello, la Organización Mundial de la Salud elaboró unas directrices cuya finalidad es proporcionar a los profesionales, los gestores y las autoridades sanitarias las mejores evidencias y recomendaciones que les permitan perfeccionar las prácticas y reducir las infecciones asociadas a la atención sanitaria. Las directrices de la Alianza para la higiene de manos se refieren a los siguientes aspectos:
  - Indicaciones para el lavado y antisepsia de las manos.
  - Técnica de higiene de manos.
  - Recomendaciones para la antisepsia preoperatoria de las manos.
  - Selección y manipulación de los productos para la higiene de manos.
  - Cuidados de la piel.
  - Uso de guantes.
  - Otros aspectos de la higiene de manos (p. ej., uñas artificiales).
  - Programas de formación y motivación de los profesionales sanitarios.

CREW RESOURCE MANAGEMENT

En 1977, dos aviones Boeing 747 colisionaron en una pista de aterrizaje en las Islas Canarias y murieron 582 personas. Este accidente dio lugar a que las compañías aéreas analizasen con detalle las causas de los accidentes de aviación: el resultado fue que hasta el 80 % de los accidentes de aviación tenían su causa principal en el error humano.

Este descubrimiento llevó a la NASA (Administración Nacional del Espacio y Aeronáutica) dos años más tarde, a desarrollar un tipo de entrenamiento denominado *crew/cokpit resource management* (CRM) traducido como *gestión de recursos de tripulación o gestión de los recursos de tripulación de vuelo*. La investigación que realizó la NASA concluyó que la causa primaria de la mayoría de los accidentes de aviación estaba fundada en el error humano, y que los motivos principales eran los fallos en las comunicaciones interpersonales, la toma de decisiones y el liderazgo.

El CRM puede ser definido, por tanto, como un sistema de gestión que hace un uso óptimo de todos los recursos humanos, equipamiento y procedimientos disponibles para promover la seguridad e incrementar la eficiencia de las operaciones de vuelo.

En este contexto, las habilidades cognitivas están definidas como los procesos mentales utilizados para adquirir y mantener la conciencia situacional, la toma de decisiones y la resolución de problemas. Las habilidades interpersonales se consideran los comportamientos asociados al trabajo en equipo y las comunicaciones. Por tanto, el objetivo del CRM es mejorar las habilidades de comunicación y gestión de los tripulantes, tanto desde la perspectiva individual como desde la relacionada con el trabajo en equipo, la relación con los pasajeros, con la tripulación técnica e incluso con la cultura de la empresa.

El CRM se aplicó por primera vez a la atención médica en la sala de operaciones del Hospital Universitario de Basilea (Suiza) en 1994. Hoy en día es utilizado en una gran variedad de entornos de atención médica, incluyendo las salas de operaciones, urgencias, unidades de cuidados intensivos, etc. En la actualidad, está en auge la utilización de protocolos de comunicación, listas de verificación y sesiones informativas de equipo con el fin de mejorar la atención al paciente.

Si bien no existe un programa de CRM universal, a continuación se exponen algunos elementos comunes que se pueden utilizar perfectamente en la salud:

- Reuniones informativas, *briefings* y *debriefings*: las reuniones informativas son un componente crítico de un trabajo en equipo eficaz, ya que promueven la colaboración intraequipo y la comunicación. En sanidad, las habilidades informativas se utilizan antes de la cirugía, al principio o al final de un turno, y en las transferencias de pacientes. Por ejemplo, antes de iniciar cualquier procedimiento, se supone que los equipos quirúrgicos y electromédicos se verifican antes de que llegue el paciente previsto, se confirma el procedimiento, el lugar de la cirugía y se confirman todas las actuaciones de todos los intervinientes.
  Las sesiones preinformativas (*briefing*) son tan valiosas como las sesiones postinformativas (*debriefing*), que tiene lugar después de un cambio o procedimiento y proporcionan una plataforma estructurada para la retroalimentación sobre el desempeño, lo que promueve un aprendizaje constante.
- Resolución de conflictos: la idea que promueve el CRM es llegar a lo que es correcto, no a quién tiene la razón. El conflicto puede ser complejo y su resolución también complicada, lo que puede resultar en la pérdida de la percepción de la situación y las condiciones que afectan a la seguridad. Los factores importantes para revolver todo tipo de conflictos son: evitar las barreras de toda comunicación efectiva, ser un buen oyente y ser capaz de distinguir los rasgos de personalidad del comportamiento en el rendimiento profesional.
- Comunicación y procedimientos estandarizados: la comunicación efectiva implica la transmisión de mensajes de forma que todos los miembros del equipo puedan entender con claridad, lo que requiere una comunicación estandarizada en términos de estructura y nomenclatura. También es importante verificar que el mensaje ha sido recibido y entendido.
  El desarrollo de procedimientos operativos estándar y la ejecución de listas de control o verificación reducen la probabilidad de una omisión inadvertida en los pasos importantes de cualquier tarea. Si bien puede parecer redundante tener documentación escrita de los procedimientos que se realizan habitualmente, esto ha demostrado ser muy útil en la reducción de errores.

Una de las estrategias utilizadas por el CRM para mejorar la comunicación dentro de un equipo es la comunicación de «lazo cerrado»: es un modelo de transmisión en el que la retroalimentación es de gran importancia. Este sistema de comunicación resulta muy importante durante una atención de emergencia.

- La pregunta hecha por el líder se dirige a uno de los miembros del equipo, a ser posible, manteniendo contacto visual con él, quien tiene que demostrar que está prestando atención dándole una retroalimentación.
- El líder luego cierra el círculo al confirmar que el mensaje se ha entendido bien. El propósito de esta forma de comunicar en bucle (o lazo) cerrado es mejorar la comunicación y minimizar los malos entendidos.

• Educación: el CRM incluye la educación de los miembros del equipo sobre cuestiones relacionadas con la seguridad y las limitaciones del rendimiento humano. En la asistencia sanitaria, los miembros del equipo pueden ser adiestrados acerca de su propio potencial de error. Entre las estrategias prácticas para hacer frente a la debilidad humana están la forma de detener los errores antes de que causen daño, la de mitigar el efecto de los daños o la forma de aprender de los errores. Estas estrategias se enseñan mediante escenarios simulados, que son una herramienta eficaz para el aprendizaje de cómo hacer frente a las emergencias inesperadas.

• Informe de errores: la notificación voluntaria de los efectos adversos aumenta la probabilidad de que el personal haga frente a los errores que, de otro modo, podrían dar lugar a efectos adversos graves. También sirve como mecanismo para asegurar que los miembros del equipo aprendan de sus errores y tomen medidas para evitar que vuelvan a ocurrir. La creación de una cultura de seguridad que fomenta la notificación de posibles errores puede conducir a prácticas cada vez más seguras al centrarse en lo que salió mal en lugar de en quién cometió el error.

En emergencias, se ha modificado la tabla original del CRM para dar paso al E-CRM (*emergency crisis resources management*) en la que se aglutinan los puntos clave en 5 ejes (**Tabla 63-4**).

 El E-CRM (*emergency crisis resources management*) es un sistema de gestión para las emergencias que hace un uso óptimo de todos los recursos humanos, equipamiento y procedimientos disponibles para promover la seguridad e incrementar la eficiencia del equipo sanitario.

TRABAJO EN EQUIPO EFECTIVO

Según la Real Academia Española, la palabra equipo se define como un grupo de personas organizado para un objetivo común: una investigación o servicio determinado. Relacionando el término con el ámbito de trabajo de la atención a un paciente, se refiere y engloba a todo el personal sanitario, que necesita una organización bien estructurada para llevar a cabo un fin común.

Esta definición de un equipo es de carácter interdisciplinario. Aunque el término interdisciplinario a veces se usa de manera intercambiable con el término multidisciplinar, hay diferencias clave.

Un equipo interdisciplinario es un grupo integrado por profesionales o técnicos de distintas disciplinas congregados para realizar una tarea concreta en común con sentido integral. Es decir, los profesionales participan, estudian y diagnostican las situaciones, cada uno aporta los elementos propios de su especialidad, que luego se interrelacionan para dar una explicación integral que contempla la perspectiva de todos los miembros del equipo.

En un equipo multidisciplinario, sin embargo, se utilizan las habilidades y la experiencia de diferentes disciplinas, sin integrar los enfoques. No se da una acción retroalimentadora

Tabla 63-4. Puntos clave del E-CRM (*Emergency crisis resources management*)

Puntos	Ejes
Identificar un líder	
Claridad de papeles	**Claridad de papeles**
Distribuir el trabajo	
Comprobaciones cruzadas	
Comunicarse de forma efectiva	**Comunicación**
Reconocer la gravedad y pedir ayuda	**Ayuda y gestión de la ayuda**
Conocer el entorno	
Movilizar los recursos necesarios y disponibles	**Uso de recursos**
Utilizar ayudas cognitivas	
Usar toda la información disponible	
Anticiparse y planificar	
Prevenir y subsanar errores de fijación	
Reevaluar continuamente	**Evaluación global**
Asignar la atención sabiamente	
Establecer las prioridades de forma dinámica	

entre los diferentes profesionales o técnicos que componen el equipo. Todos trabajan con un objetivo común, la recuperación del paciente, pero no existe una integración de conocimientos y de acciones: se yuxtaponen, se suman.

En general, los equipos en la asistencia sanitaria se caracterizan como una «colaboración interprofesional» con la que se alude a una integración de dos o más culturas profesionales que operan de forma transdisciplinar. Los miembros de un equipo deben participar en los procesos de trabajo para lograr su meta común. Sus tareas son el componente independiente del desempeño de los miembros de forma individual y de la interacción con otros miembros. Existen aspectos específicos propios de cada disciplina, los que se constituyen en acciones exclusivas, pero también hay algunos conocimientos, métodos y técnicas que pueden ser compartidos.

El cuidado de un paciente en el ámbito de emergencia es particularmente propenso a errores y acontecimientos adversos. Varios estudios han observado una mayor tasa de ellos durante la atención de emergencia en comparación con la población del hospital general. Esto es atribuible a muchos factores, incluyendo el aumento de la tasa de intervenciones de los pacientes, la naturaleza crítica de la atención, la necesidad de la toma de decisiones (rápida a menudo, con información limitada del paciente) y el hecho de que los equipos se ensamblan al instante durante la llamada de emergencia ya que, en la mayoría de las ocasiones, estos miembros *ad hoc* del equipo pueden no haber trabajado juntos antes.

Todos estos factores apoyan la necesidad de mejorar el conocimiento y la formación de habilidades no técnicas para los miembros del equipo de emergencia, ya que la simple instalación de una estructura de equipo no va a asegurar automáticamente que operará de manera efectiva.

Del trabajo en equipo surgen varias competencias que hacen que cada uno de los miembros realice mejor su papel. Estas se exponen en la **tabla 63-5**.

SISTEMAS DE NOTIFICACIÓN Y REGISTRO DE INCIDENTES Y EVENTOS ADVERSOS

La Alianza Mundial para la Seguridad del Paciente recomienda «elaborar sistemas de notificación y aprendizaje para facilitar el análisis de las causas que originan los errores y prevenirlos». En la misma línea, el Ministerio de Sanidad y la Agencia de Calidad del Sistema Nacional de Salud consideran necesario que «a medio plazo se deben implantar sistemas eficaces de notificación y planificación de medidas para su reducción».

! Los sistemas de notificación de incidentes relacionados con la seguridad del paciente permiten la comunicación y el registro de incidentes, eventos, circunstancias o errores que afectan a la seguridad de los pacientes, normalmente notificados por los propios profesionales sanitarios.

El propósito de los sistemas de notificación es mejorar la calidad y seguridad de la atención sanitaria. Mediante el análisis de las notificaciones registradas de los acontecimientos o situaciones que podrían haber provocado un daño a los pacientes, se pretende conocer qué ocurrió y por qué, evaluar si se podía haber evitado, identificar posibles soluciones para prevenir la repetición de casos similares en el futuro y aprender de las experiencias planteadas.

Aunque existen algunas experiencias de países en los que estos sistemas son obligatorios y públicos, los más frecuentes son los sistemas de notificación de carácter voluntario, generalmente anónima y confidencial.

Los sistemas de notificación son una parte de la cultura de seguridad de los centros sanitarios, cultura que se ha de enfocar entendiendo los acontecimientos adversos como una oportunidad para aprender y mejorar, y no como fallos que deben ser escondidos.

Las principales barreras identificadas para la notificación son las siguientes:

- La falta de conciencia de que ha ocurrido un error.
- La falta de conciencia de qué se debe documentar y por qué.
- Miedo a las acciones disciplinarias o denuncias.
- La falta de familiaridad con los mecanismos de notificación.
- Pérdida de autoestima.
- Los profesionales sienten que están demasiado ocupados para documentar.
- La falta de *feedback* cuando se produce un registro.

En España, desde el año 2010, se está implantando en todas las comunidades autónomas el Sistema de Notificación y Aprendizaje para la Seguridad del Paciente (SINAPS). Sus objetivos son:

- La mejora de la seguridad de los pacientes a partir del análisis de situaciones, problemas e incidentes que produjeron, o podrían haber producido, daño a los pacientes.
- El estudio de estos incidentes con el fin de promover los cambios necesarios en el sistema y evitar que estas situaciones vuelvan a producirse.

Tabla 63-5. Competencias para el trabajo en equipo	
Competencia	**Definición**
Conciencia de la situación	Evaluación y reconocimiento tanto del paciente como de la situación en la que se encuentra
Comunicación «lazo cerrado»	Comunicación a una persona específica, que el receptor reconoce y que luego confirma el remitente
SBAR-ISOBAR	Técnica de comunicación dentro de una situación crítica que involucra una especificación clara de respuesta
Modelo mental compartido	Un rasgo del equipo caracterizado por un entendimiento común del problema o del plan

- El aprendizaje, identificando nuevos riesgos, tendencias y factores contribuyentes. Por tanto, la comunicación y el registro de casos no es un fin en sí mismo.
  Sus principios básicos son:
  – Voluntariedad.
  – No punibilidad.

– Confidencialidad.
– Notificación anónima o nominativa con anonimización.
– Análisis para el aprendizaje e implementación de mejoras en centro sanitario.
– Orientación sistémica para el análisis.

PUNTOS CLAVE

- Fomentar una buena cultura sobre seguridad del paciente es clave para evitar en lo posible la aparición de efectos adversos, fomentar la notificación y aprendizaje de los errores e implantar las estrategias para evitar su repetición.
- En la década de 1990 se empezó a abandonar el modelo del fallo humano para explicar los errores de seguridad y se empezó a considerar el fallo organizacional.
- Prevenir la aparición de errores y evitar los acontecimientos adversos ligados a la atención sanitaria incluye un amplio rango de actividades y procedimientos conducentes a evitar y proteger a los pacientes.

- El personal de enfermería suele ser el último filtro humano dentro del circuito del medicamento y el responsable final de la administración de la medicación a los pacientes.
- El E-CRM (*emergency crisis resources management*) es un sistema de gestión para las emergencias que hace un uso óptimo de todos los recursos humanos, equipamiento y procedimientos disponibles para promover la seguridad e incrementar la eficiencia del equipo sanitario.
- Los sistemas de notificación de incidentes relacionados con la seguridad del paciente permiten la comunicación y el registro de incidentes, eventos, circunstancias o errores que afectan a la seguridad de los pacientes, normalmente notificados por los propios profesionales sanitarios.

BIBLIOGRAFÍA

Almazán González S, Mompart García MP. Seguridad del paciente: eventos adversos relacionados con la atención sanitaria. En: Mompart Garcia MP (coord.). Actualizaciones año 2010. Colección Enfermería S21. Madrid: Difusión Avances de Enfermería (DAE), 2010; p. 49-65.

Aranaz Andrés J, Aibar Remón C. Marco Conceptual de la seguridad clínica del paciente. En: Aranaz J, Aibar C, Vitaller J. Gestión sanitaria. Calidad y seguridad de los pacientes. Madrid: Diaz de Santos. 2008; p. 7-13.

Casal C. La simulación como metodología para el aprendizaje de habilidades no técnicas en Enfermería. Tesis doctoral. Disponible en: https://www.educacion.es/teseo/mostrarRef.do?ref=1276353

Casal C, Martínez JMQ, Ramírez SE. Simulación clínica y seguridad en urgencias y emergencias: Emergency Crisis Resource Management (ECRM). Emergencias. 2020;32:135-137.

Díaz-Guio DA, Ríos-Barrientos E, Santillán-Roldán PA, Medina V, Salazar-Ocampo DF, Cimadevilla-Calvo B, Ricardo-Zapata A. Factores humanos y seguridad del personal de salud en tiempos de pandemia. Simulación Clínica. 2020;2(2):81-85.

Gomar C, Palés J. ¿Por qué la simulación en la docencia de las ciencias de la salud sigue estando infrautilizada? Educación Médica. 2011;14(2):101-103.

Martín Delgado M, Gordo-Vidal F. La calidad y la seguridad de la medicina intensiva en España: algo más que palabras. Medicina Intensiva. 2011;35(4)201-205.

Muñoz-Marrón D. Factores Humanos En Aviación: CRM (Crew Resource Management-Gestión De Recursos De La Tripulación) Human Factors In Aviation: CRM (Crew Resource Management). Papeles del Psicólogo. 2018;39(3):191-199.

Tomás S, Chánovas M, Roqueta F, Toranzo T. La seguridad del paciente en urgencias y emergencias: balance de cuatro años del Programa SEMES-Seguridad Paciente. Emergencias. 2012;24:225-233.

Vargas Ovalle, J. L., & Franco Sánchez, D. M. Uso de la simulación clínica en cuidado intensivo como estrategia pedagógica para el desarrollo de habilidades integrales en estudiantes de enfermería y medicina.

World Health Organization. Patient Safety Curriculum Guide (2011). Topic 2: What is human factor and why is it important to patient safety? [Internet] [consulta en febrero de 2021]. Disponible en: https://www.who.int/patientsafety/education/curriculum/who_mc_topic-2.pdf

Gestión y organización de los servicios de urgencias hospitalarios

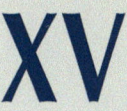

Funcionamiento y estructura de los servicios de urgencias hospitalarios

64

M. Garvi García

OBJETIVOS

- Describir las características estructurales y funcionales de un servicio de urgencias hospitalario.
- Identificar las funciones y competencias de la enfermería en el área de las urgencias hospitalarias.
- Determinar el impacto organizacional que causa la implantación de los sistemas de información en los servicios de urgencias.
- Comprender la obligatoriedad e importancia de registrar documentalmente el proceso enfermero en urgencias.

INTRODUCCIÓN

Los servicios de urgencias hospitalarios (SUH) o unidades de urgencias hospitalarias son organizaciones de profesionales sanitarios que ofrecen asistencia multidisciplinar. Están ubicados en un área específica del hospital y cumplen unos requisitos funcionales, estructurales y organizativos, de forma que garantizan las condiciones de seguridad, calidad y eficiencia adecuadas para atender a las urgencias y emergencias.

Los SUH atienden tanto a los pacientes derivados desde otros niveles de atención sanitaria como a aquellos que acuden por iniciativa propia. Prestan servicios (asistencia médica y cuidados de enfermería) como unidades intermedias (hasta la estabilización del cuadro clínico en pacientes que son finalmente ingresados en otras unidades de hospitalización convencionales o en unidades de cuidados críticos) o como servicios finales (para aquellos pacientes que, habiendo acudido a la unidad, tras ser atendidos en una consulta, en un box de exploración o en observación, terminan siendo dados de alta).

FUNCIONAMIENTO Y ESTRUCTURA DE LOS SERVICIOS DE URGENCIAS HOSPITALARIOS

La atención sanitaria urgente en España supone un volumen muy importante en las prestaciones que el Sistema Nacional de Salud (SNS) pone a disposición de los ciudadanos. En el año 2019 se atendieron en los servicios de urgencia hospitalarios del SNS más de 23,5 millones de consultas, de las cuales solo el 10,7 % precisaron ingreso hospitalario.

A lo largo de años se ha generado un aumento incesante y desproporcionado de la frecuentación, que se ha traducido en un incremento de pacientes atendidos diariamente que supera a cualquier otro sistema de atención sanitaria, sea servicio hospitalario o de atención primaria. Esta situación suele desembocar con facilidad en escenarios de saturación, por lo que resulta obligado, en estos casos, dar respuestas organizativas concretas.

 El sistema de gestión de urgencias de un SUH debe tener, bien definidos, cuáles son sus recursos físicos, humanos y materiales. Pero no solo debe contar con ellos, sino también optimizar su utilización mediante una idónea estructuración, organización del servicio y de sus profesionales.

En España, hasta hace pocos años, los SUH carecían de una estructura física y funcional definida y basaban su funcionamiento en modelos de atención ambulatoria. Tras el *Informe a las Cortes Generales* del Defensor del Pueblo de 1988, en el que se denunciaba el estado de la asistencia urgente y se instaba a las administraciones sanitarias a su corrección, los SUH iniciaron remodelaciones estructurales y funcionales que desembocaron en modelos determinados por la demanda, en una estructura organizativa propia y en la conexión con los otros niveles asistenciales.

Así, en las tres últimas décadas, se han experimentado profundos cambios al implantar y desarrollar, con resultados variables, las áreas de clasificación o triaje estructurado y avanzado, las consultas rápidas, los circuitos asistenciales preferentes (dolor torácico, sepsis, ictus, politraumatismo, etc.), las áreas de observación de camas y de sillones, las unidades de corta estancia, etc. Sin embargo, todo ello no ha ido acompañado de una reconsideración del modelo asistencial que haya mejorado la coherencia global del sistema.

A día de hoy, los SUH se conciben como servicios abiertos, especializados en la atención de todos los pacientes que requieran o demanden asistencia urgente, con capacidad para indicar su ingreso en una planta de hospitalización, trasladarlo a otro nivel asistencial o proceder a su alta al domicilio.

 La función principal de un SUH es la recepción, estabilización, diagnóstico, tratamiento, resolución o transferencia de sus pacientes al recurso sanitario más idóneo.

Los SUH son los servicios más complejos del hospital, puesto que deben estar preparados para dar respuesta a problemas de salud muy diversos: médicos y quirúrgicos; graves y menos graves; propios de especialidades o generales. Igualmente deben responder a la cotidianeidad de los picos de afluencia, los incrementos de demanda estacionales o la excepcionalidad de las emergencias colectivas y las situaciones de catástrofes.

El funcionamiento de los SUH va a estar determinado, por tanto, por la demanda, la estructura organizativa propia y la conexión con los otros niveles asistenciales. Por ello, es necesario disponer de espacios con unas características apropiadas, unos circuitos muy bien definidos y un alto nivel de coordinación con otros servicios y áreas del hospital, como son el bloque quirúrgico, las unidades de cuidados intensivos, el laboratorio y el servicio de diagnóstico por imagen.

Organización y gestión

La respuesta a la demanda de asistencia sanitaria urgente ha adquirido una importante complejidad, tanto médica como organizativa, que plantea uno de los retos permanentes para los sistemas sanitarios públicos.

Los SUH tienen unas características propias que los diferencian claramente de otros niveles y servicios asistenciales, que dificultan y hacen más compleja su gestión y que son compartidas por los países de nuestro entorno socioeconómico:

- Son servicios que funcionan ininterrumpidamente las 24 horas del día durante los 365 días del año.
- No presentan limitaciones o barreras para su acceso y, por tanto, están obligados a atender a pacientes con patología no urgente, lo que puede suponer en muchos hospitales más del 70 % de las urgencias (más de la mitad de los usuarios que acuden a urgencias lo hacen por iniciativa propia y de forma directa).
- Se utilizan como alternativa a las restricciones en el acceso que el sistema impone a través de las listas de espera.
- Atienden una demanda aleatoria, pero parcialmente previsible (la demanda se concentra en horario diurno, pero se distribuye de forma irregular), que debe ser priorizada y en la que el factor tiempo es vital en muchos casos (**Fig. 64-1**).
- Son la principal vía de ingreso hospitalario y generan una presión de urgencias, es decir, la proporción entre los ingresos realizados a través del servicio de urgencias y los ingresos totales del hospital se encuentra en torno al 64 % en los hospitales del SNS.
- Son servicios «centrípetos», puesto que con el SUH debe colaborar todo el hospital.
- Su situación de sobrecarga es un problema de todo el hospital, y no exclusivo del SUH.

 Hay que tener en cuenta que la unidad de urgencias también está, o puede estar, dependiendo del tipo de hospital, destinada a la recepción y atención masiva de víctimas en caso de catástrofe.

El aumento de la demanda asistencial urgente, la saturación de los SUH y la inadecuada utilización de estos servicios son hechos compartidos por la mayor parte de los sistemas sanitarios de los países occidentales desarrollados. Este contexto determina una estructura y funcionamiento muy determinados que, unidos al hecho de que cada servicio de urgencias, hospital y zona geográfica y de salud tienen unas particularidades muy distintas, obligan a que cada centro defina el modelo de gestión que precisa para su servicio de urgencias. Un modelo que se adapte y dé una respuesta específica a las singularidades del entorno social, organizativo, tecnológico y legal en el que se encuentren ubicados.

A pesar de que existe abundante bibliografía médica sobre la situación, limitaciones y problemas de la asistencia urgente y la organización de los SUH, concretar la realidad de los SUH españoles no es tarea fácil puesto que no existen datos generales, fehacientes y recientes acerca de su dimensión, organización, funcionamiento y actividad. Aun así, de los estudios SUH-CAT y SUH-MAD (los más recientes y completos referentes a la configuración y funcionamiento de los SUH de las comunidades autónomas de Cataluña y Madrid, respectivamente) puede extrapolarse una situación escasamente homogénea en el conjunto del SNS y afirmarse que la variedad de la organización interna de los SUH españoles es relevante. Además, existen problemas organizativos importantes en muchas comunidades, muchos de ellos, consecuencia de la ausencia de planes funcionales.

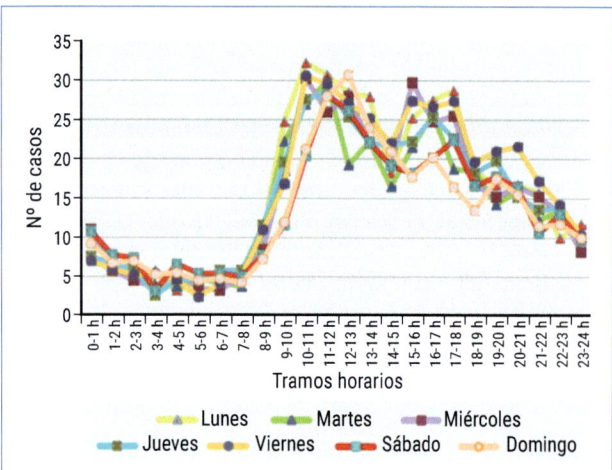

Figura 64-1. Frecuentación media horaria por día de la semana de un servicio de urgencias hospitalario. Tomado de: Pérez FJ, Gázquez JM, Murillo LJ, Espinosa F, García FG, García JJ. Gestión clínica de un servicio de urgencias hospitalario mediante un cuadro de mando asistencial específico. Emergencias [Internet]. 2012;24(6):476-84 [consultado 12 de agosto de 2018]. Disponible en: http://emergencias.portalsemes.org/descargar/gestion-clinica-de-un-servicio-de-urgencias-hospitalario-mediante-un-cuadro-de-mando-asistencial-especifico/.

Relaciones con el entorno

Los SUH constituyen el vértice de la pirámide del sistema integral de atención sanitaria urgente establecido en su área de influencia, por lo que deben estar íntimamente relacionados con la comunidad y, para ello, deben establecer relaciones de trabajo eficaces y amplias con los servicios de atención primaria, con protocolos comunes, incluidas indicaciones de derivación al hospital y actuaciones al alta de los enfermos; con los servicios de emergencias extrahospitalarios (tanto con sus unidades asistenciales como con sus centros coordinadores); con el resto de los hospitales (de los que pueden recibir o remitir pacientes, según sea su nivel o capacidad de resolución), estableciendo planes estratégicos conjuntos; y, sobre todo, con los ciudadanos, con una orientación al cliente en los aspectos organizativos que incluya aspectos de prevención y promoción de la salud y autocuidados.

> **!** En los últimos años, es frecuente la elaboración de protocolos de carácter internivel, con la participación de colectivos profesionales pertenecientes a diferentes niveles asistenciales y categorías. Sin embargo, su traslado a la práctica clínica suele ser escaso, poco homogéneo y disperso.

La complejidad de la asistencia urgente obliga a plantearse, además, cuestiones organizativas en forma de circuitos internos que fomenten la coordinación con los restantes servicios del hospital: los médicos y quirúrgicos (cardiología, neurología, intensivos, traumatología, cirugía, etc.); de los servicios centrales (diagnóstico por imagen, laboratorio, farmacia) o con los considerados servicios de soporte (admisión, archivos y documentación, atención al usuario, trabajo social, etcétera).

Estructura y distribución física

La estructura física es el lugar en el que se va a prestar la asistencia. En los servicios de urgencias, la estructura física es el área de urgencias, la cual estará integrada por todo aquello necesario para una demanda asistencial urgente. Cada área cuenta con una estructura y distribución de espacios adecuadas a su volumen de frecuentación, población cubierta y a la cartera de servicios del centro hospitalario. Teniendo en cuenta que se trata del servicio que concentrará la mayor frecuentación de visitantes del hospital, su diseño y dimensiones serán consecuentes con esta realidad.

> **!** Entre las características estructurales de los SUH destaca su multifuncionalidad. Si bien los espacios dedicados a consultas, salas o áreas tienen destinos específicos, es frecuente el uso adecuado a la demanda puntual o a las necesidades de cada momento. Estos espacios son sometidos, en ocasiones, a diversos usos para los que no se dispone de un lugar específico.

Con relación a la ubicación del SUH, se deben seguir una serie de recomendaciones generales:

- En el exterior: debe ser fácilmente identificable desde el exterior. La entrada al área de urgencias desde el exterior deberá ser específica e independiente de otras con las que cuente el edificio. De acceso sencillo y rápido, es conveniente que esté claramente señalizada e iluminada. El acceso a la unidad desde el exterior debe distinguir la llegada de pacientes que acuden por su propio pie de aquellos que son trasladados por transporte médico especializado (ambulancias) o por sus propios medios. Debe contar con marquesina y cortavientos, y capacidad para que opere bajo techo, al menos, una ambulancia en su función de carga y descarga de pacientes. Igualmente, deberá encontrarse próxima y comunicada directamente con la helisuperficie, en el caso de que esta no se encuentre sobre la propia estructura del hospital. Se deben eliminar todas aquellas barreras arquitectónicas y físicas que impidan a determinadas personas hacer un uso adecuado del servicio.
- En el interior: situada en la planta baja del hospital, debe ser un servicio único y correctamente diferenciado, con buena comunicación con el resto del centro hospitalario (fácil y rápida) y de distribución interna unidireccional. Deberá disponer de una señalización corporativa identificativa homologada, en formato, tamaño, tipo de letra, colores, etc., que permita la correcta localización de áreas y unidades del edificio. Además, es necesaria una identificación completa de los dispositivos de señalización del sistema antiincendios y salidas de emergencia. También se identificarán especialmente las áreas de acceso restringido y las de riesgo.

La organización física de la unidad se tiene que adaptar al proceso de atención de pacientes urgentes, por lo que dispondrá de una estructura secuencial desde el acceso directo desde el exterior hasta la circulación interna del hospital. De esta manera, tras la zona de acceso exterior, se encuentra la zona de recepción, con sus espacios para admisión y clasificación o triaje; luego se dispone la zona consultas, exploración, diagnóstico y tratamiento. En el área más interna del SUH, se suele localizar la unidad de observación (**Fig. 64-2**).

> La estructura del SUH mantiene un diseño longitudinal en el que se avanza desde las zonas de menor necesidad de recursos hacia las más complejas, con excepción del área destinada a las emergencias, que se encuentra a pocos metros de la puerta de entrada.

En líneas generales, un servicio de urgencias debe contar con la siguiente estructura física, que comprenderá, al menos:

- Un área de admisión y recepción: su función es facilitar el acceso de los pacientes y familiares, cumplimentar la faceta administrativa de filiación al paciente y proporcionar la información necesaria.
Algunos servicios de urgencias generales tienen admisión única; en ellos, todos los pacientes, incluidos niños y pacientes obstétrico-ginecológicas, se registran administrativamente en la misma admisión, se clasifican en el mismo punto de triaje y son tratados en la misma área. También

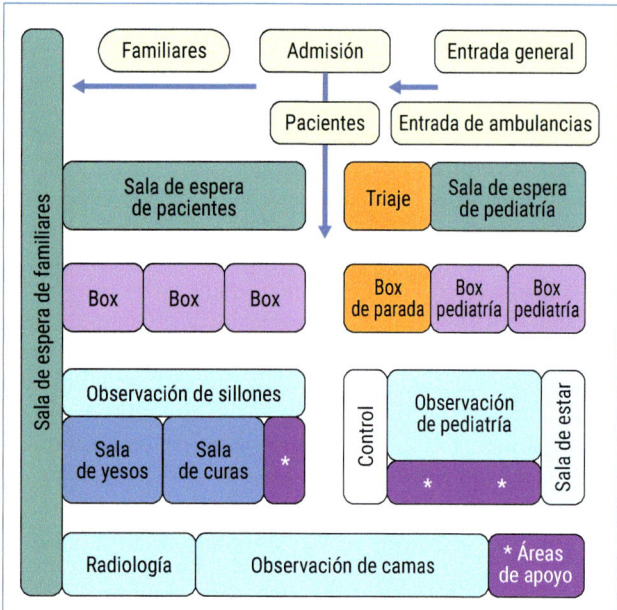

Figura 64-2. Distribución de áreas de los servicios de urgencias hospitalarios. Elaboración propia.

es habitual encontrar servicios de urgencias generales con admisión diferenciada, en los que los pacientes son admitidos y clasificados en puestos diferenciados en función de su edad o tipo de patología y a partir de ahí siguen un circuito diferenciado física y funcionalmente: son atendidos en diferentes áreas dentro de las urgencias generales. De igual manera, existen servicios de urgencias diferenciados o monográficos para pediatría, obstetricia-ginecología, traumatología y psiquiatría, ya sea por las características específicas del tratamiento de los pacientes, ya sea por su relevancia en el conjunto de urgencias atendidas.

• Una sala de espera de familiares: su función es acoger a los familiares y allegados de los pacientes de urgencias mientras estos permanecen en la zona asistencial. No hay que olvidar la importancia del gran volumen de personas que supone el acompañamiento familiar del paciente, por este motivo las áreas de espera deben estar bien dimensionadas y disponer de servicios suficientes para los acompañantes.

 El acceso de los acompañantes a las zonas restringidas siempre es un tema controvertido y depende de la gravedad del estado del paciente.

En general, se recomienda siempre distinguir entre las áreas de espera de los pacientes que requieren atención primaria (prioridades 4 y 5) y los que ingresan con una urgencia hospitalaria grave (prioridades 3, 2 o 1), ya que en el primer caso la zona de espera puede ser compartida y, en el segundo, el paciente requerirá cuidados especializados en los que los familiares deben esperar en una zona aparte donde puedan ser informados de su estado.

En servicios de urgencia con asistencia pediátrica debe establecerse un área de espera para pacientes pediátricos, en la que se deberán cumplir una serie de medidas de seguridad específicas: enchufes de seguridad o con pro-

tectores, protectores de esquinas (paredes, mesas, etc.), deberán eliminarse cuerdas de persianas o similares, los juguetes y los otros entretenimientos no deben contener piezas pequeñas que puedan ser ingeridas o aspiradas y todo tipo de mobiliario y aparatos que estén al alcance de los niños deben estar adecuadamente sujetos.

• Un área de clasificación o triaje: que se justifica tanto por razones cuantitativas (riesgo de masificación), como cualitativas (flujo indiscriminado) y temporales (demoras excesivas como consecuencia de las anteriores). El triaje permite la priorización de unos recursos limitados, permitiendo mantener los estándares de seguridad clínica en todos los pacientes que acuden al SUH, hasta que el médico responsable inicia la asistencia.

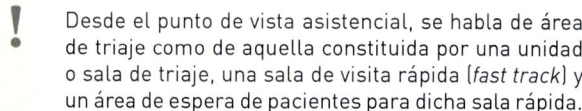 Desde el punto de vista asistencial, se habla de área de triaje como de aquella constituida por una unidad o sala de triaje, una sala de visita rápida (*fast track*) y un área de espera de pacientes para dicha sala rápida.

Idealmente, el área de triaje ha de estar próxima a un área de radiología, con su sala de espera correspondiente. Tanto desde el punto de vista estructural como funcional, el área de triaje debe ser la puerta de entrada del servicio de urgencias, por lo que debe ubicarse en la proximidad de la entrada de pacientes al servicio, habitualmente contiguas al área de admisión de pacientes y a la sala de espera.

• Un box de críticos o parada: que debe contar con todos los recursos necesarios para la atención del paciente crítico en parada cardiorrespiratoria, politraumatizado o afección grave, hasta conseguir la estabilización que permita el traslado intrahospitalario o interhospitalario.

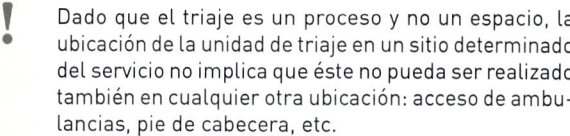 Dado que el triaje es un proceso y no un espacio, la ubicación de la unidad de triaje en un sitio determinado del servicio no implica que éste no pueda ser realizado también en cualquier otra ubicación: acceso de ambulancias, pie de cabecera, etc.

• Un área de consultas o boxes: donde se historia y explora al paciente. Serían recomendables consultas polivalentes, de traumatología, de medicina interna, cirugía, obstetricia-ginecología y pediatría.

 Como se ha comentado, en algunos hospitales estas consultas o áreas (principalmente pediatría y obstetricia-ginecología) pueden estar diferenciadas y ubicarse en zonas distintas, según la distribución y funcionalidad del centro.

• Un área de observación: tiene como finalidad el estudio, valoración evolutiva y estabilización de los distintos casos (agudos y crónicos inestables), que requieran ingreso hospitalario o que puedan ser resueltos y dados de alta desde la misma unidad. Comprenderá dos zonas diferenciadas:
  – De sillones o de tratamiento rápido: zona para la vigilancia de pacientes a la espera de pruebas diagnósticas

o en tratamiento de procesos agudos que no requieren encamamiento y en los que se prevé una resolución en un corto período de tiempo (máximo de 8 a 12 horas). No precisa una vigilancia estricta.

– Se trata de una sala diáfana que contendrá puestos de atención de pacientes en sillones. Deberá diseñarse algún sistema estructural que permita la independencia visual entre pacientes si fuera necesario y, en todo caso, del resto de las zonas del área.

– Los pacientes que preferentemente deben ser atendidos en esta área son:
  ▪ Pacientes con escasa gravedad y con funciones vitales estables.
  ▪ Pacientes que requieren tratamiento a través de una vía venosa periférica mantenida con suero.
  ▪ Pacientes que requieren oxigenoterapia mantenida o aerosolterapia frecuente.
    Se configurará con capacidad para atender, al menos, el 10 % de la demanda urgente diaria y deberá estar situada colindante al área de observación y evaluación de los pacientes, para garantizar una asistencia adecuada.

– De camas: es una zona para vigilancia, monitorización y tratamiento médico de aquellos procesos agudos que, por su complejidad diagnóstica y terapéutica, precisan un nivel asistencial superior. Debe ser una zona amplia, luminosa y con suficiente espacio para absorber un importante flujo de pacientes, que son potencialmente complicados y precisan de un seguimiento constante. Debe disponer de un control central que permita la visualización de todos los pacientes que requieran monitorización. El tiempo máximo de estancia en esta área no deberá sobrepasar las 24 horas, aunque en ocasiones podrá prolongarse hasta las 48 horas. Tiene como objetivos:
  ▪ La estabilización de pacientes agudos inestables o críticos.
  ▪ La atención de pacientes que requieren vigilancia periódica médica o de enfermería y encamamiento.
    Deberá tener capacidad para atender el 10 % de la demanda urgente diaria.
    Del total de camas, el 20 % deberán estar dotadas para la asistencia a pacientes graves o que requieran monitorización.

• Salas de curas y yesos: diseñadas para la asistencia de los pacientes que hayan sufrido un traumatismo. Se recomienda que formen un conjunto funcional, contiguas y comunicadas entre sí. En estas se realizarán procedimientos que no precisen un tiempo superior a 15-20 minutos. Si las suturas o reducciones son más complejas (por ejemplo, rotura de tendones, heridas que interesan planos profundos, etc.) se deben hacer en el quirófano.

> **!** En hospitales de mayor tamaño se puede prever una zona quirúrgica en la misma área de urgencias.

• Un área de apoyo o de servicios comunes: con despachos, biblioteca, sala de estar, aseos, taquillas, dormitorios para el personal de guardia, farmacia, lencería, depósito para camillas y sillas de ruedas, almacenes varios, etcétera.

Todas estas áreas deben tener un flujo o circuito asistencial debidamente preestablecido, de forma que la atención urgente se preste del modo más adecuado y en el lugar más idóneo. En el sistema de gestión habrá que incluir circuitos o flujogramas que especifiquen qué actividades se realizan en cada una de estas áreas, dónde empiezan y dónde acaban y con qué otras actividades se relacionan.

En cualquier caso, la distribución física y funcional del SUH deberá dar respuesta a requerimientos que, *a priori*, pueden parecer contradictorios entre sí, tales como proteger la privacidad y dignidad del paciente (en particular, cuando hombres y mujeres comparten circuitos o son atendidos en espacios adyacentes), proporcionar al personal sanitario las condiciones de observación directa que requiere el cuidado del paciente y facilitar la rapidez del desplazamiento.

> La estructura física y funcional de los SUH y sus frecuentes situaciones de saturación no permiten, en muchos casos, garantizar la dignidad e intimidad de los pacientes.

Equipamiento e instrumental

Los servicios de urgencias tienen que responder adecuadamente a las necesidades de asistencia surgidas de forma inesperada y que requieren una atención inmediata, lo que incide en el nivel de dotación y capacidades que han de estar disponibles.

La amplitud de la cartera de servicios de un SUH, entendida como el conjunto de prestaciones sanitarias (técnicas, tecnologías o procedimientos) que se ofertan a los usuarios de dicho servicio, va a estar determinada por el volumen de urgencias que atiende, por las características del hospital donde se ubique y la zona geográfica y de la salud a la que pertenezca.

Como requisito mínimo se exige que un SUH tenga los recursos para:

• Priorizar la asistencia para dar una respuesta adecuada en tiempo y recursos a la urgencia en cualquiera de sus niveles.
• Asistir una parada cardiorrespiratoria.
• Estabilizar cualquier proceso patológico.
• Emitir un juicio diagnóstico sindrómico.
• Derivar o dar una solución finalista, según el caso, de acuerdo con la complejidad del hospital, asegurando la continuidad del proceso asistencial.

En función de dicha cartera de servicios, se establecerá la dotación de material y equipamiento para diagnóstico, tratamiento y cuidados, de forma que en todo momento se pueda:

• Garantizar la atención.
• Ofrecer una atención integral.
• Asegurar la continuidad del proceso asistencial.

! Todo SUH debe tener, por consiguiente, identificados los suministros básicos para la prestación de la asistencia de urgencias (material fungible, recambios de material de inmovilización o reanimación, medicación de urgencias, etc.) que va a requerir cada área del servicio.

 Es importante que tanto los responsables como los participantes de todas las áreas y fases de la asistencia urgente tengan claras sus funciones para conseguir los objetivos de la organización.

No cabe duda de la dificultad que entraña precisar el material necesario para una unidad de urgencia, pues son muchos los factores que van a influir (extensión del servicio, especialidades que atienda, número de urgencias atendidas, distancia entre almacenes, número de pedidos de reposición que se realizan, etc.), pero disponer de un plan de aprovisionamiento de material y de equipos, con base en las necesidades del centro y en su misión, permitirá garantizar su existencia y continuidad.

El sistema de gestión de urgencias debe contemplar, además, el mantenimiento de los recursos materiales existentes, así como la baja de recursos innecesarios y la adquisición de otros nuevos para seguir con la prestación de cuidados. Para ello, el servicio debe mantener inventariados, localizados y actualizados todos los equipos que se utilicen para tratamiento o diagnóstico de pacientes. Se deben realizar las revisiones periódicas del equipamiento electromédico, asegurar que estas operaciones atienden a las recomendaciones del fabricante, a la normativa técnico-legal y que, además son ejecutadas con instrumentos fiables en cuanto a su calibración.

Recursos humanos

Los servicios deben planificar sus recursos humanos en concordancia con las necesidades de los pacientes, del centro, su dimensión y estructura física, las cargas de trabajo y la naturaleza de los servicios que prestan, para disponer de personas cualificadas y en número suficiente, para cubrir las necesidades asistenciales de los pacientes que atienden.

En los servicios de urgencias trabajan diversos profesionales sanitarios (médicos, enfermeros y técnicos auxiliares de enfermería, fundamentalmente). Pero, además, para afrontar el reto que supone la atención de urgencias en estos servicios, resulta necesario integrar en su peculiar dinámica un conjunto de profesionales de otras categorías no sanitarias (administrativos, celadores, personal de seguridad, de limpieza, etc.)). Este personal no asistencial también tiene un papel clave en el resultado final del proceso de atención urgente y no siempre hay plena conciencia de ello, ni por parte de sus respectivos responsables, ni por parte de los propios profesionales.

En el servicio de urgencias estarán establecidas y documentadas las funciones que con carácter general son asignadas a cada puesto de trabajo, en función del tipo de profesional y del área donde desempeñe su actividad; deben ser explícitas las responsabilidades y competencias técnicas exigidas a cada profesional. Para que cualquier SUH funcione correctamente se requiere que toda la organización conozca estas funciones, asuma determinados estándares y disponga de la experiencia suficiente para ofrecer respuestas eficaces en un contexto exigente y dinámico.

La Sociedad Española de Medicina de Urgencias y Emergencias (SEMES), en sus estándares de acreditación para servicios de urgencias de hospitales, hace referencia a los recursos humanos apropiados (en cuanto a conocimientos y formación) y al número de profesionales que deben componer el servicio de urgencias, que son los siguientes:

- Médicos de urgencias: el servicio debe disponer de personal facultativo (adjuntos con dedicación completa) para garantizar la atención en las diferentes áreas (consultas, boxes, traumatología y cirugía, observación, pediatría, etc.). Como quiera que en prácticamente toda España ya existe la categoría profesional de médico de urgencias de hospitales, lo que implica un reconocimiento por parte de la Administración Sanitaria a una actividad específica desarrollada en estos departamentos y que en muchos países europeos es ya una especialidad médica, se considera imprescindible que en las plantillas de los servicios de urgencias haya una amplia representación de facultativos que puedan acreditar formación específica y experiencia profesional en este campo. Es por esto por lo que el personal médico debe acreditar documentalmente su formación específica en urgencias/emergencias y una experiencia asistencial previa de, al menos, 3 años en estos servicios.
- Enfermeros: el servicio debe disponer de personal suficiente para atender las distintas áreas mencionadas anteriormente (boxes, consultas, sillones, observación, etc.). El 50 % de la plantilla del personal de enfermería debe contar con experiencia documentada, superior a 2 años, en la asistencia a urgencias o emergencias.
  - En el área de clasificación o triaje, debe existir al menos un profesional de enfermería por turno con experiencia, destinado específicamente a este fin. Según las *Recomendaciones sobre el triaje* del Grupo de Trabajo de Triaje de SEMES, es recomendable que el profesional que tría tenga, al menos, un año de experiencia en un SUH y 6 meses en el SUH donde va a hacer el triaje para que conozca los circuitos asistenciales específicos del servicio. El Grupo de Trabajo de Triaje de la Sociedad Española de Urgencias de Pediatría recomienda, en su documento Acciones que no hay que hacer, que no realicen triaje profesionales no formados en el sistema de triaje y/o con menos de 6 meses de experiencia en urgencias de pediatría, y que no se realice labor asistencial y triaje de forma simultánea por parte de un mismo profesional.
  - En el área de consultas debe haber, como mínimo, un profesional de enfermería por cada 4.000 visitas/año.
  - El área de observación de camas debe dotarse de un profesional de enfermería por cada 4 puestos con monitorización, o por cada 8 puestos si los pacientes no están monitorizados, por turno.
  - En sillones se debe contar con un profesional de enfermería por cada 8 sillones, por turno.

– Ha de existir una persona supervisora, responsable de la gestión de todo el personal de enfermería (enfermeros y auxiliares de enfermería).

• Técnicos en cuidados auxiliares de enfermería: el personal auxiliar de enfermería debe estar en una relación de un técnico por cada 2 enfermeros, excepto en el área de observación, donde la cobertura debería ser idéntica a la de los enfermeros. Es decir, la relación debe ser de 1:1. Por tanto, habrá un técnico auxiliar de enfermería por cada 4 puestos de monitorización y, en el caso de que los puestos no estén monitorizados, un técnico auxiliar de enfermería por cada 8 camas.

• Personal administrativo: el servicio debe disponer del personal administrativo que garantice el servicio durante las 24 horas de cada día.

• Personal subalterno: el servicio debe disponer de celadores en número suficiente durante las 24 horas del día, de los cuales, al menos uno, siempre debe encontrarse en el área de recepción de pacientes.

• Personal de limpieza: no se requiere la presencia física en el área de urgencias, pero sí debe garantizarse que haya durante las 24 horas una persona disponible para cualquier incidencia que se produzca en el servicio.

• Personal de seguridad: el servicio de urgencias es un lugar habitual de situaciones de estrés y con frecuencia de aglomeraciones en salas de espera que ocasionalmente originan conflictos que deben ser controlados de manera eficaz y sin demora. Aunque estas situaciones pueden ocurrir en cualquier servicio, suelen ser más frecuentes y pueden revestir mayor gravedad en los que tienen gran afluencia de pacientes y acompañantes. Por esta razón, en servicios de grandes hospitales se exige la presencia física en el área de urgencias del personal de seguridad.

A la hora de poner en marcha un servicio de urgencias, uno de los puntos cruciales es determinar qué personal es necesario. La estructura física y funcional del servicio va a ser determinante para garantizar el número de presencias (profesionales que tiene que haber por turno en un área determinada) adecuado.

Los estudios de los últimos años han arrojado resultados muy variables entre los diferentes centros hospitalarios y servicios de salud autonómicos acerca de la dotación y cualificación de los profesionales, así como de los recursos asignados en función de las cargas de trabajo en los servicios de urgencias. Puede aseverarse que existe una falta de adecuación de la dotación de personal a la demanda asistencial y que la dotación y cualificación de las plantillas en urgencias no se corresponde, en muchos casos, con las referencias que incluyen los planes funcionales de estos servicios hospitalarios.

PERFIL PROFESIONAL DEL PERSONAL DE ENFERMERÍA EN EL SERVICIO DE URGENCIAS HOSPITALARIO

La enfermería de urgencias debe dar una respuesta a las personas enfermas o heridas que precisan de una atención urgente o emergente debido a que presentan procesos agu-

dos, con orígenes variados y cuya evolución puede sufrir bruscas modificaciones en un corto período de tiempo. Por esta variedad en la génesis y evolución de sus enfermedades, estos pacientes requieren de una correcta y rápida valoración y de unas técnicas y cuidados específicos dirigidos en un primer momento, a mantener la vida para posteriormente poder iniciar el proceso de curación, o al menos, obtener el máximo nivel de salud posible.

En ocasiones, los SUH son visitados por pacientes con dolencias menos graves, o enfermedades crónicas reagudizadas, que posiblemente pudieran ser resueltas en otro tipo de servicios sanitarios distintos a los SUH. Estas situaciones implican que los profesionales de enfermería de estos servicios de urgencias deban encontrarse también preparadas en la asistencia a otros problemas más banales. Por este motivo, es imprescindible capacitar a los enfermeros para que puedan dar respuesta a un amplio abanico de pacientes y circunstancias que no siempre suponen un riesgo de amenaza vital, y que pueden comprender desde la emergencia más grave hasta la educación sanitaria más básica, pasando por el control de enfermedades crónicas y sus exacerbaciones o de procesos triviales que, a los ojos del paciente, representan la sensación de verdadera urgencia, aunque en realidad no lo son y que, sin embargo, tendrán también respuesta en los SUH.

A estas situaciones, hay que añadir nuevos inconvenientes derivados de la diversidad y complejidad de los posibles pacientes que son atendidos en estos servicios.

No es posible determinar el tipo de paciente que acudirá a solicitar cuidados o ayuda; se pueden atender situaciones que abarcan desde el nacimiento hasta el final de la vida, pacientes con pluripatologías y diversos tratamientos, accidentes, etc. y, además, diferentes situaciones específicas que pueden modificar la actuación, como el embarazo, el parto, edades extremas, etcétera.

Para proporcionar los cuidados de enfermería adecuados a cada demanda asistencial, el enfermero debe contar, por una parte, con una formación previa que le dote de las habilidades y los conocimientos necesarios y, por otra, con una definición de funciones y competencias claras y específicas. La definición de la formación, las competencias y las funciones específicas de la enfermería en el ámbito de la asistencia urgente hospitalaria en España no han sido reflejadas de manera oficial en ningún documento ni propuesta.

La constante evolución que en los últimos años han experimentado los conocimientos científicos, los medios técnicos y el propio sistema sanitario, así como la modificación de los patrones epidemiológicos, la evolución de la pirámide de población y las necesidades de atención y cuidados especializados que demandan los pacientes y los usuarios del SNS dieron lugar a que las autoridades establecieran en el año 2005 un nuevo catálogo de especialidades de enfermería, en el que desgraciadamente, no se contempló la creación de la especialidad de Enfermería de Urgencias y Emergencias. Ello explica, en parte, que la diversidad de los profesionales del servicio de urgencias sea considerable: diferentes perfiles, niveles de formación, experiencias y rangos profesionales.

No existe, por tanto, un perfil homogéneo, garantizado y acreditado de cuál es el profesional indicado para un servicio tan demandado por la población. En un mismo servicio pueden cohabitar enfermeros con formaciones y perfiles totalmente dispares, algunos con una alta cualificación y acreditación, mientras que otros apenas dispondrán de una mínima experiencia clínica en esta área.

SEMES creó, hace ya algunos unos años, el Cuerpo Doctrinal de Enfermería de Urgencias y Emergencias como desarrollo de lo que empezó siendo una certificación de esta sociedad científica: el Certificado de Enfermería de Urgencias y Emergencias. Este certificado pretendía ser la acreditación de la competencia profesional en una especialidad de enfermería aún no reconocida oficialmente en nuestro país. Su objetivo era certificar los conocimientos y preparación adecuados para el desarrollo profesional de la Enfermería de Urgencias y Emergencias. En la actualidad, ambos (Cuerpo doctrinal y Certificado de Enfermería de Urgencias y Emergencias) se encuentran sometidos a revisión y actualización por parte de la Sección de Enfermería de SEMES.

Dentro de esta misma línea de trabajo, la Sección de Enfermería de SEMES junto con el Instituto Español de Investigación Enfermera y el Consejo General de Enfermería de España elaboraron, en el año 2020, el documento de trabajo *Actuación de la Enfermera/o en el ámbito de los cuidados en situaciones de Urgencias y Emergencias*, con el objetivo de poner en valor las cualificaciones actitudinales y aptitudinales que los enfermeros dedicados a las urgencias y emergencias obtienen, mantienen y desarrollan para el correcto progreso diario de su actividad asistencial, gestora, docente e investigadora. Algunas de ellas suponen la elevación a un nivel superior de desarrollo de algunas competencias que aparecen en el Grado de Enfermería hasta alcanzar una dimensión de progreso excelente; otras son específicas de este tipo de actividad profesional, que requieren una preparación y conocimientos específicos, que se deben alcanzar para dar una respuesta coherente en el ámbito de las urgencias y emergencias extrahospitalarias.

Con base en este documento, los enfermeros que desarrollan su actividad en un SUH, deberán estar capacitados para:

- Reconocer las situaciones de riesgo potencial en el paciente y/o el equipo, en relación con el entorno de trabajo.
- Detectar las potenciales complicaciones que puedan derivarse del estado actual del paciente.
- Identificar las necesidades de asistencia del paciente, valorando la gravedad, la urgencia y el riesgo vital en el aspecto biopsicosocial.
- Reconocer e identificar signos y síntomas del paciente en situación de riesgo vital.
- Establecer la prioridad de asistencia de los pacientes según la situación clínica y recursos disponibles.
- Priorizar los cuidados y las actuaciones asistenciales que hacer.
- Realizar los planes de cuidados dirigidos al paciente urgente y emergente.

- Programar los procesos para la continuidad de los cuidados en la derivación o transferencia.
- Seleccionar los cuidados a realizar en los pacientes en situación clínica que dependen del tiempo, siguiendo las guías de buenas prácticas vigentes.
- Determinar los recursos humanos, físicos y materiales necesarios para una atención segura y de calidad del paciente.
- Seleccionar los cuidados dirigidos a controlar la seguridad en pacientes con alteraciones comportamentales.
- Decidir los cuidados de seguridad de pacientes en situación de riesgo dependiendo de la etapa del ciclo vital.
- Controlar las conductas de riesgo en pacientes con alteraciones comportamentales.
- Conocer el uso y la indicación de productos sanitarios vinculados a los cuidados de enfermería en el ámbito de urgencias y emergencias.
- Conocer los diferentes grupos de fármacos, los principios de su autorización, uso e indicación y los mecanismos de acción de estos.
- Utilización de los medicamentos, evaluando los beneficios esperados y los riesgos asociados y/o efectos derivados de su administración y consumo.
- Manejar las diferentes vías de administración de fármacos adecuándolas a cada una de las situaciones y pacientes, siguiendo los protocolos y guías de buenas prácticas.
- Monitorizar la situación clínica del paciente desde el punto de vista ventilatorio, hemodinámico, neurológico y metabólico.
- Estabilizar al paciente urgente mediante el manejo de constantes, administración de fármacos y control del entorno físico y psicológico.
- Aplicar las técnicas y procedimientos necesarios adecuadas a las situaciones del paciente, evaluando las complicaciones y riesgos potenciales derivados.
- Ejecutar maniobras de soporte vital básico y avanzado, evaluando las complicaciones y riesgos potenciales derivados.
- Determinar la evolución del paciente a nivel ventilatorio, hemodinámico, neurológico y metabólico con la aplicación de técnicas y cuidados.
- Controlar y seguir los procesos de la continuidad de cuidados en la derivación.
- Realización de actividades encaminadas a mejorar la calidad de los cuidados mediante la enfermería basada en la evidencia.
- Plantear investigaciones, identificar un problema o necesidad de investigación, elaborar preguntas de investigación y colaborar en las que se realicen relacionadas con el ámbito de la urgencia y emergencia.
- Demostrar la habilidad en la búsqueda de información en las principales bases de datos, selección y lectura crítica de la documentación específica y relevante, buscando respuestas a sus interrogantes, identificando evidencias científicas, contribuyendo así a la actualización del conocimiento relacionada con nuestro ámbito de trabajo.
- Demostrar un conocimiento actualizado y adecuado del tema, presentando una argumentación clara, sustentada en una lectura amplia de la bibliografía y articulado con la experiencia práctica.

- Participar en los diferentes foros profesionales del ámbito de las urgencias y emergencias exponiendo y defendiendo los trabajos realizados.
- Demostrar conocimientos y habilidades para desarrollar en el seno del equipo multidisciplinar y con el resto de los profesionales sanitarios implicados, ensayos, protocolos y guías de práctica clínica, valorar su efectividad, actualización y repercusión en la prestación de los cuidados, con el fin de promover buenas prácticas.
- Llevar a cabo actividades de gestión de recursos humanos y materiales que mejoren las actividades de los SUE.
- Colaborar, junto con el resto de los profesionales sanitarios implicados, con las diferentes direcciones, en la detección de necesidades de recursos asistenciales para el desarrollo de programas estructurados, sobre asistencia a situaciones de urgencia y emergencia individuales o colectivas.
- Coordinar junto, con el resto de los equipos de urgencias y emergencias, programas estructurados sobre actitud a las urgencias y emergencias.
- Aplicar las guías de buenas prácticas, protocolos de actuación, estrategias específicas, tanto nacionales como internacionales, y otros documentos que muestren las mejores evidencias.
- Diseñar junto con el resto de los profesionales sanitarios implicados, estrategias de desarrollo profesional, de forma conjunta con las direcciones, que fomenten la competencia profesional en este ámbito de actuación y fomenten las buenas prácticas.
- Identificar, conjuntamente con las Direcciones y con el resto de los profesionales sanitarios implicados, las necesidades de programas, protocolos y procedimientos específicos que generen valor dentro del campo actuación de urgencias y emergencias.
- Establecer, junto con el resto de los profesionales sanitarios implicados criterios técnicos, promover mejoras, colaborar en la elaboración y control del catálogo de productos y procesos del centro y fomentar la innovación que pueda comportar mejoras en la seguridad de los pacientes.
- Buscar la excelencia en su actividad profesional orientada a los resultados y la mejora continua y centrada en el paciente.
- Participar junto con el resto de los profesionales sanitarios implicados en comités de calidad/seguridad de su servicio o área.
- Evaluar o realizar auditorías de procesos, unidades, servicios, tecnologías, en coordinación con el resto de los profesionales sanitarios implicados.
- Conocer las características generales de los sistemas de información sanitaria (SIS), sus principios básicos y sus limitaciones y aplicar la normativa de protección de datos vigente.
- Demostrar capacidad para liderar el trabajo en equipo cohesionado, que fomente habilidades y destrezas que mejoren el rendimiento de los resultados.
- Ejercer un liderazgo creativo que afiance y fortalezca el desempeño individual y grupal, para motivar e involucrar a las personas del equipo, estableciendo mecanismos que refuercen la comunicación y el diálogo, promoviendo el desarrollo de la capacidad en la toma de decisiones y la asunción de responsabilidades.

- Detectar las necesidades de aprendizaje tanto de tipo individual, como grupal, teniendo en cuenta las capacidades y características cognitivas, psicomotoras y afectivas de los individuos.
- Diseñar y planificar programas de educación en el ámbito de las urgencias y emergencias.
- Incluir en los programas de educación, aspectos específicos relacionados con la prevención de complicaciones, detección de signos y síntomas, así como la actuación inicial imprescindible.
- Evaluar el desarrollo del programa educativo de urgencias y emergencias, incluyendo las mejoras necesarias.
- Desarrollar actividades docentes dirigidas a enfermeros y otras profesionales encaminadas a fortalecer las competencias en aspectos asistenciales en el ámbito de urgencias y emergencias.
- Responder a todas las preguntas de los miembros de la familia o ayudarles a obtener las respuestas.
- Demostrar la capacidad de escucha activa tanto con los pacientes como con los miembros del equipo y dar respuestas consecuentes.
- Asegurarse de que el paciente y/o familia ha entendido la información.
- Asegurar una comunicación clara y precisa tanto verbal como escrita.
- Expresarse con claridad y precisión con los individuos, familia y grupos sociales adaptando el código al nivel de comprensión de los receptores, así como al contexto intercultural.
- Trasmitir la información relacionada con el procedimiento de manera clara, concisa y segura, mediante la cumplimentación de los registros a lo largo de todo el proceso asistencial.
- Expresarse con claridad y precisión con los otros miembros del equipo de salud para explicitar las dificultades que se le presentan en el desarrollo de las actividades.

SISTEMAS DE INFORMACIÓN EN LOS SERVICIOS DE URGENCIAS HOSPITALARIOS

En los últimos años, los servicios sanitarios han sufrido una importante transformación de la mano de las tecnologías de la información y comunicación. Hoy esta tecnología está presente tanto en los procesos de gestión como en los clínicos y permiten al sistema sanitario disponer de mayor y mejor información acerca de su propia actividad y resultados.

La incorporación de las tecnologías de la información y comunicación al ámbito asistencial ha dado lugar a la informatización de la historia clínica, que pasa a denominarse historia clínica informatizada o historia clínica electrónica (HCE). Esta ha dejado de ser un simple registro de la información generada por un profesional sanitario o un centro sanitario y un paciente para convertirse en una parte de un sistema de información integral, al contener toda la información de salud de un ciudadano (con independencia de quién la genere, dónde y cuándo se genere) e integrarse en el sistema de información del servicio de salud correspondiente. La integración de la información va a posibilitar la comunicación entre áreas, la gestión de procedimientos, la programación de la demanda y la gestión de la calidad, interrelacionando los diferentes actos de la organización.

 Los sistemas de información tienen un interés creciente en las organizaciones sanitarias, ya que son un instrumento que facilita la mejora de la calidad asistencial y de la gestión de todos los recursos.

La introducción de la HCE en los servicios de urgencias está mejorando notablemente la asistencia en este ámbito asistencial, al incrementar la seguridad de la información, facilitar su acceso y favorecer la implantación de la gestión clínica.

Para ello la HCE, debe cumplir las siguientes premisas:

- Integrada: incluyendo tanto texto como imágenes asociadas, que ofrezca la posibilidad de consulta de informes clínicos de episodios anteriores, disponga de interfaces de conexión a equipos de electromedicina y a otros sistemas de información de la organización.
- Accesible: desde cualquier puesto clínico del servicio, de forma ágil y completa.
- Segura: que contemple la necesidad de perfiles de acceso, en función de las competencias profesionales, para garantizar la privacidad y confidencialidad de los datos.

! La accesibilidad a la HCE es fundamental en los servicios de urgencias. En muchas ocasiones, la necesidad de actuar con inmediatez conlleva que la posibilidad de acceder a los datos de salud del paciente (antecedentes personales, hábitos, alergias, etc.) con agilidad sea clave en su atención.

Hasta hace poco, los SUH carecían de un sistema de información integral, circunstancia que obstaculizaba e impedía obtener información relevante para una correcta planificación de sus recursos. El desarrollo de fuentes de datos automatizadas, sin embargo, ha facilitado la cuantificación periódica de los indicadores, permite monitorizar la actividad asistencial a lo largo del tiempo y garantiza que se cumplen los niveles previamente definidos, para así introducir acciones de mejora continua.

Hoy por hoy, con la HCE, se pueden analizar muchas variables con más facilidad y precisión que antaño. Así, por ejemplo, indicadores de actividad, como el número de urgencias por día, o indicadores de calidad, como el tiempo que tarda un paciente en ser atendido desde que se recogen sus datos de filiación en admisión de urgencias hasta que es triado y posteriormente valorado por un facultativo, son fácilmente obtenibles gracias a las herramientas informáticas de las que se dispone.

La HCE en los servicios de urgencias pretende mejorar la asistencia sanitaria:

- Dando soporte documental a la actividad realizada por los profesionales en la atención urgente.
- Garantizando la continuidad asistencial entre los distintos niveles de atención existentes en la organización, al permitir su acceso desde cualquier centro o servicio del sistema.
- Permitiendo un adecuado seguimiento asistencial y espacio-temporal (trazabilidad) de los pacientes en el SUH, al monitorizar de forma integral a cada paciente durante la asistencia urgente.
- Proporcionando en tiempo real información del estado general o situación asistencial de los servicios de urgencias, lo que permite a los gestores detectar cuellos de botella y prever con la suficiente antelación situaciones de sobrecarga que pueden llevar al colapso.
- Midiendo el nivel de calidad asistencial al generar indicadores (indicadores de calidad clínicos) que permitan evaluar y mejorar las diferentes áreas de trabajo: triaje, boxes, salas de observación, etcétera.
- Recogiendo información para conocer y comparar la casuística y el casemix.
- Incrementando la seguridad de la información que se maneja.

REGISTROS DE ENFERMERÍA EN LOS SERVICIOS DE URGENCIAS HOSPITALARIOS

La literatura médica especializada coincide en señalar que, por tradición, los registros de las actividades de enfermería han sido mínimos o inexistentes, y que se entendía de forma tácita que las actividades necesarias se realizaban.

No se registra o se registra mal por muchos motivos: por desconocimiento, por inexperiencia, por la idea de que es una tarea burocrática y ajena y, sobre todo, por una idea distorsionada del rol de la enfermería. Sin embargo, poco a poco, los enfermeros van asumiendo que el registro de los cuidados prestados al paciente permite brindar unos cuidados de calidad, así como facilitar y mejorar la comunicación entre los profesionales y el trabajo en equipo, y que el registro se convierte en una herramienta imprescindible para el desarrollo de la actividad enfermera.

 Un registro adecuado contribuye no solo a la calidad de los cuidados sino que hace visible el trabajo que enfermería realiza y puede contribuir a desarrollar la disciplina enfermera y reforzar su rol independiente.

Los registros de enfermería permiten llevar a cabo el seguimiento del paciente al proporcionar un soporte documental estructurado para la recogida de información útil, clara y precisa sobre la actividad enfermera referente a una persona concreta, su valoración, el tratamiento recibido y su evolución.

Registrar las actividades enfermeras tiene, por consiguiente, una única función: asegurar la continuidad de los cuidados para proporcionar una atención de calidad, es decir, cuidados eficaces, eficientes y adecuados. Y, por tanto, para cumplir con su función, un buen registro debería ser aquel que recogiese la información suficiente como para permitir que otro profesional de similar cualificación asumiera a continuación, sin dificultad, la responsabilidad del cuidado del paciente.

> **!** Si no se puede asumir el cuidado de un paciente valiéndose únicamente de lo que está escrito, significa que no se ha reflejado toda la información relevante y necesaria para el cuidado.

Además, el registro tiene múltiples utilidades, siempre y cuando se haya hecho adecuadamente. Entre otras, las siguientes:

- Analizar la calidad de los cuidados impartidos: a través de los registros se puede evaluar la calidad y pertinencia de los cuidados prestados al paciente, y puede evaluarse cualquier actuación de la práctica asistencial. Pueden incluso formar parte de un proceso de mejoramiento de la calidad, en la medida en que la evaluación permita detectar áreas de mejora.
- Crear un documento legal: son la prueba de los cuidados que el profesional de enfermería ha llevado a cabo, de las decisiones que ha adoptado y de sus resultados; por tanto, son susceptibles de judicializarse en un caso de responsabilidad sanitaria.
- Gestionar los servicios prestados: se puede utilizar la información de los registros, por ejemplo, para valorar la carga de trabajo y los recursos humanos necesarios.
- Proporcionar una base de datos: los registros de enfermería suponen una importante fuente de información para llevar a cabo investigaciones de diversa índole. Casi cualquier tipo de investigación que requiera información acerca de la realidad asistencial enfermera puede valerse de los registros.
- Formar a otros profesionales: permiten formar a los futuros profesionales utilizando los registros como herramienta para enseñar su correcta elaboración.

Precisamente, la Ley 41/2002, de 14 de noviembre, básica reguladora de la autonomía del paciente y de derechos y obligaciones en materia de información y documentación clínica en el artículo 15.2 lo dice con claridad: «La historia clínica tendrá como fin principal facilitar la asistencia sanitaria...» y, para ello, en este mismo artículo reguló el contenido mínimo de la historia clínica de cada paciente, incluyendo como tal el registro de la *evolución y planificación de cuidados de enfermería y la aplicación terapéutica de enfermería,* así como el *informe de urgencias,* con independencia de cuál fuera el soporte (papel o electrónico) sobre el que se generasen.

Con posterioridad, con el Real Decreto 1093/2010, de 3 de septiembre, por el que se aprobaba el conjunto mínimo de datos de los informes clínicos en el Sistema Nacional de Salud, se promovía un avance cualitativo muy importante: el reconocimiento de los cuidados de enfermería, al desarrollarse extensamente el *informe de cuidados de enfermería,* a través de su anexo VII. Al mismo tiempo, se introducían las taxonomías NANDA, NIC y NOC y los lenguajes enfermeros como herramientas de registro y expresión escrita, de la dinámica de trabajo que ha venido a llamarse proceso enfermero. Sin embargo, en lo que respecta a los informes clínicos en el ámbito de la atención de urgencias, hay que destacar que en el anexo III del mismo real decreto, en lo relativo a la elaboración del informe clínico de urgencias, no se tuvo la misma consideración, por lo que se echa de menos que los contenidos del *informe de cuidados de enfermería* fuesen incluidos directamente en él. No obstante, se reconoce la posibilidad (a través del artículo 3.3 del mencionado real decreto) de que dichos contenidos puedan ser incorporados y dar lugar a informes conjuntos del equipo médico-enfermero.

Hoy en día, la gran mayoría de los registros son informatizados y, generalmente, la documentación enfermera está organizada con base en el proceso enfermero. Pero en un medio como las urgencias, donde la vida de los pacientes está verdaderamente amenazada y los cambios en el estado de salud son bruscos, la mayoría de las actividades de enfermería no se pueden planificar deliberadamente en el tiempo, y se actúa según la respuesta del paciente al tratamiento, cuya evolución será distinta y, en ocasiones, imprevisible. Este dinamismo puede ser causa de la poca aceptación que el proceso enfermera ha tenido entre los profesionales de enfermería de urgencias, en particular. Por otro lado, la tendencia a registrar retrospectivamente (al acabar), va en contra de la lógica del proceso enfermero, puesto que, en teoría, los objetivos y las intervenciones pensadas para conseguirlos deben definirse antes de llevarse a cabo y deben servir para planificar qué se va a hacer; es decir, que deben ser prospectivos. Todo ello puede contribuir a la escasez de registros de enfermería en este ámbito.

Respecto a la implementación de registros informáticos, es cierto que estos podrían facilitar el proceso y reducir el tiempo empleado por el personal enfermero para documentar sus intervenciones: seguramente, el diseño del programa es el aspecto más importante que tener en cuenta. Que el programa utilizado sea útil, sencillo, adaptado a la realidad en que se utilizará y, que entienda la visión del personal de enfermería es esencial, porque de ello va a depender que el sistema facilite o dificulte la tarea de registrar.

 PUNTOS CLAVE

- El sistema de gestión de urgencias de un SUH debe tener, bien definidos, cuáles son sus recursos físicos, humanos y materiales. Pero no solo debe contar con ellos, sino también optimizar su utilización mediante una idónea estructuración, organización del servicio y de sus profesionales.
- La función principal de un SUH es la recepción, estabilización, diagnóstico, tratamiento, resolución o transferencia de sus pacientes al recurso sanitario más idóneo.

- El funcionamiento de los SUH va a estar determinado, por tanto, por la demanda, la estructura organizativa propia y la conexión con los otros niveles asistenciales.
- La estructura del SUH mantiene un diseño longitudinal en el que se avanza desde las zonas de menor necesidad de recursos hacia las más complejas, con excepción del área destinada a las emergencias, que se encuentra a pocos metros de la puerta de entrada.

(Continúa)

PUNTOS CLAVE (*Cont.*)

- A la hora de poner en marcha un servicio de urgencias, uno de los puntos cruciales es determinar qué personal es necesario. La estructura física y funcional del servicio va a ser determinante para garantizar el número de presencias (profesionales que tiene que haber por turno en un área determinada) adecuado.
- No es posible determinar el tipo de paciente que acudirá a solicitar cuidados o ayuda a un servicio de urgencias; se pueden atender situaciones que abarcan desde el nacimiento hasta el final de la vida, pacientes con pluripatologías y diversos tratamientos, accidentes, etc. y, además,

diferentes situaciones específicas que pueden modificar la actuación, como el embarazo, el parto, edades extremas, etcétera.
- Un registro adecuado contribuye no solo a la calidad de los cuidados sino que hace visible el trabajo que enfermería realiza y puede contribuir a desarrollar la disciplina enfermera y reforzar su rol independiente.
- Si no se puede asumir el cuidado de un paciente valiéndose únicamente de lo que está en el registro significa que no se ha reflejado toda la información relevante, necesaria para el cuidado.

BIBLIOGRAFÍA

Busca P, Marrón R. La informatización en urgencias y emergencias. Anales Sist Sanit Navar. 2010;33(Suppl 1):69-76.

College of Emergency Nursing Australasia. Practice Standards for the Emergency Nurse Specialist, 4ª ed. [Internet], 2020 [consulta el 30 de agosto de 2022]. Disponible en: https://www.cena.org.au/public/118/files/Policies/2020%20PracStnd%20SpecEmergNurse.pdf

Consejo General de la Enfermería de España. Actuación de la enfermera/o en el ámbito de los cuidados en situaciones de Urgencias y Emergencias [Internet], 2020 [consulta el 30 de agosto de 2022]. Disponible en: https://www.consejogeneralenfermeria.org/documentos-de-interes/competencias-enfermeras/send/70-competencias-enfermeras/1392-actuacion-de-la-enfermera-o-en-el-ambito-de-los-cuidados-en-situaciones-de-urgencias-y-emergencias

Defensor del pueblo. Informe a las Cortes Generales 1988 [Internet], 1989 [consulta 30 de agosto de 2022]. Disponible en: https://www.defensordelpueblo.es/wp-content/uploads/2015/05/INFORME1988InformeyDebates.pdf

Defensor del pueblo. Las urgencias hospitalarias en el Sistema Nacional de Salud: derechos y garantías de los pacientes [Internet], 2015 [consulta el 30 de agosto de 2022]. Disponible en: https://www.defensordelpueblo.es/wp-content/uploads/2015/05/2015-Las-urgencias-hospitalarias-en-el-Sistema-Nacional-de-Salud-derechos-y-garant%C3%ADas-de-los-paciente-ESP.pdf

Del Arco C, Rodríguez B, González J, Ruiz M, Carballo C, Guillén CB, et al. Estudio comparativo de la estructura física, recursos humanos e indicadores de actividad asistencial entre los servicios de urgencias hospitalarios públicos de las comunidades autónomas de Madrid y Cataluña. Emergencias. 2017;29:373-383.

González Armengol JJ, Fernández Alonso C, Villaroel González-Elipe P. Unidades funcionales de los servicios de urgencias hospitalarios. En: Moya Mir M, Piñera Salmerón P, Mariné Blanco M. Tratado de medicina de urgencias. Madrid: Ergón; 2011.

González JJ, Juárez RA, Jiménez J. Servicio de Urgencias. Conceptos, organización y triaje. En: Julián-Jiménez A. Manual de Protocolos y Actuación en Urgencias. 5ª ed. Toledo: Grupo SANED; 2021.

Jefatura del Estado. Ley 41/2002, de 14 de noviembre, básica reguladora de la autonomía del paciente y de derechos y obligaciones en materia de información y documentación clínica. BOE núm. 274. de 15 de noviembre de 2002.

Jiménez Fernández JC, Cerrillo Martín D. Registros de Enfermería: un espejo del trabajo asistencial. Metas de enfermería. 2010;13(6):8-11.

Ministerio de la Presidencia. Real Decreto 450/2005, de 22 de abril, sobre especialidades de Enfermería. BOE núm. 08, de 6 de mayo de 2005.

Ministerio de Sanidad. Informe Anual del Sistema Nacional de Salud 2020-2021 [Internet], 2022 [consulta el 30 de agosto de 2022]. Disponible en: https://www.sanidad.gob.es/estadEstudios/estadisticas/sisInfSanSNS/tablasEstadisticas/InfAnualSNS2020_21/INFORME_ANUAL_2020_21.pdf

Ministerio de Sanidad y Política Social. Unidad de urgencias hospitalaria. Estándares y recomendaciones [Internet], 2010 [consulta el 30 de agosto de 2022]. Disponible en: http://www.msc.es/organizacion/sns/planCalidadSNS/docs/UUH.pdf

Ministerio de Sanidad y Política Social. Real Decreto 1093/2010, de 3 de septiembre, por el que se aprueba el conjunto mínimo de datos de los

informes clínicos en el Sistema Nacional de Salud. BOE núm. 225, de 16 de septiembre de 2010.

Miró O, Escalada X, Gené E, Boqué C, Jiménez FX, Netto C, et al. Estudio SUHCAT (1): mapa físico de los servicios de urgencias hospitalarios de Cataluña. Emergencias. 2014;26:19-34.

Miró O, Escalada X, Boqué C, Gené E, Boqué C, Jiménez FX, Netto C, et al. Estudio SUHCAT (2): mapa funcional de los servicios de urgencias hospitalarios de Cataluña. Emergencias. 2014;26:35-46.

Plan Andaluz de Urgencias y Emergencias. Plan de Mejora de los Servicios de Urgencias de Hospital del Sistema Sanitario Público de Andalucía (versión 4.0) [Internet], 2019 [consulta el 30 de agosto de 2022]. Disponible en: https://www.sspa.juntadeandalucia.es/servicioandaluzdesalud/sites/default/files/sincfiles/wsas-media-mediafile_sasdocumento/2019/plan_mejora_suh_paue_v4_feb19.pdf

Prado-Galbarro FJ, Sánchez-Piedra C, Cruz-Cruz C, Gamiño-Arroyo AE, Sarría-Santamera A. Factores asociados a la utilización de los servicios de Urgencias por la población española en 2017. Rev Esp Salud Pública. 2021; 95:e1-e13.

Sánchez M, Santiago I. Áreas organizativas específicas y circuitos preferentes para patologías prevalentes en urgencias. An Sist Sanit Navar. 2010;33:89-96.

Sociedad Española de Enfermería de Urgencias y Emergencias. Competencias de Enfermería de Urgencias y Emergencias [Internet], 2002 [consulta el 30 de agosto de 2022]. Disponible en: http://www.enfermeriadeurgencias.com/images/archivos/competencias.pdf

Sociedad Española de Enfermería de Urgencias y Emergencias. Recomendación científica 03/01/06, de 1 de octubre de 2013, Registro del proceso enfermero en urgencias y emergencias [Internet], 2013 [consulta el 30 de agosto de 2022]. Disponible en: http://www.enfermeriadeurgencias.com/images/archivos/RECOMENDACION6.pdf

Sociedad Española de Medicina de Urgencias y Emergencias. Urgencias sanitarias en España: Situación actual y propuestas de mejora. Granada: Escuela Andaluza de Salud Pública; 2003.

Sociedad Española de Medicina de Urgencias y Emergencias. Cuerpo Doctrinal de Enfermería de Urgencias y Emergencias [Internet], 2005 [consultado 30 de agosto de 2022]. Disponible en: https://www.semes.org/wp-content/uploads/2019/05/Cuerpo_Doctrinal.pdf

Sociedad Española de Medicina de Urgencias y Emergencias. Criterios de acreditación de servicios de urgencias de hospitales, 4ª ed. [Internet], 2019 [consulta el 30 de agosto de 2022]. Disponible en: https://www.semes.org/wp-content/uploads/2019/11/CRITERIOS-ACREDITACION-SEMES-v6-2019.pdf

Sociedad Española de Medicina de Urgencias y Emergencias. Grupo de Trabajo de Triaje. Recomendaciones sobre el triaje [Internet], 2016 [consulta el 30 de agosto de 2022]. Disponible en: https://www.semes.org/wp-content/uploads/2020/03/Recomendaciones_sobre_el_triaje.pdf

Sociedad Española de Medicina de Urgencias y Emergencias. CEUE. Certificado de Enfermería de Urgencias y Emergencias [Internet], 2017 [consulta el 30 de agosto de 2022]. Disponible en: https://www.semes.org/wp-content/uploads/2019/05/Folleto_CEUE.pdf

Sociedad Española de Urgencias de Pediatría. Grupo de Trabajo de Triaje. Acciones que no hay que hacer [Internet], 2022 [consulta el 30 de agosto de 2022]. Disponible en: https://seup.org/pdf_public/gt/Acciones/GT_Triaje.pdf

Sistemas de triaje hospitalario

65

R. Sánchez Bermejo

OBJETIVOS

- Adquirir los conceptos básicos sobre triaje.
- Conocer las recomendaciones para la práctica del triaje.
- Establecer la dinámica de ejecución de un triaje de alta resolución.
- Sentar las bases para el manejo de los principales motivos de consulta.
- Analizar los principales sistemas de triaje.
- Adquirir los conocimientos necesarios para realizar un triaje estructurado en un servicio de urgencias hospitalarias.

INTRODUCCIÓN

La importancia de la realización del triaje es esencial, ya que no todos los pacientes necesitan la misma atención sanitaria, y no todos pueden obtenerla de manera inmediata. Por tanto, es imprescindible una buena valoración y su respectiva clasificación.

En este capítulo se tratan los aspectos más fundamentales de la práctica del triaje en los servicios de urgencias hospitalarios, para lo que se centra desde en los orígenes de triaje hasta cómo realizar un triaje de alta resolución en el momento actual y en cualquier servicio de urgencias hospitalarias.

Se ofrecen unas recomendaciones para realizar una entrevista y una exploración de triaje con la mayor calidad, para establecer el principal motivo de consulta junto con el grado de prioridad que el paciente presenta, para disminuir los riesgos y aumentar su satisfacción.

CONTEXTUALIZACIÓN

La Organización Mundial de la Salud (OMS) define urgencia sanitaria como «la aparición fortuita (imprevista o inesperada) en cualquier lugar o actividad de un problema de salud de causa diversa y gravedad variable que genera la conciencia de una necesidad inminente de atención por parte del sujeto que lo sufre o de su familia». Esta definición implica la pluralidad de la urgencia, en la cual el paciente percibe una rápida atención y resolución a su problema a través de aspectos objetivos (gravedad y agudeza del proceso) y aspectos subjetivos (conciencia de una necesidad inminente de atención).

En los servicios de urgencias hospitalarios (SUH) se han producido cambios importantes en los últimos años. Estos cambios se han extendido a la comunidad, al paciente, al hospital y a los profesionales dedicados al cuidado de la salud.

La atención urgente en España constituye uno de los servicios más demandados por la población. Los SUH forman el vértice de la pirámide del sistema de atención médica urgente.

En la actualidad, la saturación de los SUH es cada vez mayor y conlleva a su masificación. Durante décadas, los SUH han sido sometidos a mucha presión asistencial que progresivamente va en aumento, y han pasado de atender más de 18 millones de pacientes en 1997, a 23 millones en el año 2004, casi 26 millones en 2010 y hasta alcanzar los más de 31 millones en 2019, según fuentes del Ministerio de Sanidad, Consumo y Bienestar Social (**Fig. 65-1**), aunque los datos facilitados de 2019 son provisionales.

La saturación del SUH afecta mucho a la efectividad, a la calidad asistencial y a la seguridad del paciente, por lo cual es fuente de múltiples efectos adversos.

 La Sociedad Española de Medicina de Urgencias y Emergencias (SEMES) ha propuesto en el marco de los procesos de acreditación de los servicios de urgencias la necesidad de disponer de un sistema de triaje o clasificación normalizado y universalizado para todos los servicios de urgencias y emergencias de España.

El funcionamiento de los SUH está determinado por la demanda, la estructura organizativa propia y la conexión con los otros niveles asistenciales. Históricamente, los SUH son lugares con muchas situaciones de estrés y tensión, donde se reúnen unas características intrínsecas en su funcionamiento que las diferencian de otros dispositivos sanitarios. En este contexto, todo el equipo debe desempeñar su labor de forma eficiente, resolutiva y garantizando tanto la segu-

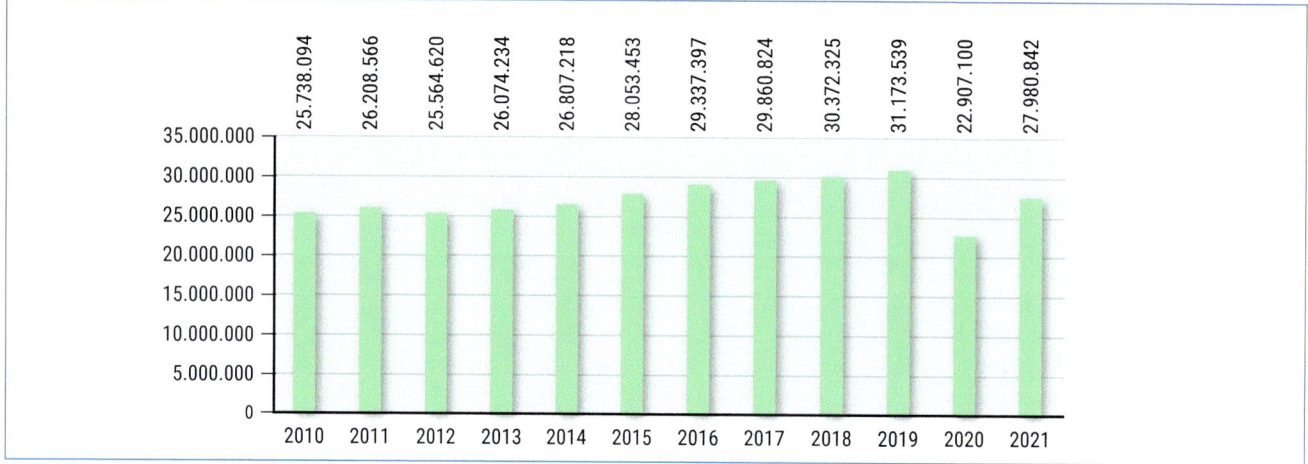

Figura 65-1. Actividad de urgencias.

ridad del paciente como el confort de las familias. Se trata de un entorno muy demandante.

Si bien algún autor identifica el triaje como un «cuello de botella» y promulga su eliminación como se conoce en la actualidad, esto no se encuentra nada más lejos de la realidad. Como se argumenta a lo largo del capítulo, la justificación del autor no tiene ninguna base lógica, ya que su fundamento está en que la enfermera de triaje no puede hacerse cargo del volumen de pacientes que acude al SUH. Esto, más que una solución, parece una excusa, puesto que el SUH deberá tener tantos puestos de triaje como sean necesarios para cumplir los criterios de eficiencia y calidad. Sirva de ejemplo la cita «Los servicios de urgencias tienen un sistema magnífico para aplicar el principio bioético de justicia, que es el triaje» (**Fig. 65-2**).

> ❗ Los SUH deberán tener tantos puestos de triaje como sean necesarios para cumplir los criterios de eficiencia y calidad.

El triaje es un elemento esencial de la atención médica moderna, ya que es necesario asignar recursos relativamente escasos a necesidades médicas ilimitadas. Tales asignaciones se vuelven necesarias cuando hay un desajuste en cuanto las necesidades de los pacientes y los recursos disponibles. Aunque el número de pacientes es predecible a nivel de la población, no son predecibles de forma individual. Además, los eventos importantes e inesperados pueden llevar a una demanda abrumadora repentina.

CONCEPTO DE TRIAJE

Hasta hace unos años se podía encontrar el término triaje escrito con «g» y con «j», sin discriminar cuál era la forma más correcta de escribirlo en castellano, a pesar de las recomendaciones ortográficas de la Real Academia Española (RAE) de que toda palabra acabada en «-aje» se debe escribir con «j». Desde 2016 la palabra «triaje» se incluyó en el diccionario de la RAE de la lengua, y la forma correcta de escritura es con «j», es decir, triaje. Sin embargo, si se revisa la acepción que realiza sobre el término, aún queda mucho

trabajo por delante, puesto que dicho término se usa mayoritariamente en castellano en el entorno sanitario y no lo refleja así dicha institución.

A nivel internacional, a la hora de hacer una búsqueda en la bibliografía, se debe realizar con «triage».

Muchas son las definiciones que se pueden encontrar sobre triaje. «Triaje» es un neologismo que, etimológicamente, procede de la palabra francesa «*trier*», cuyo significado es clasificar, repartir los elementos de un conjunto en grupos.

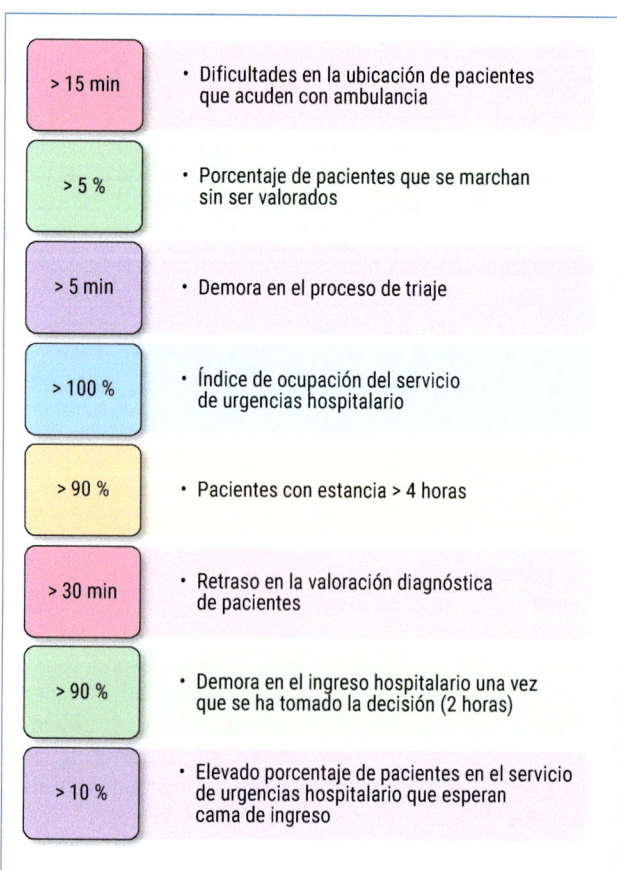

Figura 65-2. Criterios de saturación del servicio de urgencias hospitalario.

«Triaje» es un término común en los SUH empleado para referirse a un uso racional de los recursos en la atención sanitaria. El objetivo de este sistema es gestionar la afluencia de los pacientes con el fin de ser atendidos según la urgencia y no por el orden de llegada.

El triaje ha sido definido por la propia OMS como la clasificación de los pacientes en grupos prioritarios, de acuerdo con sus necesidades y los recursos disponibles, y es un elemento clave en los SUH.

El triaje es un proceso fundamental e imprescindible para el uso seguro y eficiente de un SUH, puesto que estratifica a los pacientes en función del grado de urgencia que presentan. La presencia simultánea de un número indeterminado de pacientes que demandan asistencia médica urgente plantea grandes dificultades organizativas para adecuar la oferta a la demanda.

> El triaje es el proceso de valoración clínica preliminar que ordena a los pacientes en función de su urgencia/gravedad, antes de la valoración diagnóstica y terapéutica completa, cuyo fin último es garantizar la seguridad clínica del paciente ante una eventual espera a ser atendido. Su objetivo no es la disminución de los tiempos de espera, sino la mejora de la asistencia en dichos servicios.

La precisión de la escala de triaje en la predicción de la urgencia es esencial. El triaje es una toma de decisión grave, basada en una información incompleta, ejecutada en un medio hostil y bajo presión emocional, cuyas características se basan en que ha de ser personalizado, dinámico, permanente, adaptado y socialmente aceptado.

El triaje permite una gestión del riesgo clínico para poder manejar adecuadamente y con seguridad los flujos de pacientes. Debe ser la llave de entrada a una asistencia eficaz y eficiente y, por tanto, una herramienta rápida, fácil de aplicar y que, además, posee un fuerte valor predictivo de gravedad, de evolución y de utilización de recursos. La identificación del riesgo mejora la seguridad clínica y permite al SUH una asignación de recursos más equitativa. El sistema de triaje debería dar información válida para la correcta ubicación inmediata de cada paciente, en función de su nivel de urgencia y su complejidad, promoviendo, de este modo, la equidad en la asistencia a los pacientes urgentes.

Es un proceso crítico para la efectiva gestión de los SUH y continuo. Es un elemento fundamental, debido a los escasos y esenciales recursos. El propósito principal es asegurarse de que el paciente recibe el nivel y la calidad de la atención adecuada a las necesidades clínicas y que los recursos de los servicios se utilizan de forma eficiente, optimizando, así, los mismos.

El triaje estructurado es un proceso, no un espacio. Este proceso comportará una serie de adaptaciones en los SUH, tanto a nivel físico, como humano y de organización. Este proceso se inicia con el primer contacto del paciente y sus acompañantes con el SUH y finaliza cuando el paciente es atendido por el equipo asistencial adecuado a su caso.

> Se habla de triaje estructurado cuando cumple las premisas de fiabilidad, validez y utilidad y, dentro del mismo, se pueden destacar algunos modelos que están evolucionando a partir de este como es el triaje avanzado.

El triaje no es una técnica, es una necesidad determinada por la optimización de recursos, tanto humanos como estructurales.

> Lo urgente no siempre es grave y lo grave no es siempre urgente. La urgencia viene condicionada por el tiempo hasta la atención definitiva, mientras que la gravedad tiene más que ver con el pronóstico final.

Una vez efectuada la valoración del paciente, la enfermera o el enfermero establece las prioridades asistenciales acordes con el nivel de urgencias del mismo según guías o algoritmos de actuación.

HISTORIA DEL TRIAJE

El triaje ha evolucionado mucho desde que fuera utilizado por primera vez por el barón Dominique-Jean Larrey en las guerras de Napoleón. Fue a comienzos de 1792 cuando apareció por vez primera el concepto de triaje en un manual sanitario militar francés y fue a lo largo de los siguientes años cuando se desarrolló plenamente.

No se puede hablar de una descripción sistemática de triaje en los servicios de urgencias y emergencias hasta que E. Richard Weinerman lo introdujo en Baltimore en 1964, pasando por diferentes sistemas tripolares o tetrapolares, hasta los sistemas de triaje actuales de cinco niveles de prioridad.

Se podría hacer referencia a ilustres de la enfermería, que también intervinieron en la evolución del triaje, como fueron Florence Nightingale (1820-1910) en la guerra de Crimea y Clara Barton (1821-1912) en la Guerra Civil Americana, cuando, por vez primera, las enfermeras realizaron labores de triaje, una tarea exclusiva hasta ese momento de los médicos, en especial de los cirujanos.

El triaje se ha realizado formal o informalmente desde que se abrió el primer SUH y es una práctica inherente al trabajo en urgencias, pero la forma de realizarlo y la escala utilizada varía ampliamente en los diferentes SUH de todo el mundo e, incluso, dentro de cada país. En los SUH comenzó a utilizarse en la década de 1960 en los hospitales de Estados Unidos (Haven Medical Center) y a finales de la de 1980 y principios de la de 1990 en España.

Cinco son los sistemas más conocidos internacionalmente: el Sistema de Triaje Manchester (MTS), la Australasian Triage Scale (ATS), la Canadian Triage and Acuity Scale (CTAS), Índice de Gravedad de emergencia (ESI) y el Sistema Estructurado de Triaje (SET)-Model Andorrà de Triatge (MAT). Este último, junto con el MTS son los de mayor difusión nacional. Todos ellos son instrumentos fiables y validados (**Fig. 65-3**). Si bien, en un estudio publicado recientemente, se han identificado más de 20 sistemas de

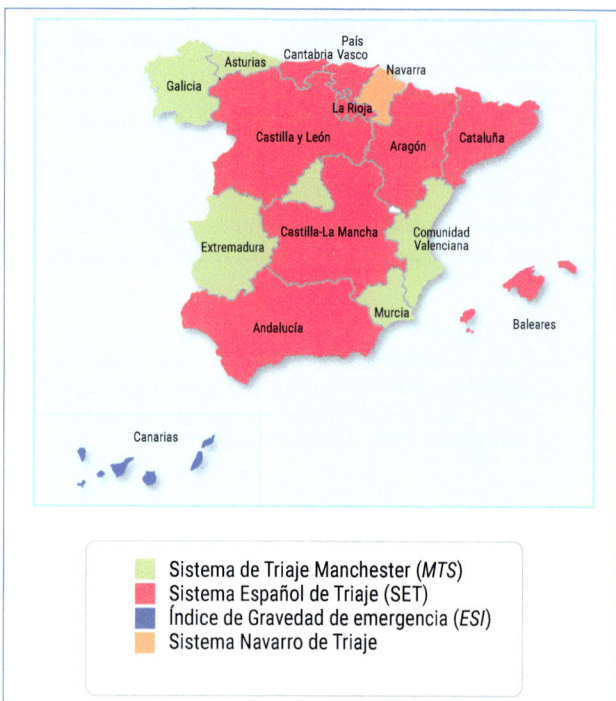

Figura 65-3. Mapa de situación del triaje en España.

triaje, que presentan los correspondientes sistemas de validez, para ser considerados sistemas de triaje estructurados.

Conviviendo con ellos hay otros sistemas utilizados en otros países como el Medical Emergency Triage and Treatment System Adult (METTS-A) en Noruega, el Gruppo Formazione Triage System en Italia, la Taiwan Triage Scale en China, la Cape Triage Scale y la South African Triage Scale en Sudáfrica y la Geneva Emergency Triage Scale en Ginebra, entre todos. Dentro del territorio nacional, además, coexisten sistemas de «ámbito local» como son el Sistema Donostiarra de Triaje (Donostia) y el Sistema de Triaje Hospitalario de Navarra.

PROCESO DE INSTAURACIÓN DE UN SISTEMA DE TRIAJE HOSPITALARIO

Hay que enumerar una serie de etapas para la mejor idoneidad en el funcionamiento de los sistemas de triaje que se han de llevar a cabo antes de la implantación de cualquier sistema de triaje en un centro hospitalario, aunque se puede decir que la realidad es muy diferente. Estas etapas serían:

- Etapa de estudio, donde es imprescindible la creación de una comisión de triaje, que ha de contar con el respaldo de los cargos directivos del centro y que tiene entre sus misiones fundamentales asesorar y establecer junto con la dirección del centro el plan de comunicación.
- Etapa de aprobación, en la que se creará un proyecto con todos los pormenores de la implantación, acorde a la idiosincrasia del servicio y de los posibles sistemas a implantar.
- Etapa de adaptación.
- Etapa de cambios estructurales; estableciendo el área de triaje así como los recursos materiales y humanos necesarios.

- Etapa de formación e implantación. La formación es un pilar fundamental en la implantación de cualquier sistema de triaje. Esta ha de ser adaptada a las necesidades del centro, teniendo en cuenta que debe ser impartida por instructores del sistema y personal experimentado. Aquí tiene un papel vital la simulación clínica como herramienta docente. Algunos estudios apuntan a que el uso de la simulación es beneficioso como experiencia clínica y ayuda a los participantes a aumentar sus conocimientos, desarrollar habilidades de razonamiento y promueve habilidades de priorización y delegación.

Algunas de las funciones de la comisión de triaje estarán encaminadas a:

- Realizar un estudio de viabilidad (si es necesario un sistema de triaje, cuál es el más idóneo, recursos humanos necesarios y formación específica, recursos materiales y estructurales, etc.).
- Adoptar y plantear el plan específico de implantación y el seguimiento de su implementación.
- Determinar la utilización de protocolos de actuación claros y consensuados con el personal.
- Discusión de casos en las sesiones clínicas con especial énfasis en los aspectos del proceso diagnóstico, incluyendo las incertidumbres de cada paso y la naturaleza probabilística del razonamiento clínico.
- Análisis de las causas de los reingresos.
- Fomento de las sesiones clínicopatológicas.
- Discusiones sinceras sobre los errores diagnósticos y de las estrategias que se deberán llevar a cabo para evitar repetirlos.
- En los casos complejos, aprender a trabajar con hipótesis diagnósticas, dado que captan mejor las incertidumbres inherentes al razonamiento clínico.
- Fomentar seminarios en los que se debería instaurar un clima propicio para analizar las alternativas del proceso diagnóstico.
- Proveer planes formativos sobre el proceso diagnóstico, fortalezas y debilidades de la medicina basada en la evidencia, valor predictivo de las pruebas, errores diagnósticos, decisiones compartidas y gestión de la incertidumbre, entre otros temas de interés para potenciar el razonamiento clínico.

TRIAJE ESTRUCTURADO

Un sistema de triaje estructurado moderno debe ser entendido como un sistema integral de calidad para los servicios de urgencias, cuya implantación tiene efectos positivos directos sobre los pacientes, sobre los profesionales y sobre el sistema de salud.

Algunos de los objetivos generales de un sistema de triaje estructurado son:

- Identificar rápidamente a los pacientes que sufren una enfermedad que pone en peligro su vida mediante un sistema de clasificación, válido, útil y reproducible, con el objetivo de priorizar su asistencia (disminuir su riesgo).

- Gestionar la atención de manera eficaz.
- Facilitar la toma de decisiones clínicas y minimizar la variabilidad en la priorización de los pacientes.
- Reconocer de forma rápida aquellos pacientes en situación de riesgo vital, mediante una valoración sanitaria identificando los problemas de salud más importantes manifestados por dichos pacientes.
- Priorizar la urgencia del paciente en función de la condición clínica con el uso de los niveles de clasificación.
- Determinar el área de tratamiento más adecuada para los pacientes que acuden a los servicios de urgencias o el centro hospitalario más adecuado para los pacientes atendidos por los servicios de emergencias.
- Proporcionar un área correcta en cuanto a condiciones de privacidad, intimidad y confort para realizar una atención y un tratamiento sobre los pacientes que acuden al servicio de urgencias.
- Disminuir la congestión de las áreas de tratamiento de los servicios de urgencias.
- Permitir la evaluación continua, mediante revaluaciones periódicas de los pacientes que no requieran de atención inmediata por no manifestar signos ni síntomas graves, de tal forma que garanticen que sus necesidades de atención son satisfechas.
- Permitir una información fluida a los pacientes y a sus familiares sobre los tratamientos a realizar y los tiempos de espera.
- Contribuir con información que ayude a definir la complejidad, la calidad, la eficiencia y la satisfacción del usuario.
- Desarrollar un lenguaje común para todos los profesionales que trabajan en los servicios de urgencias.
- Aportar información de mejora para el funcionamiento del servicio: indicadores de calidad.

Los sistemas de triaje estructurados poseen la capacidad de ser valorados a través de unos indicadores de calidad que permiten comprobar y evaluar la calidad de la práctica asistencial. Estos indicadores son comparados con unos estándares de calidad preestablecidos que identifican si los resultados alcanzados son apropiados y logran introducir nuevas mejoras.

SISTEMAS DE TRIAJE

Los sistemas de triaje tienen que ser simples para que las enfermeras puedan evaluar rápidamente al paciente, con una gran variabilidad en los signos y síntomas en el ámbito de la atención de urgencias. Las reglas de predicción clínica tienen como objetivo aumentar la seguridad de la presencia o ausencia de una enfermedad en función de características generales, sobre los signos clínicos y síntomas, y con los resultados de las pruebas de diagnóstico adicionales.

El sistema de triaje debe ser inequívoco y contener suficiente diversidad de diagramas de flujo y discriminadores para que coincida con el amplio espectro de pacientes que acuden a urgencias. El sistema de triaje ideal deberá tener una elevada sensibilidad para identificar a aquellos pacientes cuyo resultado es probable que empeore si no reciben atención inmediata y una buena especificidad.

La disponibilidad de un sistema de triaje se considera un indicador de calidad de riesgo-eficiencia para los servicios de urgencias hospitalarios y un instrumento fundamental para establecer su casuística.

 El sistema de triaje ha de ser un instrumento válido (asigna el nivel de prioridad a los pacientes que realmente están en ese nivel) y útil (relaciona el grado de urgencia con la gravedad real del paciente) para determinar el nivel de urgencia de los pacientes que acuden a un SUH.

Los sistemas con criterios claros sobre la racionalización de la atención mejoran la percepción de los usuarios del tiempo que han de esperar.

Los sistemas de asistencia al triaje se basan para su clasificación en algoritmos de actuación elaborados a partir de síntomas y signos más frecuentes. Son una herramienta rápida, simple y práctica para la evaluación de los pacientes y han sido desarrollados de acuerdo con un consenso de expertos y siguiendo protocolos y recomendaciones de actuación con evidencia científica. La existencia de una herramienta informatizada evita la subjetividad y potencia la retroalimentación interactiva. El seguimiento continuo, junto con la eficacia clínica, la sensibilidad del sistema y la flexibilidad aseguran el éxito de un sistema de estas características. Los sistemas de triaje han de ser entornos dinámicos que permitan revisiones y modificaciones: han de ser sistemas *vivos*.

 Todos los sistemas de triaje se basan en la opinión de consenso de expertos.

No hay un acuerdo universal en la escala de triaje más fiable y válida.

A continuación, se identifican las principales características de los cinco sistemas de triaje estructurado ya mencionados (**Fig. 65-4**).

Australian Triage Scale (ATS), Sistema Australiano de Triaje o escala de Occidente

La Escala Nacional de Triaje para los servicios de urgencias australianos (*National Triage Scale for Australasian Emergency Departments* [NTS]) fue desarrollada por el Colegio Australiano de Medicina de Emergencias en Australia en 1993, basándose en una previa conocida como Escala de Ipswich. La NTS es la primera escala universal fundamentada en cinco niveles de priorización: nivel 1 (resucitación), nivel 2 (emergencia), nivel 3 (urgente), nivel 4 (urgencia menor) y nivel 5 (no urgencia). Esta escala ha sido revisada en muchas ocasiones hasta llegar a ser sugerida como la Escala Australiana de Triaje (*Australasian Triage Scale* [ATS]) en el año 2000. La ATS se clasifica en cinco niveles de priorización. Cada nivel tiene unas características representadas en 66 categorías sintomáticas (signos y síntomas) utilizadas para elegir la prioridad de cada paciente.

Este sistema permite iniciar actividades y tratamientos antes de la valoración médica. Estas situaciones incluyen

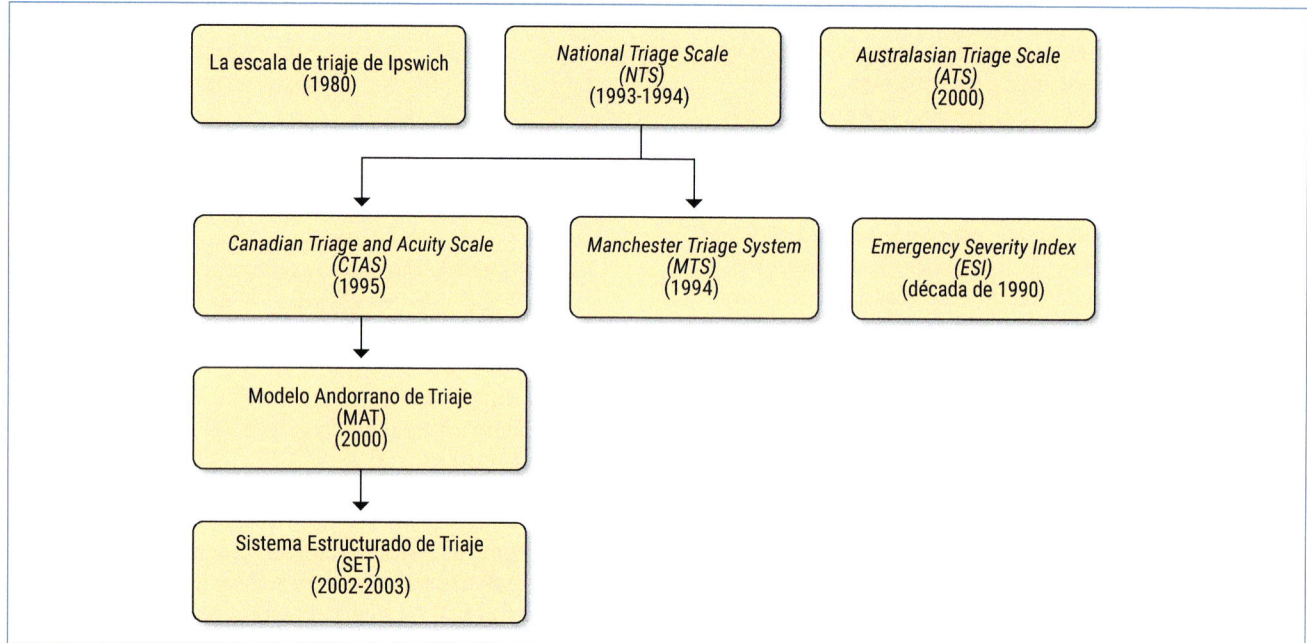

Figura 65-4. Evolución histórica de los sistemas de triaje estructurado.

procedimientos de primeros auxilios, la administración de medicamentos como analgésicos y antieméticos y la solicitud de estudios radiológicos y analíticas a laboratorio. El manejo inicial y las pautas de tratamiento son específicos de cada centro sanitario, lo cual supone una gran ventaja respecto a otros sistemas de triaje, en los que toda actuación enfermera queda supeditada a la prescripción facultativa.

Canadian Emergency Department Triage and Acuity Scale (CTAS) o Modelo Canadiense de Triaje

La Escala Canadiense de Triaje y Urgencias para los servicios de urgencias canadienses (*Canadian Emergency Department Triage and Acuity Scale* [CTAS]) fue desarrollada por médicos de urgencias en New Brunswick (Canadá) en la década de 1990 e introducida por la Asociación Canadiense de Médicos de Urgencias (CAEP) en 1995. Esta escala se basa en aspectos destacables de la NTS, como la utilización de un sistema de cinco niveles de priorización. El modelo canadiense de triaje ha sido traducido al español y dispone de un soporte de ayuda informático.

El objetivo principal es establecer el grado de priorización presente en el paciente mediante la utilización de una amplia lista de quejas y síntomas clínicos que incluyen parámetros de alto riesgo junto con parámetros vitales, síntomas y signos clínicos.

Manchester Triage System (MTS) o Sistema de Triaje de Manchester

El Manchester Triage Group, integrado por un conjunto de profesionales sanitarios (médicos y enfermeras), fue creado en 1994 para elaborar un sistema de triaje que cumpliese cinco objetivos: diseñar una terminología mundial, utilizar definiciones generales, crear una metodología adecuada para la realización del triaje, implantar un modelo de formación

universal y facilitar la auditoría del sistema de triaje desarrollado. En 1996, fue incorporado en Reino Unido con el nombre de *Manchester Triage System* (MTS), basándose, al igual que la CTAS, en el sistema de triaje NTS. El Grupo Español de Triaje Manchester (GET-M) se formó en 2003. La clasificación consiste en identificar una serie de signos y síntomas agrupados en discriminadores según seis puntos clave: riesgo vital, dolor, hemorragia, grado de conciencia, temperatura y tiempo de evolución de los síntomas aplicados en todos los pacientes indistintamente de su presentación.

El sistema de triaje está formado por 52 motivos de consulta asociados en cinco categorías: enfermedad, lesión, niños, conducta anormal e inusual, y catástrofe. Cada una de las categorías se representa por un diagrama con unos resultados establecidos. Los resultados se alcanzan mediante la formulación de unas preguntas cerradas muy concretas respondidas con *sí* o *no* (**Fig. 65-5**).

El funcionamiento del triaje MTS es rápido e intuitivo. Primero, se averigua la queja del paciente y se miden sus constantes vitales. A continuación, se selecciona un motivo

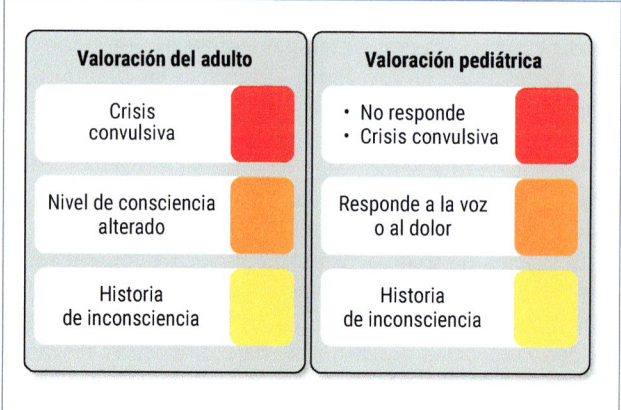

Figura 65-5. Algoritmo de valoración según triaje Manchester.

de consulta y, tras cuatro o cinco preguntas, como máximo, la enfermera debe ser capaz de obtener el nivel de urgencia.

Los datos básicos como las alergias, las constantes vitales, la medicación habitual y los antecedentes de interés quedan guardados en la historia del paciente una vez introducidos.

Emergency Severity Index (ESI) o Índice de Gravedad de Urgencias

El Índice de Gravedad de Urgencias americano fue creado por Richard Wuerz y David Eitel en Estados Unidos a finales de la década de 1990, utilizando como referente el MTS. Está apoyado por la Emergency Nursing Association (ENA), que sugiere dejar atrás los sistemas de tres niveles e implantar uno nuevo más seguro de cinco niveles (**Fig. 65-6**).

La base fundamental de este sistema es la valoración de la atención en función de los recursos que se prevé que puede necesitar el paciente.

Modelo Andorrano de Triaje (MAT) y Sistema Estructurado de Triaje (SET)

El Modelo Andorrano de Triaje (MAT) fue creado por el Servicio Andorrano de Atención Sanitaria (SAAS) en el Hospital Nostra Senyora de Meritxell de Andorra en el año 2000. En 2002, fue admitido por la Sociedad Catalana de Medicina de Urgencias como modelo estándar catalán de triaje. El MAT

fue adoptado por la SEMES en 2003 como el modelo estándar de triaje español, y se llamó Sistema Español/Estructurado de Triaje (SET). Este sistema se basa en categorías sintomáticas, un conjunto de signos y síntomas. Dispone de 32 categorías sintomáticas y 14 subcategorías distribuidas, aproximadamente, en 613 motivos de consulta. También se basa en escalas de gravedad. Emplea como discriminadores las constantes vitales, los signos vitales y el dolor.

El MAT-SET se basa en la utilización de un aplicativo informático (web_e-PAT) que, desde su versión 4.5, ha incluido avances importantes como: el abordaje y la valoración del dolor, la evaluación del paciente pediátrico con el triángulo de evaluación pediátrica (TEP), la activación de códigos de emergencia, el registro de posibles discrepancias entre la web e-PAT y la opinión del profesional respecto al nivel, la complejidad o la derivabilidad propuesta por el aplicativo y la correlación de motivos de consulta con la codificación internacional CIE-10.

Todos los anteriores son sistemas de triaje de uso hospitalario que nada tienen que ver con los diferentes sistemas de triaje en incidentes con múltiples víctimas (IMV), que se ven en capítulo aparte, como pueden ser: Sistema METTAG, sistema STARA, sistema Noto-Larcan-Huguenard, sistema START (**Fig. 65-7**) y el sistema SHORT (**Fig. 65-8**), que, en muchas ocasiones, son utilizados por primeros intervinientes, que ni siquiera es preciso que sean sanitarios, como es el caso de bomberos y policía.

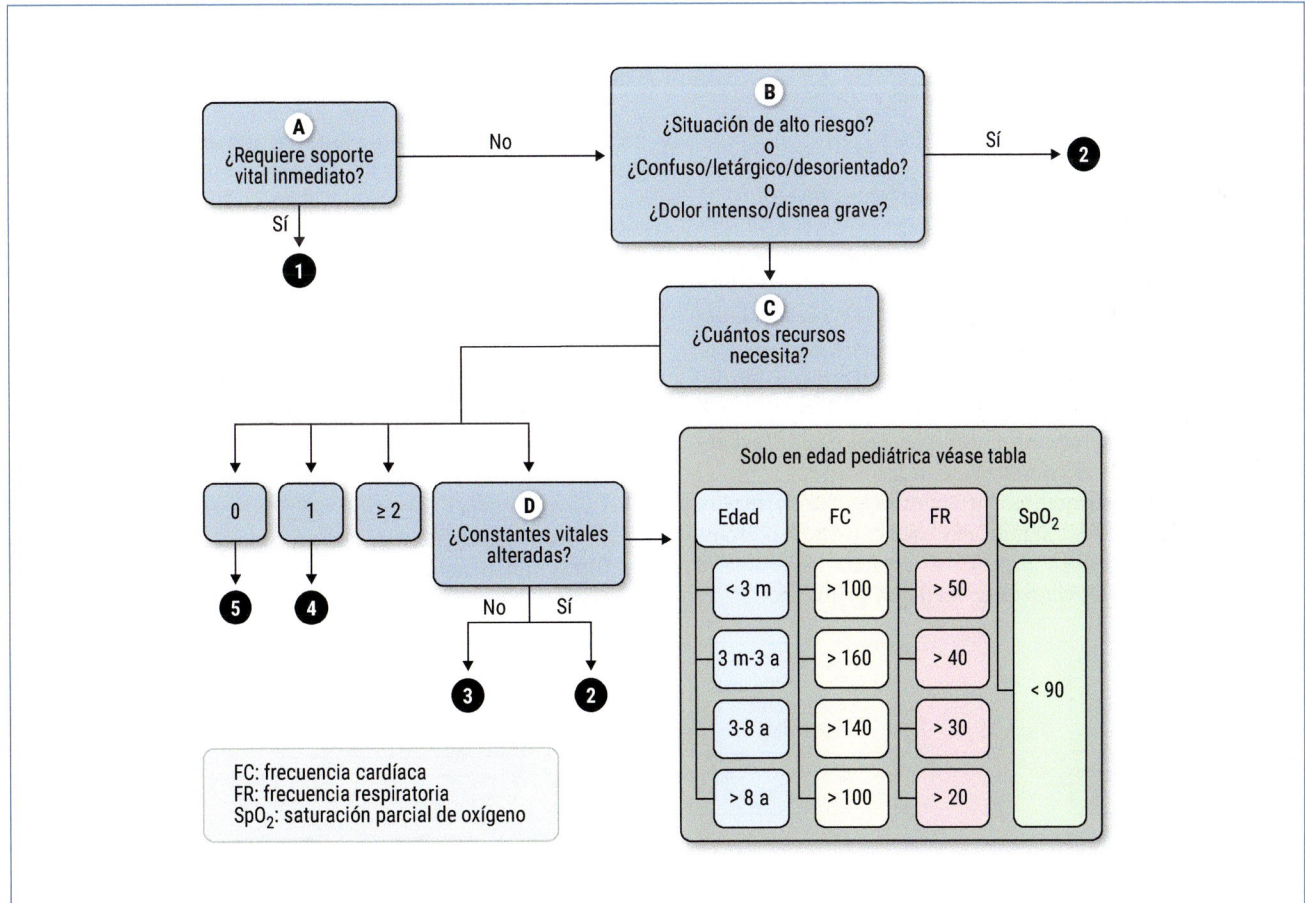

Figura 65-6. Algoritmo de actuación según el Emergency Severity Index (ESI)

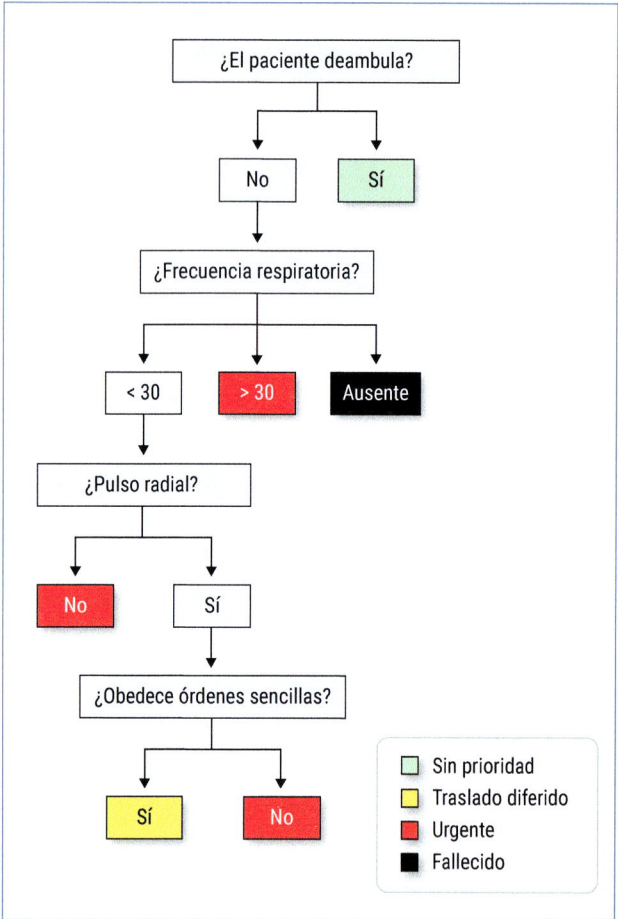

Figura 65-7. Sistema de triaje extrahospitalario: método START.

NIVELES DE TRIAJE

En la **figura 65-9** se pueden ver los siguientes niveles:

- Nivel I: resucitación. Se vincula a situaciones de parada o críticas, con riesgo vital inmediato.
- Nivel II: emergencia. Se adjudica a situaciones de riesgo vital cuyo desenlace depende radicalmente del tiempo. Son de alto riesgo, con inestabilidad fisiológica o dolor agudo.
- Nivel III: urgencia. Situaciones de riesgo vital potencial que, generalmente, requieren múltiples exploraciones diagnósticas en pacientes con estabilidad fisiológica.
- Nivel IV: menos urgente. Situaciones potencialmente serias y de complejidad significativa que constituyen estándares de la atención de urgencias hospitalarias y de alta frecuentación en los centros de atención primaria.

- Nivel V: no urgente. En general, problemas clínicos-administrativos o problemas clínicos de baja complejidad que requieren escaso consumo de recursos diagnósticos o terapéuticos y que pueden permitir una espera de hasta 4 horas para ser atendidas sin riesgo para el paciente.

En el Estado español, el MTS y el MAT-SET son los dos sistemas que han alcanzado mayor difusión. Tanto MTS como el MAT-SET son sistemas estructurados de 5 niveles de prioridad clínica. El MTS clasifica al paciente en 52 motivos posibles. Y el MAT-SET dispone de 613 motivos clínicos de consulta integrados en 32 categorías sintomáticas. Los tiempos máximos recomendados para la asistencia son similares en ambos (**Tabla 65-1**).

Todos los pacientes deben ser revaluados por enfermería cuando los tiempos recomendados para la asistencia médica no pueden cumplirse.

- Nivel I: tienen que recibir continuamente cuidados de enfermería.
- Nivel II: tienen que recibir cuidados de enfermería cada 15 minutos.
- Nivel III: tienen que recibir cuidados de enfermería cada 30 minutos.
- Nivel IV: tienen que recibir cuidados de enfermería cada 60 minutos.
- Nivel V: tienen que recibir cuidados de enfermería cada 120 minutos.

En ningún momento se ha de plantear un sistema de triaje en función de los diagnósticos médicos, que son el resultado final de la asistencia en urgencias, y no pueden ser nunca planteamientos de clasificación en el triaje. El triaje no utiliza diagnósticos médicos, sino síntomas y signos que se agrupan como motivos de consulta estandarizados.

La asignación del nivel de triaje está basada en la presentación más frecuente de un problema particular que se identifica como motivo de consulta.

La toma de decisiones viene determinada por los síntomas y signos del paciente y también por:

- La experiencia e intuición del profesional: «Tiene aspecto de grave». La heurística del profesional será primordial.
- Otras informaciones que pueden indicar el nivel de urgencia son: las constantes vitales, la escala de dolor, el estado

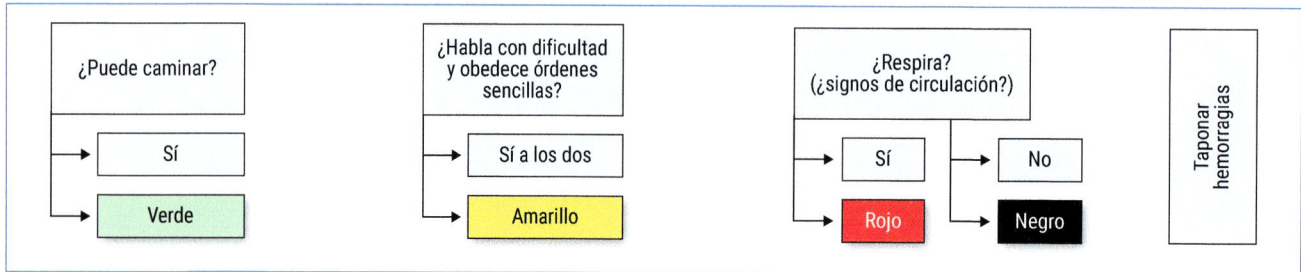

Figura 65-8. Sistema de triaje extrahospitalario: método START.

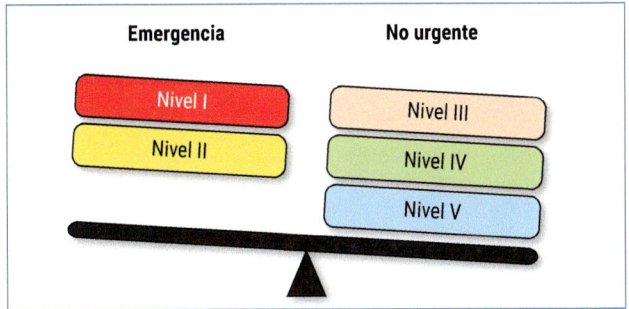

Figura 65-9. Niveles de prioridad.

Tabla 65-1. Comparación de tiempos de actuación entre los diferentes sistemas de triaje		
Nivel de prioridad	**MTS**	**SET-MAT-CTAS-ATS**
Crítico - nivel I	Inmediato	Inmediato
Emergencia - nivel II	10 minutos	15 minutos
Urgencia - nivel III	60 minutos	45 minutos
Estándar - nivel IV	120 minutos	120 minutos
No urgente - nivel V	240 minutos	240 minutos

ATS: *Australian Triage Scale*; CTAS: *Canadian Emergency Department Triage and Acuity Scale*; MAT: Model Andorrà de Triatge; MTS: *Manchester Triage System*; SET: Sistema Español de Triaje. Sánchez-Bermejo R. El triaje en urgencias en los hospitales españoles. Emergencias. 2013;25:66-70.

emocional, los factores de riesgo y la aplicación de escalas de gravedad.
- Se pueden encontrar para un mismo motivo de consulta diferentes niveles de triaje y de diagnósticos.
- El nivel de triaje para un motivo de consulta cambiará según la intensidad de los síntomas o por la presencia de signos o síntomas asociados.

A la hora de realizar la clasificación, aparecen factores objetivos y subjetivos que pueden modificar los grados de urgencia de un paciente. Así, las constantes vitales, (temperatura, presión arterial, frecuencia cardíaca, saturación de oxígeno, glucemia capilar), la aparición de signos vitales anómalos, (estado de hidratación de la piel, estado del pulso radial, frecuencia y profundidad respiratoria y grado de consciencia) y el dolor (a través de guías clínicas de evaluación del dolor) son considerados factores discriminantes que pueden modificar el nivel de clasificación del triaje.

Ha de tenerse en cuenta que el estado del paciente puede evolucionar durante el tiempo de espera en urgencias y que puede haber dificultades para diferenciar claramente los pacientes de niveles IV y V.

Con la implantación del triaje estructurado, la gestión de la asignación de los diferentes niveles de triaje es más objetiva y está sometida a menos discusión y variabilidad interobservador (mayor fiabilidad).

TRIAJE DE CALIDAD: PERFIL DEL PROFESIONAL

La toma de decisiones clínicas de alta calidad se ha destacado como una prioridad en toda la profesión de enfermería y requieren habilidades esenciales que incluyen: pensamiento crítico, evaluación y toma de decisiones.

Se ha de establecer una dinámica de grupo dentro del servicio:

> ! • Todo el mundo tiene que creer en el triaje.
> • Todo el mundo tiene que respetar el criterio del profesional que hace el triaje (enfermería).
> • Debe haber un soporte total del profesional que hace triaje por parte de la jerarquía del servicio.

Como se ha dicho, todo profesional de enfermería tiene capacitación profesional para realizar las funciones de triaje, pero se recomienda un perfil profesional para que este sea de gran calidad. Así, el perfil idóneo sería:

- Se estima que la experiencia mínima requerida por un profesional para hacer triaje sin ayuda es de 12 meses en un SUH.
- El proceso de triaje debe ser realizado por personal con experiencia y juicio clínico y con capacidad de tomar decisiones y gestionar situaciones difíciles.
- Tener capacidad de comunicación: con el paciente, la familia y otros profesionales.
- Tener empatía, tacto, paciencia, capacidad de comprensión y discreción.
- Disponer de capacidades organizadoras: listas de espera, quejas, etcétera.
- Saber reconocer al paciente que está realmente enfermo: experiencia, formación y juicio clínico.

ENFERMERA DE TRIAJE

Actualmente, la enfermera es la profesional sanitaria que, con mayor frecuencia, realiza esta función. Así se recoge en las recomendaciones de diferentes asociaciones científicas como la Sociedad Española de Medicina de Urgencias y Emergencia (SEMES) y el Sistema Español de Triaje, el Grupo Español de Triaje Manchester, la Sociedad Española de Enfermería Urgencias (SEEUE) y en los artículos 52, 53 y 54 del Real Decreto 1231/2001, de 8 de noviembre, por el que se aprueban los estatutos generales de la Organización Colegial de Enfermería en España y en el artículo 59, puntos 4 y 9, del estatuto del personal sanitario no facultativo.

Por todo ello, la enfermera tiene una amplia formación académica y capacitación profesional suficiente para realizar las funciones de triaje. Las funciones del personal de enfermería en triaje se podrían resumir en: recepción del paciente, valoración, evaluación, información a pacientes y familiares, asignación del facultativo y coordinación con el resto del personal.

Las funciones de la enfermería en triaje consisten, a través de la intervención Triaje (NIC 6364), en poder preservar la seguridad del paciente (NOC 3010) con el fin de detectar el riesgo (NOC 1908) y optimizar así su calidad de vida (NOC 2000) mediante la vigilancia del riesgo (NANDA 0035). De este modo, se pueden tener elementos de juicio clave para asignar el nivel de prioridad que cada caso precisa, determinar el área de tratamiento más adecuada y una evaluación continua.

El triaje se realiza con información limitada con respecto al paciente y el proceso ocurre, a menudo, bajo presión de tiempo y en un ambiente estresante. Una decisión incorrecta tiene el potencial de afectar negativamente a la salud del paciente si un estado urgente o grave se pasa por alto.

> ! La enfermera de triaje debe valorar a los pacientes de manera holística, en un ambiente seguro, íntimo, privado y con la máxima confidencialidad.

Algunos estudios han demostrado que las estrategias de enfermería en la toma de decisiones de triaje son complejas y no solo el resultado de una evaluación basada en fundamentos profesionales, bien pensados y con datos relevantes para la asignación del nivel. Sugieren que la información contextual puede incurrir en sesgos de una manera que podría llevar a las enfermeras a no explorar de manera correcta las condiciones físicas de sus pacientes.

La experiencia es una característica esencial repetidamente identificada y esta experiencia clínica no necesariamente tiene que estar en el servicio de urgencias, la toma de decisiones en la incertidumbre y situaciones de emergencia, así como en el uso de la heurística entre las enfermeras con diferentes niveles de experiencia. La heurística se describe como estrategias para hacer inferencias que se ven influidas por las experiencias pasadas. La experiencia y el uso de la intuición son un tema con gran peso en la toma de decisiones.

Algunos autores han encontrado que el estado emocional, el malestar psicosomático y la falta de satisfacción llevan a un sesgo en la toma de decisiones. Del mismo modo, el uso de directrices y procedimientos de trabajo tienen un efecto positivo sobre la satisfacción laboral y el compromiso en el trabajo.

El trabajo en equipo es un aspecto fundamental en los servicios de urgencias y, más si cabe, para el profesional que se encuentra en triaje, puesto que cada miembro del equipo aporta conocimientos, habilidades, actitudes, valores y motivaciones. El modo en que estos se relacionan entre sí influirá decisivamente en la consecución de los resultados esperados. Cuando todo ello sucede, el equipo ha logrado lo que se denomina sinergia.

Históricamente, en España la función del triaje por parte del colectivo enfermero ha sido rechazada por los tribunales, en diferentes juicios en los que enfermería ha manifestado su oposición a realizar esta función. Esto contrasta con lo que ocurre en el ámbito internacional, donde esta competencia ha sido desde siempre del personal de enfermería.

Las funciones de triaje no implican un diagnóstico, sino una valoración de los signos y síntomas con el solo efecto de priorizar la atención del paciente. No se utilizan diagnósticos médicos, sino que únicamente se evalúan signos y síntomas a partir de un protocolo fiable y validado.

La dimensión de los cuidados en forma de recepción y acogida hacen del profesional de enfermería el personal óptimo para realizar esta función.

PROCESO DE TRIAJE

El triaje ha de ser un proceso simple para garantizar el flujo de pacientes y disminuir la espera del primer contacto. En algunas ocasiones, puede ser necesario limitar el encuentro inicial a una evaluación rápida, de 2-5 minutos como máximo.

> ! Todos los pacientes han de ser evaluados (como mínimo visualmente) en un tiempo inferior a 10 minutos después de su llegada a la recepción de urgencias.

No hay que hacer una evolución completa de un paciente en el área de triaje, aunque no haya ningún paciente más para evaluar. Solo se tiene que recoger la información necesaria para asignar un nivel de triaje:

- La asignación del nivel de triaje puede modificarse al realizar una evaluación más completa o por cambios de los signos y síntomas.
- Se han de anotar tanto la elección del nivel inicial como todas las modificaciones de nivel de triaje.

> ! Todos los pacientes a los que se les ha asignado un nivel I, II o III se han de acompañar al área de observación (zona controlada y vigilada por personal sanitario), donde inmediatamente se les realizará una evaluación más completa por parte de la enfermera asignada.

- La prioridad se establece en función de las necesidades físicas y psicosociales que pueda presentar el paciente.

El triaje se divide en tres partes:

- Acogida.
- Valoración clínica.
- Despedida.

Acogida

En la acogida se deben realizar las siguientes acciones:

- Informar tanto al paciente como a la familia del objetivo de la visita.
- Iniciar la anamnesis con una pregunta abierta: «¿Qué le pasa?», «¿cuál es el problema?».
- Primera impresión:
  - ¿Cómo viene el paciente?
  - ¿Cómo viene la familia? Se ha de percibir el grado de ansiedad y tolerancia.

Es importante valorar necesidades inmediatas.

Valoración clínica

La valoración clínica ha de ser sistemática (no se ha de olvidar nada) y flexible.

La valoración ha de constar de:

- Impresión general.
- Anamnesis: la entrevista clínica es la técnica de recogida de información para elaborar la historia clínica, y es la

parte esencial. Para llevarla a cabo se precisan no solo conocimientos teóricos y técnicos sobre el proceso de la entrevista, sino también habilidades comunicativas y destrezas sociales. A la hora de realizar la anamnesis, es importante seguir unas pautas en cuanto a la entrevista al paciente. Algunas de las que se pueden destacar son (**Fig. 65-10**):

- Es esencial que la enfermera de triaje adopte una actitud abierta y empática para todos los pacientes y que no exprese juicios negativos.
- Las preguntas abiertas pueden ayudar a revelar las emociones y percepciones del paciente. En general, las preguntas iniciales han de ser de este tipo (evaluación subjetiva).
- Las preguntas cerradas (en las que la respuesta es *sí* o *no*) son útiles para precisar hechos y validar la información obtenida (evaluación objetiva).
- Hay que recordar que el objetivo de la entrevista de triaje es recoger suficiente información para dar un juicio clínico del grado de prioridad de las atenciones y no realizar un diagnóstico médico.
- Diversos factores pueden influir en la calidad de la comunicación en el triaje: idioma, edad, intensidad del dolor, problemas auditivos y capacidad mental.
- La comunicación no verbal es igualmente una importante fuente de información.
- Es importante escuchar lo que dice el paciente y prestar atención a aquellas preguntas a las cuales parece poco dispuesto o incapaz de responder. Se puede descubrir un estridor, tos, una respiración dificultosa, etcétera.
- Los profesionales que trabajan en triaje desarrollan técnicas de entrevista que conjugan su propio estilo de comunicación, el de los usuarios y el del entorno.
- Exploración: no es una exploración completa, sino dirigida a lo que interesa según los síntomas y el motivo de consulta, pero siempre hay que valorar:
  - El estado general.
  - El nivel de conciencia.
  - La situación respiratoria.
  - La situación circulatoria.

> **!** La entrevista de triaje comprende una evaluación física completa, sobre todo por observación. Esta debe ser rápida, concisa y dirigida.

Para un triaje eficaz se han de utilizar varios sentidos: vista, oído, olfato y tacto. Algunos signos no verbales pueden ser importantes (gestos, cianosis, miedo, etc.):

- Se ha de tocar al paciente, notar el ritmo cardíaco, la temperatura de la piel, la presencia de diaforesis, etcétera.
- Se han de percibir los olores como el de la acetona, alcohol o el que acompaña a ciertas infecciones.
- Los prejuicios pueden aumentar el riesgo de una asignación incorrecta de nivel de triaje, inferior al grado de prioridad necesaria.
- El aspecto o la actitud del paciente no se han de prejuzgar en la evaluación del nivel de triaje.

- Los pacientes difíciles, intoxicados, agresivos, precisan una aproximación específica.
- Toma de constantes: en algunos pacientes puede ser razonable la evaluación de medidas objetivas como las constantes vitales.
- Valoración subjetiva de los signos vitales:
  - ¿Cómo respira el paciente? Rápido, lento, superficial, profundo, con ruidos.
  - ¿Qué aspecto tiene la piel? Rosada, pálida, caliente fría, seca, húmeda.
  - ¿Qué pulso tiene el paciente? Rápido, lento, llenado débil, ausente.
  - ¿Qué estado y grado de consciencia tiene el paciente? Alerta, obnubilado, colaborador, irritable, agresivo, violento, tolerancia psicológica a la espera.

¿Qué le ocurre?
- Instar a que sea el paciente quien se exprese.
Los acompañantes completarán la entrevista si fuera necesario

¿Desde cuando le ocurre?
- La agudeza o cronicidad del motivo de consulta puede afectar al nivel de prioridad

¿Cómo empezó?
- La aparición súbita puede suponer un signo de alarma en determinados procesos

¿Mejora con algún tratamiento?
- La respuesta o no a tratamiento previo puede condicionar el nivel de triaje

¿Se observan signos de alarma?
- Hay que identificar los signos de alarma (palidez, diaforesis, postración, etc.)

¿Ha habido visitas previas por el mismo motivo de consulta?
- El reingreso por el motivo de consulta o similares puede condicionar el nivel de prioridad

¿Presenta antecedentes previos que puedan condicionar el proceso actual?
- La presencia de patologías previas puede agudizar el proceso de consulta

¿Se trata de pacientes dependientes?
- Los pacientes dependientes pueden necesitar un abordaje especial que condicione el nivel de prioridad para agilizar la asistencia

¿Se puede hacer algo para mejorar la tolerancia a la espera?
- Adecuación en una sala de espera, sillones, camillas, etcétera

Figura 65-10. Pautas para la entrevista en triaje.

Se consideran constantes vitales alteradas en el adulto la existencia de dos o más de las siguientes:
- Temperatura < 35,5 °C o > 40 °C.
- Frecuencia cardíaca (FC) < 40 lpm o > 125 lpm.
- Presión arterial sistólica (PAS) < 90 o > 200 mm Hg.
- Frecuencia respiratoria (FR) < 10 o > 30.
- Saturación parcial de oxígeno (SpO$_2$) < 92 %.
- Glucemia capilar < 40 mg/dL.
- Glasgow = 14.
- NIHSS > 1.

- Valoración del dolor: hay diferentes tipos de escalas para la valoración del dolor, como la escala de caras Wong-Baker (útil para los niños), escalas lineales y numéricas, entre otras.

 «Dolor es aquello que cualquier persona que lo experimenta dice que es. Existe siempre que la persona que lo sufre dice que existe». M. McCaffery, 1986.

Despedida

La despedida debe incluir:

- Informar a la familia:
  - Del tiempo de espera probable.
  - De las normas de reconsulta.
- Registro de:
  - Asignación de nivel de urgencia.
  - Otros datos derivados del triaje.

! La exactitud de la decisión depende, en gran medida, de la calidad y la naturaleza de los datos obtenidos. El fundamento de un juicio o decisión competente es la articulación del conocimiento y la experiencia de la enfermera.

TRIAJE AVANZADO

Los protocolos de triaje avanzado y las directrices médicas avanzadas son protocolos, circuitos y órdenes médicas preestablecidas, para procedimientos, tratamientos o intervenciones que pueden ser aplicados por personal de enfermería de forma autónoma una vez clasificados los pacientes, bajo criterios estrictos y circunstancias específicas.

Los profesionales del triaje se consideran capacitados para realizar un triaje avanzado, incluso ir algún paso más allá, como puede ser un triaje de «alta resolución» en el que enfermería, antes de que se produzca la visita por parte del facultativo, siguiendo protocolos consensuados, podría iniciar el proceso asistencial, realizando petición de pruebas diagnósticas básicas, actividades terapéuticas e, incluso, derivaciones a otros niveles asistenciales. Esto permitiría reducir los tiempos medios de estancia en urgencias y aumentaría la satisfacción percibida por el paciente y familiares, puesto que, de este modo, sentirán que ya se encuentran dentro del proceso asistencial y no tendrán la sensación de «tiempo perdido en sala de espera». Esta práctica o prácticas similares se vienen desarrollando tanto en hospitales internacionales como nacionales con excelentes resultados.

! Algunos estudios sobre revisiones sistemáticas muestran que el triaje de enfermería, de manera generalizada, es eficaz en reducir la saturación y el tiempo de espera cuando realiza solicitudes de pruebas radiológicas en los SUH.

Algunas de las características a destacar en el triaje avanzado o de alta resolución son:

- Inclusión de constantes en los algoritmos de decisión: supone un dato objetivo a la hora de establecer el nivel de prioridad. En diferentes publicaciones se ha demostrado que un triaje sensible a las constantes mejora la supervivencia de los pacientes atendidos en un SUH.
- Activación de códigos de emergencia: la enfermera de triaje tiene la capacidad de, con el reconocimiento de signos y síntomas del paciente y unos algoritmos de establecidos, activar distintos códigos de emergencia, como el código sepsis, infarto agudo de miocardio, accidente cerebrovascular, politrauma, etc., lo que permitiría una mejor respuesta y la instauración precoz del tratamiento.
- Petición de pruebas complementarias: el triaje no solo debe ser considerado como herramienta de clasificación y ubicación de pacientes, sino que, junto con protocolos bien definidos, la enfermera pueda solicitar pruebas complementarias. Con ello, se pretende conseguir que el paciente se sienta dentro del circuito asistencial, reducir duplicidad de visitas por parte del médico y acortar los tiempos de estancia en urgencias, lo que conlleva una reducción de la sobresaturación y permite obtener un aumento de la satisfacción percibida por el paciente, entre otros. Sin embargo, la realización de pruebas a estos pacientes no debe implicar demora en pacientes con nivel de prioridad más urgente. Hay protocolos avalados en la literatura científica que indican que la petición precoz desde el triaje de pruebas complementarias como las radiológicas, análisis sistemático de orina o determinadas analíticas (p. ej., en pacientes con sospecha de hemorragia digestiva), puede suponer importantes diferencias en la práctica clínica (**Fig. 65-11**).
- Administración de tratamientos por parte de la enfermera asignada sin que el paciente haya sido valorado por el médico: La finalidad no es que la enfermera de triaje administre los tratamientos, sino más bien, que active un protocolo de triaje avanzado en el que la enfermera asignada inicie la administración del tratamiento siguiendo protocolos consensuados. La administración de los tratamientos no se realizará por parte de la enfermera de triaje, si ello supone una demora en la valoración de otros pacientes. Las órdenes de tratamiento (Analgesia, antitérmicos, antieméticos, etc.) realizadas desde el triaje reducen la estancia de los pacientes en urgencias y permiten una mejor utilización de las camas del SUH.

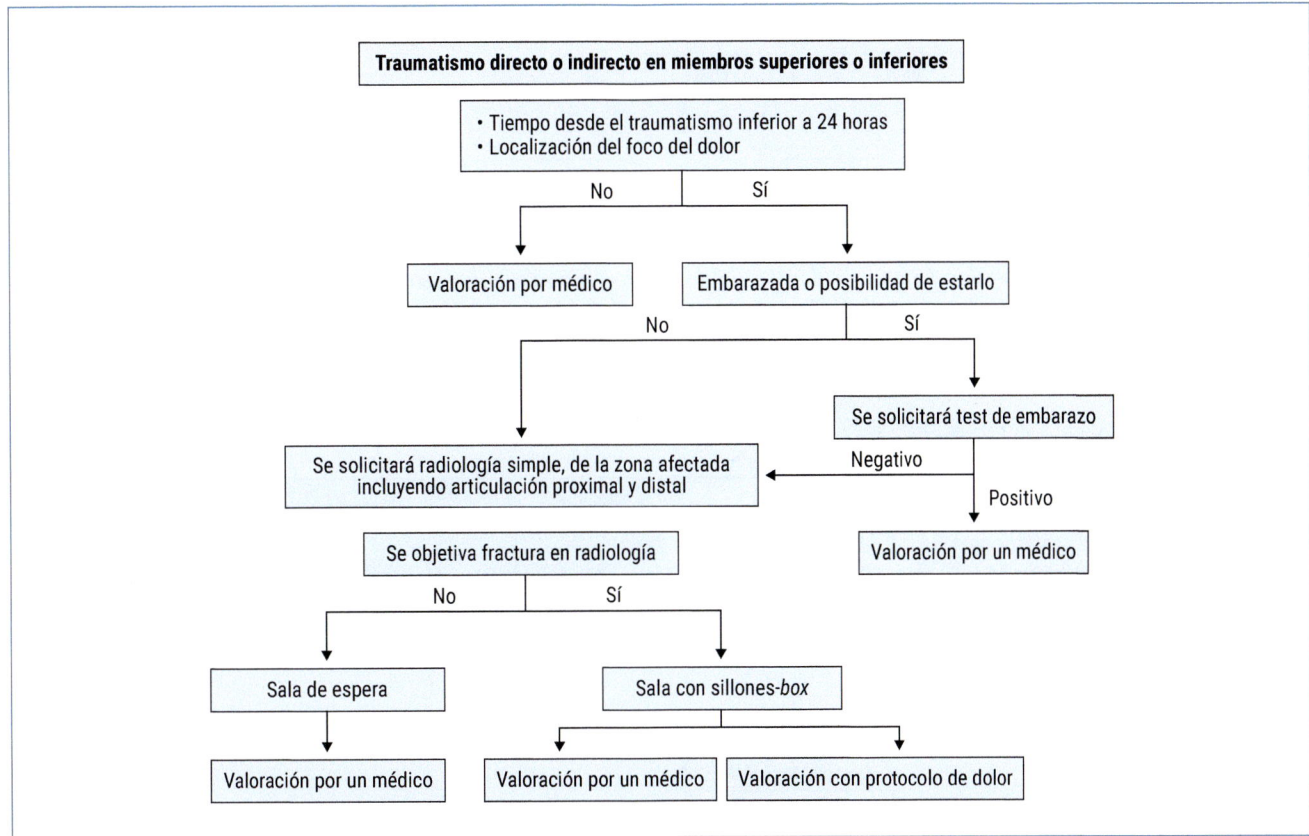

Figura 65-11. Algoritmo de manejo de traumatismos.

> **!**
> • Inclusión de constantes en algoritmos de decisión.
> • Activación de códigos de emergencia.
> • Petición de pruebas complementarias.
> • Administración de tratamientos por parte de la enfermera asignada.

ABORDAJE DE ALGUNOS MOTIVOS DE CONSULTA HABITUALES EN URGENCIAS HOSPITALARIAS

Dolor

El dolor (**Fig. 65-12**) es uno de los principales síntomas que aquejan los pacientes que acuden al SUH. Algunos autores lo describen como la sexta constante y es utilizado por algunos sistemas de triaje como un discriminante esencial en la toma de decisiones.

Se puede definir el dolor como una experiencia sensorial y emocional desagradable que se acompaña de una lesión tisular real o potencial, o descrita en términos de tal lesión. Tiene un importante componente subjetivo, cuya presentación puede ser aguda o crónica. A la hora de realizar la valoración del dolor, se dispone de numerosas escalas, pero durante la anamnesis será importante valorar la aparición, localización y distribución, intensidad, carácter, irradiación y si presenta factores agravantes o de alivio.

El manejo del dolor desde el triaje será subsidiario de la implantación de un protocolo de triaje avanzado o de alta resolución.

Dolor torácico

Las posibilidades diagnósticas que pueden relacionarse con el síntoma de dolor torácico (**Fig. 65-13**) son múltiples y representan un desafío para el profesional. De ahí que la enfermería debe estar totalmente capacitada para, en pocos minutos y con una breve valoración, saber identificar la posible gravedad o no, del dolor torácico y asignarle la prioridad de asistencia que cada caso precisa. De ello se deriva la posible activación de códigos tiempo dependientes, como el código infarto (Código IAM) (**Tabla 65-2**).

Dolor abdominal

El dolor abdominal agudo (**Fig. 65-14**) representa una situación potencialmente grave para el enfermo y que requiere un diagnóstico y un tratamiento precoces. Este último, en la mayoría de las ocasiones, suele ser quirúrgico. Los cuadros clínicos críticos que amenazan la vida del paciente y que es preciso identificar con la mayor brevedad posible son: aneurisma de aorta abdominal, isquemia mesentérica aguda, perforación del tracto gastrointestinal, obstrucción intestinal, vólvulo, embarazo ectópico, desprendimiento placentario, infarto agudo de miocardio (IAM) y rotura esplénica.

Disnea

La disnea (**Fig. 65-15**) se define como una sensación subjetiva de dificultad para respirar o percepción de la propia

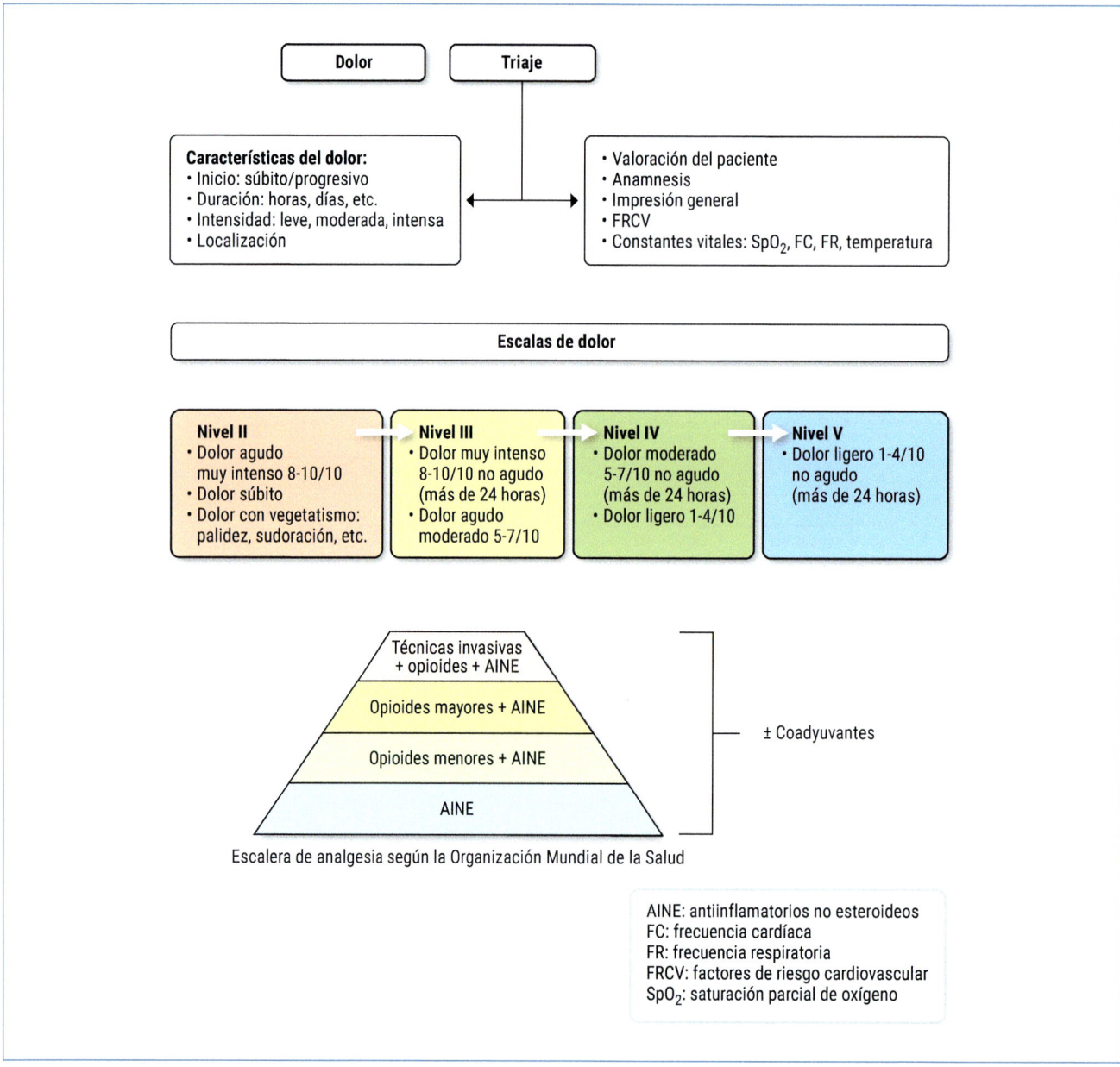

Figura 65-12. Escalera de analgesia según Organización Mundial de la Salud.

Tabla 65-2. Algunas de las etiologías de presentación del dolor torácico

Perfil	Localización/irradiación	Agravantes	Atenuantes	Síntomas asociados
Isquémico	Retroesternal o precordial Irradiado a brazo o mandíbula	Angina: ejercicio Tras ingesta pesada Exposición a frío	Angina: reposo NG s.l. IAM: cloruro mórfico	Sudoración fría, náuseas, vómitos
Osteomuscular	Zona concreta En punta del dedo	Tos Palpación Movilización	Analgésicos	Contusiones Tos Ejercicio
Psicógeno	Ápice con irradiación al brazo izquierdo Dolor difuso en tórax con disnea			Hiperventilación con parestesias

IAM: infarto agudo de miocardio.

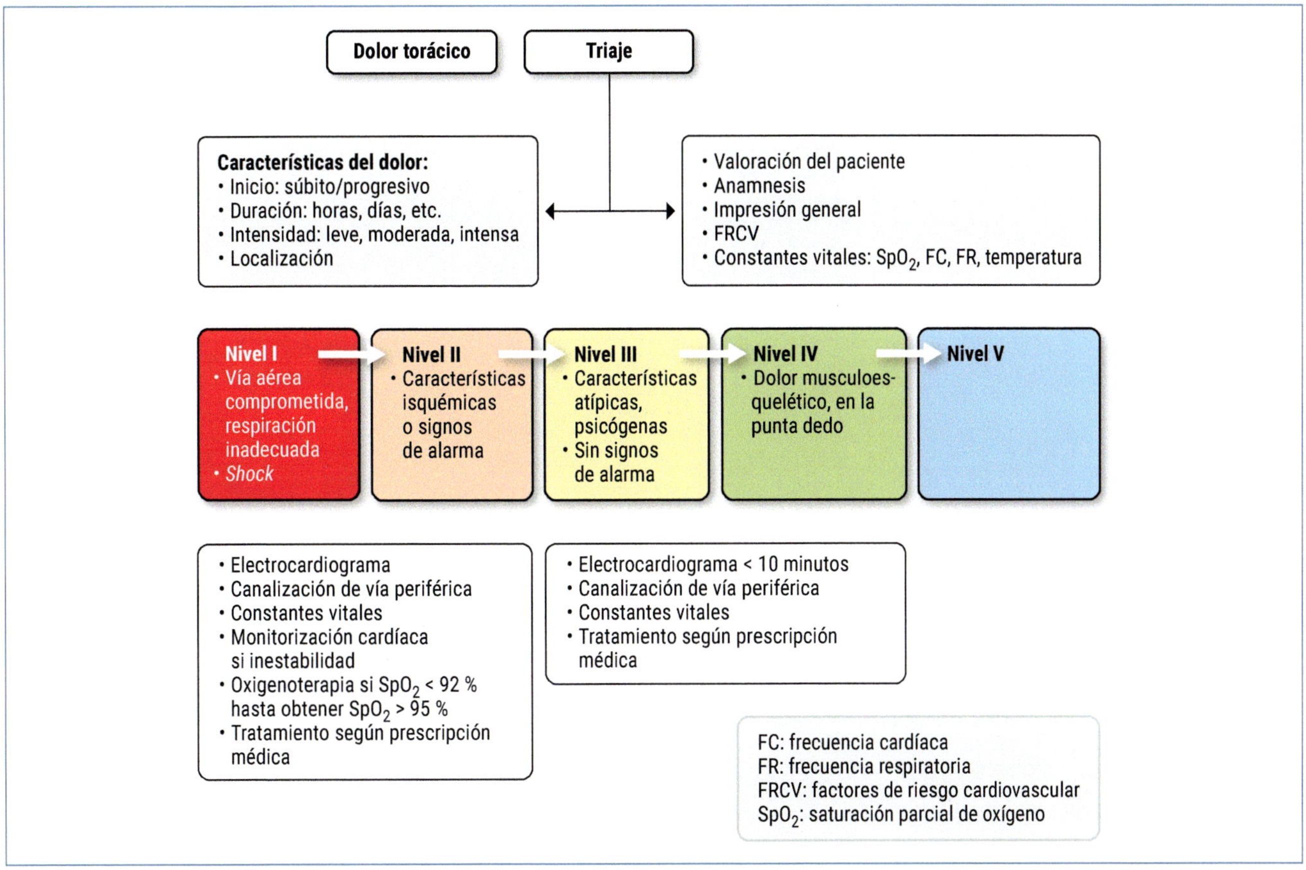

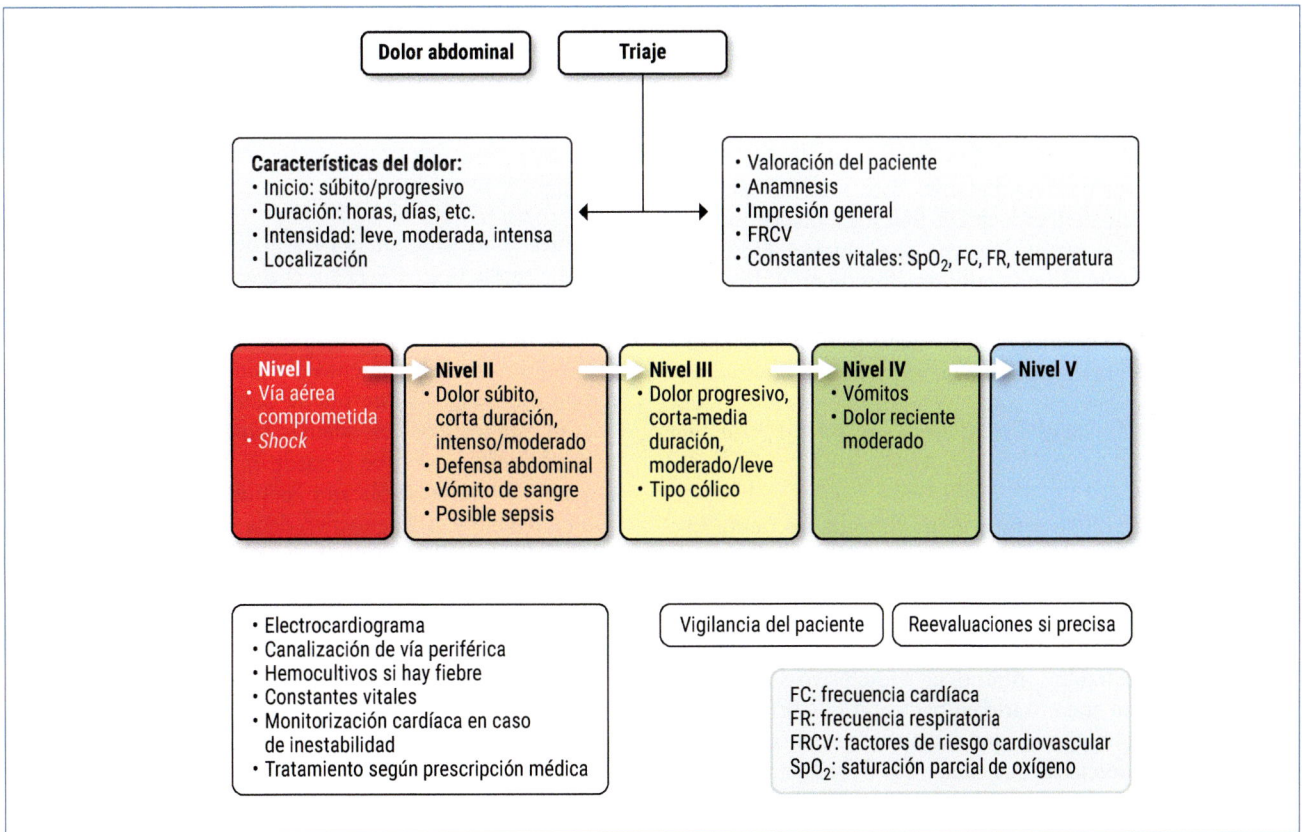

Figura 65-13. Algoritmo de manejo del dolor torácico.

Figura 65-14. Algoritmo de manejo de dolor abdominal

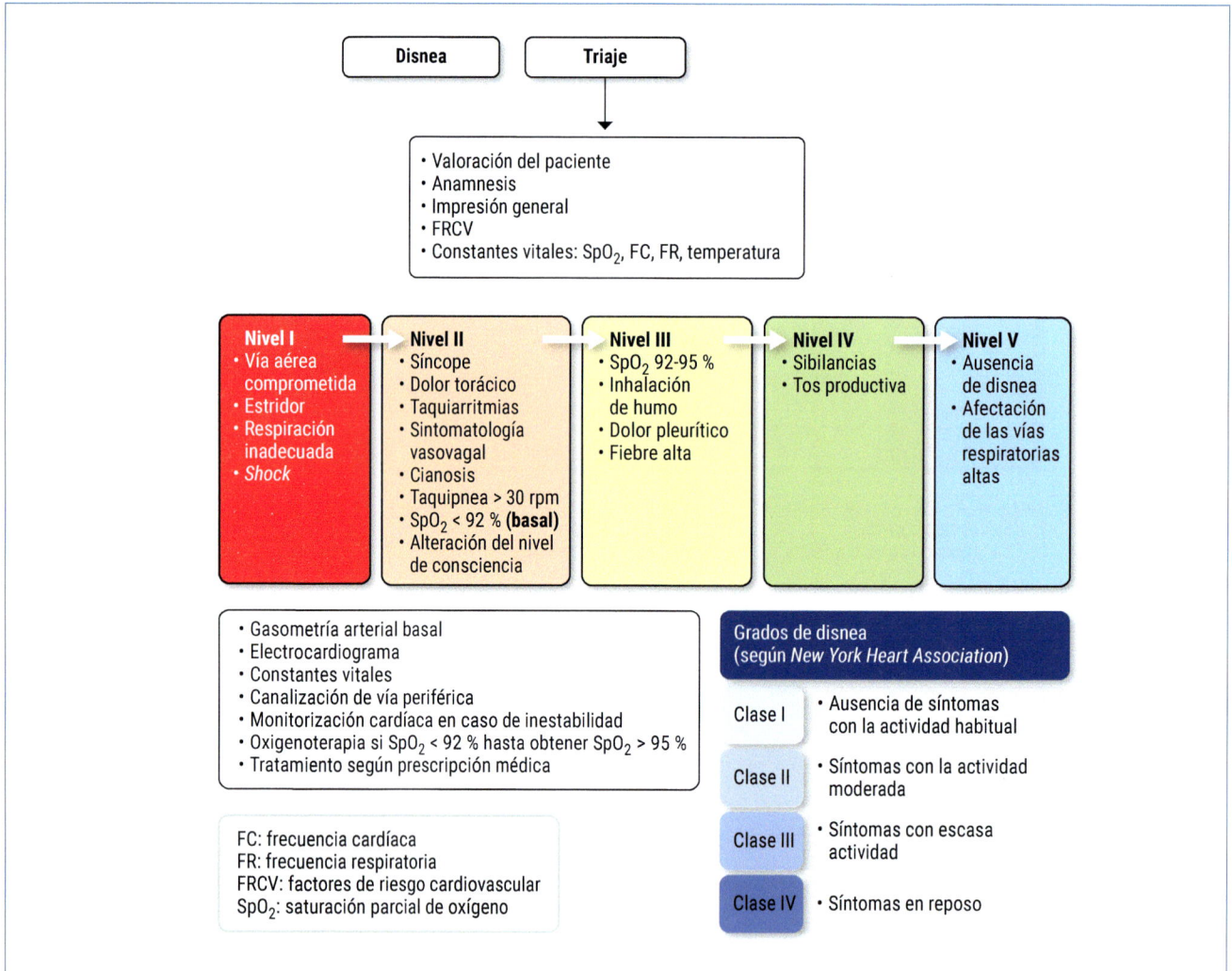

Figura 65-15. Algoritmo de manejo de disnea.

respiración de forma desagradable. Este síntoma es una causa frecuente de demanda de los SUH. La disnea puede ser aguda o crónica, según el tiempo de evolución. Hay que tener en cuenta que es una manifestación de muy diversas enfermedades (pulmonares, cardíacas, metabólicas, psicógenas, etc.). Cuando es aguda es siempre una situación potencialmente grave y, por tanto, requerirá una atención inicial urgente.

Fiebre

La fiebre (**Fig. 65-16**) constituye una consulta frecuente en los SUH de adultos (5 %) y mucho mayor en niños (10-30 %). A ello se debe sumar que hay un abanico amplio de procesos que pueden originarla. Aunque en los SUH se debería considerar siempre el origen infeccioso del síndrome febril hasta demostrar lo contrario, no es exclusivo del mismo y, así, es frecuente encontrarlo en pacientes con otras patologías. No hay que olvidar que otras veces se encontrarán enfermedades infecciosas que cursen sin fiebre o en las que esta esté atenuada.

De especial importancia puede suponer el manejo de la fiebre desde triaje en pacientes pediátricos.

Sepsis

Las infecciones suponen el 14,3 % de las consultas en urgencias. La sepsis (**Fig. 65-17**) y el *shock* séptico son su forma de presentación más grave y se asocian a una elevada mortalidad, que ronda el 20-50 %. La sepsis es una entidad con múltiples formas de presentación sin ninguna característica patognomónica, lo que puede comportar una dificultad para su diagnóstico, y es, además, un proceso patológico que depende del tiempo que se tarde en actuar. En los últimos tiempos se han multiplicado las publicaciones en relación con el manejo y el diagnóstico de la sepsis. Algunas de ellas se centran en el impacto que tiene el triaje inicial y otros valoran la utilidad de la escala de SOFA. En un artículo publicado recientemente se muestra el impacto positivo que tiene en el manejo inicial de la sepsis y en su mortalidad una intervención formativa de todo el personal de enfermería.

Accidente cerebrovascular agudo

El ictus (**Fig. 65-18**) es la segunda causa de muerte más frecuente en el mundo en las personas mayores de 60 años y la quinta en las de 15 a 59 años: cada año 15 millones de perso-

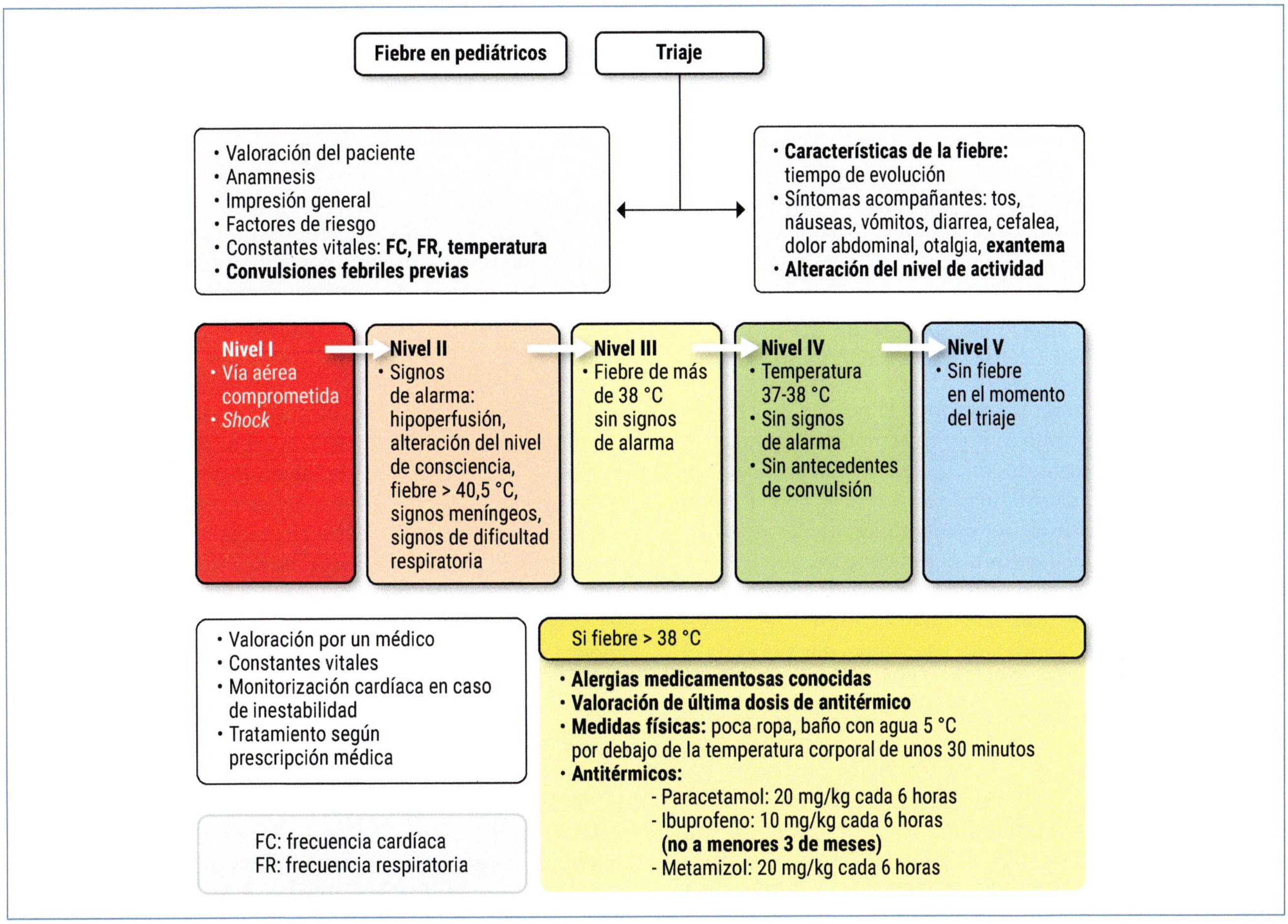

Fiebre en pediátricos
Triaje
• Valoración del paciente
• Anamnesis
• Impresión general
• Factores de riesgo
• Constantes vitales: FC, FR, temperatura
• Convulsiones febriles previas
• Características de la fiebre: tiempo de evolución
• Síntomas acompañantes: tos, náuseas, vómitos, diarrea, cefalea, dolor abdominal, otalgia, exantema
• Alteración del nivel de actividad
Nivel I
• Vía aérea comprometida
• Shock
Nivel II
• Signos de alarma: hipoperfusión, alteración del nivel de consciencia, fiebre > 40,5 °C, signos meníngeos, signos de dificultad respiratoria
Nivel III
• Fiebre de más de 38 °C sin signos de alarma
Nivel IV
• Temperatura 37-38 °C
• Sin signos de alarma
• Sin antecedentes de convulsión
Nivel V
• Sin fiebre en el momento del triaje
• Valoración por un médico
• Constantes vitales
• Monitorización cardíaca en caso de inestabilidad
• Tratamiento según prescripción médica
Si fiebre > 38 °C
• Alergias medicamentosas conocidas
• Valoración de última dosis de antitérmico
• Medidas físicas: poca ropa, baño con agua 5 °C por debajo de la temperatura corporal de unos 30 minutos
• Antitérmicos:
- Paracetamol: 20 mg/kg cada 6 horas
- Ibuprofeno: 10 mg/kg cada 6 horas (no a menores 3 de meses)
- Metamizol: 20 mg/kg cada 6 horas
FC: frecuencia cardíaca
FR: frecuencia respiratoria

Figura 65-16. Algoritmo de manejo de la fiebre pediátrica.

Sepsis 3.0 & QuickSofa
Criterio:
Infección
+
presencia de 2 o más puntos de la escala QuickSofa
Alteración del nivel de consciencia
Escala Glasgow ≤ 13 puntos
Tensión arterial sistólica
≤ 10 mm Hg
Frecuencia respiratoria
≥ 22 rpm
1
2
3

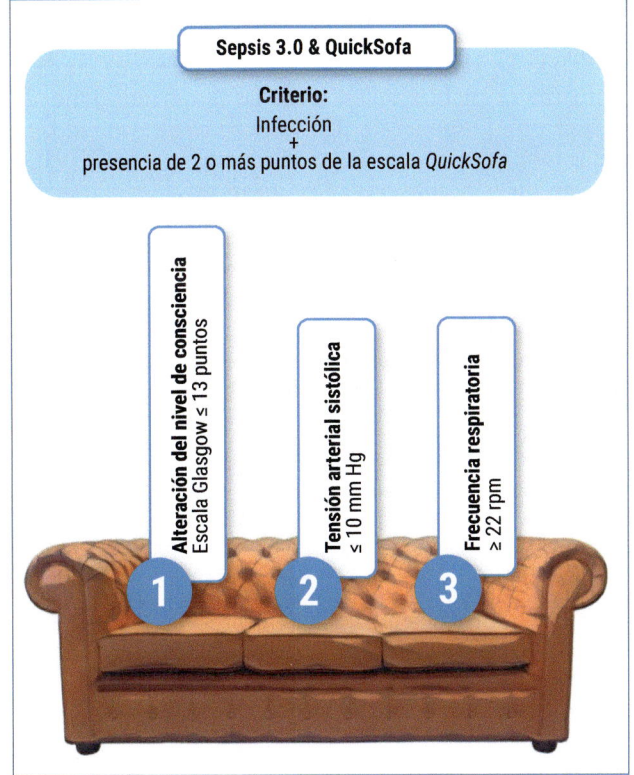

Figura 65-17. Algoritmo de manejo de la sepsis.

5 síntomas del ictus
1
Aparición brusca de dolor de cabeza
2
Afectación brusca de la visión en uno o en los dos ojos
3
Aparición brusca de problemas para hablar y entender
4
Pérdida brusca del equilibrio y estabilidad
5
Pérdida brusca de la fuerza en brazo, pierna o ambos

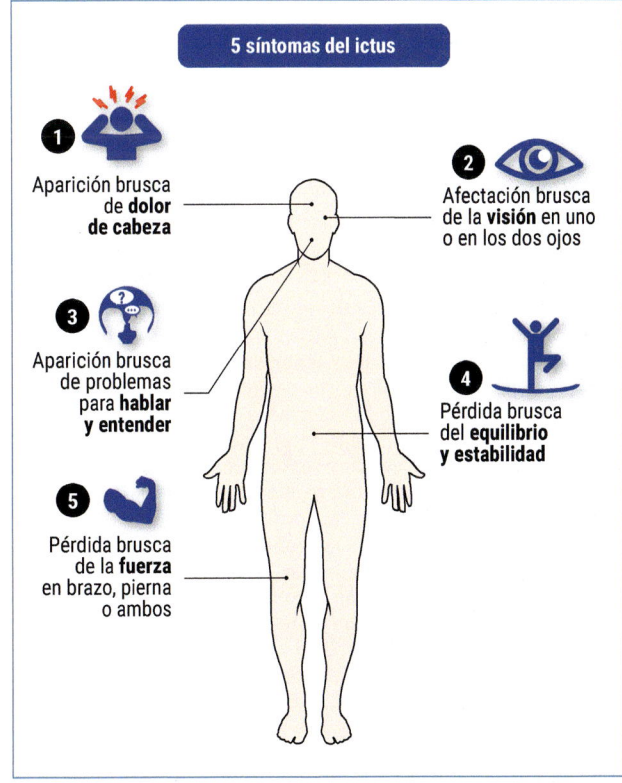

Figura 65-18. Algoritmo de manejo del ictus.

nas sufren un ictus, de las que, aproximadamente, 5 millones fallecen y otros 5 millones quedan permanentemente discapacitados. El ictus es una urgencia neurológica. El desarrollo de tratamientos con estrecho margen terapéutico y la evidencia de que los resultados dependen del momento en que se inicie el tratamiento obligan a coordinar los diferentes niveles asistenciales para asegurar el mínimo tiempo de respuesta que permita la evaluación y el tratamiento del paciente en el medio hospitalario.

MANEJO DESDE EL TRIAJE EN PACIENTES CON SOSPECHA O RIESGO DE INFECCIÓN POR COVID-19

La situación de la pandemia ocasionada por la COVID-19 ha obligado a un continuo cambio en el modelo organizativo que minimice los riesgos de contagio para pacientes y profesionales, sin bien es cierto que, a fecha actual, con el grado de vacunación y la situación epidemiológica, las medidas restrictivas se van «relajando» progresivamente.

En el caso de los pacientes con sospecha de contagio por SARS-CoV-2, se ha de realizar el triaje, como en otras ocasiones, en función de la sintomatología clínica que presenta el paciente, teniendo en cuenta el motivo de consulta a evaluar, sospechando un contagio de la COVID-19 en todo paciente que presente cualquier dato clínico o epidemiológico relacionado con ella.

Los datos clínicos más frecuentes son, como ya se ha dicho: disgeusia (89 %), hiposmia (86 %), fiebre (78 %), tos (76 %), cualquier grado de disnea (55 %), escalofríos (32 %), odinofagia (26 %), diarrea (29 %), cefalea (14 %), vómitos (9 %), conjuntivitis (1 %) y malestar general. También se han descrito lesiones cutáneas variadas (erupción cutánea, eritema generalizado pruriginoso o no, vesículas o ampollas, lesiones de decoloración rojiza y azulada de la piel o acrocianosis).

Los casos de COVID-19 pueden presentarse con distintos niveles de urgencia o gravedad y, en muchos casos, no precisan ser atendidos con prioridad alta, según la situación clínica del paciente, si bien, algunos sistemas de triaje establecen como nivel de prioridad III a aquellos pacientes que presentan algún riesgo de tipo epidémico, como es el caso del SARS-CoV-2. Así pues, el nivel de prioridad estará determinado, por un lado, por la situación clínica del paciente. Por otro, en aquellos pacientes cuya situación clínica no revista urgencias, el nivel de prioridad vendrá determinado por el riesgo epidemiológico causado por la COVID-19.

Es muy recomendable que la enfermera de triaje esté equipada de un equipo de protección individual (EPI) para la prevención de infección por microorganismos transmitidos por gotas y por contacto que incluya bata impermeable, mascarilla (quirúrgica o FFP2), guantes y protección ocular, puesto que hasta este momento no se ha realizado una valoración del paciente, y puede haber una infección por SARS-CoV-2. De este modo, se minimiza el riesgo de contagio al profesional por SARS-CoV-2, si bien, será de gran importancia conocer la situación epidemiológica de cada momento para incrementar tantas medidas como sean precisas.

Se deben establecer dos circuitos diferenciados para pacientes con criterios de sospecha de infección por COVID-19 y aquellos pacientes que no la presentan, separados desde la entrada de los pacientes a los SUH y que garanticen el poder evitar el contacto de pacientes con COVID-19 con otros pacientes que se encuentren en el mismo servicio. Dicha diferenciación se hará en función de la sintomatología y la confirmación de COVID-19.

El manejo de paciente con sospecha o diagnóstico de COVID-19 ha ido variando desde sus inicios, pasando por múltiples etapas. Se recomienda mantener todas las medidas de prevención de contacto para profesionales y otros pacientes, fundamentalmente aquellos pacientes inmunocomprometidos o especialmente vulnerables. Así pues, desde triaje se deberá garantizar todas las medidas higiénicas, incluida la colocación de mascarilla, tanto al paciente como su utilización por los profesionales. Siempre siguiendo las recomendaciones más actuales que en cada momento se establezcan así como las recomendaciones de cada centro. Disponer de algoritmo de triaje avanzado, en el que los pacientes con riesgo de contagio por la COVID-19 sean identificados, aislados, diagnosticados y tratados de forma precoz, es crucial.

PUNTOS CLAVE

- Se puede concluir, a tenor de lo expuesto, que el triaje más que una mera tarea de enfermería es una competencia avanzada de la enfermera de urgencias. La atención por parte de una enfermera de práctica avanzada en el servicio de urgencias supone un paso adelante para una adecuada y eficiente gestión de la demanda de la asistencia urgente.
- Teniendo en cuenta las competencias, habilidades y funciones que son realizadas por las enfermeras de triaje, se puede considerar la contextualización de las mismas en el concepto de gestión enfermera de la demanda, en la que la enfermera, bajo unos protocolos consensuados, acorde a guías basadas en la evidencia y dentro de su ámbito competencial, puede ser autónoma en la atención al paciente y en la resolución de problemas agudos leves. De estas estrategias, se pueden mencionar las ventajas que presenta la atención por parte de una enfermera tanto clasificando pacientes por niveles de urgencia, como ofreciendo una asistencia finalista.
- Diversos estudios recalcan que no hay diferencias entre el triaje realizado por enfermeras y por personal médico, y destacan la elevada precisión por parte de las enfermeras.
- La formación en triaje es un aspecto esencial para todo el personal de enfermería, en especial para el personal de los servicios de urgencias, y debería estar incluida en los programas formativos universitarios y debería ser una exigencia curricular para el personal de enfermería de urgencias hospitalarias.

BIBLIOGRAFÍA

Australian Government Department of Health and Ageing. Emergency Triage Education Kit [Internet].; [consulta el 20 de agosto de 2018]; Disponible en: https://www.health.gov.au/internet/main/publishing.nsf/Content/case-mix-ED-Triage+Review+Fact+Sheet+Documents

Álvarez-Baza MD. El triage en los servicios de urgencias hospitalarios: papel de la enfermera. Enfermería Clínica. 2001;11(5):230-8.

Aranguren E, Capel JA, Solano M, Jean Louis C, Larumbe JC, Elejalde JI. Estudio de la validez pronóstica de la recepción, acogida y clasificación de pacientes en el área de urgencias en un hospital terciario. An Sist Sanit Navar. 2005 Aug;28(2):177-88.

Bermúdez Menéndez de la Granda M, Guzmán Gutiérrez G, Fernández Fernández M, Solano Jaurrieta JJ. Impacto del paciente anciano en los servicios de urgencias hospitalarios. Rev Esp Geriatr Gerontol. 2018;53(3):145-8.

Bruijns SR, Wallis LA, Burch VC. A prospective evaluation of the Cape triage score in the emergency department of an urban public hospital in South Africa. Emerg Med J. 2008;25(7):398-402.

Bullard MJ, Unger B, Spence J, Grafstein E. Revisions to the Canadian emergency department triage and acuity scale (CTAS) adult guidelines. CJEM. 2008;10(2):136-51.

Canadian Triage Y Acuity Scale (CTAS) | CAEP [Internet]. [consulta el 20 de agosto de 2018]; Disponible en: http://caep.ca/resources/ctas#guidelines

Cardona CC. Triaje avanzado: es la hora de dar un paso adelante. Emergencias. 2015;27:332-5.

Chi C-H, Huang C-M. Comparison of the Emergency Severity Index (ESI) and the Taiwan Triage System in predicting resource utilization. J Formos Med Assoc. 2006;105(8):617-25.

Christ M, Grossmann F, Winter D, Bingisser R, Platz E. Modern triage in the emergency department. Dtsch Ärztebl Int. 2010;107(50):892.

Development WHO D of C and AH and. Emergency triage assessment and treatment (ETAT). Triage, évaluation et traitement d'urgence (TETU) [Internet]. 2005 [consulta el 20 de agosto de 2018]; Disponible en: http://apps.who.int//iris/handle/10665/43386

Domagala SE, Vets J. Emergency Nursing Triage: Keeping It Safe. J Emerg Nurs. 2015;41(4):313-6.

Ebrahimi M, Heydari A, Mazlom R, Mirhaghi A. The reliability of the Australasian Triage Scale: a meta-analysis. World J Emerg Med. 2015;6(2):94-9.

Evaluación del triaje realizado por enfermeras en el Servicio de Urgencias del Hospital Clínico Universitario «Lozano Blesa» (Zaragoza). Enfermería Clínica [Internet]. 14 de febrero de 2018 [consulta el 22 de agosto de 2018]; Disponible en: https://www-sciencedirect-com.sescam.a17.csinet.es/science/article/pii/S113.086.2117301936

Farrohknia N, Castrén M, Ehrenberg A, Lind L, Oredsson S, Jonsson H, et al. Emergency Department Triage Scales and Their Components: A Systematic Review of the Scientific Evidence. Scand J Trauma Resusc Emerg Med. 2011;19:42.

FitzGerald G, Jelinek GA, Scott D, Gerdtz MF. Emergency department triage revisited. Emerg Med J. 2010;27(2):86-92.

Gilboy N, Tanabe T, Travers D, Rosenau AM. Emergency Severity Index (ESI): A Triage Tool for Emergency Department [Internet]. 4th ed. Rockville: AHRQ Publication [consulta el 20 de agosto de 2018]; Disponible en: http://www.ahrq.gov/professionals/systems/hospital/esi/index.html

Gómez Jiménez J, Torres Trillo M, López Pérez J, Jiménez Murillo L. Sistema Español de Triaje (SET). Madrid: Edicomplet; 2004.

Gómez-Angelats E, Miró Ò, Bragulat Baur E, Antolín Santaliestra A, Sánchez Sánchez M. Triage level assignment and nurse characteristics and experience. Emergencias. 2018;30(3):163-8.

Gómez-Jiménez J, Segarra-Ramón X, Prat-Margarit J, Ferrando-Garrigós J, Cortés EA, Borrás-Ferré M. Concordancia, validez y utilidad del programa informático de ayuda al triaje (PAT) del Modelo andorrano de triaje (MAT). Emergencias. 2003;15:339-44.

Gómez-Jiménez J. Clasificación de pacientes en los servicios de urgencias y emergencias: Hacia un modelo de triaje estructurado de urgencias y emergencias. Emergencias. 2003;15:165-74.

Gómez-Jiménez J. Urgencia, gravedad y complejidad: un constructo teórico de la urgencia basado en el triaje estructurado. Emergencias. 2006;18(3):156-64.

Gräff I, Goldschmidt B, Glien P, Bogdanow M, Fimmers R, Hoeft A, et al. The German Version of the Manchester Triage System and its quality criteria--first assessment of validity and reliability. PLoS ONE. 2014;9(2):e88995.

Hayden GE, Tuuri RE, Scott R, Losek JD, Blackshaw AM, Schoenling AJ, et al. Triage sepsis alert and sepsis protocol lower times to fluids and antibiotics in the ED. The American Journal of Emergency Medicine. 2016;34(1):1-9.

Hegazy SM, Lamiaa A, El-Sayed TYA. Avoiding pitfalls in trauma triage: effect of nursing staff development. Life Sci J. 2012;9(1):1006-14.

Herrera Carranza M, Aguado Correa F, Padilla Garrido N, López Camacho F, Herrera Carranza M, Aguado Correa F, et al. Una propuesta de modelo fisiológico de servicio de urgencias hospitalario. Principios de funcionamiento, tipificación de la saturación y pautas para el rediseño. An Sist Sanit Navar. 2017;40(1):11-24.

Laurant M, van der Biezen M, Wijers N, Watananirun K, Kontopantelis E, van Vught AJ. Nurses as substitutes for doctors in primary care. Cochrane Database Syst Rev. 2018;7:CD001271.

Lobón LF, Anderson P. Innovación en Medicina de Urgencias y Emergencias: cinco aspectos organizativos que podrían cambiar nuestra práctica. Emergencias. 2017;29(1):61-4.

López Alonso SR, Linares Rodríguez C. Enfermera de práctica avanzada para el triage y la consulta finalista en los servicios de urgencias. Index de Enfermería. 2012;21(1-2):5-6.

Mackway-Jones K, Marsden J, Windle J. Emergency Triage. Reino Unido: Wiley; 2006.

Martin A, Davidson CL, Panik A, Buckenmyer C, Delpais P, Ortiz M. An examination of ESI triage scoring accuracy in relationship to ED nursing attitudes and experience. J Emerg Nurs. 2014;40(5):461-8.

Martín-Sánchez FJ, González del Castillo J, Zamorano J, Candel FJ, González-Armengol JJ, Villarroel P, et al. El facultativo, un elemento necesario en el triaje de un Servicio de Urgencias en un hospital terciario. Emergencias. 2008;20:41-7.

Mirhaghi A, Heydari A, Mazlom R, Ebrahimi M. The Reliability of the Canadian Triage and Acuity Scale: Meta-analysis. N Am J Med Sci. 2015;7(7):299-305.

Mirhaghi A, Heydari A, Mazlom R, Hasanzadeh F. Reliability of the Emergency Severity Index: Meta-analysis. Sultan Qaboos Univ Med J. 2015;15(1):e71-77.

Mirhaghi A, Mazlom R, Heydari A, Ebrahimi M. The reliability of the Manchester Triage System (MTS): a meta-analysis. J Evid Based Med. 2017;10(2):129-35.

Miró Ò. Triaje ya está en el Diccionario de la Real Academia Española. Emergencias. 2016;28(4):285.

Moll HA. Challenges in the validation of triage systems at emergency departments. J Clin Epidemiol. 2010;63(4):384-8.

Morales Asencio JM, Muñoz Ronda FJ. Consenso como método para la elaboración de estándares de recepción, clasificación, e intervención sanitaria inicial de pacientes en Urgencias: resultados y conclusiones (II) [consulta el 20 de agosto de 2018]; Disponible en: http://tempusvitalis.es/TV_files/2003vol3num1/4especial31.pdf

Moreno Obregón F, León Jiménez D, Pedregal González M. La entrevista clínica y el teléfono móvil. Medicina Clínica [Internet]. 2018 [consulta el 20 de agosto de 2018]; Disponible en: http://www.sciencedirect.com/science/article/pii/S002.577.5318303014

Moreno-Millán E, Tejedor-Fernández M, Torres-Murillo JM, García-Torrecillas JM, Cid-Cumplido M, Villegas-del Ojo J, et al. Economía y equidad en urgencias y emergencias. An Sist Sanit Navar. 2010;33(Suplemento 1):19.

Murray M, Bullard M, Grafstein E. Revisions to the Canadian emergency department triage and acuity scale implementation guidelines. CJEM. 2004;6(6):421.

Murray MJ. The Canadian Triage and Acuity Scale: A Canadian perspective on emergency department triage. Emergency Medicine. 2003;15(1):6-10.

Naumann S, Miles JA. Managing waiting patients' perceptions: the role of process control. Journal of Management in Medicine. 2001;15(5):376-86.

Ng C-J, Hsu K-H, Kuan J-T, Chiu T-F, Chen W-K, Lin H-J, et al. Comparison Between Canadian Triage and Acuity Scale and Taiwan Triage System in Emergency Departments. J Formos Med Assoc. 2010 Nov;109(11):828-37.

Nishi FA, de Motta Maia FO, de Lopes Monteiro da Cruz DA. Assessing sensitivity and specificity of the Manchester Triage System in the evaluation of acute coronary syndrome in adult patients in emergency care: a systematic review protocol. JBI Database System Rev Implement Rep. 2015;13(11):64-73.

Noon AJ. The cognitive processes underpinning clinical decision in triage assessment: A theoretical conundrum? Int Emerg Nurs. 2014;22(1):40-6.

Organization WH. Triage, évaluation et traitement d'urgence (TETU). Emergency triage assessment and treatment (ETAT) [Internet]. 2010 [consulta el 20 de agosto de 2018]; Disponible en: http://apps.who.int//iris/handle/10665/44283

Parenti N, Reggiani MLB, Iannone P, Percudani D, Dowding D. A systematic review on the validity and reliability of an emergency department triage scale, the Manchester Triage System. Int J Nurs Stud. 2014;51(7):1062-9.

Puigblanqué E, Noheras M, Nogueras M, Perapoch N. El triaje en el servicio de urgencias. Enferm Clín. 2008 Jan;18(1):3-4.

Reay G, Rankin JA. The application of theory to triage decision-making. Int Emerg Nurs. 2013;21(2):97-102.

Retezar R, Bessman E, Ding R, Zeger SL, McCarthy ML. The effect of triage diagnostic standing orders on emergency department treatment time. Ann Emerg Med. 2011;57(2):89-99.

Robert Boter N, Mòdol Deltell JM, Casas Garcia I, Rocamora Blanch G, Lladós Beltran G, Carreres Molas A. La activación de un código sepsis en urgencias se asocia a una menor mortalidad. Medicina Clínica [Internet]. 2018 [consulta el 29 de agosto de 2018]; Disponible en: http://www.sciencedirect.com/science/article/pii/S002.577.5318301520

Robertson-Steel I. Evolution of triage systems. Emerg Med J. 2006;23(2):154-5.

Rutschmann OT, Kossovsky M, Geissbühler A, Perneger TV, Vermeulen B, Simon J, et al. Interactive triage simulator revealed important variability in both process and outcome of emergency triage. J Clin Epidemiol. 2006;59(6):615-21.

Salmerón JM, Jiménez L, Miró-Andreu O, Sánchez M. Análisis de la efectividad y seguridad de la derivación sin visita médica desde el "triaje" del servicio de urgencias hospitalario por personal de enfermería acreditado utilizando el Programa de Ayuda al "Triaje" del Sistema Español de "Triaje". Emergencias. 2011;23(5):346-55.

Sánchez M, Salgado E, Miró O. Mecanismos organizativos de adaptación y supervivencia de los servicios de urgencia. Emergencias. 2008;20:48-53.

Sánchez-Bermejo R, Cortés-Fadrique C, Rincón-Fraile B, Fernández-Centeno E, Peña-Cueva S, Heras-Castro EMD las. El triaje en urgencias en los hospitales españoles. Emergencias. 2013;25(1):66-70.

Sánchez-Bermejo R, Herrero-Valea A, Garvi-García M. Los sistemas de triaje de urgencias en el siglo XXI: Una visión internacional. Rev Esp Salud Pública. 2021;95(1):e1-e6.

Segura EM, Fortuño ML, Usach TS, Miravete MES, Lleixà MA, Borrás MC, et al. Perfil competencial en los profesionales de triaje de los servicios de urgencias hospitalarios. Emergencias: Revista de la Sociedad Española de Medicina de Urgencias y Emergencias. 2017;29(3):173-7.

Sentencia de lo contencioso administrativo nº 1 de Zaragoza. Procedimiento abreviado nº 26/2006. Sentencia nº 59/2007.

Smith A. Using a theory to understand triage decision making. Int Emerg Nur. 2013;21(2):113-7.

Soler W, Muñoz MG, Bragulat E, Álvarez A. El triaje: herramienta fundamental en urgencias y emergencias Triage: a key tool in emergency care. An Sist Sanit Navar. 2010;33(Suplemento 1):55.

Soremekun OA, Datner EM, Banh S, Becker LB, Pines JM. Utility of point-of-care testing in ED triage. The American journal of emergency medicine. 2013;31(2):291–6.

Steiner D, Renetseder F, Kutz A, Haubitz S, Faessler L, Anderson JB, et al. Performance of the Manchester Triage System in Adult Medical Emergency Patients: A Prospective Cohort Study. J Emerg Med. 2016;50(4):678-89.

Triage GF. Triage infermieristico. McGraw-Hill Companies; 2010.

Triaje en los servicios de urgencia de atención primaria (sistema de triaje en atención primaria). SEMERGEN. 2013;39(2):70-6.

Triaje in situ extrahospitalario. SEMERGEN. 2011;37(4):195-8.

Twomey M, Wallis LA, Thompson ML, Myers JE. The South African triage scale (adult version) provides valid acuity ratings when used by doctors and enrolled nursing assistants. Afric Emerg Med. 2012 Mar;2(1):3-12.

Vance J, Sprivulis P. Triage nurses validly and reliably estimate emergency department patient complexity. Emergency Medicine Australasia. 2005 Aug;17(4):382-6.

Vara Ortiz MÁ, Fabrellas Padrés N. Análisis de concepto: gestión enfermera de la demanda. Atención Primaria [Internet]. 2018 [consulta el 20 de agosto de 2018]; Disponible en: http://linkinghub.elsevier.com/retrieve/pii/S021.265.6717305814

Vatnøy TK, Fossum M, Smith N, Slettebø \AAshild. Triage assessment of registered nurses in the emergency department. Int Emerg Nurs. 2013;21(2):89-96.

Circuitos asistenciales hospitalarios

66

M. Álvarez Murias, I. Martínez García y B. del C. García Trigo

OBJETIVOS

- Diseñar los circuitos de los servicios de urgencias hospitalarias (SUH) que permitan afrontar la atención segura teniendo en cuenta la estructura y los recursos humanos (RRHH) disponibles.
- Comprender la motivación de establecer las diferentes áreas asistenciales.
- Conocer los circuitos asistenciales específicos: los códigos.
- Poner en valor alternativas a la hospitalización convencional para descongestionar los servicios de urgencias hospitalarias (unidades de corta estancia, hospitalización a domicilio, etcétera).
- Identificar los «puntos débiles» de los servicios de urgencias y plantear alternativas para dar una atención eficaz y eficiente ante cualquier situación que genere un desequilibrio entre la demanda asistencial y los recursos disponibles (humanos, materiales y estructurales) para evitar el colapso del servicio.

INTRODUCCIÓN

El diseño y la planificación de los circuitos asistenciales en un centro sanitario tienen como objetivo un óptimo funcionamiento de los servicios, de tal manera que revierta en mejores resultados en la salud de los ciudadanos con el mínimo consumo de recursos posible. Disponer de los mejores profesionales, los últimos avances tecnológicos y de recursos económicos ilimitados no garantiza un aumento de la supervivencia, una disminución de la morbimortalidad, así como tampoco supone necesariamente una mejora en la salud de la ciudadanía.

Distintos modelos asistenciales independientemente del tipo de financiación y participación del usuario en el pago (en España el modelo de financiación pública es el preponderante) se benefician de establecer circuitos eficaces, efectivos y eficientes, ya que suponen una herramienta imprescindible para que, en un contexto restrictivo en cuanto a recursos económicos y humanos, se puedan alcanzar los máximos resultados en salud posibles y favorecer la sostenibilidad del sistema sanitario.

Los SUH están disponibles 24 horas al día, 7 días a la semana los 365 días del año y son uno de los recursos sanitarios ciertamente más accesibles para la ciudadanía. La accesibilidad a los recursos sanitarios de calidad se ha manifestado como uno de los objetivos claves para Naciones Unidas en la Agenda 2030 para el desarrollo sostenible.

Disponer de circuitos establecidos según prioridades partiendo desde un método de triaje estructurado supone una clara ventaja a la hora de organizar los servicios de urgencias.

La actividad impredecible y variable propia de las urgencias hospitalarias obliga a tener prevista la circulación y la organización de los circuitos y espacios con antelación para las distintas circunstancias de demanda asistencial. Hay diferencias de afluencia en cuanto a horas del día y días de la semana bien estudiadas y, en ello, hay una relativa homogeneidad en los distintos servicios. Con frecuencia, situaciones internas y externas de la organización sanitaria pueden equilibrar drásticamente tanto la afluencia como el drenaje, lo que genera situaciones de saturación indeseadas que suponen una amenaza para la calidad de la asistencia y comprometen la seguridad del paciente:

- Situaciones de desequilibrio entre la disponibilidad de camas de hospitalización y necesidades de ingreso hospitalario.
- Accidentes de múltiples víctimas.
- Retraso en el drenaje de pacientes hacia el alta por necesidad de traslado secundario.
- Emergencias epidemiológicas.
- Funcionamiento subóptimo de otros niveles asistenciales alternativos.
- Envejecimiento progresivo de la población.
- Aumento de las expectativas del paciente en cuanto a la resolución de sus problemas de salud.
- Tendencia a la búsqueda de atención especializada para problemas banales.

- Aumento de la cronicidad y de la complejidad.
- Escasez de profesionales sanitarios o profesionales inadecuadamente preparados.

Diferentes factores pueden influir en el diseño de los circuitos asistenciales e, incluso, en la gestión de los recursos humanos de los servicios de urgencias:

- Número de demandas al día y por tramos horarios.
- Estructura demográfica de la población atendida.
- Estructura arquitectónica del servicio.
- Nivel de complejidad del centro hospitalario.
- Recursos disponibles y potenciales del servicio.
- Sistema de financiación de la asistencia sanitaria.

Garantizar una asistencia sanitaria segura es imprescindible, pero debe ser planificada teniendo en cuenta las condiciones de trabajo en los peores escenarios posibles, en especial en lo que concierne a las urgencias hospitalarias en los momentos de mayores picos de demanda en los que la atención puede sufrir demoras importantes.

 Disponer de los mejores profesionales, de los últimos avances tecnológicos y de recursos económicos ilimitados, si estos no disponen de la adecuada organización, no garantiza mejor asistencia a la ciudadanía.

ENTRADAS EN EL SERVICIO DE URGENCIAS

Según datos del *Informe Anual del Sistema Nacional de Salud 2020-2021* del Ministerio de Sanidad, en 2020 se produjeron 17,2 millones de consultas urgentes en hospitales de agudos del Sistema Nacional de Salud (SNS), el 75 % del total de consultas urgentes hospitalarias. La frecuentación en hospitales del SNS es de 0,36 consultas por persona al año. Esta frecuentación de los servicios de urgencias hospitalarias muestra una continua tendencia al alza desde 2012.

La entrada de los usuarios en el servicio de urgencias puede producirse por:

- Iniciativa propia: a diferencia de lo que ocurre en otros países, donde para ser atendido en urgencias se ha de pasar más de un filtro, en España el acceso no está limitado. Diferentes estudios calculan que alrededor del 60-80 % de los usuarios de urgencias acuden al hospital por iniciativa propia. Hay muchos factores que explicarían esta situación y destacan, sobre todo, dos de ellos: la mayor accesibilidad del hospital y la percepción de que los servicios de urgencias tienen más medios y resuelven mejor y con más celeridad el problema.
- Derivación de atención primaria o urgencias extrahospitalarias: el primer punto de contacto de los pacientes con el sistema sanitario es y debe ser la Atención primaria (AP). Su objetivo es ofrecer una atención global, integrada, continuada y personalizada. La mayoría de las consultas de los usuarios se resuelven en AP, pero alrededor del 5 % de las mismas se derivan a atención especializada hospitalaria. Diferentes estudios cifran en un 10 % del total de aten-

didos en el servicio de urgencias a los pacientes remitidos desde Atención Primaria.

- Traslados interhospitalarios: el traslado interhospitalario incluye el envío de pacientes de un centro sanitario a otro, y su finalidad es la de aportar recursos sanitarios complementarios, tanto diagnósticos como terapéuticos, carentes en el hospital emisor, para proporcionar una continuidad asistencial al paciente. Se pueden incluir aquí la atención a pacientes con lesión medular, grandes quemados, susceptibles de hemodinámica y cirugía cardiaca, neuroquirúrgicos y atenciones de las que no disponen todos los centros. También hay traslados interhospitalarios en los que la finalidad es remitir al paciente al centro de referencia en su zona de residencia habitual de la que está desplazado en ese momento.
- Derivación de consultas de especialidades: aunque en un menor porcentaje de casos, también se recibe en los servicios de urgencias a pacientes procedentes de las consultas de especialidades. Pueden ser pacientes remitidos para gestionar su ingreso de manera urgente, para iniciar tratamientos tras analizar los resultados de pruebas (anemia que requiere transfusión urgente), para atención por descompensación de crónicos (paciente con edemas y disnea en una consulta de insuficiencia cardíaca).

 La mayoría de los usuarios de los servicios de urgencias hospitalarias acuden por iniciativa propia. Tanto los servicios autonómicos de salud como los centrales instan a la población a un uso responsable a través de campañas de sensibilización y educación sanitaria para que la ciudadanía haga un uso racional. Las visitas inadecuadas generan problemas organizativos, comprometen la calidad asistencial y generan costes innecesarios. Además, consumen recursos para pacientes en riesgo vital cuando podrían ser resueltas en otros niveles asistenciales como servicios de atención primaria o urgencias extrahospitalarias.

SALIDAS DEL SERVICIO DE URGENCIAS

Una vez que los usuarios son atendidos en el SUH, su salida puede producirse por:

- Alta: el 70-80 % de los pacientes valorados en los SUH tienen como destino el alta al propio domicilio. Se puede diferenciar entre:
  - Altas con resolución total del proceso.
  - Altas con seguimiento de atención primaria.
  - Altas con seguimiento de especialidades. Destacan en este apartado las vías rápidas de consulta, por ejemplo, cuando se sospecha un proceso cancerígeno o una patología cardíaca no urgente. Se puede contactar a través de este acceso directo al especialista correspondiente y se genera una consulta específica en un corto espacio de tiempo, en la que será valorado, se le pedirán pruebas y se hará el resto de seguimiento.
- Ingreso en el hospital: en el año 2020 los ingresos hospitalarios desde urgencias aumentaron y llegaron al 74 % del total de ingresos. En este porcentaje hay que destacar

la relación con los casos de covid-19, y destaca que los ingresos llegaron a ser de más del 85 % en el mes de abril, coincidiendo con la primera ola de la pandemia.

Asimismo, en los casos atendidos en 2020 se registra mayor proporción de casos con estancias en la unidad de cuidados intensivos (UCI). Por grupos de edad, el porcentaje de urgencias ingresadas destaca en el colectivo de mayores de 65 años.

- Ingreso con traslado a otro centro: traslados para ingreso por falta de camas en el hospital emisor, ingreso del paciente en su zona de residencia habitual, traslado a centro privado o concertado en el que el usuario tiene cobertura.
- Hospitalización a domicilio (HADO): implantada en España desde 1981, ofrece una presentación irregular con disparidad de modelos asistenciales y de recursos. Tradicionalmente, la hospitalización a domicilio no ha dependido de los SUH, pero en los últimos años ha ido asumiendo nuevas funciones que garantizan cierta descompresión de los mismos. Se trataría de una alternativa asistencial a la hospitalización que proporciona procedimientos diagnósticos, terapéuticos y cuidados en el domicilio durante un corto período de tiempo equiparables a los recibidos en los hospitales, pero sin la desventaja de la institucionalización de la persona. Incluye entre sus servicios la atención en sus domicilios a pacientes agudos, crónicos reagudizados, posquirúrgicos, traumatológicos o enfermos en situación terminal con descompensación de síntomas. Recientemente se ha puesto en marcha un sistema innovador que fusiona la parte positiva de ingresar en casa y el uso de los avances tecnológicos y que permite la supervisión remota de los pacientes ingresados en su casa a cargo de HADO.
- Unidad de corta estancia en urgencias: las unidades de corta estancia de urgencias son áreas de hospitalización dependientes de los SUH en las que ingresan pacientes afectados de algunas enfermedades crónicas reagudizadas (estacionales o no) o de patologías de gravedad leve o moderada de corta evolución bajo protocolos estrictos de diagnóstico y tratamiento. Su personal suele estar adscrito al SUH, tienen una cantidad variable de camas y la estancia total en ellas no debe superar, por lo general, los 2 o 3 días. Como objetivos básicos de estas unidades de corta estancia podrían destacarse:
  - Dar soporte al SUH, mejorando su circuito.

- Evitar ingresos inadecuados en hospitalización convencional, mediante la optimización de las estancias hospitalarias de patología crónica agudizada.

DIAGRAMA DE ENTRADAS Y SALIDAS: CIRCULACIÓN DEL PACIENTE BASADA EN LA PRIORIDAD CLÍNICA

Dentro de la organización funcional de todos los servicios de urgencias deben estar incluidos los circuitos asistenciales. Estos deben contener, necesariamente, todas las modalidades de entrada, de circulación en el servicio y de salida y las relaciones funcionales con otras unidades o servicios de apoyo. Esta información debe estar bien documentada y siempre disponible y accesible para todos los profesionales implicados. Los profesionales deben disponer de la información completa, correcta y actualizada acerca del funcionamiento del servicio. De esta manera, se evitan omisiones o duplicidades de acciones o cuidados.

La entrada a los diferentes circuitos está condicionada por la prioridad de atención asignada en el triaje (**Tabla 66-1**). Así, el triaje estructurado de prioridades se configura como elemento vertebrador, distribuidor e imprescindible de los servicios de urgencias hospitalarias. El triaje favorece:

- La identificación rápida y eficiente de los usuarios en los que es preciso priorizar su asistencia.
- La descongestión del servicio, determinando las áreas más adecuadas para la atención de los pacientes.
- La gestión adecuada de las esperas, lo que favorece la revaluación.

La recogida de información que permite analizar los SUH, con el objetivo de optimizar recursos y mejorar la eficiencia. Por lo general, se deben implementar en los servicios de urgencias hospitalarias un mínimo de tres circuitos diferenciados.

Circuito de críticos o de prioridad I

El circuito de críticos es el de elección para los pacientes más graves o más urgentes (**Fig. 66-1**). Son pacientes en estado crítico o que precisan una vigilancia intensiva o cuidado intensivo. La ratio profesional/paciente en esta área será la más baja de todo el servicio. Debe contar con

Tabla 66-1. Tiempo máximo ideal de espera según prioridad en minutos. Método de triaje de Manchester

Número	Nombre	Color	Objetivo de tiempo
1	Inmediato	Rojo	0
2	Muy urgente	Naranja	10
3	Urgente	Amarillo	60
4	Menos urgente	Verde	120
5	No urgente	Azul	240

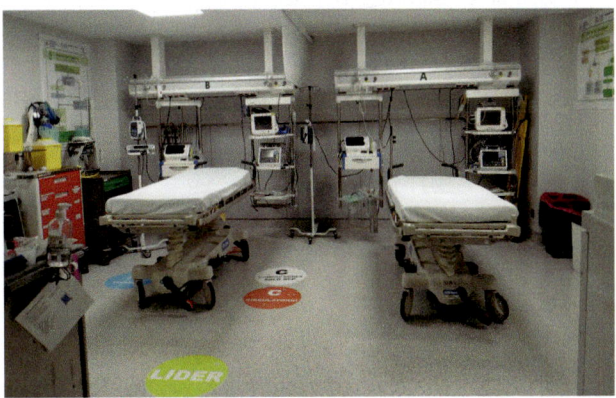

Figura 66-1. Box de críticos.

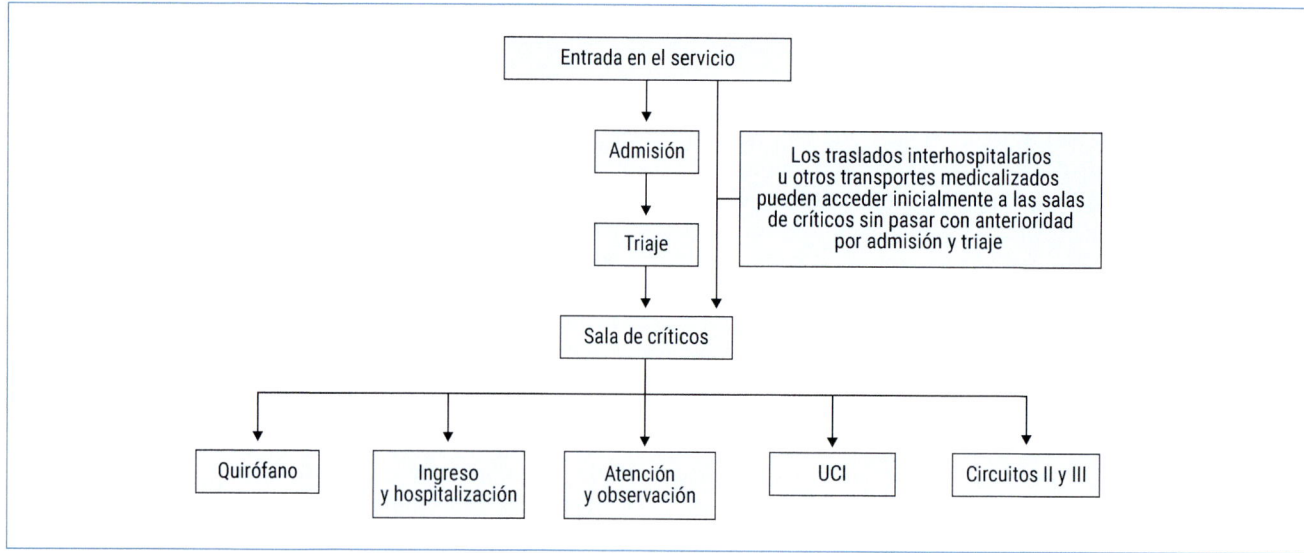

Figura 66-2. Circuito de críticos o nivel I.

profesionales con formación y experiencia. En él se realizan los cuidados y las técnicas más complejas. El tiempo de estancia en este circuito también será el más corto, pues en caso de estabilización del paciente debe pasar a otro circuito de menor complejidad, ingresar en otro servicio como UCI o ser trasladado a otro centro de mayor complejidad si no se dispone de los recursos necesarios para la atención. En el circuito de prioridad I no se contempla tiempo de espera, pues es necesaria la atención inmediata desde el triaje (**Fig. 66-2**).

! En el circuito de prioridad I o críticos se recibe el menor número de pacientes, tiene la menor ratio profesional/paciente de todo el servicio y el tiempo de estancia también es el más bajo.

Circuito de boxes o de prioridad II o III

El circuito de boxes es el de elección para los pacientes clasificados con prioridad II o III. Suponen la mitad de los pacientes atendidos en un servicio de urgencias. La atención se realiza en boxes convencionales y tanto el tipo de técnicas como los tratamientos y los cuidados son de menor complejidad que en el circuito de críticos (**Fig. 66-3**).

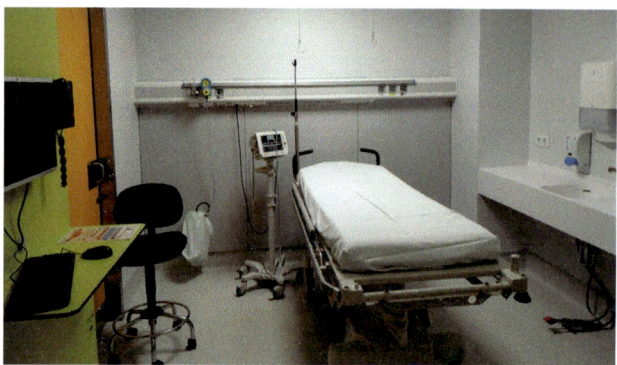

Figura 66-3. Box.

No es infrecuente que después de una valoración más focalizada y exhaustiva o tras los primeros resultados diagnósticos, el paciente precise un cambio al circuito de «críticos o de prioridad I». Este circuito debe contar con zonas de espera apropiadas donde se pueda realizar una revaluación de la prioridad antes de la primera atención (**Fig. 66-4**).

Circuito de consultas o de prioridad IV o V

El circuito de consultas es el de elección para los pacientes menos urgentes. Por lo general, no requieren cuidados complejos, el tiempo de estancia es corto y puede resolverse el episodio en el primer contacto postriaje con el profesional. La atención puede realizarse en consultas convencionales, no precisa de equipamientos complejos y suelen ser atendidos un gran número de pacientes (**Fig. 66-5**). Debe contar con amplias salas de espera y el tiempo máximo de espera es el más alto de todo el servicio, entre 45 y 240 minutos según los diferentes métodos de triaje estructurado que se utilizan en España (**Fig. 66-6**).

Algunos pacientes, previamente atendidos en el área de boxes o críticos presentan condiciones clínicas que requieren atención en un área específica, de observación, dotada de camas o sillones habilitados para prestar cuidados continuados de enfermería, servicios hosteleros y acceso al aseo, hasta el alta, ingreso en hospitalización (que debería producirse antes de las 24 horas de permanencia en la unidad) o traslado a la unidad de corta estancia.

Otras consideraciones

Los recursos asistenciales tanto humanos como tecnológicos de los que disponen los centros sanitarios pueden ser muy variables. El diseño de los circuitos ha de estar orientado en todo momento a la persona: tanto al paciente como al profesional. Debe estar enfocado al confort de los pacientes y a conseguir la máxima seguridad en el trabajo de los profesionales, lo que revertirá en las máximas cotas de seguridad para el paciente y satisfacción en los profesionales.

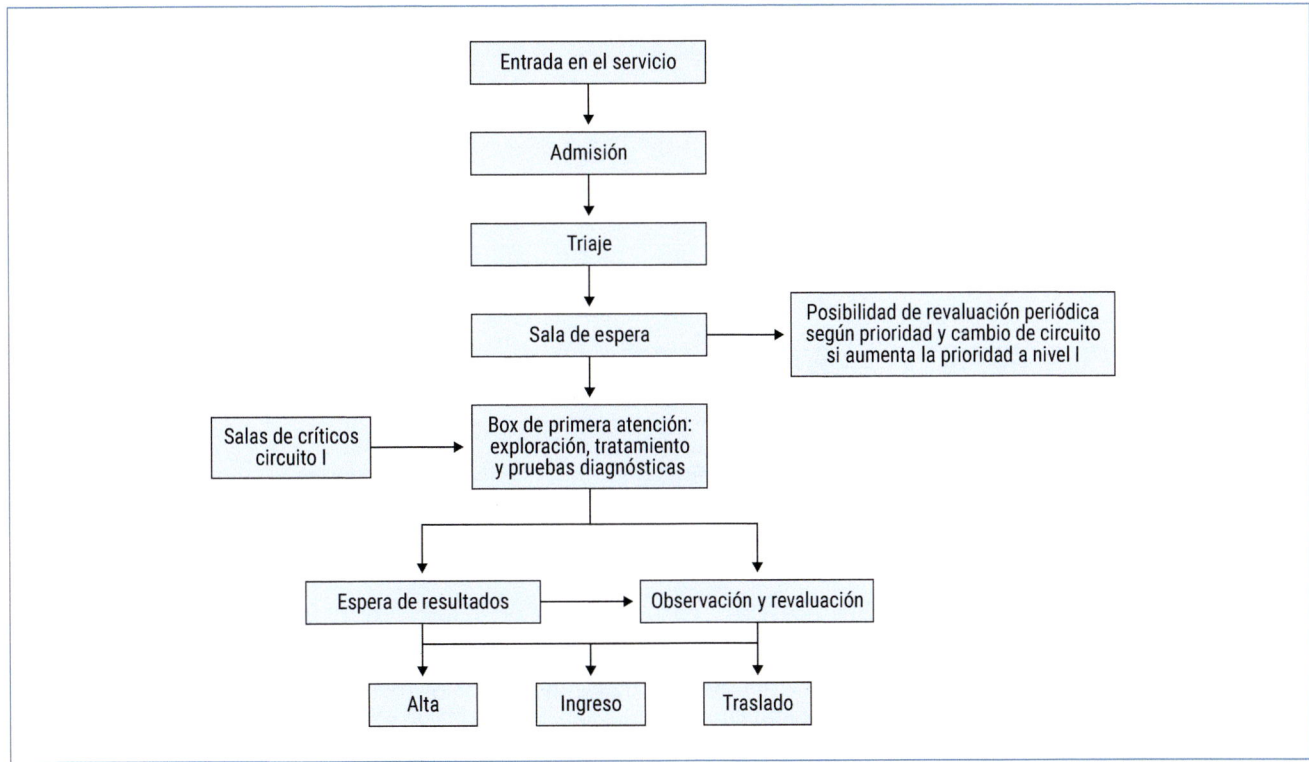

Figura 66-4. Circuito de boxes o niveles II y III.

Se deben tener en cuenta aspectos como la señalización de la circulación. Por medio de la rotulación, se facilita el acceso y la movilidad por las diferentes áreas, tanto de pacientes como de familiares e, incluso, de los profesionales de nueva incorporación o especialistas que frecuentan poco el SUH. Una de las opciones más extendidas es establecer circuitos de señalización a través de puntos, líneas de colores en el suelo o paredes que parten del vestíbulo principal. Asimismo, se debe adecuar esta información atendiendo a la diversidad de los colectivos (personas con trastorno del espectro autista [TEA], discapacidad sensorial, etc.) con pictogramas y circuitos en el suelo que facilitan la circulación y compresión del servicio (**Fig. 66-7**).

Si bien no todos los hospitales disponen de un servicio de radiología de urgencia, sería deseable, además, que su disponibilidad fuese las 24 horas, que estén en el mismo nivel para economizar los desplazamientos, sobre todo de

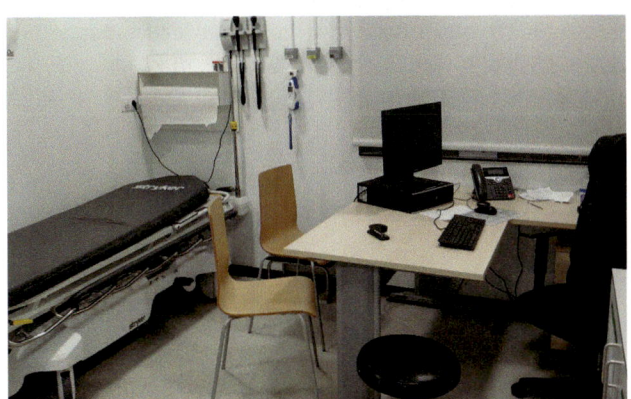

Figura 66-5. Consulta de baja prioridad.

los pacientes críticos, y para el beneficio de los pacientes y de la institución. En caso de que estas unidades se ubiquen en plantas diferentes de la unidad de urgencias hospitalaria (UUH), deberá habilitarse un transporte vertical exclusivo mediante ascensores específicamente dedicados a este fin.

La radiología en urgencias aporta una asistencia efectiva, eficaz y rápida, ya que mejora los tiempos de permanencia en el servicio, evita ingresos innecesarios y, además, mejora la calidad asistencial, optimizando el gasto hospitalario.

En lo que se refiere a los servicios de laboratorio, es indiferente su ubicación, siempre y cuando esté en el mismo centro, ya que la gestión de las muestras puede resolverse mediante los sistemas de transporte neumático. El hecho de que las muestras requieran traslado a otros centros para su procesado sí puede afectar a la agilidad de respuesta de los SU. La misma situación se repite con el servicio de farmacia.

Una virtud que caracteriza a las organizaciones más eficientes es la flexibilidad para dar respuesta a los desafíos diarios propios de un servicio de urgencias con una carga de trabajo cambiante e impredecible. Esta cuestión debe reflejarse en el diseño de los circuitos asistenciales de la institución, que deben estar centrados en proporcionar la mejor atención al usuario en los distintos escenarios posibles. Especialmente en aquellas situaciones que sobrepasan la capacidad de respuesta, en los circuitos asistenciales y organizativos, deben estar previstas áreas de crecimiento en situación de saturación, con posibilidad de sobredimensionar tanto los recursos materiales como los humanos con modelos de reorganización asistencial y áreas de apoyo. Un centro sanitario en situación de colapso es un lugar peligroso para los usuarios y profesionales, pues, la seguridad del paciente queda gravemente comprometida.

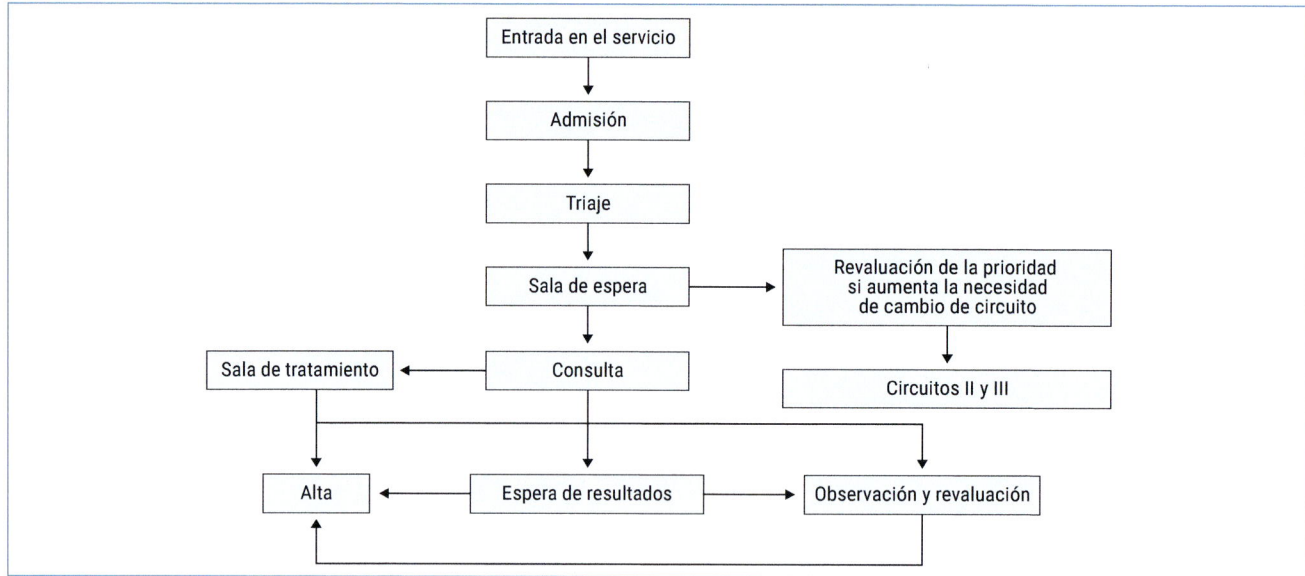

Figura 66-6. Circuito de consultas o niveles IV y V.

Las circunstancias que pueden llevar a un servicio de urgencias al colapso son bien conocidas y cada vez, por desgracia, están más normalizadas. La capacidad de influencia en la entrada es nula y en la salida de pacientes del servicio a corto plazo, mínima. El mayor factor de impacto será diseñar e implementar circuitos que sean lo más robustos posibles para adaptarse a circunstancias asistenciales adversas o no previstas en la estructura inicial. Además, los ciudadanos perciben como menos satisfactorios los servicios de urgencias hospitalarias que otros servicios asistenciales, y su masificación junto con las listas de espera se consideran los problemas más identificados según el barómetro del Centro de Investigaciones Sociológicas (CIS).

Situaciones como la emergencia epidemiológica que supuso la pandemia por covid-19 hizo necesario el desdoblamiento de todos los servicios de urgencias en un doble circuito que se mantuvo durante casi 3 años, debiendo establecer separación física entre los pacientes positivos o sospechosos de infección por covid-19 del resto de usuarios. En momentos de grandísima dificultad y de una presión asistencial importante, los servicios y sistemas de salud que tienen más capacidad para adaptarse serán los que mayor resiliencia demuestran para afrontar los nuevos desafíos.

! La organización funcional y de los circuitos asistenciales debe prever y tener capacidad de respuesta en los escenarios para los que fue planificada o prevista y ser especialmente flexible para adaptarse a circunstancias adversas, garantizando siempre la asistencia en tiempo y forma. La estructura, la organización funcional y los circuitos asistenciales deben tener capacidad para resolver la actividad asistencial normal y tener previsto cómo solventar aquellas situaciones estresantes para que no comprometan su calidad asistencial y la seguridad de los pacientes.

CIRCUITOS ESPECIALES DE DIFERENTES ESPECIALIDADES

A continuación se describen los circuitos especiales asistenciales de las siguientes especialidades:

Pediatría

Hasta hace relativamente poco tiempo, las urgencias de la población pediátrica en la mayoría de centros sanitarios estaban integradas en el SUH junto con los adultos. La pandemia de la covid-19 y la correspondiente implantación del doble circuito propició la separación de la atención de adultos y pediatría en gran número de hospitales.

Las recomendaciones apoyan la existencia de circuitos plenamente diferenciados atendiendo a:

- Las necesidades propias del cuidado y atención de los niños y niñas y para contribuir y propiciar su bienestar físico y psíquico.
- La necesidad de decoración de las diferentes áreas de tal manera que sean más amables para la edad infantil.
- La necesidad de dimensionar los espacios para favorecer la presencia de los acompañantes, uno de los derechos básicos de los usuarios e imprescindible en el caso de los menores.

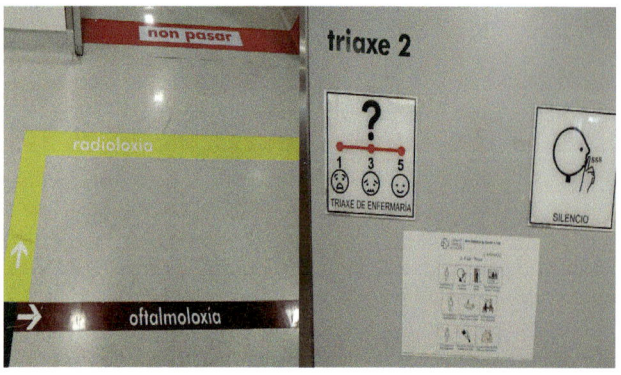

Figura 66-7. Pictogramas y circuitos en el suelo que facilitan la circulación y comprensión del servicio.

- Aspectos relacionados con la seguridad para la prevención de accidentes o lesiones no intencionadas. Así, los circuitos asistenciales han de ser diseñados y establecidos para que sean los más seguros tanto para los pacientes como para los profesionales.

Cuando no sea posible la separación, y la urgencia pediátrica esté integrada en la de adultos, se tenderá a que tengan solo en común el acceso y la zona de recepción y admisión. Los circuitos pediátricos no deben cruzarse con el acceso de las situaciones de emergencia. Todos los recursos necesarios para la atención urgente pediátrica (zonas de espera, áreas de exploración, diagnóstico y observación) serán diseñados para que los menores puedan estar acompañados durante todo el proceso.

Ginecología y obstetricia

El Plan de Calidad del Ministerio recomienda «siempre que no haya condicionantes arquitectónicos que lo impidan, ubicar en el espacio físico de la maternidad hospitalaria los recursos necesarios para la recepción y la valoración clínica de la gestante con sospecha o pródromo de parto, de forma que, cuando resulte necesario, pueda acceder directamente al bloque obstétrico desde la consulta y box de exploración. En consecuencia, debe evitarse la atención de estas pacientes en el área de urgencias del hospital». Cumpliendo estas recomendaciones, cada vez un mayor número de hospitales derivan a estas usuarias, así como al resto de las urgencias ginecológicas, a áreas diferenciadas, evitando, por tanto, su atención en el área de urgencias del hospital.

Psiquiatría o trastornos de conducta

La agitación psicomotriz, la agresividad y la reagudización de trastornos mentales graves son motivo de búsqueda de atención urgente. Los episodios de violencia o agresividad también pueden estar causados por el propio episodio asistencial.

Las situaciones que se producen ante estados de agitación psicomotriz, situaciones de riesgo de violencia o riesgo de lesiones autodirigidas o heterodirigidas suponen un estrés importante para el propio paciente, el profesional y para los acompañantes. Generalmente, son un motivo de consulta que se clasifica con prioridades altas. Cabe resaltar que los trastornos mentales son un factor que acostumbran a estar presentes en las fugas de pacientes.

La agresividad autodirigida o heterodirigida es el principal motivo de consulta de las urgencias psiquiátricas. Siendo bien conocida esta casuística, se deben establecer circuitos y áreas de atención adecuadas en las que predominen espacios y protocolos seguros para proteger a pacientes y a profesionales y deben ubicarse próximos a la entrada del área de atención urgente:

- Espacios con vigilancia directa e indirecta.
- Eliminar riesgos de autolesión o agresión.
- Control visual de las áreas de espera.
- Minimizar las esperas en lo posible.

- Garantizar la privacidad.
- Implantar protocolos y pautas de actuación que sean bien conocidos por todos los profesionales implicados.

Recientemente, se ha puesto en valor el papel de la enfermería especialista en salud mental en los servicios de urgencias, aunque, por el momento, en muy pocos servicios de urgencias disponen de esa figura.

Usuarios con discapacidad intelectual o alteración conductual

En urgencias son frecuentes las consultas de usuarios con patologías como:

- Demencia con grado de afectación cognitivo moderado o trastorno de la conducta.
- Discapacidad intelectual grave y profunda o con trastorno de conducta.
- Discapacidad con trastorno de comunicación grave.
- Trastorno del espectro autista con trastornos de conducta.
- Parálisis cerebral.
- Trastorno mental crónico con grave déficit del funcionamiento psicosocial.

La humanización de la asistencia en los SUH debe incluir la atención priorizada a estos pacientes, minimizando en lo posible las esperas y permitiendo a sus acompañantes y cuidadores el acompañamiento permanente durante la asistencia, siempre que no haya alguna circunstancia clínica grave que lo impida.

Los circuitos deben tener en cuenta estas situaciones y detectar a estos usuarios ya desde admisión (presentación de documentación como la tarjeta AA) o en el triaje.

Circuitos especiales para códigos

Las patologías dependientes del tiempo son críticas en urgencias, ya que un retraso en su diagnóstico o tratamiento influye de manera negativa en su evolución y pronóstico. Así, la mayoría de los servicios de salud han establecido circuitos de atención prioritaria a:

- Dolor torácico: los pacientes con dolor torácico, que pueden suponer hasta el 5 % de las visitas, se consideran en el grupo que requiere atención inmediata, ya que la identificación precoz de un síndrome coronario agudo (SCA) y el inicio del tratamiento de reperfusión, cuando está indicado, con la mayor brevedad tiene importantes implicaciones pronósticas.
- Código ictus: con el desarrollo de tratamientos específicos fibrinolíticos e intravasculares en el ictus ligados al tiempo de evolución del fenómeno isquémico agudo, en determinados hospitales se han desarrollado estrategias, la mayoría funcionales, de circuitos asistenciales propios para la atención a esta patología en el tiempo preciso.
- Código sepsis: este nuevo circuito funcional persigue homogeneizar e instaurar de forma precoz un tratamiento antibiótico y hemodinámico adecuado. Su implantación

ha reflejado resultados destacados que deberían confirmarse en el futuro.

- Politraumatizado: su fin es garantizar una atención precoz, sistematizada y con tiempos de actuación adecuados en pacientes politraumatizados. La hora de oro, también denominada hora dorada, comprende el intervalo de tiempo que abarca desde que tiene lugar un accidente hasta los 60 minutos posteriores. Esos 60 minutos son claves, ya que una intervención rápida y eficiente puede suponer la diferencia entre la vida y la muerte.
- Código anafilaxia: está basado en el reconocimiento precoz de los signos y síntomas de una reacción anafiláctica, priorizando cuidados y el traslado inmediato a un servicio de urgencias hospitalario con el fin de mejorar la supervivencia y reducir las complicaciones. El objetivo es minimizar el tiempo transcurrido desde el inicio de los síntomas hasta la asistencia clínica y la instauración del tratamiento indicado.

Circuitos de otras especialidades

Atendiendo a las casuísticas propias de cada centro (personal, arquitectura) pueden distinguirse otros circuitos ya desde el triaje: circuito de traumatología, oftalmología, otorrinolaringología, etc. Estos circuitos son diferentes en cada hospital; en algunos serán directos desde el triaje y en otros como resultado de la interconsulta requerida por el médico de urgencias, aunque en todos los casos tienen su área específica dentro del servicio.

Circuitos de aislamientos

Si bien todos los pacientes deben moverse lo mínimo posible por el servicio, esto es especialmente relevante para pacientes inmunodeprimidos y pacientes con aislamientos por gérmenes de contacto multirresistentes o aislamientos respiratorios. Deben pasar directamente del triaje al box asignado y mantenerse en él hasta que se decida su destino final.

El objetivo de establecer un circuito específico bien definido para aislamientos por presencia de gérmenes multirresistentes es interrumpir la cadena de transmisión y disminuir la infección nosocomial en el ámbito hospitalario. Atendiendo también a las indicaciones específicas de cada centro o institución sanitaria, se deben establecer espacios y recursos apropiados según el tipo de protección que se deba proporcionar partiendo desde las mínimas precauciones estándar hasta salas con presión negativa.

IMPORTANCIA DE LA APLICACIÓN DE LAS TECNOLOGÍAS DE LA INFORMACIÓN Y LA COMUNICACIÓN EN LOS SERVICIOS DE URGENCIAS

La Organización Mundial de la Salud (OMS) en su Proyecto de Estrategia Mundial sobre la Salud Digital 2020-2025, reconoce que los sistemas sanitarios pueden verse fortalecidos mediante la aplicación de tecnologías de salud digital.

La capacidad transformadora de las nuevas tecnologías en la salud supone un importante impacto tanto en la sociedad como en las instituciones y profesionales. Distintas organizaciones en todo el mundo han reconocido las estrategias en salud digital como una de las oportunidades más relevantes en unos sistemas de salud fuertemente tensionados por el aumento de la demanda de servicios sanitarios y otros desafíos.

En la actualidad, la práctica totalidad de los SUH disponen de algún tipo de sistema de información de soporte para el desarrollo de la actividad asistencial, incluyendo el acceso a la historia clínica digital, la petición de pruebas por vía electrónica y la recogida de registros de enfermería. Estos sistemas de información deberían:

- Ofrecer datos en tiempo real del servicio, actualizándose de manera constante.
- Permitir la trazabilidad completa del proceso, registrando todos los movimientos del paciente por las diferentes áreas y las acciones que sobre él se ejecuten.
- Reflejar una visión gráfica del grado de ocupación y ubicación de los pacientes por medio de mapas o croquis de las distintas áreas del SUH.
- Recoger toda la información posible para generar los indicadores que permitirán evaluar y medir el rendimiento de la organización (indicadores de calidad, de actividad, tiempos de respuesta, etcétera).
- Integrarse y ofrecer interoperabilidad con otros sistemas telemáticos de información del centro sanitario. Si son diferentes entre sí debido a las peculiaridades de los diferentes servicios, todos deben volcar en la historia clínica electrónica del paciente, idealmente visible en cualquier comunidad autónoma donde se requiera para tratar al paciente.
- Servir para que paciente y familia estén informados en tiempo real del proceso (pruebas, interconsultas) sin perjuicio de la correspondiente información médica personalizada.
- Aportar datos al cuadro de mandos que permitan conocer en cada momento la operatividad del servicio y servir para evaluar y proponer nuevas actuaciones que sirvan para una gestión del servicio más eficaz y eficiente.
- Debe permitir el volcado de datos en la historia clínica del paciente (constantes, escalas, registros en general que faciliten la transmisión de la información entre los diferentes niveles asistenciales).
- Recoger gran cantidad de datos que, posteriormente, se puedan gestionar y generar conocimiento como motor de innovación y mejora (v. **Fig. 66-8**).

La informatización de los SUH obliga a contemplar aspectos de organización como la necesidad de instalar mobiliario y equipamiento informático (ordenadores, monitores, impresoras) adecuado en número y calidad, con una eficiente conexión a la red de datos.

La implantación de sistemas informáticos no debe hacernos olvidar de la existencia de los profesionales encargados de la información al usuario y familiares, los cuales, a su vez, se benefician de la existencia de estos sistemas a la hora de realizar su trabajo.

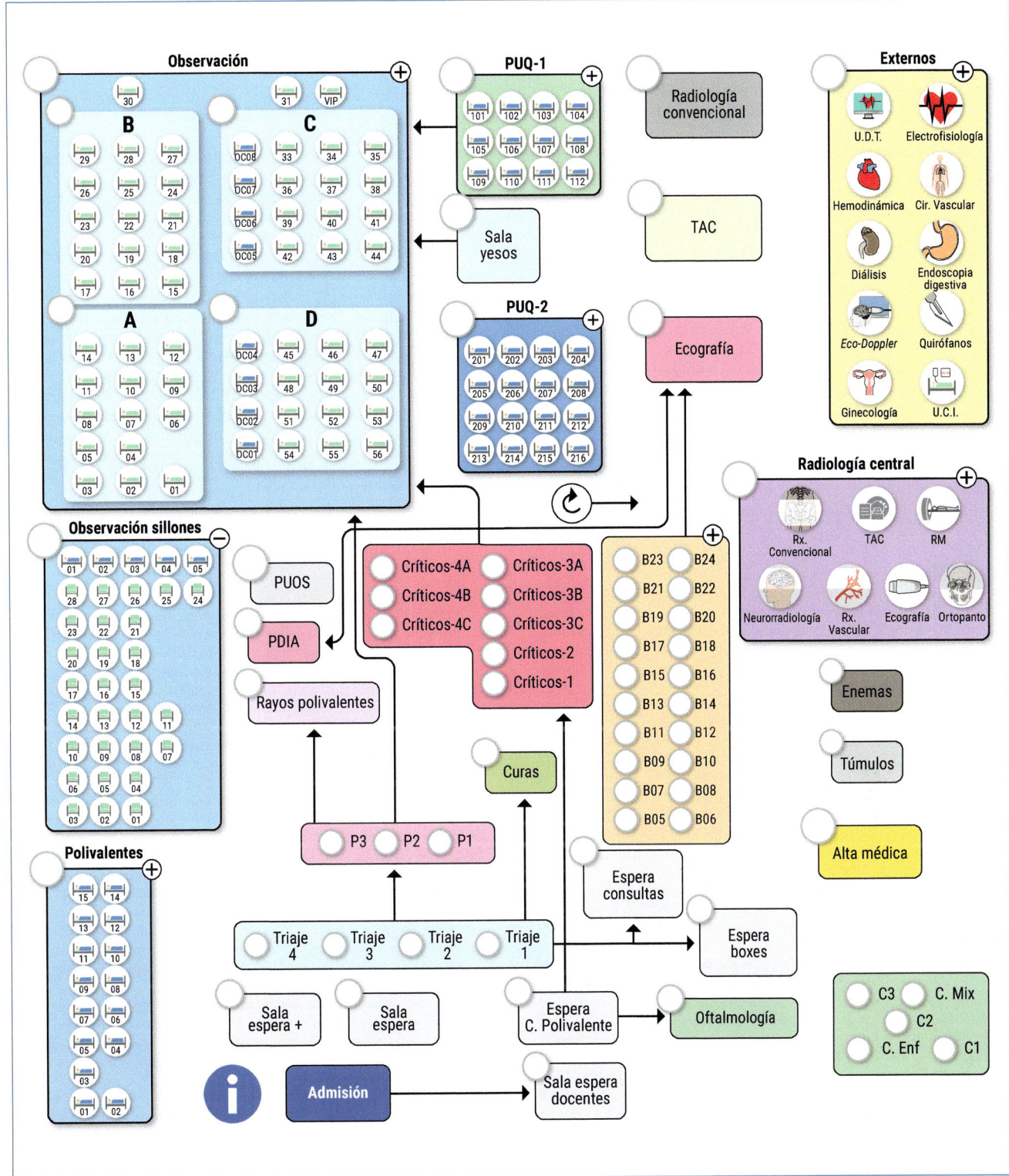

Figura 66-8. Mapa de servicios de urgencias en el sistema de información.

PUNTOS CLAVE

- Los sistemas de salud y, dentro de ellos, los hospitales y los SUH tienen por delante en los próximos años un desafío estrechamente relacionado con la escasez de recursos tanto económicos como humanos.
- Los servicios deben tener en cuenta el entorno sociodemográfico, que incluya las variaciones estacionales, además de las estimaciones poblacionales en diferentes horizontes temporales, para dimensionar sus recursos asistenciales, así como su relación con los demás dispositivos asistenciales habilitados para la atención urgente en áreas geográficas adyacentes. Con todo ello, los gestores deben tener en cuenta aquellas situaciones bien conocidas que pueden producir un funcionamiento inadecuado de los servicios y sistemas de salud:
  - Recursos y alcance insuficiente de la cobertura sanitaria.
  - Estructuras obsoletas de prestación de servicios.
  - Mala coordinación de estructuras e integración de procesos.
  - Escaso compromiso con la mejora de la calidad.
  - Escasa planificación.
  - Baja calidad y elevado coste de los medicamentos.
  - Habilidades desiguales y de distribución de los recursos humanos.
  - Modelos de gobierno no basados en la rendición de cuentas y medición del desempeño.
- Los servicios de salud deben identificar sus fortalezas y retos de tal manera que puedan ofrecer una cobertura basada en la equidad a toda la ciudadanía. Los gestores deben reconocer aquellas áreas de desarrollo y afrontarlas de una manera transversal con los diferentes actores implicados de tal manera que se pueda ofrecer un servicio a la ciudadanía que revierta en mejores resultados en salud.
- Deben definirse los criterios de funcionamiento, recogidos en el manual de normas y detallando los esquemas de circulación de pacientes, personal, familiares y materiales por lo que estos circuitos asistenciales deben estar correctamente diseñados de manera participativa teniendo en cuenta las necesidades de los usuarios. Colocar al paciente en el centro implica hacerlo con una visión que se esfuerza todo lo posible por alcanzar máximas ganancias en salud teniendo en cuenta también las expectativas legítimas de los ciudadanos.

BIBLIOGRAFÍA

Alonso G, Escudero JM. La unidad de corta estancia de urgencias y la hospitalización a domicilio como alternativas a la hospitalización convencional [The emergency department short stay unit and the hospital at home as alternatives to standard inpatient hospitalisation]. An Sist Sanit Navar. 2010;33 Suppl 1:97-106.

Busca P, Marrón R. La informatización en urgencias y emergencias [Computerization in urgency and emergency care]. An Sist Sanit Navar. 2010;33 Suppl 1:69-76. Spanish

Conde Díaz M, Esteban Ortega C, Rosado Jiménez L, Barroso Peñalver MD, Romero González S. La urgencia psiquiátrica en un hospital general: La patología de la agresividad principal motivo de consulta. Rev Asoc Esp Neuropsiq. 2009;29(2):303-17.

Estrada O, Massa B, Ponce MA, Mirón M, Torres A, Mujal A, et al. Proyecto HAD 2020: una propuesta para consolidar la hospitalización a domicilio en España. Hospital a domicilio.. 2017;1(2):93-117.

Informe Anual del Sistema Nacional de Salud 2020-2021 [Internet]. Ministerio de Sanidad. Disponible en: https://www.sanidad.gob.es/estadEstudios/estadisticas/sisInfSanSNS/tablasEstadisticas/InfAnualSNS2020_21/INFORME_ANUAL_2020_21.pdf

Las urgencias hospitalarias en el Sistema Nacional de Salud: derechos y garantías de los pacientes [Internet]. Disponible en: https://www.defensordelpueblo.es/wp-content/uploads/2015/05/2015-Las-urgencias-hospitalarias-en-el-Sistema-Nacional-de-Salud-derechos-y-garantías-de-los-paciente-ESP.pdf

Luaces C, Benito J. Normas y estándares de acreditación para servicios de urgencias pediátricas y centros de instrucción en medicina de urgencias pediátrica [Internet]. Sociedad Española de urgencias de Pediatría. 2019. Disponible en: https://seup.org/pdf_public/gt/NORMAS_ESTANDARES_CALIDAD_SUP.pdf.

Mackway-Jones K, Marsden J, Windle J. Triaje de Urgencias Hospitalarias. El método de triaje Manchester, 3ª ed. Oxford: Blackwell Publishing Ltd; 2015.

Megías-Lizancos F, Vila C. Documento de consenso de ANESM y SEEUE para el abordaje y cuidados del paciente agitado [Internet]. Revista Española de Enfermería de Salud Mental. 2016. Disponible en: http://www.enfermeriadeurgencias.com/images/archivos/Documento-de-consenso-de-ANESMy-SEEUEpara-el-abordaje-y-cuidados-del-paciente-agitado-7.pdf

Ministerio de Sanidad. Maternidad hospitalaria: estándares y recomendaciones. AC-SNS. MSPS. [Internet]. 2009. Disponible en: https://www.sanidad.gob.es/organizacion/sns/planCalidadSNS/docs/UUH.pdf

Plan de asistencia a la anafilaxia en Galicia: Código Anafilaxia [Internet]. Xunta de Galicia. Disponible: https://www.sergas.es/Asistencia-sanitaria/Documents/1396/2804_Plan_asistencia_C%C3%B3digo_Anafilaxia_cas.pdf

Proyecto de estrategia mundial sobre salud digital 2020-2025 [Internet]. World Health Organization; 2019. Disponible en: https://www.who.int/docs/default-source/documents/200067-lb-full-draft-digital-health-strategy-with-annex-cf-6jan20-cf-rev-10-1-clean-sp.pdf?sfvrsn=4b848c082

Sánchez M, Santiago I. Áreas organizativas específicas y circuitos preferentes para patologías prevalentes en urgencias [Specific organisational areas and preferential circuits for prevalent pathologies in emergency care]. An Sist Sanit Navar. 2010;33(1):89-96.

Transforming our world: The 2030 Agenda for sustainable development [Internet]. United Nations. Disponible en: https://sustainabledevelopment.un.org/content/documents/21252030%20Agenda%20for%20Sustainable%20Development%20web.pdf

Towards people centred health systems: An innovative approach for better health outcomes [Internet]. World Health Organization. Regional Office for Europe. Disponible en: https://www.euro.who.int/__data/assets/pdf_file/0006/186756/Towards-people-centred-health-systems-an-innovative-approach-for-better-health-outcomes.pdf

Unidad de Urgencias Hospitalaria. Estándares y recomendaciones [Internet]. Informes, Estudios e Investigación 2010. Ministerio de Sanidad y Política Social. Disponible en: https://www.sanidad.gob.es/organizacion/sns/planCalidadSNS/docs/UUH.pdf

Vincent C, Amalberti R. Seguridad del paciente. Estrategias para una asistencia sanitaria más segura. Madrid: Editorial Modus Laborandi SL; 2016.

Box de críticos/parada

67

S. García Retamar

OBJETIVOS

- Describir la estructura y el diseño del box de críticos/parada.
- Relacionar el equipamiento necesario para la atención de un paciente crítico.
- Estructurar un programa de revisión y mantenimiento de la sala.
- Definir los roles de los miembros del equipo dentro del box de críticos/parada.
- Crear una cultura de seguridad del paciente a través de la mejora de la comunicación entre los profesionales.

INTRODUCCIÓN

Uno de los elementos esenciales en los servicios de urgencias hospitalarios (SUH) es el box de críticos o box de parada. Esta sala está destinada a atender a los pacientes cuya situación vital no permite demora en la asistencia, hasta conseguir la estabilización que permita el traslado dentro del hospital o entre hospitales. Entre las patologías atendidas en el box de críticos/parada están las paradas cardiorrespiratorias (PCR), los politraumatizados, las cardiopatías isquémicas, los diferentes tipos de *shocks*, las arritmias, las insuficiencias respiratorias agudas, etcétera.

ESTRUCTURA DEL BOX DE CRÍTICOS/PARADA

Ubicación y relaciones

Esta sala debe estar ubicada cerca de la puerta del SUH y tener fácil acceso desde el exterior para que pueda efectuarse una rápida recepción del paciente desde la sala de espera, la entrada de ambulancias, la sala de triaje o el helipuerto. Así mismo será accesible y estará bien comunicada con el resto del servicio, pero apartada del circuito de pacientes.

Estará correctamente señalizada y todo el personal del servicio la localizará con facilidad, conocerá sus accesos, así como su distribución y organización, de qué recursos dispone y dónde están situados.

A su vez, desde esta sala se tendrá un rápido acceso al área de cuidados críticos, la unidad de cuidados coronarios, los quirófanos y la sala de tomografía axial computarizada.

No es obligatorio que el laboratorio se encuentre próximo al box de críticos, siempre y cuando se disponga de medios de transporte de muestras adecuados (por ejemplo, tubos neumáticos).

Dimensiones

En nuestro país, gracias a la Sociedad Española de Medicina de Urgencias y Emergencias (SEMES), están disponibles estándares y normas sobre adecuación estructural de los SUH. Debe tenerse en cuenta, no obstante, que muchos de estos parámetros provienen de la bibliografía internacional y deben ser interpretados con cautela en nuestro entorno. Determinados organismos públicos autonómicos han elaborado también sus propios manuales de acreditación, basándose en el trabajo previo de la SEMES, pudiendo encontrar diferencias significativas en cuanto al número de metros cuadrados y número de puestos por habitantes.

El consenso internacional, así como la SEMES, marcan que la superficie de la sala debe tener al menos 25 m2, aunque el documento *Estándares y recomendaciones de la unidad de urgencias hospitalarias* del Ministerio de Sanidad y Política Social eleva a 36 el número de m2 de superficie útil que debe tener. El espacio tiene que ser suficiente para asegurar un acceso de 360 grados a los pacientes y, a su vez, permitir el movimiento alrededor de un mínimo de cinco personas y el equipo necesario en el área de trabajo (**Fig. 67-1**).

El número de puestos de atención puede estimarse de dos formas: por el número de habitantes al que se da cobertura (1/50.000 habitantes), o por el número de pacientes asistidos por año (1/15.000 asistencias anuales), si bien siempre debe contar con un mínimo de dos puestos para que puedan ser atendidos dos pacientes de manera simultánea. Al menos uno de los puestos de atención estará dotado con el equipamiento y el material necesario para población pediátrica.

Sería deseable mantener un espacio libre de al menos 2,5 m entre camillas para garantizar el acceso y circulación entre ambos pacientes.

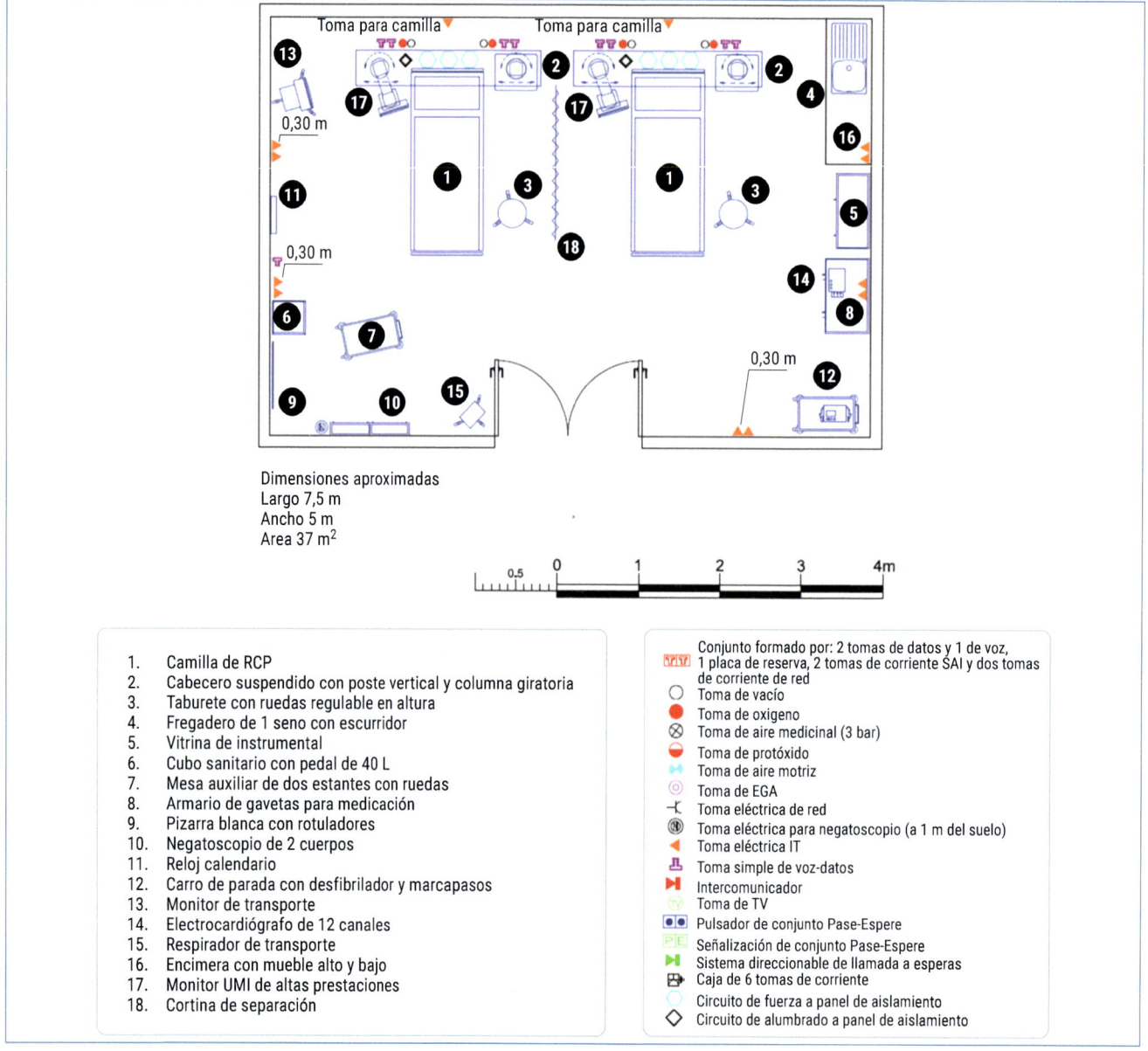

Dimensiones aproximadas
Largo 7,5 m
Ancho 5 m
Area 37 m²

1. Camilla de RCP
2. Cabecero suspendido con poste vertical y columna giratoria
3. Taburete con ruedas regulable en altura
4. Fregadero de 1 seno con escurridor
5. Vitrina de instrumental
6. Cubo sanitario con pedal de 40 L
7. Mesa auxiliar de dos estantes con ruedas
8. Armario de gavetas para medicación
9. Pizarra blanca con rotuladores
10. Negatoscopio de 2 cuerpos
11. Reloj calendario
12. Carro de parada con desfibrilador y marcapasos
13. Monitor de transporte
14. Electrocardiógrafo de 12 canales
15. Respirador de transporte
16. Encimera con mueble alto y bajo
17. Monitor UMI de altas prestaciones
18. Cortina de separación

Conjunto formado por: 2 tomas de datos y 1 de voz, 1 placa de reserva, 2 tomas de corriente SAI y dos tomas de corriente de red
○ Toma de vacío
● Toma de oxígeno
⊗ Toma de aire medicinal (3 bar)
⊖ Toma de protóxido
⋈ Toma de aire motriz
◉ Toma de EGA
⊣ Toma eléctrica de red
Ⓝ Toma eléctrica para negatoscopio (a 1 m del suelo)
◀ Toma eléctrica IT
⚏ Toma simple de voz-datos
◄ Intercomunicador
TV Toma de TV
●● Pulsador de conjunto Pase-Espere
PE Señalización de conjunto Pase-Espere
► Sistema direccionable de llamada a esperas
⊞ Caja de 6 tomas de corriente
○ Circuito de fuerza a panel de aislamiento
◇ Circuito de alumbrado a panel de aislamiento

Figura 67-1. Propuesta de distribución de un box de críticos/paradas. RCP: reanimación cardiopulmonar; SAI: sistema de alimentación ininterrumpida

Estructura física

Debe tener una puerta corredera amplia, que se abra con facilidad y cuyas dimensiones permitan el acceso de camas.

Las paredes deberían tener revestimiento de plomo para el uso seguro de aparatos de radiodiagnóstico. Su acabado será resistente, duradero y fácil de limpiar con desinfectantes hospitalarios, sin que sufran deterioros, y con propiedades acústicas que reduzcan la transmisión del sonido. Todas las superficies de las paredes que puedan entrar en contacto con el equipo móvil deben ser reforzadas y protegidas con barras amortiguadoras o similares.

El suelo será liso, antiestático y antideslizante, pero que facilite el movimiento de las camas y camillas. Debe ser impermeable al agua y a fluidos corporales, resistente y de fácil limpieza. Así mismo tendrá capacidad para absorber impactos, lo que aumenta la comodidad del personal.

Al igual que en el resto del hospital, la iluminación tiene dos objetivos fundamentales: garantizar las óptimas condiciones para desarrollar las tareas correspondientes y proporcionar una atmósfera en la que el paciente se sienta confortable. El nivel de iluminancia necesario puede variar considerablemente en función del tipo de tratamiento o tarea, puesto que hay momentos en los que el correcto diagnóstico requiere una ausencia de iluminación (ecografía) y para ello será necesario un sistema de control que permita esta versatilidad. En la zona de la camilla se establecerá una iluminancia de 1.000 lux para exámenes rigurosos, incluyendo iluminación localizada. En situaciones de emergencia se requieren, al menos, 2.000 lux en la superficie de la camilla, que se pueden conseguir con iluminación adicional localizada o mediante una iluminación general supletoria.

Si se produce un corte en el suministro del alumbrado, el hospital debe contar con iluminación de emergencia, cuyo objetivo es proporcionar luz cuando falla el alumbrado normal, para facilitar la evacuación del público o para iluminar los puntos críticos. En el caso del servicio de urgencias, al igual que en quirófanos, unidad de cuidados intensivos y paritorio, se dispondrá de un alumbrado de reemplazo que proporcione el mismo nivel de iluminación que el alumbrado normal durante al menos 2 horas.

En cuanto a los tonos, se recomienda un tono neutro de la fuente de luz, que evite la aparición de reflejos en monitores y otro aparataje electromédico.

Si para las actividades cotidianas es importante una buena reproducción de los colores, en las áreas de reconocimientos de pacientes esta necesidad se incrementa significativamente. Por este motivo, es importante tener en cuenta los colores de las paredes y del mobiliario, ya que no deben enmascarar la percepción de los tonos de piel del paciente.

EQUIPAMIENTO

El box de críticos/parada debe contener todo el equipamiento y material necesario para el diagnóstico y tratamiento del paciente crítico, de manera que pueda proporcionarse una asistencia rápida, segura y efectiva. Esta sala estará dotada de los siguientes elementos, que se dividen en material general, para vía aérea y ventilación, para soporte circulatorio y para movilización e inmovilización:

Material general

Es el que más componentes recoge:

- Una camilla móvil, articulada y de altura variable, con sistema de freno y control mediante pedales, por cada puesto de atención. Es recomendable que sea radiotransparente.
- Mamparas o cortinas con protección de plomo para separar cada puesto de atención. Esto permitirá tratar a varios pacientes simultáneamente con toda la privacidad visual que sea posible.
- Columnas de distribución ancladas al techo, que incorporarán tanto la instalación eléctrica necesaria para dar conexión a todo el equipamiento electromédico como tomas de oxígeno, de aire comprimido y sistema de vacío. Por cada puesto de reanimación se precisan dos puntos de enganche de gases medicinales con 3 tomas cada uno (al menos toma

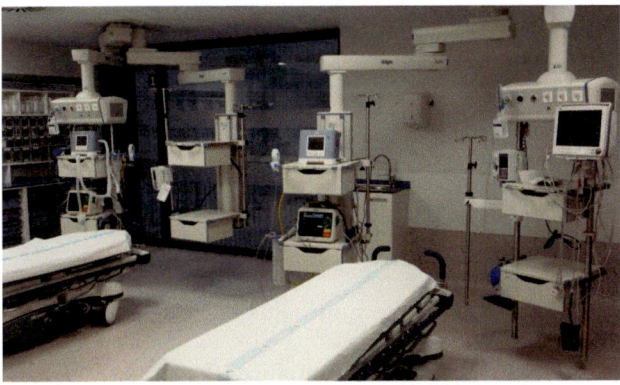

Figura 67-2. Imagen de una sala de críticos/paradas.

de oxígeno y de vacío de 300 mm Hg) y caudalímetros con humidificador que permitan un flujo de oxígeno de hasta 15 litros por minuto. Además de las tomas de corriente situadas en las paredes, en la columna se dispondrá de 10 tomas eléctricas de las que, al menos la mitad (que estarán señalizadas en color rojo), irán conectadas al sistema de alimentación ininterrumpida. Este sistema, alternativo al grupo electrógeno del hospital, administrará electricidad de manera inmediata, sin perturbaciones y durante un período no inferior a 2 horas a aquellos equipos que no puedan dejar de funcionar (**Fig. 67-2**).

> ❗ Las columnas de distribución suspendidas del techo optimizan el espacio de trabajo del box de críticos/paradas, permiten el acceso al paciente desde todos los ángulos posibles y facilitan la colocación de los equipos y dispositivos de una manera más eficiente y segura en el lugar de trabajo.

- Luminarias fijas al techo (iluminación general), iluminación localizada sobre la camilla, luminarias adicionales orientables, fijas al techo o portátiles.
- Un lavabo con grifo monomando que pueda ser accionado con el codo, dispensador de jabón y papel secamanos.
- Sistemas portasueros de anclaje superior, en el techo, que permita su desplazamiento longitudinal.
- Equipo de radiología. Son recomendables equipos de rayos X montados en el techo. Estos van acoplados a un raíl que permite su movilización para que el equipo pueda usarse en todos los puestos de atención de la sala. Debe estar colocado de tal forma que no interfiera en la iluminación de la sala. En su ausencia se dispondrá de un equipo portátil.
- Área de trabajo con ordenador y teléfono conectados a la red y espacio para permitir al personal escribir formularios y archivos.
- Libro de registro de pacientes en esta sala y formularios necesarios (hojas de consentimiento informado, formularios de registro de PCR, etc.).
- Zona de armarios o estanterías para el almacenaje del material fungible y sanitario con sistemas de almacenaje de doble cajón.
- Cajetines para medicación oral e intravenosa suspendidos de la pared. La medicación estará ordenada alfabéticamente por principio activo.
- Un monitor cardíaco multiparamétrico por cada puesto de atención que permita, al menos, monitorización electrocardiográfica, frecuencia respiratoria, saturación parcial de oxígeno, presión arterial no invasiva y capnografía.
- Manguitos para la monitorización de la presión arterial de tamaño estándar, para obesos y pediátricos.
- Carro de parada con cajones, que contendrá el material imprescindible para la atención inmediata del paciente en PCR.
- Equipos de protección individual (EPI) para el personal (guantes, batas, monos, mascarillas quirúrgicas, FFP2 y FFP3, pantallas faciales, gafas, delantales plomados, etc.).
- Material para sondaje nasogástrico y sondaje vesical: sondas vesicales de distintos tipos y números, sondas naso-

gástricas de varios tamaños, jeringas de lavado gástrico y vesical, bolsas colectoras, tapones para las bolsas, lubricante urológico, lubricante hidrosoluble y sistemas de fijación para el sondaje nasogástrico.
- Electrocardiógrafo de 12 derivaciones.
- Ecógrafo portátil para exploración básica cardíaca, abdominal, torácica, vascular, canalización ecoguiada de vías centrales y periféricas y realización de protocolo FAST.
- Glucómetro, tiras reactivas y lancetas.
- Termómetro clínico axilar, auricular o frontal, con sus correspondientes desechables.
- Oftalmoscopio y otoscopio con conos desechables de varios tamaños.
- Sistema de calentamiento por aire forzado para pacientes y mantas térmicas (**Fig. 67-3**).
- Contenedores de basura y de objetos punzantes.
- Frigorífico para medicación termolábil y mantenimiento de sueros a baja temperatura.
- Agujas (intramusculares, intravenosas, subcutáneas y de carga), jeringas de todos los tipos y tamaños, sistemas y tubos de extracción de sangre.
- Tableros con algoritmos de actuación y tablas con cálculos de dosis farmacológicas.
- Bombona de oxígeno portátil con manómetro y caudalímetro.
- Caja de seguridad con llave para la custodia y almacenaje de fármacos psicotrópicos y estupefacientes.
- Sistema de tubo neumático para el transporte de muestras.
- Pulsador de llamada de emergencia.
- Escabel de un peldaño, para facilitar las maniobras de reanimación cardiopulmonar.
- Negatoscopio, si no existe sistema digital de visualización de radiografías.
- Un reloj convencional y otro de tiempo transcurrido. Estarán colocados uno al lado del otro en una pared y deben ser visibles desde todos los puntos.
- Ropa para pacientes y ropa de cama.

Material para vía aérea y ventilación

En concreto:

- Bolsas autoinflables con reservorio, de tamaño adulto y pediátrico y mascarillas de distintos tamaños.
- Filtros antibacterianos/virales intercambiadores de calor y humedad.
- Tubos endotraqueales (del 2,5 al 9).
- Laringoscopios con palas de varios tamaños tanto rectas (Miller) como curvas (Macintosh), pilas y bombillas de repuesto.
- Videolaringoscopio (recomendable).
- Fiadores semirrígidos de distintos tamaños.
- Guía de Eschmann.
- Introductor de Frova.
- Pinzas de Magill de adultos y niños.
- Lubricante hidrosoluble.
- Sistemas de fijación para tubo endotraqueal.
- Laringoscopio indirecto Airtraq (recomendable).
- Dispositivos supraglóticos de diferentes tamaños.

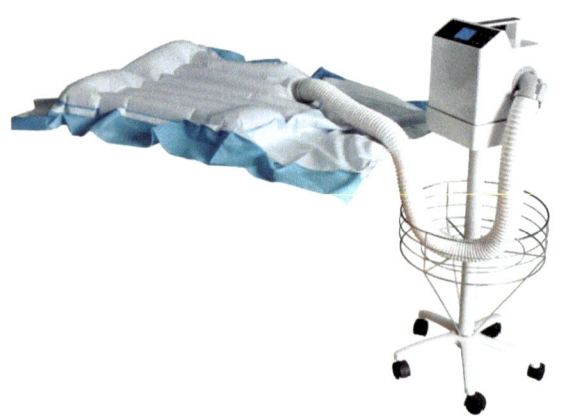

Figura 67-3. Sistema de calentamiento por aire forzado para pacientes y mantas térmicas.

- Cánulas orofaríngeas de distintos tamaños.
- Material para cricotiroidotomía.
- Un ventilador portátil por cada puesto de atención.
- Interfaces para ventilación mecánica no invasiva de diferentes tamaños.
- Tubos de toracostomía, kits de toracocentesis y sistemas de drenaje torácico.
- Válvulas de Heimlich.
- Gafas nasales, mascarillas tipo Venturi, mascarillas con reservorio, mascarillas con dispositivo de nebulización y mascarillas y dispositivos de nebulización para traqueostomizados.
- Aspirador.
- Pulsioxímetro portátil.
- Sondas de aspiración de varios tamaños y sondas rígidas de Yankauer.

Material para soporte circulatorio

En concreto:

- Carro de paradas con monitor/desfibrilador portátil con módulo de marcapasos y batería para cada puesto de atención.
- Tabla rígida para compresión cardíaca.
- Cardiocompresor para RCP (recomendable)
- Gel conductor para electrocardiograma y electrodos multifunción para la monitorización, desfibrilador, cardioversión y estimulación cardíaca desechables.
- Esfingomanómetro manual y fonendoscopio.
- Material para la canalización de vías venosas periféricas.
- Material para la inserción de vías intraóseas.
- Material para la canalización de vías centrales.
- Sistemas para infusión intravenosa por gravedad y para bombas de infusión.
- Tres bombas de infusión de fluidos por cada puesto de atención.
- Presurizador de sueros.
- Calentador de sangre y otros fluidos.
- Sueros.
- Torniquetes, agentes hemostáticos y vendajes israelíes o de emergencia.

Los compresores torácicos mecánicos o cardiocompresores realizan compresiones torácicas con descompresión activa a una frecuencia de 100 compresiones por minuto, con una profundidad de 5 cm, y son inmunes a la fatiga, no siendo necesario parar las compresiones para desfibrilar.

Material de movilización/inmovilización

En concreto:

- Tabla para transferencia de pacientes.
- Collarines cervicales tipo Philadelpia de distintos tamaños o multitallas.
- Inmovilizador tetracameral o Dama de Elche.
- Férulas de inmovilización de extremidades (neumáticas, de vacío y de tracción).
- Colchón de vacío.
- Cinturón pélvico.
- Camilla de palas, tijera o cuchara.

REVISIÓN Y MANTENIMIENTO PROGRAMADO

Todos los equipos y el material del box de críticos/parada tienen que estar listos para su uso inmediato en todo momento.

La persona asignada para la revisión y mantenimiento de la sala durante el turno es la responsable final de garantizar que los elementos necesarios para la atención del paciente crítico estén disponibles y aptos para su uso.

La supervisora del servicio de urgencias es la responsable de establecer y unificar el mecanismo de revisión y reposición de los elementos de la sala y del carro de parada, de garantizar que las verificaciones se llevan a cabo y de que el personal asignado lo haga con destreza.

Existen factores que contribuyen a la variabilidad en la verificación de la sala:

- Tiempo disponible.
- Interrupciones inesperadas.
- Experiencia y familiaridad del personal con el material y los equipos.
- La existencia o no de listas de verificación o *checklist* (la más importante).

La revisión de la sala consiste en un inventario completo de su contenido, así como en la comprobación del funcionamiento de todo el equipamiento electromédico. Es necesario que existan unos criterios unificados en cuanto a la dotación y revisión del material integrante de la sala, de manera que todo lo necesario esté disponible y en perfecto estado, y se minimice la posibilidad de error. Una lista de verificación permite asegurarnos de que está todo el material y de la cantidad exacta que debe haber de cada elemento. La idea de que «más es mejor» dará lugar a un exceso de existencias que se traduce en materiales caducados, mal acceso a ellos, mayor tiempo en la revisión y mayor gasto.

Se realizarán dos tipos de revisiones:

- Programada: su periodicidad dependerá del protocolo de la unidad. Como norma:

  – Diaria: al menos una vez al día, aunque es aconsejable realizarla en cada turno. En ella se comprobará que todo el material, fármacos (cajetines, caja fuerte y frigorífico) y equipos detallados en la hoja de verificación están presentes en la sala y se encuentran en buen estado. Además, deberá comprobarse el funcionamiento, según el protocolo del fabricante, de monitores, desfibriladores, ventiladores, respiradores, bolsas autoinflables, bombas de perfusión y laringoscopios. Así mismo, se comprobará el funcionamiento de las tomas de oxígeno y de vacío. Es imprescindible una revisión exhaustiva del carro de parada. Todos los equipos de reanimación deben mantenerse limpios y libres de polvo.

  – Mensual: una vez al mes se revisará la caducidad del material fungible, sueros y de la medicación y se sustituirá todo aquello que esté caducado. Los fármacos se pueden usar de forma segura hasta el final del mes de caducidad.

- Tras cada uso: tras el paso de un paciente por el box de críticos/parada todo el material o instrumental no desechable que atraviese la piel o las mucosas o que haya estado en contacto con mucosas, sangre u otros fluidos orgánicos deberá ser limpiado, desinfectado y esterilizado antes de su nuevo uso mediante un sistema eficaz y adaptado a sus características. El material de uso único deberá desecharse después de la atención a cada paciente, sin que sea posible en ningún caso su reutilización: hay que garantizar su adecuada eliminación. Se colocarán sistemas de aspiración nuevos y se cambiarán las tubuladuras de los respiradores siempre que se hayan utilizado. El material quirúrgico se lavará y se mandará a esterilización. Las bolsas autoinflables con reservorio serán desmontadas, lavadas y desinfectadas siguiendo las instrucciones del fabricante, al igual que las palas y mangos de los laringoscopios. Se repondrá todo el material utilizado y se recambiará la bombona de oxígeno. Se deberá completar la lista de verificación lo antes posible.

Todas las revisiones deben estar documentadas en una *checklist*, fechadas y firmadas por la persona responsable. Esta documentación se guardará en la sala durante el mes vigente y después permanecerán guardadas en lugar seguro, al menos, durante un año para futuras consultas.

Cuando se produzca alguna irregularidad en la revisión de la sala, tanto por falta de material o medicación como por fallo en alguno de los equipos, se informará al superior que corresponda y se dejará registrado en la hoja de verificación. Si la anomalía encontrada es de vital importancia, deberá quedar solucionada en el momento.

> **!** En todas las revisiones del box es esencial la participación del técnico en cuidados auxiliares de enfermería (TCAE). El aprendizaje del material y del orden de los elementos es de gran utilidad en una situación de parada.

Por lo general, es necesario que lo hagan dos personas: una controla y la otra ejecuta o revisa, de forma similar a la comprobación que efectúan el piloto y el copiloto de un avión.

Tanto la revisión del material y aparataje del box críticos/parada como la revisión del material y aparataje del carro de paradas son dos de los indicadores de calidad que la SEMES establece para los SUH.

ACTUACIÓN DEL EQUIPO MULTIDISCIPLINAR

En el box de críticos/parada, la atención al paciente es prestada por un número variable de profesionales que funcionan dentro de un equipo. Pero el trabajo en equipo no ocurre de forma natural, es una habilidad aprendida. Cuando un equipo está bien organizado, la calidad y la velocidad en la atención al paciente crítico es mayor y esto puede marcar la diferencia en el resultado del enfermo. Por este motivo, tanto la bibliografía médica más reciente como el entrenamiento y simulación de la asistencia al paciente crítico van dirigidos cada vez más a la necesidad de mejorar el trabajo en equipo.

En la bibliografía sobre reanimación, los datos son inequívocos: la celeridad en las intervenciones para salvar vidas mejora la supervivencia. Por tanto, un SUH bien organizado actúa más rápido y salva más vidas.

Los desacuerdos sobre los procedimientos, la confusión sobre el liderazgo del equipo, el caos de la organización o los comentarios degradantes representan una mala dinámica del equipo y pueden hacer que el equipo pierda la concentración. Los errores médicos tienden a ocurrir con mayor frecuencia en entornos estocásticos o cuando la dinámica y la comunicación del equipo son defectuosas.

Los mecanismos de interacción que forman las jerarquías en los equipos son complejos y los factores que facilitan o limitan el intercambio de información, la toma de decisiones y la acción están influidos no solo por la composición del grupo, sino también por condiciones tales como relaciones e interacciones previas. El conocimiento que los miembros del equipo tienen unos de otros también puede influir en las interacciones del equipo. Además, cuando hay una marcada estructura jerárquica dentro del equipo esta se convierte en una barrera para la comunicación, el beneficio del liderazgo se reduce y la seguridad del paciente se ve potencialmente comprometida.

Si el equipo que actúa en el box de parada está organizado, tiene definido el liderazgo, existe una buena comunicación entre los miembros y se siguen los procesos y procedimientos establecidos de forma disciplinada y controlada los participantes experimentan un menor estrés. Además, un buen líder de equipo de reanimación establece el tono para el equipo y evita los niveles de estrés innecesarios.

> ! Los objetivos principales del equipo son resucitar y estabilizar rápidamente al paciente, priorizar y determinar la naturaleza y el alcance de las lesiones y preparar al paciente para el traslado al sitio de la atención definitiva.

Liderazgo

Debe haber un solo líder que actúe como un marcapasos durante todo el proceso. Este reconocerá la importancia, la interdependencia y el valor de cada miembro del equipo. Es necesario que tenga experiencia y habilidades para optimizar el rendimiento del equipo que dirige.

Estará siempre presente en el box de parada y será el encargado de organizar al equipo dentro de la sala. Si es necesario, recordará a los miembros quién es el que da las órdenes, así reducirá otros liderazgos que intenten surgir durante el proceso.

En el momento en el que el hospital recibe la prealerta de llegada de un paciente crítico, el líder debe ponerse en marcha y adoptar inmediatamente la conducta de planificación de la situación. Comenzará con la organización del equipo, que implica la asignación de roles y lo hará basándose en las competencias de cada miembro, con el fin de garantizar que se brinde una atención óptima al paciente en todo momento. Involucrará al equipo en el proceso de planificación antes de la llegada del paciente, con una breve revisión de los procedimientos de reanimación esperados, los protocolos y los recursos requeridos. En cualquier caso, el líder evitará ejecutar las técnicas y procedimientos y, en su lugar, las adjudicará al resto del equipo. La estandarización de los roles de los componentes del equipo y su ubicación en la sala aclara los deberes de cada uno de ellos.

Mantendrá el contacto visual, llamará por su nombre a los miembros del equipo y se asegurará de tener una comunicación constante con ellos. Las órdenes deben ser cortas, claras, dadas de forma afirmativa y en un tono de voz tranquilo. Al dar instrucciones, el líder del equipo también le asigna la responsabilidad a una persona. Dar órdenes sin asignar responsabilidad puede dar lugar a dos respuestas no productivas: o demasiados miembros del equipo responden o nadie responde. Así mismo, se asegurará en todo momento de que las instrucciones dadas se han llevado a cabo y confirmará que se ha completado una tarea antes de asignar otra.

Aunque el liderazgo debe ser único, en ocasiones se puede distribuir a través de los miembros del equipo o puede desempeñarse por diferentes miembros del grupo en diferentes momentos, dependiendo de la situación y de la composición del grupo. Por lo tanto, el liderazgo debe adaptarse a la situación y a sus variaciones. La capacidad de un grupo para adaptar la estructura de liderazgo a los cambios en la composición del grupo es crucial.

Roles de los miembros del equipo y posición en la sala

La función de cada componente del equipo y las posiciones de las salas no se pueden definir de manera rígida. El diseño de la sala, la ubicación de los monitores y equipos, el número de componentes del equipo, la edad del paciente y la patología tratada son factores que influirán en los roles y en la ubicación de los miembros del equipo en la sala. Sin embargo, ciertas funciones van asignadas a posiciones específicas de la sala debido a las actividades concretas o la ubicación de los equipos principales.

La camilla es el eje principal y alrededor a ella se van a situar los miembros que conforman el equipo. Su número será limitado, en torno a unos seis, teniendo en cuenta que solo debe asistir al paciente el personal indispensable, dado que la presencia de demasiadas personas entorpece, confunde, limita la movilidad y genera desorganización.

Aunque el número de miembros del equipo en el box de críticos/parada puede variar dependiendo de la disponibilidad del personal y de la naturaleza de las lesiones del paciente, de forma general estará compuesto por (**Fig. 67-4**):

- El líder del equipo, que podrá ocupar diversas posiciones en relación al paciente. La American Heart Association (AHA) recomienda que el líder se sitúe (dentro de un equipo de 6) en el lado izquierdo del paciente, a la altura de las extremidades inferiores, aunque otras guías internacionales recomiendan situarse a la cabeza o a los pies del paciente. Se centrará en la atención integral del paciente, la organización de tareas y la toma de decisiones.
- El encargado de la vía aérea estará siempre en la cabecera del paciente (suele ser un médico). Su función es evaluar la vía aérea, mantenerla permeable y ventilar al paciente si fuese necesario. Será el encargado de evaluar la necesidad

de intubación y se lo comunicará al líder. Si es apropiado, intubará al paciente y manejará la bolsa autoinflable y el ventilador. También será el encargado de la inmovilización de la columna cervical si fuese necesario. Acompañará al paciente en la cabecera cuando este tenga que salir del box, bien para una tomografía computarizada o para su traslado a otra unidad, asegurando en todo momento la vía aérea. Mantendrá permanentemente informado al líder del estado respiratorio del paciente. En algunas ocasiones, cuando se trata de un SUH pequeño, este miembro coincide con el líder del equipo.
- La enfermera principal se ubicará a la izquierda del paciente y estará en constante comunicación con el líder. Entre sus funciones están: la monitorización del paciente, toma inicial de constantes vitales, la preparación de todo el equipamiento que vaya a necesitarse y se encargará del acceso venoso periférico del lado izquierdo y del control de la medicación administrada para evitar errores de duplicidad. Será la encargada del manejo del desfibrilador. También

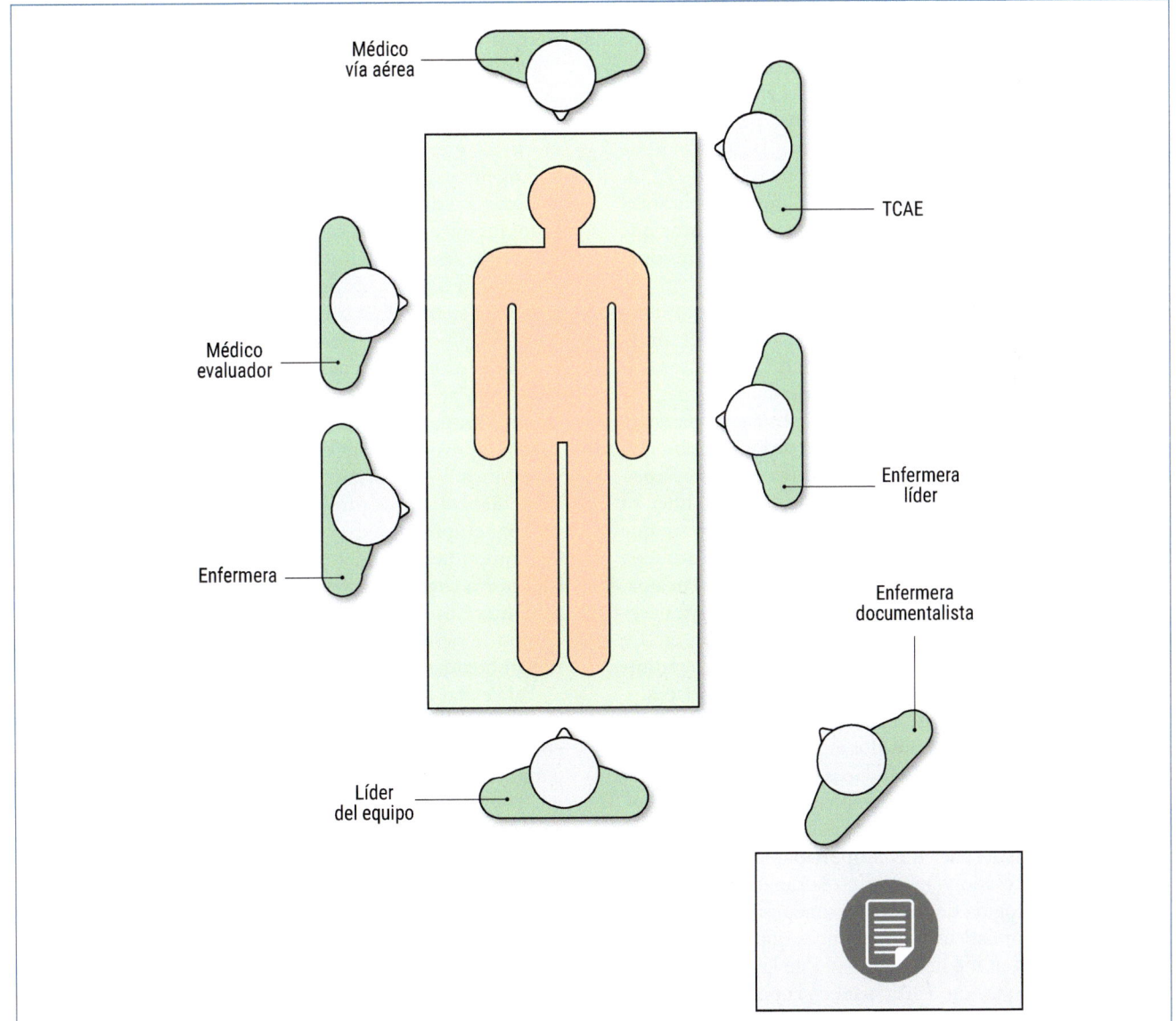

Figura 67-4. Distribución del personal alrededor de una camilla. TCAE: técnico en cuidados auxiliares de enfermería.

controlará las personas que entran y salen de la sala, recibirá las indicaciones del líder y las delegará en el resto de los miembros. Es muy importante su colaboración con la enfermera que se encarga de la documentación para garantizar que el registro sea correcto. Si es necesario, rotará en la ejecución de compresiones torácicas en caso de PCR.

- A la derecha del paciente se colocará el médico que realice su evaluación física, ya que los médicos tradicionalmente examinan a los pacientes desde el lado derecho. Se encargará del examen del tórax, abdomen, pelvis, miembros superiores e inferiores, así como de evaluar la circulación: pulsos, perfusión periférica y sitios obvios de pérdida de sangre. Comunicará al líder los hallazgos encontrados. Realizará los procedimientos diagnósticos o terapéuticos ordenados por el líder como ecografía, canalización de vías centrales, inserción de tubo de tórax, etc. Rotará en la realización de compresiones torácicas en caso de PCR. Ayudará a ponerse en contacto con las unidades especializadas pertinentes por teléfono (unidad de cuidados intensivos, quirófanos, hemodinámica, etc.). Es el encargado de comunicarse con la familia para recopilar datos que pudieran ser relevantes y para mantenerla informada. Se retirará del equipo cuando su presencia no sea necesaria.
- En el lado derecho se situará también la enfermera encargada de la canalización de la vía venosa periférica derecha, la vía intraósea (si fuese necesaria), la extracción de muestras de sangre, la administración de fármacos y fluidos, el sondaje vesical y nasogástrico. También realizará el electrocardiograma y asistirá en los procedimientos que se le asignen. Si es necesario, rotará en las compresiones torácicas en caso de PCR.
- Otro profesional de enfermería será el encargado de la documentación y su función principal es registrar de forma exhaustiva todas las intervenciones y procedimientos que se lleven a cabo, así como la administración de medicamentos, líquidos intravenosos y sangre. Esta persona estará atenta al reloj para ayudar en la gestión de los tiempos, que igualmente serán reflejados en la documentación. Registrará también los signos vitales y comunicará al líder su tendencia. Su posición estará en la mesa de trabajo sin que por ello pierda el contacto visual y la proximidad auditiva (lo que evita tener que solicitar información). Se encarga, además, de la gestión del equipamiento que se vaya necesitar (electrocardiograma, kits de procedimientos, etc.) y si su puesto está próximo a la zona de medicación y suministros, puede colaborar en la preparación de fármacos.
- Dentro del equipo que opera en el box de críticos/parada se encuentra el técnico en cuidados auxiliares de enfermería. Entre sus funciones están ayudar al paso del paciente a la camilla y retirar la ropa del paciente a su llegada y proporcionar toda la intimidad que sea posible. Colaborará en la monitorización del paciente, proporcionará a la enfermera el material necesario y ayudará en la canalización de vías periféricas, recogida de muestras, sondajes y otros procedimientos diagnósticos o terapéuticos que se realicen en la sala. Asistirá al médico encargado de la vía aérea en el proceso de intubación. Participará en la preparación de la medicación parenteral bajo la supervisión de una enfermera. Preparará y administrará medicación por vía oral, rectal y tópica, incluyendo aerosoles. Si es necesario rotará en la realización de compresiones torácicas en caso de PCR.

Todos los miembros del equipo son responsables de solicitar asistencia cuando exista sobrecarga de tareas u ofrecer asistencia a los compañeros de equipo cuando se dan cuenta de situaciones de sobrecarga. El líder es responsable de asegurar que la carga de trabajo dentro del equipo sea equilibrada.

> **!** Es recomendable que el paciente no pase en el box más de 4 horas. Debe velarse por que esta sala no sea sobreutilizada para el estacionamiento de pacientes críticos estabilizados. Debe quedar documentada su actividad y los tiempos de permanencia del paciente.

Comunicación

La comunicación es posiblemente el elemento más importante en una reanimación con éxito. Aunque para algunos las habilidades de comunicación son naturales, para otros es necesario un adiestramiento para comunicarse de manera efectiva y asertiva. El trabajo en equipo eficaz no solo depende de la experiencia y las competencias de sus miembros, sino que también está supeditado a una comunicación efectiva y una buena dinámica de equipo.

Los elementos importantes de comunicación incluyen el respeto y la crítica constructiva. En una situación de crítica, a todos los miembros del equipo sin importar su categoría profesional se les debe permitir expresar sus opiniones, incluso alentarles a hacerlo. Es de suma importancia que todos los presentes sientan que son capaces de expresar opiniones y hacer preguntas. El personal que está demasiado intimidado nunca cuestionará órdenes cuando estas sean erróneas, lo que pondrá en peligro la seguridad del paciente. La crítica constructiva ayuda a aprender y crecer como profesionales. En las manos equivocadas, sin embargo, la crítica constructiva es solo crítica. Es importante aprender a hacer y recibir críticas de la manera que se pretende, como una herramienta para mejorar el aprendizaje. Los líderes de equipo y los miembros del equipo deben poder intervenir cuando se va a cometer un error o cuando se olvida un paso crucial. Un buen líder fomentará una cultura en la que todos los miembros del equipo se sientan cómodos al hablar, sin importar a quién teman ofender.

Para evitar errores y aumentar la seguridad del paciente es importante hacer comprobaciones repetidas de lo dicho y lo entendido. A esta técnica de comunicación se le denomina comunicación de ciclo cerrado o *closed loop*. Es una técnica que favorece el trabajo en equipo y evita errores por falta de entendimiento entre los miembros, ya que en este modelo de transmisión se produce una retroalimentación verbal que garantiza que los miembros del equipo comprenden correctamente el mensaje.

La estrategia de comunicación consta de tres pasos:

- El líder del equipo le da un mensaje, orden o asignación a un miembro del equipo (p. ej., «María necesitamos un acceso intravenoso»).

- El receptor confirma con una respuesta clara con contacto visual, así el líder se cerciora de que el destinatario ha oído y comprendido la solicitud (p. ej., «tenemos acceso intravenoso»).
- Antes de asignar otra tarea, el líder espera hasta oír que el miembro del equipo confirma que ha realizado la tarea (p. ej., «Bien, ahora que tenemos acceso intravenoso, administra 500 mL de suero fisiológico a chorro»).

 El éxito en el box de críticos/parada depende de un líder y de un equipo que funcione como un engranaje, y en el que todos desempeñan su papel sin interrupciones. La comunicación clara y el respeto mutuo son una parte importante de la gestión y participación en un equipo durante la atención al paciente crítico.

Debriefing

Tras la atención de un paciente crítico, el líder de equipo debe proponer analizar y reflexionar sobre las acciones individuales y el rendimiento del equipo durante dicha atención. Esta actividad reflexiva del equipo se conoce como *debriefing*. Se trata de un método sencillo que consiste en que los profesionales se reúnan al terminar su actuación para intercambiar brevemente sus opiniones acerca de la calidad de la asistencia y qué aspectos podrían haberse mejorado. Todos los miembros del equipo deben participar en el *debriefing*, ya que cada uno de ellos posee una perspectiva única y todas las perspectivas son importantes para comprender las fortalezas y debilidades individuales y del equipo. Toda la información tratada en la reunión será de carácter confidencial, lo que es fundamental para garantizar que todos los miembros del equipo se sientan cómodos y hablen sinceramente.

El líder del equipo suele ser el que dirige la reunión y participará en la discusión haciendo siempre de facilitador, sin dominar la conversación. Todo ello debe desarrollarse en un clima de seguridad y confianza en el que los errores no se consideran algo criticable. No se trata de culpar a nadie sino de disponer de una oportunidad para aprender y mejorar en una futura situación.

El *debriefing* puede efectuarse inmediatamente después de la actuación (en caliente) o en un momento posterior (en frío). La mayoría de los expertos recomiendan el *debriefing* en caliente, ya que en ese momento todos los miembros del equipo están presentes. Además, se minimiza el sesgo del recuerdo y se pueden abordar los problemas identificados con mayor rapidez.

La reunión se desarrollará en la sala de descanso o en una sala de conferencias, en cualquier caso, será fuera del circuito de pacientes para evitar distracciones y mantener la confidencialidad. Su duración recomendada es entre 30 minutos y una hora.

La sesión será más efectiva si está estructurada. Primero se hace una exposición rápida de lo que ha sucedido en la sala, comenzando con una descripción de los principales episodios clínicos. Las preguntas deben ser abiertas. A continuación, se hablará de lo que salió bien y de lo que no salió tan bien y se preguntará si se siguieron los protocolos establecidos y, en el caso de no ser así, se discutirá el porqué. Si se detecta algún error, tendrán que identificar si fue un problema técnico, de equipo o de procedimiento y se hará un pequeño debate de dos o tres habilidades conductuales claves (anticipación y planificación, comunicación de liderazgo, asignación de roles, delegación de cargas de trabajo, uso de recursos, solicitud de ayuda si fuese necesario). No se trata de poner el énfasis en el error en sí, sino en descubrir por qué sucedió y prevenirlo en casos futuros. Por último, se preguntará qué harían de manera diferente la próxima vez y cómo podrían mejorar. Si hay algún problema que deba tratarse con más profundidad, se tomará nota y se aplazará para una reunión posterior (*debriefing* en frío). Al finalizar la sesión el líder agradecerá a todos su participación en la reunión.

 El establecimiento del *debriefing* forma parte de una cultura de seguridad que alienta y facilita la información efectiva después de la actuación, mejora la seguridad del paciente y los resultados clínicos.

PUNTOS CLAVE

- El box de críticos está destinado a atender a los pacientes cuya situación vital no permite demora en la asistencia, hasta conseguir la estabilización que posibilite el traslado intrahospitalario o interhospitalario.
- Debe estar ubicada cerca de la puerta del SUH y tener fácil acceso desde el exterior para que pueda efectuarse una rápida recepción del paciente desde la sala de espera, la entrada de ambulancias, la sala de triaje o el helipuerto.
- El consenso internacional, así como la SEMES, marcan que la superficie de la sala debe tener al menos 25 m² y capacidad para atender al menos a dos pacientes críticos de forma simultánea.

- El box de críticos/parada debe contener todo el equipamiento y material necesario para el diagnóstico y tratamiento del paciente crítico.
- Todos los equipos y el material del box de críticos/parada tienen que estar listos para su uso inmediato en todo momento. Una *checklist* permite asegurarnos de la verificación de todo el material y la cantidad exacta que debe haber.
- Se debe hacer, al menos, una revisión diaria del box de críticos, aunque es aconsejable hacerla una vez por turno.
- Si el equipo que actúa en el box de parada está organizado, tiene definido el liderazgo, existe una buena comunicación entre los miembros y se siguen los procesos y procedimientos establecidos de forma disciplinada y controlada se produce un menor estrés para los participantes.

BIBLIOGRAFÍA

American College for Emergency Physicians. Design Considerations for a Safer Emergency Department [Internet]; 2016 [consulta el 30 de agosto de 2022]. Disponible en: https://www.acep.org/globalassets/sites/acep/media/safety-in-the-ed/designconsiderationsforsaferemergencydepartment.pdf

Australasian College for Emergency Medicine. Emergency Department Design Guidelines [Internet]; 2014 [consulta el 30 de agosto de 2022]. Disponible en: https://acem.org.au/getmedia/faf63c3b-c896-4a7e-aa1f-226b49d62f94/G15_v03_ED_Design_Guidelines_Dec-14.aspx

Dirección General de Asistencia Sanitaria. Servicio Murciano de Salud. Protocolos y procedimiento para montaje y mantenimiento del material para RCP. En: Programa Regional de Asistencia Sanitaria a la Parada Cardiorrespiratoria 2019-2021 [Internet]; 2019 [consulta el 30 de agosto de 2022]. Disponible en: https://www.murciasalud.es/recursos/ficheros/443982-PROGRAMA_REGIONA__ASISTENCIA_CR.pdf

Härgestam M, Lindkvist M, Brulin C, Jacobsson M, Hultin M. Communication in interdisciplinary teams: exploring closed-loop communication during in situ trauma team training. BMJ Open. 2013 Oct 21;3(10):e003525.

Horne S, Smith JE. Preparation of the Resuscitation Room and Patient Reception. J R Army Med Corps. 2011 Sept;157(3 Suppl 1):S267-72.

Hospital Universitario Virgen de la Victoria. Unidad de Gestión Clínica de Cuidados Críticos y Urgencias. Plan Hospitalario de Resucitación Cardiopulmonar y Soporte Vital [Internet]; 2013 [consulta el 30 de agosto de 2022]. Disponible en: https://www.huvv.es/sites/default/files/usuarios/admin/hospital/unidades/cuidados_criticos_y_urgencias/Plan%20Hospitalario%20de%20Resucitaci%C3%B3n%20Cardiopulmonar%20y%20Soporte%20Vital.pdf

Hunziker S, Johansson AC, Tschan F, Semmer NK, Rock L, Howell MD, Marsch S. Teamwork and leadership in cardiopulmonary resuscitation. J Am Coll Cardiol. 2011 Jun 14;57(24):2381-8.

Instituto para la Diversificación y Ahorro de la Energía, Comité Español de Iluminación. Guía Técnica de Eficiencia Energética en Iluminación. Hospitales y Centros de Atención Primaria. Madrid: Fondo editorial IDAE; 2001 (Publicaciones Técnicas IDAE).

Mellick LB, Adams BD. Resuscitation Team Organization for Emergency Departments: A Conceptual Review and Discussion. Open Emerg Med J. 2009;2:18-27.

Ministerio de Educación y Ciencia. Real Decreto 546/1995, de 7 de abril, por el que se establece el título de Técnico en Cuidados Auxiliares de Enfermería y las correspondientes enseñanzas mínimas. Boletín Oficial de Estado, nº 133, 5 de junio de 1995.

Ministerio de Sanidad y Política Social. Unidad de urgencias hospitalaria. Estándares y recomendaciones [Internet]; 2010 [consulta el 30 de agosto de 2022]. Disponible en: http://www.msc.es/organizacion/sns/planCalidadSNS/docs/UUH.pdf

Ministerio de Trabajo y Asuntos Sociales. Real Decreto 486/1997, de 14 de abril, por el que se establecen las disposiciones mínimas de seguridad y salud en los lugares de trabajo. Boletín Oficial de Estado, nº 97, 23 de abril de 1997.

National Health Service in England. Health Building Note 15-01: Accident & emergency departments Planning and design guidance [Internet]; 2013 [consulta el 30 de agosto de 2022]. Disponible en: https://www.england.nhs.uk/wp-content/uploads/2021/05/15_01final3_v3.pdf

National Services Scotland. Scottish Health Planning Note 22: Accident and emergency facilities for adults and children [Internet]; 2007 [consulta el 30 de agosto de 2022]. Disponible en: https://www.nss.nhs.scot/media/2024/shpn-22-v1-jan-2007.pdf

Perales Rodríguez de Viguri N, De la Torre Prados MV, García Alcántara A, et al. Equipamiento de los carros de RCP para hospitales de agudos de adultos. En: Perales Rodríguez de Viguri N. Plan integral ante la parada cardiaca hospitalaria. Madrid: Arán; 2019.

Saiboon IM, Apoo FN, Jamal SM, Bakar AA, Yatim FM, Jaafar JM, Berg BW. Improving the position of resuscitation team leader with simulation (IMPORTS); a pilot cross-sectional randomized intervention study. Medicine (Baltimore). 2019 Dec;98(49):e18201.

Sawyer T, Loren D, Halamek LP. Post-event debriefings during neonatal care: why are we not doing them, and how can we start? J Perinatol. 2016;36(6):415-9.

Sociedad Española de Medicina de Urgencias y Emergencias. Criterios de acreditación de servicios de urgencias de hospitales, 4ª ed. [Internet]; 2019 [consulta el 30 de agosto de 2022]. Disponible en: https://www.semes.org/wp-content/uploads/2019/11/CRITERIOS-ACREDITACION-SEMES-v6-2019.pdf

Total Alliance Health Partners International. Health Facility Briefing & Design: Emergency Unit [Internet]; 2017 [consulta el 30 de agosto de 2022]. Disponible en: https://www.healthfacilityguidelines.com/ViewPDF/ViewIndexPDF/iHFG_part_b_emergency_unit

U.S. Department of Veterans Affairs. Emergency Department Design Guide [Internet]; 2021 [consulta el 30 de agosto de 2022]. Disponible en: https://www.cfm.va.gov/til/dGuide/dgEmergDept.pdf

Funcionamiento y estructura de los servicios de emergencias

68

R. Pérez Losa y P. Montero París

OBJETIVOS

- Conocer la estructura y el funcionamiento de los servicios de emergencia.
- Saber las principales funciones de los profesionales de enfermería en los servicios de emergencia.
- Conocer los documentos de registro de un servicio de emergencias.

FUNCIONAMIENTO Y ESTRUCTURA DE LOS SERVICIOS DE EMERGENCIA

Introducción e historia

La historia bíblica del buen samaritano, las experiencias clásicas griegas y romanas con sus primitivos servicios de carros ambulancia constituyen las primeras imágenes históricas sobre la actividad de la emergencia médica.

Ya en la edad moderna son los servicios de recogida y clasificación de heridos del ejército napoleónico los que marcan el inicio de un largo recorrido en el que los hitos más importantes desde el punto de vista logístico y asistencial tienen que ver con la actividad militar, que no ha dejado desde entonces de innovar y adelantar en servicios médicos de todo tipo.

Dominique-Jean Larrey (1766-1842) fue un cirujano francés que contribuyó de forma extraordinaria a la organización de la cirugía militar.

En 1792, con el estallido de la guerra franco-austriaca, se incorporó como médico de oficiales en el ejército del Rin. Atónito ante la obsoleta organización sanitaria militar propuso una innovación estratégica que, de hecho, representa la concepción de la sanidad militar moderna. Hasta esa fecha, los soldados heridos en combate permanecían en el campo de batalla hasta la finalización del enfrentamiento, a veces hasta 24 horas después del inicio de las hostilidades. Solo entonces los heridos eran evacuados hasta el hospital de campaña que, según las ordenanzas, debía situarse a unos cinco kilómetros del campo de batalla. Larrey observó que era distancia y tiempo suficientes para que la mayor parte de los heridos falleciera antes de recibir ayuda. Todo ello contando con que los soldados tuvieran la suerte de pertenecer al bando victorioso. En caso contrario, los heridos eran abandonados o rematados en el mismo campo de batalla.

Larrey, tras sus experiencias en el campo de batalla, comprendió la necesidad de mejorar el transporte de los heridos y solicitó permiso para crear un servicio de ambulancias (**Fig. 68-1**).

Otro hito en la asistencia prehospitalaria fue la invención del desfibrilador portátil. En 1965, Frank Pantridge y John Geddes inventaron el primer modelo de desfibrilador portátil. Ese mismo año se puso en marcha la primera ambulancia con un desfibrilador portátil en el *Royal Victoria Infirmary* en Belfast, lo que supuso la creación de la primera unidad de emergencia extrahospitalaria de cuidados coronarios. Este concepto fue rápidamente adoptado en Estados Unidos y en el resto del mundo. Una editorial en Lancet en 1967 afirmaba que Pantridge y Geddes habían revolucionado la medicina de emergencia.

En Francia, se aprobó, también en 1965, un decreto para la creación de los servicios móviles de urgencia y reanimación de base hospitalaria (*service mobile d'urgence et reanimation*, SMUR). Y finalmente, en 1968, para coordinar las actividades de los SMUR, nacieron los servicios de asistencia médica de urgencias (SAMU), que incorporaban una central de regulación médica de llamadas. Aunque no fue hasta

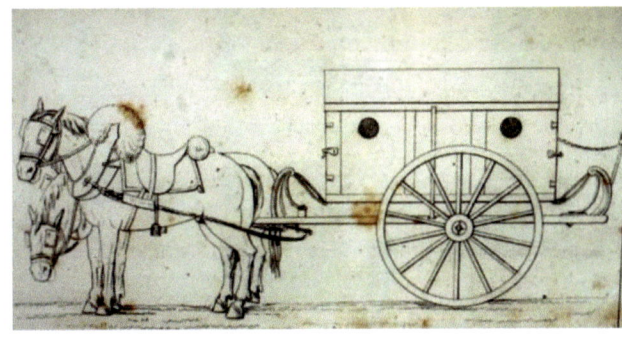

Figura 68-1. Ambulancia volante.

1986 cuando se estableció su nacimiento legal y el acceso telefónico a través del número 15.

Los servicios de ayuda médica urgente franceses (*Services d'Aide Medicale Urgente*) y los servicios médicos de urgencias norteamericanos (*Emergency Medical Services*) son precedentes históricos del resto de los servicios de emergencia de otros países, incluyendo España.

El primer servicio de emergencia que se crea en Norteamérica data de 1968 y fue obra de Safar y Brady. Diversos sistemas de emergencias médicas (SEM) trabajaron en Estados Unidos entre 1969 y 1973, aunque fue en 1973 cuando se publicó el Acta del Congreso que permitió la creación de los *Emergency Medical Services Systems*, que tras siete años de evaluación y debate quedaron legalmente establecidos.

En 1970, el Departamento de Interior del gobierno alemán adoptó el concepto de rescate aéreo y lo introdujo como sistema nacional de emergencia médica; el primero se creó en Múnich. En 1974 la Organización Mundial de la Salud-Europa aconsejó la difusión de las unidades coronarias móviles (**Tabla 68-1**).

En España, en el año 1964, aparecieron los servicios normales de urgencia y los servicios especiales de urgencias. En el año 1966 se crea la DYA: la Asociación de Ayuda en Carretera (**Fig. 68-2**).

En la década de 1970, en España se impulsaron iniciativas locales, como en Tenerife o Valencia, así como el inicio de la actividad de la Cruz Roja Española, que fue la semilla de los servicios de emergencia españoles de la época. En 1984, en Valencia se creó el primer centro coordinador de urgencias.

En el año 1986, el ayuntamiento de Barcelona creó el Servicio de Asistencia Médica de Urgencias (SAMU).

El comienzo del desarrollo de los servicios de urgencia o emergencia extrahospitalaria, con teléfono 061 o con otros números distintos, tuvo lugar a partir del informe del Defensor del Pueblo de 1988 y de las recomendaciones del Comité Europeo de Salud presentadas al Consejo de Europa en 1988. El impulso de estos servicios comenzó en el principio de los años 90, sobre todo en las comunidades autónomas que tenían transferidas estas competencias y un poco más tarde en el territorio INSALUD, en coexistencia en algunas áreas con otros servicios de emergencia médica dependientes de servicios de fuego y rescate o dirigidos desde otras dependencias institucionales (locales o regionales) distintas de las sanitarias. Los centros 112 se desarrollaron a mediados de los años 90, con base en la transposición de la directiva europea por el Real Decreto de 1997, que regula el acceso al servicio de urgencias y emergencias a través del 112 y, en paralelo, con los servicios de emergencias sanitarios. Con más vigor y apoyo institucional y económico, a final de los años 90 comenzó la integración de muchos de los servicios de emergencias médicos o sanitarios (061 u otros números de acceso telefónico) en los centros 112.

 La creación, en al año 1987, de la Sociedad Española de Medicina de Urgencias y Emergencia (SEMES), de su revista Emergencias y de sus congresos de alto nivel puso el foco en los sistemas de emergencias y en sus profesionales.

Por otra parte, todo el sistema se consolida mediante el Real Decreto 103/2006 por el que se establece la cartera de servicios del servicio nacional de salud y se regulan por primera vez las prestaciones de urgencia y emergencia.

 Los sistemas de emergencias son estructuras que se organizan para ofrecer asistencia urgente a la ciudadanía, proporcionan acceso al sistema sanitario y resuelven las incidencias urgentes en la población y en la región a la que presta el servicio.

Sistema Nacional de Salud (España)

El sistema sanitario de España, conocido como Sistema Nacional de Salud, fue creado a partir de la Ley General de Sanidad en la que se establece que cada comunidad autónoma cuente con su propio servicio de emergencia y su distribución territorial. Las competencias de sanidad están transferidas a cada comunidad autónoma, en cuanto a su gestión y procedimientos. En la actualidad existen 18 servicios de emergencia.

La Constitución Española de 1978 estableció en su artículo 43 el derecho a la protección de la salud de todos los ciudadanos. Esto se reguló posteriormente por la Ley 14/1986 General de Sanidad, que establece la universalidad de la atención con cobertura total de la población, independientemente de su situación económica y afiliación a la seguridad social, accesibilidad y descentralización, para garantizar la equidad en el acceso a los servicios y sitúa los

Tabla 68-1. Desarrollo de los servicios de emergencia en Europa	
1953	Se crea el servicio de rescate aéreo en Suiza (aunque hasta 1960 no presta servicio de manera regular)
1965	Se crea en Francia el Servicio de Asistencia Médica Urgente
1970	Se crea en Alemania el modelo aéreo como Sistema Nacional de Emergencias
1971	La Organización Mundial de la Salud recomienda establecer procedimientos en catástrofes
1974	La Organización Mundial de la Salud recomienda implantar unidades coronarias móviles
1979	La Organización Mundial de la Salud establece la estrategia para la creación de servicios de emergencia en Europa

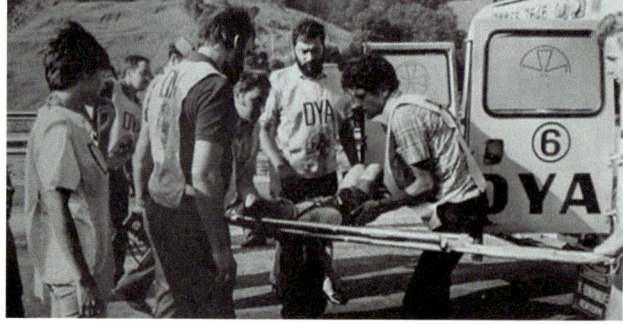

Figura 68-2. Servicio de Ayuda en Carretera (DYA).

diferentes servicios de salud y los servicios de emergencia lo más cerca posible de donde vive la población. En el sistema Nacional de Salud la base de la atención se encuentra en la atención primaria, asistencia sanitaria esencial, al alcance de todos los individuos de la población.

La atención urgente se ve regulada en la Ley 16/2003, de 28 de mayo, de Cohesión y Calidad del Sistema Nacional de Salud, en su artículo 15 establece que: *la atención de urgencia se presta al paciente en los casos en que su situación clínica obliga a una atención sanitaria inmediata. Se dispensará tanto en centros sanitarios como fuera de ellos, incluyendo el domicilio del paciente, durante las 24 horas del día, mediante la atención médica y de enfermerí*a.

Todo el sistema se consolida mediante el Real Decreto 103/2006 por el que se establece la cartera de servicios del Sistema Nacional de Salud y se regulan por primera vez las prestaciones de urgencia y emergencia de dicho sistema, estableciendo que: *la coordinación de los diferentes intervinientes en la atención de urgencia se realizará, a través de los teléfonos 112, 061 u otros, por los centros coordinadores de urgencias y emergencias sanitarias, que garantizarán, las 24 horas, la accesibilidad y la coordinación de los recursos disponibles para este tipo de atenció*n. La cartera de servicios comunes de la atención de urgencia comprende la atención telefónica mediante los centros coordinadores de urgencias, la evaluación inicial de los pacientes, los procedimientos terapéuticos y diagnósticos, la monitorización y seguimiento de los pacientes, el transporte sanitario, terrestre, aéreo o marítimo, tanto el asistido como el no asistido. También la comunicación a las autoridades competentes de situaciones que lo requieran, especialmente en el caso de sospecha de violencia de género o de malos tratos en menores, ancianos y personas con discapacidad (**Tabla 68-2**).

 El Sistema Nacional de Salud cuenta con tres estructuras organizadas para dar respuesta a las necesidades de servicios de urgencia y emergencia de la población a la que asiste: la atención primaria, la hospitalaria y la de los servicios de emergencia, esta última coordinada a través de una central operativa y ante demandas del 112/061.

Al igual que había ocurrido con la integración en el Sistema Nacional de Salud de las diferentes redes asistenciales públicas en torno, principalmente, a la de mayor extensión (la de la Seguridad Social), los Servicios de Urgencia y Emergencia Médica de las comunidades autónomas van integrando o coordinando los diferentes dispositivos asistenciales de urgencias en el sistema público del Sistema Nacional de Salud. Esto no impide que, debido a sus propios objetivos y funciones, también se coordinen (y en algún caso se integren) con otros servicios de emergencia no propiamente sanitarios como los de salvamento y rescate a través del 112.

Modelos de asistencia prehospitalaria

Existen tantos modelos como SEM, pero todos tienen un denominador común: tienen una estructura y una organización para recibir, analizar y canalizar la respuesta a las solicitudes de atención urgente y todos disponen de recursos materiales y humanos para dar respuesta a las emergencias sanitarias, resolver completamente la situación o garantizar, en los casos que realmente lo requieran, la continuidad de los cuidados iniciados en el medio extrahospitalario hasta la llegada al área de recepción de urgencias del hospital o a la unidad especializada que requiera la situación del paciente.

Existe una clasificación «clásica» en dos modelos de la asistencia a las urgencias sanitarias extrahospitalarias:

1. Modelo paramédico. La asistencia extrahospitalaria la presta personal parasanitario que depende, indistintamente, de empresas privadas (a veces también, propietarias del hospital), de las administraciones locales o regionales, o de los servicios de policía o bomberos. Tienen un teléfono único para todo tipo de emergencias, el 911, con una central de coordinación compartida con los servicios de policía y de bomberos (*dispatch center*) y atendida por personal parasanitario especializado (*emergency medical dispatchers*). Trabajan con protocolos cerrados, basados en síntomas o signos. Se envían («despachan») ambulancias básicas o avanzadas tripuladas por personal parasanitario que es «dirigido» en sus actuaciones (mediante protocolos preestablecidos o comunicación directa radiotelefónica) por el personal médico, generalmente, de los centros

Tabla 68-2. **Cartera de servicios comunes del servicio de emergencia del Sistema Nacional de Salud**
La atención telefónica, a través de los centros coordinadores de urgencias
Sanitarias
La evaluación inicial e inmediata de los pacientes para determinar los riesgos
La realización de los procedimientos diagnósticos y terapéuticos medicoquirúrgicos
La monitorización, la observación y la reevaluación de los pacientes
El transporte sanitario, terrestre, aéreo o marítimo, asistido o no asistido
La información y asesoramiento a los pacientes o, en su caso, acompañantes, sobre la atención prestada y las medidas tras finalizar dicha atención
Una vez atendida la situación de urgencia, se procederá al alta de los pacientes o a su derivación al nivel asistencial más adecuado y con los informes clínicos pertinentes para garantizar la continuidad asistencial
La comunicación a las autoridades competentes de situaciones que lo requieran, especialmente en el caso de sospecha de violencia de género o de malos tratos en menores, ancianos y personas con discapacidad

hospitalarios a los que se trasladará al paciente de forma sistemática y con carácter obligatorio.

2. Modelo hospitalario. Se toman como referencia para este modelo los servicios de ayuda médica urgente franceses (*Services d'Aide Medicale Urgente*, SAMU). Las emergencias médicas suelen resolverse mediante solicitud de intervención al correspondiente centro de coordinación departamental del SAMU (situado en un hospital, atendido por personal especializado mayoritariamente relacionado con la anestesiología y los cuidados intensivos y, con frecuencia, coincidente con el propio centro 15, sobre todo en las ciudades más pequeñas). Dicha intervención se realizará mediante el envío de una unidad móvil de atención especializada (SAMU), con actuación directa del mismo personal médico o de enfermería en las fases extrahospitalaria y hospitalaria del proceso asistencial, y con traslado al hospital, que es indicado en cada caso por el centro de regulación-coordinación.

Se podría añadir a esta clasificación un tercer «modelo extrahospitalario» que se adapta más al modelo español. Cada comunidad autónoma dispone de su propia central de coordinación (en ocasiones, con más de una), con diferentes recursos propios y personal con formación específica en urgencias y emergencias. El personal sanitario está formado por médicos, enfermeros y técnicos en emergencias sanitarias.

Objetivos del servicio de emergencia

Los SEM deben asegurar en todo momento a la población que demanda sus servicios una respuesta apropiada, eficiente y de calidad con el objetivo de reducir la mortalidad y la morbilidad de la persona que sufre una urgencia o emergencia (**Tabla 68-3**).

 El principal objetivo de los servicios de emergencia es facilitar el acceso al sistema de salud urgente al ciudadano: es el referente de la asistencia en urgencias y emergencias para la población, ya que resuelve estas situaciones en la población a la que presta servicio.

Tabla 68-3. Objetivos de un servicio de emergencia

Facilitar el acceso de la población al sistema sanitario

Organizar y adaptar la atención extrahospitalaria a las situaciones de emergencia

Dotar a los sistemas de emergencias médicas de materiales y medios adecuados para la atención

Protocolizar la atención

Administrar los recursos económicos

Formar adecuadamente al personal que presta sus servicios en él

Analizar y responder a las necesidades de la población en materia de sanidad

Supervisar el correcto funcionamiento del servicio

Son requisitos de los SEM:

- Facilitar el acceso de la población al sistema sanitario. A través del número de emergencias, en función del país. En la Unión Europea es el 112 y en Estados Unidos y países de influencia es el 911 (**Fig. 68-3**).
- Organizar y adaptar la atención extrahospitalaria a las situaciones de emergencia: la estructura debe ser organizada y coordinada por una central de coordinación que permita la movilización y control de los recursos, equipos y medios disponibles y que sean precisos en situación de urgencia. Esta estructura debe estar coordinada con los equipos de atención primaria y hospitalaria y con otros equipos que prestan servicio en situaciones de emergencia (equipos de rescate, protección civil, seguridad ciudadana, bomberos, etc.).
- Dotar a los SEM de materiales y medios adecuados para la atención: medios comunes a otras instituciones sanitarias y medios específicos para el desempeño de sus funciones.
- Protocolizar la atención: trabajar siguiendo protocolos que todo el personal conoce , con una transmisión sencilla y efectiva.
- Administrar los recursos económicos: administrar cada partida del presupuesto público que le sea otorgada. En España, la financiación de los servicios de emergencia es de origen público.
- Formar adecuadamente al personal. Mediante formación continuada y reglada, adecuada a las necesidades de cada servicio y de su personal.
- Analizar y responder a las necesidades de la población en materia de sanidad. Estudiar y analizar las necesidades de la población a la que prestan servicio para detectar las demandas de atención urgente. Cada servicio de emergencia debe estudiar y tratar estos datos para detectar necesidades y demandas y adecuar su respuesta a las demandas de la población.
- Supervisar el correcto funcionamiento del servicio. Aplicando y pasando por sistemas de control de calidad.

Estructura de los servicios de emergencias

La estructura de los servicios de emergencia debe dar respuesta a las demandas de urgencia de la población a la que prestan servicio. Pueden establecerse elementos comunes en los servicios de emergencia:

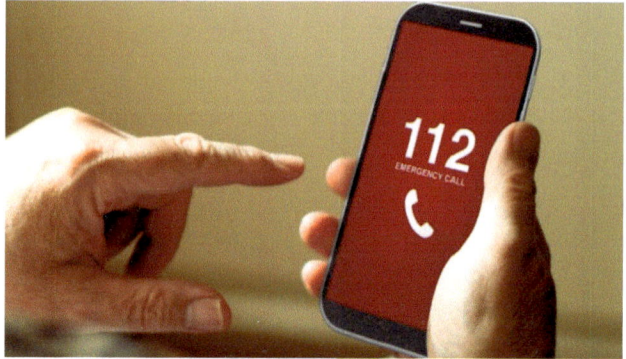

Figura 68-3. Llamada al 112.

- Central de recepción de llamadas. A través de un número único y desde cualquier teléfono. En Europa es el 112 y en Estados Unidos, el 911. Esta llamada es atendida por personal con entrenamiento específico, siguiendo unos protocolos específicos. Esta central de recepción de llamadas cuenta también con una central de radiotelefonía o telemática para activar los recursos que asigne el protocolo que establece cada llamada.
- Centro coordinador de emergencias. Ofrece respuesta a la demanda telefónica, con movilización o no de recursos sanitarios de urgencia. Dependiendo de cada modelo de servicios de emergencia, la central de recepción de llamadas y el centro coordinador de emergencias puede estar en el mismo lugar o no.
- Sistemas de comunicaciones. Existen varios tipos: telefonía, radiotelefonía, telemáticos, equipos de radio, telefonía móvil.
- Sistema de transporte. Encargado de movilizar los recursos, material, personal y pacientes. Este sistema puede ser de gestión propia o transferida a otra entidad o empresa. El equipamiento es variable, desde una ambulancia con camilla y conductor hasta un helicóptero de transporte sanitario, con dos pilotos, médico y enfermero.
- Personal específico. Variable en cuanto a procedencia y formación, se divide en personal sanitario y no sanitario. También puede haber personal de gestión y voluntarios, incluso tripulación de aeronaves.
- Sistemas de gestión. El sistema de gestión debe ser propio, con responsabilidad en la gestión económica y de recursos personales y materiales, así como de manejo, control y custodia de los datos.
- Sistema logístico. Con la dotación de los medios y del personal necesario para cada demanda de urgencia de la población a la que presta servicio. Consta de unos proveedores, empresas o entidades, de una red de distribución, con medios para hacer llegar el material y el personal. Muchas veces dependen de la propia empresa proveedora del servicio, en otras ocasiones, dependen directamente del servicio de emergencia. También es necesario disponer de un sistema de almacenaje, generalmente distribuido por el territorio para que los equipos siempre puedan disponer de material suficiente para estar operativos. Debe existir un programa informático que permita el control del material de cada unidad. El responsable de este control es el propio trabajador de la unidad.
- Sistema de control de calidad. Tanto interno como externo. El control de calidad interno debe analizar los parámetros que dependen de la propia entidad, para conocer cómo se está trabajando, la atención a los usuarios y los sistemas de registro y documentación, también la compra de material o para detectar la necesidad de nuevos materiales y tener controlados los riesgos asociados a la asistencia. El control de calidad externo es dependiente de una empresa externa que realiza una audito ría para saber si se siguen los procedimientos, objetivos y resultados programados. Un ejemplo de control de calidad externo son las normas ISO (**Tabla 68-4**).

Los servicios de emergencia en España

Cada servicio de emergencia ha desarrollado su cartera de servicios según su propio modelo de sistema sanitario y de su integración en él. Así, a las prestaciones esenciales de un servicio de emergencias se unen, en casi todos ellos, otras relacionadas con las urgencias de los puntos de atención primaria o del transporte no específicamente urgente.

 En España, todas las comunidades autónomas tienen su propia central de coordinación integrada con el teléfono de emergencias único en Europa 112.

En algunas comunidades autónomas el número 061 mantiene una estructura organizativa y de gestión propias, que designa con nombres como «salud responde» o «061 responde». En ellas, por lo general, el 061 funciona como número de teléfono de acceso al sistema de salud para la población, tanto para demandas de salud urgentes como para no urgentes.

En otras, la atención urgente se efectúa a través del 112 o a través de ambos (061 y 112).

La operativa de los servicios de emergencia en España se lleva a cabo desde los centros de coordinación autonómicos, ya sean centralizados por comunidad autónoma o descentralizados por provincias. Estos centros de coordinación disponen de personal con entrenamiento específico y ofrecen respuesta a las demandas sanitarias de los ciudadanos de forma coordinada con otros dispositivos de emergencia, así como con la red de asistencia sanitaria de la zona a la que da servicio y de su zona colindante, mediante acuerdos entre ellos.

En líneas generales, cabe agrupar los diferentes servicios que se ofrecen en tres grupos:

- Los servicios específicos de cualquier servicio de emergencia sanitaria.
- Los servicios relacionados con la organización de la atención primaria y sus unidades de urgencia, así como con el transporte no urgente.
- Las funciones no relacionadas con las emergencias y urgencias, ni con el transporte sanitario.

No debe olvidarse que resulta consustancia a los servicios de emergencia la asistencia en catástrofes y situaciones de crisis (**Tabla 68-5**).

En los servicios de emergencia colaboran diferentes perfiles profesionales: médicos, enfermeros, técnicos de emergencias sanitarias, psicólogos especialistas en emergencias,

Tabla 68-4. Estructura de un servicio de emergencia
Central de recepción de llamadas
Centro coordinador de emergencias
Sistemas de comunicaciones
Sistema de transporte
Personal específico
Sistemas de gestión
Sistema logístico
Sistema de control de calidad

Tabla 68-5. Funciones de los servicios de emergencia

Atención sanitaria a las urgencias y emergencias extrahospitalarias

Transporte sanitario urgente

Traslado interhospitalario de pacientes críticos

Servicios especiales (incidentes con múltiples víctimas, incidentes NRBQ, catástrofes, trasplantes, traslado de órganos y tejidos, y asistencia sanitaria de los diferentes planes de emergencia de protección civil)

Programas sanitarios de soporte: códigos extrahospitalarios (código ictus, código politrauma, código sepsis, código IAM, código riesgo suicidio, código corazón parado, etc.)

IAM: infarto agudo de miocardio; NRBQ: incidentes nucleares, radiológicos, biológicos o químicos.

gestores de recursos, gestores de demanda, técnicos especialistas en telecomunicaciones, técnicos especialistas en recursos humanos y en logística, etcétera.

Sistema Integral de Urgencias y Emergencias

Entre las características del sistema sanitario español estructurado en torno al Sistema Nacional Salud está la integración de todos los recursos públicos en el servicio de salud de cada comunidad autónoma. A su vez, la provisión de estos servicios es de gestión mayoritariamente pública. Asimismo, la continuidad asistencial entre atención primaria y especializada es uno de los objetivos esenciales de este modelo sanitario.

Los servicios regionales de salud cuentan con diferentes ámbitos de asistencia a las urgencias:

- Atención primaria, más o menos vinculada con los servicios de emergencia.
- Servicios de emergencia y urgencia extrahospitalarios.
- Unidades de urgencias hospitalarias.

El objetivo de un sistema integral de urgencias y emergencias es garantizar la asistencia a un paciente crítico desde el momento en que se produce la enfermedad súbita o el accidente. Para alcanzar este objetivo debe existir una cadena asistencial que se inicia en el momento de la activación y que se continúa con la actuación del primer interviniente, el *first responder*, del personal sanitario en la atención *in situ*, de los cuerpos de rescate y la asistencia hospitalaria hasta la reinserción social, de una manera ordenada y coordinada para garantizar su efectividad.

Según algunos estudios, las experiencias acumuladas en diferentes países desarrollados demuestran que con los sistemas integrales de urgencias y emergencias se disminuye significativamente la mortalidad sanitariamente evitable y se reducen las minusvalías. Así, se ha demostrado que la mortalidad comunitaria por infarto agudo de miocardio desciende en más de un 13 % y en un porcentaje similar disminuyen las muertes accidentales.

Esta disminución de la mortalidad, junto con el descenso de las incapacidades y de las estancias hospitalarias, repercute significativamente en los costes generados por las emergencias. Queda demostrado que la implantación de un sistema de emergencias no solo ahorra sufrimiento a las personas sino que además reduce gastos a la sociedad a la vez que incrementa el nivel de confianza de los ciudadanos en su sistema sanitario y contribuye a la racionalización del gasto sanitario.

LOS ENFERMEROS EN LOS SERVICIOS DE EMERGENCIA

Desde sus inicios como profesión, la enfermería viene prestando cuidados a pacientes en estado crítico. No obstante, el cuidado de la persona en situación crítica ha sido uno de los campos de los servicios de salud que mayores transformaciones ha sufrido en los últimos 25 años. Desde los primitivos dispositivos de urgencias que se desplegaban ante catástrofes naturales o conflictos bélicos hasta los actuales servicios de cuidados críticos y urgencias o los servicios de emergencias, la atención al paciente crítico se ha convertido en un recurso sanitario convencional e imprescindible para dar cobertura a la alta frecuencia de procesos cardiovasculares, traumatismos y a la demanda de atención urgente. Esta evolución ha estado marcada por un enorme progreso tecnológico y una gran mejora de la efectividad, con la consecución de grandes retos, como la atención rápida a la cardiopatía isquémica aguda, el soporte vital avanzado en el politraumatizado o los dispositivos de soporte prolongado del paciente crítico (ventilación mecánica, monitorización hemodinámica, etc.).

Por las características inherentes a este tipo de pacientes, se requiere una enfermería altamente cualificada, capaz de prestar cuidados especializados a enfermos en una situación crítica de salud, que se anticipe en la detección de problemas, agilice la toma de decisiones y participe en los procedimientos propios de estas unidades.

Los enfermeros son responsables de prestar un cuidado integral al paciente. Debe cuidar no solo la esfera física (relacionada con la situación de base del paciente y la patología que presente en ese momento) sino también la emocional, las respuestas humanas (qué respuesta tiene cada persona a la situación que está viviendo), a una situación de ruptura, que puede ser total, con su vida de hace 30 minutos (accidente de tráfico, síndrome coronario agudo con elevación del ST, accidente cerebrovascular agudo, etc.) o a un empeoramiento en su situación de salud (en caso de pacientes con reagudizaciones de su enfermedad) o en situaciones de final de la vida; un tipo de pacientes que hasta hace poco tiempo no se consideraban susceptibles de atención por un equipo de emergencias (**Fig. 68-4**).

El profesional de enfermería debe cuidar también la esfera social y del entorno del paciente (lo que se engloba en el concepto de familia y entorno), debe facilitar la presencia

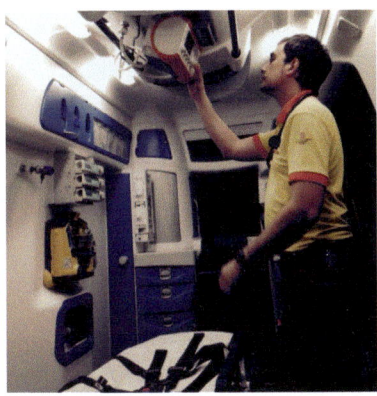

Figura 68-4. Enfermero de soporte vital avanzado de emergencias.

de la familia (no solo en el acompañamiento del paciente en la unidad de cuidados intensivos sino durante la asistencia del equipo de emergencias) e implicarla en el cuidado del paciente como elemento de seguridad (ya que es la familia en muchos casos la que aporta información relevante sobre la situación previa del paciente) y como elemento de sostenibilidad (ya que nuestra sociedad está repleta de cuidadores informales que día a día asisten y, por tanto, cuidan al paciente en su entorno más íntimo: sus casas). Por último, el profesional también debe atender la esfera «espiritual», los valores de esa persona, los que se ha dado así misma o ha adquirido a lo largo de su vida y que han hecho posible su proyecto vital y que modulan la atención sanitaria de nuestros equipos, porque con el marco legislativo actual como base orientan la toma de decisiones en el ámbito de la salud.

Una definición de la enfermería de emergencias que proporciona la Empresa Pública de Emergencias Sanitarias de Andalucía es la siguiente: *profesional enfermero con conocimientos y habilidades específicas para el cuidado de pacientes en situación de emergencia sanitaria. En cuanto a sus actitudes, son profesionales con un especial entrenamiento ante situaciones de estrés, por lo que han de contar con un alto autocontrol, así como con habilidades de relación interpersonal para interactuar no solo con el paciente, sino también con su entorno. Por su propio perfil, el profesional enfermero desarrolla su actuación profesional desde su visión integral del paciente, siendo su responsabilidad prestar los cuidados necesarios y colaborar con las técnicas y procedimientos definidos para cada situación de emergencia.*

Esto lleva consigo la formación de personal de enfermería cualificado en el área de urgencias y emergencias, donde los cuidados y las tareas van a ir encaminados a la prevención, a prestar atención integral al paciente y a la familia en situaciones muy especiales, además de a participar activamente en la gestión y administración de los recursos.

> 💡 El profesional de enfermería actúa con su rol autónomo y con los conocimientos de su disciplina científica, aportando valor en cada servicio de emergencias.

> ❗ Los profesionales de enfermería de los servicios de emergencia trabajan en diferentes puestos de gestión, coordinación, formación, calidad y, principalmente, en la asistencia sanitaria directa.

Marco legal en España

Según la Ley 44/2003, de 21 de noviembre de ordenación de las profesiones sanitarias: *Corresponde a los diplomados universitarios en enfermería la dirección, evaluación y prestación de los cuidados de enfermería orientados a la promoción, mantenimiento y recuperación de la salud, así como a la prevención de enfermedades y discapacidades* (Art. 7. 2a).

La actual profesión de enfermería está regulada por el Real Decreto 1231/2001, de 8 de noviembre, por el que se aprueban los estatutos generales de la Organización Colegial de Enfermería de España, del Consejo General y la Ordenación de la actividad profesional de la Enfermería, el cual, en su artículo 54.3 dice: *Los cuidados de enfermería comprenden la ayuda prestada por el enfermero en el ámbito de su competencia profesional a personas, enfermas o sanas, y a comunidades, en la ejecución de cuantas actividades contribuyan al mantenimiento, promoción y restablecimiento de la salud, prevención de las enfermedades y accidentes, así como asistencia, rehabilitación y reinserción social en dichos supuestos o ayuda a una muerte digna.*

> ❗ Este real decreto recoge la misión específica de la enfermería de prestar atención de salud a los individuos, familias, y comunidades en todas las etapas del ciclo vital y en sus procesos de desarrollo. Además determina que la profesión enfermera es la única habilitada legalmente en el ámbito nacional como encargada de los cuidados de la población (art. 53-1,2).

Profesionales de enfermería en la emergencia extrahospitalaria

Los profesionales del servicio de emergencia extrahospitalario, en su práctica habitual, realizan una valoración inicial del estado del paciente, identifican las situaciones que requieran de una intervención urgente y realizan la asistencia necesaria con el apoyo de sus conocimientos, experiencia y protocolos establecidos. En los incidentes de múltiples víctimas y en las catástrofes, una de sus funciones es el triaje y aplicar las primeras maniobras salvadoras (**Fig. 68-5**).

Trabajan en equipo con otros profesionales de emergencias, como técnicos en emergencias sanitarias, médicos y psicólogos. También trabajan en coordinación con los pro-

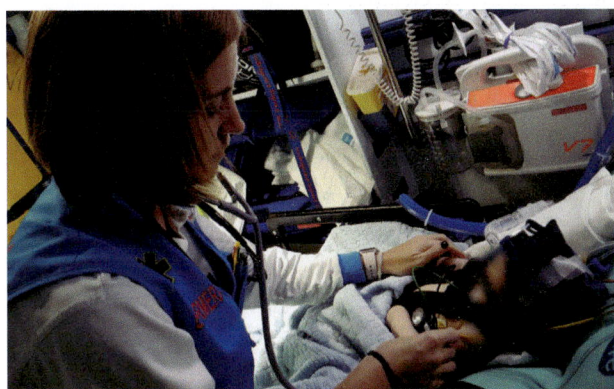

Figura 68-5. Enfermera en soporte vital avanzado.

fesionales de otros servicios de emergencias, como protección civil, cuerpos de seguridad y de rescate (**Fig. 68-6**).

En algunas centrales de coordinación se encargan de la gestión de llamadas de urgencia y emergencia mediante el envío de recursos o el consejo sanitario o indicaciones telefónicas. En otras, son responsables de la gestión y coordinación de transporte secundario, activación de códigos, etcétera (**Fig. 68-7**).

A fecha de hoy las competencias del enfermero en urgencias y emergencias no están establecidas legalmente. En el año 2002, la Sociedad Española de Enfermería de Urgencias y Emergencias (SEEUE) elaboró un documento de las competencias de los profesionales de urgencias y emergencias que fue ratificado por el Consejo General de Enfermería, pero sin ninguna validez legal. La sección de enfermería de la Sociedad Española de Medicina de Urgencias y Emergencias (SEMES) está trabajando junto con el Consejo General de Enfermería en su regulación. Estas son algunas de las competencias que se incluyen en la propuesta de la sección de enfermería de SEMES.

Competencias asistenciales generales

En este apartado se relacionan competencias que hacen referencia a la actividad asistencial de la enfermería de urgencias y emergencias (EUE). Algunas de ellas suponen la elevación a un nivel superior de desarrollo de algunas competencias que aparecen en el Grado de Enfermería hasta alcanzar una dimensión de progreso excelente; otras son específicas de este tipo de actividad profesional y requieren una preparación y conocimientos específicos que se deben alcanzar para la asistencia a los pacientes:

- Utilizar y desarrollar planes de cuidados dirigidos a la atención de los pacientes en situaciones de riesgo vital y procesos urgentes, desarrollando las intervenciones necesarias para lograr los resultados de enfermería que se derivan de la valoración y diagnóstico enfermero de la situación del paciente.
- Evaluar de forma holística la situación del paciente considerando los principios éticos y deontológicos de la profesión.
- Establecer una relación terapéutica eficaz y eficiente con los pacientes, familiares y otros profesionales durante la

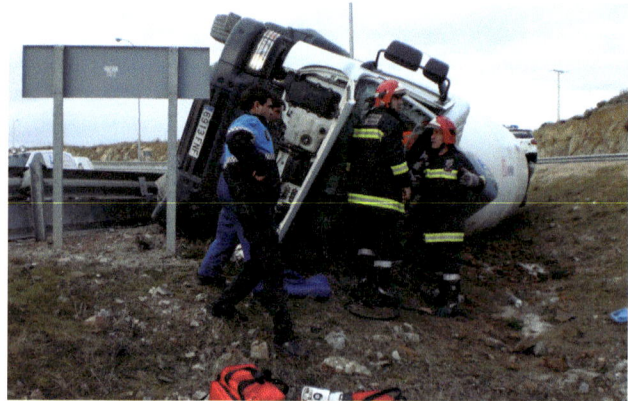
Figura 68-6. Diferentes cuerpos de emergencias colaborando en accidente.

asistencia, mediante el uso de técnicas de relación interpersonal y de manejo de situaciones complejas aparecidas durante la entrega de cuidados.
- Planificar, colaborar o dirigir junto con otros profesionales, si fuera necesario, las actividades necesarias para dar una respuesta adecuada a la situación del paciente.
- Ser parte integrante de los equipos multidisciplinares dirigidos a la evaluación y asistencia a pacientes en situaciones críticas.
- Administrar los fármacos necesarios en el proceso de asistencia al paciente, conociendo su indicación, forma de preparación y administración, así como posibles efectos secundarios o complicaciones que pudiesen aparecer.
- Registrar los procedimientos y cuidados realizados en un dispositivo o informe de enfermería.
- Realizar la transferencia del paciente y la información de los cuidados prestados de forma completa entre los diferentes eslabones asistenciales.
- Ejercer la profesión con respeto a otros profesionales de la salud, adquiriendo habilidades para trabajar en equipo y de liderazgo.

Competencias técnicas específicas

Esta dimensión competencial se dirige al uso de diferentes materiales y situaciones que la EUE aborda en su trabajo diario y que no aparecen durante el desarrollo del grado de forma habitual:

- Conocer y utilizar las diferentes vías de administración de fármacos en pacientes críticos, así como el manejo de los distintos dispositivos existentes para este fin.
- Conocer y ejecutar, dentro de sus responsabilidades, las diferentes técnicas invasivas y no invasivas utilizadas durante la prestación de cuidados, incluyendo el soporte vital básico y avanzado adecuados según cada tipo de paciente.
- Gestionar el uso y mantenimiento de los diferentes elementos de los equipos de electromedicina, dispositivos de movilización e inmovilización, etc. usados en la práctica de EUE en el ámbito hospitalario y en el extrahospitalario.
- Ejecutar fórmulas de gestión de escenarios hostiles o de riesgo.

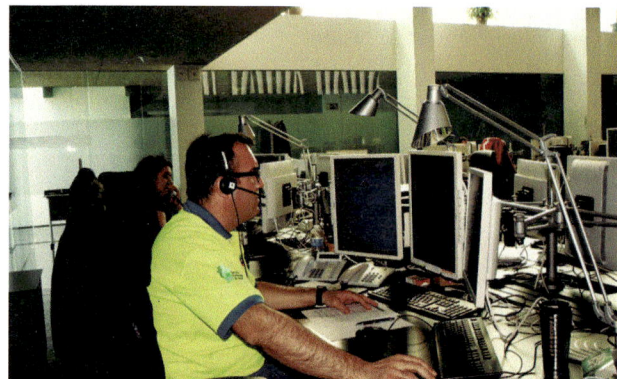
Figura 68-7. Enfermero en central de coordinación.

- Utilizar técnicas de manejo de incidentes con múltiples víctimas, clasificación y triaje de pacientes en servicios hospitalarios y extrahospitalarios.
- Priorizar situaciones (signos y síntomas), resolver problemas y administrar (gestionar) la toma de decisiones en la atención a pacientes urgentes en su acceso a los servicios de urgencias hospitalarios mediante la realización del triaje.
- Gestionar los incidentes nucleares, radiológicos, biológicos o químicos (NRBQ), realizando el control de zona y adecuación del equipo de protección individual a la amenaza detectada (**Figs. 68-8** y **68-9**).
- Realizar los procesos de gestión o coordinación en los centros de coordinación para una activación óptima de los recursos asistenciales, adecuando a cada demanda sanitaria el recurso más óptimo para su perfecta resolución.
- Resolver satisfactoriamente situaciones de emergencia, bajo las premisas fundamentales de competencia, responsabilidad y autonomía propia, mediante la selección del medio y del tipo de transporte sanitario más adecuado en función del paciente, de su situación clínica, del entorno, del tiempo y de los recursos disponibles.
- Utilizar los dispositivos tecnológicos adecuados para la transmisión y consulta de información, usando el lenguaje apropiado en la comunicación entre recursos.
- Evaluar y controlar las complicaciones en la asistencia, el material y la situación de los pacientes, derivadas de la fisiopatología del transporte sanitario en los traslados de pacientes críticos-urgentes.
- Colaborar con otros organismos o agencias en la organización y resolución de situaciones de urgencia y emergencia, con cuerpos de seguridad y rescate, así como con otros niveles asistenciales (primaria, hospitalaria) (**Fig. 68-10**).

Competencias docentes-investigadoras

Se presentan en este espacio las competencias docentes e investigadoras que la EUE usa para el desarrollo propio de la profesión y para las actividades de formación y educación sanitaria que los profesionales sanitarios deben implementar, aparte de la actividad asistencial:

- Efectuar, colaborar y participar en la formación de nuevos profesionales de medicina, enfermería y técnicos sanitarios de urgencias y emergencias.
- Diseñar y desarrollar estudios y proyectos de investigación dirigidos a la mejora de la asistencia de enfermería de los pacientes urgentes/emergentes.

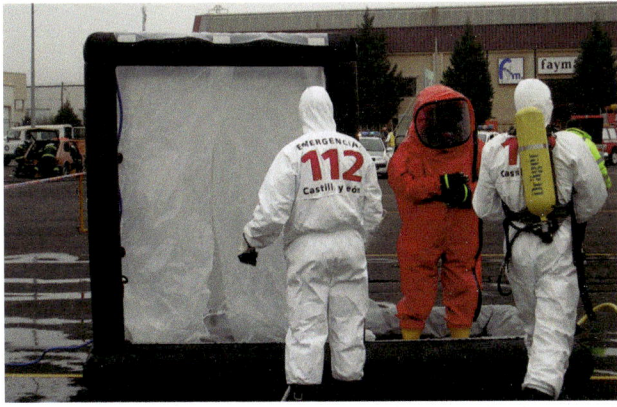

Figura 68-8. Incidente nuclear, radiológico, biológico o químico (NRBQ).

- Mantener un alto nivel de investigación y actualización de conocimientos que repercuta en el cuidado del paciente atendido por la EUE.
- Impartir educación sanitaria a los usuarios para que adquieran conocimientos de prevención de riesgos y hábitos de vida saludables, con el fin de evitar situaciones de urgencia que puedan comprometer su salud.
- Participar en acciones formativas y de divulgación en materia de primeros auxilios a la comunidad, apoyando los planes nacionales de reanimación cardiopulmonar.

Diversidad de profesionales de enfermería y funciones en los diferentes servicios de emergencia en España

La **tabla 68-6** muestra la dispersión del número de profesionales de enfermería en los diferentes servicios de emergencia españoles recogido en un estudio para analizar la estructura y la dotación de recursos médicos y de enfermería de los SEM extrahospitalarias y los centros de coordinación de urgencias en España.

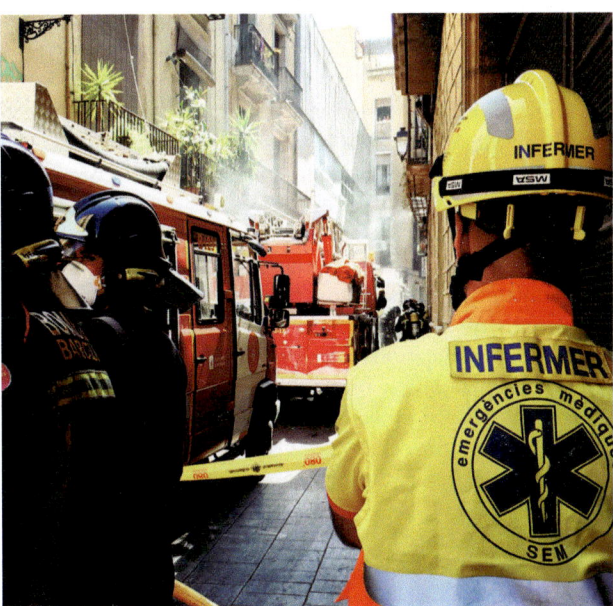

Figura 68-10. Asistencia sanitaria en incendio.

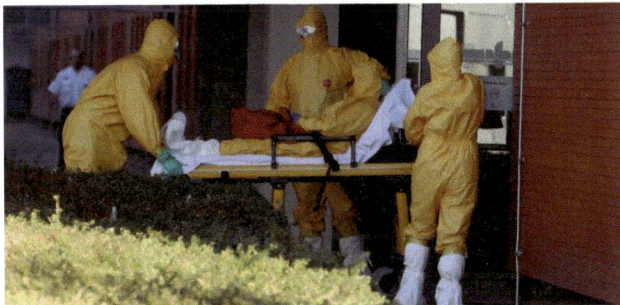

Figura 68-9. Incidente de riesgo biológico.

Tabla 68-6. Recursos asistenciales médicos y enfermeros de los sistemas de emergencias relativas al año 2009

Comunidad autónoma	Médicos n	Médicos por 100.000 habitantes	Enfermeros n	Enfermeros por 100.000 habitantes	Total n	Total por 100.000 habitantes
Andalucia	277	2,72	256	3,06	483	5,78
Aragón	72	5,43	72	5,43	144	10,86
Canarias	173	8,30	173	8,30	346	16,60
Cantabria	28	5,07	22	3,98	50	9,05
Castilla-La Mancha	200	9,79	174	8,52	374	18,31
Castilla-León	152	6,20	152	6,20	304	12,40
Cataluña	335	4,48	419	5,61	757	10,09
Ceuta	11	14,00	5	6,36	16	20,36
Comunidad de Madrid	363	5,68	303	4,74	666	10,42
Comunidad Foral Navarra	50	7,93	35	5,55	85	13,48
Comunidad Valenciana	235	4,61	235	4,61	470	9,22
Euskadi	89	4,10	109	5,02	198	9,12
Extremadura	90	8,16	89	8,07	179	16,23
Galicia	88	3,17	60	2,16	148	5,33
Islas Baleares	58	5,29	63	5,75	121	11,04
La Rioja	25	7,77	17	5,28	42	13,05
Melilla	5	6,84	5	6,85	10	13,70
Murcia	70	4,84	70	4,84	140	9,68
Principado de Asturias	30	2,99	30	2,99	60	5,98

Extraída de Martín Reyes *et al.*

SISTEMAS DE INFORMACIÓN Y REGISTROS DE ENFERMERÍA EN LOS SERVICIOS DE EMERGENCIA

Se explican los términos registro y taxonomía o clasificación.

Registro de enfermería

Los registros de enfermería en los servicios de emergencia son soportes estructurados cuya finalidad es recoger información clínica relacionada con la asistencia en emergencias. Pueden ser relacionados con el paciente, con su entorno o con su familia. El registro de enfermería es un documento legal y como tal debe ser considerado y tratado.

Características:

- Debe servir para analizar la calidad de las actuaciones ejercidas y para facilitar la comprensión del trabajo enfermero, así como de justificación de las técnicas y acciones realizadas en la asistencia.
- Debe proporcionar una base de datos clínica que se incluirá en la historia del paciente.
- Los registros enfermeros de un servicio de emergencia deben estar adaptados a los problemas más frecuentes de la población a la que presta servicio.
- Deben reflejar el proceso enfermero y contribuir a la calidad de los cuidados.
- Su diseño debe facilitar la recuperación de los datos relevantes.
- Sirve de cobertura legal para el profesional que los usa.

En los servicios de emergencia españoles no existen registros de enfermería específicos en todas las comunidades autónomas y la variedad entre los que existen es notable (**Figs. 68-11, 68-12** y **68-13**).

Taxonomía NANDA-NOC-NIC

Se define el término taxonomía como la clasificación ordenada de elementos según sus supuestas relaciones naturales.

El plan de cuidados con taxonomía NANDA-NOC-NIC (NNN) se compone de: resumen, valoraciones, diagnósticos (NANDA), objetivos (NOC), intervenciones (NIC) y justificaciones. La taxonomía NNN permite estandarizar los cuidados, sistematizarlos y ordenarlos. Con ella se añade base científica y eficiencia en los cuidados enfermeros.

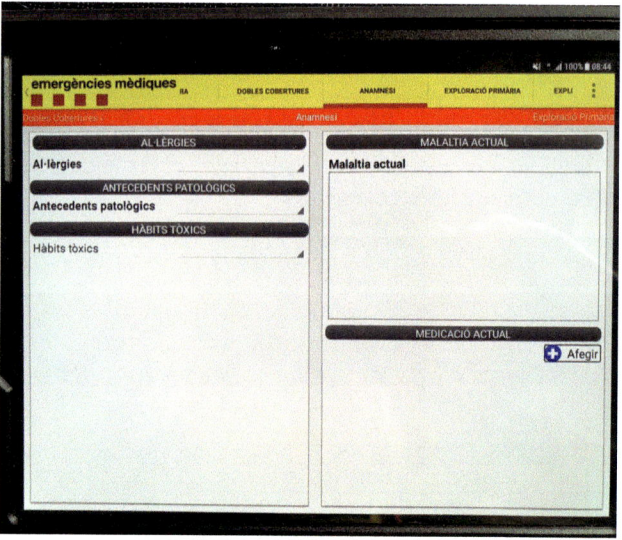

Figura 68-11. Hoja de registro de enfermería.

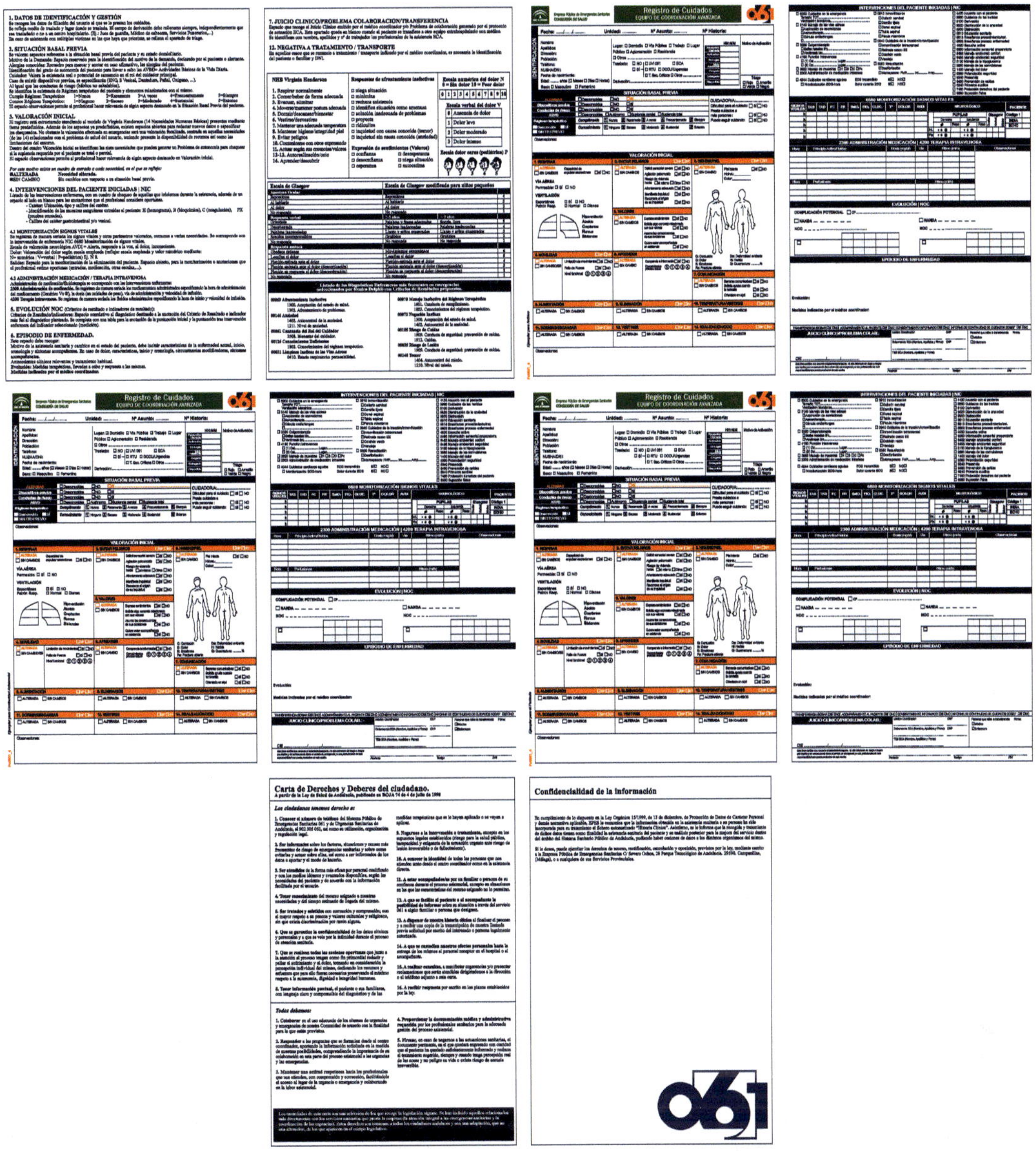

Figura 68-12. Hoja de registro de enfermería.

La taxonomía NNN constituye un lenguaje enfermero normalizado y los diagnósticos de enfermería contribuyen a la mejora de los cuidados, incluyen hallazgos clínicos, sindrómicos, observaciones clínicas de signos y síntomas, lo que permite aplicar el proceso de enfermería, así como hacer su evaluación y seguimiento.

Aunque unificar el lenguaje enfermero, usando un lenguaje común para la comunicación entre diferentes profesionales de distintos niveles asistenciales aporta beneficio, la realidad es que no se utilizan de manera general en los servicios de emergencia.

> ! El lenguaje enfermero estandarizado es la taxonomía NANDA NOC NIC (NNN), que permite aplicar planes de cuidados enfermeros y registrarlos con un mismo lenguaje.

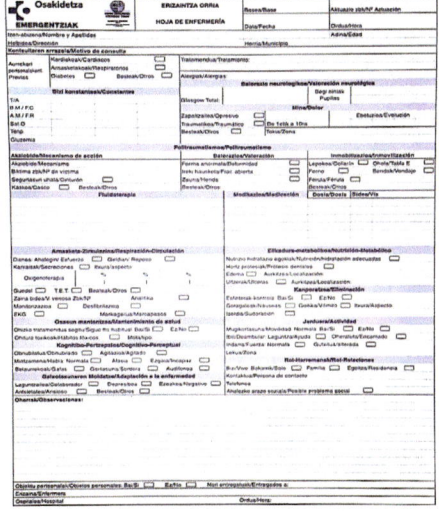

Figura 68-13. Hoja de registro de enfermería.

PUNTOS CLAVE

- Los sistemas de emergencias son estructuras que se organizan para ofrecer asistencia urgente a la ciudadanía, proporcionar acceso al sistema sanitario y resolver las incidencias urgentes en la población y región a la que prestan el servicio.
- Los servicios de emergencia se desarrollaron ampliamente durante las décadas de los 1980 y 1990.
- En España, existen 18 servicios de emergencia diferentes, uno por cada comunidad autónoma.
- Existe un número único de atención a las emergencias en Europa: el 112. En Estados Unidos es el 911.
- El profesional de enfermería actúa con su rol autónomo y con los conocimientos de su disciplina científica, aportando valor en cada servicio de emergencias.

- Las funciones del profesional de enfermería en un servicio de emergencia son variadas, acordes a sus capacidades, conocimiento y experiencia.
- Los registros de enfermería en los servicios de emergencia son soportes estructurados cuya finalidad es recoger información clínica relacionada con la asistencia en emergencias. Pueden ser relacionados con el paciente, con su entorno o con su familia.
- El registro de enfermería es un documento legal.
- La taxonomía NNN constituye un lenguaje enfermero normalizado, y los diagnósticos de enfermería contribuyen a la mejora de los cuidados. Aun así, no existen registros de emergencias específicos para enfermería en todas las comunidades autónomas de España.

BIBLIOGRAFÍA

Alted E. Definición de los sistemas integrales de urgencias: objetivos y estrategias. En: I Jornadas Cívico-Militares de Sanidad. Madrid: Ministerio de Sanidad y Consumo; 1985. pp. 179-19.

Alted E. Sistemas integrales de urgencia. Emergencias 1988;1(0):9-16.

Andersen MS, Johnsen SP, Sørensen JN, Jepsen SB, Hansen JB, Christensen EF. Implementing a nationwide criteria-based emergency medical dispatch system: a register-based follow-up study. Scand J Trauma Resusc Emerg Med. 2013 Jul 9;21:53.

Barroeta Urquiza J, Boada Bravo N. Los servicios de emergencia y urgencias médicas extrahospitalarias en España. Alcobendas: Mensor; 2011. Disponible en: https://docs.google.com/viewer?url=http%3A%2F%2Fwww.epes.es%-2Fwp-content%2Fuploads%2FLos_SEM_en_Espana.pdf

Casal Angulo C, Sanchís Núñez C. La situación de los registros de enfermería en la extrahospitalaria (diapositivas de PowerPoint). XXVI Congreso Nacional de SEMES, Alicante, del 7 al 9 de junio de 2017.

Dick WF. Anglo-American vs. Franco-German Emergency Medical Services System. Prehosp Disaster Med. 2003 Mar 28;18(1):29-37.

Felkai P, Debrődi G. The First ALS Ambulance in the World. Int J Travel Med Glob Health [Internet]. 2017 Dec;5(4):a113-8. Disponible en: http://0-search.ebscohost.com.llull.uib.es/login.aspx%3fdirect%3dtrue%26AuthType%3d-cookie%2cip%2cuid%26db%3dccm%26AN%3d126795558%26lang%-3des%26site%3dehost-live

Gil-Robles y Gil-Delgado A. Informe sobre servicios de urgencia del Sistema Sanitario Público. Madrid: Oficina del Defensor del Pueblo; 1988.

Ley 14/1986, de 25 de abril, General de Sanidad [consultado 30 de septiembre de 2019]. Disponible en: https://www.boe.es/diario_boe/txt.php?id=-BOE-A-1986-10499

Ley 16/2003, de 28 de mayo, de cohesión y calidad del Sistema Nacional de Salud [consultado 30 de septiembre de 2019]. Disponible en: https://www.boe.es/buscar/act.php?id=BOE-A-2003-10715

Ley 44/2003, de 21 de noviembre, de ordenación de las profesiones sanitarias [consultado 30 de septiembre de 2019]. Disponible en: https://www.boe.es/buscar/act.php?id=BOE-A-2003-21340

Martín Reyes D, Arcos González P, Castro Delgado R. Los recursos médicos y de enfermería de los sistemas de emergencia médicas y centros de coordinación de urgencias de España. Emergencia 2014;26:7-12 [consultado 30 de septiembre de 2019]. Disponible en: http://emergencias.portalsemes.org/descargar/los-recursos-medicos-y-de-enfermeria-de-los-sistemas-de-emergencias-medicas-y-centros-de-coordinacion-de-urgencias-en-espana/force_download/

Ministerio de Educación y Ciencia. La actualización de las competencias profesionales: sanidad y formación profesional. Madrid: Secretaría General Técnica; 2007 [consultado 30 de septiembre de 2019]. Disponible en: https://sede.educacion.gob.es/publiventa/PdfServlet?pdf=VP12184.pdf&area=E

Pollock A. Ambulance services in London and Great Britain from 1860 until today: a glimpse of history gleaned mainly from the pages of contemporary journals. Emerg Med J. 2013 Mar;30(3):218-22.

Protocolos asistenciales. Junta de Andalucía [consultado 30 de septiembre de 2019]. Disponible en: http://www.juntadeandalucia.es/servicioandaluz-desalud/library/plantillas/externa.asp?pag=../../publicaciones/datos/557/pdf/MANUAL%20DE%20PROTOCOLOS%20ASISTENCIALES.pdf

Real Decreto 1030/2006, de 15 de septiembre, por el que se establece la cartera de servicios comunes del Sistema Nacional de Salud y el procedimiento para su actualización [consultado 30 de septiembre de 2019]. Disponible en: https://www.boe.es/buscar/act.php?id=BOE-A-2006-16212

Real Decreto 1231/2001, de 8 de noviembre, por el que se aprueban los Estatutos generales de la Organización Colegial de Enfermería de España, del Consejo General y de Ordenación de la actividad profesional de enfermería [consultado 30 de septiembre de 2019]. Disponible en: https://www.boe.es/buscar/act.php?id=BOE-A-2001-20934

Registro de enfermería. Sociedad Española de Enfermería de Urgencias y Emergencias [consultado 30 de septiembre de 2019]. Disponible en: http://www.enfermeriadeurgencias.com/ciber/enero/pagina8.html

Resolución de 26 de julio de 1999, de la Presidencia Ejecutiva del Instituto Nacional de la Salud, por la que se crean los puestos de personal sanitario en los centros coordinadores de urgencia y en las unidades móviles de emergencia [consultado 30 de septiembre de 2019]. Disponible en: https://www.boe.es/buscar/doc.php?id=BOE-A-1999-17135

Sakr M. Casualty, accident and emergency, or emergency medicine, the evolution. Emerg Med J. 2000 Sep 1;17(5):314-9.

Shavadia JS, Roe MT, Chen AY, Lucas J, Fanaroff AC, Kochar A, et al. Association Between Cardiac Catheterization Laboratory Pre-Activation and Reperfusion Timing Metrics and Outcomes in Patients With ST-Segment Elevation Myocardial Infarction Undergoing Primary Percutaneous Coronary Intervention: A Report From the ACTION Registry. JACC Cardiovasc Interv. 2018;11(18):1837-47.

Snook R. Medical Aspects of Ambulance Design. BMJ. 1972 Sep 2

Coordinación y regulación sanitaria

69

R. Delgado Sánchez

OBJETIVOS

- Conocer la historia y acceso a los sistemas de emergencias y números de emergencias actuales.
- Conocer la función de los centros coordinadores de urgencias y emergencias dentro de todo sistema de emergencias médicas.
- Identificar el perfil del coordinador sanitario, qué aptitudes y actitudes debe tener el profesional sanitario que desempeña su trabajo en un centro coordinador de urgencias y emergencias.
- Conocer los distintos modelos o tipos de coordinación sanitaria y sus características.
- Conocer los diferentes tipos de clasificación o tipificación de la demanda sanitaria.
- Conocer los aspectos más destacados de la comunicación, puntos clave de la entrevista telefónica.

INTRODUCCIÓN

El centro de coordinación de urgencias y emergencias (CCUE) es el centro neurálgico de los servicios de emergencias sanitarias (SEM). Son los responsables de atender la demanda de las emergencias y urgencias por vía telefónica y de gestionar la respuesta más adecuada a cada al caso. En otras palabras, el centro trata de obtener los recursos adecuados para los pacientes adecuados y en los plazos adecuados de tiempo.

Hasta la Decisión del Consejo de Europa de 91/396 de 29 de junio de 1991 relativa a la creación de un número de llamada de urgencia único europeo, el acceso a las emergencias y urgencias médicas de las diferentes comunidades autónomas se realizaba con el número 061. Las decisiones de la Unión Europea, publicadas en 1991 y 2002, definen el número 112 como un número de llamada de urgencia europeo **(Fig. 69-1)**. Esas directivas demandan que cada país de la Unión Europea asegure que los ciudadanos, además de ser capaces de llamar a otros números de emergencia, puedan activar una respuesta de emergencia llamando al 112. En la actualidad coexisten en muchas comunidades autónomas los dos números de teléfono de acceso, aunque en todas ellas llamando al 112 se da respuesta a la demanda de origen sanitario.

Las ventajas de un único número son facilitar la movilidad del ciudadano por Europa y por España, y permitir a cualquier ciudadano recordar exclusivamente un número para todo tipo de emergencias, con lo cual, usando el mismo número desde el lugar que sea, la llamada de emergencia es procesada por el servicio correspondiente, ya sea médico, de seguridad, de bomberos, etc. A efectos de entender la ventaja del número único, basta recordar la variedad de números existentes que habría que memorizar anteriormente según fuese la demanda de auxilio: 091, 092, 061, 080, 062, más los relativos a las diferentes autonomías.

La llamada al 112 hecha por cualquier ciudadano tiene las siguientes características:

- Accesibilidad: toda la población puede acceder a este servicio tan solo marcando el 112.
- Rapidez: de importancia crucial ante una situación de emergencia: el tiempo es vital en la mayoría de las intervenciones.
- Efectividad: se proporciona la respuesta más adecuada a las diferentes demandas.
- Equidad: la asistencia sanitaria es universal.
- Eficiencia: la calidad asistencial es útil y debe tener un coste óptimo.

 La misión del 112 es proporcionar la respuesta más adecuada a cada situación, a través de una actuación coordinada y eficaz, hasta que el problema de urgencia o emergencia es solventado.

Como ya se ha dicho, el eje principal de todo sistema de emergencias sanitarias es su CCUE **(Fig. 69-2)**. Está compuesto de los recursos materiales, personales y de la infraestructura necesaria para gestionar las solicitudes de ayuda que se reciban de la población, de otros profesionales sanitarios o de otros cuerpos de emergencia.

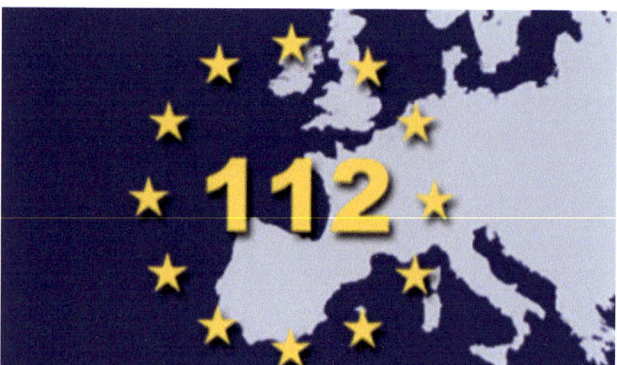

Figura 69-1. Número de acceso europeo a emergencias 112.

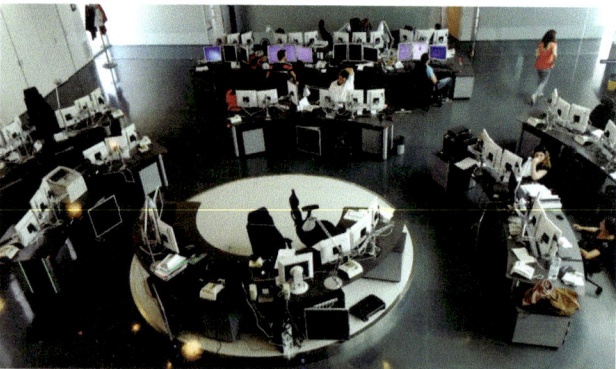

Figura 69-2. Centro de Atención de Urgencias y Emergencias 112 Extremadura. Mérida. Junta de Extremadura.

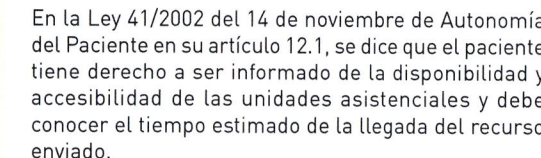 En la Ley 41/2002 del 14 de noviembre de Autonomía del Paciente en su artículo 12.1, se dice que el paciente tiene derecho a ser informado de la disponibilidad y accesibilidad de las unidades asistenciales y debe conocer el tiempo estimado de la llegada del recurso enviado.

La existencia de los CCUE hace posible una mayor accesibilidad telefónica del ciudadano a la atención urgente a pesar de las distancias o de la dispersión geográfica.

 Todas y cada una de las demandas de asistencia sanitaria requieren y exigen una respuesta, pero no siempre tiene que ser un recurso asistencial.

¿QUÉ SON LOS CENTROS COORDINADORES DE URGENCIAS Y EMERGENCIAS?

Se exponen diferentes definiciones o características de los CCUE:

- Son los elementos de los SEM a los que el usuario puede acceder con una llamada telefónica para solicitar una demanda de atención urgente.
- Son un dispositivo multidisciplinar que está integrado en todo SEM.
- Son lugares físicos que tienen la responsabilidad de dar la respuesta más adecuada a cada incidente o petición de ayuda.
- Están compuestos por equipos multidisciplinares formados por médicos, enfermeros, técnicos en emergencias sanitarias, locutores, operadores, gestores, psicólogos, etcétera.
- Deben tener una accesibilidad clara y notable, dar una respuesta ágil y eficaz, desde un punto de vista asistencial, realizar un reconocimiento precoz de lo que sucede y deben indicar unas recomendaciones iniciales hasta la llegada de los recursos asistenciales en el caso de su movilización.
- Centralizan la información recibida, asegurando una comunicación fluida y permanente entre todos los recursos asistenciales y organismos presentes en el lugar del incidente.
- Es un recurso de la sanidad pública que pretende constituir una puerta de entrada a los servicios públicos de atención a la urgencia.

La función principal de los CCUE es lograr la mayor eficacia en la gestión de los recursos sanitarios disponibles para resolver cada una de las demandas de atención urgente que entran en ellos.

Las funciones que deben cumplir los CCUE ante los ciudadanos son las siguientes:

- Facilitar un acceso rápido del usuario al sistema sanitario.
- Dar una respuesta ágil, humana, responsable, eficiente, eficaz y experta al usuario ante su demanda o petición de ayuda.
- Adecuar la coordinación y gestión de los recursos utilizados, por lo que deben disponer de información sobre su localización y disponibilidad.
- Coordinar los diferentes niveles asistenciales y las unidades operativas.
- Coordinar e integrar todas las instituciones públicas y privadas.

En todo CCUE se realizan de manera secuencial las siguientes actuaciones (**Fig. 69-3**):

1. Recepción de la alerta o demanda sanitaria: coincide con el momento en el que el coordinador sanitario recibe la alerta o parte de intervención del operador del 112.
2. Toma de decisión y asignación de recursos asistenciales. Tras la entrevista telefónica o triaje telefónico, el coordinador sanitario toma la decisión y procede a la asignación de los recursos que deben intervenir en el incidente.
3. Seguimiento de los recursos asistenciales. Se realiza un seguimiento continuo de todo el incidente, en especial de los recursos asistenciales del SEM.

El modelo de CCUE más extendido es el integrado en el Servicio 112, donde se reciben todas las llamadas, independientemente de su naturaleza, y luego se envía esa demanda al servicio de emergencia que corresponda. Los principales beneficios de este modelo son: reducción de los tiempos de respuesta, visión única del incidente en el que intervienen varios organismos, coordinación de todos los servicios de emergencias, mejora en la gestión operativa y la explotación de toda la información a través de las plataformas informáticas.

Los CCUE deben disponer de guías de coordinación sanitaria que proporcionen una ayuda a la hora de la toma de

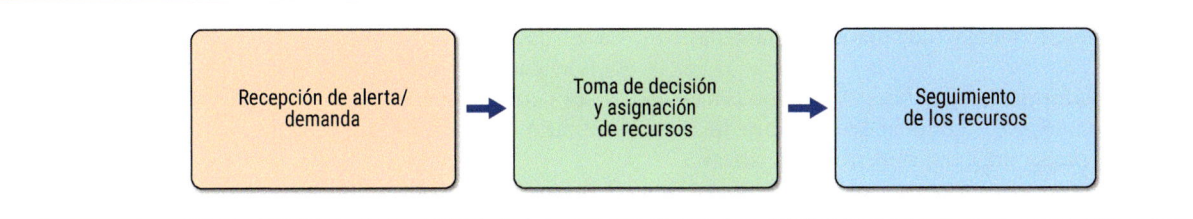

Figura 69-3. Actuaciones desde un centro de atención de urgencias y emergencias.

decisiones, que establezcan las prioridades de la demanda sanitaria, que integren todos y cada uno de los procedimientos operativos, que estén abiertas a mejoras y revisiones continuas y que deban ser específicas en cada SEM.

Los recursos asistenciales (**Fig. 69-4**) con los que cuentan los SEM son los encargados de resolver cada una de las demandas sanitarias a las cuales se les envía, y su función principal es prestar la asistencia sanitaria en el lugar donde se produce y sucede el incidente.

Los CCUE también permiten la coordinación entre los distintos organismos (**Fig. 69-5**) que pueden llegar a intervenir en un incidente, permiten gestionar el traslado del paciente al centro de referencia o centro útil en función de sus necesidades asistenciales y de tratamiento, coordinación de traslados entre hospitales, etcétera.

 Todo CCUE se considera el nexo entre los distintos niveles asistenciales de un sistema de salud.

Por todo ello, los CCUE deben disponer de potentes plataformas y de un soporte informático para la gestión de la demanda sanitaria, en el que se consiga y garantice el acceso a todo ciudadano al sistema de emergencias. Los medios tecnológicos deben integrar la llamada por vía telefónica, por vía satélite y mediante radio (**Fig. 69-6**).

Las plataformas informáticas y los soportes tecnológicos dentro de un CCUE deben cumplir unos requisitos mínimos en cuanto a sus funciones y tener unas características generales:

- Debe permitir la integración de la llamada telefónica en el sistema.
- Permitir la asignación de la llamada a un cierto puesto coordinador.
- Permitir la transferencia de llamadas entre puestos coordinadores.
- Permitir compartir la llamada telefónica entre varios puestos coordinadores.
- Permitir recoger y guardar los datos y la información necesaria.
- Permitir la integración de guías de triaje telefónico o algoritmos de decisión.
- Permitir el control del tiempo de los recursos asistenciales del SEM.
- Permitir la explotación de bases de datos de la actividad, para elaborar informes y estadísticas para el análisis posterior y control de calidad de la actividad.
- Permitir la integración de dispositivos de geolocalización, conocidos como GIS.

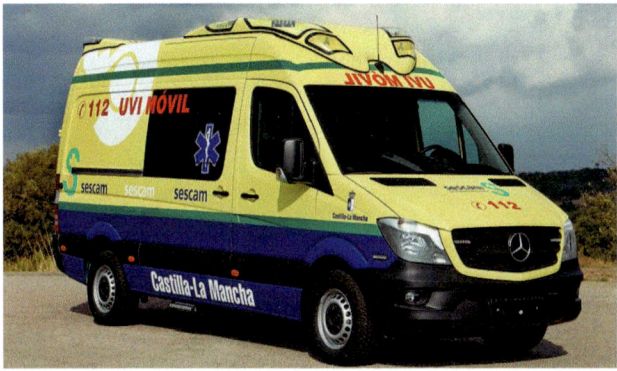

Figura 69-4. Unidad de soporte vital avanzado. GUETS. Servicio de Salud de Castilla La Mancha. SESCAM.

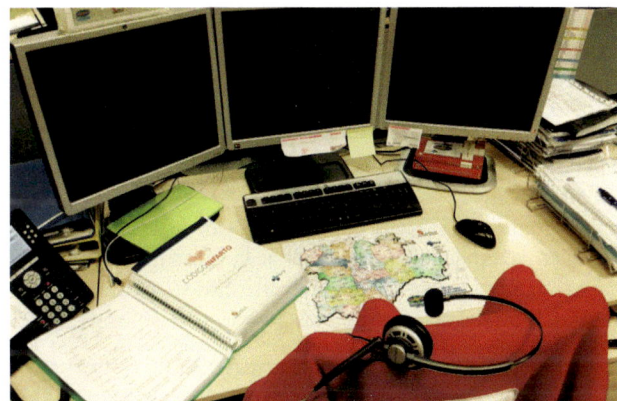

Figura 69-5. Puesto de coordinador sanitario. CCUE. Emergencias Sanitarias de Castilla y León. España.

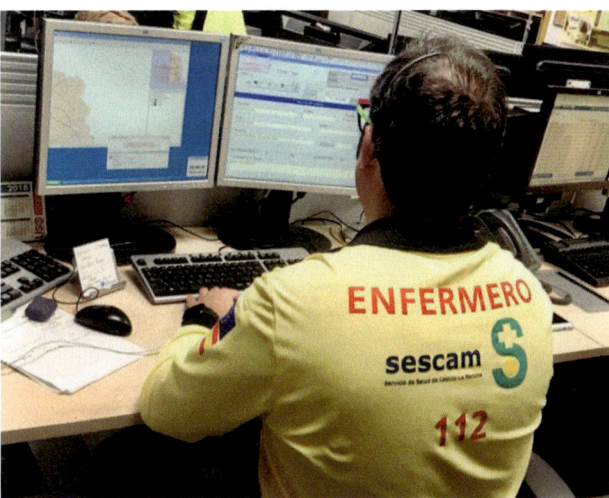

Figura 69-6. Enfermero coordinador sanitario. Centro Coordinador de Urgencias y Emergencias. GUETS. Servicio de Salud de Castilla La Mancha. SESCAM. España.

- Permitir la integración de cartografía, mapas, escalas.
- Permitir la grabación de todas y cada una de las llamadas.

Respecto a las plataformas informáticas y los soportes tecnológicos dentro de un CCUE también deben cubrir unas funciones mínimas y tener unas características específicas:

- Las plataformas tecnológicas de los CCUE deben estar actualizadas y programadas según las últimas tecnologías.
- Deben ser plataformas seguras, con el mínimo de fallos posibles.
- Compatibles entre sí, en el caso de que coexistan varias plataformas dentro del mismo CCUE.
- Funcionales, es decir, deben ajustarse con la mayor exactitud a las necesidades del servicio.

De la capacidad técnica de las plataformas tecnológicas e informáticas depende el éxito del servicio, que está operativo los 365 días del año, las 24 horas del día. Por este motivo, los CCUE deben establecer medidas de seguridad que minimicen la posibilidad de una caída del sistema. En el caso de la caída del sistema, todo SEM debe disponer de un CCUE de respaldo, normalmente ubicado en un lugar distinto al del centro habitual, que permita continuar con la actividad.

PERFIL DEL COORDINADOR SANITARIO

Los coordinadores sanitarios, como son conocidos los profesionales que trabajan en los CCUE, deben tener un perfil específico para desempeñar su trabajo de manera correcta y operativa.

Las habilidades del coordinador sanitario (**Fig. 69-7**) incluyen la capacidad para obtener la información necesaria para la posterior toma de decisiones y la capacidad o habilidad de negociar respuestas no adecuadas por parte del alertante. Con estas dos habilidades principales se garantiza la satisfacción del alertante, en este caso, y su compromiso y fidelidad con el SEM.

El perfil profesional y personal de un buen coordinador sanitario incluye las siguientes características:

- Adaptación al estrés. Debe saber trabajar en situaciones complejas y difíciles. En el CCUE se viven situaciones de mucho estrés, momentos en los que coinciden varios incidentes que resolver a la vez, y por este motivo, todo coordinador sanitario debe saber controlar y actuar con total profesionalidad.
- Tener facilidad para tomar decisiones en un período corto de tiempo. En los CCUE, y más en situaciones de emergencias, se deben tener las herramientas para tomar las decisiones ágiles y con seguridad: son situaciones que requieren de acciones rápidas para salvaguardar la vida de las personas que solicitan ayuda.
- Facilidad para la resolución de incidentes. El coordinador sanitario debe resolver o dar respuesta a cada uno de los incidentes que entran, indistintamente de la naturaleza o necesidad de cada uno de ellos.
- Alta capacidad de organización en todo momento.
- Capacidad para asumir sus responsabilidades y actuar de manera equitativa en todo momento.
- Buena capacidad de negociación. La negociación con los alertantes es una pieza clave, es una habilidad necesaria en todo momento. Siempre hay que tener presente que el alertante o el propio afectado está en una situación de urgencia o emergencia.
- Fluidez verbal. La palabra hablada es el único medio de comunicación; no dispone de imágenes para resolver el incidente y, por este motivo, la fluidez verbal juega un papel importante. La asertividad y la empatía en cada incidente son fundamentales para una buena gestión de la llamada.
- Sentido común. Es quizá la más importante (aparte del conocimiento, de la investigación, de los tratamientos) a la hora de resolver una situación de urgencia o emergencia.
- Capacidad de trabajo en equipo. En todo SEM el trabajo en equipo condiciona el éxito. Hará que todo fluya en mejores condiciones y que el resultado sea notable.
- Facilidades comunicativas.
- Motivación.

Los coordinadores sanitarios deben ser capaces de imaginar la situación de cada incidente al otro lado del teléfono, deben intuir lo que ocurre, detectar el estado anímico del alertante para lograr una implicación mayor a la hora de tomar las decisiones para la resolución efectiva del incidente.

Los coordinadores sanitarios deben transmitir seguridad, tranquilidad, dominio y control de la situación para lograr un mayor rendimiento en la implicación del alertante y así conseguir una mejor resolución del incidente.

MODELOS DE COORDINACIÓN SANITARIA

Existen varios modelos de coordinación de CCUE, aunque todos y cada uno de ellos tienen un objetivo común, que

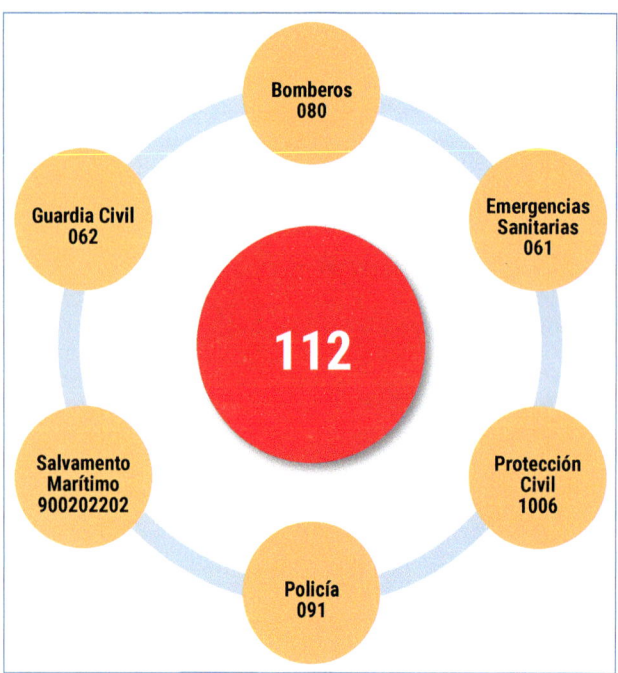

Figura 69-7. Coordinación de todos los organismos desde el 112.

es responder y dar solución a cada una de las demandas de asistencia sanitaria. La diferencia de cada modelo radica en la forma de gestionar y atender cada demanda sanitaria.

Despacho (*dispatch*)

Conocido como el modelo Despacho. Este modelo recibe exclusivamente llamadas de emergencias. Toda llamada exige el envío de un recurso asistencial. El coordinador sanitario que da la respuesta suele ser un operador o locutor que, mediante algoritmos de decisión, decide qué recurso debe enviarse en función de las respuestas que reciba del demandante.

Coordinación médica de la demanda

Este tipo de gestión implica la presencia de personal sanitario que recabe la información del alertante. Este modelo permite diferenciar las llamadas urgentes de las emergentes con un respaldo legal.

 Miguel Martínez Almoyna, médico francés, pionero del Sistema de Emergencias en Francia, el SAMU francés, define la regulación médica como: *La regulación médica es un neologismo creado para una nueva función, y un nuevo concepto, que concierne a la gestión de flujos entre la oferta de cuidados y la demanda. Lo más importante es decidir si una solicitud está justificada por una necesidad de atención urgente, clasificándola según prioridad si existen varias solicitudes simultáneas que entran en conflicto para su tratamiento.*

En este modelo de centro la presencia de médicos es obligatoria, cuya función es, después de la entrevista telefónica, evaluar la gravedad y pronóstico del paciente, establecer una sospecha diagnóstica y, con base en todo ello, tomar una decisión para resolver la demanda.

Coordinación mixta de la demanda

Cuando el volumen de llamadas es importante se hace necesaria la implantación de modelos mixtos. En este modelo se ofrecen dos tipos de respuestas distintas. En primer lugar, la respuesta automática, que es coordinada por el teleoperador/locutor a través de un sistema protocolizado cerrado. Y, en segundo lugar, una respuesta sanitaria que es ofrecida por el coordinador sanitario.

Coordinación sanitaria

Es el modelo más extendido e implantado en los CCUE. Está compuesto por un equipo multidisciplinar formado por médicos, enfermeros, técnicos en emergencias sanitarias, locutores, gestores, operadores, psicólogos, en el que todos son coordinadores sanitarios. Este modelo se basa en que cada una de las demandas sanitarias sea atendida y gestionada por personal sanitario con la ayuda del personal que no es sanitario. El coordinador sanitario clasifica la demanda y toma decisiones para resolver esta solicitud, bien con la movilización de recursos o sin ella.

 Para conseguir una respuesta eficiente, el coordinador sanitario debe clasificar o tipificar la demanda sanitaria y aplicar los procedimientos existentes.

Debido al volumen de llamadas existentes en los CCUE, a veces es necesario tomar decisiones no protocolizadas teniendo en cuenta factores externos como la disponibilidad del recurso, la distancia al lugar del incidente, antecedentes del paciente, destino a centro sanitario, etcétera.

La presencia de personal sanitario en los CCUE tiene las siguientes ventajas:

- La asignación de recursos por personal sanitario asegura que la respuesta se adapte a la necesidad.
- Evita que los centros sanitarios u hospitales de destino de los pacientes se vean saturados por pacientes que pueden ser atendidos en otro nivel asistencial.
- Evita la duplicidad de servicios al conseguir que una misma demanda no sea atendida por varios servicios sanitarios.
- Mejora la atención de aquellas situaciones de emergencias o críticas con la movilización de recursos avanzados al lugar del incidente, con el correspondiente seguimiento continuo del coordinador sanitario.
- Mejora la calidad asistencial en todo momento, dado que puede ofrecer consejos sanitarios hasta la llegada del personal que acude al lugar del incidente.

 La coordinación sanitaria es la toma de decisiones ante la demanda de asistencia sanitaria urgente, teniendo presentes la coordinación y la organización, para dirigir la cadena asistencial hasta la resolución óptima de toda demanda sanitaria.

En cada uno de los modelos o tipos de CCUE hay una competencia que es común a todos que es el triaje telefónico. Triaje telefónico es el proceso de clasificación de los pacientes realizado por el coordinador sanitario del CCUE con base en una valoración protocolizada en función del grado de urgencia. De esta forma, se establecen los tiempos de espera para que sean atendidos y tratados por el equipo asistencial, para que se proceda a la activación del recurso asistencial más idóneo con el fin de resolver la petición de ayuda y el traslado al centro sanitario más adecuado, independientemente del orden de la demanda sanitaria.

CLASIFICACIÓN/TIPIFICACIÓN DE LA DEMANDA SANITARIA

La clasificación o tipificación de la demanda sanitaria desde un CCUE va a permitir decidir qué recurso o recursos deben asistir (en el caso de que sea necesario movilizar alguno) al lugar del incidente, teniendo en cuenta criterios de priorización en todo momento.

 La regulación o coordinación sanitaria consiste en evaluar las prioridades, clasificar y decidir las soluciones más apropiadas ante una solicitud de ayuda urgente a un CCU.

El proceso de regulación conlleva una gran dificultad, ya que hay que tomar decisiones sin «ver ni tocar» y, además, generalmente el que da la alarma no tiene conocimientos sanitarios, está angustiado e impaciente y su grado de exigencia es muy alto.

Todo esto hace que el grado de urgencia sea una mezcla compleja de factores, no solo clínicos. Existe una fórmula que puede ayudar a comprender esta complejidad:

$$U = G \times T \times A \times V$$

U es el grado de urgencia que se quiere medir; G es la gravedad clínica del paciente; T es el tiempo que requiere para ser estabilizado; A es la sensación subjetiva de urgencia y V es la valencia social.

> ! Las demandas asistenciales recibidas en los CCUE se priorizan siguiendo criterios de gravedad, tiempo de respuesta, tipo de recurso y valencia social.

Las demandas sanitarias pueden ser clasificadas o tipificadas de la siguiente manera (Tabla 69-1):

- Emergencia: situación en la que los signos o síntomas hacen sospechar un riesgo inminente, con secuelas irreversibles o graves o la pérdida de la función de algún órgano vital. Precisa atención inmediata.
- Urgencia no demorable: situación en la que se sospecha una patología aguda o exacerbación de una crónica, sin probable amenaza vital o funcional inmediata, pero que necesita atención sanitaria en el menor tiempo posible.
- Urgencia demorable: situación de procesos agudos o inesperados que presentan un cuadro no subsidiario de atención inmediata; debe ser atendida pronto debido a la valencia social.
- Derivación a centros sanitarios: situaciones de patología no urgente pero en las que es necesario el traslado a un centro sanitario (centro de salud, punto de atención continuada, hospital) por motivos diagnósticos o de tratamiento.
- Consejo sanitario: la demanda es resuelta por el coordinador sanitario.
- Traslados programados o no urgentes: son aquellos traslados que se programan para fechas posteriores o traslados que no requieren de una atención sanitaria inmediata. Sue-

len ser trasladados para pruebas a otros centros sanitarios, para rehabilitación, consultas, etcétera.
- Traslados interhospitalarios: son aquellos traslados, bien urgentes o emergentes, entre dos centros sanitarios.
- Informativa: son aquellas demandas que solicitan información sanitaria, información relacionada con el sistema de salud. No precisan la movilización de ningún recurso y son resueltas por el coordinador sanitario.

El proceso de regulación sanitaria está compuesto por tareas o acciones que se pueden ejecutar sucesiva o simultáneamente por el equipo de regulación (médico o enfermero y operador).

En todos los CCUE existe una «operativa de sala» que determina quién realiza estas tareas y cómo se ejecutan, que establece las jerarquías y reparte las responsabilidades del proceso regulador. Estas tareas son:

- El operador debe localizar geográficamente el incidente, confirmar el número de teléfono del solicitante e interrogar según árbol lógico, grabar los datos sobre edad, sexo, signos y síntomas (los principales signos y síntomas: estado de consciencia, dolor torácico, dificultad respiratoria y hemorragia abundante).
- Transferir la llamada al regulador (médico o enfermero según sea un traslado primario, secundario, una consulta sanitaria, un preventivo o según la operativa de sala del CCUE).
- Clasificar o triar mediante interrogatorio del regulador sobre estado de consciencia, frecuencia y dificultad respiratoria, dolor torácico, hemorragia, cianosis, palidez, sudoración, otros signos, síntomas, antecedentes patológicos, órdenes escritas previas de no reanimación, tratamientos, mecanismo de lesión, energía de impacto, deformidades de los vehículos, atrapamiento de personas o miembros, condiciones del lugar del suceso, espacio libre de obstáculos para aterrizar con un helicóptero en las proximidades, condiciones meteorológicas en el lugar donde se halla el paciente, orografía, terreno y vegetación, características del arma blanca, anchura y longitud de la hoja, calibre aproximado, si es larga o corta si es de fuego, presencia de personas agresivas, etc. En función de esto, clasificará la demanda en emergencia, urgencia no demorable, urgencia demorable, etc. El regulador deberá elegir el recurso más adecuado y decírselo al operador para que transmita la orden por radio o teléfono a la dotación correspondiente.
- El regulador deberá seguir los movimientos del recurso para supervisar que no haya pérdidas de tiempo por errores o indisciplina.
- El regulador deberá reevaluar por teléfono la evolución del paciente grave, mientras llega el recurso, e informar al solicitante de cómo proceder mediante instrucciones telefónicas para empezar inmediatamente los cuidados al paciente. Por ejemplo: bajarle de la cama o del sofá al suelo y dar compresiones centrotorácicas, abrirle la vía aérea, maniobra de Heimlich, posición lateral de seguridad, compresión de una herida sangrante, abrir ventanas si sospecha intoxicación por monóxido de carbono, señalizar el accidente con triángulos y ponerse los chalecos reflectantes,

Tabla 69-1. Relación de las distintas clasificaciones con la prioridad correspondiente

Clasificación / tipificación	Prioridad
Emergencia	Prioridad 1
Urgencia no demorable	Prioridad 2
Urgencias demorable	Prioridad 3
Consejo sanitario	Prioridad 4
Traslados programados o no urgentes	Prioridad 4
Traslados interhospitalarios	Prioridad 1-2
Informativa	Prioridad 4

desnudar el torso del paciente en caso de dolor torácico por si hay que desfibrilar, etcétera.

- Tras la llegada y evaluación hechas por el médico/enfermero del recurso de soporte vital avanzado o por los técnicos de una ambulancia de soporte vital básico, si es necesario preaviso, el regulador les pedirá información sobre la exploración del paciente, impresión diagnóstica y tratamientos que se están aplicando para seleccionar un hospital de destino. En la mayor parte de las ocasiones (y en muchos servicios de emergencias) el sistema asigna directamente un hospital de referencia para el paciente.

> **!** El recurso más adecuado dependerá de los recursos sanitarios disponibles para la zona, de los años potenciales de vida, de la calidad de vida previa, del pronóstico. Tendrá en cuenta la geografía, las condiciones meteorológicas (niebla, hielo, viento o nieve), el tráfico, el tiempo estimado de llegada al paciente, el traslado al hospital adecuado el y regreso a su zona.

> **💡** El hospital de referencia es, en general, el hospital más cercano y es el que corresponde a la zona donde se produce el incidente. Suele ser el hospital que le corresponde al paciente.
>
> El hospital útil es aquel que aunque no sea el más cercano, es el que proporcionará al paciente un tratamiento específico para su patología (amputaciones, angioplastias, cirugía pediátrica).

ASPECTOS DESTACADOS DE LA COMUNICACIÓN

Los elementos más destacados de la comunicación son (**Fig. 69-8**):

- Emisor-receptor: el emisor se corresponde con la persona que llama al 112 solicitando ayuda y el receptor con el coordinador sanitario, que es quien recibe la llamada y debe gestionarla. El coordinador sanitario debe estar formado en técnicas de entrevista y valoración telefónica, enfocar sus decisiones hacia la priorización de la asistencia, la sospecha diagnóstica y, sobre todo, debe saber controlar el estado de ansiedad del alertante en todo momento, debido a la presión directa de la demanda sanitaria, principalmente.
- Canal: son las distintas tecnologías de telecomunicaciones (líneas fijas telefónicas, las líneas móviles y los mensajes). Las líneas fijas permiten una comunicación de mayor calidad. En los últimos años, la telefonía móvil ha permitido

una universalización de la asistencia; sin embargo, a día de hoy, aún hay zonas de sombra, es decir, zonas de la geografía donde no hay cobertura.

El canal ha experimentado avances y mejoras, como es el caso de las nuevas formas de comunicación para las personas con problemas auditivos o verbales, que tienen la posibilidad de mantener un contacto por medio de mensajes escritos.

- Mensaje: al no existir una coincidencia física del alertante y del coordinador sanitario, se produce la pérdida de matices que ofrece la comunicación no verbal. Esa pérdida de contacto físico y visual influye negativamente en la comunicación. Estas limitaciones o deficiencias de la comunicación entre el alertante y el coordinador sanitario deben ser corregidas con mensajes asertivos, favoreciendo la comunicación.
- Código: el lenguaje sencillo, lo menos técnico posible, facilitará que el demandante entienda las preguntas y las indicaciones. Es necesario «hablar el mismo idioma» que la persona que llama, ponerse en su lugar y explicarle las instrucciones en términos comprensibles de acuerdo con su edad, nivel de conocimientos, grupo social, etcétera.

Las variables que influyen en la comunicación telefónica son las siguientes:

- Desconocimiento del sistema: la mayoría de la población desconoce la existencia de los CCUE, tan solo tiene conocimiento de los recursos asistenciales que operan en la vía pública.
- Desconocimiento personal: el alertante no conoce al coordinador sanitario que está al otro lado del teléfono; este aspecto dificulta la conversación entre ambos.
- Elevada ansiedad: debido a la situación de urgencia o emergencia, la ansiedad que experimenta el alertante juega un papel principal que hay que tener en cuenta. El coordinador sanitario debe usar diferentes estrategias para controlarla y conseguir la información necesaria del alertante y su colaboración, en caso necesario.
- Incomunicación asociada a la conversación telefónica: deben tenerse en cuenta las barreras que se producen a la hora de mantener la comunicación con al alertante: ruido ambiental, mala cobertura, idioma. Estas barreras van a condicionar la comunicación de manera negativa.
- Objetivos ocultos: hace referencia a la información que no es real, ya que no siempre coincide lo que cuenta el alertante al coordinador sanitario con lo que realmente sucede.

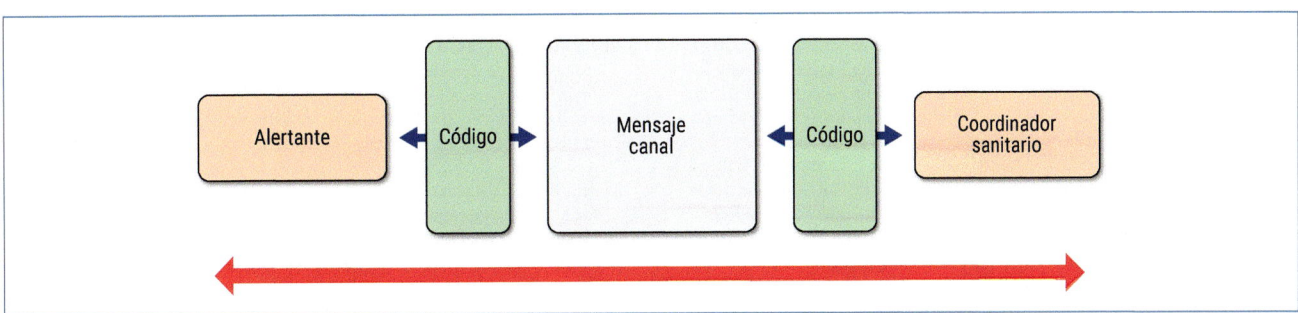

Figura 69-8. Elementos de la comunicación.

Aspectos importantes de la comunicación telefónica durante la entrevista coordinador sanitario-alertante son:

- Sonrisa: comenzar la entrevista telefónica con gesto sonriente dará lugar a una comunicación positiva entre ambas partes.
- Voz: la confianza y la tranquilidad se consigue a través de la voz. Deben tenerse en cuenta los siguientes aspectos:
  - Entonación: es de vital importancia modificar el tono de voz a lo largo de la entrevista telefónica. Emplear el mismo tono de voz suele generar desconfianza y es signo de desinterés. Se proponen las entonaciones que aparecen en la **figura 69-9**.
  - Elocución: el ritmo de la conversación debe ser más lento que el habitual. La frecuencia debe ser de unas 140 palabras por minuto, evitando un ritmo rápido. Una frecuencia rápida es signo de urgencia (aspecto negativo) y una frecuencia demasiado lenta puede generar nerviosismo en el alertante.
  - Articulación: el mensaje del coordinador sanitario debe ser comprensible. Es crucial una articulación perfecta de las palabras.

- Lenguaje: el lenguaje debe ser claro, sin terminología técnica, con carácter positivo, conciso, con frases cortas, a ser posible. En todo momento deben evitarse los comentarios negativos o agresivos.
- Silencios: se deben utilizar de forma correcta los silencios, que permiten que la entrevista telefónica genere confianza y naturalidad.
- Empatía: la entrevista o triaje telefónico correctos dependen en parte de que la empatía con el alertante sea acorde a cada situación de urgencia o emergencia.

Presentación y acogida	Tono cálido
Entrevista telefónica	Tono seguro
Triaje telefónico	Tono seguro
Informar de la decisión	Tono sugerente
Despedida	Tono cálido

Figura 69-9. Distintos tipos de entonaciones.

PUNTOS CLAVE

- Es importante conocer cómo se accede a los sistemas de emergencias, cuál es la puerta de entrada y cómo funcionan los centros de coordinación sanitaria.
- El coordinador sanitario debe adquirir un perfil específico para desempeñar su trabajo dentro de un CCUE; la dinámica de trabajo y los procedimientos y protocolos son de vital importancia para el desarrollo normal del servicio.
- Los modelos de coordinación o tipos de CCUE se deben ajustar a las necesidades reales del SEM, deben ser compatibles con las necesidades reales del servicio y adaptarse en todo momento a la demanda, teniendo siempre en cuenta la calidad asistencial que corresponde dar.

- Las distintas clasificaciones o tipificaciones de la demanda sanitaria empleadas para priorizar la asistencia en cada momento no deben depender de la hora de entrada al sistema sino de la necesidad de la asistencia.
- En los CCUE se trabaja bajo una sospecha diagnóstica; sobre esta y con base en el triaje telefónico y con la información recogida se decide qué recurso debe acudir al lugar del incidente.
- En los CCUE la comunicación es la principal herramienta de trabajo. El coordinador sanitario debe manejar todos y cada uno de sus elementos para lograr una entrevista telefónica óptima y tratar cada una de las demandas sanitarias en función de la urgencia o emergencia.

BIBLIOGRAFÍA

Abraldes López-Veiga M, Ameijeiras Bouza MC, Angosta Saura T et al. Manual de consultoría médica telefónica. Fundación Pública de Urgencias Sanitarias de Galicia 061. Junta de Galicia; 2010.

Atención a la urgencia extrahospitalaria. Sistema de Información de Atención Primaria. Sistema Nacional de Salud. M.S.C. Instituto de Información Sanitaria. Subcomisión de Sistemas de Información del SNS; 2007.

Canabal Berlanga R. Aspectos bioéticos de la regulación sanitaria en los centros coordinadores de urgencias. III Diploma Superior en Bioética. SESCAM. 2010.

Cintora Sanz AM, Padrones Hortigüela A, Iglesias Guerra JA. Enfermería y los Centros Coordinadores de Urgencias de España. Prehosp Emerg Care. 2015;5.

Decisión del Consejo de Europa 91/396/CEE, de 29 de julio de 1991, relativa a la creación de un número de llamada de urgencia único europeo.

Delgado Sánchez R, Morán Díaz MM, Huertas López P, Laserna del Gallego C, Fernán Pérez P. Gestión y/o coordinación de la demanda sanitaria desde un CCUE multisectorial. II Jornadas TALURGEM. Talavera de la Reina, Toledo; 2017.

Gamallo Carreira S, Abuin Flores J, Delgado Sánchez R, Fernán Pérez P, Castillo Paramio X. Relación y comparativa de coordinadores sanitarios en los centros coordinadores de urgencias y emergencias en España. 29 Congreso SEMES. Alicante; 2017.

Guía asistencial de urgencias y emergencias extrahospitalarias. 2ª edición. Gerencia de Urgencias, Emergencias y Transporte Sanitario. GUETS. Toledo: Servicio de Salud de Castilla La Mancha. SESCAM; 2014.

Hermoso F, Aguilar JR, Roldán M. Centro Coordinador de Emergencias Médicas. Módulo II. Algoritmo de funcionamiento.

Hermoso F, Aguilar JR. Centro Coordinador de Urgencias Médicas: estructura y funciones. Proced Med Emerg. SEMES.

Ley 41/2002, de 14 de noviembre, básica reguladora de la autonomía del paciente y de derechos y obligaciones en materia de información y documentación clínica.

López Ballesteros A. Implantación de enfermería en un Centro Coordinador de Urgencias y Emergencias. Puesta al día en Urgencias, Emergencias y Catástrofes. 2008;2:73-8.

Martín Reyes D, Arcos González P, Castro Delgado R. Los recursos médicos y de enfermería de los sistemas de emergencias médicas y centros de coordinación de urgencias de España. Emergencias 2014;26(1):7-12.

Martínez Almoyna M, Denegri Filho, Bithencourt Otero et al. Manual para los equipos de regulación médica.

Martínez Almoyna M, Valcárcel Ó, Montessi LG. Manual para los equipos de regulación médica. Tomo 1. Bases teóricas para la regulación médica de los

SAMU y los sistemas integrados de atención médica de urgencia. 2ª edición. Buenos Aires: Emas; 2003.

Menchaca MA, Huerta Á, Cerdeira JC, Martínez P, Mendoza C. Servicios de urgencias, emergencias y catástrofes extrahospitalarias. En: Manual de enfermería SUMMA 112. Madrid: Comunidad de Madrid.

Quintana Miró R. Centros de coordinación de urgencias: ¿ventanilla única? Avances en Emergencias y Resucitación, volumen 3. Barcelona: Editorial Edika-Med SL; 1998.

Real Decreto 903/1997 de 16 de junio de Regulación del acceso, mediante redes de telecomunicaciones, al servicio de atención de llamadas de urgencia a través del número telefónico 112.

Sánchez Losada JA, Romero Sánchez S, Romero Sánchez R, Pavón Olid J. Toma de decisiones en urgencias sanitarias: regulación médica. Puesta Día Urgenc Emerg Catástr. 2001;2(4):197-201.

Transporte sanitario

70

P. Brieba del Río

OBJETIVOS

- Conocer la legislación vigente para el transporte sanitario.
- Conocer los diferentes tipos de traslado sanitario.
- Reconocer los diferentes tipos de vehículos para el transporte sanitario terrestre.
- Identificar los elementos que pueden desestabilizar al paciente durante su traslado.
- Distinguir las peculiaridades del transporte sanitario neonatal.

TRANSPORTE SANITARIO

Transporte sanitario es aquel que se realiza para el desplazamiento de personas enfermas, accidentadas o por otra razón sanitaria, en vehículos especialmente acondicionados a tal efecto. También es el transporte que se desarrolla de manera accesible a las personas con discapacidad, y que consiste en el desplazamiento de enfermos por causas exclusivamente clínicas cuya situación les impida desplazarse en los medios ordinarios de transporte.

El transporte sanitario se facilitará de acuerdo con las normas que reglamentariamente se establezcan por las administraciones sanitarias competentes. La regulación de la prestación del servicio de transporte sanitario es competencia de las consejerías de sanidad de las comunidades autónomas.

En España el transporte sanitario se divide en transporte sanitario no urgente (TSNO) y transporte sanitario urgente (TSU). Los recursos vienen regulados por el Real Decreto 836/2012, de 25 de mayo, por el que se establecen las características técnicas, el equipamiento sanitario y la dotación de personal de los vehículos de transporte sanitario por carretera. Se clasifican en diferentes tipos (A1, A2, B, C).

Objetivo

El objetivo del transporte sanitario es facilitar el traslado del paciente desde el lugar donde se produce la situación urgente o de emergencia, o se recibe la primera asistencia, hasta el centro de referencia o primer centro receptor (transporte primario) o desde este a un centro de superior nivel (transporte secundario).

El traslado debería ser realizado en:

- Condiciones de seguridad.

- Manteniendo las constantes vitales del paciente.
- Con rapidez.
- Con comodidad.

El transporte sanitario es una situación de riesgo adicional para el enfermo crítico, y su complejidad depende de la gravedad del paciente y del tipo de recorrido.

Se deben contemplar todos los factores que puedan afectar al paciente en su traslado: distancia, tipo de urgencias, centro receptor (centro útil), condiciones especiales, tipo de personal y recursos disponibles, número de pacientes (en caso de incidentes de múltiples víctimas intencionados), etcétera.

Medios de transporte sanitario recomendado según distancias:

- Menos de 150 km: ambulancia o helicóptero sanitario.
- De 150 a 300 km: helicóptero sanitario.
- De 300 a 1.000 km: avión sanitario.
- Más de 1.000 km: avión comercial adaptado.

Clasificación

Se clasifica el transporte sanitario atendiendo a diferentes criterios:

Según el objetivo del transporte

Puede ser:

- Transporte primario o extrahospitalario: el que se realiza desde el lugar donde se produce la emergencia hasta el hospital.

903

- Transporte secundario o interhospitalario: el que se realiza desde un hospital a otro; normalmente no es urgente.
- Transporte terciario o intrahospitalario: dentro del propio hospital.

Según el medio de transporte utilizado

Transporte terrestre: ambulancias

Que pueden ser:

- Ambulancias no asistenciales, que no están acondicionadas para la asistencia sanitaria en ruta. Dos clases:
  - Ambulancias de clase A1, o convencionales, destinadas al transporte de pacientes en camilla.
  - Ambulancias de clase A2, o de transporte colectivo, acondicionadas para el transporte conjunto de enfermos cuyo traslado no revista carácter de urgencia, ni estén aquejados de enfermedades infectocontagiosas.
- Ambulancias asistenciales, acondicionadas para permitir asistencia técnico-sanitaria en ruta. Dos clases:
  - Ambulancias de clase B, destinadas a proporcionar soporte vital básico y atención sanitaria inicial.
  - Ambulancias de clase C, destinadas a proporcionar soporte vital avanzado.

Transporte aéreo

Tres tipos:

- Helicópteros (ala rotatoria). La altitud del vuelo es muy inferior a la de los aviones de cabina presurizada (máximo 10.000 pies, por disminución de la presión parcial de O_2, aunque lo habitual son 8.500 pies). Esto se debe a que, al no tener la cabina presurizada como los aviones, el control de la presión y la temperatura exterior no es tan efectivo. En este tipo de traslados hay que tener especial cuidado con los cambios de presión de los dispositivos usados en el paciente.

- Avión (ala fija) presurizado. Se utilizan aviones que pueden volar a una altitud de crucero de unos 42.000 pies (12.800 m) con la consiguiente disminución de la presión parcial de O_2 y de la temperatura. Para compensar esta disminución estos aparatos mantienen una presión similar a unos 2.000 m, una altitud a la que las personas sanas pueden adaptarse sin muchos problemas.
- Avión (ala fija). No presurizado.

Transporte marítimo: lanchas rápidas, barco-hospital

Dos tipos:

- Transporte sanitario primario: se encarga del rescate y salvamento. Para ello se emplean embarcaciones de pequeñas dimensiones, con fácil maniobrabilidad y con material para rescate en el mar.
- Transporte sanitario secundario: conocido como evacuación marítima. En ella participan embarcaciones de mucho más tamaño. Los referentes para este tipo de transporte son los buques de la marina mercante española «Esperanza del Mar» y «Juan de la Cosa», dependientes del Instituto Nacional de la Marina Mercante (Gobierno de España). Se trata de buques hospital equipados para rescate y salvamento, para hospitalización e intervenciones quirúrgicas (**Tabla 70-1**).

Transporte sanitario no urgente

El TSNU incluye el traslado especial de personas enfermas o accidentadas que, por imposibilidad física u otras causas exclusivamente clínicas, no pueden utilizar el transporte ordinario. Según el tipo de vehículo, el TSNU puede ser:

- Transporte sanitario individual: en el caso de que el vehículo disponga de camilla (ambulancia tipo A1).
- Transporte sanitario colectivo: en el caso de que se utilicen vehículos adecuados para trasladar a un máximo de seis personas usuarias (ambulancia tipo A2).

Transporte sanitario urgente

El TSU implica el uso de ambulancias asistenciales, acondicionadas para la asistencia técnico-sanitaria en ruta (**Fig 70-1**). Comprende dos clases:

- Ambulancias de clase B, destinadas a proporcionar soporte vital básico y atención sanitaria inicial.
- Ambulancias de clase C, destinadas a proporcionar soporte vital avanzado.

Tabla 70-1. Diferentes clasificaciones del transporte sanitario	
Equipamiento	• Asistencial • No asistencial
Objeto o finalidad	• Primario • Secundario: interhospitalario • Terciario: intrahospitalario
Modalidad	• Urgente • Programado • No urgente, no programable
Medio	• Terrestre • Aéreo • Acuático
Características especiales	• Por los pacientes: neonatos, psiquiátricos, etc.
Capacidad	• Individual • Colectivo

 Cada comunidad autónoma regula de diferente modo la atención urgente prehospitalaria, partiendo de unos mínimos pautados por el Estado mediante real decreto. Por tanto, los recursos descritos en este apartado pueden no estar disponibles en todo el territorio y el material o la dotación de las unidades también puede variar de una a otra región.

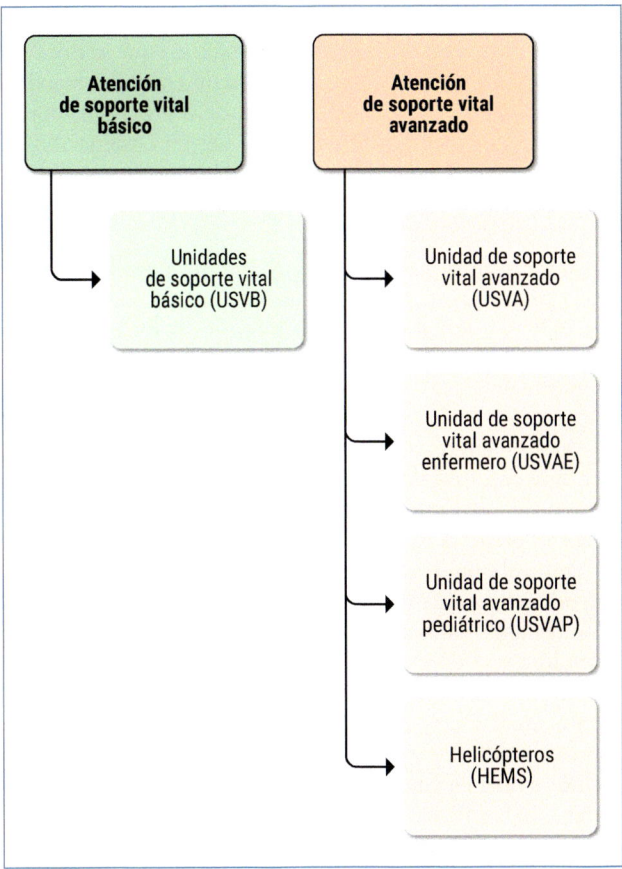

Figura 70-1. Recursos disponibles para el transporte sanitario urgente.

Características de los vehículos

Todos los vehículos destinados al transporte sanitario, sea de la clase que sean, deberán cumplir con las exigencias, sin perjuicio de lo establecido en la legislación de tráfico de circulación de vehículos a motor y seguridad vial. Estas exigencias son:

Identificación y señalización

Identificación exterior que permita distinguir claramente que se trata de una ambulancia, mediante la inscripción de la palabra «Ambulancia» detrás y delante. La inscripción delantera se realizará en sentido inverso para que pueda ser leído por reflexión.

Señalización luminosa y acústica de preferencia de paso ajustada a lo dispuesto en la reglamentación vigente. En este caso, y con motivo de la Orden PCI/810/2018 de 27 de julio, el color de la señalización luminosa para a ser de color azul, para ajustarse a la normativa de los países vecinos.

Documentos obligatorios

Todo vehículo deberá llevar:

- Registro de desinfecciones del habitáculo y del equipamiento.
- Libro de reclamaciones.

Vehículo

El vehículo deberá contar con lo siguiente:

- La potencia fiscal, suspensión y sistemas de freno adaptados a la reglamentación vigente para el transporte de personas.
- Faros antiniebla anteriores y posteriores.
- Indicadores intermitentes de parada.
- Extintor de incendios, con arreglo a lo dispuesto en la reglamentación vigente.
- Neumáticos de invierno o, en su defecto, cadenas para hielo y nieve, al menos para el período comprendido entre noviembre y marzo, ambos incluidos.
- Herramientas para la atención del vehículo.
- Señales triangulares de peligro.

Célula sanitaria

En la zona destinada a llevar al paciente, el vehículo dispondrá de lo siguiente:

- Lunas traslúcidas. En caso de los vehículos de transporte colectivo podrán optar por otro dispositivo que asegure eventualmente la intimidad del paciente.
- Climatización e iluminación independientes de las del habitáculo del conductor.
- Medidas de isotermia e insonorización aplicadas a la carrocería.
- Revestimientos interiores de las paredes lisos y sin elementos cortantes y suelo antideslizante, todos ellos impermeables, autoextinguibles, lavables y resistentes a los desinfectantes habituales.
- Puerta lateral derecha y puerta trasera con apertura suficiente para permitir el fácil acceso del paciente.
- Armarios para material, instrumental y lencería.
- Cuña y botella irrompibles.

Junto a las anteriores exigencias, cada una de las distintas clases de ambulancia deberá cumplir las condiciones que específicamente se señalan en la Norma UNE-EN 1789:2007+A2:2015 que sustituye a la UNE-EN 1789:2007+A1:2010.

Las ambulancias asistenciales deberán contar, además, con dispositivos de transmisión de datos y localización GPS con su centro de coordinación de urgencias.

Deberá garantizarse en todo momento la comunicación de la localización del vehículo con el centro de gestión del tráfico correspondiente, bien por comunicación directa desde el vehículo o bien desde el citado centro.

La disposición de camilla será opcional en las ambulancias de clase A2.

Sin perjuicio de lo establecido en los apartados anteriores, los vehículos de transporte sanitario deberán cumplir con las exigencias en materia de homologación de vehículos establecidas conforme a la Directiva 2007/46/CE del Parlamento Europeo y del Consejo, de 5 de septiembre de 2007, por la que se crea un marco para la homologación de los vehículos a motor y de los remolques, sistemas, componentes y unidades técnicas independientes destinados a dichos vehículos, así como la normativa nacional dictada en España para su transposición.

Actualmente los sistemas de emergencias médicas españoles están adaptando, entre otros aspectos, el color y rotulación de los vehículos a esta normativa europea, que establece que para mejorar el reconocimiento y la visibilidad del vehículo a la luz, la carrocería de base debe ser de color amarillo o blanco. Además, para mejorar la visibilidad por la noche, se debe aplicar material reflectante microprismático.

Con la excepción de las sociedades de la Cruz Roja o de aquellos lugares donde la «estrella de la vida» se haya registrado a nivel local, un emblema reflectante de la «estrella de la vida» de color azul (tamaño mínimo de 500 mm), junto con letras reflectantes, números o un símbolo que identifique la organización y el vehículo, se deben colocar en el techo de la ambulancia, a los lados y en la parte trasera.

La Ley 6/2014, de 7 de abril, por la que se modifica el texto articulado de la Ley sobre Tráfico, Circulación de Vehículos a Motor y Seguridad Vial, establece en su disposición adicional primera que el Gobierno introducirá en el Reglamento General de Vehículos, aprobado por Real Decreto 2822/1998, de 23 de diciembre, las modificaciones necesarias con el fin de que el color de la señal luminosa de todos los vehículos prioritarios (bomberos, policía, ambulancia) sea azul.

Los vehículos de transporte sanitario sujetos al Real Decreto 836/2012, de 25 de mayo, deberán contar con la certificación técnico-sanitaria expedida por el órgano competente en materia de sanidad en el lugar en que se domicilie la autorización de transporte sanitario en que pretendan ampararse (Orden PRE/1435/2013, de 23 de julio, por la que se desarrolla el Reglamento de la Ley de Ordenación de los Transportes Terrestres en materia de transporte sanitario por carretera).

Dotación mínima según el tipo de ambulancia

Los vehículos destinados a la prestación de los servicios de transporte sanitario deberán contar con la siguiente dotación de personal:

- Las ambulancias no asistenciales, clases A1 y A2, deberán contar con una dotación mínima de un conductor que ostente el certificado de profesionalidad de transporte sanitario previsto el Real Decreto 710/2011, de 20 de mayo y, cuando el tipo de servicio lo requiera, otro en funciones de ayudante con la misma cualificación (**Figs. 70-2** y **70-3**).
- En las ambulancias asistenciales de clase B, la dotación mínima será de un conductor con el título de formación profesional de técnico en emergencias sanitarias, previsto en el Real Decreto 1397/2007, de 29 de octubre, o el correspondiente título extranjero homologado o reconocido, y otro en funciones de ayudante que ostente, como mínimo la misma titulación (**Figs. 70-4** y **70-5**).

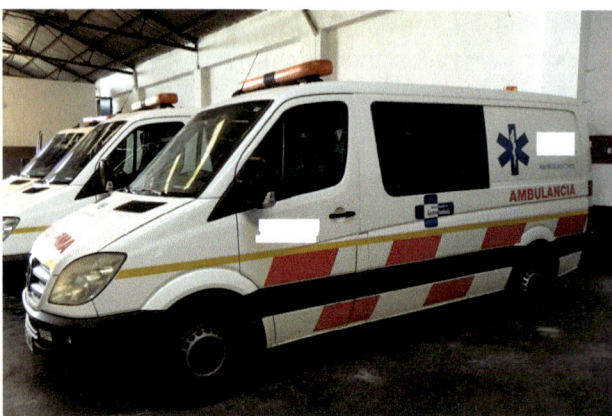

Figura 70-2. Ambulancia Tipo A1.

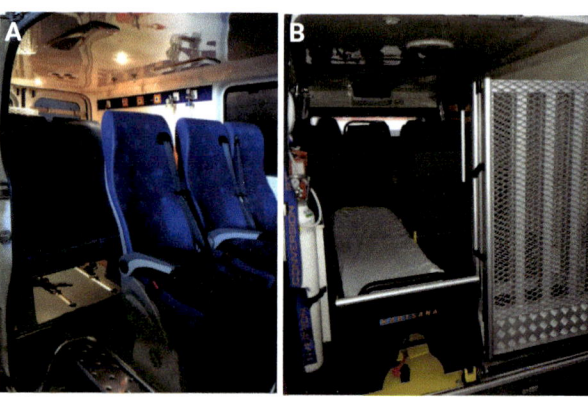

Figura 70-3. **A)** Interior de una ambulancia tipo A. **B)** Interior de una ambulancia tipo A1, con rampa para silla de ruedas.

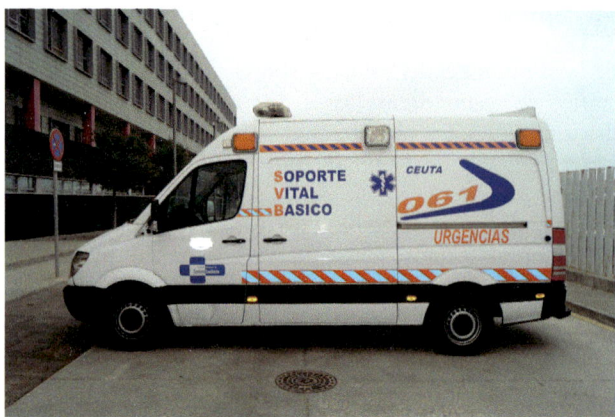

Figura 70-4. Ambulancia tipo B.

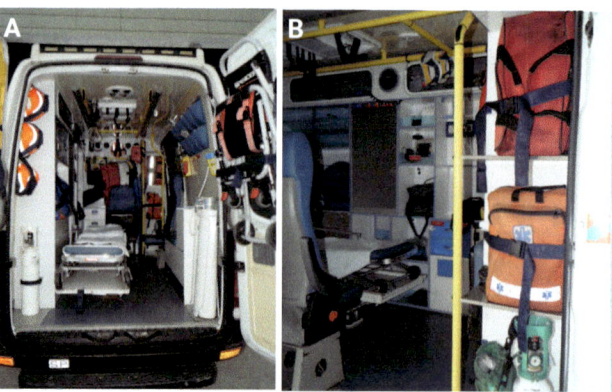

Figura 70-5. **A)** Vista desde la puerta posterior de una ambulancia tipo B. **B)** Vista del interior de una ambulancia tipo B desde la puerta lateral.

- Las ambulancias asistenciales de clase C deberán contar con un conductor que esté en posesión del título de formación profesional de técnico en emergencias sanitarias antes citado o el correspondiente título extranjero homologado o reconocido, con un enfermero que ostente el título universitario de Diplomado en Enfermería o título de Grado que habilite para el ejercicio de la profesión regulada de enfermería, o su correspondiente título extranjero homologado o reconocido. Asimismo, cuando la asistencia lo requiera, deberá contar con un médico que esté en posesión del título universitario de Licenciado en Medicina o título de Grado que habilite para el ejercicio de la profesión regulada de médico, o su correspondiente título extranjero homologado o reconocido (**Figs. 70-6** y **70-7** y **Tabla 70-2**).

 Este real decreto ha posibilitado la creación de unidades de soporte vital avanzado enfermero, potenciado por sociedades científicas como la Sociedad Española de Medicina de Urgencias y Emergencias (SEMES).

Legislación específica para transporte sanitario

Se expone según el medio del transporte.

Transporte sanitario terrestre

La normativa de aplicación es muy extensa. Hay que seguir una serie de trámites para la autorización que son los siguientes:

- Solicitud en la Consejería de Sanidad correspondiente.

- Solicitud al Ayuntamiento en el que se quiera inscribir la sociedad y la actividad principal.
- Y por último, solicitud a la Dirección General de Transportes de la consejería correspondiente del gobierno autonómico que corresponda.

Para la creación de una flota de ambulancias, el número mínimo de ambulancias es de 3, aunque para poblaciones de menos de 20.000 habitantes se puede solicitar reducir este número.

Con base en la normativa vigente y cumpliendo los requisitos exigidos por la normativa, es legal y lícito que la empresa con la autorización para el transporte sanitario no tenga la propiedad de los vehículos sino que los alquile convenientemente equipados y con la autorización necesaria de la empresa arrendataria.

La legislación sobre transporte por carretera viene recogida, por orden cronológico, en las siguientes normas:

- Ley 16/1987 de 30 de julio de Ordenación de los Transportes Terrestres.
- Reglamento de la Ley de Ordenación de los Transportes Terrestres aprobado por el Real Decreto 1211/1990 de 28 de septiembre de 1990.
- Real Decreto 1772/1994, de 5 de agosto, por el que se adecuan determinados procedimientos administrativos en materia de transportes y carretera a la Ley 30/1992, de 26 de noviembre, de Régimen Jurídico de las Administraciones Públicas y del Procedimiento Administrativo Común (art. 2).
- Orden de 3 de septiembre de 1998 por la que se desarrolla el Reglamento de la Ley de Ordenación de los Transportes Terrestres aprobado por Real Decreto

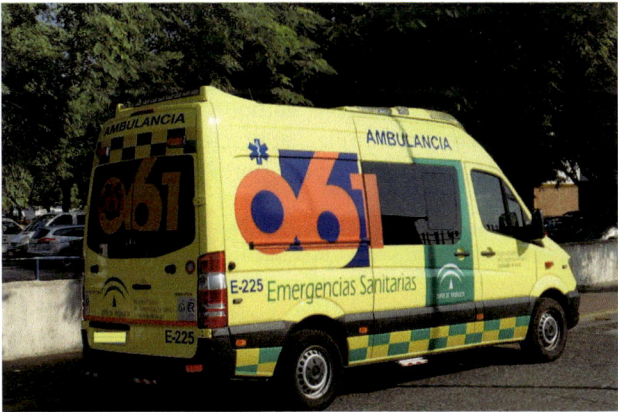

Figura 70-6. Ambulancia tipo C.

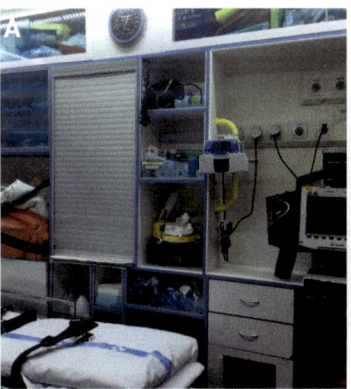 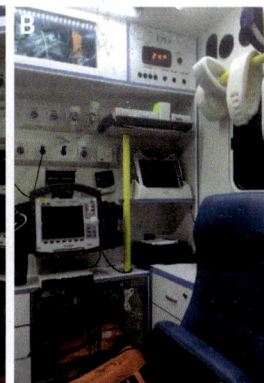

Figura 70-7. A) Interior de una ambulancia tipo C. **B)** Interior de una ambulancia tipo C.

Tabla 70-2. Dotación según tipo de ambulancia				
	Ambulancias colectivas	Ambulancias no asistenciales	Ambulancias asistenciales	
	A2	A1	SVB	SVA
RD estatal	Conductor con certificado de profesionalidad + ayudante si es preciso	Conductor con certificado de profesionalidad + ayudante si es preciso	Conductor con Formación Profesional TES + otro en funciones con igual titulación	Conductor con Formación Profesional TES + enfermero y/o médico si es preciso

SVA: soporte vital avanzado; SVB: soporte vital básico; TES: técnicos en emergencias sanitarias.

1211/1990 de 28 de septiembre, en materia de transporte sanitario por carretera.
- Real Decreto 1225/2006, de 27 de octubre, por el que se modifica el Reglamento de la Ley de Ordenación de los Transportes Terrestres, aprobado por Real Decreto 1211/1990, de 28 de septiembre.
- Real Decreto 836/2012, de 25 de mayo, por el que se establecen las características técnicas, el equipamiento sanitario y la dotación de personal de los vehículos de transporte sanitario por carretera (derogó el Real Decreto 619/1998, de 17 de abril, por el que se establecían las características técnicas, el equipamiento sanitario y la dotación de personal de los vehículos de transporte sanitario por carretera).
- Norma UNE-EN 1789:2007+A1:2010 (de 4 de julio de 2010) (derogó la UNE-EN 1789:2007).
- Directiva 2007/46/UE del Parlamento Europeo y del Consejo de 5 de septiembre de 2007 por la que se crea un marco para la homologación de vehículos de motor y de los remolques, sistemas, componentes y unidades técnicas independientes destinados a dichos vehículos (la transposición al ordenamiento jurídico nacional debía darse antes del 29 de abril de 2009).
- RD 22/2014, de 17 de enero, por el que se modifica el RD 836/2012, de 25 de mayo, por el que se establecen las características técnicas, el equipamiento sanitario y la dotación de personal de los vehículos de transporte sanitario por carretera.
- Orden PCI/810/2018, de 27 de julio, por la que se modifican los anexos II, XI y XVIII del Reglamento General de Vehículos, aprobado por Real Decreto 2822/1998, de 23 de diciembre.

Transporte sanitario aéreo

El transporte aéreo en helicóptero está regulado por la normativa JAR-OPS 3 para el transporte aéreo por helicópteros civiles. Dentro de esa norma, en el apéndice 1 al JAR-OPS 3005 es el específico para los helicópteros de los servicios sanitarios de emergencias.

Dentro de esta normativa que regula todo lo referente a los vuelos sanitarios, cabe destacar la distinción entre:

- Miembro de la tripulación del helicóptero del servicio de emergencias médicas (HEMS): esta persona formará parte de la tripulación de HEMS y recibirá formación adecuada recogida en el subapartado O de esta normativa; además:
  - Funciones asignadas a los HEMS.
  - Navegación (lectura de mapas, principios y uso de ayudas a la navegación).
  - Manejo del equipo de radio.
  - Uso de los equipos médicos de a bordo.
  - Preparación del helicóptero y del equipo médico especializado para la posterior salida de HEMS.
  - Lectura de instrumentos, advertencias, uso de las listas de comprobación normales y de emergencia para ayudar al piloto si es necesario.
  - Conocimiento básico del tipo de helicóptero en cuanto a ubicación y diseño de los sistemas y equipos normales y de emergencia y del equipo.
  - Coordinación de la tripulación.
  - Prácticas de respuesta a llamadas de HEMS.
  - Repostaje y repostaje con los rotores en marcha.
  - Selección y uso de lugares de operaciones HEMS.
  - Técnicas para manejar a los pacientes, consecuencias médicas del transporte aéreo y ciertos conocimientos sobre la recepción de la unidad de urgencias del hospital.
  - Dispositivos de señalización.
  - Operaciones de carga en la eslinga, si es necesario.
  - Operaciones con grúa de rescate, si es necesario.
  - Peligro para sí mismo y para los demás cuando el rotor del helicóptero está en marcha, incluida la carga de pacientes.
  - El uso del sistema de intercomunicación del helicóptero.
- *Pasajeros médicos/sanitarios*: todas aquellas personas que van a realizar labores asistenciales sin pertenecer a la tripulación del helicóptero. Antes de cualquier vuelo o serie de vuelos de HEMS, deberá informarse a los pasajeros sanitarios de los siguientes aspectos:
  - Del tipo de helicóptero que se va a utilizar.
  - De cómo entrar y salir de la aeronave en condiciones normales y de emergencia, para ellos y para los pacientes.
  - Del uso del equipo sanitario especializado que se encuentre a bordo.
  - De la necesidad de disponer de autorización del comandante antes de utilizar el equipo especializado.
  - Del método de supervisión del resto del personal sanitario.
  - Del uso de los sistemas de intercomunicación del helicóptero.
  - De la ubicación y uso de los extintores de a bordo.

En esta norma también se recogen los requisitos que deben cumplir los equipos sanitarios (aparataje) del helicóptero:
- La instalación de cualquier equipo médico específico en un helicóptero y, si se utiliza, su funcionamiento, incluidas todas las modificaciones posteriores, deberán ser autorizados.
- El operador deberá asegurarse de establecer procedimientos para el uso de los equipos portátiles a bordo.

Transporte sanitario marítimo

Para el transporte sanitario marítimo no existe una legislación específica.

Sí está legislado los botiquines que deben llevar los barcos, dentro del RD 258/1999 de 12 de febrero, por el que se establecen condiciones mínimas sobre la protección de la salud y la asistencia médica de los trabajadores del mar. En el capítulo II, artículo 3 se recogen los tipos de botiquines y su contenido. Existen diferentes tipos de botiquines en función de las características de los buques. Los dividen en:

- Botiquín A.
- Botiquín B.
- Botiquín C/botes salvavidas.
- Botiquín de balsas de salvamento.

Este real decreto ha sido modificado en varias ocasiones. La Orden PRE/2315/2015, de 3 noviembre modifica el contenido de los botiquines que deben llevar a bordo los buques.

Estos botiquines dependen de la zona de navegación para la que esté habilitado el barco:

- Los buques que pueden navegar sin limitación de zona geográfica utilizan botiquines A.
- Los buques de categoría B, que tienen permitida la navegación entre 12 y 150 millas náuticas, tienen obligación de llevar un botiquín B.
- Los buques de categoría C que realizan navegación o pesca marítima íntegramente dentro de aguas interiores o en zonas situadas a menos de 12 millas náuticas de la costa o que no dispongan de más instalaciones que un puente de mando utilizarán un botiquín C.

Todos estos botiquines van acompañados, obligatoriamente, por la guía sanitaria editada por el Instituto Social de la Marina, que se facilita de forma gratuita, en la que se explica cómo usar el contenido.

En este RD se establece que, si el buque pesa más de 500 toneladas de registro bruto, con una dotación de 15 o más tripulantes, debe disponer de un espacio especial habilitado para la asistencia sanitaria en condiciones de higiene y material satisfactorias. El número mínimo de literas destinadas a estos cuidados sanitarios es de dos, pero si la tripulación excede los 20 tripulantes, serán tres las literas destinadas a tal fin. Solo será obligatoria la presencia de personal sanitario cuando la tripulación sea superior a 100 personas y se efectúe un trayecto internacional con una duración superior a 3 días. En ese caso, deberá contar entre los tripulantes con un médico, que se encargará de la asistencia a los trabajadores.

A fin de garantizar una correcta asistencia sanitaria a las personas que se encuentren embarcadas, este real decreto establece el sistema de consulta médica por radio. Esta competencia recae sobre el Centro Radio-Médico Español, dependiente del Instituto Social de la Marina; es un servicio gratuito y permanente.

FISIOPATOLOGÍA DEL TRANSPORTE SANITARIO

La indicación de traslado de un paciente, sea primario o secundario, debe hacerse cuando sea absolutamente imprescindible, dados los riesgos que conlleva tanto para el paciente como para el equipo que lo realiza.

A la hora de decidir el tipo de transporte sanitario para el traslado de un paciente (ya sea primario o secundario), el profesional que lo indica debe tener en cuenta los protocolos preestablecidos y valorar tanto los medios disponibles como el estado del paciente. Se deben tener en cuenta, además, la distancia de traslado, la climatología, las características del terreno (barreras geográficas) y el estado de las carreteras.

En todo traslado actúan una serie de factores físicos externos que van a afectar al paciente, al personal asistencial, al material y a las técnicas empleadas. Estos factores determinan cambios fisiológicos, que aun no siendo significativos en personas sanas, sí pueden tener repercusiones graves en los pacientes (alteraciones hemodinámicas, respiratorias, etc.), y afectar al funcionamiento de instrumentos y dispositivos así como a la perfusión y propiedades de los fármacos.

Estos cambios vienen determinados por:

- Variaciones en la velocidad: aceleración-desaceleración.
- Vibraciones.
- Ruido.
- Temperatura.
- Altitud.

 En el traslado de paciente se producen una serie de fenómenos físicos que tienen un efecto directo sobre la hemodinámica de los pacientes y sobre su pronóstico. El desconocimiento de estos efectos, sumado al deterioro progresivo de las carreteras y a la falta de precaución del personal sanitario que realiza el traslado pueden afectar de forma negativa al estado de salud de los pacientes.

Aceleración-desaceleración

Las aceleraciones se generan cuando se produce un cambio en la velocidad o en la trayectoria seguida por un objeto en movimiento. El cuerpo humano sometido a cambios de la velocidad desarrolla fuerzas de inercia que dependerán de la intensidad de la aceleración, de su sentido y de la masa corporal a la que afecta, y actuará sobre el organismo según la postura que adopte este en relación con el movimiento.

Generalmente las aceleraciones no suelen ser muy intensas, aunque en personas enfermas pueden tener repercusiones graves. Dependiendo de que la aceleración sea positiva (aceleración) o negativa (desaceleración) la sangre se desplazará en sentido caudal (hacia los pies) o cefálico (hacia la cabeza) respectivamente, si el enfermo se encuentra en decúbito supino y en el sentido contrario de la marcha. Estos desplazamientos son interpretados por los sensores orgánicos situados en las aurículas, cayado aórtico y senos carotídeos como cambios de peso, cuya respuesta nerviosa es conducida por el nervio vago y el sistema simpático a los órganos efectores, corazón y grandes vasos. Si la aceleración o la desaceleración es sostenida e intensa, la sangre se acumula en determinadas regiones y ocasiona distintos síntomas.

Las aceleraciones por arranque brusco pueden provocar hipotensión y taquicardia. Las desaceleraciones por frenazo pueden ocasionar aumento de la presión arterial y de la presión venosa central, bradicardia y modificaciones moderadas de la presión intracraneal. Las alteraciones que producen dependerán en gran medida de la situación del paciente: así, en caso de hipovolemia, ante un mismo estímulo la respuesta puede llegar a ser hasta diez veces superior.

La desaceleración brusca (en una colisión frontal, por ejemplo) puede ocasionar lesiones por el impacto directo o indirectamente por desplazamiento de vísceras por efecto de la inercia (**Tabla 70-3**).

Tabla 70-3. Peso aparente de los órganos dependiendo de la desaceleración

Órgano	kg	Peso aparente por la desaceleración		
		36 km/h 10 *g*	70 km/h 40 *g*	100 km/h 90 *g*
Bazo	0,250	2,5 kg	10 kg	22,5 kg
Corazón	0,350	3,5 kg	14 kg	31,5 kg
Encéfalo	1,5	15 kg	60 kg	135 kg
Hígado	1,8	18 kg	72 kg	162 kg
Sangre	5	50 kg	200 kg	450 kg
Peso total	70	700 kg	2.800 kg	6.300 kg

g: unidad de gravedad (m/s²).

! En el transporte sanitario terrestre tienen mayor importancia los cambios en la aceleración y desaceleración en sentido longitudinal. En el transporte sanitario aéreo tienen mayor repercusión los cambios en sentido transverso y vertical debidos a los cambios de trayectoria.

Otro riesgo derivado de los cambios en la velocidad del vehículo es la posibilidad de que el material de la ambulancia se convierta en proyectiles accidentales. Por eso, el diseño del material debe contemplar que sea de bajo peso, alta resistencia, sin bordes cortantes y con fuertes sistemas de fijación.

Las medidas empleadas para evitar o paliar todos estos efectos de la aceleración son:

- El paciente irá acostado, con la cabeza en la dirección de la marcha.
- Conducción prudente, regular y progresiva.
- El paciente irá inmovilizado mediante colchón de vacío, si procede.
- La camilla irá sólidamente amarrada al vehículo.
- Con cinturones de seguridad para protección del personal acompañante
- El material irá sujeto y protegido.

Cinetosis

Un claro efecto del movimiento irregular es la sensación de mareo. Se trata de una alteración vestibular debida al vaivén cinético y a la discordancia entre los estímulos visuales y del equilibrio. Este mareo se puede agravar y generar un cuadro vagal que dé lugar a vómitos.

Esta cinetosis es claramente dependiente de la forma de conducción, aunque también influyen otros factores como pueden ser el tipo de vehículo, la calidad del firme, el trazado de la carretera, condiciones atmosféricas (vientos, por ejemplo), lugar ocupado en el vehículo, etcétera.

Vibraciones

Vibración es todo movimiento oscilatorio de un cuerpo respecto a una posición de equilibrio, que se transmite a través de un medio. Las vibraciones son una forma de energía que puede transformarse en fuerza mecánica, en calor o en presión. La frecuencia de las vibraciones se mide en ciclos por segundo (c/s) o hercios (Hz).

 Las vibraciones comprenden dos tipos de fenómenos: uno de baja frecuencia y otro de mayor frecuencia, que es percibido como ruido.

Las vibraciones que repercuten negativamente en el ser vivo se encuentran entre los 3 y los 20 Hz; las más nocivas se dan entre los 4 y los 12 Hz, por inducir fenómenos de resonancia en órganos internos.

Las vibraciones que se producen en el transporte sanitario terrestre están comprendidas entre los 4 y los 16 Hz y por tanto, en la banda más peligrosa biológicamente. Los helicópteros producen vibraciones que oscilan entre los 12 y los 28 Hz: son de más baja frecuencia en helicópteros de dos palas y más alta en los de cuatro palas. Los aviones oscilan entre los 40 y los 50 Hz, por tanto, fuera del rango de las más peligrosas.

La vibración genera un cambio en las características del flujo sanguíneo, al producir una mayor cinesis en los componentes sanguíneos, que varían de flujo laminar a turbulento. Esta variación produce la activación de los factores de coagulación y provoca pequeños coágulos que terminan obstruyendo vasos de diferente calibre, lo que origina isquemias tisulares. Cuando la amplitud de las vibraciones sobrepasa un determinado nivel se produce destrucción hística, especialmente en los capilares sanguíneos, lo que aumenta el riesgo de hemorragias, sobre todo en pacientes politraumatizados o en *shock*. Entre los efectos producidos caben destacar los cambios en las funciones vegetativas, frecuencia cardíaca, frecuencia respiratoria, presión arterial, así como dolor en los puntos de apoyo. También pueden aparecer dolor torácico y abdominal, tenesmo vesical y rectal, cefalea, dificultad para el habla, etcétera.

No hay que olvidar que las vibraciones también producen artefactos en los aparatos de monitorización, lo que puede inducir errores diagnósticos. Las vibraciones pueden reducirse utilizando vehículos en buenas condiciones mecánicas, con una suspensión adecuada, una camilla con suspensión mecánica e inmovilizando al paciente mediante el colchón de vacío.

Ruidos

El ruido durante el traslado en ambulancia puede originarse por el tráfico de las calles y carreteras, el material almacenado y electromédico de la ambulancia y, especialmente, por la sirena, que es el que más afecta de forma negativa a los pacientes al producirles ansiedad, descargas vegetativas e incluso crisis en algunos pacientes psicóticos.

Las ambulancias producen un ruido de unos 70 dB estacionadas con el motor en marcha y llegan hasta los 80-85 dB (dependiendo de publicaciones 70-80 dB). Los aviones mientras vuelan generan unos 60-70 dB y los helicópteros unos 80-90 dB (en algunas publicaciones refieren 90-110 dB).

 Para hacerse una idea de los diferentes decibelios, en una biblioteca existirá un ruido ambiental de unos 40 dB, las conversaciones emiten alrededor de 60 dB, las sirenas de las ambulancias a partir de 80 dB, un concierto de rock 120 dB y el despegue de un avión a reacción alcanza los 150 dB.

Los efectos de los ruidos:

- En los recién nacidos, cambios en la frecuencia cardíaca y vasoconstricción periférica.
- Efectos mediados por la reacción de estrés: ansiedad, miedo y alteraciones de la conducta. Desencadenan reacciones vegetativas (hiperventilación, taquicardia).
- Dificultan la comunicación y la monitorización, fatiga auditiva. Impiden auscultar y determinar la presión arterial con fonendoscopio, e impiden oír alarmas sonoras o posibles fugas aéreas en pacientes conectados a ventilación mecánica.
- Interferencia con las actividades psicomotoras. Se produce una disminución del nivel de alerta y del rendimiento y un aumento en los errores y en la accidentalidad.
- Además, el ruido actúa sinérgicamente con otros agentes estresantes, como el calor, la hipoxia o las vibraciones, y sus efectos son acumulativos.

Para prevenir estos efectos se recomienda:

- Buen aislamiento de la cabina asistencial.
- Medidas de protección acústica (cascos aislantes) para el paciente, en casos necesarios (transporte aéreo en helicóptero, por ejemplo).
- Instalar medios de diagnóstico digitalizados para controlar las constantes hemodinámicas.
- Proporcionar una información adecuada al paciente, tranquilizarle por el uso de la sirena, utilizarla solo cuando sea imprescindible y administrar sedantes si es preciso.

Temperatura

La temperatura (alta o baja) del compartimento sanitario puede influir de forma negativa sobre el paciente y la medicación almacenada. Estos efectos pueden verse potenciados en pacientes con problemas para la regulación de la temperatura corporal (recién nacidos, enfermos cardiovasculares, lesionados medulares espinales, grandes quemados, etc.), que son especialmente susceptibles a presentar hipotermia.

Las bajas temperaturas influyen de forma negativa pues producen colapso vascular periférico, dificultan la canalización de una vía venosa, provocan escalofríos y tiritonas que hacen aumentar el consumo de O_2 y facilitan la hipotermia, no solo por la temperatura ambiental sino también por la infusión de sueros fríos. En la medicación puede provocar la cristalización de algunos fármacos (manitol) y pueden afectar a las pilas de Ni-Cd que utilizan algunos aparatos, que pueden descargarse.

El calor excesivo también afecta: puede provocar sudoración profusa y afectar el equilibrio hidroelectrolítico en personas clínicamente inestables.

Estos efectos se pueden paliar mediante el adecuado aislamiento asistencial, un buen sistema de acondicionamiento del aire, evitando la exposición al sol o al frío de los vehículos de transporte y con el uso de mantas térmicas.

Transporte aéreo

El personal sanitario que trabaja en transporte aéreo debe estar familiarizado con los cambios fisiopatológicos que se producen con las variaciones de altitud; debe aprender a trabajar con las limitaciones de espacio y de equipo y saber adaptar dicho equipo a unas condiciones físicas específicas. El reducido espacio de trabajo y el intenso ruido hacen que la monitorización y la capacidad de exploración del paciente se hallen muy limitadas. Por ello, la estabilidad del paciente previa al inicio del vuelo desempeña en este tipo de transportes un papel especial.

La presión atmosférica (Patm) disminuye con la altitud. Según la ley de Boyle: *A temperatura constante, el volumen de un gas es inversamente proporcional a la presión que se ejerce sobre él*. Por tanto, al disminuir la presión atmosférica, los gases se expanden.

El aire tiene la misma composición de gases independientemente de la altitud, lo que varía es la presión parcial de los componentes que, sumados dan la presión total, es decir la presión atmosférica a esa altura. Composición del aire en porcentaje:

- Oxígeno 21 %.
- Nitrógeno 78 %.
- Otros gases 1 % (argón, dióxido de carbono, hidrógeno, neón y helio).

Con el aumento de altitud, al disminuir la presión atmosférica, disminuye la concentración de oxígeno (la pO_2 es inversamente proporcional a la altitud). Según la ley de Dalton: la presión total de una mezcla de gases es igual a la suma de las presiones parciales de los gases de la mezcla (**Tabla 70-4**).

$$Patm = P1 + P2 + P3 + ... + Pn$$

Donde Patm es la presión atmosférica.

Así, la expansión de los gases y la disminución en la disponibilidad del O_2 son los factores que van a afectar al transporte sanitario aéreo.

Tabla 70-4. Presión atmosférica y presiones parciales de oxígeno a diferentes altitudes				
Altitud (pies)	Altitud (m)	Patm (mm Hg)	pO_2 atm (mm Hg)	pO_2 inspirada
0	0	760	159	150
3.280	1.000	674,1	142	132
6.560	2.000	596,3	125	115
9.840	3.000	526	111	100
16.400	5.000	405,4	85	75
26.240	8.000	236,3	56	46
32.800	10.000	198	42	32

Patm: presión atmosférica; pO_2: presión de oxígeno.

Expansión de los gases

A mayor altitud, desciende la presión barométrica y el volumen de gas de un espacio cerrado se expande. A unos 6.000 pies, la expansión de gases será en torno a un 30%. Esta expansión puede provocar problemas en el transporte sanitario aéreo en dos aspectos:

Repercusión sobre los órganos y sistemas corporales

Entre ellas:

- Sistema gastrointestinal: agravamiento de los íleos, dehiscencia de suturas, sangrado gástrico, aumento de la presión diafragmática, dilatación gástrica.
- Sistema respiratorio: agravamiento de neumotórax e insuficiencias respiratorias agudas o crónicas, rotura de bullas enfisematosas.
- Aumento de la presión intracraneal, que puede presentarse a veces en traumatismo craneoencefálico, con descenso del nivel de consciencia, que se recupera al descender la nave en vuelo.
- Se intensifican los edemas e incluso aparece edema agudo de pulmón a grandes altitudes.
- Las hemorragias intraparenquimatosas se acentúan.
- Oftalmología: las estructuras oculares son muy sensibles a los cambios de presión, por lo que las heridas del globo ocular deben ser cuidadosamente evaluadas antes de su evacuación.
- Estomatología: hay que recordar que los abscesos apicales producen gas y al dilatarse pueden provocar fuerte dolor.
- Otros sistemas, como el auditivo: los oídos son probablemente el área afectada con más frecuencia por los cambios de presión.
- Expansión del área de heridas, compromiso hemodinámico en extremidades con férulas de yeso.
- La evacuación aérea puede estar desaconsejada si son recientes estudios diagnósticos que hayan usado aire como medio de contraste (neumoencefalografía, neumoartografía, laparoscopias, etc.).

Repercusión sobre el equipo técnico y material utilizado

Entre ellas:

- Los equipos neumáticos, tales como férulas de inmovilización de vacío, colchón de vacío, etc., modifican sus presiones respecto a las atmosféricas (pierden consistencia); sin embargo, las férulas de inmovilización hinchables y el pantalón anti-*shock* la aumentan y, por tanto, aumentan la compresión que ejercen sobre el organismo.
- El balón de los tubos endotraqueales se llenará de suero fisiológico para evitar la compresión excesiva sobre la mucosa traqueal que podría provocar si estuviera relleno de aire.
- La velocidad de caída de los sueros disminuye por lo que hay que emplear sistemas de presión para sueros (presurizadores o bombas de perfusión).
- Sustituir frascos de goteo de cristal por elementos de plástico distensibles.
- Puede haber cambios en la ventilación mecánica por un aumento del volumen tidal, por lo que hay que vigilar un posible volutrauma, un barotraumatismo o una hiperventilación, etc. Se debe monitorizar mediante capnografía. Se deben disminuir los volúmenes totales, pero sin disminuir FiO_2, en pacientes conectados a ventilación mecánica.

Disminución de la presión parcial de oxígeno

El efecto de la altitud durante el transporte sanitario aéreo debería ser más teórico que real, ya que los helicópteros suelen volar a alturas inferiores a las que se relacionan con una disminución significativa en la presión parcial de oxígeno.

La pO_2 disminuye desde 159 mm Hg a nivel del mar hasta 73 mm Hg a 20.000 pies de altitud (1 pie [ft] equivale a 0,328 m). Hasta los 10.000 pies, en sujetos sanos no hay repercusión clínica, al existir a estas altitudes una pO_2 de 109 mm Hg. Esta disminución de la pO_2 del aire repercute negativamente sobre la pO_2 arterial y alveolar, que ya pueden estar alteradas en circunstancias patológicas.

La presencia cada vez más acentuada de CO_2 en el alvéolo ejerce una presión parcial proporcionalmente mayor a medida que aumenta la altitud, al disminuir la pO_2, provocando los mecanismos de compensación fisiológicos basados en el aumento del gasto cardíaco y en la hiperventilación, mecanismos que pueden provocar en un sujeto enfermo su desestabilización clínica.

Estas complicaciones se dan con más frecuencia en enfermos con patología respiratoria, anemias importantes, trastornos isquémicos, fundamentalmente coronarios, *shock* e hipovolemias.

Si disminuye la saturación de oxígeno con la altitud, hay que aumentar la FiO_2 hasta conseguir una pO_2 adecuada.

Otros factores

Otros factores que pueden afectar al estado del paciente durante el transporte sanitario aéreo son los siguientes:

- La aceleración/desaceleración. Las aceleraciones o desaceleraciones lineales son de menor intensidad que en el transporte terrestre, por lo que su efecto sobre el paciente también será menor. Se produce, en cambio, una mayor intensidad en las aceleraciones verticales y angulares, aunque son menos frecuentes.
- Temperatura. Hay que tener en cuenta que la temperatura exterior disminuye entre 0,5 y 1 °C por cada 100 metros de ascenso.
- Vibraciones. Se intensifican durante el despegue y el aterrizaje del helicóptero. La frecuencia está en función del número de palas.
- Ruido. En los helicópteros para el transporte de pacientes, el nivel de ruido en el interior es de 80-90 dB.
- Turbulencias. Debidas a rápidos cambios en la velocidad y dirección del viento, son fenómenos específicos del transporte aéreo y provocan sacudidas bruscas que pueden convertir al paciente, al personal de transporte y al material en proyectiles si no van adecuadamente fijados a la estructura de la aeronave. Por tanto, hay que fijar bien al paciente a la camilla y el material a la estructura del helicóptero.
- *Flicker vertigo* o vértigo del parpadeo: originado por la estimulación luminosa de la luz del sol brillando a través de las palas del rotor de helicópteros; produce náuseas y vómitos, convulsiones e incluso inconsciencia, a paciente y tripulación. Es un fenómeno poco corriente.

Características del transporte sanitario en avioneta

Son las siguientes:

- Gran estabilidad, con posibilidad de volar por encima o por debajo de condiciones climatológicas adversas. Las vibraciones son aún menos nocivas que en el helicóptero.
- Cabina presurizada: si bien esto reduce notablemente los problemas en relación con la altitud, no consigue una compensación completa, de forma que la presión en el interior de la cabina no es equivalente a la altura al nivel del mar. La humedad tampoco está compensada, ya que el avión obtiene el aire del exterior, que es aire seco; por tanto, deben usarse sistemas de filtro y humidificación.
- Mayor espacio de trabajo: mejor visualización del paciente, permite maniobras de reanimación e intubación y transporte de más equipo médico (bombas y perfusiones, monitores, etc.); por otra parte, no hay posibilidad de detener el vehículo ante complicaciones.
- Maniobras de despegue y aterrizaje y posición del paciente: en general las fuerzas de aceleración lineal significativa se producen durante el despegue. La posición del paciente con la cabeza hacia delante provoca que durante el despegue la sangre se desplace hacia los pies y disminuya el retorno venoso cardíaco y el flujo sanguíneo cerebral. En general, se recomienda que la posición ideal

es el decúbito supino, con la cabeza dirigida hacia la parte frontal de la avioneta.

Transporte marítimo

El traslado en transporte marítimo, además de lo ya mencionado como la cinetosis, tiene un mayor riesgo de accidentes y de agravamiento de lesiones por la gran movilidad. La ansiedad y el aislamiento pueden producir complicaciones en la evolución del paciente. A todo esto hay que añadir el traslado posterior a otro medio de transporte: helicóptero, unidad móvil de emergencias, etcétera.

Transporte neonatal

Posiblemente el traslado más diferente sea el de niños recién nacidos, ya que es necesario el uso de una incubadora de transporte para mitigar los efectos adversos.

Las características del traslado neonatal incluyen tener especial precaución con lo siguiente:

- Ruido excesivo. Un sonido permanente superior a 80 dB puede incrementar de forma extraordinaria la desaturación de O_2.
- Vibración. La vibración durante el traslado sanitario de este tipo de pacientes tiene un efecto incierto sobre él.
- Temperatura ambiental variable. Las condiciones ambientales pueden influir notablemente en la temperatura, por lo que las incubadoras tienen un sistema de calefacción independiente del habitáculo asistencial. Con ello se mantienen unos niveles de temperatura adecuados.

Conocidas la dificultades propias del transporte sanitario de los pacientes neonatos en situación crítica, se impone el control de todos estos factores, con estrategias que reduzcan al mínimo su impacto. Estas estrategias son:

- Estabilizar cuidadosamente al neonato antes de transportarlo, empleando para ello el tiempo y los medios necesarios.
- Anticiparse al agravamiento, preparando al paciente no solo para solucionar problemas ya instaurados, sino para prevenir dificultades y complicaciones que puedan surgir durante el transporte.
- Preparar minuciosamente el vehículo con los medios necesarios (oxígeno, calefacción, luz, etc.) para prestar los cuidados adecuados al neonato durante su traslado.
- Vigilar el mayor número posible de constantes vitales durante el traslado para detectar cualquier deterioro de forma inmediata.

Para facilitar el control de la temperatura, el ruido y las vibraciones durante el traslado de un paciente neonato se utilizan incubadoras de transporte. En ellas se puede regular la temperatura interior, se reduce el ruido ambiente y disminuyen considerablemente las vibraciones que recibe el paciente. Existen en el mercado una gran cantidad de tipos de incubadoras con diferentes formatos y diferentes configuraciones (**Fig. 70-8**).

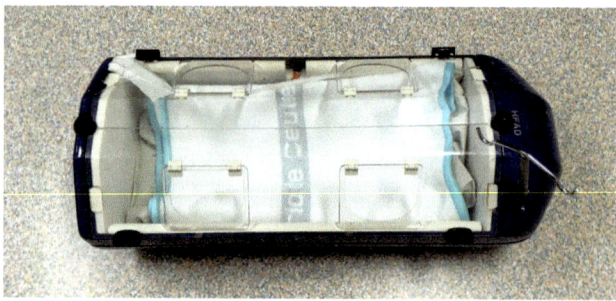

Figura 70-8. Incubadora de transporte.

Consideraciones para transporte sanitario

En general, los medios de transporte aéreo son más confortables que los terrestres ya que se producen menores aceleraciones y desaceleraciones. En cambio, tienen graves inconvenientes debidos a la altitud, más manifiestos en aviones no presurizados y menos en helicópteros, debido a las bajas cotas de vuelo (entre 500 y 1.000 m). Las limitaciones del transporte sanitario están implícitas en la patología que presente el enfermo y en la repercusión que en este puedan tener los factores físicos inherentes a cualquier transporte.

Como norma general para cualquier transporte sanitario, independientemente del medio utilizado, es fundamental la estabilización previa del enfermo y el establecimiento de las medidas que permitan detectar y resolver cualquier incidencia durante el trayecto.

- Es importante asegurar una buena inmovilización del enfermo (colchón de vacío, férulas, etc.) para minimizar los efectos de las aceleraciones, desaceleraciones y vibraciones.
- La conducción ha de ser suave y el uso de la sirena, racional.
- En el transporte sanitario secundario se ha de recabar toda la información clínica posible, estado de los gases arteriales, radiografía de tórax para comprobar la situación del tubo endotraqueal y posibles drenajes, descartar neumotórax, hematócrito, hemoglobina, glucemia e iones.
- Antes de comenzar el traslado, todos los aparatos técnicos han de estar colocados en su sitio, los sueros colgados, con los sistemas de perfusión visibles en todo su recorrido, así como los cables de monitorización.
- Las sondas nasogástricas, uretrales, los drenajes, los tubos endotraqueales, las bolsas colectoras, etc. deben estar fijados.
- Los electrodos de monitorización no deben ocupar ápex ni región paraesternal derecha para no interferir posibles desfibrilaciones.

 Siendo fundamental la estabilización previa en cualquier medio, lo es aún más cuando se use el helicóptero, debido a las limitaciones de espacio.

Consideraciones en transporte sanitario aéreo

Algunas consideraciones especiales:

- Existen algunas patologías que pueden agravarse por pequeñas deficiencias en el aporte de O_2 inducidas por la altitud, circunstancia que ha de tenerse en cuenta para aportar O_2 suplementario. Entre ellas:
  - Respiratorias: insuficiencia renal aguda, enfermedad pulmonar obstructiva crónica, tromboembolia pulmonar, edema agudo de pulmón.
  - Cardiovasculares: infarto agudo de miocardio, angina de pecho, accidente cardiovascular.
  - Estado de *shock*.
  - Síndrome de hipertensión intracraneal.
  - Quemaduras del árbol respiratorio e intoxicación por monóxido de carbono.
- Los aumentos de presión inducidos por la altitud de los gases atrapados en el organismo pueden provocar los conocidos disbarismos. Los cuadros activos de otitis media o sinusitis y las intervenciones recientes de oído contraindican el transporte sanitario aéreo.
- En el aparato digestivo, la expansión de los gases puede agravar una apendicitis aguda, una diverticulitis, hernias estranguladas o provocar dehiscencia de las suturas de una intervención reciente. Los cambios de presión pueden inducir náuseas y vómitos. Han de colocarse sondas nasogástricas o rectales.
- En el área torácica, un neumotórax asintomático puede producir dolor intenso, o transformarse en neumotórax a tensión si existe mecanismo valvular. En este caso hay que volar a cotas inferiores a los 2.000 pies y colocar drenajes torácicos. Evaluar y tratar los neumotórax antes del vuelo, así como conectar los tubos de drenaje a un sistema valvular no cerrado.
- En traumatismos craneoencefálicos con ciertos tipos de fracturas en los que hay comunicación con alguna cavidad natural, oído medio, celdas mastoideas, o senos paranasales y, por consiguiente entrada de aire en la cavidad craneal, está contraindicado el transporte sanitario aéreo antes de la reabsorción total del aire.
- Los pacientes portadores de escayolas pueden sufrir isquemia distal de miembros por la expansión del aire en la escayola, por lo que se cortará de forma longitudinal la escayola en los vuelos de gran altitud.
- Vigilar la temperatura corporal y prevenir la hipotermia con el uso de mantas térmicas.
- Vigilar las secreciones del tubo endotraqueal (TET) y los picos de presión del respirador, ya que la sequedad ambiental favorece las secreciones espesas. Utilizar humidificadores y filtros respiratorios.
- Dados el reducido espacio de maniobra y la imposibilidad de parar el vehículo, debe evitarse la agitación del paciente mediante el uso de sedoanalgesia y, si es preciso, de relajantes musculares. Se recomienda la combinación de fármacos en una misma bomba con el fin de ahorrar espacio (p. ej., fármacos vasoactivos o sedoanalgesia); otra posibilidad es manejar sedoanalgesia y relajantes en forma de bolos intermitentes. La única medicación que precisa infusión continua de manera obligada son las aminas vasoactivas.
- Los enfermos psiquiátricos han de estar sedados convenientemente. Debe preverse cualquier reacción de ansiedad, miedo o pánico que los estímulos no habituales puedan producir en enfermos no psiquiátricos.

- La tendencia a convulsionar es mayor en pacientes predispuestos por la disminución de la tasa metabólica de oxígeno, tanto primaria como secundaria, así como por el efecto estroboscópico de las palas del rotor principal o *flicker* (en helicópteros), por lo que se debe, en estos individuos, proteger los ojos de la luz solar. Del mismo modo, tienden a incrementarse las cifras de presión arterial y respuesta taquicárdica a las anemias.

Cuidados de enfermería en transporte sanitario

Durante el transporte sanitario muchos de los cuidados de enfermería dependerán de la patología del paciente trasladado y de su estado. No obstante, existe un diagnóstico NANDA relacionado directamente con el hecho del transporte sanitario que es el Síndrome de estrés del traslado (00114). Tiene asociado las siguientes NIC:

- Disminución del estrés por traslado (5350). Con 15 actividades relacionadas, como averiguar si el paciente ha tenido traslados previos, incluir al individuo en el plan de traslados, animar al individuo y a la familia a comentar las preocupaciones respecto al traslado o controlar la presencia de signos y síntomas fisiológicos y psicológicos de estrés por traslado.
- Intervenciones propuestas como el Apoyo a la familia (7140), Apoyo emocional (5270) o Asesoramiento (5240).

Dentro de los NOC, independientemente de los motivos de la asistencia, caben destacar algunos resultados como:

- Afrontamiento de los problemas (1302).
- Nivel de ansiedad (1211).
- Nivel de estrés (1212).
- Nivel de miedo (1210).
- Severidad de los síntomas (2103).

De estos resultados se seleccionarán los indicadores que mejor se adapten a las circunstancias de cada traslado.

POSICIONES DE TRASLADO

Las posturas que pueden adoptar los pacientes son casi infinitas, pero existen una serie de posiciones que todo sanitario debe conocer por estar indicadas en función de la patología del paciente o para algún tipo de exploración.

Posiciones básicas

Este conjunto posiciones se llaman posiciones básicas y son las siguientes:

- Decúbito supino: acostado sobre la espalda, con las piernas extendidas y los brazos alienados a lo largo del cuerpo. Esta es la posición para la exploración de tórax, abdomen y pies, y es también la posición de partida para los cambios posturales (**Fig. 70-9**).
- Decúbito lateral (izquierdo o derecho): acostado de lado, con las piernas extendidas y los brazos en paralelo al cuerpo. El brazo inferior (sobre el que se apoya) está ligeramente separado y hacia delante, para que no quede aprisionado bajo el peso del cuerpo. Para conseguir una mayor estabilidad, se flexiona la pierna superior. Esta posición se emplea para prevenir las aspiraciones bronquiales en paciente encamados por vómitos y para los cambios posturales. Cobra especial relevancia el decúbito lateral izquierdo en embarazadas, ya que evita el «síndrome de hipotensión en decúbito supino» por compresión de la vena cava inferior con el peso del útero.
- Decúbito prono: acostado sobre el abdomen y pecho, con la cabeza girada lateralmente y los brazos extendidos paralelos al cuerpo. Esta posición se usa para la exploración de la espalda, así como alternativa en los cambios posturales, aunque si existiesen lesiones torácicas, en cardíacos y en casos de respiración asistida está contraindicada.
- Posición de Fowler: semisentado, formando un ángulo de 45° con las piernas ligeramente flexionadas y los pies en flexión dorsal. Existen dos variante: el semifowler (que es con el cabecero de la cama a 30°) y el fowler alto (con el cabecero a 90°). Esta es la posición para pacientes con patologías respiratorias, ya que favorece el trabajo respiratorio y disminuye la sensación de falta de aire. Se utiliza para la exploración de cabeza, ojos, cuello, oído, nariz, garganta y pecho (**Fig. 70-10**).

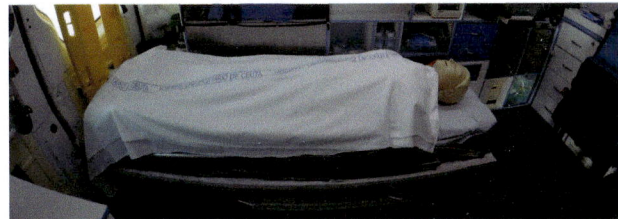

Figura 70-9. Decúbito supino.

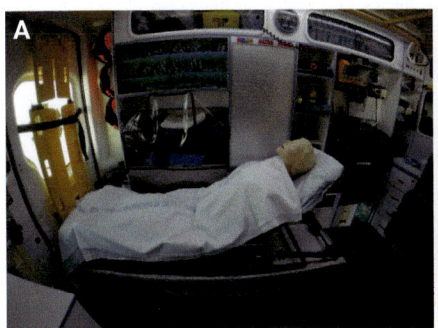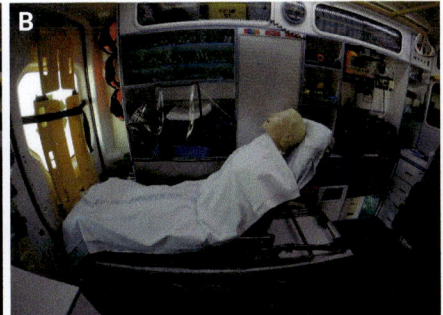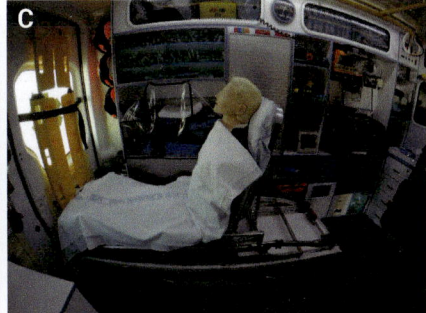

Figura 70-10. A) Semifowler (30°). **B)** Fowler (45°). **C)** Fowler alto (90°).

- Posición de Sims: también llamada de semiprono: es similar al decúbito lateral pero el brazo inferior, en lugar de ir hacia delante, se lleva hacia atrás y el superior se coloca con el codo flexionado. La pierna superior se flexiona llevando la rodilla lo más cerca del pecho. Esta posición es para pacientes inconscientes (para facilitar la eliminación de secreciones), para la exploración del recto o colocar enemas o medicación por vía rectal.
- Posición ginecológica, también llamada litotomía: acostada boca arriba, con las piernas colocadas en los estribos, las rodillas y cadera flexionadas 90° y los muslos en abducción. Esta es la posición para la exploración pélvica, de la vagina, el recto y la exploración de la mujer embarazada.
- Posición de Trendelenburg: en decúbito supino, pero todo el cuerpo se inclina a 45° respecto al plano del suelo, con la cabeza más baja que los pies. Esta es la posición en la que hay que colocar a los pacientes con signos de *shock* hipovolémico, desmayos y lipotimias para intentar restablecer y salvaguardar el riego sanguíneo al cerebro (**Fig. 70-11A**).
- Posición de Morestin o antitrendelenbur: es la posición contraria a la anterior; el paciente en decúbito supino, con una inclinación de unos 45° sobre el plano del suelo, con la cabeza por encima de los pies. Se utiliza para pacientes con problemas digestivos como reflujo, hernias de hiato o enfermedades respiratorias (cuando no se pueda poner en Folwer) (**Fig. 70-11B**).
- Posición genupectoral: boca abajo, apoyado sobre el pecho y las rodillas. Para colocarse en esta posición lo primero es arrodillarse y luego flexionar la cintura hasta que la cabeza quede más baja que la cadera. Se utiliza para la exploración del ano y del recto.
- Posición de Roser: similar al decúbito supino, aunque en esta posición la cabeza queda fuera de la camilla, con una hiperextensión del cuello. Está indicada en la exploración de la faringe y para la intubación orotraqueal (**Fig. 70-11C**).

Posiciones básicas de traslado

Para trasladar a los pacientes, se parte de las posiciones básicas para crear las posiciones básicas de traslado según la patología que presentan:

- Tronco semiincorporado: es la posición de Fowler y está indicada en traslado de pacientes con patologías respiratorias o con traumatismos craneoencefálicos.
- Posición de decúbito supino: es la misma posición de tumbado sobre la espalda, con las piernas estiradas y con los brazos a lo largo del cuerpo.
- Decúbito supino con piernas flexionadas: es un decúbito supino con flexión de piernas para disminuir la tensión de la pared abdominal anterior. Está indicada para el traslado de pacientes con dolor o traumatismo abdominal.
- Posición anti-*shock*: partiendo de un decúbito supino, se elevan las piernas para favorecer el retorno venoso de los miembros inferiores. Es similar a la posición de Trendelenburg, pero es más cómoda para el traslado. Está indicada en pacientes con hipotensión o que han sufrido un síncope o pueden tener un *shock* hipovolémico.

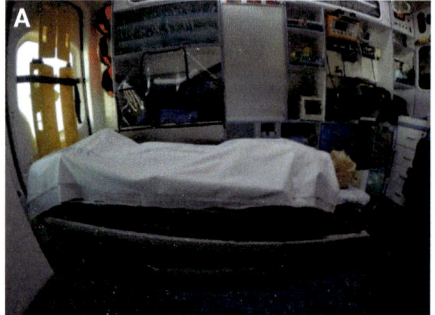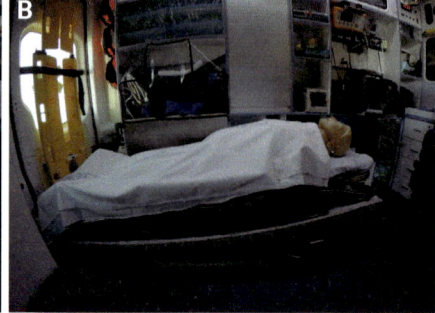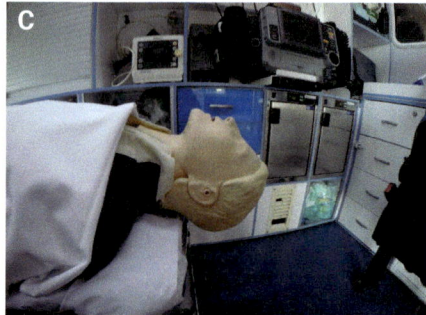

Figura 70-11. **A)** Posición de Trendelenburg. **B)** Posición de antitrendelenburg. **C)** Posición de Roser.

Tabla 70-5. Resumen de las posiciones de traslado según la patología del paciente			
Posición	**Indicaciones**	**Contraindicaciones**	**Control y precauciones**
Decúbito supino con piernas extendidas	Víctimas graves y algunos heridos leves	Inconscientes. Heridas de tórax	Nivel de consciencia
Decúbito supino con piernas flexionadas	Heridas en abdomen	Inconscientes	Estabilidad de miembros inferiores
Decúbito supino con elevación de piernas	Hipovolemia o *shock*	Inconscientes	Estabilidad del paciente en la camilla
Posición lateral	Alteraciones del nivel de consciencia	Heridas de tórax	Estabilidad del paciente en la camilla
Semisedestación (30° de elevación)	Heridas de tórax conscientes Trastornos de la ventilación Traumatismo craneoencefálico	Trastornos de consciencia *Shock*	Estabilidad del paciente en la camilla Nivel de consciencia
Sedestación	Heridos leves Edema agudo de pulmón		Control global para ver empeoramiento

- Posición antitrendelenburg: requiere sujeción axilar y pélvica (para evitar el desplazamiento hacia abajo) y se emplea para posibles traumatismos craneoencefálicos o en fracturas de columna.
- Posición lateral de seguridad (PLS o SIM): se emplea en pacientes con bajo nivel de consciencia, para mantener permeable la vía aérea y prevenir las broncoaspiraciones.
- Decúbito lateral izquierdo: para pacientes embarazadas, a partir de la 22-24 semana de gestación, para evitar la compresión de la vena cava inferior que le pueda provocar el «síndrome de hipotensión en decúbito supino» (v. **Tabla 70-5**).

PUNTOS CLAVE

- Los recursos de transporte sanitario en España vienen regulados por el RD 836/2012, de 25 de mayo, por el que se establecen las características técnicas, el equipamiento sanitario y la dotación de personal de los vehículos de transporte sanitario por carretera y por el que los clasifica en diferentes tipos (A1, A2, B, C).
- Este real decreto ha posibilitado la creación de unidades de soporte vital avanzado enfermero, un recurso de soporte vital avanzado sin médico.
- El transporte sanitario aéreo está regulado por la JAR-OPS 3.
- Los principales factores que producen alteraciones en los pacientes son la velocidad, las vibraciones y el ruido. Otros factores que influyen en el transporte sanitario son la temperatura y la altitud; este último es de especial relevancia en el transporte sanitario aéreo.
- En el transporte sanitario terrestre tienen mayor importancia los cambios en la aceleración y desaceleración en sentido longitudinal. En el transporte sanitario aéreo tienen mayor efecto los cambios en sentido transverso y vertical debidos a los cambios de trayectoria.

- Las aceleraciones por arranque brusco pueden provocar hipotensión y taquicardia. Las desaceleraciones por frenazo pueden ocasionar aumento de la presión arterial y de la presión venosa central, bradicardia y modificaciones moderadas de la presión intracraneal.
- Las vibraciones que se producen en el transporte sanitario terrestre están comprendidas entre los 4 y los 16 Hz y por tanto, en la banda más peligrosa biológicamente. Los helicópteros producen vibraciones que oscilan entre los 12 y los 28 Hz.
- El personal sanitario que trabaja en transporte aéreo debe estar familiarizado con los cambios fisiopatológicos que se producen con las variaciones de altitud; debe aprender a trabajar con las limitaciones de espacio y de equipo y saber adaptar dicho equipo a unas condiciones físicas específicas. Por ello, la estabilidad del paciente previo al inicio del vuelo desempeña en este tipo de transportes un papel especial.
- La expansión de los gases y la disminución en la disponibilidad del O_2 son los factores que van a afectar al transporte sanitario aéreo.

BIBLIOGRAFÍA

Buisán Garrido C, Blanco Tarrío E, Velasco Gutiérrez J, Anaya Bueno JF, Sánchez Revilla A, González Rico J, et al. Medynet.com [consulta el 15 de marzo de 2018]. Disponible en: http://www.medynet.com/usuarios/jraguilar/Transporte%20sanitario%20Urgente%202.pdf

Castaños Urcullu A. Los recursos sanitarios en las titulaciones universitarias marítimas en España, de acuerdo al convenio internacional sobre normas de formación, titulación y guardia para la gente de mar (STCW) [tesis]. Universidad del País Vasco; 2017.

Cepeda JF, Madroñero JR, Portocarrero G, Rivera JH, Soto JH. Fisiopatología del transporte terrestre de pacientes: efectos de la velocidad, la vibración y el ruido. Rev Gastrohnup . 2016;18(3 Supl 2):e25-36.

Comité Clínico Asistencial de la Gerencia de Urgencias, Emergencias y Transporte Sanitario del Servicio de Salud de Castilla-La Mancha. Guía Asistencial Urgencias y Emergencias Extrahospitalarias [Internet], 2011 [consulta el 15 de julio de 2022]. Disponible en: https://es.scribd.com/doc/200178129/Guia-Asistencial-Guets-2011 Emergency nurses association.

Dorribo AC, Aquilino JS, Rubio JG. Traslado del niño politraumatizado en misiones HEMS (helitransporte sanitario). Puesta al día en urgencias, emergencias y catástrofes. 2008:8(4):181-91.

Emergency nursing core curriculum, 5ª ed. United States of America: Saunders; 2000.

Fernández-Colina JA, Salvador, PP. Manual de técnicos de transporte sanitario. Madrid: Arán Ediciones; 2009.

Herman TH, Kamitsuru S (editores) NANDA International. Diagnósticos enfermeros. Definiciones y clasificación, 2015-2017. Edición española. Barcelona: Elsevier; 2015.

Hernández Burgos A. Traslado del paciente al centro sanitario. SANT0208. Antequera: IC Editorial; 2013.

Moraza AS, Freire MB, Rodríguez AP, Fernández DA. Transporte sanitario: fisiopatología. En: Manual de enfermería en emergencia prehospitalaria y rescate. Madrid: Ediciones Arán; 2008. p. 77-92.

Olivares JM, Luque FM, Leco JC, Galiana AB, Gracia SF. Transporte del paciente crítico.. Emergencias. Artículo especial nº 83.

Ríos J, Campuzano JA. Repercusión fisiopatológica del transporte sanitario.En: Pérez P, Campuzano JA. Manual de técnicos de transporte sanitario.Arán Ediciones, 2006; p. 525-535.

Tejero Taboada J, Muñoz Castro MA, García Lara AB. Fisiopatología y conducción en el transporte sanitario. Puesta al día en urgencias, emergencias y catástrofes. 2010;10(2):94-7.

Traslado de enfermos críticos. Protocolos de transporte secundario y primario. Plan Andaluz de Urgencias y Emergencias. Sevilla: Servicio Andaluz de Salud, Junta de Andalucía; 2000.

Transferencia del paciente. Modelos

C. Casal Angulo

OBJETIVOS

- Reconocer las peculiaridades de las transferencias en los pacientes.
- Distinguir los elementos clave para un trabajo en equipo eficaz.
- Reconocer las características del trabajo para ofrecer una continuidad en los cuidados.
- Utilizar y aplicar el método SBAR e IDEAS para que las transferencias del paciente sean sistematizadas y ordenadas.

INTRODUCCIÓN

Hasta hace unos años la asistencia extrahospitalaria estaba basada en el concepto de «cargar y correr», que consistía en recoger al paciente en el lugar que acontecían los hechos y en un rápido transporte hasta un centro hospitalario en vehículos que no estaban dotados del mínimo material para administrar cuidados a pacientes críticos. Asimismo, el personal que atendía estas urgencias estaba más influido por su buena voluntad que por su formación específica en el campo de la emergencia sanitaria.

A pesar de los avances en la atención a las patologías urgentes, estos se aplicaban únicamente en los hospitales.

A raíz de importantes estudios epidemiológicos se vio la importancia de la atención urgente en múltiples patologías con el fin de disminuir la mortalidad y el porcentaje de complicaciones. Se creó el concepto de «hora dorada» inicialmente para los accidentes y las paradas cardiorrespiratorias. Posteriormente, se ha ido extendiendo a otras patologías, como el síndrome coronario agudo, ictus y al paciente politraumatizado.

La transferencia de pacientes entre los profesionales sanitarios es un proceso informativo de la situación clínica del paciente, mediante la cual se pasa la responsabilidad del cuidado a otro profesional. Todo esto hizo que se replanteara la atención sanitaria a las emergencias extrahospitalarias, se crearan unidades con personal formado y dotadas de medios técnicos para poder atender todo tipo de patologías urgentes, por lo que se modificó el concepto de «cargar y correr» por el de «estabilizar y trasladar».

La característica común que hay en los servicios de emergencias, a los equipos de atención primaria y a las unidades de hospitalización es el trabajo en equipo.

La formación del trabajo en equipo es una tarea ardua que debe ser constante y debe realizarse desde una etapa temprana. Sin embargo, no es así en la realidad, ya que médicos, enfermeras, psicólogos, etc., se forman aisladamente, sin entender que su objeto de estudio es el mismo: el individuo sano o enfermo, aislado o en familia. Este desencuentro deriva en un alejamiento y aislamiento cada uno en su mundo laboral, del cual la enfermería no es ajena.

TRANSFERENCIA DE UN PACIENTE

En el momento de la transferencia del paciente, la comunicación entre las unidades y los equipos de atención podría no incluir toda la información esencial, o podría darse una interpretación incorrecta de la misma. Estas brechas en la comunicación pueden provocar graves interrupciones en la continuidad de la atención, un tratamiento inadecuado y un daño potencial al paciente.

Las enfermeras tienen un papel clave para asegurar en el equipo un rendimiento eficaz a través de la transferencia de la información crítica. Por tanto, han de reconocer e identificar las señales importantes tanto clínicas como ambientales y nombrarlas en la comunicación de la situación a los otros miembros del equipo con el fin de compartir el modelo mental. Estas acciones, a menudo, requieren una gran dosis de asertividad, pero el liderazgo de enfermería y la comunicación debe ser empleado con el fin de que los equipos empiecen a lograr una elevada fiabilidad en la atención al paciente.

La Joint Commission on Accreditation of Health Care Organization (JCAHO) documentó en el año 2003 que las anomalías en la comunicación fueron las responsables de casi el 60 % de errores médicos, de los cuales el 75 % acabaron en muerte y como se ha visto anteriormente. En el *Estudio nacional sobre los efectos adversos ligados a la hospitalización*

(ENEAS), el *Estudio sobre la seguridad de los pacientes en atención primaria de salud* (APEAS) y el *Estudio sobre eventos adversos en urgencias* (EVADUR) también provocan un cuantioso número de efectos adversos. Las recomendaciones de la mayoría de las investigaciones estudiadas suelen hacer referencia a puntos críticos como:

- Comunicación de la información durante las transferencias del paciente, ya sea dentro del mismo servicio (cambio de turno o traslados) como entre los distintos servicios u organizaciones diferentes (traslados interhospitalarios).
- Estandarización de abreviaturas, acrónimos, símbolos y medidas.
- Comunicación en el momento que se ha producido un efecto adverso.
- La Ley 41/2002 de Autonomía del paciente y de derechos y obligaciones en materia de información y documentación clínica hace referencia a que «la compresión del riesgo es básica para estar en disposición de tomar decisiones».
- La información debe ser adecuada y conveniente al proceso y, por supuesto, entendible para el paciente en todo momento.

Está demostrado que la seguridad del paciente se mejora cuando se realiza una comunicación clara, precisa, completa y oportuna. Es tal la importancia que se le proporciona a la calidad de la comunicación entre los miembros del equipo que es destacada por la Joint Commission en la acreditación de las organizaciones sanitarias en sus objetivos nacionales de seguridad del paciente realizados en el año 2007, especificando que las instrucciones deben «instrumentar un enfoque normalizado para las comunicaciones de traspaso o transferencia, incluyendo la oportunidad de preguntar y responder a preguntas».

COMUNICACIÓN EFICAZ

La comunicación es un proceso no natural, ya que es aprendido y complejo, que requiere de unas habilidades que se pueden aprender, practicar y mejorar. Se aprende de los procesos internos, de los cuidados, del propio servicio o institución en la que se está, pero hay que tener en cuenta también que cuando uno se forma en comunicación, lo primero a lo que se enfrenta es al autoconocimiento, es decir, se aprende de la persona propiamente dicha (del yo).

Para mejorar la comunicación dentro de un equipo se trata de «la comunicación de lazo cerrado». Se describe como un modelo de transmisión en el que la retroalimentación es de gran importancia. Este sistema de comunicación resulta muy importante durante una atención de emergencia.

La pregunta que realiza el líder se dirige a uno de los miembros del equipo, que tiene que demostrar que él o ella está prestando atención al dar una retroalimentación al líder, a ser posible, teniendo contacto visual con el miembro del equipo. El líder luego cierra el círculo al confirmar que el mensaje se ha entendido bien. El propósito de esta comunicación de bucle (o lazo) cerrado es mejorar la comunicación y minimizar los malos entendidos (**Fig. 71-1**).

Los miembros del equipo están capacitados para apoyar al líder, pero también tienen la responsabilidad de hablar cuando sienten que el líder toma una decisión equivocada. Por tanto, debe haber una identificación clara de los roles de equipo, ya que ayudará a todos a entender quién es el líder del equipo y es el líder el que debe realizar la mayor parte de la conversación.

La intervención constructiva es necesaria, pero debe hacerse con mucho «tacto», ya que algunos miembros del equipo pueden no tener la confianza suficiente para corregir a un compañero de trabajo con más formación o experiencia, pero deberían hacerlo en una situación real.

Del campo de las habilidades/capacidades necesarias en la actuación de todo líder, se debe resaltar la comunicación eficaz, transparente y con una expresión clara de objetivos, ya que, de esa manera, proporciona un buen ambiente de trabajo y un clima de confianza y credibilidad, promoviendo, además, la motivación y la productividad en el trabajo, por no hablar, evidentemente, de la mayor garantía en un buen resultado de la acción o acciones emprendidas por el grupo.

Pautas para una comunicación eficaz:

- Buscar un entorno libre de ruido: disminuirá las distorsiones y mejorará el confort del paciente.
- Lo más próximo a la cabecera del paciente: permite señalar e identificar *in situ* los elementos y plantear dudas operacionales.
- Preparar de antemano la información que se precise, teniendo cerca el material de soporte si es preciso.
- Reservar un tiempo suficiente para el parte.
- Nunca mezclar información de varios pacientes.
- Permitir que se planteen dudas y consultas durante el mismo.
- Separar los comentarios e impresiones de las evidencias.
- No interrumpir el parte salvo por necesidad justificada.
- Confirmar explícitamente la comprensión de los elementos clave.
- Dejar constancia por escrito de las incidencias e instrucciones.

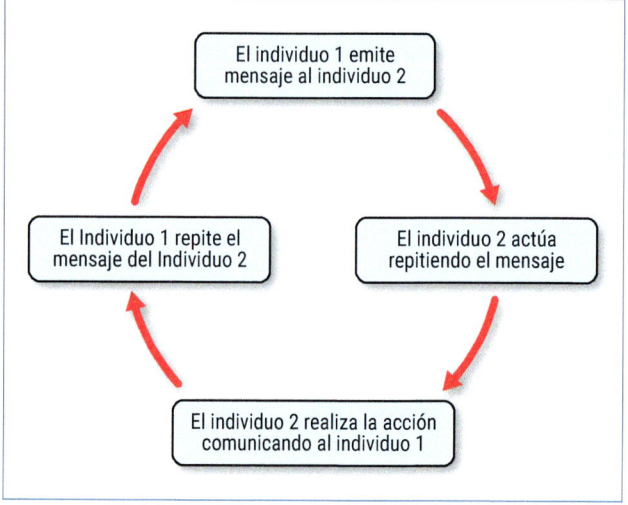

Figura 71-1. Lazo cerrado (*closed loop*).

MODELOS DE TRANSFERENCIA

Se puede definir como transferencia la comunicación entre profesionales sanitarios en la que se transmite información clínica de un paciente y se traspasa la responsabilidad del cuidado a otro profesional sanitario o grupo de profesionales, bien de forma temporal (relevo, cambio de turno), o definitiva (cambio de unidad o de nivel asistencial).

Los objetivos que la transferencia persigue, por tanto, se pueden resumir en:

- Dar a otro profesional toda la información relevante para el tratamiento del paciente, sin que haya ningún tipo de pérdida que pudiera repercutir en los cuidados programados o prestados.
- Garantizar la continuidad de los cuidados que se han comenzado a prestar en el momento del contacto con el paciente por parte del primer profesional de enfermería que le atendió, y que mantendrán los profesionales del medio intrahospitalario.
- Proporcionar una actividad de enfermería de calidad al lograr esta continuidad de cuidados, evitando baches de asistencia.

Para conseguir estas metas se debe conocer qué información o aspectos del paciente se debe transmitir en el acto de transferencia en la llegada al centro receptor. Por tanto, se puede determinar la estructura de la transferencia de la siguiente forma:

- Filiación del paciente: es imprescindible siempre que se esté entregando a un paciente su identificación, que será relativa a nombre y apellidos de forma prioritaria. Hay que tener en cuenta que, en el caso de los neonatos, se han de identificar con el nombre de la madre, colocando como prefijo «Hijo (sexo) de…». También en este apartado se debe hacer referencia al estado familiar, comenzando por el estado de información de esta, la preocupación que genera en el paciente y el estado familiar que se puede observar. Cuando el traslado se ha realizado con conocimiento de la familia, se debe comentar la información que se les ha prestado así como su situación (acude o no, etc.). Nunca hay que olvidar lo que comentaba Virginia Henderson cuando decía: «El paciente y la familia son uno».
- El segundo apartado de información que se debe transmitir es el que se refiere al motivo de demanda de asistencia, diferenciando entre la demanda realizada por el paciente y aquella que el equipo determina para realizar el traslado, que, aunque en la mayoría de las ocasiones suele coincidir, no siempre lo hace. Aquí se puede colocar el problema de salud detectado o el diagnóstico de enfermería que se ha realizado por parte del profesional enfermero para continuar los cuidados.

Se continúa por el resumen de la valoración inicial realizada al enfermo. En ella se destacan los antecedentes sanitarios de interés como las alergias, si existieran, y después se pasa a comentar los aspectos más relevantes de la exploración reservada. Se puede tomar como ordenación la que hace referencia al estado neurológico, estado cardiorrespiratorio y, posteriormente, el resto de las constantes vitales exploradas y otras alteraciones encontradas que requieran un cuidado rápido.

- La continuación lógica de la información transferida debe ser la evolución del enfermo desde el contacto con enfermería hasta la llegada al centro receptor, comentando si el estado ha ido mejorando gracias a los cuidados y los tratamientos aplicados o, por el contrario, no se ha obtenido el efecto deseado. Se hace referencia a las técnicas y cuidados prestados para evitar repetirlos o continuar con otros cuidados más específicos, si fuera necesario, aportando, así mismo, la información referente a las características del traslado (tipo de vehículo, tiempo de traslado, temperatura exterior, tipo de firme, esperas y demoras, entre otros.) y elección del centro (por patología, proximidad, etc.).
- Aquí se determinan los cuidados de enfermería de forma más extensa. Con ello se intenta, como se decía antes, no repetir cuidados que no han resultado efectivos para poder realizarlos de manera más eficaz, ajustándolos más a las necesidades del paciente. También se facilita la labor del profesional que va a recibir al enfermo, al hacerle conocer la actividad de enfermería ya desarrollada.
- La siguiente fase supone la valoración secundaria, que se realizará al paciente dentro de la ambulancia, que coincidirá con la llegada al centro receptor. De esta forma, se puede dar al compañero la información más actualizada sobre el estado en el que el paciente se encuentra en la misma transferencia.
- Uno de los últimos aspectos que se puede recoger es la entrega de documentación. Aunque la transferencia oral esté estipulada y sea buena, no se puede olvidar que, al hacer la transferencia, se abandona el hospital y el profesional que va a tratar al enfermo debe poder tener acceso a la información de la actuación previa. También mediante este aspecto, los profesionales extrahospitalarios se hacen responsables de su actuación profesional. Los registros de enfermería son indispensables para poder dar cuenta de dicha actividad.
- Si durante la actuación se ha tenido que retirar cualquier objeto del paciente o se ha recogido del lugar de la asistencia y no se ha podido entregar a un familiar, aquí se donarán al profesional que acepte al paciente o persona responsable que para este cometido se produzca en el centro, dejando constancia de la entrega de objetos y cualquier observación o posible incidencia mediante registro.

Por último y para terminar la transferencia, ambos profesionales, el que proporciona la transferencia y el que la recibe, firman el registro dejando clara la conclusión de la transferencia.

En el contexto actual de interés internacional por promover la seguridad del paciente, la transferencia se ha identificado como un proceso de alto riesgo al que se somete al paciente en múltiples ocasiones en el continuo de la asistencia sanitaria que el sistema le presta.

Además, está relacionada con tratamientos inadecuados, aumento de los períodos de hospitalización, interrupción de la calidad asistencial, insatisfacción del usuario, incremento del gasto sanitario e, incluso, muertes.

Sobre la calidad de la comunicación durante una transferencia, influyen otros muchos factores descritos en la bibliografía científica, entre los que destacan los siguientes:

- Situación clínica del paciente, que puede hacer necesaria la priorización de la información.
- Entorno de la transferencia.
- Carga asistencial.
- Tiempo empleado en el proceso de la transferencia.
- Formación, grado de competencia y experiencia del personal que realiza la transferencia.
- Utilización de lenguaje normalizado.
- Sistema de comunicación utilizado (verbal, documental: soporte papel, soporte informático o combinación).

Por este motivo, en 2006 la Comisión Mixta JCAHO promueve la adopción de medidas orientadas a reforzar la eficacia de la comunicación entre profesionales. Posteriormente, en 2008, crea un objetivo específico en el que recomienda la aplicación de un sistema estandarizado para la transferencia de pacientes adaptado a cada contexto y organización que incluya la oportunidad de preguntar y responder a las cuestiones que surjan.

La estandarización de la transferencia minimiza la variabilidad de su desarrollo, favorece la eficacia de la comunicación y, por tanto, incide sobre la seguridad del paciente al contribuir a que todos los profesionales implicados en la transferencia tomen conciencia del conjunto de la situación del paciente.

El fin último de la transferencia es la transmisión de información crítica del paciente y asegurar el cumplimiento de los objetivos terapéuticos en el contexto de una atención segura en la que no se vea interrumpida la continuidad asistencial.

En esta línea y con el propósito de estandarizar la transmisión de la información, se creó un modelo de comunicación estructurada con la pretensión de minimizar o eliminar los déficits de la comunicación y las ocasiones de error provoca-

Tabla 71-1. Método IDEAS

IDENTIFICACIÓN

- Nombre y apellidos
- Sexo
- Edad
- Localización
- Nacionalidad
- Idioma
- Raza
- Religión

- Estilo de vida, hábitos tóxicos, etcétera
- Profesional responsable y/o de referencia

DIAGNÓSTICO

- Actual
- Enfermedades crónicas, intervenciones quirúrgicas, accidentes, etcétera

ESTADO

Función respiratoria	Frecuencia y patrón respiratorios, ventilación mecánica, oxigenoterapia, cianosis, expectoración, etcétera
Función hemodinámica	Frecuencia cardíaca, ritmo, presión arterial, presión venosa central, relleno capilar, pulsos, edemas, etcétera
Función neurológica	Nivel de conciencia, orientación, estado mental, focalidad neurológica, movilidad, sensibilidad, reflejos, etcétera
Función renal-metabólica	Diuresis, continencia, pH, alteraciones electrolíticas
Función digestiva-endocrina	Nutrición, dieta, peso, glucemia, etcétera
Función locomotora-piel	Motricidad, autonomía, lesiones, heridas (tipo y localización, etcétera).
Función inmunológica-hematológica	Signos de infección, anemia, coagulopatía, etcétera
Dolor	Nivel, tipo, duración, localización, etcétera

ACTUACIONES

Soporte respiratorio	Oxigenoterapia, modo ventilatorio, etcétera
Fármacos	Perfusiones, interacciones, etcétera
Vías	Accesos venosos, arteriales, etcétera
Sondas	Digestivo, urológico, etcétera
Técnicas e instrumental	Hemofiltración, diálisis, humidificadores, etcétera
Pruebas diagnósticas	Analíticas, cultivos, radiografías, etcétera
Cuidados	Cambios posturales, curas, drenajes, etcétera

SIGNOS Y SÍNTOMAS DE ALARMA   ALERGIAS...

Adaptada de Delgado Morales R, 2013.

das por estos, la técnica SBAR (S: situación; B: antecedentes; A: asesoramiento; R: recomendaciones).

El SBAR es un modelo de comunicación desarrollado por Kaiser en Estados Unidos, realizado para una comunicación estandarizada y diseñado para facilitar y mejorar la comunicación entre el personal sanitario.

Este modelo es una simple forma de planificar y estructurar la comunicación, ya que ayuda a que no se olvide información vital y a reconocer todas las tareas, las cuales se han organizado mediante un plan y un reconocimiento de roles. Las siglas SBAR hacen referencia a:

- S (*situation*): situación e identificación del paciente.
- B (*background*): antecedentes y alergias.
- A (*assessment*): asesoramiento. Acordar tratamiento y evaluación.
- R (*recommendation*): recomendaciones y determinar roles.

ISOBAR es la versión realizada en 2009 por Porteus *et al.*, que se puede aplicar a la comunicación tanto verbal como escrita y que consta de seis componentes.
- I (identificación del paciente): identificación del paciente y de los profesionales responsables de la asistencia a los que se transfiere el paciente.
- S (situación): situación de lo que está sucediendo en la actualidad, es decir, el motivo de la asistencia sanitaria, cambios en el estado del paciente, posibles complicaciones y aspectos que vigilar.
- O (observación): constantes vitales lo más recientes posibles, pruebas realizadas y evaluación del paciente.
- B (*background*): antecedentes de interés y alergias. Información que pone la situación en su contexto y explica las circunstancias que han llevado a la situación.
- A (acordar un plan): ver qué se ha realizado en cuestión de tratamiento, medidas terapéuticas y cuidados y analizar qué queda pendiente: tratamiento, medidas terapéuticas, cuidados, etcétera.
- R (*recommendation-read back*/requerimientos): confirmar la recepción de la información y establecer roles y responsabilidades. Qué se debe hacer para corregir el problema, cuándo y por parte de quién.

Estos autores añaden la «I», con el fin de que «se identifique al profesional que lo atiende y al paciente», colocando la identidad del paciente, en lugar del diagnóstico, en la posición primaria para proporcionar un método de introducción (esta consideración es especialmente importante cuando los equipos se encuentran ampliamente distribuidos geográficamente).

El segundo nuevo mensaje «O» para observaciones, se incluyó para proporcionar una línea de base adecuada de información fáctica sobre la que idear un plan de atención. «S» (situación) y «B» (*background*) fueron sin cambios, pero «A» (evaluación) se cambió a «plan acordado» y «R» (recomendación) fue cambiado a «releer» con el fin de reforzar la transferencia de información y distribución de roles.

En España, recientemente se ha publicado en la *Revista Electrónica de Medicina Intensiva* (REMI) un artículo que promueve otra *checklist* para la estandarización de la transferencia del paciente, con el acrónimo «IDEAS», que consta de cinco puntos y que se encuentra en fase de validación (v. **Tabla 71-1**):

- Identificación del paciente, que ha de incluir nombre, ubicación y datos básicos, así como del profesional responsable o de referencia.
- Diagnóstico. Consiste en una definición clara, estandarizada y codificada del problema actual objeto de asistencia, así como de los antecedentes y de las enfermedades crónicas de relevancia.
- Estado. Una exposición breve y ordenada de las funciones vitales del paciente reseñando las alteraciones existentes.
- Actuaciones. Incluye las medidas terapéuticas que se han llevado a cabo hasta el momento de la transferencia y el plan de acción a seguir.
- Signos y síntomas de alarma. Este último punto está indicado en pacientes críticos o graves. Se centra en los aspectos clave que requieren una atención especial dadas las alteraciones del paciente.

Cualquiera de estas herramientas crea un marco para la comunicación efectiva entre los miembros del equipo de atención médica.

PUNTOS CLAVE

- La transferencia se ha identificado como un proceso de alto riesgo al que se somete al paciente en múltiples ocasiones en el continuo de la asistencia sanitaria que el sistema le presta.

- Para evitar pérdida de información es necesario utilizar herramientas que ayuden a sintetizar la información y que no existan lagunas que posibiliten la existencia de eventos adversos.
- Acrónimos como SBAR, ISOBAR e IDEAS pueden ser estar herramientas.

BIBLIOGRAFÍA

Casal Angulo MC. La simulación como metodología para el aprendizaje de habilidades no técnicas en Enfermería [tesis doctoral] [Internet]. Valencia: Universidad de Valencia; 2016 [consulta 28 de mayo de 2023]. Disponible en: http://roderic.uv.es/bitstream/handle/10550/54430/La%20 simulaci%C3%B3n%20como%20metodolog%C3%ADa%20para%20 el%20aprendizaje%20de%20habilidades%20no%20t%C3%A9cni-cas%20en%20Enfermer%C3%ADa.pdf?sequence=1

Delgado Morales R. IDEAS para mejorar la transmisión de la información clínica. REMI [Internet]. 2013 [consulta el 3 de septiembre de 2019];13(4). Disponible en: http://www.medicina-intensiva.com/2013/04/ A166.html.

Haig KM, Sutton S, Whittington J. SBAR: a shared mental model for improving communication between clinicians. Jt Comm J Qual Patient Saf. 2006;32(3):167-175.

Mateos A. Continuidad de cuidados enfermeros tras alta hospitalaria (ICC). Comisión de Cuidados de Área Cádiz-San Fernando. Cádiz: Servicio Andaluz de Salud. Consejería de Salud; 2010.

Moya Suárez AB, Mora Banderas A, Fuentes Gómez V, Sepúlveda Sánchez JM, Canca Sánchez JC. Análisis modal de fallos y efectos en las transferencias intrahospitalarias. J Healthc Qual Res. 2019 Mar-Apr;34(2):66-77.

Ostergaard MH, Ostergaard D, Lippert A. Implementation of team training in medical education in Denmark. Qual Saf Health Care. 2004;13:91-5.

Porteous JM, Stewart-Wynne EG, Connolly M, Crommelin PF. ISoBAR. A concept and handover checklist: the National Clinical Handover Institute. Med J Aust. 2009 Jun;190(Suppl 11):S152-6.

Sánchez Gómez MB, Duarte Climents G. Continuidad de los cuidados de enfermería: requisitos, instrumentos y barreras. En: Martínez Riera JR, Del Pino Casado R. Enfermería en Atención Primaria. Vol. II. Serie Cuidados Avanzados. Madrid: Difusión Avances de Enfermería (DAE); 2006, p. 748-64.

Sanjuan Menéndez E, Girón Espot P, Calleja Macho L, Rodríguez-Samaniego MT, Santana Román KE, Rubiera del Fueyo M. Implementación de un protocolo de transferencia directa y movilización del equipo de ictus para reducir los tiempos de reperfusión. Emergencias. 2019 Dic;31(6):385-390.

SBAR technique for communication: a situational briefing model. Cambridge, MA, Institute for Healthcare Improvement; 2016.

The Joint Commission, Joint Commission International. Comunicación durante el traspaso de pacientes. Soluciones para la seguridad del paciente [Internet]. The Joint Commission; 2007 [consulta el 20 de mayo de 2023]. Disponible en: https://www.jointcommissioninternational.org/assets/3/7/ PatientSolutionsSpanish.pdf.

The Joint Commission. Root causes of sentinel events; all categories. Oakbrook IL.

Tomás S, Chanovas M, Roqueta F, Alcaraz J, Toranzo T; Grupo de Trabajo EVADUR – SEMES. EVADUR: eventos adversos ligados a la asistencia en los servicios de urgencias de hospitales españoles. Emergencias. 2010;22:415-28.

Índice analítico

Los números de página seguidos de una «t» o «f» hacen referencia a tablas o figuras respectivamente.